中医典籍丛刊

黄竹斋医书全集

(第一册)

黄竹斋 撰

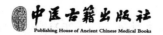

图书在版编目(CIP)数据

黄竹斋医书全集：全4册/黄竹斋撰. — 北京：中医古籍出版社, 2021.11
ISBN 978-7-5152-2338-4

Ⅰ.①黄… Ⅱ.①黄… Ⅲ.①中医学-研究-中国 Ⅳ.①R2

中国版本图书馆 CIP 数据核字(2021)第 196369 号

黄竹斋医书全集(全4册)
黄竹斋 撰

责任编辑	王 梅
出版发行	中医古籍出版社
社　　址	北京市东城区东直门内南小街 16 号(100700)
电　　话	010-64089446(总编室)010-64002949(发行部)
网　　址	www.zhongyiguji.com.cn
印　　刷	河北华商印刷有限公司
开　　本	880mm×1230mm　1/32
印　　张	64.5
字　　数	1000 千字
版　　次	2021 年 11 月第 1 版　2021 年 11 月第 1 次印刷
书　　号	ISBN 978-7-5152-2338-4
定　　价	198.00 元

出版说明

黄竹斋(1886—1960),名谦,又名维翰,字吉人,竹斋亦其字,晚号中南山人,陕西西安市人,中医内科和针灸学家。竹斋幼年家境贫寒,14岁即随父亲靠打铁为生,闲暇之余苦读经史子集等经典著作,甚至对西方的卢梭、达尔文等学说也有所涉猎,尤喜钻研传统中医学。因其天资聪颖,刻苦自学,二十岁左右就对《伤寒论》《金匮要略》等仲景学说有着独到见解,1907年写出了《三阳三阴提纲》。20世纪30年代曾任学校校长、天文馆长、讲习馆副馆长等职,在四十岁以后,专心致力于学术研究。1955年,黄竹斋被聘为卫生部中医研究院附属医院针灸科主任。1959年,前苏联驻华大使患动脉血栓,黄竹斋两次参加会诊,给予针刺治疗,结合中药,先后一个多月将患者的偏瘫和严重失眠治愈。黄竹斋以继承和发扬中医学为己任,一生著作颇丰,达五十余部,其中《伤寒杂病论会通》《金匮要略方论集注》等著作受到了广泛赞誉。

《黄竹斋医书全集》收录黄竹斋五部医学著作。此次出版,《伤寒杂病论会通》以1949年石印本为底本,《难经会通》以1948年石印本为底本,《伤寒论集注》《金匮要略方论集注》以1957年人民卫生出版社铅印本为底本,《医事丛刊》以1982年影印本为底本,简体横排,并加现代标点,方便当今读者阅读。

总目录

第一册

全集一　伤寒论集注 ……………………… 1

第二册

全集二　金匮要略方论集注 ………………… 519

第三册

全集三　伤寒杂病论会通(卷首至卷九) … 1025

第四册

全集三　伤寒杂病论会通(卷十至附录) … 1529
全集四　难经会通 …………………… 1843
全集五　医事丛刊 …………………… 1965

第一册

全集一 伤寒论集注

仲景原序 …………………… 2
自　序 …………………… 4
凡　例 …………………… 5
辨太阳病脉证并治上 …………… 7
辨太阳病脉证并治中 …………… 64
辨太阳病脉证并治下 …………… 211
辨阳明病脉证并治 …………… 294
辨少阳病脉证并治 …………… 372
辨太阴病脉证并治 …………… 381
辨少阴病脉证并治 …………… 390
辨厥阴病脉证并治 …………… 445
辨霍乱病脉证并治 …………… 492
辨阴阳易差后劳复病脉证并治 …………… 504

全集一

伤寒论集注

仲景原序

余每览越人入虢之诊，望齐侯之色，未尝不慨然叹其才秀也。怪当今居世之士，曾不留神医药，精究方术，上以疗君亲之疾，下以救贫贱之厄，中以保身长全，以养其生。但竞逐荣势，企踵权豪，孜孜汲汲，惟名利是务，崇饰其末，忽弃其本，华其外而悴其内。皮之不存，毛将安附焉？卒然遭邪风之气，婴非常之疾，患及祸至，而方震栗。降志屈节，钦望巫祝，告穷归天，束手受败。赍百年之寿命，持至贵之重器，委付凡医，恣其所措。咄嗟，呜呼！厥身已毙，神明消灭，变为异物，幽潜重泉，徒为啼泣。痛夫！举世昏迷，莫能觉悟，不惜其命，若是轻生，彼何荣势之云哉？而进不能爱人知人，退不能爱身知己，遇灾值祸，身居厄地，蒙蒙昧昧，蠢若游魂。哀乎！趋世之士，驰竞浮华，不固根本，忘躯徇物，危若冰谷，至于是也。余宗族素多，向余二百。建安纪年以来，犹未十稔，其死亡者，三分有二，伤寒十居其七。感往昔之沦丧，伤横夭之莫救，乃勤求古训，博采众方，撰用《素问》《九卷》《八十一难》《阴阳大论》《胎胪药录》，并平脉辨证，为《伤寒杂病论》，合十六卷。虽未能尽愈诸病，庶可以见病知源，若能寻余所集，思过半矣。夫天布五行，以运万类；人禀五常，以有五脏。经络府俞，阴阳会通，玄冥幽微，变化难极。自非才高识妙，岂能探其理致哉？上古有神农、黄帝、岐伯、伯高、雷公、少俞、少师、仲文，中世有长桑、扁鹊，汉有公乘阳庆及仓公，下此以往，未之闻也。观今之医，不念思求经旨，以演其所知，各承家技，终始顺旧。省疾问病，务在口给；相对斯须，便处汤药。

按寸不及尺,握手不及足;人迎趺阳,三部不参;动数发息,不满五十。短期未知决诊,九候曾无仿佛;明堂阙庭,尽不见察。所谓窥管而已。夫欲视死别生,实为难矣!孔子云:生而知之者上,学则亚之。多闻博识,知之次也。余宿尚方术,请事斯语。

汉长沙守南阳张机著

自 序

昔贤称张仲景为医中之圣，其所著《伤寒杂病论》一书，文辞简奥，义蕴宏深，尚论者推为方书之祖。自晋迄今，注者无虑百十家。《纲目》间有发明而微言未析，章句笺释虽详而贯一有待，其余非拘泥经脉枘凿之论，即傅会运气悠谬之说，甚或割裂章句，颠倒节目，纷纭淆乱，罔可适从。致医家菽粟布帛之文，成神秘不可究诘之书。余年弱冠，即尝读玩而窃疑之，逮后详究仲景以三阳三阴钤百病之义，乃能读论则触类咸通，临诊则见病知源。体验积思者阅九稔，征古质今而信弥坚。惧斯文之失坠，述医林之巨观，刊诸注之谬异，集群哲之雅言。上考《灵》《素》《本草》《难经》《甲乙》，穷究其本源，下据《玉函》《脉经》《巢氏病源》《千金》《外台》，校正其乖讹，撷百种方书之精华，集一贯古今之真诠，尝字栉而句比，庶纲举而目张。稿经四易，时历八年，始克告成，汇众流而为海，合百虑而一致，惟期经旨之昌明，庶几于世有小补。

公元一九二四长安黄竹斋识

凡　例

一、是书本文，谨遵宋定《伤寒论》一书，书以大字，并参考《玉函》《脉经》《千金》《外台》等书，辨其鱼鲁，补其脱阙，正其谬误，详其音义。凡有增删移易，皆详注节后。

二、是书集注，于本文则字栉句比，条分缕析，分章别段，参互考证，虽采辑众论不主一家，而每节详略相因，前后脉络贯通，窃谓于此煞费经营。本注之后，并上考《灵枢》《素问》《难经》以探其源。下参《玉函》《甲乙》《脉经》《巢源》《千金》《外台》等书，以别其流。其有未详者，更附鄙案以发其蕴，务期于无义不析，无疑不释而后已。其诸家之方，有与经方药味相同者亦录于后，以推广经方之用。孙思邈云：方虽是旧，弘之惟新。此物此志也。

三、所引诸书，如《灵枢》作《灵某》篇，《素问》作《素某论》，《难经》作"某难"，《金匮玉函经》作《玉函》，《肘后备急方》作《肘后》，《巢氏病源论》作《巢源》，《千金要方》作《千金》，《千金翼方》作《千金翼》或《翼方》，《外台秘要》作《外台》，《医宗金鉴》作《金鉴》，概从简要，以省剞劂。其余注家，或称前哲之字之号，或题原书之名，间有称名称氏者，以录自他书，其字未详，非有所轩轾也。

四、所集诸家之注，因其版本雅俗不同，字体亦不一致。如证作症，痹作痺，溼作湿，脈作脉，鬱作欝，蚘作虮，讝作谵、詀，薑作姜，菀作苑，韭作韮，决作决之类，不一而足，今依本文悉为厘正，以归划一。又如原本痓讹痉，榖讹榖之类，亦皆随文辨正。其有异体通用之字，如澝涩、疸瘅、糖餹、疎疏、擣捣、藏脏、府腑之类，仍照原本，惟以卷帙浩繁，其中乖讹，在所不免，俟后再为更正，尚希阅者谅之。

五、本书自一九二五年付印，嗣后又参考医书数十种，历年修订，增者十之二，删者百之五。至一九三四年仲夏再版，适获湖南刘仲迈古本伤寒杂病论十六卷，将其脉证佚方，及订误各条，依次附列，以资考证。并据元大德校刊《千金方》《千金翼方》改正讹误数十条。

于一九三五年季冬三版付印著者识

辨太阳病脉证并治上

太阳之为病，脉浮，头项强痛，而恶寒。

方中行曰：太阳者，六经之首，主皮肤而统荣卫，所以为受病之始也。《难经》曰：浮脉在肉上行也。滑氏曰：脉在肉上行，主表也。表即皮肤，荣卫丽焉，故脉见尺寸俱浮，知为病在太阳之诊也。项，颈后也。强痛者，皮肤荣卫一有感受，经络随感而应，邪正争扰也。恶寒者，该风而言也。风寒初袭表而郁于表，故不胜，复被风寒外迕而畏恶之。及其过表而入里，则不复恶，仇雠之义也。此揭太阳之总病，乃三篇之大纲，以下凡首称太阳病者，皆指此而言之也。程郊倩曰：凡云太阳病，便知为皮肤受邪，病在腠理荣卫之间，而未涉乎腑脏也。太阳之见证莫确于头痛恶寒，故首揭之，使后人一遇卒病，不问何气之交，而但兼此脉此证，便可作太阳病处治。亦必兼此脉此证，方可作太阳病处治。虽病已多日，不问其过经已未，而尚见此脉此证，仍可作太阳病处治。柯韵伯曰：太阳病，脉浮，头项强痛。六字，当作六句读。脉气来尺寸俱浮，头与项强而痛。若脉浮两字连读，头项强痛而恶寒作一句读，则疏略无味，字字读断，大义先明矣。凡言太阳病者，必据此条脉证。如脉反沉，头不痛，项不强，不恶寒，是太阳之变局矣。仲景立六经总纲法，与《内经·热论》不同，太阳只重在表证表脉，不重在经络主病，看诸总纲各立门户，其意可知。

《灵·五变》篇：百疾之始期也，必生于风雨寒暑，循毫毛而入腠理。《藏府》篇邪气之中人也，方乘虚时，及新用力，若饮食汗出，腠理开而中于邪。中于面，则下阳明；中于项，则下太阳；中于颊，则下少阳；其中于膺背两胁，亦下其经。《素·太阴阳明论》：阳者，天气也，主外。阳道实，故犯贼风虚邪者阳受之。《热论》巨阳者诸阳之属也，其脉连于风府，故为诸阳主气也。伤寒一日，巨阳受之，故头项痛腰脊强。

太阳病，发热，汗出，恶风，脉缓者，名为中风。《玉函》"恶风"上有"而"字，下有"其"字。

方中行曰：太阳病，上条所揭云云者是也，后皆仿此。发热，风邪干于肌肤而郁蒸也，汗出，腠理疏，玄府开而不固也，此以风邪郁卫，故卫逆而主于恶风。缓，即下文阳浮而阴弱之谓。中，当也。风，谓天之八风也。言既有如上条所揭云云之太阳病，加之发热汗出恶风而脉缓者，则其病乃是触犯于风而当之也。《灵枢》曰：夫天之生风者，非以私百姓也，其行公平正直，犯者得之，避者得无，殆非求人而人自犯之，此之谓也。然风之为风，其性属阳，其中人也，从卫而入，卫气道也。风之所以从卫入者，卫亦阳，从其类也，此承上条而又再揭太阳分病之纪一，乃此篇之小总。篇内凡首称太阳中风者，则又皆指此而言也。汪苓友曰：中字与伤字同义。脉缓，当作浮缓看，浮是太阳病。脉缓是中风脉。钱天来曰：缓者，紧之对，非迟脉之谓也，风为阳邪，非劲急之性，故其脉缓也。柯韵伯曰：若太阳初受病，便见如此脉证，即可定其名为中风，而非伤寒矣。如寒风太厉中之重者，或汗不出而脉反紧，其内证必烦躁，与下伤寒之呕逆有别。

《素·生气通天论》：风者百病之始也。清静则肉腠闭拒，虽有大风苛毒，弗之能害，此因时之序也。王注：清静者但因循四时气序，养生调节之宜，不妄作劳，起居有度，则生气不竭，永保康宁。

《玉机真藏论》：风者百病之长也，今风寒客于人，使人毫毛毕直，皮肤闭而为热，当是之时，可汗而发也。

《活人书》：伤风之候，头疼发热，脉缓，汗出，恶风，当须解肌。

《本事方》：今伤风，古谓之中风。

太阳病，或已发热，或未发热，必恶寒，体痛，呕逆，脉阴阳俱紧者，名为伤寒。"脉"上《玉函》有"其"字，无"者名"二字，《千金翼》同。"为"成本作"曰"。

方中行曰：或，未定之词。寒为阴，阴不热，以其着人而客于人之阳经，郁而与阳争，争则蒸而为热。已发热者，时之所至，郁争而蒸也，未发热者，始初之时郁而未争也。必，定然之词。言发热早晚不一，而恶寒则必定即见也，体痛者，寒主坚凝而伤荣，则荣实而强，卫虚而弱矣，荣强则血涩，卫弱则气滞，故痛也。呕，吐也。逆，俗谓恶心是也，胃口畏寒而寒涌也。阴谓关后，阳谓关前，俱紧三关通度而急疾，寒性强劲而然也。《难经》曰："伤寒之脉，阴阳俱盛而紧涩"是也。伤犹中也，阴寒之袭人从荣而入。荣血道也，寒之所以从荣入者，荣亦阴，亦从类也，此揭太阳分病之纪二。以下凡首称伤寒者，则又皆指有此云云之谓也。钱天来曰：体痛者寒伤荣分也，荣者，血中精专之气也，血在脉中随荣气而流贯滋养夫一身者也。此因寒邪入于血脉之分，荣气涩而不快于流行，故身体骨节皆痛也。《金鉴》：胃中之气被寒外束不能发越，故呕逆也。此承首条言太阳病又兼此脉此证者，名曰伤寒，以为伤寒病之提纲。后凡称伤寒者，皆指此脉证而言也。喻嘉言曰：仲景恐见恶寒体痛呕逆，又未发热，认为直中阴经之证，早于辨证之先，揭此一语，虑何周耶？柯韵伯曰：阴阳指浮沉而言，不专指尺寸也，然天寒不甚而伤之轻者，亦有身不疼脉浮缓者矣。

《素·风论》：风气藏于皮肤之间，内不得通，外不得泄。风者善行而数变，腠理开则洒然寒，闭则热而闷。其寒也则衰食饮，其热也则消肌肉，故使人怢栗而不能食，名曰寒热。王注：怢栗，卒振寒貌。《水热穴论》：人伤于寒而传为热，何也？夫寒盛则生热也。《举痛论》：经脉流行不止，环周不休，寒气入经而稽迟，泣而不行，客于脉外则血少，客于经中则气不通，故卒然而痛。《痹论》痛者寒气多也，有寒故痛也。《阴阳应象大论》寒胜则浮。王注：寒胜则阴气结于玄府，玄府闭密，阳气内攻，故为浮。《二难》尺寸者脉之大要会也，从关至尺是尺内，阴之所治也，从关至鱼际是寸口内，阳之所治也。《四难》脉有阴阳之法，何谓也？然呼出心与肺，吸入肾与肝，呼吸之间脾受谷味也，其脉在中，浮者阳也，沉者阴也，故曰阴阳也。《五十八难》伤寒之脉，阴阳俱盛而紧涩。徐注：寒邪中人荣卫皆伤，故阴阳俱盛紧者，阴脉之象。《辨脉法》脉浮而紧者，弦也，弦者状如弓弦，按之不移也。脉紧者，如转索无常也。

魏念庭曰：伤寒中风同一浮脉，而彼为浮缓，此为浮紧，阳邪舒散故缓，阴邪劲急故紧。同为在表之浮，而一缓一紧风寒迥异矣。

案：《内经》：春伤于风，冬伤于寒。本论风中午前，寒中于暮，风令脉浮，寒令脉急，极寒伤经，极热伤络，风则伤卫，寒则伤荣。夫天气一也，受日光之变化，而为寒、为热。热则疏散而为阳，寒则翕敛而为阴。人身之气一也，张口而呼之则温，噏口而呼之则寒，亦犹是也。卫气昼日行于阳，夜行于阴，午前皮肤外感风邪，则卫气当之，卫在脉外，风性疏散，故玄府不闭，自汗出，脉浮缓，脉中之荣气未伤，故体不痛而强，成氏谓"气病者则麻"是也。暮时皮肤外感寒邪，则伤荣，荣在脉中，荣伤则卫亦伤，寒性劲急，故气门不通，经血凝泣，无汗体痛，脉阴阳俱紧，成氏谓"血病者则痛"是也。仲景于提纲不揭受病之时，以天时人事有常有变，风寒二气无时不有，示人以审病辨证，为施治之要，所谓活泼泼地法也。又案：后节云：风温为病，脉阴阳俱浮，太阳中风，阳浮而阴弱。对勘，则知此节脉之阴阳，是指尺寸而言也。中篇脉浮紧者，法当身疼痛，宜以汗解之，假令尺中迟者，不可发汗，以荣气不足，血少故也，此即脉阴阳不俱紧也。少阴篇，病人脉阴阳俱紧，反汗出者，亡阳也，此属少阴，则此节之证无汗，不待言矣。盖太阳与少阴为表里，太阳虚即为少阴，少阴实即为太阳，而自汗出为表虚，无汗为表实也。

伤寒一日，太阳受之，脉若静者，为不传。颇欲吐，若躁烦，脉数急者，为传也。"吐"《千金翼》作"呕"。"躁"成本、方本作"燥"。《玉函》无下"若"字。"为传也"作"乃为传"。

沈明宗曰：此凭脉辨证，知邪传与不传也。黄坤载曰：太阳经病，里气和平，阳不偏盛则不内传于府，阴不偏盛则不内传于藏。伤寒一日太阳受之，脉若安静者，为不传。谓不传于脏腑，非谓不传于六经也，若经邪郁迫，阳明少阳之经，胃气上逆，颇欲作吐。与夫躁烦不宁，脉候急数者，是其表邪束迫之重，与经气郁遏之极，此为必将内传也。张隐庵曰：此太阳受邪，而即可传于少阴也。伤寒一日太阳受之，言平人六气周流，环转不息，若以天之寒邪伤人毛腠，则太阳正气受之，而即以一日起太阳矣。要知伤寒者言邪，而太阳者言正，脉若静者，太阳正气自和，故为不传。颇欲吐者，即少阴之欲吐不吐也。若躁烦者，感少阴阴寒之气则躁，感少阴君火之气则烦。脉数急者，诸数为热，诸急为寒，寒热相持而脉不静，此太阳受邪而感少阴之气化者，为传也。张路玉曰：盖荣起中焦，以寒邪伤荣，必脉紧无汗，故欲传则欲吐，躁烦脉数急也。若风伤卫，则自汗脉缓，故欲传但有干呕而无吐，亦无躁烦脉数急之例也。舒驰远曰：伤寒之邪化热则传经，未化则不传。脉静者，邪未化热也，故不传，然不但一日，虽数日而终不传也。若见欲吐，躁烦，脉数，则寒邪化热之征，故为传也。

《素·脉要精微论》：数则烦心，大则病进。王注：数急为热，故烦心，大为邪盛故病进。

《活人书》：伤寒烦躁，太阳与少阴经为多，盖太阳与少阴为表里，阳明经或因不大便，中有躁屎，故烦躁耳。大抵阴气少，阳气胜，则热而烦，故太阳伤风多烦躁，阳虚阴盛亦发烦躁，阳气弱为阴所乘而躁，故少阴病亦烦躁，学者当以外证，与脉别之。

案：躁对静言，谓身卧不安，手足动扰也。烦者，心中热闷也。寒邪郁而为热，由外而传里，故先躁后烦，即少阳篇其人躁烦者，此为阳去入阴之义也。《总病论》：倒作"烦躁"，成氏、方氏讹作"燥烦"并非。

伤寒二三日，阳明少阳证不见者，为不传也。《玉函》《千金翼》作"伤寒其二阳证不见，此为不传"。

张隐庵曰：此承上文言伤寒一日，太阳受之，传则或入于阳，或入于阴。若二三日而不见阳明少阳之证者，病气只在太阳，为不传也。《金鉴》：伤寒二日，阳明受之，三日少阳受之，此其常也。若二三日阳明证之不恶寒，反恶热，身热，心烦，口渴，不眠等证，与少阳证之寒热往来，胸胁满，喜呕，口苦，耳聋等证，不见者，此为太阳邪轻热微，不传阳明少阳也。戴元礼曰：伤寒先犯太阳，以次而传，此特言其概耳，然其中变证不一。有发于阳即少阴受之者；有夹食伤寒，食动脾，脾太阴之经，一得病即腹满痛者；亦有初得病径犯阳明，不皆始于太阳也。方中行曰：一日二日，三四五六日者，犹言第一第二，第三四五六之次序也，大要譬如计程，如此立个前程的期式约模耳,非计日以限病之谓。不传有二,一则不传而遂自愈,一则不传而犹或不解。若阳明少阳虽不见,太阳亦不解,则始终太阳者有之,余经同推,要皆以脉证所见为准,若只朦胧拘拘数日以论经,则去道远矣。陈修园曰:此二节,一论阴阳表里相传,一论六经之气相传。

《素·热论》:夫热病者,皆伤寒之类也。伤寒一日,巨阳受之,二日阳明受之,三日少阳受之,四日太阴受之,五日少阴受之,六日厥阴受之。《皮部论》:百病之始生也,必先于皮毛,邪中之则腠理开,开则入客于络脉,留而不去传入于经,留而不去传入于府,禀于肠胃。《缪刺论》:夫邪之客于形也,必先舍于皮毛,留而不去入舍于孙脉,留而不去入舍于络脉,留而不去入舍于经脉,内连五脏,散于肠胃,阴阳俱感,五脏乃伤,此邪之从皮毛而入极于五脏之次也。

程郊倩曰:伤寒之有六经,无非从浅深而定部署。以皮肤为太阳所辖,故署之太阳;肌肉为阳明所辖,故署之阳明;筋膜为少阳所辖,故署之少阳云耳。所以华陀曰:伤寒一日在皮,二日在肤,三日在肌,四日在胸,五日在腹,六日入胃,只就躯壳间,约略其浅深,而并不署太阳,阳明等名。然则仲景之分太阳阳明等,亦是画限之意,用以辖病也。

太阳病,发热而渴,不恶寒者,为温病。宋版、《玉函》连下节为一条,今依成本分。

林渠清曰:发热而渴不恶寒者,阳明也。此太阳受邪,知为温病,非伤寒也。积温成热,所以发热而渴,不恶寒也。沈芹绿曰:此概言太阳之温证,四时有之,非专指春温也。所以名之曰温者,以内外皆热也,发热为外热,渴为内热,所以别于中风伤寒也。程郊倩曰:太阳初得之日,即发热而渴,不恶寒者,因邪气早已内蓄,其外感于太阳，特其发端耳。其内蓄之热，固非一朝一夕矣，盖自冬不藏精，而伤于寒时，肾阴已亏，一交春阳发动，即病未发，而周身经络已莫非阳盛阴虚之气所布护，所云至春为温病者，盖从其胚胎受之也。今则借衅于太阳病，而发热而渴不恶寒之证，遂从内转耳，温之所以为温者，如此。温病虽异于伤寒，然热虽甚不死，以其病即伤寒中转之病，而温病以之为初传，热在于经隧之间，非伤寒入里胃家实者比，治法只宜求之太阳署之里，阳明署之表。如所云：心中懊侬，舌上胎者，栀子豉汤主之。渴欲饮水，口干舌燥者，白虎加人参汤主之。脉浮发热，渴欲饮水，小便不利者，猪苓汤主之之类。若不汗出而烦躁者，大青龙汤可借用。温病之源头，只是阴虚而津液少，汗下温针莫非亡阴夺津液之治，故俱属大忌。此证初治，可用辛凉治标，一经汗下后，芩连栀膏只增其热，须救肾水为主。陈修园曰：太阳病之即发者，有中风伤寒之异，至于不即发者，《内经》谓冬伤于寒，春必病温，为伏邪蕴酿成热，邪自内出，其证脉浮，头项强痛，故亦谓之太阳病。但初起即发热而渴，不恶寒者，须于中风伤寒外，区别为温病，治宜寒凉以解散，顺其性以导之，如麻杏甘石汤之类。柯韵伯曰：太阳病而渴，是兼少阴矣，然太少两感者，必恶寒，而且烦满，今不烦满则不涉少阴，反不恶寒，则非伤寒，而为温病矣。温病内外皆热，所以别于中风伤寒之恶寒发热也。此条不是发明《内经》冬伤于寒春必病温之义，乃概言太阳温病之证如此，若以春温释之，失仲景之旨矣。夫太阳一经，四时俱能受病，不必于冬。人之温病，不必因于伤寒，且四时俱能病温，不必于春。推而广之，则六经俱有温病，不独太阳一经也。又曰：麻杏甘石汤，为温病发汗逐邪之主剂，凡冬不藏精之人，热邪伏于脏腑，至东风解冻，伏邪自内而出，治当乘其势而汗之，热随汗解矣。此证头项强痛与伤寒尽同,惟不恶寒而渴以别之,证系有热无寒,故于麻黄汤去桂枝之辛热,易石膏之甘寒,以解表里俱热之证。岐伯所云未满三日可汗而已者,此法是也。沈尧封曰:此条虽不言脉,以后条参之,其尺脉必浮也。

《素·生气通天论》:冬伤于寒,春必温病。《金匮真言论》夫精者身之本也,故藏于精者,春不病温。陆九芝曰:精,指一身津液言。《热论》凡病伤寒而成温者,先夏至日者为病温,后夏至日者为病暑。《平人气象论》人一呼脉三动,一吸脉三动,而躁尺热曰病温。《灵·论疾诊尺》篇:尺肤热甚,脉盛躁者,病温也。《五十八难》伤寒有五,有中风,有伤寒,有湿温,有热病,有温病。温病之脉,行在诸经,不知何经之动也,各随其经所在而取之。王叔和曰:《阴阳大论》云:春气温和,夏气暑热,秋气清凉,冬气冷冽,此则四时正气之序也。冬时严寒,万类深藏,君子固密,则不伤于寒,触冒之者,乃名伤寒耳。其伤于四时之气,皆能为病,以伤寒为毒者,以其最成杀厉之气也。中而即病者,名曰伤寒。不即病者,寒毒藏于肌肤,至春变为温病,至夏变为暑病。暑病者,热极重于温也。是以辛苦之人,春夏多温热病,皆由冬时触寒所致,非时行之气也。凡时行者,春时应暖而复大寒,夏时应热而反大凉,秋时应凉而反大热,冬时应寒而反大温,此非其时而有其气。是以一岁之中,长幼之病多相似者,此则时行之气也。

《千金》:五苓散主时行热病,但狂言烦躁不安,精彩言语不与人相当者(即本论原方)。陶节庵曰:以新汲水调服。水解散治时行头痛壮热,一二日方。桂心、甘草、大黄各二两,麻黄四两,上四味治下筛,患者以生熟汤浴讫,以暖水服方寸匕,日三,覆取汗或利,便瘥。

《活人书》:春月伤寒谓之温病,冬伤于寒,轻者夏至以前发为温病,盖因春温暖之气而发也。治温病与冬月伤寒,夏月热病不同,盖热轻故也。升麻汤、解肌汤、柴胡桂枝汤最良。热多者,小柴胡汤主之;不渴外有微热者,小柴胡加桂枝也;嗽者,小柴胡加五味子也;或烦渴发热,不恶寒,与虚烦者,并竹叶石膏汤次第服之。

张景岳曰:凡病温病热而因于外感者,皆本于寒,即今医家皆谓之为伤寒,理宜然也。近或有以温病热病,谓非真伤寒者,在未达其意耳。

唐容川曰:后世温热各书,皆谓仲景只论伤寒,不论温热,不知仲景开章,先以风寒温三者提纲,而以下分经用药,只言某经某证当用某药,而并不辨其为风,为寒,为温。盖仲景已将三者为提纲,而三者变见诸证,但归某经见某证,即用某药。虽三者来历不同,而归经则一。谁谓仲景六篇,无温热证哉。至于疫瘴从口鼻入,治法自有小异,然其见各经之证,仍当案经治之。观近代《瘟疫论》,何常出仲景范围哉。甚矣,六经立法,诚万病之隐括也。今人读仲景此段,多视为借宾定主之文,谓仲景此段撇去温病,以后乃单论伤寒,不知仲景此段,与上文伤寒中风为三大纲,读者当会其意也。

案:仲景此节之温病,即《内经》所云之温病,其不曰冬伤春病者,所以寓活法也。盖温之为病,四时俱有,此乃天行之常气病人,此节中汗、下、火三禁,与少阳同,故知其为少阳伏邪与疟痢同源。仲景以另有专篇于太阳篇不揭明治法,所以严界限也,然以其为六淫外感之一,与痉湿暍同,以发热为眼目,故特书曰太阳病,与后世所称之瘟疫。《素·遗篇刺法论》:五疫之至皆相染易,无问大小病状相似,此乃天地恶厉之气,其邪由五尸所化,有阴阳寒热之各殊,多由口鼻直中三阴。由鼻入则中心肺,伏于膜原,而为咽喉痛,吐脓血，甚则正气郁结，脉道闭而厥逆，所谓天牝从来。《阴阳应象大论》："天之邪气感则害人五脏"是也，由口入则伤肠胃，而为吐利，其证亦见三阳，其治不外六经，试以所见证候，与论中狐惑、阴阳毒、霍乱、疟、痢、中恶、鬼疰，及六经中各证核对，自知后世方书之妄立名目，眩骇流俗，种种瘟疫之治法，无不具于此书也。据仲景《论集》明言建安纪年以来，死亡者三分二，伤寒十居七。《千金》引《小品》云：伤寒雅士之辞，云天行瘟疫，是田舍间号耳。《肘后》云贵胜雅言，总呼伤寒，世俗因号为时行，盖伤寒即括瘟疫，以百病之生不出六经，但察邪中于何部分，审其寒热虚实，依法治之，自无不愈。惟误犯其禁，则变证丛起耳。

若发汗已，身灼热者，名风温。风温为病，脉阴阳俱浮，自汗出，身重，多眠睡，鼻息必鼾，语言难出。若被下者，小便不利，直视，失溲；若被火者，微发黄色，剧，则如惊痫，时瘛疭；若火熏之，一逆尚引日，再逆促命期。"名"下成本有"曰"字。《玉函》"名"作"为"，"为病"上有"之"字，"自汗出身重"作"汗出体重"，无"睡"字，及"火"下"者"字、"色"字，"瘛疭"作"挚纵"，下有"发作"字，"若火"作"复以火"。

程郊倩曰：冬时伤肾则寒水被亏，是温病源头，误治温病而辛温发散，是风温源头，风温即温病之变证，非温病外又有风温也。未发汗只是温，发汗已身灼热，则温病为风药所坏，遂名风温，以内蕴之热，得辛温而益助其炎炽也。阴阳俱浮者，自里达表，数急脉中更增其洪盛也。自汗出者，火势熏蒸，而透出肌表也。伤寒烦热，汗出则解，温病得之误汗热闷，转增身重，多眠睡，息必鼾，语言难出者，热盛于经则伤气，故气滞神昏而络脉壅也。被下者，阴虚重泄其阴，小便不利，直视失溲者，水亏荣竭而肾气不藏也。被火者，火盛重壮其火。微发黄色者，两阳熏灼，致脾阴不守而土气外见也。剧则如惊痫,时瘈疭者,阳气根于阴,静则神藏,躁则消亡,亡则精不能养神,柔不能养筋也。若火熏之者,对微发黄色言,黄而加黑,津血为火热熯枯也。凡此皆温病中之坏病,变证如此,视夫发热而渴不恶寒之初证,吉凶顺逆,何啻天渊。一逆者,若汗、若下、若火也;再逆者,汗而或下,下而或火也。温乃阳盛阴虚之病,一逆已令阴竭,况再逆乎,甚矣。温热病不同于风寒治也。钱天来曰:阴阳脉俱浮,则以寸口为阳,尺中为阴,即关前为阳,关后为阴之法也。阳脉浮则风邪伤卫,毛孔不闭,故汗自出。阴脉浮则热伤阴分,温邪熏灼,郁冒神昏,故身重,多眠,而昏睡中之鼻息必齁齁也。其语言难出者,非舌强失音瘖哑之病,乃神昏不语也。温病得火,内外充斥,侵淫于脏腑肌肉筋骨之间,所以时时瘈疭也。瘈疭者,筋骨瞤动,十指抽掣,臂胻坚劲转侧而不自知也。浅田栗园曰:失溲,即失尿也。溲本屎尿之通称。《仓公传》曰:使人不得前后溲。又曰:难于大小溲。可以证焉。成无己曰:瘈者筋急而缩也,疭者筋缓而伸也,或伸缩而不止者,瘈疭也,俗谓之搐搦。陶节庵曰:热则生风,风主乎动,故筋脉相引而伸缩,伤寒至于瘈疭,可谓危矣,能以祛风荡热之剂,减其大势,间有可治者,治法与痉同。顾尚之曰:《内经》云:汗出而身热者,风也。可见无汗者为温病,其有汗者即为风温病。

《素·评热病论》:有病温者,汗出辄复热,而脉躁,疾不为汗衰,狂言不能食,病名阴阳交,交者死也(王注:交谓交合阴阳之气,不分别也)。人所以汗出者,皆生于谷,谷生于精。今邪气交争于骨肉而得汗者,是邪却而精胜也,精胜则当能食而不复热。复热者邪气也,汗者,精气也,今汗出而辄复热者,是邪胜也。不能食者,精无俾也,病而留者,其寿可立而倾也。且夫《热论》曰:汗出而脉尚躁盛者死。今脉不与病相应,此不胜其病也,其死明矣。狂言者是失志,失志者死。今见三死,不见一生,虽愈必死也。有病身热汗出烦满,烦满不为汗解,此为何病?曰:汗出而身热者,风也;汗出而烦满不解者,厥也。病名曰风厥。巨阳主气,故先受邪,少阴与其为表里也,得热则上从之,从之则厥也。《玉版论要》篇病温,虚甚死。《灵·大惑》篇:卒然多卧者,何气使然?曰:邪气留于上焦,上焦闭而不通,已食若饮汤,卫气留久于阴而不行,故卒然多卧焉。《素·五脏别论》:心肺有病,而鼻为之不利也。

王叔和曰:凡伤于寒则为病热,热虽甚不死,若两感于寒而病者,必死。若更感异气,变为他病者,当依旧坏证病而治之。若脉阴阳俱盛,重感于寒者,变为温疟;阳脉浮滑,阴脉濡弱者,更遇于风,变为风温;阳脉洪数,阴脉实大者,遇温热变为温毒,温毒为病最重也。阳脉濡弱,阴脉弦紧者,更遇温气变为温疫,以此冬伤于寒,发为温病,脉之变证,方治如说。《脉经》:其人素伤于风,因复伤于热,风热相搏,则发风温,四肢不收,头疼身热,常自汗出不解,治在少阴厥阴,不可发汗,汗出则谵语,内烦扰不得卧,善惊,目光无精,治之复发其汗,如此者医杀之耳。

《千金》:葳蕤汤治风温之病,脉阴阳俱浮,汗出体重,其息必喘,其形状不仁,嘿嘿但欲眠,下之者,则小便难,发其汗者,必谵语。加烧针者,则耳聋难言。但吐下之,则遗失便利,如此疾者,宜服之方。麻黄、杏仁、甘草、葳蕤、白薇、独活、芎䓖、青木香各三两,石膏五两,上九味,㕮咀,以水八升,煮取三升,去滓,分三服,取汗。若一寒一热,加朴消一分,及大黄三两,下之。《小品方》云:葳蕤汤治冬温,及春月中风伤寒,则发热脑痛,咽喉干,舌强,骨肉疼,心胸痞满,腰背强。"但吐下之,则遗失便利",《总病论》:作"但吐下之,则遗尿"。

《活人书》:风温不可发汗,宜葳蕤汤(即《千金》葳蕤汤加葛根,以羌活易独活)。风温脉浮身重汗出者,汉防己汤(即防己黄芪汤,见痓湿暍)。又云:初得病发热而渴,不恶寒,虽发汗已身灼热者,为风温,属葳蕤汤。岐伯所谓汗出,而身热者风热也。《伤寒准绳》风温被火,微发黄色,剧如惊痫,时发瘛疭者,宜葳蕤汤主之。

《伤寒九十论》:已酉虏骑破淮俱疫疠大作,时有王朝奉,寓天庆,得疾身热自汗,体重难以转侧,多眠鼾睡,医作三阳合病,或作漏风证治之,不愈。予曰:此风温病,投以葳蕤汤,独活汤,数日瘥。

柯韵伯曰:麻杏甘石汤为温病之主剂,此病得于寒时而发于风令,故又名曰风温。其脉阴阳俱浮,其证自汗身重,盖阳浮则强于卫外而闭气,故身重,当用麻黄开表以逐邪。阴浮不能藏精而汗出,当用石膏镇阴以清火。表里俱热则中气不运,升降不得自如,故多眠鼻鼾,语言难出,当用杏仁、甘草以调气。此方备升降轻重之性,足以当之,若攻下火熏等法,此粗工促病之术也。盖内蕴之火邪,与外感之余热治不同法。是乃温病初起,可用以解表清里,汗后,可复用以平内热之猖狂,下后,可复用以彻伏邪之留恋,与风寒不解,用桂枝汤同法。序例云:桂枝下咽,阳盛则毙,特开此凉解一法,为大青龙汤之变局,白虎汤之先著也。然此证但热无寒,用青龙则不宜姜桂,恐脉流薄疾,斑黄狂乱作矣。此证但热不虚,用白虎则不宜参米,恐食入于阴,则长气于阳,谵语腹胀矣。此为解表之剂,若无喘鼾,语言难出等证,则又白虎之证治矣。凡治温病表里之实,用此汤,治温病表里之虚,用白虎加参米,相须相济者也。若葛根黄芩黄连汤,则治利而不治喘,要知温病下后无利不止证,葛根、黄连之燥,非治温药,且麻黄专于外达,与葛根之和中发表不同，石膏甘润，与黄连之苦燥悬殊，同是凉解表里，同是汗出而喘，而用药有毫厘千里之辨矣。

案：章虚谷《医门棒喝》谓阳明少阳篇三阳合病二条，脉证与此条略同，盖皆温热病也。然则麻杏甘石汤，为温病热盛于表之主方，白虎汤为温病热盛于里之主方。

病有发热而恶寒者，发于阳也；无热而恶寒者，发于阴也。发于阳者，七日愈；发于阴者，六日愈。以阳数七，阴数六，故也。 宋版、成本脱二"而"字，"阳阴"下脱二"者"字，今从《玉函》《千金翼》《外台》《总病论》补入。"无热"《玉函》作"不热"。

成无己曰：阳为热也，阴为寒也，发热而恶寒，寒伤阳也，无热而恶寒，寒伤阴也。阳法火，阴法水，火成数七，水成数六，阳病七日愈者，火数足也，阴病六日愈者，水数足也。陈修园曰：太阳底面即是少阴，《内经》云：太阳之上，寒气主之，以寒为本，以热为标也，少阴之上，君火主之，以热为本，以寒为标也。发热恶寒，发于太阳之标阳也；无热恶寒，发于少阴之标阴也。程郊倩曰："病"字作一句读，所该者广，而特借伤寒以例之也。伤寒部署分明，则据证即可识病。经虽有六，阴阳定之矣，阴阳之理虽深，寒热见之矣。在发热恶寒者，阳神被郁之病，寒在表而里无寒，是从三阳经为来路也。在无热恶寒者，阴邪独治之病，寒入里而表无热，是从三阴藏为来路也，同一证而所发之源自异。七与六不过奇偶二字解，特举之为例，以配定阴阳耳，日子上宜活看，重在阳数阴数之数字上。山田图南曰：此章伤寒全编大纲领，所以定三阴三阳之位，辨寒热虚实之分也。盖外邪初证，有发热恶寒者，有无热恶寒者，夫邪一而已矣，人受之而生病，或为发热恶寒之阳证，或为无热恶寒之阴证者，何也？以人之脏腑形体，素有寒热虚实之异，所受之邪每从其寒热虚实而化尔,故外邪初证发热而恶寒者,邪气从实而化之热证;其无热而恶寒者,邪气从虚而化之寒证也。阴阳二字指其人之寒热虚实言之,发于阳太阳是也,发于阴少阴是也,太阳者三阳之始,少阴者三阴之始,寒热虽异,为始则同,故置发字以示病发之始已。沈芊绿曰:三阳病俱有不发热者,便是发于阴,三阴病俱有反发热者,便是发于阳。张路玉曰:此条以有热无热,证阳病阴病之大端。柯韵伯曰:寒热者,水火之本体。水火者,阴阳之征兆。七日合火之成数,六日合水之成数,至此则阴阳自和故愈。盖阴阳互为其根,阳中无阴谓之孤阳,阴中无阳便是死阴。若是直中之阴,无一阳之生气,安得合六成之数而愈耶?《内经》曰:其死多以六七日之间,其愈皆以十日以上。使死期亦合阴阳之数,而愈期不合者,皆治者不如法耳。

《素·调经论》:夫邪之生也,或生于阴,或生于阳。其生于阳者,得之风雨寒暑;其生于阴者,得之饮食居处,阴阳喜怒。经言阳虚则外寒,阴虚则内热,阳盛则外热,阴盛则内寒。阳受气于上焦,以温皮肤分肉之间。今寒气在外则上焦不通,上焦不通则寒气独留于外,故寒栗。有所劳倦,形气衰少,谷气不盛,上焦不行,下脘不通,胃气热,热气熏胸中,故内热。上焦不通利,则皮肤致密,腠理闭塞,玄府不通,卫气不得泄越,故外热。厥气上逆,寒气积于胸中而不泻,不泻则温气去,寒独留,则血凝泣,凝则脉不通,其脉盛大以涩,故中寒。

《金匮真言论》:南方赤色,其类火,是以知病之在脉也,其数七;北方黑色,其类水,是以知病之在骨也,其数六。王注:火生数二,成数七;水生数一,成数六。《阴阳应象大论》水为阴,火为阳,热生火,寒生水,水火者阴阳之征兆也。

《外台》：王叔和曰：夫病发热而恶寒者，发于阳；无热而恶寒者，发于阴。发于阳者，可攻其外；发于阴者，宜温其内。发表以桂枝，温里宜四逆。《总病论》：病发热而恶寒，邪发于阳也；不热而恶寒者，邪发于阴也。发于阳者，随证用汗药攻其外；发于阴者，用四逆辈温其内。《活人书》：初中病时，寒气入太阳，即发热而恶寒，入少阴经只恶寒而不发热也。黄炫《活人大全》：伤寒或发热，或未发热，必恶寒体痛，呕逆，头痛项强，脉浮紧，此在阳可发汗；若阴证则无头疼，无项强，但恶寒而踡，脉沉细，此在阴，可温里也。

张景岳曰：伤寒之邪，实无定体。或入阳经气分，则太阳为首；或入阴经精分，则少阴为先。其脉以浮紧而有力无力，可知表之虚实；沉紧而有力无力，可知里之虚实。

太阳病头痛，至七日以上自愈者，以行其经尽故也。若欲作再经者，针足阳明，使经不传则愈。"以上"成本作"已上"。《玉函》《巢源》《千金翼》无"以行"二字，"尽"作"竟"。

黄坤载曰：七日以上自愈者，即发于阳者七日愈之谓。六日六经俱尽，故至七日自愈。《素问·热论》所谓七日太阳病衰，头痛少愈也。阳莫盛于阳明，阳明之经阳郁热盛，则六经俱遍而郁热未衰，虽不入腑而经邪犹旺，不肯外发，势必再传六经。针足阳明之经，泻其郁热，则经不再传自然愈矣。程郊倩曰：以日计经，总皆为热，是则经中之热自传，非太阳之病气传也，所以行到三阴，热自热而头痛仍头痛。至七日以上自愈者，经尽则热亦尽，阴气当来复也，若欲作再经者，热不罢，故头痛仍头痛也。刺阳明以泄去其热，无经可传而逆者顺矣，故自愈。治热病莫宜于刺，故《内经》有《刺热》篇，法最详悉。七日行经尽而方愈，是即《热病论》中至七日，太阳病衰头痛少愈之旨也。热病必传经，故刺之使不作再经，所云各通其脏脉,病日衰已矣之谓也。庞安常曰:补足阳明土三里穴也。高士宗曰:以行其经尽,言六气之环绕于外内也。使经不传,言使经无病邪之传也,故传经者言邪,而纪日者论正,于此可见矣。柯韵伯曰:旧说伤寒日传一经,六日至厥阴,七日再传太阳,八日再传阳明,谓之再经,自此说行,而仲景之堂无门可入矣。夫仲景未尝有日传一经之说,亦未有传至三阴而尚头痛者,曰头痛者,是未离太阳可知。曰行,则与传不同,曰其经,是指本经,而非他经矣。发于阳者七日愈,是七日乃太阳一经行尽之期,不是六经传遍之日。岐伯曰:七日太阳病衰,头痛少愈,有明证也,故不曰传足阳明,而曰欲作再经,是太阳过经不解,复病阳明,而为并病也。针足阳明之交,截其传路,使邪气不得再入阳明之经,则太阳之余邪亦散,非归并阳明使不犯少阳之谓也。

《素·热论》:其不两感于寒者,七日巨阳病衰,头痛少愈。王注:邪气渐退,经气渐和,故少愈。《灵·脏腑》篇:胃合于三里,取之三里者,低跗,胃病者,取三里也。《甲乙经》:三里,土也,在膝下三寸,胻外廉,足阳明脉气所入也,为合,刺入一寸五分,留七呼,灸三壮。

《外台》:《巢源》云:伤寒七日,太阳病衰,头痛少愈,伤寒七日,病法当小愈,阴阳诸经传尽故也。今七日以后病反甚不除者,欲为再经病也。再经病者,是阴阳诸经络,重受病故也。

太阳病欲解时,从巳至未上。《玉函》《千金翼》"至"作"尽",无"上"字。

成无己曰:巳为正阳,则阳气得以复也,始于太阳,终于厥阴。六经各以三时为解,而太阳从巳至未,阳明从申至戌,少阳从寅至辰,至于太阴从亥至丑,少阴从子至寅,厥阴从丑至卯者,以阳行也速,阴行也缓,阳主于昼,阴主于夜,阳三经解时从寅至戌,以阳道常饶也,阴三经解时,从亥至卯,以阴道常乏也。《内经》曰:阳中之太阳通于夏气,则巳午未太阳乘王也。柯韵伯曰:巳午为阳中之阳,故太阳主之,至未上者,阳过其度也。人身阴阳上合于天,天气至太阳之时,人身太阳之病得藉其旺气而解,此天人感应之理也。陈修园曰:巳午二时日中而阳气隆,太阳之所主也,邪欲退,正欲复,得天气之助,值旺时而解矣。此节承上文而言病愈之时,以见天之六淫能伤人之正气,而天之十二时又能助人之正气也。

《素·生气通天论》:夫自古通天者生之本,本于阴阳,天地之间,六合之内,其气九州九窍,五脏十二节,皆通乎天气。阳气者若天与日,失其所则折寿而不彰,故天运当以日光明,是故阳因而上卫外者也。故阳气者一日而主外,平旦人气生,日中而阳气隆,日西而阳气已虚,气门乃闭,是故暮而收拒,无扰筋骨,无见雾露,仅此三时,形乃困薄。《金匮真言论》:阴中有阴,阳中有阳。平旦至日中,天之阳,阳中之阳也;日中至黄昏,天之阳,阳中之阴也;合夜至鸡鸣,天之阴,阴中之阴也;鸡鸣至平旦,天之阴,阴中之阳也,故人亦应之。夫言人之阴阳,则外为阳,内为阴;言人身之阴阳,则背为阳,腹为阴;言人身之脏腑中阴阳,则藏者为阴,府者为阳。肝、心、脾、肺、肾,五脏皆为阴,胆、胃、大肠、小肠、膀胱、三焦,六腑皆为阳。所以欲知阴中之阴,阳中之阳者,何也?为冬病在阴,夏病在阳,春病在阴,秋病在阳,皆视其所在,为施针石也(案:鸡夜半则鸣,古人以此候时,此对日中而言也)。《疟论》卫气者昼日行于阳,夜行于阴。《灵·荣卫生会》篇:人受气于谷,谷入于胃,以传与肺,五脏六腑皆以受气,其清者为荣,浊者为卫,荣在脉中,卫在脉外,荣周不休,五十而复大会,阴阳相贯,如环无端。卫气行于阴二十五度,行于阳二十五度,分为昼夜,故气至阳而起,至阴而止。故曰:日中而阳陇为重阳,夜半而阴陇为重阴。故太阴主内,太阳主外,各行二十五度,分为昼夜。夜半为阴陇,夜半后为阴衰,平旦阴尽而阳受气矣,日中而阳陇,日西而阳衰,日入阳尽而阴受气矣。夜半而大会,万民皆卧,命曰合阴,平旦阴尽而阳受气,如是无已,与天地同纪。

《此事难知》:日午以前为阳之分,当发其汗;午后阴之分也,不当发汗。故曰:汗无太早,汗不厌早,是为善攻。

章虚谷曰:邪之内传,初太阳,次阳明,次少阳者,以其由浅入深,故与人身阳气衰旺之序不同。盖浅深是经之层次,衰旺是气之流行,病之内传外解,是邪之进退也。

风家表解,而不了了者,十二日愈。

庞安常曰:方言曰:南楚疾愈或谓之差,或谓之了。魏念庭曰:所以不了了之故,不外于风邪属热,能愦人之神识,如天风初息而尘埃未净,非能遽得扩清之象,推之人身,何独不然乎,故不须妄治贻误也。柯韵伯曰:不了了者,余邪未尽也。七日表解后,复过一候而五脏元气始充,故十二日精神慧爽而愈,此虽举风家,伤寒概之矣。如太阳七日病衰,头痛少愈。曰衰,曰少,皆表解而不了了之谓也。六经部位有高下,故发病有迟早之不同,如阳明二日发,八日衰,厥阴至六日发,十二日衰,则六经皆自七日解,而十二日愈矣。若误治,又不在此例。吴遵程曰:经中凡勿药而俟其自愈之条甚多,今人凡有诊视无不与药,致自愈之证反多不愈矣。

病人身大热,反欲得衣者,热在皮肤,寒在骨髓也;身大寒,反不欲近衣者,寒在皮肤,热在骨髓也。"病人"《玉函》作"夫病"。"得"下成本有"近"字。

成无己曰：皮肤言浅，骨髓言深，皮肤言外，骨髓言内。身热欲得衣者，表热里寒也，身寒不欲衣者，表寒里热也。程郊倩曰：病人身大热，反欲得近衣者，沉阴内锢而阳外浮，此曰表热里寒。身大寒反不欲近衣者，阳邪内菀而阴外凝，此曰表寒里热。寒热之在皮肤者，属标属假；寒热之在骨髓者，属本属真。本真不可得而见，而标假易惑，故直从欲不欲处断之。盖阴阳顺逆之理，在天地征之于气者，在人身即协之于情，情则无假也，不言表里，言皮肤骨髓者，极其浅深分言之也。合之前条，彼为从外以审内法，此则从内以审外也。陈修园曰：太阳标热本寒，少阴标寒本热，阳根于阴，必以骨髓之寒热为主，此承前章阴阳标本之旨，深一层立论。上章言其所恶，此章言其所欲，皆探其病情。赵嗣真曰：详仲景论止分皮肤骨髓，而不曰表里者，盖以皮、肉、脉、筋、骨，五者《素问》以为五脏之合，主于外而充于身者也，惟曰藏、曰府，方可言里。可见皮肤即骨髓之上外部，浮浅之分，骨髓即皮肤之下外部，深沉之分，与经络属表，脏腑属里之例不同。况仲景出此证在太阳篇首，其为表证明矣。是知虚弱素寒之人，感邪发热，热邪浮浅不胜沉寒，故外怯而欲近衣，此所以为热在皮肤，寒在骨髓，药宜辛温。至于壮盛素热之人，或酒客辈，感邪之初，寒未变热，阴邪闭于伏热，阴凝于外，热郁于内，故内烦而不欲近衣，此所以寒在皮肤，热在骨髓，药宜辛凉。必也一发之余，既散表邪，又和正气，此仲景不言之妙。若以皮肤为表，骨髓为里，则麻黄汤证骨节疼痛，其可名为有表复有里之证耶？顾尚之曰：皮肤骨髓并属于表，但有浅深之别耳，成注竟以表里对讲，失之。

陈素中曰：病人身大热反欲得衣，以其人阳气素虚，寒邪外郁于表，热在皮肤为标，寒在骨髓为本，脉须沉而迟，手或微厥，下利清谷，宜小建中汤加黄芪。病人身大寒反不欲近衣，以其人蓄热素盛，寒郁热邪于内，寒在皮肤为标，热在骨髓为本，脉必滑而口燥咽干，宜桂枝汤加黄芩，或白虎加人参汤，此虽寒热互见，治本不治标，不必如《活人书》标本先后施治也。

案：成氏所谓表里，盖以太阳与少阴为表里言，其里即在太阳部分，如三阴各有表证之意，参之陈赵其义始备。少阴病恶寒而踡，时自烦，欲去衣被者，可治。与此节互相发明，自首节至此，论太阳病提纲，及六经传并辨证阴阳之大要，以下则详列其治法。

太阳中风，阳浮而阴弱，阳浮者，热自发，阴弱者，汗自出，啬啬恶寒，淅淅恶风，翕翕发热，鼻鸣，干呕者，桂枝汤主之。"阴弱"《玉函》《脉经》《千金翼》作"阴濡弱"。《千金》"阳浮"上有"其脉"二字，"啬啬"作"涩涩"，"翕翕"作"噏噏"。《玉函》无"者"字。

方中行曰：太阳中风乃掇上条所揭，攒名以指称之，犹上条掇首条所揭，而以太阳病为首称，同一意也。阳浮而阴弱，乃言脉状，以释缓之义也。《难经》曰："中风之脉，阳浮而滑，阴濡而弱"是也。阳浮者热自发，阴弱者汗自出，外为阳卫亦阳也，风邪中于卫，则卫实，实则太过，太过则强，然卫本行脉外，又得阳邪而助之，强于外则其气愈外浮。脉所以阳浮，阳主气，气郁则蒸热，阳之性本热，风善行而数变，所以变热亦快捷，不待闭郁而即自蒸蒸，故曰阳浮者热自发也。内为阴，荣亦阴也，荣无故，则比之卫为不及，不及则不足，不足则弱，然荣本行脉内，又无所助而但自不足于内，则其气愈内弱。脉所以阴弱，阴主血，汗者血之液，阴弱不能内守，阳强不为外固，所以致汗亦直易，不待覆盖而即自出泄，故曰阴弱者汗自出也。啬啬恶寒，淅淅恶风，乃双关之句。啬啬言恶寒由于内气馁，不足以担当其渗逼而恶之甚之意，淅淅言恶风由于外体疏，犹惊恨雨水,卒然淅沥其身,而恶之切之意。盖风动则寒生,寒生则肤粟,恶则皆恶,未有恶寒而不恶风,恶风而不恶寒者,所以经皆互文而互言之也。翕翕发热,乃形容热候之轻微。翕,火炙也。翕为温热而不蒸蒸大热也。鼻鸣者,气息不利也。干呕者,气逆不顺也。盖阳主气而上升,气通息于鼻,阳热壅甚,故鼻窒塞而息鸣,气上逆而干呕也。主,主当也。言以是为主当,而损益则存乎人,盖脉证无有不相兼而见者,所以经但活泼泼,不欲人拘执之意也。汤本求真曰:太阳者为太阳病之简称,中风者中于风之意,即现今之感冒也。沈尧封曰:《难经》脉关前为阳,关后为阴。程郊倩曰:阴阳以浮沉言,非以尺寸言,观伤寒条只曰脉阴阳俱紧,并不著浮字可见,唯阳浮同于伤寒,故发热同于伤寒,唯阴弱异于伤寒,故汗自出异于伤寒,虚实之辨在此,热自表发故浮以候之,汗自里出故沉以候之,得其同与异之源头,而历历诸证自可不爽。

顾尚之曰:阴阳作浮沉解,风必挟寒,故用姜桂,须知不挟寒者,即是风温证也。《明理论》曰:恶风则比之恶寒而轻也。恶寒者,啬啬然憎寒也,虽不当风而自然寒矣。恶风者谓常居密室之中,帏帐之内,则舒缓而无所畏也,一或用扇,一或当风,淅淅然而恶者,此为恶风者也。《巢源》:干呕者,胃气逆也,但呕而欲吐,吐无所出,故谓之干呕。张隐庵曰:风邪从表入肌,在皮毛则肺气不利而鼻鸣,入于肌腠则三焦不和而干呕。喻嘉言曰:翕翕发热,乃气湿润之热,比伤寒之干热不同。鼻鸣干呕,便是传入阳明之候,是以呕则传,不呕则不传也。故用桂枝汤解肌表之阳邪,而与发汗驱出阴寒之法,迥乎角立也。

黄炫《活人大全》:《伤寒论》中一字不苟,观是书片言只字之间,当求古人之用意处,有言可与某汤,或言不可与者,此设法御病也。又言宜某汤者，此临证审决也，言某汤主之者，乃对病施药也。此三者，即方法之条目也。

桂枝汤方

桂枝三两，去皮　芍药三两　甘草二两，炙　生姜三两，切　大枣十枚，擘

上五味，㕮咀三味，成本无"三味"二字。李东垣曰：㕮咀，古制也，古无铁刃以口咬细令如麻豆煎之，今人以刀剉细尔。**以水七升，微火煮取三升**，《千金》㕮咀三物，切姜擘枣，以水七升，煮枣令烂，去滓乃内诸药，水少者益之，煮令微沸，得三升，《外台》同。方中行曰：微火者，取和缓不猛，而无沸溢之患也。李濒湖曰：凡煎药并忌铜铁器，宜用银器瓦罐，洗净封固，令小心者看守，须识火候，不可太过不及，火用木炭芦苇为佳，其水须新汲味甘者。**去滓**，陶隐居曰：用新布两人以尺木绞之，澄去垽浊，纸覆令密。**适寒温，服一升。服已须臾，啜热稀粥一升余，以助药力**，方中行曰：啜，大饮也。张令韶曰：汗乃中焦水谷之津，故啜粥以助药力，谷精足而津液通矣。柯韵伯曰：盖谷气内充，不但易为酿汗，更使已入之邪不能少留，将来之邪不得复入也。案：粥有多种，惟粟米粥能畅胃气，生津液，最良。**温覆一时许，令遍身漐漐微似有汗者，益佳**，宋版"令"字在"一"字上，今从顾氏本移正。方中行曰：漐音石，和润而欲汗之貌。《总病论》：凡发汗须如常覆腰以上，厚衣覆腰以下，以腰足难取汗故也。半身无汗，病终不解。凡发汗后病证仍存，于三日内可二三发汗，令腰脚周遍为度。王三阳曰：太阳病汗出，服桂枝只使之似有汗者，邪已去矣。"似"字当细玩，不可认作发汗，与麻黄汤混看。柯韵伯曰：汗已遍身，则邪从汗解，此汗生于谷，正所以调和荣卫，濡腠理，充肌肉，泽皮毛者也。**不可令如水流离，病必不除**。"离"成本作"漓"。方中行曰：不可，禁止之词也，如水流漓，言过当也。病必不除，决言不遵节制，则不效验也。尤在泾曰：所谓汗出少者为自和，汗出多者为太过也。徐灵胎曰：此解肌之法也，若如水流漓，则动荣气，卫邪仍在。**若一服汗出病瘥，停后服，不必尽**

剂。徐灵胎曰：桂枝汤全料谓之一剂，三分之一谓之一服。尤在泾曰：中病即止，不使过之以伤其正也。**若不汗，更服依前法。又不汗，后服当小促其间。半日许令三服尽。**宋版脱"当"字，今从《玉函》及《全书》添入。"促"下成本有"役"字。《千金》不得汗者小促其间，令药势相及，汗出自护如法，特须避风。柯韵伯曰：病在即促后服，勿使间断是也。**若病重者，一日一夜服，周时观之。服一剂尽，病证犹在者，更作服。若汗不出，乃服至二三剂。**《千金翼》作"病重者一日一夜乃瘥，当晬时观之。服一剂汤病证犹在，当复作服之，至有不汗出，当服三剂乃解"。《外台》作"若病重者，昼夜服，特须避风。若服一剂，晬时不解，病证不变者，当更服之"。《辨正》周时，十二时，即一日一夜也。徐灵胎曰：一服即汗不再服，无汗服至二三剂，总以中病为主。后世见服药得效者，反令多服，无效者，即疑药误，又复易方，无往不误矣。**禁生、冷、黏、滑、肉、面、五辛、酒、酪、臭、恶等物。**《风土记》元旦以葱、蒜、韭、蓼、蒿、芥杂和而食之，名五辛盘，取迎新之意。《本草纲目》大蒜、小蒜、韭、胡荽、芸薹为五辛。《堵昌胤达生录》蒜、葱、薤、韭、姜为五辛。张令韶曰：禁生冷等物者，恐中气虚，生冷之物能伤胃气也。柯韵伯曰：凡服药便当禁此，因桂枝为首方，故录其后。《外台》方后云：忌海藻、生葱、菘菜等。

　　成无己曰：《内经》曰：辛甘发散为阳。桂枝汤辛甘之剂也，所以发散风邪。《内经》曰：风淫所胜，平以辛，佐以苦甘，以甘缓之，以酸收之。是以桂枝为主，芍药、甘草为佐也。《内经》曰：风淫于内，以甘缓之，以辛散之。是以生姜、大枣为使也。桂枝用姜枣不特专于发散，以脾主为胃行其津液，姜枣之用，专行脾之津液而和荣卫者也。吕梽村曰：本论所言太阳中风之病状，皆就皮毛上形容，邪本由外而入，亟当驱之外出。但腠理本疏，又不可大发其汗，故仲景桂枝汤之取义，但主调和荣卫以解肌表，取其絷絷微似有汗，不可令如水流漓。方中芍药、甘、枣主固荣气，以托出卫邪，使风邪不得内入而外出,然后桂枝合生姜得建驱邪之绩。今人不识此义,改用一派风药,迫之使汗,甚或加辛热之药扰动荣血,其不致召变逆而成危证者,鲜矣。陈古愚曰:桂枝辛温阳也,芍药苦平阴也,桂枝又得生姜之辛,同气相求,可恃之以调周身之阳气。芍药而得大枣、甘草之甘,苦甘合化,可恃之以滋周身之阴液。师取大补阴阳之品养其汗源,为胜邪之本。又啜粥以助之,取水谷之津以为汗,汗后毫不受伤,所谓立身于不败之地,以图万全也。柯韵伯曰:此为仲景群方之魁,乃滋阴和阳,调和荣卫,解肌发汗之总方也。凡头痛发热,恶风恶寒,其脉浮而弱,汗自出者,不拘何经,不论中风、伤寒、杂病,咸得用此发汗。若妄汗、妄下,而表不解者,仍当用此解肌。如所言头痛发热,恶寒恶风,鼻鸣干呕等病,但见一证即是,不必悉具,惟以脉弱自汗为主耳。愚常以此汤治自汗、盗汗、虚疟、虚痢,随手而愈,因知仲景方可通治百病,与后人分门证类,使无下手处者,可同年而语耶?

《总病论》:凡桂枝汤证病者,常自汗出,小便不数,手足温和,或手足指稍露之则微冷,覆之则温,浑身热微烦而又憎寒,始可行之。若病者身无汗,小便数,或手足逆冷,不恶寒反恶热,或饮酒后,慎不可行桂枝汤也。

刘河间《伤寒标本心法》:伤风之证,头疼项强,肢节烦疼,或目痛肌热,干呕鼻塞,手足温,自汗出,恶风,其脉阳浮而缓,阴浮而弱,此为邪在表,皆宜桂枝汤。

《医醇剩义》:桂枝汤治风从外来,久客于络,留而不去,此方主之。

李东垣曰:仲景制此汤以桂枝为君,芍药、甘草为佐。小建中汤以芍药为君,桂枝、甘草佐之。一则治其表虚,一则治其里虚,各有主用也,后学当触类而长之。

太阳病,头痛,发热,汗出,恶风,桂枝汤主之。"恶风"下成本有"者"字,《脉经》作"若恶寒"三字,《千金》作"恶风寒"三字。

柯韵伯曰:此条是桂枝本证,辨证为主,合此证即用此汤,不必问其为伤寒、中风、杂病也。今人凿分风寒,不知辨证,故仲景佳方置之疑窟。四证中头痛是太阳本证,头痛发热恶风与麻黄证同,本方重在汗出,汗不出者,便非桂枝证。沈尧封曰:此于提纲中独举头痛,而不言项强者,以明中风有项不强之证。徐灵胎曰:此桂枝汤总证。

太阳病,项背强几几,反汗出恶风者,桂枝加葛根汤主之。"反"古本作"及"字,《千金翼》作"桂枝汤主之"。

陈修园曰:《内经》云:邪入于输,腰脊乃强。盖太阳之经输在背,邪之中人始于皮毛,次及肌络,次及经输。邪入而经输实,则皮毛虚,反汗出而恶风,视桂枝证同而不同,非得葛根入土最深,其藤延蔓似络,领桂枝直入肌络,而还出肌肤之外,不能奏效。顾尚之曰:项背强几几,即痉之头面摇动,但不若口噤背反张之甚耳。桂枝汤以治风,即加葛根以润燥。屠俊夫引《本草经》曰:葛根起阴气,其益阴可知矣,近世竟作发表用,不知其何所本也。盖葛根其体润泽,其味甘平,今时徽人作粉常服,谓之葛粉,是可知其为和平之品,非发汗之药也,岂有发汗之药而可常服哉。

《明理论》:几音殊,几几引颈之貌。几,短羽鸟也。短羽之鸟不能飞腾,动则先伸引其头尔,项背强者动亦如之。

《金匮直解》:案:《说文》几字无钩挑,有钩挑者,乃几案之几字。几乃鸟之短羽,象小鸟毛羽未盛之形,飞几几也,故凫字从几,盖形容其颈项强急之意。

桂枝加葛根汤方

葛根四两　芍药二两（《可发汗》篇作"三两"）　生姜三两，切　甘草二两，炙　大枣十二枚，擘　桂枝二两，去皮（《玉函》《全书》、二张本作"三两"）

上六味，以水一斗，先煮葛根减二升，去上沫，内诸药，煮取三升，去滓，温服一升，覆取微似汗，不须啜粥，余如桂枝法将息，及禁忌。宋版、成本方中有麻黄三两，方后作上七味。古本无麻黄，《玉函》同，水一斗作九升。林亿曰：此云桂枝加葛根汤，恐是桂枝中但加葛根耳。《活人书》伊尹汤液论桂枝汤中加葛根，今监本用麻黄，误矣。《总病论》太阳病，项背强几几，汗出恶风者，桂枝加葛根二两，添水成四升，煎取二升，通治柔痓（案：庞氏用经方，分量皆减半，故云然）。

程郊倩曰：项背强几几者，太阳之脉满，而连及阳明之经也，葛根能宣阳益阴，清解胃中邪热，太阳药中用之，所以达阳明而伐之于早也。

《圣济总录》：桂心汤治四时伤寒，初觉（即本方）。

太阳病，下之后，其气上冲者，可与桂枝汤，方用前法。若不上冲者，不得与之。《玉函》《脉经》《千金翼》无"后"及"方用前法"五字。成本"不得"作"不可"。

成无己曰：太阳病属表，而反下之，则虚其里，邪欲乘虚传里，若气上冲者，里不受邪，而气逆上与邪争也，则邪仍在表，故当复与桂枝汤解外。其气不上冲者，里虚不能与邪争，邪气已传里也，故不更与桂枝汤攻表。黄坤载曰：下后其气上冲，是奔豚发作也，可与桂枝汤用如前法，疏风木而降奔冲，若不上冲者，奔豚未作，不可与前汤也。徐灵胎曰：此误下之证，误下而仍上冲，则邪气犹在阳分，故仍用桂枝发表，若不上冲，则其邪已下陷，变病不一，当随宜施治。论中误治诸法，详观自明。

《总病论》：太阳病下之后，气上冲，其脉必浮，可依证发汗，不与汗，则成结胸也。合汗不汗，诸毛孔闭塞闷绝而死。

太阳病，三日，已发汗，若吐、若下、若温针，仍不解者，此为坏病，桂枝不中与之也。观其脉证，知犯何逆，随证治之。《玉函》《千金翼》"仍"作"而"。《千金翼》"桂枝"下有"汤"字，成本"与"下无"之"字。

成无己曰：太阳病三日中，曾经发汗、吐、下、温针，虚其正气，病仍不解者，谓之坏病。言为医所坏病也，不可复与桂枝汤，审观脉证，知犯何逆而治之。逆者，随所逆而救之。程郊倩曰：在太阳病之三日，发汗，若吐、若下、若温针，仍不解者，知病非本来之病，而已坏于法之不对矣。如汗后，亡阳动经，渴躁，谵语；下后，虚烦，结胸，痞气，吐后，内烦，腹胀满；温针后，吐衄，惊狂之类纷纭错出者，俱是。柯韵伯曰：坏病者，即变证也。若误汗，则有遂漏不止，心下悸，脐下悸等证；妄吐，则有饥不能食，朝食暮吐，不欲近衣等证；妄下，则有结胸，痞硬，协热下利，胀满，清谷等证；火逆，则有发黄，圊血，亡阳，奔豚等证。是桂枝证已罢，故不可更行桂枝汤也。桂枝以五味成方，减一增一便非桂枝汤，非谓桂枝竟不可用，下文皆随证治逆法。中西惟忠曰：中训当，不中犹不可也。王宇泰曰：逆者谓不当汗而汗，不当下而下，或汗下过甚，皆不顺于理，故云逆也。

《巢源》：或已发汗吐下，而病证不解，邪热留于腑脏，致病候多变，故曰坏伤寒。王纶《明医杂著》：近有为温针者，乃楚人法，其法针于穴，以香白芷作圆饼套针上，以艾蒸温之，多取效。古者针则不灸，灸则不针，未有针而加灸者，此后人俗法也，此法行于山野贫贱之人，经络受风寒致病者，或有效，只是温经通气而已。仲景楚人，此岂古温针之遗法耶？

桂枝本为解肌,若其人脉浮紧,发热,汗不出者,不可与之也。常须识此,勿令误也。《玉函》《千金翼》"桂枝"下有"汤"字,"汗不出"作"无汗"。成本"与"下无"之"字。

程郊倩曰:邪之初中人也,浅在肌分,而肌之一字,荣卫均主。特卫主气,行于肌之经脉外,荣主血,行于肌之经脉中,二者夹肌分而行,同谓之曰肤。要从表处分出阴阳表里来,则卫之为阳为表,荣又为阴为里矣,故邪中于肌之表分,卫阳不固,是曰中风。法当解之,以其脉浮缓发热汗自出,皆为虚邪,卫主疏泄,得风而更散故也。邪伤于肌之里分,荣阴受闭,是曰伤寒。法当发之,以其脉浮紧,发热汗不出,皆为实邪,荣主收敛,得寒而更凝故也。唯其均属于表,故脉浮则同,唯其一虚一实,故缓紧,汗出不出自异。桂枝汤乃补卫之剂,为太阳表虚而设,其云解肌者,犹云救肌也,救其肌而风围自解。若脉浮紧,发热汗不出者,寒且中肌之血脉而伤荣矣,方将从肌之里一层驱而逐出之,岂容在肌之表一层固而护卫之,故虽与中风同属太阳病,同有浮脉,同有头强项痛恶寒证,桂枝不可与也。识,即嘿而识之之识,有念兹在兹意。盖可与不可与,在毫厘疑似之间,须常时将虚实了然,方不临时令误耳。喻嘉言曰:已见寒伤荣之脉证,即不可误用风伤卫之治法,用之则寒邪漫无出路,留连肉腠,贻患无穷,故为首禁。

《伤寒辑义》:肌,《说文》肉也。折骨分经,白为肌,赤为肉。而肌有两义,有肌肤之肌,有肌肉之肌,《注证发微》详辨之。解肌二字,不专属于桂枝。《外台秘要》:有麻黄解肌汤、葛根解肌汤,《名医别录》麻黄主疗云:解肌,可以见耳。

案:此节言太阳表实证不可与桂枝汤,与后节脉浮弱汗出恶风者不可服大青龙汤,遥相对照。

若酒客病，不可与桂枝汤，得之则呕，以酒客不喜甘，故也。《玉函》《千金翼》无"若"字、"病"字、"以"字。"得之"成本作"得汤，则呕"。

喻嘉言曰：酒客平素湿与热搏结胸中，才挟外邪，必增满逆，所以辛甘之法遇此辈，即不可用。辛甘不可用，则用辛凉以彻其热，辛苦以消其满，自不待言矣。危亦林曰：酒客不喜甘，平日蓄有湿热也，病虽中风应与桂枝，以不喜甘而不与，正善桂枝汤之用也，言外当知有葛根芩连，以解肌之法矣。沈芊绿曰：危氏补出葛根芩连之法，若魏柏乡、柯韵伯辈，俱宗之，凡遇酒客病，使人知所以用药。

程郊倩曰：若脉浮汗自出似桂枝证者，不知由湿热熏蒸使然，肌不致虚，误与桂枝汤而呕，此必然也。中西惟忠曰：过饮而病，故曰酒客病。酒客之病，过饮或头痛发热，颇似外感而非外感也，故曰不可与桂枝汤。若误为外感与桂枝汤，则凡酒客之常态，不喜甘味，故得汤则必呕吐也。案：程说虽非正解，亦可存参，盖酒客病，其证不应汗出而汗出，脉不当浮缓而浮缓者，须从鼻息色臭辨之。

喘家作，桂枝汤加厚朴杏子佳。"杏子"《玉函》《千金翼》作"杏仁"。《方云》"佳"一本作"仁"。《伤寒一家言》《千金翼》"家"下有"有汗"二字，是也。

魏念庭曰：凡病人素有喘证，每感外邪势必作喘，谓之喘家，亦如酒客等有一定之治，不同泛常人一例也。黄坤载曰：平素喘家胃逆肺阻，作桂枝汤解表，宜加朴杏降逆而破壅。徐灵胎曰：《别录》厚朴主消痰下气，《本经》杏仁主咳逆上气。

案：此节承上节，言病之疑似，上节言不可因自汗误认为桂枝证，此节言不可因喘误认为麻黄证，所以医家不可无问法。

桂枝加厚朴杏仁汤方

桂枝三两，去皮　甘草二两，炙　生姜三两，切　芍药三两　大枣

十仁枚，擘　厚朴二两　杏仁五十个，去皮尖

上七味，以水七升，微火煮取三升，去滓，温服一升，覆取微似汗。

凡服桂枝汤吐者，其后必吐脓血也。

秦皇士曰：服桂枝而吐者，胃必热，胃热得桂枝后，必吐脓血。徐灵胎曰：外感风热药中误用桂枝，即可吐血衄血。程郊倩曰：桂枝用之于中风则为解肌，用之于伤寒则为闭邪，邪无出路，反得挟辛热之助，怫郁其荣中之血，淫溢上升，吐而继以脓血，所必然也。寒伤荣，荣之所主者血也，观伤寒脉浮紧不发汗，因致衄者之用麻黄，与头痛者必衄之用桂枝，仍须发汗后，则知此处用桂枝而致吐脓血之因由矣。柯韵伯曰：桂枝汤不特酒客当禁用，热淫于内者，用甘温辛热以助其阳，不能解肌，反能涌越，热势所过，致伤阳络，则吐脓血可必也。所谓桂枝下咽，阳盛则毙者，以此。

《巢源》：伤寒吐血候，此由诸阳受邪，热初在表，应发汗而汗不发，致使热毒入深，结于五脏，内有瘀积故吐血。案：《内经》云：阳络伤则吐血，救逆宜甘草干姜汤，及芍药甘草汤。顾尚之谓肺痈证亦汗出恶寒，误用桂枝，两热相争，而吐出脓血，存参。

太阳病发汗，遂漏不止，其人恶风，小便难，四肢微急，难以屈伸者，桂枝加附子汤主之。《玉函》"发"下有"其"字，"漏"下有"而"字，无"者"字。

成无己曰：太阳病因发汗，遂汗漏不止而恶风者，为阳气不足，因发汗阳气益虚，而皮腠不固也。《内经》曰：膀胱者州都之官，津液藏焉，气化则出。小便难者，汗出亡津液，阳气虚弱不能施化，四肢者诸阳之本也，四肢微急难以屈伸者，亡阳而脱液也。《针经》曰：液脱者骨属屈伸不利，与桂枝加附子汤，以温经复阳。喻嘉言曰：大发其汗致阳气不能卫外为固，而汗漏不止，即如水流漓之互

词也。恶风者,腠理大开为风所袭也。小便难者,津液外泄而不下渗,兼以卫气外脱而膀胱之化不行也。四肢微急难以屈伸者,筋脉无津液以养,兼以风入而增其劲也。此阳气与阴津两亡,更加外风复入,与亡阳真武证微别,故用桂枝加附子以固表驱风,而复阳敛液也。徐灵胎曰:此发汗太过如水流漓,或药不对证之故,中风本恶风,汗后当愈,今仍恶风,则表邪未尽也。小便难者,津液少也。四肢为诸阳之本,急难屈伸,乃津脱阳虚之象,但不至亡阳耳。桂枝同附子,服则止汗回阳,若更甚而厥冷恶寒,则有阳脱之虑,当用四逆汤矣。

《灵·决气》篇:津脱者,腠理开,汗大泄;液脱者,骨属屈伸不利,色夭脑髓消,胫酸,耳数鸣。《荣卫生会》篇:人有热饮食下胃,其气未定,汗则出,或出于面,或出于背,或出于身半,其不循卫气之道而出,何也?曰:此外伤于风,内开腠理,毛蒸理泄,卫气走之,因不得循其道,此气慓悍滑疾,见开而出,故不得从其道,命曰漏泄(案:《内经》此节之证固与本节不同,其为阳虚一也)。

《总病论》:小便难,为有津液,可作汗。若小便数,不可误认阳旦证也。阳旦,即桂枝汤异名也。《活人书》:凡发汗后汗不止为漏风,桂枝加附子汤主之。又有太阳病发汗多,亡阳遂漏不止,卫虚而恶风者,当温其经也。其人恶风,小便难,四肢微急,难以屈伸者,桂枝加附子汤也。

《永类钤方》:伤寒凡发热头痛,有汗而非无汗,恶风而非恶寒,例发其汗,汗不止为漏风,间有发而为痓者。

《伤寒指掌》:伤寒脉证当服麻黄汤发汗,若尺中脉迟,是荣气不足,不可发汗。若误汗之,遂漏不止,恶风,小便难,四肢微厥,难以屈伸,此津脱阳虚也,当以桂枝加附子汤回阳止汗。

桂枝加附子汤方

桂枝三两,去皮　芍药三两　甘草三两,炙(《玉函》二两)　生姜三两,切　大枣十二枚,擘　附子一枚,炮,去皮,破八片

上六味,以水七升,煮取三升,去滓,温服一升。宋版"一升"下有"本云桂枝汤,今加附子,将息如前法"兹删。

陶隐居曰:凡云附子、乌头若干枚者,去皮毕,以半两准一枚。

罗紫尚曰:用附子有二义,一以壮表,一以御阴。程郊倩曰:误汗亡阳,实是夺液之故,燥液无如附子,仲景偏生用之,盖阳亡便来阴袭,阴不破阳必难回,且附子走而不守,桂枝加此便能壮阳气,直走于表而建捷功。故凡药有附子,能为人祛湿遣风,强筋壮气,而杜格拒者,皆此走之一字也。柯韵伯曰:是方以附子加入桂枝汤,大补表阳也,表阳密则漏汗自止,恶风自罢矣,汗止津回,则小便自调,四肢自柔矣。又曰:汗漏不止,与大汗出同,而从化变病则异。大汗出后而大烦渴,是阳陷于里,急当救阴,故用白虎加人参汤。发汗遂漏不止,而不烦渴,是亡阳于外,急当救阳,故用桂枝加附子汤。陈修园曰:方中取附子以固少阴之阳,固阳即所以止汗,止汗即所以救液,其理微矣。

《本事方》:有一士人得太阳病,因发汗,汗不止恶风,小便涩,足挛曲而不伸。予诊其脉浮而大,浮为风,大为虚,用桂枝加附子汤,三啜而汗止,复佐以甘草芍药汤,足便得伸。

《千金》:治产后风虚,汗出不止,小便难,四肢微急,难以屈伸者,即本方,附子用二枚。

《叶氏录验》:虚劳门,救汗汤,治阳虚自汗(即本方)。

张令韶曰:自此以下八节,论太阳之气可出可入,可内可外,外行于阳,内行于阴,出而皮肤,入而肌腠经络,无非太阳之所操纵也。

太阳病,下之后,脉促胸满者,桂枝去芍药汤主之。原注"促"一作"纵"。《玉函》作"其脉促胸满"。**若微寒者,桂枝去芍药加附子汤主之。**《玉函》、古本作"若微恶寒者"。成本脱"桂枝"二字,"芍药"下多"方中"二字。

成无己曰:脉来数,时一止复来者,名曰促,促为阳盛,则不因下后而脉促者也,此下后脉促,不得为阳盛也,太阳病下之,其脉促不结胸者,此为欲解。此下后脉促而复胸满,则不得为欲解,由下后阳虚,表邪渐入而客于胸中也,与桂枝汤以散客邪,通行阳气,芍药益阴阳虚者非所宜,故去之。阳气已虚,若更加之微恶寒,则必当温剂以散之,故加附子。程郊倩曰:气虚而满,知胸部而下阳气微矣,故见促脉,阴阳不相接续故也。且阳气不达之处,阴气从而填之则为满,故虽胸前轻清之位,亦复变为重浊矣。陈修园曰:上节言误汗而阳亡于外,此节误下而阳衰于内,其方只一二味出入,主治判然。案:阳亡于外,宜引其阳以内入,芍药在所必用。阳衰于内,宜振其阳以自立,芍药则大非所宜也。若脉微恶寒者,为阳虚已极,恐姜桂之力微,必助之附子而后可。

万密斋曰:案:论中下后脉促者,二证,其言脉促不胸满者,欲解之候也,脉促胸满者,不解之候也。既不解则为结胸,不得为结胸者,以结胸之脉浮也,故经曰脉浮者为结胸。脉促胸满者,邪在里也,脉促喘而汗出者,邪在表也,此皆脉同而证异也。

桂枝去芍药汤方

桂枝三两,去皮　甘草二两,炙　生姜三两　大枣十二枚,擘

上四味,以水七升,煮取三升,去滓,温服一升。宋版"一升"下,有"本云桂枝汤,今去芍药将息如前法"十四字,今删,下方同。

《总病论》曰:芍药味酸,脉促胸满恐成结胸,故去芍药之佐,全

用辛甘发散其毒气也。

浅田栗园曰:太阴篇云:本太阳病,医反下之,因尔腹满时痛者,属太阴也,桂枝加芍药汤主之。由是观之,腹满则倍芍药以专和腹中之气,胸满则去芍药,而专桂枝之力,以和胸中之气,二方相照,其义可见矣。

桂枝去芍药加附子汤方

桂枝三两,去皮　甘草二两,炙　生姜三两,切　大枣十二枚,擘　附子一枚,炮,去皮,破八片

上五味,以水七升,煮取三升。去滓,温服一升。浅田栗园曰:此方与桂枝附子汤同其品味,而分量少异尔。

太阳病,得之八九日,如疟状,发热恶寒,热多寒少,其人不呕,清便欲自可,一日二三度发,脉微缓者,为欲愈也;脉微而恶寒者,此阴阳俱虚,不可更发汗、更下、更吐也;面色反有热色者,未欲解也,以其不能得小汗出,身必痒,宜桂枝麻黄各半汤。《玉函》"发热"下、"热多"下,均有"而"字,"欲自可"一四字作"自调"二字,无"度"字、"色"字、"宜"字,"更发汗,更下,更吐也"作"复吐下,发汗也","必"下有"当"字。

赵嗣真曰:太阳病,得之八九日,如疟状,发热恶寒,热多寒少,为自初至今之证,下文乃是愈后拟病防变之辞,当分作三截看。若其人不呕,清便欲自可,一日二三度发,脉微缓为欲愈,此一节乃里和无病,而脉微者邪气微,缓者阴阳同等,脉证皆向安之兆,可不待汗而欲自愈。若脉微而恶寒者,此阴阳俱虚,不可更汗、更下、更吐之,此一节宜温之。若面色反有赤色者未欲解也,以其不能得小汗出,其身必痒,桂枝麻黄各半汤,此一节必待汗而愈也。黄坤载曰:如疟者,荣阴卫阳之相争,阳郁于内则发热,阴郁于中则恶寒,此先中于风而后伤于寒,荣泄卫闭,彼此交争,故寒热往来如疟也。太

阳病得之八九日之久，证如疟状，发热恶寒，发热多而恶寒少，此风多于寒，卫伤颇重而荣伤颇轻，如其寒热不能频作，是后章桂二麻一之证也。若其人上不呕下不泄，则中气未伤，寒热一日二三度发，则正气颇旺，频与邪争，脉微和缓则邪气渐退，是为欲愈，无用治也。若其脉微弱而又恶寒者，此卫阳荣阴之俱虚，盖荣虚则脉微，卫虚则恶寒，后章无阳即解此句，虚故不可更以他药发汗吐下也。如其发热脉浮，是后章桂枝越婢之证也，若外不恶寒而面上反有热色者，是阳气蒸发欲从外解，而表寒郁迫，未欲解也，使得小汗略出，则阳气通达，面无热色矣。以其正气颇虚，不得小汗，阳郁皮腠，莫之能通，是其身必当发痒，解之以桂枝麻黄各半汤。张路玉曰：首节颇似小柴胡证，故以不呕，清便自调证之；次节虽脉微恶寒，止宜小建中加黄芪，以温分肉司开阖，原非温经之谓；后节面色反有热色，言表邪未尽，故宜各半，不可与面合赤色此类而观也。

《活人书》：伤寒亦有气虚不能作汗者，仲景云脉浮而迟，为无阳，不能作汗，其身必痒，宜桂枝麻黄各半汤主之。又云：太阳病七八日，脉微而恶寒，以阴阳俱虚，不可更发汗，更下、更吐也，小柴胡汤主之。若重反发汗，则气虚，必两耳聋无闻，素无热人，可芍药甘草附子汤；素有热人，可黄芪建中汤；面赤有热者，未欲解也，以其不能得小汗出，身必当痒，宜桂枝麻黄各半汤。

唐容川曰：此一节当分作三段解：第一段，言得少阳之气化而脉缓病衰，热多寒少者为欲愈也；第二段，反接言脉若不缓而见微，热若不多而但恶寒者，此非少阳欲愈之证，乃少阴太阳俱虚，不可更汗下吐也；第三段，又缴转第二段之意，承言但恶寒者固是虚寒，而面色反有热色者，又不得作虚寒论，乃是太阳外寒固闭，郁热壅遏，身痒无汗，以不得外解而然，又宜桂麻各半以发其汗，幸勿作虚寒例也。如此分作三段，则尺幅之中，一波三折，其辨证也，真如剥蕉抽茧，层层透脱。

《伤寒论识》：清圊通，说文云厕清也。《脉经》引《四时经》云：清溲痢通。注云：清者，厕也。可以征焉。自可与自调同。《活人书》注云：清便自调，便是大便如常，是也。

桂枝麻黄各半汤方

桂枝一两十六铢，去皮　芍药　生姜切　甘草炙　麻黄去节，各一两　大枣四枚，擘　杏仁二十四枚，汤浸，去皮尖及两仁者

上七味，以水五升，先煮麻黄一二沸，去上沫，徐灵胎曰：欲去沫故先煮。内诸药，煮取一升八合，减去三之一。去滓，温服六合。本云：桂枝汤三合，麻黄汤三合，并为六合，顿服，将息如上法。《玉函》"七味"下有"㕮咀"字，"云"作"方"，"顿服"下有"今裁为一方"五字。成本、《全书》无"本云"以下二十三字。林亿曰：详此方乃二汤各取三分之一，非各半也，宜云合半汤。案：《内台》云：取微汗。《兰台轨范》六合下，有"令微汗则愈"五字。许宏《方议》云：桂枝汤治表虚，麻黄汤治表实，二者均曰解表，有霄壤之异也，今此二方合而用之，乃解其表不虚不实者也。

喻嘉言曰：此亦风多寒少之证，以其风虽外薄，为寒所持而不能散，所以面显怫郁之热色，宜总风寒而两解之也。吴人驹曰：此不专事桂枝，而兼合乎麻黄者，为其面热身痒，邪在轻虚浮浅之处，惟麻黄能达也。柯韵伯曰：此因未经发汗，而病日已久，故于二汤各取三合并为六合，顿服而急汗之。原法两汤各煎而合服，犹水陆之师各有节制，两军相为表里，异道夹攻之义也。后人算其分两合为一方，大失仲景制方之意。徐灵胎曰：微邪已在肤中，欲自出不得故身痒，以此汤取其小汗足矣。《阳明》篇云：身痒如虫行皮中状者，此以久虚故也。此方分两甚轻，计共约六两，合今之秤仅一两

三四钱,分三服,只服四钱零,乃治邪退后至轻之剂,犹勿药也。

尾台榕堂《类聚方广义》痘疮热气如灼,表郁而见点难,或见点稠密而风疹交出,或痘起不胀,喘咳咽痛者,宜桂枝麻黄各半汤。

浅田宗伯《勿误药室方函口诀》此方可活用于外邪之坏证,类疟勿论已,其他发风疹而痒痛者宜之。一男子风邪后腰痛不止,医谓为疝,疗之其痛益剧,一夕服此方,发汗,脱然而愈。

太阳病初服桂枝汤,反烦不解者,先刺风池、风府,却与桂枝汤则愈。"先"上《玉函》《千金翼》有"当"字,《脉经》有"法当"二字。

方中行曰:烦字从火从页,《说文》页,头也。然则烦者热闷而头痛之谓也,邪欲出,而与正分争作汗之兆也。柯韵伯曰:此条治中风之变,桂枝汤煮取三升,初服者先服一升也,却与者,尽其二升也。热郁于心胸者谓之烦,发于皮肉者谓之热,以外感之风邪重,内之阳气亦重,风邪本自项入,必刺风池、风府,疏通来路,以出其邪,仍与桂枝汤,以和荣卫。《内经》曰:表里刺之,服之饮汤,此法是矣。徐灵胎曰:此非误治,因风邪凝结于太阳之要路,则药力不能流通,故刺之以解其结,盖风邪太甚,不仅在卫而在经,刺之以泄经气。案:中篇云:欲自解者必当先烦,乃有汗而解,何以知之?脉浮故知汗出解也。是此烦为太阳病欲解之烦,异前四节传里之烦也。临证时,当从脉浮,或数急以辨之。

《素·骨空论》:风从外入,令人振寒汗出,头痛身重,恶寒,治在风府,调其阴阳,不足则补,有余则写。大风颈项痛,刺风府,风府在上椎。《刺热》篇热病始于头首者,刺项太阳而汗出止。《风论》风气循风府而上,则为脑风。

《甲乙经》:风池在颞颥后发际陷者中,足少阳阳维之会,刺入三分,留三呼,灸三壮。林注:《气府论》注云:在后陷者中,按之引耳,手足少阳脉之会,刺入四分(案:风池二穴在脑空穴后,侠玉枕傍骨下发际内,大筋外陷者中,按之引于耳中是也,宜刺三分,肌肉厚者可刺五分,禁灸)。风府一名舌本,在项上入发际一寸,大筋内宛宛中。疾言其肉立起,言休其肉立下,督脉阳维之会,禁不可灸,灸之令人瘖,刺入四分,留三呼。(案:肌肉薄者只刺入二分,病人呼气即出)。

《针灸资生经》岐伯曰:巨阳者诸阳之属也,其脉连于风府,故为诸阳主气也。然则风府者,固伤寒所自始也,北人皆以毛裹之,南人怯弱者亦以帛护其项,俗谓三角是也。

《儒门事亲》:人冒风时气、温病、伤寒,导引法可于闲处用之。先教病人盘脚而坐,次用两手交十指,攀脑后风池、风府二穴,乃是风门也,向前叩首几至于地,如此连点一百二十数,急以葱醋粥辛辣汤投之,汗出立解。

陆九芝曰:风池、风府皆有刺法,否则以三指密排,在脑后入发际横擦之至两耳傍,令皮肤微热,亦足去风。

服桂枝汤大汗出,脉洪大者,与桂枝汤如前法。"脉洪大者"《玉函》《脉经》作"若脉但洪大"。"与桂枝汤如前法"古本作"与白虎汤"。**若形似疟,一日再发者,汗出必解,宜桂枝二麻黄一汤。**"一日再发者"《脉经》作"一日再三发",成本无"一"字。

柯韵伯曰:服桂枝汤,取微似有汗者佳,若大汗出,病必不除矣,内不烦渴,是病犹在表,桂枝证未罢,当仍与之,乘其势而更汗之,汗自漐漐邪不留矣。是法也可以发汗,汗生于谷也,即可以止汗,精胜而邪却也。服桂枝汤后而恶寒发热如疟者,是本当用麻黄发汗,而用桂枝则汗出不彻故也。凡太阳发汗太过则转属阳明,不及则转属少阳,此虽寒热往来而头项强痛未罢,是太阳之表尚在。

夫疟因暑邪久留而内著于募原,故发作有时,日不再作,此因风邪泊于荣卫,动静无常,故一日再发,或三度发耳,邪气稽留于皮毛肌肉之间,固非桂枝汤之可解,已经汗过,又不宜麻黄汤之峻攻,故取桂枝汤三分之二,麻黄汤三分之一,合而服之,再解其肌,微开其表,审发汗于不发之中,此又用桂枝后,更用麻黄法也。后人合为一方者,是大背仲景比较二方之轻重,偶中出奇之妙理矣。

顾尚之曰:如前法,先刺风池、风府,似疟则邪入募原,故加麻黄以直达邪所。

桂枝二麻黄一汤方

桂枝一两十七铢,去皮　芍药一两六铢　麻黄十六铢,去节　生姜一两六铢,切　杏仁十六个,去皮尖　甘草一两二铢,炙　大枣五枚,擘

上七味,以水五升,先煮麻黄一二沸,去上沫,内诸药,煮取二升,去滓,温服一升,日再服。"去上沫"《外台》作"掠去沫"。"再服"下《千金》有"取微汗而已"五字。本云:桂枝汤二分,麻黄汤一分,合为二升,分再服,今合为一方,将息如前法。"本云"《玉函》作"本方"。《千金翼》无"将息如前法"五字。《千金》、成本、《全书》无"本云"以下二十九字。林亿曰:今以算法约之,桂枝汤取十二分之五,麻黄汤取九分之二合方。

徐灵胎曰:此与桂枝麻黄各半汤意略同,但此因大汗出之后,故桂枝略重而麻黄略轻。

服桂枝汤大汗出后,大烦渴不解,脉洪大者,白虎加人参汤主之。《玉函》《脉经》"脉"上有"若"字。《脉经》《千金》作"白虎汤"。

钱天来曰:此因大汗出后,遂至胃中津液耗竭,阳邪乘虚入里,至大烦渴而脉见洪大,则邪不在太阳而已传入阳明矣,即阳明篇所谓阳明脉大者是也。故以白虎汤解胃中之烦热,加人参以补其大汗之虚,救其津液之枯竭也。陈修园曰:太阳之气由肌腠而通于阳

明，服桂枝汤当取微似有汗者佳，今逼取太过，则大汗出后，阳明之津液俱亡，胃络上通于心，故大烦。阳明之上，燥气主之，故大渴不解，阳气亢盛，其脉洪大无伦。白虎为西方金神，秋金得令而炎气自除，加人参者以大汗之后，必救其液以滋其燥也。

案：前节脉洪大，是太阳证未罢而不渴，故仍以解外为治。此节脉洪大，是太阳证已罢而转属阳明，其"不解"二字指烦渴而言，观下篇伤寒脉浮发热无汗，其表不解者不可与白虎汤，渴欲饮水无表证者，白虎加人参汤主之，自明。

白虎加人参汤方

知母六两　石膏一斤，碎，绵裹　甘草炙，二两　粳米六合　人参三两

上五味，以水一斗，煮米熟汤成，徐灵胎曰：火候。去滓，温服一升，日三服。《外台》作"上五味切，以水一斗二升，煮米熟，去米，内诸药，煮取六升，去滓，温服一升，日三"。《千金翼》"日三服"下云"立夏后至立秋前得用之，立秋后不可服。春三月病常苦里冷，白虎汤亦不可与之，与之即呕利而腹痛。诸亡血，及虚家，亦不可与白虎汤，得之则腹痛而利，但当温之"。《玉函》《外台》及宋版、太阳下篇本方后并同。

柯韵伯曰：外邪初解，结热在里，表里俱热，脉洪大，汗大出，大烦大渴，欲饮水数升者，是阳明无形之热。此方乃清肃气分之剂也，石膏辛寒，辛能解肌热，寒能胜胃火，寒性沉降，辛能走外，两擅内外之能，故以为君；知母苦润，苦以泻火，润以滋燥，故以为臣；用甘草、粳米调和于中宫，且能土中泻火，作甘稼穑，寒剂得之缓其寒，苦药得之平其苦，使沉降之性皆得留连于味也，得二味为佐，庶大寒之品无伤损脾胃之虑也，煮汤入胃，输脾归肺，水精四布，大烦大渴可除矣。白虎为西方金神，取以名汤，秋金得令而炎暑自解

矣，更加人参以补中益气，而生津，协和甘草、粳米之补，承制石膏、知母之寒，泻火而土不伤，乃操万全之术者。陶氏以立夏后立秋前，天时不热为拘，误人最甚，乌知方因证立，非为时用药也。吕樵村曰：经文于白虎汤证并无一言及渴，而加人参方中，或曰口燥渴，或曰大烦渴，或曰渴欲饮水数升，此多得之汗吐下后，内热未除，胃液垂涸，故加入人参于白虎汤中，是移清金涤热之功，转而为益胃滋干之用，庶几泻子实而补母虚，两收其利。

《活人辨疑》：化斑汤治赤斑口燥，烦渴中暍（即本方）。《济阳纲目》治胃热发癍脉虚者。

《徐同知方》：人参白虎汤治伏暑发渴，呕吐身热，脉虚自汗（即本方）。

《兰室秘藏》：膈消者，舌上赤裂，大渴引饮。《逆调论》云："心移热于肺，传为膈消者"是也，以白虎加人参汤治之。

《惊风辨证必读书》：人参白虎汤治中暍发痉，自汗烦渴者，即本方。先煎米熟，去米用汤煎药。

《资生》篇：人参白虎汤治阴虚，气分有热（即本方）。

《保赤全书》：人参白虎汤治盛暑烦渴，痘出不快，又解麻痘斑疱等热毒（即本方）。

《类聚方广义》：白虎加人参汤，治霍乱吐泻之后，大热烦躁，大渴引饮，心下痞硬，脉洪大者。又治消渴，脉洪数，昼夜引饮不歇，心下痞硬，夜间肢体烦热更甚，肌肉日消铄者。又治疟病大热如煅，谵语烦躁，汗出淋漓，心下痞硬，渴饮无度者。

太阳病，发热恶寒，热多寒少，脉微弱者，此无阳也，不可发汗，宜桂枝二越脾一汤。"发汗"上《玉函》及《缵论》有"复"字，《全书》及《明汪济川校成本》《顾本》作"更汗"。宋版"脾"作"婢"，今依《外台》及《内台方议》、成注、张路玉、张隐庵、顾尚之诸本改正。古本作"太阳病,发热恶寒,热多寒少,宜桂枝二越婢一汤,若脉微弱者,此无阳也,不可发汗,宜当归四逆汤"。

陈修园曰:热多寒少,脉微弱,脉证相反,是证为太阳,其气内陷于至阴之中,此证为阳而脉则无阳也,从脉不从证,不发其表汗,宜越其脾气也。吕楙村曰:无阳二字,乃谓无阳邪也,发热恶寒,热多寒少,疑属阳邪为患,但脉见微弱,知邪不在阳分也,既无阳邪不当更汗,故主以桂枝之二,越脾之一,以和阴而宣阳也。

程郊倩曰:无阳者,液衰卫乏也,热多为兼烦渴证,论有弱者必渴之文,而越脾中复有石膏之主,岂有无阳证不烦渴而用石膏者乎?徐灵胎曰:此无阳与亡阳不同,并与他处之阳虚亦别,盖其人本非壮盛,而邪气亦轻,故身有寒热而脉微弱,若发其汗,必至有叉手冒心,脐下悸等证,故以此汤清疏荣卫,令得似汗而解。况热多寒少,热在气分,尤与石膏为宜,古圣用药之审如此。

桂枝二越脾一汤方

桂枝去皮　芍药　麻黄去节　甘草各十八铢,炙　大枣四枚,擘　生姜一两二铢,切(《千金翼》一两三铢)　石膏二十四铢,碎,绵裹

上七味,以水五升,煮麻黄一二沸,去上沫,内诸药,煮取二升,去滓,温服一升。本云:当裁为越脾汤桂枝汤合之,饮一升,今合为一方,桂枝汤二分,越脾汤一分。宋版作"越婢",《玉函》作"越脾",《外台》肉极门作"起脾汤"。林亿曰:今以算法约之,桂枝汤取四分之一,越婢汤取八分之一,合方。

成无己曰:胃为十二经之主,脾治水谷为卑脏若婢。《内经》曰:脾主为胃行其津液,是汤所以谓之越婢者,以发越脾气,通行津液,《外台》方一名越脾汤,即此义也。柯韵伯曰:《外台》云越脾汤,易此一字便合《内经》脾不濡,脾不能为胃行其津液之义,是脾经不

足而无汗者,可用此起太阴之津,以滋阳明之液而发汗,如成氏所云"发越脾气者"是也。然必兼见烦渴之证,脉虽不长大浮缓,而不微弱者宜之。汪双池曰:表证不可不汗,而脉微弱则不可汗,故以二汤调剂其间,安养吾身之阳,表散外淫之寒,邪可去而液不过耗,阳不散亡,调剂之宜也。张隐庵曰:此表阳从肌入里,故宜桂枝二以解肌,越脾一以发越表阳之内陷。盖石膏质重入里,纹理疏而象肌,味辛甘而发散,直从里而外越者也。脾为阴中之至阴,植麻黄之地冬不积雪,能通泄阳气于至阴之下,藉石膏之导引直从里阴,而透发于肌表也。

《类聚方广义》:风湿痛风初起,寒热休作,肢体疼重,或挛痛,或走注肿起者,以此方发汗后,可与术附汤。

服桂枝汤,或下之,仍头项强痛,翕翕发热无汗,心下满微痛,小便不利者,桂枝去桂加茯苓白术汤主之。《脉经》《千金翼》无"或"字、"仍"字。"满"下《玉函》有"而"字。《脉经》无"白"字。

成无己曰:头项强痛翕翕发热,虽经汗下,为邪气仍在表也。心下满微痛,小便利者,则欲成结胸,今外证未罢,无汗小便不利,心下满微痛,为停饮也,与桂枝汤以解外,加茯苓、白术利小便,行留饮也。柯韵伯曰:汗出不彻而遽下之,心下之水气凝结,故反无汗而外不解,心下满而微痛也,然病根在心下,而病机在膀胱,若小便利病为在表,仍当发汗。如小便不利病为在里,是太阳之府病,而非桂枝证未罢也,故去桂枝而君以苓术,则姜芍即散邪行水之法,佐甘枣效培土制水之功。此水结中焦,只可利而不可散,所以与小青龙、五苓散不同法,但得膀胱水去,而太阳表里证悉除,所谓治病必求其本也。经曰:血之与汗异名而同类。又曰:膀胱津液气化而后能出。此汗由血化,小便由气化也,桂枝为血分药,但能发汗不能利水,观五苓方末云:多服暖水出汗愈,此云小便利则愈。此类二方,可明桂枝去桂之理矣,今人不审,概用五苓以利水,岂不悖哉。

《内台方议》:问心下满微痛,乃是欲成结胸,何缘作停饮治之?答曰:诸证皆似结胸,但小便不利一证,乃停饮也,故此条仲景只作停饮治之。顾尚之曰:误下而水气凝结,先治其里,俟里和而后治其表,非以一方统治之也,注家并未解此。案:此节遥申前第十七节,桂枝本为解肌,若其人脉浮紧,发热汗不出者,不可与之义。盖伤寒为实邪,反与桂枝汤则皮毛闭塞,邪无出路,故本证仍在,下之则一误再误,寒邪乘里气之虚而内陷,结于膈间而成停饮,为结胸之渐。下篇云:病发于阳而反下之,热入因作结胸者,项亦强如柔痉状,下之则和。故此用苓术以下其水饮,去桂枝者,以桂枝长于解肌,而不长于利水,且其证无汗,是急在泄饮而缓于解外,故去桂枝则药力专于内利小便也,小便利,则停饮去,自无结胸及下利之变矣。

桂枝去桂加茯苓白术汤方

芍药三两　甘草二两,炙　生姜切　白术　茯苓各三两　大枣十二枚,擘

上六味,以水八升,煮取三升,去滓,温服一升,小便利则愈。

"愈"下宋版有"本云:桂枝汤,今去桂枝加茯苓白术"十四字,今依成本删。方中行曰:"术"上不当有"白"字,是书编始于叔和,叔和有《脉经》,术上皆无白字,足可征也。徐灵胎曰:头痛发热,桂枝证仍在也,以其无汗,则不宜更用桂枝;心下满,则用白术;小便不利,则用茯苓。此证乃亡津液而有停饮者也,此方专于利小便也。

唐容川曰:此与五苓散互看自明,五苓散是太阳之气不外达,故用桂枝以宣太阳之气,气外达则水自下行,而小便利矣,此方是

太阳之水不下行，故去桂枝，重加苓术，以行太阳之水，水下行则气自外达，而头痛发热等证自然解散。无汗者，必微汗而愈矣，然则五苓散重在桂枝以发汗，发汗即所以利水也，此方重在苓术以利水，利水即所以发汗也，实知水能化气，气能行水之故，所以左宜右有。

伤寒脉浮，自汗出，小便数，心烦，微恶寒，脚挛急，反与桂枝汤欲攻其表，此误也，得之便厥。咽中干，烦躁，吐逆者，作甘草干姜汤与之，以复其阳。若厥愈足温者，更作芍药甘草汤与之，其脚即伸。若胃气不和，谵语者，少与调胃承气汤，若重发汗，复加烧针者，四逆汤主之。宋版"桂枝"下脱"汤"字，今从成本补。"心烦"《玉函》作"颇"字，《脉经》《千金翼》作"颇复"，无"调胃"二字。"躁"成本作"燥"，误。"四逆汤"康平本作"回逆汤"，后仿此。

周禹载曰：此为真阳素虚之人荣卫俱伤，治风遗寒，因而致变者立法也。赵嗣真曰：脉浮虚也，汗自出微恶寒者，阳虚无以卫外也；小便数，为下焦虚寒不能制水也；心烦，为阴虚血少也；脚挛急，乃血为汗夺，筋无以润养也。此初得病便自表里俱虚，外无阳证，邪不在表，固不得与桂枝同法，设若误用桂枝攻表，重发其汗，是虚虚也，故得之便厥，咽干烦躁，吐逆。厥，为亡阳，不能与阴相顺接；咽干，为津液寡；烦躁吐逆，为寒格而上也，故宜干姜以温里复阳，甘草芍药益其汗夺之血，然后可以复阴阳不足之气。得脚伸后，或谵语者，由自汗小便数，胃家先自津液干少，又服干姜性燥之药，以致阳明内结谵语，然非邪实大满，故但用调胃承气以调之，仍少与之也。以上用药次第，先热后寒，先补后泻，似逆而实顺，非仲景之妙孰能至是哉。程郊倩曰：伤寒脉浮，自汗出，小便数，阳虚可知，纵有心烦之假热，而有微恶寒脚挛急之真寒以证之，即此时而温经散寒，当不嫌其暴也，反与桂枝汤欲攻其表，非误而何。里阳根表阳而出，阴霾骤现矣，得之便厥者，真寒也；咽中干烦躁者，阳浮而津竭，假热也；吐逆者，阴盛而上拒也，作甘草干姜汤散寒温里以回其阳，阳回则厥自愈，足自温。其有脚未伸者，阴气未行下也，更作芍药甘草汤从阳引至阴而脚伸。其谵语者，缘胃中不和而液燥，非胃中实热者比，仅以调胃承气汤少少与和之。若前此重有发汗烧针等误者，则亡阳之势已成，而阴邪将犯上无等，直以四逆汤温之而已，重发汗，谓用麻黄汤类也。顾尚之曰：桂枝加附子汤证，误在不加附子，阳气以辛散而上越，故用甘草干姜以复之；阴气以辛温而内耗，故用芍药甘草以和之；阴耗而邪入阳明，则宜调胃；烧针以重亡其阳，则宜四逆。

《素·评热论》：有病身热，汗出烦满，烦满不为汗解，此为何病？曰：汗出而身热者风也，汗出而烦满不解者，厥也，病名曰风厥。巨阳主气，故先受邪，少阴与其为表里也，得热则上从之，从之则厥也。治之表里，刺之，饮之服汤。王注：谓写太阳补少阴也，饮之汤者，谓止逆上之肾气也。《灵·五乱》篇：清气在阴，浊气在阳，荣气顺脉，卫气逆行，清浊相干，气乱于则烦心，乱于臂胫则为四厥，乱于头则为厥逆，头重眩仆。《素·生气通天论》：王注：厥谓气逆也。《通评虚实论》气逆者，足寒也。《厥论》王注：厥谓气逆上也，世谬传为脚气，广饰方论焉。《解精微论》厥则目无所见。夫人厥则阳气并于上，阴气并于下，阳并于上则火独光也，阴并于下则足寒，足寒则胀也。《皮部论》寒多则筋挛。王注：挛，急也。《热论》王注：谵言，谓妄谬而不次也，《甲乙经》作谵，《总病论》谵之廉切，疾而寐语也。

《巢源》：伤寒厥候，厥者逆也，逆者谓手足逆冷也，此由阳气暴衰，阴气独盛，阴胜于阳故阳脉为之逆，不通于手足，所以逆冷也。

王宇泰曰：伤寒脉浮，自汗出，小便数，心烦，微恶寒，脚挛急，此邪中膀胱经虚寒也，宜桂枝加附子汤则愈。

案：此节为太阳与少阴合病，表虚里寒之桂枝增桂加附子汤证，脉浮自汗出，是太阳桂枝证，小便数心烦，微恶寒脚挛急，皆是少阴附子证，专用桂枝则攻其表而遗其里，故太阳证虽罢而少阴证转增也，方书转筋青腿伤寒，盖即此。

甘草干姜汤方

甘草四两，炙(《玉函》作二两)　　干姜二两(成本、《金匮》有"炮"字，《玉函》《千金翼》、宋版无)

上二味，㕮咀，以水三升，煮取一升五合，去滓，分温再服。"㕮咀"字从成本补，下同。

成无己曰：《内经》曰：辛甘发散为阳，甘草干姜相合以复阳气。吴遵程曰：甘草干姜汤，即四逆汤去附子也，辛甘合用，专复脾中之阳气，其夹食夹阴，面赤足冷，发热喘咳，腹痛便滑，外内合邪，难于发散，或寒药伤胃，合用理中不便参术者，并宜服之，真胃虚挟寒之圣剂也。陈古愚曰：误服桂枝汤而厥，其为热厥无疑，此方以甘草为主，取大甘以化姜桂之辛热；干姜为佐，妙在炮黑变辛为苦，合甘草又能守中以复阳也。论中干姜俱生用，而惟此一方用炮，须当切记。或问亡阳由于辛热，今干姜虽经炮苦，毕竟热性尚存，其义何居？曰：此所谓感以同气则易入也，子能知以大辛回阳，主姜附而佐以胆尿之妙，便知以大甘复阳，主甘草而佐以干姜之神也。仲景又以此汤治肺痿，更为神妙，后贤取治吐血，盖学古而大有所得也。

《外台》：备急疗吐逆水米不下，干姜甘草汤(即本方)。

《直指方》：甘草干姜汤治男女诸处出血，胃寒不能引气归元，无以收约其血(即本方)。《朱氏集验方》：二神汤治吐血极妙，治男子妇人吐红之疾,盖是久疾,或作急劳损其荣卫,壅滞气上,血之妄行所致,带热呷,空心日午进之,和其气血,荣卫自然安痊(即本方)。《传信适用方》治头目旋晕,吐逆,盖胃冷生痰,致有此疾,累用有效。止逆汤川干姜二两炮,甘草一两炙,赤色,上二味,㕮咀为粗末,每服四五钱,用水二盏煎至八分,食前热服。《汉药神效方》苇冈青洲曰:甘草干姜汤善治自汗盗汗,又治胸胁偏痛,此皆毒迫心胸所致,又发痫角弓筋惕,气促迫,或叫号者,投以甘草干姜汤有效。

甘草芍药汤方

白芍药　甘草炙,各四两

上二味,㕮咀,以水三升,煮取一升五合,去滓,分温再服。《伤寒论识》论中用白芍药者只此一项,《玉函》无"白"字,可从。

柯韵伯曰:脾主四肢,胃主津液,阳盛阴虚,脾不能为胃行津液以灌四旁,故足挛急,用甘草以生阳明之津,芍药以和太阴之液,其脚即伸,此亦用阴和阳法也。甘草干姜汤得理中之半取其守中,不须其补中,芍药甘草汤减桂枝之半,取其和里,不取其攻表。吴遵程曰:芍药甘草汤甘酸合用,专治荣中之虚热,其阴虚阳乘,至夜发热,血虚筋挛,头面赤热,过汗伤阴,发热不止,或误用辛热扰其荣血,不受补益者,并宜用之,真血虚挟热者之神方也。徐灵胎曰:此汤乃纯阴之剂,以复其阴也,阴阳两和,而脚伸矣。陈古愚曰:芍药味苦,甘草味甘,苦甘合用有人参之气味,所以大补阴血,血得补则筋有所养而舒,安有拘挛之患哉?凡病人素溏,与中虚者,忌服。《衷中参西录》药之能健脾胃者多不能滋阴分,能滋阴分者多不能健脾胃,方中芍药与甘草同用,取其苦味与甘草相合,有甘苦化阴之妙,故能滋阴分,取其酸味与甘草相合,有甲己化土之妙,故能益脾胃,此皆取其化出之性,以为用也。

《总病论》:太阳病,自汗,四肢难以屈伸,若小便数者,宜用芍药甘草汤。芍药甘草汤主脉浮而自汗,小便数,寸口脉浮大。浮为风,大为虚,风则生微热,虚则两胫挛,小便数仍汗出为津液少,不可误用桂枝汤,宜补虚退热,通治误服汤后,病证仍存者。

《魏氏家藏方》:六半汤治热湿脚气,不能行走,即芍药甘草汤入无灰酒少许,再煎服。

《朱氏集验方》:去杖汤治脚弱无力,行步艰难,友人戴明远用之有验(即本方)。

《传信适用方》:中岳汤治湿气腿脚赤肿疼痛,及胸膈痞满气不升降,遍身疼痛,并治脚气。赤芍药六两,甘草半两炙,上吹咀,每服半两,水二大盏煎八分一盏,去滓服。

《活人事证方》:神功散治消渴(即本方)。

《医学心悟》:芍药甘草汤止腹痛如神,脉迟为寒,加干姜,脉洪为热,加黄连。

《事林广记》:肢气肿痛,白芍药六两,甘草一两为末,白汤煎服。

《陈日华经验方》:治消渴引饮,白芍药、甘草等分为末,每用一钱,水煎服,日三服。鄂渚辛佑之患此九年,服药止而复作,苏朴授此方服之,七日顿愈,古人处方殆不可晓,不可以平易而忽之也。

《圣济总录》:木舌肿满塞口杀人,红芍药甘草煎水热漱。

《玉机微义》:芍药甘草汤治小肠府发咳而失气,气与咳俱失。

《怪疾奇方》:大腿肿痛,坚硬如石,足系梁上差可,否则其疼如砍,肿渐连臀,不容着席,用生甘草一两,白芍三两,水煎服,即效。

调胃承气汤方

大黄四两,去皮,清酒洗(成本作"浸") 甘草二两,炙(《外台》作"三两") 芒硝半升(《千金翼》作"半两",《全书》、方本作"半斤")

上三味，㕮咀，以水三升，煮取一升，去滓，内芒硝，更上火，微煮令沸，少少温服之。"更下"《千金翼》作"更一沸顿服"。柯韵伯曰：少少服之，是不取其势之锐，而欲其味之留中，以濡润胃府而存津液也。

成无己曰：《内经》曰：热淫于内，治以咸寒，佐以苦甘。芒硝咸寒以除热，大黄苦寒以荡实，甘草甘平，助二物推陈而缓中。王海藏曰：实热尚在胃中，用调胃承气，以甘缓其下行而祛胃热也。仲景调胃承气汤证八，方中并无干燥，不过曰胃气不和，曰胃实，曰腹满，则知此汤专主表邪悉罢，初入府而欲结之证也，故仲景以调胃承气收入太阳阳明。而大黄注曰酒浸，是太阳阳明去表未远，其病在上不当攻下，故宜缓剂以调和之。又曰：大黄宜酒浸，盖邪气居高，非酒不到，譬如物在高巅，人迹所不及，必射而取之，故用酒浸引上，若生用苦泄峻下，则遗高分之邪热，所以愈后或目赤，或喉闭，或头肿，膈上反生热证矣。徐忠可曰：仲景用此汤凡七见，或因吐下津干，或因烦满气热，总为胃中燥热不和，而非大实满者比，故不欲其速下，而去枳朴，欲其恋膈而生津，特加甘草以调和之，故曰调胃。徐灵胎曰：芒硝善解结热之邪，大承气用之，解已结之热邪，此方用之，以解将结之热邪，其能调胃，则全赖甘草也。

《内经拾遗方论》：《平人气象论》曰：已食如饥者，曰胃疸，以其胃热消谷，面色痿黄，故曰疸黄病也，调胃承气汤。

《试效方》：调胃承气汤治消中，渴而饮食多。

《卫生宝鉴》：调胃承气汤治胃中实热而不满。又破棺丹治疮肿一切风热，即本方为末，炼蜜丸如弹子大，每服半丸，食后茶清、温酒任化下，童便半盏研化服亦得，忌冷水。

《串雅》：破棺丹治疮毒入腹极危者（即本方）。

《医垒元戎》：涤毒散治时气疙瘩，五发疮疡，喉闭，雷头，于本方加当归。

《经验良方》：调胃承气汤治热留胃中，发斑，及服热药过多亦发斑，此药主之。

《济阳纲目》：调胃承气汤治腹中常觉有热，而暴痛暴止者，此谓积热。

《口齿类要》：调胃承气汤治中热，大便不通，咽喉肿痛，或口舌生疮。

《玉机微义》：调胃丸治齿痛血出不止，以本方为末，蜜丸服。

《类聚方广义》：痘疮麻疹，痈疽疔毒，内攻冲心，大热谵语，烦躁闷乱，舌上燥裂，不大便，或下利，或大便绿色者，宜调胃承气汤。又牙齿疼痛，齿龈肿痛，龋齿枯折，口臭等，其人平日多大便秘闭，而冲逆，宜调胃承气汤。又反胃膈噎，胸腹痛，或妨满，腹中有块，咽喉燥者，郁热便秘者，消渴五心烦热，肌肉燥瘠，腹凝闭而二便不利者，皆宜调胃承气汤。

四逆汤方(康平本)作回逆汤，本方列少阴篇

甘草二两，炙 干姜一两半 附子一枚，生用，去皮，破八片

上三味，㕮咀，以水三升，煮取一升二合，去滓，分温再服，强人可大附子一枚，干姜三两。古本本方有人参二两，方后作"上四味"。《伤寒论识》：《礼记》云：四十曰强，强人犹言强壮人，强壮者能耐毒，故增其剂料以奏效也。

成无己曰：《内经》曰：寒淫于内，治以甘热。又曰：寒淫所胜，平以辛热。甘草姜附相合，为甘温大热之剂，乃可发散阴阳之气。庞安常曰：凡厥通用四逆汤，谓其脉浮迟，或微，或细，或沉，皆属里有寒也。喻嘉言曰：四逆汤治三阴经证，四肢厥冷，虚寒下利，急温其藏之总方。张路玉曰：此汤通治三阴脉沉，恶寒，手足逆冷之证，

故取附子之生者上行头顶，外彻肌表，以温经散寒；干姜亦用生者，以内温脏腑；甘草独用炙者，以外温荣卫，内补中焦也。其云强人可大附子一枚，干姜三两者，则知平常之人附子不必全用也。况宋以前人不善栽培，重半两者即少，大者极是难得，所以仲景有一方中用二三枚者，非若近时西附之多重一两外也，然川中所产求一两者，亦不易得，近世用二三钱一剂，即与仲景时二三枚分三剂相等耳。

钱天来曰：四逆汤者，所以治四肢厥逆而名之也。《素问·阳明脉解》云：四肢者，诸阳之本也。阳盛则四肢实，即《阴阳应象论》之清阳实四肢也。《灵枢·终始》篇云：阳受气于四末，阴受气于五脏。盖以谷入于胃，气之清者为荣，行于脉中，浊者降于下焦，为命门真阳之所蒸腾，其气直达皮肤而为卫气，先充满于四末，然后还而温肌肉，密腠理，行于阴阳各二十五度。故四肢为诸阳之本，此以真阳虚衰，阴邪肆逆，阳气不充于四肢，阴阳不相顺接，故手足厥冷，而为厥逆，咽中干也，若重发其汗，更加烧针取汗，则孤阳将绝矣。仲景急以温经复阳为治，故立四逆汤，其以甘草为君者，以甘草甘和而性缓，可缓阴气之上逆；干姜温中，可以救胃阳而温脾土，即所谓四肢皆禀气于胃，而不得至经，必因于脾乃得禀焉，此所以脾主四肢也。附子辛热直走下焦，大补命门之真阳，故能治下焦逆上之寒邪，助清阳之升发，而腾达于四肢，则阳回气暖而四肢无厥逆之患矣，是以名之曰四逆汤也。陈灵石曰：生附子、干姜彻上彻下，开辟群阴，迎阳归舍，交接十二经，为斩旗夺关之良将，而以甘草主之者，从容筹划，自有将将之能也。

《三因方》：四逆汤治少阴伤寒，自利不渴，呕哕不止，或吐利俱发，小便或涩，或利，或汗出过多，脉微欲绝，腹痛胀满，手足逆冷，及一切虚寒厥冷。凡病伤寒有此证候，皆由阳气虚里有寒，虽更觉头痛体疼，发热恶寒，四肢拘急，表里悉具者，不可攻表，宜先服此药以助阳救里。又治寒厥，或表热里寒，下利清谷，食入则吐，或干呕，或大汗，大吐，大下之后，四肢冰冷，五脏拘急，举体疼痛，不渴，脉沉伏者（即本方）。

《增补内经拾遗方论》：《灵枢·癫狂》曰：厥逆为病也，足暴清，胸若将裂，肠若以刀切之，烦而不能食，脉大小皆涩。夫厥者，尽也，尽两足而皆冷也。逆不顺也，四肢本温此其顺也，今反冷，故曰逆也。足暴然冷，胸前痛若裂，肠中痛若刀切，皆寒气侵然，其人烦闷而不能进饮食，其脉毋论人之大小皆涩，涩，阴脉也，四逆汤。

《万病回春》：四逆汤治即病太阴，自利不渴，及三阴证脉微欲绝，手足厥冷。四逆名者，即四肢厥冷也，即本方温服，取少汗乃愈。

问曰：证象阳旦，按法治之而增剧，厥逆，咽中干，两胫拘急而谵语。师曰：言夜半手足当温，两脚当伸。后如师言，何以知此？答曰：寸口脉浮而大，浮为风，大为虚，风则生微热，虚则两胫挛。病形象桂枝，因加附子参其间，增桂令汗出，附子温经，亡阳故也。厥逆，咽中干，烦躁，阳明内结，谵语烦乱，更饮甘草干姜汤，夜半阳气还，两足当热，胫尚微拘急，重与芍药甘草汤，尔乃胫伸。以承气汤微溏，则止其谵语，故知病可愈。古本"象"作"具"，"法"上有"桂枝"二字，"师曰"下无"言"字，"师"下《玉函》无"曰"字。汪苓友、程郊倩本"师"下删"曰"字。成本"为"字上有"二则"字，"形"作"证"，"躁"讹作"燥"。"增桂令汗出，附子温经"古本作"附子温经，增桂令汗出"，"可愈"下有"师自注曰：阴虚即阳旦剧，阳旦即日中，此证宜用炙甘草汤"。

庞安常曰：阳旦即桂枝汤异名也。程郊倩曰：此条即上条注脚，借问答以申明其义也。证象阳旦句，应前条伤寒脉浮，自汗出，小便数，心烦，微恶寒，脚挛急一段。案：法治之句，应前条反与桂枝汤欲攻其表一段，而增剧至拘急而谵语句，应前条此误也，得之便厥咽中干，烦躁吐逆者一段。师言夜半手足当温，两胫当伸，后如师言，何以知此句，应前条已用甘草汤并调胃承气汤一段。答曰：寸口脉浮而大至亡阳故也数句，发明以补出前证病源。及用桂枝之误，见证象桂枝而实非桂枝证，将成亡阳也。厥逆咽中干，烦躁，阳明内结，谵语烦乱，申叙前证，以著亡阳之实，更饮甘草汤，夜半阳气还，两足当温，重应前条甘草干姜汤一段。胫尚微拘急重与芍药甘草汤尔乃胫伸，重应前条芍药甘草汤一段。以承气汤微溏则止其谵语，重应前条调胃承气汤一段。故知病可愈，亦非泛结，见其愈也，由于救之得法。此证之阳明内结，得之自汗出小便数，上部之津液外越，而下部之阴分更无阳以化气也，故阳回而结未破，不妨少从实胃例，一去其燥。一证中亡阳阳结互具，故以厥逆咽中干十五字并举，而治法之层次因出其中。钱天来曰：象桂枝汤证，故仍于桂枝汤中加附子参于其间，则真阳有助，不患其汗泄，故又增桂令汗出，以解卫分之阳邪也。其所以加附子温经者，以下焦无阳也，此法即误汗亡阳，桂枝加附子汤乃为伤寒脉浮自汗出小便数，心烦微恶寒，脚拘挛之正治也，若不察其微恶寒，脚拘挛之亡阳虚证，已经反与桂枝汤误攻其表，使阳气愈虚，阴邪上逆，以致厥逆咽中干等证也。徐灵胎曰：病证象桂枝句，以下历叙治效，以明用药之次第当如此。盖病证既多，断无一方能治之理，必先分证而施方，而其先后之序又不可乱，其方有前后截然相反者，亦不得以错杂为嫌，随机应变，神妙无方，而又规矩不乱，故天下无不可愈之疾，后人欲以一方治诸证，又无一味中病之药，呜呼难哉！

《千金》卷九阳旦汤，治伤寒中风脉浮，发热往来，汗出恶风，头项强，鼻鸣干呕，桂枝汤主之，随病加减如下方。即桂枝汤五味，以泉水一斗，煮取四升，分服一升，日三。如汗者，去桂枝，加附子一枚。案：庞氏、成氏谓阳旦即桂枝汤之别名，今据《千金》信然，其所以异于桂枝汤者，以煎用泉水，服后不啜热粥，且有加减法，故不同尔。

顾尚之曰：《脉经》九，《千金方》三十，林亿校《金匮》成无己注，本论并谓阳旦即桂枝汤，无可疑者，说见妇人产后篇。此补出未误治时之主方，言当于桂枝汤中加附子之辛热，助桂枝以解肌，令其汗出而愈。其所以必用附子温经者，以脚挛急为里虚易于亡阳故也。本论云：太阳病发汗遂漏不止，其人恶风，小便难，四肢微急，难以屈伸者，桂枝加附子汤主之，与此宛合。厥逆以下此误治之变证，此设为问答以申明上节之意。案：桂枝汤加附子治遂漏，其证候与此节本证相近，惟小便有难数之不同，其为亡阳肾虚一也，故均宜以附子止汗回阳也。而庞安常以小便之难数，为桂枝加附子汤、芍药甘草汤二证之辨，未知何据。

辨太阳病脉证并治中

太阳病,项背强几几,无汗,恶风,葛根汤主之。"无汗"《外台》作"反汗不出"四字。《玉函》《外台》"风"下有"者"字。

程郊倩曰:项背强几几者,太阳之脉满,而连及阳明之经也。此条无呕与利,亦主葛根者,邪总在二阳之经,下利者既非里虚,不利者亦非里实,里反属标,表反属本。陈修园曰:此言邪从肤表而涉于经输,与邪在肌腠而涉于经输之不同,另立葛根汤取微似汗法。顾尚之曰:此亦痉证之轻者,上汗出恶风用桂枝汤加葛根,此以无汗而更加麻黄,仍不外表实表虚两治法也,所异者,证惟几几以现风燥之形,方惟葛根以润几几之燥。

张令韶曰:自此以下四节,俱论太阳之气循经而入,不在肌腠之中也。

葛根汤方

葛根四两　麻黄三两,去节(《外台》作四两)　桂枝二两,去皮　芍药二两　甘草二两,炙　生姜三两,切　大枣十二枚,擘(《千金翼》"十一枚,擘")

上七味,以水一斗,先煮麻黄、葛根减二升,去白沫,成本无"白"字。《玉函》《千金》《外台》作"上沫"。柯韵伯曰:麻黄、葛根俱有沫,沫者,浊气也,故仲景皆以水煮去其沫,而后入诸药,此取其清阳发腠理之义。内诸药,煮取三升,去滓。温服一升,覆取微似汗,成本有"不须啜粥"四字。余如桂枝法,将息及禁忌,诸汤皆仿此。《伤寒论识》将息,同消息。方有执曰:消息,犹斟酌也。《伤寒直格》云:谓损益多少也。

柯韵伯曰：此开表逐邪之轻剂也，几几更其于项强，而无汗不失为表实，脉浮不紧数，是中于鼓动之阳风，故以桂枝汤为主，而加麻葛以攻其表实也。葛根味甘气凉，能起阴气而生津液，滋筋脉而舒其牵引，故以为君。麻黄、生姜能开玄府腠理之闭塞，袪风而去汗，故以为臣。寒热俱轻，故少佐桂芍，同甘枣以和里，此于麻桂二汤之间衡其轻重，而为调和表里之剂也。葛根与桂枝同为解肌和里之剂，故有汗无汗，下利不下利，皆可用，与麻黄专于治表者不同。桂枝汤啜稀粥者，因无麻黄之开，而有芍药之敛，恐邪有不尽，故假谷气以逐之，此汗生于谷也。葛根为阳明经药，惟表实里虚者宜之，葛根能佐麻黄而发表，佐桂枝以解肌，不须啜粥者，开其腠理而汗自出，凉其肌肉而汗自止，是凉散以驱风，不必温中以逐邪矣。徐灵胎曰：葛根本草治身大热，大热乃阳明之证也，以太阳将入阳明之经，故加此药，前桂枝加葛根汤现证亦同，但彼云反汗出，故无麻黄，此云无汗，故加麻黄也。

《类聚方广义》：葛根汤治麻疹初起，恶寒发热，头项强痛，无汗，脉浮数，或干呕下利者，又疫痢初起，发热恶寒，脉数者，当先用本方温覆发汗，若呕者以加半夏汤取汗。

《眼科锦囊》：葛根汤治上冲眼，疫眼，及翳膜。若大便秘结者，加大黄；生翳者，加石膏。

《皇汉医学》：葛根汤以主药葛根证之项背筋的强直性痉挛为目的，而用此方。凡感冒肠窒扶斯、肠膜炎、破伤风、倭麻质斯、喘息、热性下利、病眼疾耳疾、上颚窦蓄脓证、皮肤病，悉能治之。

太阳与阳明合病者，必自下利，葛根汤主之。《玉函》无"下"字。"必自下利"《脉经》作"而自利"，"不呕者属葛根汤证"。《千金翼注》一云："用后葛根黄芩黄连汤"。

庞安常曰：凡阳明证俱宜下，唯中寒恶寒为病在经，与太阳合病属表可发其汗，二阳合病脉必浮大而长，外证必头痛，腰疼，肌热，目疼，鼻干也。浮大者，太阳受病也；长者，阳明也。头、腰，太阳也；肌、目、鼻，阳明也。朱肱曰：太阳阳明合病下利，而头疼腰痛，肌热目痛鼻干，其脉浮大而长者，是其证也。成无己曰：伤寒有合病，有并病，本太阳病不解，并于阳明者，谓之并病；二经俱受邪相合病者，谓之合病。合病者邪气甚也，太阳阳明合病，与太阳少阳合病，阳明少阳合病，皆言必自下利者，以邪气并于阴，则阴实而阳虚，邪气并于阳，则阳实而阴虚，寒邪气甚客于二阳，二阳方外实而不主里，则里气虚，故必下利，与葛根汤以散经中甚邪。程郊倩曰：太阳与阳明合病者，太阳之恶寒发热等证，与阳明之喘渴胸满等证，同时均发，无有先后也。两阳交应骤盛于表，则里气暴虚，升降不及，故不利则呕，治法只须解表，表解而里自和，葛根汤从升，利则主之，呕加半夏，所以降也。又曰：合病之证，凡太阳经之头痛恶寒等，与阳明经之目疼鼻干等，但见一证便是，不必悉具，并病亦如是看，仍须兼脉法断之。汪苓友曰：太阳主水，阳明主谷，二府之气不和，则水谷虽运化而不分清，故下利也。柯韵伯曰：下利即胃实之始，《内经》所谓暴注下迫皆属于热也，麻桂以治太阳之寒，葛芍以润阳明之燥。徐灵胎曰：合病全在下利一证上审出，盖风邪入胃则下利矣。陆九芝曰：两阳合病，三阳合病之自下利，则皆协热利也。

《明理论》：太阳与阳明合病，必自下利，葛根汤主之。太阳与少阳合病，必自下利，黄芩汤主之。阳明与少阳合病，必自下利，大承气汤主之。三者皆合病下利，一者发表，一者攻里，一者和解。所以不同也，下利家何以明其寒热邪，且自利不渴属太阴，以其藏有寒故也；下利欲饮水者，以有热也，故大便溏，小便自可者，此为有热;自利小便色白者,少阴病形悉具,此为有寒;恶寒脉微,自利清谷,此为有寒;发热后重,泄色黄赤,此为有热,皆可理其寒热也。

方与輗曰:痢疾初起脉浮而有表证者,宜发汗。当以此条,及太阴病,脉浮者当发汗,宜桂枝汤,二条为治利之准则。

《伤寒论识》:此与后世用仓廪散等以治疫利,正同其辙也。

太阳与阳明合病,不下利但呕者,葛根加半夏汤主之。

成无己曰:邪气外甚,阳不主里,里气不和,气下而不上者,但下利而不呕。里气上逆,而不下者,但呕而不下利,与葛根汤以散其邪,加半夏以下逆气。徐灵胎曰:前条因下利而知太阳阳明合病,今既不下利,则合病从何而知,必须从两经本证一一对勘,即不下利而亦可定为合病矣。

喻嘉言曰:二条以下利、不下利,辨别合病之主风、主寒不同。风者,阳也,阳性上行,故合阳明胃中之水饮而上逆;寒者,阴也,阴性下行,故合阳明胃中之水谷而下奔。陈修园曰:前条两经之热邪并盛,不待内陷而胃中之津液为其所迫而不守,必自下利,此盖太阳主开,阳明主阖,今阳明为太阳所迫,本阖而反开,开于下则利,开于上则呕,以半夏除结气,遂其势而利导之。

葛根加半夏汤方

葛根四两　麻黄三两,去节　甘草二两,炙　芍药二两　桂枝二两,去皮　生姜二两,切(成本"三两")　半夏半升,洗　大枣十二枚,擘

上八味,以水一斗,先煮葛根、麻黄减二升,去白沫,内诸药,煮取三升,去滓,温服一升,覆取微似汗。"白沫"《玉函》作"上沫"。陶隐居曰:凡方云半夏一升者,洗毕秤五两为正。

太阳病,桂枝证,医反下之,利遂不止,脉促者,表未解也,喘而汗出者,葛根黄芩黄连汤主之。《玉函》《脉经》《千金翼》作"遂利不止",

"脉"上有"其"字。表未解也。

成无己曰：经曰：不宜下而便攻之，内虚热入，协热遂利。桂枝证者，邪在表也，而反下之虚其肠胃，为热所乘，遂利不止。邪在表则见阳脉，邪在里则见阴脉，下利脉微迟，邪在里也，促为阳盛，虽下利而脉促者，知表未解也。病有汗出而喘者，为自汗出而喘也，即邪气外甚所致，喘而汗出者，为因喘汗出也，即里热气逆所致，与葛根黄芩黄连汤，散表邪，除里热。程郊倩曰：夫桂枝证误下，而桂枝证不罢者，仍从桂枝例治表，表解而利自止，此有表有里，只宜解表之一法也。若脉促加以喘而汗出，热壅于膈，心肺受伤，胃气不清可知，虽未成痞，而客气微欲动膈矣，别无取桂枝之和荣卫，仿泻心汤例，用芩连而加葛根，鼓舞胃气以清散其邪，此有表有里只宜清里之一法也。柯韵伯曰：桂枝证上复冠太阳，见诸经皆有桂枝证，是桂枝不独为太阳设矣。桂枝证脉本弱，误下后而反促者，阳气重故也，邪束于表，阳扰于内，故喘而汗出，利遂不止者，所谓暴注下迫，皆属于热，与脉弱而协热下利不同。此微热在表，而大热入里，故君葛根之轻清以解肌，佐连芩之苦寒以清里，甘草之甘平以和中，喘自除而利自止，脉自舒而表自解，与补中逐邪之法迥别。中西惟忠曰：头痛发热，汗出恶风，是为桂枝证也，桂枝证而误下之，故曰医，曰反，凡唤医者，深责其误之辞也，利遂不止，此似所谓协热利也。若乃利遂不止，则脉当微弱，微弱属寒，而今脉促，因知其表未解，及喘而汗出，亦皆由热之使之，则与协热利果异矣。此盖下利为主，而喘为客，是故葛根以除其表热，芩连以制其里热，则莫论其下利之止，喘亦自止。顾尚之曰：热邪内陷而表不解，则表里俱热矣，热壅于膈则喘，热越于外则汗。舒驰远云：必恶热，不恶寒，心烦，口渴，则芩连方可用。

喻嘉言曰：太阳病原无里证，因误下则邪之在太阳者未得传阳明之经，已先入阳明之府，所以其脉急促，其汗外越，其气上奔即喘，下奔即泄。

《药征》：葛根黄连黄芩汤其用葛根最多，而无项背强急之证，盖阙文也。施诸下利喘而汗出者，终无有效也。项背强急而有前证者即是影响也，其文之阙，斯可知也矣。

葛根黄芩黄连汤方(《千金》《外台》作葛根黄连汤)

葛根半斤(《外台》作"八两")　甘草二两,炙　黄芩三两(成本作"二两")　黄连三两(《外台》有"金色者"三字)

上四味，㕮咀，以水八升，先煮葛根减二升，掠去沫，内诸药，煮取二升，去滓，分温再服。宋版脱"㕮咀,掠去沫"五字，兹从《玉函》《千金》《外台》添入。

许宏《方议》曰：此方亦能治阳明大热下利者，又能治嗜酒之人热喘者，取用不穷也。《古方选注》曰：是即泻心汤之变，治表寒里热，其义重在芩连，肃清里热也。徐灵胎曰：因表未解故用葛根，因喘汗而利故用芩连之苦，以泄之坚之。芩连甘草，为治痢之主药。陈古愚曰：方主葛根，从里以达于表，从下以腾于上，辅以芩连之苦，苦以坚之，坚毛窍而止汗，坚肠胃以止泻，又辅以甘草之甘，妙得苦甘相合，与人参同味而同功，所以能补中土而调脉道，真神方也。

《方函口诀》：此方治表邪内陷之下利，有效。尾洲之医师用于小儿疫痢，屡有效云。此方之喘，乃热势内壅所致，非主证也。

太阳病，头痛，发热，身疼，腰痛，骨节疼痛，恶风，无汗而喘者，麻黄汤主之。《玉函》《脉经》《千金翼》"身疼"作"身体疼"。《千金》作"伤寒头疼腰痛，身体骨节疼，发热恶寒，不汗而喘"。

成无己曰：此太阳伤寒也，寒则伤荣，头痛身疼腰痛，以致牵连骨节疼痛者,太阳经荣血不利也。《内经》曰:风寒客于人,使人毫毛毕直,皮肤闭而为热者,寒在表也,风并于卫,卫实而荣虚者,自汗出而恶风寒也,寒并于荣。荣实而卫虚者,无汗而恶风也,以荣强卫弱,故气逆而喘,与麻黄汤以发其汗。柯韵伯曰:太阳主一身之表,风寒外束,阳气不伸,故一身尽疼;太阳脉抵腰中,故腰痛;太阳主筋所生病,诸筋者皆属于节,故骨节疼痛;从风寒得,故恶风,风寒客于人,则皮毛闭,故无汗;太阳为诸阳主气,阳气郁于内,故喘,太阳主开,立麻黄汤以开之,诸证悉除矣。麻黄八证,头痛,发热,恶风同桂枝证,无汗,身疼同大青龙证。本证重在发热,身疼,无汗而喘,本条不冠伤寒,又不言恶寒,而言恶风,先辈言麻黄汤主治伤寒,不治中风,似非确论。盖麻黄汤、大青龙汤,治中风之重剂,桂枝汤、葛根汤,治中风之轻剂,伤寒可通用之,非主治伤寒之剂也。顾尚之曰:注家皆以此条为伤寒证,然经言恶风而不言恶寒,则亦不必细分矣。张会卿云:风逆寒来,寒随风入,透骨侵肌,本为同气。屠俊夫云:风未必不挟寒而来,寒未必不从风而至也。

《总病论》:华佗治法云:伤寒病起自风寒,入于腠理,与精气分争,荣卫否鬲,周行不通,病一日至二日,气在孔窍皮肤之间,故病者头痛,恶寒,身热,腰背强重,此邪气在表,随证发汗则愈。

张令韶曰:自此以下三节,俱论太阳之气在表,为麻黄汤证也。

麻黄汤方

麻黄三两,去节　桂枝二两,去皮　甘草一两,炙　杏仁七十个,去皮尖(《千金翼》"尖"下有"两仁者"三字,《千金》云"喘不甚用五十枚"。)

上四味,㕮咀,二字从《玉函》《千金》补。以水九升,先煮麻黄减二升,徐灵胎曰:此须多煮,取其力专,不仅为去上沫止煮一二沸矣。去上沫,《外台》作"掠去沫"。顾尚之曰:恐其轻浮之气,过于引气上逆也。内诸药,煮取二升半,去滓,《千金》《外台》"去滓"上有"绞"字。**温服八合,覆取微似汗**,《玉函》作"温覆出汗"。王叔和云:凡发汗欲令手足俱周,时出似漐漐然,一时间许益佳,不可令如水流离。若病不解,当重发汗,汗多者必亡阳。阳虚,不得重发汗也。凡服汤发汗,中病便止,不必尽剂也。**不须啜粥**,张隐庵曰:此在表之津液化而为汗,非中焦水谷之精也。顾尚之曰:可见麻黄证之为实,桂枝证之为虚。**余如桂枝法将息**。徐灵胎曰:《活人书》云:夏至后用麻黄汤,量加知母、石膏、黄芩,盖麻黄性热,恐有发黄斑出之虑。

成无己曰:寒淫于内,治以甘热,佐以苦辛,麻黄甘草开肌发汗,桂枝杏仁散寒下气。李濒湖曰:仲景治伤寒无汗用麻黄,有汗用桂枝,未有究其精微者,津液为汗,汗即血也,在荣则为血,在卫则为汗。夫寒伤荣,荣血内涩不能外通于卫,卫气闭固津液不行,故无汗,发热而憎寒;夫风伤卫,卫气受邪不能内护于荣,荣气虚弱,津液不固,故有汗,发热而恶风。然风寒之邪皆由皮毛而入,皮毛者,肺之合也。肺主卫气,包罗一身,天之象也,证虽属乎太阳,而肺实受邪气,其证时兼面赤,怫郁,咳嗽,痰喘,胸满诸证者,非肺病乎。盖皮毛外闭,则邪热内攻,而肺气膹郁,故用麻黄甘草同桂枝引出荣分之邪,达之肌表,佐以杏仁泄肺而利气,是则麻黄汤虽太阳发汗重剂,实为发散肺经火郁之药也。柯韵伯曰:此方治风寒在表,头痛项强,发热,身痛,腰痛,骨节烦疼,恶风,恶寒,无汗,胸满而喘,其脉浮紧,浮数者,此为开表逐邪,发汗之峻剂也。古人用药用法象之义,麻黄中空外直,宛如毛窍骨节,故能去骨节之风寒,从毛窍而出,为卫分发散风寒之品;桂枝之条纵横,宛如经脉系络,能入心化液,通经络而出汗,为荣分散解风寒之品;杏仁为心果,温能助心散寒,苦能清肺下气,为上焦逐邪定喘之品;甘草甘平,外拒风寒,内和气血,为中宫安内攘外之品。此汤入胃,行气于玄府,输精于皮毛,斯毛脉合精,而溱溱汗出,在表之邪尽去而不留,痛止喘平,寒热顿解,不烦啜粥而藉汗于谷也。其不用姜枣者,以生姜之性横散解肌,碍麻黄之上升,大枣之性滞泥于膈,碍杏仁之速降,此欲急于直达,稍缓则不迅,横散则不峻矣。若脉浮弱汗自出者,或尺脉微迟者,是桂枝所主,非此方所宜也。徐灵胎曰:此痛处比桂枝证尤多而重,因荣卫俱伤故也。恶风无汗而喘者,乃肺气不舒之故,麻黄治无汗,杏仁治喘,桂枝、甘草治太阳诸证,无一味不紧切,所以谓之经方。

柯韵伯曰:予治冷风哮,与风寒湿三气成痹等证,用此辄效,非伤寒一证可拘也。

《舒氏女科要诀》:曾医一产妇发动六日,儿已出胞,头已向下而产,不产,医用催生诸方,俱无效,延予视之。其身壮热无汗,头项腰背强痛,此太阳寒伤荣也,法主麻黄汤,作一大剂投之,令温复少顷,得汗热退身安,乃索食,食讫豁然而生,此治其病,而产自顺,上乘法也。

《肘后》:治卒上气,鸣息便欲死方,即本方捣为末,温汤服方寸匕,日三。又治卒乏气,气不复报,肩息方,即本方。方后云:有气疹者,亦可以药捣作散,长将服之。

《小儿药证真诀》:麻黄汤治伤风发热,咳嗽喘急,若无汗者,宜服之,即本方,分两量儿大小加减。

《伤寒准绳》:妇人伤寒脉浮而紧,头痛身热,恶寒无汗,发汗后恐热入血室,宜麻黄加生地黄汤。

《玉机微义》:麻黄汤治肺藏发咳,咳而喘息有声,甚则唾血。

《眼科锦囊》:麻黄汤治为风热所侵,而眼目赤肿,生障翳者。

《类聚方广义》:初生儿有时时发热,鼻塞不通,不能哺乳者,用此方即愈。又治痘疮见点时，身热如灼，表郁难发，及大热烦躁而喘，不起胀者。又治哮喘痰潮，声音不出，抬肩滚肚而不得卧，恶寒发热，冷汗如油者，合生姜半夏汤，用之立效。

《衷中参西录》：麻黄汤证有兼咽喉疼者，宜将方中桂枝减半，加天花粉六钱，射干三钱；若其咽喉疼而且肿者，麻黄亦宜减半，去桂枝加生蒲黄三钱，以消其肿；麻黄汤证若素有肺劳病者，宜于原方中加生怀山药，天门冬各八钱；麻黄汤证若遇其人素有吐血病者，宜去桂枝，以防风二钱代之，再加生杭芍三钱。

寸口脉浮而紧，浮则为风，紧则为寒，风则伤卫，寒则伤荣，荣卫俱病，骨节烦疼，可发其汗，宜麻黄汤。此条出"辨脉法"。"可发其汗"作"当发其汗也"，无"宜麻黄汤"四字。宋版《可汗》篇及《玉函》《脉经》《千金翼》同此，而无"寸口"二字。《辑义》谓是本论原文，当在太阳篇中，今本系于脱漏，故揭于此，今依其说，参合诸本，订正如文。

成无己曰：《脉经》云：风伤阳，寒伤阴，卫为阳，荣为阴，各从其类而伤也。《易》曰："水流湿，火就燥者"是矣。卫得风则热，荣得寒则痛，荣卫俱病，故致骨节烦疼，当与麻黄汤发汗则愈。柯韵伯曰：风寒本自相因，必风先开腠理，寒得入于经络，荣卫俱伤，则一身内外之阳不得越，故骨肉烦疼，脉亦应其象而变见于寸口也。紧为阴寒而从浮见，阴盛阳虚，汗之则愈矣。脉法以浮为风，紧为寒，故提纲以脉阴阳俱紧者，名伤寒。大青龙脉亦以浮中见紧，故名中风。则脉但浮者，正为风脉，宜麻黄汤，是麻黄汤固主中风脉证矣。麻黄汤证发热骨节疼，便是骨肉烦疼，即是风寒两伤，荣卫俱病，先辈何故以大青龙治荣卫两伤，麻黄汤治寒伤荣而不伤卫，桂枝汤治风伤卫而不伤荣，曷不以桂枝证之恶寒，麻黄证之恶风，一反勘耶？要之冬月风寒本同一体，故中风伤寒皆恶风寒，荣病卫必病，中风之重者便是伤寒，伤寒之浅者便是中风，不必在风寒上细分，须当在有汗无汗上著眼耳。

庞安常曰：伤寒之脉紧盛，而按之涩是也。脉浮而紧，浮为风，紧为寒，风伤卫，寒伤荣，荣卫俱病，骨节烦疼，外证必发热无汗，或喘，其人但憎寒，手足指末必微厥，久而复温，掌心不厥，此伤寒无汗用麻黄证。

《灵·荣卫生会》篇：人受气于谷，谷入于胃，以传于肺，五脏六腑皆以受气，其清者为荣，浊者为卫，荣在脉中，卫在脉外，荣周不休，五十而复大会，阴阳相贯，如环无端。荣出于中焦，卫出于上焦，荣卫者，精气也，血者，神气也，故血之与气，异名同类焉。故夺血者无汗，夺汗者无血。《素·痹论》：荣者水谷之精气也，和调于五脏，洒陈于六腑，乃能入于脉也，故循脉上下，贯五脏，络六腑也。卫者，水谷之悍气也，其气慓疾滑利，不能入于脉也，故循皮肤之中，分肉之间，熏于肓膜，散于胸腹。

太阳与阳明合病，喘而胸满者，不可下，宜麻黄汤。《玉函》、成本"汤"下有"主之"二字。

成无己曰：阳受气于胸中，喘而胸满者，阳气不宣发，壅而逆也。心下满，腹满，皆为实，当下之，此以为胸满，非里实，故不可下。虽有阳明，然与太阳合病为属表，是与麻黄汤发汗。汪苓友曰：喘而胸满，则肺气必实而胀，所以李东璧云：麻黄汤虽太阳发汗重剂，实为发散肺经火郁之药。彼盖以喘而胸满，为肺有火邪实热之证，汤中有麻黄杏仁专于泄肺利气，肺气泄利，则喘逆自平，又何有于阳明之胸满邪？钱天来曰：胸满者，太阳表邪未解，将入里而犹未入也，以阳明病而心下硬满者，尚不可攻，攻之遂利不止者死，况太阳阳明合病乎？徐灵胎曰：阳明之病象甚多，如身热不恶寒，口苦，鼻干之类，但见一二证即是，不必全具也。太阳病，即上文所指者，喘而胸满者，病俱在上焦，此麻黄证之太阳合阳明也。

王朴庄曰：合病之外证，如《内经·热病论》所指，太阳则头项痛，腰脊强，阳明则目疼，鼻干，不得眠，合成一病也。太阳不开则喘，阳明不降则胸满，邪不在胃不可下也，太阳一开，阳明之气亦从而俱开矣。

韩祗和曰：喘而胸满，犹带表证，不可下，与麻黄汤，或麻杏甘石汤。

《本事方》：有人病伤寒，脉浮而长，喘而胸满，身热，头痛，腰脊强，鼻干不得卧，予曰：太阳阳明合病，治以麻黄汤得解。

太阳病十日以去，脉浮细而嗜卧者，外已解也，设胸满胁痛者，与小柴胡汤，脉但浮者，与麻黄汤。《玉函》无"太阳"二字。成本、古本、《玉函》《千金翼》同，"脉"上有"其"字，"外已解也"作"此为外解"。

程郊倩曰：太阳病十日已去，脉浮细而嗜卧者，较之少阴为病之嗜卧，脉浮则别之。较之阳明中风之嗜卧，脉细又别之。脉静神恬，解证无疑矣，但解则均解，必无外证之未罢，设于解后，尚见胸满胁痛一证，则浮细自是少阳本脉，嗜卧为胆热入而神昏，宜于小柴胡汤。脉但浮者，与麻黄汤，彼已现麻黄汤脉，自应有麻黄汤证符合之，纵嗜卧依然，必不胸满胁痛可知。中西惟忠曰：以去，犹曰以后，盖在其始也脉浮数，热甚不能卧，于是既发其汗矣，至此其脉为浮细，其不能卧者乃今嗜卧，则知其热既已除也，故曰外已解也。柯韵伯曰：脉微细但欲寐，少阴证也，浮细而嗜卧，无少阴证者，虽十日后尚属太阳，此解表而不了了之谓。设见胸满嗜卧，亦太阳之余邪未散，兼胁痛，是太阳少阳合病矣，以少阳脉弦细也，少阳为枢，枢机不利一阳之气不升，故胸满胁痛而嗜卧，与小柴胡和之。

若脉浮而不细,是浮而有力也,无胸满胁痛,则不属少阳,但浮而不大,则不涉阳明,是仍在太阳也。太阳为开,开病反阖,故嗜卧,与麻黄汤以开之,使卫气行阳,太阳乃得主外而善瘠矣。与太阳初病用以发汗不同,当小其制而少与之。案:此节遥申上篇第四节传属之义,详辨其脉证以出其治也,脉浮细而嗜卧者,表邪衰而正气亦虚故尔。

《总病论》:病十日以上,脉浮细嗜卧者,为已安候,小柴胡和之,细而迟者,勿与。

《活人书》:古人云:未满三日者可汗而已,其满三日者可泄而已,此大略之言耳,病人有虚有实,邪气传受迟速不等,岂可拘以日数。仲景云:日数虽多,但有表证而脉浮者,犹宜发汗;日数虽少,若有里证而服沉者,即宜下之,正应随脉以汗下之。伤寒固有始得病便变阳盛之证,须便下之,又有腠理寒,一二日便成少阴病者,须急温之。又况六气之邪乘虚入经,自背得之则入太阳,或入少阴,自面感之则入阳明之类,不必皆始于太阳,兼寒邪有首尾止在一经,或间传一二经,不可以一理推,但据见证治之,此活法也。

《伤寒论识》阳明篇云:外不解,病过十日脉续浮者,与小柴胡汤;脉但浮,无余证者,与麻黄汤。与此只同,乃柴胡汤麻黄汤之例也。

太阳中风,脉浮紧,发热恶寒,身疼痛,不汗出而烦躁者,大青龙汤主之。若脉微弱,汗出,恶风者,不可服之,服之则厥逆,筋惕肉瞤,此为逆也。"太阳中风"《千金》作"中风伤寒"。古本、《玉函》《脉经》《千金及翼》"身"下有"体"字。"不汗出"《千金》《外台》作"汗不出"。《千金翼》无"躁"字。《玉函》《脉经》"烦躁"下有"头痛"二字,无厥逆之"逆"字。成本"逆也"下更有"大青龙汤主之"六字,方氏依黄仲理,改为"以真武汤救之"六字,喻、程、张等皆同,《明汪济川校成本》无此六字。

尤在泾曰：此治中风而表实者之法，表实之人不易得邪，设得之则不能泄卫气，而反以实阳气，阳气既实，表不得通，闭热于经，则脉紧身痛，不汗出而烦躁也。是当以麻黄桂姜之属以发汗，而泄表实，加石膏以除里热而止烦躁，非桂枝汤所得而治者矣。若脉微弱，汗出恶风，则表虚不实，设与大青龙汤发越阳气，必致厥逆，筋惕肉瞤，甚则汗多，而阳亡矣。故曰：此为逆，逆者虚以实治，于理不顺，所以谓之逆也。黄坤载曰：太阳中风，脉浮紧，身痛，寒热无汗，脉证悉同伤寒，此卫阳素旺，气闭而血不能泄也，卫气遏闭，荣郁热甚，故见烦躁，异日之白虎、承气诸证，皆以经热之内传者也，早以大青龙发之，则内热不生矣。张路玉曰：天地郁蒸，得雨则和，人身烦躁，得汗则解，大青龙证为其身中原有微汗，寒邪郁闭不能透出肌表，由是而发烦躁，与麻黄汤证之无汗者迥殊，故用之发汗以解其烦躁也。所以暴病便见烦躁，信为荣卫俱伤无疑，此方原为不得汗者取汗，若汗出之烦躁，全非郁蒸之比，其不藉汗解甚明，加以恶风脉微弱，则是少阴亡阳之证，皆与此汤不相涉也，误用此汤宁不致厥逆惕瞤，而速其阳之亡耶？案：误服大青龙亡阳，即当用四逆汤回阳，乃置而不用，更推重真武一汤以救之者，其义何居？盖真武者，北方司水之神，龙惟藉水可能变化，设真武不与之水，青龙不能奋然升天可知矣，故方中用茯苓、白术、芍药、附子，行水收阴，醒脾崇土之功多于回阳。名为真武汤，乃收拾分驰离绝之阴阳，互镇于少阴北方之位，全在收拾其水，使龙潜而不能见也，设有一毫水气上逆，龙即遂升腾变化，纵独用附子、干姜以回阳，其如魄汗不止何哉。人身阳根于阴，其亡阳之证，乃少阴肾中之真阳飞越耳，真阳飞越，亟须镇摄归根，阳既归根，阴必翕然从之，阴从则水不逆，而阳不孤矣，岂更能飞越乎？柯韵伯曰：风有阴阳，太阳中风，汗出脉缓者,是中于鼓动之阳风,此汗不出而脉紧者,中于凛冽之阴风矣。风令脉浮,浮紧而沉不紧,与伤寒阴阳俱紧之脉有别也,发热恶寒与桂枝证同,身疼痛不汗出与麻黄证同,惟烦躁是本证所独,故制此方以治风热相搏耳。热淫于内,则心神烦扰,风淫末疾,故手足躁乱,此即如狂之状也,风盛于表,非发汗不解,阳郁于内,非大寒不除,此本麻黄证之剧者,故于麻黄汤倍麻黄以发汗,加石膏以除烦。

《活人书》:盖发热恶风,烦躁,手足温,为中风候,脉浮紧,为伤寒脉,是中风见寒脉也。大青龙汤治病与麻黄汤证相似,但病尤重而又加烦躁者,大抵感外风者为中风,感寒冷者为伤寒,故风则伤卫,寒则伤荣,桂枝主伤卫,麻黄主伤荣,大青龙主荣卫俱伤故也。风伤卫者,病在皮肤之间也,以卫行脉外为阳,主外皮肤之间,卫气之道路故也,其痛浅。寒伤荣者,寒气中于肌肉也,以荣行脉中,为阴主内,肌肉之间,荣气之道路故也,其病深。所以桂枝与麻黄所施各异,戒勿误用,以有浅深之别,风寒之殊,大医当宜审谛,大青龙尤当慎用。仲景云:脉微弱汗出恶风者不可服青龙,服之则厥逆筋惕肉𥆧,此为逆也。《类纂》云:凡发汗过多,筋惕肉𥆧,振摇动人,或虚羸之人微汗出,便有此证,俱宜服真武汤以救之。

《明理论》:筋惕肉𥆧,非常常有之者,必待发汗过多亡阳则有之矣。《内经》曰:阳气者精则养神,柔则养筋,发汗过多,津液枯少,阳气太虚,筋肉失所养,故惕惕然而跳,𥆧𥆧然而动也。

《内台方议》黄伯荣曰:此一证中全在不汗出一不字内藏机,且此不字,是微有汗而不能得出,因生烦躁,非若伤寒之全无汗也,以此不字,方是伤寒,此乃古人智深识妙之处。

沈尧封曰:此外伤风寒,而内伏暍热也。

陶节庵曰：伤寒烦躁，有阴阳虚实之别，心热则烦，阳实阴虚，肾热则躁，阴实阳虚，烦乃热轻，躁乃热重也。所谓烦躁者，先发烦而渐至躁，所谓躁烦者，先发躁而后发烦也。

张隐庵曰：凡烦躁俱属少阴，病少阴君火之气则烦，病少阴阴寒之气则躁，所谓阳烦出于心，阴躁出于肾。

大青龙汤方

麻黄六两，去节　桂枝二两，去皮　甘草二两，炙　杏仁四十枚，去皮尖　生姜三两，切　大枣十枚，擘（成本作"十二枚"）　石膏如鸡子大，碎（《翼方》有"绵裹"二字，《论识》：石膏鸡子大，是半斤也）

上七味，以水九升，先煮麻黄减二升，去上沫，内诸药，煮取三升。去滓，温服一升，取微似汗，汗出多者，温粉粉之。《外台》"味"下有"切"字。"取微似汗"《玉函》作"覆令汗"，《外台》作"厚覆取微汗"。《肘后》姚大夫辟温病粉身方，芎䓖、白芷、藁本三物等分，下筛内粉中，以涂粉于身，大良。《总病论》辟温粉，即前方三味，加苓陵香等分，为末，每一两半，入英粉四两和匀，常扑身上。无英粉，蚌粉亦可。凡出汗大多，欲止汗，宜此法。《活人书》温粉方，去零陵香，英粉作米粉，余味同。《孝慈备览》扑身止汗法，麸皮、糯米粉二合，牡蛎、龙骨二两，上共为极细末，以疏绢包裹，周身扑之，其汗自止。一服汗者，停后服，若复服，汗多亡阳，遂原注一作逆。虚，恶风，烦躁不得眠也。"遂"《千金翼》作"逆"，无"烦"字。成本无"若复服"三字。

《千金》：治中风伤寒脉浮紧，发热恶风，身体疼痛，汗不出，烦躁方。《外台》引《古今录验》，本条方后云：张仲景《伤寒论》云：中风见伤寒脉者，可服之。

王文禄曰：大青龙麻黄汤之变，小青龙桂枝汤之变，大青龙治风寒外壅，而闭热于经者，故加石膏于发汗药中，尤为峻剂。

吴绥曰：大青龙汤仲景治伤寒，发热恶寒，烦躁者，则用之。夫伤寒邪气在表,不得汗出,其人烦躁不安,身心无如之奈何,如脉浮紧,或浮数者,急用此汤发汗则愈,乃仲景之妙法也。譬若亢热已极,一雨而凉,其理可见也。若不晓此理,见其躁热,投以寒凉之药,其害岂胜言哉。

王晋三曰:麻黄、桂枝、越脾,互复成方,辛热之剂复以石膏,变为辛凉,正如龙为阳体,而变其用为阴雨也,方义专主泄卫,故不用芍药,欲其直达下焦,故倍加铢两,从卫分根本上泄邪,庶表里郁热之气倾刻致和,《内经》治远用奇方大制,故称大青龙。

舒驰远曰:此汤麻桂合用,是使桂因麻而入荣,麻亦藉桂而走卫,正合行其力,而非各施其用,甘草、杏仁缓阳热而利膈气,生姜、大枣调荣卫而行津液,尤妙在石膏之辛甘大寒,解热生津,除烦躁而救里,达肌表而助汗,安内攘外,胥赖之矣。

柯韵伯曰:太阳中风脉浮紧,头痛,发热恶寒,不汗出而烦躁,此麻黄证之剧者,故加味以治之也,诸证全是麻黄,有喘与烦躁之别,喘者是寒郁其气,升降不得自如,故多用杏仁之苦以降气,烦躁是热伤其气,无津不能作汗,故特加石膏之甘以生津,然其质沉,其性寒,恐内热顿除而表寒不解,变为寒中而挟热下利,是引贼破家矣,故必倍麻黄以发表,又倍甘草以和中,更用姜枣以调荣卫,一汗而表里双解,风热两除,此大青龙清内攘外之功,所以佐麻桂二方之不及也。大青龙以发汗命名,不特少阴伤寒不可用,即太阳中风亦不可轻用也,此条与桂枝方禁对照,脉浮紧汗不出是麻黄证,不可与桂枝汤,以中有芍药能止汗也。脉微弱自汗出是桂枝证,不可与大青龙,以中有麻黄石膏故也。夫脉微而恶风寒者,此阴阳俱虚,不可用麻黄发汗,脉微弱而自汗出,是无阳也,不可用石膏清里,盖石膏泻胃脘之阳,服之则胃气不至于四肢,必手足厥逆,麻黄散卫外之阳，服之则血气不周于身，必筋惕肉瞤，此仲景所深戒也。
案：许叔微云：桂枝治中风，麻黄治伤寒，大青龙治中风见寒脉，伤寒见风脉，三者如鼎立，此方氏三大纲所由来，而大青龙之证治，自此不明于世矣。不知仲景治表，只在麻桂二法，麻黄治表实，桂枝治表虚，方治在虚实上分，不在风寒上分也，盖风寒二证俱有虚实，俱有浅深，俱有荣卫，大法又在虚实上分浅深，并不在风寒上分荣卫也。夫有汗为表虚，立桂枝汤治有汗之风寒，而更有加桂、去桂、加芍、去芍，及加附子、人参、厚朴、杏仁、茯苓、白术、大黄、龙骨、牡蛎等剂，皆是桂枝汤之变局。因表虚中更有内虚、内实、浅深之不同，故加减法亦种种不一耳，以无汗为表实，而立麻黄汤治无汗之风寒，然表实中亦有夹寒、夹暑、内寒、内热之不同，故以麻黄为主而加减者，若葛根汤、大小青龙、麻黄附子细辛、麻杏甘石、麻黄连翘赤豆等剂，皆麻黄汤之变局。因表实中亦各有内外寒热，浅深之殊也，盖仲景凭脉辨证，只审虚实，故不论中风伤寒脉之缓紧，但于指下有力者为实，脉弱无力者为虚；不汗出而烦躁者为实，汗出多而烦躁者为虚；证在太阳而烦躁者为实，证在少阴而烦躁者为虚，实者可服大青龙，虚者便不可服，此最易知也。凡先烦不躁而脉浮者，必有汗而自解，烦躁而脉浮紧者，必无汗而不解，大青龙汤为风寒在表，而兼热中者设，不是为有表无里而设，故中风无汗烦躁者可用，伤寒而无汗烦躁者亦可用。盖风寒本是一气，故汤剂可以互投，论中有中风伤寒互称者，如大青龙是也；有中风伤寒兼提者，如小柴胡是也，仲景但细辨脉证而施治，何尝拘于中风伤寒之别其名乎！

汪苓友曰：或问病人同是服此汤，而汗多亡阳，一则厥逆筋惕肉瞤，一则恶风烦躁不得眠，二者之寒热迥然不同，何也？余答云：

一则病人脉微弱，汗出恶风，是阳气本虚也，故服之则厥逆，而虚冷之证生焉；一则病人脉浮紧，发热汗不出而烦躁，是邪热本甚也，故服之则正气虽虚，而邪热未除，且也，厥逆之逆为重，以其人本不当服而误服之也，烦躁不得眠为犹轻，以其人本当服而过服之也。

秦皇士曰：桂枝汤治风伤卫之轻证，仲景之轻方也，麻黄汤治寒伤荣之重证，仲景之重方也。其大青龙汤恐麻黄汤太峻，故加大枣生姜补养胃气，加石膏制麻桂辛温，以烦躁之证忌用温热，此变麻黄汤重方而为稍轻之剂，后代皆注此方太峻，似乎反重于麻黄汤，千古差谬。

《济阳纲目》：大青龙加黄芩汤，治寒疫，头疼，身热，无汗，恶风，烦躁者，此方主之，即本方加黄芩。

《眼科锦囊》：大青龙汤治上冲咳嗽，内眦赤脉，及烂弦风。

《衷中参西录》：愚用大青汤治温病时，恒以薄荷代方中桂枝，尤为妥稳。曾治一人冬日伤寒，胸中异常烦躁，医投以麻黄汤，服后无汗，烦躁益甚，自觉屋隘莫能容，脉洪滑而浮，治以大青龙汤，为加天花粉八钱，服后五分钟，周身汗出如洗，病若失。

古本两感于寒者，一日太阳受之，即与少阴俱病，则头痛口干，烦满而渴，脉时浮时沉，时数时细，大青龙汤加附子主之（即本方加附子）。

伤寒脉浮缓，身不疼但重，乍有轻时，无少阴证者，大青龙汤发之。 "伤寒"二字，古本作"太阳中风"四字。《玉函》"身"上有"其"字。《千金翼》"者"下有"可与"二字。

尤在泾曰：伤寒脉浮缓者，脉紧去而成缓，为寒欲变热之证。经曰："脉缓者多热"是也。伤寒邪在表则身疼，邪入里则身重，寒已变热而脉缓，经脉不为拘急，故身不疼而但重，而其脉犹浮，则邪气在或进或退之时，故身体有乍重乍轻之候也。是以欲发其表，则经已有热，欲清其热，则表犹不解，而大青龙汤兼擅发表解热之长，苟无少阴汗出厥逆等证者，则必以此法为良矣。不云主之，而云发之者，谓邪欲入里而以药发之使从表出也，旧注谓伤寒见风脉，故并用麻黄者非。柯韵伯曰：寒有重轻，伤之重者脉阴阳俱紧而身疼，伤之轻者脉浮缓而身重，亦有初时脉缓渐紧，初时身疼继而不疼者，诊者勿执一以拘也。然脉浮紧者必身疼，脉浮缓者身不疼，中风伤寒皆然，又可谓之定脉定证矣。脉浮下当有发热恶寒，无汗烦躁等证，盖脉浮缓身不疼，见表证同轻，但身重乍有轻时，见表证将罢，以无汗烦躁，故合用大青龙，无少阴证，正为不汗出而烦躁之证，因少阴亦有发热恶寒无汗烦躁之证，与大青龙同，法当温补，若反与麻黄之散，石膏之寒，真阳立亡矣，必细审其所不用，然后不失其所当用也。又曰：仲景制大青龙，全为太阳烦躁而设，又恐人误用青龙，不特为脉弱汗出者禁，而在少阴尤宜禁之，盖少阴亦有发热恶寒，身疼无汗而烦躁之证，此阴极似阳，寒极反见热化也，误用之，则厥逆筋惕肉瞤所必致矣，故必审其证之非少阴，则为太阳烦躁无疑。太阳烦躁为阳盛也，非大青龙不解，故不特脉浮紧之中风可用，即浮缓而不微弱之伤寒亦可用也，不但身疼重者可用，即身不疼，与身重而乍有轻时者亦可用也。盖胃脘之阳内郁于胸中而烦，外扰于四肢而躁，若但用麻黄发汗于外，而不加石膏泄热于内，至热并阳明，而斑黄狂乱也，用石膏以清胃火，是仲景于太阳经中预保阳明之先著，加姜枣以培中气，又虑夫转属太阴也。诸家不审烦躁之理，以致少阴句无所著落，妄谓大青龙为风寒两伤荣卫而设，不知其为两解表里而设，请问石膏之设，为治风欤，治寒欤，荣分药欤，卫分药欤，只为热伤中气用之治内热耳。魏念庭曰：身重一证必须辨明,但欲寐而常重则属少阴,误发其汗变上厥下竭者,少阴热也,变筋惕肉瞤者,少阴寒也,其犯误汗之忌,一也。徐灵胎曰:脉不沉紧,身有轻时,为无少阴外证,不厥利,吐逆,为无少阴里证,此邪气俱在外也,故以大青龙发其汗。

案:此节揭明伤寒二字,则必有头痛发热,恶寒无汗而喘之证,但以素蕴内热,故脉不浮紧而浮缓,身不疼但重乍有轻时也。少阴证不可发汗,谓脉细沉数,渴,咽喉干燥,淋家,疮家,衄家等虚热之证,及脉微迟弱恶寒,小便数,下利,亡血家,汗家,但欲寐等虚寒之证,均在其中。

伤寒表不解,心下有水气,干呕,发热而咳,或渴,或利,或噎,或小便不利少腹满,或喘者,小青龙汤主之。"不解"《千金》作"未解"。"干呕,发热而咳"《玉函》《千金翼》作"咳而发热"。"噎"《后条辨》作"噫"。《玉函》《脉经》《千金》"少腹"作"小腹","喘"上有"微"字。

成无己曰:伤寒表不解,心下有水饮,则水寒相搏,肺寒气逆,故干呕发热而咳。《针经》曰:形寒饮冷则伤肺,以其两寒相感,中外皆伤,故气逆而上行,此之谓也。与小青龙汤,发汗散水,水气内渍,则所传不一,故有或为之证,随证增损以解化之。柯韵伯曰:发热是表未解,干呕而咳是水气为患,水气者,太阳寒水之气也,太阳之化在天为寒,在地为水,其伤人也,浅者皮肉筋骨,重者害及五脏,心下有水气,是伤藏也。水气未入于胃,故干呕。咳者,水气射肺也,皮毛者,肺之合,表寒不解,寒水已留其合矣,心下之水气又上至于肺,则肺寒,内外合邪故咳也。水性动,其变多,水气下而不上,则或渴,或利;上而不下,则或噎,或喘;留而不行,则小便不利,而小腹因满也。制小青龙以两解表里之邪,复立加减法以治或然之证,此为太阳枢机之剂,水气蓄于心下尚未固结,故有或然之证,若误下,则硬满而成结胸矣。顾尚之曰:表寒不解,水饮已留其合也。咳,是水气射肺之征;干呕,知水在心下,而不在胃中。有或然之证者,水性动而多变也。汪云:水性趋下,其上升者,但气耳,曰干呕、曰咳、曰噎、曰喘,皆上升之气也,然其水仍下流,而或为利,或为小便不利,小腹满矣,内外合邪,故用小青龙以两解之。舒云:大青龙为表寒里热者设,小青龙为表里俱寒者设。

案:此节承上节,言伤寒表不解,水气结于心下,兼有少阴证之治法。干呕,即欲吐不吐之互词,发热而咳,及渴而下利,皆少阴之本证,故小青龙中有麻黄、附子、细辛、甘草,仍不离少阴表证之治法。

《巢源》:伤寒咳嗽候,此由邪热客于肺也,上焦有热,其人必饮水,水停心下则肺为之浮,肺主于咳,水气乘之,故咳嗽。噎候,夫阴阳不和则三焦隔绝,三焦隔绝则津液不利,故令气塞不调理也,是以成噎。此由忧恚所致,忧恚则气结,气结则不宣流使噎,噎者,噎塞不通也。《活人书》:噎于结切,饭窒也。方中行曰:噎与饐咽同,水寒窒气也,即膈噎之噎,又作饐。

案:《素·气交变大论》王注:少腹,谓脐下两傍髎骨内也,则此小便不利,水留膀胱,当是小腹满。

小青龙汤方

麻黄_{去节} 芍药 细辛 干姜 甘草_炙 桂枝_{各三两,去皮}
五味子_{半升} 半夏_{半升,洗}

上八味,㕮咀,以水一斗,先煮麻黄减二升,去上沫,内诸药,煮取三升,去滓,温服一升。"㕮咀"二字依《千金》补。"一升"下《千金》作"分三服,相去十里许,复服之"十一字。《衷中参西录》肺具阖辟之力,其阖辟之力适均,且机关灵动活泼则呼吸自顺。陈修园曰:干姜以司肺之辟,五味以司肺之闔，细辛以发动其闔辟活动之机，小青龙汤中当以此三味为主，故他药皆可加减，此三味则缺一不可。

若渴，去半夏，加栝楼根三两；张隐庵曰：渴者水逆于下，火郁于上，去半夏之燥，加栝楼根以启阴液。钱天来曰：此由水在心下，下焦之水不能上腾而为津液，故渴也。**若微利，去麻黄，加荛花如一鸡子，熬令赤色**；"荛花"《千金》"作芫花"。"熬令赤色"《总病论》作"炒赤"。刘河间《宣明论》仲景乡语云"炒"作"熬"。古本无"去麻黄，加荛花如一鸡子熬令赤色"十四字，"若微利"与"若噎"相连。《总病论》无荛花，以"桃花一鸭子大，不炒"代之。成无己曰：下利者不可攻其表，汗出必胀满，麻黄发其阳，水渍入胃必作利，荛花下十二水，水去利止。屠俊夫曰：荛花即芫花类也，以之攻水其力甚峻，五分可令人下行数十次，岂有治停饮之微利而用鸡子大之荛花者乎？似当改加茯苓四两，《金鉴》、吴氏、陈氏，皆改加茯苓。**若噎者，去麻黄，加附子一枚炮**；"若噎者"《外台》作"若食饮噎者"。《千金》无"去麻黄"三字。成无己曰：经曰：水得寒气，冷必相搏，其人即噎，加附子温散水寒，病人有寒复发汗，胃中冷必吐蛔，去麻黄恶发汗。**若小便不利，少腹满者，去麻黄，加茯苓四两**；《千金》作"小腹满者"。成无己曰：水蓄下焦不行，为小便不利，少腹满，麻黄发津液于外，非所宜也，茯苓泄蓄水于下，加所当也。**若喘，去麻黄，加杏仁半升，去皮尖**。古本无"去麻黄"三字。《千金》无"去皮尖"三字，升下有"数用神效"四字。张隐庵曰：喘者水气上乘而肺气厥逆，故加杏仁以利肺气，此皆水寒内逆，故并去麻黄。

魏念庭曰：小青龙治水气者，治在里久积之阴邪，治风寒者，治胸膈暂郁之热邪。程氏谓下寒者类多上热，一句破的矣，学者识之。费晋卿曰：此方全为外有风，内蓄水而设，所以不用石膏者，因水停胃中，不得复用石膏以益胃之寒，故一变而为辛散，外去风而内行水，亦名曰青龙者，亦取发汗，天气下为雨之义也。陈古愚曰：此寒伤太阳之表而不解，动其里水也，麻桂从太阳以祛表邪，细辛入少阴而行里水,干姜散胸前之满,半夏降上逆之气,合五味之酸,芍药之苦,取酸苦涌泄而下行,既欲下行而仍用甘草以缓之者,令药性不暴则药力周到,能入邪气水饮互结之处而攻之,凡无形之邪气从肌表出,有形之水饮从水道出,而邪气水饮一并廓清矣。

韩衹和曰:小青龙所主,为水饮与表寒相合而咳者;真武汤所主,为水饮与里寒相合而咳者。或表寒,或里寒,协水饮则必动肺,以形寒寒饮则伤肺故也。柯韵伯曰:能化胸中之热气而为汗,故名大青龙;能化心下之水气而为汗,故名小青龙。盖大青龙表证多,只烦躁是里证,小青龙里证多,只发热是表证,故有大小发汗之殊耳。两青龙俱治有表里证,皆用两解法,大青龙是里热,小青龙是里寒,故发表之药相同,而治里之药则殊也。此与五苓同为治表不解而心下有水气,然五苓治水之蓄而不行,故专渗泻以利水,而微发其汗,使水从下而去也。此方治水之动而不居,故备举辛温以散水而大发其汗,使水从外而出也,仲景发表利水诸法,精义入神矣。此方又主水寒在胃,久咳肺虚,兼治肤胀最捷。

徐灵胎曰:此方专治水气,盖汗为水类,肺为水源,邪汗未尽必停于肺胃之间,病属有形,非一味发散所能除,此方无微不到,真神剂也。陈修园曰:本方散心下之水气,藉麻黄之大力领诸药之气布于上,运于下,达于四旁,内行于州都,外行于元府,诚有左宜右有之妙。

《和剂局方》:小青龙汤,治形寒饮冷,内伤肺经,咳嗽喘急,呕吐涎沫(即本方)。

《御药院方》:细辛五味子汤,治肺气不利,咳嗽喘满,胸膈烦闷,痰涎多,喉中有声,鼻塞清涕,头痛目眩,肢体倦怠,咽嗌不利,呕逆恶心(即本方)。

《医垒元戎》:易简杏子汤,治咳嗽,不问外感风寒,内伤生冷,及虚劳咯血,痰饮停积,悉皆治疗。即本方去麻黄,加人参、茯苓、杏仁。若感冒得之,加麻黄。

《张氏医通》:冬月嗽而发寒热,谓之寒嗽,小青龙汤加杏仁。

《眼科锦囊》:小青龙汤治上冲头痛,发热恶风,或白膜血斑由嗽咳者。

《衷中参西录》:有血证者最忌桂枝,不甚忌麻黄,用此方时,宜稍为变通,去桂枝,留麻黄,再加生石膏,服之亦可愈病,且妥善无他虞。

伤寒心下有水气,咳而微喘,发热不渴,服汤已渴者,此寒去欲解也,小青龙汤主之。《玉函》《千金翼》"服汤已"下有"而"字,无"也"字。

成无己曰:咳而微喘者,水寒射肺也,发热不渴者,表证未罢也,与小青龙汤发表散水;服汤已渴者,里气温,水气散,为欲解也。周禹载曰:其人痰饮素积,一感风寒挟之上逆,水停心下,肺受邪而喘咳,外邪既盛,势必发热,然热未入府,寒饮内溢,故为咳而不为渴,服小青龙汤反渴者,寒饮与热邪未散,津液来复也,更宜主以小青龙汤治之。张路玉曰:世言半夏辛燥,烦渴非其所宜,因小青龙汤后有服汤已渴寒去欲解之语,不知痰去则气通火升,觉渴不过暂时,少顷津回气润,烦渴自除,先哲复有服二陈汤,能使大便润而小便长,痰去则津液流通之明验也(《千金衍义》)。柯韵伯曰:水气在心下,则咳为必然之证,喘为或然之证,亦如柴胡汤证,但见一证即是,不必悉具。咳与喘皆水气射肺所致,水气上升,是以不渴,服汤已而反渴,水气内散,寒邪亦外散也,此条正欲明服汤后渴者是解候,恐人服止渴药反滋水气,故先提不渴二字作眼,后提出渴者以明之。服汤,即小青龙汤,若寒既欲解,而更服之,不惟不能止渴,且重亡津液,转属阳明,而成胃实矣。案:汪氏引《补亡论》,"小青龙汤主之"六字，移在"发热不渴"字下，张路玉、张隐庵、《金鉴》皆从其说。徐灵胎谓"小青龙汤主之"六字，此倒笔法，即指"服汤已"三字，非谓欲解之后更服小青龙汤也，不知小青龙汤主治本有或渴一证，即于本方去半夏，加栝楼根三两一法，诸家盖未深考耳。

《活人书》曰大抵热在上焦，其人必饮水，水停心下则肺为之浮，肺主于咳，水气乘之，故咳而微喘。仲景云：伤寒表不解，心下有水气，干呕发热而咳，小青龙汤主之。又云：脉浮而渴属太阳，伤寒表不解，心下有水气而渴者，小青龙去半夏加栝楼根。

周禹载曰：素常有水饮之人，一感外邪伤皮毛而蔽肺气，则便停于心下，而上下之气不利焉，于是喘满咳呕相因而见，尔时竟一汗之，外邪未解，里证转增，何也？为水气所持不能宣越故也。

太阳病，外证未解，脉浮弱者，当以汗解，宜桂枝汤。《玉函》《千金翼》"脉"上有"其"字。

方中行曰：外证未解，谓头痛项强恶寒等犹在也。浮弱，即阳浮而阴弱，此言太阳中风，凡在未传变者，仍当从于解肌，盖严不得下早之意。柯韵伯曰：此条是桂枝本脉，明脉为主，伤寒中风杂病皆有外证，太阳主表，表证咸统于太阳，然必脉浮弱者可用此解外，如脉但浮不弱，或浮而紧者，便是麻黄证，要知本方，只主外证之虚者。张隐庵曰：皮毛为表，肌腠为外，太阳病外证未解，肌腠之邪未解也，浮为气虚，弱为血弱，脉浮弱者，充肤热肉之血气两虚，宜桂枝汤以助肌腠之血气而为汗。

张令韶曰：自此以下十五节，言病有在表在外之不同，汤有麻黄、桂枝之各异也。

太阳病，下之微喘者，表未解故也，桂枝加厚朴杏子汤主之。《玉函》"杏子"作"杏仁"。《千金翼》作"宜麻黄汤"，注一云"桂枝汤"。

庞安常曰：此则中风自汗用桂枝汤证也。成无己曰：下后大喘，则为里气大虚，邪气传里，正气将脱也；下后微喘，则为里气上逆，邪气不能传里，犹在表也，与桂枝汤以解外，加厚朴、杏仁以下逆气。方中行曰：喘者气夺于下，而上行不利，故呼吸不顺而声息不续也，盖表既未罢，下则里虚，表邪入里而上冲，里气适虚而下夺，上争下夺所以喘也，以表尚在，不解其表则邪转内攻，而喘不可定，故用桂枝解表，加厚朴利气，杏仁有下气之能，所以为定喘当加之要药。王宇泰曰：凡称表不解者，皆谓太阳病，发热恶寒，头项强痛，脉浮也。

案：桂枝加厚朴杏仁汤，与葛根芩连汤、麻杏甘石汤，同为下后表未解喘证之方，而有寒热虚实之殊。

《本事方》：戊申正月，有一武臣为寇所执，置舟中得艎板下，数日得脱归，乘饥恣食，良久解衣扪虱，次日遂作伤寒，自汗而胸膈不利，一医作伤寒而下之，一医作解衣中邪而汗之，杂治数日，渐觉昏困，上喘息高，医者怆惶失措。予诊之曰：太阳病下之表未解微喘者，桂枝加厚朴杏仁汤，此仲景之法也，指令医者急治药，一啜喘定，再啜漐漐微汗，至晚身凉，而脉已和矣。

太阳病，外证未解，不可下也，下之为逆，欲解外者，宜桂枝汤。
《玉函》、成本"汤"下有"主之"二字。

成无己曰：经曰：本发汗而复下之为逆也。若先发汗，治不为逆。钱天来曰：太阳中风，其头痛项强，发热恶寒，自汗等表证未除，理宜汗解，慎不可下，下之则于理为不顺，于法为逆，逆则变生，而邪气乘虚内陷，结胸痞硬，下利喘汗，脉促胸满等证作矣，故必先解外邪，欲解外者，宜以桂枝汤主之，无他法也。王宇泰曰：但有一毫头痛恶寒，即为表证未解，不可下也。张路玉曰：下之为逆，不独指变结胸等证而言,即三阴坏病,多由误下所致也。徐灵胎曰:此禁下总诀,言虽有当下之证,而外证未除,亦不可下,仍宜解外而后下也。

柯韵伯曰:外证初起,有麻黄桂枝之分,如当解未解时,惟桂枝汤可用,故桂枝汤为伤寒、中风、杂病,解外之总方,凡脉浮弱汗自出,而表不解者,咸得而主之也。即阳明病,脉迟汗出多者宜之,太阴病,脉浮者,亦宜之,则知诸经外证之虚者,咸得同太阳未解之治法,又可见桂枝汤不专为太阳用矣。

《伤寒选录》张氏曰:予观仲景周旋去就之妙,穷至事理之极,尤且未肯放手,尚言欲解外宜桂枝汤,其一欲字,权衡犹未放手,更有踌躇详审不尽之意。后之学者,当反复斟酌别其所宜,庶无差失之患。此乃临证审决之意也。卷内凡言宜者,即同此理也。

太阳病,先发汗不解,而复下之,脉浮者不愈,浮为在外,而反下之,故令不愈。今脉浮,故在外,当须解外则愈,宜桂枝汤。 成本"故"下有"知"字。《玉函》《脉经》《千金翼》无"须"字,"解"下有"其"字。

成无己曰:经曰:柴胡汤证具,而以他药下之,柴胡汤证仍在者,复与柴胡汤。此虽已下之不为逆,则其类矣。张路玉曰:虽已下而脉仍浮,表证未变者,当急解其外也。程郊倩曰:今脉浮故知在外,悟古人略证详脉之法。周禹载曰:此条虽汗下两误,桂枝证仍在,不为坏证。徐灵胎曰:脉浮而下,此为误下,下后仍浮,则邪不因误下而陷入,仍在太阳,不得因已汗下而不复用桂枝也。

《素·平人气象论》:寸口脉浮而盛者,曰病在外。王注:浮盛为阳,故病在外也。

太阳病,脉浮紧,无汗,发热,身疼痛,八九日不解,表证仍在,此当发其汗。服药已微除,其人发烦,目瞑,剧者必衄,衄乃解,所

以然者，阳气重故也，麻黄汤主之。

庞安常曰：脉浮紧无汗，服汤未中病，其人发烦目瞑，极者必衄，小衄而脉尚浮者，宜麻黄汤，衄后脉已微者，不可再行也。成无己曰：脉浮紧无汗，发热身痛，太阳伤寒也，虽至八九日而表证仍在，亦当发其汗，既服温暖发散汤药，虽未作大汗，亦微除也。烦者身热也，邪气不为汗解，郁而变热，蒸于经络，发于肌表，故生热烦，肝受血而能视，始者寒气伤荣，寒既变热则血为热搏，肝气不治，故目瞑也。剧者热甚于经，迫血妄行而为衄，得衄则热随血散而解，阳气重者，热气重也，与麻黄汤以解前太阳伤寒之邪也。浅田栗园曰：瞑即瞑眩之瞑，谓目眩。其人以下，所谓药瞑眩也，邪气与药气相搏而发烦闷，目亦瞑，是邪将得汗而解之兆。论云：欲自解者，必当先烦乃有汗而解，可见病将自解时，必先发闷也，故曰其人，以更端之也。剧者，对微，谓甚也。衄，《说文》鼻出血也，是郁邪迫血上行也。盖血之与汗，异名同类，故不从汗解而从衄解，此即后世红汗之义。王文禄曰：此与下二条同看，上条阳气重，即下所谓不得越也，下条不彻，即上所谓微除也，麻黄泻实，故主之。程郊倩曰：阳气重，由八九日所郁而然，得衄则解者，阳气解也，无复发烦，目瞑证耳，究竟汗仍不出，而发热，身疼痛，太阳证尚未除，故仍主麻黄。

《集韵》：瞑，目不明也。《晋书·山涛传》臣耳目聋瞑，不能自励。《巢源》鼻衄候，凡血与气内荣腑脏，外循经络，相随而复于身，周而复始，血性得寒则凝涩，热则流散。而气肺之所生也，肺开窍于鼻，热乘于血则气亦热也，血气俱热，血随气发，出于鼻，为鼻衄。

《活人书》：伤寒太阳证，衄血者乃解，盖阳气重故也，仲景所谓阳盛则衄，若脉浮紧无汗，服麻黄汤不中病，其人发烦目瞑，剧者必衄,小衄而脉尚浮紧者,宜再与麻黄汤也,衄后脉已微者,不可行麻黄汤也,大抵伤寒衄血,不可发汗者,为脉微故也。

张路玉曰:八九日不解,则热邪伤血已甚,虽急夺其汗,而荣分之热不能尽除,故必致衄,然后得以尽其余热也。将衄何以目瞑,以火邪载血而上,故知必衄乃解。《内经》曰:阳络伤则血外溢,血外溢则衄。又云:阳气盛则目瞋,阴气盛则目瞑,以阳邪并于阴,故为阴盛也。

山田正珍曰:和兰之俗,凡伤寒热甚者,刺络取血,其热乃解,若其自衄者,谓之天然刺络也。

《景岳全书》曰:今西北人,凡病伤寒,热入血分而不解者,悉刺两手腘中出血,谓之打寒,盖寒随血去,亦即红汗之类也。

案:此节之证,但言发热而不言恶寒者,以阳气重故也。论曰:阳盛则欲衄。又云:热极伤络,盖寒邪郁而为热,上迫越于头部,伤其阳络,由鼻窍而泄出,则邪热亦随之而泄矣,否则血积于脑,而为头风癫痫之本。此与阳明病,口燥,但欲漱水不欲咽,其衄由胃络上越于鼻而出者,不同,当从烦瞑,与口燥,以别之。张兼善移"麻黄汤主之"五字,于"当发其汗"下,张路玉、柯韵伯等皆从其说,今依庞氏更正。

太阳病,脉浮紧,发热,身无汗,自衄者愈。《玉函》"身"上有"其"字。《论识》内藤希哲云:诸本"身"字下无"疼"字,盖脱落也。

成无己曰:风寒在经,不得汗解,郁而变热,衄则热随血散,故云自衄者愈。方中行曰:此承上条,复以其更较轻者言,得衄自愈者,汗本血之液,北人谓衄为红汗,达此义也。

陈古愚曰:发热无汗,则热郁于内,热极络伤,阴络伤血并冲任而出,则为吐血,阳络伤血并督脉而出,则为衄血。此督脉与太阳同起目内眦，循脊络肾，太阳之标热，借督脉作衄为出路而解也。

二阳并病，太阳初得病时发其汗，汗先出不彻，因转属阳明，续自微汗出，不恶寒，若太阳病证不罢者，不可下，下之为逆，如此，可小发汗。设面色缘缘正赤者，阳气怫郁在表，当解之，熏之。若发汗不彻不足言，阳气怫郁不得越，当汗不汗，其人躁烦，不知痛处，乍在腹中，乍在四肢，按之不可得，其人短气，但坐以汗出不彻故也，更发汗则愈，何以知汗出不彻，以脉涩故知也。"在表"至"不汗"二十六字，《玉函》作"不得越，当解之熏之，当汗而不汗"十三字，"当汗不汗，其人烦躁"。《活人书》怫，扶勿切，不舒也。《总病论》"熏之"作"蒸之"，无"其人躁烦"以下二十一字，"不彻故也"下有"宜麻黄汤"四字。注云：古本字多差误，以从来所见病人证候中符合如此，故改正。屠俊夫曰："熏之"当作"以汗"，始与上下文义相属。

成无己曰：太阳病未解，传并入阳明，而太阳证未罢者，名曰并病。续自微汗出，不恶寒者，为太阳证罢，阳明证具也，法当下之。若太阳证未罢者，为表未解，则不可下，当小发其汗，先解表也。阳明之经循面，色缘缘正赤者，阳气怫郁在表也，当解之熏之，以取其汗，若发汗不彻者，不足言。阳气怫郁，正是当汗不汗，阳气不得越散，邪无从出，拥甚于经，故躁烦也。邪循经行，则痛无常处，或在腹中，或在四肢，按之不可得，而短气，但责以汗出不彻，更发汗则愈。《内经》曰：诸过者切之，涩者阳气有余，为身热无汗，是以脉涩，知阳气拥郁而汗出不彻。汪苓友曰：此条虽系二阳并病，其实太阳证居多，始则太阳经汗先出不彻，因转属阳明成并病，此作首一段看。虽续得微汗，不恶寒，然太阳证不因微汗而罢，故仍可小发汗，此又作一段看。设其人面色缘缘正赤，此兼阳明邪热郁甚于表，当解之熏之，此又作一段看。若此者终是初得病时，发汗不彻之误，以至因循而当汗不汗，其人阳气怫郁，而面赤，犹不足言也，当见躁烦，短气，浑身上下痛无定著，此虽与阳明并病，而太阳之邪不少衰也，故云更发汗则愈，此又作一段看。不彻者，不透也。不足言者，犹言势所必至不须说也。

　　徐灵胎曰：同起者，为合病，一经未罢，一经又病者，为并病。赵嗣真曰：合病者，二阳经或三阳经同受病，病之不传者也。并病者，一阳经先病，又过一经。病之传者也，且如太阳阳明并病一证，若病而未尽，是传未过，尚有表证，仲景所谓太阳证不罢，面色赤，阳气怫郁在表不得发越，烦躁短气，是也，犹当汗之，麻黄桂枝各半汤。若并之已尽，是为传过，仲景所谓"太阳证罢，潮热，手足汗出，大便硬而谵语者"是也，法当下之以承气汤，是知传则入府，不传则不入府。三阳若与三阴合病，即是两感，所以三阴无合病例也。王宇泰曰：凡经文言或、言若、言设、言假令者，皆更端之词，即成氏所谓或为之证也。不彻不足言，正与可小字相反，因太阳故当汗，因并阳明故当小发，先字最有次第，仲景之枢机也。程郊倩曰：阳气怫郁不得越，是表阳全滞在经，发汗不彻，是表阳已半并里，二证有微似之嫌，故详此以勘彼，以脉涩知汗出不彻，前所云病证不可下者，正指此，可见太阳全罢者，自是阳明脉大也。又曰：缘缘者自浅而深，自一处而满面之谓，古人善于用字，故取象至妙。黄坤载曰：熏法以盆盛滚水，入被热熏，取汗最捷，宜于下部用之。周禹载曰：躁烦以下种种证候，不过形容躁烦二字，非真有痛，故曰按之不可得也。张隐庵曰：其人短气者，一呼一吸，脉行六寸，血脉涩阻，则呼吸不利而短气也，然此无有定处之证，但坐以汗出不彻故也。何以知汗出不彻，以脉涩故知皮腠之不通，由于经脉之阻塞也。陶节庵曰：怫郁者，阳气蒸越行于头面体肤之间，聚赤而不散。顾尚之曰：面色赤者，当从麻桂各半之例，即上文所谓小发汗也，曾发其汗，则阳气已经泄越，不得复以怫郁言矣，当汗不汗，其人躁烦。屠云：并非汗后之虚烦，亦非胃实之烦躁，其人短气但坐，谓不得卧也。短气脉涩，多属于虚，若外因短气，必气粗，是汗出不彻，邪气壅促胸中不能布息之短气，非过汗伤气，气乏不足续息之短气也。外因脉涩必有力，是汗出不彻，邪气阻滞，荣卫不能流通之脉涩，非过汗伤液，液少不滋脉道之脉涩也，须细别之。林澜曰：汗不彻者，脉必涩，非再汗邪奚自去乎。是知未汗则为并病，已汗即为转属阳明；未汗则为阳气怫郁在表，已汗则为汗出不彻；汗不彻者，必更汗之，转属者，必下除之；未汗，可小发汗，怫郁者，可解之以汗。邪由不同，为病自不同，故施治亦不同耳。

脉浮数者，法当汗出而愈，若下之，身重，心悸者，不可发汗，当自汗出乃解。所以然者，尺中脉微，此里虚，须表里实，津液自和，便自汗出，愈。《玉函》"数"下无"者"字，"身"下有"体"字，"便"字作"即"。

成无己曰：经曰：诸脉浮数当发热而洒淅恶寒，言邪气在表也，是当汗出愈，若下之身重心悸者，损其津液，虚其胃气，若身重心悸而尺脉实者，则下后里虚，邪气乘虚转里也。今尺脉微，身重心悸，知下后里虚，津液不足，邪气不传里，但在表也，然以津液不足，则不可发汗，须里气实，津液足，便自汗出而愈。《金鉴》伤寒未发热，脉多浮紧，寒盛也，已发热，脉多浮数，热盛也，均宜麻黄汤，发汗则愈。程郊倩曰：夫寸主表，尺主里，荣主血，而对之卫则亦为里，今脉虽浮数，而尺中则微，是为表实里虚，麻黄汤之伐荣为表里俱实者设，岂可更用之以虚其里乎。须用和表实里之法治之，使表里两实，则津液自和，而邪无所容，不须发汗而自汗出愈矣。可见验脉之法，全凭尺寸相应，尺脉不但主乎荣血，卫气亦出于下焦，而始行于中焦，凡验表里虚实汗下法，于此庶为得其所宜，不至犯其所禁也已。柯韵伯曰：此表指身，里指心，有指荣卫，而反遗心悸者，非也。钱天来曰：身重者，因邪入里，误下而胃中阳气虚损也，凡阳气盛则身轻，阴气盛则身重，故童子纯阳未杂，而轻儇跳跃，老人阴盛阳衰，而肢体龙钟，是其验也。误下阳虚，与误汗阳虚无异，此条心悸，与发汗过多叉手冒心之心下悸，同一里虚之所致也。顾尚之曰：不可发汗者，言不可用麻黄以大发其汗，非坐视而待其自愈也，用小建中以和其津液，则自汗而解矣。

《灵·决气》篇：腠理发泄，汗出溱溱，是谓津。谷入气满，淖泽注于骨，骨属屈伸泄泽，补益脑髓，皮肤润泽，是谓液。

喻嘉言曰：此二条，均是先建中而后发汗之变法，要知仲景云：尺脉微者，不可发汗，又云：尺脉微者，不可下，无非相人津液之奥旨。

脉浮紧者，法当身疼痛，宜以汗解之，假令尺中迟者，不可发汗，何以知然，以荣气不足，血少故也。"身疼痛"《玉函》作"身疼头痛"，《脉经》作"身体疼痛"。成本"知"下有"之"字。"血少"《玉函》《千金翼》作"血气微少"。顾尚之曰：然字下属，《难经》有此句法。

成无己曰：《针经》曰：夺血者无汗，尺脉迟者为荣血不足，故不可发汗。黄坤载曰：卫候于寸，荣候于尺，尺中迟者，荣气不足，以肝脾阳虚而血少故也。汗泄荣中温气，则生亡阳诸变，故不可发汗。然者答辞，与《难经》然字同义。钱天来曰：浮紧伤寒之脉也，法当身疼腰痛，宜以麻黄汤汗解之为是，假若按其脉而尺中迟者，不可发汗。何以知之？夫尺主下焦，迟则为寒，尺中迟，是以知下焦命门真阳不足，不能蒸谷气而为荣为卫也。盖汗者荣中之血液也，为热气所蒸，由荣达卫而为汗，若不量其虚实而妄发之，则亡阳损卫，固不待言，此以寒气伤荣，汗由荣出，以尺中脉迟，则知肾藏真元衰少，荣气不足血少之故，未可以汗夺血也。沈芊绿曰：法者，脉法也，以浮紧之脉法言，当身痛宜发汗，然必三部浮紧，乃可发汗。今浮紧之脉虽见寸口，而尺中迟，则不得主发汗之法矣。且尺主血，血少而尺迟，虽发汗亦不能作汗，不但身疼不除，必至有亡血亡津之变。张路玉曰：尺中脉迟不可用麻黄发汗，当频与小建中和之，和之而邪解，不须发汗，设不解，不妨多与，俟尺中有力，乃与麻黄汗之可也。

《灵·荣卫生会》篇：中焦亦并胃中，出上焦之后，此所受气，泌糟粕，蒸津液，化其精微，上注于肺脉，乃化而为血，以奉生身，莫贵于此，故独得行于经遂，命曰荣气。荣卫者，精气也，血者，神气也，故血之与气，异名同类焉，故夺血者无汗，夺汗者无血。

《活人书》：先以小建中汤加黄芪，以养其血，尺脉尚迟，再作一剂，然后晬时用小柴胡汤、桂枝二越婢一汤辈，小剂随证治之。魏念庭曰：治之之法，建中而外，少阴温经散寒诸方，犹不可不加意也。

《本事方》：昔有乡人邱生者，病伤寒，予为诊视，发热头疼，烦渴，脉虽浮数而无力，尺以下迟而弱，予曰：虽属麻黄证，而尺迟弱。仲景云：尺中迟者，荣气不足，血气微少，未可发汗。予于建中汤加当归、黄芪，令饮，翌日脉尚尔，其家煎迫，日夜督与发汗药，几不逊矣，予忍之，但只用建中调荣而已，至五日尺部方应，遂投麻黄汤，啜至第二服，发狂，须臾稍定，略睡已得中汗矣。信知此事是难，仲景虽云不避晨夜，即宜便治，然医者亦须顾其表里虚实，待其时日，若不循次第，即暂时得安，亏损五脏，以促寿限，何足贵也。

脉浮者，病在表，可发汗，宜麻黄汤。原注一法用"桂枝汤"，《玉函》一云"桂枝汤"，《脉经》作"桂枝汤"，《千金》"夫脉浮者，病在外，可发汗，宜桂枝汤"。**脉浮而数者，可发汗，宜麻黄汤**。《脉经》作"太阳病，脉浮而数者，发其汗,属桂枝汤证"。《千金》"夫阳脉浮大而数者,亦可发汗,宜桂枝汤"。

成无己曰:浮为轻手得之,以候皮肤之气。《内经》曰:其在皮者,汗而发之。浮则伤卫,数则伤荣,荣卫受邪,为病在表,故当汗散。方中行曰:表太阳也,伤寒脉本紧,不紧而浮,则邪现还表,而欲散可知矣。发,拓而出之也,麻黄汤者,乘其欲散,而拓出之之谓也。浮与上同,而此多数,数者伤寒之欲传也,可发汗。而宜麻黄汤者,言乘寒邪有向表之浮,当散其数而不令其至于传也。刘宏璧曰:但脉浮不紧,何以知其表寒实也,必然无汗始可发也,脉数何以知其未入里也,以脉兼浮故可汗也。《金鉴》不曰以麻黄汤发之主之,而皆曰可发汗,则有商量斟酌之意焉。

《总病论》:凡脉浮数,或浮紧,无汗,小便不数,病虽十余日尚宜麻黄汤也。

张隐庵曰:此反结上文两节之意,言里气不虚而病在表者,皆可麻黄汤发其汗也。

病常自汗出者,此为荣气和,荣气和者,外不谐,以卫气不共荣气谐和故尔。以荣行脉中,卫行脉外,复发其汗,荣卫和则愈,宜桂枝汤。《玉函》作"病常自汗出者,此为荣气和,卫气不和,故也。荣行脉中,为阴主内,卫行脉外,为阳主外,复发其汗,卫和则愈,宜桂枝汤",《千金翼》同。《脉经》《千金》"荣气和者"云云十八字,作"荣气和而外不解,此卫不和也"十二字,无"荣卫和"之"荣"字。

喻嘉言曰:此明中风病所以卫受邪风,荣反出汗之理,见荣气本和,但卫强不与荣和,复发其汗,俾风邪自肌窍外出。斯卫不强而与荣和,正如中酒发狂,酒去其人帖然矣,荣受寒邪不与卫和,宜麻黄汤亦然。张令韶曰:卫气者所以肥腠理,司开阖,卫外而为固也,今不能卫外,故常自汗出,此为荣气和而卫不和也。卫为阳,荣为阴,阴阳贵乎和合,今荣自和而卫气不与之和谐,故荣自行于脉中,卫自行于脉外,两不相合,如夫妇之不调也,宜桂枝汤发其汗,调和荣卫之气,则愈。柯韵伯曰:发热时汗便出者,其荣气不足,因阳邪下陷,阴不胜阳,故汗自出也。此无热而常自汗者,其荣气本足,因阳气不固,不能卫外,故汗自出,当乘其汗正出时,用桂枝汤啜稀热粥,是阳不足者温之以气,食入于阴,气长于阳也,阳气普遍,便能卫外而为固,汗不复出矣。和者,平也。谐者,合也。不和见卫强,不谐见荣弱,一则属阳虚,一则属阴虚,皆令自汗,但以有热无热别之,以时出常出辨之,总以桂枝汤啜热粥汗之。下条发热汗出,便可用桂枝汤,见不必头痛恶风俱备,只此自汗一证,即不发热者亦用之,更见桂枝方于自汗为亲切耳。徐灵胎曰:荣气和者,言荣气不病,非调和之和,自汗与发汗迥别,自汗乃荣卫相离,发汗使荣卫相合,自汗伤正,发汗驱邪,复发者因其自汗而更发之,则荣卫和而自汗反止矣。

病人藏无他病,时发热,自汗出而不愈者,此卫气不和也,先其时发汗则愈,宜桂枝汤。《千金》作"时时发热"。《玉函》无"者"字,"则愈"作"即愈"。

成无己曰:藏无他病,里和也,卫气不和,表病也。《外台》云:里和表病,汗之则愈,所谓先其时者,先其发热汗出之时,发汗则愈。喻嘉言曰:藏无他病四字,隐括人身宿疾,即动气不可发汗亦在内。程郊倩曰:凡藏病亦有发热汗自出,连绵不愈者,骨蒸劳热类是也,桂枝能解肌,而有时云发汗者,助卫气升腾,虚回而正气得宣之汗,与麻黄汤逐邪气使外泄之汗不同。柯韵伯曰:藏无他病,知病只在形躯,发热有时,则汗出亦有时,不若外感者发热汗出不休也。《内经》曰:阴虚者阳必凑之,故时热汗出耳。未发热时阳犹在卫,用桂枝汤啜稀热粥先发其汗,使阴出之阳,谷气内充而卫阳不复陷,是迎而夺之,令精胜而邪却也。

《巢源》:伤寒病后虚汗候,夫诸阳在表,阳气虚则自汗,心主于汗,心藏偏虚,故其液妄出也。

汪苓友曰:藏无他病者,谓里和能食,二便如常也。屠俊夫曰:此即日发之疟,否则何以知发热之时而能先发汗也。

张令韶曰:此二节,言桂枝汤能和荣卫而发汗,亦能和荣卫而止汗也。

伤寒脉浮紧,不发汗,因致衄者,麻黄汤主之。《玉函》作"宜麻黄汤"。

张路玉曰:脉浮紧当以汗解,失汗则邪郁于经不散而致衄,衄必点滴不成流,此邪热不得大泄,病必不解,急宜麻黄汤汗之,夺汗则无血也。仲景云:衄家不可发汗,亡血家不可发汗,以久衄亡血已多,故不可发汗,复夺其血也。此因当汗不汗,热毒蕴结而成衄,故宜发其汗,则热得泄而衄自止矣。程郊倩曰:大抵伤寒见衄者,由其人荣分素热,一被寒闭,荣不堪遏从而上升矣。徐灵胎曰:前段衄后而解,则不必复用麻黄,衄后尚未解,则仍用此汤。

《活人书》:衄家不可发汗,汗出额上陷,脉紧急,直视,不能瞬,不得眠,然而无汗而衄,脉尚浮紧者,须与麻黄汤,脉已微者,不可发汗,黄芩芍药汤、犀角地黄汤。

江瓘《名医类案》:陶尚文治一人伤寒四五日,吐血不止,医以犀角地黄汤等,治而反剧,陶切其脉浮紧而数,若不汗出,邪何由解,遂用麻黄汤,一服汗出而愈。或问仲景言衄家不可汗,亡血家不可发汗,而此用麻黄汤何也?瓘曰:久衄之家,亡血已多,故不可汗,今缘当汗不汗,热毒蕴结而成吐血,当分其津液乃愈。故仲景又曰：伤寒脉浮紧，不发汗，因致衄血者，麻黄汤主之。盖发其汗，则热越而出，血自止也。

伤寒，不大便六七日，头痛有热者，与承气汤。其小便清者，原注：一云"大便青"。**知不在里，仍在表也，当须发汗，若头痛者必衄，宜桂枝汤**。《玉函》作"未可与承气汤"。"其小便清者"《玉函》《外台》并作"小便反清"，《脉经》《千金翼》作"大便反青"。"知"字《玉函》《脉经》《千金翼》作"此为"二字。《王宇泰校本千金翼》"有热"作"身热"，"热"下有"小便赤"三字，"其小便清"作"若小便利"。

朱丹溪曰：外证未解，不可下，下为逆，今头痛有热，宜解表，反与承气，正是责其妄下之过也，故下文又言小便清者，知其无里邪，不当行承气。又继之曰：须当发汗。曰头痛必衄，宜桂枝汤，反复告戒，论意甚明，而成注反直曰故当宜下，想因六七日不大便尔，虽不大便他无所苦，候表解然后攻之，正仲景法也，注意似未莹。陶节庵曰：无汗而衄，脉浮紧，再与麻黄汤；有汗而衄，脉浮缓，再与桂枝汤。此二者，盖为脉浮而设也。若衄而成流者，不须服药，少刻自解；若点滴不成流者，必用服药无疑。经曰：夺血者无汗，夺汗者无血。俗人以血为红汗，厥有旨哉。程郊倩曰：伤寒不大便六七日，宜属里也，而其人却头痛，欲攻里则有头痛之表证可疑，欲解表则有不大便之里证可疑。表里之间，何从辨之，以热辨之而已；热之有无，何从辨之，以小便辨之而已。有热者小便必短赤，热已入里头痛只属热壅，可以攻里。其小便清者，无热可知，热未入里，不大便只属风秘，仍须发汗。汪苓友曰：若头痛不已者，为风寒之邪上壅，热甚于经，势必致衄，须乘其未衄之时，宜用桂枝汤以汗解之。周禹载曰：此因发汗之后，不得再用麻黄也。

《总病论》：凡脉浮自汗，服汤不中病，桂枝证尚在，必头痛甚而致衄,小衄而脉尚浮者,再与桂枝汤,衄后脉已微者,不可再行也。《活人书》阳明证,头疼不恶寒,反恶热,胃实故也。阳明气实,故攻头也,调胃承气汤主之。仲景云:伤寒不大便六七日,头疼有热者与承气汤,其小便清者,知不在里,续在表也,当须发汗,若头疼者必衄,属桂枝汤。又云:有汗而衄脉尚浮缓者,须再与桂枝汤,衄后脉已微者,不可行桂枝汤也。

王三阳曰:头疼有热,便当解表,纵六七日不便,止当与大柴胡汤,承气汤不当与也,疑有差字,虽十日不更衣,何惧之有。徐灵胎曰:伤寒不大便六七日,宜下之候,头痛有热者,未可与承气汤,太阳证仍在,不得以日久不便而下也。案:"未可"二字,从《金匮》增入,《伤寒论》失此二字。张隐庵曰:鲁氏曰:本论中凡言不大便几日,只论大便之日期,非关六气之日期也。陈修园曰:汗与血异名而同类,不从汗解,必从衄解。然衄证又当以头痛为提纲,以头为诸阳之会,督脉与太阳同起于目内眦,邪热盛则越于督脉而为衄也。

《伤寒发秘》:伤寒不大便六七日,头痛有热,且小便赤者,可与承气汤也,小便虽赤恶寒犹未止者,仍未可下之,况小便未赤乎。

伤寒,发汗已解,半日许复烦,脉浮数者,可更发汗,宜桂枝汤。

"复烦"《千金》作"复心烦热"。《玉函》《脉经》《千金翼》"脉"上有"其"字,《玉函》作"可与复发汗"。《脉经》《千金翼》作"可复发其汗"。

成无己曰:烦者,热也。发汗身凉为已解,至半日许身复热脉浮数者,邪不尽也,可更发汗,与桂枝汤。程郊倩曰:伤寒服麻黄汤发汗,已经热退身凉而解矣,半日许复烦,脉见浮数,终是寒邪退而复集,与自汗脉浮缓之中风无涉。然汗后见此,则阳虚便防阴弱,盖烦因心扰,数属阴虚,此际宁堪再任麻黄,改前发汗之法为解肌,则虽主桂枝,不为犯伤寒之禁也。经曰:脉浮数者可发汗,宜麻黄汤。今脉浮数而用桂枝,因汗吐下后之脉法,与未经汗吐下之脉法,主断不同。陈平伯曰:此必解半日后,伤寒之表证已罢,浮数之表脉尚存,此时烦扰不安,由于病邪初解,荣卫新虚,正气欲复而不得遽伸,故不取麻黄发散,而用桂枝和解也。

《活人书》:大抵病人得汗,而脉静者生,今汗之而仍发热者,若脉浮数则表证犹在,汗之必愈也。发汗后不敢再表者,为脉沉实耳,脉若浮者,须再汗也。

柯韵伯曰:桂枝汤本治烦,服后外热不解而内热更甚,故曰反烦。麻黄证本不烦,服汤汗出外热初解,而内热又发,故曰复烦。凡曰麻黄汤主之,桂枝汤主之者,定法也,服桂枝汤不解,仍与桂枝汤,汗解后复发烦更用桂枝汤者,活法也。服麻黄汤复烦,可更用桂枝,服桂枝汤复烦者,不得更用麻黄,且麻黄脉证但可用桂枝汤更汗,不可先用桂枝汤发汗,此又活法中定法矣。

钱天来曰:上凡十五节,论麻黄、桂枝二汤,乃发汗之主方,而各有分别。汗乃津液血液所化,而各有生原,有阳气重而汗随衄解者,有汗出不彻而更发其汗者,有病常自汗出而复宜发汗者,有先用麻黄汤而后用桂枝汤者,有津液气血虚而不可发汗者,有邪复入于肌腠而更宜汗解者。夫伤寒首重汗下,故于此申明发汗之总纲。

凡病,若发汗、若吐、若下、若亡血、亡津液,阴阳自和者,必自愈。成本脱"亡血"二字。《玉函》《脉经》《千金翼》"亡津液"作"无津液","液"下有"而"字。

方中行曰:阴阳以脉言,此示人持诊之大要。程知曰:脉以左右三部匀停,为无病,故汗吐下后阴阳和者,必自愈,不须过治也。张隐庵曰:凡风寒暑湿燥火之病皆然,不独伤寒已也。张令韶曰:此论汗吐下三法,不可误用也。盖汗吐下三法,皆所以亡血,亡津液者也，用之不当，不惟亡血亡津液，而亡阴亡阳也。用之得宜，虽亡血亡津液而亦能和阴和阳也，故曰阴阳自和者，必自愈。喻嘉言曰：凡见此者，诊视其脉与证，阴阳自和，则津液复生，必自愈矣。程郊倩曰：人身资乎津血，而津血统诸阴阳，阴阳为元气祖，欲和阴阳，其亦求诸上焦之荣卫，中焦之脾胃，下焦之真水火乎？

张令韶曰：以下十三节，皆所以发明首节之义，以见汗吐下之不可误施，有如此也。

案：此以下十三节，所谓坏病，知犯何逆，随证治之。首节提曰凡病，见所概者广，不仅太阳病也。

大下之后，复发汗，小便不利者，亡津液故也，勿治之，得小便利，必自愈。《玉函》《脉经》《千金翼》"汗"下有"其人"二字，"得"作"其"。

成无己曰：因亡津液而小便不利者，不可以药利之，俟津液足，小便利，必自愈也。方中行曰：复之为言反也，未汗而下谓之反下，已下而汗，谓之反汗。既反下，又反汗，谓之重亡津液，津液重亡，则小便应不利，非病变也，故曰勿治。言若治之以利其小便，则小便无可利者，不惟无益而反害，害则转增变矣，亦戒慎之意。章虚谷曰：下多亡阴液，汗多亡阳津，故小便不利勿妄治之，以饮食调理，得津液生而小便利，必自愈也。

张景岳曰：凡伤寒表证未除，病在阳分者，不可即利小便。盖走其津液，取汗难愈，且恐大便干结也。

下之后，复发汗，必振寒，脉微细，所以然者，以内外俱虚故也。《玉函》《脉经》《千金翼》"汗"上有"其"字。

方中行曰：内谓反下则亡阴，而里虚，所以脉微细也；外谓复汗则亡阳，而表虚，所以振寒也。张隐庵曰：下后复汗必振寒者，太阳阳气虚于外也；脉微细者，少阴阴血虚于内也。所以然者，以阴阳血气内外俱虚故也。程郊倩曰：阳去入阴，必从此等证脉始，阴盛则躁烦等证，定相因而见矣。柯韵伯曰：内阳虚故脉微细，外阳虚故振栗恶寒，即干姜附子证。

《灵·口问》篇：人之振寒者，何气使然？曰：寒气客于皮肤，阴气盛，阳气虚，故为振寒寒栗，补诸阳。

王宇泰曰：下后复发汗，必振寒，脉微细者，此内外俱虚也，当归四逆汤、真武汤。

下之后，复发汗，昼日烦躁不得眠，夜而安静，不呕不渴，无表证，脉沉微，身无大热者，干姜附子汤主之。《玉函》"沉"下有"而"字。

成无己曰：下之虚其里，汗之虚其表，既下又汗则表里俱虚。阳王于昼，阳欲复，虚不胜邪，正邪交争，故昼日烦躁不得眠。夜阴为主，阳虚不能与之争，是夜则安静。不呕不渴者，里无热也。身无大热者，表无热也。又无表证而脉沉微，知阳气大虚，阴寒气胜，与干姜附子汤退阴复阳。张路玉曰：日多躁扰，夜间安静，则阴不病而阳病可知矣。无表证而脉沉微，则太阳之邪已尽矣。以下后复发汗，扰其虚阳，故用附子、干姜以温补其阳。不用四逆者，恐甘草恋胃故也。即自汗，小便数，咽干，烦躁，吐逆，用干姜、甘草以温胃复阳。不用四逆者，恐附子峻热故也。程郊倩曰：昼日烦躁不得眠，虚阳扰乱，外见假热也。夜而安静，不呕不渴，无表证，脉沉微，身无大热，阴气独治，内系真寒也。宜干姜附子汤直从阴中回阳，不当于昼日烦躁一假证狐疑也。徐灵胎曰：阳虚有二证，有喜阳者，有畏阳者。大抵阴亦虚者畏阳，阴不虚者喜阳。此因下后阴亦虚，故反畏阳也。邪已退而阳气衰弱，故止用姜附回阳。顾尚之曰：烦而兼呕，是少阳证。烦而兼渴，是白虎证，故辨之。又恐外邪袭入而烦躁，再以脉证审之。柯云：此太阳坏病转属少阴者也。凡太阳病阳盛则入阳明,阳虚则入少阴。

张隐庵曰:莫氏曰:上节言阴阳血气皆虚,此节言阳气虚,下节言阴血虚。

《活人书》:阴发躁,热发厥,物极则反也。大率以脉为主,诸数为热,诸迟为寒,无如此最验也。假令身体微热,烦躁面赤,其脉沉而微者,皆阴证也。身微热者,里寒故也。烦躁者,阴盛故也。面戴阳者,下虚故也。若医者不看脉,以虚阳上隔躁,误以为实热,反与凉药,则气消,成大病矣。《外台秘要》云:阴盛发躁名曰阴躁,欲坐井中,宜以热药治之。仲景少阴证面赤者,四逆加葱白主之。又云:伤寒烦躁,太阳与少阴经为多。盖太阳与少阴为表里,大抵阴气少,阳气胜,则热而烦,故太阳经伤风多烦而躁也。阳虚阴胜亦发烦躁,阳气弱为阴所乘而躁,故少阴病亦烦躁。学者当以外证与脉别之。

《医宗必读》:休宁吴文哉,伤寒烦躁,面赤昏乱,闷绝,时索冷水。其弟曰休乞余决死期。手扬足掷,难以候脉,五六人制之,方得就诊。洪大无伦,按之如丝,余曰:浮大沉小,阴证似阳也,与附子理中汤当有生理。曰休骇曰:医者十辈至,不曰柴胡承气,则曰竹叶石膏,今反用热剂,乌乎敢?余曰:温剂犹生,凉剂立毙矣。曰休卜之吉,遂用理中汤,加人参四钱,附子二钱,煎成入井,水冷与饮,及一时狂躁定矣,再剂而神爽。

案:大青龙汤方后云:汗多亡阳,遂虚恶风,烦躁不得眠也。此条烦躁见于下之后复发汗,而所重尤在发汗多亡阳也。

干姜附子汤方

干姜一两　附子一枚,生用,去皮,破八片

上二味,以水三升,煮取一升,去滓,顿服。《千金翼》"服"下,有

"即安"二字。《卢祖常续易简方》曰：干姜一两，附子一枚，生，去皮脐。然附子纵重一两，去皮脐已不等分，况有不重一两者乎？兼其方载干姜，既为主治之君，在附子之上，已知其不责附子之等分也。又曰：仲景一百十三方，用附子者三十一。熟用者十有三，必佐麻黄、桂枝、大黄、黄连、黄芩、细辛辈。生用者八，姜附汤、四逆汤、白通汤、白通猪胆汤、通脉四逆汤、通脉四逆加猪胆汤、四逆人参汤、茯苓四逆汤是也。必方方皆用干姜为正，未闻用熟附佐干姜也。浅田栗园曰：顿服者，谓一次服尽。《增韵》云：食一次也，可以征焉。此汤及桂枝甘草汤，顿服一剂者，取其急救之义也。

徐忠可曰：脉微无大热，是外无袭邪，而更烦躁，非阳虚发躁之渐乎，故以生附干姜急温其经。比四逆不用甘草者，彼重在厥，故以甘草先调其中，而壮四肢之本；此重在虚阳上泛，寒极发躁，故用直捣之师，而无取扶中为治耳。柯韵伯曰：茯苓四逆，固阴以收阳，干姜附子固阳以配阴，二方皆从四逆加减，而有救阳救阴之异。茯苓四逆比四逆为缓，固里宜缓也。姜附者阳中之阳也，用生附而去甘草，则势力更猛，比四逆为峻，回阳当急也。一去甘草，一加茯苓，而急缓自别，加减之妙，见用方之神乎。案：干姜辛温，气味浓厚，散而能守，性善祛湿驱寒，和血通气。得附子则回阳之功宏，而温经之力峻，非少阴诚虚寒者不可用也。故仲景以脉沉微，不呕不渴，身无大热，审其烦躁，实因亡阳寒盛而发，非由表及里伏热，重为叮咛也。此方与茯苓四逆，同治汗下后烦躁，而彼为有表证者设也。

王海藏曰：服姜附汤有二法：一法当热服，手少阴心也，水包火，热服以接心火，身表寒盛外火少也，寒从外生，热从内消，譬如冻死，寒在外也；一法当寒服，足少阴肾也，寒邪入水，冷服以类肾水，身表微热，内水多也，热从外生，寒从内消，譬如饮冷，寒在内也。

《肘后》：治卒中急风，若但腹中切痛者，即本方以生姜代干姜。

治卒心痛方,附子二两,炮干姜一两,捣蜜丸如梧子大,服四丸,日三。本方生姜代干姜,治心肺伤动冷痛。

《千金》:姜附汤治痰冷癖气,胸满短气,呕沫,头痛,饮食不消化方。亦主卒风,于本方以生姜代干姜。

《和剂局方》:姜附汤又治暴中风冷,久积痰水,心腹冷痛,霍乱转筋,一切虚寒,并皆治之(即本方)。

《三因方》:干姜附子汤治中寒卒然晕倒,或吐逆涎沫,状如暗风,手脚挛搐,口噤,四肢厥冷,或复躁热(即本方)。

《卫生宝鉴》:身冷脉沉数,烦躁不饮水,此名阴盛格阳,干姜附子汤加人参半两治之。

《伤寒准绳》:发狂而肌表虽或热,以手按之则冷透手,或肩背胸膈有斑十数点,脉极沉细,用干姜附子汤以人参冷进。

《济阳纲目》:姜附汤治中寒霍乱,吐泻转筋,手足厥冷多汗(即本方)。

《易简方》:姜附汤,治阴证伤寒,大便自利,而发热者,尤宜服之。

《名医方考》:附子散治寒痰反胃者,即本方为散。

发汗后,身疼痛,脉沉迟者,桂枝加芍药生姜各一两,人参三两,新加汤主之。《玉函》《脉经》《千金翼》"身"下有"体"字,"脉"上有"其"字,作"桂枝加芍药生姜人参汤"。古本作"桂枝去芍药加人参生姜汤主之"。

成无己曰:汗后身疼痛,邪气未尽也。脉沉迟,荣血不足也。经曰:其脉沉者,荣气微也。又曰:迟者,荣气不足,血少故也。与桂枝汤以解未尽之邪,加芍药、生姜、人参以益不足之血。张兼善曰:或谓经言表邪盛,脉浮而紧,法当身疼痛,宜以汗解之。况身疼皆系表邪未尽,此又加人参、芍药、生姜以益血何也?余曰:表邪盛则身疼,血虚则身亦疼,其脉浮紧者邪盛也,其脉沉微者血虚也。盛者损之则安,虚者益之则愈。程郊倩曰:身疼痛,脉沉迟,全属阴经寒证之象。然而得之太阳病发汗后,非属阴寒,乃由内阳外越,荣阴遂虚。经曰:其脉沉者,荣气微也。又曰:迟者,荣中寒。荣主血,血少则隧道窒涩,卫气不流通,故身疼痛。于桂枝汤中倍芍药、生姜养荣血,而从阴分宣阳,加人参三两,托里虚而从阳分长阴,曰新加汤者。明沉迟之脉非本来之沉迟,乃汗后新得之沉迟。故治法亦新加人参而倍姜芍耳。血无气领不自归经,血不归经不能生养,此加人参而倍姜芍之故。

顾尚之曰:此遥承前文尺中迟者不可发汗,而发之则六脉尽变为沉迟矣。案:身疼痛者,表未解也,故仍用桂枝汤法,一散一收,以和荣卫。

唐容川曰:仲景脉法散见各条,须加钩考,乃能会通。如此处论脉,曰微细,曰沉微,曰沉迟。粗工遇此不过一虚字了之,而仲景则大有分别。

桂枝加芍药生姜人参新加汤

桂枝三两,去皮　芍药四两　甘草二两,炙　人参三两　大枣十二枚,擘　生姜四两,切

上六味,㕮咀,以水一斗二升,微火煮取三升。徐灵胎曰:此以多煎为妙,取其味厚入阴也。去滓,温服一升。古本去芍药方后,作"上五味"。"㕮咀"二字从《玉函》添。"微火"二字从《方本》添。《内台》云:不必取汗。

徐灵胎曰:邪未尽宜表,而气虚不能胜散药,故用人参。凡素体虚而过汗者,方可用。陈古愚曰:此言太阳证发汗后,邪已净而荣虚也,身疼痛证虽似外邪,而血虚不能荣养者,必痛也。师恐人

之误认为邪,故复申之曰。脉沉迟,以脉沉者痛不在表,迟者血虚无以荣脉也。方用桂枝汤,取其专行荣分,加人参以滋补血液生始之源,加生姜以通血脉循行之滞,加芍药之苦平,欲领姜桂之辛不走于肌腠而作汗,潜行于经脉而定痛也。曰新加者,言邪盛忌用人参,今因邪净而新加之。注家谓有余邪者,误也。

《辑义》:钱氏霍乱篇,吐利止而身痛不休云云:注如发汗后身疼痛脉沉迟者,此乃汗后亡阳,阳虚里寒。无阳气以嘘培和暖其筋骨,荣血凝涩而痛,此桂枝加芍药生姜人参新加汤证也。

发汗后,不可更行桂枝汤,汗出而喘,无大热者,可与麻黄杏仁甘草石膏汤。"汗出而喘,无大热者"柯韵伯改作"无汗而喘大热者",沈芊绿本从之。

方中行曰:更行,犹言再用。不可再用桂枝汤,则是已经用过,所以禁止也。张路玉曰:本寒伤荣麻黄汤证,乃误用桂枝汤固卫,寒不得泄,气逆变喘。然有大热者恐兼里证,若无大热为表邪实盛可知。乃与麻黄汤除去桂枝,而加石膏。去桂枝者恐复助荣热,已误不可再误也。加石膏者,用以泄荣中之热也。张兼善曰:予观仲景常言发汗后,乃表邪悉解,止余一证而已,故言不可更行桂枝汤。今汗出而喘无大热,乃上焦余邪未解,当用麻黄杏仁甘草石膏汤以散之。桂枝加厚朴杏仁汤,乃桂枝证悉具,而加喘者用之。《金鉴》发汗后,汗出而喘,身无大热而不恶寒者,知邪已不在太阳之表。且汗出而不恶热,知邪亦不在阳明之里,是邪独在肺中,肺气满而喘矣,故不可更行桂枝汤。陈修园曰:太阳之气与肺金相合而主皮毛。若麻黄证用桂枝汤,啜粥以促其汗,桂枝之热虽能令其汗出,而不能除麻黄本证之喘,热盛于内,上乘于肺,而外热反轻。取石膏以止桂枝热逼之汗,仍用麻黄以出本证未出之汗。此一节言发汗不解，邪乘于肺，而为肺热证也。程郊倩曰：喘而汗出，脉必浮数，可去桂枝之热，而加石膏之凉，亦脉浮数者可发汗之一征也。

张令韶曰：自此以下五节，因误施汗吐下，致伤五脏之气也。

麻黄杏仁甘草石膏汤方

麻黄四两，去节　杏仁五十个，去皮尖　甘草二两，炙（《玉函》作"一两"）　石膏半斤，碎，绵裹

上四味，以水七升，煮麻黄减二升，去上沫，内诸药，煮取二升，去滓，温服一升。《千金》作"煎取三升，分三服"。"一升"下《千金翼》及宋版、成本有"本云黄耳杯"五字，汪云：想系置水器也。顾云：此五字费解，今删。

秦皇士曰：汗出而喘，身无大热，且见于汗下后，乃是肺家内有积热，外冒寒邪。内有积热，外攻皮毛故汗出，外有表邪故发喘。此方妙在杏仁利肺气，借麻黄以散外寒，借石膏以清内热，从越婢汤中化出辛温变辛凉之法，并开后人双解肺经表里之法也。钱天来曰：李时珍云：麻黄乃肺经专药，虽为太阳发汗之重剂，实发散肺经火郁之药也。杏仁利气而能泄肺，石膏寒凉能肃西方金气，乃泻肺肃肺之剂，非麻黄汤及大青龙之汗剂也。世俗不晓，惑于《活人书》陶节庵之说，但见一味麻黄，即以为汗剂，畏而避之。不知麻黄汤之制，欲用麻黄以泄荣分之汗，必先以桂枝开解卫分之邪，则汗出而邪去矣。所以麻黄不与桂枝同用，止能泄肺邪而不至大汗泄也。观后贤之麻黄定喘汤，皆因之以立法也。柯韵伯曰：温病风温仲景无方，疑即此方。

陈古愚曰：此方借治风温之病。论曰：太阳病，发热而渴，不恶寒者，为温病，若发汗已，身灼热者，名风温。一节未出其方，此处补之，其文略异，其实互相发明，不然汗后病不解，正宜桂枝汤。曰

不可更行者，知阳盛于内也。汗出而喘者，阳盛于内，火气外越而汗出，火气上越而喘也。其云无大热者，奈何？前论温病曰：发热而渴不恶寒者，邪从内出，得太阳之标热，无太阳之本寒也。今曰：无大热，邪已蕴酿成热，热盛于内，以外热较之而转轻也。读书要得闲，不可死于句下。至于方解，柯韵伯最妙，宜熟读之。《衷中参西录》太阳病，发热而渴，不恶寒者，为温病。若发汗已，身灼热者，名曰风温。风温为病，脉阴阳俱浮，自汗出，身重，多眠睡，息必鼾，言语难出。此仲景论温病之提纲也，而未明言治温病之方。及反复详细观此节，云发汗后不可更行桂枝汤，汗出而喘无大热者，可与麻杏甘石汤主之。夫此证既汗后不解，必是用辛热之药，发不恶寒证之汗，即温病提纲中所谓若发汗也，其汗出而喘无大热者。即温病提纲中所谓若发汗已，身灼热，及后所谓自汗出，多眠睡，息必鼾也。睡而息鼾，醒则喘矣。此证既用辛热之药误发于前，仲景恐医者见其自汗再误认为桂枝汤证，故特戒之曰：不可更行桂枝汤，而宜治以麻杏甘石汤。此节与温病提纲遥遥相应，合读之则了如指掌。是麻杏甘石汤，诚为治温病初得之的方矣。

《千金》：四物甘草汤，治伤寒发汗出而喘无大热（即本方）。又治贼风所中，腹内挛急方，即本方去杏仁，加鬼箭羽。又石膏汤逐风毒方，即本方加鸡子二枚。

《三因方》：惺惺散治伤寒发热，头疼脑痛，于本方去杏仁，加茶葱煎服。

《仁斋直指附遗》：五虎汤治喘急痰气，于本方加细茶。

《寿世保元》：外邪在表，无汗而喘者，五虎汤，即本方加细茶。有痰加二陈汤。

《张氏医通》：冬月咳嗽，寒痰结于咽喉，语声不出者，此寒气客于会厌,故卒然而瘖也,麻杏甘石汤。

《类聚方广义》:麻黄杏仁甘草石膏汤治喘咳不止,面目浮肿,咽干口渴,或胸痛者。又治哮喘,胸中如火,气逆涎潮,大息呻吟,声如拽锯,鼻流清涕,心下鞕塞,巨里动如奔马者。又治肺痈发热,喘咳脉浮数,臭痰脓血,渴欲饮水者,宜加桔梗,时以白散攻之。

《衷中参西录》:麻杏甘石汤之用处甚广,凡新受外感作喘嗽,及头疼齿疼,两腮肿疼,其病因由于外感风热者,皆可用之。曾治白喉证,及烂喉痧证(烂喉痧证必兼温病,白喉证亦多微兼外感)。麻黄用一钱,生石膏恒重至二两,立见奇功。友人刘仲华精通医学,曾治一孺子出疹,刚出点即回,医者用一切药,皆不能表出,毒气内攻,势甚危急,众皆束手。仲华投以麻杏甘石汤,一剂疹皆发出,自此遂愈。馏水石膏饮治胸中先有蕴热,又受外感,胸中烦闷异常,喘息迫促,其脉浮洪有力,按之未实,舌苔白而未黄者,生石膏轧细二两,甘草三钱,麻黄二钱,上三味用蒸汽水煎两三沸,取清汤一大碗,分六次温服,病愈则停服,不必尽剂,若无汽水,可用甘澜水代之。

发汗过多,其人叉手自冒心,心下悸,欲得按者,桂枝甘草汤主之。《脉经》《千金翼》"多"下有"以后"二字,"欲得按者"作"而欲得按之"五字。

张路玉曰:发汗过多,误用麻黄也。误汗伤阳,胸中阳气暴虚,故叉手冒心,虚而欲得按也。本桂枝证,故仍用桂枝甘草汤,以芍药助阴,姜枣行津,汗后阳虚故去之。钱天来曰:阳本受气于胸中,故膻中为气之海,上通于肺而为呼吸,位处心胸之间。发汗过多则阳气散亡,气海空虚,所以叉手自冒覆其心胸,而心下觉惕惕然悸动也。凡病之实者皆不可按,按之则或满或痛,而不欲也。此以误汗亡阳,心胸真气空虚而悸动,故欲得按也。程郊倩曰:汗者,心之液。不惟妄汗不可,即当汗而失其分数,亦不可。叉手自冒心者,阳虚而心惕惕不能自守,按则定,不按则不定也。心下悸,推原叉手自冒心之故。心悸者,心气虚有水气乘。然水乘必由于心虚,故心下一悸,辄惕然自恐肾气之上凌,欲得按以御之也。桂枝能护卫阳气,甘草性缓恋膈,主此者欲其载还上焦之阳,使回旋于心分耳。张隐庵曰:此因发汗而虚其心气也。发汗过多则伤其心液矣。其人叉手自冒心者,心主之气虚也,心下悸欲得按者,下焦之气,乘虚上奔,故悸而欲按也。宜桂枝保固心神,甘草和中以防御其上逆。

汪苓友曰:"冒"字作"覆"字解,《总病论》悸,其悸切,心动也。《活人书》悸,气者,动气也。

桂枝甘草汤方

桂枝四两,去皮　甘草二两,炙

上二味,以水三升,煮取一升,去滓,顿服。徐灵胎曰:此以一剂为一服者,二味扶阳补中,此乃阳虚之轻者,甚而振振欲擗地,则用真武汤矣。一证而轻重不同,用方迥异,其义精矣。

柯韵伯曰:此补心之峻剂也。发汗过多则心液虚,心气馁,故心下悸,叉手冒心,则外有所卫。得按,则内有所依。如此不堪之状,望之而知其虚矣。桂枝本荣分药,得甘草则内补荣气,而养血从甘也。此方用桂枝为君,独任甘草为佐,以补心之阳,则汗出多者不至于亡阳矣。姜之辛散,枣之泥滞,固非所宜,并不用芍药者,不欲其苦泄也。甘温相得,气和而悸自平,与心中悸而烦,心下有水气而悸者迥别。顾尚之曰:汗多亡阳,阳受气于胸中,用桂枝以补之,又恐轻扬走表,特佐甘草以留恋其中也。

《肘后》:治寒疝来去,每发绞痛方,即本方加牡蛎。

《千金》:治口中臭方,桂心甘草各等分,上二味末之,临卧以三指撮,酒服,二十日香。

《证治大还》:桂枝汤,治生产不快,或死腹中,桂枝一握,甘草三钱,水煎服。

《精神病广义》:友人陈莲夫君曾为人治一心悸重证,日夜叉手按心,恐怖震栗,失其常度,病家疑为邪祟,医家以为神经错乱,陈君投以桂枝甘草汤,一剂而愈,可知此汤确为养液,补心气之妙方也。

发汗后,其人脐下悸者,欲作奔豚,茯苓桂枝甘草大枣汤主之。

《脉经》作"发汗后,其人心下悸,欲作贲豚状,撞脐,属桂枝甘草大枣汤"。

成无己曰:汗者,心之液。发汗后脐下悸者,心气虚而肾气发动也。肾之积名曰奔豚,发则从少腹上至心下,为肾气逆,欲上凌心。今脐下悸,为肾气发动,故云欲作奔豚,与茯苓桂枝甘草大枣汤,以降肾气。魏念庭曰:此条乃申明发汗后阳虚之变证也,汗出过多,阳浮于上,阴阳二者相维而不相离,阳既上浮,阴即下动,其脐下悸者,阴气欲上乘而作奔豚,容不急温中固阳以御之乎?阳盛于中,阴自安于下,斯奔豚欲作而终不能作也乎。张隐庵曰:此因发汗而更虚其肾气也。徐灵胎曰:心下悸,是扰胸中之阳。脐下悸,则因发汗太过,上焦干涸,肾水上救,故重用茯苓以制肾水,桂枝以治奔豚。

茯苓桂枝甘草大枣汤

茯苓半斤　桂枝四两,去皮　甘草二两,炙　大枣十五枚,擘

上四味,以甘烂水一斗,"烂"《玉函》作"澜",方氏诸家同。《千金翼》作"水一斗,不用甘烂水"。先煮茯苓减二升,徐灵胎曰:凡方中专重之药,法必先煮。内诸药,煮取三升,去滓,温服一升,日三服。作甘烂水法,取水二斗置大盆内,以杓扬之,水上有珠子五六千颗相逐,取

用之。《伤寒论识》甘烂水之"烂"与"炼"同，所谓以杓扬之是也。《灵枢》半夏汤云：以流水千里以外者八升，扬之万遍，取其清五升，亦同谓之甘炼者，言炼之使甘也。甘烂水一名劳水。孙思邈曰：治五劳七伤羸弱之病，煎水宜陈芦、劳水，取其水不强其火不盛也。盖此方及《金匮》治胃反呕吐半夏汤用之者，皆取和缓之义。陈古愚曰：欲速，诸药下行。案：诗云：扬之水不流束薪，盖其力劳乏而性柔弱，不能浮木，此取其速泄下焦之水邪，而不动上焦之津液也。

　　成无己曰：茯苓以伐肾邪，桂枝能泄奔豚，甘草大枣之甘，滋助脾土以平肾气，煎用甘烂水者，扬之无力，取不助肾气也。柯韵伯曰：发汗后心下悸欲得按者，心气虚而不自安，故用甘草桂枝汤以补心。若脐下悸欲作奔豚者，是肾水乘心而上克，故制此方以泻肾。豚为水畜，奔则昂首疾驰，酷肖水势上攻之象，此证因以为名。脐下悸时，水气尚在下焦，欲作奔豚之兆而未发也，当先其时而急治之。君茯苓之淡渗以伐肾邪，佐桂枝之甘温以保心气，甘草大枣培土以制水，亢则害者承乃制矣，澜水状似奔豚，而性则柔弱，故又名劳水，用以先煮茯苓，水郁折之之法，继以诸甘药投之，是制以所畏，令一惟下趋耳。吴遵程曰：汗后余邪挟下焦邪水为患，故取桂枝汤中之三以和表，五苓散中之二以利水。

　　《金鉴》：此方即苓桂术甘汤去白术，加大枣，倍茯苓也。彼治心下逆满，气上冲胸，此治脐下悸，欲作奔豚。盖以水停中焦，故用白术；水停下焦，故倍茯苓。其病由汗后而起，自不外乎桂枝之法也。若已作奔豚，又非此药所能治，则当从事乎桂枝加桂汤法矣。

　　《证治摘要》：苓桂甘枣汤治脐下悸者，欲作奔豚，按之腹痛冲胸者，累用累验。

　　《方函口诀》：此方主脐下动悸，大枣能治动悸者也。又云：此方主治奔豚之属于水气者，然运用之于澼饮，殊有特效。

《时还读我书续录》：苓桂甘枣汤治澼囊累年不愈，为余数年所实验，应如桴鼓，妙不可言。

发汗后，腹胀满者，厚朴生姜半夏甘草人参汤主之。《玉函》无"者"字。

成无己曰：吐后腹胀，与下后腹满皆为实，言邪气乘虚入里为实，发汗后，外已解也，腹胀满知非里实，由脾胃津液不足，气涩不通壅而为满，与此汤和脾胃而降气。程郊倩曰：奔豚之证，由发汗后阳虚于上，遂令阴盛于下，不知发汗后阳虚于外，并令阴盛于中，津液为阴气搏结，腹中无阳以化气，遂壅为胀满，主之以厚朴生姜甘草半夏人参汤者，益胃和脾培其阳，散滞涤饮遣去阴，缘病已在中，安中为主，胃阳得安，外卫不固而自固，桂枝不得用也。人身之阳气实则虚，虚则实，胃为津液之主，发汗亡阳则胃气虚，而不能敷布诸气，故壅滞而为胀满，是当实其所虚，自能虚其所实矣。虚气留滞之胀满，较实者自不坚痛。张隐庵曰：此因发汗，而致脾藏之穷约也。夫脾主腹，为胃行其津液者，胃府之津液消亡，则脾气虚而腹胀满矣。厚朴气味辛温，色性赤烈，凌冬不凋，盖得阴中之生阳，具木火之体用，炙香主助太阴脾土之气，甘草人参资生津液，生姜半夏宣发胃气，为上输于脾。

《素·阴阳应象大论》：浊气在上，则生䐜胀。

厚朴生姜甘草半夏人参汤（《千金》名厚朴汤）

厚朴半斤，炙，去皮　生姜半斤，切　半夏半升，洗　甘草二两（《千金翼》、成本有"炙"字）　人参一两

上五味，㕮咀，以水一斗，煮取三升，去滓，温服一升，日三服。"㕮咀"二字，从《玉函》《千金》添。

成无己曰：脾欲缓，急食甘以缓之，用苦泄之，厚朴之苦以泄腹

满，人参甘草之甘以益脾胃，半夏生姜之辛以散滞气。钱天来曰：此虽阳气已伤，因未经误下，故虚中有实，以胃气未平，故以厚朴为君，生姜宣通阳气，半夏蠲饮利膈，故以为臣，参甘补中和胃，所以益汗后之虚耳。柯韵伯曰：此太阴调胃承气之方也。凡治病，必分表里，若下利腹胀满者，太阴里证，而兼身体疼痛之表证，又有先温其里，后解其表之法。若下利清谷，而兼脉浮表实者，又有只宜治里，不可攻表之禁。是知仲景重内轻外之中，更有浅深之别也。夫汗为阳气，而腰以上为阳，发汗只可散上焦荣卫之寒，不能治下焦脏腑之湿。病若在太阴，寒湿在肠胃而不在荣卫，故阴不得有汗，妄发其汗，则胃脘之微阳随而达于表，肠胃之寒湿入经络而留于腹中，下利或止而清谷不消，所以汗出必胀满也。凡太阳汗后胀满，是阳实于里，将转属阳明，太阴汗后而胀满，是寒实于里，而阳虚于内也。邪气盛则实，故用厚朴姜夏散邪而除胀满；正气夺则虚，故用人参甘草补中而益元气。此亦理中之剂欤，若用之于太阳汗后，是抱薪救火矣。

喻嘉言曰：移此治泄后腹胀，果验。

《张氏医通》：厚朴生姜甘草半夏人参汤治胃虚呕逆，痞满不食（即本方）。

《类聚方广义》：厚朴生姜半夏甘草人参汤治霍乱吐泻之后，腹犹满痛有呕气者，所谓腹满者，非实满也。

伤寒，若吐，若下后，心下逆满，气上冲胸，起则头眩，脉沉紧，发汗则动经，身为振振摇者，茯苓桂枝白术甘草汤主之。《玉函》"若下"下有"若发汗"三字，"脉"上有"其"字，二"则"字皆作"即"字。《脉经》《千金翼》作"伤寒吐下发汗后"，少一"振"字。《脉经》无"白"字。

喻嘉言曰：心下逆满，气上冲胸，寒邪搏饮塞涌于膈，所以起则头眩,脉见沉紧,明系饮中留结外邪,若但发汗以强解其外,外虽解而津液尽竭,反足伤动经脉,有身为振摇之患矣。盖人身经脉,赖津液以滋养,吐下而津液一伤,更发其汗津液再伤,坐令经脉失养,身为振摇贻害深矣。所以遇此等证,必一方之中涤饮与散邪并施,乃克有济,伤寒心下有水气,用小青龙汤,全是此意。但彼证风寒两受,不得不重在表,此证外邪已散,止存饮中之邪,故以桂枝加入制饮药内,俾饮之邪尽散,津液得以四布,而滋养其经脉,千百年,孰解其批郤导窾之微旨乎。王宇泰曰:凡伤寒头眩者,莫不因汗吐下虚其上焦元气之所致也。眩者目无常主,头眩者俗谓头旋眼花是也。《针经》曰:上虚则眩,下虚则厥。

《辑义》:逆满者,上虚而气逆不降,以为中满,气上冲胸者,时时气撞抢于胸胁间也,二证迥别。《金匮·痰饮》篇曰:心下有痰饮,胸胁支满目眩,苓桂术甘汤主之。乃知此条心下逆满气上冲胸,起则头眩者,阳虚淡饮所致也。《论识》:身振振摇亦属水饮。《金匮》云:其人振振身瞤剧必有伏饮是也。此汤与真武汤其机最相近,惟有阴阳之别尔。徐灵胎曰:此亦阳虚而动肾水之证,即真武证之轻者,故其方亦仿真武之意。

茯苓桂枝白术甘草汤方《千金》名茯苓汤

茯苓四两　桂枝三两,去皮　白术(《金匮》及《玉函》《千金》作"三两")　甘草各二两,炙

上四味,以水六升,煮取三升,去滓,分温三服。《千金》"六升"下有"宿渍"二字,分"温三服"作"服一升,日三,小便当利"。

柯韵伯曰:此太阳转属厥阴之证也。吐下后既无下利胃实证,是不转属太阴阳明,心下又不痞硬而逆满,是病已过太阳矣,此非寒邪自外而内结,乃肝邪自下而上达,其气上冲心,可知也。下实

而上虚,故起则头眩,脉因吐下而沉,是沉为在里矣,复发汗以攻其表,经络空虚,故一身振摇也。夫诸紧为寒,而指下须当深辨,浮沉俱紧者,伤寒初起之脉也。浮紧而沉不紧者,中风脉也。若下后结胸,热实而脉沉紧,便不得谓之里寒,此吐下后热气上冲,更非里寒之脉也。紧者弦之转旋,浮而紧者名弦,是风邪外伤。此沉而紧之弦,是木邪内发。凡厥阴为病,气上冲心,此因吐下后胃中空虚,木邪因而为患,是太阳之转属,而非厥阴之自病也。君以茯苓,以清胸中之肺气,则治节出而逆气自降,用桂枝以补心血,则荣气复而经络自和,白术培既伤之元气,而胃气可复,甘草调和气血,而荣卫以和,则头目不眩而身不振摇矣。若粗工遇之,鲜不认为真武证。

吕搽村曰:《金匮》用此方以治痰饮,其一曰心下有痰饮,胸胁支满目眩,苓桂术甘汤主之。又曰:短气有微饮,当从小便去之,苓桂术甘汤主之。盖治痰饮大法,当以温药和之,温则脾阳易于健运,而阴寒自化,白术茯苓虽能理脾而胜湿,必合桂枝化太阳之气以伐肾邪而通水道,方能有效。

浅田栗园曰:此方与苓桂甘枣汤仅异一味,而证不相近,彼云脐下悸欲作奔豚,乃其证轻,而饮停下焦者也。此云心下逆满,起则头眩,乃其证稍重,而饮停中焦者也,足以见其别矣。

《眼科锦囊》:苓桂术甘汤治胸膈支饮上冲,目眩,及睑浮肿者(即本方)。

《生生堂治验》:一男子腰痛,大便每下血合余,面色鲜明,立则昏眩,先生处茯苓桂枝白术甘草加五灵脂汤,顿愈。

沈亮宸曰:满用术甘,非石山立斋谁与言此。茯苓松根气所结,故降逆气,虚者尤宜。

发汗病不解,反恶寒者,虚故也,芍药甘草附子汤主之。《玉函》

《脉经》《千金翼》"发汗病不解"作"发其汗不解"。

成无己曰：发汗病解则不恶寒，发汗病不解，表实者亦不恶寒。今发汗病且不解，又反恶寒者，荣卫俱虚也。汗出则荣虚，恶寒则卫虚，与芍药甘草附子汤以补荣卫。喻嘉言曰：未汗而恶寒，邪盛而表实，已汗而恶寒，邪退而表虚，阳虚则恶寒，宜用附子固矣。然既发汗不解，可知其热犹在也。热在而别无他证，自是阴虚之热，又当用芍药以收阴，此荣卫两虚之救法也。程郊倩曰：凡伤寒发汗一法，原为去寒而设，若病不解，较前反恶寒者，非复表邪可知，缘阳外泄而里遂虚，故主之以芍药甘草附子汤，芍药得桂枝则走表，得附子则走里，甘草和中，从阴分敛戢其阳，阳回而虚者不虚矣。顾尚之曰：此亦转属少阴之证。陈修园曰：此一节言误发虚人之汗，另立一补救法也。案："反"字有二义，一是不当有而有，一是尚未有而有。

芍药甘草附子汤方

芍药　甘草各三两,炙(《玉函》作"各一两")　附子一枚,炮去皮,破八片

上三味，以水五升，煮取一升五合，去滓，分温三服。《玉函》《千金翼》"五升"作"三升"。《玉函》"五合"作"三合"，《千金翼》作"二合"。宋版、成本"服"下有"疑非仲景意"五字，今删。

周禹载曰：汗多为阳虚，而阴则素弱，补阴当用芍药，回阳当用附子，势不得不芍药附兼资，然又惧一阴一阳两不相合也，于是以甘草和之，庶几阴阳谐而能事毕矣。

柯韵伯曰：少阴亡阳之证，未曾立方，本方恰与此证相合，芍药止汗收肌表之余津，甘草和中除咽痛而止吐利，附子固少阴而招失散之阳，温经络而缓脉中之紧，此又仲景隐而未发之旨欤，作芍药

甘草汤治脚挛急,因其阴虚,此阴阳俱虚,故加附子,皆治里不治表之义。

《辑义》:此方于芍药甘草汤中加附子,于四逆汤中去干姜代芍药,阴阳双救之意可自知也。

《药征》:芍药甘草附子汤,其条特举恶寒之证,此附子之所主也,而脱芍药甘草之所主治也。其用甘草者,治毒急迫也;其用芍药者,治拘挛也。然则拘挛急迫而恶寒者,此汤主之。

《内台方议》:若非大汗出,又反恶寒,其脉沉微,及无热证者,不可服也。

《张氏医通》:芍药甘草附子汤治疮家发汗成痓(即本方)。

《类聚方广义》:此方加大黄名芍药甘草附子大黄汤,治寒疝,腹中拘急,恶寒甚,腰脚挛痛,睾丸鞘肿,二便不利者,奇效。

发汗,若下之,病仍不解,烦躁者,茯苓四逆汤主之。《脉经》《千金翼》作"发汗吐下以后不解烦躁"。康平本作"茯苓回逆汤",下同。

成无己曰:发汗若下,病宜解也。若病仍不解,则发汗外虚阳气,下之内虚阴气,阴阳俱虚邪独不解,故生烦躁,与茯苓四逆汤以复阴阳之气。程郊倩曰:发汗下后病仍不解,而烦躁者,此时既有未解之外寒,复有内热之烦躁,大青龙之证备具矣。不为所误者几何,不知得之汗下后,则阳虚为阴所凌,故外亡而作烦躁,必须温补兼施。盖虚不回则阳不复,故加人参于四逆汤中,而只以茯苓一味泄热除烦。人身只此阴阳二气,阳气生发,阴气皆化而为津与血,阳若不足,阴气皆化而为火,津血枯故也。枯则成火,故五脏愈虚者邪火愈炽,若退邪火,须是复得津血,复得津血,须是扶阳退阴。张令韶曰:此汗下而虚其少阴水火之气也,汗下之后,心肾之精液两虚,以致病仍不解,阴阳水火离隔而烦躁也。烦者阳不得通阴,躁者阴不得遇阳也。茯苓人参助心主以止阳烦,四逆补肾藏以定阴躁。顾尚之曰:此亦转属少阴,故与干姜附子汤证同一烦躁而病不解,则有表热矣。前亦无表证故用四逆去甘草,破阴以行阳也,此以病不解,故用四逆加参苓,固阴以收阳也。陈平伯云:其脉非沉迟微弱,即浮大无根,故急于温里,不暇顾表热耳。

徐忠可曰:此证惑人在"病仍不解"四字。汪苓友曰:此虚烦虚躁,乃假热之象也。《金鉴》大青龙证不汗出之烦躁,乃未经汗下之烦躁,属实。此条病不解之烦躁,乃汗下后之烦躁,属虚。然脉之浮紧沉微,自当别之。徐灵胎曰:此阳气不摄而烦,所谓阴烦也。然亦必参以他证,方不误认为栀子汤证。本草茯苓治逆气,烦满。

《伤寒点睛》:证中必有厥逆句,故名之茯苓四逆汤。

茯苓四逆汤方

茯苓四两(成本"六两") 人参一两 附子一枚,生用,去皮,破八片 甘草二两,炙 干姜一两半

上五味,以水五升,煮取二升,去滓,温服七合,日三服。宋版作"煮取三升,日二服",今依《玉函》《千金翼》改正。

成无己曰:四逆汤以补阳,加茯苓人参以益阴。柯韵伯曰:此条亦太阳坏病转属少阴也。汗而复下,阳气丧亡,则转属少阴矣。此阳证变阴,阴证似阳,世医多不能辨,用凉药以治烦躁,鲜有不速其毙者。由不知太阳以少阴为里,少阴为太阳之根源也。脉至少阴则沉微,邪入少阴则烦躁。烦躁虽六经俱有,而兼见于太阳少阴者,太阳为真阴之标,少阴为真阴之本也。阴阳之标本皆从烦躁见,烦躁之虚实又从阴阳而分,如未经汗下而烦躁属太阳,是烦为阳盛,躁为阴虚矣。汗下后烦躁属少阴,是烦为阳虚,躁为阴竭矣。阴阳不相附,故烦躁,其亡阳亡阴,又当以汗之先后,表证之解不

解,为之详辨则阴阳之差多差少,不致淆淆而用方,始不误矣。先汗后下于法为顺,而表仍不解,是妄下亡阴,阴阳俱虚而烦躁也,姜附以回阳,参苓以滋阴,即烦躁止而外热自除,此又阴阳双补法。

《辑义》:《千金方》妇人产后淡竹茹汤方后云:若有人参入一两,若无内茯苓一两半,亦佳,盖人参茯苓皆治心烦闷,及心虚惊悸,安定精神。

《圣济总录》:治霍乱,脐上筑悸,平胃汤(即本方)。

《类聚方广义》:茯苓四逆汤治四逆加人参汤证,而心下悸,小便不利,身瞤动烦躁者。又治霍乱重证,吐泻后厥冷筋惕,烦躁不热不渴,心下痞硬,小便不利,脉微细者,可用此方,服后小便利者得救。又治诸久病,精气衰惫,干呕不食,腹痛溏泄而恶寒,面部四肢微肿者,产后失于调摄者,多有此证。

发汗后,恶寒者,虚故也,不恶寒,但热者,实也,当和胃气,与调胃承气汤。《玉函》《脉经》《千金翼》"故也"下有"芍药甘草附子汤主之"九字,乃合前条为一则耳,"与调胃承气汤"作"宜小承气汤"。

黄坤载曰:阳虚之人汗则亡阳,阴虚之人汗则亡阴。汗后恶寒者,气泄而阳虚也。故防入少阴,不恶寒反恶热者,津伤而阳实也,是已入阳明,将成大承气证,宜早以调胃承气和其胃气,预夺其实也。程郊倩曰:发汗后恶寒为虚,主以前芍药甘草附子汤,不必言矣。若汗后不恶寒反恶热,其人大便必实,由发汗后亡津液所致,病不在荣卫而在胃矣,法当和胃气,与调胃承气汤从阳明治例。同一汗后,而虚实不同者,则视其人之胃气素寒素热,而气随之转也。可见治病,须顾及其人之本气为主。柯韵伯曰:虚实俱指胃言,汗后正气夺则胃虚,故用附子芍药,邪气盛则胃实,故用大黄、芒硝,此自用甘草,是和胃之意。此见调胃承气是和剂,而非下剂也。陈修园曰：此一节，总结上文数节之意，太阳病从微盛而转属，阳微则转属少阴为虚证，以太阳与少阴相表里也，阳盛则转属阳明为实证，以太阳与阳明递相传也。

《活人书》：若发汗后，只恶寒者虚也，发汗后，只发热者实也，只恶寒属芍药甘草附子汤，只发热，属调胃承气汤。

《辑义》阳明篇：太阳病三日，发汗不解，蒸蒸发热者，属胃也，调胃承气汤主之，正与此条发矣。

张隐庵曰：灵素中凡论五脏必兼言胃，凡论虚寒必结实热一论，而本论亦然。

太阳病，发汗后，大汗出，胃中干燥，烦不得眠，欲得饮水者，少少与饮之，令胃气和则愈，若脉浮，小便不利，微热消渴者，五苓散主之。"燥烦"《玉函》、宋版作"烦躁"，成本作"烦燥"，今依《脉经》《千金翼》及程郊倩、顾尚之本改正。"者少少与"四字，《玉函》《脉经》《千金翼》作"当稍"二字，顾本"燥"字属上句，云依消渴篇补"宜利小便，发汗"六字，于"渴者"下。

程郊倩曰：热在中上二焦者，胃中干燥是也，其人不必小便不利。热在下焦者，热入膀胱是也，其人小便必不利。如太阳病，初未尝渴欲饮水也，以发汗后，大汗出，津液越出，胃中自尔干燥，故但烦不得眠，而小便自利，欲饮水者，少少与之以润胃燥，使胃气和则愈，不可更用五苓散，重去其津液也。若热在下焦，自尔小便不利，顾其间又有不同，膀胱为津液之府，热入而蓄邪水，致小便不利者，是则水气挟热而上升，必至格水，如后条渴欲饮水水入则吐者是也，此证用五苓散者，取其开结利水也，使水泉不致留结，则邪热从小便出矣，故渴止而病愈。若脉浮小便不利，微热消渴者，是则热入膀胱而燥其津液，乃成消渴，谓水入即消渴不为止，膀胱无邪水之蓄可知，此证用五苓散者，取其化气回津也，使膀胱之气腾化而津液得生，故渴亦止而病愈。方中行曰：胃中干者，汗出过多，亡津液也。烦燥者，干则燥，燥则热，热则烦也。不得眠者，胃为阴，干则不足，不足则不和，不和所以不得眠也。《素问》曰："胃不和，则卧不安"此之谓也。欲得饮水者，热思凉而燥作渴，引水以自救也。少少与者，胃属土，土干固燥，得水则润，润则和，和则万物生所以愈也。不然多则涝，涝则反为土所恶矣。成无己曰：若脉浮者，表未解也。饮水多而小便少者，谓之消渴。里热甚，实也。微热消渴者，热未成实，上焦燥也，与五苓散生津液和表里。陈修园曰：此一节言发汗后，胃之津液有干竭与不行之分别也，太阳病至胃气和则愈，言津液干竭，若脉浮至末，言津液不行，当作两截看。顾尚之曰：如饮水数升而不解者，当与白虎加人参汤矣。仍在太阳而有表里证，用五苓以两解之。

《总病论》：凡病非大渴，不可与冷水，若小渴口咽干，少少呷滋润之。若大渴烦燥甚，能饮一斗者与五升，能饮一升者与半升。若乃不与，则干燥无由作汗，烦喘而死者多矣，但勿令足意饮也。

张兼善曰：烦渴用白虎汤宜也，其用五苓散渗津液何哉？曰：白虎乃表证已解，邪传里而烦渴者用之。今脉尚浮，身有微热而渴，乃表邪未全解，故用桂枝之辛和肌表，白术茯苓之甘淡以润虚燥也。

黄坤载曰：发汗后，阳盛之人阴亡土燥，则入阳明而成白虎证；阴盛之人阳亡土湿，则入太阴而成五苓证。如汗后胃中干燥，烦不得眠，欲得饮水，此将来之人参白虎证也，宜少少与饮，以在大汗之后，阳气新虚也。设燥热已甚，少水不救盛火，则用白虎，若燥热未甚，得少水和胃，则烦渴自愈，无事白虎也。若汗后脉浮，小便不利，微热消渴，则太阴之象已见端倪，宜以五苓燥土而行水，盖阳格于外,表证未解,是以脉浮,湿动于内,木气不达,是以小便不列,木郁风动,耗伤肺津,是以消渴。此之消渴,消少水而频饮,不能大消,以其湿盛而热微也。

徐灵胎曰:胃中干而欲饮,此无水也,与水则愈,小便不利而欲饮,此蓄水也,利水则愈,同一渴而治法不同,盖由同一渴而渴之象,及渴之余证,亦各不同也。

张隐庵曰:徐氏曰:此下凡七节,皆言发汗后,不能转输其津液,以致胃中干,烦渴者。前四节皆五苓散主之,后三节乃复申前四节之意,言发汗后不但胃燥烦渴,而更有虚其心气肺气胃府之真气者,首尾皆言胃气,伤寒以胃气为本也。

五苓散方

猪苓十八铢,去皮　泽泻一两六铢　白术十八铢　茯苓十八铢　桂枝半两,去皮(《玉函》脱"枝"字)

上五味,捣为散,以白饮和,服方寸匕,日三服,多饮暖水,汗出愈,如法将息。"捣为散"《玉函》《金匮》、成本作"为末"二字,《千金》作"治下筛",《千金翼》作"各为散,更于臼中治之",《外台》天行病作"为散,水服",《温病》作"多饮暖水,以助药势"。魏念庭曰:五苓必为散,以白饮调服,方能多服暖水而汗出始愈,设煎汤而服,则内外迎拒,药且不下,故必服药如法,然后可效。《辑义》白饮诸家无注,《医垒元戎》作白米饮,始为明晰。《活人书》作白汤,恐非也。

张令韶曰:散者,取四散之意也。茯苓、泽泻、猪苓,淡味而渗泄者也,白术助脾气以转输,桂枝从肌达表,外窍通而内窍利矣,故曰多饮暖水汗出愈也。柯韵伯曰:治太阳发汗后,表热不解,脉浮数,烦渴饮水,或水入即吐,或饮水多而小便不利者。凡中风伤寒结热在表,热伤气分,必烦渴饮水。治之有二法,表证已罢而脉洪大,是热邪在阳明之半表里,用白虎加人参清火以益气;表证未罢而脉仍浮数,是寒邪在太阳之半表里,用五苓散饮暖水利水而发汗。此因表邪不解,心下之水气亦不散,既不能为溺,更不能生津,故渴。及与之水,非上焦不受,即下焦不通,所以名为水逆。水者肾所司也,泽泻味咸入肾,而培水之本,猪苓黑色入肾以利水之用,白术味甘归脾,制水之逆流,茯苓色白入肺,清水之源委,而水气顺矣,然表里之邪谅不因水利而顿解,故必少加桂枝,多服暖水,使水精四布,上滋心肺,外达皮毛,溱溱汗出,表里之烦热两除也,白饮和服,亦啜稀粥之微义。徐灵胎曰:服散取其停留胸中,多饮暖水,取其气散荣卫,此乃散方。近人用以作汤,往往鲜效。此方治太阳表里未清之证,所谓表里者,经与府也,故此方为利膀胱水道之主药。

《素·汤液醪醴论》帝曰:其有不从毫毛而生五脏,阳以竭也,津液充郭,其魄独居,孤精于内,气耗于外,形不可与衣相保,此四极急而动中,是气拒于内,而形施于外,治之奈何?岐伯曰:平治于权衡,去宛陈莝,微动四极,温衣缪刺其处,以复其形,开鬼门,洁净府,精以时服,五阳已布,疏涤五脏,故精自生,形自盛,骨肉相保,巨气乃平。

《辑义》:《明理论》曰:苓,令也,号令之令矣,通行津液,克伐肾邪,专为号令者苓之功也。五苓之中茯苓为主,故曰五苓散。马永卿《嫩真子录》云:关中名医骆耕道曰:五苓散五味而以木猪苓为主,故曰五苓。庄子之言曰:药也,其实堇也。桔梗也,鸡壅也,豕零也,是时为帝者也。疏云:药无贵贱,愈病则良,去水则豕零为君,豕零木猪苓也。二说未知何是。

《千金》:五苓散主时行热病,但狂言烦躁不安,精采言语不与人相主当者。

陶节庵曰：以新汲水调服。

《总病论》：五苓散治病人水药入口则吐，或渴而呕者，或汗后脉尚浮而烦渴者，或下利渴，而小便不利者，或因渴停水心下短息者，难治，呕而小便不利者，皆主之。

《和剂局方》：五苓散治伤寒温热病，表里未解，头痛发热，口燥咽干，烦渴饮水，或水入即吐，或小便不利，及汗出表解，烦渴不止。又治霍乱吐利，燥渴引饮(即本方)。又治瘀热在里，身发黄疸，浓煎茵陈蒿汤调下，食前服。疸痢发渴，及中暑引饮，亦可用水调服，治伤冷饮者，加生姜煎服之(《内外伤辨惑论》)。辰砂五苓散治伤寒表里未解，头痛发热，心胸郁闷，唇口干焦，神志昏沉，狂言谵语，如见鬼神，及瘴疟，烦闷不省者，即本方加辰砂。如中暑发渴，小便赤涩，用新汲水调下。小儿五心烦热，焦躁多哭，咬牙上窜，欲为惊状，每服半钱，温熟水调下。

《三因方》：己未年，京师大疫，汗之死，下之死，服五苓散遂愈，此无他，温疫也。《医说》引信效方。

又五苓散治伏暑饮热，暑气流入经络，壅溢发衄，或胃气虚，血渗入胃，停留不散，吐出一二升许，如衄血，则以茅花煎汤下，屡用得效。

《朱氏集验方》：治偏坠吊疝方，即本方，煎萝卜子汤调下。

《伤寒百问经络图》：五苓散又治瘴气温疟，不伏水土，黄疸，或泻。又治中酒恶心，或呕吐痰水，水入便吐，心下痞闷。又治黄疸如黄橘色，心中烦急，眼睛如金，小便赤涩，或大便自利，若治黄疸，煎山茵陈汤下，日三服。

《济生》：加味五苓散治伏暑热二气，及冒湿泄泻注下，或烦，或小便不利，于本方加车前子。

《直指》：五苓散治湿证，小便不利。《经》云：治湿之法，不利小便,非其治也。又治伤暑烦渴,引饮过多,小便赤涩,心下水气。又流行水饮,每贰钱,沸汤调下,小便更不利,加防已佐之。又治尿血,内加辰砂少许,用灯心壹握,新水煎汤调下。又治便毒,疏利小便以泄败精,用葱二茎煎汤调下。

《博闻类纂》:春夏之交,或夏秋之交,霖雨乍歇,地气蒸郁,令人骤病头疼壮热,呕逆,有举家皆病者,谓之风湿气,不知服药,渐成温疫,宜用五苓散半贴,入姜钱三片,大枣一枚,同煎,服一碗,立效。

《万病回春》:一妇人病愈后,小便出屎,此阴盛失于传送,名大小肠交也。先用五苓散二剂而愈,又用补中益气汤而安。秋应凉而反淫雨者,冬发湿郁也,五苓散主之。

《寿世保元》:伤暑身热口干,烦渴,心神恍惚,小便赤涩,大便泄泻者,此脾胃虚而阴阳不分也,宜服五苓散(即本方)。

《济阳纲目》:五苓散治湿生于内水泻,小便不利。

发汗已,脉浮数,烦渴者,五苓散主之。《玉函》"已"作"后","浮"下有"而"字。"数"古本作"弦"。《脉经》《千金翼》"烦"上有"复"字。

方中行曰:已者,言发汗毕,非谓表病罢也。烦渴者,膀胱水蓄不化津液,故用四苓以利之。浮数者,外邪未除,故凭一桂以和之,所以谓五苓能两解表里也(依《金鉴》改订)。柯韵伯曰:虽经发汗而表未尽除,水气内结,故用五苓。若无表证,当用白虎加人参汤矣。顾尚之曰:此无小便不利,且有烦渴,而仍用五苓。即地气上为云;天气下为雨,雨出地气,云出天气之理也。须知此渴必喜热饮,而脉浮数,则必有恶寒之表证,故与白虎不同。

柯韵伯曰:伤寒发汗解,复烦而脉浮数者,热在表未传里,故用桂枝;此更加渴,则热已在里,而邪未罢,故用五苓。脉浮而数者可发汗,病在表之表,宜麻黄汤;病在表之里,宜桂枝汤;病在里之表,宜五苓散；若病在里之里，当用猪苓汤，但利其水，不可用五苓散兼发其汗矣。要知五苓是太阳半表半里之剂，归重又在半表。

伤寒，汗出，而渴者，五苓散主之，不渴者，茯苓甘草汤主之。古本"汗出而渴"下有"小便不利"四字。

何韵伯曰：伤寒汗出而渴，是伤寒温病分歧处，大宜着眼，要知不恶寒，反恶热者，即是温病。程郊倩曰：夫水气作渴，与热蒸作渴不同其治者，以寒温各别也。伤寒汗出而渴，为膀胱蓄热，挟水气上升，非肺胃郁蒸之热也，主以五苓散。若不渴者，则阳虚便防阴盛，此汗近于魄汗，其中伏有厥逆筋惕肉瞤之证，故用茯苓甘草之甘以益津液而补心，以桂枝生姜之辛助阳气而行卫，虽水气则同，而邪渐向阴，则热从寒化，前法俱在范围之外矣。二证俱有小便不利证，而热蓄膀胱，与寒蓄膀胱，虚实不同，则又从渴不渴处辨之。观厥阴条，厥而心下悸者用茯苓甘草汤治水，则知此条之渴与不渴，有阳水阴水之别。有水而渴，汗属阳气升腾，有水不渴，而汗属阴液失统，茯苓甘草汤用桂姜者，行阳以统阴也，阴即水也。唐容川曰：汗出而渴者，是伤寒皮毛开而汗自出，膀胱之卫阳外越，因之水不化气而津不布，故用五苓散化气布津，津升则渴止，气布则寒去矣。汗出不渴者，亦是伤寒皮毛开而汗自出，不渴则内水尚能化气布津，只汗自出是膀胱阳气随汗发泄，而邪反不得去，故用茯苓以渗为敛，使不外泄，用桂姜专散其寒，寒去汗止，与桂枝证之自汗出相似。但桂枝证之自汗啬啬恶风，汗虽出不透快也，故仍发之使出，用芍药以行荣血之滞，使汗透快而出，无滞留也。此证之汗自出，是太透快，恐其遂漏不止，故不用白芍之行血，而用茯苓之利水，使水气内返则不外泄矣。

案：此节揭阳虚人伤寒自汗之治法。温病、风温二证，师未出方，而《千金》以五苓散主时行热病，《三因》载五苓治疫之效，柯韵伯以茯苓甘草汤为厥阴伤寒发散内邪之汗剂，是知此节乃伤寒之类证，非汗后之坏病也，温病亦可通用。

茯苓甘草汤方

茯苓二两（《玉函》作"三两"） 桂枝二两，去皮 甘草一两，炙 生姜三两，切

上四味，以水四升，煮取二升，去滓，分温三服。

柯韵伯曰：此厥阴伤寒，发散内邪之汗剂也。凡伤寒厥而心下悸者，宜先治水，后治其厥，不尔水渍入胃，必作利也。此方本欲利水，反取表药为里证用，故虽重用姜桂，而以里药名方耳。费晋卿曰：茯苓宜于独重，以其能渗湿安神也；姜桂性温开解腠理，能逐水气从毛窍而出；用甘草以补土和中，方法特妙。徐灵胎曰：此方之义从未有能诠释者，汗出之后而渴不止，与五苓，人所易知也。乃汗出之后并无渴证，又未与指明别有何证，忽无端而与茯苓甘草汤，此意何居？要知此处"汗出"二字，乃发汗后汗出不止也。汗出不止，则亡阳在即，当与以真武汤；其稍轻者，当与以茯苓桂枝白术甘草汤；更轻者，则与以此汤。何以知之？以三方同用茯苓知之。盖汗大泄，必引肾水上泛，非茯苓不能镇之，故真武则佐以附子回阳，此三方则以桂枝甘草敛汗，而茯苓则皆以为主药，此方之义不了然乎？观《厥阴》篇心悸治法益明。

《玉机微义》：茯苓甘草汤治膀胱腑发咳，咳而遗溺。

中风发热，六七日不解，而烦，有表里证，渴欲饮水，水入则吐者，名曰水逆，五苓散主之。"名曰"《玉函》《千金翼》《外台》作"此为"。喻、程、柯、张诸家本"主之"下有"多服暖水，汗出愈"七字。

方中行曰：此太阳中风失于未治，久而入里之证。盖中风发热

必自汗出,六七日不解,出汗过多可知也。烦者汗出过多,亡津液而内燥也。表以外证未罢言,里以烦渴属府言,欲饮水者燥甚而渴,希救故也。吐,伏饮内作,故外者不得入也。盖饮亦水也,以水得水涌溢而为格拒,所以谓之曰水逆也。魏念庭曰:表里证,里证何?即所谓烦渴饮水,水入即吐是也。表证何?即前条所谓头项强痛而恶寒,发热汗出是也。柯韵伯曰:是其人心下有水气,膻中之火用不宣,邪水凝结于内,水饮拒绝于外,既不能外输于玄府,又不能上输于口舌,亦不能下输于膀胱,此水逆所由名也。必藉五苓多服暖水,斯水精四布,表里顿除,又大变乎麻黄桂枝葛根青龙等法也。徐灵胎曰:胸中有水则不能容水矣。桂枝治表,余四味治里,多饮暖水汗出愈,表里俱到。

案:此节承上数节,言五苓散能开结利水,两解表里,为太阳病伤寒中风,自汗出而渴烦,小便不利者之通剂。

《活人书》:吐有冷、热二证。寸口脉数,手心热,烦渴而吐,以有热在胃脘,五苓散主之。伤寒有表证,渴欲饮水,水入口即吐者,名曰水逆。由心经受热而小肠不利,故也,宜服五苓散。

吴遵程曰:五苓散逐内外水饮之首剂。凡太阳表里未解,头痛发热,口燥咽干,烦渴饮水,或水入即吐,或小便不利者,宜服之。又治霍乱吐利,燥渴引饮,及瘦人脐下有动悸,吐涎沫而颠眩者,咸属水饮停蓄,津液固结,便宜取用,但须增损合宜耳。若津液损伤,阴血亏损之人,作渴而小便不利者,再用五苓利水劫阴之药,则祸不旋踵矣。

《医说》:春夏之交,人病如伤寒,其人汗自出,肢体重痛,转仄难,小便不利,此名风湿,非伤寒也。阴雨之后,卑湿,或引饮过多,多有此证。但多服五苓散,小便通利,湿去则愈,切忌转泻发汗,小误必不可救。初虞世云：医者不识作伤风治之，发汗死，下之死。己未年京师大疫，正为此，予自得其说，救人甚多。大抵五苓散能导水去湿耳，胸中有停痰，及小儿吐哯欲作痫，服五苓散最效。初君之说详矣，出《信效方》。

《论识》：余每移此以治妊娠，及诸证之为水逆者，数奏效。

未持脉时，病人手叉自冒心，师因教试令咳，而不咳者，此必两耳聋无闻也，所以然者，以重发汗虚，故如此。"手叉"《玉函》作"叉手"。《玉函》《脉经》《千金翼》"不咳"间有"即"字，作"以重发其汗，虚故也"。

喻嘉言曰：此示人推测阳虚之一端也。阳虚耳聋，宜亟固其阳，与少阳传经邪盛之耳聋，迥别矣。张路玉曰：尝见汗后阳虚耳聋，诸医施治不出小柴胡加减，屡服愈甚，必大剂参附，庶可挽回也。程郊倩曰：诸阳虽受气于胸中，而精气则上通于耳，今以重发汗而虚其阳，阳气所不到之处，精气亦不复注而通之，故聋。以此验叉手自冒心之为悸，而其悸为心虚之悸，非水乘之悸也。所以用桂枝甘草汤，载还上焦之阳者，并欲卫住上焦之精气不令走散耳。柯韵伯曰：汗出多则心液虚，故叉手外卫，此望而知之。心寄窍乎耳，心虚故耳聋，此问而知之。顾尚之曰：此即前桂枝甘草汤证，而明其增重者，必至耳聋也。

《灵·决气》篇：两神相搏，合而成形，常先身生，是谓精。精脱者，耳聋。

《巢源》：耳聋候，肾为足少阴之经，而藏精，气通于耳。耳，宗脉之所聚也。若精气调和则肾藏强盛，耳闻五音。若劳伤血气，兼受风邪损于肾藏而精脱，精脱者则耳聋。然五脏六腑十二经脉有络于耳者，其阴阳经气有相并时，并则有藏气逆，名之为厥。厥气相搏入于耳之脉,则令聋。其肾病精脱耳聋者,候颊颧其色黑;手少阳之脉动,而气厥逆而耳聋者,其候耳内辉辉焞焞也;手太阳厥而聋者,其聋候而耳内气满。

钱天来曰:误汗亡阳,则肾家之真阳败泄,所以肾窍之两耳无闻,犹老年肾惫阳衰,亦两耳无闻,其义一也,治法宜固其阳。

发汗后,饮水多,必喘,以水灌之,亦喘。《玉函》《脉经》《千金翼》"多"下有"者"字。

钱天来曰:中风发汗后欲得饮水者,少少与之可也。若饮水过多,则胃虚不运,水冷难消,必至停蓄不渗,水寒侵肺,呼吸不利,故肺胀胸满气逆而喘急也。若以冷水灌濯,则荣卫先已空疏,寒邪入腠,水气侵肤,内通于肺,亦为喘也。顾尚之曰:汗后肺虚,饮水多则水气由胃而射肺,以水灌洗,则水气由皮毛而入肺,故皆足致喘也。柯韵伯曰:汉时治病有火攻水攻之法,故仲景言及之。

《素·生气通天论》:因而大饮则气逆。王注:饮多则肺布叶举,故气逆而上奔也。

《活人书》:发汗后饮水多,咳而微喘者,水停心下,肾气乘心故也,小青龙去麻黄加杏仁。小腹满者,去麻黄加茯苓也。问麻黄主喘,何故去之?此治心下有水而喘不留汗也,小便不利小腹满,故去麻黄加茯苓也。又曰:凡病非大渴,不可与水。若小渴咽干者,只小呷滋润之,令胃中和。若大渴烦躁甚,能饮一斗者五升饮之,若全不与则干燥无由作汗,发喘而死。常人见咽渴饮水得汗,小渴遂剧饮之,致停饮心下,满结喘死者甚众,当以五苓散或陷胸丸与之。《金匮要略》云:得时气至五六日而欲饮水,不得多,不当与也。何者?以腹中热尚少,不能消之,便更为人作病矣。至七八日大渴欲饮水,犹当依证与之,常令不足,勿极意也。凡人但见仲景云:

"得病反能饮水,此为欲愈",遂小渴者乃强饮之,因成其祸,不可胜数。大抵伤寒水气,皆因饮水过多所致。水停心下,气上乘心则为悸,为喘;结于胸胁,则为水结胸;胃中虚冷,则为呕,为哕;冷气相搏,则为噎;上迫于肺,则为咳;渍入肠中,则为利;邪热所薄,蓄于下焦,则为小便不利,小腹满;或里急,溢于皮肤,则为肿。

案:以水灌之,详见文蛤散条,及《脉经·可水》篇。

发汗后,水药不得入口为逆,若更发汗,必吐下不止。"若更发"下《脉经》有"其"字。

舒驰远曰:此证胃阳素虚,夙有寒饮,误汗则阳气外越,内饮乃随阳药上升,结聚胸中以致水药不得入口为逆。若更发汗,则阳愈虚而阴愈动,斯水饮之逆者,必至上下奔迫无度矣。假令始初即以制饮散逆之品,加入发汗药内,必无此逆。顾尚之曰:此水逆之证,小便必不利,故叙于五苓散后,以类相从也。

《活人书》:小半夏加茯苓汤,大半夏加橘皮汤。

发汗吐下后,虚烦不得眠,若剧者,必反复颠倒,心中懊恼,栀子豉汤主之,若少气者,栀子甘草豉汤主之,若呕者,栀子生姜豉汤主之。"发汗"上《脉经》有"伤寒"二字,《玉函》《千金翼》"剧者"上无"若"字,下无"必"字。"心中懊恼"《外台》作"心内苦痛懊恼"。"栀子豉汤"古本作"栀子干姜汤"。《脉经》此条下有"若腹满,栀子厚朴汤"八字。

成无己曰:发汗吐下后,邪热乘虚客于胸中,谓之虚烦者热也。胸中烦热,郁闷而不得发汗者是也。热气伏于里者,则喜睡。今热气浮于上,烦扰阳气,故不得眠;心恶热,热甚则必神昏,是以剧者反复颠倒而不安,心中懊恼而愦闷。懊恼者,俗谓鹘突是也。《内经》曰:其高者因而越之。与栀子豉汤以清胸中之邪。少气者,热伤气也,加甘草以益气;呕者,热烦而气逆也,加生姜以散气。少气则气为热搏，散而不收者，甘以补之可也，呕则气为热搏，逆而不散者，辛以散之可也。张隐庵曰：夫少阴主先后天之阴阳水火，心肾二气上下时交。下焦之阴气上交于心，以益离中之虚；上焦之君火下交于肾，以助坎中之满；中焦之津汁，上资于心而为血，下藏于肾而为精。发汗吐下后，则中上两虚，是以虚烦不得眠也。不曰伤寒中风，亦不曰太阳，而曰发汗吐下后，谓表里无邪而为虚烦也。心气虚则烦，胃不和则不得眠也。剧，甚也。反复颠倒者，不得眠之甚也。懊憹者，烦之甚也，栀子豉汤主之。栀子凌冬不凋，得冬令水阴之气，味苦色赤，形圆小而象心，能启阴气上资于心，复能导心中之烦热以下行；豆乃肾之谷，色黑性沉，罨熟而成轻浮，主启阴藏之精上资于心胃，阴液上滋于心而虚烦自解，津液还入胃中而胃气自和；夫气发原于下，而生于中，若少气者，加甘草以和中；呕者中气逆也，加生姜以宣通。沈芊绿曰：因虚烦故不得眠，因不得眠故反复颠倒，因反复颠倒故心中益觉懊憹，数语形容尽致，当作一气读。总由阳明火热之邪上炎，摇动心君也。陈修园曰：此一节汗下伤其三焦之气，以致少阴之水火不交也。

《巢源》：伤寒发汗吐下已后，腑脏俱虚而热气不散，故虚烦也。又心悬急懊痛候，心与小肠合为表里，俱象于火，而火为阳气也。心为诸藏主，故正经不受邪。若为邪所伤而痛，即死。若支别络为风邪所乘而痛，则经久成疹。其痛悬急懊者，是邪迫于阳气不得宁畅，壅瘀生热，故心如悬而急烦懊痛也。

《论识》：发汗吐下后之烦有二道焉，其一为干姜附子汤，其一为栀子豉汤。彼则烦躁虽剧，至夜则安，此则虽未至躁不得眠，阴阳之分可以见耳。

《辑义》：懊憹，成氏曰：心中懊憹而愦闷，懊憹者，俗谓鹘突是也。孙奕《示儿编》云：糊涂读鹘突，或曰不分明也。鹘隼也，突起卤莽之状。《伤寒直格》曰：懊憹者，烦心热燥闷乱不宁也，甚者似中巴豆草乌头之类，毒药之状也。王氏曰：憹即恼字，古通用。扬雄方言曰：愁恚愦愦毒而不发，谓之氐惆。郭璞注云：氐惆，懊憹也。又案：此似后世所谓嘈杂。《医学统旨》云：嘈者似饥而甚，似躁而轻，有懊憹不自宁之况，皆因心下有痰火而动，或食郁而有热，故作是也。王宇泰曰：少气者，气少不足以言也。

张令韶曰：自此以下六节，论栀子豉汤之证，有热有虚，有寒有实之不同。

栀子豉汤方《脉经》《千金翼》无"豉"字。

栀子十四个，擘　　香豉四合，绵裹

上二味，以水四升，先煮栀子得二升半，内豉，煮取一升半，去滓，分为二服，温进一服。《外台》"二升半"下有"去滓"二字，"取"上有"更"字。"二升半"下《千金》作"内豉更煮三沸，去滓，每服一升，安者勿更服"。

宋版、成本有"得吐者止后服"六字。刘河问曰：凡诸栀子汤皆非吐人之药，以其燥热郁结之甚，而药顿攻之，不能开通，则郁发而吐。因其呕吐发开郁结，则气通津液宣行而已，故不须再服也。陈修园曰：二张以吐下虚烦，无复吐之理，此因瓜蒂散用香豉而误传之也，宜删去。下方同。

张令韶曰：栀子性寒，导心中之烦热以下行；豆豉颗熟而轻浮，引水液之上升也。阴阳和而水火济，烦自解。

张隐庵曰：栀子豉汤生用不炒，有交姤水火，调和心肾之功。若炒黑，则径下而不上矣。徐灵胎曰：此剂分两最小，凡治上焦之药皆然。

《肘后》：治心腹俱胀痛，短气欲死，已绝方，即本方先煮豉去滓，再内栀子。

治霍乱吐下后，心腹烦满方，即本方。呕者加橘皮二两；若烦闷，加豉一升，甘草一两，蜜一升，增水二升，分为五服。治服散卒发动，困笃方，若腹内有结坚热癖使众疾者，急下之，即本方。热甚巳发疮者，加黄芩二两。

《千金》：栀子汤治大下后，虚劳不得眠，剧者颠倒懊侬，欲死方，即本方。若上气呕逆，加橘皮二两，亦可加生姜二两。又治少年房多短气方，即本方用豉七合。

《小儿药证真诀》：栀子饮子治小儿蓄热在中，身热狂躁，昏迷不食，即本方小其剂。

《圣济总录》：豉栀汤治虾蟆黄，舌上起青脉，昼夜不睡（即本方）。

《资生》篇：栀子豆豉汤交心肾，和脾胃，败毒清温，功难尽述，生栀仁，香豆豉，各五钱。胃气虚，加甘草；胃家实，加枳实；胃寒，加生姜；脾寒，减豆豉，加干姜；脾热，减豆豉，加黄柏甘草。

栀子甘草豉汤方

栀子十四个，擘　甘草二两，炙　香豉四合，绵裹

上三味，以水四升，先煮栀子甘草取二升半，内豉，煮取一升半，去滓，分二服，温进一服。

张令韶曰：少气者，中气虚而不能交通上下，加甘草以补之。

《千金》：栀子豉汤治食宿饭陈臭肉及羹，宿菜发者方（即本方）。

《时还读我书续录》：栀子甘草豉汤治膈噎食不下者。

栀子生姜豉汤方

栀子十四个，擘　生姜五两　香豉四合，绵裹

上三味，以水四升，先煮栀子生姜取二升半，内豉煮取一升半，去滓，分二服，温进一服。

陈古愚曰：呕者汗吐下后胃阳已伤，中气不和而上逆，故加生姜暖胃，解秽而止逆也。

《肘后》：卒客忤死，张仲景诸要方，桂一两，生姜三两，栀子十四枚，豉五合捣，以酒三升搅微煮之，沫出去滓，顿服取差。

发汗若下之，而烦热，胸中窒者，栀子豉汤主之。《玉函》无"而"字。《脉经》"窒"作"塞"。《千金》"窒"下有"气逆抢心"四字。

方中行曰：窒者邪热壅滞而窒塞，未至于痛，而比痛较轻也。程郊倩曰：烦热二字互言，烦在内，热在外也。火郁于胸，乘其虚而客之。凡氤氲布气于胸中者，皆火为之，而无复津液为之枯，液不得布，遂有窒痛等证。此汤以宣郁为主，宣去其火气，津液自回也。张令韶曰：窒，窒碍而不通也。热不为汗下而解，故烦热；热不解而留于胸中，故窒塞而不通也。亦宜栀子豉汤升降上下，而胸中自通矣。陈修园曰：此一节言栀子豉汤，不特交通上下，而且能调和中气也，此证最多，须切记。

伤寒五六日，大下之后，身热不去，心中结痛者，未欲解也，栀子豉汤主之。"未欲解也"《玉函》作"此为未解"。

柯韵伯曰：病发于阳而反下，外热未除，心中结痛，虽轻于结胸而甚于懊憹矣。结胸是水结胸胁，用陷胸汤，水郁则折之也；此乃热结心中，用栀豉汤，火郁则发之也。程郊倩曰：痛而云结，殊类结胸。但结胸身无大热，知热已尽归于里为实邪；此则身热不去，则所结者因下而结，邪仍在于表，故云未欲解也。张隐庵曰：此言外邪未尽，而心中结痛者，栀子豉汤能解表里之余邪也。《肘后方》用淡豆豉，治伤寒，主能发汗。陈修园曰：此一节言栀子豉汤不特升降上下，而亦能和解表里也。

王宇泰曰："身热不去"四字，要玩。结胸而身不热，知热不在表，故可用大小陷胸汤丸以逐下之，今热仍在表，故宜栀子豉汤越之也。

《伤寒蕴要》：香豉味苦甘平，发汗必用之，又能佐栀子治懊侬之药也。《伤寒明条》曰：得汗止后服。

伤寒下后，心烦，腹满，卧起不安者，栀子厚朴汤主之。《玉函》《脉经》《千金翼》"心烦"作"烦而"。

成无己曰：下后但腹满而不心烦，即邪气入里为里实；但心烦而不腹满，即邪气在胸中为虚烦；既烦且满，则邪气壅于胸腹之间也。满则不能坐，烦则不能卧，故卧起不安。与栀子之苦以清虚烦，厚朴枳实之苦以泄腹满。张隐庵曰：此言伤寒下后，余热留于胸腹胃者。热留于胸则心烦，留于腹则腹满，留于胃则卧起不安。栀子之苦寒，能泄心下之热烦；厚朴之苦温，能消脾家之腹满；枳实之苦寒，能解胃中之热结。

栀子厚朴汤方

栀子十四个，擘　厚朴四两，炙，去皮（成本作"四两，姜炙"）　枳实四枚，水浸，炙令黄（成本、《玉函》作"水浸，去穰，炒"，《伤寒直格》：枳实不去穰为效甚速）

上三味，以水三升半，煮取一升半，去滓，分二服，温进一服。"一服"下宋版有"得吐者，止后服"六字，今依二张本删正，下方同。

柯韵伯曰：妄下后而心烦腹满，起卧不安者，是热已入胃，用栀子以除烦，佐枳朴以泄满，此两解心腹之妙剂，是小承气之变局也。栀子干姜汤去豆用姜，取其横散；栀子厚朴汤以枳朴易豉，取其下泄，皆不欲上越之义。旧本二方后俱云：得吐止后服，岂不谬哉。

高士宗曰：枳实，案《神农本经》主除寒热结气，长肌肉，利五脏，益气轻身。盖枳实臭香色黄，味辛形圆，宜达中胃之品也。炙香而配补剂，则有长肌益气之功；生用而配泄剂，则有除邪破结之力。元人谓枳实泻痰，能冲墙倒壁。而后人即谓破泄之品，不可轻用。且实乃结实之通称，无分大小。宋《开宝》以小者为实，大者为壳。而后人即谓壳缓而实速，壳高而实下。此皆不明经旨，以讹传讹耳。

伤寒，医以丸药大下之，身热不去，微烦者，栀子干姜汤主之。

王宇泰曰：丸药所谓神丹甘遂也，或作巴豆。喻嘉言曰：丸药大下，徒伤其中而不能荡涤其邪，故栀子合干姜用之，亦温中散邪之法也，钱天来曰：以峻厉丸药大下之，宜乎陷入而为痞结矣。而身热不去，是邪未全陷，尚有留于表者。微觉烦闷，乃下后之虚邪陷膈，将结未结之征也。

栀子干姜汤方

栀子十个，擘　干姜二两

上二味，以水三升半，煮取一升半，去滓，分二服，温进一服。

陈古愚曰：栀子性寒，干姜性热，二者相反，何以同用之？而不知心病而烦，非栀子不能清之；脾病生寒，非干姜不能温之。有是病，则用是药，有何不可？张令韶曰：栀子导阳热以下行，干姜温中土以上达，上下交而烦热止矣。案：此以下后利尚未止，故用干姜。柯氏谓为甘草泻心之化方者此也。

《杨氏家藏方》：二气散，治阴阳痞结，咽膈噎塞，状若梅核，妨碍饮食，久而不愈，即成翻胃(即本方用炒栀子)。

《内经拾遗方论》：一笑散，治心疝寒痛，如神之剂，干姜炒黑，山栀子姜汁拌炒，上用酒二钟，煎八分，不拘时服。

《成迹录》：己未之秋，疫痢流行，其证多相似，大抵胸满烦躁，身热殊甚，头汗如流，腹痛下痢，色如尘煤，行数无度，取桃仁承气汤，栀子干姜汤，以互相进，无一不救者。

凡用栀子汤，病人旧微溏者，不可与服之。《玉函》"汤"下有"证"字，"病"作"其"，无"旧"字。

成无己曰：病人旧微溏者，里虚而寒在下也，虽烦则非蕴热，故不可与栀子汤。《内经》曰：先泄而后生他病者，治其本，必且调之，后乃治其他病。程郊倩曰：凡治上焦之病者，辄当顾中下。栀子为苦寒之品，病人今受燥邪，不必其溏否。但旧微溏者，便知中禀素寒，三焦不足，栀子之苦虽去得上焦之邪，而寒气攻动脏腑，坐生他变，困辄难支。凡用栀子汤者，俱不可不守此禁，非独虚烦一证也。

丘氏曰：至此亦结胃气一条，案：此与太阴脉弱自利，不可与大黄芍药意同。

太阳病，发汗，汗出不解，其人仍发热，心下悸，头眩，身𥆧动，振振欲擗地者，真武汤主之。《玉函》《千金翼》作"发其汗而不解"，"𥆧"下有"而"字。"擗"《脉经》作"仆"。"真"武《脉经》《千金翼》、康平本作"玄武"，宋臣避太祖讳，故名真武。

喻嘉言曰：此本为误服大青龙汤，因而致变者立法。然阳虚之人，才发其汗，便出不止，即用麻黄火劫等法，多有见此证者。所以仲景于桂枝汤中，垂戒不可令如水流漓，益见解肌中且有逼汗亡阳之事矣。大青龙证中垂戒云：若脉微弱，汗出恶风者，不可服，服之则厥逆，筋惕肉𥆧，正与此段互发。"振振欲擗地"五字，形容亡阳之状如绘。汗虽出而热不退，则邪未尽而正已大伤。况里虚为悸，上虚为眩，经虚为𥆧身振振摇，无往而非亡阳之象，所以行真武把关坐镇之法也。钱天来曰：汗出不解仍发热者，非仍前表邪发热，乃汗后亡阳虚阳浮散于外也。心下悸者,非心悸也。盖心之下,胃脘之上,鸠尾之间,气海之中,《灵枢》谓膻中为气之海也。误汗亡阳,则膻中之阳气不充,所以筑筑然跳动也。振振欲擗地,方氏引《毛诗》注云:擗,拊心也。喻氏谓无可置身,欲辟地而避处其内,并非也。愚谓振振欲擗地者,即所谓发汗则动经,身为振振摇之意。言头眩而身体瞤动,振振然身不能自持,而欲仆地。因卫分之真阳丧亡于外,周身经脉总无定主也。乃用真武汤者,非行水导湿,乃补其虚而复其阳也。

柯韵伯曰:太阳阳微不能卫外而为固,少阴阴虚不能藏精而起亟,仍发热而心下悸,坎阳外亡而肾水凌心耳,头眩身瞤,因心下悸所致,振振欲擗地,形容身瞤动之状。凡水从火发,肾火上炎,水邪因得上侵。若肾火归原,水气自然下降,外热因之亦解。此条用真武者,全在降火利水,重在发热而心下悸,并不在头眩身瞤故也。如伤寒厥而心下悸,宜先治水,亦重在悸,不重在厥。但彼本于太阳寒水内侵,故用桂枝;此则少阴邪水泛溢,故用附子。要知小便自利,心下不悸,便非真武汤证。章虚谷曰:禁汗条内有太阳伤寒证具,而云尺脉迟者不可发汗,以荣气不足血少故也。然尺属肾,即是肾虚,若发其汗,汗出亡阳,邪仍不解而发热,以元气不胜发散,遂现心悸头眩,身瞤动,振振欲擗地等证,皆肾中阴阳之气失守外越,而身心莫能主持也。急用真武汤,镇摄北方阴阳之气,藉生姜辛温达表,庶补正攘邪之功并建矣。东洞吉益曰:真武汤证以此为准。

《素·脉要精微论》:浮而散者,为眴仆。王注:脉浮为虚,散为不足,气虚而血不足,故为头眩而仆倒也。《厥论》巨阳之厥,则肿首头重,足不能行,发为眴仆。

《巢源》：伤寒悸候，悸者，动也，谓心下悸动也。此由伤寒病发汗已后，因又下之，内有虚热则渴，渴则饮水，水乘心必振寒而心下悸也。

《活人书》：太阳证合行桂枝，却用麻黄之类发汗多亡阳，仍发热者，真武汤主之。大凡发汗过多，即身瞤动振摇，虚羸之人微发汗，便有此证，俱宜服真武汤。羸甚者去芍药，或少用之；有热证恶热药者，去附子。余依本方加减法详之。

《本事方》：乡里有京姓子，年三十，初得病身微汗，脉弱，恶风，医以麻黄汤与之，汗遂不止，发热，心多惊悸，夜不得眠，谵语不识人，筋惕肉瞤，振振动摇。医者又进惊风药，予曰：此强汗之过也。仲景云：服微弱汗出恶风者，不可服青龙汤，服之则筋惕肉瞤，此为逆也，惟真武汤可救。连进三服，继以清心圆，竹叶汤送下，数日遂愈。

张隐庵曰：自此以下凡八节，皆言汗后变证，以示不可轻汗之意。

咽喉干燥者，不可发汗。《脉经》无"喉"字。《玉函》"发"下有"其"字。《千金翼》作"忌发其汗"。

钱天来曰：咽喉干燥者，上焦热津液也。上焦之津液，即下焦升腾之气也。下焦之气液不腾，则咽喉干燥矣。少阴之脉循喉咙，挟舌本。《热论》篇云：少阴脉贯肾络于肺，系舌本。故口燥舌干而渴也。邪在少阴，故气液不得上腾，即上文尺中微迟之类变也，故曰不可发汗。高士宗曰：心脉从心系入肺，上挟咽，咽干而燥，心血虚也，肾脉入肺中，循喉咙，喉干而燥，肾精虚也。若咽喉干燥者，心肾之精血皆虚，故不可发汗。程郊倩曰：凡遇可汗之证，必当顾虑夫上焦之津液有如此者。

《不可发汗》篇：咽中闭塞，不可发汗，发汗则吐血，气欲绝，手足厥冷，欲得蜷卧，不能自温。

《总病论》：干姜甘草汤主之。

《医垒元戎》：若咽中闭塞，咽喉干燥，亡血，衄家，淋家，疮家，不可发汗，已上六证并宜小柴胡汤。

淋家，不可发汗，发汗必便血。《玉函》"发"下有"其"字。

陈修园曰：素有淋病，名曰淋家，其精液久虚，不可发汗更走其津液。若发汗，则津液竭于外，而血动于内，干及于胞中，必患便血。何以言之？《内经》云：膀胱者津液藏焉。又曰：膀胱者，胞之室。是胞为血海，居于膀胱之外，而包膀胱，虽藏血藏津液有别，而气自相通。参看太阳热结膀胱血自下证，则恍然悟矣。淋家病为膀胱气化不能行于皮毛，津液但从下走而为淋。膀胱已枯，若再发其汗，必动胞中之血，非谓便血自膀胱出也。沈芊绿曰：此条便血，是小便尿血也。盖淋家之膀胱本为热所素闭，又发其汗故膀胱愈扰，血从小便出也。程郊倩曰：凡过可汗之证，必当顾虑夫下焦之津液有如此者。

《活人书》：太阳证宜汗，假如淋家，衄血家，法不可汗，亦可以小柴胡之类和解之。

疮家，虽身疼痛，不可发汗，汗出则痓。《玉函》《脉经》《千金翼》"发汗"作"攻其表"。成本"汗出"作"发汗"。"痓"宋版作"痉"，今依《玉函》《脉经注》及张路玉、柯韵伯本改正。

钱天来曰：疮家非谓疥癣之疾也，盖指大脓大血，痈疽溃疡，杨梅结毒，臁疮痘疹，马刀侠瘿之属也。身疼痛，伤寒之表证也。言疮家气虚血少，荣卫衰薄，虽或有伤寒身体疼痛等表证，亦慎不可轻发其汗。若误发其汗，则阳气鼓动，阴液外泄，阳亡则不能柔养，血虚则无以滋灌，所以筋脉劲急而成痓也。故仲景于痉病中有云：太阳病发汗太多因致痓也，岂有所谓重感寒湿，外风袭虚之说哉？

程郊倩曰：凡遇可汗之证，便当顾及周身之津液有如此者。

《总病论》：以痈疮家脓血过多。张令韶曰：亡血则痉，是以产后及跌扑损伤多病痉。

汪苓友曰：常器之云：误汗成痉，桂枝加葛根汤，不若王日休云：小建中汤加归芪，更妙。

衄家，不可发汗，汗出，必额上陷脉急紧，直视，不能眴，不得眠。《玉函》《脉经》《千金翼》"发汗"作"攻其表"。《脉经》作"必额陷脉上促急而紧"，《玉函》作"必额上促急而紧"，《巢源》同。《外台》引《巢源》"促"作"脉"。

顾尚之曰："陷脉"二字连读，谓额上陷中之脉也。

成无己曰：衄者，上焦亡血也。若发汗，则上焦津液枯竭，经络干涩，故额上陷脉急紧。诸脉者皆属于目，筋脉紧急则牵引其目，故直视不能眴也。《针经》曰：阴气虚则目不瞑，亡血为阴虚，是以不得眠也。陈修园曰：血从阳经并督脉而出者为衄。汗为血液，凡素患衄血之人名曰衄家。三阳之经血俱虚，故不可发汗。所以然者，以太阳之脉起于目内眦，上额，交颠，阳明之脉起于鼻，交额中，旁纳太阳之脉，少阳之脉起于目锐眦，三经互相贯通，俱在于额上鼻目之间。三阳之血不荣于脉，故额上陷脉紧急也；三阳之血不贯于目，故目直视不能眴也；阴血虚少，则卫气不能行于阴，故不得眠也，此三阳之危证也。尤在泾曰：额上陷脉紧急者，额上两旁之动脉，陷伏不起，或紧急不柔也，目直视不能眴，不得眠，皆亡阴之证也。韩氏曰：此人素有衄血证，非伤寒后如前条之衄也，故不可发汗（《全书》）。章虚谷曰：既不可发汗，而表邪未解，当从挟虚之例，内助津液，外通经络，使其自汗可也。程郊倩曰：凡遇可汗之证，便不可不顾虑夫阳经之荣血有如此者。

《素·三部九候论》：上部天，两额之动脉，以候头角之气。王注：在额两傍，动应于手，足少阳脉气所行也，位在头角之分，故以候头角之气也。

《论识》：眴，即《史记》项梁眴籍之眴。《说文》云：目摇也，是也。眠乃瞑字，说文瞑字下，徐曰：今俗作眠非是，可以征焉，不能眴，不能眠，乃形容直视之状。

亡血家，不可发汗，发汗则寒栗而振。《玉函》《脉经》《千金翼》作"不可攻其表汗出则"。

成无己曰：《针经》曰：夺血者无汗，夺汗者无血。亡血发汗则阴阳俱虚，故寒栗而振摇。尤在泾曰：阴亡者阳不守，亡血复汗寒栗而振者，阴气先虚而阳气后竭也。案：疮家、衄家，并属亡血，而此条复出亡血家者，该吐、下、跌仆、金刃、产后等证，为言也。陈修园曰：血从阴经并冲任而出，为吐、为下，多则为脱，凡一切脱血之人，名曰亡血家。血属阴，亡血即亡阴，故不可发汗。若发其汗，是阴亡而阳无所附，阳从外脱其人则寒栗而振。《内经》云：涩则无血，厥而且寒。是也。程郊倩曰：亡血而更发汗，身内只剩一空壳子，阳于何有？寒自内生，故寒栗而振，是为阴阳两竭。凡遇可汗之证，便不可不顾虑夫阴经之荣血有如此者。

《活人书》：或太阳证宜汗，而其人适失血，及下利，则频频少与桂枝汤，使体润漐漐连日当自解。

《辑义》：汗后寒栗而振，非余药可议，宜芍药甘草附子汤、人参四逆汤之属。

汗家，重发汗，必恍惚心乱，小便已阴疼，与禹余粮丸。 原注方本阙。《玉函》"发"下有"其"字。

舒驰远曰：平日汗多者表阳素亏，若重发其汗，则阳从外亡，胸中神魂无主，故心神恍惚而内乱也。小便已阴疼者，阳气大虚，便出则气愈泄而化源伤，故疼。便前疼为实，便后痛为虚。从来皆云汗者心之液，汗多者重汗则心血伤，小肠之血亦伤，宜生心血通水道。愚谓不然，如果血虚，曷为不生内烦诸证。此病在气分，宜于涩以固脱之外，大补阳气则当矣。程郊倩曰：恍惚心乱，便有亡阳见鬼之象。阳气盛则从荣中酿出津液来，是汗液少者由荣伤，荣伤者由阳乏，此诸不可发汗之缘，须与谷精之汗不同。凡遇可汗之证，不可不顾虑夫表气之疏密，荣室之衰旺，有如此者。

《本草纲目》：禹余粮下引《抱朴子》云：禹余粮丸日再服，三日后令人多气力，负担远行，身轻不极，其方药多，不录。魏念庭曰：禹余粮原方阙，愚臆度之，即赤石脂禹余粮汤耳，意在收涩小便以养心气，镇安心神之义，如理中汤可以制丸也。

案：此节恍惚心乱，小便已阴疼，与百合病每溺时头疼同义。又此节申阳虚于外者不可汗之戒，下节申阴盛于内者不可汗之戒。

《辨正》：似上六条，皆关津液，故虽或其可发汗，不可不酌量，是以举其变以戒之也。

禹余粮丸方据《古本》补

禹余粮四两　　人参三两　　附子二枚　　五味子三合　　茯苓三两
干姜三两

上六味，蜜为丸，如梧子大，每服二十九。

病人有寒，复发汗，胃中冷，必吐蛔。原注一作"逆"，《玉函》"发"下有"其"字。

柯韵伯曰：有寒是未病时原有寒也，内寒则不能化物，饮食停滞而成蛔，以内寒之人复感外邪，当温中以逐寒。若复发其汗，汗生于谷，谷气外散，胃脘阳虚无谷气以养其蛔，故蛔动而上从口出也。蛔多不止者死,吐蛔不能食者亦死。方中行曰:复反也,言误也。顾尚之曰:此为三阴经示禁。

《巢源》:蛔虫者,是九虫内之一虫也。长一尺,亦有长五六寸。或因腑脏虚弱而动,或因食甘肥而动,其发动则腹中痛,发作肿聚,去来上下,动有休息,亦攻心痛,口喜吐涎。腹中痛其脉法当沉弱弦,今反脉洪而大,则是蛔虫也。

《活人书》:先服理中丸,次服乌梅丸。

张令韶曰:本论逐节之后必结胃气一条,以见不特吐下伤其胃气,即汗亦伤胃气也。治伤寒者,慎勿伤其胃焉斯可矣。

本发汗,而复下之,此为逆也,若先发汗,治不为逆,本先下之,而反汗之,为逆,若先下之,治不为逆。《玉函》无"此也"二字。

成无己曰:病在表者汗之为宜,下之为逆;病在里者下之为宜,汗之为逆。黄坤载曰:风寒外闭,宜辛温发散而不宜下;燥热内结,宜苦寒攻下而不宜汗;若表邪未解,里邪复盛,则宜先汗而后下;若里邪急迫,表邪轻微,则宜先下而后汗。错则成逆矣,若治法得宜,先后不失,不为逆也。方中行曰:复与覆同,古字通用,复亦反也,犹言误也。程知曰:言汗下有先后缓急,不得倒行逆施。

《五十八难》伤寒有汗出而愈,下之而死者,有汗出而死,下之而愈者,何也?然阳虚阴盛,汗出而愈,下之即死,阳盛阴虚,汗出而死,下之而愈。《滑氏本义》:《外台》谓表病里和为阳虚阴盛,邪在表宜发汗,若反下之,引邪入里,诛伐无过,故死。里病表和为阳盛阴虚,邪入里宜急下,若反汗之,兼虚其表,故死。王安道《伤寒例注》:寒邪在外为阴盛可汗,热邪内炽为阳盛可下。

顾尚之曰:先表后里,仲景定法。此处忽有先下之说,可见刘河间之通圣散、双解散,并以硝黄入表剂中。而吴又可《温疫论》,

谓必以承气通其里，里气一通，不待发散，多有自汗而愈者，皆深得仲景之微旨也。

张令韶曰：此章凡六节，前四节言病气随正气之出入以为出入，正气亦随病气之内外而为内外也。或从内解，或从外解，或救其里，或救其表，不可逆也。五节言阴阳和，正气之出入复其常，病气亦随之而解矣。末节言太阳之气，随荣卫之行于脉外，而行于脉中也。

伤寒，医下之，续得下利，清谷不止，身疼痛者，急当救里，后身疼痛，清便自调者，急当救表，救里，宜四逆汤，救表，宜桂枝汤。"身疼痛者"《玉函》作"身体疼痛"。康平本作"回逆汤"，下同。

张令韶曰：此反应上文先下而后汗之意，以见下之而表里俱虚，又当救表，不必拘于先下而复汗之说也。言伤寒下之而正气内陷，续得里虚之证，下利清谷不止者，虽身疼痛表证仍在，急当救里。救里之后，身疼痛而清便自调者，知不在里，仍在表也，急当救表。救里宜四逆汤以复其阳，救表宜桂枝汤以解其肌，生阳复而肌腠解，表里和矣。本经凡曰急者，急不容待，缓则无及矣。万密斋曰：此太阳误下，传太阴证也。此证协寒而利，以寒为本，挟寒利为传太阴，挟热者以传少阴也。喻嘉言曰：下利清谷者，脾中之阳气微，而饮食不能腐化也。身体疼痛者，在里之阴邪盛，而筋脉为其阻滞也。阳微阴盛，凶危立至，当急救其在里之微阳，俾利与痛而俱止。救后小便清，大便调，则在里之阳已复，而身痛不止，明是表邪未尽，荣卫不利所致。又当急救其表，俾外邪仍从外解，而表里之辨始为明且尽耳。救里与攻表天渊，若攻里必须先表后里，必无倒行逆施之法。惟在里之阴寒极盛，恐阳气暴脱，不得不急救其里，俟里阳少定，仍救其表。初不敢以一时之权宜，更一定之正法也。《厥阴》篇下利腹胀满，身体疼痛者，先温其里，乃攻其表。曰"先温"，曰"乃攻"，乃形容不得已之次第，足互此意。程郊倩曰：身疼痛者，伤寒之本证；下利清谷者，为医误下之续证。缓急之宜，只是先医药，后医病，病只伤人于外，药辄伤人于里。清便自调者，药邪去而里气和，乃从外邪治病。柯韵伯曰：身痛本麻黄证，而下利清谷，其腠理之疏可知，必桂枝汤和荣卫而痛自解，故不曰攻而仍曰救，救表仍合和中也。沈自南曰：此大关键不可不知，若两感者亦可类推矣。

王叔和"序例"曰：凡两感病俱作，治有先后，发表攻里，本自不同。而执迷妄意者，乃云神丹甘遂合而服之，且解其外，又除其内，言巧似是，于理实违，安危之变，安可诡哉。

《活人书》：两感者，表里俱病也，仲景无治法，但云两感病俱作，治有先后，发表攻里，本自不同。寻之第三卷中，言伤寒下之云云：遂以意寻比仿效治两感有先后，宜先救里，若阳气内正，即可医也，内才正，急当救表。盖内尤为急，才温内则急救表，亦不可缓也。

《论识》：下利清谷，当读为二证，本以下利故遂为清谷。清圊通，训厕。谷，完谷也。清谷连用，乃完谷下泄之义，与谷不化不同。食物少变未为屎，水谷并出者，此为谷不化。夫完谷之出，津液将竭，危殆莫急焉。是以虽有疼痛证，无暇论其外，直以四逆汤救里也。

徐灵胎曰：凡病皆当先表后里，惟下利清谷则以扶阳为急，而表证为缓也，表里分治而序不乱。后人欲以一方治数证，必至两误。

病发热头痛，脉反沉，若不差，身体疼痛，当救其里，宜四逆汤。

《玉函》《脉经》《千金翼》"疼"上有"更"字，"宜"下有"温药"二字，宋版脱"宜"字，今从成本补。

张隐庵曰：病发热头疼，邪在太阳之高表，其脉当浮，反沉者，阳气内入也。《平脉》篇曰：病人若发热，身体疼，脉沉而迟者，知其差也。今不差，身体疼痛而脉沉，则知正气之虚陷矣，故当救其里，宜四逆汤。程郊倩曰：病发热头痛，太阳表证也；脉反沉，阴经里脉也；阳病见阴脉，由其人里气素虚，素寒，邪虽外侵，正难内御，切不可妄从表治，须静以候其自差。若不差，而更加身体疼痛，知寒从内转，此时不温其里，六七日传之少阴经时，必成厥逆亡阳之变，温之无及矣。故舍证从脉，用四逆汤救里，不当因发热头痛，迟疑瞻顾也。此证乃太阳中之少阴，麻黄附子细辛汤条乃少阴中之太阳，究竟二证，皆是发于阳而病在阴，故皆阳病见阴脉。屠俊夫曰：沉为在里，非表剂所能解，必用四逆以温中助阳，通关节，宣脉络，则救里之中即寓解表之意。而发热恶寒，身体疼痛，自除矣，非专治内而不治外也。徐灵胎曰：身体疼痛，阴阳二证皆有之，今脉沉而疼痛，虽发热亦是里寒外热之证，故用四逆。

案：此条乃表里皆寒之证，然反不恶寒，何也？盖恶寒者，以素本不寒而外伤于寒，气不相投故恶之也。若素内寒，复外伤于寒，气自相合，故反不恶寒，故四逆证，除霍乱为卒病外，皆不言恶寒也。

太阳病，先下之而不愈，因复发汗，以此表里俱虚，其人因致冒，冒家汗出自愈，所以然者，汗出表和故也，里未和，然后复下之。

"先下"下"宋版脱"之"字，今从成本补。《玉函》《脉经》《千金翼》无"以此"二字，"家"下有"当"字，"里未和，然后复下之"作"表和然后下之"。

程郊倩曰：太阳病先下之而不愈，阴液先亡矣。因复发汗，荣从卫泄，阳津亦耗，以此表里两虚，虽无邪气扰乱，而虚阳戴上，无津液之升以和之，所以怫郁而致冒。冒者，清阳不彻，昏蔽及头目也。必得汗出津液到，而怫郁始去。所以然者，汗出表和故也。汗者,阳气之所酿。汗出知阳气复于表,故愈,则非用发表之剂,而和表之剂,可知。里未和者,阳气虽返于内,阴气尚未滋而复。盖大便由溏而燥,由燥而硬,至此不得不斟酌下之,以助津液矣。和表药桂枝加附子汤,或大建中汤类也,汗出亦是得汗,非发汗也。顾尚之曰:表虚者,荣气损也;里虚者,胃液伤也。表虚由汗,然不止亡阳,里虚由下,然不至下利,故邪未外解,而亦未内陷也。陈亮师曰:有邪盛而冒者,太阳少阳并病,眩冒是也。有虚脱而冒者,少阴病下利止而时时自冒是也。此节之冒,不若并病之实,亦不若少阴之危,由表里俱虚,故邪覆于表而不散,气郁于里而难伸。但用轻解之法,则汗出而表邪自去矣。舒驰远曰:汗出表和,然后察其二便和否,再一分解无余议矣。

《总病论》:人将大汗必冒昧者,若早久天将时雨,六合皆至昏昧,雨降之后,草木皆苏,庶物明净,《玉册》所谓换阳之吉证也。

《明理论》:冒为昏冒而神不清,世谓之昏迷者是也。

王宇泰曰:按《说文》冒字从曰:从目,曰即小儿及蛮夷头衣也。此致冒者,谓若物蒙蔽其目也,是昏迷之义。

太阳病未解,脉阴阳俱停,原注一作"微"。**必先振栗,汗出而解,但阳脉微者,先汗出而解,但阴脉微**原注一作"尺脉实"。**者,下之而解,若欲下之,宜调胃承气汤。**原注一云用大柴胡汤。《玉函》作"必先振汗而解",《玉函》《千金翼》作"但阳微者,先汗之而解,宜桂枝汤,阴微者,先下之而解,宜承气汤"。《脉经》及《千金翼注》作"大柴胡汤",《总病论》《活人书》同。古本"阳脉微"作"阳脉实"。顾尚之曰:大柴胡乃两解表里之剂,与经意不合。

成无己曰:脉阴阳俱停,无偏胜者,阴阳气和也。经曰:寸口、关上、尺中,三处大小浮沉迟数同等,此脉阴阳为和平,虽剧当愈。

今阴阳既和,必先振栗汗出而解。但阳脉微者,阳不足而阴有余也。经曰:阳虚阴盛,汗之则愈,阴脉微者,阴不足而阳有余也。经曰:阳盛阴虚,下之则愈。周禹载曰:此条经文仲景曲体病情,言邪气虽衰而正气大虚,非振栗则不能汗出也。"阴阳"二字,犹云浮取沉取。停者,停匀也,亦即作微字看。然不言微而言停者,邪气虽微尚留表里之半,其或入于阴,或出于阳,未可定也。若脉非俱停而但阳脉微者,则里脉安和而阳亦不复盛,汗出而解,更无疑也。然复加一"先"字,即里有微结,其津回肠润,又在言外也。但阴脉微者,阳既安和,纵里有微结,略下即解,只一调胃足矣。喻嘉言曰:病久而外邪不解,辨脉用法,要与初病不同。盖初病皆邪气胜则实之脉,病后皆正气夺则虚之脉,所以最虚之处便是容邪之处。故阳脉微者,邪乘其阳,汗之而解;阴脉微者,邪乘其阴,下之而解。必须透此一关,始得用药与邪相当,邪去则正自复,不补虚而自补耳。柯韵伯曰:停者,相等之谓。太阳病阳浮而阴弱,是阳强也。今阳脉微,即是阴阳俱停,病虽未解,已是调和之脉,其解可知矣。脉但浮者为阳盛,必先烦而有汗。阳脉微者为阳虚,必先振栗而汗出。振栗是阴津内发之兆,汗出是阳气外发之征也,此阴阳自和而愈,可勿药矣。但阴脉微而阳脉仍浮,阳脉重可知,热久汗多,津液内竭,当知调胃而表自解,以太阳汗多,恐转属阳明。

"辨脉法"问曰:脉病欲知愈未愈者,何以别之?答曰:寸口、关上、尺中,三处大小浮沉迟数同等,虽有寒热不解者,此脉阴阳为和平,虽剧当愈。

王叔和"序例"曰:夫阳盛阴虚,汗之则死,下之则愈;阳虚阴盛,汗之则愈,下之则死。况桂枝下咽,阳盛则毙;承气入胃,阴盛以亡。死生之要,在乎须臾,视身之尽,不暇计日,此阴阳虚实之交错,其候至微,发汗吐下之相反,其祸至速。

案:此节遥结前凡病若发汗,若吐,若下,若亡血、亡津液,阴阳自和者必自愈之义,而程、汪、徐、顾诸家皆作停止解。夫脉既停止,温之犹恐不暇,岂有汗下之理乎?观成氏引《难经》"微"字只作"虚"字解,义自明矣。又《不可下》篇云:阳微不可下,下之则心下痞硬,亦可相参。

太阳病,发热汗出者,此为荣弱卫强,故使汗出,欲救邪风者,宜桂枝汤。《玉函》"救"作"解",无"者"字。

方中行曰:上条言阳浮而阴弱,此言荣弱卫强。卫强即阳浮,荣弱即阴弱,互相发明也。救者,解救救护之谓。不曰风邪,而曰邪风者,以本体言也。程郊倩曰:邪风者,四时不正之风也。邪风则不必脉尽浮缓,然太阳病之发热汗出,证自存也。夫汗者荣所主,固之者卫。今卫受风邪,则荣为卫所并而荣弱矣。正气夺则虚,故云弱也。卫受风邪,肌表不能固密,此亦卫之弱处,何以为强?邪气盛则实,故云强也。荣虚而卫受邪,故津液失其所主,与所护,徒随邪风外行而溢之为汗。然则荣之弱固弱,卫之强亦弱也。凡皆邪风为之也,脉浮紧而尺中一迟,便不可发汗。曰荣气不足,血少故也。则知此处荣弱之用桂枝,为益荣之剂,而非汗剂矣。益荣而却不助邪,故救邪风者亦主之,则以其宣卫故也。邪风证亦病人身体重,骨节疼痛,但汗稍异于伤寒耳。

黄坤载曰:邪风者,经所谓虚邪贼风也。风随八节而居八方,自本方来者,谓之正风,不伤人也。自冲后来者,谓之贼风,伤人者也。如夏至风自南来,是正风也。若来自北方,是冲后也。义详《灵枢·九宫八风》篇。徐灵胎曰:提出"邪风"二字,见桂枝为驱风圣药。

伤寒五六日，中风，往来寒热，胸胁苦满，嘿嘿不欲饮食，心烦，喜呕，或胸中烦而不呕，或渴，或腹中痛，或胁下痞硬，或心下悸，小便不利，或不渴，身有微热，或咳者，小柴胡汤主之。《玉函》作"中风五六日伤寒，往来寒热"，《脉经》作"中风往来寒热，伤寒五六日以后"，《全书》、钱本作"伤寒中风五六日"。《脉经》"心烦"作"烦心"。《玉函》《脉经》《千金翼》"硬"作"坚"，"心下悸"作"心中悸"，"身有"作"外有"。成本"嘿嘿"作"默默"。

成无己曰：五六日邪气自表传里之时，中风者，或伤寒至五六日也。《玉函》曰：中风五六日伤寒，即是或中风，或伤寒，非是伤寒再中风，中风复伤寒也。经云：伤寒中风有柴胡证，但见一证便是，不必悉具者，正是谓也。方中行曰：伤寒五六日中风，往来寒热，互文也。言伤寒与中风当五六日之时，皆有此往来寒热，已下之证也。五六日，大约言也。往来寒热者，邪入躯壳之里，脏腑之外，两夹界之隙地，所谓半表半里，少阳所主之部位，故入而并于阴则寒，出而并于阳则热，出入无常，所以寒热间作也。胸胁苦满者，少阳之脉循胸络胁，邪凑其经伏饮搏聚也，默，静也，胸胁既满，谷不化消，所以静默不言，不需饮食也，心烦喜呕者，邪热伏饮搏胸胁者，涌而上溢也，或为诸证者，邪之出入不常，所以变动不一也。又曰：太阳一经有荣卫之不同，所以风寒异治。阳明切近太阳，荣卫之道在迩，风寒之辨尚严。少阳一经，越阳明去太阳远矣，风寒无异治。经以伤寒中风五六日，往来寒热交互为文者，发明风寒至此同归于一致也。程郊倩曰：少阳无自受之邪，俱属太阳逼蒸而起，故曰伤寒中风，非寒伤少阳，风中少阳也。职属中枢，去表稍远，邪必逗延而后界此，故曰五六日。少阳脉循胁肋，在腹阳背阴两歧间，在表之邪欲入里，为里气所拒，故寒往而热来；表里相拒而留于歧分，故胸胁苦满；神识以拒而昏困，故嘿嘿；木受邪则妨土，故不欲食；胆为阳木而居清道，为邪所郁，火无从泄，逼炎心分，故心烦；清气郁而为浊，则痰滞，故喜呕；呕则木火两舒，故喜之也。此则少阳定有之证。沈芊绿曰：邪正相争，故喜呕。然不曰呕，而曰喜呕，则非真呕可知。此与苦满"苦"字，不欲饮食"不欲"字，皆病情之得于内者，所贵在无形以揣之也。魏念庭曰：或为诸证者，因其人平素气血偏胜，各有所兼挟以为病也。柯韵伯曰：少阳为枢，不全主表，不全主里，故六证皆在表里之间。寒热往来，胸胁苦满，是无形之半表；心烦喜呕，默默不欲饮食，是无形之半里。或然七证，皆偏于里，惟微热为在表，皆属无形，惟心下悸，为有形，皆风寒通证，惟胁下痞硬，属少阳，总是气分为病，非有实可据，故皆从半表半里之治法，故小柴胡称和解表里之主方。

《伤寒集成》：满与懑古字通用，闷也，加以苦字，形容闷之甚者辞也。

《灵·百病始生》篇：风雨寒热不得虚邪，不能独伤人。虚邪之中人也，始于皮肤，皮肤缓则腠理开，开则邪从毛发入，入则抵深，深则毛发立，毛发立则淅然，故皮肤痛；留而不去则传舍于络脉，在络之时痛于肌肉，其痛之时息，大经乃代；留而不去传舍于经，在经之时洒淅喜惊；留而不去传舍于输，在输之时六经不通四肢，则肢节痛，腰脊乃强；留而不去传舍于伏冲之脉，在伏冲之时，体重身痛；留而不去传舍于肠胃，在肠胃之时，贲响腹胀，多寒，则肠鸣飧泄食不化，多热，则溏出麋；留而不去传舍于肠胃之外，募原之间，留著于脉，稽留而不去，息而成积，或著孙脉，或著络脉，或著经脉，或著输脉，或著于伏冲之脉，或著于膂筋，或著于肠胃之募原，下连于缓筋，邪气淫泆，不可胜论。

张隐庵曰：此章凡十五节，皆论柴胡汤之证治。

小柴胡汤方

柴胡半斤　黄芩三两　人参三两　半夏半升，洗　甘草炙　生姜各三两，切　大枣十二枚，擘

上七味，以水一斗二升，煮取六升，去滓，再煎取三升，温服一升，日三服。"七味"下《玉函》《千金》有"㕮咀"二字。"去滓"上《千金》有"绞"字。《古方选注》去滓再煎，恐刚柔不相济，有碍于和也。徐灵胎曰：此又一法，去滓再煎者，此方乃和解之剂，再煎则药性和合，能使经气相融，不复往来出入，古圣不但用药之妙，其煎法俱有精义。《伤寒考》大小柴胡、半夏泻心、生姜泻心、甘草泻心、旋复代赭诸方，皆去滓再煎。按：以上诸汤皆有呕噫等证，呕家不欲溷浊之物，强与之必吐，故半煮去滓再煎，以投取其气全而不溷浊，可谓和羹调鼎之手段矣。若胸中烦而不呕者，去半夏人参，加栝楼实一枚；程郊倩曰：火成燥实而逼胸，故去人参半夏加栝楼实。徐灵胎曰：不呕不必用半夏，烦不可用人参，栝楼实除胸痹，此小陷胸之法也。《千金》栝楼汤治伤寒中风五六日以上，但胸中烦干呕方（即本方）。若渴，去半夏，加人参合前成四两半，栝楼根四两，《千金翼》无"栝楼根四两"五字。柯韵伯曰：渴者是元气不足而津液不生，去半夏之辛温，再加人参以益气而生津液，更加栝楼根之苦寒者，升阴液而上滋也。若腹中痛者，去黄芩，加芍药三两，方中行曰：腹中痛，血涩而内寒也，黄芩苦坚而寒中故去之，芍药通宣而愈痛故加也。若胁下痞硬，去大枣，加牡蛎四两，《千金翼》《外台》作"牡蛎六两"。方中行曰：胁下痞硬，邪热伏饮搏聚为实也。去大枣，甘能聚气而令人中满也；加牡蛎，咸能软坚而主除寒热也。《别录》牡蛎治心胁下痞热。若心下悸，小便不利者，去黄芩，加茯苓四两，方中行曰：水停心下则悸，所以小便不利也。肾主水，黄芩坚肾，肾坚则水愈蓄故去之；茯苓利窍，窍利则水渗泄，故加之。《活人书》呕而发热，胸胁满，心上怔忪，小便不利者，小柴胡汤去黄芩加茯苓。若不渴，外有微热者，去人参，加桂枝三两，温覆微汗

愈,《千金翼》作"温覆发其汗"。程郊倩曰:不渴身有微热者,半表之寒尚滞于肌,故去人参加桂枝以解之也。柯韵伯曰:里气未伤而表邪未解,不可补中,故去人参,加桂枝之辛温,温覆而取其微汗。**若咳者,去人参,大枣,生姜,加五味子半升,干姜二两。**程郊倩曰:咳者半表之寒凑入于肺,故去参枣加五味子,易生姜为干姜以温之,虽肺寒不减黄芩,恐干姜助热也。钱天来曰:加五味干姜者,以水寒伤肺,故以此收肺气之逆,即小青龙汤之制也,肺热气盛者,未可加也。徐灵胎曰:古方治嗽,五味干姜必同用,一以散寒邪,一以敛正气,从无单用五味,治嗽之法。赵嗣真曰:小柴胡所主,为阳邪传里动肺而咳,四逆散所主,为阴邪传里动肺而咳,或阳邪,或阴邪,自表传里则必动肺,以藏真高于肺故也。

成无己曰:伤寒邪气在表者,必渍形以为汗;邪气在里者,必荡涤以为利;其于不外不内半表半里,既非发汗之所宜,又非吐下之所对,是当和解则可矣,小柴胡为和解表里之剂也。程郊倩曰:邪在少阳是表寒里热两郁而不得升之故,小柴胡汤之治,所谓升降浮沉则顺之也。至于制方之旨,及加减法,则所云:上焦得通,津液得下,胃气因和,尽之矣。章虚谷曰:小柴胡汤升清降浊,通调经府,是和其表里以转枢机,故为少阳之主方。

罗谦甫曰:仲景以小柴胡治少阳证,口苦咽干,往来寒热而呕。盖柴胡味苦平,行少阳经,黄芩味苦寒为佐,治发热口苦,生姜辛温,半夏辛热,治发寒而呕,人参甘温,安胃和中,大枣甘平温,和阴阳,调荣卫,生津液,使半表半里之邪而自解矣。柯韵伯曰:此为少阳枢机之剂,和解表里之总方也,少阳之气游行三焦,而司一身腠理之开阖,血弱气虚腠理开发,邪气因入与正气相搏,邪正分争,故往来寒热。与伤寒头疼发热,而脉弦细中风两无关者,皆是虚火游行于半表。故取柴胡之轻清微苦微寒者,以解表邪,即以人参之微甘微温者,预补其正气,使里气和,而外邪勿得入也。其口苦,咽干,目眩,目赤,头汗,心烦,舌胎等证,皆虚火游行于半里。故用黄芩之苦寒以清之,即用甘枣之甘以缓之,亦以提防三阴之受邪也。太阳伤寒则呕逆,中风则干呕,此欲呕者,邪正相搏于半里,故欲呕而不逆,胁居一身之半,为少阳之枢,邪结于胁则枢机不利,所以胸胁苦满,默默不欲食也。引用姜半之辛散,一以佐柴芩而逐邪,一以行甘枣之泥滞,可以止呕者,即可以泄满矣。夫邪在半表,势已向里,未有定居,故有或为之证,所以方有加减,药无定品之可拘也。本方七味,柴胡主表邪不解,甘草主里气不调,五物皆在进退之列。本方若去甘草,便名大柴胡;若去柴胡,便名泻心,黄芩,黄连等汤矣。卢氏以柴胡生半冬,配半夏为主治,皆未审本方加减之义耳。本方为脾家虚热,四时疟疾之圣药。

徐灵胎曰:小柴胡与桂枝二方用处极多,能深求其义,则变化心生矣。论中凡可通用之方,必有加减法。

《资生》篇:和解者,合汗下之法而缓用之者也。伤寒以小柴胡为和解之方,凡用和解之法者,必其邪气之极杂者也。寒者热者,燥者湿者,结于一处而不得通,则宜开其结以解之;升者降者,敛者散者,积于一偏而不相洽,则宜平其积而和之。故方中往往寒热并用,燥湿并用,升降敛散并用,非杂乱而无法也,正法之至妙也。又曰:杂合之邪之交纽而不已,其气必郁而多逆,故开郁降逆,即是和解,无汗下之用,而隐寓汗下之旨矣。

《苏沈良方》:此药伤寒论虽主数十证,大要其间有五证最得当,服之必愈。一者,身热,心中逆,或呕吐者,可服,若因渴饮水而呕者,不可服,身体不温热者,不可服;二者,寒热往来者可服;三者,发潮热者可服;四者,心烦胁下满,或渴,或不渴,皆可服;五者,伤寒已差后,更发热者,可服。此五证但有一证,更勿疑,便可服。若有三两证以上,更得当也。世人但知小柴胡汤治伤寒,不问何证便服之,不徒无效,兼有所害,缘此药差寒故也。元祐二年时行,无少长皆咳,本方去人参大枣生姜,加五味子干姜各半两,服此皆愈。常时上壅痰实,只依本方食后卧时服,甚妙。赤白痢尤效,痢药中无如此妙。盖痢多因伏暑,此药极解暑毒。

《肘后》:治伤寒时气温病三日已上,至七八日不解者,可服小柴胡汤(即本方)。

《千金》:妇人在蓐得风,盖四肢苦烦热,皆自发露所为,若头不痛但烦热,与三物黄芩汤;头痛,与小柴胡汤;又黄龙汤,治伤寒瘥后,更头痛壮热。烦闷方,仲景名小柴胡汤。

《活人书》:名黄龙汤,不用半夏。

《圣惠方》:治阳毒伤寒,四肢壮热,心膈烦燥,呕吐不定方,于本方去大枣,加麦门冬竹叶。

《十便良方》:名人参饮子。

《直指方》:小柴胡汤治男女诸热出血,血热蕴隆,于本方加乌梅。又治伤暑外热内渴,于内更加生姜为妙。

《保命集》:治产后日久,虽日久而脉浮疾者,宜服三元汤。本方合四物汤,又名柴胡四物汤,《医垒元戎》名调经汤。又产后日久,虚劳,针灸小药俱不效者,宜服三合汤,本方合四物汤,加白术茯苓黄芪。

《得效方》:小柴胡汤治挟岚嶂溪源蒸毒之气。自岭以南地苦炎,燥湿不常,人多患此状。血乘上焦,病欲来时,令人迷困,甚则发躁狂忘,亦有哑不能言者,皆由败毒瘀心,毒涎聚于脾所致。于此药中,加大黄枳壳各五钱(《寿世保元》名驱瘴汤)。

《医方考》：疟发时一身尽痛，手足沉重，寒多热少，脉濡者，名曰湿疟，柴平汤主之，本方合平胃散。《济阳纲目》柴平汤治疟疾，热多寒少者，最效。

《此事难知》：少阳证胸胁痛，往来寒热而呕，或咳而耳聋，脉尺寸俱弦，小柴胡汤主之。

《海藏癍论萃英》小儿壮热，昏睡，伤风风热，疮疹伤食，皆相似，未能辨认，间服升麻葛根汤、小柴胡汤，甚验。盖此数药，通治之，不致误也。

《玉机微义》：小柴胡汤治肝藏发咳，两胁下痛，甚则不可以转，转则两胠下满。

《济阳纲目》：小柴胡汤治瘟疫，内虚发热，胸胁痞闷，及在半表半里，非汗非下之证。又治疟疾热多寒少，或但单热头疼，口干胸满。

《眼科锦囊》：小柴胡汤治胸胁苦满，寒热往来，目痛鼻干，不能眠者。

《万病回春》：口酸而苦者，肝胆有实热也，小柴胡汤依本方加龙胆草、青皮。并怒则口苦，或胁胀，或发热，俱可服，胆热而口苦者，乃谋虑不决也，小柴胡汤依本方加麦冬、酸枣仁、远志、地骨皮。

《皇汉医学》：小柴胡汤主药为柴胡，其证以胸胁苦满为目标而用之。凡气管支炎、百日咳、肺结核、肋膜炎、肠窒扶斯、疟疾、胃肠加答儿、肝脏病、肾脏肾盂炎证、妇人病等，悉能治之。

血弱气尽腠理开，邪气因入与正气相搏，结于胁下，正邪分争，往来寒热，休作有时，嘿嘿不欲饮食，脏腑相违，其痛必下，邪高痛下，故使呕也。 原注一云：脏腑相违，其病必下，胁鬲中痛。**小柴胡汤主之，服柴胡汤已渴者，属阳明，以法治之。** 古本"气尽"作"气虚"。《玉函》《千金翼》作"此为属阳明"，成本作"属阳明也"。

成无己曰：人之气血随时盛衰，当月郭空之时则为血弱气尽，腠理开疏之时也，邪气乘虚伤人则深。《针经》曰：月郭空则海水东盛，人血气虚，卫气去，形独居，肌肉减，皮肤缓，腠理开，毛发残，膲理薄，烟垢落。当是时遇贼风，则其入深者，是矣。邪因正虚，自表之里而结于胁下，与正分争，作往来寒热，默默不欲饮食，痛下为自外之内，经络与脏腑相连，气随经必传于里，故曰其痛下。痛一作病，邪在上焦为邪高，邪渐传里为痛下，里气与邪气相搏，逆而上行，故使呕也。与小柴胡汤，以解半表半里之邪。王宇泰曰：血弱气尽至结于胁下，是释胸胁苦满句；正邪分争三句，是释往来寒热句，倒装法也；默默不欲饮食，兼上文满痛而言，脏腑相连四句，释心烦喜呕也。徐灵胎曰：此条申明所以往来寒热，及不欲食下痛上呕之故，皆因正衰邪入，脏腑相牵所致，则立方之意可推而知矣。顾尚之曰：胆附于肝而在膈下，故云脏腑相连。其痛必下，邪高，口苦，咽干，目眩也。痛下，腹中痛也。阳逆于上，阴滞于下，中焦阻塞不通，故呕。方中行曰：已，毕也，渴亦柴胡或为之一证。然非津液不足，水饮停逆则不渴，或为之渴，寒热往来之暂渴也。今服柴胡毕而渴，则非暂渴，其为热已入胃，亡津液而渴可知，故曰属阳明也。柯韵伯曰：柴胡汤有芩参甘枣，皆生津之品，服之反渴者，必胃家已实，津液不足以和胃也。当行白虎承气等法，仍用柴胡加减，非其治矣，此少阳将转属阳明之证。郑在辛曰：少阳阳明之病机，在呕渴中分，渴则转属阳明，呕则仍在少阳。如呕多虽有阳明证，不可攻之，因病未离少阳也。服柴胡汤渴当止，若服柴胡汤已加渴者，是热入胃府耗津消水，此属阳明胃病也。钱天来曰：但云以法治之，而不言法者，盖法无定法也。假令无形之热邪在胃，烁其津液，则有白虎汤之法以解之；若津竭胃虚，又有白虎加人参之法以救之；若有有形之实邪，则有小承气及调胃承气汤和胃之法；若大实满而潮热谵语，大便硬者，则有大承气攻下之法；若胃气已实而身热未除者，则有大柴胡两解之法。若此之类，当随时应变因证便宜耳。

得病六七日，脉迟浮弱，恶风寒，手足温，医二三下之，不能食，而胁下满痛，面目及身黄，颈项强，小便难者，与柴胡汤，后必下重，本渴饮水而呕者，柴胡汤不中与也，食谷者哕。《玉函》《脉经》《千金翼》"二"作"再"，上"而"字作"其人"，康平本作"小便黄者"，成本作"本渴而饮水呕者"，《玉函》《脉经》"不"中间有"复"字。

章虚谷曰：脉迟浮弱恶风寒者，其人阳虚表邪未罢也。手足温者，脾胃本和，二三下之气伤不能食。表邪陷入少阳而胁下满痛，颈项强也。小便难者，三焦气窒，水道不行，故郁而发黄，只可与柴胡汤转少阳之枢。其枢虽转而水气下坠，则必后重，皆因二三下之之故也。若本渴而饮水呕者，是为水逆，故亦小便不利，当用五苓散，柴胡汤不中与也。其脾胃大伤，故食谷者哕。哕者，空呕也，后世或以呃逆为哕。如暴病气阻尚无害，若久病呃逆，是胃气欲绝之候也。柯韵伯曰：此条是柴胡疑似证，而非柴胡坏证，似少阳而实太阳坏病，得一证相似处，大宜着眼。程郊倩曰：后必下重者，脾孤而五液注下，液欲下而已无液可下，则虚虚之祸，因里寒而益甚耳。遇此之证，无论无里热证，即有里热证，亦属假热，柴胡汤不中与也。王宇泰曰：不欲饮水而呕者，柴胡证也。若因水而呕者，水停心下也，或云下重渴欲饮水，呕者，五苓加茵陈蒿汤。程知曰：后言柴胡证，但见一证便是，此更言胁下满痛，亦有不宜柴胡者，以为戒也。

《灵·口问》篇：人之哕者，何气使然？曰：谷入于胃，胃气上注于肺,今有故寒气与新谷气俱还入于胃,新故相乱,真邪相攻,气并相逆,复出于胃,故为哕。《素·宣明五气》篇胃为哕。

伤寒四五日,身热,恶风,颈项强,胁下满,手足温而渴者,小柴胡汤主之。《脉经》《千金翼》作"身体热"。

钱天来曰:身热恶风项强,皆太阳表证也。胁下满,邪传少阳也。手足温而渴,知其邪未入阴也。以太阳表证言之,似当汗解,然胁下已满,是邪气已入少阳。仲景原云:伤寒中风有柴胡证,但见一证便是,不必悉具。故虽有太阳未罢之证,汗之则犯禁例,故仍以小柴胡汤主之。但小柴胡汤当从加减例用之,太阳表证未除,宜去人参加桂枝;胁下满,当加牡蛎;渴则去半夏加栝楼根,为是。张隐庵曰:陆氏曰:手足温者,手足热也,乃病人自觉其热,非按而得之也。不然,何以本论既云身热,而复云手足温,有谓身发热而手足温和者,非也。凡《灵》《素》中言温者,皆谓热也,非谓不热也。顾尚之曰:才兼少阳,即有汗下二禁,故用柴胡和解。当依加减法,此与上条病证似同实异,故仲景叙于一处,使人自为分别也。

《辑义》:参前条考之,不身热而手足温者,非柴胡证;身热而手足温者,乃柴胡证。《外台》引仲景《伤寒论》本条,亦云小柴胡汤主之,而其方则柴胡桂枝干姜汤也。盖从加减例,而改易者,与钱氏之意符矣。

陈修园曰:此一节承上文两节而推言之,凡病气不随经气入里而为燥化,与未陷里阴里气未虚者,无不可以小柴胡汤治之。

伤寒,阳脉涩,阴脉弦,法当腹中急痛,先与小建中汤,不差者,小柴胡汤主之。"者"字《玉函》作"即与"二字,《千金翼》作"与",无"主之"二字。

汪苓友曰:此条乃少阳病兼挟寒之证。伤寒脉弦者,弦本少阳之脉，宜与小柴胡汤。兹但阴脉弦而阳脉则涩，此阴阳以浮沉言，脉浮取之则涩而不流利，沉取之亦弦而不和缓。涩主气血虚少，弦又主痛，法当腹中急痛，与建中汤者，以温中补虚，缓其痛而兼散其邪也。先温补矣，而弦脉不除，痛犹未止者，为不差，此为少阳经有留邪也，后与小柴胡汤去黄芩加芍药以和解之。盖腹中痛亦柴胡证中之一候也。愚以先补后解，乃仲景神妙之法。张隐庵曰：此言小柴胡汤主旋转少阳之枢，能行皮肤气分之邪，又能行经脉外内之血者。夫皮肤经脉之血，生于胃府水谷之精，由胃之大络而注于脾之大络。脾之大络名曰大包。从大包而行于脏腑之经隧，从经隧而外出于孙络皮肤。伤寒阳脉涩，阴脉弦，是皮肤经脉之血气逆于脾络之间，故法当腹中急痛，先与小建中汤。桂枝辛走气，芍药苦走血，故易以芍药为君，加胶饴之甘以守中，不宣发谷精而为汗，故名曰建中。曰先与，便含不差意。不差者，与小柴胡汤。夫小柴胡汤，主旋转少阳之枢者也。少阳三焦，又与厥阴包络相合，而主通体之血脉，少阳枢转则通体之血脉亦行，故可与之。程郊倩曰：凡表半边有实邪者，里半边遂成虚候，小柴胡之用人参半夏者，此也。虚易生寒，故有腹中痛证，缓则只去黄芩加芍药，急则建中从此求之。表无邪热者，本方不可加柴胡；里无邪热者，本方不可用黄芩矣。又须知阳邪腹痛，皆荣卫稽留之故。魏念庭曰：此条亦即太阳阳明诸篇，里虚先治里之义也。

《素·举痛论》：寒气客于肠胃之间，膜原之下，血不得散，小络急引，故痛，按之则血气散，故按之痛止。《巢源》：腹痛候，腹痛者，由腑脏虚寒冷之气客于肠胃募原之间，结聚不散，正气与邪气交争，相击故痛。

案：此节揭以伤寒，则必有头项强痛，发热恶寒，身体疼痛等证。以其人素脏腑虚寒,故卒伤外寒则阳脉涩,阴脉弦,腹中急痛,治法以温里为急,而不同于常人也。

小建中汤方

桂枝三两,去皮　甘草二两,炙(《玉函》、成本、《金匮》作"三两")
大枣十二枚,擘　芍药六两　生姜三两,切　胶饴一升(《肘后》《千金》作"八两")

上六味,以水七升,煮取三升,去滓,内饴,更上微火消解,温服一升,日三服,《外台》作"先煮五味取三升,去滓,内饴,更上火微煮,令消解,用作服"。呕家不可用建中汤,以甜故也。柯韵伯曰:此建中汤禁,与酒客不可与桂枝同义。《外台》集验黄芪汤即黄芪建中汤,方后云:呕者倍生姜,又古今录验黄芪汤,亦即黄芪建中汤,方后云:呕即除饴糖。《总病论》旧有微溏,或呕者,不用饴糖也。《活人书》同。汪切庵曰:此汤以饴糖为君,故不名桂枝芍药,而名建中,今人用小建中者,绝不用饴糖,失仲景遗意矣。

成无己曰:脾者,土也,应中央,处四脏之中,为中州,治中焦,生育荣卫,通行津液。一有不调,则荣卫失所育,津液失所行。必以此汤温建中脏,是以建中名焉。胶饴味甘温,甘草味甘平,脾欲缓,急食甘以缓之,建脾者必以甘为主,故以胶饴为君,甘草为臣。桂味辛热,辛散也,润也,荣卫不足,润而散之。芍药味酸微寒,酸收也,泄也,津液不逮,收而行之,是以桂芍药为佐。生姜味辛温,大枣味甘温,胃者卫之源,脾者荣之本。《黄帝针经》曰:荣出中焦,卫出上焦,是矣。卫为阳,不足者益之必以辛;荣为阴,不足者补之必以甘。辛甘相合,脾胃健而荣卫通,是以姜枣为使。《内台方议》桂枝汤中桂枝芍药等分,以芍药佐桂枝而治卫气也。建中汤芍药多半而桂枝减少,以桂枝佐芍药,而益其荣气也。《张氏医通》虚劳而至于亡血失精,消耗津液,枯槁四出,难为力矣。《内经》于针药莫制者,调以甘药。《金匮》遵之而用小建中汤、黄芪建中汤,以急建其中气,俾饮食增而津液旺也。《辑义》药力和缓,故曰小尔。

《千金》:坚中汤治虚劳内伤,寒热呕逆,吐血方,即本方加半夏三两。

《苏沈良方》:此药治腹痛如神。然腹痛按之便痛,重按却不甚痛,此止是气痛;重按愈痛而坚者,当自有积也。气痛不可下,下之愈甚,此虚寒证也,此药偏治腹中虚寒,补血尤止腹痛。

《三因方》:加味小建中汤治心腹切痛,不可忍,按轻却痛,按重则愈,皆虚寒证,服热药并针灸不差者,此药主之,即本方加远志肉。

《济阳纲目》:建中汤治内虚,霍乱转筋(即本方)。

《证治准绳》:建中汤治痢,不分赤白,久新,但腹中大痛者,神效。其脉弦急,或涩,浮大按之空虚,或举按皆无力者,是也(即本方)。

《张氏医通》:形寒饮冷,咳嗽兼腹痛,脉弦者,小建中汤加桔梗,以提肺气之陷;寒热自汗,加黄芪。

《证治大还》:凡膈气病,由脾胃不足,阳气在下,浊气在上,故痰气壅塞膈上,而饮食难入也,若脉弦宜建中汤。

伤寒中风有柴胡证,但见一证便是,不必悉具。《玉函》"柴"上有"小"字。

汪苓友曰:伤寒中风者,谓或伤寒或中风不必拘也。柴胡证者,谓邪入少阳,在半表半里之间也,但见一证,谓或口苦,或咽干目眩,或耳聋无闻,或胁下硬满,或呕不能食,往来寒热等,便宜与柴胡汤。故曰呕而发热者,小柴胡汤主之,不必待其证候全具也。柯韵伯曰:柴胡为枢机之剂,风寒不全在表,未全入里者,皆可用,故证不必悉具,而方有加减也。

凡柴胡汤病证而下之，若柴胡证不罢者，复与柴胡汤，必蒸蒸而振，却复发热汗出而解。《玉函》《千金翼》无"病"字、"若"字，及"却复"之"复"字，成本同。

成无己曰：邪在半表半里之间，为柴胡证。即未作里实，医便以药下之，若柴胡证仍在者，虽下之不为逆，可复与柴胡汤以和解之。得汤邪气还表者，外作蒸蒸而热，先经下里虚，邪气欲出，内则振振然也。正气胜，阳气生，却复发热汗出而解也。章虚谷曰：少阳病误下则元气伤而邪不解，幸其无他变，而柴胡证不罢者，复与柴胡汤和解。盖以人参助元气，余皆通调升降之药，故能使阳气旋复，蒸蒸而振，发热汗出而解也。钱天来曰：蒸蒸者热气从内达外，如蒸炊之状也。邪在半里不易达表，必得气蒸肤润，振战鼓栗，而后发热汗出而解也。徐灵胎曰：凡误治而本证未罢，仍用本证之方，他经尽同，不独柴胡证也。邪已陷下故必振动而后能达于外。《辨脉法》篇云：战而汗出者其人本虚，是以发战发热汗出，邪仍从少阳而出。

《顾氏溯源集》：翕翕者，热在表也。蒸蒸者，热在里也。绎"蒸"字之义，虽不言有汗，而义在其中矣。

伤寒二三日，心中悸而烦者，小建中汤主之。《外台》作"伤寒一二日"。

成无己曰：伤寒二三日，邪气在表，未当传里之时，心中悸而烦，是非邪气传所致。心悸者气虚也，烦者血虚也，以气血内虚，与小建中汤先建其里。《金鉴》伤寒二三日，未经汗下即心悸而烦，必其人中气素虚，虽有表证，亦不可汗之。盖心悸阳已微，心烦阴已弱，故以小建中汤先建其中，兼调荣卫也。程扶生曰：此为阴阳两虚之人，而立一养正驱邪法也。

王宇泰曰：此与伤寒脉弦细，头痛发热者属少阳，不可汗，汗之则谵语，胃不和则烦而悸者有别。大抵先烦而后悸者，是热；先悸而后烦者，是虚。治病必求其本者，此也。程郊倩曰：虽悸与烦皆小柴胡汤中兼见之证，而得之二三日，里证未必便具，小柴胡汤非所与也。徐灵胎曰：悸而烦，其为虚烦可知，故用建中汤以补心脾之气。盖栀子汤治有热之虚烦，此治无热之虚烦也。案：此节言伤寒二三日不解，未经汗下，忽见出中虚之证，宜先培其本，而后治标也。

太阳病，过经十余日，反二三下之，后四五日，柴胡证仍在者，先与小柴胡，呕不止，心下急，原注一云：呕止小安。**郁郁微烦者，为未解也，与大柴胡汤下之，则愈。**"反"《玉函》作"及"，"小柴胡下"有"汤"字。《脉经》《千金翼》"仍"作"续"，"呕不止心下急"作"呕止小安"，"郁郁"上有"其人"二字。《千金翼》"下之则愈"作"下者止"。

汪苓友曰：此条系太阳病传入少阳，复入于胃之证。太阳病过经十余日，知其时已传入少阳矣，故以二三下之为反也，下之而四五日后，更无他变，前此之柴胡证仍在者，其时纵有可下之证，须先与小柴胡汤以和解半表半里之邪。如和解之而呕止者，表里气和为已解也。若呕不止，兼之心下急，郁郁微烦，心下者正当胃府之中，急则满闷已极，郁烦热结于里，此为未解也。后与大柴胡汤，以下其里热则愈。柯韵伯曰：病从外来者，当先治外而后治其内。此屡经妄下，半月余柴胡证仍在，因其人不虚，故枢机有主而不为坏病。与小柴胡和之，表证虽除，内尚不解，以前此妄下之药，但去肠胃有形之物，而未泄胸膈气分之结热也。急者满也，但满而不痛，即痞也。姜夏以除呕，柴芩以去烦，大枣和里，枳芍舒急而曰下之则愈者。见大柴胡为下剂，非和剂也。若与他药和下之，必有变证，意在言外。

林澜曰：呕不止，则半表里证犹在。然心下急，郁郁微烦，必中有燥屎也，非下除之不可，故以大柴胡兼而行之。陈修园曰：此言病在枢者，小柴胡汤达之于外，所以转之，大柴胡汤泄之于内，亦所以转之也。

案：上节言心中悸而烦者虚也，此节言心下急而烦者实也。上言不可以病日浅而为实，此言不可以病日久而为虚也。论云：伤寒呕多，虽有阳明证，不可下之。而此云下之者，以大柴胡汤下其少阳半里之郁热，非下其阳明之燥屎也。盖小柴胡为少阳从半表以达于外之方，大柴胡为少阳从半里以通于内之方。

大柴胡汤方

柴胡半斤　黄芩三两　芍药三两　半夏半升，洗　生姜五两，切（《玉函》"三两"）　枳实四枚，炙　大枣十二枚，擘

上七味，以水一斗二升，煮取六升，去滓，再煎取三升，温服一升，日三服。宋版"再煎"下脱"取三升"三字，今依《玉函》《外台》补。一方，加大黄二两，古本有"大黄二两"。若不加，恐不为大柴胡汤。《本事方》本方有大黄，注云：《伊尹汤液》论大柴胡同姜枣共八味，今监本无大黄，或脱之也。许叔微曰：大柴胡汤一方无大黄，一方有大黄。此方用大黄者，以大黄有荡涤蕴热之功，为伤寒中要药。王叔和云：若不加大黄，何以名大柴胡。大黄不须酒洗，生用为有力。陈修园曰：此方原有两法，长沙辨而均用之，少阳之枢并于阳明之阖，故用大黄以调胃。

柯韵伯曰：此方是治三焦无形之热邪，非治胃府有形之实邪也。其心下急烦，痞硬，是病在胃口而不在胃中。结热在里，不是结实在胃。因不属有形，故十余日复能往来寒热。若结实在胃，则蒸蒸而发热，不复知有寒矣。因往来寒热，故倍生姜佐柴胡以解表；结热在里，故去参甘加枳芍以破结。条中并不言及大便硬，而

且有下利证，仲景不用大黄之意晓然。后人因有"下之"二字，妄加大黄以伤胃气，非大谬乎。大小柴胡俱是两解表里之剂，大柴胡主降气，小柴胡主调气。调气无定法，故小柴胡除柴胡甘草外，皆可进退；降气有定局，故大柴胡无加减法也。后人每方俱有加减，岂知方者哉。

吴遵程曰：此汤治少阳经邪渐入阳明之府，或误下引邪内犯，而过经不解之证。故于小柴胡汤中除去人参、甘草，助阳恋胃之味，而加芍药、枳实、大黄之沉降，以涤除热滞也。与桂枝大黄汤同义，彼以桂枝、甘草、兼大黄，两解太阳误下之邪；此以柴胡、黄芩、半夏、兼大黄，两解少阳误下之邪，两不移易之定法也。汪切庵曰：此乃少阳阳明，故加减小柴胡小承气而为一方，少阳固不可下，然兼阳明腑证，则当下，宜大柴胡汤。徐灵胎曰：小柴胡去人参、甘草，加枳实、芍药、大黄，乃少阳阳明合治之方也。陈素中曰：大柴胡本为里证已急，而表证未除者立方，若用之以治温热病，最为稳当，百无一失。双解散为双解之重剂，大柴胡为双解之轻剂。

《肘后》：治伤寒时气温病，三日以上至七八日，若有实热，得汗不解，腹满痛，烦躁欲谵语者，可服大柴胡汤，即本方有大黄。

《直指方附遗》：本方治下痢，舌黄口燥，胸满作渴，身热腹胀，谵语，此必有燥屎宜下，后服木香黄连苦坚之。又大柴胡汤治疟热多寒少，目痛多汗，脉大，以此汤微利为度。

《此事难知》：大柴胡汤治表里内外俱热之证，治有表复有里，有表者脉浮，或恶风，或恶寒，头痛，四证中或有一二尚在者乃是，十三日过经不解，是也。有里者，谵言妄语，掷手扬视，此皆里之急者也。欲汗之则里已急，欲下之则表证仍在，故以小柴胡中药调和三阳，是不犯诸阳之禁，以芍药安太阴，使邪气不纳，以大黄去地道不通，以枳实去心下痞闷，或湿热自利欲缓下之，全用小柴胡加枳实大黄亦可。

《伤寒准绳》吴绶云：凡潮热腹痛者，大柴胡加厚朴下之。若谵语脉滑而疾，发潮热者，大柴胡汤。凡脉沉有力，内实潮热不解者，大柴胡汤。

《万病回春》：春应温而反清凉者，夏发燥郁也，大柴胡汤主之。

《医宗必读》：大柴胡汤治身热不恶寒，反恶热，大便秘，即本方用大黄。

《眼科锦囊》：大柴胡汤治湿家头痛昏瞀。

《伤寒绪论》：伤寒斑发已尽，外势已退，内实不大便谵语者，小剂凉膈散，或大柴胡汤下之。

《类聚方广义》：大柴胡汤治麻疹，胸胁苦满，心下硬塞，呕吐腹满痛，脉沉者。又治狂证胸胁苦满，心下硬塞，膻中动甚者，加铁粉奇效。

《汉药神效方》森立之曰：余壮年尝患阴萎，每用大柴胡，其效如神，后用于少壮阴萎，心腹弦急之证，极验。

伤寒十三日不解，胸胁满而呕，日晡所发潮热，已而微利，此本柴胡证，下之以不得利，今反利者，知医以丸药下之，此非其治也，潮热者实也，先宜服小柴胡汤以解外，后以柴胡加芒硝汤主之。《玉函》《脉经》《千金翼》无"已"字。《外台》作"热毕"。成本作"下之而不得利"。

程郊倩曰：胸胁满而呕，日晡所发潮热，此伤寒十三日不解之本证也。微利者，已而之证也。本证经而兼府，自是大柴胡，能以大柴胡下之，本证且罢，何有于已而之下利，乃医不以柴胡之辛寒下，而以丸药之毒热下，虽有所去而热以益热，遂复留中而为实，所以下利自下利，而潮热仍潮热。盖邪热不杀谷，而逼液下行，谓协热利是也。潮热者实也,恐人疑攻后之下利为虚,故复指潮热以证之。此实得之攻后,究竟非胃实,不过邪热抟结而成,只须于小柴胡解外后,但加芒硝一洗涤之,以从前已有所去,大黄并可不用,盖节制之兵也。浅田栗园曰:此条当作三截看,伤寒十三日至发潮热是一截,言其本证如此;已而微利至此非其治也是一截,论其坏出于医之误;潮热者实也以下,论救误之治也。柯韵伯曰:日晡潮热已属阳明,而微利可疑,利既不因于下药,潮热呕逆又不因利而除,故知误不在下而在丸药也。丸药发作既迟,又不能荡涤肠胃,以此知日晡潮热原因胃实,此少阳阳明并病,先服小柴胡二升,以解少阳之表,其一升加芒硝,以除阳明之里。

《活人书》:问转药孰紧?答曰:大承气最紧,小承气次之,调胃承气汤又次之,大柴胡又次之。仲景治法,荡涤热积,皆用汤液,不得用圆子药,不可不知也。大柴胡加大黄,小柴胡加芒硝,亦为转药,盖为病轻者设也。

《明理论》:潮热若潮水之潮,其来不失其时也,一日一发,指时而发者,谓之潮热。若日三五发者,即是发热,非潮热也。潮热属阳明,必于日晡时发。阳明者胃属土,应时则王于四季,应日则王于未申。邪气入于胃而不复传,郁而为实,热随王而潮,是以日晡所发潮热者属阳明也。

张隐庵曰:胃为水谷之海,而外合海水,是胃气昼夜升降,如潮往来,但平人有潮而不为热也。如有邪病留于脉肉筋骨间,随潮而出,则为发热,是潮热为阳明胃实之征也。

黄坤载曰:日晡申戌之交,阳明旺盛之时也。《汉书·天文志》,正月旦决八风,旦至食为麦,食至昳为稷,昳至晡为黍,晡至下晡为菽,下晡至日入为麻,各以其时用云色占种所宜。案:日晡在日昳之后,下晡在日入之前,正申酉戌燥金得令之时也。

陆九芝曰:晡博孤切,与餔通,玉篇申时也,《淮南子·天文训》,日至于悲谷,是谓餔时。

柴胡加芒硝汤方

柴胡二两十六铢　黄芩一两　人参一两　甘草一两,炙　生姜一两,切　半夏二十铢(本云"五枚,洗",《玉函》《外台》"五枚",《千金翼》"一合洗")　大枣四枚,擘　芒硝二两(《外台》"二合")

上八味,以水四升,煮取二升,去滓,内芒硝,更煮微沸,分温再服,不解更作。原注臣亿等谨案:《金匮玉函方》中无芒硝。别一方云:以水七升,下芒硝二合,大黄四两,桑螵蛸五枚,煮取一升半,服五合,微下即愈。本云柴胡,再服以解其外,余二升加芒硝大黄桑螵蛸也。成本云:小柴胡方内加芒硝六两,余依前法服,不解更服。徐灵胎曰:不解,不大便也。柯韵伯曰:不加大黄者,以地道原通,不用大柴胡者,以中气已虚也,后人有加大黄桑螵蛸者,大背仲景法矣。案:宋版及《千金翼》《外台》此方后又载柴胡加大黄芒硝桑螵蛸汤方。顾尚之云:此有方而无证,盖即上条之证而两出其方耳,存以备考。

章虚谷曰:此方以小柴胡三分之一,而重加芒硝者,因其少阳之证误用丸药下之,余热留于阳明而发潮热,故仍用小柴胡和少阳而加芒硝,咸寒润下以清阳明之热,不取苦重之药峻攻也。汪苓友曰:医用丸药,此是许学士所云巴豆小丸子药,强迫溏粪而下。夫巴豆辛烈大伤胃气,若仍用大柴胡则枳实、大黄之峻,胃中之气已不堪受其削矣,故易以小柴胡加芒硝汤,用人参甘草以扶胃气。且微利之后,溏者已去,燥者自留,加芒硝者能胜热攻坚,又其性速下而无碍胃气,乃一举而两得也。徐灵胎曰:《本草》芒硝治六腑积聚,因其利而复下之,所谓通因通用之法也。潮热而利,则邪不停结,故较之大柴胡证用药稍轻。案:大柴胡汤加大黄枳实,乃合用小承气也，此加芒硝，乃合用调胃承气也，皆少阳阳明同治之方。

伤寒十三日过经谵语者，以有热也，当以汤下之，若小便利者，大便当硬，而反下利脉调和者，知医以丸药下之，非其治也，若自下利者，脉当微厥，今反和者，此为内实也，调胃承气汤主之。成本"十三日"下有"不解"二字。《玉函》《脉经》《千金翼》"谵"上有"而"字，"以有热也"作"内有热也"，"硬"作"坚"，二"利"上皆无"下"字，"脉调和"上有"其"字，无"调胃"二字。

柯韵伯曰：经者，常也。过经是过其常度，非经络之经也。发于阳者七日愈，七日以上自愈以行其经尽故也。七日不愈，是不合阴阳之数，便为过经，非十三日不解为过经也。凡表解而不了了者，十二日愈，此十三日而尚身热不解，便见其人之阳有余，过经而谵语，足征其人之胃家实，此内外有热，自阳盛阴虚也。当以承气汤下之，而医以丸药下之，是因其病久不敢速下，恐伤胃气之意，而实非伤寒过经之治法也。汪苓友曰：谵语者，自言也。寒邪郁里胃中有热，热气熏膈则神昏而自言也，谵语有热，法当以汤荡涤之。若小便利者，津液偏渗大便当坚硬而不出，今反下利，及诊其脉又调和，而非自利之脉，知医非其治而以丸药下之也。若其人不因误下而自利者，其脉当微，而手足见厥，此为内虚不可下也。今脉反和，反和者言其脉与阳明府证不相背之意。若脉果调和，则无病矣。此为内实，故见谵语下利等证，与调胃承气汤者以下胃中之实热也，肠中坚实之物不能去，所下者旁流溏垢耳。据仲景法，下利谵语者，有燥屎也，宜小承气汤。今改用调胃者，以医误下之，故内实不去，胃气徒伤，故于小承气汤去厚朴枳实，而加甘草以调和之也，因大便坚实，以故复加芒硝。

王宇泰曰：经文内实之实当作热，此段有五反一对，热与厥反，汤与丸反，便硬与下利反，脉微与脉和反，药下与自利反，小便利与大便硬为一对，读者宜细详之。

喻嘉言曰：仲景下法，屡以用圆药为戒。惟治太阳之脾约乃用麻仁圆，因其人平素津枯肠结，必俟邪入阳明下之，恐无救于津液。故虽邪在太阳，即用圆药之缓下，润其肠，俾外邪不因峻攻而内陷。案：厥亦脉象见《不可下》篇，云厥者脉初来大渐渐小，更来渐渐大，是其候也。

太阳病不解，热结膀胱，其人如狂，血自下，下者愈，其外不解者，尚未可攻，当先解其外，外解已，但少腹急结者，乃可攻之，宜桃核承气汤。 原注后云：解外宜桂枝汤，当先解其外。《脉经》《千金翼》《活人书》皆云属桂枝汤证。成本"解"下无"其"字。"但少腹"《玉函》作"小腹"。

成无己曰：太阳经邪热不解，随经入府，为热结膀胱，其人如狂者，为未至于狂但不宁尔。经曰：其人如狂者，以热在下焦。太阳多热，热在膀胱，必与血相搏。若血不为蓄，为热迫之则血自下，血下则热随血出而愈；若血不下者，则血为热搏蓄积于下，而少腹急结，乃可攻之，与桃核承气汤，下热散血。《内经》曰："从外之内而盛于内者，先治其外后调其内"此之谓也。庞安常曰：不恶寒，为外解。方中行曰：热结膀胱，即下文太阳随经瘀热在里之互词。少腹急结者，有形之血蓄积也，然则桃仁承气者，太阳随经入府之轻剂也。程郊倩曰：热结膀胱而小便不利者，是气分受邪；小便自利者，是血分受邪。此条不及小便者，以有"血即下"三字也。然小腹急结处，包有小便自利句，桃核承气汤与五苓散，虽同为太阳犯本之药，而一从前利，一从后攻，气分与血分主治各不同矣。柯韵伯曰：太阳随经之阳热瘀于里，致气流不行，气者血之用，气行则血濡，气结则血蓄。小腹者，膀胱所居也。冲任之血会于小腹，阳气结而不化,则阴血蓄而不行,故少腹急结;气血交并则魂魄不藏,故其人如狂。用桃核承气汤,气行血濡,则小腹自舒,神气自安矣。沈芊绿曰:此小便尿血也,缘阳气太重,标本俱病,血得热则行,故尿血。若热极则血反结,少腹为膀胱之室,故膀胱之热结,少腹必急结,用桃仁承气以攻其里之结血,所以解之也。又曰:此条少腹虽急结,尚未硬满,故不用抵当,只须承气。钱天来曰:注家有血蓄膀胱之说,尤为不经。盖太阳在经之表邪不解,故热邪随经内入于府,而瘀热结于膀胱,则热在下焦,血受煎迫,故溢入回肠。其所不能自下者,蓄积于少腹而急结也,膀胱为下焦清道,其蒸腾之气由气化而入出,未必能藏蓄血也。若果膀胱之血蓄而不行,则膀胱瘀塞,所谓少腹硬满,小便自利者,又何自出乎?

《素·太阴阳明论》:阳者,天气也,主外,故犯贼风虚邪者阳受之,阳病者,上行极而下。

《宣明五气》篇:邪入于阳则狂。《至真要大论》:诸躁狂越皆属于火。

《伤寒直格》:或言少腹者,误也。脐上为腹,腹下为小腹,小腹两旁谓之少腹,凡下皆作小腹也。

《资生》篇:此节与后抵当证二节合观,盖桂枝汤是治瘀血未结之先,桃核承气是治瘀血将结之时,抵当乃治瘀血已结之后。

东洞吉益曰:血证少腹急结上冲者,此汤所主治以此为征。

桃核承气汤方

桃仁五十个,去皮尖　　大黄四两　　桂枝二两,去皮　　甘草二两,炙　　芒硝二两(《千金翼》"一两")

上五味,以水七升,煮取二升半,去滓,内芒硝,更上火微沸,下火,先食,温服五合,陈修园曰:先食,言服药在未食之前也。《本草》序例病在胸膈已上者,先食后服药,病在心腹已下者,先服药而后食。日三服,当微利。徐灵胎曰:微利则仅通大便,不必定下血也。

钱天来曰:《神农本经》桃仁主瘀血血闭,洁古云:治血结血秘,通润大肠,破蓄血;大黄下瘀血、积聚,荡涤肠胃,推陈致新;芒硝走血软坚,热淫于内,治以咸寒之义也;桂之为用,通血脉,消瘀血,尤其所长也;甘草所以保脾胃,和大黄芒硝之寒峻耳。顾尚之曰:调胃承气为荡热除秽之剂,未能直入血分,故加桃仁之甘平以破之,桂枝之辛温以行之。费晋卿曰:此方《准绳》以为当用桂,喻西江等以为当用枝,予则以为主治证中有"外证不解"一语,此四字最宜着眼,有桃仁、大黄、芒硝、甘草以治里,必当用桂枝以解表,仲景立方固无遗漏也。

《医方考》:伤寒外证已解,小腹急,大便黑,小便利,其人如狂者,有蓄血也,此方主之。无头痛,发热,恶寒者,为外证已解;小腹急者,邪在下焦也;大便黑者,瘀血渍之也;小便利者,血病而气不病也。上焦主阳,下焦主阴,阳邪居上焦者,名曰重阳,重阳则狂。今瘀热客于下焦,下焦不行则干上部清阳之分,而天君不宁矣,故其证如狂。桃仁润物也,能润肠而滑血;大黄行药也,能推陈而致新;芒硝咸物也,能软坚而润燥;甘草平剂也,能调胃而和中;桂枝辛物也,能利血而行滞。又曰:血寒则止,血热则行,桂枝之辛热君以桃仁消黄,则入血而助下行之性矣,斯其制方之意乎。

柯韵伯曰:此方治女子月事不调,先期作痛,与经不行者,最佳。

《外台》:《古今录验》疗往来寒热,胸胁逆满,桃仁承气汤(即本方)。

《总病论》:桃仁承气汤治产后恶露不下,喘胀欲死,服之十差十。

《直指方》:桃仁承气汤治下焦蓄血,漱水迷忘,小腹急痛,内外有热,加生蒲黄(出小便不通门)。

《儒门事亲》:妇人月事沉滞,数月不行,肌肉不减,《内经》名为瘕,为沉也。沉者月事沉滞不行也,急宜服桃仁承气汤加当归,大作剂料服,不过三服,立愈,后用四物汤补之。

《诸证辨疑》:如长夏患痢疾,痛而急迫,其下黄黑色,两尺脉紧而涩,知寒伤荣也,行经之时,渴饮冷水一碗,血被冷水所凝,瘀血归于大肠,热气所以坠下,遂得此证。用桃仁承气汤内加马鞭草、玄胡索,一服次早下黑血升许,痛止脏清,次用调脾活血之剂,其患遂痊。

《脉因证治》:桃仁承气汤治血热夜发热者。又治便痈张先生方。

《传信尤易方》:治淋血,桃仁承气汤空心服效。

《证治大还》:吐血势不可遏,胸中气塞,上吐紫黑血,此瘀血内热盛也,桃仁承气汤加减下之,打扑内损,有瘀血者必用。

《张氏医通》:虚人虽有瘀血,其脉亦芤,必有一部带弦,宜兼补以去其血,桃核承气加人参五钱,分三服缓攻之,可救十之二三。又龋齿数年不愈,当作阳明蓄血治,桃核承气为细末,炼蜜丸,如桐子大,服之,好饮者多此,屡服有效。

《三因方》:兼金丸治热入膀胱,腹上下兼胁肋疼痛,燥欲饮水,按之痛者,本方五味为末,蜜丸梧子大,米饮下五七丸,至十丸。妇人血闭疼痛,亦宜服之。

《外科活人定本》:凡打扑损伤坠堕如腹痛者,乃瘀血也,宜桃仁承气汤加当归、红花、苏木,入童便和酒煎服。

《伤寒准绳》:血结胸中,头痛身热,漱水不欲咽者,衄,无热胸满,漱水不欲咽者,喜忘昏迷,其人如狂,心下手不可近者,血在中也,桃仁承气汤主之。

《万病回春》桃仁承气汤治热邪传里,热蓄膀胱,其人如狂,小便自利,大便黑,小腹满痛,身面目黄,谵语燥渴,为蓄血证,脉沉有力,宜此下尽黑物则愈。未服前血自下者,不必服为欲愈。一男子晡时内热,牙痛龈溃,常取小虫,此足三阴虚火,足阳明经湿热,先用桃仁承气汤二剂,又用六味丸而愈。

《寓意草》:张令施乃弟伤寒坏证,两腰偻废,卧床,彻夜痛叫,百治不效。余诊其脉,亦平顺无患。余曰:病非死证,但恐成废人矣。此证之可以转移处,全在痛如刀刺,尚有邪正互争之象;若全然不痛,则邪正混为一家,相安于无事矣。此热邪深入两腰,血脉久闭不能复出,只有攻散一法,而邪入既久,正气全虚,攻之必不应,乃以桃仁承气汤多加肉桂附子二大剂,与服。服后即能强起,再仿前意为丸,服至旬余全安。后江古生乃弟伤寒两腰偻废痛楚,不劳思索,径用此法,二剂而愈。

《济阳纲目》:桃仁承气汤下痢紫黑色者,热积瘀血也,腹痛后重异常,以此下之。又治夜疟有实热者。又治吐血,觉胸中气塞,上吐紫血,以此下之。

《眼科锦囊》:桃核承气汤治妇人属血证之眼疾(即本方)。角膜突起如蟹眼者,加红花当归,久服有效。

《验方新编》:泄泻不止,腹有硬块,此证有气滞血滞之分。一人患此,照气滞治之不效,后用桃仁大黄芒硝甘草桂枝白芷水煎服,数剂而愈。

《古方便览》:一妇人阴门肿痛如剜,上冲头痛,日夜号哭者,数日,腹硬满少腹急结,用桃核承气汤三剂,其夜痛益甚,及晓忽然出脓血,疾顿愈。

《汉药神效方》:福岛慎独斋曰:齿痛难堪者,宜用桃核承气汤,龋齿龈疽骨槽诸种齿痛难堪者,余用之屡有效。盖多属血气冲逆者,故也。

伤寒八九日,下之,胸满,烦惊,小便不利,谵语,一身尽重,不可转侧者,柴胡加龙骨牡蛎汤主之。"下之"下《外台》有"后"字。《脉经》《千金翼》无"尽重"二字。

吕榛村曰:此证全属误下,阴阳扰乱,浊邪填膈,膻中之气不能四布,而使道绝,则君主孤危,因而神明内乱,治节不行,百骸无主,以致胸满烦惊,小便不利,谵语,一身尽重,不可转侧,种种皆表里虚实,正邪错杂之证。但病属表邪陷入,则阴阳出入之界全藉少阳为枢纽,故以柴胡名汤。而阴邪之上僭者,使桂枝生姜半夏以开之,阳邪之下陷者,用黄芩大黄以降之,使上下分解其邪,邪不内扰,而兼以人参大枣扶中气之虚,龙骨牡蛎铅丹镇心气之逆,且柴胡大黄之攻伐,得人参扶正以逐邪,而邪自解,龙骨牡蛎之顽顿,桂枝助阳以载神而神自返,其处方之极错杂处,正其处方之极周到处。张路玉曰:此系少阳之里证,诸家注作心经病,误也。盖少阳有三禁不可妄犯,虽八九日过经下之,尚且邪气内犯,胃土受伤,胆木失荣,痰聚膈上,故胸满烦惊者,胆不宁非心虚也。小便不利谵语者,胃中津液竭也。一身尽重者,邪气结聚痰饮于胁中,故令不可转侧。主以小柴胡和解内外,逐饮通津,加龙骨牡蛎以镇肝胆之惊。陈修园曰:此节言太阳之气因庸医误下,以致三阳同病,特立三阳并治之方,滋阳明之燥,助少阳之枢,而太阳不失其主开之职,其病仍从少阳之枢而外出矣。

张隐庵曰:沈氏曰:章内二三日,四五日,六七日,八九日,十余日以至十三日后,四五日,皆六气相传,而各为主气之期,以正气为主,兼论病邪之有无,读者不可以其近而忽之也。

柴胡加龙骨牡蛎汤方

柴胡四两　黄芩(成本无)　人参　生姜切　龙骨　牡蛎熬　桂枝去皮　茯苓　铅丹各一两半(《玉函》作"黄丹")　大黄二两　半夏二合半,洗(《千金翼》"一合半",成本"二合")　大枣六枚,擘

上十二味,以水八升,煮取四升,内大黄,切如棋子,更煮一两沸,《外台》"棋"上有"博"字。"一二沸"《玉函》《外台》作"取二升"。章虚谷曰:大黄仅煎一二沸,止取其气,随姜桂人参行阳之药以泄浮越之邪热,不取其味以通府也。去滓,温服一升,本云柴胡汤,今加龙骨等。"本云"以下成本无,《玉函》作"本方柴胡汤内加龙骨、牡蛎、黄丹桂、茯苓、大黄也,今分作半剂"二十四字。

秦皇士曰:下后变证,仲景立小柴胡汤加桂枝;治身重,加大黄;治谵语,又加龙骨牡蛎,敛神收摄制,使大黄清里热而不下脱,制柴胡、桂枝散表邪而不外越,以下后危证,外越下脱又所当慎。吴遵程曰:此汤治少阳经邪犯本之证,故于本方中除去甘草,减大枣,上行阳分之味,而加大黄行阴,以下夺其邪,兼茯苓以分利小便,龙骨、牡蛎、铅丹以镇肝胆之怯,桂枝以通血脉之滞也,与救逆汤同义。彼以龙骨牡蛎镇太阳火逆之神乱,此以龙骨牡蛎铅丹镇少阳误下之惊烦,亦不易之定法也。徐灵胎曰:此乃正气虚耗,邪已入里而复外扰三阳,故现证错杂,药亦随证施治,真神化无方者也。此方能治肝胆之惊痰,以之治癫痫必效。

《论识》赤泽贞干曰:此汤治痫证,夜不得安眠,喜笑不止,或痰喘壅塞,精神不爽者。又加铁砂,治妇女发狂疾,歌唱无时,逾墙上屋,或骂詈不避亲疏,弃衣而走等证。

案:少阳篇少阳中风,两耳无所闻,目赤,胸中满而烦者,不可吐下,吐下则悸而惊。伤寒脉弦细,头痛发热者,属少阳,少阳不可

发汗，发汗则谵语，此属胃，胃不和则烦而悸。二节误治之坏病，师未出方，此方是可通用。

伤寒，腹满，谵语，寸口脉浮而紧，此肝乘脾也，名曰纵，刺期门。古本"紧"下有"关上脉弦者"五字。"此"下《玉函》有"为"字，无"也"字，"刺"上有"当"字。

张隐庵曰：伤寒腹满，病在脾也。谵语者，脾是动病，上走于心，心气烦乱，故谵语也。《辨脉》篇脉浮而紧者，名曰弦也。以脾土之病证而见肝木之弦脉，此肝乘脾也。《平脉》篇曰水行乘火，木行乘土，名曰纵，谓乘所不胜于己者，放纵而自如也。当刺肝之期门，以泻肝经之热。盖邪留于有形之脏腑者，当以经取之也。《金鉴》伤寒脉浮紧，太阳表寒证也；腹满谵语，太阴阳明里热也。欲从太阳而发汗，则有太阴阳明之里；欲从太阴阳明而下之，又有太阳之表。主治诚为两难，故不药而用刺法也。虽然，太阴论中太阳表不解，太阴腹满痛而用桂枝加大黄汤，亦可法也。

《甲乙》：期门，肝募也，在第二肋端，不容傍各一寸五分，上直两乳，足太阴厥阴阴维之会，举臂取之，刺入四分，灸五壮（第二肋当从下数起，恰在软肋之两端是穴）。

《总病论》：刺期门之法，须待脉弦，或浮紧，刺之必愈，余刺之不差，以正取肝之邪故也，期门穴直乳下，当腹傍近胁骨是穴，针入一寸。

《活人书》：凡妇人病，法当针期门，不用行子午法，恐缠藏膜引气上，但下针令病人吸五吸，停针良久，徐徐出针，此是平泻法也，凡针期门必泻勿补，可肥人二寸，瘦人寸半深。

柯韵伯曰：脉浮而紧者，名曰弦，弦为肝脉。《内经》曰：诸腹胀大，皆属于热。又曰：肝气甚则多言，是腹满由肝火，而谵语乃肝旺所发也。肝旺则侮其所胜，直犯脾土，故曰纵，刺期门以泻之。庶不犯厥阴汗下禁，此条是肝乘脾，下条是肝乘肺，肝为相火有泻无补者，此类是也。

陈修园曰：此一节合下节，论病在有形之藏，而不在无形之气也。在无形之气，则曰太阴，厥阴；在有形之藏，则曰脾，曰肝，曰肺也。

伤寒，发热，啬啬恶寒，大渴欲饮水，其腹必满，自汗出，小便利，其病欲解，此肝乘肺也，名曰横，刺期门。"水"《玉函》《脉经》作"酢浆而"三字，《千金翼》作"战浆"。"小便利"下，古本有"寸口脉浮而涩，关上弦急者"十一字。"此"下《玉函》有"为"字，无"也"字，"刺"上有"当"字。张隐庵曰："此肝乘肺也，名曰横，刺期门"十一字当在"其腹必满"之下。

成无己曰：伤寒发热，啬啬恶寒，肺病也。大渴欲饮水，肝气胜也。《玉函》作大渴欲饮酢浆，是知肝气胜也。伤寒欲饮水者愈，若不愈而腹满者，此肝行乘肺，水不得行也。经曰：木行乘金名曰横，刺期门以泻肝之盛气。肝肺气平，水散而津液得通，外自作汗出，内为小便利而解也。王宇泰曰：伤寒发热恶寒，表病也。至于自汗出，则表已解矣。大渴腹满，里病也。至于小便利，则里自和矣，故曰其病欲解。

《金鉴》：若不汗出，小便闭，以小青龙汤先解其外。外解已，其满不除，十枣汤下之。

顾尚之曰：肺主皮毛，肝火乘之则为寒热，而大渴其腹满者，由饮水多而肺不能通调水道，下输膀胱也。《平脉》篇木行乘金，名曰横。

章虚谷曰：以上两条，皆外邪而兼内脏之病，酷似阳明实证，最易误认，必当详审细辨也。案：上二节，亦邪并少阳之证，柴胡汤是可通用。

太阳病，二日，反躁，反熨其背，而大汗出，大热入胃，原注一作

"二日内烧瓦熨背,大汗出,火气入胃"。**胃中水竭,躁烦,必发谵语,十余日振栗,自下利者,此为欲解也,故其汗从腰以下不得汗,欲小便不得,反呕,欲失溲,足下恶风,大便硬,小便当数,而反不数,及不多,大便已,头卓然而痛,其人足心必热,谷气下流故也。**《脉经》作"太阳病二日,而烧瓦熨其背,大汗出火气入胃,胃中竭燥必发谵语,十余日振而反汗出者,此为欲解,其汗从腰以下不得汗,其人欲小便反不得,呕,欲失溲,足下恶风,大便坚者小便当数而反不数,及不多,便已,其头卓然而痛",以下同。"反熨"宋版作"凡熨",成本作"反熨","及不多"作"及多"。汪苓友曰:此为欲解也"也"字,当在"故"字之下。

黄坤载曰:太阳病皮毛被感,表郁为热,内尚无热,俟其表热传胃日久失清,乃见烦躁。今二日之内方入阳明,不应躁而反躁,其胃阳素盛可知。乃不用清凉,反熨其背而大汗出,火炎就燥,邪热入胃,胃中水竭,乃生躁烦,燥热熏心,必发谵语。若十余日后微阴内复,忽振栗而自下利,则胃热下泄,此为欲解也。方其熨取汗,火热蒸腾,上虽热而下则寒,故从腰以下绝无汗。意外寒郁其内热,故膀胱闭涩,欲小便而不得。阳气升泄不根于水,膀胱无约,时欲失溲,如此则小便当数而反不数者,津液枯也。水枯则大便干硬,便干肠结,胃热不得下达,故气逆作呕。火热上逆,故足下逆冷而恶风寒,及振栗下利。大便已行则谷气宣畅四达,头痛而火从上散,足热而阳从下达,胃中燥热解散无余,缘谷气以便通而下流故也。便通而头痛者,如缸底壅塞,火焰不升,一通则火即上炎也。程郊倩曰:此条病源在火热入胃,胃中水竭,邪已入府,故以通大便去之。从来未经指出,必欲待小便自利,大便自多,岂有邪火炽盛之时,而能使小便自利,大便自多也哉?谷气下流,照着腰已下不得汗言,前此上下气成阻绝,大便一通,上气从下降,而下气从上升矣。故头卓然痛,而足心热,经所谓天气下降,气流于地,地气上升,气腾于天也。高士宗曰:此节分两段看,太阳至此为欲解也一段,言阳明得少阴之气而自解;下段言少阴得阳明之气相济,而释所不解之义。张隐庵曰:振栗自下利者,阳明之燥热得少阴阴津以和之,阴阳上下自相交合,为欲解也。此言阳亢于上,得少阴之阴气而自解也。所谓振栗自下利者,乃大便已,头卓然而痛之谓也。盖阳明之气在上,足心乃少阴肾脏之涌泉,其人足心必热,以阳明谷神之气下流而交于阴故也。此言少阴得阳明之气,两相交济,而释所以解之意也。

《伤寒辨证》:火攻之法,或以烧热瓦喷之以醋,纸包以熨胸背、四肢取汗,引导阳气以退阴寒也。殊不知伤寒应以汗解者,自当饮药以发之,火攻之法有损无益。

陈修园曰:此章凡十一节,皆言火攻之误。以明太阳为诸阳主气,阳为火,不可以火攻之也。即不用火,而羌独荆防姜附桂苓之类,皆是也。

太阳病中风,以火劫发汗,邪风被火热,血气流溢,失其常度,两阳相熏灼,其身发黄,阳盛,则欲衄,阴虚,则小便难,阴阳俱虚竭,身体则枯燥,但头汗出,剂颈而还,腹满微喘,口干咽烂,或不大便,久则谵语,甚者至哕,手足躁扰,捻衣摸床,小便利者,其人可治。《玉函》《脉经》无"病"字,"发"下有"其"字。《脉经》"溢"作"泆","剂"作"齐",无"久则谵语"至"小便"一十八字。宋版"阴虚"下无"则"字,今从成本补。"捻衣"《玉函》作"寻衣"。"可治"下,古本作"宜人参地黄龙骨牡蛎茯苓汤主之"。

成无己曰:风为阳邪,因火热之气则邪风愈甚,迫于血气,使血气流溢失其常度。风与火气谓之两阳,两阳相熏灼,热发于外必发身黄；若热搏于经络，为阳盛外热迫血上行必衄；热搏于内者为阴虚内热，必小便难；若热消血气，血气少为阴阳俱虚，血气虚少不能荣于身体，为之枯燥。三阳经络至颈，三阴至胸中而还，但头汗出剂颈而还者，热气炎上，搏阳而不搏于阴也。《内经》曰：诸胀腹大皆属于热。腹满微喘者，热气内郁也。《内经》曰：火气内发上为口干。咽烂者，火热上熏也。热气上而不下者，则大便不硬。若热气下入胃，消耗津液，则大便硬。故云或不大便，久则胃中燥热，必发谵语。《内经》曰：病深者其声哕。火气大甚，正气逆乱则哕。《内经》曰：四肢者诸阳之本也。阳盛则四肢实，火热大甚，故手足躁扰，捻衣摸床，扰乱也。小便利者为火未剧，津液未竭，而犹可治也。喻嘉言曰：风阳也，火亦阳也，邪风更被火热助之，则血气沸腾，所以失其常度，热气弥漫，所以蒸身为黄。然阳邪盛于阳位者，尚或可从衄解，可从汗解。至于阳邪深入阴分，势必劫尽精津，所以剂颈以下不能得汗，口干咽烂，肺焦喘促，身体枯燥，小便难，大便秘，手足扰动，谵语哕逆，乃是一团邪火内炽，真阴倾刻立尽之象。有非药力所能胜者，必其人小便尚利，阴未尽伤，始得以行驱阳救阴之治也。噫，亦危矣。仲景以小便利一端，辨真阴之亡与未亡最细。盖水出高源，小便利则津液不枯，肺气不逆，可知也。肾以膀胱为府，小便利则膀胱之化行，肾水不枯，可知也。黄坤载曰：凡此诸证总以表里壅遏，热无泄路，故郁闷懊憹，烦乱。如是宜辛凉之药，双泄表里。若小便利者，是阴气未绝，其人可治也。此证湿热郁蒸，宜以麻黄石膏泄其表热，大黄芒硝泄其里热，半夏生姜降其逆，猪苓滑石渗其湿，表里双清则神气慧爽矣。张隐庵曰：通节皆危险之证，重在小便利者其人可治。所谓阴阳自和者，勿治之，得小便利必自愈。柯韵伯曰：凡伤寒之病以阳为主，故最畏亡阳。而火逆之病则以阴为主,故最怕阴竭。小便利者为可治,是阴不虚,津液未亡,太阳膀胱之气化犹在也。阳盛阴虚,是火逆一证之纲领,阳盛则伤血,阴虚则亡津,又是伤寒一书之大纲领。

人参地黄龙骨牡蛎茯苓汤方据《古本》补

人参三两　干地黄半斤　龙骨三两　牡蛎四两　茯苓四两

上五味,以水一斗,煮取三升,分温三服。

伤寒脉浮,医以火迫劫之亡阳,必惊狂,卧起不安者,桂枝去芍药加蜀漆牡蛎龙骨救逆汤主之。《脉经》《千金翼》"医"上有"而"字,无"必"字。"卧起不安"成本作"起卧不安"。古本无"蜀漆"二字,下方同。

章虚谷曰:伤寒脉浮,其邪在表,应以麻黄发汗,妄用火迫劫亡其阳津,外既不解,火邪内攻,肝风动则惊,心火乱则狂,肝藏魂,心藏神,神魂不宁则起卧不安也。故以桂枝汤去芍药之酸敛,加蜀漆清膈上痰涎,龙骨、牡蛎镇摄心肝之气以止惊狂,而龙牡皆钝滞仍藉桂枝之轻扬色赤入心者为使佐,甘草姜枣和中,调荣卫,合桂枝以去余邪,其阴阳之气乖逆,故名救逆汤。钱天来曰:火迫者,或熏,或熨,或烧针皆是。劫者,要挟逼胁之称也。以火劫之,而强逼其汗,阳气随汗而泄,致卫阳丧亡,而真阳飞越矣。方中行曰:亡阳者,阳以气言,火能助气,甚则反耗气也。惊狂起卧不安者,神者阳之灵,阳亡则神散乱,所以动皆不安,阳主动也。柯韵伯曰:惊狂者,神明扰乱也。阴不藏精,惊发于内,阳不能固,狂发于外。起卧不安者,起则狂,卧则惊也。徐灵胎曰:此与少阴汗出之亡阳迥别。盖少阴之亡阳乃亡阴中之阳,故用四逆辈回其阳于肾中。今乃以火逼汗,亡其阳中之阳,故用安神之品镇其阳于心中,各有至理,不可易也。去芍药,因阳虚不复助阴也,蜀漆去心腹邪积,龙骨牡蛎治惊痫热气。陈修园曰:前条中风火劫其汗,证见亡阴,故小便利为可治。此条伤寒火劫其汗，证见亡阳，难俟阳之自复，故以此汤从手厥阴以复之。凡亡阴中之阳，必用附子以救之，此亡阳中之阳，因火迫劫，又非附子之所宜。

《素·调经论》：血并于阴，气并于阳，故为惊狂。王注：气并于阳则阳气外盛，故为惊狂。

《活人书》曰：火邪发惊狂者，医以火于卧床下，或周身用火迫韧汗出，或熨而成火邪，其人亡阳，烦躁惊狂，卧起不安，桂枝去芍药加蜀漆牡蛎龙骨救逆汤、桂枝甘草龙骨牡蛎汤主之。凡灸及烧针后，证似火劫者，并用劫法治之。《金匮》风引汤尤良，柴胡加龙骨牡蛎汤更捷。

桂枝去芍药加蜀漆牡蛎龙骨救逆汤方《金匮》作桂枝救逆汤

桂枝三两，去皮　甘草二两，炙　生姜三两，切　大枣十二枚，擘　牡蛎五两，熬　蜀漆三两，洗去腥（《全书》"腥"作"脚"）　龙骨四两

上七味，以水一斗二升，先煮蜀漆减二升，内诸药，煮去三升，去滓，温服一升。古本无"蜀漆"，方后作"上六味"。成本、《金匮》"七味"作"为末"，《玉函》"七味"下有"㕮咀"二字，作"水八升"，方后云：一法以水一斗二升，煮取五升，《千金翼》同。宋版"一升"下，有"本云桂枝汤，今去芍药，加蜀漆、龙骨、牡蛎"十六字。橘春晖曰：据煎法考之，唯须末牡蛎龙骨二味。

成无己曰：与桂枝汤解未尽表邪，去芍药以芍药益阴，非亡阳所宜也。火邪错逆加蜀漆之辛以散之，阳气亡脱加龙骨牡蛎之涩以固之。《本草》云：涩可去脱。龙骨牡蛎之属是也。汪苓友曰：汤名救逆者，以惊狂不安皆逆证也。

《论识》：余尝以此方治伤寒误灸，及汤泼火伤甚验。

《皇汉医学》：《方函口诀》曰：此方主火邪，故汤火伤之烦闷疼痛者，及灸疮发热者，有效。以牡蛎一味，麻油调涂汤火伤，则火毒

忽去，其效可推知矣。

案：伤寒汗出不解，继之以桂枝汤者，此固仲景之常法也。去芍药者，以非亡阳所宜，且恐妄动少阴也。凡治伤寒服以麻桂汤药，温覆取微似汗，则阳气自内蒸腾，排邪外出。若以火劫取汗，则火热之气反迫邪自外而内入，故为逆也。蜀漆即常山苗，气味辛平，肯行瘀涤饮，上透膈膜以导痰涎，故取以为君而先煮，以泄脏腑之实热而治狂。龙骨生于陆而性动不居，牡蛎生于海而性静不移，二味合用，则不偏胜，能敛神气而镇惊。盖狂为邪实，惊为正虚，故加此三味以主之。

形作伤寒，其脉不弦紧而弱，弱者必渴，被火必谵语，弱者发热脉浮，解之当汗出愈。《玉函》《脉经》无"形作"二字。成本"被火"下有"者"字。

柯韵伯曰：形作伤寒，见恶寒，体痛，呕逆，脉当弦紧而反浮弱，其本虚可知。此东垣所云劳倦内伤证也。夫脉弱者阴不足，阳气陷于阴分必渴。渴者，液虚故也。若以恶寒而用火攻，津液亡，必胃实而谵语。然脉虽弱而发热身痛不休，宜消息和解其外，必桂枝汤啜热稀粥，汗出则愈矣。此为夹虚伤寒之证（本许叔微）。程郊倩曰：此条与桂枝二越婢一条同有弱脉，只从不弦紧与微字，分汗剂之轻重。顾尚之曰：形作伤寒，无汗可知。乃脉不紧而弱，则又似桂枝证。况弱脉不渴者多矣，而云弱者必渴，则必另有液亏之证。而不可过劫其阴，故被火而谵语也。发热脉浮，当以汗解，借用桂枝二越婢一汤，庶乎近之。

案：钱氏云：此温病之似伤寒者也，然则合之前二条之中风伤寒，是申凡太阳病皆不可以火劫其汗也。

太阳病，以火熏之，不得汗，其人必躁，到经不解，必清血，名为火

邪。《玉函》"汗下"有"者"字，"躁"作"燥"。《条辨》无"经"字，"到"作"倒"。

庞安常曰：医以火卧床下，或周身用火迫劫汗，或熨，或误灸，皆属火邪也。成无己曰：此火邪迫血，而血下行者也。太阳病用火熏之不得汗，则热无从出，阴脏被火必发躁也，六日传经尽，至七日再到太阳经，则热气当解。若不解，热气迫血下行，必清血。清，厕也。方中行曰：熏亦劫汗法，盖当时庸俗用之，烧炕铺陈，洒水取气，卧病人以熏蒸之之类，是也。躁，手足疾动也。清血，便血也。程郊倩曰：阴虚被火，热无从出，故其人必躁扰不宁。到经者，随经入里也。火邪内攻，由浅及深，循行一周，经既尽矣。若不解则热邪且陷入血室矣，必当圊血。缘阳邪不从汗解，因火袭入阴络，故逼血下行，名为火邪。苟火邪不尽，圊血必不止，故申其名示人以治火邪，而不治其血也。汪苓友曰：此条仲景无治法，补亡论用救逆汤。

舒驰远曰：火邪迫血，皆无汗而致。若有汗，阳邪有其出路矣，自无迫血之事也。上条血从上逆者，是风伤卫，风性上行，故欲衄。此条下趋阴窍者，是寒伤荣，寒性下行，故圊血。

唐容川曰：此与热入血室，热结膀胱，蓄血等证，皆是指血室而言。

案：俗以温汤沐浴取汗，其误与火熏同。盖仲景取汗之法，必先以汤液滋培其汗源，然后温覆，俾津液由肠胃而外达于皮毛，则邪却而正气不伤，此法之尽美尽善者也。苟用水火等法，从外以劫取其汗，则邪未出而正气先伤矣。

脉浮，热甚，而反灸之，此为实，实以虚治，因火而动，必咽燥吐血。《玉函》"甚"作"盛"，无"反"字。成本"甚"下无"而"字。《玉函》《脉经》作"咽燥必吐血"，《千金翼》作"咽燥必唾血"。

成无己曰：此火邪迫血，而血上行者也。程郊倩曰：脉浮热甚无灸之理,而反灸之,由其人虚实不辨故也。表实有热,误认虚寒而用灸法,热无从泄,因火而动,自然内热,邪束于外,火攻于内,肺金被伤,故咽燥而吐血。陈修园曰:手少阴之脉上膈夹咽,火气循经上出于阳络。经云:阳络伤则血外溢,是也。大黄泻心汤可用,或加黄芩,即《金匮》之正法。

微数之脉,慎不可灸,因火为邪,则为烦逆,追虚逐实,血散脉中,火气虽微,内攻有力,焦骨伤筋,血难复也。

方中行曰:微数虚热也,故戒慎不可灸。逐,亦追也。实,谓热也。血散脉中,言追逐之余必至迫血。血为荣而行脉中,故谓散于脉中也。火气虽微已下,甚言追逐之害大。盖骨赖血以濡,既失其所濡,必枯而焦,筋赖血以荣,既亡以为荣,必衰而伤残,伐其本源故也。喻嘉言曰:微数者,阴虚多热也。此而灸之,则虚者益虚,热者益热,凡病皆然,不独伤寒宜戒。陈修园曰:速用芍药甘草汤,可救十中之一二。

《千金》:泻心汤其病形不可攻,不可灸。因火为邪,血散脉中,伤脉尚可,伤脏则剧。井输益肿黄汁出,经合外烂肉腐为痈脓,此为火疽,医所伤也。夫脉数者不可灸,因火为邪,即为烦,因虚逐实,血走脉中,火气虽微,内攻有力,焦骨伤筋,血难复也,应在泻心。泻心汤兼治下痢不止,腹中愊坚,而呕吐肠鸣者方,大黄二两,黄连、黄芩各一两,上三味㕮咀,以水三升煮取一升,顿服(原本作甘草泻心汤,《衍义》改作泻心汤)。

案:上节言实热误灸之坏病,此节言虚热误灸之坏病。

脉浮,宜以汗解,用火灸之,邪无从出,因火而盛,病从腰以下,必重而痹,名火逆也,欲自解者,必当先烦,烦乃有汗而解,何以知之,脉浮,故知汗出解也。《玉函》《脉经》《千金翼》作"当以汗解而反灸之","名"字作"此为"二字,"有汗"下有"随汗"二字。成本自"欲自解者"以下另为一条,无下"烦"字。宋版"汗出解"下脱"也"字,今从成本补。

张令韶曰:本论曰:脉浮者病在表,可发汗。故宜以汗解,用火灸之,伤其阴血,无以作汗,故邪无从出,反因火势而加盛。火性炎上,阳气俱从火而上腾,不复下行,故病从腰以下必重而痹也。经曰:真气不周,命曰痹。此因火为逆,以致气不能周而为痹,非气之为逆,而火之为逆也。欲自解者,邪气还表,与正分争,必为烦热,乃能有汗而解也。何以知之?以脉浮气机仍欲外达,故知汗出而解也。舒驰远曰:此必腰以下未得汗,故但下身增剧,法宜相其津液以去其邪,而必从二便中求其消息也。方中行曰:烦字从火从页,《说文》页,头也。然则烦者热闷而头痛之谓也。喻嘉言曰:天地郁蒸而雨作,人身烦闷而汗作,气机之动也。气机一动,其脉必与其证相应,故脉浮而邪还于表,才得有汗而外邪尽从外解。设脉不以浮应,则不能作汗,其烦即为内入之候,又在言外矣。

程郊倩曰:痹证属阴湿者居多,此亦阴气盛于下体,由火灸而和,汗无从出之故,因以"火逆"二字推原之。

烧针令其汗,针处被寒,核起而赤者,必发奔豚,气从少腹上冲心者,灸其核上各一壮,与桂枝加桂汤。《玉函》《脉经》"奔"作"贲"。宋版、成本"汤"下有"更加桂二两"五字,今依《玉函》《脉经》《千金翼》及顾氏本删。

成无己曰:烧针发汗,则损阴血而惊动心气,针处被寒气聚而成核,心气因惊而虚,肾气乘寒气而动,发为奔豚。《金匮要略》曰:病有奔豚,从惊发得之。肾气欲上乘心,故其气从少腹上冲心也,先灸核上以散其寒,与桂枝加桂汤以泄奔豚之气。程郊倩曰:汗者心之液,病虽起于下焦,而心虚,实有以来之。徐灵胎曰:不止一针,故云各一壮。柯韵伯曰:寒气外束火邪不散,发为赤核,是将作奔豚之兆。从少腹上冲心,是奔豚已发之象也。此因当汗不发汗,阳气不舒,阴气上逆,必灸其核以散寒,仍用桂枝以解外。更加桂者,补心气以益火之阳,而阴自平也。

《素·举痛论》:寒气客于冲脉,冲脉起于关元,随腹直上,寒气客则脉不通,脉不通则气因之,故喘动应手。

张令韶曰:张均卫问:烧针亦是火攻,因火而逆,何以复用火灸?答曰:灸者灸其被寒之处也,外寒束其内火,火郁于内,故核起而赤也。汪苓友曰:此太阳病未发热之时,误用烧针开发腠理,以引寒气入藏,故用此法。若内有郁热,必见烦躁等证,又不在此列矣。

李濒湖曰:火针者,《素问》所谓燔针、焠针也,张仲景谓之烧针,川蜀人谓之煨针。其法麻油满盏,以灯草二七茎点灯,将针频涂麻油,灯上烧令通赤,用之。不赤或冷,则反损人,且不能去病也。其针须用火筯铁造之,为佳。点穴墨记要明白,差则无功。《素问》云:病在筋调之筋,燔针劫刺其下,及筋急者。病在骨调之骨,焠针药熨之。又《灵枢经》叙十二经筋所发诸痹痛,皆云治在燔针,劫刺以知为度,以痛为输。又云:经筋之病,寒则反折筋急,热则纵弛不收,阴痿不用。焠刺者,焠寒急也。纵缓不收者,无用燔针。观此则燔针,乃为筋寒而急者设,以热治寒,正治之法也。而后世以针积块,亦假火气以散寒涸,而发出污浊也。或又以治痈疽者,则是以从治之法,溃泄其毒气也。而昧者以治伤寒热病,则非矣。张仲景云:太阳伤寒,加温针必发惊,荣气微者,加烧针则血流不行,更发热而烦躁。太阳病下之,心下痞,表里俱虚,阴阳俱竭,复加烧针,胸烦面色青黄,肤瞤者难治。此皆用针者不知往哲设针之理,而谬用以致害人也。

桂枝加桂汤方

桂枝五两,去皮　芍药三两　生姜三两,切　甘草二两,炙　大枣十二枚,擘

上七味,以水七升,煮取三升,去滓,温服一升,本云桂枝汤,今加桂满五两,所以加桂者,以能泄奔豚气也。

案:《千金翼》《总病论》同作加桂枝,方氏以下多作牡桂,陈氏已正其误,兹不复赘。

陈古愚曰:少阴上火而下水,太阳病以烧针令其汗,汗多伤心,火衰而水乘之,故发奔豚。用桂枝加桂,使桂枝得尽其量,上能保少阴之火藏,下能温少阴之水藏,一物而两扼其要也。核起而赤者,针处被寒以除其外寒,并以助其心火也。

火逆下之,因烧针烦躁者,桂枝甘草龙骨牡蛎汤主之。"甘草"下,古本有"人参"二字。

喻嘉言曰:此证误而又误,虽无惊狂等变,然烦躁则外邪未尽之候,亦真阳欲亡之机。故但用桂枝以解其外,龙骨牡蛎以安其内,不用蜀漆者,以元气未至飞越,无取急迫以滋扰也。顾尚之曰:此虽未至惊狂亡阳之变,而心君不安,已见烦躁,故用救逆汤之半以救之。

桂枝甘草龙骨牡蛎汤方

桂枝一两,去皮　甘草二两,炙　牡蛎二两,熬　龙骨二两

上四味,以水五升,煮取二升半,去滓,温服八合,日三服。古本有"人参三两",方后作"上五味"。成本"四味"作"为末"。《玉函》《千金翼》无"半"字。

陈修园曰:此为火逆烦躁者,立交通心肾之方也。为末水煮,即此是法。陈古愚曰:火逆则阳亢于上,若遽下之则阴陷于下,阳

亢于上，不能遇阴而烦，阴陷于下，不得遇阳而躁，故取龙牡水族之物，俾亢阳以下交于阴，取桂枝辛温之品，启阴气以上交于阳。最妙在甘草之多，资助中焦，使上下阴阳之气交通于中土，而烦躁自平也。

太阳伤寒者，加温针，必惊也。《脉经》《千金翼》无"太阳"、"者"字，《玉函》无"者"字、"也"字。

章虚谷曰：太阳伤寒，邪闭荣卫，阳气已郁，用药发汗则外解而阳伸。妄用温针，不能解表反使火气入荣，内扰于心，则必惊，甚则狂也。王宇泰曰：心属火，火先入心，心主血而藏神，血如水也，神如鱼也，两阳相熏灼，水热汤沸，则鱼惊跃不能安矣。陈修园曰：病在肌表，不宜针刺伤其经脉，神气外浮故必惊。《内经》所谓起居如惊，神气乃浮，是也。

张隐庵曰：施氏曰：温者，热也。温针者，即燔针焠刺之类也。烧针者，既针而以艾火灼之也，皆为火攻之义。

张令韶曰：自此以上十一节，历言火攻之害。今人于伤寒病动辄便灸，草菅人命，可胜悼哉。

太阳病，当恶寒发热，今自汗出，反不恶寒发热，关上脉细数者，以医吐之过也，一二日吐之者，腹中饥，口不能食，三四日吐之者，不喜糜粥，欲食冷食，朝食暮吐，以医吐之所致也，此为小逆。《玉函》《千金翼》两"恶寒"下并有"而"字。成本无"反"字。《脉经》《千金翼》二"以"字并作"此"字。《脉经》"一二日"上有"若得病"三字，"一二"、"三四"之间，并有"日"字。

钱天来曰：病在太阳，自当恶寒发热，今自汗出而不恶寒，已属阳明。然阳明当身热汗出不恶寒而反恶热，今不发热，及关上脉见细数，则又非阳明之脉证矣。其所以脉证不相符合者，以医误吐而致变也。夫太阳表证当以汗解,自非邪在胸中,岂宜用吐。若妄用吐法,必伤胃气。然因吐得汗,有发散之义寓焉,故不恶寒发热也。关上脾胃之部位也,细则为虚,数则为热,误吐之后胃气既伤,津液耗亡,虚邪误入阳明,胃脘之阳虚躁,故细数也。一二日邪在太阳之经,因吐而散,故表证皆去,虽误伤其胃中之阳气,而胃未大损,所以腹中犹饥。然阳气已伤,胃中虚冷,于口不能食。三四日则邪已深入,若误吐之损胃尤甚,胃气虚冷,状如阳明中寒不能食,故不喜糜粥也。及胃阳虚燥,故反欲食冷食。及至冷食入胃,胃中虚冷不化,故上逆而吐也。此虽因误吐致变,然表邪既解,无内陷之患,不过当温中和胃而已,此为变逆之小者也。程郊倩曰:阳明之气下行为顺,上行为逆,以医吐之所致,则非脾胃本来之病,此为小逆。勿劳妄作关格治疗,使小逆竟成大逆也。顾尚之曰:若见脉大,是转属阳明矣。吐中有发散之义,故为小逆。

柯韵伯曰:三阳皆受气于胸中,在阳明以胸为表,吐之阳气得宣,故吐中便寓发散之意。太阳以胸为里,故有干呕呕逆之证。而不可吐,吐之则伤胃而为逆。少阳得胸中之表,故亦有喜呕证,吐之则悸而惊矣。程郊倩曰:吐之不当则周身之气皆逆,而五脏颠覆,下空上逆,气不能归,故有如此景象。

案:食已即吐属胃热,朝食暮吐属胃寒,二证以此分别。

陈修园曰:此章凡四节,皆言吐之失宜,而变证有不同也。

太阳病,吐之,但太阳病当恶寒,今反不恶寒,不欲近衣,此为吐之内烦也。

《金鉴》:太阳病吐之表解者,当不恶寒,里解者,亦不恶热。今反不恶寒,不欲近衣者,是恶热也。此由吐之后,表解里不解,内生烦热也。是为气液已伤之虚烦,宜用竹叶石膏汤,于益气生津中清热宁烦可也。陈修园曰：此节言吐之不特伤中焦脾胃之气，亦能伤上焦心主之气也。

柯韵伯曰：上条因吐而亡胃脘之阳，此因吐而伤膻中之阴。前条见其人之胃虚，此条见其人之阳盛。前条寒入太阴而伤脾精，此条热入阳明而成胃实。皆太阳妄吐之变证，是瓜蒂散所禁，不特亡血虚家也。

病人脉数，数为热，当消谷引食，而反吐者，此以发汗令阳气微，膈气虚，脉乃数也，数为客热，不能消谷，以胃中虚冷，故吐也。

"此以发汗"《玉函》作"以医发其汗"。

钱天来曰：此条之义，盖以发热汗自出之中风，而又误发其汗，致令卫外之阳，与胃之阳气皆微，膈间之宗气大虚，故虚阳浮动而脉乃数也。若胃脘之阳气盛，则能消谷引食矣。然此数非胃中之热气盛而数也，乃误汗之后阳气衰微，膈气突虚，其外越之虚阳所致也。以其非胃脘之真阳，故为客热。其所以不能消谷者，以胃中虚冷，非唯不能消谷，抑且不能容纳，故吐也。张子和曰：此节言当察理而消息其虚实，不是据脉而论证。盖未发汗而脉浮数者，胃气实；发汗后而脉浮数，是胃气虚。程郊倩曰：膈气虚而脉数者，阳气不下沉也，胃中无阳，何复有胃气。高士宗曰：胃中虚冷，得太阳之气而不除中。

陈修园曰：上二节之吐，言以吐致吐，此节之吐，言不以吐而致吐也。

太阳病，过经十余日，心下温温欲吐，而胸中痛，大便反溏，腹微满，郁郁微烦，先此时自极吐下者，与调胃承气汤，若不尔者，不可与，但欲呕，胸中痛，微溏者，此非柴胡汤证，以呕故知极吐下也。

《玉函》"温温"作"嗢嗢"。《脉经》《千金翼》"腹"上有"其"字，无"调胃"二字。"但欲呕"《玉函》作"反欲呕"。成本"证"上无"汤"字。《总病论》吐下也下，属调胃承气汤。

钱天来曰：此辨证似少阳而实非柴胡证也，言邪在太阳，过一候而至十余日，已过经矣，而有心下温温欲吐，胸中痛大便反溏，腹微满郁郁微烦之证。若先此未有诸证之时，已自极其吐下之者，则知胃气为误吐、误下所伤，致温温欲吐而大便反溏，邪气乘虚入里，故胸中痛而腹微满，热邪在里，所以郁郁微烦，乃邪气内陷，胃实之证也。胃实则当用攻下之治，以胃气既为吐下所虚，不宜峻下，唯当和其胃气而已，故与调胃承气汤。阳明篇，所谓胃和则愈也。若不尔者，谓先此时未曾极吐下也。若未因吐下而见此诸证者，此非由邪陷所致。盖胸为太阳之分，邪在胸膈，故温温欲吐而胸中痛也，大便反溏，热邪未结于里也，腹满郁烦，邪将入里而烦满也。若此者，邪气犹在太阳，为将次入里之征，若以承气汤下之，必致邪热陷入而为结胸矣，故曰不可与也。但前所谓欲呕胸中痛微溏者，虽有似乎少阳之心烦喜呕，胸胁苦满，腹中痛之证，然此非柴胡证也。更何以知其为先此时极吐下乎？以欲呕乃胃气受伤之见证，故知极吐下也。程郊倩曰：心中温温欲吐而胸中痛，是言欲吐时之象。温温者，热气泛泛之状。欲吐则不能吐，可知胸中痛者，从前津液被伤，欲吐则气逆而并及之故痛，着一而字，则知痛从欲呕时见，不尔亦不痛。凡此之故，缘胃有邪蓄，而胃之上口被浊熏也。大便溏，腹微满，郁郁微烦，是言大便时之象，气逆则不下行，故以大便溏为反。大便溏则气得下泄，腹不应满，烦不应郁郁，今仍腹微满，郁郁微烦，凡此之故，缘胃有阻留，而胃于下后仍不快畅也。病属阳明，证反无阳明，而只有少阳，其中必有所误，故直穷其所以致误之由。而后可从证上认病，未经吐下，则诸证尚是经邪作滞，邪未入里，大便溏为真溏，可责病根于少阳。若已经吐下，则诸证为液去胃虚，邪得据里，大便溏为假溏，病根不在少阳而在吐下矣。云先其时者，见未吐下之先，尚无此证，证因误治而致，其与柴胡证下之柴胡证不罢者自别。缘吐下徒虚其上下二焦，而中焦之气阻住升降，遂从津液干燥处涩结成实。胃实则溏，故日进之水谷只从胃傍溜下，不得胃气坚结之大便反溏，而屎气之留中者自搅扰不宁，而见出诸证，其遏在胃，故与调胃承气汤一荡除之。柯韵伯曰：太阳居三阳之表，其病过经不解，不转属阳明，则转少阳矣。心烦喜呕为柴胡证，然柴胡证或胸中烦而不痛，或大便微结而不溏，或腹中痛而不满，此则胸中痛，大便溏，腹微满，皆不是柴胡证。但以欲呕一证似柴胡，当深究其欲呕之故矣。夫伤寒中风有柴胡证，有半表证故呕而发热者主之。此病既不关少阳，寒热往来，胁下痞硬之半表，见太阳过经而来，一切皆属表证，必十日前吐下而误之坏病也。胸中痛者，必极吐可知，腹微满，便微溏，必误下可知，是太阳转属阳明，而不属少阳矣。今胃气虽伤而余邪未尽，故与调胃承气和之。不用枳朴者，以胸中痛上焦伤，即呕多虽有阳明证，不可攻之谓也。若未经吐下，是病在气分而不在胃，则呕不止而郁郁微烦者，当属之大柴胡矣，此阳明少阳疑似证。周禹载曰：此文始终只是一意，反复明其呕为吐下所致之呕也。

山田正珍曰：以呕当作以溏，应上文之反溏也。

《辑义》：温温与愠愠同。《素问·玉机真藏论》：背痛愠愠。马氏注，愠愠不舒畅也。《脉经》作温温，少阴篇第三十九条心中温温，《千金》作愠愠，可以证矣。

太阳病六七日，表证仍在，脉微而沉，反不结胸，其人发狂者，以热在下焦，少腹当硬满，小便自利者，下血乃愈，所以然者，以太

阳随经瘀热在里故也，抵当汤主之。《玉函》作"七八日"。《脉经》《千金翼》"仍"作"续"，"硬"作"坚"。

王宇泰曰：凡称太阳病脉沉者，皆谓发热恶寒，头项强痛，而脉反沉也。其证兼发狂，小腹硬者，为蓄血，此条抵当汤是也。钱天来曰：太阳病至六七日，乃邪当入里之候，不应表证仍在。若表证仍在者，法当脉浮，今反脉微而沉，又非邪气在表之脉矣，邪气既不在表，则太阳之邪当陷入而为结胸矣，今又反不结胸，而其人发狂者，何也？盖以邪不在阳分气分，故脉微；邪不在上焦胸膈，而在下，故脉沉；热在下焦者，即桃核承气条所谓热结膀胱也，热邪煎迫，血沸妄溢，留于少腹，故少腹当硬满；热在阴分血分，无伤于阳分气分，则三焦之气化仍得运行，故小便自利也。若此者，当下其血乃愈。其所以然者，太阳以膀胱为府，其太阳在经之表邪，随经内入于府，其郁热之邪瘀蓄于里，故也。热瘀膀胱，逼血妄行，溢入回肠，所以少腹当硬满也。桃核承气条不言脉，此言脉微而沉；彼言如狂，此言发狂；彼云少腹急结，此言少腹硬满；彼条之血尚有自下而愈者，其不下者方以桃仁承气下之，此条之血必下之乃愈。证之轻重迥然不同，故不用桃仁承气汤，而以攻坚破瘀之抵当汤主之。柯韵伯曰：太阳病六七日而表证仍在，阳气重可知。阳极则扰阴，故血燥而蓄于中耳。血病则知觉昏昧，故发狂。此经病传府，表病传里，气病传血，上焦病而传下焦也。少腹居下焦为膀胱之室，厥阴经脉所聚，冲任血海所由，瘀血留结故硬满，然下其血而气自舒，攻其里而表自解矣。《难经》云：气结而不行者，为气先病；血滞而不濡者，为血后病。深合此证之义。陈平伯曰：微者举之不足，沉者按之有余，故曰微而沉，不得作沉微解。唐容川曰：狂为实证，微为虚脉，何以脉微反主狂哉？盖狂虽是实，乃阴分血实，非阳分气实也。《金匮》言阳气虚者为狂,谓狂为阴分之血实,而阳分之气反形其虚,此脉之微亦正是阳分气虚,知病不在气分也。沉脉应病在表,承上文太阳证来,则太阳之气出入于胸中,脉应在里当结胸,今反不在上焦胸前之膈膜中不为结胸,而其人发狂者。《内经》云:血在下如狂,以热在下焦膜网夹室之内,是为血室。血结为死魄,魄乱其魂,是以狂也。血室后连大肠,前连膀胱,正当小腹之间,故小腹当硬满,设热结在膀胱,则小便不通,则小便自利者,知不在膀胱,乃在血室中。当攻下其结血,使从大肠浊道而出,乃愈。汤本求真曰:若表证仍在,有恶寒发热等证,则脉当浮数所以反微而沉者,因瘀血结聚成形,而为少腹硬满,介在血液循路中,而阻障血流,故也。东洞吉益曰:《金匮要略》曰:腹不满,其人言我满,为有瘀血。《千金方》曰:治月经不利,腹中满时自减,并男子膀胱满急者。《圣济总录》曰:治瘀血月水不利,少腹满急者,合而观之,是抵当所主也,验之于病者,必有效焉。

《素·生气通天论》:阴不胜其阳,则脉流薄疾并乃狂。《宣明五气论》五邪所乱,邪入于阳则狂。《灵·癫狂》篇:狂始发,少卧不饥,自高贤也,自辩智也,自尊贵也,善骂詈日夜不休。《素·阳明脉解》篇:病甚则弃衣而走,登高而歌,或至不食数日,逾垣上屋,所上之处皆非其素所能也。又曰:阳盛则使人妄言骂詈,不避亲疏,而不欲食,不欲食,故妄走也。《病能论》病怒狂者,名曰阳厥,夺其食即已,使之服以生铁落为饮。夫生铁落者,下气疾也。案:《内经》治狂用生铁落,与近时生理学谓血含铁质,而补血清血用铁质意符。

《伤寒广义》扬雄方言云:水中可居为洲,三辅谓之淤。郭璞曰:音血瘀,此古人以音载义者,可以征瘀之为淤矣。

《精神病广义》:太阳阳明皆有抵当汤证,抵当汤攻瘀血已成后之峻剂也。太阳瘀血小便自利，可知其瘀血不在膀胱，阳明瘀血大便色黑，可知其瘀血必在直肠，总而言之，其为下焦有蓄血，可知也。太阳蓄血其人如狂，阳明蓄血其人喜忘，如狂喜忘皆似神经之病，而不知此乃瘀血郁而为热，扰乱神经之证，非神经自得之病也。近人治神经之病，虚者议补，实者议攻，而攻剂之中大致以开痰通便为主，对瘀血一层反弃置而不讲。而桃仁承气下瘀血汤等方，惟仅于受癫狗毒者或借用之，使仲景之度世金针，反如礼失而求之野，甚可惜也。

案：瘀热在里有二证，小便不利者瘀热系于太阴之气分，则发黄；小便利者，瘀热结于少阴之血分，则发狂。故下节及阳明篇第五十七节，六十二节，皆以此辨之。

张隐庵曰：此下凡四节，皆以小便而验血证也。

抵当汤方

水蛭熬　虻虫各三十个，去翅足，熬　桃仁二十个，去皮尖(《千金翼》云"熬")　大黄三两，酒洗(《玉函》、成本"酒浸"，《千金翼》作"二两，破六片")

上四味，为末，以水五升，煮取三升，去滓，温服一升，不下再服。宋版脱"为末"二字，今从成本补入，《千金》作"㕮咀"。《张氏医通》如无虻蛭，以干漆灰代之。

成无己曰：人之所有气与血也。气为阳，气留而不行者则易散，以阳病易治故也；血为阴，血蓄而不行者则难散，以阴病难治故也。血蓄于下，非大毒驶剂则不能抵当，故治蓄血曰抵当汤。章虚谷曰：经言阳络伤则血外溢，阴络伤则血内溢。外溢则吐衄，内溢则便血。盖阴阳手足十二经交接，皆由络贯通，接连细络，分布周身，而血随气行，必由经络流注，表里循环。是故络伤则血不能循行,随阴阳之部而溢出,其伤处即瘀阻,阻久而蓄积,无阳气以化之,乃成死血矣。故仲景用飞走虫药引桃仁专攻络结之血,大黄本入血分,再用酒浸使其气浮,随虫药循行表里,以导死血归肠府而出,岂非为至妙至当之法哉。由是类推,失血诸证,要必以化瘀调经络为主矣。

钱天来曰:抵当者言瘀血凝聚固结胶黏,即用桃仁承气,及破血活血诸药,皆未足以破其坚结,非此尖锐钻研之性,不能抵当,故曰抵当。

陈修园曰:此与桃核承气证不同,彼轻而此重,彼为热结膀胱,乃太阳肌腠之邪,从背脊而下结于膀胱;此瘀热在里,乃太阳肤表之邪,从胸中而下结于少腹也。

李东垣曰:仲景抵当汤用之以治伤寒八九日内有蓄血,发热如狂,小腹满痛,小便自利者。又有当汗失汗,热毒深入,吐血,及结胸烦躁谵语者,亦以此汤主之。

《眼科锦囊》:抵当汤治腹中有块,或妇人眼疾因血行不利者,及打扑损伤眼。

《类聚方广义》:堕扑折伤瘀血凝滞,心腹胀满,二便不通者,经闭少腹硬满,或眼目赤肿,疼痛,不能瞻视者,经水闭滞,腹底有癥,腹皮见青筋者,并宜此方。若不能煮服者,为丸以温酒送下,亦佳。

太阳病,身黄,脉沉结,少腹硬,小便不利者,为无血也,小便自利,其人如狂者,血证谛也,抵当汤主之。《千金》"少腹硬"作"小腹满坚"。《玉函》《脉经》《千金翼》"硬"作"坚"。

喻嘉言曰:此一条乃法中之法也。见血证为重证,抵当为重药,恐后人辨认不清,不当用而误用,与夫当用而不敢用,故重申其义也。程郊倩曰:沉结者,脉来缓时一止也。经曰脉直前来绝者,有瘀血也。钱天来曰：此又以小便之利与不利，以别血证之是与非是也。身黄，遍身俱黄也，沉为在里，而主下焦结，则脉来动而中止，气血凝不相接续之脉也。前云：少腹当硬满，此则竟云少腹硬，腹证如此，若犹小便不利者，终是胃中瘀热郁蒸之发黄，非血证发黄也，故为无血。若小便自利而如狂，则知热邪与气分无涉，故气化无乖，其邪则阴血矣，此乃为蓄血发黄。柯韵伯曰：湿热留于皮肤而发黄，卫气不行之故也。瘀血结于膀胱而发黄，荣气不敷之故也。水结、血结俱是膀胱病，故皆少腹硬满。小便不利是水结，小便自利是血结。如字助语辞，若以如字实讲，与发狂分轻重，则谬矣。浅田栗园曰：此条论太阳之变，或归于瘀血，或归于瘀热者也。盖热之并液者，是为瘀热，热之并血者，是为瘀血，其候法，亦不无差别。今脉沉结，少腹硬，虽互于两歧，其身黄与小便不利，则其属瘀热可知矣，故曰为无血也，此乃茵陈蒿汤之所主也。小便自利其人如狂者，此带脉沉结小腹硬言之，谛审其果是血证，方可用抵当也。方中行曰：谛审也，言如此则为血证审实，无复可疑也。娄全善曰：此蓄血在下焦，而发黄者也。

陶节庵曰：太阳病身黄脉沉结，小便不利者，为亡血也，茵陈五苓散。

汤本求真曰：此条为论血因性黄疸，与瘀血性精神病也，论脉之所以沉结，与前条无异。

《生生堂治验》：有妇人年约四十，全身发黄，医者误为黄疸。先生按之至于脐下，即疼痛不可忍，与桃核承气汤，十余日而全已。

伤寒有热，少腹满，应小便不利，今反利者，为有血也，当下之，不可余药，宜抵当丸。"有热"下《玉函》《脉经》《外台》有"而"字。

柯韵伯曰：有热即表证仍在，少腹满而未硬，其人未发狂，只以小便自利，预知其为有蓄血，故小其制而丸以缓之。喻嘉言曰：伤寒蓄血较中风蓄血更为凝滞，故变汤为丸煮而连滓服之，与结胸项强似柔痉，用大陷胸丸同意。盖汤者，荡也。阳邪入阴一荡涤之即散，丸者缓也，阴邪入阴恐荡涤而不尽，故缓而攻之，所以求功于必胜也。浅田栗园曰：不可余药，示其须必用也，余药即他药。

张隐庵曰：夫热结膀胱，必小便利而后为有血者，何也？盖膀胱者乃胞之室，胞中有血，膀胱无血，小便不利者热结膀胱也，小便利，则膀胱气分之邪，散入于胞中之血分，故必下血乃愈。盖膀胱通小便，胞中又通大便矣。

抵当丸方

水蛭二十个，熬（周吴云：猪脂熬黄）　虻虫二十个，去翅足，熬　大黄三两　桃仁二十五个，去皮尖（《玉函》《外台》、成本"三十个"，《千金翼》有"熬"字）

上四味为末，蜜和合，分为四丸，以水一升，煮一丸，取七合，顿服之，晬时，当下血，若不下者，更服。"为末，蜜和合，分为四丸"宋版、成本作"捣分四丸"，今依《千金》补正，并添顿字。陶隐居曰：晬时者，周时也，从今旦至明旦。

《本事方》：有人病伤寒七八日，脉微而沉，身黄发狂，小腹胀满，脐下冷，小便利。予投以抵当圆，下黑血数升，狂止得汗解。经云：血在上则忘，在下则狂。太阳瘀热随经而蓄于膀胱，故脐下膨胀，瘀血由阑门渗入大肠，若大便黑者，此其证也。

《资生》篇：抵当丸治肝有死血，水蛭三个熬，虻虫七个，桃仁九个，生军五片，蜜丸听用。

《济阳纲目》：桃仁丸治瘀血不利，发热作渴，心腹急满，或肚腹中作痛，即本方四味各四十枚为末，炼蜜丸，梧桐子大，每服五六十丸,空心热汤下。

《类聚方广义》:产后恶露不尽,凝结为块,为宿患者,平素虽用药,难收其效,当须再妊分娩后,用此方,不过十日其块尽消。

太阳病,小便利者,以饮水多必心下悸,小便少者,必苦里急也。
《玉函》作"为多饮水心下必悸"。

成无己曰:饮水多而小便自利者,则水不内蓄,但腹中水多令心下悸。《金匮要略》曰:食少饮多,水停心下,甚者则悸,饮水多而小便不利,则水蓄于内而不行,必苦里急也。顾尚之曰:上条并以小便利一证,断为蓄血,而非蓄水,此言小便利者,亦有蓄水之证也。

陶节庵曰:太阳病小便利者,以饮水多必心下悸,茯苓桂枝白术甘草汤;小便少者,必苦里急,猪苓汤。

辨太阳病脉证并治下

问曰：病有结胸，有藏结，其状何如，答曰：按之痛，寸脉浮，关脉沉，名曰结胸也，何谓藏结，答曰：如结胸状，饮食如故，时时下利，寸脉浮，关脉小细沉紧，名曰藏结，舌上白胎滑者，难治。《玉函》《千金翼》"寸脉浮，关脉沉"作"其脉寸口浮，关上自沉"。《玉函》"时时下利"作"时小便不利"，《巢源》作"时小便利"，《千金翼》作"时下利"，"寸脉浮，关脉小细沉紧"作"阳脉浮，关上细沉而紧"。《玉函》同《圣惠方》并张令韶本"胎"作"苔"。

成无己曰：结胸者，邪结在胸。藏结者，邪结在藏。二者皆下后邪气乘虚入里所致。下后邪气入里与阳相结者，为结胸，以阳受气于胸中故尔。与阴相结者为藏结，以阴受之则入五脏故尔。气宜通而塞，故痛。邪结阳分，则阴气不得上通，邪结阴分，则阳气不得下通，是二者，皆心下硬痛。寸脉浮关脉沉，知邪结在阳也，寸脉浮关脉小细沉紧，知邪结在阴也。阴结而阳不结，虽心下结痛，饮食亦自如故。阴气乘肠虚而下，故时时自下利，阴得阳则解，藏结得热证多则易治。舌上白胎滑者，其胸中亦寒，故云难治。秦皇士曰：此条辨结胸藏结之证，惟在饮食如故，时时下利上以别证。寸脉浮，关脉沉，舌上有胎，不可用辛温；白胎而滑，不可用寒凉，故曰难治。黄仲理曰：藏结者，藏气闭结而不流布也，一息不运机缄穷，一毫不续穿壤判，藏其可结乎，急刺关元灸之。张隐庵曰：结胸者，病发于太阳而结于胸也，藏结者，病发于少阴而结于藏也。自此以下凡十节，论太阳之结胸，不同于少阴之藏结，痞气，阳气受病，而为大陷胸汤之证也。

程郊倩曰：藏结有痞连脐旁，痛引少腹入阴筋之证。结胸亦有从胸上至少腹硬满而痛不可近之证，只是阴阳不同，故曰如结胸状。陈修园曰：少阴上火而下水，其气交会于阳明中土，故藏结脉现于关沉，与结胸无异，而小细紧为藏阴虚寒结证所独也。汪苓友曰：舌上白胎者，经云：丹田有热，胸中有寒。今者胎滑，则是舌湿润而冷也，此系误下太过而变成藏寒之证，故难治也。

张隐庵曰：此章凡三十九节，统论结胸藏结痞气之证，直至病胁下素有痞方止，其中有经气之分，阴阳之异，生死之殊，学者所当细心体会也。

藏结，无阳证，不往来寒热，原注一云：寒而不热。**其人反静，舌上胎滑者，不可攻也。**"不往来寒热"《玉函》一云"寒而不热"，《脉经》作"寒而不热"。《总病论》"胎"作"苔"。

喻嘉言曰：无阳证者，无表证也；不往来寒热，无半表半里证也；舌上有滑胎，则以丹田有热；胸中有寒，夫丹田阴也反有热；胸中阳也反有寒，则病不在表里而在上下，邪相悖而不相入，所以不可攻也。试思藏已结矣，匪攻而结胡由开耶？但其阴阳悖逆拒格而不入，与里证已具表证未除者，相去不远，而转凶危耳。然温中散邪，俾阴气渐下而内消，客邪渐上而外散，则良工之为其所难乎？柯韵伯曰：结胸是阳邪下陷，尚有阳证见于外，故脉虽沉紧有可下之理。藏结是积渐凝结而为阴，五脏之阳已竭也，外无烦躁潮热之阳，舌无黄黑芒刺之胎。虽有硬满之证，慎不可攻。理中四逆辈温之，尚有可生之义。汪苓友曰：宜用艾灸关元穴。

程知曰：经于藏结白胎滑者，只言难治，未尝言不可治也。只言藏结无热，舌胎滑者不可攻，未尝言藏结有热，舌胎不滑者亦不可攻也。意者丹田有热,胸中有寒之证,必有和解其热,温散其寒之法,俾内邪潜消,外邪渐解者,斯则良工之苦心乎。

案:藏结证,即内经云石瘕息积之类,当于《金匮》中求其治法,仲景列其证太阳篇者,明其因也。

病发于阳,而反下之,热入,因作结胸,病发于阴,而反下之, 原注一作"汗出"。**因作痞也,所以成结胸者,以下之太早,故也。**《千金翼》作"病发于阴而反汗之,因作痞"。《外台》作"下之",注一作"汗之"。《玉函》、成本"痞"下无"也"字。

庞安常曰:发热恶寒为发于阳,误下则为结胸;无热恶寒为发于阴,误下则为痞气。成无己曰:发热恶寒者,发于阳也,而反下之则表中阳邪入里,结于胸中为结胸。无热恶寒者,发于阴也,而反下之,表中阴邪入里,结于心下为痞。方中行曰:此原结胸与痞之因,结胸大抵以结硬高当于胸为名;痞者痞塞于中,而以天地不交之否为义。程郊倩曰:病发于阳者,从发热恶寒而来,否则热多寒少者,下则表热陷入为膻中之阳所格,两阳相搏是为结胸。结胸为实邪,故硬而痛。病发于阴者,从无热恶寒而来,否亦寒多热少者,下则虚邪上逆,亦为膻中之阳所拒,阴阳互结是为痞。痞为虚邪,故或硬,或不硬,而总不痛,然痞气虽属阴邪,亦有表里之分,属表者紧反入里之谓,属里者无阳独阴之谓,故痞证阳陷则有之,无热入也。虽有干呕烦躁证,总因邪阳之扰,非实热也,以其入津液本虚也。结胸则热因阳陷而入,入则热结而实矣,以其人津液素盛也。痞证误在下,结胸误在下之早,阴阳二字从虚实而分者。经曰:阳道实,阴道虚也。实不与热期而热自至,虚不与寒期而寒自至,故结胸未下之来路,曰脉浮而动数。痞证未下之来路,曰脉浮而紧,然阴阳二字,亦可从气血分。结胸属气分,故汤名陷胸。痞属血分,故汤名泻心。所以风寒皆有二证,视邪之虚实如何,不可执也。张隐庵曰:病发于阳者,发于太阳也,太阳主表,宜从汗解,而反下之,则胃中空虚,热邪内入而结于胸膈之阳分,因作结胸。病发于阴者,发于少阴也,少阴上火下水,而主神机出入,治当助其君火之阳,而反下之,则邪入于胸膈之阴分,因作痞也。

《巢源》结胸者,谓热毒聚于心胸也,否则心下满也,按之自软,但气否耳,不可复下也。又痞者,塞也,言脏腑否塞不宣通也。《直指方》:乾上坤下,其卦为否,阳膈阴而不降,阴无阳而不升,此否之所以痞而不通也。《伤寒百问经络图》:但满而不痛者为痞,任人揉按,手不占护,按之且快意。《活人书》:伤寒本无结胸,应身热,下之早,热气乘虚而入,痞结不散,便成结胸。然结胸有三种,有大结胸,有小结胸,有水结在胸胁间,亦名结胸。又有寒热二证,有热实结胸,有寒实结胸,伤寒本无痞,应身冷,医反下之,遂成痞。《万病回春》:伤寒结胸者,热痰结也。

结胸者,项亦强,如柔痓状,下之则和,宜大陷胸丸。宋版"痓"作"痉",今依《玉函》《脉经》《千金》及方氏之说改正,下注文同。

成无己曰:结胸病项强者,为邪结胸中,胸膈结满,心下紧实,但能仰而不能俯,是项强亦如柔痓之状也,与大陷胸丸,下结泄满。柯韵伯曰:头不痛而项犹强,不恶寒而头汗出,故如柔痓状,此表未尽除而里证又急,丸以缓之,是以攻剂为和剂也。

《活人书》:其证心下紧满,按之石硬而痛,项强如柔痓状,发热汗出,不恶寒,名曰柔痓。其脉寸口浮,关尺皆沉,或沉紧,名曰结胸也。治结胸大率当下,仲景云下之则和。然脉浮与大皆不可下,下之则死,尚宜发汗也。

案:大陷胸汤治表证已罢之结胸,大陷胸丸治表证未罢之结胸。

大陷胸丸方

大黄半斤　葶苈子半升,熬　芒硝半升　杏仁半升,去皮尖,熬黑（《千金》三味作"各五两"）

上四味,捣筛二味,内杏仁芒硝合研如脂,《千金》作"捣筛大黄、葶苈,余二味别研如脂"。和散,取如弹丸一枚,吴遵程曰:凡云弹丸及鸡子黄者,以四十梧桐子准之。别捣甘遂末一钱匕,白蜜二合,《玉函》《千金》《千金翼》《外台》作"一两"。水二升,煮取一升,《千金》作"水一升,煮取八合"。温顿服之,秦皇士曰:结胸而至颈项亦强,胸邪十分紧实,用大陷胸汤恐过而不留,陷胸丸恐滞而愈结,今煮汁服之则婉转逐邪。一宿乃下,如不下,更服取下为效,禁忌如药法。

《总病论》:虚弱家不耐大陷胸汤,即以大陷胸丸下之。《活人书》:大陷胸汤用甘遂太峻,不可轻用,须量虚实轻重,不得已即大陷胸丸最稳。

费晋卿曰:变汤为丸,加葶苈杏仁以泄肺气,是专为上焦喘满而设。柯韵伯曰:病发于阳而反下之,邪入于胃中,与不得为汗之水气结而不散,心中硬痛,因名结胸。然结胸一证,有只在太阳部分者,有并病阳明者,此或丸或汤有轻重缓急之不同也。结在太阳部分者,身无大热,但头汗出,项亦强如柔痉状,寸脉浮关脉沉,是病在上焦,因气之不行,致水之留结耳。夫胸中者,太阳之都会,宗气之所主,故名气海。太阳为诸阳主气,气为水母,气清则水精四布,气热则水浊而壅瘀矣。此水结因于气结,用杏仁之苦温以开胸中之气,气降则水下矣;气结因于热邪,用葶苈之大寒以清气分之热,源清而流洁矣;水结之所,必成窠臼,甘遂之苦辛,所以直达其窠臼也。然太阳之气化不行于胸中,则阳明之胃府亦因热而成实,必假大黄、芒硝小其制而为丸,和白蜜以缓之,使留恋于胸中,过一宿乃下。既解心胸之结滞,又保肠胃之无伤,此太阳里病之下法,是以攻剂为和剂者也。

《千金》曰秘涩门本方不用甘遂,蜜丸如梧子大,服七丸,名练中丸,主宿食不消,大便难,《肘后方》名承气丸。

《金鉴》曰大陷胸丸治水肿肠澼初起,形气俱实者。

《类聚方广义》曰大陷胸丸治痰饮疝症,心胸痞塞结痛,痛连项臂膊者。

结胸证,其脉浮大者,不可下,下之,则死。"则"《玉函》作"即"。

方中行曰:此示人凭脉不凭证之要旨,戒人勿猛浪之意。夫结胸之为阳邪内陷,法固当下,下必待实,浮为在表,大则为虚,浮虚相搏,则表犹有未尽入而里未全实,可知下则尚虚之里气必脱,未尽之表邪皆陷,祸可立至。张兼善曰:脉浮大,心下虽结,其表邪尚多未全结也,若辄下之,重虚其里,外邪复聚而必死矣,柴胡加桂枝干姜汤以和解之。

《总病论》:结胸证其脉尺寸浮大者,不可下,下之则死,复宜发汗也。《活人书》治结胸大率当下,然脉浮与大皆不可下,下之则死,尚宜发汗也。仲景云:结胸脉浮者不可下,只可用小陷胸汤。大抵脉浮是尚有表证,兼以小柴胡汤等,先发表,表证罢,方用下结胸药便安。

案:凡当下之证,其关尺二部脉沉实者方可下之。若浮大而沉分及尺脉弱无根者,皆不可下,非独结胸一证然也。

结胸证悉具,烦躁者,亦死。"烦躁者亦死"《玉函》作"而躁者死"。

张隐庵曰:结胸证悉具者,在外之如柔痓状,在内之膈内拒痛,外内之证悉具也。烦躁者上下之阴阳不相交济也,故上节外内相离者死,此上下不交者亦死。程郊倩曰:结胸证悉具,复无浮大之脉,此时急宜下之以存津液,再复迁延,津液亡尽,必至烦躁,正虚邪胜故也。此时下之则死,不下亦死,唯从前失下至于如此。经曰:热已入里,更不攻之。亦至结实,名曰三死一生,谓失下也,须玩一悉字。

魏念庭曰:此条乃承上条脉见浮大而言,必结胸证具,脉见浮大而加以烦躁,方可卜其死。不然烦躁亦结胸证中之一也,何遽云死耶。

太阳病,脉浮而动数,浮则为风,数则为热,动则为痛,数则为虚,头痛发热,微盗汗出,而反恶寒者,表未解也,医反下之,动数变迟,膈内拒痛,原注一云:头痛即眩。**胃中空虚,客气动膈,短气躁烦,心中懊憹,阳气内陷,心下因硬,则为结胸,大陷胸汤主之,若不结胸,但头汗出,余处无汗,剂颈而还,小便不利,身必发黄也**。"膈内拒痛"《玉函》《脉经》《千金翼》作"头痛即眩"。"客气"《外台》作"客热",《总病论》作"宿热"。"硬"《玉函》《脉经》作"坚","余处"作"其余"。"剂"《脉经》《千金翼》作"齐"。袁表、沈际飞本《脉经》"身必发黄"下有"属柴胡栀子汤"六字。古本无"数则为虚"四字。宋版"发黄"下无"也"字,今从成本补。

成无己曰:动数皆阳脉也,当责邪在表。睡而汗出者,谓之盗汗,为邪气在半表半里,则不恶寒。此头痛发热,微盗汗出反恶寒者,表未解也。当发其汗,医反下之虚其胃气,表邪乘虚则陷。邪在表则见阳脉,邪在里则见阴脉,邪气内陷,动数之脉所以变迟,而浮脉独不变者,以邪结胸中,上焦阳结,脉不得而沉也。客气者,外邪乘胃中空虚入里,结于胸膈,膈中拒痛者,客气动膈也。《金匮要略》曰:短气不足以息者,实也。短气躁烦,心中懊憹,皆邪热为实,阳气内陷,气不得通于膈,壅于心下为硬满而痛,成结胸也,与大陷胸汤,以下结热。若胃中空虚,阳气内陷不结于胸膈,下入于胃中者,遍身汗出则为热越不能发黄,若但头汗出身无汗,剂颈而还,小便不利者,热不得越,必发黄也。方中行曰:太阳之脉本浮,动数者欲传也。浮则为风四句,承上文以释其义,头痛至表未解也。言前证,然太阳本自汗而言微盗汗,本恶寒而言反恶寒者,稽久而然也,医反下之至大陷胸汤主之,言误治之变,与救变之治。若不结胸至末,以变之亦有轻者言。万密斋曰:此条分二证,太阳病至表未解也,言当发汗,医反下之,治之逆也。动数变迟以下十句,言其病发于阳而下之,热入因作结胸之候也,若不结胸以下,言其当汗不汗,热不得越而发黄之候也,此亦太阳本经自病,失于汗下之逆证也。喻嘉言曰:动数变迟三十六字,形容结胸之状殆尽。盖动数为欲传之脉,而变迟则力绵缓而不能传,且有结而难开之象,膈中之气与外入之邪两相格斗,故为拒痛。胃中水谷所生之精悍,因误下而致空虚,则不能藉之以冲开外邪,反为外邪冲其膈,于是正气往返邪逼之界,觉短气不足以息,更烦躁有加,遂至神明不安,无端而生懊憹。凡此皆阳邪内陷,所致也。张隐庵曰:合下四节,皆为大陷胸汤之证,而有风结、寒结、水结、燥结之不同。此节言风中太阳之表气,医反下之而成结胸也。邪正之气并陷于内,故动数之脉变为迟矣;下之则邪逆于内,故膈内拒痛;而胃中空虚,客邪乘虚动膈,故短气躁烦。盖膈之上心肺也,膈之下肝肾也,呼出心与肺,吸入肝与肾,邪结于中则呼吸不利,故短气;上下水火不交,故躁烦也;邪留于中,故心中懊憹;阳气内陷,故心下因硬则为结胸。汪苓友曰:夫曰膈内,曰心中,曰心下,皆胸之分也,名曰结胸。其邪实陷于胃,胃中真气虚,斯阳邪从而陷入于胸作结硬之形也。《补亡论》常器之云:发黄者,与茵陈蒿汤煎茵陈浓汁调五苓散亦可。

　　陈亮师曰:结胸者,结于胸中而连于心下也。身之有膈所以遮上下也,膈能拒邪则邪但留于胸中,膈不能拒邪则邪留胸而及于胃,胸胃俱病,乃成结胸。如胸有邪而胃未受邪,则为胸胁满之半表半里证。如胃受邪而胸不留邪,则为胃家实之阳明病,皆非结胸也。故必详辨分明,庶无差误。

《明理论》:伤寒盗汗,非若杂病者之责其阳虚而已,是由邪在半表半里使然也。何者?若邪气一切在表,干卫则自汗出。此则邪气侵行于里,外连于表邪,及睡则卫气行于里,乘表中阳气不致,津液得泄而为盗汗。亦非若自汗有为之虚者,有为之实者,其于盗汗悉当和表而已。

沈芊绿曰:西晋崔行功云:伤寒结胸欲绝,心膈高起,手不得近,用大陷胸汤不差者,此是下后虚,逆气已不理而毒复上攻,气毒相搏结于胸中,当用枳实理中丸与之服之。先理其气,次疗诸疾。古今用之如神,应手而愈。

大陷胸汤方

大黄六两,去皮(《千金及翼》《外台》无"去皮"二字) 芒硝一升 甘遂一钱七(《千金及翼》《外台》"一"上有"末"字)

上三味,以水六升,先煮大黄取二升,去滓,内芒硝煮一两沸,内甘遂末,温服一升,得快利,止后服。

成无己曰:大黄谓之将军,以苦荡涤;芒硝一名消石,以其咸能软硬,夫间有遂,以通水也;甘遂若夫间之遂,其气可以直达透结。陷胸,三物为允。《明理论》曰:胸为高邪,陷下以平之,故治结胸曰陷胸汤。利药中此为快剂,伤寒错恶,结胸为甚,非此汤则不能通利,大而数少,取其迅疾分解结邪也。汪苓友曰:甘遂若夫间之遂,考《周礼》"遂人",凡治野夫间有遂,注云自一夫至千夫之田为遂、沟、洫、浍,所以通水于川。遂者,通水之道也。广深各三尺曰遂,则是甘遂乃通水之要药,陷胸汤中以之为君。乃知结胸证非但实热,此系水邪结于心下故也。柯韵伯曰:结胸证其并病阳明者,因水结于胸,上焦不通则津液不下,无以润肠胃,故五六日不大便,因而舌干口渴,日晡潮热,是阳明亦受病矣。心下至小腹硬满而痛,不可近,脉沉紧者,此水邪结于心胸,而热邪实于肠胃。用甘遂以浚太阳之水,硝黄以攻阳明之实,汤以荡之,是为两阳表里之下法也。二方此大承气更峻,治水肿痢疾之初起者甚捷,然必视其人之壮实者施之。如平素虚弱,或病后不任攻伐者,当念虚虚之祸。尤在泾曰:大陷胸与大承气,其用有心下与胃中之分。此节仲景所云心下者,正胃之谓,所云胃中者,正大小肠之谓也。胃为都会,水谷并居,清浊未分,邪气入之夹痰杂食相结不解,则成结胸。大小肠者精华已去,糟粕独居,邪气入之,但兴秽物结成燥粪而已。大承气专主肠中燥粪,大陷胸并主心下水食。燥粪在肠,必藉推逐之力,故须枳朴;水食在胃,必兼破饮之长,故用甘遂;且大承气先煮枳朴而后内大黄,大陷胸先煮大黄而后内诸药,夫治上者制宜缓,治下者制宜急,而大黄生则行速,熟则行迟也。

《玉函》:又大陷胸汤方,桂枝四两,甘遂四两,大枣十二枚,栝楼实一枚去皮,人参四两,上五味,以水七升煮取三升,去滓,温服一升。胸中无坚,勿服之。《古方选注》栝楼陷胸中之痰,甘遂陷经隧之水,以桂枝回护经气,以人参奠安里气,仍以大枣泄荣,徐徐纵热下行,得成陷下清化之功。《辑义》此方大陷胸汤证,而兼里虚者,宜用也。亦见《活人书》,分两少异。

《千金翼》:陷胸汤主胸中心下结坚,食饮不消方,甘遂大黄各一两,栝楼甘草各一两,黄连六两,上以水五升,煮取二升五合,分三服。《千金》无甘遂。

《本事方》：治结胸灸法，巴豆十四枚，黄连七寸连皮用，上捣细末，用津唾和成膏，填入脐心，以艾灸其上。腹中有声，其病去矣，不拘壮数，以病退为度。才灸了便以温汤浸手帕拭之，恐生疮也。

　　《解惑论》：结胸有呕吐不止，胸膈痞塞，诸药无效，用巴豆十余粒，黄连一钱，巴豆去壳研极细，入黄连末相和，捏成饼子，纳脐中，艾炷如指大灸之，轻者一炷，重者不过再灸。候腹中作声，取下恶物，立效。

　　案：《活人书》云：大陷胸用甘遂太峻，不可轻用，须量虚实轻重。不得已，即大陷胸丸最稳。问圣饼子，灸脐中如何？此尤不可用也。汪苓友云：《补亡论》常器之云：可与增损理中丸。如未效用黄连巴豆捣如泥，封脐上，灼艾灸热渐效。此盖藏结治法，恐与此条证不相涉也。而徐灵胎云：此法最稳，凡胸中病俱可依此法外治。数说未知孰是，姑备录于此。

　　伤寒六七日，结胸，热实，脉沉而紧，心下痛，按之石硬者，大陷胸汤主之。"脉沉而紧"《玉函》作"其脉浮紧"，《古本》作"脉沉紧而实"。"石硬者"《玉函》《脉经》《千金翼》作"如石坚"。

　　程郊倩曰：结胸一证，虽曰阳邪陷入，然阴阳二字从虚实寒热上区别，非从中风伤寒上区别。表热盛实，转入胃府则为阳明证。表热盛实，不转入胃府，而陷入膈，则为结胸证。故不必误下始成，伤寒六七日有竟成结胸者，以热已成实而填塞在胸也。脉沉紧，心下痛，按之石硬，知邪热聚于此一处矣。不因下而成结胸者，必其人胸有燥邪，以失汗而表邪合之，遂成里实。此处之紧脉从痛得之，不作寒断。喻嘉言曰：此条"热"、"实"二字，形容结胸之状甚明，见邪热填实于胸间不散漫也。上条言寸脉浮关脉沉，此言脉沉紧，更明。盖紧脉有浮沉之别，浮紧主伤寒无汗，沉紧主伤寒结胸，与中风之阳邪结胸迥殊，此所以不言浮也。魏念庭曰：六七日之久，表寒不解而内热大盛，于是寒邪能变热于里，在胃则为传阳明，在胸则为结胸矣。入胃则为胃实，入胸则为胸实。实者邪热已盛而实也。张兼善曰：下早结胸事之常，热实结胸事之变，所入之因不同，其证治则一理而已。

黄坤载曰：结胸之脉寸浮而关沉，后章寸脉浮关脉沉，名曰结胸是也。脉沉而紧，指关上言，抵当汤证脉微而沉反不结胸。盖结胸之脉关上必沉也，后章小结胸病，正在心下，脉浮滑者，太阳病下之脉浮者必结胸也，皆指寸脉言。

伤寒十余日，热结在里，复往来寒热者，与大柴胡汤。但结胸无大热者，此为水结在胸胁也，但头微汗出者，大陷胸汤主之。"热结在里，复往来寒热者"《千金翼》作"邪气结在里，欲复往来寒热"。《玉函》《千金翼》无"也，但"二字。

张隐庵曰：此节言水邪结于胸胁，亦不因下而成结胸者也。喻嘉言曰：治结胸之证取用陷胸之法者，以外邪挟内饮搏结胸间，未全入于里也。若十余日热结在里，则是无形之邪热蕴结，必不定在胸上。加以往来寒热，仍兼半表，当用大柴胡汤以两解表里之热邪，于陷胸之义无取矣。无大热与上文热实互意，内陷之邪但结胸间，表里之热反不炽盛，是为水饮结在胸胁。其人头有微汗，乃邪结在高，而阳气不能下达之明征，此则主用大陷胸汤，允为的对也。后人反谓结胸之外，复有水结胸一证，又谓下文支结，乃支饮结聚，亦另是一证，可笑极矣。程郊倩曰：大柴胡与大陷胸皆能破结，大柴胡之破使表分无留邪，大陷胸之破使高分无留邪，热尽入里，表无大热矣，无大热更无往来之寒可知。舒驰远曰：热结在里，必大便闭结，舌胎干燥，渴欲饮冷也，而复往来寒热，大柴胡可用。徐灵胎曰：结胸本无他，气与水所停也，但头汗出者，热结在上也。

《活人书》：头微汗出，但结胸无大热，此水结在胸胁证，小半夏加茯苓汤、小柴胡去枣加牡蛎主之。

柯韵伯曰：结胸发黄，皆因其先失于发汗，故致湿热之为变也。身无大热，但头汗出，与发黄证同。只以小便不利，知水气留于皮肤，尚为在表，仍当汗散。此以小便利，知水气结于胸胁，是为在里，故宜下解。

陆九芝曰：头汗出乃阳郁于表，非阳虚于上也；饮酒而头汗出者，多由血郁；头汗出而额上偏多者，心血之郁也，皆属血热。

案：菀热入里，在肠胃则结于糟粕，在胸胁则结于水饮，各随其所在而为病耳。大柴胡治热结在里，病于下也；大陷胸治水结胸胁，病于上也。大柴胡亦有心下急、心中痞硬之候，故此节以头汗出，辨其热结之上下也。

太阳病，重发汗，而复下之，不大便五六日，舌上燥而渴，日晡所小有潮热。 原注一云"日晡所，发心胸大烦"。**从心下至少腹硬满，而痛，不可近者，大陷胸汤主之。** "所"《玉函》无，《千金翼》作"如"。《千金》"潮热"下有"心胸大烦"四字。《千金》《总病论》"少腹"作"小腹"。"硬"《玉函》《脉经》作"坚"。

万密斋曰：此言重发汗则表应解矣，复下之必有可下之证，何以复成结胸也？经曰：如服一剂，病证犹在，故当复作本汤治之，至有不肯汗出，服三剂乃解。此言重发汗复下之，必因汗之不解，不与消息解邪，有无谓汗不能去其热，而反下之，表之热邪乘虚入里，故亦成结胸也。从心下至少腹硬满而痛，不可近者，此大结胸之状也。张隐庵曰：此节言津液内竭，而为太阳燥结之证也。上文以气结而致水结，此因津液竭而致气结，以征水随气行，气随水转之义。

喻嘉言曰：不大便燥渴，日晡潮热，少腹硬满，证与阳明颇同，但小有潮热，则不似阳明大热，从心上至少腹手不可近，则阳明又不似此大痛，因是辨其为太阳结胸，兼阳明内实也。缘误汗复误下，重伤津液，不大便而燥渴潮热，虽太阳阳明亦属下证，但痰饮内结，必用陷胸汤。由胸胁以及胃肠，荡涤始无余，若但下肠胃结热，反遗胸上痰饮，则非法矣。钱天来曰：日晡，未申之时也。所者，即书云多历年所之所也。邪从太阳误入阳明，故从心下至少腹无少空隙，皆硬满而痛至手不可近也。娄全善曰：此妄汗下而将转属阳明，犹尚未离乎太阳者也。日晡潮热，阳明病然，心下者，太阳之位，小腹者，膀胱之室，从心下至小腹痛，是下后热入水结所致，非胃家实，故不得名为阳明病。

《辑义》：舌上燥干而渴，与藏结之舌上滑白，大分别处。

吴人驹曰：一腹之中，上下邪气皆盛，证之全实者，其脉常沉伏，不可生疑畏，惟下之而脉自渐出也。

小结胸病，正在心下，按之则痛，脉浮滑者，小陷胸汤主之。《玉函》《千金翼》作"按之即痛，其脉浮滑"。

万密斋曰：此承上文而言，邪之甚者，入里则成大结胸，邪之微者，入里则成小结胸。曰正在心下，按之则痛，而陷胸之大小分矣。成无己曰：心下硬痛，手不可近者，结胸也。正在心下，按之则痛，是热气犹浅，谓之小结胸。结胸脉沉紧，或寸浮关沉，今脉浮滑，知热未深结，与小陷胸汤以除胸膈上结热也。张兼善曰：从心下至少腹石硬而痛，不可近者，大结胸也；正在心下，未及腹胁，按之痛未至石硬，小结胸也。形证之分，如此。盖大结胸者，是水结在胸腹，故其脉沉紧；小结胸者，是痰结于心下，故其脉浮滑。水结宜下，故用甘遂、葶、杏、硝、黄等，痰结宜消，故用栝楼、半夏等。王宇泰曰：

上文云硬满而痛不可近者,是不待按而亦痛也,此云按之则痛,是按之然后作痛尔。上文云至少腹,是通一腹而言之,此云正在心下,则少腹不硬痛可知矣,热微于前,故云小结胸也。喻嘉言曰:其人外邪陷入原微,但痰饮素盛,挟热邪而内结,所以脉见浮滑也。唐容川曰:心下是指膈膜言,心火下交于血室,要从此膈中行,膀胱水中元气上于肺,为呼吸,亦从此膈中行,水火交结于膈中,即为结胸。无分大小结胸,皆是水火结于膈间。小结胸止在心下,不连腹胁,是水火之结较轻,故攻水不用甘遂,而止用半夏,攻火不用硝黄,而止用栝楼黄连,且栝楼格瓤似膜,故入膈膜。

张隐庵曰:自此以下凡十三节,皆论经脉结邪,或涉心主络脉,或干厥阴血分,或病少阴心气,皆为小结胸证。与大结胸之在气分,而从膈出入者稍异也。

小陷胸汤方

黄连一两(《玉函》作"二两")　半夏半升,洗　栝楼实大者一枚

上三味,以水六升,先煮栝楼取三升,去滓,内诸药,煮取二升,去滓,分温三服。"三服"下《总病论》《活人书》《准绳》有"微解,下黄涎即愈"七字。徐灵胎曰:大承气所下者燥屎,大陷胸所下者蓄水,此所下者黄涎,涎者,轻于蓄水,而未成水者也,审病之精,用药之切,如此。

柯韵伯曰:止在心下不及胸腹,按之知痛,不甚硬者,为小结胸,是水与热结凝滞成痰,留于膈上,故脉亦应其象而浮滑也。秽物据清阳之位,法当泻心而涤痰,用黄连除心下之痞实,半夏消心下之痰结,寒温并用,温热之结自平,栝楼实色赤形圆,中含津液,法象于心,用以为君,助黄连之苦,且以滋半夏之燥,洵为除烦涤痰开结宽胸之剂。虽同名陷胸,而与攻利水谷之方悬殊矣。钱天来曰:夫邪结虽小同是热结,故以黄连之苦寒以解热开结,非比大黄

之苦寒荡涤也；邪结胸中则胃气不行，痰饮留聚，故以半夏之辛温滑利，化痰蠲饮而散其滞结也；栝楼实之甘寒能降下焦之火，使痰气下降也。此方之制，病小则制方亦小，即内经所云有毒无毒，所治为主，通大小为制也。汪苓友曰：大抵此汤病人痰热内结者，正宜用之。锡驹云：案：汤有大小之别，证有轻重之殊，今人多以小陷胸汤治大陷胸证，皆致不救，遂诿结胸为不可治之证，不知结胸之不可治者止一二节，余皆可治者也。苟不体认经旨，以致临时推诿，误人性命，深可叹也。费晋卿曰：小陷胸汤非但治小结胸，并可通治夹滞时邪，不重不轻最为适用。东洞吉益曰：小陷胸汤亦治胸中结毒，而异乎大陷胸汤证者，彼有大黄芒硝，则治石硬，此有黄连栝楼实，则当有胸痹及烦悸证。

《内台方义》：小陷胸汤治心了结痛，气喘而闷者。

《医学纲目》：工部郎中郑忠厚因患伤寒，胸腹满，面黄如金色，孙兆服之以小陷胸汤，寻利，明日面色改白，其病遂良愈。

《医学入门》：小调中汤治一切痰火，及百般怪病，善调脾胃，神效，于本方加甘草生姜。

《证治大还》：加味小陷胸汤秘方，治火动其痰嘈杂，于本方加枳实栀子。

《张氏医通》：凡咳嗽面赤，胸腹胁常热，惟手足有凉时，其脉洪者，热痰在胸下也，小陷胸汤，即本方。

太阳病，二三日，不能卧，但欲起，心下必结，脉微弱者，此本有寒分也，反下之，若利止，必作结胸，未止者，四日复下之，此作协热利也。《玉函》《脉经》《千金翼》"起"下有"者"字，作"此本寒也"，"反"上有"而"字，"四"下有"五"字，"复"下有"重"字，"协"作"挟"。《外台》"寒分"作"久寒"。《神巧万全方》"分"作"故"，古本无"四日复下之"五字。

程郊倩曰：太阳病二三日，邪尚在表之时，而其人不能卧但欲起，表证不应有此，心下必有邪聚，结而不散，故气壅盛而不能卧也。但心下痞满而属里者，脉必沉实，今脉则微弱，不但无沉实之里脉，并非浮缓之表脉。此其人平素本有寒气积于胸膈之分，一见外邪本病随作，心下结而不能卧，但欲起者，职此故也，与阳邪陷入于里而结者，大相径庭。医不知从脉微弱，及前二三日上认证，以辛温解散表里之寒，反从心下结上认证，而以攻法下之，表邪乘虚入里，与本分之寒相搏，利止者，邪不下行必结而益上，乃作寒实结胸。利未止者，里寒挟表热而利下不止，结胸与协热利皆有寒分之本邪在内，故下其寒，非下其热，二证同一治也。钱天来曰：桂枝人参汤证误下而利下不止，故因虚寒而成痞硬。此条误下利止，亦因虚寒而成结胸，均属太阳未解之证，一痞一结，似有虚实之殊。然脉微弱而本有寒分者，其可竟以实热待之耶。协热二字，当与桂枝人参汤条，不甚相远也。

王宇泰曰：太阳病，二三日，不得卧，但欲起，心下必结，脉微弱者，此有寒分也，桂枝加厚朴杏仁汤。蔡茗庄曰：反下之，利止必作结胸，复下之，作协热利，黄芩汤。

太阳病，下之，其脉促，原注一作"纵"。**不结胸者，此为欲解也，脉浮者，必结胸，脉紧者，必咽痛，脉弦者，必两胁拘急，脉细数者，头痛未止，脉沉紧者，必欲呕，脉沉滑者，协热利，脉浮滑者，必下血。**《玉函》《脉经》"脉"上并有"其"字，"协"作"挟"。

喻嘉言曰：脉促为阳邪上盛，反不结聚于胸，则阳邪未陷可勃勃从表出矣，故为欲解也。脉浮者必结胸，即指促脉而申之，见脉促而加之以浮，邪气弥满于阳位，故必结胸也。浮字贯下四句，见浮而促必结胸，浮而紧必咽痛，浮而弦必两胁拘急，浮而细数必头痛不止,皆太阳本病之脉,故主病亦在太阳本位。设脉见沉紧,则阳邪已入于阴分,但入而未深,仍欲上冲作呕,其无结胸咽痛等证,从可知矣。只因论中省用一个"促"字,三个"浮"字,后之读者遂误谓紧为下焦,属在少阴,惑之甚矣。观本文下句,即指出沉紧者必欲呕一语,正见前紧字指浮紧言也,沉紧方是阳邪入里,上逆作呕,岂有浮紧咽痛,反为少阴寒邪上冲之理。至于脉滑居浮沉之间,亦与紧脉同推,故沉滑则阳邪入阴,而主下利,浮滑则阳邪正在荣分,扰动其血,而主下血也。夫太阳误下之脉,主病皆在阳,在表,即有沉紧沉滑之殊,亦不得以里阴名之也。章虚谷曰:太阳病,邪在表而误下之,人之禀质有强弱,故其变证有不同。程郊倩曰:据脉见证,即着一必字,见势所必然,考其源头,总在太阳病下之而来,故虽有已成坏病,未成坏病之分,但宜以活法治之,不得据脉治脉,据证治证也。

王日休曰:太阳病下之以后八证,其脉促不结胸者为欲解,不必药;脉浮者必结胸,桂枝去芍药汤;紧者必咽痛,甘草汤;脉弦者两胁拘急,小柴胡加桂枝;脉细数者头痛未止,当归四逆汤;脉沉紧者必欲呕,甘草干姜汤加黄连;脉沉滑者协热利,白头翁汤;脉浮滑者必下血,芍药甘草汤加秦皮。

《金鉴》:脉促当是脉浮,始与不结胸为欲解之文义相属。脉浮当是脉促,始与论中结胸胸满同义。脉紧当是脉细数,脉细数当是脉紧,始合论中二经本脉。脉浮滑当是脉数滑,浮滑是论中白虎汤证之脉,数滑是论中下脓血之脉,细玩诸篇自知。

病在阳,应以汗解之,反以冷水潠之,若灌之,其热被劫不得去,弥更益烦,肉上粟起,意欲饮水,反不渴者,服文蛤散,若不差者,与五苓散,寒实结胸,无热证者,与三物小陷胸汤,白散亦可服。

原注一云"与三物小白散",《玉函》《千金翼》同。《脉经》《千金翼》《全书》、程、钱本"潠"作"噀"。《玉函》《脉经》《千金翼》无"冷"字、"被"字,"劫"作"却",无"弥更"二字,"肉"作"皮"。

汪苓友曰:病在阳者,为邪热在表也,法当以汗解之,医反以冷水潠之。潠者口含水喷也。若灌之,灌浇也,灌则更甚于潠矣。表热被水止劫则不得去,阳邪无出路,其烦热必更甚于未用水之前矣,弥更益者,犹言甚之极也。水寒之气客于皮肤,则汗孔闭,故肉上起粒如粟也。意欲饮水不渴者,邪热虽甚,反为水寒所制也。先与文蛤散,以解烦导水。若不差者,水寒与热相搏,下传太阳之府,与五苓散内以消之,外以散之,乃表里两解之法也。程郊倩曰:文蛤散行水,五苓散两解,犹仅散之于无形,若水寒不散,结实在胸,则心阳被据,自非细故,小陷胸之逐水而攻里,白散之下寒而破结,皆不得已之兵矣。张隐庵曰:此言邪之中人必始于皮毛,留而不去则入于肌腠,留而不去则入于经脉,留而不去则入于府也。病在阳,病在太阳之皮毛也。当是之时,应汗而散也,反以冷水潠之若灌之,其热被却,则入于肌腠矣,复留而不得去,则入于经脉矣。夫经脉不能合心主之神气以流通则烦,更不能由肌腠而达于皮毛则益烦。弥更者,辗转之意也。夫心主之神合三焦,出气以温肌肉,水寒折之,不能合三焦而温肌肉,故肉上粟起,心火不达,故意欲饮水。意欲饮水,则当渴矣。反不渴者,假象也。文蛤外刚内柔,秉离明之象,以资心主之气,故可服。若不差者与五苓散,助脾土而达三焦,水道行而经脉通矣。设更留而不去,则入于府而为寒实结胸,无表热之证者,与三物小陷胸汤,以治胸中之实,以通经脉之邪。白散治寒结,故亦可服,橘春晖曰:白散本治出浊唾腥臭者之方,今借以除寒实,故曰亦可服。

《后汉书·华佗传注》"佗别传"曰：有妇人长病经年，世谓寒热注病者也。冬十一月中，佗令坐石糟中，且用寒水汲灌，云当满百，始七八灌，战欲死，灌者惧欲止，佗令满数，至将八十灌，热气乃蒸出，嚣嚣高二三尺，满百灌，佗乃然火温床，厚覆，良久汗洽出，着粉糁便愈。

《总病论》：寒实结胸无热证者，与三物白散方，小陷胸者，非也。

徐灵胎曰：结胸皆系热陷之证，此云寒实，乃水气寒冷所结之痰饮也。《活人书》云：与三物白散，无小陷胸汤亦可用七字。盖小陷胸寒剂，非无热之所宜也。

《医方考》：此证或由表解里热之时，过食冷物，故令寒实结胸，然必无热证者为是。

文蛤散方

文蛤五两

上一味，为散，以沸汤和一方寸匕服，汤用五合。《千金翼》《金匮》作"上一味，捣为散，以沸汤五合，和服一方寸匕"。成本作"一钱匕"。古本：文蛤散即金匮文蛤汤。方后云：上七味为散，以沸汤和一方寸匕，汤用五合，调服。假令汗出已，腹中痛者，与芍药三两。

王宇泰曰：文蛤即海蛤粉也，河间丹溪多用之，大能治痰。徐灵胎曰：欲饮而不渴，乃胸中有水而口燥也，此热结在皮肤肌肉之中，不在胃口，故欲饮而不渴，文蛤取其软坚逐水。

《辑义》：沈括《梦溪笔谈》曰：文蛤即今吴人所食花蛤也，其形一头小一头大，壳有花斑的便是。王氏以海蛤粉为文蛤，恐不然也。李时珍《本草》附方，收此方于文蛤条，而不载于海蛤条，其意可见也。又案：文蛤、海蛤，其实无大分别。《神农本经》海蛤主治咳逆上气，喘息烦满。《唐本》云：主十二水满，急痛，利膀胱大小肠。甄权云：治水气浮肿，下小便。本方所用，皆取乎此义。《三因方》云：文蛤即五倍子，最能回津，《本草》在海蛤文甚失其性，识者当知之。《金鉴》曰：文蛤即五倍子也，乃袭其误耳。唐容川曰：文蛤壳上起纹有疙瘩者，今之蚶子是矣。用其壳以治人身躯壳外之粟粒，渗水利热，形象皆合。

《宣明论》：海蛤玉粉散，治血痢解脏中积毒热，海蛤为末，每服三钱，入蜜少许，冷水调下，不计时候。

《外科精义》：蛤粉散治汤火烧烫疮，蛤蛎烧赤放冷，上研如粉，每用香油调涂之，日三次。

《汉药神效方》平野苹溪曰：有一边鄙用蚬壳烧成极细末，用治小儿久咳，即所谓百日咳，视为家传秘方。若小儿久咳，兼下痢面黄体羸者，可用蚶研细末，服之有效。

柯韵伯曰：病发于阳，应以汗解，庸工用水攻之法，热被水劫而不得散，外则肉上粟起，因湿气凝结于玄府也。内则烦热意欲饮水，是阳邪内郁也。当渴而反不渴者，皮毛之水气入肺也。夫皮肉之水气，非五苓散之可任，而小青龙之温散，又非内烦者之所宜，故制文蛤汤。文蛤生于海中而不畏水，其能制水可知，咸能补心，寒能胜热，其壳能利皮肤之水，其肉能止胸中之烦，故以为君。然阳为阴郁，非汗不解，而湿在皮肤，又不当动其经络，热淫于内，亦不可发以大温，故于麻黄汤去桂枝，而加石膏姜枣，此亦大青龙之变局也。其不差者，更与五苓散以除未尽之邪。若汗出已而腹中痛者，更与芍药汤以利肝脾之气。案：本论以文蛤一味为散，以沸汤和方寸匕服满五合，此等轻剂，恐难散湿热之重邪。《金匮要略》云：渴欲饮水不止者，文蛤汤主之。审证用方，则此汤而彼散，故移彼方而补入于此。

《金匮要略》：吐后渴欲得水而贪饮者，文蛤汤主之，兼主微风，脉紧，头痛。

文蛤汤方

文蛤五两　麻黄三两,去节　甘草三两,炙　生姜三两,切　石膏五两,碎绵裹　杏仁五十枚,去皮尖　大枣十二枚,擘

上七味，以水六升，煮取二升，去滓，温服一升，汗出即愈。

白散方

桔梗三分　巴豆一分,去皮心,熬黑,研如脂（《玉函》《千金翼》作"六铢"，《千金翼》"黑"上有"赤"字，《玉函》无"如脂"二字）　贝母三分（《玉函》《千金翼》"桔梗、贝母各十八铢"）

上三味，为散，内巴豆，更于臼中杵之，以白饮和服，柯韵伯曰：白饮和服者，甘以缓之，取其留恋于胃不使速下，散者，散其结塞，比汤之荡之更精。强人半钱匕，徐灵胎曰：今秤约重三分。羸者减之，病在膈上，必吐，在膈下，必利，不利，进热粥一杯，利过不止，进冷粥一杯。《千金翼注》一云"冷水一杯"。《本草》徐子才云：中巴豆毒者，用冷水。汪苓友曰：不利进热粥，利不止进冷粥者，以热能助药力，冷能解药力也。张令韶曰：巴豆性大热，进热粥者，助其热性以行之也；进冷粥者，制其热势以止之也。俱用粥者，助胃气也。《药治通义》：《医心方》引《小品方》云：服汤云一杯者，以三合酒杯子为准。陈延之晋人，则当从晋时三合，约略今之三四勺耳。

柯韵伯曰：三物小陷胸汤者，即白散也。以其结硬而不甚痛，故亦以小名之。以三物皆白，欲以别于小陷胸之黄连，故以白名之。贝母善开心胸郁结之气，桔梗能提胸中陷下之气，然皆微寒之品，不足以胜结硬之阴邪，非巴豆之辛热，斩关而入，何以使胸中之阴气流行也，故用二分之贝桔，必得一分之巴豆以佐之，则清阳升而浊阴降，结硬斯可得而除矣。钱天来曰：寒实结于胸中，水寒伤

肺，必有喘咳气逆，故以苦梗开之，贝母入肺解结，又以巴豆之辛热有毒，斩关夺门之将，以破胸中之坚结，当非热不足以开其水寒，非峻不足以破其实结耳。

《肘后》：治腹中冷癖，水谷癖结，心下停痰，两胁痞满，按之鸣转，逆害饮食方，贝母二两，桔梗二两，矾石一两，巴豆一两去心皮生用，捣千杵，蜜和丸，如梧子，一服二丸，病后少少减服。

《外台》：仲景桔梗白散，治咳而胸满，振寒脉数，咽干不渴，时出浊唾腥臭，久久吐脓如米粥者，为肺痈。即本方，分两同。方后云：若利不止者，饮冷水一杯则定。

《古方便览》：一男子咽喉肿痛不能言语，汤水不下，有痰咳痛不可忍，余饮以白散一撮，吐稠痰数升，痛忽愈。愈后，用排脓汤而全愈。

身热，皮粟不解，欲引衣自覆，若以水㵻之，洗之，益令热劫不得出，当汗而不汗则烦，假令汗出已，腹中痛，与芍药三两如上法。

案：《脉经》以此段，紧接前条"白散亦可服之"后，盖指条中文蛤散、五苓散证而言，以此处无五苓散方，故旧本混于白散方后。观柯注自明，或以文不伦而删之，盖未深考耳。而古本无此节，康平本本段前有"五苓散"三字。

章虚谷曰：身热皮粟不解者，寒闭其阳不达于表，故畏寒欲引衣自覆也。昧者或又以热水㵻之洗之，欲其解寒，殊不知邪闭在表，必用药从内达外以泄之，而反外加以水，益令邪郁之热不得出，当汗而不发其汗，使邪内扰而烦也。假令服药汗已出而内不和，腹中痛者，与芍药加于上法五苓方中，则表里皆和而愈。

太阳与少阳并病，头项强痛，或眩冒，时如结胸，心下痞硬者，当刺大椎第一间，肺俞，肝俞，慎不可发汗，发汗则谵语，脉弦，五日

谵语不止，当刺期门。"头项强痛或眩冒"《玉函》无"冒"字，《脉经》"作头痛颈项强而眩"，《千金翼》作"头痛或眩冒"。"痞硬者"《玉函》作"痞而坚"。《脉经》作"当刺大杼一间、肺输、肝输"，《千金翼》作当刺肺俞，肝俞，大椎第一间"，"发汗则谵语"下有"谵语则"三字。《玉函》、成本"五"下有"六"字。

柯韵伯曰：脉弦属少阳，头项强痛属太阳，眩冒结胸心下痞则两阳皆有之证，两阳并病阳气重可知。然是经脉之为眚，汗吐下之法非少阳所宜，若不明刺法，不足以言巧。督主诸阳，刺大椎以泄阳气。肺主气，肝主血，肺肝二俞皆主太阳，调其气血，则头项强痛可除，脉之弦者可和，眩冒可清，结胸痞硬等证可不至矣。若发汗是犯少阳，胆液虚必转属胃而谵语，此谵语虽因胃实，而两阳之证未罢，亦非下法可施也。土欲实，木当平之，必肝气清而水土治，故刺期门而三阳自和。秦皇士曰：头项强痛太阳证也，眩冒如结胸心下痞硬少阳支结证也，故曰太阳与少阳并病，刺肺俞，则泄太阳之病，刺肝俞，则泄少阳之邪。汪苓友曰：当刺大椎第一间者，谓当刺大椎一穴，在第一椎之间，为背部中行之穴，乃手足三阳督脉之会，先刺之以泻太少并病之邪。

《灵·背腧》篇：胸中大腧，在杼骨之端，肺腧在三焦之间，肝腧在九焦之间，皆挟脊相去三寸所。则欲得而验之，按其处应在中而痛解，乃其腧也。灸之则可，刺之则不可，盛则泻之，虚则补之。

《素·血气形志》篇：欲知背俞，先度其两乳间中折之，更以他草度去半已，即以两隅相拄也，乃举以度其背，令其一隅居上，齐脊大椎，两隅在下，当其下隅者肺之俞也，复下一度，心之俞也，复下一度，左角肝之俞也，右角脾之俞也。

《甲乙》：大椎一穴，在第一椎陷者中，三阳督脉之会，刺入五分，灸九壮。肺俞在第三椎下，两傍各一寸五分，刺入三分，留七呼,灸三壮。《林注》气府论注云:五脏俞并足太阳之会。肝俞在第九椎下,两旁各一寸五分,针入三分,留六呼,灸三壮。

妇人中风,发热恶寒,经水适来,得之七八日,热除而脉迟,身凉,胸胁下满如结胸状,谵语者,此为热入血室也,当刺期门,随其实而取之。《玉函》《脉经》《千金翼》"实"上有"虚"字。成本"取"作"泻"。山田正珍曰:"经水适来"四字,当在"得之七八日"之下。

成无己曰:中风发热恶寒,表病也。若经水不来,表邪传里,则入府而不入血室也。因经水适来,血室空虚,至七八日邪气传里之时,更不入府,乘虚而入于血室。热除脉迟身凉者,邪气内陷而表证罢也。胸胁下满如结胸状,谵语者,热入血室而里实。期门者,肝之募。肝主血,刺期门者,泻血室之热。方中行曰:血室荣血停留之所,经脉集会之处,即冲脉所谓血海是也。其脉起于气街,并少阴之经,夹脐上行至胸中而散,故热入而病作,其证则如是也。期门二穴,在不容两傍各去同身寸之一寸五分,肝之募也。肝纳血,故刺期门所以泻血分之实热也。

许叔微曰:一妇人患热入血室证,医者不识,用补血调气药,迁延数日,遂成血结胸。或劝用小柴胡汤,予曰:小柴胡用已迟,不可行也,无已,则有一焉,刺期门穴斯可矣。但予不能针,请善针者治之,如言而愈。或问曰:热入血室,何为而成结胸也?予曰:邪气传入经络,与正气相搏,上下流行,或遇经水适来适断时,邪气乘虚而入血室,血为邪迫上入肝经,肝受邪则谵语而见鬼,复入膻中,则血结于胸也。何以言之?妇人平居水当养于木,血当养于肝也,方未受孕,则下行之以为月水,既妊娠,则中蓄之以养胎,及已产,则上壅之以为乳,皆血也。今邪气逐血并归肝经,聚于膻中,结于乳下,故手触之则痛,非汤剂可及,故当刺期门也。《活人书》海蛤散,治妇人伤寒血结胸膈，揉而痛不可抚近，方今具于后。

《活人书》：海蛤散，治血结胸，海蛤、滑石、甘草炙各一两，芒硝半两，上为细末，每服二钱，鸡子清调下。小肠通利则胸膈血散，膈中血聚则小肠壅，小肠壅则膻中血不流行，宜此方。若小便血数行，更宜桂枝红花汤发其汗则愈。

《辑义》：陈自明《妇人良方》云：巢氏《病源》并《产宝方》并谓之胞门子户，张仲景谓之血室。《卫生宝鉴》云：血室者，《素问》所谓女子胞，即产肠也。《程式医彀》云：子宫，即血室也。张介宾《类经附翼》云：子户者，即子宫也，俗名子肠。医家以冲任之脉盛于此，则月事以时下，故名之曰血室。又案：方注，原于《明理论》。

张隐庵曰：合下三节，论妇人中风伤寒成热入血室之证，亦经脉结邪而为小结胸之义也。

妇人中风，七八日，续得寒热，发作有时，经水适断者，此为热入血室，其血必结，故使如疟状，发作有时，小柴胡汤主之。

成无己曰：中风七八日，邪气传里之时，本无寒热而续得寒热。经水适断者，此为表邪乘血室虚，入于血室，与血相搏而血结不行，经水所以断也。血气与邪分争，致寒热如疟而发作有时，与小柴胡汤以解传经之邪。方中行曰：适来者，因热入室，迫使血来，血出而热遂遗也。适断者，热乘血来而遂入之，与后血相搏，俱留而不出，故曰其血必结也。柯韵伯曰：中风至七八日，寒热已过，复得寒热发作有期，与前之往来寒热无定期者不侔，此不在气分而在血分矣。凡诊妇人必问月事，经水适断于寒热时，是不当止而止也，必其月事下而血室虚，热气乘虚而入，其余血之未下者干结于内，故适断耳，用小柴胡和之，使结血散则寒热自除矣（经水以下数句，本庞氏语）。张隐庵曰：上文刺期门，言热邪从血分而出，此主小柴胡汤,言结血从气分而散,以征气血相通之义。钱天来曰:小柴胡中应量加血药,如牛膝、桃仁、丹皮之类,其脉迟身凉者,或少加姜桂,及酒制大黄少许,取效尤速,所谓随其实而泻之也。若不应用补者,人参亦当取去,尤未可执方以为治也。

唐容川曰:疟证为邪客风府,或疟母结于胁下膜油之中,卫气一日一周,行至邪结之处,欲出不得,相争为寒热,所以发作有时也。夫卫气者发于膀胱水中,透出血分。血为荣,气为卫,此证热入血室,在下焦膜网之中,其血必结,阻其卫气,至血结之处相争,则发寒热。卫气已过则寒热止,是以发作有时与疟无异。

《辑义》:热入血室,许叔微小柴胡汤加地黄,张璧加牡丹皮,杨士瀛云:小柴胡汤力不及者,于内加五灵脂。

妇人伤寒,发热,经水适来,昼日明了,暮则谵语,如见鬼状者,此为热入血室,无犯胃气,及上二焦,必自愈。"明了"《脉经》《千金翼》作"了了"。《古本》"上"下有"下"字。

张隐庵曰:妇人有余于气,不足于血者也。妇人伤寒发热者,寒邪在气在表也,经水适来,则在气之邪入于血分,在表之邪入于里阴矣。夫气属阳而主日,血属阴而主夜,昼日明了者,邪不在气分也,暮则谵语如见鬼状者,邪入于血分也。此亦为热入血室,盖胞中之血生于胃府水谷之精,故无犯胃气及上二焦者,以上焦出胃下口,中焦亦并胃中也,胃气和而三焦通畅,则流溢于中,布散于外,血室不虚而外邪自散矣。方中行曰:无,禁止之辞。犯胃气,言下也。必自愈者,言伺其经行血下,则邪热得以随血而俱出,犹之鼻衄红汗,故自愈也。盖警人勿妄攻,以致变乱之意。柯韵伯曰:前言中风,此言伤寒者,见妇人伤寒中风皆有热入血室证也。然此三条,皆因谵语而发,不重在热入血室,更不重在伤寒中风。要知谵语多有不因于胃者,不可以谵语为胃实,而犯其胃气。发热不恶寒是阳明病,申酉谵语为胃实。若是经水适来,固知热入血室矣,此经水未断,与上条血结不同,是肝虚魂不安而妄见,本无实可泻,固不得妄下以伤胃气。俟其经尽,则谵语自除,而身热自退矣,当以不治治之。

《总病论》:先宜小柴胡汤,不愈可刺期门。《活人书》速用小柴胡汤主之,若行汤迟,热入胃,令津燥,中焦上焦不荣,成血结胸状,须当针期门也。又问仲景云:无犯胃气,何也?答曰:热因经水适来,乘虚入血室,故血室有热,遂令谵语,当以小柴胡解之。即与胃实谵语不同,胃实有燥粪,故宜调胃承气汤下之。若血实有热谵语,非胃家实,仲景恐人作胃实攻之,故曰无犯胃气也。大抵谵语是热属阳,而反见阴证者逆。

《此事难知》:昼则明了,夜则谵语,热入血室,无犯胃气,及上二焦,不治自愈。若甚,则桃仁承气汤证相似,当下者用之。

《医门棒喝》:或问热入血室,昼则明了,夜发谵语,何也?答曰:人之卫气昼行于阳,夜行于阴,邪入血室至阴之地,卫气行于阳分,昼当阳旺之时,心神自清,邪伏于阴而不动。至夜卫气入阴,与邪角争,则扰乱神,而发谵语也。冲脉为血海,故昔人指血室为冲脉,然肝为藏血之地,故血海为肝所生,而仲景有刺期门之法。期门,肝之募也。妇人经水由冲脉而下,其邪或得随下。若男子,则必从肝经治之。

唐容川曰:如见鬼状,男子伤寒亦有此证(见阳明篇第三十四节),皆是热入血室。阳明证只谵语,不见鬼也。鬼者,魄也。人之魂属气,魄属血,血死即为死魄,魄掩其魂,故如见鬼。

尤在泾《医学读书记》:热入血室三条,其旨不同:第一条,是血舍空，而热乃入者，空则热不得聚而游其部，故胸胁满；第二条，是热邪与血俱结于血室者，血结亦能作寒热，柴胡亦能去血结，不独和解之谓矣；第三条，是热邪入而经尚行者，经行则热亦行而不得留，故必自愈，无犯胃气及上二焦，病在血而不在气，在下而不在上也。若诛伐无过，变证随出，乌能自愈耶？秦皇士曰：上条一言结胸状，一言如疟状，此条又言如见鬼状，此互发热入血室病形不一。两条言刺期门，一条言小柴胡汤主之，此条言无犯胃气及上二焦，此总结上文热入血室，惟刺期门小柴胡汤二法。舒驰远曰：以三条合而观之，总以表之解与未解，分轻重。第一条血虽未结而表证已罢，其证为重，非刺期门不可；第二条血虽未结而表证尚在，其病较轻，只需小柴胡可以分解；第三条血既未结，表又未罢，是轻而又轻也，但无犯胃气，及上二焦，必自愈。

伤寒六七日，发热微恶寒，支节烦疼，微呕，心下支结，外证未去者，柴胡桂枝汤主之。"支节"《玉函》作"肢节"。成本"柴胡"下有"加"字。

柯韵伯曰：伤寒六七日，正寒热当退之时，尚见发热恶寒诸表证，更兼心下支结诸里证，表里不解，法当双解之。然恶寒微则发热亦微可知，支节烦痛，则一身骨节不痛可知。微呕心下亦微结，故谓之支结。表证虽不去而已轻，里证虽已见而未甚，此太阳少阳并病之轻者，故取桂枝之半，以解太阳未尽之邪，取柴胡之半，以解少阳之微结，凡口不渴，身有微热者，当去人参，此以六七日来邪虽不解而正气已虚，故用人参以和之也。外证虽在而病机已见于里，故方以柴胡冠桂枝之前，为双解两阳之轻剂。章虚谷曰：标伤寒者，虽经六七日必仍无汗脉紧也。发热微恶寒，肢节烦疼，则太阳未解。微呕心下支结，则少阳证见也。少阳禁汗，故虽伤寒不能从麻黄例,主以柴胡桂枝,从少阳以达太阳。盖少阳为枢,太阳为开,转其机枢而使开泄外邪也。

《活人书》:外证未解,心下妨闷者,非痞也,谓之支结,柴胡桂枝汤主之。

《明理论》:烦疼,即热疼。

程郊倩曰:结,即结胸之结,支者,偏也,撑也,若有物撑搁在胸胁间,较之痞满实为有形,较之结胸逊其沉硬,即下条之微结也,微言其势,支言其状。《素·六元正纪大论》厥阴所至为支痛,王注:支,拄妨也。

柴胡桂枝汤方

桂枝一两半,去皮　黄芩一两半　人参一两半　甘草一两,炙　半夏二合半,洗　芍药一两半　大枣六枚,擘　生姜一两半,切　柴胡四两

上九味,以水七升,煮取三升,去滓,温服一升。宋版"一升"下有"本云人参汤,作如桂枝法,加半夏柴胡黄芩,复如柴胡法,今用人参作半剂"二十九字,今依成本删。

案:此方即小柴胡汤二分之一,加桂枝汤二分之一之合方,甘草姜枣为二方之公共品,故不增其分两,以重在外证未去,故不再煎也。

《脉经》:发汗多亡阳,谵语者,不可下,与柴胡桂枝汤,和其荣卫,以通津液,后自愈。

《外台》:疗寒疝腹中痛者,柴胡桂枝汤(即本方)。

《三因方》:柴胡加桂枝汤治少阳伤风,四五日,身热恶风颈项强、胁下满,手足温,口苦而渴,其脉阳浮阴弦(即本方)。

《伤寒六书》:阳明病脉浮而紧,必潮热发作有时,但脉浮者,必盗汗出,柴胡桂枝汤。

《证治准绳》：柴胡桂枝汤治疟，身热汗多。

伤寒五六日，已发汗，而复下之，胸胁满，微结，小便不利，渴而不呕，但头汗出，往来寒热，心烦者，此为未解也，柴胡桂枝干姜汤主之。

章虚谷曰：已发汗而复下之，胸胁满微结，余邪在少阳也。小便不利，渴而不呕者，津液伤而经络闭，故身无汗，但头汗出，邪热上蒸也。往来寒热心烦者，皆少阳之邪未解也，故以柴胡转少阳之枢，桂枝通荣，干姜黄芩调其阴阳，栝楼滋津液，牡蛎镇肝，合姜桂消胸胁之痞满，而以甘草和中。因其邪正错杂，清浊混淆，故初服则药病相格而微烦，复服则表里气通汗出而愈。柯韵伯曰：汗下后而柴胡证仍在者，仍用柴胡汤加减，此因增微结一证，故变其方名耳。此微结与阳微结不同，阳微结对纯阴结而言，是指大便硬，病在胃；此微结对大结胸而言，是指心下痞，其病在胸胁，与心下痞硬心下支结同义。汪苓友曰：微结者，言其邪不甚，未入于腑，正当表里之间也。小便不利者，此因汗下之后而津液少也。惟津液少而非停饮，以故渴而不呕，但头汗出者，此热郁于经，不得外越，故但升于头而汗出，非阳虚于上也。

柴胡桂枝干姜汤方

柴胡半斤　桂枝三两，去皮　干姜二两（《全书》《外台》"三两"）
黄芩三两　栝楼根四两　牡蛎二两，熬（《全书》《外台》"三两"）　甘草二两，炙

上七味，以水一斗二升，煮取六升，去滓，再煎取三升，温服一升，日三服，初服微烦，复服汗出，便愈。"复服"《外台》作"温覆"。徐灵胎曰：邪气已深，一时不能即出，如蒸蒸而振，发热汗出而解之类。

汪苓友曰：即小柴胡加减方也。据原方加减法云：胸中烦而不

呕者,去半夏、人参,加栝楼实,若渴者,去半夏,兹者心烦渴而不呕,故去人参、半夏,加栝楼根四两;若胁下痞硬,去大枣加牡蛎,兹者胸胁满微结,即痞硬也,故去大枣加牡蛎二两;若心悸小便不利者,去黄芩加茯苓,兹者小便不利,心不悸而但烦,是为津液少而躁热,非水蓄也,故留黄芩不加茯苓;又云:若咳者去人参、大枣、生姜,加五味子、干姜,兹不因咳,而以干姜易生姜者。何也?盖干姜味辛而气热,其用有二,一以辛散胸胁之微结,一以热济黄芩栝楼根之苦寒,使阴阳和而寒热已焉。

《金匮要略》:附方外台柴胡桂姜汤,治疟寒多微有热,或但寒不热,服一剂如神。《辑义》云:今《外台》无所考。

《活人书》:干姜柴胡汤治妇人伤寒,经脉方来,初断,寒热如疟,狂言见鬼,即本方无黄芩。

《张氏医通》:汤子端恶寒发热,面赤足冷,六脉弦细而数,自言不谨后受寒,以为伤寒阴证,余曰:阴证无寒热例,与柴胡桂枝汤二服而瘥。

《类聚方广义》:劳瘵、肺痿、肺痈、痈疽、瘰疬、痔漏、结毒、霉毒等经久不愈,渐就衰惫,胸满干呕,寒热交作,动悸烦闷,盗汗自汗,痰嗽干咳,咽干口燥,大便溏泄,小便不利,面无血色,精神困乏,不耐厚药者,宜此方。

伤寒五六日,头汗出,微恶寒,手足冷,心下满,口不欲食,大便硬,脉细者,此为阳微结,必有表,复有里也,脉沉,亦在里也,汗出,为阳微,假令纯阴结,不得复有外证,悉入在里,此为半在里,半在外也,脉虽沉紧,不得为少阴病,所以然者,阴不得有汗,今头汗出,故知非少阴也,可与小柴胡汤,设不了了者,得屎而解。《玉函》《千金翼》"硬"作"坚","在里也"作"为病在里"。章虚谷曰:"汗出,为阳微"下脱落一"结"字。

　　成无己曰：伤寒五六日，邪当传里之时，头汗出微恶寒者，表仍未解也。手足冷，心下满，口不欲食，大便硬，脉细者，邪结于里也。大便硬为阳结，此邪热虽传于里，然以外带表邪，则热结犹浅，故曰阳微结。脉沉虽为在里，若纯阴结则更无头汗恶寒之表证，诸阴脉皆至颈胸中而还，不上循头，今头汗出，知非少阴也。与小柴胡汤以除半表半里之邪，服汤已外证罢而不了了者，为里热未除，与汤取其微利则愈，故云得屎而解。柯韵伯曰：大便硬谓之结，脉浮数能食，曰阳结，沉迟不能食，曰阴结。此条俱是少阴脉，谓五六日又少阴发病之期，若谓阴不得有汗，则少阴亡阳脉紧汗出者有矣。然亡阳与阴结有别，亡阳咽痛吐利，阴结不能食而大便反硬也。亡阳与阳结亦有别，三阴脉不至头，其汗在身，三阳脉盛于头，阳结则汗在头也。邪在阳明，阳盛故能食。此谓纯阳结。邪在少阳，阳微故不欲食，此谓阳微结，宜属小柴胡矣。然欲与柴胡汤，必究其病在半表而微恶寒，亦可属少阴。但头汗始可属之少阳而勿疑也。上焦得通，则心下不满而欲食，津液得下则大便自软而得便矣，此为少阴少阳之疑似证。沈芊绿曰：此条但就脉言，曰沉，曰细，俱是少阴，固不得与柴胡汤。惟其出头汗，则犹有少阳现证，而非尽在里矣。虽脉已属少阴，而仍与柴胡也。且三阴脉不至头，其脉止在身。三阳脉盛于头，阳结则汗在头。今阳微结，虽曰少阳，而微恶寒，毕竟尚有太阳表证之意，所以此条列入太阳。徐灵胎曰：此为阳微结者，阳气不能随经而散，故郁结不舒，非药误即迁延所致，亦坏证之轻者。以上诸证，有表有里，柴胡汤兼治表里，得汤而不了了者，以有里证故大便硬，必通其大便，而后其病可愈。其通便之法，即加芒硝，及大柴胡等方是也。

《活人书》：病人表实里虚，玄府不开，则阳气上出，汗见于头。凡头汗出者，五内干枯，胞中空虚，津液少也，慎不可下，下之者谓之重虚。伤寒数日不大便，仲景又有阳结阴结之论，不可不别也。其脉浮而数，能食不大便，此为实，名曰阳结，宜用小柴胡汤。所谓和其荣卫，以通津液，纵不了了，得屎而解也。其脉沉而迟，不能食，身体重，大便反硬，名曰阴结，宜用金液丹。所谓阳盛则促，阴盛则结，促结同也。

许叔微曰：有人患伤寒五六日，但头汗出，自颈以下无汗，手足冷，心下痞闷，大便秘结，或者见四肢冷，又汗出满闷，以为阴证。予诊其脉沉而紧，予曰：此证诚可疑，然大便秘结，非虚结也，安得为阴？虽脉沉紧为少阴证，然多是自利，未有秘结者，此证半在里半在表也。投以小柴胡，得愈。仲景称伤寒五六日，头汗出云云：今此疾证候同，故得屎而解也。

《发微论》：仲景云：脉虽沉紧，不得为少阴病。所以然者，阴不得有汗，今头汗出，故知非少阴也。又云：脉阴阳俱紧，而又汗出，为亡阳。此属少阴，大抵阴虚者多汗，而此言阴不得有汗，何也？余尝深究虚汗之证，亦自有阴阳之别。阳病自汗有九证，皆有治法，惟阴毒则额上手背有冷汗，甚者如水洗然，此是阳虚阴盛，亡阳而将脱也，其死必矣。仲景此篇方论，半在表半在里，故先曰汗出为阳微，此则虚汗，阳微故也，非阴证无汗，不得有汗也，有汗则九死一生。由是言之，阳得有汗，阴不得有汗，以意逆志，是为得之。

吴人驹曰：此证尝见有作阴寒，而施温热，以致大逆者。盖因其恶寒手足冷，脉细而沉，不究其证之始末由来也。

伤寒五六日，呕而发热者，柴胡汤证具，而以他药下之，柴胡证仍在者，复与柴胡汤，此虽已下之，不为逆，必蒸蒸而振，却发热汗

出而解,若心下满而硬痛者,此为结胸也,大陷胸汤主之,但满而不痛者,此为痞,柴胡不中与之,宜半夏泻心汤。"硬"《玉函》《脉经》作"坚",下仿此。《外台》此条作"太阳病下之,其脉促,不结胸者,此为欲解也,若心下满痛者,此为结胸也,大陷胸汤主之,但满而不痛者,此为痞,柴胡不中与之也,宜半夏泻心汤主之"。

万密斋曰:此太阳之邪传于少阳,法当和解,而反下之,逆也。五六日,邪传里之时也,呕而发热,邪在半表半里,乃少阳柴胡证也,当和解之,医反下之。设使下后柴胡证仍在者,复与柴胡汤和解之。下之不为逆者,有里证也。若下后柴胡证罢,心下满而硬痛者,此太阳在表之邪多,所谓病发于阳而反下之,热入因作结胸也。但满而不痛者,此少阳半表半里之邪,所谓病发于阴,而反下之,因作痞也。当从结胸与痞论,故曰柴胡不中与之。观心下满而硬痛,与满而不痛,而结胸痞气别矣。尤在泾曰:结胸及痞,不特太阳误下有之,即少阳误下亦有之。柴胡证具者,少阳呕而发热,及脉弦口苦等证具在也,是宜和解,而反下之,于法为逆。若柴胡证仍在者,复与柴胡汤和之即愈。此虽已下之,不为逆也。蒸蒸而振者,气内作而与邪争胜,则发热汗出而邪解也。若无柴胡证而心下满而硬痛者,则为结胸,其满而不痛者,则为痞,均非柴胡所得而治之者矣,结胸宜大陷胸汤,痞宜半夏泻心汤,各因其证而施治也。张隐庵曰:此节分三段,上段言柴胡证具,虽下不为逆,复可与柴胡汤;中段言下之而结胸,大陷胸汤;下段言痞证,但满不痛,不可与柴胡,而宜半夏泻心汤。张景岳曰:此一条以少阳表证未解,因误下之,而成结胸也。黄仲理曰:此则柴胡汤之坏证也。柯韵伯曰:呕而发热者小柴胡证也,呕多虽有阳明证不可攻之。若有下证,亦宜大柴胡,而以他药下之,误矣。误下后有二证者,少阳为半表半里之经,不全发阳,不全发阴,故误下之变,亦因偏于半表者成结胸,偏于半里者,心下痞耳。此条本为半夏泻心而发,故只以痛不痛分结胸与痞,未及他证。唐容川曰:柴胡是透膈膜而外达腠理,陷胸是攻膈膜而下通大肠,泻心等汤则只和膈膜以运行之,皆主肠膜间病,而有内外虚实之分。

半夏泻心汤方

半夏半升(洗本方后原注一方用半夏一升,《外台注》一方"五两") 黄芩 干姜 人参 甘草炙,各三两 黄连一两 大枣十二枚,擘(《玉函》作"十六枚")

上七味,以水一斗,煮取六升,去滓,再煎取三升,温服一升,日三服。吴遵程曰:去滓复煎者,要使药性合而为一,漫无异同,并停胃中,少顷随胃气以敷布,而里之未和者,遂无不同。

庞安常曰:下后津液入里,胃虚上逆,寒结在心下,故宜辛甘发散。半夏下气,苦能去湿,兼通心气,又甘草力大,故干姜黄连不能相恶也。柯韵伯曰:即小柴胡去柴胡,加黄连干姜汤也。不往来寒热,是无半表证,故不用柴胡;痞因寒热之气互结而成,用黄连干姜之大寒大热者,为之两解,且取其苦先入心,辛以散邪耳;此痞本于呕,故君以半夏。尤在泾曰:痞者,满而不实之谓。夫客邪内陷,既不可从汗泄,而满而不实,又不可从下夺。故惟半夏干姜之辛,能散其结,黄连、黄芩之苦能泄其满,而其所以泄与散者,虽药之能而实胃气之使也,用参草枣者,以下后中虚,故以之益气而助其药之能也。

《伤寒蕴要》:泻心非泻心中之热,乃泻心下之痞满也。

柯韵伯曰:仲景立泻心汤,以分治三阳。在太阳以生姜为君者,以未经误下而心下成痞,虽汗出表解,水气犹未散,故微寓解肌之义也;在阳明用甘草为君者,以两番妄下,胃中空虚,其痞益甚,故倍甘草以建中而缓客邪之上逆,是以从乎中治之法也;在少阳用半夏为君者,以误下而成痞,已去半表,则柴胡汤不中与之,又未全入里,则黄芩汤亦不中与之矣。未经下而胸胁苦满,是里之半表证,用柴胡汤解表,心下满而胸胁不满,是里之半里证,故制此汤和里,稍变柴胡半表之治,推重少阳半里之意耳。名曰泻心,实以泻胆也。徐灵胎曰:三泻心之药,大半皆本于柴胡汤,故其所治之证多与柴胡证相同,而加治虚治痞之药耳。山田图南曰:泻心汤数方,皆为痞而设。按:痞是气结之名,论所谓气痞者是也,故治痞泻心,乃输泻心气之义。《金匮》曰:泻心汤条所谓心气不定者,可征矣。又曰:泻心之泻,即输泻陈泻之泻,非补泻之泻也。

《千金》:半夏泻心汤治老小下利,水谷不消,肠中雷鸣,心下痞满,干呕不安,即本方。煮法后云:并治霍乱。若寒加附子一枚,渴加栝楼根二两,呕加橘皮一两,痛加当归一两,客热以生姜代干姜。

《三因方》:泻心汤治心实热,心下痞满,身重发热,干呕不安,腹中雷鸣,泾溲不利,水谷不消,欲吐不吐,烦闷喘急(即本方)。

《类聚方广义》:半夏泻心汤治疝瘕积聚,痛侵心胸,心下痞硬,恶心呕吐,肠鸣或下利者,

《方函口诀》:此方主饮邪并结,心下痞硬者,故支饮或澼饮之痞硬者,不效。因饮邪并结致呕吐,或哕逆,或下利者,皆运用之,有特效。

太阳少阳并病,而反下之,成结胸,心下硬,下利不止,水浆不下,其人心烦。《玉函》《脉经》《千金翼》作"心下坚,下利复不止,水浆不肯下,其人必心烦"。

成无己曰:太阳少阳并病,为邪气在半表半里也。而反下之,

二经之邪乘虚而入，太阳表邪入里，结于胸中为结胸，心下硬，少阳里邪乘虚下于肠胃，遂利不止。若邪结阴分，则饮食如故，而为藏结，此为阳邪内结，故水浆不下而心烦。柯韵伯曰：并病无结胸证，但阳气怫郁于内，时时若结胸状耳。并病在两阳，而反下之如结胸者，成真结胸矣。结胸法当下，今下利不止，水浆不入，是阳明之阖病于下，太阳之开病于上，少阳之枢机无主，其人心烦，是结胸证具，烦躁者死也。

脉浮而紧，而复下之，紧反入里，则作痞，按之自濡，但气痞耳。《脉经》《千金翼》作"脉浮紧而下之"。《玉函》"复"作"反"。古本"耳"下有"小青龙汤主之"六字。

尤在泾曰：此申言所以成痞之故。浮而紧者伤寒之脉，所谓病发于阴也。紧反入里者，寒邪因下而内陷，与热入，因作结胸同意。但结胸心下硬满而痛，痞则濡而不硬，且不痛。所以然者，阳邪内陷止于胃中，与水谷相结则成结胸；阴邪内陷止于胃外，与气液相结则为痞。是以结胸为实，而按之硬痛；痞病为虚，而按之自濡耳。钱天来曰：其脉证不同，治法各异者，又于下条分出，以为临证施治之用。

张隐庵曰：自此以下凡十六节，皆论痞证，其中有虚实寒热之分，三阳三阴之别。下十二节皆言心下痞，至十四五六节则言心痞，胸中痞，胁下痞，所以结痞证、结胸、脏结之意，而复有至义焉。首节但言气痞，以明心下痞硬之属于气也。

太阳中风，下利，呕逆，表解者，乃可攻之，其人漐漐汗出，发作有时，头痛，心下痞，硬满引胁下痛，干呕，短气，汗出不恶寒者，此表解里未和也，十枣汤主之。《千金翼》"下利呕逆"作"吐下呕逆"。《玉函》《千金翼》"干呕短气"作"呕即短气"，无"汗出不恶寒者"六字。

尤在泾曰：此外中风寒，内有悬饮之证。下利呕逆，饮之上攻而复下注也，然必风邪已解，而后可攻其饮。若其人漐漐汗出而不恶寒，为表已解。心下痞硬满引胁下痛，干呕短气为里未和。虽头痛而发作有时，知非风邪在经，而是饮气上攻也，故宜十枣汤下气逐饮。程郊倩曰：水饮内停而风鼓之，则中气乖张，故有下利呕逆证似乎霍乱者，徒是水而无风，必不见此。故攻里必先解表。此处之痞不甚异于水结胸，无形之水不复流动，已经胶固为有形矣。其不用陷胸用十枣者，从胸与胁分也。徐灵胎曰：不恶寒为表解，以上诸证皆里不和。凡蓄水之证皆如此，不特伤寒为然也，服此汤以下蓄饮。

柯韵伯曰：中风下利呕逆，本葛根加半夏证，而水气淫溢不用十枣攻之，胃气大虚后难为力矣。然下利呕逆固为里证，而本于中风不可不细审其表也。若其人漐漐汗出，似乎表证，然发作有时，则病不在表矣。头痛是表证，然既不恶寒，又不发热，但心下痞硬而满，胁下牵引而痛，是心下水气泛溢，上攻于脑而头痛也。与伤寒不大便六七日而头痛，与承气汤同。干呕汗出为在表，然而汗出而有时，更不恶寒，干呕而短气为里证也，明矣。此可以见表之风邪已解，而里之水气不和也。

唐容川曰：发作有时，盖水停胸胁在膜油中，与疟邪之客于募原同也。募原即三焦之油膜也。邪在膜中，正气过此与之相争，则疟发作。此节为水留膈膜之间，卫气与争则发作，卫已过则止，与疟之发作有时，其理正同。

十枣汤方

芫花_熬　甘遂　大戟

上三味，等分，各别捣为散，以水一升半，先煮大枣肥者十枚，取八合,去滓,内药末,强人服一钱匕,羸人服半钱匕,温服之,平旦服,若下少,病不除者,明日更服,加半钱匕,得快下利后,糜粥自养。宋版"半钱"下脱"二匕"字,今依《千金翼》补。《千金》钱匕者,以大钱上全抄之,若云半钱匕者,则是一钱抄取一边尔,并用五铢钱也。吴遵程曰:一钱匕者,匕者,匙也,谓钱大之匙也。《宣明论》芫花慢炒变色,仲景乡语云炒作熬,下凡言熬者皆干炒也。扬雄方言云:凡以火而干五谷之类,自山而东齐楚以往,谓之熬,即其义也。方中行曰:羸音雷,瘦劣也。糜粥,取糜烂过熟易化者,有能补之意。《论识》平旦服者,不过于空心恣利之意。陶氏曰:毒利药皆须空腹。孙氏曰:凡服利药,欲得侵早,并可征焉。《伤寒考》伤寒论有青龙、白虎、真武三方,而无朱雀汤,近检《外台秘要》,适见朱雀汤名,因考其方,即十枣汤也,此知朱雀,是十枣之别称。

尤在泾曰:《金匮》云:饮后水流在胁下,咳唾引痛,谓之悬饮。又云:病悬饮者,十枣汤主之。此心下痞硬满引胁下痛,所以知其为悬饮也。悬饮非攻不去,芫花、甘遂、大戟并逐饮之峻药,而欲攻其饮必顾其正,大枣甘温以益中气,使不受药毒也。柯韵伯曰:仲景利水之剂,种种不同,此其最峻者也。凡水气为患,或喘,或咳,或利,或吐,或吐利而无汗,病一处而已。此则外走皮毛而汗出,内走咽喉而呕逆,下走肠胃而下利,水邪之泛溢者既浩浩莫御矣。且头痛短气,心腹胁下皆痞硬满痛,是水邪尚留结于中,三焦升降之气隔拒而难通也。表邪已罢,非汗散所宜,里邪充斥,又非渗泄之品所能治,非选利水之至锐者以直折之,中气不支亡可立待矣。甘遂、芫花、大戟皆辛苦气寒而秉性最毒,并举而任之,气同味合,相须相济,决渎而大下,一举而水患可平矣。然邪之所凑,其气必虚,而毒药攻邪,脾胃必弱,使无健脾调胃之品主宰其间,邪气尽而元气亦随之尽,故选枣之大肥者为君,预培脾土之虚,且制水势之横,又和诸药之毒,既不使邪气之盛而不制,又不使元气之虚而不支,此仲景立方之尽善也。张子和制浚川禹功神佑等方,治水肿痰饮而不知君补剂以护本,但知用毒药以攻邪,所以善全者鲜。邹润庵曰:仲景于饮之剧者,类萃甘遂大戟芫花为十枣汤,解之者咸谓病既急迫,用药不嫌其峻,是已。然终无以三味之殊,体帖病情而为之说者。夫谓不嫌峻,则驱饮之物岂止三味,若谓以其功用相近,则一味足矣,何必三味?愚因此细参,而后知三味之蠲逐饮邪,用各不同,其与病情甚为帖切也。夫甘遂用根,且须形类连珠体实重者,是其性为著里,再核之以甘遂半夏汤,治虽利心下续坚满,不可知其为饮在里,纵下利而不减者用乎?大戟用根皮,其茎中空,是其性为著表,再参之以治一身十二经之水,及中风皮肤疼痛吐逆,又不可知其为饮在表而兼吐逆者用乎?芫花用花,且其物先花后叶,是其性为著上,再其主治为咳逆上气,喉鸣喘咽肿,短气,更不可知其为饮横于上者用乎?曰太阳中风下利呕逆表解者,乃可攻之,其人漐漐汗出发作有时,头痛心下痞,硬满引胁下痛,干呕短气汗出不恶寒者,十枣汤主之。夫上为吐,下为利,外为汗出,内仍心下痞硬满引胁下痛,自非甘遂大戟芫花何以使净尽无余,而后知仲景用药,决非漫无分别耳。

李濒湖曰:张仲景治伤寒太阳证表不解,心下有水气,干呕发热而咳,或喘,或利者,小青龙汤主之。若表已解,有时头痛出汗,不恶寒,心下有水气,干呕,痛引两胁,或呕,或咳者,十枣汤主之。盖小青龙治未发散表邪,使水气自毛窍而出,乃内经所谓开鬼门法也。十枣汤驱逐里邪,使水气自大小便而泄,乃内经所谓洁净府去菀陈莝法也。

《金匮》:病悬饮者,此汤主之。又咳家其脉弦为有水,此汤主之。又有支饮家咳烦,胸中痛者,不卒死,至一百日或一岁,宜此汤。

《外台》：深师朱雀汤，疗久病癖饮，停痰不消，在胸膈，上液液，时头眩痛，苦挛，眼暗，身体手足十指甲尽黄。亦疗胁下支满，饮辄引胁下痛，即本方，用甘遂芫花各一分，大戟三分，大枣十二枚。

《圣济总录》：三圣散，治久病饮癖停痰，及胁满支饮，辄引胸下痛（即本方）。

《总病论》：咳而胁下痛，此为有饮，宜十枣汤。

《活人书》：身体凉表证罢，咳而胁下痛为里有水，十枣汤主之。用此汤合下不下，令人胀满，通身浮肿而死。

《三因方》：十枣丸治水气四肢浮肿，上气喘急，大小便不通，用甘遂、大戟、芫花等分为末，以枣肉和丸梧子大，每服四十丸，侵晨热汤下，利去黄水为度，否则次午再服。汪苓友曰：陈无择《三因方》以十枣汤药为末，用枣肉和丸，以治水气，四肢浮肿，上气喘急，大小便不通，盖善变通者也。

《宣明论》：此汤兼下水肿，腹胀，并酒食积，肠垢积滞，痃癖坚积，蓄热暴痛，疟气久不已，或表之正气与邪热并甚于里，热极似阴，反寒战，表气入里，阳厥极深，脉微而绝，并风热燥甚结于下焦，大小便不通，实热腰痛，及小儿热结乳癖，积热作发风潮搐，斑疹热毒不能了绝者。

《嘉定县志》：唐杲字德明善医，太仓武指挥妻起立如常，卧则气绝欲死。杲言是为悬饮，饮在喉间，坐之则坠，故无害，卧则壅塞诸窍，不得出入而欲死也，投以十枣汤而平。

《医学六要》：一人饮茶过度，且多愤懑，腹中常辘辘有声，秋来发热寒似疟，以十枣汤料黑豆煮晒干研末，枣肉和丸芥子大，而以枣汤下之，初服五分不动，又治五分，无何腹痛甚，以大枣汤饮，大便五六行皆溏粪无水，时盖晡时也，夜半乃大下数斗积水，而疾平。

当其下时,瞑眩特甚,手足厥冷,绝而复苏,举家号泣,咸咎药峻,嗟乎药可轻哉!

《危氏得效方》:赘瘤焦法,甘草煎膏笔妆瘤之四围上三次,乃用芫花大戟甘遂等分为末,醋调别擦笔桩其中,勿近甘草,次日缩小,又以甘草膏妆小晕三次,如前仍上此药,自然焦缩。

《方脉正宗》:治五种饮证,芫花醋煮,大戟醋煮,甘遂童便煮,三处煮过各等分,焙干为末,每服二钱,大枣十枚,煎汤调下,出《本草汇言》。

《寿世保元》:腹胀紧硬如石,或阴囊肿大,先用甘草煎汤一钟热服之,后即用此药敷之,即本方三味,加海藻各等分,上为末,醋糊和药涂肿处。

《资生》篇:十枣汤治胃聚支饮。

《类聚方广义》:十枣汤治支饮咳嗽,胸胁掣痛,及肩背手脚走痛者。又治痛风肢体走注,手足微肿者,与甘草附子汤兼用。此方则有犄角之功,为丸用之亦佳。

案:陈无择控涎丹,王洪绪子龙丸,盖即从此方套出,为治水饮痰核之圣剂。

太阳病,医发汗,遂发热恶寒,因复下之,心下痞,表里俱虚,阴阳气并竭,无阳则阴独,复加烧针,因胸烦,面色青黄,肤𥆧者,难治,今色微黄,手足温者,易愈。《玉函》《脉经》"心"上有"则"字,"𥆧"下有"如此"二字。《脉经》"烧"作"火","今"作"面"。

成无己曰:太阳病因发汗,遂发热恶寒者,外虚阳气,邪复不除也。因复下之,又虚其里,表中虚邪内陷,传于心下为痞。发汗表虚为竭阳,下之里虚为竭阴,表证罢为无阳,里有痞为阴独,又加烧针,虚不胜火,火气内攻,致胸烦也。伤寒之病以阳为主,其人面色青肤肉瞤动者,阳气大虚,故云难治。若面色微黄,手足温者,阳气得复,故云易愈。王宇泰曰:色微黄非病也,所以验其病之易愈也。舒驰远曰:心下痞硬之证,无论由误下或不由误下而来者皆为阴气痞塞也。喻氏云:无阳阴独不可草草读过,其所谓手足温者易愈,是教人当用扶阳御阴之法也,其说更不可草草读过。陈修园曰:此一节言汗下伤阴阳之气而成痞者,不可更用烧针也。

张隐庵曰:本经多有立论而无方者,有借医之汗下而为说辞者,多意在言外,读论者,当活泼泼看去,若留著于眼,便为糟粕,如补立方剂,何异悬瘤。

案:此节所以申痞证不可火攻之戒。

心下痞,按之濡,其脉关上浮者,大黄黄连泻心汤主之。《千金翼》作"按之自濡"。"关上脉浮者"古本"浮"下有"大"字。

成无己曰:心下硬,按之痛,关脉沉者,实热也;心下痞,按之濡,其脉关上浮者,虚热也。大黄黄连汤,以导其虚热。尤在泾曰:成氏所谓虚热者,对燥屎而言也,非阴虚阳虚之谓。盖热邪入里,与糟粕相结,则为实热,不与糟粕相结即为虚热。本方以大黄黄连为剂,而不用枳朴芒硝者,盖以泄热,非以荡实也。万密斋曰:心下满而不痛者,此里之正气已虚,邪气作实,故于攻痞之药内加人参、大枣者,补正气也。心下濡者,正气尚强,邪气未实,但气为邪所结,自觉不畅异于常时耳,故用大黄攻去邪气,不使留于心下以为正气之贼也。观半夏泻心汤,与大黄黄连泻心汤,而痞之虚实别也。钱天来曰:心下者心之下,中脘之上,胃之上脘也。胃居心之下,故曰心下也。其脉关上浮者,浮为阳邪,浮主在上,关为中焦,寸为上焦,因邪在中焦,故关上浮也。按之濡,乃无形之邪热也。热虽无形,然非苦寒以泄之不能去也,故以此汤主之。

大黄黄连泻心汤方(古本作"大黄黄连黄芩泻心汤方")

大黄二两　黄连一两

上二味,以麻沸汤二升,渍之,须臾,绞去滓,分温再服。《千金翼注》此方必有黄芩。《总病论》本此有黄芩。《卫生宝鉴》;《伊尹汤液论》云:大黄黄连泻心汤三味,今监本无黄芩,脱落之也。古本有"黄芩一两"。

王晋三曰:痞有不因下而成者,君火亢盛不得下交于阴,而为痞。按之虚者,非有形之痞,独用苦寒便可泄却,如大黄泻荣分之热,黄连泄气分之热,且大黄有攻坚破结之能,其泄痞之功即寓于泻热之内,故以大黄名其汤。以麻沸汤渍其须臾去滓,取其气不取其味,治虚痞不伤正气也。汪苓友曰:麻沸汤者,熟汤也,汤将熟时其面沸泡如麻,以故云麻。痞病者邪热聚于心下,不比结胸之大实大坚,故用沸汤渍绞大黄黄连之汁温服,取其气味皆薄,则性缓恋膈,能泄心下痞热之气,此为邪热稍轻之证。徐灵胎曰:此又法之最奇者,不取煎而取泡,欲其轻扬清淡以涤上焦之邪。又曰:凡治下焦之补剂,当多煎以熟为主;治上焦之泻剂,当不煎以生为主。此亦治至高之热邪,故亦用生药。

《金匮》:心气不足,吐血衄血,泻心汤主之,于本方加黄芩一两,以水三升,煮取一升,顿服。

《华氏中藏经》:治赤丁方,黄连大黄各一两,为末,以生蜜和丸如桐子大,每服三十丸,温水下,以利为度。

《肘后》:徐王疗乳中瘰疬起痛方,大黄黄连各三两,水五升煮取一升二合,分三服,得下即愈。

《圣惠》:治热蒸在内不得宣散,先心腹胀满上气,然后身面悉黄,名为内黄(即本方)。

《宣明方论》:大黄黄连泻心汤治伤寒成病痞不已,心腹亦实热烦满,或谵妄而脉沉,无他证者,即本方有黄芩,三味各一分,水煎温服。注云:一法加生姜一分,甚良。

《张氏医通》:大黄黄连泻心汤治热邪内陷,胁下痞满(即本方)。又噤口痢有积秽太多,恶气熏蒸者,大黄黄连泻心汤加木香。

案:十枣汤治水痞,此汤治火痞,余四泻心汤治水火交痞。

心下痞,而复恶寒,汗出者,附子泻心汤主之。《玉函》"心"上有"若"字。《总病论》"痞"下有"闷"字。

钱天来曰:伤寒郁热之邪误入而为痞,原非大实,而复见恶寒汗出者,其人真阳已虚,以致卫气不密,故玄府不得紧闭而汗出,阳虚不任外气,而恶寒也。徐灵胎曰:此条不过二语,而妙理无穷。伤寒大下后复发汗,心下痞恶寒者,表未解也条,发汗之后恶寒则用桂枝,此条汗出恶寒,则用附子。盖发汗之后,汗已止而犹恶寒,乃表邪未尽,故先用桂枝以去表邪,此恶寒而仍汗出,则亡阳在即,故加入附子以回阳气。又彼先后分二方,此并为一方者,何也?盖彼有表复有里,此则只有里病,故有分有合也。

吕㭎村曰:大凡恶寒汗不出者,属表实;恶寒汗自出者,属表虚。若但汗出恶寒,仲景自有芍药甘草附子汤之制。今心下痞而复恶寒汗出,则表虚而里实,但固表则里邪愈壅,但清里则表阳将亡,故以三黄附子合而用之。附子自能固表,三黄自能清里,且三黄得附子其苦寒不致留滞阴邪,附子得三黄其剽悍不致劫伤津液,此正善用反佐之法,故能以一方而全收复阳驱邪之效。

附子泻心汤方

大黄二两　黄连一两　黄芩一两　附子一枚,炮,去皮,破,别煮取汁

上四味,切三味,以麻沸汤二升,渍之,须臾,绞去滓,内附子

汁,分温再服。"切"《玉函》作"㕮咀"二字。

喻嘉言曰:否者,乾往居外,坤来居内,所以宜切阴盛阳微之虑。今恶寒汗出,其事著矣,故三黄汤内另煎附子汁和服,以各行其事而其成倾否之功。尤在泾曰:此证邪热有余,而正阳不足。设治邪而遗正,则恶寒益甚,或补阳而遗热,则痞满愈增。此方寒热补泻,并投互治,诚不得已之苦心,然使无法以制之,鲜不混而无功矣。方以麻沸汤渍寒药,别煮附子取汁,合和与服,则寒热异其气,生熟异其性,药虽同行而功则各奏,乃先圣之妙用也。程郊倩曰:二证俱用大黄,以条中无自利证,则知从前下后肠中反成滞涩,闭住阴邪,势不得不破其结,使阴邪有出路也。此虽曰泻心,而泻热之中即具回阳之力,故以附子名汤耳。舒驰远曰:此汤治上热下寒之证,确乎有理。三黄略浸即绞去滓,但取轻清之气以去上焦之热,附子煮取浓汁,以治下焦之寒,是上用凉而下用温,上行泻而下行补,泻取轻而补取重,制度之妙,全在神明运用之中。是必阳热结于上,阴寒结于下,用之乃为的对。若阴气上逆之痞证,不可用也。徐灵胎曰:此法更精,附子用煎,三味用泡,扶阳欲其熟而性重,开痞欲其生而性轻也。附子能回阳止汗。

《此事难知》:其人病身热而烦躁不宁,大小便自利,其脉浮洪而无力,按之全无者,附子泻心汤主之。

《张氏医通》:附子泻心汤治寒热不和,胁下痞结(即本方)。

《类聚方广义》:老人停食瞀闷晕倒,不省人事,心下满,四肢厥冷,面无血色,额上冷汗,脉伏如绝,其状仿佛中风者,谓之饮郁食厥,宜附子泻心汤。

本以下之,故心下痞,与泻心汤痞不解,其人渴而口躁烦,小便不利者,五苓散主之。一方云:忍之一日乃愈。《脉经》无"烦"字。成本、古本无"一方云"等九字。

成无己曰：本因下后成痞，当与泻心汤除之。若服之痞不解，其人渴而口燥烦，小便不利者，为水饮内蓄，津液不行，非热痞也，与五苓散发汗散水则愈。一方忍之一日乃愈者，不饮者外水不入，所停之水得行，而痞亦愈也。方中行曰：泻心汤治痞而痞不解，则非气聚之痞可知。渴而口燥烦，小便不利者，津液涩而不行，伏饮凝结也。五苓散利水生津，津生而渴烦止，水利而痞自除，所以又为消痞满之一法也。程郊倩曰：五苓散有降有升，最能交通上下，兼行表里之邪，心邪不必从心泻而从小肠泻，又其法也。此证渴者切忌饮冷，须服姜汤妙。

唐容川曰：痞是水火虚气，然亦有单水痞之实证，十枣汤是也。又有单水痞之虚证，五苓散是也。

伤寒汗出，解之后，胃中不和，心下痞硬，干噫，食臭，胁下有水气，腹中雷鸣下利者，生姜泻心汤主之。"汗出解之后"《千金》作"发汗后"。

成无己曰：胃为津液之主，阳气之根，大汗出后，外亡津液，胃中空虚，客气上逆，心下痞硬。《金匮要略》曰：中焦未和不能消谷，故令噫。干噫食臭者，胃虚而不杀谷也。胁下有水气，腹中雷鸣，土弱不能胜水也。与泻心汤以攻痞，加生姜以益胃。程郊倩曰：表病以汗，汗而得解者，胃中以汗出而欠和矣。缘胃阳为水谷中津液所化气，津液因从前发汗而外亡，则胃阳失治，邪阴于今反乘阳虚而结聚，其人乃心下痞硬。阴气不能上升而逆于心下，则为邪阴，阳气不能下降而留于心下，则为邪阳，两邪相阻则必相恋，所以湿热相生，气饮结滞，无所不至。阴盛而上走于阳明，阳明络属心，故上走心为噫。脾不能行气于四脏，则水从旁积，火气不下交，故腹中雷鸣下利，清浊不分也。推其原，实中焦胃气不和，不能仰给使然,生姜泻心汤主之。以胃虚邪结,阴阳之气不上下行,两相留恋于胃脘之界,是为不交之否。唯和其胃气,泻去阳分之邪,使阴邪无所恋,不下而自下,邪阳散而真阳始降,邪阴降而真阴始升,转否成泰者以此。钱天来曰:伤寒汗出解之后,言表邪俱从汗出而悉解也。胃中不和以下,皆言里证未除也。

《素·宣明五气》篇曰:心为噫,《脉解》篇曰:所谓上走心为噫者,阴盛而上走于阳明,阳明络属心,故曰上走心为噫也。《灵·口问》篇曰:中气不足,溲便为之变,肠为之苦鸣,《师傅》篇肠中寒,则肠鸣飧泄。

《巢源》曰:伤寒病后,胃气不和利候,此由初受病时,毒热气盛,多服冷药以自泻下,病折已后,热势既退,冷气乃动,故使心下愊牢,噫哕食臭,腹内雷鸣而泄利,此由脾胃气虚冷故也。

《论识》曰:噫音膇,《说文》饱食息也。盖饱食者,或吐出酸苦水,此则不然,故曰干噫。食臭,嗳食气也。方有执曰:食臭孵气也,是也。

程郊倩曰:汗多亡阳,夫人知之矣。然人身之阳,部分各有所主:有卫外之阳,为周身荣卫之主,此阳虚,遂有汗漏不止,恶寒身疼痛之证;有肾中之阳,为下焦真元之主,此阳虚遂有发热眩悸,身瞤动欲擗地之证;有膻中之阳,为上焦心气之主,此阳虚遂有叉手冒心,耳聋,及奔豚之证;有胃中之阳,为中焦水谷化生之主,此阳虚,遂有腹胀满,胃中不和而成心下痞之证。虽皆从发汗后所得,在救误者须观其脉证,知犯何逆,以法治之,不得以汗多亡阳一语,混同漫及之也。

唐容川曰:诸泻心证皆是痞结膈膜之间,膈膜有管窍通于胃中,故各泻心汤治膈间皆用和胃之药,借胃气以运行其膈间也。但各节是言膈病,而兼治胃,此节是言胃病,而兼及膈也。病当在膈,则食管中无病,故不食臭,肠中无病故不下利。惟因胃中水火不和,而兼膈痞者,不但火逆之气出于膈间而为干噫,必且食物在胃脘亦秽逆而为食臭。不但水与气从膈侵及胁下,而且腹中大小肠与胃连为一体者,亦为水气攻冲而雷鸣下利。细观此节,便知肠胃膈膜之别,并知火逆水泻之源矣。

陈修园曰:上节言脾不转输而成痞,此节合下节皆言胃不和而亦成痞也。

生姜泻心汤方

生姜_{四两,切}　甘草_{三两,炙}　人参_{三两}　干姜_{一两}　黄芩_{三两}　半夏_{半升,洗}　黄连_{一两}　大枣_{十二枚,擘}

上八味,以水一斗,煮取六升,去滓,再煎取三升,温服一升,日三服。_{宋版"三服"下有"附子泻心汤,本云加附子,半夏泻心汤、甘草泻心汤,同体别名耳,生姜泻心汤,本云理中人参黄芩汤,去桂枝术加黄连,并泻肝法"五十字,今依成本删。}

庞安常曰:胃中不和为少阳木气所制,故用生姜之辛味。徐灵胎曰:汗后而邪未尽,必有留饮在心下,其证甚杂,而方中诸药一一对证。内中又有一药治两证者,亦有两药合治一证者,错综变化,攻补兼施,寒热互用,皆本《内经》立方诸法,其药性又有与《神农本草》所载无处不合,学者能于此等方讲求其理而推广之,则操纵在我矣。又曰:凡诸泻心诸法,皆已汗已下已吐之余疾,此方生姜干姜同用,取辛以开之。

案:此方即小柴胡汤去柴胡增生姜,加黄连干姜也。君以生姜者,以其善解食臭,而有和胃散水之长也,半夏止呕降逆,芩连涤热泻痞,参枣补虚以生津,干姜温里而祛寒,甘草补中以和胃,去滓再煎者,邪在少阳之半里,仍不离和解之正法也。

《施氏续易简方》:生姜泻心汤治大病新差,脾胃尚弱,谷气未复,强食过多,停积不化,心下痞硬,干噫食臭,胁下有水,腹中雷鸣下利发热,名曰食复,最宜服之。

伤寒中风,医反下之,其人下利日数十行,谷不化,腹中雷鸣,心下痞硬而满,干呕,心烦,不得安,医见心下痞,谓病不尽,复下之,其痞益甚,此非结热,但以胃中虚,客气上逆,故使硬也,甘草泻心汤主之。"谷"上《外台》有"水"字。"心烦"《玉函》《脉经》《千金翼》作"而烦","谓"作"为","复"下有"重"字,"使硬"作"使之坚",《外台》同。

尤在泾曰:伤寒中风者,成氏所谓伤寒或中风者是也。邪盛于表而反下之,为下利谷不化,腹中雷鸣,为心下痞硬而满,为干呕心烦不得安,是表邪内陷心间,而复上攻下注,非中气空虚,何致邪气淫溢至此哉?医以为结热未去而复下之,是已虚而益虚也。虚则气不得化,邪愈上逆,而痞硬有加矣,故与泻心消痞,加甘草以益中气。张路玉曰:此条痞证,伤寒与中风互言,大意具见。可见病发于阴,下之而成痞者,非指伤寒为阴也。下利完谷,腹鸣呕烦,皆误下而胃中空虚之互辞也。设不知此义,以为结热而复下之,其痞必益甚,故重以胃中虚,客气上逆,昭揭病因。

《素·生气通天论》:春伤于风,邪气留连,乃为洞泄。《脉要精微论》久风为飧泄。王注:久风不变,但在胃中,则食不化而泄利也。

甘草泻心汤方

甘草四两,炙　黄芩三两(《千金》一方"二两")　干姜三两(《千金》一方、《外台》作"二两")　黄连一两　半夏半升,洗(《外台》有"去滑"二字)　大枣十二枚,擘

上六味,以水一斗,煮取六升,去滓,再煎取三升,温服一升,日

三服。古本有"人参三两",方后作"上七味",《千金翼》《外台》同,云"一方有人参三两"。原注臣亿等谨案,上生姜泻心汤法,本云理中人参黄芩汤。今详泻心以疗痞,痞气因发阴而生,是半夏生姜甘草泻心三方,皆本于理中也,其方必各有人参。今甘草泻心中无者,脱落之也。又案:《千金》并《外台秘要》治伤寒䘌食,用此方皆有人参,知脱落无疑。《总病论》本方有人参,注云:胃虚故加甘草。《医垒元戎》伊尹甘草泻心汤即本方有人参,云伊尹汤液此汤也七味,今监本无人参,脱落之也。《金匮》狐惑病本方中有人参三两。

　　王晋三曰:甘草泻心非泻结热,因胃虚不能调剂上下,致水寒上逆,火热不得下降结为痞。故君以甘草大枣和胃之阴,干姜半夏启胃之阳,坐镇下焦,客气使不上逆,仍用芩连将已逆为痞之气轻轻泻却,而痞乃成泰矣。陈平伯曰:心下痞本非可下之实热,但以妄下胃虚,客热内陷,上逆心下耳,是以胃气愈虚,痞结愈甚。夫虚者宜补,故用甘温以补虚,客者宜除,必藉苦寒以泄热。方中倍用甘草者,下利不止,完谷不化,此非禀九土之精者,不能和胃而缓中,方名甘草泻心,见泄热之品,得补中之力而其用始神也。徐灵胎曰:两次误下,故用甘草以补胃而痞自除。俗医以甘草满中,为痞呕禁用之药,盖不知虚实之义也。又曰:此治上焦不和之痢。

　　沈亮宸曰:半夏泻心、甘草泻心,皆下后伤真气之过也,生姜泻心因于食,大黄泻心因于热,附子泻心因于寒。

　　邹润庵曰:泻心汤三方,有来自三阳之别:曰柴胡汤证具,以他药下之,心下遂满而不痛者,从少阳来者也;曰汗出解后,心下痞硬,干噫下利者,从太阳来者也;曰医反下之,下利日数十行,心下痞硬而满,干呕心烦不得安,从阳明来者也。又曰:余治疟发时先呕者用半夏泻心,吐泻交作者用生姜泻心,胸痞下利者用甘草泻心,皆应如桴鼓。

《张氏医通》：痢不纳食，俗名噤口。如因邪留胃中，胃气伏而不宜，脾气因而涩滞者，香连枳朴橘红茯苓之属。热毒攻心，头疼心烦，呕而不食，手足温暖者，甘草泻心汤去大枣易生姜，此证胃口有热，不可用温药。

《伤寒六书》：动气在上，下之则腹满心痞，头眩，宜甘草泻心汤。

伤寒服汤药，下利不止，心下痞硬，服泻心汤已，复以他药下之，利不止，医以理中与之，利益甚，理中者，理中焦，此利在下焦，赤石脂禹余粮汤主之，复不止者，当利其小便。"汤药"下《脉经》《千金》有"而"字。上二"理中"《脉经》作"治中"。成本"复"下有"利"字。

成无己曰：伤寒服汤药，下后利不止而心下痞硬者，气虚而客气上逆也。与泻心汤攻之，则痞已，医复以他药下之，又虚其里，致利不止也。理中丸脾胃虚寒下利者服之愈，此以下焦虚故与之其利益甚。《圣济经》曰：滑则气脱，欲其收也。如开肠洞泄，便溺遗失，涩剂所以收之。此利由下焦不约，与赤石脂禹余粮汤以涩洞泄。下焦主分清浊，下利者水谷不分也。若服涩剂而利不止，当利小便以分其气。庞安常曰：复利不止，当以五苓散利小便。孟承意曰：此复利不止者，非从前下焦滑脱之谓，是收涩闷水，水无去路，膀胱渗化力微，分溢大便而复利耳，故当利其小便也（《伤寒点睛》）。

方中行曰：难经曰：中焦者在胃中脘，主腐熟水谷；下焦者，当膀胱上口，主分别清浊，主出而不内，以传道也。《灵枢》曰：水谷者常并居于胃中，成糟粕而俱下于大小肠，而成下焦，渗而俱下，气泌别汁，循下焦而入膀胱焉，然则利在下焦者，膀胱不渗而大肠滑脱也。

赤石脂禹余粮汤方

赤石脂一斤，碎　太一禹余粮一斤，碎（《玉函》、成本无"太一"二字）

上二味，以水六升，煮取二升，去滓，分温三服。《辑义》志聪云：案《神农本经》太乙余量，禹余粮，各为一种，既云太乙禹余粮，此方宜于三味，或相传有误。此说太误，《证类》《本草图经》云：本草有太乙余粮，禹余粮，两种治体犹同。

成无己曰：《本草》云：涩可去脱，石脂之涩以收敛之，重可去怯，余粮之重以镇固之。柯韵伯曰：甘姜参术可以补中宫火气之虚，而不足固下焦脂膏之脱。此利在下焦，未可以理中之剂收功也。然大肠之不固，仍责在胃，关门之不闭，仍责在脾，此二味皆土之精气所结，能实胃而涩肠。盖急以治下焦之标者，实以培中宫之本也。要之此证是土虚而非火虚，故不宜于姜附。若水不利而湿甚，复利不止者，则又当利其小便矣。凡下焦虚脱者，以二物为末，参汤调服，最效。

《洁古家珍》：治大肠咳嗽，咳则遗矢者，赤石脂禹余粮汤主之（即本方）。

《千金翼》：治痰饮吐水无食节者，其源以冷食过度，遂令脾胃气羸不能消于饮食，饮食入胃则变成冷水，反吐不停者，赤石脂散主之，赤石脂一斤捣筛，服方寸匕，酒饮自任，稍稍加至三匕，服尽一斤，则终身不吐淡水。又不下痢，补五脏，令人肥健。有人痰饮服诸药不效，用此方遂愈。

《张文仲备急方》：治崩中漏下青黄赤白，使人无子，禹余粮煅研，赤石脂煅研，牡蛎煅研，乌贼骨，伏龙肝炒，桂心，等分为末，温酒服方寸匕，日二服，忌葱蒜。

《幼科发挥》：下利自大肠来者，则变化尽成屎，但不结聚，所下皆酸臭，宜禹余粮汤（即本方）。

《类聚方广义》：赤石脂禹余粮汤，治肠澼滑脱，脉弱无力，大便粘稠如脓者。若腹痛干呕者,宜桃花汤。又二方合用,亦妙。

伤寒吐下后,发汗,虚烦,脉甚微,八九日,心下痞硬,胁下痛,气上冲咽喉,眩冒经脉动惕者,久而成痿。《脉经》"发"上无"后"字。《千金翼》"硬"作"坚","咽喉"作"喉咽"。

王宇泰曰:伤寒吐下后发汗,则表里之气俱虚,虚烦脉甚微,为正气内虚,邪气独在。至七八日正气当复,邪气当罢,尚心下痞,胁下满,气上冲咽喉,眩冒者,是正气未复而邪留也。经脉动惕者,经络之气虚极,久则热气还经,必成痿弱,或用真武汤,桂枝茯苓白术甘草汤。尤在泾曰:夫经脉者,资血液以为用者也。汗吐下后血液之所存几何,而复搏结为饮不能布散诸经,譬如鱼之失水,能不为之时时动惕乎?且经脉者所以纲维一身者也,今既失浸润于前,又不能长养于后,必将筋膜干急而挛,或枢折胫纵而不任地,如《内经》所云:脉痿筋痿之证也,故曰久而成痿。龚信曰:此从吐下复汗脉微看出,是虚烦,则其余证象,皆当虚中求之,而不得误认为实也。张令韶曰:痿者,肢体委废而不为我用也,久而成痿者,经血不外行于四末也。陈修园曰:此一节虽吐下与汗并言,却重在误汗一边。

伤寒,发汗,若吐,若下,解后,心下痞硬,噫气不除者,旋复代赭汤主之。"复"《玉函》作"覆","赭"下有石"字",成本同。

张路玉曰:汗吐下法备而后表解,则中气必虚,虚则浊气不降,而痰饮上逆,故作痞硬。逆气上冲而正气不续,故噫气不除,所以用代赭领人参下行,以镇安其逆气,微加解邪涤饮而开其痞,则噫气自除耳。徐灵胎曰:《灵枢·口问》篇云:寒气客于胃,厥逆从下上散,复出于胃,故为噫,俗名暖气,皆阴阳不和于中之故,此乃病已向愈。中有留邪在于心胃之间,与前诸泻心法大约相近。《本草》云:旋覆治结气胁下满,代赭治腹中邪毒气,加此二物以治噫气,余则散痞补虚之法也。

娄全善曰:病解后心下痞硬,噫气,若不下利者,此条旋覆代赭石汤也。若下利者,前条生姜泻心汤也。汪苓友曰:此噫气比前生姜泻心汤之干噫不同,是虽噫而不至食臭,故知其为中气虚也。

旋复代赭石汤方

旋复花三两　人参二两　生姜五两,切　代赭石一两(宋版脱"石"字,今从成本补,《千金翼》"一两"下有"碎"字)　甘草三两,炙　半夏半升,洗　大枣十二枚,擘

上七味,以水一斗,煮取六升,去滓,再煎取三升,温服一升,日三服。

周禹载曰:旋覆花能消痰结软痞,治噫气,代赭石止反胃,除五脏血脉中热,健脾,乃痞而噫气者用之,谁曰不宜,于是佐以生姜之辛可以开结也,半夏逐饮也,人参补正也,甘草大枣益胃也。予每借之以治反胃噎食,气逆不降者,靡不神效。

《活人书》:有旋覆代赭石汤证,其人或咳逆气虚者,先服四逆汤、胃寒者,先服理中丸,次服旋覆代赭汤为良。

《汉药神效方》北山友松曰:呕逆诸治无效者,及不能服诸呕吐药者,投以旋覆代赭石汤有效。

下后,不可更行桂枝汤,若汗出而喘,无大热者,可与麻黄杏子甘草石膏汤。"下后"《玉函》《脉经》作"大下以后"。"若汗出而喘,无大热者",柯韵伯改作"若无汗而喘大热者",沈芊绿本从之。

黄坤载曰:下后表寒未解,郁其肺气,肺郁生热,蒸发皮毛而不能透泄,故汗出而喘。表寒里热,宜麻杏甘石双解之可也。下后不可行桂枝,亦大概言之,他如伤寒医下之,续得下利清谷章,救表宜桂枝汤。又伤寒大下后复汗,心下痞章,解表宜桂枝汤。太阳病先

发汗不解而复下之,脉浮者不愈章,当须解外则愈,桂枝汤主之,未尝必禁桂枝也。尤在泾曰:此与汗后不可更行桂枝汤涤大同,虽汗下不同,其为邪入肺中则一,故其治亦同。程郊倩曰:下在用桂枝后,是从更字上看出。

太阳病,外证未除,而数下之,遂协热而利,利下不止,心下痞硬,表里不解者,桂枝人参汤主之。《玉函》《脉经》《千金翼》"协"作"挟"。方氏曰:数读迟数有命之数,音速。

程郊倩曰:太阳病外证未除而数下之,表热不去而里虚作利,是曰协热。利下不止,心下痞硬者,里气虚而土来心下也。表里不解者,阳因痞而被格于外也。桂枝行阳于外以解表,理中助阳于内以止利,阴阳两治,总是补正令邪自却,缘此痞无客气上逆动膈之阳邪,辄防阳欲入阴,故不但泻心中芩连不可用,并桂枝中芍药不可用也。协热而利,向来俱作阳邪陷入下焦,果尔安得用理中耶?利有寒热二证,但表热不罢者,皆为协热利也。舒驰远曰:协热利者,是里寒协表热而利也,故用桂枝以解表热,合用理中以温其中而驱里寒,则利自止而痞自开也。

《发微论》:大抵风寒入里不消,必有燥屎,或大便坚秘,须是脉不浮,不恶风寒,表证罢乃可下之。大便不通虽四五日,未能为害,若不顾表而便下之,遂为协热利也。

方中行曰:数言失于急遽下之太早,所以原反,而为反之互词也,利即俗谓泄泻是也。

吴坤安曰:此因数下之后,虽初因协热而里必虚寒,故用温补。

沈丹彩曰:此与葛根黄连汤同一误下,而利不止之证也,而寒热各别,虚实对待,可于此互参之。彼因实热而用清邪,此因虚邪而从补正;彼得芩连而喘汗安,此得理中而痞硬解;彼得葛根以升下陷而利止，此藉桂枝以解表邪而利亦止矣。

陈修园曰：此一节合下节，皆言表里不解而成痞也。

桂枝人参汤方

桂枝四两，别切（"别切"二字，《玉函》、成本作"去皮"）　甘草四两，炙　白术三两　人参三两　干姜三两（《千金翼》"各二两"）

上五味，以水九升，先煮四味取五升，去滓，内桂，更煮取三升，去滓，温服一升，日再，夜一服。宋版"五升"下脱"去滓"二字，依《玉函》《千金翼》补，成本并脱去"三升"下"去滓"二字。吴遵程曰：桂枝辛香，经火久煎则气散而力有不及矣，故须迟入。徐灵胎曰：桂独后煮，欲其于治里证药中越出于表，以散其邪也。

喻嘉言曰：以表未除，故用桂枝以解之，以里适虚，故用理中以和之。此方即理中加桂枝而易其名，亦治虚痞下利之圣法也。柯韵伯曰：先煎四物后内桂枝，使和中之力饶而解肌之气锐，于以奏双解表里之功，又一新加法也。汪讱庵曰：此方用理中加桂枝，不名理中而名桂枝者，重太阳之意也。《辑义》此心下痞硬，与《金匮》胸痹心中痞与人参汤之证略同。

《类聚方广义》：头痛发热汗出恶风，支体倦怠，心下支撑，水泻如倾者，夏秋之间多有之，宜此方。按：人参汤主吐利，此方主下利有表证者。

伤寒，大下后，复发汗，心下痞，恶寒者，表未解也，不可攻痞，当先解表，表解，乃可攻痞，解表，宜桂枝汤，攻痞，宜大黄黄连泻心汤。

柯韵伯曰：心下痞是误下后里证，恶寒是汗后未解证，里实表虚，内外俱病，皆因汗下倒施所致。表里交持，仍当遵先表后里，先汗后下正法。盖恶寒之表甚于身疼，心下之痞轻于清谷，与救急之法不同。章虚谷曰：大下后复发汗，邪热内陷成痞，表犹不解而恶寒，故当先解其表宜桂枝汤。表解不恶寒者，再攻其痞，以大黄、黄连水渍取汁而不煎，是用其气以泻荣卫之浮热，不取其味以通府也，此元气强壮者。若虚弱人表未解而误下之，必下利清谷，身体疼痛又当用四逆汤先救其里，桂枝汤后救其表也。是故证随人之强弱而变，治法有先后缓急之不同，必当审宜而施也。成无己曰：《内经》曰：从外之内而盛于内者，先治其外，而后调其内。

《活人书》：大抵结胸痞皆应下，然表未解者，不可攻也。《总病论》前加附子是汗出多而恶寒，表将解而里结未除，故也，此证是发后无汗，故先须解表也。

陈修园曰：此一节汪苓友谓其重出，而不知仲师继上节而覆言之，以见表之邪热虽同，而里之变证各异。且表里同治，有用一方而为双解之法，双解中又有缓急之分。或用两方而审先后之宜，两方中又有合一之妙，一重复处，开一新境，不可与读书死于句下者说也。

伤寒，发热，汗出不解，心中痞硬，呕吐而下利者，大柴胡汤主之。
《玉函》无"而"字，《脉经》"硬"作"坚"，无"吐"字。古本"下利"作"不利"。

程郊倩曰：心中痞硬，呕吐而下利，较之心腹濡软，呕吐而下利为里虚者不同。其痞不因下而成，并非阳邪陷入之痞，而里气内拒之痞。痞气填入心中，以致上下不交，故呕吐而下利也。大柴胡汤虽属攻剂，然实管领表里上下之邪，总从下焦为出路，则攻中自寓和解之义，主之是为合法。此证不用泻心用大柴胡者，区别在发热字上。柯韵伯曰：汗出不解蒸蒸发热者，是调胃承气证；汗出解后，心下痞硬下利者，是生姜泻心证；此心下痞硬，协热而利，表里不解，似桂枝人参证；然彼在妄下后而不呕，则此未经下而呕，则呕而发热者,小柴胡主之矣。然痞硬在心下而不在胁下,斯虚实补泻之所由分也。

《总病论》:汗出呕吐下利,是胃中津液燥,里有结实,非胃虚也,故以大柴胡汤下之。

《辑义》:所谓下利乃是热利。《金鉴》改作不利,则与不便何别,可谓失考矣。

陈修园曰:此一节所以结痞证之义也,此证宜用大柴胡汤之无大黄者。

病如桂枝证,头不痛,项不强,寸脉微浮,胸中痞硬,气上冲喉咽,不得息者,此为胸有寒也,当吐之,宜瓜蒂散。"头"上、"项"上《脉经》有"其"字。《千金翼》作"头项不强痛"。"喉咽"《玉函》、成本作"咽喉"。"此为胸有寒"《千金》作"此以内有久痰"。

尤在泾曰:此痰饮类伤寒证,寒为寒饮非寒邪也。《活人》云:痰饮之为病,能令人憎寒发热,状类伤寒,但头不痛,项不强,为异,正此之谓。脉浮者,病在膈间而非客邪,故不盛而微也。胸有寒饮,足以阻清阳而碍肺气,故胸中痞硬,气上冲咽喉不得息也。经曰:其高者因而越之。《千金》云:气浮上部,顿塞心胸,胸中满者吐之则愈,瓜蒂散能吐胸中与邪相结之饮也。喻嘉言曰:寒者痰也,痰饮内动,身必有汗,加以发热恶寒,全似中风。但头不痛,项不强,此非外入之风,乃内蕴之痰,窒塞胸间,宜用瓜蒂散,以涌出其痰也。程郊倩曰:气上冲咽喉者,从胸至咽也。不得息者,呼吸不能布气,似喘而短气也。邪气蕴蓄于膈间,此为胸有寒也。痞硬一证,因吐下者为虚,不因吐下者为实。实邪填塞心胸,中下二焦为之阻绝,自不得不从上焦为出路,所谓在上者因而越之是也。

寇宗奭曰:此盖未经汗吐下作膈实,故宜吐也。

瓜蒂散方

瓜蒂一分,熬黄　赤小豆一分(《玉函》作"各六铢")

上二味,各别捣,筛为散已,合治之,取一钱匕,以香豉一合,用热汤七合,煮作稀糜,去滓,取汁和散,温顿服之。"一钱匕"《千金翼》作"半钱匕"。"热汤"《千金》作"熟汤"。注云:张文仲以白汤三合和服。《玉机微义》须天气清明,午时已前,先令病人隔夜不食,卒暴者,不拘此。不吐者,少少加,得快吐乃止。《辨可吐》篇凡用吐汤,中病便止,不必尽剂也。诸亡血虚家,不可与瓜蒂散。

庞安常曰:凡病可吐者皆宜此方。柯韵伯曰:此阳明涌泄之峻剂,治邪结于胸中者也。胸中为清虚之府,三阳所受气,荣卫所由行,寒邪凝结于此,胃气不得上升,内热不得外达,以致痞硬,其气上冲咽喉不得息者,此寒格于上也。寸脉微浮,寒束于外也,此寒不在荣卫,非汗法所能治,因得酸苦涌泄之品因而越之。上焦得通,中焦得达,胸中之阳气复,肺气之治节行,痞硬可得而消也。瓜蒂能提胃中阳气以除胸中之寒热,为吐剂中第一品,然其性走而不守,故必得谷气以和之。赤小豆可以保心气,黑豆性本沉重,微熟而使轻浮,能令肾家之精气交于心,胸中之浊气出于口,作为稀糜,调服二味,虽快吐而不伤神,奏功之捷,胜于汗下矣。汪苓友曰:伤寒一病吐法不可不讲,华元化云:伤寒至四日,在胸宜吐之,巢元方云:伤寒病三日以上,气浮在上部,胸心填塞满闷,当吐之则愈,仲景以此条论特出之太阳下篇者,以吐不宜迟,与太阳汗证相等,当于两三日间审其证而用其法也,条辨以胸有寒为痰,亦通,盖胸有风寒,则其人平素饮食之积必郁而成热,变而为痰,所以瓜蒂散亦涌痰热之药也。

《肘后》:治胸中多痰,头痛不欲食,及饮酒则瘀阻痰方,瓜蒂一两,赤小豆四两,捣末温汤三合和服,便安卧,欲擿之不吐,更服之。

《外台》:张文仲瓜蒂散主伤寒胸中痞塞(即本方)不用香豉,以白汤服一钱匕。

《总病论》:病三日以上气浮上部,填塞胃心,故头痛,胸中满,或多痰涎,当吐之则愈。又曰:胸膈痞闷,痰壅塞碍,脉得浮或滑,并宜瓜蒂散吐之,产后六七日内,下泻诸药不效,得此脉与吐之,泻立止,下利日数十行,其脉反迟,寸口微滑,吐之则止。

《内外伤辨惑论》:上部有脉,下部无脉,其人当吐,不吐者死,何谓也?下部无脉,此所谓木郁也。饮食过饱,填塞胸中,胸中太阳之分野,经云:气口反大于人迎三倍,食伤太阴,故曰木郁则达之,吐者是也。瓜蒂散取吐为度,若非两手尺脉绝无,不宜便用此药,恐损元气,令人胃气不复。

《医方集解》:治卒中痰迷,涎潮壅盛,颠狂烦乱,人事昏沉,五痫痰壅上膈,及火气上冲喉不得息,食填中脘欲吐不出,量人虚实服之,吐时须令闭目,紧束肚皮。吐不止者,葱白汤解之。良久不出者,含砂糖一块即吐。

《万病回春》:瓜蒂散治伤寒四五日病在胸膈,痰气紧满于上,不得息者,以此吐之。

《辑义》:张子和不用豆豉,加人参甘草,齑汁调下,吐不止者,煎麝香汤。瓜苗闻麝香即死,所以立解。

《资生》篇:瓜蒂散治胃有停滞,吐剂主方。

《寿世保元》:一人癫狂乱打,走叫上房,用瓜蒂散吐出其痰数升,又以承气汤下之,即愈。

《怪疾奇方》:人忽头面肿大如斗,视人小如三寸,饮食不进,呻吟思睡,此痰证也。用瓜蒂散吐之,头面肿即消,再吐之,见人如故。后用六君子汤,水煎服,三剂全愈。

《张氏医通》:瓜蒂散治寒痰结于膈上,及湿热头重鼻塞(即本方)。

病胁下素有痞,连在脐傍,痛引少腹入阴筋者,此名脏结死。

《玉函》《脉经》"病"下有"者若"二字,"入阴筋"作"入阴侠阴筋"。

程郊倩曰:其人胁下素有痞积,阴邪之伏里者根柢深且固也,今因新得伤寒,未察其阴经之痞,误行攻下,致邪气入里与宿积相互,使藏之真气结而不通,因连在脐旁,痛引少腹入阴筋,故名藏结。盖痞为阴邪,而脐旁阴分也,在藏为阴,以阴邪结于阴经之藏,阳气难开,至此而结势已成,于法为死。程知曰:宿结之邪与新结之邪交结而不解,痞连脐傍,脾藏结也;痛引少腹,肾藏结也;自胁入阴筋,肝藏结也。三阴之藏俱结,故主死。唐容川曰:"脏"字如《金匮》妇人脏燥之"脏",指血室胞宫而言,男子女人皆有,乃下焦一大夹室也。此夹室之膜,上则连胁下之板油,其下则有窍通于前阴,故痛引阴筋。胞宫乃肾肝所司,肾肝阳败而始结。藏结即今人所谓缩阴证也。

《素·举痛论》:寒气客于厥阴之脉,厥阴之脉者络阴器系于肝,寒气客于脉中则血涩脉急,故胁肋与少腹相引痛矣。厥气客于阴股,寒气上及少腹,血涩在下相引,故腹痛引阴股。寒气客于小肠膜原之间,络血之中,血涩不得注于大经,血气稽留不得行,故宿昔而成积矣。寒气客于五脏,厥逆上泄,阴气竭,阳气未入,故卒然痛,死不知人,气复反则生矣。

苏颂曰:病人素有痞气,再加伤寒与宿积相合,使真脏之气闭塞不通,亦名藏结。切不可下,止宜小柴胡加生姜以和表,灸关元以回阳解阴结,危哉。

唐容川曰：仲景此章历言胸膜、胁膜、脾、胃及下焦膜中各证，而又言及下焦夹室中之藏结，上中下三焦详矣。

伤寒若吐，若下后，七八日不解，热结在里，表里俱热，时时恶风，大渴，舌上干燥，而烦，欲饮水数升者，白虎加人参汤主之。"伤寒"下成本有"病"字。"白虎加人参汤"《脉经》《千金》《千金翼》作"白虎汤"。

成无己曰：若吐若下后七八日，则当解。复不解而热结在里，表热者身热也，里热者内热也。本因吐下后邪气乘虚内陷为结热，若无表热而纯为里热，则邪热结而为实，此以表热未罢，时时恶风。若邪气纯在表，则恶风无时；若邪气纯在里，则更不恶风。以时时恶风，知表里俱有热也。邪热结而为实者，则无大渴；邪热散漫，则渴。今虽热结在里，表里俱热，未为结实。邪气散漫，熏蒸焦膈，故大渴，舌上干燥而烦，欲饮水数升，与白虎加人参汤，散热生津。秦皇士曰：伤寒七八日不解，热结在里，舌干燥而烦，直至消水数升，当用白虎汤。今以若吐若下后，故加人参以救津液。钱天来曰：大渴舌上干燥而烦，欲饮水数升，则里热甚于表热矣。谓之表热者，乃热邪已结于里，非尚有表邪也。因里热太甚，其气腾达于外，故表间亦热，即阳明篇所谓蒸蒸发热，自内达外之热也。汪苓友曰：时时恶风者，乃热极汗多不能收摄，腠理疏，以故时时恶风也。里热则胃府中燥热，以故大渴，舌上干燥而烦，欲饮水数升，此因吐下之后胃气虚，内亡津液，以故燥渴甚极也。周禹载曰：口至干，舌至燥，无津液极矣。能生津液而神速者，莫若人参，故加之。

尤在泾曰：白虎承气，并为阳明腑病之方，而承气苦寒逐热荡实，为热而且实者设，白虎甘寒，逐热生津液，为热而不实者设，乃阳明邪热入腑之两大法门也。

《外台》：仲景《伤寒论》疗伤寒汗出恶寒，身热，大渴不止，欲饮水一二斗者，白虎加人参汤主之（此条证治盖本经佚文之一，《金鉴》改本条时时恶风为时汗恶风，与此条义合）。

《本事方》：有人初病呕吐，俄为医者下之，已七八日而内外发热，予诊之曰：当用白虎加人参汤。或曰既吐复下，且重虚矣，白虎可用乎？予曰：仲景云：若吐下后七八日不解，热结在里，表里俱热者，白虎加人参汤，此正相当也。盖始吐者热在胃脘，而脉至今虚大，遂三投白虎汤而愈。

案：大青龙治太阳表里俱热，而表热盛于里，故不渴也。白虎加人参治阳明表里俱热，而里热盛于表，故大渴也。

陈修园曰：此章三节论燥热火之气，下章风湿相搏两节论风寒湿之气，所谓伤寒论一书六气为病之全书也。

伤寒无大热，口燥渴，心烦，背微恶寒者，白虎加人参汤主之。

《玉函》"心"作"而"。《千金及翼》《外台》作"白虎汤"。

尤在泾曰：无大热，表无大热也。口燥渴心烦，里热极盛也。背微恶寒与时时恶风同意，盖亦太阳经邪传入阳明胃府，熏蒸焦膈之证，故宜白虎加人参，以彻热而生津也。徐灵胎曰：此亦虚燥之证，微恶寒谓虽恶寒而甚微，又周身不寒，寒独在背，知外邪已解。若大恶寒，则不得用此汤矣。钱天来曰：此条之背恶寒，口燥渴而心烦者，乃内热生外寒也。非口中和之背恶寒，可比拟而论也。

《活人书》：脾藏有热则津液枯少，故令口燥而舌干。

万密斋曰：上节言大渴舌上干燥而烦，下节言口燥渴心烦，皆里热太甚证也。恶风曰时时，恶寒曰微在背，则表邪轻矣，所以用白虎汤不得谓表不解也。大抵表未解而渴五苓散，表已罢而渴白虎汤，半表半里而渴小柴胡去半夏加栝楼根汤。

伤寒脉浮,发热无汗,其表不解,不可与白虎汤,渴欲饮水,无表证者,白虎加人参汤主之。《玉函》《外台》、成本"不解"下有"者"字。《玉函》《千金及翼》《外台》作"白虎汤"。

尤在泾曰:前二条既着白虎之用,此条复示白虎之戒。谓邪气虽入阳明之府,而脉证犹带太阳之经者,则不可便与白虎汤,与之则适以留表邪,而伤胃气也。而又申之曰:渴欲饮水无表证者,白虎加人参汤主之。其叮咛反复之意可谓至矣。张子和曰:白虎汤但能解热,不能解表,必恶寒,身疼,头痛之表证皆除,但渴而求救于水者,方可与之。程郊倩曰:渴欲饮水无表证者,太阳证罢转属阳明也。转属阳明而未入里,只为白虎证,而非承气证,以其燥热在膈耳,膈者太阳之里而阳明之表也。

黄坤载曰:脉浮发热无汗,是表未解也,此合用大青龙双解表里,不可与白虎汤但清其里。若渴欲饮水而无表证者,是汗出而热退也。汗后阳泄宜防知膏伐阳,白虎而加人参清金益气,生津化水,汗后解渴之神方也。秦皇士曰:上半节言无汗之证宜发汗,戒用白虎。下半节言渴饮欲水无表证者忌发汗,宜用白虎。

徐灵胎曰:无汗二字,最为白虎所忌。又曰:白虎加参汤大段治汗吐下之后邪已去,而有留热在于阳明,又因胃液干枯故用之以生津解热,若更虚羸则为竹叶石膏汤证矣。又曰:壮火食气,此方泻火即所以生气也。

陈修园曰:白虎证其脉必洪大,若浮而不大,或浮而兼数,是脾气不濡,水津不布,则为五苓散证。

太阳少阳并病,心下硬,颈项强而眩者,当刺大椎,肺俞,肝俞,慎勿下之。《玉函》"太阳"下有"与"字,"硬"作"痞坚"二字,"大椎"下有"第一间"三字。

成无己曰：心下痞硬而眩者少阳也，颈项强者太阳也。刺大椎肺俞以泻太阳之邪，而以太阳脉下项侠脊故尔。太阳为在表，少阳为在里，明是半表半里证。前第八证云不可发汗，发汗则谵语，是发汗攻太阳之邪。少阳之邪益甚于胃，以发谵语。此云慎勿下之，攻少阳之邪，太阳之邪乘虚入里，必作结胸。经曰：太阳少阳并病而反下之，成结胸。

《医垒元戎》曰：宜小柴胡汤。

案：此篇言太阳与少阳并病者三节，而皆叙于结胸、痞证之间，所以明结胸、痞、脏结皆太阳之病并与少阳也。若汇于一处，反成死板文矣。

张隐庵曰：上三节言太阳合阳明，此合下三节言太阳合少阳，是为三阳。

太阳与少阳合病，自下利者，与黄芩汤，若呕者，黄芩加半夏生姜汤主之。

朱肱曰：下利而头疼胸满，或口苦咽干，或往来寒热而呕，其脉浮大而弦者，是其证也。成无己曰：太阳阳明合病自下利，为在表，当与葛根汤发汗。阳明少阳合病自下利，为在里，可与承气汤下之。此太阳少阳合病自下利，为在半表半里，非汗下所宜，故与黄芩汤以和解半表半里之邪。呕者，胃气逆也，故加半夏生姜以散逆气。汪苓友曰：太少合病而至自利，则在表之寒邪悉郁而为里热矣。里热不实，故与黄芩汤以清热益阴，使里热清而阴气得复，斯在表之阳热自解，所以此条病不但太阳，桂枝在所当禁，并少阳柴胡亦不须用也。

徐灵胎曰：下利即专于治利，不杂以风寒表药，此以急当救里之义，若呕亦即兼以止呕之药。总之见证施治，服药后而本证愈后见他证，则仍见证施治，可推而治也。

黄芩汤方

黄芩三两（《玉函》作"二两"）　芍药二两　甘草二两，炙　大枣十二枚，擘

上四味，以水一斗，煮取三升，去滓，温服一升，日再，夜一服。

黄芩加半夏生姜汤

黄芩三两　芍药二两　甘草二两，炙　大枣十二枚，擘　半夏半升，洗　生姜一两半（一方"三两，切"，《金匮》"三两"）

上六味，以水一斗，煮取三升，去滓，温服一升，日再，夜一服。

柯韵伯曰：太阳少阳合病，是热邪陷入少阳之里，胆火肆逆，移热于脾，故自下利。此阳盛阴虚，与黄芩汤苦甘相滑以存阴也。凡太少合病邪在半表者，法当从柴胡桂枝加减。此则热淫于内，不须更顾表邪，故用黄芩以泄大肠之热，配芍药以补太阴之虚，用甘枣以调中州之气，虽非胃实，亦非胃虚，故不必人参以补中也。若呕是上焦之邪未散，故仍加姜夏，此柴胡桂枝汤去柴桂人参方也。凡两阳表病用两阳之表药，两阳之半表病用两阳之半表药，此两阳之里病，用两阳之里药，逐条细审，若合符节。然凡正气稍虚，表虽在而预固其里，邪气正盛，虽下利而不须补中，此又当着眼处。徐忠可曰：因此而推广之，凡杂证因里未和而下利者，黄芩汤可为万世之主方矣。

《伤寒绪论》：合病多由冬时过温，少阴不藏，温气乘虚先入于里，然后更感寒，寒闭郁于外，寒热错杂，遂至合病。其邪内攻，必自下利，不下利即上呕，邪势之充斥奔迫，从可识矣。其黄芩汤虽主太阳少阳合病，白虎汤虽主三阳合病，而实温病热病主方。

案：二阳合病之自下利，盖系便肠垢之赤白痢，故用芍药以调

血分之滞,与三阴下利清谷之不可用芍药者迥别。此证之呕柯氏谓是胆汁上溢而口苦,故用黄芩清火。

《总病论》:伤寒发热自利,脉浮大数,及鼻血,或呕者,宜黄芩芍药汤,即本方去大枣。呕者,加半夏、生姜。

《医方集解》:此方亦单治下利,机要用之治热痢腹痛,又名黄芩芍药汤。又加木香、槟榔、大黄、黄连、当归、官桂,更名芍药汤。治下痢,仲景此方遂为万世治痢之祖矣。本方除大枣名黄芩芍药汤,治火升鼻衄,及热痢,出《活人书》。黄芩加半夏生姜汤亦治胆腑发咳,呕苦水如胆汁。

《张氏医通》:黄芩加半夏汤治伏气发温,内挟痰饮,痞满咳逆(即本方)。

《拔萃方》:芍药黄芩汤治泄利腹痛,或里急后重,身热久不愈,脉洪疾,及下痢脓血稠粘(即本方)。

伤寒,胸中有热,胃中有邪气,腹中痛,欲呕吐者,黄连汤主之。

成无己曰:湿家下后舌上如胎者,以丹田有热,胸中有寒,是邪气入里而为下热上寒也。此伤寒邪气传里,而为下寒上热也。胃中有邪气,使阴阳不交。阴不得升而独治于下,为下寒腹中痛;阳不得降而独治于上,为胸中热,欲呕吐。与黄连汤升降阴阳之气。程郊倩曰:此等证皆本气所生之寒热,无关于里,故着二"有"字。人身阴中须要有阳,阳中须要有阴,阴中有阳则阴治,阳中有阴则阳治。若三阴独治于下,则三阳亦逆而独治于上,两气各乱矣,责在胃气不为之交也。早川宗安曰:此章虽病在阳明,不曰实,不曰燥屎,但曰胃中有邪气者,此应饮食之变也。饮食虽人常养身者,今为变,故曰之邪。有其邪,故现阴阳留于此为腹痛,为欲呕吐,或胸中有热之证也,此黄连汤之所主治也。

《素·举痛论》:寒气客于肠胃,厥逆上出,故痛而呕也。

《巢源》:冷热不调候,夫人荣卫不调,致令阴阳否塞,阳并于上则上热,阴并于下则下冷,上焦有热,或喉口生疮,胸膈烦满,下焦有冷,则腹胀肠鸣,绞痛泄利。

《宣明论》腹痛欲呕吐者,上热下寒也。以阳不得降而胸热欲呕,阴不得升而下寒腹痛,是升降失常也。

柯韵伯曰:欲呕而不得呕,腹痛而不下利,似乎今人所谓干霍乱绞肠痧等证。

黄连汤方

黄连三两(《玉函》"二两")　甘草三两,炙(《玉函》"一两")　干姜三两(《玉函》"一两")　桂枝三两,去皮(《玉函》"三两")　人参二两(《千金翼》"三两")　半夏半升,洗　大枣十二枚,擘

上七味,以水一斗,煮取六升,去滓,温服,昼三夜二。"温服"《千金翼》作"温分五服",成本作"温服一升,日三服,夜一服"。徐灵胎曰:治上焦之病,故服药宜少而数。

柯韵伯曰:此亦柴胡加减法也。表无热,腹中痛,故不用柴芩,君黄连以泻胸中积热,姜桂以驱胃中寒邪,佐甘枣以缓腹痛,半夏除呕,人参补虚。虽无寒热往来于外,而有寒热相持于中,仍不离少阳之治法耳。此与泻心汤大同,而不名泻心者,以胸中素有之热,而非寒热相结于心下也。看其君臣更换处,大有分寸。徐忠可曰:黄连合半夏清热而降逆,干姜同桂枝温胃而散寒,参枣甘草为维持调护之主。费晋卿曰:变姜连泻心之法而为升降阴阳之法,寒热并用,补散兼行,和法之最佳者。徐灵胎曰:诸泻心之法,皆治心胃之间寒热不调,全属里证。此方即半夏泻心汤,以黄芩易桂枝,去泻心之名而曰黄连汤,乃表邪尚有一分未尽,胃中邪气尚当外

达，故加桂枝一味以和表里，则意无不到矣。又曰：邪气寒气也，故寒热并用。

《张氏医通》：黄连汤治胃中寒热不和，心下痞满（即本方）。

《保赤全书》：黄连汤治痘疮热毒在胃中，以致腹痛，甚则欲呕吐。

《类聚方广义》：黄连汤治霍乱，疝瘕攻心腹痛，发热上逆，心悸，欲呕吐，及妇人血气痛，呕而心烦，发热头痛者。

伤寒八九日，风湿相搏，身体疼烦，不能自转侧，不呕，不渴，脉浮虚而涩者，桂枝附子汤主之，若其人大便硬，原注一云"脐下心下硬"。**小便自利者，去桂加白术汤主之。**"疼烦"成本作"烦疼"，《脉经》作"疼痛"。"不渴"下《千金翼》有"下已"二字，《外台》有"下之"二字。"脉浮虚而涩者"《千金翼》作"脉浮而紧"。"去桂加白术汤"《玉函》《千金翼》作"术附子汤"，《脉经》作"附子汤"。古本此下二条在湿病卷。

尤在泾曰：伤寒至八九日之久，而身痛不除，至不能转侧，知不独寒淫为患，乃风与湿相合而成疾也。不呕不渴，里无热也。脉浮虚而涩，风湿外持而卫阳不振也。故于桂枝汤去芍药之酸寒，加附子之辛温，以振阳气而敌阴邪。若大便坚，小便自利，知其人在表之阳病，而在里之气自治，则皮中之湿所当驱之于里，使从水道而出，不必更出之表，以危久弱之阳矣。故于前方去桂枝之辛散，加白术之苦燥，合附子之大力健行者，于以并走皮中而逐水气，此避虚就实之法也。喻嘉言曰：风木、湿土虽大运六气中之二气，然而湿土实地之气也。经云：地气之中人也，下先受之，其与风相抟结，止是流入关节，身疼极重而无头痛，及呕渴等证，故虽浸淫于周身躯壳，自难犯高巅脏腑之界耳。不呕者，上无表邪。不渴者，内无热炽也。加以脉浮虚而涩，则为风湿搏于躯壳无疑。故用桂枝、附子疾驰经络水道，以迅扫而分竭之也。程郊倩曰：大便硬，小便利者，风湿外束而津液不复内行也。去桂加白术引津液还入胃中，则风无所搏而束者解矣。白术为脾家主药，燥湿以之，滋液亦以之。

早川宗安曰：此章八九日而不现阳明少阳之证，故曰不呕不渴，然有阴急迫阳之势，故以伤寒言之也。身体疼烦不能自转侧，脉浮虚而涩者，虽有表证至于阴位，故曰桂枝附子汤主之。若其人大便硬，小便自利者，阴盛而阳缩也，故曰桂枝去桂加白术汤主之也。

陈修园曰：此节合下节，皆言风湿相搏之病也。但此节宜分两截看，风湿相搏至桂枝附子汤主之作一截，言风湿相搏于外也。若其人至去桂加白术汤主之又作一截，言风湿相搏于内也。要知此节桂枝附子汤，是从外驱邪之表剂，去桂加白术汤，是从内撤邪之里剂，下节甘草附子汤，是通行内外之表里剂也。

《素·痹论》：风寒湿三气杂至合而为痹也。其风气胜者为行痹，寒气胜者为痛痹，湿气胜者为着痹也。痹在于骨则重，在于脉则血凝而不流，在于筋则屈不伸，在于肉则不仁，在于皮则寒。

桂枝附子汤方

桂枝四两，去皮　附子三枚，炮，去皮，破（成本"破八片"）　生姜三两，切　大枣十二枚，擘　甘草二两，炙

上五味，以水六升，煮取二升，去滓，分温三服。

徐灵胎曰：此即桂枝去芍药加附子汤。但彼桂枝用三两，附子用一枚，以治下后脉促胸满之证；此桂枝加一两，附子加二枚，以治风湿身疼脉浮涩之证。一方而治病迥殊，方亦各异，细思之各当其理，分两之不可忽如此，义亦精矣。后人何得以古方，轻于加减也。

《汉药神效方》：清川玄道家有中风奇药方，为桂枝附子汤，或乌头桂枝汤加大黄棕叶用之，初发不论虚实，皆可用，有奇效。

去桂加白术汤方（《金匮》作白术附子汤，《玉函》名术附子汤，《金鉴》

桂枝附子去桂加白术汤）

　　附子三枚,炮,去皮,破　白术四两　生姜三两,切　甘草二两,炙　大枣十二枚,擘

　　上五味,以水六升,煮取二升,去滓,分温三服。初一服,其人身如痹,半日许,复服之,三服都尽,其人如冒状,勿怪。此以附子术并走皮内,逐水气,未得除,故使之耳。法当加桂四两,此本一方二法,以大便硬,小便自利,去桂也。以大便不硬,小便不利,当加桂。附子三枚恐多也,虚弱家,及产妇,宜减服之。

　　徐忠可曰:是风湿相搏,以不头疼,不呕渴,知风湿之邪不在表,不在里,而在躯壳。然其原因于寒,几于风寒湿合而为痹矣。桂枝汤本属阳剂,而芍药非寒湿证所宜,故易以附子之辛热,多至三枚,从桂枝之后为纯阳刚剂,以开凝结之阴邪,然脉不单涩而浮虚先见,是湿少而风多也,故藉一附子而迅扫有余。否则又宜去桂枝加术汤,驱湿为主矣。章虚谷曰:此言身如痹者,以风湿阴凝之邪,初服须阳之药,其气痹结难开也。既而又如冒者,瞑眩也,药与邪争,药力不胜,故仍加桂枝以通经络也。若药勿瞑眩,厥疾不瘳,其斯之谓与。柯韵伯曰:方末云云:因桂枝治上焦,大便硬,小便利,是中焦不治,故去桂。服汤已湿反入胃,故大便不硬,小便不利,是上焦不治,故仍须加桂。盖小便由于上焦之气,而后膀胱之脏者,能出也。《内经》曰:风气胜者为行痹,寒气胜者为痛痹,湿气胜者为着痹。此身痛而不能转侧,是风少而寒湿胜,必赖附子雄壮之力,以行痹气之著。然附子治在下焦,故必同桂枝始能令在表之痹气散,同白术又能令在表之痹气内行,故桂枝附子汤是上下二焦之表剂,去桂加白术汤是中下二焦之表剂,附子白术汤仍加桂枝是通行三焦之表剂也,是又一方三法也。

《和剂局方》：术附汤治风虚头目眩重，甚者不知食味，此药暖肌补中，助阳气，止自汗（即本方）。

《脉因证治》：术附汤治寒厥，暴心痛，脉微气弱（即本方）。

《扁鹊心书》：术附汤治六七月中湿头疼，发热恶寒，自汗遍身疼痛，附子炮一两，白术土炒二两，甘草炒五钱，共为末，每服五钱，姜七片，水煎热服。

风湿相搏，骨节烦疼掣痛，不得屈伸，近之则痛剧，汗出短气，小便不利，恶风不欲去衣，或身微肿者，甘草附子汤主之。"烦疼"宋版、《玉函》《千金翼》作"疼烦"，今依成本、《全书》及《千金》倒转。"掣痛"《千金》作"四肢拘急"，"或身微肿"作"或头面手足时时浮肿"。

喻嘉言曰：此条复互上条之意，而辨其证之较重者。风则上先受之，湿则下先受之，逮至两相搏聚，注经络，流关节，渗骨体躯壳之间无处不到，则无处不痛也。于中短气一证，乃汗多亡阳，阳气大伤之征，故用甘草附子白术桂枝为剂，以复阳而分解外内之邪也。徐灵胎曰：此段形容风湿之状，病情略备。尤在泾曰：此亦湿胜阳微之证，其治亦不出助阳驱湿如上条之法也。盖风湿在表，本当从汗而解，而汗出表虚者不宜重发其汗。恶风不欲去衣，卫虚阳弱之征，故以桂枝附子助阳气，白术甘草崇土气，云得微汗则解者，非正发汗也，阳胜而阴自解耳。沈芊绿曰：此风湿为病，而湿尤中于周身荣卫之间，不能推布，其患为尤重者，故小便不利身肿二句，最宜着眼。程郊倩曰：已上二条虽云风湿相搏，其实各夹有一寒字在内，即三气合而为痹之证也。邪留于筋骨之间，寒多则筋挛骨痛。

甘草附子汤方

甘草二两，炙（《玉函》《外台》作"三两"）　　附子二枚，炮，去皮，破（《肘后》作"二两"）　　桂枝四两，去皮　　白术二两（《玉函》《肘后》《千金及翼》作"三两"）

上四味，以水六升，煮取三升，去滓，温服一升，日三服。"四味"下《千金》有"咬咀"二字。初服得微汗，则解。徐灵胎曰：论所谓风湿发汗，汗大出者，但风气去，湿气在是故不愈也。治风湿者发其汗，但微微似欲汗出者，风湿俱去也。能食汗止复烦者，将服五合，尚有余邪郁而未尽。恐一升多者，宜服六七合为始。"汗止"成本、《金匮》作"汗出"。成本无"将"字，《金匮》同，"始"作"妙"。徐灵胎曰：此言再服之始。

柯韵伯曰：此即桂枝附子汤，加白术去姜枣者也。前证得之伤寒有表无里，此证因于中风，故兼见汗出身肿之表，短气小便不利之里，此《内经》所谓风气胜者为行痹之证也。然上焦之化源不清，总因在表之风湿相搏，故于前方仍重用桂枝而少减术附，去姜枣者，以其短气，而辛散湿泥之品非所宜耳。王晋三曰：甘草附子汤两表两里之偶药。风淫于表，湿流关节，治宜两顾，白术附子顾里胜湿，桂枝甘草顾表胜风。独以甘草冠其名者，病深关节，义在缓而行之，若驱之大急，风去而湿仍留，反遗后患矣。周禹载曰：此证较前条更重，且里已受伤，曷为反减去附子耶？前条风湿尚在外，在外者利其速去；此条风湿半入里，入里者妙在缓攻。仲景正恐附子多则性猛且急，筋节之窍未必骤开，风湿之邪岂能托出，徒使汗大出而邪不尽耳。君甘草者，欲其缓也，和中之力短，恋药之用长也。此仲景所以前条用附子三枚者分三服，此条止二枚者初服五合，恐一升为多，宜服六七合，全是不欲尽剂之意。学者于仲景书有未解，即于本文中求之自得矣。

《肘后》：治胸中痰寒，短气膈者，膈中有结积觉骇骇不去者（即本方）。

《千金》：四物附子汤即本方，方后云：体肿者加防己四两，悸气小便不利加茯苓三两。

《活人书》：身肿者加防风一两，悸气小便不利者，加白茯苓一两半。

雉间焕云：甘草附子汤治后世所谓痛风，脱节风，手近之则痛剧者。

伤寒脉浮滑，此以表有热，里有寒，古本作"里无寒"，康平本无此八字。**白虎汤主之。**原注臣亿等谨案：前篇云：热结在里，表里俱热者，白虎汤主之。又云：其表不解，不可与白虎汤。此云：脉浮滑，表有热，里有寒者，必表里字差矣。又阳明一证云：脉浮迟，表热里寒，四逆汤主之。又少阴一证云：里寒外热，通脉四逆汤主之，以此表里自差，明矣。《千金翼》云白通汤，非也。成本无"以"字。《活人书》作"伤寒脉浮滑者，表有热"。林注云：《千金翼》云白通汤者，盖《玉函》之误，今考《千金翼》作白虎汤，故知之。

成无己曰：浮为在表，滑为在里。表有热，外有热也。里有寒，有邪气传里也。以邪未入腑，故止言寒，如瓜蒂散证云胸上有寒者是矣。与白虎汤以解内外之邪。王三阳曰：经文"寒"字当作"邪"字解，亦热也。程知曰：滑则里热，云浮滑则表里俱热矣。大热之气得辛凉而解，犹之暑暍之令得金风而爽，故清凉之剂以白虎名之。厥阴条中有伤寒脉滑而厥者，里有热也，白虎汤主之，可证此条之非里有寒矣。魏念庭曰：言伤寒则伤寒证具矣，然诊之而脉见浮滑非紧，则不止于寒，过滑则有类于数矣，浮而数其热尚浅而在表，浮而滑其热已深而入里，故仲师明之曰：此表有热里有寒。此里尚为经络之里，非脏腑之里也。柯韵伯曰：此论脉而不及证，因有白虎汤证而推及其脉。只据脉而不审其证，虽表里并言而重在里热，所谓热结在里，表里俱热者也。沈芊绿曰：发热无汗，口燥渴心烦，舌上干燥，欲饮水数升，大便秘，皆白虎汤证也，皆应得此脉。

《汤液本草》东垣云：胸中有寒者，瓜蒂散吐之。又表热里寒者，白虎汤主之。瓜蒂、知母味苦寒而治胸中寒，又里寒，何也？答曰：成无己云：即伤寒寒邪之毒为热病也。读者要逆识之，如《论语》言乱臣十人，书言唯以乱民，其能而乱四方，乱皆治也，乃治乱者也，故云乱臣，乱四方也。仲景所言寒之二字，举其初而言之，热病在其中矣。若以寒为寒冷之冷，无复用苦寒之剂，兼言白虎，订脉尺寸俱长，则热可知矣。

王孟英曰：此条"寒"字徐亚枝云：当作"痰"字解，可称千古只眼。夫本论无"痰"字，如湿家胸中寒之"寒"字，亦作"痰"字解。盖痰本作淡，会意，二火搏水成痰也。彼湿家火微湿盛，虽渴而不能饮，是为湿痰。此暍病火盛烁液，脉既滑矣，主以白虎汤，则渴欲饮水可知，是为热痰。凡痰因火动脉至滑实，而口渴欲饮者，即可以白虎治之。

案：本论言脉云滑则为实者凡数见，此节虽云里有寒而未尝揭明里寒证候，且下节脉结代而有止，可知此节脉浮滑为过于流利而无止数之象，其为非常之实热证脉矣，故与白虎汤以急救其焚，不暇顾其表证之罢不罢也。要知此节与下节，皆救危脉之权变法也。

张隐庵曰：上八节以风寒湿热燥火之气，结通篇太阳之病，以见伤寒一论六淫之邪兼备，非止风寒也。此三节以浮滑结代之脉象，结通篇太阳之脉，以见太阳总统诸经之气，而诸脉之死生，亦俱备于太阳中也。

白虎汤方

知母六两　石膏一斤，碎　甘草二两，炙　粳米六合

上四味，以水一斗，煮米熟汤成，去滓，温服一升，日三服。"四味"下《千金》有"㕮咀"二字。《外台》作"水一斗二升，煮取米熟，去米，内药

煮取六升,去滓,分六服"。《千金》方后有"诸亡血,及虚家,不可与白虎汤,若立夏后至立秋前,得用之,立秋后,不可服,春三月尚凛冷亦不可与之,与之则呕利腹痛"四十七字。《内台方议》问曰:《活人书》云:白虎汤惟夏至后可用,何耶? 答曰:非也。古人一方对一证,若严冬之时果有白虎证,安得不用石膏;盛夏之时果有真武汤证,安得不用附子。若老人可下,岂得不用硝黄;壮人可温,岂得不用姜附。此乃合用者必需之,若是不合用者强而用之,不问四时皆能为害也。

成无己曰:《内经》曰:热淫所胜,佐以苦甘。知母、石膏之苦甘以散热,热则伤气,甘以缓之,甘草、粳米之甘以益气。白虎西方金神也,应秋而归肺。热甚于内者以寒下之,热甚于外者以凉解之。其有中外俱热,内不得泄,外不得发者,非此汤则不能解也。夏热秋凉暑暍之气,得秋而止,秋之令曰处暑,是汤以白虎名之,谓为止热也。柯韵伯曰:阳明邪从热化,故不恶寒而恶热,热蒸外越故热汗出,热燥胃中故渴欲饮水,邪盛而实,故脉滑,然犹在经,故兼浮也。盖阳明属胃,外主肌肉,虽内外大热而未实,终非苦寒之味所宜也。石膏辛寒,辛能解肌热,寒能胜胃火,寒能沉内,辛能走外,此味两擅内外之能,故以为君;知母苦润,苦亦泻火,润以滋燥,故用为臣;甘草、粳米调和于中宫,且能土中泻火,稼穑作甘,寒剂得之缓其寒,苦剂得之平其苦,使二味为佐。庶大寒大苦之品无伤损脾胃之虑也,煮汤入胃,输脾归肺,水精四布,大烦大渴可除矣。白虎为西方金神,取以名汤者,秋金得令而炎暑自解矣。

《发微论》:林亿校正谓仲景于此表里之差矣,是大不然。大抵白虎汤能除伤寒中暍表里发热,故此前后二证或云表里俱热,或云表热里寒,皆可服之宜也。中一证称表不解不可服者,盖以脉浮无汗发热,此全是伤寒表证,宜麻黄、葛根之类也,安可用白虎? 亿但见所称表里不同，便谓差互，是亦不精不思之过也。

《活人书》：化斑汤治斑毒，于本方加蒌蕤，用糯米，云大抵发斑不可用表药，表虚里实，若发汗开泄，更增斑烂也，当用此汤。

《和剂局方》：白虎汤治伤寒大汗出后，表证已解，心胸大烦，渴欲饮水，及吐或下后，七八日邪毒不解，热结在里，表里俱热，时时恶风，大渴，舌上干燥而烦，欲饮水数升者，宜服之。又治夏月中暑毒，汗出恶寒，身热而渴。

《小儿药证真诀》：白虎汤解暑毒烦躁，身热痰盛，头痛口燥，大渴，即本方分量四之一，食后温冷随意服。气虚人加人参少许，同煎。

《三因方》：白虎汤治热厥，腹满身重，难以转侧，面垢谵语，遗溺，手足厥冷，自汗脉沉滑，里有热者（即本方）。

《此事难知》：阳明证身热目疼，鼻干不得卧，不恶风寒而自汗，或恶热，脉尺寸俱长，白虎汤主之。

《集验良方》：白虎汤治中暑口渴，欲饮水，身热，头晕昏晕等证。

《医学入门》：白虎汤治一切时气温疫杂病，胃热咳嗽发斑，及小儿疱疮瘾疹，伏热等证。

《医方集解》：白虎汤通治阳明病，脉洪大而长，不恶寒反恶热，头痛自汗，口渴舌胎，目痛，鼻干不得卧，心烦燥乱，日晡潮热，或阳毒发斑，胃热诸病。

《济阳纲目》：白虎加苍术汤治湿瘟，憎寒壮热，口渴，一身尽痛，脉沉细者，此方主之（即本方加苍术）。

伤寒，脉结代，心动悸，炙甘草汤主之。康平本"伤寒"下有"解而后"三字。古本"结代"作"结促"。"心动悸"《玉函》作"心中惊悸"。

成无己曰：结代之脉，动而中止能自还者，名曰结。不能自还者，名曰代，由血气虚衰，不能相续也。心中悸动，知真气内虚也。

与炙甘草汤益虚,补血气而复脉。徐灵胎曰:脉来缓而时一止复来,曰结。脉来动而中止不能自还,因而复动,曰代。凡动一息,亦曰代。皆气血两虚,而经隧不通,阴阳不交之故。心动悸,心主脉,脉之止息皆心气不宁之故。陈师亮曰:代为难治之脉,而有治法者何?凡病气血骤脱者,可以骤复。若积久而虚脱者,不可复。盖久病渐损于内,脏气日亏,其脉代者,乃五脏无气之候。伤寒为暴病,死生之机在于反掌,亦有垂绝而亦可救者,此其代脉乃一时气乏,然亦救于万死一生之途,而未可必其生也。高士宗曰:因内伤而伤寒者,病之至重者也,有性命之虞。治法一以温补元气为主,不效更当大温补。毋发散虚其经脉,毋消导耗其中土,毋寒凉损其阳和。虽有外证,必察其内。察内者探本澄源之大道,舍轻从重之至理也。

《素·脉要精微论》:代则气衰。

《十八难》结者,脉来去时一止,无常数。

炙甘草汤方

甘草四两,炙　生姜三两,切　人参二两　桂枝三两,去皮　生地黄一斤(《金匮》"酒洗",《千金翼》"细切")　阿胶二两(《千金翼》"三两炙")　麦门冬半升,去心　麻仁半升(成本作"麻子人",《千金翼》"各三两")　大枣三十枚,擘(《玉函》作"十二枚,擘")

上九味,以清酒七升,水八升,先煮八味取三升,去滓,内胶烊消尽,温服一升,日三服。一名复脉汤。烊音阳。《千金翼》"以水一斗煮取六升,去滓,分六服,日三夜三"。

尤在泾曰:脉结代者,邪气阻滞而荣卫涩少也。心动悸者,神气不振而都城震惊也。是虽有邪气,而攻取之法无所施矣,故宜人参姜桂以益卫气,胶麦麻地甘枣以益荣气,荣卫既充脉复神完而后从而取之,则无有不服者矣。此又扩建中之制,为阴阳并调之法。

如此,今人治病不问虚实,概与攻发,岂知真气不立,病虽去亦必不生,况病未必去耶？张路玉曰:津液枯槁之人,宜预防二便秘涩之虞。麦冬、生地溥滋膀胱之化源,麻仁、阿胶专主大肠之枯约,免致阴虚泉竭,火燥血枯,此仲景救阴退阳之特识也。柯韵伯曰:仲景凡于不足之脉,阴弱者用芍药以益阴,阳虚者用桂枝以通阳,甚则加人参以生脉。未有用麦冬者,岂以伤寒之法义重扶阳乎,抑阴无骤补之法欤？此以中虚脉结代,用生地黄、麦冬,峻补真阴者,是已开后学滋阴之路矣。然地黄、麦冬味虽甘而气则寒,非发陈蕃秀之品,必得人参、桂枝以通阳脉,生姜、大枣以和荣卫,阿胶补血,酸枣安神,甘草之缓不使速下,清酒之猛捷于上行,内外调和,悸可宁而脉可复矣。酒七升水八升只取三升者,久煮之则气不峻,此虚家用酒之法,且知地黄、麦冬得酒则良。此证当用酸枣仁,肺痿用麻子仁,可也。如无真阿胶,以龟板胶代之。《辑义》:《名医别录》甘草通经脉,利血气。《证类本草》:《伤寒类要》治伤寒心悸,脉结代者,甘草二两,水三升煮一半,服七合,日一服。由是观之,心悸脉结代,专主甘草,乃是取乎通经脉利血气,此所以命方曰炙甘草汤也。

《千金翼》:复脉汤治虚劳不足,汗出而闷,脉结心悸,行动如常,不出百日危急者,二十一日死,越公杨素因患失脉,七日服五剂而复(分两稍异,方见《金匮》)。

《千金》:炙甘草汤治肺痿,涎唾多出血,心中温温液液者,即本方。《外台》引仲景伤寒论主疗并同。

《济阳纲目》:《宝鉴》炙甘草汤治许伯威中气本弱,病伤寒八九日,医见其热甚,以凉药下之,又食梨三枚,冷伤脾胃,四肢冷,时发昏愦,其脉动而中止,有时自还,乃结脉也,心亦悸动,呃逆不绝,色变青黄,精神减少,目不欲开,蜷卧恶人语,以此药治之(即本方)。

《张氏医通》：酒色过度，虚劳少血液，液内耗心火自炎，致令燥热乘肺，咯唾脓血，上气涎潮，其嗽连续不已，以邪客皮毛入伤于肺，而自背得之尤速，当炙甘草汤。

脉按之来缓，时一止，复来者，名曰结。又脉来动而中止，更来小数，中有还者反动，名曰结，阴也。脉来动而中止，不能自还，因而复动者，名曰代，阴也。得此脉者，必难治。古本此条在"平脉法卷"。

喻嘉言曰：此段本为结代二脉下注脚。汪苓友曰：脉以指按之来，来者滑伯仁云自骨肉之分，而出于皮肤之际，气之升者是也。钱天来曰：结者邪结也，脉来停止暂歇之名，犹绳之有结也。凡物之贯于绳上者遇结必碍，虽流走之甚者亦必少有逗留乃得过也，此因气虚血涩，邪气间膈于经脉之间耳。虚衰则气力短浅，间隔则经络阻碍，故不得快于流行而止歇也。动而中止者，非"辨脉法"中阴阳相搏之动也。谓缓脉正动之时忽然中止，若有所遏而不得动也，更来小数者，言止后更勉强作小数。小数者郁而复伸之象也，小数之中有脉还而反动者，名曰结阴。"辨脉法"云：阴盛则结，故谓之结阴也。代，替代也。气血虚惫，真气衰微，力不支给，如欲求代也。动而中止句，与结脉同。不能自还因而复动者，前因中止之后更来小数，随即有还者反动，故言自还。此则止而未即复动，若有不复再动之状，故谓之不能自还，又略久复动，故曰因而复动。本从缓脉中来，为阴盛之脉，故谓之代阴也。上文虽云脉结代者皆以炙甘草汤主之，然结为病脉，代为危脉，故又有得此脉者必难治句，以申明其义。尤在泾曰：凡病得此脉者，攻之则邪未必去，而正转伤，补之则正未得益，而邪反滞，故曰难治。仲景因上条脉结代，而详言其状如此。

《灵·根结论》：一日一夜五十荣，以荣五脏之精，不应数者，名曰柱生。所谓五十荣者，五脏皆受气，持其脉口数其至也，五十动而不一代者，五脏皆受气；四十动一代者，一藏无气；三十动一代者，二藏无气；二十动一代者，三藏无气；十动一代者，四藏无气；不满十动一代者，五脏无气。予之短期，要在终始，所谓五十动而不一代者，以为常也。以知五脏之期，予之短期者，乍数乍疏也。《素·平人气象论》：但代无胃，曰死。王注：谓动而中止，不能自还也。

"辨脉法"脉来缓时一止复来者，名曰结。脉来数时一止复来者，名曰促。脉阳盛则促，阴盛则结，此皆病脉。《脉经》代脉来数中止，不能自还，因而复动，脉结者生，代者死。

《活人书》：有结脉、有促脉、有代脉：结者阴也，阴盛则结，脉来缓时一止复来曰结，主胸满烦躁。促者阳也，阳盛则促，脉来数时一止复来曰促，主积聚气痞，忧思所成。大抵结促之脉，虽时一止，为病脉，非死脉也。惟代脉者，真死矣，往来缓，动而中止不能自还，因而复动，名曰代也，代者死也。

《诊家正眼》：结脉之止，一止即来。代脉之止，良久方至。《内经》以代脉之见为脏气衰微，脾气脱绝之诊也。惟伤寒心悸，怀胎三月，或七情太过，或跌仆重伤，及风家痛家，俱不忌代脉，未可断其必死。《扁鹊心书》死脉见于两手，可急灸关元五百壮。

辨阳明病脉证并治

问曰：病有太阳阳明，有正阳阳明，有少阳阳明，何谓也，答曰：太阳阳明者，脾约原注一云"络"。**是也。正阳阳明者，胃家实是也。少阳阳明者，发汗，利小便已，胃中燥，烦实，大便难是也。**《玉函》《千金翼》"少阳"作"微阳"下同，无"烦实"二字。《玉函》云："脾约"一作"脾结"。

尤在泾曰：太阳阳明者，病在太阳而兼阳明内实，以其人胃阳素盛，脾阴不布，屎小而硬，病成脾约，是太阳方受邪气，而阳明已成内实也。正阳阳明者，邪热入胃，糟粕内结，为阳明自病，《活人》所谓病人本谷盛气实是也。少阳阳明者，病从少阳而转属阳明，得之发汗，利小便，津液去而胃燥实，如本论所谓伤寒十余日，热结在里，复往来寒热者，与大柴胡汤是也。此因阳明病有是三者之异，故设为问答以明之，而其为胃家实则一也。章虚谷曰：太阳阳明者，谓邪由太阳传入阳明，即化为热，则不恶寒而反恶热也。脾主为胃行津液者也，胃家邪热盛，反约制其脾不得为胃行津液，故致燥渴便硬，如白虎汤滋其燥渴也，脾约丸通其燥结也。正阳阳明者，《内经》言邪中于面则下阳明，是阳明本经受邪，内及于府，故名胃家实也。其邪初感亦必有脉浮紧恶寒等证，如下各条所叙者，但以阳明阳气盛而邪易化热，旋即不恶寒而反恶热，不同太阳之常恶寒，少阳之往来寒热也。少阳止宜和解，若发汗利小便，则徒伤津液而邪不解，因之转入阳明，津液伤则胃燥而烦，邪热内实则大便难也。此总明三阳经邪所以入胃之证，以下各条由此而生发也。陈修园曰：太阳阳明者，盖以阳明之上燥气主之，本太阳不解，太阳之标热合阳明之燥热,并于太阴脾土之中,脾之津液为其所烁而穷约,所谓脾约是也。正阳阳明者,盖以燥气者阳明之本也,天有此燥气,人亦有此燥气,燥气太过无中见太阴湿土之化,所谓胃家实是也。少阳阳明者,盖以少阳之上相火主之,若病在少阳,误发汗,误利小便已,水谷之津液耗竭,而少阳之相火炽盛,津竭而胃中燥,火炽则烦而实,实则大便难是也。

庞安常曰:有三阳阳明者:其太阳阳明,本太阳病,若发汗,若下,若利小便,此亡津液,胃中干燥,因转属阳明也;少阳阳明者,本傅到少阳,因发汗利小便已,胃中燥大便难也;正阳阳明者,病人本风盛气实,津液消铄,或始恶寒汗出多,寒罢而反发热,或始得病便发热狂言也。

案:此节言阳明病,有自受及太少二阳转属之三因,为一篇之提纲,以下乃分疏之。

阳明之为病,胃家实是也。原注《千金翼》"实"一作"寒"。《莫氏研经言》"寒"即"塞"字之误,与"实"同义。成本无"是"字。

柯韵伯曰:阳明为传化之府,当更实更虚,食入胃实而肠虚,食下肠实而胃虚。若但实不虚,斯为阳明之病根矣。胃实不是阳明病,而阳明之为病悉从胃实上得来,故以胃家实为阳明一经之总纲也。然致实之由最宜详审,有实于未病之先者,有实于得病之后者,有风寒外束热不得越而实者,有妄汗吐下重亡津液而实者,有从本经热盛而实者,有从他经转属而实者。此只举其病根在实,而勿得以胃实,即为可下之证。案:阳明提纲与《内经·热论》不同,热论重在经络,病为在表,此以里证为主,里不和即是阳明病。他条或有表证,仲景意不在表,或兼经病,仲景意不在经。阳明为阖,凡里证不和者,又以阖病为主。不大便固阖也;不小便亦阖也;不能食食难用饱,初欲食反不能食皆阖也;自汗出盗汗出表开而里阖也;反无汗内外皆阖也。种种阖病,或然或否,故提纲独以胃实为正。胃实不是竟指燥屎坚硬,只对下利言。下利是胃家不实矣,故汗出解后胃中不和而下利者,便不称阳明病。如胃中虚而不下利者,便属阳明,即初硬后溏者,总不失为胃家实也。所以然者,阳明太阴同处中州,而所司各别。胃司纳,故以阳明主实;脾司输,故以太阴主利。同一胃府而分治如此,是二经所由分也。尤在泾曰:胃者汇也,水谷之海,为阳明之府也。胃家实者,邪热入胃与糟粕相结而成实,非胃气自盛也。凡伤寒腹满便闭潮热,转矢气,手足濈濈汗出等证,皆是阳明胃实之证也。程郊倩曰:太阳之为病多从外入,风寒等是病根。阳明之为病多从内受,胃家实是病根,而"燥"之一字,则又胃家实之病根也。舒驰远曰:阳明以胃实为正,所以发黄与固瘕等证,虽皆腑病,不得为正阳阳明。沈尧封曰:此是阳明证之提纲,后称阳明证三字,俱有胃家实在内。

《三十五难》小肠谓赤肠,大肠谓白肠,胆者谓青肠,胃者谓黄肠,膀胱者谓黑肠。

案:首节"胃家实"三字,指正阳阳明之一因而言。此节"胃家实"三字,统太正少之三因而言也。胃家括胃、小肠、大肠、胆、膀胱在内。胆实为发黄,膀胱实为小便不利,故二证之治法见此篇也。

问曰:何缘得阳明病,答曰:太阳病,若发汗,若下,若利小便,此亡津液,胃中干燥,因转属阳明,不更衣,内实,大便难者,此名阳明也。《玉函》作"发其汗若下之,亡其津液,此名阳明也,作为阳明病也"。

成无己曰:本太阳病不解,因汗下利小便亡津液,胃中干燥,太阳之邪入腑转属阳明。古人登厕必更衣,不更衣者,通为不大便。不更衣则胃中物不得泄,故为内实。胃无津液,加之蓄热,大便则难,为阳明里实也。尤在泾曰:胃者,津液之府也。汗下利小便津液外亡,胃中干燥,此时寒邪已变为热,热犹火也,火必就燥,所以邪气转属阳明也。而太阳转属阳明,其端有二:太阳初得病时发其汗,汗先出不彻,因转属阳明也,为邪气未尽而传,其病在经;此太阳病,若汗若下若利小便,亡津液,胃中干燥,因转属阳明者,为邪气变热而传,其病在腑也,此阳明受病之因也。程郊倩曰:本太阳病起至名阳明也止,自是一气说下,而逶迤分别多少铺置,读者当于此悟出,太阳阳明转属褶叠处。

《总病论》:更衣即登厕也,非颜师古注《汉书》更衣之义。《集验方》痔有更衣挺出,妨于更衣,更衣出清血,故以知之。

陆九芝曰:阳明主津液所生病,病至阳明未有不伤津液者,汗多亡阳,下多亡阴,皆谓亡津液,而欲保津液,仍在汗下之得其当。

陈修园曰:自此以下六节,论阳明之气主表而外合太阳,主里而内关津液之义也。

问曰:阳明病,外证云何? 答曰:身热汗自出,不恶寒反恶热也。《玉函》《千金翼》作"身热汗出而不恶寒,但反恶热也"。

柯韵伯曰:阳明主里,而亦有外证者,有诸中而形诸外,非另有外证也,胃实之外见者,其身则蒸蒸热,里热炽而达于外,与太阳表邪发热者不同,其汗则濈濈然从内溢而无止息,与太阳风邪为汗者不同,表寒已散,故不恶寒,里热闭结,故反恶热,只因有胃家实之病根,即见身热自汗之外证,不恶寒反恶热之病情,四证是阳明外证之提纲,故胃中虚冷亦得称阳明病者,因其外证如此也。陈修园曰:此一节补出阳明外证,合上节为一内一外之总纲。

问曰:病有得之一日,不发热而恶寒者,何也? 答曰:虽得之一日,恶寒将自罢,即自汗出而恶热也。"发热"《玉函》作"恶热"。"不发热而恶寒者何也"《千金翼》作"发热恶寒者何","虽得之一日"作"然虽二日"。

柯韵伯曰：阳明受病当二三日发，上条是指其已发热言，此追究一日前未发热时也。初受风寒之日尚在阳明之表，与太阳初受时同，故阳明亦有麻黄桂枝证。二日来表邪自罢，故不恶寒，寒止热炽，故汗自出而反恶热，两阳合明之象见矣。阳明病多从他经转属，此因本经自受寒邪，胃阳中发，寒邪即退，反从热化故耳。若因亡津液而转属，必在六七日来，不在一二日间。本经受病之初其恶寒虽与太阳同，而无头项强痛为可辨，即发热汗出亦同太阳桂枝证，但不恶寒反恶热之病情，是阳明一经之枢纽。程郊倩曰：阳明恶寒终是带表，至于腑病，不唯不恶寒且恶热，表罢不罢，须于此验之，故从反诘以辨出。然曰虽得之一日恶寒将自罢，则已该夫阳明之不必转得者。初得阳明表气被阻，故亦有不发热而恶寒证，须臾即化热矣，邪不关表故也。陈修园曰：此承上文不恶寒，反恶热而言也。但上文言阳明自内达外之表证，此言风寒外入之表证。

问曰：恶寒何故自罢？答曰：阳明居中，主土也，万物所归，无所复传，始虽恶寒，二日自止，此为阳明病也。成本、《玉函》无"主"字。

成无己曰：胃为水谷之海，主养四旁，四旁有病，智能传入于胃，入胃则更不复传。如太阳病传之入胃则更不传阳明，阳明病传之入胃则更不传少阳，少阳病传之入胃则更不传于三阴也。方中行曰：无所复传者，胃为水谷之海，五脏六腑四肢百骸皆资养于胃，最宜通畅，实则秘固，复得通畅则生，止于秘固则死，死生决于此矣，尚何复传？恶寒二日自止者，热入里而将反恶热，以正阳阳明言也。柯韵伯曰：太阳病八九日尚有恶寒证，若少阳寒热往来，三阴恶寒转甚，非发汗温中何能自罢。惟阳明恶寒，未经表散即能自止,与他经不同。始虽恶寒二句,语意在阳明居中句上。夫知阳明之恶寒易止,便知阳明为病之本矣。胃为戊土,位处中州,表里寒热之邪无所不归,无所不化,皆从燥化而为实,实则无所复传,此胃家实所以为阳明之病根也。

黄坤载曰:感伤三阳则为热,传之三阴则为寒,以阳盛于腑,阴盛于脏,腑病则热,脏病则寒也。感证一传胃府,则胃热日增,不复再传三阴而为寒。缘阴盛之人三阳方病于外,三阴即应于中,传阴则后之恶寒无有止期,此但入三阴为寒,不入胃腑为热者也。阳盛之人太阳被感,腑热郁生,其始热未极盛,犹见恶寒,俟至二日热盛之极,气蒸汗泄,则恶寒自止,此但入胃府为热,不入三阴为寒者也。阳盛则生,阴盛则死,阴莫盛于少阴,阳莫盛于阳明,病入三阴死多生少,虽用姜附回阳,难保十全无失。最可虑也,一传胃府,则正阳司气,三阴无权,万不一死,至为吉兆。俟其胃热盛实,一用承气攻下,自无余事。阳贵阴贱,正为此也。案:合信氏云:各物不论五色五味,胃津化后则色味俱无,总归一物,无区别矣,此万物所归之征。

本太阳,初得病时,发其汗,汗先出不彻,因转属阳明也,伤寒发热无汗,呕不能食,而反汗出濈濈然者,是转属阳明也。《玉函》《千金翼》"伤寒"二字作"病"一字。

张隐庵曰:此言阳明有内外转属之不同。本太阳病发汗不彻而转属阳明,此转属阳明之在外也;不因发汗,反自汗出而转属阳明,此转属阳明之在内也。则知阳明之转属,有内外表里之异矣。程郊倩曰:彻者尽也,透也。汗出不透则邪未尽出,而辛热之药性反内留而助动燥邪,因转属阳明。《辨脉》篇所云:汗多则热愈,汗少则便难者是也。伤寒发热,无汗,呕不能食,太阳本证现在,而反汗出溅溅然者,知大便已结燥于内,虽表证未罢,已是转属阳明也。溅溅,连绵之意,俗云汗一身不了又一身也。陈修园曰:上文历言阳明本经之自为病,此复申明太阳转属阳明之义。除过汗亡津液外,又有此汗出不彻而转属,不因发汗而转属,合常变而并言之也。

案:太阳中篇二阳并病,太阳初得病时发其汗,汗先出不彻,因转属阳明云云:与此上段同义。下段摘锦谓即太阳篇中欲颇吐者为传也,胃经受邪则喜吐,葛根加半夏汤主之。

伤寒三日,阳明脉大。

方中行曰:伤寒三日,该中风而大约言也。脉大者,阳明气血俱多也。沈明宗曰:三日阳明脉大,是为阳明邪实之正脉。程郊倩曰:大为阳盛之诊,伤寒三日见此,邪已去表入里,而脉从阳热化气,知三阳当令,无复阳去入阴之虑矣。不言阴阳者,该及浮沉,具有实字之意,不实则为芤为虚。凡下文云脉弱,脉迟,滑而疾,脉沉,脉浮而芤,而涩等类,皆贯此大字在内,只从有力无力上讨分晓。尤在泾曰:邪气并于太阳则浮,并于阳明则大。云三日者,举传经次第之大凡也。又阳明之脉,人迎趺阳皆是。伤寒三日邪入阳明,则是二脉当大,不得独诊于右手之附上也。

"序例"尺寸俱长者,阳明受病也,当二三日发。

戴元礼曰:脉大者,两阳合明内外皆阳之象也,此为胃家实之正脉。《内经》云:阳明之至短而涩,此指秋金司令之时脉。又曰:阳明脉象大浮也,此指两阳合明之病脉。

案:此节承上文而补申其转属之脉,犹云太阳病三日脉大者,为传属阳明之候也,此倒叙笔法。太阳篇云:伤寒二三日,阳明少阳证不见者,为不传也,与此节互相发。《素·脉要精微论》云:大则病进是也。

伤寒脉浮而缓，手足自温者，是为系在太阴，太阴者，身当发黄，若小便自利者，不能发黄，至七八日，大便硬者，为阳明病也。
《千金翼》"伤寒"作"病"字。程本合下节为一节。

　　程郊倩曰：阳明为病本于胃家实，则凡胃家之实，不特三阳受邪能致其转属阳明，即三阴受邪，亦能致其转属阳明。聊举太阴一经例之，脉浮而缓是为表脉，然无头痛，发热，恶寒等外证，而只手足温，是邪不在表而在里。但入里有阴阳之分，须以小便别之。小便不利者，湿蒸瘀热而发黄，以其人胃中原来无燥气也；小便自利者，胃干便硬而成实，以其人胃中本来有燥气也。病虽成于七八日，而其始证却脉浮而缓，手足自温，则实太阴病转属来也。既已转系阳明，其脉之浮缓者转为沉大，不必言矣。而手足之温不止温已也，必濈然微汗出。盖阴证无汗，汗出者必阳气充于内，而后溢于外，其大便之实可知。唯其从阴经转来，故汗虽出而仍微耳，是之谓太阴阳明。则推之少阴三大承气证，厥阴一小承气证，何非转属阳明之病哉？凡三阴转属阳明，自是三阴证罢，故太阴则濈然微汗出，少阴则口干燥腹胀不大便，厥阴自谵语也。

　　秦皇士曰：此承明上条阳明之热，内传太阴而为燥热脾约者，当用脾约丸。

　　柯韵伯曰：客曰：病在太阴同是小便自利，至七八日暴烦下利者，仍为太阴病，大便硬者，转为阳明病，其始则同，其终则异，何也？曰：阴阳异位，阳道实，阴道虚，故脾家实则腐秽自去，而从太阴之开，胃家实则地道不通，而成阳明之合，此其别也。

　　张云岐曰：或谓伤寒发黄，惟阳明太阴两经有之，俱言小便利者不能发黄，何也？盖黄者土之正色，以阳明太阴俱属土，故发黄也。其黄之郁外不得汗，里不得小便，脾胃之土为热所蒸，故色见于外为黄也。若小便利者,热不内蓄,故不能变黄也。其有别经发黄者,亦由脾胃之土兼受邪故也。

陈修园曰:此节合下节,明阳明与太阴相表里之义也。

伤寒转系阳明者,其人濈然微汗出也。《千金翼》"转"作"传","微"作"后"。《玉函》作"濈濈然"。

汪苓友曰:此承上文而申言之,上言伤寒系在太阴,要之既转而系于阳明,其人外证不但小便利,当濈然微汗出。盖热蒸于内,汗润于外,汗虽微而腑实之证得矣。

阳明中风,口苦,咽干,腹满微喘,发热恶寒,脉浮而紧,若下之,则腹满,小便难也。古本作"发热恶风脉浮而缓"。

方中行曰:阳明之脉侠口环唇,胆热则口苦,咽为胆之使,故口苦则咽干,腹满,热入阳明也。微喘发热恶寒,脉浮而紧,风寒俱有,而太阳未除也。下之腹满者,误下则里虚,外邪内陷也。小便难,亡津液也。王宇泰曰:发热恶寒,表未解也。而误下之则亡阴,亡阴则阳无以化,故腹满小便难也。许学士云:宜小柴胡汤。柯韵伯曰:本条无目疼,鼻干之经病,又无尺寸俱长之表脉,微喘恶寒脉浮而紧,与太阳麻黄证同;口苦咽干,又似太阳少阳合病;更兼腹满,又似太阳太阴两感。他经形证互呈,本经形证未显,何以名为阳明中风耶?以无头项强痛,则不属太阳;不耳聋目赤,则不属少阳;不腹满自利,则不关太阴。是知口为胃窍,咽为胃门,腹为胃室,喘为胃病矣。今虽恶寒,二日必止,脉之浮紧亦潮热有时之候也,此为阳明初病在里之表,津液素亏,故有是证。若以腹满为胃实而下之,津液既竭,腹更满而小便难,必大便反易矣,此中风转中寒,胃实转胃虚,初能食而致反不能食之机也。伤寒中风但见有柴胡一证便是,则口苦咽干当从少阳证治,脉浮而紧者,当曰弦矣。

程知曰：此言阳明兼有太阳少阳表邪，即不可攻也。中西惟忠曰：此三阳合病之轻者也。陈修园曰：此言阳明之气不特与太阴为表里，抑且中合于少阳，外合于太阳也。

案：《灵·脏腑》篇云：中于面则下阳明。盖风邪从面前来，由口鼻而入。中于胃腑，故见口苦咽干，腹满微喘等证。

阳明病，若能食，名中风，不能食，名中寒。二"名"字《玉函》《千金翼》作"为"。

程郊倩曰：本因有热，则阳邪应之，阳化谷，故能食，就能食者，名之曰中风，其实乃瘀热在里证也。本因有寒，则阴邪应之，阴不化谷，故不能食，就不能食者，名之曰中寒，其实乃胃中虚冷证也。柯韵伯曰：此不特以能食不能食别风寒，更以能食不能食审胃家虚实也。要知风寒本一体，随人胃气而别。方中行曰：名犹言为也，中寒即伤寒之互词。

王朴庄曰：风之中面及膺者，中风也。风之从鼻入胃者，中寒也。其证皆胃家实，故曰阳明病也。太阳主荣卫，阳明主肌肉，外寒所伤必由太阳，无专伤阳明之理，故不曰伤寒，而曰中寒，明寒之不自表入也。

阳明病，若中寒者，不能食，小便不利，手足濈然汗出，此欲作固瘕，必大便初硬后溏。所以然者，以胃中冷，水谷不别，故也。成本"寒"下无"者"字。《玉函》《千金翼》无"若"字，"食"下有"而"字，"固"作"坚"。

黄坤载曰：阳明病若中寒不能食，土湿而小便不利，手足阳泄而濈然汗出，此寒气凝结欲作坚固之癥瘕，大便必初硬后溏。所以然者，胃中寒冷不能蒸化水谷，水谷不别，俱入二肠而成泄利，故也。凡水寒土湿，阴气凝结，瘕块坚硬，多病溏泄。服暖水燥土之剂，阳回泄止，寒消块化，续从大便而出滑白粘联，状如痰涕，是即固瘕之泮解而后行者也。《五十七难》所谓大瘕泄者，即此。柯韵伯曰：胃实则中热，故能消谷。胃虚则中寒，故不能食。阳明以胃实为病根，更当以胃寒为深虑耳。凡身热汗出，不恶寒反恶热，称阳明病。今但手足汗出，则津液之泄于外者尚少，小便不利则津液不泄于下，阳明所虑在亡津液，此更虑其不能化液矣。固瘕，即初硬后溏之谓，肛门虽固结，而肠中不全干也。溏，即水谷不别之象。大肠小肠俱属于胃，欲知胃之虚实，必于二便验之。小便利，屎定硬；小便不利，必大便初硬后溏。今人但知大便硬，大便难，不大便者，为阳明病，亦知小便难，小便不利，小便数少，或不尿者，皆阳明病乎？喻嘉言曰：注谓固为坚固，瘕为积聚，大谬。盖大便初硬后溏因成瘕泄，瘕泄即溏泄，久而不止，则曰固瘕也。程郊倩曰：胃中冷，小便难能作谷疸，小便不利亦能作固瘕。谷疸虽腹满不可攻，固瘕虽大便硬不可攻。此之手足濈然汗出者，小便不利所致，水溢非胃蒸也。固瘕者，固而成癖，水气所结，其腹必有响声，特以结在胸为水结胸，结在腹为固瘕。阴阳冷热攸别，水谷不别属湿热偏渗者多，此点出胃中冷，欲人知病本于寒，宜从寒治，不在利小便也。王宇泰曰：此欲作固瘕，厚朴生姜甘草半夏人参汤，或用理中汤。

阳明病，初欲食，小便反不利，大便自调，其人骨节疼，翕翕如有热状，奄然发狂，濈然汗出而解者，此水不胜谷气，与汗共并，脉紧则愈。 成本无"初"字。"不利"《玉函》《千金翼》作"不数"，"并"成本、《玉函》作"併"。"脉紧"《千金及翼》作"坚者"。

　　成无己曰：阳病客热初传入胃，胃热则消谷而欲食。阳明病热为实者，则小便当数，大便当硬，今小便反不利，大便自调者，热气散漫不为实也。欲食则胃中谷多，谷多则阳气胜，热消津液则水少,水少则阴血弱。《金匮要略》曰:阴气不通即骨痛,其人骨节疼者,阴气不足也,热甚于表者翕翕发热,热甚于里者蒸蒸发热,此热气散漫不专著于表里,故翕翕如有热状。奄,忽也。忽然发狂者阴不胜阳也,阳明蕴热为实者须下之愈,热气散漫不为实者必待汗出而愈,故云濈然而汗出解也。水谷之等者阴阳气平也,水不胜谷气是阴不胜阳也。汗出则阳气衰,脉紧则阴气生,阴阳气平两无偏胜则愈,故曰与汗共并脉紧则愈。张隐庵曰:此言阳明中风也。尤在泾曰:前条中寒不能食,所以虽有坚屎而病固瘕。此条胃强欲食,所以虽有水湿而忽从汗散。合而观之,可以知阴阳进退之机。

《素·阳明脉解》篇:四支者,诸阳之本也。阳盛则四支实,实则能登高也。热盛于身,故弃衣欲走也。阳盛则使人妄言骂詈,不避亲疏而不欲食,不欲食故妄走也。

阳明病欲解时,从申至戌上。《玉函》《千金翼》"至"作"尽",无"上"字。

张隐庵曰:经云:日西而阳气衰,阳明之所主也。从申至戌上,乃阳明主气之时,表里之邪欲出,必随旺时而解。尤在泾曰:申酉戌时,日晡时也。阳明潮热发于日晡,阳明病解亦于日晡,则申酉戌为阳明之时,其病者邪气于是发,其解者正气于是复也。舒驰远曰:凡病欲解之时,必从其经气之王,以正气得所王之时则能胜邪故病解。乃阳明之潮热独作申酉戌者,又以腑邪实盛,正不能胜,惟乘王时而仅与一争耳。是以一从王时而病解,一从王时而热潮,各有自然之理也。

阳明病不能食,攻其热必哕,所以然者,胃中虚冷故也,以其人本虚,攻其热必哕。成本"攻"上有"故"字。

秦皇士曰:阳明不能食,有寒热二条:胃热不能食,攻其热则愈;胃寒不能食,攻其热必哕呃。柯韵伯曰:初受病便不能食,知其人本来胃虚,与中有燥屎而反不能食者有别也。哕为胃病,病深者其声哕矣。程郊倩曰:本虚以平素言,热以阳明病言,有本则凡病之来虽有热邪,俱宜标视之,不能食之外无他证,辄以攻热为戒,幸世人勿以胃火二字浪加阳明也。

张隐庵曰:合下三节首言胃府虚,次言经脉虚,末言皮腠虚,意谓胃府虚而后经脉虚,经脉虚而后皮腠虚,故末结曰此以久虚故也。

高士宗曰:遍阅诸经止有哕而无呃,则哕之为呃也,确乎不易。诗云:銮声哕哕,谓呃之发声有序,如车銮声之有节奏也。凡经论之言哕者,俱作呃解无疑。

陈修园曰:此节言阳明中气虚寒之为病,次节言食气入胃胃虚不能淫精于经脉,三节言胃气虚不能输精于皮毛也。

阳明病,脉迟,食难用饱,饱则微烦头眩,必小便难,此欲作谷瘅,虽下之,腹满如故,所以然者,脉迟故也。《千金翼》"头眩"下有"者"字,"腹满"作"其腹必满"。"微"《玉函》及《金匮》作"发"。《千金翼》、成本"瘅"作"疸"。

尤在泾曰:脉迟者,气弱而行不利也。气弱不行则谷化不速,谷化不速则谷气郁而生热,其热上冲则作头眩,气上冲者不下走,则小便难,而热之郁于中者不得下行浊道,必将蒸积为黄,故曰欲作谷疸。然以谷气郁而成热,而非胃有实热,故虽下之而腹满不去,不得与脉数胃实者同论也。张卿子曰:此条同愈后损谷则愈证,由胃虚食郁致热,故曰谷疸。钱天来曰:谓之欲作,盖将作未作之时也。魏念庭曰:谷瘅一证,喻嘉言注谓胃寒,愚谓谷瘅既胃中谷气作霉,如仓中谷霉必因湿起,必因热变。谓之胃寒,则冬月何以仓庾无糜朽之虞,必俟冰消风暖以后哉?就仓谷而言,可知人胃中之谷气作瘅是热,非寒矣。二麦将收或遇细雨数日,则穗色黯黄,名曰黄疸。此时时已仲夏,无寒候也,乃梅雨将罢之期,特地气作霉南北少异耳,此正湿热合而成者。又小儿病名火瘅,亦无寒理。余注谷瘅为胃中虚热,似为有据也。

《金匮》:趺阳脉紧而数,数则为热,热则消谷,紧则为寒,食即为满。尺脉浮,为伤肾。趺阳脉紧,为伤脾。风寒相搏,食谷即眩,谷气不消胃中苦浊,浊气下流小便不通,阴被其寒热流膀胱,身体尽黄,名曰谷瘅。谷瘅之为病寒热不食,食即头眩,心胸不安,久久发黄为谷瘅,茵陈蒿汤主之。案:头眩与目眩不同,目眩属少阳,而合目即止。头眩属阳明,虽闭目而仍晕转,凡人饮酒饱食后,多见此候。

阳明病,法多汗,反无汗,其身如虫行皮中状者,此以久虚故也。《玉函》《千金翼》作"阳明病久久而坚者,阳明当多汗而反无汗"云云。

张隐庵曰:本篇云阳明外证身热汗自出,故法多汗。今反无汗其身如虫行皮中状者,由于胃府经脉之虚,故曰此久虚故也。由是而知经脉皮腠之血气,本于胃府所生矣。赵嗣真曰:虫行皮中状者,即经言身痒是也。久虚者以表气不足,津液不充于皮肤,使腠理枯涩汗难出也。若谓虚则当补,毕竟阳明受邪为病,邪可补乎?《活人》用术附汤黄芪建中汤辈,皆收汗药,则荣卫郁闭,邪无从出,内热发矣。何况其病又无吐利胃虚等证,病不在里,但皮肤中表气虚乏,理宜和解可也。莫若借用各半汤,或柴胡桂枝汤以和其荣卫,通行津液。程郊倩曰:阳明病阳气充盛之候也,故法多汗。今反无汗,胃阳不足,其人不能食可知。盖汗生于谷精,阳气所宣发也。胃阳既虚不能透出肌表,故怫郁皮中如虫行状。"虚"字指胃言,兼有寒。"久"字,指未病时言。胃主肌肉,实则为痛,虚则为痒为麻。

案:太阳以无汗为邪实,阳明以无汗为正虚。

阳明病，反无汗而小便利，二三日呕而咳，手足厥者，必苦头痛，若不咳，不呕，手足不厥者，头不痛。原注一云"冬阳明"，《玉函》作"各阳明病"，《千金翼》作"冬阳明病"。

程郊倩曰：阳明病反无汗，阳虚不必言矣。而小便利，阳从下泄，中谁与温，积之稍久，胃中独治之寒厥逆上攻，故二三日咳而呕，手足厥，一皆阴邪用事。必苦头痛者，阴盛自干乎阳，其实与阳邪无涉。头痛者标，咳呕手足厥者本。条中有一"呕"字，不能食可知。方中行曰：此亦寒胜，故小便利，呕，手足厥。手足为诸阳之本，三阳皆上头，故手足厥者必苦头痛也。程知曰：无汗小便利，呕咳，肢厥，头痛，曷不谓太阳病，盖初起无头痛诸表证也。此头痛是二三日后呕咳而厥所致，非因头痛致呕咳而厥也。呕咳二证太阳少阳俱有之，其表证未解则属太阳病。其寒热往来者，则谓之少阳病。厥则厥阴有之，但无呕与咳也。万密斋曰：此阳明本经伤寒，而寒气内攻之证也。林澜曰：须识阳明亦有手足厥证，胃主四肢，中虚气寒所致也。然苦头痛而咳，自与阴寒但厥者异矣。吴人驹曰：呕咳手足厥头痛，皆由反无汗之故也。

《素·咳论》曰：脾咳不已则胃受之，胃咳之状咳而呕，呕甚则长虫出。《阳明脉解》篇阳明厥则呕而惋，惋则恶人。

案：此条证，王宇泰云或用真武汤去茯苓，柯韵伯云当用瓜蒂散吐之，愚谓当用吴茱萸汤温之。

陈修园曰：此章凡四节，论阳明居中土，主灌于上下内外四旁也。

阳明病，但头眩，不恶寒，故能食而咳，其人咽必痛，若不咳者，咽不痛。原注一云"冬阳明"，《玉函》作"各阳明病"，《千金翼》作"冬阳明病，而咳其人咽必痛"。

王宇泰曰：阳明病身不重，但头眩而不恶寒者，阳明中风而风内攻也。经曰：阳明病若能食名中风。风邪攻胃，胃气上逆则咳。咽门者胃之系，咳甚则咽伤，故咽痛。若胃气不逆则不咳，其咽亦不痛也，四逆散加桔便。章虚谷曰：阳明中风故能食，风邪上冒而头眩，其邪化热则不恶寒。《内经》言胃中悍气直上冲头者，循咽上走空窍，其风邪入胃，随气上冲，故咳而咽必痛。咽与肺喉相连，邪循咽必及肺，故咳也。若不咳者，可知邪在经而不入胃循咽，则咽不痛矣。此为阳明中风之变证，故与太阳之有头痛者异也。钱天来曰：此条纯是热邪，当与前条两相对待，示人以风寒之辨也。程郊倩曰：阳明以下行为顺，逆则上行，故中寒则有头痛证，中风则有头眩证。以不恶寒而能食，知其郁热在里也。寒上攻能令咳，其咳兼呕故不能食，而手足厥。热上攻亦令咳，其咳不呕，故能食而咽痛。以胃气上通于肺，而咽为胃腑之门也。夫咽痛惟少阴有之，今此以咳伤致痛。若不咳则咽不痛，况更有头眩不恶寒以证之，不难辨其为阳明之郁热也。陈修园曰：咳出于肺，当云喉咙痛，今胃热甚则咽痛，二者相连，气必相侵。

曾氏曰：合上两节皆论阳明合肺病咳，故章法相同，读者可意会矣。

案：《内经·咳论》历举五脏六腑之咳证，而归纳之总诀，曰此皆聚于胃，关于肺。上节为寒聚于胃，而上逆于肺之咳。此节为热聚于胃，而上干于肺之咳。上节张路玉云：仍宜小青龙汤主之。此节柯韵伯云：当从小柴胡加减法。合两说而观之，则咳证之治法备矣。

阳明病无汗，小便不利，心中懊憹者，身必发黄。

尤在泾曰：邪入阳明寒已变热，无汗则热不外越，小便不利则热不下泄，蕴蓄不解，集于心下而聚于脾间，必恶热为懊憹不安，脾以湿应与热相合，势必蒸郁为黄矣。张隐庵曰：阳明之气不行于表里上下,则内逆于心中而为懊憹,阳热之气留中,入胃之饮不布,则湿热罨颥而身必发黄。

案:此节言阳明病瘀热在里而发黄之候。本篇十三、十四节言小便不利而汗出,十九节言无汗而小便利,此节言无汗而小便不利,可谓曲尽病情矣。而皮肤与膀胱,关系于阳明,可见矣。

阳明病被火,额上微汗出,而小便不利者,必发黄。《玉函》、成本无"而"字。

成无己曰:阳明病则为内热,被火则火热相合而益甚。若遍身汗出而小便利者,热得泄越不能发黄,今额上微汗出而小便不利,则热不得越郁蒸于胃,必发黄也。柯韵伯曰:非栀子檗皮汤,何以挽津液于涸竭之余耶?秦皇士曰:阳明病畏火,今反以火熏灼上攻头额,止得额上微汗,则热邪外不得汗泄,下不得便出,而必发黄。此条不立方,然猪苓茵陈汤证也。

舒驰远曰:太阳邪风被火热,两阳相熏灼,其身发黄。今阳明被火者亦然,总为无汗与小便不利而致。其所以无汗者,非腠理闭密也。小便不利者非气化不行也,盖以津液被劫无阴以化之也。

案:此节申阳明病不可火攻之戒,及被火后之变证,与上节发黄之证虽同,而致病之因则异也。

阳明病,脉浮而紧者,必潮热,发作有时,但浮者,必盗汗出。古本作"脉浮而短者"。《玉函》《千金翼》作"其热必潮",古本"盗汗"作"自汗"。

尤在泾曰:太阴脉紧为寒在表,阳明脉紧为实在里。里实则潮热发作有时也。若脉但浮而不紧者,为里未实而经有热。经热则盗汗出,盖杂病盗汗为热在脏,外感盗汗为邪在经。《易简方》用防风治盗汗不止,此之谓也。唐容川曰:此脉紧,是应大肠中有燥屎结束之形也,故必潮热。凡仲景所言潮热,皆是大肠内实结。仲景脉法，如紧者必咽痛。脉迟身凉为热入血室，皆与后世脉诀不同。方中行曰：但浮则阳盛，阳盛则阴虚，阴虚所以盗汗出也。陶节庵曰：阳明病脉浮紧，潮热盗汗，柴胡桂枝汤。

王海藏曰：脉浮而紧是恶寒将自罢，将发潮热时之脉也。此紧反入里之谓，不得拘紧则为寒之说。王宇泰曰：潮热者若潮汛之来不失其时，一日一发，按时而发者，谓之潮热。若日三五发者，是即发热，非潮热也。潮热属阳明，阳明旺于未申，必于日晡时发，乃为潮热。张隐庵曰：金氏曰：无病之人虽日有潮而不觉，病则随潮外现矣。张令韶曰：睡中汗出，如盗贼乘人之不觉而窃去也。

案：尤氏以阳明脉紧为实在里，本于成注。《金匮》云：脉紧如转索无常者，宿食也，是实仲景之脉法矣。盗汗为阳明之荣弱卫强，《金匮》所谓身常暮盗汗出，此荣气也。盖亦胃不和则卧不安之类证，故觉则止而不出矣。

陈修园曰：此章凡三节，言阳明主里复外合于表气，内通于经脉，复还于胃中也。

阳明病，口燥，但欲漱水不欲咽者，此必衄。《总病论》作"口鼻燥"。《千金翼》"嗽"作"咽"。

成无己曰：阳明之脉起于鼻，络于口。阳明里热则渴欲饮水，此口燥但欲漱水不欲咽者，是热在经而里无热也。阳明气血俱多，经中热甚迫血妄行，必作衄也。尤在泾曰：阳明口燥欲饮水者，热在气而属腑；口燥但欲漱水不欲咽者，热在血而属经。魏念庭曰：漱水非渴也，口中黏也。周禹载曰：使此时以葛根汤汗之，不亦可以夺汗而无血乎？此必衄者，仲景正欲人之早为治，不致衄后更问成流与否也。

柯韵伯曰：太阳阳明皆多血之经，故皆有血证。太阳脉当上行,荣气逆不循其道,反循巅而下至目内眦,假道于阳明自鼻頞而出鼻孔,故先目瞑头痛。阳明脉当下行,荣气逆而不下,反循齿环唇而上循鼻外,至鼻頞而入鼻,故先口燥鼻干。异源而同流者,以阳明经脉起于鼻之交頞中,旁纳太阳之脉故也。

阳明病,本自汗出,医更重发汗,病已差,尚微烦,不了了者,此必大便硬故也,以亡津液,胃中干燥,故令大便硬,当问其小便日几行,若本小便日三四行,今日再行,故知大便不久出,今为小便数少,以津液当还入胃中,故知不久必大便也。《玉函》《脉经》《千金翼》"尚微烦"作"其人微烦","此必大便硬故也"作"此大便坚也",成本作"此大便必硬故也"。《玉函》"津液"作"精液"。《脉经》"小便数少"作"小便难少"。故知大便不久出。今为小便数少以。

方中行曰:差,小愈也。以亡津液至大便硬,是申释上文。当问其小便日几行至末,是详言大便出不出之所以然。盖水谷入胃,其清者为津液,粗者成渣滓,津液之渗而外出者则为汗,潴而下行者为小便,故汗与小便出多皆能令人亡津液。所以樝滓之为大便者,干燥结硬而难出也。然二便者水谷分行之道路,此通则彼塞,此塞则彼通。小便出少则津液还停胃中,胃中津液足则大便软滑,此其所以必出可知也。尤在泾曰:阳明病不大便,有热结与津竭两端:热结者,可以寒下,可以咸软;津竭者,必津回燥释,而后便可行也。兹已汗复汗重亡津液,胃燥便硬,是当求之津液,而不可复行攻逐矣。小便本多而今数少,则肺中所有之水精不直输于膀胱,而还入于胃府,于是燥者得润,硬者得软,结者得通,故曰不久必大便出,而不可攻之意,隐然言外矣。汪苓友曰:病家如欲用药,宜少与麻仁丸。

伤寒呕多,虽有阳明证,不可攻之。

成无己曰：呕者热在上焦，未全入府，故不可下。章虚谷曰：胃寒则呕多，兼少阳之邪则喜呕，故虽有阳明证不可攻下也。若胃寒而攻之，必下利清谷，兼少阳而攻之，必挟热下利矣。柯韵伯曰：呕多是水气在上焦，虽有胃实证只宜小柴胡以通液。攻之，恐有利遂不止之祸。

《活人书》：无阳则厥，无阴则呕。呕者，足阳明胃之病。足阳明之气下行，今厥而上行，故为气逆，气逆则呕。仲景云：呕多虽不大便不可下，可与小柴胡汤。上焦得通，津液得下，胃气因和，濈然汗出而解。大抵呕证不一，各有治法，要之小柴胡汤尤相主当耳。

喻嘉言曰：呕多诸病不可攻下，不特伤寒也。

张隐庵曰：此下凡六节，前三节言不可攻，后三节言三承气之证而属可攻。大意谓阳明乃燥热之证，可与攻下，然必以胃气为本，详审邪正虚实，当知攻邪所以救正。若因攻而反伤其正气，何异攻贼而并害其良民。高士宗曰：太阳篇多从升降出入上体认，阳明篇多从邪正虚实上体认。若胃气虚者，虽有实热不可妄攻。盖人以胃气为本，是乃阳明之大关也。

阳明病，心下硬满者，不可攻之，攻之，利遂不止者死，利止者，愈。《玉函》《脉经》《千金翼》作"遂利"。

成无己曰：阳明病腹满者，为邪气入腑，可下之。心下硬满，则邪气尚浅未全入腑，不可便下之。得利止者，为邪气去正气安，正气安则愈。若因下利不止者，为正气脱而死。魏念庭曰：言阳明，则发热汗出之证具。若胃实者硬满在中焦，今阳明病而见心下硬满，非胃实可知矣。虽阳明亦可以痞论也。主治者仍当察其虚实寒热，于泻心诸方中求治法。汪苓友曰：结胸证心下硬满而痛，此为胃中实故可下。此证不痛，当是虚硬，虚满，故云不可攻也。常器之云：未攻者可与生姜泻心汤,利不止者四逆汤,愚以须理中汤救之。

案:本篇七十二节云:得病二三日脉弱,无太阳柴胡证,烦躁心下硬,用承气汤下之。以证此节之心下硬满不可攻之,知其必有太阳证。

阳明病,面合色赤,不可攻之,攻之,必发热色黄者,小便不利也。《脉经》"面合"作"自汗"。《玉函》、成本"色赤"作"赤色","黄"下无"者"字,宋版脱下"攻之"二字,今从《玉函》、成本补。

成无己曰:合,通也。秦皇士曰:面合赤色,此表邪作汗之征。若误攻下,则表热不散。热瘀于上,必蒸黄色于皮毛;热瘀于下,必热结膀胱而小便不利。此条不立方,既曰阳明病,当用葛根汤解在表发热之黄。既曰小便不利,当用猪苓汤分利小便。浅田栗园曰:此阳明病望色而分表里者也。面有热色者,属发热,为在表之候;面热如醉者,属胃热,为在里之候。《金匮》云:面热如醉,此为胃热上冲熏其面,加大黄以利之,是也。今云面合赤色,乃知表里之热合著于颜面也。此与二阳并病,面色缘缘正赤相同,治法宜先发其表,故曰不可攻之也。必发热以下,茵陈蒿汤证也。

阳明病,不吐不下,心烦者,可与调胃承气汤。《玉函》《千金翼》作"不吐下而烦",《脉经》同,无"调胃"二字。

成无己曰:吐后心烦谓之内烦,下后心烦谓之虚烦。今阳明病不吐不下心烦,则是胃有郁热也,与调胃承气汤以下郁热。孟承意曰:胃络通于心,胃燥故心烦也。柯韵伯曰:言阳明病,则身热汗出不恶寒反恶热矣。若吐下后而烦,为虚烦,宜栀子豉汤。

阳明病,脉迟,虽汗出,不恶寒者,其身必重,短气腹满而喘,有潮热者,此外欲解,可攻里也,手足濈然汗出者,此大便已硬也,大承气汤主之,若汗多,微发热恶寒者,外未解也,原注一法与桂枝汤。

其热不潮,未可与承气汤,若腹大满不通者,可与小承气汤,微和胃气,勿令至大泄下。古本"脉迟"作"脉实"。《千金翼》"身"作"体"。《玉函》《脉经》"攻里"间有"其"字。成本"濈然"下有"而"字。《玉函》"汗多"间有"出"字。《千金》《外台》"外未解也"下有"桂枝汤主之"五字。《脉经》《千金及翼》"不通"作"不大便"。成本"勿令"下无"至"字。《外台》"至"作"致"。《玉函》无"泄"字。

尤在泾曰:伤寒以身热恶寒为在表,身热不恶寒为在里。而阳明病无表证者可下,有表证者则不可下。此汗出不恶寒,身重短气,腹满而喘,潮热,皆里证也,脉虽迟犹可攻之。以腹满便闭里气不行,故脉为之濡滞不利,非可比于迟则为寒之例也。若手足濈然汗出者,阳明热甚,大便已硬,欲攻其病,非大承气不为功矣。若汗多微发热恶寒,则表犹未解,其热不潮则里亦未实,岂可漫与大承气,遗其表而攻其里哉?即腹大满不通而急欲攻之者,亦宜与小承气微和胃气,而不可以大承气大泄大下,恐里虚邪陷,变证百出则难挽救矣。万密斋曰:此阳明本经病入于腑,乃正阳阳明也。程郊倩曰:迟脉亦有邪聚,热结腹满胃实,阻住经隧而成者,又不可不知。身重者,经脉有所阻也。表里邪盛,皆能令经脉阻,邪气在表而喘者,满或在胸而不在腹,此则腹满而喘,知外欲解可攻里也。方中行曰:潮热阳明王于申酉戌,故热作于此时,如潮之有信也。手足濈然汗出者,脾主四肢而胃为之合,胃中热甚而蒸发,腾达于四肢,故曰此大便已硬也。徐灵胎曰:四肢为诸阳之本,濈然汗出阳气已盛于土中矣,以此验大便之硬。又一法腹满不通,虽外未解亦可用小承气,此方乃和胃之品,非大下之峻剂故也。

张路玉曰:此条虽云脉迟,而按之必实,且其证一一尽显胃实,故当攻下无疑。陆九芝曰:迟脉有二,寒者固迟,而阳之郁者亦迟,非真迟也,气之不利似乎迟耳。钱天来曰:热邪归胃,邪气依附于宿食粕滓,而郁蒸煎迫,致胃中之津液枯竭,故发潮热而大便硬也。若不以大承气汤下之,必至热邪败胃,谵语狂乱,循衣摸床,等变而至不救。

大承气汤方

大黄四两,酒洗(《千金及翼》《外台》无"酒洗"二字)　厚朴半斤,炙,去皮　枳实五枚,炙　芒硝三合(《千金》"五合")

上四味,以水一斗,先煮二物取五升,去滓,内大黄,更煮取二升,去滓,内芒硝,更上微火一两沸,分温再服。《济阳纲目》通口服。得下,余勿服。"四味"下《千金》有"㕮咀"二字。《辨可下》篇凡可下者,用汤胜丸散,中病便止,不必尽剂也。

成无己曰:《内经》曰:燥淫所胜,以苦下之,大黄枳实之苦以润燥除热。又曰:燥淫于内,治以苦温,厚朴之苦下结燥。又曰:热淫所胜,治以咸寒,芒硝之咸以攻蕴热,承顺也。伤寒邪气入胃者谓之入腑,腑之为言,聚也,胃为水谷之海,荣卫之源,水谷会聚于胃,变化而为荣卫,邪气入于胃也。胃中气郁滞,糟粕秘结壅而为实,正气不得舒顺也。《本草》曰:通可去滞,泄可取邪,塞而不利,闭而不通。以汤荡涤,使塞者利而闭者通,正气得以舒顺,是以承气名之。舒驰远曰:大黄荡实热,厚朴通气壅,枳实破气结,芒硝软坚而兼能润肠中之干涩也。程知曰:调胃承气大黄用酒浸,大承气大黄用酒洗,皆为芒硝之咸寒而以酒制之。若小承气不用芒硝,则亦不事酒浸洗矣。柯韵伯曰:夫诸病皆因于气,秽物之不去,由于气之不顺,故攻积之剂,必用行气之药以主之。亢则害,承乃制,此承气之所由。又病去而元气不伤,此承气之义也。夫方分大小,有二义焉。厚朴倍大黄是气药为君,名大承气;大黄倍厚朴是气药为臣,名小承气。味多性猛，制大其服，欲令泄下也，因名曰大；味少性缓，制小其服，欲微和胃气也，故名曰小。二方煎法不同，更有妙义。大承气用水一斗，先煮枳朴煮取五升，入大黄煮取二升内硝者，以药之为性，生者锐而先行，熟者气纯而和缓，仲景欲使芒硝先化燥屎，大黄继通地道，而后枳朴除其痞满，缓于制剂者，正以急于攻下也。若小承气则三物同煎，不分次第，而服只四合，此求地道之通，故不用芒硝之峻，且远于大黄之锐矣，故称为微和之剂。张隐庵曰：伤寒六经，止阳明少阴有急下证。盖阳明秉悍热之气，少阴为君火之化。在阳明而燥热太甚，缓则阴绝矣。在少阴而火气猛烈，勿戢将自焚矣，非肠胃之实满也。若实在肠胃者，虽十日不更衣无所苦也。仲师所云急下六证，若究省不到，不敢急下，致病此者鲜有能生之。且予尝闻之曰：痞、满、燥、实、坚，五证皆备，然后可下。噫！当下者，全不在此五证（盖大承气汤为下阳明大肠之燥结，及少阴血室之瘀热之主方）。陈古愚曰：承气汤有起死回生之功，惟善读仲景书者方知其妙。俗医以滋润之脂麻油、当归、火麻仁、郁李仁代之，徒下其粪，而不能荡涤其邪，则正气不复，不能大泻其火，则真阴不复，往往死于粪出之后。于是咸相戒曰：润肠之品且能杀人，而大承气汤更无论矣。甚矣哉！大承气汤之功用，尽为那庸耳俗目所掩也。

《千金》：大承气汤治正阳阳明病，潮热不大便六七日，短气腹满而喘，手足濈然汗出方。

《总病论》：凡脉沉细数为热在里，又兼肠满咽干，或口燥舌干而渴者，或六七日不大便小便自如，或目中瞳子不明，无外证者，或汗后，脉沉实者，或下利三部脉皆平，心下坚者，或连发汗，已不恶寒者，或已经下，其脉浮沉按之有力者，宜大承气汤。

《医垒元戎》：大承气汤治大实大满，满则胸腹胀满，状若合瓦，大实则不大便也，痞满燥实，四证俱备，则用之。杂病，则进退用之。《辑义》：王叔和《伤寒例》云：若表已解而内不消，大满大实坚，有燥屎，自可除下之，虽四五日不能为祸也，好古之说，盖原于此。

《内台方议》：仲景所用大承气者二十五证，虽曰各异，然即下泄之法也。其法虽多，不出大满，大热，大实，其脉沉实滑者，之所当用也。

《伤寒蕴要》：大抵下药必切脉沉实，或沉滑，沉疾有力者，可下也。再以手按脐腹硬者，或叫痛不可按者，则下之无疑也。凡下后不解者，再按脐腹有无硬处，如有手不可按，下未尽也，复再下之。若下后腹中虚软，脉无力者，此为虚也。

《外台》：崔氏承气丸疗十余日不大便者，于本方去厚朴，加杏仁二两，蜜和丸如弹子大，以生姜汤六合研一丸服之，须臾即通。

《卫生宝鉴》：治发狂，因触冒寒邪，失于解利，因转属阳明证，胃实谵语，本方加黄连。

《本草汇言》：嘉佑方治伤寒热实结胸，铁锈磨水，入承气汤服之，极验。

《伤寒直格》：《活人书》：大承气最紧，小承气次之，调胃承气又次之。而缓下急下，善开发而难郁结，可通用者，大承气汤最为妙也，故今加甘草，名曰三一承气汤，通治三承气汤，于效甚速，而无加害也。《儒门事亲》：大承气汤刘河间加甘草以为三一承气，以甘和其中。余尝以大承气改作调中汤，加以姜枣煎，俗见姜枣以为补脾胃而喜服。《卫生宝鉴》：若大承气证反用调胃承气治之，只邪气不散；小承气汤证反以大承气汤下之，则过伤正气。此仲景所以分而治之，学者以此三药合而为一，且云通治三药之证，及伤寒杂病，内外一切所伤,与仲景之方甚相违背,失轩岐缓急之旨,使病人暗受其弊,将谁咎哉?

《古今医统》:大承气汤治癫狂热壅,大便秘结。

《伤寒绪论》:治病人热甚,脉来数实,欲登高弃衣,狂言骂詈不避亲疏。盖阳盛则四肢实,实则能登高也,大承气汤。

《直指方》:热厥者,初病身热,然后发厥,其人畏热,扬手掷足,烦躁饮水,头汗,大便秘,小便赤,怫郁昏愦。盖当下失下,气血不通,故四肢逆冷,所谓热深则厥深。所谓下证悉具,见厥逆者此也,与大承气汤。

《济阳纲目》:大承气汤治疟疾,表里俱热,心腹满痛,小便不利,大便燥结或日晡潮热,心胃燥热而懊憹,脉数而沉实者,迎病前一时服,以利为度,不利再服。

《眼科锦囊》:大承气汤治上冲眼,大便秘结者。

吕楱村曰:大承气治阳明胃实之主药,必审服,表证尽罢,不恶寒,但恶热,或潮热汗出,谵语,腹满痛,或喘冒不能卧,口干燥,脉滑而实,或涩者,方可用之。下不宜早,早则阳陷,并不宜迟,迟则阴亡,恰好在阳明胃实之界,一下夺而诸病尽解。临证时,不可错过。阳明胃实之证,有从太阳传入者,有从少阳转属者,并有从三阴转属者。三阴经中少阴更有急下之证,此乃伤寒一大归宿。若应下失下,变证蜂起,津液之亡可立而待,孟浪不可,因循亦不可。又曰:大承气证,非惟不大便腹满痛者宜之,即下利之证亦有宜从下夺者。如经文所指下利不欲食,下利心下硬,下利脉反滑,下利脉迟而滑,少阴病自利清水色纯青,心下痛,口干燥者,皆宜大承气。此通因通用之法,不可不知。

《精神病广义》:大承气汤为治肠胃实热,而发癫狂之神剂。

小承气汤方

大黄四两,酒洗(成本无"酒洗"字)　厚朴二两,炙,去皮　枳实三枚大者,炙

上三味,以水四升,煮去一升二合,去滓,分温二服,初服汤,当更衣,不尔者,尽饮之,若更衣者,勿服之。《千金》"三味"下有"㕮咀"二字。《千金翼》作"初服谵语即止,服汤当更衣,不尔尽服之",《外台》作"若一服得利,谵语止,勿服之"。

成无己曰:大热结实者与大承气汤,小热微结者与小承气汤。以热不甚大,故于大承气汤去芒硝,又以结不至坚,故亦减厚朴枳实也。张路玉曰:承气者热邪内结阳明之府,用以下泄逆上之气,气有余便是火,亢则害,承乃制也。夫火非苦寒不降,故用大黄;气非辛温不散,故用厚朴;满非辛苦不泄,故用枳实;热非咸寒不除,故用芒硝。然泄满荡热,止当峻用苦寒,而反倍用厚朴入于苦寒剂中,乃得逆从相需之妙。若太阳阳明去表未远,其病在上,不当攻下,所以调胃承气不用枳实厚朴,而兼甘草缓行祛热之力以调和之。少阳阳明则去正阳而逼太阴,其邪已非大实,所以除去芒硝,仅用厚朴二两,以为从治之味耳。

王宇泰曰:阳明一证,分为太阳、正阳、少阳三等,而以调胃、大、小承气下之者。案:《本草》大黄酒浸入太阳经,酒洗入阳明经,病之高下全在酒之多少以引之耳。以此推之,则太阳阳明当用调胃承气汤,盖以调胃承气既附在太阳篇中,而大黄下注曰酒浸;正阳阳明当用大承气,其大黄注曰酒洗;少阳阳明当用小承气汤,不惟大黄不用酒浸洗,而少阳禁汗下故去芒硝之峻剂,而且当少少与之也。书此以驳成氏之误。又须识太阳阳明脾约丸,少阳阳明又可大柴胡也。张令韶曰:胃与大肠小肠,交相贯通者也。胃接小

肠,小肠接大肠。胃主滑磨水谷,化其精微,内灌溉于脏腑,外充溢于皮毛,其糟粕下入于小肠。小肠受其糟粕复加运化,传入于大肠,大肠方变化,传道于直肠而出。故曰:小肠者受盛之官,化物出焉。大肠者传道之官,变化出焉。是大承气者,所以通泄大肠而上承热气者也,故用枳朴以去留滞,大黄以涤腐秽,芒硝上承热气。小承气者所以通泄小肠,而上承胃气者也,故曰微和胃气,是承制胃府太过之气者也,不用芒硝,而亦名承气者。以此,若调胃承气,乃调和胃气而上承君火之热者也,以未成糟粕,故无用枳朴之消留滞。此三承气之义也。承者,制也。谓制其太过之气,故曰亢则害,承乃制。唐容川曰:三承气汤不但药力有轻重之分,而其主治亦各有部分之别。故调胃承气汤仲景提出"心烦"二字,以见胃络通于心,而调胃承气是注意在治胃燥也,故以大黄泻中土之热为主,佐以芒硝所以润燥,而合之甘草使药力缓缓留中以去胃热,故名调胃也。大承气仲景提出"大便已硬"四字,是专指大肠而言,大肠居下,药力欲其直达,不欲其留于中宫,故不用甘草,大肠与胃同禀燥气,故同用芒硝大黄,以润降其燥,用枳朴者,取其气疏泄,助其速降也。若小承气则重在小肠,故仲景提出"腹大满"三字为眼目,盖小肠正当大肠之内,小肠通身接连油膜,故枳朴能疏利油膜之气下达小肠而出,大黄泻其实热,此小承气汤所以重在小肠也,其不用芒硝,以小肠不秉燥气,不取消之滑润也。三承气汤药力,皆当从胃中过,从大肠而去,但其命意则各有区别,用者当审处焉。

《金匮》:治腹满痛而闭者,厚朴三物汤,即本方用厚朴八两,枳实五枚。又治支饮胸满,厚朴大黄汤,即本方用厚朴一尺,大黄六两,枳实四枚。

《医垒元戎》:小承气汤治痞实而微满,状若饥人食饱,腹中无转失气,即大承气只去芒硝,心下痞,大便或通热甚,宜此方。

《保命集》:顺气散治消中,热在胃而能食,小便赤黄,微利之,至不欲食为效,不可多利(即本方)。

又三化汤治中风邪气作实,二便不通,于本方加羌活。

《入门良方》:小承气汤治痢初发,精气甚盛,腹痛难忍,或作胀闷,里急后重,数至圊而不能通,窘迫甚者。

《伤寒绪论》:少阴病,手足厥冷,大便秘,小便赤,脉沉而滑者,小承气汤。

阳明病,潮热,大便微硬者,可与大承气汤,不硬者,不可与之,若不大便六七日,恐有燥屎,欲知之法,少与小承气汤,汤入腹中转失气者,此有燥屎也,乃可攻之,若不转失气者,此但初头硬,后必溏,不可攻之,攻之,必胀满不能食也,欲饮水者,与水则哕,其后发热者,必大便复硬而少也,以小承气汤和之,不转失气者,慎不可攻也。"不可与之"成本脱"可"字,《玉函》作"勿与之"。"此有燥屎也"成本无"也"字。"转失气"《玉函》并作"转矢气"。"其后发热"《玉函》作"其后发潮热"。

尤在泾曰:阳明病有潮热者为胃实,热不潮者为胃未实。而大承气汤有燥屎者可与,初硬后溏者则不可与。故欲与大承气,必先与小承气,恐胃无燥屎,邪气来聚,攻之则病未必去而正已大伤也。服汤后转失气者,便坚药缓,屎未能出而气先下趋也,故可更以大承气攻之。不转失气者,胃未及实,但初头硬,后必溏,虽小承气已过其病,况可以大承气攻之哉。胃虚无气,胀满不食,所必至矣。又阳明病能饮水者为实,不能饮水者为虚。如虽欲饮而与水则哕,所谓胃中虚冷欲饮水者,与水则哕也。其后却发热者,知热气还入于胃,则大便硬而病从虚冷所变,故虽硬而仍少也,亦不可与大承气汤，但与小承气微和胃气而已。盖大承气为下药之峻剂，仲景恐人不当下而误下，或虽当下而过下，故反复辨论如此。而又申之曰：不转失气者慎不可攻也。呜呼！仁人之心可谓至矣。程知曰：上条曰外欲解可攻里，曰外未解未可与承气，曰可与小承气微和胃气勿令大泄下，此条曰可与，曰不可与，曰乃可攻之，不可攻之，曰少与小承气，曰以小承气和之，慎不可攻，多少商量慎重之意。故惟手足濈然汗出，大便燥硬者，始主之以大承气。若小承气，犹是微和胃气之法也。汪苓友曰：转失气，则知其人大便已硬，肠胃中燥热亢甚，故其气不外宣，时转而下。不转失气，则肠胃中虽有热而渗孔未至于燥，此但初头硬后必溏也。张兼善曰：或问《伤寒论》中所言转矢气者，未审其气何如，若非腹中雷鸣滚动，转失气也。予曰：不然，凡泄泻之人不能泻气，惟腹中雷鸣滚动而已，然滚动者水势奔流则声响，泄气者失气下趋而为鼓泻，空虚则声响，充实则气泄，故腹滚与泄气为不同耳。其转气先硬后溏者，而气犹不能转也，况大便不实者乎？万密斋曰：此一条乃伤寒里证，用下药之密法也。

《辑义》转失气，《伤寒直格》谓动转失泄之气也，为是。《条辨》曰：黄氏曰：矢，《汉书》作屎，古屎矢通，失传写误。《续医说》：《医学全书》曰：是下焦泄气，俗云去屁也。考之《韵》篇屎矢通用，窃恐传写之误，矢为失耳。宜从转矢气为是，且文理颇顺。若以失字，则于义为难训矣。

夫实则谵语，虚则郑声，郑声者，重语也，直视谵语，喘满者死，下利者亦死。成本"声"下无"者"字。《玉函》《千金翼》"重语"下有"是"字。《外台》"郑声者重语也"六字作细注。

张隐庵曰：此统论谵语之有虚实也。夫言主于心，实则谵语者,邪气实而语言昏乱也;虚则郑声者,心气虚而语言重复也。直视,瞋目也。阳热盛而目瞋,心气昏而谵语。夫直视谵语若邪逆于上,而肺气喘满者死;津泄于下,而肾虚下利者亦死。盖言主于心,出于肺,而发于肾也。舒驰远曰:李肇夫曰:重字读平声,重语当是絮絮叨叨,说了又说,细语呢喃,声低息短,身重恶寒,与谵语之声雄气粗,身轻恶热者,迥别也。直视一证,亦有阴阳之分。若阳明胃实火亢水亏,外见口臭恶热等证,最患直视。直视者,肾水垂绝之征也,法当急夺其土以救肾水。其少阴中寒,真阳埋没,津液不上腾而直视者,津不荣目也。外见身重恶寒等证,此则不患水绝,最患亡阳,法当补火殖土以回其阳。

《素·热论》:阳明与太阴俱病,则腹满身热,不欲食,谵言。王注:谵言,谓妄谬而不次也。

《总病论》:谵之兼切,疾而寐语也。

《活人书》:病人有谵语,有郑声二证。郑声为虚,当用温药,白通汤主之;谵语为实,当须调胃承气汤主之。然谵语、郑声亦相似难辨,须更用外证与脉别之。若大小便利,手足冷,脉微细者,必郑声也;大便秘,小便赤,手足温,脉洪数者,必谵语也。以此相参,然后用药万全矣。《此事难知》:狂言、谵语、郑声辨:狂言者,大开目与人语,语所未尝见之事,即为狂言也;谵语者,合目自言,所日用常见常行之事,即为谵语也;郑声者,声颤无力,不相接续,造字出于喉中,即郑声也。《证治要诀》:谵语者,颠倒错乱,言出无伦,常对空独语,如见鬼状;郑声者,郑重频繁,语虽谬而谆谆重复不自已,年老之人遇事则诤语不休,以阳气虚也。二者本不难辨,须以他证别之。大便秘,小便赤,身热烦渴而妄言者,乃里实之谵语也;小便如常,大便洞下,或发躁,或反发热而妄言者,乃阴隔阳之谵语也。此谵语,郑声,虚实之所以不同也。

张隐庵曰:自此以下凡十二节,皆论谵语,但以下止言谵语而不言郑声,当知郑声即谵语之重复。若因虚而致谵语者,即郑声也。

发汗多,若重发汗者,亡其阳,谵语,脉短者死,脉自和者,不死。《玉函》"重发汗"下无"者"字,有"若已下,复发其汗"七字。

汪苓友曰:此系太阳病转属阳明谵语之证。本太阳经得病时发汗多,转属阳明,重发其汗,汗多亡阳,汗本血之液,阳亡则阴亦亏,津血耗竭,胃中燥实而谵语。谵语者,脉当弦实,或洪滑为自和。自和者,言脉与病不相背也,是病虽甚不死。若谵语脉短者,为邪热盛,正气衰,乃阳证见阴脉也,以故主死。或以阳亡为脱阳,脱阳者见鬼,故谵语。拟欲以四逆汤急回其阳,大误之极。柯韵伯曰:亡阳即津液越出之互辞。心之液为阳之汗,脉者血之腑也。心主血脉,汗多则津液脱,荣血虚,故脉短,是荣卫不行,脏腑不通,则死矣。此谵语而脉自和者,虽津液妄泄而不甚脱。一惟胃实而荣卫通调,是脉有胃气,故不死。喻嘉言曰:门人问亡阳而谵语,四逆汤可用乎?答曰:仲景不言方,而子欲言之,曷不详之仲景耶。盖亡阳固必急回其阳,然邪传阳明,胃热之炽否,津液之竭否,里证之实否,俱不可知,设不辨悉,欲回其阳,先竭其阴,竟何益哉?此仲景不言药,乃其所以圣也。然得子此问,而仲景之妙义愈彰矣。

《十七难》:病若谵言妄语,身当有热,脉当洪大,而反手足厥冷,脉沉细而微者,死也。

《伤寒例》:谵言妄语,身微热,脉浮大,手足温者,生。逆冷脉沉细者,不过一日死矣。

发汗多,亡阳谵语者,不可下,与柴胡桂枝汤,和其荣卫,以通津液,后自愈。此条见《辨发汗后病》篇。《脉经》《千金翼》《活人书》皆载其文,知为本论脱简无疑,今附于此。

成无己曰:胃为水谷之海,津液之主,发汗多亡津液,胃中燥必发谵语,此非实热则不可下,与柴胡桂枝汤和其荣卫,通行津液,津液生则胃润,谵语自止。

伤寒,若吐,若下,后不解,不大便五六日,上至十余日,日晡所发潮热,不恶寒,独语如见鬼状,若剧者,发则不识人,循衣摸床,惕而不安,原注一云"顺衣妄撮,怵惕不安"。**微喘直视,脉弦者,生,涩者,死,微者,但发热谵语者,大承气汤主之,若一服利,则止后服**。《脉经》《千金翼》"如见鬼状"作"如见鬼神之状","循衣摸床惕而不安"作"循衣妄撮怵惕不安"。《玉函》"日晡所"作"日晡时","摸床"作"撮空"。成本"止"上脱"则"字。

喻嘉言曰:此条举谵语之势重者为言,而势重之中复分二等,剧者主死,微者主生,故以大承气下之。程郊倩曰:亡阳必多汗,此证偏无汗,故为亡阴。汪苓友曰:伤寒若吐若下后,津液亡而邪未尽去,是为不解。邪热内结,不大便五六日上至十余日,此为可下之时。日晡所发潮热者,腑实燥甚,故当其王时发潮热也。不恶寒者,表证罢也。独语者,即谵语也,乃阳明腑实而妄见妄闻;病剧则不识人,剧者甚也,热气甚大昏冒正气,故不识人;循衣摸床者,阳热偏胜而躁动于手也;惕而不安者,胃热冲膈,心神为之不宁也;又胃热甚而气上逆则喘;今者喘虽微而直视,直视则邪干脏矣。故其死生之际,须于脉候决之。后条辨云:以上见证莫非阳亢阴绝,孤阳无依而扰乱之象,弦涩皆阴脉,脉弦者为阴未绝,犹带长养,故可生。脉涩者为阴绝已成涸竭,以故云死。其热邪微而未至于剧者,但发潮热谵语,宜以大承气汤下其胃中实热,肠中燥结,一服利止后服者。盖大承气虽能抑阳通阴,若利而再服,恐下多反亡其阴,必至危殆,可不禁之。赵嗣真曰:此条分三截看,自起句至如见鬼状一截,是将潮热谵语不恶寒不大便作为现证;下又分两截,以辨微剧之殊,微者但发热谵语,"但"字为义,以发热谵语之外别无他证,用承气汤一服利止后服,见其热轻犹恐过下也;若剧者起至涩者死,此热极危证,不可不决其生死,此阳热已极,若脉弦为阴未绝,犹可下之以复其阴,脉涩为阴绝,不必药矣。钱天来曰:伤寒法当先汗,此但曰若吐若下后不解,明是当汗不汗而误吐误下,以致外邪内陷而不解也。柯韵伯曰:如见鬼状独语,与郑声谵语不同。潮热不恶寒不大便是可下证。目直视不识人,循衣摸床等证,是日晡发热时事,不发热自安,故勿竟断为死证。凡直视谵语,喘满者死,此微喘而不满也。赵以德曰:胃之支脉上络于心,才有壅闭即堵其神气出入之窍,故不识人。徐忠可曰:试将颈间两人迎脉按住,即壅遏不识人。人迎者,胃脉也,故《金匮》云:邪入于腑,即不识人。徐灵胎曰:以上皆阳明危证,因吐下之后竭其中气,津液已耗,孤阳独存,胃中干燥,或有燥屎,故现此等恶证。弦则阴气尚存,且能克制胃实,涩则气血已枯矣。然弦者尚有可生之理,未必尽生,涩则断无不死者也。

《本事方》:有人病伤寒大便不利,日晡发潮热,手循衣缝,两手撮空,直视喘急,更数医矣,见之皆走。予曰:此诚恶候,得之者十中九死,仲景虽有证而无治法,但云脉弦者生,涩者死,已经吐下难以下药,谩且救之,若大便得通而脉弦者,庶可治也。与小承气汤一服而大便利,诸疾渐退,脉且微弦,半月愈。或问曰:下之而脉弦者生,此何意也?予曰:《金匮玉函经》云:循衣妄撮,怵惕不安,微喘直视,脉弦者生,涩者死,微者但发热谵语者,承气汤主之。予尝观钱仲阳《小儿诀》云:手寻衣领及捻物者,肝热也。此证在《玉函经》,列于阳明部,盖阳明者胃也,肝有热邪淫于胃经,故以承气泻之。且得弦脉则肝平而胃不受克,此所以有生之理。

《精神病广义》:此乃阳明腑病中之坏病,其病神昏见鬼,烦燥谵妄诸证,皆是肠胃实热扰乱神经所致。与《素问·阳明脉解》篇所谓病甚弃衣而走,登高而歌者,病理相同,而见证则异。治以大承气汤去其实结,则大热可降而神识可清也。

阳明病,其人多汗,以津液外出,胃中燥,大便必硬,硬则谵语,小承气汤主之,若一服谵语止者,更莫复服。成本"止"下无"者"字。《玉函》无"更"字。

程郊倩曰:阳明病法多汗,其人又属汗家,则不必发其汗。而津液外出自致胃燥便硬而谵语,证在虚实之间,故虽小承气汤亦只一服为率,谵语止更莫复服者,虽燥硬未全除,辄于实处防虚也。柯韵伯曰:阳明主津液所生病,故阳明病多汗。多汗是胃燥之因,便硬是谵语之根。一服谵语止,大便虽未利而胃濡可知矣。徐灵胎曰:谵语由便硬,便硬由胃燥,胃燥由汗出津液少,层层相因,病情显著。

阳明病,谵语,发潮热,脉滑而疾者,小承气汤主之,因与承气汤一升,腹中转气者,更服一升,若不转气者,勿更与之,明日又不大便,脉反微涩者,里虚也,为难治,不可更与承气汤也。《千金翼》"谵语"下有"妄言"二字。"转气"成本并作"转失气",《玉函》并作"转矢气"。成本脱"勿"上"者"字,及"又"字。

柯韵伯曰:脉滑而疾者,有宿食也。谵语潮热下证具矣,与小承气试之不转失气,宜为易动,明日而仍不大便,其胃家似实而脉反微涩,涩则无阳,涩则少血,此为里虚,故阳证反见阴脉也。然胃家未实,阴脉尚多,故脉迟脉弱者,始可和而不可下。阳脉而变为阴脉者,不惟不可下,更不可和。脉滑者生,脉涩者死,故为难治。然滑有不同,又当详明。夫脉弱而滑,是有胃气,此脉来滑疾是失其常度,重阳必阴,仲景早有成算,故少与小承气试之。若据谵语潮热而与大承气,阴盛已亡矣。此脉证之假有余,小试之而即见真不足,凭脉辨证,可不慎哉。宜蜜煎导而通之,虚甚者与四逆汤,阴得阳则解矣。方中行曰:滑以候食,故为大便硬之诊。疾者属里热也,然滑疾有不宁之意,不可不知。微者阳气不充无以运行,涩者阴血不足无以润送。故曰阳微不可下,无血不可下,此之谓也。陈修园曰:此以脉而辨谵语之虚实,前欲与大承气以小承气为法,今欲与小承气即以小承气先与为试法,可见古人之谨慎如此。

周禹载曰:脉之滑疾正与微涩相反,何未经误下,变乃至此悬绝邪?谵语潮热明明下证,假使证兼满腹硬痛,或手足濈然汗出,仲景此时竟行攻下,当不俟小承气试之矣。假使下证总未全见而脉实大有力,即欲试之一转矢气,此时仲景亦竟行攻下,当不俟小承气再试之矣。然其所以然者,攻疑其人痰结,见滑得热变疾,胃气早虚者有之,故一见滑疾,便有微涩之虑,此所以一试再试而不敢攻也。故曰里虚之候,治之为难,不但大承气所禁,即小承气亦不可与,故仲景特揭以垂训。若曰阳明证中脉滑疾者尚有此种变脉,设下后更多变证,不言可知也。后之学者,慎毋忽乎脉法云尔。

阳明病,谵语,有潮热,反不能食者,胃中必有燥屎五六枚也,若能食者,但硬耳,宜大承气汤下之。《玉函》无"胃中"二字。《脉经》无"大"字。"下之"《玉函》作"主之"。

张路玉曰:此以能食不能食,辨燥结之微甚也。详仲景言,病人潮热谵语,皆胃中热盛所致,胃热则能消谷,今反不能食,此必热伤胃中津液,气化不能下行,燥屎逆攻于胃之故,宜大承气汤急袪亢极之阳，以救垂绝之阴。若能食者，胃中气化自行，热邪原不为盛，津液不致大伤，大便虽硬而不久自行，不必用药反伤其气也。若以能食便硬而用承气，殊失仲景平昔顾虑津液之旨。汪苓友曰：补亡论宜大承气汤下之句，在若能食者之前，盖能食既异，治法必不相同。仲景法，宜另以调胃承气汤主之也。周禹载曰：大承气汤宜单承燥屎五六枚来，何者至于不能食为患已深，故宜大下。若能食但硬，未必燥屎五六枚口气，原是带说，只宜小承气汤可耳。徐灵胎曰：胃中非存燥屎之所，此言胃中者，指阳明言，乃肠胃之总名也。盖邪气结成糟粕，未下则在胃中，欲下则在肠中，已结者即谓之燥屎，言胃则肠已该矣。

《此事难知》：胃实者非有物也，地道塞而不通也。《难经》云：胃上口为贲门，胃下口为幽门，幽门接小肠上口，小肠下口即大肠上口也，大小二肠相会为阑门，水渗泄入于膀胱，柤滓入于大肠，结于广肠。广肠者，地道也。地道不通土壅塞也，则火逆上行至胃，名曰胃实。所以言阳明当下者，言上下阳明经不通也。言胃中有燥屎五六枚者，非在胃中也，言胃是连及大肠也。

《辑义》魏氏云：胃中必有燥屎五六枚，阻塞于胃底肠间，此言得之。

阳明病，下血谵语者，此为热入血室，但头汗出者，刺期门，随其实而泻之，濈然汗出则愈。《玉函》及《金匮》《千金翼》"刺"上有"当"字，"则"上有"者"字。《总病论》"头"作"额上"二字。《玉函》、成本"写"作"泻"。

张隐庵曰：此言阳明下血谵语，无分男妇而为热入血室也。下血者，便血也。便血则血室内虚，冲脉、任脉皆起于胞中，而上注于心下，故谵语。此为血室虚而热邪内入，但头汗出者，热气上蒸也。夫热入血室，则冲任气逆而肝藏实，故当刺肝之期门，乃随其实而泻之之义。夫肝藏之血充肤热肉，澹渗皮毛，溅然汗出乃皮肤之血液为汗，则胞中热邪共并而出矣。莫氏曰：男女皆有此血室，男子之血上唇口而生髭须，女子月事以时下而主妊娠。太阳篇妇人经水适来，为热入血室，此阳明下血，无分男女，皆为热入血室。然亦有下血，而热邪不入者。近医以不见血之证而妄谓热入血室，是诚何说哉？张路玉曰：妇人经水适来适断，则邪热乘之而入于血室，男子阳明经下血而谵语者，亦为热入血室，总是邪热乘虚而入也。尝见大吐血后，停食感寒，发热，至夜谵语者，亦以热入血室治之而愈。《明理论》曰：冲是血室，妇人则随经而入，男子由阳明而入也。钱天来曰：肝为藏血之脏，邪既入血，则热邪实满于经脉，故刺之以泄其实邪。然不以桃仁承气，及抵当等汤治之者，仲景原云：毋犯胃气及上二焦，盖以此也。

汗出谵语者，以有燥屎在胃中，此为风也，须下者，过经乃可下之，下之若早，语言必乱，以表虚里实故也，下之愈，宜大承气汤。原注"汗"一作"卧"，一云"大柴胡汤"，汗出上"风"《摘锦》、古本作"实"。成本、《玉函》"下者"作"下之"，"愈"上有"则"字。《脉经》"属大柴胡汤、承气汤证"。《千金翼》"宜承气汤"。

尤在泾曰：汗出谵语，谓风未去表而胃已成实也，故曰有燥屎在胃中。又曰：此为风也须下之，过经乃可下之，见胃实须下，而风未去表，则必过经而后可下，不然表间邪气又将入里，胃益增热而语言错乱矣。表虚里实，即表和里病之意，言邪气入而并于里也。《外台》云：里病表和，下之则愈，汗之则死，故以大承气以下里实。万密斋曰：经言胃中有燥屎，屎贮于大肠，溺贮于膀胱，屎溺由小肠分别，各从其道而贮，何以燥屎反在胃中也？盖水谷入胃，游溢精气以荣百脉，及其变化而糟粕津液则为屎溺，人皆有之，安能为病。

惟伤寒之邪入里,寒化为热,熏蒸脏腑,地道不通,变化不行,其水谷之在胃中者,不能糟粕津液,流行布散,凝聚干涩,谷气与邪气相并,以致发热,烦渴,满实,急痛,谵语,狂乱。此当下去之,使地道通,变化行,燥屎去,而病愈也。但言胃,则小肠、大肠皆在其中矣。

《活人书》:以过经其人气稍虚当下者,用大柴胡汤则稳。盖恐承气汤太紧,病人不禁也。

柯韵伯曰:七日来行经已尽,阳邪入阴,乃可下。

《辑义》:魏氏以此条证为内经所谓胃风,肠风,汪氏则为风燥证,并非也。

伤寒四五日,脉沉而喘满,沉为在里,而反发其汗,津液越出,大便为难,表虚里实,久则谵语。"脉沉而喘满,沉为在里"《脉经》作"其脉沉烦而喘满,脉沉者病为在里"。

张路玉曰:伤寒四五日,正热邪传里之时,况见脉沉喘满,里证已具,而反汗之,必致燥结谵语矣。盖燥结谵语颇似大承气证,此以过汗伤津而不致大实大满腹痛,止宜小承气为允当耳。黄坤载曰:热在里则脉沉,胃气壅遏则肺阻而为喘,气滞而为满,误汗亡津表阳虚而里热实,久则神气烦乱而为谵语。方中行曰:越出,谓枉道而出也。张隐庵曰:表虚者,谓汗出而阳虚;里实者,谓津竭而便难。合上两节,同是表虚里实汗出谵语之证,一言过经乃下,一言久则谵语,其虑终谋始之意为何如耶?秦皇士曰:仲景虽不立方,然微和胃气跃然言内。

三阳合病,腹满,身重,难以转侧,口不仁面垢,原注又作"枯",一云向经。**谵语,遗尿,发汗,则谵语甚,下之,则额上生汗,手足逆冷,若自汗出者,白虎汤主之。**《脉经》"口"下有"中"字。成本、《玉函》"面"上有"而"字。《千金翼》"面垢"二字作"言语向经"四字。《脉经》"尿"作

"溺"。宋版无"甚"字,今从《玉函》补入。《脉经》《千金翼》"逆冷"作"厥冷"。古本"遗尿"下有"自汗者属白虎汤"七字,无节末"若下"十字。

　　陈修园曰:此言三阳合病,而为谵语也。腹满,阳明经热合于前也;身重,太阳经热合于后也;难以转侧,少阳经热合于侧也。三证见,而一身之前后左右俱热气弥漫矣。口不仁而面垢,热合少阳之府也;谵语,热合阳明之腑也;遗尿,热合太阳之腑也。三证见而身内之上中下,俱热气充塞矣。大抵三阳主外,三阴主内,阳实于外,阴虚于内,故不可发汗以耗欲竭之阴。若发汗,则谵语,阳浮于外则阴孤于内,故不可下夺以伤其欲脱之微阳。若下之则额上生汗,手足逆冷。医者审其未经汗下之误,兼治太阳少阳,不如专顾阳明。若自汗出一证者,从阳明而得太阳少阳之总归,白虎汤主之。苟非自汗出,恐邪抑塞,亦不敢卤莽而轻用也。方中行曰:阳明主胃,胃主肌肉而通窍于口,不仁谓不正而饮食不利便,无口之知觉也。然则腹满身重,不仁谵语,阳明也。《灵枢》曰:足少阳之正,上肝贯心,以上挟咽出颐颔中,散于面。故又曰:是动则病口苦,善太息,心胁痛不能转侧,甚则面微有尘。垢,亦尘也。遗尿,太阳膀胱不约也。故曰三阳合病。《金鉴》三阳合病,证虽属于三阳,而热则聚于胃,故当从阳明证治。白虎汤大清胃热,急救津液,以存其阴也。马元仪曰:此证发汗则偏于阳而津液伤,攻下则偏于阴而真气损,惟有白虎一法主解热而不碍表里。但三阳病脉当浮大,而亦有微弱不起者,以邪热抑遏不得外达,待清其壅则脉自起,勿谓阳衰故脉微也。尤在泾曰:若自汗出句,顶腹满身重四句来,谓有腹满身重等证而自汗出者,则虽三阳合病而邪聚于阳明者较太少为多,故宜白虎汤清而解之。若不自汗出者,则太阳为多,白虎不可与矣。汪苓友曰:或问白虎汤何以能解三阳之热?答云:病至自汗出,则太少之邪总归阳明矣,安得不从阳明而专治之耶。柯韵伯曰:里热而非里实,故当用白虎而不当用承气。若妄汗则津竭而谵语,误下则亡阳而额汗出手足厥也。此自汗出为内热甚者言耳,接遗尿句来。若自汗而无大烦大渴证,无洪大浮滑脉,当从虚治,不得妄用白虎。若额上汗出,手足冷者,见烦渴谵语等证,与洪滑之脉,亦可用白虎汤。

钱天来曰:《灵枢》曰:胃和,则口能知五味矣。此所云口不仁,是亦阳明胃家之病也。

浅田栗园曰:口不仁,谓舌上干燥生胎,不能知觉食味,即口苦之甚者也。面垢,谓里热熏蒸,其色黧黑如着垢,即头面汗出之所为也。又案:生汗谓汗不流,与汗出少异。

徐灵胎曰:以上皆阳明热证之在经者,以三阳统于阳明也。但身重腹满,则似风湿,宜用术附。面垢谵语则似胃实,宜用承气。此处一惑,生死立判,如何辨别,全在参观脉证,使有显据,方不误投。

《医宗必读》:光禄卿吴玄水头痛腹胀,身病重不能转侧,口内不和,语言谵妄,有云:表里俱有邪,宜以大柴胡下之。余曰:此三阳合病也,误下之决不可救。乃以白虎汤连进两服,诸证渐减。更加天花粉麦门冬,二剂而安。

二阳并病,太阳证罢,但发潮热,手足漐漐汗出,大便难而谵语者,下之则愈,宜大承气汤。

成无己曰:本太阳病并于阳明,名曰并病。太阳证罢是无表证,但发潮热是热并阳明,一身汗出为热越,今手足漐漐汗出是热聚于胃也,必大便难而谵语。经曰:手足漐然而汗出者,必大便已硬也。与大承气汤以下胃中实热。程郊倩曰:病有只据目下不据从前者,必从前证尽罢,转属例同此。

阳明病，脉浮而紧，《古本》作脉浮而大，**咽燥口苦，腹满而喘，发热汗出，不恶寒，反恶热，身重，若发汗，则躁，心愦愦，反谵语，若加温针，必怵惕，烦躁不得眠，若下之，则胃中空虚，客气动膈，心中懊憹，舌上胎者，栀子豉汤主之。**"脉浮而紧"《玉函》作"其脉浮紧"，"咽燥"作"咽干"。"反恶热"《脉经》《千金翼》作"反偏恶热"。"心下"《千金翼》有"中"字。"温针"成本作"烧针"。"舌上胎"《总病论》作"苔生舌上"。

柯韵伯曰：脉证与阳明中风同，彼以恶寒故名中风，此反恶热故名阳明病。阳明主肌肉，热甚无津液以和之，则肉不和，故身重。此阳明半表里证也，邪已入腹，不在荣卫之间，脉虽浮不可为在表而发汗，脉虽紧不可以身重而加温针。胃家初实尚未燥硬，不可以喘满恶热而攻下。若妄汗之，则肾液虚，故躁；心液亡，故昏昧而愦愦；胃无津液，故大便燥硬而谵语也。若谬加温针，是以火济火，故心恐惧而怵惕，土水皆因火侮故烦躁而不得眠也。阳明中风病在气分，不可妄下。此既见胃实之证，下之亦不为过。但胃中以下而空虚，喘满汗出恶热身重等证或罢，而邪之客上焦者必不因下除，故动于膈而心中懊憹不安也。病在阳明以妄汗为重，妄下为轻。舌上胎句顶上四段来，不恶反恶皆由心主愦愦怵惕懊憹之象，皆心病所致，故当以舌验之。舌为心之外候，心热之微甚，与胎之厚薄，色之浅深，为可征也。栀子豉汤主之，是总结上四段，要知本汤是胃家初受，双解表里之方。外而自汗恶热身重可除，内而喘满咽干口苦自解，不只为误下后立法。沈尧封曰：此条当与风温证，及三阳合病参看，皆无形之燥热为病，而胃无宿食也。故未经误治之时，本是白虎汤主治，不恶寒者猪苓证，恶寒者五苓散。

程郊倩曰：据脉可汗，证则不可汗，据证可下，脉则不可下，加以咽燥，口苦，腹满而喘，依稀三阳合病，温针益壮火而消阴矣，故三治俱为犯经。

钱天来曰：舌上胎当是邪初入里，胃邪未实，其色犹未至于黄黑焦紫，必是白中微黄耳。

若渴欲饮水，口干舌燥者，白虎加人参汤主之。《玉函》《千金翼》无"加人参"三字。

柯韵伯曰：上文是阳邪自表入里，此条是自浅入深之证也。咽燥，口苦，恶热，热虽在里尚未犯心；愦愦怵惕懊憹，虽入心尚不及胃；燥渴欲饮是热已入胃，尚未躁硬。用白虎加人参汤泻胃火而扶元气，全不涉汗吐下三法矣。张隐庵曰：此承上文栀子豉汤而言，若渴欲饮水，口干舌燥，而属于阳明之虚热者，白虎加人参主之。盖火热上乘于心，则心中懊憹而为栀子豉汤证。若火热入于阳明之胃络，则为白虎加人参证。

案：上节言不恶寒，反恶热，故知此无表证也。

若脉浮，发热，渴欲饮水，小便不利者，猪苓汤主之。

成无己曰：吐下后，客热客于下焦者也。邪气自表入里客于下焦，三焦俱带热也。脉浮发热者，上焦热也；渴欲饮水者，中焦热也；小便不利者，邪客下焦，津液不得下通也。与猪苓汤利小便，以泻下焦之热也。张兼善曰：邪热客于下焦，则津液亦不得上升，故亦有作渴者。泻下焦之热，热不得阻塞中焦，肺与膀胱津液流通，而病自愈矣。柯韵伯曰：上条根首条诸证，此条又根上文饮水来，连用五若字，见仲景说法御病之详。栀豉汤所不及者，白虎汤继之，白虎汤不及者，猪苓汤继之，此阳明起手之三法。虞抟曰：上条是不肯令胃燥，下条是不肯令水浸入胃，总为胃家惜津液也。王宇泰曰：此浮字误也。《活人》云：脉浮者五苓散，脉沉者猪苓汤，则知此证"若脉"二字下脱一"不"字也。

程郊倩曰：热在上焦，故用栀子豉汤；热在中焦，故用白虎加人参汤；热在下焦，故用猪苓汤。

汪苓友曰：陈亮师云：本文汗下烧针，独详言误下治法者，以阳明一篇所重在下，故辨之独深悉焉，白虎汤证，即或有小便不利者，但病人汗出多，水气得以外泄。今观下条云：汗出多不可与猪苓汤，乃知此证其汗亦少，汗与溺俱无，则所饮之水安得不停，故用猪苓汤上以润燥渴，下以利湿热也。

猪苓汤方

猪苓_{去皮}　茯苓　泽泻　阿胶（《外台》有"炙"字）　滑石碎，各一两（《外台》有"绵裹"二字）

上五味，以水四升，先煮四味取二升，去滓，内阿胶烊消，温服七合，日三服。成本"内"下有"下"字。"烊消"《玉函》作"消尽"。

赵羽皇曰：仲景制猪苓汤以行阳明少阴二经水热，然其旨全在益阴，不专利水。盖伤寒表虚最忌亡阳，而里虚又患亡阴，亡阴者亡肾中之阴，与胃家之津液也，故阴虚之人不但大便不可轻动，即小水亦忌下通。倘阴虚过于渗利，则津液反致耗竭。方中阿胶质膏养阴，而滋燥，滑石性滑去热而利水，佐以二苓之渗泻，既疏浊热而不留其壅瘀，亦润真阴而不苦其枯燥，是利水而不伤阴之善剂也。《医方考》四物皆渗利，则又有下多亡阴之惧，故用阿胶佐之以存津液于决渎尔。

《医方集解》：猪苓汤通治湿热黄疸，口渴溺赤。

《类聚方广义》：猪苓汤治淋疾点滴不通，阴头肿痛，少腹膨胀作痛者。若茎中痛出脓血者，兼用滑石矾石散。

《东郭医谈》：一男子下血，大小便不通，腹满欲死，与猪苓汤加大黄，小便始渐通。

阳明病,汗出多而渴者,不可与猪苓汤,以汗多胃中燥,猪苓汤复利其小便,故也。

成无己曰:《针经》曰:水谷入于口,输于肠胃,其液别为五,天寒衣薄则为溺,天热衣厚则为汗,是汗溺一液也。汗多为津液外泄,胃中干燥,故不可与猪苓汤利小便也。喻嘉言曰:阳明主津液者也,津液充则不渴,津液少则渴矣。故热邪传入阳明,必先耗其津液,加以汗多夺之于外,则津液有立亡而已,故示戒也。柯韵伯曰:汗多而渴当白虎汤,胃中燥当承气汤,具在言外。陈修园曰:自阳明病脉浮而紧至此,看似四节,实是一节,细玩其段段相承,上下联络,以见伤寒不可执定一法,用药当如转环也。

脉浮而迟,表热里寒,下利清谷者,四逆汤主之。康平本作"回逆汤"。

张隐庵曰:此论阳明之有虚寒也。脉浮而迟,浮为表虚,迟为里寒,乃下焦生气不上合于阳明,故表有阳明之热,里有少阴之寒。生气不升故下利清谷,宜四逆汤启少阴之生阳,助阳明之土气。尤在泾曰:脉迟为寒,而病系阳明,则脉不沉而浮也。寒中于里,故下利清谷,而阳为阴迫,则其表反热也。四逆汤为复阳散寒之剂,故得主之。程郊倩曰:脉浮而迟,浮为阳,知邪热之蒸发在表,迟为阴,知虚冷之伏阴在里。但见下利清谷一证,虽病在阳明,不妨从三阴例温之以四逆汤矣。陈修园曰:此节言阳明下焦虚寒也。本章凡三节,以上、中、下三焦论阳明有寒冷燥热之病也。

《辑义》:此其实少阴病,而假现汗出恶热等阳明外证者,故特揭出斯篇。

若胃中虚冷,不能食者,饮水则哕。《脉经》"若"上有"阳明病"三字,"冷"下有"其人"二字,《玉函》同。《千金翼》无"若"字。

张令韶曰：此论阳明中焦虚冷也。若者，承上文而言也。言不特下焦生阳不启而为虚寒，即中焦火土衰微而亦虚冷也。夫胃气壮则谷消而水化，若胃中虚冷则谷不消而不能食。夫既不能食，则水必不化，两寒相得，是以发哕。程郊倩曰：无根失守之火游于咽嗌间，故欲饮水。胃阳未复，故哕。

脉浮发热，口干鼻燥，能食者，则衄。《王肯堂校千金翼》"鼻"作"舌"。

陈修园曰：此言阳明上焦经脉燥热也。热在经脉，故脉浮发热，热循经脉而乘于上焦，故口干鼻燥。其能食者，热在经脉不伤中焦之胃气也。经脉热甚，则发衄。浅田栗园曰：此论胃实未成，邪热上腾迫血分者也。脉浮发热，盖太阳篇所谓头痛有热者必衄，宜桂枝汤之类也。口干，即与阳明病口燥但欲嗽水不欲咽者必衄同义。鼻燥，亦与辨脉法脉浮鼻中燥者必衄同旨。张令韶曰：能食者则衄，言病不在胃，非因能食而致衄也。魏念庭曰：热盛则上逆，上逆则引血，血上则衄，热邪亦随之而泄。娄全善曰：此条主治宜桃仁承气汤。

阳明病下之，其外有热，手足温，不结胸，心中懊憹，饥不能食，但头汗出者，栀子豉汤主之。"不结胸"康平本作"小结胸"。《脉经》《千金翼》"饥"上有"若"字。

汪苓友曰：此亦阳明病误下之变证。阳明误下邪热虽应内陷，不比太阳病误下之深，故其身外犹有余热，手足温不结胸。手足温者征其表和而无大邪，不结胸者征其里和而无大邪。表里已无大邪，其邪但在胸膈之间，以故心中懊憹饥不能食者，言懊憹之甚则似饥非饥，嘈杂不能食也。但头汗出者，成注云：热自胸中熏蒸于上，故但头汗出而身无汗也。张隐庵曰：此言阳明中土之气不能上交于心，而为心中懊憹之证也。栀豉汤解心中之虚热以下交，则上下调和而在外之热亦清矣。此下凡五节，论阳明之气内通于心胸腹胃，凭胁而枢转于外内之义。

阳明病，发潮热，大便溏，小便自可，胸胁满不去者，与小柴胡汤。《玉函》《千金翼》、成本无"与"字，"汤"下有"主之"二字。

王宇泰曰：阳明为病，胃家实也。今便溏而言阳明病者，谓阳明外证身热汗出，不恶寒反恶热也。尤在泾曰：潮热者胃实也，胃实则大便硬，乃大便溏小便自可，胸胁满不去，知其邪不在于阳明之府，而入于少阳之经。由胃实而肠虚，是以邪不得聚而复传也，是以小柴胡以解少阳邪气。张云岐曰：此是邪从少阳而入阳明者，何以见之？潮热者，阳明证也。然阳明犹未实也，又何以见之？曰大便溏小便自可，岂有胃已实而二便如此者乎？胸胁苦满而用小柴胡和之，使热邪仍自少阳而解，可不复入阳明也。钱天来曰：盖阳明虽属主病，而仲景已云伤寒中风有柴胡证，但见一证便是，不必悉具。故凡见少阳一证，便不可汗下，惟宜以小柴胡汤和解之也。唐容川曰：此潮热是如疟之发作有时，以胸胁结满卫阳之气行至结处，即相交而发热。疟疾如是，此少阳阳明但热不寒者亦如是。即大便硬之申酉潮热，亦是正气至申酉而并于大肠也，读者当会通。

阳明病，胁下硬满，不大便而呕，舌上白胎者，可与小柴胡汤，上焦得通，津液得下，胃气因和，身濈然汗出而解。成本"解"下有"也"字。

成无己曰：阳明病腹满不大便，舌上胎黄者，为邪热入府可下。若胁下硬满，虽不大便而呕，舌上白胎者，为邪未入府，在表里之间，与小柴胡汤以和解之。上焦得通则呕止，津液得下则胃气因和，汗出而解。钱天来曰：不大便为阳明里热，然呕则又少阳证也。若热邪实于胃，则舌胎非黄即黑，或干硬或芒刺矣。舌上白胎为舌胎之初现，若夫邪初在表，舌尚无胎，既有白胎，邪虽未必全在于表，然犹未尽入于里，故仍为半表半里之证。程郊倩曰：胁下硬痛，不大便而呕，自是大柴胡汤证。其用小柴胡汤者，以舌上白胎犹带表寒故也。若胎不滑而涩，则所谓舌上干燥而烦，欲饮水数升之谓。热已耗及津液，此汤不可主矣。上条阳明病从潮热上见，此条阳明病从不大便上见。魏念庭曰：诸证中惟不大便为正阳阳明，余皆少阳阳明病，与小柴胡和解，使正阳之邪由少阳出，上焦得通四语。言邪之结于有形者随津液下而由肠以泄，邪之溷于无形者随汗而由表以透，此所以正阳阳明之邪，由少阳阳明半表半里以和解，为其出路也。张令韶曰：不大便者，下焦不通，津液不得下也。呕者，中焦不治，胃气不和也。舌上白胎者，上焦不通，火郁于上也。可与小柴胡汤，调和三焦之气，上焦得通而白胎去，津液得下而大便利，胃气因和而呕止，三焦通畅，气机旋转，身濈然汗出而解也。陈修园曰：此言小柴胡汤不特达阳明之气于外，更能调和上下之气，流通内外之津液也。

喻嘉言曰："上焦得通，津液得下"八字，关系病机最切。风寒之邪，协津液而上聚于膈中，为喘，为呕，为水逆，为结胸，常十居六七，是风寒不解，则津液必不得下。倘行发散，不惟津液不下，且转增上逆之势，愈无退息之期矣。此所以和之于中，而上焦反通也。至于杂病项中如痰火哮喘，咳嗽，瘰疬等证，又皆火势熏蒸日久，顽痰胶结经遂，所以火不内熄，则津液必不能下灌灵根，而精华尽化为败浊耳。夫人之得以长享者，惟赖后天水谷之气生此津液，津液结则病，津液竭则死矣。故治病而不知救人之津液者，真庸工也。

阳明中风，脉弦浮大，而短气，腹都满，胁下及心痛，久按之气不通，鼻干不得汗，嗜卧，一身及目悉黄，小便难，有潮热，时时哕，耳前后肿，刺之少差，外不解，病过十日脉续浮者，与小柴胡汤，脉但浮，无余证者，与麻黄汤，若不尿，腹满加哕者，不治。"目"上《玉函》、成本有"面"字，"若不尿，腹满加哕者"作"不溺，腹满加喘者"。

尤在泾曰：此条虽系阳明，而已兼少阳，虽名中风而实为表实，乃阳明少阳邪气闭郁于经之证也。阳明闭郁，故短气腹满，鼻干不得汗嗜卧，一身及面目悉黄，小便难有潮热。少阳闭郁，故胁下及心痛，久按之气不通，时时哕，耳前后肿，刺之小差，外不解者，脉证少平而大邪不去也。病过十日而脉续浮，知其邪犹在经，故与小柴胡和解邪气。若脉但浮而无少阳证兼见者，则但与麻黄汤，发散邪气而已。盖以其病兼少阳，故不与葛根而与柴胡，以其气实无汗，故虽中风而亦用麻黄。若不得尿故腹加满，哕加甚者，正气不化而邪气独盛，虽欲攻之，神不为使，亦无益矣，故曰不治。柯韵伯曰：弦为少阳脉，耳前后胁下为少阳部，阳明中风而脉证兼少阳者，以胆为风腑故也。若不兼太阳少阳脉证，只是阳明病，而不名中风矣。参看口苦咽干，知阳明中风从少阳转属者居多。刺之是刺足阳明，随其实而泻之。少差句，言内能俱减，但外证未解耳，非刺耳前后其肿少差之谓也。若不尿腹满加哕，是接耳前后肿来，此是内不解，故小便难者竟不尿，腹部满者竟不减，时时哕者更加哕矣。非刺后所致，亦非用柴胡麻黄后变证也。程郊倩曰：此条证以"不得汗"三字为主。盖风热两壅，阳气重矣，怫郁不得越，欲出不得出，欲入不得人，经缠被扰无所不至，究竟无宣泄处，故见证如此。刺法从经脉中泄其热耳，其风邪被缠者固未去也，故纡而缓之，乃酌量于柴胡麻黄二汤间，以通其久闭，总是要得汗耳。不尿腹满加哕,胃气已竭,而三焦不复流通,邪永无出路矣。张隐庵曰:耳前后肿,即伤寒中风之发颐证。但发颐之证有死有生,阴阳并逆者死,气机旋转者生。朱氏曰:此与太阳篇中,十日以去胸满胁痛者与小柴胡汤,脉但浮者与麻黄汤,同一义也。徐灵胎曰:此条阳明中风之证,有里邪用小柴胡,无里邪则用麻黄,总以脉证为凭,无一定法也。论云:阳明病不能食,攻其热必哕。所以然者,胃中虚冷故也。虚冷二字尤明,盖阳微欲尽也。又云:大吐大下汗出怫郁,复与之水以发其汗因得哕。《灵枢》云:真邪相攻气并相逆,故为哕,即呃逆也。《素问》云:病深者其声哕。乃肺胃之气隔绝所致,兼以腹满,故不治。

《巢源》:伤寒毒流肿候,人阴阳俱虚,湿毒气与风热相搏,则荣卫涩,荣卫涩则血气不散,血气不散则邪热致壅,随其经络所生而流肿也。

《伤寒准绳》:凡伤寒腮颊红肿,并咽喉肿痛者,刺少商委中出血。少商穴在手大指端内侧,去爪甲角如韭叶,以三棱针刺血出愈。

《三吴治验医案》:倪姓右颊车浮肿而痛,直冲太阳,发寒热,两手寸关俱洪大有力,此阳明经风热交扇所致,以软石膏三钱,白芷、升麻各一钱,葛根二钱,生熟甘草一钱,薄荷、山栀、丹皮、连翘各七分,天花粉、贯众各一钱半,两贴肿痛全消。

《伤寒绪论》:伤寒汗出不彻,热遗少阳,结于耳后,或耳下,其形硬肿者,名曰发颐。见之速宜消散,缓则成脓为害也,连翘败毒散。若脉浮数能食者,易治;若沉紧,或牢革反大,发热不能食者,难治。肿连面上者,必加白芷、葱白以通阳明之结;若大便燥实,加酒大黄,外用赤小豆末鸡子清调敷,慎不可用寒凉敷药;若发即隐下不能起发者,真气内乏,毒邪内陷,最危之兆,若连发数处如流疰者，多不救也。

阳明病，自汗出，若发汗，小便自利者，此为津液内竭，虽硬，不可攻之，当须自欲大便，宜蜜煎导而通之，若土瓜根，及大猪胆汁，皆可为导。成本"及"下有"与"字。《玉函》《脉经》"猪"上无"大"字。

成无己曰：津液内竭，肠胃干燥，大便因硬，此非结热，故不可攻，宜以药外治而导引之。柯韵伯曰：此内既无热，只须外润其燥耳。连用三"自"字，见胃实而无变证者，当任其自然而不可妄治。更当探苦欲之病情，于欲大便时，因其势而利导之。不欲便者，宜静以俟之矣。汪苓友曰：或问小便自利，大便硬，何以不用麻仁丸？余答云：麻仁丸治胃热，屎结于回肠以内。兹者胃无热证，屎已近肛门之上，直肠之中，故云因其势而导之也。

王宇泰曰：凡多汗伤津，或屡汗不解，或尺中脉迟弱，元气素虚人便欲下而不能出者，并宜导法。但须分津液枯者，用蜜导；邪热盛者，用胆导；湿热痰饮固结，姜汁麻油浸栝楼根导；惟下傍流水者，导之无益，非诸承气汤攻之不效，以实结在内而不在下也；至于阴结便闭者，宜于蜜煎中加姜汁生附子末，或削陈酱姜导之。凡此皆善于推广仲景之法者也。

蜜煎方（成本作"蜜煎导方"）

食蜜七合

上一味，于铜器内，微火煎，当须凝如饴状，搅之勿令焦著，欲可丸，并手捻作挺，令头锐，大如指长二寸许，当热时急作，冷则硬，以内谷道中，《内台》"用蜜五合，煎凝时，加皂角末五钱，蘸捻作挺，以猪胆汁或油润谷道内之"。以手急抱，欲大便时乃去之。

王晋三曰：蜜煎外导者，胃无实邪，津液枯涸，气道结涩燥，矢不下乃用之。虽曰外润魄门，实导引大肠之气下行也。李濒湖曰：

仲景治阳明结燥,大便不通,蜜煎导法,诚千古神方也。

《梅师方》:治肛门生疮,肛门主肺,肺热即肛塞肿缩生疮,白蜜一斤,猪胆汁一枚相和,微火煎令可丸,丸三寸身作挺,涂油纳下部,卧令后重,须臾通泄。《千金》不用猪胆汁。

土瓜根方(佚)

汪苓友曰:土瓜根方缺。《肘后方》治大便不通,采土瓜根捣汁,筒吹入肛门内,取通,此与猪胆方同义。

《肘后》:治大便不便,采土瓜根捣汁,入少水解之,筒吹入肛门内,取通,小便不通,筒吹入下部。

猪胆汁方

大猪胆一枚,泻汁,和少许法醋,成本作"和醋少许"。以灌谷道内,如一食顷,当大便,出宿食恶物,甚效。汪苓友曰:内台方不用醋,以小竹管插入胆口,留一头用油润,内入谷道中,以手将胆捻之,其汁自入内,此方用之甚便。《药征》法醋盖如法造酿之醋。《衷中参西录》若结之甚者,必连用两三个。若畏猪胆汁凉,或当冷时,可将猪胆置水中温之。若无鲜猪胆,可将干者用醋泡开,再将醋灌猪胆中,以手捻至胆汁之凝结者皆融化,亦可用。若有灌肠注射器,则用之更便。

王晋三曰:猪胆导者,热结于下,肠满胃虚。承气等汤,恐重伤胃气。乃用猪胆之寒,苦酒之酸,收引上入肠中,非但导去有形之垢,并能涤尽无形之热。柯韵伯曰:蜂蜜酿百花之英,所以助太阴之开;胆汁聚苦寒之津,所以润大肠之燥。虽用甘用苦之不同,而滑可去著之理则一也。惟求地道之通,不伤脾胃之气,此为小便自利津液内竭者设,而老弱虚寒无内热证者最宜之。陈修园曰:津液内竭者,不宜内攻,而宜外取。盖以外无潮热,内无谵语,与可攻之证不同。

《千金》：治大便秘塞不通神方，猪羊胆不拘，以筒灌三合许，令深入即出矣。出不尽，须臾更灌。一方加冬葵子汁和之，亦妙。

又猪胆苦酒汤主热病有䘌，上下攻移杀人方，猪胆一具，苦酒半升和之，火上煎令沸三上三下，药成放温，空腹饮三满口，虫死便愈。

阳明病，脉迟，汗出多，微恶寒者，表未解也，可发汗，宜桂枝汤。

汪苓友曰：此条言阳明病，非胃家实之证，乃太阳病初传阳明经中有风邪也。脉迟者，太阳中风缓脉之所变，传至阳明邪将入里，故脉变迟。汗出多者，阳明热而肌腠疏也。微恶寒者，太阳在表之风邪未尽解也。治宜桂枝汤以解肌发汗，以其病从太阳经来，故仍从太阳经例治之。徐灵胎曰：阳明本自多汗，但不恶寒而恶热。今多汗而犹恶寒，则仍在太阳矣。虽阳明病，而治从太阳。

陈修园曰：此节合下节言阳明病在肌表，而可以汗解也。

阳明病，脉浮，无汗而喘者，发汗则愈，宜麻黄汤。"而"字《玉函》《千金翼》作"其人必"三字，无"者"字。

徐灵胎曰：阳明本脉大自汗，今乃脉浮无汗而喘，则为麻黄汤证矣。尤在泾曰：此二条，乃风寒初中阳明之证，其见证与太阳中风伤寒相类，而阳明比太阳稍深。故中风之脉不浮而迟，伤寒之脉不紧而浮，以风寒之气入肌肉之分，则闭固之力少，而壅遏之力多也。而其治法则必与太阳少异，见有汗而恶寒者必桂枝可解，无汗而喘者非麻黄不发矣。程郊倩曰：条中无一阳明证，云阳明病者，胃已实而不更衣也。阳明之脉必大，今却兼迟，兼浮，阳明之证不恶寒，法多汗，今尚微恶寒无汗而喘，是府中虽是阳明，而经中全是太阳。仍从解肌发汗例，治以桂枝麻黄二汤，经邪散而腑中之壅滞以通矣。

柯韵伯曰：此阳明之表证，表脉也。二证全同太阳，而属之阳明者,不头项强痛故也。要知二方专为表邪而设,不为太阳而设,见麻黄证即用麻黄汤,见桂枝证即用桂枝汤,不必问其太阳阳明也。若恶寒一罢,则二方所必禁矣。

阳明病,发热,汗出者,此为热越,不能发黄也,但头汗出,身无汗,剂颈而还,小便不利,渴引水浆者,此为瘀热在里,身必发黄,茵陈蒿汤主之。"剂"《玉函》《千金翼》并作"齐"。

章虚谷曰:此条详叙阳明发黄之证也。阳明本证发热,汗出,不恶寒而渴,则其热从外越,水由汗泄矣。若三焦气闭,经络不通,而身无汗,小便不利,则湿热瘀滞,随胃气上蒸而头汗出。其经气不通,故颈以下无汗。湿火郁蒸,身必发黄,此亦属胃之阳黄证,故以茵陈蒿汤主之也。或曰:阳经之脉上头,阴经之脉不上头。其头汗出而身无汗者,阳经气通,阴经气闭也。余曰:非也。阴经之脉不上头而行于身之里,阳经之脉上自头下至足而行于身之表。若阳经气通,其身更当有汗,则是身无汗者,正因阳经气闭也。阳经内通于府,故小便亦不利。盖《内经》言胃中悍气循咽而上冲头中,外行诸窍,可知头汗出者湿热随胃中悍气上蒸故也,其经络皆闭,则身无汗矣。又如人之饮酒即先出头汗,同一理也。汪切庵曰:热外越而表不郁,湿下渗而里不停,今小便既不利,身又无汗,故郁而为黄。程郊倩曰:发热汗出,此为热越有二证:一则病人烦热,汗出则解,是也;一则津液越出,大便为难,是也,俱非发黄证。今则头汗出身无汗,剂颈而还,足征阳热之气郁结于内而不得越,故但上蒸于头,头为诸阳之首,故也。气不下达故小便不利,腑气过燥故渴饮水浆,瘀热在里指无汗言,无汗而小便利者属寒,无汗而小便不利者属湿热,两邪交郁,不能宣泄,故盦而发黄。解热除郁无如茵陈,栀子清上,大黄涤下,通身之热得泄,何黄之不散也。柯韵伯曰：但头汗则身黄而面目不黄，若中风不得汗，则一身及面目悉黄，以见发黄是津液所生病。陈修园曰：此言热郁气分，而为茵陈蒿汤证也。合下节言阳明为燥热之经，总统气血，故可病于气，而亦可病于血也。

茵陈蒿汤方

茵陈蒿六两　　栀子十四枚，擘　　大黄二两，去皮（《千金》"三两"）

上三味，㕮咀，以水一斗二升，先煮茵陈减六升，去滓，内二味煮取三升，去滓，分三服，小便当利，尿如皂荚汁状，色正赤，一宿腹减，黄从小便去也。"㕮咀"二字从《千金》补。"六升"下，"去滓"二字从《金匮》《肘后》《千金》《外台》补。"一斗二升"《金匮》及《玉函》作"一斗"，"分三服"作"分温三服"，《千金》作"分服一升，日三"。《宣明论》温服以利为度，甚者再作，当下如烂鱼肚及脓血胶膘等物。徐灵胎曰：茵陈为主药，先煮茵陈则黄从小便出，此秘法也，本草茵陈主热结黄疸。

钱天来曰：茵陈性虽微寒，而能治湿热黄疸，及伤寒滞热通身发黄，小便不利；栀子苦寒泻三焦火，除胃热时疾黄病，通小便，解消渴，心烦懊侬，郁热结气，更入血分；大黄苦寒下泄逐邪热，通肠胃。三者皆能蠲湿热，去郁滞，故为阳明发黄之首剂云。

吴又可曰：茵陈为治疸退黄之专药，今以病证较之，黄因小便不利，故用山栀除小肠屈曲之火，瘀热既除，小便自利，当以发黄为标，小便不利为本。及论小便不利，病原在膀胱，乃系胃家移热，又当以小便不利为标，胃实为本。是以大黄为专功，山栀次之，茵陈又其次也。设去大黄而服山栀茵陈，是忘本治标，鲜有效矣。或用茵陈五苓，不惟不能退黄，小便间亦难利。

《本事方》：茵陈蒿汤治胃中有热，有湿，有宿谷相搏发黄。

《济阳纲目》：茵陈汤治时行瘀热在里，郁蒸不散，通身发黄。

阳明证，其人喜忘者，必有蓄血，所以然者，本有久瘀血，故令喜忘，屎虽硬，大便反易，其色必黑者，宜抵当汤下之。"喜忘"《外台》作"善忘"。《玉函》、成本"黑"下无"者"字。

尤在泾曰：喜忘即善忘。蓄血者，热与血蓄于血室也。以冲任之脉并阳明之经，而其人又本有瘀血久留不去，适与邪得，即蓄积而不解也。蓄血之证，其大便必硬，然虽硬，其出反易者，热结在血而不在粪也。其色必黑者，血瘀久而色变黑也。是宜入血破结之剂下其瘀血，血去则热亦不留矣。钱天来曰：喜忘者，言语动静随过随忘也。言所以喜忘者，以平日本有积久之瘀血在里故也。前太阳证中因郁热之表邪不解，故随经之瘀热内结膀胱，所以有如狂发狂之证，此无瘀热，故但喜忘耳。《素问·调经论》云：血气未并，五脏安定，血并于下，气并于上，乱而喜忘者，是也。王宇泰曰：邪热燥结色未尝不黑，但瘀血则溏而黑黏如漆，燥结则硬而黑晦如煤，此为明辨也。又海藏云：初便褐色者重，再便深褐色者愈重，三便黑色者为尤重，色变者以其火燥也。如羊血在日色中须臾变褐色，久则渐变而为黑色，即此意也。陈修园曰：此言热郁血分，而为抵当汤证也。师辨太阳蓄血证必验其小便利，辨阳明蓄血证必验其大便易，亦各从其腑而言之。

《灵·大惑论》：人之善忘者，何气使然？曰：上气不足，下气有余，肠胃实而心肺虚，虚则荣卫留于下，久之不以时上，故善忘也。

《活人书》：大抵伤寒当汗不汗，热蓄在里，热化为血，其人喜忘而如狂，血上逆则喜忘，血下蓄则内争，甚者抵当汤抵当丸，轻者桃仁承气汤。

阳明病下之，心中懊憹而烦，胃中有燥屎者，可攻，腹微满，初头硬，后必溏，不可攻之，若有燥屎者，宜大承气汤。《玉函》《脉经》

《千金翼》"腹"上有"其人"二字，"初头硬后必溏"作"头坚后溏"。

喻嘉言曰：以小承气试其可下，而用大承气下之矣。设下后心中懊侬而烦，又属热重药轻，当再进大承气以协济前药，亟驱热邪则闷烦自解也。一云胃中有燥屎者，一云若有燥屎者，俱指试其转失气，及绕脐痛，小便不利，烦躁，时有微热，喘冒，不能卧，七证言也。方中行曰：可攻以上以转矢气言，懊侬懊侬痛恨之意，盖药力不足以胜病，燥硬欲行而不能，故曰可攻，言当更服汤以促之也。腹微满以下以不转矢气言，头硬后溏，里热轻也，故曰不可攻之，言当止汤勿服也。尤在泾曰：阳明下后，心中懊侬而烦，胃中有燥屎者，与阳明下后心中懊侬，饥不能食者，有别矣。彼为邪扰于上，此无热实于中也。热实则可攻，故宜大承气。若腹微满，初头硬，后必溏者，热而不实，邪未及结，则不可攻，攻之，必胀满不能食也。

李梴曰：里证具而脉沉实者宜下。若下后热不退，脉未和者，犹当量虚实再下。

沈芊绿曰：腹大满不通，是胃中燥屎上攻也，故可攻。

《本事方》：有人病伤寒八九日，身热无汗，时时谵语，时因下后，大便不通三日矣，非躁非烦，非寒非痛，终夜不得卧，但心中没晓会处，或时发一声如叹息之状，医者不知作何证。予诊之曰：此懊侬怫郁二证俱作也。胃中有燥屎者，服承气汤，下燥屎二十余枚，得利而解。仲景云：阳明证下之，心中懊侬而烦，胃中有燥屎者可攻。又云：病者小便不利，大便乍难乍易，时有微热，怫郁不得卧者有燥屎也，承气汤主之。《素问》云：胃不和则卧不安，此夜所以不得眠也。仲景云：胃中燥，大便坚者，必谵语，此所以有时发谵语也。非烦非躁，非寒非痛，所谓心中懊侬也。声如叹息而发一声，所谓外气怫郁也。燥屎得除，大便通利，胃中安和，故其病悉去也。

陈修园曰：此章凡六节，俱论大承气汤可以攻胃实，不可以攻胃虚。末节又提虚寒一条，以结之。

病人不大便五六日，绕脐痛烦躁，发作有时者，此有燥屎，故使不大便也。《千金翼》作"病者五六日不大便，绕脐痛躁烦"。

方中行曰：病人谓凡有病之人，而证犯如此者，则皆当如此治之，此示人辨凡百胃实之大旨也。程郊倩曰：攻法必待有燥屎方不为误攻，所以验燥屎之法不可不备，无恃转矢气之一端也。病人虽不大便五六日，屎之燥与不燥未可知也，但绕脐痛则知肠胃干屎无去路，滞涩在一处而作痛。烦躁发作有时者，因屎气攻动则烦躁发作。又有时伏而不动，亦不烦躁，而有绕脐痛者，断有不大便，当无差，何大承气之不可攻耶？柯韵伯曰：发作有时，是日晡潮热之时，二肠附脐，故绕痛，痛则不通矣。张隐庵曰：不言大承气汤者，省文也。上文云：若有燥屎者宜大承气汤，此接上文而言，此有燥屎则亦宜大承气汤明矣。秦皇士曰：一派下证，不立下法，而大承气汤在矣。

病人烦热，汗出则解，又如疟状，日晡所发热者，属阳明也，脉实者，宜下之，脉浮虚者，宜发汗，下之，与大承气汤，发汗，宜桂枝汤。《脉经》作"下之属大柴胡汤、承气汤证"，《活人书》同。

喻嘉言曰：病人得汗后烦热解，太阳经之邪将尽未尽，其人复如疟状，日晡时发热，乃邪入阳明审矣。盖日晡者，申酉时，乃阳明之王时也。发热，即潮热，乃阳明之本候也。热虽已入阳明，尚恐未离太阳，故必重辨其脉。脉实者，方为正阳阳明，宜下之。若脉浮虚大者，仍是阳明而兼太阳，更宜汗而不宜下矣。发汗宜桂枝汤，"宜"字最妙，见前既得汗而烦热解，此番只宜用桂枝和荣卫，以尽阳明兼带之邪，断不可用麻黄汤矣。钱天来曰：谓之浮虚者，言浮脉按之本空，非虚弱之虚。若虚弱则不宜于发汗矣，宜详审之。

徐灵胎曰：一证而治法迥别，全以脉为凭，此亦从脉而不从证之法。

《素·疟论》：热气盛，藏于皮肤之内，肠胃之外，此荣气之所舍也，此令人汗空疏，腠理开。

案：论云：伤寒差已后更发热者，小柴胡汤主之。脉浮者，以汗解之；脉沉实者，以下解之一节，与此相发。此节证如疟，而但热无寒，有似瘅疟，汗之当与小柴胡加桂枝，下之当与大柴胡汤。

大下后，六七日不大便，烦不解，腹满痛者，此有燥屎也，所以然者，本有宿食故也，宜大承气汤。

程郊倩曰：烦不解，指大下后之证。腹满痛，指六七日不大便后之证。从前宿食，经大下而栖泊于回肠曲折之处，胃中尚有此，故烦不解。久则宿食结成燥屎，挡住去路，新食之浊秽总蓄于腹，故满痛。下后亡津液，亦能令不大便，然烦有解时，腹满不痛，可验。章虚谷曰：大下后六七日不大便，其人本元强而津液伤也。又烦而腹满，知其有宿食与邪热结成燥屎，热不得泄，故烦，宜大承气汤以下燥屎也。张令韶曰：此证着眼全在六七日上，以六七日不大便，则六七日内所食之物又为宿食，所以用得大承气。黄坤载曰：不有宿食未消，被胃火炼成燥屎，阻碍肠胃之窍，胃气以下行为顺，下窍不通，胃气壅遏，不得降泄，逆为上行，故生烦躁而满痛也。娄全善曰：此大下之后，又下之也。反用大承气者，以津液渐竭故也，须审虚实用之，不如栀子枳实稳当。

案：娄氏所谓，当是枳实栀子豉汤加大黄。

病人小便不利，大便乍难乍易，时有微热，喘冒不能卧者，有燥屎也，宜大承气汤。 原注"冒"一作"息"。《千金翼》"喘冒"作"怫郁"。

钱天来曰：凡小便不利，皆由三焦不运，气化不行所致。惟此条小便不利，则又不然。因肠胃壅塞，大气不行，热邪内瘀，津液枯燥，故清道皆涸也。乍难，大便燥结也；乍易，旁流时出也。时有微热，潮热之余也。喘息者，中满而气急也。冒者，热邪不得下泄，气蒸而郁冒也。胃邪实满，喘息不宁，故不得卧，经所谓胃不和则卧不安也。若验其舌胎黄黑，按之痛而脉实大者，有燥屎在内故也，宜大承气汤。黄坤载曰：土燥水枯则小便不利，气有通塞则大便乍难乍易。胃热内燔则肌表时有微热，胃气郁遏则喘阻昏冒不得寝卧，此有燥屎堵塞之故也。《素问·逆调论》，不得卧而息有音者，是阳明之逆也。足三阳者下行，今逆而上行，故息有音也。阳明者，胃脉也。胃者六腑之海，其脉以下行，阳明逆不得从其道，故不得卧也。程郊倩曰：易者新屎得润而流利，难者燥屎不动而阻留。王三阳曰：此证不宜妄动，必以手按之，大便有硬块，喘冒不能卧，方可下之。何也？乍难乍易故也。

张隐庵曰：以上五节，前四节言烦，末节言喘，皆病燥屎而有上焦烦热之证，故以大承气汤主之，上解烦热，而下行其燥屎。程郊倩曰：燥屎为病，见证多端，难以一二证拘，故历历叙之。

食谷欲呕，属阳明也，吴茱萸汤主之，得汤反剧者，属上焦也。
《千金翼》"欲"作"而"。成本"呕"下有"者"字。

尤在泾曰：食谷欲呕，有中焦与上焦之别。盖中焦多虚寒，而上焦多火逆也。阳明中虚，客寒乘之，食谷则呕，故宜吴茱萸汤以益虚而温胃。若得汤反剧，则仍是上焦火逆之病，宜清降而不宜温养者矣。徐灵胎曰：必食谷而呕，受病在纳谷之处，与干呕迥别。上焦指胸中，阳明乃中焦也。

案：吴茱萸汤证与小柴胡汤证之呕，当以口味之苦酸辨之，亦诊胃家寒热之一法。

陈修园曰：上节论阳明实热之证，此节又提虚寒一条，以结上文五节之意。

吴茱萸汤方

吴茱萸一升,洗(《肘后》《千金》作"半斤",《外台》"洗"作"炒")　人参三两(《肘后》作"一两",《千金》"二两")　生姜六两,切(《千金》"三两")　大枣十二枚,擘

上四味,以水七升,煮取二升,去滓,温服七合,日三服。《千金》"四味"下有"㕮咀"二字,"七升"作"六升","温服七合,日三服"作"先食服一升日再"。《金匮》《外台》"七升"作"五升","二升"作"三升"。

汪苓友曰:呕为气逆,气逆者必散之,吴茱萸辛苦味重下泄,治呕为最。兼以生姜又治呕圣药,非若四逆中之干姜守而不走也。武陵陈氏云:其所以致呕之故,因胃中虚生寒,使温而不补,呕终不愈,故用人参补中,合大枣以为和脾之剂焉。《辑义》吴茱萸汤之用有三,阳明食谷欲呕用之,少阴吐利用之,厥阴干呕吐涎沫者亦用之,要皆以呕吐逆气为主。陈古愚曰:此阳明之正方也。或谓吴茱萸降浊阴之气为厥阴专药,然温中散寒,又为三阴并用之药,而佐以人参姜枣,又为胃阳衰败之神方。昔贤所以有论方,不论药之训也。

《金匮》:呕而胸满者,吴茱萸汤主之。

《肘后》:治人食毕噫醋,及醋心(即本方)。

《千金》:治噫酢咽方(即本方)。

《兰室秘藏》:厥阴头项痛,或吐痰沫,厥冷,其脉浮缓,吴茱萸汤主之。

《医方集解》:吴茱萸为厥阴本药,故又治肝气上逆,呕涎头痛。本方加附子,名吴茱萸加附子汤,治寒疝腰痛,牵引睾丸,尺脉沉迟。

太阳病,寸缓关浮尺弱,其人发热,汗出,复恶寒,不呕,但心下痞者,此以医下之也,如其不下者,病人不恶寒而渴者,此转属阳明

也，小便数者，大便必硬，不更衣十日，无所苦也，渴欲饮水，少少与之，但以法救之，渴者，宜五苓散。《千金翼》作"阳明病，寸口缓，关上小浮，尺中弱云云"。《脉经》作"太阳病"，下同。古本"渴者"作"渴而饮水多，小便不利者"。

成无己曰：太阳病脉阳浮阴弱，为邪在表，今寸缓关浮尺弱，邪气渐传里。则发热汗出，复恶寒者，表未解也。传经之邪入里，里不和者，必呕。此不呕但心下痞者，医下之早，邪气留于心下也。如其不下者，必渐不恶寒而渴，太阳之邪转属阳明也。若吐，若下，若发汗后，小便数大便硬者，当与小承气汤和之。此不因吐下发汗后小便数大便硬，若是无满实，虽不更衣十日无所苦也，候津液还入胃中，小便数少，大便必自出也。渴欲饮水者，少少与之，以润胃气，但审邪气所在，以法攻之，如渴不止与五苓散是也。喻嘉言曰：不恶寒而渴，邪入阳明审矣。然阳明津液既偏渗于小便，则大肠失其润，而大便之硬与肠中热结自是不同，所以旬日不更衣亦无苦也。以法救之，救其津液也，与水及用五苓即其法也。五苓利水者也，其能止渴而救津液者何也？盖胃中之邪热既随小水而渗下，则利其小水而邪热自消矣。邪热消则津回而渴止，大便且自行矣，正《内经》通因通用之法也，。今世之用五苓者，但水谷偏注于大肠，用之利水而止泄。至于津液偏渗于小便，用之消热而回津者则罕，故详及之。

张兼善曰：十日不更衣而不用攻伐，何也？曰：此非结热，乃津液不足，虽不大便而无潮热谵语可下之证，当须审慎，勿以日数久而辄为攻下也。程郊倩曰：凡不更衣，见有表证表脉，便能消润水谷，不致成实，故日数虽多，总无谵语潮热等胃实证，可作征验也。张隐庵曰：但以法救之者，或滋其燥渴，或行其津液。夫五苓散既行津液,复滋燥渴,故又曰渴者宜五苓散。

陈修园曰:此章凡七节,皆论太阳阳明也。首节统论转属之意,次节甚言津液之不可亡,三节四节申言亡津液遂成胃热脾弱之证,五节言发汗后转属阳明,六节言吐后转属阳明,七节总言发汗吐下皆能转属阳明,皆所以亡津液也。

脉阳微而汗出少者,为自和原注一作"如"。**也,汗出多者,为太过,阳脉实,因发其汗,出多者,亦为太过,太过者,为阳绝于里,亡津液,大便因硬也。**《千金翼》"自和"作"自如","阳绝于里"作"阳绝于内"。成本"太过"下无"者"字。

方中行曰:轻高而上前者为阳微,似中风之缓,言中风本自汗,故言出少为自和。和对太过言,谓未至太过耳。实以伤寒之紧言,伤寒本无汗,故曰因发其汗,发而出之过多,则与自出过多者同一致,故曰亦为太过。阳绝即亡阳,盖汗者血之液,血为阴,阴主静,本不自出,盖所以出者阳气之动鼓之也,故汗多则阳绝。岂惟阳绝,亡津液即亡阴也,读者最宜究识。危亦林曰:此虽指太阳转属,然阳明表证亦有之。程郊倩曰:阳绝于里者,孤阳独治,无阴液以和之,大便因硬而成内实证,咎在过亡津液也。汪苓友曰:总于后条用麻仁丸以主之,补亡论议用小柴胡汤,又柴胡桂枝汤以通津液,如大便益坚,议用承气等汤,大误之极。

脉浮而芤,浮为阳,芤为阴,浮芤相搏,胃气生热,其阳则绝。《总病论》芤苦侯切,两边实中央空者,名曰芤。

沈明宗曰:此辨阳明津竭之脉也。浮为邪气强,芤为阴血虚,阳邪盛而阴血虚为浮芤相搏。胃气生热,故曰其阳则绝,即亡津液之互词也。若见此脉,当养津液,不可便攻也。程郊倩曰:浮芤为亡血失精诊,中空故也。兹以有阳无阴而见空,治宜通其阳以泻火,火泻则阴生而精填,与前条脉实大便因硬者异看。

赵以德曰:胃中阳热亢甚,脾无阴气以和之,不至燔灼竭绝不止耳。钱天来曰:其阳则绝者,言阳邪独治,阴气虚竭,阴阳不相为用,故阴阳阻绝而不相流通也,即《生气通天论》所谓阴阳离决,精气乃绝之义也。

尤在泾《医学读书记》:阳为津液之原,津液为阳之根,汗出过多胃气生热,津液竭矣。阳气虽存,根本则离,故曰绝阳。

趺阳脉浮而涩,浮则胃气强,涩则小便数,浮涩相搏,大便则硬,其脾为约,麻子仁丸主之。"濇"《玉函》《千金及翼》作"涩"。《千金翼》"则硬"作"即坚"。《千金》"为约"下有"脾约者,其人大便坚,小便利而不渴"十四字,《脉经》作"小便利而反不渴"。成本无"子"字,"仁"作"人"。

成无己曰:趺阳者,脾胃之脉诊。浮为阳知胃气强,涩为阴知脾为约,约者俭约之约,又约束之约。《内经》曰:饮入于胃,游溢精气,上输于脾,脾气散精,上归于肺,通调水道,下输于膀胱,水精四布,五经并行,是脾主为胃行其津液者也。今胃强脾弱,约束津液不得四布,但输膀胱,致小便数,大便难,与脾约丸通肠润燥。汪苓友曰:趺阳者,胃脉也,在足趺上五寸骨间,去陷谷三寸,即足阳明经冲阳二穴,按之其脉应手而起。案:成注以胃强脾弱为脾约作解,推其意以胃中之邪热盛为阳强,故见脉浮;脾家之津液少为阴弱,故见脉涩。程郊倩曰:脾约者,脾阴外渗,无液以滋,脾家先自干槁了,何能以余阴荫及肠胃,所以胃火盛而肠枯,大肠坚而粪粒小也。麻仁丸宽肠润燥,以软其坚,欲使脾阴从内转耳。徐灵胎曰:此即论中所云太阳阳明者,脾约是也。太阳正传阳明,不复再传,故可以缓法治之。《辑义》喻氏讥成氏脾弱之说,云脾弱即当补矣,何为麻仁丸中反用大黄、枳实、厚朴乎?汪氏则暗为成注解纷,大是。又案：胃强脾弱，究竟是中焦阳盛而阴弱之义，不必拘拘脾与胃也。

《灵·脏腑》篇：两跗之上脉竖陷者，足阳明病，此胃脉也。《甲乙》冲阳一名会原，在足跗上五寸骨间动脉上去陷谷三寸，足阳明脉之所过也，为原。

《伤寒选录》：跗阳脉一名会元，又名冲阳，在足背上去陷谷三寸脉动处，是也，此阳明胃脉之所由出。夫胃者水谷之海，五脏六腑之长也。若胃气以惫，水谷不进，谷神以去，脏腑无所禀受，其脉不动而死也，故诊跗阳脉以察胃气之有无。仲景又谓跗阳脉不惟伤寒，虽杂病危急亦当诊此，以察其吉凶。

麻子仁丸方（《明理论》即名脾约丸）

麻子仁二升　芍药半斤　枳实半斤，炙（《金匮》作"一斤"）　大黄一斤，去皮　厚朴一尺，炙，去皮（《玉函》《千金》作"一斤"）　杏仁一升，去皮尖，熬，别作脂（《玉函》作"一斤"，《千金》作"三升"，注云：《肘后》《外台》无杏仁）

上六味，蜜和丸，如梧桐子大，饮服十丸，日三服，渐加以知为度。"六味"下，成本、《玉函》有"为末，炼"三字，"和"作"为"。《医心方》引《小品方》云：厚朴一尺及数寸者，厚三分，广一寸半为准。《三因方》仲景本方，大黄枳实一斤，正得今之二两，厚朴当用六钱一字，杏仁当用六钱，麻仁一两二钱半，芍药一两。张隐庵曰：大便利腹中和为知。

陈灵石曰：脾为胃行其津液也，今胃热而津液枯，脾无所行而为之穷约。故取麻仁、杏仁多脂之物以润燥，大黄、芍药苦泄之药以破结，枳实、厚朴顺气之药以行滞，以蜜为丸者，治在脾而取缓，欲脾不下泄其津液，而小便数已，还津液于胃中，而大便难已也。徐灵胎曰：此润肠之主方。

《格致余论》:既曰约,脾弱不能运也。脾弱则土亏矣,必脾气之散,脾血之耗也。原其所由,久病大下大汗之后,阴血枯槁,内火燔灼,热伤元气,又伤于脾而成此证。伤元气者,肺金受火气无所摄,伤脾者,肺为脾之子,肺耗则液竭,脾失转输之令,肺失传送之官,宜大便秘而难下,小便数者,无藏蓄也。理宜滋养阴血,使孤阳之火不炽,而金清,土健,精液乃能入胃,则肠润而通矣。以大黄为君,枳朴为臣,芍药之养血,麻仁杏仁温润为之佐使,用之热甚而气实者,无有不安。

《活人书》:脾约丸治老人津液少,大便涩,又脚气有风,大便结燥者。

《济生方》:脾约麻仁丸虽不言治肿,然水肿人肾肿水光不可行者,三服神验。

太阳病三日,发汗不解,蒸蒸发热者,属胃也,调胃承气汤主之。《玉函》作"蒸蒸然"。《脉经》无"调胃"二字。

方中行曰:此概言阳明发热之大意,三日举大纲言也,蒸蒸热气上行貌,言热自内腾达于外,犹蒸炊然,故曰属胃也。程郊倩曰:何以发汗不解便属胃?盖以胃燥素盛故也。表证虽罢,而汗与热不解也。第征其热如炊笼蒸蒸而盛,则知其汗必连绵濈濈而来,此即大便已硬之征,故曰属胃也。热虽聚于胃,而未见潮热谵语等证,主以调胃承气汤者,于下法内从乎中治,以其为日未深故也。表热未除而里热已待,病势久蕴于前矣,只从发汗后一交替耳。凡本篇中云太阳病,云伤寒,而无阳明病字者,皆同此病机也,要之脉已不浮而大,可知。

《活人书》:大抵病人得汗而脉静者生,今汗之而仍发热者,若脉浮数则表证犹在,汗之必愈也。发汗后不敢再表者,为脉沉实耳。脉若浮者，须再汗也。发汗后不恶寒，只发热，脉沉实，或狂语，此为胃实阳盛，即不可再汗也。须当下之，设令下后又不解，表里邪亦衰矣。

伤寒吐后，腹胀满者，与调胃承气汤。《千金翼》作"腹满者，承气汤主之"。

成无己曰：《内经》曰：诸胀腹大，皆属于热。热在上焦则吐，吐后不解复腹胀满者，邪热入胃也，与调胃承气汤下胃热。徐灵胎曰：已吐而胃中仍满，则非上越所能愈，复当下行矣。尤在泾曰：吐后腹胀满者，邪气不从吐而外散，反因吐而内陷也。然胀形已具，自必攻之使去。而吐后气伤，又不可以大下，故亦宜大黄、甘草、芒硝调之，俾反于利而已。设遇庸工，见其胀满，必以枳朴为急矣。

太阳病，若吐，若下，若发汗，后微烦，小便数，大便因硬者，与小承气汤和之愈。《玉函》《千金翼》无三"若"字。成本无"后"字。

成无己曰：吐下发汗皆损津液，表邪乘虚传里。大烦者邪在表也，微烦者邪入里也。小便数大便因硬者，其脾为约也，小承气汤和之愈。徐灵胎曰：因字当着眼，大便之硬由小便数之所致。盖吐下汗已伤津液，而又小便太多，故尔微硬，非实邪也。程郊倩曰：吐下汗后而见烦证，征之于大便硬，固非虚烦者比。然烦既微而小便数，当由胃家失润，燥气客之使然。胃虽实，非大实也，和以小承气汤，取其滋液以润肠胃，和也，非攻也。

案：吐下则胃及大肠中之实邪已去，而微烦者知其小肠尚遗有热邪，而上冲与合之心也。此与不经吐下，而烦属胃者殊。

得病二三日，脉弱，无太阳柴胡证，烦躁，心下硬，至四五日虽能食，以小承气汤少少与微和之，令小安，至六日与小承气汤一升，若不大便六七日，小便少者，虽不受食，原注一云"不大便"。**但初头**

硬,后必溏,未定成硬,攻之必溏,须小便利,屎定硬,乃可攻之,宜大承气汤。"受"成本、《玉函》作"能"。《千金翼》"烦躁心下硬"作"而烦心下坚","不受食"作"不大便","初头硬后必溏"作"头坚后溏"。

柯韵伯曰:得病二三日尚在三阳之界,其脉弱恐为无阳之征。无太阳桂枝证,无少阳柴胡证,则病不在表。而烦躁心下硬,是阳邪入阴,病在阳明之里矣。辨阳明之虚实,在能食不能食。若病至四五日尚能食,则胃中无寒而便硬可知,少与小承气微和其胃,令烦躁少安。不竟除之者,以其人脉弱,恐大便之易动故也。犹太阴脉弱,当行大黄、芍药者减之之意。至六日复与小承气一升,至七日仍不大便,胃家实也。欲知大便之燥硬,既审其能食不能食,又当问其小便之利不利,而能食必大便硬,后不能食是有燥屎,小便少者,恐津液还入胃中,故虽不能食,初头硬后必溏,小便利者胃必实,屎定硬,乃可攻之。所以然者,脉弱是太阳中风,能食是阳明中风。非七日后不敢下者,以此为风也,须过经乃可下之,下之若早语言必乱,正此谓也。章虚谷曰:此条总因脉弱,恐元气不胜药气,故再四详审,左右回顾,必俟其邪气结实而后攻之,则病当其药,便通可愈。否则邪不去而正先萎,病即危矣。

陈修园曰:此章凡五节,论阳明自病非关转属。首节反复辨论,以示不可轻攻之意,后四节又于阳明中从内经悍气之旨,悟出悍热之气为病最急,又不可泥于不可轻攻之说,徐徐缓下以成莫救之患也。案:下节经文揭明伤寒六七日,是知此节其为中风转属,抑为自病,是不必拘。

伤寒六七日,目中不了了,睛不和,无表里证,大便难,身微热者,此为实也,急下之,宜大承气汤。

钱天来曰:六七日,邪气在里之时也,外既无发热恶寒之表证,内又无谵语腹满等里邪,且非不大便而曰大便难,又非发大热而身仅微热,势非甚亟也。然目中不了了,是邪热伏于里而耗竭其津液也。经云:五脏六腑之精皆上注于目,热邪内烁津液枯燥,则精神不得上注于目,故目中不了了睛不和也。张隐庵曰:此言悍热之气循空窍而上炎者,急下之。《灵枢·动输》篇曰:胃气上注于肺,其悍气上冲头者,循咽上走空窍循眼系,入络脑,出顑下客主人,循牙车,合阳明并下人迎。此卫气别走于阳明,故阴阳上下其动若一。伤寒六七日气当来复于高表,目中不了了者,乃悍热之气循眼系而上走于空窍也。睛不和者,脑为精髓之海,而髓之精为瞳子,悍热之气入络于脑故也。无表里证者,言悍热之气止上走空窍,而非在表在里也。即有里证而大便难,犹无里证也;即有表证而身微热,犹无表证也。此为空窍不虚,而热邪上实也。经云火热在上,水气承之,亢则害矣,故当急下之宜大承气汤。若不急下,则髓枯神散矣。莫氏曰:筋之精为黑眼,目中不了了,木火之气盛也。骨之精为瞳子,睛不和水精之气竭也,急下之所以救阴也。方中行曰:了了犹瞭瞭也。汪苓友曰:不了了者,病人之目视物不明了也。睛不和者,乃医者视病人之睛光或昏暗,或散乱,是为不和。

《金鉴》:目中不了了而睛和者,阴证也;睛不和者,阳证也。此结热神昏之渐,危恶之候,急以大承气汤下之,泻阳救阴,以全未竭之水可也。睛不和者,谓睛不活动也。

陶节庵曰:凡言急下者,盖病热已迫,将有变也,非若他病,尚可稍缓。喻嘉言曰:少阴经有急下三法以救肾水,一本经水竭,一木邪涌水,一土邪凌水。而阳明经亦有急下三法以救津液,一汗多津越于外,一腹满津结于内,一目睛不慧津枯于中。合两经下法以观病情生理,恍觉身在冰壶,腹饮上池矣。

阳明病，发热汗多者，急下之，宜大承气汤。原注一云"大柴胡汤"，《脉经》"属大柴胡汤"，《活人书》同。

张隐庵曰：此言悍热之在经脉外内者，急下之。夫胃之悍气合阳明而循行于经脉，其性慓悍滑疾，乘两火之热，故阳明病发热，则荣血之所生，泉之竭矣。汗多则卫外之津液，熯其干矣。阳热甚而阴液亡，若不急下，独阳不生矣。案：此病无白虎汤之渴证，无肠胃实之腑证，止发热汗出多者，病阳明之别气，非阳明之本气也。徐灵胎曰：则阳明病三字，包阳明诸证，此重在汗多，恐内热甚而逼阳于外，以致亡阳也。秦皇士曰：言阳明病，则无太阳少阳表证。言汗多，则阳明表邪尽解，仍发热乃是里热蒸汗尽出，故用急下。程郊倩曰：发热而复汗多，阳气大蒸于外，虑阴液暴亡于中，虽无内实之兼证，宜急下之以大承气汤矣。此等之下皆为救阴而设，不在夺实，夺实之下可缓，救阴之下不可缓，不急下防成五实，经曰五实者死。黄坤载曰：肾主五液，入心为汗，发热汗多，木枯土燥，伤及少阴，故当急下，此与少阴口燥咽干章，义同。

发汗不解，腹满痛者，急下之，宜大承气汤。

张隐庵曰：此言悍气之在腹者，急下之。《灵枢·卫气》篇曰：气在头者，止之于脑，气在腹者，止之背俞。与冲脉于脐左右之动脉，言胃之悍气上从头脑，而下至于脐腹，复从气街而外出于皮肤。发汗不解腹满痛者，言悍热之邪不从皮肤之汗解，而留于脐腹之间，不能下出于气街，而满痛者，急下之。若不急下，脐筑湫痛，命将难全矣。程郊倩曰：发汗不解，津液已经外夺。腹满痛者，胃热遂尔迅攻。邪阳盛实而弥漫，不急下之，热毒熏蒸糜烂速及肠胃矣，阴虚不任阳填也

黄坤载曰：发汗不解是非表证，乃胃阳之实也。汗之愈亡其

阴,燥屎阻其胃火,伤及太阴,故腹满而痛,阳亢阴亡则成死证,故当急下之。此与少阴六七日,腹胀不大便章,义同。

《辑义》太阳中篇云:本先下之而反汗之为逆,若先下之治不为逆。不解,逆气不解也,非谓表不解也。

腹满不减,减不足言,当下之,宜大承气汤。

成无己曰:腹满不减,邪气实也。经曰:大满大实,自可除下之。大承气汤下其满实,若腹满时减非内实也,则不可下。《金匮要略》曰:腹满时减复如故,此为寒当与温药,是减不足言也。喻嘉言曰:"减不足言"四字,形容腹满如绘,见满至十分,即减去一二分,不足杀其势也。柯韵伯曰:下后无变证,则非妄下,腹满如故者,下未尽耳,故当更下之也。陈修园曰:承上文而言腹满痛者固宜急下,若不痛而满云云:虽不甚急而病在悍气,非下不足以济之也。

徐灵胎曰:以上诸条,举当下之一二证即用下法,然亦必须参观他证,而后定为妥。

高士宗曰:三急下证,乃病悍热之气,而非肠胃之燥实。若在肠胃,反为小承气汤之缓证。后人谓痞满燥实坚悉具,然后可下,嗟嗟,当急下者,病在气分,譬如救火,缓则焚矣,何可与痞满燥实坚之证,同类而语耶?陈修园曰:三急下证,本经并不说出悍气,兹何以知其为悍气也?答曰:阳明胃气有燥气,有悍气。悍气者,别走阳明而下循于脐腹,《素问·痹论》云:卫气者,水谷之悍气也,其气慓疾滑利不入于脉,循皮肤之中,分肉之间,熏于肓膜,散于胸腹。目中不了了,睛不和者,上走空窍也。发热汗多者,循皮肤分肉之间也。腹满痛者,熏肓膜而散胸腹也。慓悍之气伤人甚捷,非若阳明燥实之证内归中土,无所复传,可以缓治也。故下一急字,有急不容待之意焉,所谓言不尽意也。

《辑义》：《玉函经》此下有一条云：伤寒腹满按之不痛者为虚，痛者为实，当下之。舌黄未下者下之黄自去，宜大承气汤。《金匮》亦载此，恐此经遗脱之。

阳明少阳合病，必下利，其脉不负者，为顺也，负者，失也，互相克贼，名为负也，脉滑而数者，有宿食也，当下之，宜大承气汤。成本"顺"上无"为"字。《脉经》"属大柴胡、承气汤证"。

程郊倩曰：阳明少阳合病之证，必见下利，以土中乘木疏泄之令，妄行于阳明也。见滑数之脉为不负，为顺。见弦直之脉为负，为失。以证已下利，而脉中更见木邪，证脉互相克贼，胃气虚而土败，故名为负。若见滑数，是为水谷有余之诊。缘食入于胃，散精于肝，淫气于筋，土邪盛而无木制，反不能输化水谷，以致宿食留中。通因通用，宜大承气汤平其敦阜矣。尤在泾曰：阳明少阳合病，视太阳阳明合病为尤深矣，故必下利。负者少阳王而阳明衰，谓木胜乘土也。若脉滑而数，则阳明王而少阳负，以有宿食在胃，故邪得归阳明而成可下之证。不然胃虚风动，其下利宁有止期耶。张兼善曰：凡合病皆下利，各从外证以别焉。然两经但各见一二证便是，不必悉具。陈修园曰：此言阳明少阳合病，审其应下者下之，中寓土郁夺之，木郁达之，二义。

《活人书》：下利而身热，胸胁痞满，干呕，或往来寒热，其脉长大而弦者，是其证也。盖阳明者土，其脉长大，少阳木，其脉弦，若合病土被木贼，更下利，为胃已困。若脉不弦者顺也，为土不负。负者，死。

病人无表里证，发热七八日，虽脉浮数者，可下之，假令已下，脉数不解，合热则消谷喜饥，至六七日不大便者，有瘀血，宜抵当汤，若脉数不解，而下不止，必协热便脓血也。《玉函》"虽脉"作"脉虽","协"作"挟"。成本"协热"下有"而"字。

尤在泾曰：无表里证，无头痛恶寒，而又无腹满谵语等证也，发热七八日而无太阳表证，知其热盛于内，而气蒸于外也。脉虽浮数亦可下之，以除其热，舍身热去，脉数解，则愈。假令已下，脉浮去而数不解，知其热不在气而在血也。热在血则必病于血，其变亦有二。合犹并也，言热气并于胃为消谷善饥，至六七日不大便者，其血必蓄于中。若不并于胃而下利不止者，其血必走于下，蓄于中者为有瘀血，宜抵当汤结者散之，亦留者攻之也。走于下者为协热而便脓血，则但宜入血清热而已。徐灵胎曰：脉虽浮数而无表里证，则其发热竟属里实矣。七八日故可下，脉数不解，邪本不在大便也。消谷善饥，蓄血本不在水谷之路，故能食。至六七日蓄血更久，协热便脓血，指服汤后之变证，热邪不因下而去，又动其血，则血与便合为一而为便脓血之证，又当别有治法。

《脉经》：可下之属大柴胡汤，《活人书》同。注云：大便秘者加大黄。《补亡论》便脓血者，白头翁汤。

成无己曰：当不大便六七日之际，无喜忘如狂之证，又无少腹硬满之候，何以知其有蓄血？盖以其脉浮数，故也。浮则热客于气，数则热客于血。下后浮数俱去则病已，若下后数去而浮仍在，则荣血中热去而卫气中热在，为邪气独留，心下善饥，邪热不杀谷，潮热反渴也。若下后浮去而数不解，则卫气中热去而荣血中热在，血热合并，迫血下行，胃虚协热，消谷善饥，血至下焦若下不止，则血得以泄，必便脓血也。若不大便六七日，则血不得出泄，必蓄在下焦为瘀血，故须以抵当汤下之。龚信曰：脉浮数而可下，特以无表里证之故，则无表里证句，是此节要眼。

伤寒发汗已，身目为黄，所以然者，以寒湿原注一作"温"。**在里**

不解故也，以为不可下也，于寒湿中求之。《玉函》《脉经》《千金翼》"寒湿"下有"相搏"二字。《脉经》"湿"作"食"。《玉函》"以为"下有"非瘀热而"四字，"下也"下有"当"字。古本无"以为"二字。

汪苓友曰：伤寒发汗已，热气外越，何由发黄？今者发汗已身目为黄，所以然者，以其人在里素有寒湿，在表又中寒邪，发汗已，在表之寒邪虽去，在里之寒湿未除，故云不解也。且汗为阳液，乃中焦阴气所化，汗后中气愈虚，寒湿愈滞，脾胃受寒湿所伤，而色见于外，此与湿热发黄不同，故云不可下。或问云：湿挟热则郁蒸故发黄，今挟寒何以发黄？余答云：寒湿发黄，譬之秋冬阴雨，草木不应黄者亦黄，此冷黄也。王海藏云：阴黄其证身冷汗出，脉沉，身如熏黄色黯，终不如阳黄之明如橘子色，治法小便利者术附汤，小便不利大便反快者五苓散。喻嘉言曰：阴瘅一证，仲景之方论已亡，千古之下，惟罗谦甫茵陈四逆汤一方，治过用寒凉阳瘅变阴之证，有合往辙，此外无有也。沈芊绿曰：寒湿在里与瘀热在里不同，且既由寒湿，则非属阳明病矣，故不可下。

《活人书》：病人寒湿在里不散，热蓄于脾胃，腠理不开，瘀热与宿谷相薄，郁蒸不消化，故发黄。《汉书》南方暑湿，近夏瘅热。盖瘅者黄也，古人以黄为瘅，湿热相薄，民多病瘅，甚为跗肿也。然发黄与瘀血外证，及脉俱相似，但小便不利为黄，小便自利为瘀血。要之发黄之人心脾蕴积发热引饮，脉必浮滑而紧数，若瘀血证即如狂大便必黑，此为异耳。

《卫生宝鉴补遗》：阴证皮肤凉，又烦热欲卧水中，喘呕，脉沉细迟无力，而发黄者，治用茵陈四逆汤，即四逆汤方内加茵陈六两，水煎凉服。又皮肤冷，心下硬，按之痛，身体重，背恶寒，目不欲开，懒言语，自汗小便利，大便了而不了，脉紧细而发黄者，治用茵陈四逆汤。

陈修园曰：此章凡四节，论阳明之热合太阴之湿而为发黄证。

伤寒七八日，身黄如橘子色，小便不利，腹微满者，茵陈蒿汤主之。《玉函》"腹"上有"少"字。《千金》"身"上有"内实瘀热结"五字，"微"下有"胀"字。

成无己曰：当热甚之时，身黄如橘子色，是热毒发泄于外。《内经》曰：膀胱者津液藏焉，气化则能出。小便不利小腹满者，热气甚于外而津液不得下行也，与茵陈汤利小便，退黄逐热。王海藏曰：熏黄湿病也，一身尽痛，橘子黄黄病也，一身不痛。唐不岩曰：熏黄阴黄也，橘子黄阳黄也。方中行曰：橘子色，言黄之鲜明也。腹微满，湿不行也。喻嘉言曰：黄色鲜明其为三阳之热邪无疑，小便不利腹微满乃湿家之本证，不得因此指为伤寒之里证也。方中用大黄者，取佐茵陈、栀子建驱湿除热之功，以利小便，非用下也。

伤寒，身黄发热，栀子柏皮汤主之。《千金翼》"身黄发热"作"其人发黄"。成本"热"下有"者"字。

吕楑村曰：身黄发热，热已有外泄之机，从内之外者治其内，故用栀子柏皮直清其热，则热清而黄自除，用甘草者正引药逗遛中焦，以清热而导湿也。尤在泾曰：此热瘀而未实之证，热瘀故身黄，热未实故发热而腹不满，栀子彻热于上，柏皮清热于下，而中未实故须甘草以和之耳。汪苓友曰：武林陈氏曰：发热身黄者，乃黄证中之发热，而非麻黄桂枝证之发热也。热既郁而为黄，虽表而非纯乎表证，但当清其郁以退其黄，则发热自愈。

《金鉴》：伤寒身黄发热者，设有无汗之表，宜用麻黄连轺赤小豆汗之可也。若有成实之里，宜用茵陈蒿汤下之亦可也。今外无可汗之表证，内无可下之里证，故惟宜以栀子柏皮汤清之也。

栀子柏皮汤方

肥栀子十五个，擘（成本、《千金翼》无"肥"字，《玉函》同，作"十四枚"）甘草一两，炙（《千金翼》"十五分"）　黄柏二两（《千金翼》"十五分"）

上三味，以水四升，煮取一升半，去滓，分温再服。"一升半"《千金翼》作"二升"。陈修园曰：栀子不宜去皮。

钱天来曰：栀子苦寒，泻三焦火，除胃热时疾黄病，通小便，治心烦懊憹，郁热结气，柏皮苦寒，治五脏肠胃中结热，黄疸，故用之以泻热邪，又恐苦寒伤胃，故以甘草和胃保脾，而为调剂之妙也。柯韵伯曰：栀柏甘草皆色黄而质润，栀子以治内烦，檗皮以治外热，甘草以和中气，形色之病仍假形色以通之，神乎神矣。

《肘后方》：此药亦治温病发黄。

《宣明论》：栀子柏皮汤治头微汗，小便利而微发黄者，湿热相搏，微者宜服。

《类聚方广义》：栀子柏皮汤洗眼球黄赤，热痛甚者效。又胞睑糜烂痒痛，及痘疮落痂以后眼犹不开者，加枯矾少许洗之皆妙。

伤寒瘀热在里，身必黄，麻黄连轺赤小豆汤主之。《玉函》、成本作"身必发黄"，《千金及翼》作"身体必黄"，"连轺"作"连翘"。

喻嘉言曰：伤寒之邪得湿而不行，所以热瘀身中而发黄，故用外解之法。程郊倩曰：凡伤寒瘀热在里者，由湿蒸而来，故身必发黄。此之瘀热未深，只从表一边开其郁滞，而散热除湿，佐以获效，麻黄连翘赤小豆汤，是其主也。

魏念庭曰：此三条虽皆外寒挟湿之邪，瘀而成热之证。然在表在里，湿胜热胜，尤当加意也，岂可概以为里证而混下耶。

陈修园曰：太阳之发黄，乃太阳之标热，下合太阴之湿气。阳明之发黄，亦阳明之燥热，内合太阴之湿化。若止病本气而不合太阴,俱不发黄,故曰太阴者身当发黄,若小便自利者,不能发黄也。

麻黄连轺赤小豆汤方

麻黄二两,去节　　连轺二两(连翘根是,《千金及翼》作"连翘各一两")　赤小豆一升　杏仁四十个,去皮尖(《千金及翼》"三十枚")　大枣十二枚,擘　生姜二两,切(《千金》"三两")　生梓白皮切,一升(《千金》"二升"《千金翼》作"一斤")　甘草二两,炙(成本作"一两")

上八味,以潦水一斗,先煮麻黄再沸,去上沫,内诸药,煮取三升,去滓,分温三服,半日服尽。《千金》"八味"下有"咬咀"二字,"潦水"作"劳水"。《千金翼》作"以水一斗","分温三服"作"温服一升"。李时珍曰:潦水乃雨水所积。韩退之诗云:潢潦无根源,朝灌夕已除。盖谓其无根而易涸,故成氏谓其味薄不助湿气而利热也。徐灵胎曰:连轺即连翘根,气味相近,今人不采,即以连翘代可也。《金鉴》无梓皮以茵陈代之。

邹润庵曰:《本经》胪列连翘之功,以寒热起,以热结终。此条瘀热在里句,适与连翘功用不异。郭景纯《尔雅》注,一名连苕,苕轺声同字异耳。而今本《伤寒论》注曰:连轺即连翘根,遂以《本经》有名未用翘根当之。陶隐居云:方药不用,人无识者,故《唐本草》去之。岂仲景书有此,六朝人皆不及见,至王海藏忽见之耶。噫,亦必无之事矣。

周禹载曰:此亦两解表里之法也,故用外汗之,药必兼渗湿之味。伤寒发黄者,必其人脾家素有湿热,兼寒邪未散,两热相合,遂使蒸身为黄。故必利小便以去湿热,表汗以散寒湿。张路玉曰:伤寒论瘀热在里而发黄,有二方,茵陈蒿汤治瘀热在里,不得发越而头汗身黄,故用茵陈、栀子、大黄引之下泄。此治伤寒之邪失于表散,或汗之不彻,瘀热在里而身发黄,故借用麻黄汤法,于中减却桂枝,增入连翘、梓皮、赤小豆,清热利水,生姜、大枣开发肌腠,使湿热之气半从元府而解,半从渗道而解。不可泥词害义,以为瘀热在里,反用表药致惑也。唐容川曰:麻黄、杏仁发皮毛以散水于外,用梓白皮以利水于内,此三味是去水分之瘀热也,连翘散血分之热,赤豆疏血分之结,此二味是去血分之瘀热也,尤必用甘枣生姜宣胃气,协诸药使达于肌肉,妙在潦水是云雨既解之水,用以解水火之蒸郁,为切当也。

徐灵胎曰:此方治伤寒余邪未尽之黄,与诸黄疸证微别。

舒驰远曰:《素问》有开鬼门,与洁净府之法。开鬼门者,从汗而泄其热于肌,麻黄连轺赤小豆汤,是其法也;洁净府者,从下而利其湿于小便,茵陈蒿汤、栀子檗皮汤,是其法也。

尤在泾曰:茵陈蒿汤是下热之剂,栀子柏皮汤是清热之剂,麻黄连轺赤小豆汤是散热之剂也。

《灵·痈疽》篇:痈脓治之,其中乃有生肉,如赤小豆剉䔛藘草根各一升,以水一斗六升,煮之竭,为取三升则强饮,厚衣坐于釜上,令汗出至足已。

《类聚方广义》:麻黄连轺赤小豆汤治疥癣内陷,一身瘙痒,发热喘咳,肿满者加反鼻奇效。

辨少阳病脉证并治

少阳之为病,口苦,咽干,目眩也。

陈修园曰:此节为少阳证之提纲,主少阳之气化而言也。《内经》云:少阳之上,相火主之,苦从火化,火胜则干,故口苦咽干。《金鉴》口苦者,热蒸胆气上溢也。咽干者,热耗其津液也。目眩者,热熏眼发黑也。此揭中风伤寒,邪传少阳之总纲。凡篇称少阳中风伤寒者,即具此证之谓也。柯韵伯曰:太阳主表,头项强痛为提纲。阳明主里,胃家实为提纲。少阳居半表半里之位,仲景特揭口苦咽干目眩为提纲。盖口咽目三者,不可谓之表,又不可谓之里,是表之入里,里之出表处,所谓半表半里也。三者能开能阖,恰合枢机之象,故两耳为少阳经络出入之地,苦干眩者皆相火上走空窍而为病也。此病自内之外,人所不知,惟病人独知,诊家所以不可无问法。三证为少阳一经病机,兼风寒杂病而言,但见一证即是,不必悉具。程郊倩曰:少阳在六经中典开阖之枢机,出则阳,入则阴,凡客邪侵到其界,里气辄从而中起,故云半表半里之邪。半表者指经中所到之风寒而言,所云往来寒热,胸胁满等是也。半里者,指胆府而言,所云口苦咽干目眩是也。表为寒,里为热,寒热互拒,所以有和解一法。观其首条所揭口苦咽干目眩之证,终篇总不一露,要知终篇无一条不具有此条之证也。有此条之证,而具一二表证,小柴胡汤方可用。无此条之证,而只据往来寒热等,及或有之证,用及小柴胡,腑热未具而里气预被寒侵,是为开门揖盗矣。余目击世人之以小柴胡汤杀人者不少,非其认证不真,盖亦得半而止耳。入里不解,则成骨蒸痨疟,入阴渐深则为厥逆阳亡。

《素·奇病论》:有病口苦者,名曰胆瘅。夫肝者中之将也,取决于胆,咽为之使,故胆虚气上溢而口为之苦。《甲乙》作胆者中精之府,五脏取决于胆,咽为之使。《灵·大惑论》五脏六腑之精气,皆上注于目而为之精,筋骨血气之精而与脉并为系,上属于脑,后出于项中。故邪中于项,因逢其身之虚,其入深则随眼系以入于脑,则脑转,脑转则引目系急,目系急则目眩以转矣。

章虚谷曰:阳明中风亦有口苦咽干,以热由胃上咽而至口,不涉于肝,故无目眩,以此为辨。

少阳中风,两耳无所闻,目赤,胸中满而烦者,不可吐下,吐下,则悸而惊。"少阳中风"康平本作"少阳病"。《玉函》无"所"字,"则"作"即"。

尤在泾曰:此少阳自中风邪之证,不从太阳传来者也。少阳之脉起于目锐眦,其支从耳后入耳中,以下胸中,少阳受邪壅热于经,故耳聋目赤,胸中满而烦也。是不在表,故不可吐,复不在里,故不可下。吐则伤阳,阳虚而气弱则悸,下则伤阴,阴虚而火动则惊。程郊倩曰:风伤气,气则为热,气壅而热,故耳聋目赤,胸满而烦。此与伤寒脉弦细条,皆是表邪直犯少阳,不从太阳透迤来者,故总无四五日,六七日字。唐容川曰:胸中满句,最是少阳关键处。胸前有膈,膈膜上循腔子为胸中,此膈膜连于心包,而附近胃中,邪在膈膜中故胸中满,僭入心包故心烦。此在膜中,不在胃中,故不可吐下。若吐下伤胃之阳,则膀胱水气上凌而悸,伤胃之阴,则心包之火飞越而惊。魏念庭曰:此条论仲景不出方,小柴胡条中有心烦心下悸之证,想可无事他求也。汗吐下三法既不可行,则当和解之,小柴胡为少阳对证之药,斯用之宜决耳。万密斋曰:治悸以小柴胡汤加茯苓、炙草,治惊以小柴胡汤加龙骨、牡蛎也。陈修园曰:此言少阳自受之风邪,戒其不可吐下也。上节提其总纲,专就气化而言,此节补出经脉病治,就经脉而言也。

《灵·脏腑》篇:诸阳之会皆在于面,邪中人也,方乘虚时及新用力,若饮食汗出腠理开而中于邪,中于颊则下少阳。《素·五脏生成》篇:徇蒙招尤,目冥耳聋,下实上虚,过在足少阳厥阴,甚则入肝。《素·藏气法时论》:肝病者两胁下痛引少腹,令人善怒,虚则目䀮䀮无所见,耳无所闻,善恐如人将捕之。取其经厥阴与少阳,气逆则头痛,耳聋不聪,颊肿,取血者。《灵·诊尺》篇:诊目痛,赤脉从上下者太阳病,从下上者阳明病,从外走内者少阳病。

陶节庵曰:少阳病耳聋目赤,胸满而烦,妄加吐下则悸而惊,与小建中汤。有热者,小柴胡汤。

伤寒,脉弦细,头痛,发热者,属少阳,少阳不可发汗,发汗则谵语,此属胃,胃和则愈,胃不和,烦而悸。原注一云"躁"。《总病论》《活人书》"属少阳,宜小柴胡汤","烦而悸"作"烦而躁","宜调胃承气汤,此属少阳阳明证也"。《玉函》、成本"胃不和"下有"则"字。古本"悸"作"躁"。

尤在泾曰:经曰:少阳之至其脉弦,故头痛发热者三阳表证所同,而脉弦细则少阳所独也。少阳经兼半里,热气已动,是以不可发汗,发汗则津液外亡,胃中干燥,必发谵语。云此属胃者,谓少阳邪气并于阳明胃腑也。若邪去而胃和则愈,设不和则木中之火又将并入心脏,而为烦为悸矣。王宇泰曰:凡头痛发热俱为在表,惟此头痛发热为少阳者,何也?以其脉弦细,故知邪入少阳之界也。可汗不可汗,当以此为法。又曰:此少阳阳明,宜重则小承气,轻则大柴胡。盖少阳不可下,阳明不可不下,故以小承气少少与之取微利也。成氏以调胃承气主之误矣。调胃承气太阳阳明药也,不可不审。陈修园曰:此言少阳自受之寒邪,戒其不可发汗也。合上节,所谓少阳有汗吐下三禁是也。汉文辞短意长,读者当于互文见意。

喻嘉言曰:少阳伤寒禁发汗,少阳中风禁吐下,二义互举,其旨益严。盖伤寒之头痛发热宜于发汗者,尚不敢汗,则中风之不可汗,更不待言矣。伤风之胸满而烦,痰饮上逆,似可吐下者,尚不可吐下,则伤寒之不可吐下,更不待言矣。吴绶曰:少阳经头痛,头角或耳中痛,脉弦数,口苦,发热,往来寒热者,不分有汗无汗,并用小柴胡汤和之。汤本求真曰:总括以上三条而解释之,则凡属少阳病,不问其由太阳转入,或与自然发生者,均于胸腹二腔之界限部间,脏器组织生有炎证。其余波则迫于上部,于是照例呈口苦咽干目眩之象,时或耳聋目赤头痛,且波及外表而发热。若病不在表则脉不浮,病不在里则脉不沉,此病位介在二者之中间,故脉亦准之而在浮沉间,因呈弦细之象,故当严禁汗与吐下也。案:胃不和烦而躁,庞氏用调胃承气汤,烦而悸,程氏用小建中汤,二说皆可通。师于此条未出方,其为躁为悸当随证施治,不可预有成见也。

本太阳病不解,转入少阳者,胁下硬满,干呕不能食,往来寒热,尚未吐下,脉沉紧者,与小柴胡汤。《玉函》《千金翼》无"本"字,"食"下有"饮"字,"尚"作"而"。《总病论》《活人书》作"尚未可吐下"。《活人书》"沉"作"弦"。古本"紧"作"弦"。《总病论》无"沉"字、"尚未吐下,脉沉紧者"。

张隐庵曰:此太阳受病而转入少阳也。胁下者,少阳所主之分部,病入少阳枢转不得,故胁下硬满。干呕不能食者,上下之气不和也。往来寒热者,开阖之机不利也。如吐下而脉沉紧,则病入于阴。今尚未吐下,中土不虚,脉沉紧者乃太阳本寒内与少阳,火热相搏,故与小柴胡汤,从枢转而达太阳之气于外也。柯韵伯曰:少阳为枢,太阳外证不解,风寒从枢而入少阳矣。若见胁下硬满,干呕不能食,往来寒热之一,便是柴胡证未罢。徐灵胎曰:此为传经之邪,以上皆少阳本证,未吐下不经误治也。少阳已渐入里,故不浮而沉,紧则弦之甚者,亦少阳本脉。

程郊倩曰:邪在太阳,唯阳明能招,唯少阳能拒。阳明不招,则太阳之邪涣散无归;少阳不拒,则太阳之邪捣驱莫抵。一招一拒,皆赖本经阳气为之主。

案:少阳证所以胁下硬满者,胁下为肝脾二藏,其中为腹,肠胃在焉,邪在腑则行,在脏则留,故也。以上三节,首节胸中满邪在上焦也,次节胃不和邪在中焦也,本节胁下硬满脉沉紧,邪在下焦也。而小柴胡汤可以通治之者,以上焦得通,津液得下,胃气因和,是其效用也。

若已吐下,发汗,温针,谵语,柴胡汤证罢,此为坏病,知犯何逆,以法治之。《巢源》无"谵语"二字。

张隐庵曰:此总结上文之意。夫少阳不可吐下,吐下则悸而惊。少阳不可发汗,发汗则谵语。若已吐下发汗,则温针谵语。夫温针者惊也,本论云:太阳伤寒加温针必惊,夫惊而谵语病非少阳。如柴胡汤证罢者,此为里虚自败之病,知犯何逆,随其病之所在而以法治之。又不可与小柴胡汤,所以结上文三节之意也。程郊倩曰:此条云:知犯何逆以法治之,桂枝坏病条亦云:观其脉证知犯何逆随证治之,只此一"观"字,一"知"字,已是仲景见病知源地位。陈修园曰:此言已犯吐下发汗之禁,当审其救治之法也。补出温针,见温针虽不常用,而其为祸更烈也。时医辄用火灸,更以人命为戏矣。

三阳合病,脉浮大,上关上,但欲眠睡,目合则汗。《千金翼》无"合病"二字,"眠睡"作"寐"一字。《总病论》"目合"作"合目"。

成无己曰：关脉以候少阳之气，太阳之脉浮，阳明之脉大，脉浮大上关上，知三阳合病。胆热则睡，少阴病但欲眠睡。目合则无汗，以阴不得有汗，但欲眠睡目合则汗，知三阳合病胆有热也。舒驰远曰：脉浮大上关上，阳盛之诊也。欲眠睡者，热盛神昏之意也。寒中少阴，但欲寐者，其人恶寒，热盛神昏者不恶寒反恶热也。目合盗汗，阳虚阳盛皆有之，不必凿解。程郊倩曰：大为阳明主脉，太阳以其脉合，故浮大上关上，从关部连上寸口也。少阳以其证合，故但欲眠睡，目合则汗，但欲眠为胆热，盗汗为半表里也。当是有汗则主白虎，无汗则主小柴胡汤也。吴遵程曰：上关上，热势弥漫之象也。陈修园曰：此虽三阳合病，而以少阳为主也。庞安常云：脉不言弦者，隐于浮大也。

案：少阳居太阳阳明之间，若太阳之里及阳明之里同时而病，即是三阳合病，此节仲景不出治法，以其具于太阳阳明二篇也。

伤寒六七日，无大热，其人躁烦者，此为阳去入阴，故也。《玉函》无"故"字。

成无己曰：表为阳，里为阴，邪在表则外有热，六七日邪气入里之时，外无大热，内有烦躁者，表邪传里也，故曰阳去入阴。又云：所谓烦躁者，谓先烦渐至躁也。所谓躁烦者，谓先发躁而迤逦后烦也。盖内热曰烦，谓心中郁烦也；外热曰躁，谓气外热躁也。内热为有根之火，故但烦不躁，及先烦后躁者，皆可治。外热为无根之火，故但躁不烦，及先躁后烦者，皆不可治。张隐庵曰：无大热者，邪不在表矣。其人躁烦者，邪入于里阴矣。此为去表之阳而入于里之阴也。柯韵伯曰：此条是论阳邪自表入里证也。凡伤寒发热至六七日，热退身凉为愈，此无大热，则微热尚存。若内无烦躁，亦可云表解而不了了矣。伤寒一日即见烦躁，是阳气外发之机，六七日乃阴阳自和之际，反见烦躁，是阳邪内陷之兆。阴者指里而言，非指三阴也。或入太阳之本而热结膀胱，或入阳明之本而胃中干燥，或入少阳之本而胁下硬满，或入太阴而暴烦下利，或入少阴而口燥舌干，或入厥阴而心中疼热，皆入阴之谓。

伤寒三日，三阳为尽，三阴当受邪，其人反能食而不呕，此为三阴不受邪也。

汪苓友曰：伤寒三日者，即《素问》相传日数，上条言六七日，此止言三日，可见日数不可拘也。邪在少阳，原呕而不能食，今反能食而不呕，可征里气之和，而少阳之邪自解也。既里和而少阳邪解，则其不传三阴，断断可必，故云三阴不受邪也。喻嘉言曰：能食不呕，与胃和则愈之义互发。舒驰远曰：胃为一身之主统，胃强能食百病易愈，所以三阴不受邪也。柯韵伯曰：三阴受邪，病为在里，故邪入太阴则腹满而吐食不下，邪入少阴欲吐不吐，邪入厥阴饥而不欲食，食即吐蛔。所以然者，邪自阴经入脏，脏气实而不能容，则流于腑，腑者胃也，入胃则无所复传，故三阴受邪已入于府者，可下也。若胃阳有余，则能食不呕，可预知三阴之不受邪矣。盖三阳皆看阳明之转旋，三阴之不受邪者，藉胃气为之蔽其外也，则胃不特为六经出路，而实为三阴外蔽矣。胃阳盛则寒邪自解，胃阳虚则寒邪深入阴经而为患，胃阳亡则水浆不入而死。要知三阴受邪，关系不在太阳，而全在阳明。陈修园曰：此言少阳亦有以次而传，与上文互相发明，此当与太阳篇至七日以上自愈者，以行其经尽节合看，则传经了然。

《总病论》：病到阴，必吐利。

张隐庵曰：上二章，与太阳篇之第三章同义。

唐容川曰：上节言烦躁，是入厥阴少阴。此节言不呕能食，是不入太阴。再合上三节三阳合病观之,则凡出阳入阴全从膜中往来,而少阳三焦之义明矣。故各经皆有少阳证,而少阳篇寥寥数节,正是一以贯之也。

伤寒三日,少阳脉小者,欲已也。

庞安常曰:小而平均者也。成无己曰:《内经》曰:大则邪至,小则平。伤寒三日邪传少阳脉当弦紧,今脉小者,邪气微而欲已也。柯韵伯曰:此即伤寒三日少阳证不见,为不传。喻嘉言曰:脉不弦大,邪欲解之先征也。张隐庵曰:此承上文而言,伤寒三日乃少阳主气之期。若少阳脉小者,小则病退,其病欲已,不但三阴不受邪也。

案:合以上三节而通观之,即太阳篇四节之义。

少阳病,欲解时,从寅至辰上。《玉函》《千金翼》"至"作"尽",无"上"字。

成无己曰:《内经》曰:阳中之少阳,通于春气,寅卯辰少阳木王之时。张隐庵曰:日出而阳气微,少阳之所主也。少阳乃阴中之初阳,秉阳春之木气,从寅至辰上,乃寅卯属木又得少阳气旺之时而病解也。柯韵伯曰:辰上者,卯之尽,辰之始也。魏念庭曰:病在少阳,乘正旺时,如法治之,何病不已。

案:三阳病欲解时皆在日间,魏氏谓乘正王时如法治之。考本论小柴胡汤云:日三服,从寅至戌也。桂枝汤云:半日许令三服尽,从巳至未也。承气汤云:得下余勿服,不下明日更服,从申至戌也。此盖魏氏之所本,然证有并合之殊,故诸方之例不必尽同也。少阳居太阳阳明之间,故日三服,历二阳之王时解。

柯韵伯曰:六经各有提纲,则应用各有方法。如太阳之提纲主表,法当汗解,而表有虚实之不同,故立桂枝麻黄二法。阳明提纲主胃实,法当下解,而实亦有微甚,故分大小承气。少阳提纲有口苦咽干目眩等证,法当清火,而火有虚实。若邪在半表,则制小柴胡以解虚火之游行,大柴胡以解相火之热结,此治少阳寒热往来之二法也;若邪入心腹之半里,则有半夏泻心,黄连、黄芩、等剂。

陈平伯曰:少阳一经居半表半里之间,凡伤寒在经之邪由阳入阴者,每从兹传入,名曰阳枢。不离半表,而仍不主乎表,故不可发汗;不离半里,而又不主乎里,故不可吐下。惟小柴胡和解一法,为本经的对之方。然病机有偏表偏里之殊,即治法有从阴从阳之异,所以麻桂承气无加减,而小柴胡不可无加减也。总之往来寒热为本经所必有之证,故柴胡一味为本方所不减之药,其余则出入加减,随证而施。

尤在泾曰:少阳居表里之间,当肓膜之处,外不及于皮肤,内不及于脏腑,汗之而不从表出,下之而不从里出,故有汗吐下之戒。而惟小柴胡一方,和解表里,为少阳正治之法。其次则有和解而兼汗下之法,谓证兼太阳之表则宜兼汗,或证兼阳明之里则宜兼下,如柴胡加桂枝汤、柴胡加芒硝汤、大柴胡汤、柴胡桂枝汤等方是也。夫有汗下之禁,而或汗之,或下之,此亦少阳权变法也。又其次为刺法,如纵横胁满合并之病,当刺期门、大椎、肺俞、肝俞、诸穴是也。

唐容川曰:少阳之界,出则为阳明,太阳,入则为少阴,太阴,厥阴,皆从膜中相通,故各经皆有少阳证。

辨太阴病脉证并治

太阴之为病，腹满，而吐，食不下，自利益甚，时腹自痛，若下之，必胸下结硬。《脉经》《千金翼》"不下"下有"下之"二字，无"自利"二字，及"若下之必"四字。"结硬"《玉函》作"痞坚"，《千金翼》作"坚结"。

张隐庵曰：太阳之气若天日，太阴之气犹地土。此言太阴受病，地气不升而自利自痛也。太阴为病腹满者，腹为脾土太阴之所居也。脾气不能上交于胃，故腹满。胃气不能下交于脾，故吐。脾胃之气不相通贯，故食不下。自利益甚者，湿气下注也。时腹自痛者，脾络不通也。若下之则伤阳明胃土之气，故必胸下结硬。程郊倩曰：腹满而吐食不下，则满为寒胀，吐与食不下总为寒格也。阳邪亦有下利，然乍微乍甚而痛随利减，今下利益甚，时腹自痛，则肠虚而寒益留中也。虽曰邪之在藏，实由胃中阳乏，以致阴邪用事，升降失职，故有此下之则胸下结硬，不顶上文吐利来，直接上太阴之为病句。如后条设当行大黄、芍药者，亦是也。曰胸下，阴邪结于阴分，异于结胸之在胸而且按痛矣。曰结硬，无阳以化气则为坚阴，异于痞之濡而软矣。彼皆阳从上陷而阻留，此独阴从下逆而不归，寒热大别。腹为中部，胃与脾两主之，胃病辄妨及脾，脾病亦妨及胃，阳明见证阳郁及脾，亦多主呕。而胸结，太阴见证，阴寒及胃，故多上吐而下利。尤在泾曰：太阴之脉入腹属脾络胃，上膈侠咽，故其病有腹满而吐食不下，自利腹痛等证。然太阴为病，不特传经如是，即直中亦如是，且不特伤寒如是，即杂病亦如是。但有属阴属阳，为盛为虚之分耳。《金鉴》此太阴病全篇之提纲，后凡称太阴病者，皆指此证而言之。

张兼善曰：或谓凡伤寒初受者皆在太阳，然后传于阳明少阳也。病有自阴经而入者，未审何经先受也。夫病自阳经发者，为外感风寒，邪从表入，故太阳先受之也。病自阴经起者，为内伤生冷，饮食过多，故从太阴入也。太阴者脾也，以饮食生冷则伤脾，故腹满而吐食，食不下自利不渴，手足自温等证也。

《伤寒蕴要》：凡自利者，不因攻下而自泻利，俗言漏底伤寒者也。大抵泻利小便清白不涩，完谷不化，其色不变，有如鹜溏，或吐利腥秽，小便澄彻，清冷，口无燥渴，其脉多沉，或细，或迟，或微而无力，或身虽发热手足逆冷，或恶寒踡卧，此皆属寒也。凡热证则口中燥渴，小便或赤或黄，或涩而不利，且所下之物皆如垢腻之状，或黄或赤，所去皆热臭气，其脉多数，或浮，或滑，或弦，或大，或洪也，亦有邪热不杀谷，其物不消化者，但脉数而热，口燥渴，小便赤黄，以此别之矣。

案：太阴与阳明为表里，皆有腹满之证。然阳明之腹满为肠胃中有宿食燥屎，故大便利则满亦去。太阴之腹满为肠胃外郁寒湿，故下利而满仍不除也。此证与霍乱相类，而以腹满别之。盖霍乱为阳明之卒中，此则太阴之慢发。

《伤寒辨要》本篇曰：下之必胸下结硬。朱肱曰：近人多不识阴证，才见胸膈不快，便投食药，非其治也。大抵阴证者，由冷物伤脾胃，阴经受之也，主胸填满，面色及唇皆无色泽，手足冷，脉沉细，少情绪，亦不因嗜欲，但内伤冷物，或损动胃气，遂成阴证。复投巴豆之类，胸膈愈不快，或吐而利，经一二日遂致不救，盖不知寒中太阴也。近世此证颇多，余与增损理中丸救活颇夥。

太阴中风，四肢烦疼，阳微阴涩而长者，为欲愈。

张令韶曰：太阴中风者，风邪直中于太阴也。钱天来曰：四肢烦疼者,言四肢酸疼而烦扰无措也。盖脾为太阴之脏,而主四肢故也。阳微阴涩者,言轻取之而微,重取之而涩也。脉者,气血伏流之动处也,因邪入太阴,脾气不能散精,肺气不得流经,荣阴不利于流行,故阴脉涩也。阳微阴涩,正四肢烦疼之病脉也。长脉者,阳脉也。以微涩两阴脉之中,而其脉来去皆长,为阴中见阳,长则阳将回,故为阴病欲愈也。柯韵伯曰:风为阳邪,四肢为诸阳之本,脾主四肢,阴气衰少则两阳相搏,故烦疼,脉涩与长不是并见,涩本病脉而转长,病始愈耳。风脉本浮,今而微,知风邪当去。涩则少气少血,今而长,则气治故愈。四肢烦疼,是中风未愈前证。微涩而长,是中风将愈之脉。作两截看。

《素·脉要精微论》:长则气治。王注:长为气和,故治。

案:此节四肢烦疼之证,与太阳篇下风湿相搏二节相类,阳微而涩,且浮虚而涩之互词。下文云:大便硬,知上自利也,此不言湿,太阴本气也。

太阴病,欲解时,从亥至丑上。"至"《玉函》《千金翼》作"尽",无"上"字。古本列此条本篇末。

柯韵伯曰:经曰:夜半后而阴隆为重阴。又曰:合夜至鸡鸣,天之阴,阴中之阴也。脾为阴中之至阴,故主亥子丑时。陈修园曰:太阴为阴中之至阴,阴极于亥,阳生于子,至丑而阳气已增,阴得生阳之气而解也。唐容川曰:人有白昼不能食,至夜能食者,得脾阴之旺气故也。

章虚谷曰:昼为阳,夜为阴,阴经之气旺于夜间阴分,但必得阳生之气而邪方解。子时一阳初生,故太阴病解于亥子丑三时中,少阴厥阴挨次而解也。

案:三阴王时皆在夜间,而施治服药则在日间者,不惟取人事之便，亦以病及于阴则阳未有不病也。如茵陈蒿汤云：一宿腹减。桂枝人参汤云：日再，夜一服。理中汤云：日三，夜二服等是也。

太阴病，脉浮者，可发汗，宜桂枝汤。

张隐庵曰：太阴在内主募原，太阴在外主肌腠，故病太阴而脉浮者，宜桂枝汤以解肌而发汗也。《金匮要略》云：腠者三焦通会元真之处，理者皮肤脏腑之纹理。盖皮肤有此纹理，而脏腑之募原亦有此纹理，外内相通，太阴主之。程氏曰：纹理即肌腠也。其曰皮肤之纹理，以肌腠外连于皮肤，而脏腑之纹理可意会矣。程郊倩曰：此太阴中之太阳也。虽有里病仍从太阳表治，方不引邪入脏。柯韵伯曰：太阴主里，故提纲皆属里证。然太阴主开，不全主里也。脉浮者病在表可发汗，太阴亦然也。尺寸俱浮者，太阴受病也。沉为在里，当见腹痛吐利等证。此浮为在表，当见四肢烦疼等证。里有寒邪当温之，宜四逆辈。表有风热可发汗，宜桂枝汤。太阳脉沉者因于寒，寒为阴邪，沉为阴脉也。太阴有脉浮者因乎风，风为阳邪，浮为阳脉也。谓脉在三阴则俱沉，阴经不当发汗者，非也。但浮脉是麻黄脉，沉脉不是桂枝证，而反用桂枝汤者，以太阴是里之表证，桂枝是表之里药。徐灵胎曰：太阴本无汗法，脉独浮则邪在表，故亦用桂枝，从脉不从证也。

王宇泰曰：病在太阳，脉浮无汗宜麻黄汤。此脉浮，盖亦无汗，而不言者，谓阴不得有汗，不必言也。不用麻黄汤而用桂枝汤，盖以三阴兼表病者，俱不当大发汗也。须识无汗，亦有用桂枝汤也。陈修园曰：时说以桂枝汤为太阳专方，而不知亦阴经之通方也。又以为治自汗之定法，而不知亦治无汗之变法也。唐容川曰：太阴病，是指腹满湿气为病也。湿在内脉当沉，今脉浮者是湿从外至，仍欲外出之象，故用桂枝汤从中外托，使自油网中而托出肌外，以为汗也。

自利不渴者,属太阴,以其脏有寒,故也,当温之,宜服四逆辈。
《玉函》《千金翼》无"服"字。"辈"《脉经》作"汤"。康平本作"宜服回逆辈"。

成无己曰:自利而渴者属少阴,为寒在下焦。自利不渴者属太阴,为寒在中焦,与四逆等汤,以温其脏。魏念庭曰:以其人脾脏之阳平素不足,寒湿凝滞,则斡运之令不行,所以胃肠水谷不分而下泄益甚。自利二字,乃未经误下,误汗吐而成者,故知其脏本有寒也。舒驰远曰:口渴一证,有为实热,亦有虚寒,若为热邪伤津而作渴者,必小便短,大便硬。若自利而渴者,乃为火衰作渴,证属少阴者。以寒中少阴,肾阳受困,火衰不能熏腾津液故口渴,法主附子助阳温经,正所谓釜底加薪,津液上腾而渴自止。若寒在太阴,于肾阳无干,故不作渴。陆九芝曰:三阴皆有自利,自利不皆属寒。少厥之自利多口渴,太阴之自利则不渴,不可见太阴之独有寒邪。其曰手足自温者,正谓其一身无热,而但有手足之尚温,故即未成厥逆,亦有取乎四逆之治。

陈修园曰:以不渴一证认太阴,是辨寒热利之金针,脾不输津于上,亦有渴证,然却不在太阴提纲之内。

《此事难知》:此条虽不言脉,当知沉迟而弱。

伤寒脉浮而缓,手足自温者,系在太阴,太阴当发身黄,若小便自利者,不能发黄,至七八日,虽暴烦下利日十余行,必自止,以脾家实,腐秽当去故也。"以"一字《玉函》作"所以然者"四字。"暴烦下利"《千金翼》作"烦暴利"。

钱天来曰:缓为脾之本脉也。手足温者脾主四肢也,以手足而言自温,则知不发热矣。邪在太阴,所以手足自温,不至如少阴厥阴之四肢厥冷,故曰系在太阴。湿土之邪郁蒸,当发身黄。若小便自利者,其湿热之气已从下泄,故不能发黄也。如此而至七八日,虽发暴烦,乃阳气流动,肠胃通行之征也。下利虽一日十余行,必下尽而自止,脾家之正气实,故肠胃中有形之秽腐去。秽腐去,则脾家无形之湿热亦去,故也。喻嘉言曰:前阳明篇中,不能发黄以上语句皆同,但彼以胃实而便硬,其证复转阳明。此以脾实而下秽腐,其证正属太阴。至七八日暴烦下利日十余行,其证又与少阴无别,而利尽秽腐当自止,则不似少阴之烦燥有加,下利漫无止期也。秦皇士曰:脉浮阳脉也,脉缓太阴也。上章以自利不渴,定其太阴寒证下利,此章以脉浮手足自温,定其太阴湿热下利。太阴湿热当发身黄,若小便自利不发黄,至七八日大便结硬,此外传阳明,湿热变燥而为脾约等证。若不外传而发暴烦下利,虽每日十余行,湿热去尽必自止而愈,以脾热秽腐当去者也。同一太阴热邪,以湿热系在太阴,下利则入太阴篇。以外传阳明,湿热变燥,大便干结,则入阳明篇。此千古未白。汪苓友曰:成注云:下利烦躁者死,此为先利而后烦,是正气脱而邪气扰也。兹则先烦后利,是脾家之正气实,故不受邪而与之争,因暴发烦热也。下利日十余行者,邪气随腐而去,利必自止而病亦愈。

本太阳病,医反下之,因尔腹满时痛者,属太阴也,桂枝加芍药汤主之,大实痛者,桂枝加大黄汤主之。《玉函》无"本"字。"大实"下,成本另为一条。《千金翼》作"加大黄汤主之",无"桂枝"二字。

张隐庵曰:此承上文腐秽当去之意而推言。本太阳病医反下之,因尔腹满时痛者,乃太阳之邪入于地土。而脾络不通,故宜桂枝加芍药汤主之,此即小建中汤,治腹中急痛之义也。大实痛者,乃腐秽有余而不能去,故以桂枝加大黄汤主之。程郊倩曰:二证虽属之太阴,然来路实从太阳,则脉必尚有浮者存,"因尔"二字宜玩。太阴为太阳累及耳,非传邪也。喻嘉言曰:太阳病之误下,其变皆在胸胁以上。此之误下,而腹满时痛,无胸胁等证,则其邪已入阴位,所以属在太阴也。仍用桂枝解肌之法,以升举阳邪,但倍芍药以收太阴之逆气,本方不增一药,斯为神耳。大实大满,宜从急下,然阳分之邪初陷太阴,未可峻攻,但于桂枝汤中少加大黄,七表三里以分杀其邪可也。

《内台方义》:表邪未罢若便下之,则虚其中,邪气反入里。若脉虚弱因而腹满时痛者,乃脾虚也,不可再下,与桂枝加芍药汤以止其痛。若脉沉实,大实满痛,以手按之不止者,乃胃实也,宜再下,与桂枝汤以和表,加芍药大黄以攻其里。

桂枝加芍药汤方

桂枝三两,去皮　芍药六两　甘草二两,炙　大枣十二枚,擘　生姜三两,切

上五味,以水七升,煮取三升,去滓,温分三服。"温分"《千金翼》作"分温"。

《方极》:桂枝加芍药汤,治桂枝汤证而腹拘挛剧者。

《方极》:烦脉浮数,无硬满状者,腹满寒下,脉浮或恶寒,或腹时痛者,桂枝加芍药汤主之。方与輗云:其人宿有癥瘕痼癖,因痢疾引起固有之毒作腹痛者,此方为之主剂。假令因宿食而腹痛,吐泻已后腹痛尚不止者,此固有之毒所为也。

桂枝加大黄汤方(《论识》案:其方依桂枝加芍药汤,则"加"下疑脱"芍药"二字)

桂枝三两,去皮　大黄二两(《玉函》"三两",成本"一两")　芍药六两　生姜三两,切　甘草二两,炙　大枣十二枚,擘

上六味,以水七升,煮取三升,去滓,温服一升,日三服。

柯韵伯曰:妄下后,外不解而腹满时痛,是太阳太阴并病。若

大实痛,是太阳阳明并病,此皆因妄下而转属,非太阴阳明之本证也。脾胃同处中宫,位同而职异。太阴主出,太阴病则秽腐气凝不利,故腹时痛。阳明主纳,阳明病则秽腐燥结而不行,故大实而痛。仍主桂枝汤者,是桂枝证未罢,不是治病求本,亦不是升举阳邪,仲景治法只举目前,不拘前证。如二阳并病太阳证罢但潮热汗出,大便难而谵语者,即用大承气矣。此因表证未罢,而阳邪已陷入太阴,故倍芍药以滋脾阴而除满痛,此用阴和阳法也。若表邪未解而阳邪陷入于阳明,则加大黄以润胃燥,而除其大实痛,此双解表里法也。凡妄下必伤胃气,胃阳虚即阳邪袭阴,故转属太阴。胃液涸则两阳相搏,故转属阳明。属太阴则腹满时痛而不实,阴道虚也。属阳明则腹大实而痛,阳道实也。满而时痛,下利之兆,大实而痛,是燥屎之征。桂枝加芍药,小变建中之剂,桂枝加大黄,微示调胃之方也。汪苓友曰:桂枝加大黄汤,仲景虽入太阴例,实则治太阳阳明之药也,与大柴胡汤治少阳阳明证,义同。

《伤寒准绳》:妇人伤寒中风,自汗头痛,项背强,发热恶寒,脉浮而缓,恐热入血室,故倍加芍药,桂枝加芍药汤。

《总病论》:小建中汤不用饴糖,芍药为君,止痛复利邪故也。

《活人书》:关脉实,腹满,大便秘,按之而痛者,实痛也,桂枝加大黄汤。

《济阳纲目》:桂枝加大黄汤,治腹中寒热不调而大痛。

雉间焕云:治小儿宿食不化而腹痛者,若呕者倍大黄,凡用此方宜倍加大黄。

太阴为病,脉弱,其人续自便利,设当行大黄芍药者宜减之,以其人胃气弱,易动故也。原注"下利者,先煎芍药三沸",《玉函》同。"太阴为病"《千金翼》作"人无阳证"。

程郊倩曰：前条之行大黄芍药者，以其病为太阳误下之病，自有浮脉验之，非太阴为病也。若太阴自家为病，则脉不浮而弱矣。纵有腹满大实痛等证，其来路自是不同。中气虚寒必无阳结之虑，目前虽不便利，续自便利，只好静以俟之。大黄、芍药之宜行者减之，况其不宜行者乎。诚恐胃阳伤动，则泻泄不止，而心下痞硬之证成，虽复从事于温，所失良多矣。胃气弱对脉弱言，易动对续自便利言。太阴者，至阴也，全凭胃气鼓动为之生化，胃气不衰，脾阴自无邪入，故从太阴为病指出胃气弱来。张令韶曰：曰便利，其非大实痛，可知也。曰设当行，其不当行可知也。总之伤寒无分六经，一切皆以胃气为本。喻嘉言曰：此段叮咛与阳明篇中互发。阳明曰不转失气，曰先硬后溏，曰未定成硬，皆是恐伤太阴脾气。此太阴证而脉弱便利，减用大黄芍药，又是恐伤阳明胃气也。

喻嘉言曰：仲景《伤寒论》六经中，惟太阴经文止八条，方止二道，后人致惜其非全书。昌细绎其所以约略之意，言中风即不言伤寒，言桂枝即不言麻黄，言当温者则曰宜四逆辈，全是引伸触类之妙。可见治法总不出三阳外，但清其风寒之原，以定发汗解肌，更于腹之或满或痛间，辨其虚实，以定当下当温而已，了无余义矣。自非深入阃奥者，孰能会其为全书也哉。

胡章及曰：太阴篇之法独略，非略也，散见于六经耳。六经之证未有能外太阴者，以脾为一身之主也。脾气强健，何病不愈，否则诸法皆不验矣。

案：太阴之证散见于各经，而本经只八节，惟略具提纲而已。其腹满时痛之证，具于太阳篇，以其本为太阳之转属。发黄之证详于阳明篇，以二者相表里也。其他或直接，或间接，各篇皆有其证治，读者可互参而得焉。

辨少阴病脉证并治

少阴之为病，脉微细，但欲寐也。《玉函》无"也"字。

张隐庵曰：少阴之上，君火主之。本热而标阴，火上而水下。火之精为神，水之精为精。脉微者神气微也，细者精气虚也。此少阴水火为病，而见于脉也。少阴主枢外内出入，但欲寐则神气不能外浮，而阴阳枢转不利，此少阴阴阳为病，而见于证也。少阴标本不外水火阴阳，故此节首论水火阴阳，而为少阴病之总纲也。方中行曰：脉微细者，少阴居于极下，其脉起于小趾之下也。《灵枢》曰：是主肾所生病者嗜卧，但欲寐嗜卧也。盖人肖天地，天地之气行于阳则辟而晓，行于阴则阖而夜。故人之气行于阳则动而寤，行于阴则静而寐。然则病人但欲寐者，邪客于阴故也。沈尧封曰：微，薄也，属阳虚。细，小也，属阴虚。但欲寐者，卫气行于阴而不行于阳也，此是少阴病之提纲。凡称少阴病，必见但欲寐之证据，而其脉或微或细，见一即是，不必并见。山田正珍曰："但"字之下，脱去恶寒二字，当补之。但恶寒者，所谓无热而恶寒者也。故麻黄附子细辛汤条云：少阴病始得之反发热。通脉四逆汤条云：少阴病反不恶寒，是可见矣。

程郊倩曰：前太阴，后厥阴，俱不出脉象，以少阴一经可以该之也。少阴病六七日前，多与人以不觉，但起病喜厚衣近火，善瞌睡。凡后面亡阳发躁诸剧证，便伏于此处矣，最要提防。舒驰远曰：外邪挟水而动，阳热变为阴寒则阴胜，故但欲寐，外邪挟火而动，其候俱从热化则阳胜，故烦躁不得卧。丹波元简曰：太阳篇云：太阳病十日以去,脉浮细而嗜卧者,外已解也,此当以脉浮沉而别阴阳也。唐容川曰:《内经》云:少阴为枢,取譬少阴阴阳相生,循环如枢而已。微是肾之精气虚,细是心之血虚。脉管是血之路道,血少故脉细,微属气分。气旺则鼓动而不微,卫阳出则醒,入则寐。今肾气病则困于内,而卫阳不出,故但欲寐。

《精神病广义》:此证日夜昏沉欲寐,甚则神志不清,脉来微细欲绝,此乃心脏衰弱血压低落之故,治宜用强心兴奋之剂。若因于温热内陷,痰迷心窍者,亦有此种病状,惟其脉必见沉细数滑,按之有力,治法以清热开闭为主,不可混也。

少阴病,欲吐不吐,心烦,但欲寐,五六日自利而渴者,属少阴也,虚故引水自救,若小便色白者,少阴病形悉具,小便白者,以下焦虚有寒,不能制水,故令色白也。"不吐心烦"《千金翼》作"而不烦"。"具下小便白"《玉函》作"所以然"三字。《玉函》《千金翼》"制水"作"制溲"。

陈修园曰:少阴上火而下水,水火济则阴阳交而枢机转矣。少阴病其脉从肺出,络心注胸中,胸中不爽欲吐而不能吐,心中热烦,不能寐而但欲寐,此水火不济,阴阳不交,机枢不转之象也。五日正少阴主气之期,至六日其数已足,火不下交而自利,水不上交而作渴者,此属少阴之水火虚也。水虚无以沃焚,火虚无以致水,虚故引水自救,此少阴病寒热俱有之证也。若少阴热则小便必赤。若小便色白者,白为阴寒,少阴阴寒之病形悉具,此确切不移之诊法也。原其小便之所以白者,以下焦虚而有寒,全失上焦君火之热化,不能制水,故令色白,此言少阴上火下水之病也。程郊倩曰:人身阴阳中分,下半身属阴,上半身属阳。阴盛于下则阳扰于上,欲吐不吐心烦,证尚模糊。以但欲寐征之,则知下焦寒,而胸中之阳被壅,治之不急,延至五六日,下寒甚而闭藏彻矣,故下利。上热甚而津液亡矣,故渴。虚故引水自救,非徒释渴字,指出一虚字来,明其别于三寒证之实邪作渴也。然则此证也,自利为本病,溺白正以征其寒,故不但烦与渴以寒断,即从烦渴而悉及少阴之热证,非戴阳即格阳,无不可以寒断,而从温治。烦证不尽属少阴,故指出但欲寐来。渴证不尽属少阴,故指出小便白来。结以下焦虚有寒,教人上病治在下也。盖上虚而无阴以济,总由下虚而无阳以温。二虚字皆由寒字得来,肾水欠温则不能纳气,气不归元逆于膈上,故欲吐不吐。肾气动膈,故心烦也。舒驰远曰:《经络考》云:舌下有二隐窍,名曰廉泉,运动开张,津液涌出,然必藉肾中真阳为之熏腾乃是以上供。若寒邪侵到少阴,则真阳受困,津液不得上潮,故口渴,与三阳经之邪热烁干津液者,大相反也。

张隐庵曰:莫氏曰:病属太阳,其小便清者,知不在里,仍在表也。病属少阴,小便色白,乃下焦虚寒不能制水,则表里阴阳不可执一而论。或曰清与白,亦各有别也。

案:小便白疑是白浊,《活人书》云四逆汤主之,愚每用真武汤,治白浊,甚效。

病人脉阴阳俱紧,反汗出者,亡阳也,此属少阴,法当咽痛,而复吐利。"病人"《千金翼》作"夫病其"三字。"亡"《脉经》作"无"。

尤在泾曰:阴阳俱紧,太阳伤寒之脉也。法当无汗,而反汗出者,表虚亡阳,其病不属太阳而属少阴矣。少阴之脉上膈循喉咙,少阴之脏为胃之关,为二阴之司,寒邪值入经脏俱受,故当咽病而吐利也。此为寒伤太阳,阳虚不任,因遂转入少阴之证。盖太阳者少阴之表,犹唇齿也,唇亡则齿寒,阳亡则阴及,故曰少阴之邪从太阳飞渡者多也。周禹载曰:脉至阴阳俱紧,阴寒极矣。寒邪入里岂能有汗,乃反汗出者,则是真阳素亏,无阳以固其外,遂致腠理疏泄,不发热而汗自出也。此属少阴,正用四逆急温之时,庶几真阳骤回,里证不作。否则邪上逆,则为咽痛,为吐,阴寒下泄,而复为利,种种危候,不一而足也。

《活人书》:伤寒脉阴阳俱聚紧反汗出者,亡阳也。此属少阴,法当咽痛而复吐利,此候汗下熏熨俱不可。汗出者,藁本粉傅之。咽喉痛者,甘草汤、桔梗汤、半夏散、通脉四逆去芍药加桔梗汤、麻黄升麻汤,可选而用之。又有伏气之病,谓非时有暴寒中人,伏气于少阴经,始不觉病,旬月乃发,脉微弱,法先咽痛似伤寒,非喉痹之病,次必下利,始用半夏桂甘汤,次四逆散主之。此病只一二日便差,古方谓之肾伤寒也。

尤在泾《医学读书记》:亡阳,阳不守也。无阳,阳之弱也。阳亡者,藩篱已彻,故汗出不止。阳弱者,施化无权,故不能作汗。

案:少阴以水火既济为用者也。水火不交则成病,阳亡于外,则火炎上而咽痛,及欲吐不吐。阴盛于里,则水趋下而下利。故此节为总冒,其义直贯至篇终。

少阴病,咳而下利,谵语者,被火气劫故也,小便必难,以强责少阴汗也。《玉函》《千金翼》"以"作"为"。

柯韵伯曰:上咳下利,津液丧亡而谵语,非转属阳明。肾主五液,入心为汗,少阴受病液不上升,所以阴不得有汗也。少阴发热,不得已用麻黄发汗,即用附子以固里,岂可以火气劫之而强发汗也。少阴脉入肺出络心,肺主声,心主言,火气迫心肺,故咳而谵语也。肾主二便治下焦,济泌别汁,渗入膀胱,今少阴受邪复受火侮,枢机无主,大肠清浊不分,膀胱水道不利,故下利而小便难也。小便利者其人可治,此阴虚故小便难。陈修园曰:少阴原有灸法,而少阴之热证又以火为雠。少阴咳而下利,治有两法,寒剂猪苓汤,热剂真武汤之类,皆可案脉证而神明之。

案:咳为肺病,得之外感者,治法可求之太阳。得之饮食者,治法可求之阳明。其少阳部分之荣卫不和,而咳属虚劳者,治法当求之少阴也。

张隐庵曰:此下三节,皆言少阴不可发汗之意。

少阴病,脉细沉数,病为在里,不可发汗。

尤在泾曰:少阴与太阳为表里,而少阴亦自有表里,经病为在表,脏病为在里也。脉沉而身发热为病在表,脉细沉数身不发热为病在里。病在表者可发汗,如麻黄附子细辛汤之例是也。病在里而汗之,是竭其阴而动其血也,故曰不可发汗。张隐庵曰:夫脉者气血之先,生于中焦之谷精,主于少阴之心肾。少阴病脉细者,中焦之精血虚也。沉者肾水不升,数者君火不降,此病少阴而中焦心肾之经脉内虚,病为在里,不可发汗而更伤其心肾也。程郊倩曰:何谓之里?少阴病脉沉是也。毋论沉细,沉数,俱是藏阴受邪,与表阳是无相干,法当固密肾根为主。其不可发汗从脉上断,非从证上断,麻黄附子细辛汤不可恃为常法也。薛慎庵曰:人知数为热,不知沉细中见数为寒甚。真阴寒证,脉常有一息七八至者,尽概此一数字中,但按之无力而散耳,宜深察也。唐容川曰:细是脉中血少,沉是气不上升,数则兼沉细二者言之。数脉不忌发汗,见于沉细之中,则为少阴在里之病,故不可发汗。

《素·脉要精微论》:有脉俱沉细数者,少阴厥也。沉细数散者,寒热也。

《医垒元戎》:少阴病,脉细沉数,病在里,不可发汗,宜当归四逆汤。

少阴病,脉微不可发汗,亡阳故也,阳已虚,尺脉弱涩者,复不

可下之。"亡"《脉经》《千金翼》作"无"。

张隐庵曰:《平脉》篇曰:寸口诸微亡阳,故少阴病脉微不可发汗者,以亡阳故也。夫阳亡则阳已虚,尺脉弱涩者乃下焦精血不足,故复不可下之。案:寸为阳,尺为阴,阳已虚,言寸脉已虚。以脉微之在寸口,观尺脉弱涩而复不可下之句,其义明矣。章虚谷曰:少阴病有麻附细辛汤发汗者,又有承气汤下之者,如其脉微为亡阳,尺又弱涩者则阳阴两虚矣。虽有汗下之证,要当以脉为凭,不可用汗下之法,必须权宜施治也。柯韵伯曰:少阴之不可汗下,与少阳同。因反发热,故用麻黄微汗。因里热甚,故用承气急下。此病反其本,故治亦反其本。微为无阳,涩为少血,汗之亡阳,下之亡阴。阳虚者既不可汗即不可下。玩"复"字可知其尺脉弱涩者复不可下,亦不可汗也。若谓无阳是阴邪而下之,其误人甚矣。程郊倩曰:少阴多自利证,人固无肯轻下者。但拈出尺脉弱涩字,则少阴之有大承气汤证,其尺脉必强而滑,已伏见于此处矣。

《医垒元戎》:少阴脉微不可发汗,亡阳故也,宜附子汤。若阳已虚,尺脉弱涩者,复不可下之,宜小柴胡汤。

少阴病脉紧,至七八日自下利,脉暴微,手足反温,脉紧反去者,为欲解也,虽烦下利,必自愈。"脉紧反去者为欲解也"《玉函》作"脉紧去此为欲解"。

钱天来曰:脉紧见于太阳,则发热恶寒而为寒邪在表。见于少阴,则无热恶寒而为寒邪在里。至七八日则阴阳相持已久,而始下利,则阳气耐久,足以自守矣。虽至下利,而以绞索之紧忽变而为轻细软弱之微脉,微则恐又为上文不可发汗之亡阳脉矣。为之如何?不知少阴病其脉自微,方可谓之无阳。若以寒邪极盛之紧脉,忽见暴微,则紧峭化而为宽缓矣,乃寒邪弛解之兆也。曰手足反温,则知脉紧下利之时手足已寒。若寒邪不解,则手足不当温,脉紧不当去。因脉本不微而忽见暴微,故手足得温,脉紧得去,是以谓之反也。反温反去,寒气已弛,故为欲解也。虽其人心烦,然烦属阳而为暖气已回,故阴寒之利必自愈也。柯韵伯曰:前条是亡阳脉证,此条是回阳脉证。前条是反叛之反,此条是反正之反。玩"反温",前此已冷可知。微本少阴脉,烦利本少阴证,至七八日阴尽阳复之时,紧去微见,所谓谷气之来也徐而和矣。烦则阳已反于中宫,温则阳已敷于四末,阴平阳秘,故烦利自止。尤在泾曰:虽烦下利必自止者,邪气转从下出,与太阴之秽腐当去而下利者,同意。设邪气尽,则烦与利亦必自止耳。

张隐庵曰:此下五节,皆论少阴欲解之证。

少阴病,下利,若利自止,恶寒而踡卧,手足温者可治。《玉函》《千金翼》无"卧"字。《活人书》踡具员切,踡跼不伸也。

张隐庵曰:此病少阴而得火土之生气者,可治也。下利者,病少阴阴寒在下,若利自止,下焦之火气自生矣。恶寒而踡卧者,病少阴阴寒在外,手足温者,中焦之土气自和矣。火土相生,故为可治。钱天来曰:大凡热者偃卧而手足弛散,寒则踡卧而手足敛缩。下文恶寒踡卧而手足逆冷者,即为真阳败绝而成不治矣。若手足温,则知阳气未败,尚能温暖四肢,故曰可治。

《素·通评虚实论》:从则生,逆则死。所谓从者,手足温也。所谓逆者,手足寒也。

王宇泰曰:少阴病,下利恶寒而踡,四逆汤,真武汤。

少阴病,恶寒而踡,时自烦,欲去衣被者,可治。《脉经》"去"下有"其"字。《千金翼》作"不可治"。

张隐庵曰:此言恶寒而踡,但得君火之气者,亦可治也。夫恶寒而踡，病少阴阴寒在外，时自烦而欲去衣被者，自得君火之气外浮也，故为可治。朱氏曰：以上三节，每节中"自"字宜玩。谓少阴之阴寒，自得三阳之气化者，皆为可治也。钱天来曰：但恶寒而不发热，为寒邪所中也。踡卧者，踡曲而卧，诸寒收引恶寒之甚也。黄坤载曰：自烦而去衣被，阳气之复也，是以可治。程郊倩曰：少阴病，不必尽下利也。只恶寒而踡，已知入脏深矣。烦而去衣被，阳势尚肯力争也。而得之时与欲，又非虚阳暴脱者比，虽此失之于温，今尚可温而救失也。喻嘉言曰：后条云：不烦而躁者死，对看便知。

王宇泰曰：少阴病，恶寒而踡时自烦，欲去衣被者，《活人》用大柴胡汤下之，赵氏以为宜温散阴邪，导引真阳，汗而可解也。若下之，非惟不能解表，反虚其里，使恶寒之邪乘虚内陷，纵使其脉沉滑而实，亦未可遽用大柴胡。必须先解表，使恶寒证罢，而后可用也。

少阴中风，脉阳微阴浮者，为欲愈。古本"愈"下有"烦躁不得卧者，为未愈也"十字。

章虚谷曰：阳微者寸微也，阴浮者尺浮也。少阴在里故其脉本微细，今尺浮者，邪从阴出阳之象，故为欲愈也。钱天来曰：太阳中风阳浮而阴弱，盖以浮候沉候分阴阳也，此所谓阳微阴浮者，是以寸口尺中分阴阳也。若以浮沉二候分阴阳，则沉候岂有浮脉邪？此不辨自明也。夫少阴中风者，风邪中少阴之经也。脉法浮则为风，风为阳邪，中则伤卫，卫受风邪则寸口阳脉当浮。今阳脉已微，则知风邪欲解。邪入少阴，惟恐尺部脉沉，沉则邪气入里。今阴脉反浮，则邪不入里，故为欲愈也。

少阴病，欲解时，从子至寅上。《玉函》《千金翼》作"从子尽寅"。

张隐庵曰：少阴秉先天之水火，主后天之阴阳，病则阴阳水火不交，从子至寅乃一阳渐生，三才气合，故邪不能容而病解矣。喻嘉言曰：各经皆解于所王之时，而少阴独解于阳生之时。阳进则阴退，阳长则阴消，正所谓阴得阳则解也。即是推之，而少阴所重在真阳，不可识乎。

案：《内经》诊脉之法，所以取寅时者，以其正王而偏胜之情易见也。

少阴病，吐利，手足不逆冷，反发热者，不死，脉不至者。原注"至"一作"足"。**灸少阴七壮。**《脉经》《千金翼》"吐"上有"其人"二字，"至"作"足"。

程郊倩曰：少阴病吐而且利，里阴胜矣。以胃阳不衰，故手足不逆冷。夫手足逆冷之发热，为肾阳外脱。手足不逆冷之发热，为卫阳外持。前不发热今反发热，自非死候。人多以其脉之不至而委弃之，失仁人之心与术矣。不知脉之不至，由吐利而阴阳不相接续，非脉绝之比。灸少阴七壮，治从急也。嗣是而用药，自当从事于温。柯韵伯曰：少阴动脉在太溪，取川流不息之义也。其穴在足内踝从跟骨上动脉陷中，主手足厥冷寒至节，是少阴之原，此脉绝则死。伏留在足内踝骨上二寸动脉陷中，灸之能还大脉是（张寿甫曰：灸时宜两腿一时同灸）。汪苓友曰：常器之云：是少阴太溪二穴，在内踝后跟骨动脉陷中。庞安常云：发热谓其身发热也。经曰：肾之原出于太溪。药力尚缓，惟急灸其原以温其藏，犹可挽其危也。

陶节庵曰：伤寒直中阴经，真寒证甚重而无脉，或吐泻脱然而无脉，将好酒姜汁各半盏，与病人服之，其脉来者可治。尤当问病人，若平素原无正取脉，须用覆手取之，脉必见也。此属反关脉，诊法与正取法同。若平素正取有脉，后因病诊之无脉者，亦当覆手取之，取之而脉出者，阴阳错乱也。宜合阴阳，如覆取正取俱无脉者，必死矣。此为良法。

王宇泰曰：少阴之经非特一穴，今曰少阴而不指某穴者，针法当随四时随运气以取井荥俞经合，不可执泥也。庞氏定以为太溪，恐非仲景本旨。

《医门法律》：《内经》曰：下利发热者死，此论其常也。仲景曰：下利手足不逆冷，反发热者不死，此论其暴也。盖暴病有阳则生，无阳则死。故虚寒下利。手足不逆冷反发热者，或其人脏中真阳未漓，或得温补药后其阳随返，皆是美征。此但可收拾其阳，协和其阴。若虑其发热，反如常法行清解之药，鲜有不杀人者矣。

陈修园曰：以下三节，皆言少阴热化证。

少阴病，八九日，一身手足尽热者，以热在膀胱，必便血也。

喻嘉言曰：少阴病难于得热，热则阴病见阳，故前条谓手足不逆冷反发热者不死。然病至八九日，阴邪内解之时，反一身手足尽热，则少阴必无此候，当时脏邪传腑，肾移热于膀胱之证也。以膀胱主表，一身及手足正躯壳之道，故尔尽热也。膀胱之血为少阴之热所逼，其出必趋二阴之窍，以阴主降故也。柯韵伯曰：与太阳热结膀胱血自下者证同，而来因则异。少阴传阳证者有二：六七日腹胀不大便者，是传阳明。八九日一身手足尽热者，是传太阳。下利便脓血，指大便言。热在膀胱而便血，是指小便言。轻则猪苓汤，重则黄连阿胶汤，可治。

《素·气厥论》：胞移热于膀胱，则癃溺血。

少阴病，但厥无汗，而强发之，必动其血，未知从何道出，或从口鼻，或从目出者，是名下厥上竭，为难治。《千金翼》、成本无"者"字。

张隐庵曰：此言强发少阴之汗，而动胞中之血也。少阴病，但四肢厥冷则无汗矣。若强发之则血液内伤，故必动其血。胞中者血海也，经云：冲脉任脉皆起于胞中，未知从何道出者，未知从冲脉而出,从任脉而出也。冲脉会于咽喉,别而络唇口,出于颐颡。颐颡乃口鼻交通之窍,或从口鼻者从冲脉而出也。任脉从少腹之内上行,系两目之下中央,至目下之承泣。或从目出者,从任脉而出也。此生气厥于下,血出竭于上,是名下厥上竭,经脉内伤,为难治。喻嘉言曰:强发少阴汗而动其血,势必逆行而上出阳窍,以诸发汗药皆阳经药也,或口鼻,或耳目,较前证血从阴窍出者,则倍甚矣。程郊倩曰:五液皆主于肾,故太阳当汗之证,尺中一迟,辄不可汗。曰荣气不足血少故也,况强发少阴汗乎?周身之气皆逆,血随奔气之促逼而见,故不知从何道出。难治者,下厥非温不可,而上竭则不能用温,故为逆中之逆耳。

《素·生气通天论》王注:厥谓气逆也。《通评虚实论》气逆者,足寒也。

《活人书》:厥者逆也,阴阳不相顺接,手足逆冷也。阳气衰,阴气盛,阴胜于阳,故阳脉为之逆,不通于手足,所以逆冷也。

《伤寒九十论》:一妇人得伤寒数日,咽干烦渴,脉弦细,医者汗之,其始衄血,继而脐中出血,医者惊骇而遁。予曰:少阴强汗之所致也,盖少阴不当发汗。仲景云:少阴强发汗,必动其血,未知从何道而出,或从口鼻,或从耳目,是为下厥上竭,此为难治。仲景云无治法,无药方,予投以姜附汤,数服血止,后得微汗愈。

陶节庵曰:当归四逆汤,仍灸太溪、三阴交、涌泉。

少阴病,恶寒,身蜷,而利,手足逆冷者,不治。《千金翼》无"身"字、"冷"字。

柯韵伯曰:伤寒以阳为主,不特阴证见阳脉者生,又阴病见阳证者可治。背为阳,腹为阴,阳盛则作痉,阴盛则蜷卧。若利而手足仍温,是阳回,故可治。若利不止而手足逆冷,是纯阴无阳,所谓六腑气绝于外者,手足寒,五脏气绝于内者,下利不禁矣。程郊倩曰:阳受气于四肢,虽主于脾,实肾中生阳之气所奉,故手足之温与逆,关于少阴者最重。舒驰远曰:此证尚未至汗出息高,独为可治,急投四逆汤加人参,或者不死。

张隐庵曰:手足逆冷者,手足厥逆而冷,与厥冷相同,故逆冷。厥冷,但至腕踝而止,若四逆则冷至肘膝矣。

陈修园曰:此章凡六节,皆言少阴阳气衰微,而为不治之死证也。少阴阴寒为病,得太阳之标阳可治,得君火之本热可治,下焦之生气上升可治,中焦之土气自和可治,四者全无,故为难治。

少阴病,吐利,躁烦,四逆者,死。《千金翼》作"其人吐利,躁逆者死"。

程郊倩曰:由吐利而躁烦,阴阳离脱而扰乱可知,加之四逆,胃阳绝矣,不死何待。使早知温中而暖土也,宁有此乎。此与吴茱萸汤证,只从躁逆先后上辨,一则阴中尚现阳神,一则阳尽唯存阴魄耳。陈修园曰:此言少阴藉中土之气,交上下而达四旁。若胃气绝则阴阳离,故主死也。

少阴病,下利止,而头眩,时时自冒者,死。《千金翼》无"头"字。

喻嘉言曰:下利既止,其人自可得生,乃头眩时时自冒者,复为死候,盖人身阴阳相为依附者也。阴亡于下,则诸阳之上聚于头者纷然而动,所以头眩时时自冒。阳脱于上而主死也,可见阳回利止则生,阴尽利止则死矣。章虚谷曰:下利止者,非气固也,是气竭也。阳既下竭,如残灯余焰上腾则头眩,时时自冒而死。自冒者,倏忽瞑眩之状,虚阳上脱也。钱天来曰:头眩者,头目眩晕也。时时自冒冒者,蒙冒昏晕也。程郊倩曰:下利止而头眩时自冒者,肾气通于脑也。阴津竭于下,知髓海枯于上也。前此非无当温其上之法，惜乎用之不早也，无及矣。舒驰远曰：下利止而阳回者，自必精神爽慧，饮食有味，手足温和，病真愈也，所谓阳回利止则生。若利虽止，依然食不下，烦躁不安，四肢厥冷，其阳未回，下利何由自止，势必阴精竭绝，真死证也，故曰阴尽利止则死。

万密斋曰：阳病冒者为欲汗解，阴病冒者死。

陈修园曰：时时自冒句下一"自"字，见病非外来，气脱时自呈之危象。

少阴病，四逆，恶寒而身蜷，脉不至，不烦而躁者，死。原注一作"吐利而躁逆者死"。案：原注云云：《千金翼》另作一条。

黄坤载曰：四逆恶寒而身蜷，阴盛极矣。脉又不至则阳气已绝，如是则不烦而躁者亦死。盖阳升则烦，阳脱则躁，阳中之阳已亡，是以不烦，阴中之阳欲脱是以躁也。《素问》云：阴气者静则神藏，躁则消亡。盖神发于阳而根藏于阴，精者神之宅也。水冷精寒阳根欲脱，神魂失藏，是以反静而为躁也。陈修园曰：此言少阴有阴无阳者，死也。少阴病，阳气不行于四肢，故四逆。阳气不布于周身，故恶寒而身蜷。阳气不通于经脉，故脉不至。且不见心烦，而惟见躁扰者，纯阴无阳之中，忽呈阴证似阳，为火将绝而暴张之状，主死。程郊倩曰：诸阴邪具见而脉又不至，阳先绝矣。不烦而躁阴无阳附，亦且尽也。经云：阴气者静则神藏，躁则消亡。盖躁则阴藏之神外亡也，亡则死矣，使早知复脉而通阳也，宁有此乎。

李梴曰：心热则烦，肾热则躁，烦轻躁重，先烦渐躁为阳证，不烦便躁为阴。

柯韵伯曰：阳盛则烦，阴极则躁，烦属气，躁属形，烦发于内，躁见于外，形从气动也。时自烦，是阳渐回，不烦而躁是气已先亡，惟形独存也。

少阴病，六七日，息高者死。

柯韵伯曰：气息者，乃肾间动气，脏腑之本，经脉之根，吸呼之带，三焦生气之原也。息高但出心与肺，不能入肝与肾，生气已绝于内也。六经中独少阴历言死证，他经无死证，甚者但曰难治耳，知少阴病是生死关。喻嘉言曰：诸阳主气，息高则真气上进于胸中，本实先拨而不能复归于气海，故主死也。"六七日"三字，辨证最细，见六七日经传少阴而息高，与二三日太阳作喘之表证，迥殊也。

《脉经》：病人肺绝三日死，何以知之？口张但气出而不还。

《论识》：后世所谓鼻扇，亦息高之类也。

少阴病，脉微细沉，但欲卧，汗出，不烦，自欲吐，至五六日自利，复烦躁，不得卧寐者，死。

喻嘉言曰：脉微沉细但欲卧，少阴之本证也。汗出不烦，则阳证悉罢，而当顾虑其阴矣。乃于中兼带欲吐一证，欲吐明系阴邪上逆，正当急温之时，失此不图。至五六日自利有加，复烦躁不得卧寐，非外邪至此转增，正少阴肾中之真阳扰乱，顷刻奔散，即温之亦无及，故主死也。张隐庵曰：莫氏曰：此节死证在复烦躁不得卧寐二语，乃少阴神机外脱，不内归于阴也。程郊倩曰：少阴本病，只算阴盛，阴不已而汗出，是为亡阳，亦少阴一经表里之分也。阳亡必见烦躁等证者，鬼气欲成磷也。病此者多昼隐夜现，故不得卧寐。

少阴病，始得之，反发热，脉沉者，麻黄细辛附子汤主之。《千金翼》"脉"下更有"反"字。成本、《玉函》作"麻黄附子细辛汤"。

尤在泾曰：此寒中少阴之经，而复外连太阳之证，以少阴与太阳为表里，其气相通故也。少阴始得，本无热而外连太阳则反发热。阳病脉当浮，而仍系少阴则脉不浮而沉。故与附子细辛，专温少阴之经。麻黄兼发太阳之表，乃少阴经温经散寒表里兼治之法也。喻嘉言曰：脉沉为在里，证见少阴，不当复有外热。若发热者，乃是少阴之表邪，即当行表散之法者也。但三阴之表法，与阳迥异。三阴必以温经之药为表，而少阴尤为紧关，故麻黄与附子合用。俾外邪出而真阳不出，才是少阴表法之正也。程郊倩曰：一起病便发热，兼以阴经无汗，世医计日案证，类能恣意于麻黄，而所忌在附子。不知脉沉者，由其人肾经素寒，虽表中阳邪而里阳不能协应，故沉而不能浮也。沉属少阴，不可发汗，而始得即发热属太阳，又不得不发汗，须以附子温经，助阳托住其里，使真阳不至随汗而升，其麻黄始可合细辛用耳。虽是阴邪从阳而发，阳根于阴，故表有太阳，里有少阴。周禹载曰：少阴与太阳相为表里，故言少阴表证，即太阳也。徐灵胎曰："少阴病"三字所该者广，必从少阴诸现证细细详审，然后反发热知为少阴之发热，否则何以知其非太阳阳明之发热耶？又必候其脉象之沉，然后益知其为少阴无疑也。凡审证皆当如此。

《伤寒琐言》：赵嗣真曰：仲景太阳篇云：病发热头痛，脉反沉，身体疼痛，当救其里，宜四逆汤。少阴篇云：少阴病，始得之，反发热，脉沉者，麻黄附子细辛汤。均是发热脉沉，以其头痛故属太阳，阳证脉当浮，而反不能浮者，以里久虚寒，正气衰微。又身体疼痛，故宜救里，使正气内强，逼邪外出，而干姜附子亦能出汗而散寒邪。假令里不虚寒而脉浮，则正属太阳麻黄证矣。均是脉沉发热，以无头痛故名少阴病。阴病当无热，今反热则寒邪在表，未全传里，但皮肤郁闭为热，而在里无热，故用麻黄细辛以发表间之热，附子以温少阴之经。假使寒邪入里，则外必无热，当见吐利厥逆等证，而正属少阴四逆汤证矣。由此观之，表邪浮浅，发热之反犹轻，正气衰微，脉沉之反为重，此四逆汤不为不重于麻黄附子细辛汤也。又可见熟附配麻黄,发中有补,生附配干姜,补中有发,仲景之旨微矣。

张兼善曰:或云论传经之邪,自三阳而传至太阴,太阴则传少阴,此不言传经,而言始得之,何也?夫传经者,古人明理立法之意如此,安可执一而论哉。夫三阳伤寒多自太阳入,次第而传至厥阴者,固有也。其三阴伤寒,亦有自利不渴,始自太阴而入者。今少阴病始得之反发热,自此少阴而入者,故云始得之。缘少阴无身热,而今有热,故言反发热,以不当发热而热也,为初病邪浅,故与麻黄附子细辛汤以发散之。

《活人书》:少阴病亦有表热者,仲景谓之晚发热,用麻黄细辛之类以发汗。

案:此节之反发热,疑即方书所云之骨蒸发热。

陈修园曰:此章凡九节,论少阴自得之病,或得太阳之标,或得君火之化,或得水阴之气,或在于表,或在于里,或在于经,或归于中土,不可执一而治也。

麻黄细辛附子汤方

麻黄二两,去节　细辛二两　附子一枚,炮,去皮,破八片

上三味,以水一斗,先煮麻黄减二升,去上沫,内诸药,煮取三升,去滓,温服一升,日三服。《千金翼》"一斗"作"二斗","二升"作"一升"。

钱天来曰:麻黄发太阳之汗,以解其表之寒邪;以附子温少阴之里,以补其命门之真阳;又以细辛之气温味辛专走少阴者,以助其辛温发散。三者合用,补散兼施,虽发微汗无损于阳气矣,故为温经散寒之神剂云。

戴元礼曰:若初得病便见少阴证,其人发热恶寒,身疼头不痛者,宜麻黄细辛附子汤微汗之。

《医贯》:有头痛连脑者,此系少阴伤寒,宜本方,不可不知。

《医经会解》:若少阴证脉沉,欲寐,始得之发热,肢厥无汗,为表病里和,当用正方,缓以汗之。若见二便闭涩,或泻赤水,谓之有表复有里,宜去麻黄名附子细辛汤,仍随各脏见证,加药。房欲后伤寒者,多患前证。

《证治准绳》:麻黄附子细辛汤治肾脏发咳,咳则腰背相引而痛,甚则咳涎。又治寒邪犯齿,致脑齿痛,宜急用之,缓则不救(即本方)。

《兰室秘藏》:少阴经头痛,三阴三阳经不流行,而足寒气逆为寒厥,其脉沉细,麻黄附子细辛汤为主。

《张氏医通》:暴哑声不出,咽痛异常,卒然而起,或欲咳而不能咳,或无痰,或清痰上溢,脉多弦紧,或数疾无伦,此大寒犯肾也,麻黄附子细辛汤温之,并以蜜制附子噙之,慎不可轻用寒凉之剂。又云:脚气冷痹恶风者,非术附麻黄并用,必不能开,麻黄附子细辛汤加桂枝白术。

《寓意草》《金鉴》:春月病温,误治二旬,酿成极重死证,壮热不退,谵语无伦,皮肤枯涩,胸膛板结,舌卷唇焦,身踡足冷,二便略通,半渴不渴,面上一团黑滞,求救于余。余曰:此证与两感伤寒无异,但两感证日传二经,三日传经已尽,即死。不死者又三日再传,一周定死矣。此春温证,不传经,故虽邪气留连不退,亦必多延几日,待元气竭绝乃死。观其阴证阳证两下混在一区,治阳则碍阴,治阴则碍阳,与两感之病情符合,于是以麻黄附子细辛汤两解其表。阴阳之邪,果然皮间透汗而热全清。再行附子泻心汤,两解其在里阴阳之邪,果然胸前柔活,人事明了,诸证俱退。次日即思粥,以后竟不需药。只此二剂而起一生于九死,快哉。陈汝明病痢,发热如蒸，昏沉不食，重不可言，至第三日危急将绝。余诊其脉数大空虚，尺脉倍加洪盛，谓曰：此两证而凑于一时之证也。内有湿热与时令外热相合，欲成痢证尚不自觉。又犯房劳而为骤寒所乘，以故发热身重，不食昏沉，皆属少阴肾经外感。少阴受邪原要下利清白，此因肠中湿热已蒸成猪肝鱼脑散浊之形，色虽变而下利则同也。再用痢疾门药，一剂即不救矣。遂忙以麻黄附子细辛汤一剂与之，表散外邪，得汗后热即微减。再以附子理中汤连进二剂，热退身轻能食，改用黄连理中汤丸服至旬日全安。

少阴病，得之二三日，麻黄附子甘草汤微发汗，以二三日无里证，故微发汗也。宋版、成本、《千金翼》脱"里"字，兹从《玉函》《全书》、方本补入。《总病论》"里"作"阳"。注云：谓初得病二三日常见少阴证，无阳者须发小汗也。

万密斋曰：此承上证而言，若得之二三日，只发热脉沉无他证者，病还在经，不可用前汤发汗，当改用此汤以散发汗也。周禹载曰：此条当与前条合看，补出"无里证"三字，知前条原无吐利躁渴里证也。前条已有"反发热"三字，而此条专言无里证，知此条亦有发热表证也。少阴证见当用附子，太阳热见可用麻黄，已为定法。但易细辛以甘草，其义安在？只因得之二三日，津液渐耗，比始得者不同，故去细辛之辛散，益以甘草之甘和，相机施治，分毫不爽耳。柯韵伯曰：要知此条是微恶寒，微发热，故微发汗也。《金鉴》此二证皆未曰无汗，非仲景略之也。以阴不得有汗，不须言也。

吴坤安曰：凡初起发热身痛而头不痛，脉沉而微细无里证，但欲寐者，此少阴感寒之表证也，宜麻黄附子细辛汤峻汗之。若发热在二三日后，麻黄附子甘草汤微汗之。盖少阴与太阳为表里，故发热即可发汗，是假太阳为出路也。

麻黄附子甘草汤方

麻黄二两,去节　甘草二两,炙　附子一枚,炮,去皮,破八片

上三味,以水七升,先煮麻黄一两沸,去上沫,内诸药,煮取三升,去滓,温服一升,日三服。《金匮》《玉函》《千金翼》作"煮取二升半,去滓,温服八合"。

张隐庵曰:上节麻黄附子细辛汤,主助太阳之阳内归于少阴,少阴之阴外通于太阳,非为汗也。此麻黄附子甘草汤,主开通心肾之精血,合于中土而为汗,故此则曰微发汗,而上文不言也。徐灵胎曰:三阴经惟少阴与太阳为表里,而位最近,故犹有汗解之理。况二三日而无里证,则其邪未深入,此方较麻黄附子细辛少轻,以其无里证也。

《金匮》:水之为病,其脉沉小属少阴,浮者为风无水,虚胀者为气水,发其汗即已,脉沉者宜麻黄附子汤(即本方)。

《卫生宝鉴补遗》:病人寒热而厥,面色不泽,冒昧,两手忽无脉,或一手无脉,此是将有好汗,宜用麻黄附子甘草汤以助其汗,汗出则愈。

陆九芝曰:唐君春舲,盛夏畏冷,大父以麻黄三分,附子三分,甘草一分,强之服,一服解一裘,两服而重裘皆弛矣。

少阴病,得之二三日以上,**心中烦**,不得卧,黄连阿胶汤主之。
"以"《玉函》作"已"。《千金翼》《外台》"卧"下有"者"字。

尤在泾曰:少阴之热有从阳经传入者,亦有自受寒邪久而变热者。曰二三日以上,谓自二三日至五六日,或八九日,寒极而变热也。至心中烦不得卧,则热气内动,尽入血中,而诸阴蒙其害矣。盖阳经之寒变,则热归于气,或入于血,阴经之寒变,则热入于血,而不归于气,此余历试之验也。故用黄连黄芩之苦,合阿胶芍药鸡

子黄之甘,并入血中以生阴气,而除邪热。成氏所谓阳有余以苦除之,阴不足以甘补之是也。喻嘉言曰:心烦不得卧而无燥证,则与真阳发动迥别。盖真阳发动,必先阴气四布为呕,为下利,为四逆,乃至烦而且躁,魄汗不止耳。今但心烦不卧,而无呕利四逆等证,是其烦为阳烦,乃真阴为邪热煎熬,如日中纤云:顷刻消散,安能霾蔽青天也哉。故以解热生阴为主治,始可有济,少缓则无及矣。

《灵·大惑论》:病而不得卧者,何气使然?曰:卫气不得入于阴,常留于阳,留于阳则阳气满,阳气满则阳跷盛,不得入于阴则阴气虚,故目不瞑矣。

《精神病广义》:不得卧,与但欲寐病情相反,乃反复烦燥日夜不能安眠之候,此乃虚火扰动心血之故。若挟有惊恐者,极易成神经病,宜以此方合铁落等重以镇怯之品。

黄连阿胶汤方

黄连四两　黄芩二两(成本、《玉函》《千金翼》《外台》"一两")　芍药二两　鸡子黄二枚　阿胶三两(一云"三挺",《千金翼》"三挺",《外台》"三片")

上五味,以水六升,成本"五升"。先煮三物取二升,去滓,内胶烊尽,小冷内鸡子黄,搅令相得,徐灵胎曰:小冷而内鸡子黄,则不至凝结而相和。温服七合,日三服。

柯韵伯曰:此少阴之泻心汤也。凡泻心必藉连芩,而导引有阴阳之别。病在三阳胃中不和而心下痞硬者,虚则加参甘补之,实则加大黄下之。病在少阴而心中烦不得卧者,既不得用参甘以助阳,亦不得用大黄以伤胃也。故用芩连以直折心火,用阿胶以补肾阴,鸡子黄佐芩连于泻心中补心血,芍药佐阿胶于补阴中敛阴气,斯则心肾交合,水升火降,是以扶阴泻阳之方,而变为滋阴和阳之剂也。

吴遵程曰：此汤本治少阴温热之证，以其阳邪暴虐，伤犯真阴，故二三日1便见心烦不得卧，所以始病之际即用芩连大寒之药，兼芍药阿胶鸡子黄以滋养阴血也。然伤寒六七日后，热传少阴，伤其阴血者，亦可取用，与阳明腑实用承气汤法，虽虚实补泻悬殊，而祛热救阴之意则一耳。

《肘后》：时气差后，虚烦不得眠，眼中痛疼，懊憹（即本方）。

《张氏医通》：黄连阿胶汤治热伤阴血便红（即本方）。

《资生》篇：芩连阿胶鸡子黄汤治阴虚，血分有热。

《医宗必读》：黄连阿胶汤一名黄连鸡子汤，治温毒下利脓血，少阴烦躁不得卧。

《类聚方广义》：黄连阿胶汤治久痢，腹中热痛，心中烦而不得眠，或便脓血者。又治痘疮内陷，热气炽盛，咽燥口渴，心悸烦躁清血者。又治诸失血证，胸悸身热，腹痛微利，舌干唇燥，烦悸不能寐，身体困惫，面无血色，或面热潮红者。

《榕堂疗指示录》：淋沥证，小便如热汤，茎中焮痛而血多者，黄连阿胶汤奇效。

《精神病广义》：此养心液清虚火之主方，一切心虚失眠之病多可用之。若挟有痰气者，可酌加茯神、枣仁、鳖甲、竺黄之类。

徐灵胎曰：此治肾气冲心之不得卧，故清心火以纳肾气。

少阴病，得之一二日，口中和，其背恶寒者，当灸之，附子汤主之。

魏念庭曰："少阴病"三字中该脉沉细而微之诊，见但欲寐之证，却不发热而单背恶寒，此少阴里证之确据也。成无己曰：少阴客热则口燥舌干而渴，口中和者不苦不燥是无热也。背为阳，背恶寒者，阳气弱阴气盛也。经曰：无热恶寒者，发于阴也。灸之助阳消阴，与附子汤温经散寒。程郊倩曰：背者胸中之府，阳受气于胸中而转行于背。背恶寒者，阴气盛而聚也。徐灵胎曰：但背恶寒则寒邪聚于一处，故用灸法。案：白虎加人参汤亦有背微恶寒之证，乃彼用寒凉，此用温热，何也？盖恶寒既有微甚之不同，而其相反处，全在口中和与口燥渴之迥别。故欲知里证之寒热，全在渴不渴辨之，此伤寒之要诀也。

汪苓友曰：《补亡论》常器之云：当灸鬲俞、关元穴，背俞第三行。案：第三行者，当是鬲关，非鬲俞也。《图经》云：鬲、关二穴在第七椎下，两傍相去各三寸陷中，正坐取之，足太阳脉气所发，专治背恶寒，脊强，俯仰难，可灸五壮。盖少阴中寒必由太阳而入，故宜灸其穴也。又关元一穴在腹部中行，脐下三寸，足三阴任脉之会，灸之者是温其里以助其元气也。

《万病回春》：灸阴证法，气海穴在脐下一寸五分，丹田在脐下二寸，关元在脐下三寸，用艾灸二七壮，但手足温暖，脉至知人事，无汗要有汗，汗出即生，不暖不省者死。

《伤寒指掌》：少阴病，若恶寒，身痛，手足冷，骨节痛，口中和而脉沉者，是表里俱寒也，附子汤大温大补之。

附子汤方

附子二枚，炮，去皮，破八片（《千金及翼》《外台》及张隐庵、张令韶本均同。方本脱"炮"字。柯、陈云生用，盖未考耳）　茯苓三两　人参二两　白术四两　芍药三两

上五味，以水八升，煮取三升，去滓，温服一升，日三服。《千金》"五味"下有"㕮咀"二字。

柯韵伯曰：此大温大补之方，乃正治伤寒之药，为少阴固本御邪第一之剂也。与真武汤似同而实异，倍术附去姜加参，是温补以壮元阳，真武汤还是温散而利胃水也。汪苓友曰：武陵陈氏曰：四

逆诸方皆有附子,于此独名附子汤,其义重在附子,他方皆附子一枚,此方两枚,可见也。附子之用不多,则其力岂能兼散表里之寒哉？邪之所凑,其气必虚,参术茯苓皆甘温益气,以补卫气之虚,辛热与温补相合,则气可益而邪可散矣。既用附子之辛烈,而又用芍药者,以敛阴气,使卫中之邪不遽全进于阴耳。陈古愚曰:此方一以治阳虚,一以治阴虚,时医开口辄言此四字,其亦知阳指太阳,阴指少阴,一方统治之理乎。

《千金》:附子汤治湿痹缓风,身体疼痛,如欲折,肉如锥刺刀割,于本方加桂心、甘草。

《资生》篇:附子汤治阳虚,气分有寒(即本方)。

《类聚方广义》:附子汤治水病,遍身肿满,小便不利,心下痞硬,下利腹痛,身体痛,或麻痹,或恶风寒者。

少阴病,身体痛,手足寒,骨节痛,脉沉者,附子汤主之。《玉函》注"沉"一作"微"。

万密斋曰:此阴寒直中少阴真阴证也。若脉浮则属太阳麻黄汤证,今脉沉知属少阴也。盖少阴与太阳为表里,证同脉异也。钱天来曰:身体骨节痛,乃太阳寒伤荣之表证也。然在太阳则脉紧,而无手足寒之证,故有麻黄汤发汗之治。此以脉沉而手足寒,则知寒邪过盛,阳气不流,荣阴滞涩,故身体骨节皆痛耳。且四肢为诸阳之本,阳虚不能充实于四肢,所以手足寒,此皆沉脉之见证也。故以附子汤主之,以温补其虚寒也。程郊倩曰:此属少阴之表一层病,经脉上受寒也。以在阴经,则亦属里,故温外无法。

汪双池曰:脉沉身痛,少阴病固然也。手足寒,骨节痛,则寒凝于骨矣。此气血虚寒之至,故寒邪得而及此。然脉沉而未至于微细欲绝,则脉气犹行,故补正即可以祛邪。此证如今人所谓夹阴伤寒者。

陈修园曰：柯注此与麻黄附子甘草汤，皆是治少阴表证，而有出入之不同。《内经》曰：少阴之阴，其入于经也，从阳部注于经，其出者从阴内注于骨（见《素·皮部论》）。发热脉沉无里证者，从阳部注于经也。身体痛骨节痛脉沉者，从阴内注于骨也。从阳注经，是表热里寒，病从外来，故温而兼散。从阴注骨，是表寒里虚，病从内出，故温而兼补。

少阴病，下利便脓血者，桃花汤主之。 方本"利"作"痢"。

成无己曰：阳病下利便脓血者，协热也。少阴病下利便脓血者，下焦不约而里寒也，与桃花汤固下散寒。《要略》云：阳证内热则溢出鲜血，阴证内寒则下紫黑如豚肝也。汪苓友曰：此条乃少阴中寒，即成下利之证。下利便脓血，协热者多，今言少阴病下利，必脉微细但欲寐而复下利也。下利日久至便脓血，乃里寒而滑脱也。钱天来曰：见少阴证而下利，为阴寒之邪在里，湿滞下焦，大肠受伤，故皮坼血滞，变为脓血，滑利下脱，故以温中固脱之桃花汤主之。

汪讱庵曰：此证成氏以为寒，而吴鹤皋、王肯堂皆以为热，窃谓便脓血者固多属热，然岂无下焦虚寒，肠胃不固，而亦便脓血者乎？若以此为传经热邪，仲景当用寒剂以彻其热，而反用石脂固涩之药使热闭于内而不得泄，岂非关门养盗自贻伊戚也耶？观仲景之治协热利，如甘草泻心、生姜泻心、白头翁等汤，皆用芩、连、黄蘗？而治下焦虚寒下利者，用赤石脂禹余粮汤，此类以观，斯可见矣。此证乃因虚以见寒，非大寒者，故不必用热药，惟用甘辛温之剂以镇固之耳。《本草》言石脂性温，能益气调中，固下，未闻寒能损胃也。

桃花汤方

赤石脂一斤，一半全用，一半筛末　干姜一两　粳米一升

上三味，以水七升，煮米令熟，去滓，温服七合，内赤石脂末方

寸匕,日三服,若一服愈,余勿服。《千金翼》"去"上有"汤成"二字。徐灵胎曰:兼末服,取其留滞收涩,别录赤石脂酸辛大温无毒,治肠澼下利赤白。

成无己曰:涩可去脱,赤石脂之涩以固肠胃。辛以散之,干姜之辛以散里寒,粳米之甘以补正气。李濒湖曰:取赤石脂之重涩入下焦血分而固脱,干姜之辛温暖下焦气分而补虚,粳米之甘温佐石脂干姜而润肠胃也。张隐庵曰:石脂色如桃花,故名桃花汤。或曰:即桃花石。吴遵程曰:服时又必加方寸匕,留滞以涸肠胃也。

《肘后》:天行毒病若下脓血不止者方(即本方)。

《外台》:崔氏疗伤寒后赤白滞下无数,阮氏桃华汤方,赤石脂八两,冷多白滞者加四两,粳米一升,干姜四两,冷多白滞者加四两切,上三味,以水一斗,煮米熟汤成,去滓,服一升,不差复作,热多则带赤,冷多则带白。

《和剂局方》:桃花丸治冷痢腹痛,下白冻如鱼脑,赤石脂煅,干姜炮,等分为末,蒸饼和丸,量大小服,日三服。《局方发挥》桃花汤仲景以治便脓血,用赤石脂完者,干姜粳米同煮作汤,一饮病安,便止后药。意谓病属下焦,血虚且寒,非干姜之温,石脂之涩且重不能止血,粳米味甘引入肠胃,不使重涩之体少有凝滞,故煮成汤液,药行易散,余毒亦无。局方不知深意,不造妙理,但取易于应用,喜其性味温补借为止泻良方,改为丸药剂以面糊,日与三服,其果能与仲景之意合耶。

《斗门方》:治小儿疳泻,赤石脂末,米饮调服半钱,立瘥。

少阴病,二三日至四五日,腹痛,小便不利,下利不止,便脓血者,桃花汤主之。《千金翼》"小便"下无"不利"二字。

万密斋曰:此少阴自受寒邪而下利之证也。为病在里,属藏,太阳病下利便脓血者,协热也。少阴下利便脓血,里寒也。里寒何以有脓血也？盖二三日至四五日，寒邪变热，迫血不行，血流腐而为脓，下焦不阖故大便注下也。桃花汤赤石脂以固脱，粳米以补正气，干姜以散肾之寒而阖下焦也。成注未明。钱天来曰：二三日至四五日，阴邪在里，气滞肠间，故腹痛也。下焦无火，气化不行，故小便不利，且下利不止则小便随大便而频去，不得潴蓄于膀胱而小便不得分利也。下利不止，气虚不固，而大肠滑脱也。便脓血者，邪在下焦，气滞不流而大肠伤损也。此属阴寒虚利，故以涩滑固脱温中补虚之桃花汤主之。汪苓友曰：少阴里寒便脓血，所下之物其色必黯而不鲜，乃肾受寒湿之邪，水谷之津液为其凝泣，酝酿于肠胃之中，而为脓血。非若火性急速而色鲜明，盖水伏已久，其色黯黑，其气不臭，其人必脉微细，神气静而腹不甚痛，喜就温暖，欲得手按之腹痛即止，斯为少阴寒利之征。

柯韵伯曰：少阴病腹痛下利，是坎中阳虚，故真武有附子，桃花用干姜。不可以小便不利作热治，真武是引火归原法，桃花是升阳散火法。

少阴病，下利便脓血者，可刺。

钱天来曰：邪入少阴而下利，则下焦壅滞而不流行，气血腐化而为脓血，故可刺之以泄其邪，通行其脉络，则其病可已。不曰刺何经穴者，盖刺少阴之井荥俞经合也。方中行曰：刺所以通其壅瘀也，壅瘀通便脓血自愈。可者，仅可之词。汪苓友曰：《补亡论》常器之云：可刺幽门、交信。唐容川曰：下利不止无后重之文，知是虚利，非实证也。故用米以养中，姜以温中，石脂以填塞中宫。脓血原是热所化，今因脾虚寒，用从治法，用脂米极多而用姜极少，脂米补而质柔，则不犯血脉以免动血也。盖此证是脾土有寒，心经有热，热化脓血，寒为利不止。桃花汤专止利，刺法专治脓血，泻经脉而不动藏寒,温藏寒而不犯经脉,此分治之为至妙也。

《甲乙》:幽门一名上门,在巨阙两傍各五分陷者中,冲脉足少阴之会,刺入五分,灸五壮。

《林注》:《气府论》注云:刺入一寸,交信在足内踝上二寸,少阴前,太阴后,筋骨间,阴跷之郄,刺入四分,留三呼,灸三壮。

少阴病,吐利,手足逆冷,烦躁欲死者,吴茱萸汤主之。"利"下《玉函》有"而"字。成本"逆"作"厥"。

陈修园曰:此一节言少阴水火之气,皆本阳明之水谷以资生,而复交会于中土。若上吐下利,则中土虚矣。中土虚则气不行于四末,故手足逆冷。中土虚不能导手少阴之气而下交则为烦。不能引足少阴之气而上交则为躁,甚则烦躁欲死。方用吴茱萸之大辛大温,以救欲绝之阳,佐人参之冲和,以安中气,姜枣和胃以行四末。师于不治之证,不忍坐视,专求阳明,是得绝处逢生之妙,所以与通脉四逆汤、白通加猪胆汁汤,三方鼎峙也。柯韵伯曰:少阴病,吐利,烦躁,四逆者,死。四逆者,四肢厥冷,兼臂胫而言,此云手足,是指指掌而言,四肢之阳犹在。岐伯曰:四末阴阳之会,气之大路也。四街者,气之经络也。络绝则经通,四末解则气从合,故用吴茱萸汤以温之。吐利止而烦躁除,阴邪入于合者,更得从阳而出乎井矣。

《金鉴》:少阴厥阴多合病,证同情异而治别也。少阴有吐利,厥阴亦有吐利;少阴有厥逆,厥阴亦有厥逆;少阴有烦躁,厥阴亦有烦躁,此合病而证同者也。少阴之厥有微甚,厥阴之厥有寒热;少阴之烦躁则多躁,厥阴之烦躁则多烦。盖少阴之病多阴盛格阳,故主以四逆之姜附,逐阴以回阳也;厥阴之病多阴盛郁阳,故主以吴茱萸之辛烈,迅散以通阳也,此情异而治别者也。

《资生》篇：吴茱萸汤治阳虚血分有寒（即本方）。

少阴病，下利，咽痛，胸满，心烦，猪肤汤主之。古本"咽痛"作"咽中干痛"。"烦"下，成本有"者"字。

柯韵伯曰：少阴病多下利，以下焦之虚也。阴虚则阳无所附，故下焦虚寒者，反见上焦之实热。少阴脉循喉咙挟舌本，其支者出络心注胸中。凡肾精不足，肾火不藏，必循经上走于阳分也。咽痛胸满心烦者，因阴并于下而阳并于上，水不上承于心，火不下交于肾，此未济之象。猪为水畜而津液在肤，取其肤以治上焦虚浮之火，和白蜜花粉之甘，泻心润肺而和脾，滋化原，倍母气，水升火降上热下行，虚阳得归其部，不治利而利自止矣。徐灵胎曰：此亦中焦气虚，阴火上炎之证，以甘咸纳之，引少阴之虚火下达。

陈修园曰：此章凡四节，俱论少阴主枢，逆则病也。

猪肤汤方

猪肤一斤

上一味，以水一斗，煮取五升，去滓，加白蜜一升，白粉五合，熬香和令相得，温分六服。案：猪肤之说，注家纷异。考《礼运疏》云：肤是革外之薄皮，革是肤内之厚皮革也。方中行曰：既谓肤，当以燖猪时所起之皮外毛根之薄肤为是。喻、吴、舒皆以猪皮内去油，外去毛，刮净白者。

《活人指掌》：白粉即米粉也。徐忠可谓白米粉，钱天来谓粟米粉，未知孰是。

王海藏曰：仲景猪肤汤用白粉，即白米粉也。猪皮味甘寒，猪水畜也，其气先入肾，解少阴客热。加白蜜以润燥除烦，白粉以益气断痢。

《本经逢原》：猪肤者，皮上白膏是也。取其咸寒入肾，用以调阴散热，故仲景少阴病下利咽痛，胸满心烦，有猪肤汤。予尝用之，其效最捷。

《张氏医通》：徐君育素禀阴虚多火，且有脾约便血证，十月间患冬温发热，咽痛，里医用麻仁、杏仁、半夏、枳橘之属，遂喘逆倚息不得卧，声飒如哑，头面赤热，手足逆冷，右手寸关虚大微数，此热伤手太阴气分也，与葳蕤、甘草等药不应，为制猪肤汤一瓯，令隔汤顿热不时挑服，三日声清，终剂而痛如失。

唐容川曰：白喉书言其咽白烂，不可发汗，亦不可下，当一意清润，猪肤汤白粉熬香，和中止利，其白蜜猪肤，则清润之极品也。

少阴病，二三日，咽痛者，可与甘草汤，不差，与桔梗汤。古本"咽痛"作"咽中肿痛"。成本、《玉函》"差"下有"者"字。

柯韵伯曰：少阴之脉循喉咙挟舌本，故有咽痛证。若因于他证而咽痛者，不必治其咽，如脉阴阳俱紧反汗出而吐利者，此亡阳也。只回其阳则吐利止，而咽痛自除，如下利而胸满心烦者，是下焦虚而上焦热也。升水降火，上下和调而痛自止。若无他证而但咽痛者，又有寒热之别。见于二三日，是阴火上冲，可与甘草汤，甘凉泻火以缓其热。不瘥者，配以桔梗兼辛以散之，所谓奇之不去而偶之也。二方为正治之轻剂，以少阴为阴中之阴，脉微细而但欲寐，不得用苦寒之剂也。邹润庵曰：二三日邪热未盛，故可以甘草泻火而愈。若不愈，是肺窍不利，气不宣泄也。以桔梗开之，肺窍既通，气遂宣泄，热自透达矣。唐容川曰：此咽痛当作红肿论，故宜泻火以开利，以甘草缓缓引之，使泻上焦之火，而生中焦之土，则火气退矣。近有硼砂能化痰清火，为治喉要药，其味颇甘，即甘草汤意也。服之不差，恐壅塞未易去，故加桔梗开利之。后人用刀针放血，即是此意。东洞吉益曰：急迫而咽痛者，甘草汤所主，加肿及脓者，桔梗汤所治，不可混用也。

《脉经》：伤寒喉痹，刺手少阴，少阴在腕当小指后动脉是，针入三分补之。

甘草汤方

甘草二两

上一味，以水三升，煮取一升半，去滓，温服七合，日二服。

张隐庵曰：本论汤方甘草俱炙，炙则助脾土而守中，惟此生用，生则和经脉而流通，学者不可以其近而忽之也。徐忠可曰：甘草一味单行，最能和阴而清冲任之热，每见生便痛者，骤煎四两，顿服立愈，则其能清少阴客热可知，所以为咽痛专方也。陈修园曰：后贤用童便隔汤炖服，见甚超妙。

《玉函经》：附遗治小儿撮口发噤，用生甘草二钱半，水一盏，煎六分温服，令吐痰涎后以乳汁点儿口中。又方，治小儿羸瘦，甘草三两炙焦为末，蜜丸绿豆大，每温水下五丸，日二服。又方，治小儿中蛊欲死者，甘草五钱，水一盏，煎五分服，当吐出。

《千金》：甘草汤治肺痿涎唾多，心中温温液液者。又治代指方（即本方）。又凡服汤呕逆不入腹者，先以甘草三两，水三升，煮取二升，服之得吐，但服之不吐，益佳，消息定然后服余汤，即流利更不吐也。

《千金翼》：善服散家，痰饮心胸客热闷者，吐之方，甘草五两生用，上一味咬咀，以酒五升，煮取二升半，空腹分再服之，服相去如行五六里，快吐止。治舌卒肿起，如吹胞状，满口塞喉，气息欲不复，须臾不治杀人，治之方，含甘草汁佳。

《外台》：救急疗瘦疾方，炙甘草三两，上一味，每日以小便煎三四沸，顿服之。徐灵胎曰：此方亦治咽痛。

《直指方》：保安炙甘草方，痈疽漏疮，通用神妙，粉草以山泉溪涧长流水一小碗,徐蘸水漫火炙,水尽为度,秤一两,上剉粗末,用醇酒三碗,煎二碗,空心随意温服,最活血消毒。

又诸痈疽大便秘方,甘草生一两,上剉碎,井水浓煎入酒调服,能疏导恶物。

又乳痈初肿方,甘草生二钱,炙二钱,粗末分两次,新水煎服,即令人吮乳。

《伤寒类要》:治伤寒心悸,脉结代者(即本方)。

《危氏得效方》:治小儿遗尿,大甘草头煎汤,夜夜服之。

《姚和众至宝方》:治小儿尿血,甘草一两二钱,水六合,煎二合,一岁儿一日服尽。

《圣济总录》:治舌肿塞口,不治杀人,甘草煎浓汤热漱频吐。

《崔元亮海上方》:治发背,甘草一大两,微炙捣碎,水一大升浸之,器上横一小刀子,置露中经宿,平明以物搅令沫出,吹沫服之,但是疮肿发背,皆可服,甚效。

《洪氏集验方》:治肿毒发背,一切痈疽经验方,便痈、肠痈皆治,横纹甘草一两炙干,碾为细末,上分为三服,无灰热酒调一服,如人行一里,再一服,三服并吃。鄱阳徐刚忽患右足赤肿,三日不能履地,医治无效,才服此药,须臾之间,即能移步,再服全愈。

《济阳纲目》:国老膏治悬痈,始终用之(即前方)。

《汉药神效方》:凡小儿啼哭,逾时不止,以甘草二钱许,浸热汤绞去滓,与之即止。又初生牙儿,咽喉痰壅声不出者,频与生甘草如前法。又伤寒经日不省人事,谵语烦躁不能眠者,每服五六钱,煎汤昼夜陆续与之,有神效。此取本经所谓主治五脏六腑,寒热邪气者也。

桔梗汤方

桔梗一两(《千金》"三两",《千金翼》"一大枚",一方"三两")　甘草

二两(《外台》三两)

上二味,以水三升,煮取一升,去滓,温分再服。"温分"成本、《玉函》《千金翼》作"分温"。钱天来曰:桔梗乃苦桔梗,非甜桔梗也。

徐灵胎曰:大甘为土之正味,能制肾水越上之火,佐以辛苦开散之品。《别录》云桔梗疗咽喉痛,此方制少阴在上之火。陈修园曰:甘草生用,能清上焦之火而调经脉。若不差,与桔梗汤以开提肺气,不使火气壅遏于会厌狭隘之地也。李濒湖曰:仲景治肺痈唾脓,用桔梗甘草,取其苦辛清肺,甘温泻火,又能排脓血补内漏也。其治少阴证二三日咽痛,亦用桔梗、甘草,取其苦辛散寒,甘平除热,合而用之,能调寒热也。后人易名甘桔汤,通治咽喉口舌诸痛。宋仁宗加荆芥防风连翘,遂名如圣汤,极言其验也。案:王好古《医垒元戎》载之颇详云:失音加诃子,声不出加半夏,上气加陈皮,涎嗽加知母、贝母,咳渴加五味子,酒毒加葛根,少气加人参,呕加半夏生姜,唾脓血加紫菀,肺痿加阿胶,胸膈不利加枳壳,心胸痞满加枳实,目赤加栀子大黄,面肿加茯苓,肤痛加黄芪,发斑加防风荆芥,疫毒加鼠黏子大黄,不得眠加栀子。

《金匮》:咳而胸满,振寒脉数,咽干不渴,时出浊唾腥臭,久久吐脓如米粥者,为肺痈,桔梗汤主之(即本方)。

《肘后》:喉痹传用神效方,桔梗甘草炙各一两,上二味切,以水一升,煮取服即消,有脓即出。

《千金》:治喉痹及毒气方,桔梗二两,水三升煮一升,顿服之。

《圣惠方》:治喉痹肿痛,饮食不下,宜服此方,服后有脓出即消。

《和剂局方》:如圣汤,治风热毒气上攻咽喉,咽痛喉痹肿塞,妨闷,乃肺壅咳嗽,咯唾脓血,胸满振寒,咽干不渴,时出浊沫气息腥臭,久久吐脓状如米粥。又治伤塞咽痛(即本方)。

《直指方》：生姜甘桔梗治痈疽诸发，毒气上冲咽喉，胸膈窒塞不利，于本方内加生姜。

《御药院方》：甘桔汤治胸中结气，咽喉不利，下一切气，于本方加杏仁二两。

《经验秘方》：治喉咽郁结，声音不闻，大名安提举神效方，于桔梗汤内加诃子各等分，生熟亦各半，为细末，食后沸汤调服。又名铁叫子如圣汤。

《杜壬方》：治上焦有热，口舌咽中生疮，嗽有脓血，桔梗一两，甘草二两，上为末，每服二钱，水一盏煎六分，去滓温服，食后细呷之，亦治肺痈。呷，迄甲切，吸饮也。

《备预百要方》：喉闭饮食不通欲死方，即桔梗汤。兼治马喉痹，马项长。故凡痹在项内，不见处深肿连颊，壮热吐气数者，是也。

《兰室秘藏》：桔梗汤治癥已出，时时与之，快咽喉，宽利胸膈咽（即本方）。

《玉机微义》：桔梗汤治心脏发咳，咳则心痛，喉中介介如梗状，甚则咽肿喉痹。

《济阳纲目》：甘桔汤治冬温，咽喉肿痛。

少阴病，咽中伤，生疮，不能语言，声不出者，苦酒汤主之。古本"疮"下有"痛引喉旁"四字。

方中行曰：咽伤而生疮，此痛为差重也。不能语言者，少阴之脉入肺络心，心通窍于舌，心热则舌不掉也。声不出者，肺主声而属金，金清则鸣，热则昏而塞也。半夏主咽而开痰结，苦酒消肿而敛咽疮，鸡子甘寒而除伏热。程郊倩曰：足少阴之有咽痛，皆下寒上热，津液搏结使然，无厥气撞气，故不成痹。但视气势之微甚，或润，或解，或温，总不用着凉剂。汪苓友曰：或问仲景言咽痛，咽以咽物,于喉何与,而云语声不出邪? 余答云:喉与咽相附,仲景言少阴病热咽痛,而喉咙即在其中。徐灵胎曰:疑即阴火喉癣之类,咽中生疮,此必迁延病久,咽喉为火所蒸腐,此非汤剂之所能疗,用此药敛火降气,内治而兼外治法也。唐容川曰:此生疮即今之喉癣、喉蛾,肿塞不得出声。今有刀针破之者,有用巴豆烧焦烙之者,皆是攻破之使不壅塞也。仲景用生半夏,正是破之也。予亲见治重舌敷生半夏,立即消破。即知咽喉肿闭,亦能消而破之也。

《灵·忧恚无言》篇:咽喉者,水谷之道也。喉咙者,气之所以上下者也。会厌者,音声之户也。口唇者,音声之扇也。舌者,音声之机也。悬壅垂者,音声之关也。颃颡者,分气之所泄也。横骨者,神气所使主发舌者也。人卒然无音者,寒气客于厌,则厌不能发,发不能下,至其开阖不致,故无音。曰:刺之奈何? 曰:足之少阴上系于舌,络于横骨,终于会厌,两泻其血脉,浊气乃辟,会厌之脉上络任脉,取之天突,其厌乃发也。

苦酒汤方

半夏洗,破如枣核,十四枚(《玉函》、成本"核"下有"大"字,《神巧万全方》"七个,洗,切,破作十四片")　鸡子一枚,去黄,内上苦酒着鸡子壳中(《玉函》无"上"字,"著"作"于")

上二味,内半夏着苦酒中,以鸡子壳置刀环中,安火上,令三沸,去滓,少少含咽之,不差,更作三剂。成本、《玉函》"环"作"钚"。《圣济总录》"置刀环中"作"放剪刀环中"。

陈古愚曰:半夏洗破十四枚,谓取半夏一枚,洗去其涎,而破为十四枚也。《活人书》苦酒,米醋是也。徐灵胎曰:此等煮法,必有深意,疑即古所云禁方也。

王晋三曰:苦酒汤治少阴水亏不能上济君火而咽生疮,声不出者。疮者，痦也。半夏之辛滑佐以鸡子清之甘润，有利窍通声之功，无燥津涸液之虑。然半夏之功能，全赖苦酒摄入阴分劫涎敛疮，即阴火沸腾，亦可因苦酒而降矣，故以名其汤。钱天来曰：半夏开上焦痰热之结邪，卵白清气治伏热，苦酒味酸使阴中热淫之气敛降。今之优人每过声哑，即以生鸡子白啖之，声音即出，亦此方之遗意也。柯韵伯曰：置刀钚中，放火上只三沸即去滓，此略见火气，不欲尽出其味，意可知矣。鸡子黄走血分，故心烦不卧者宜之。其白走气分，故声不出者宜之（案：放火上只三沸者，以鸡子白不宜多煮故也）。

《千金》：治舌卒肿满口，溢出如吹猪胞，气息不得通，须臾不治杀人方，半夏十二枚洗熟，以酢一升煮取八合，稍稍含漱之，吐出加生姜一两佳。《千金翼》半夏戟人咽，须熟洗去滑尽，用之，勿咽汁也。

《外台》：古今录验鸡子汤，疗喉痹方，半夏末方寸匕，上一味，开鸡子头去中黄白，盛淳苦酒令小满，内半夏末着中，搅令和鸡子着刀子环令稳，炭上令沸，药成置杯中，及暖稍咽之，但肿即减。《肘后》文仲同，此与仲景苦酒汤同。半夏不可作末，剖之可也。

《圣惠方》：治咽喉中如有物咽唾不得，宜服此方，半夏一七枚，破如棋子大，汤洗七遍去滑，上以鸡子一枚，打破其头出黄白，内半夏并入醋于壳中令满，微火煎，去半夏，候冷饮之即愈。

《肘后》：治卒心痛方，苦酒一杯，鸡子一枚，着中合搅饮之，好酒亦可用。

《验方新编》：喉内戮伤，饮食不下，鸡蛋一个钻一小孔，去黄留白，入生半夏一个，微火煨热，将蛋白服之。

少阴病，咽中痛，半夏散及汤主之。《外台》"咽中"作"咽喉"。古本"咽中痛"下有"痰饮气逆"四字。

成无己曰:甘草汤主少阴客热咽痛,桔梗汤主少阴寒热相搏咽痛,半夏散及汤主少阴客寒咽痛也。《金鉴》少阴病咽痛者,谓或左或右一处痛也。咽中痛者,谓咽中皆痛也。较之咽痛而有甚焉,甚则涎缠于咽中,故主以半夏散,散风邪以逐涎也。唐容川曰:此言外感风寒客于会厌,干少阴经而咽痛。此证予见多矣,喉间兼发红色,并有痰涎声音嘶破,咽喉颇痛。四川此病多有,皆知用人参败毒散即愈,盖即仲景半夏散及汤之意也。

《千金方》论曰:风寒之气客于中,滞而不能发,故瘖不能言,及喉痹失音,皆风邪所为也。入脏,皆能杀人。

半夏散及汤方

半夏洗　桂枝去皮　甘草炙

上三味,等分,各别捣,筛已,合治之,白饮和服方寸匕,日三服,若不能散服者,以水一升煎七沸,内散两方寸匕,更煮三沸,下火,令小冷,少少咽之,半夏有毒,不当散服。《千金翼》"咽"上有"含"字。成本、《玉函》无"半夏"以下八字。

王晋三曰:半夏散咽痛能咽者用散,不能咽者用汤。少阴之邪逆于经脉,不得由枢而出,用半夏入阴散郁热,桂枝甘草达肌表,则少阴之邪由经脉而出肌表,悉从太阳开发。半夏治咽痛,可无劫液之虞。徐灵胎曰:治上之药当小其剂,《本草》半夏治喉咽肿痛,桂枝治喉痹,此乃咽喉之主药。后人以二味为禁药何也?

《总病论》:伏气之病,谓非时有暴寒而中人,伏毒气于少阴经,始虽不病,旬月乃发,便脉微弱,先发喉痛似伤寒,次则下利喉痛,半夏桂枝甘草汤主之。下利有诸证用通脉四逆汤主之,此病三二日便差,古方谓肾伤寒是也,即本方加生姜等分作汤。《活人书》喉作咽,四逆汤作四逆散。

《肘后》：霍乱腹胀，半夏桂等分为末，水服方寸匕。

《千金》：治喉痹卒不得语方，浓煎桂汁服一升，亦可末桂着舌下，渐咽之良，又方，末桂心如枣核大，绵裹着舌下，须臾破。

《类方准绳》：半夏桂枝甘草汤治暴寒中人咽痛，即本方三味各二钱半，加生姜五片。

《外治寿世方》：暴寒中人，伏于少阴经，旬日始发为咽痛者，俗名肾伤寒，用半夏桂枝甘草姜汁调涂颈上及脐内，再用附子片贴足心。

少阴病，下利，白通汤主之。

钱天来曰：下利已多，皆属寒在少阴，下焦清阳不升，胃中阳气不守之病，而未有用白通汤者。此条但云下利，而用白通汤者，以上有"少阴病"三字，则知有脉微细，但欲寐，手足厥之少阴证。观下文下利脉微方与白通汤，则知之矣。利不止而厥逆无脉，又加猪胆人尿，则尤知非平常下利矣。盖白通汤即四逆汤，而以葱易甘草，甘草所以缓阴气之逆，和姜附而调护中州，葱则辛滑行气，可以通行阳气而解散寒邪。二者相较，一缓一速，故其治亦颇有缓急之殊也。

陈修园曰：此章凡六节，言少阴四逆有寒热虚实之不同，不必尽属于阳虚也。

白通汤方

葱白四茎　干姜一两　附子一枚，生，去皮，破八片（成本"生"下有"用"字）

上三味，以水三升，煮取一升，去滓，分温再服。

方中行曰：用葱白而曰白通者，通其阳则阴自消也。柯韵伯曰：白通者通下焦之阴气，以达于上焦也。少阴病自利而渴，小便色白者，是下焦之阳虚而阴不生少火，不能蒸动其水气而上输于肺，故渴。不能生土，故自利耳。法当用姜附以振元阳，而不得升腾之品则利止而渴不能止,故佐葱白以通之。葱白禀西方之色味,入通于肺,则水出高源而渴自止矣。凡阴虚则小便难,下利而渴者,小便必不利,或出涩而难,是厥阴火旺,宜猪苓白头翁辈。此小便色白,属少阴火虚,故曰下焦虚。又曰虚故引水自救,自救者,自病人之意,非医家之正法也。若厥阴病欲饮水者,少少与之矣。

《伤寒摘锦》:白通汤姜附加葱白,为脉沉细而微涩,姜附以治寒,葱白之辛以润之,为肾恶燥也。何以知其脉之微涩也?经曰:少阴病下利脉微涩,必数更衣,白通汤治下利不止,故知四逆汤姜附加甘草,为脉沉细而迟弦。姜附以治寒,甘草之甘以缓之,为肝苦急也。何以知脉之迟弦也?经曰:少阴病饮食入口则吐,手足寒,脉迟弦者,宜四逆汤故知也。

《肘后》:白通汤疗伤寒泄利不已,口渴不得下食,虚而烦方,即本方用葱白十四茎,干姜半两,更有甘草半两炙。方后云渴微呕,心下停水者,一方加犀角半两,大良。

《活人书》:自利而渴,属少阴白通汤。

《医门法律》:白通汤治少阴病,但见下利脏寒阴盛,用此以通其阳胜其阴。

《惊风辨证必读书》:白通汤治寒中三阴发痉,服四逆理中等汤阴盛而格阳于上,或药入即吐格拒不纳者,用此汤以通阳胜阴(即本方)。

少阴病,下利脉微者,与白通汤,利不止,厥逆无脉,干呕烦者,白通加猪胆汁汤主之,服汤,脉暴出者死,微续者生。

万密斋曰:此寒直中少阴本脏,为真阴证也。肾主水,为胃之关,开窍于二阴,寒气中之不能闭藏出纳,故少阴证多吐利也。柯韵伯曰:下利脉微,是下焦虚寒不能制水故也。与白通汤以通其阳,补虚却寒而制水,服之利仍不止,更厥逆反无脉,是阴盛格阳也。如干呕而烦,是阳欲通而不得通也。法当取猪胆汁之苦寒为反佐,加入白通汤中,从阴引阳,则阴盛格阳者,当成水火既济矣。论中不及人尿,而方后反云无猪胆汁亦可服者,以人尿咸寒直达下焦,亦能止烦除呕矣。脉暴出者,孤阳独行也,故死。微续者,少阳初生也,故生。徐灵胎曰:无脉厥逆,呕而且烦,则上下俱不通,阴阳相格,故加猪胆、人尿引阳药达于至阴而通之。《内经》云:反佐以取之,是也。服汤脉暴出,乃药力所迫,药力尽则气仍绝,微续乃正气自复,故可生也。

白通加猪胆汁汤方

葱白四茎　干姜一两　附子一枚,生,去皮,破八片　人尿五合　猪胆汁一合

上五味,以水三升,煮取一升,去滓,内胆汁人尿,和令相得,分温再服,若无胆,亦可用。

成无己曰:《内经》曰:若调寒热之逆,冷热必行则热物冷服,下嗌之后冷体既消,热性便发,由是病气随愈,呕哕皆除。情且不违而致大益,此和人尿猪胆汁咸苦寒物于白通汤热剂中,要其气相从,则可以去格拒之寒也(本《素问》王注)。汪苓友曰:方后云:若无胆亦可用,则知所重在人尿,方当名白通加人尿汤始妥。张隐庵曰:始焉下利,继则利不止,始焉脉微,继则厥逆无脉,更兼干呕心烦者,乃阴阳水火并竭不相交济,故以白通加猪胆汁汤。夫猪乃水畜,胆具精汁,可以滋少阴而济其烦呕,人尿乃入胃之饮,水精四布,五经并行,可以资中土而和其厥逆,中土相济则烦呕自除。

《济阳纲目》:白通加人尿猪胆汁汤,久坐湿地伤肾,肾伤则短气腰痛,厥逆下冷,阴脉微者,宜此方主之。

少阴病,二三日不已至四五日,腹痛,小便不利,四肢沉重,疼痛自下利者,此为有水气,其人或咳,或小便利,或下利,或呕者,真武汤主之。《玉函》《千金翼》"自下利者"作"而利"二字。《玉函》"小便利"作"小便自利"。《脉经》《千金及翼》、康平本"真武汤"作"玄武汤"。

　　成无己曰:少阴病二三日,则邪气犹浅,至四五日邪气已深,肾主水,肾病不能制水,饮停为水气腹痛者,寒乘湿内甚也。四肢沉重疼痛,寒湿外甚也。小便不利下利者,湿胜而水气不别也。《内经》曰:湿胜则濡泄,与真武汤益阳气散寒湿。秦皇士曰:此少阴经寒湿传变太阴腹痛,用真武汤补土中之火,以制水气下利。方中行曰:腹痛小便不利,阴寒在内,湿甚而水不行也。四肢沉重疼痛,寒湿内渗,又复外薄也。自下利者,湿既甚而水不行,则与谷不分清,故曰此为有水气也。或为诸证,大约水性泛滥,无所不之之故也。柯韵伯曰:为有水气是立真武汤本意,小便不利是病根,腹痛下利,四肢沉重疼痛皆水气为患,因小便不利所致。然小便不利实由坎中之无阳,坎中火用不宣,故肾家水体失职,是下焦虚寒不能制水故也。法当壮元阳以消阴翳,逐留垢以清水道,因立此汤。末句语意直接有水气来,后三项是真武加减证,不是主证。若虽有水气而不属少阴,不得以真武主之也。汪苓友曰:或下利者,谓前自下利系二三日之证,此必是前未尝下利,指四五日后始下利者而言。

　　万密斋曰:案:太阳表证有水气者,小青龙汤。少阴里证有水气者,真武汤。六经中惟肾膀胱主水,故二经有水气之证也。

　　案:真武汤之用,在温肾以行少阴之水,与小青龙汤为一表一里,一上一下之对子。

真武汤方

茯苓三两　芍药三两　白术二两(《外台》作"三两")　生姜三两,

切　附子一枚,炮,去皮,破八片

上五味,以水八升,煮取三升,去滓,温服七合,日三服。

若咳者,加五味子半升,细辛一两,干姜一两,柯韵伯曰:若兼咳者是水气射肺所致,加五味之酸温,佐芍药以收肾中水气,细辛之辛温,佐生姜以散肺中水气,而咳自除。若小便利者,去茯苓,喻嘉言曰:茯苓淡渗而利窍,小便既利即防阴津暗竭,不当更渗。若下利者,去芍药,加干姜二两,张隐庵曰:或下利者,中土虚于内也,故去芍药之苦泄,加干姜以温暄。徐灵胎曰:此即下利清谷之类,故去芍药加干姜,若热利,则芍药又为要药也,须审之。若呕者,去附子,加生姜足前为半斤,成无己曰:气逆则呕,附子补气,生姜散气。《千金》曰:呕家多服生姜,此为呕家圣药。喻嘉言曰:呕加生姜宜矣,乃水寒上逆为呕,正当用附子者,何以反去之耶?盖真武汤除附子外,更无热药,乃为肺胃素有积热留饮惯呕,而去之,又法外之法耳,观后通脉四逆汤呕者但加生姜不去附子,岂不甚明,所以暴病之呕,即用真武,尚不相当也。

费晋卿曰:北方曰幽都,乃阴寒湿浊之地,赖真武之神运用水火以锁摄之,浊阴方渐得解散,此方取名真武,乃专治肾脏之剂。坎之为象一阳居二阴之中,水中之火是为真火,此火一衰,则肾水泛滥,停于下焦,则腹痛自利。水气犯中焦,则作哕,欲吐不吐。水气犯上焦,则咳嗽,心悸,头眩。方中姜附以助真阳,用苓术以制二阴,水气一收,则上中下三焦俱无病矣。罗东逸曰:小青龙汤治表不解有水气,中外皆寒实之病也。真武汤治表已解有水气,中外皆虚寒之病也。真武者北方司水之神也,以之名汤者,藉以镇水之义也。夫人一身制水者脾也,主水者肾也。肾为胃关,聚水而从其类。倘肾中无阳,则脾之枢机虽运,而肾之关门不开,水即欲行以无主制,故泛溢妄行而有是证也。用附子之辛热,壮肾之元阳,则水有所主矣。白术之温燥建立中土,则水有所制矣。生姜之辛散佐附子以补阳,于补水中寓散水之意。茯苓之淡渗佐白术以健土,于制水中寓利水之道焉。而尤重在芍药之苦降,其旨甚微。盖人身阳根于阴,若徒以辛热补阳,不少佐以苦降之品,恐真阳飞越矣。芍药为春花之殿,交夏而枯,用之以亟收散漫之阳气而归根。下利减芍药者,以其苦降涌泄也。加干姜者,以其温中胜寒也。水寒伤肺则咳,加细辛、干姜者胜水寒也。加五味子者收肺气也。小便利者,去茯苓,恐其过利伤肾也。呕者去附子倍生姜,以其病非下焦,水停于胃,所以不须温肾以行水,只当温胃以散水,且生姜功能止呕也。张玉路曰:此方本治少阴病,水饮内结,所以首推术附,兼茯苓生姜之运脾渗水为务,此人所易明也。至用芍药之微旨,非圣人不能。盖此证虽曰少阴本病,而实缘水饮内结,所以腹痛自利,四肢疼重,而小便反不利也。若极虚极寒,则小便必清白无禁矣,安有反不利之理哉？则知其人不但真阳不足,真阴亦已素亏。若不用芍药固护其阴,岂能胜附子之雄烈乎？即如附子汤、桂枝加附子汤、芍药甘草附子汤,皆芍药与附子并用,其温经护荣之法,与保阴回阳不殊。后世用药,获仲景心法者,几人哉！程知曰:白通、通脉、真武皆为少阴下利而设,白通、四逆,附子皆生用,惟真武一证熟用者,盖附子生用则温经散寒,炮熟则温中去饮。白通诸汤以通阳为重,真武汤以益阳为先,故用药有轻重之殊。干姜能佐生附以温经,生姜能资熟附以散饮也。

《活人书》:《类纂》云:凡发汗过多,筋惕肉瞤,振摇动人,或虚羸之人微汗出,便有此证,俱宜服真武汤以救之。羸甚者,芍药或量多少与之,恶热药者,去附子,余依加减法。仲景制真武汤,乃为合用桂枝用麻黄之类发汗亡阳,多有此证。

《王氏易简方》:此药不惟阴证伤寒可服,若虚劳人憎寒壮热咳嗽下利皆宜服之，因易名固阳汤，增损一如前法。

《直指方》：治少阴肾证水饮与里寒合而作嗽，腹痛下利，于本方加干姜细辛五味子。凡年高气弱久嗽通用。

《医学入门》：滑伯仁治一妇，暑月身冷自汗，口干烦燥，欲卧泥水中，脉浮而数，按之豁然虚散，公曰：脉至而从，按之不鼓，为阴盛格阳，得之饮食生冷，坐卧风露，乃与玄武汤冷饮，三服而愈。

《资生》篇：误汗伤阳，筋惕肉𥆧，亦为水逆，真武汤主之。

《济阳纲目》：真武汤治伤生冷饮食，数日以后发热腹痛，头目昏沉，四肢疼痛，大便自利，小便或利，或涩，或呕，或咳，并宜服之。或已经发汗不解，仍发热者，心下悸头眩晕，肉𥆧动振振欲擗地者，此由饮食停留中脘所致。

《伤寒绪论》：不得眠，皆为阳盛，切禁温剂。惟汗吐下后虚烦脉浮弱者，因津液内竭，则当从权用真武汤温之。

《类聚方广义》：真武汤治痿躄病，腹拘挛脚冷不仁，小便不利，或不禁者。又腰疼腹痛恶寒下利，日数行，夜间尤甚者，称为疝痢，宜此方。又久痢见浮肿，或咳或呕者，亦良。又产后下利，肠鸣腹痛，小便不利，肢体酸软，或麻痹，有水气，恶寒发热，咳嗽不止，渐为劳状者，尤为难治，宜此方。

程郊倩曰：真武汤之治咳，以停饮与里寒合也。小青龙之治咳，以停饮与表寒合也。

少阴病，下利清谷，里寒外热，手足厥逆，脉微欲绝，身反不恶寒，其人面色赤，或腹痛，或干呕，或咽痛，或利止脉不出者，通脉四逆汤主之。"身反不恶寒"《千金翼》作"身反恶寒"。成本、《玉函》"色赤"作"赤色"。康平本作"通脉回逆汤"。

成无己曰：下利清谷，手足厥逆，脉微欲绝，为里寒。身热不恶寒,面色赤,为外热。此阴甚于内,格阳于外,不相通也,与通脉四逆汤散阴通阳。柯韵伯曰:下利清谷,里寒外热,手足厥逆,脉微欲绝,此太阴坏证转属少阴之证,四逆汤所主也。而但欲寐,是系在少阴,若反不恶寒,或咽痛干呕,是为亡阳。其人面赤色,是为戴阳,此下焦虚极矣。恐四逆之剂不足以起下焦之元阳,而续欲绝之脉,故倍加其味作为大剂,更加葱以通之。葱体空,味辛,能入肺以行荣卫之气,姜附参甘得此以奏捷于经络之间,而脉自通矣。脉通则虚阳得归其部,外热自解而里寒自除,诸证无虞矣。喻嘉言曰:下利里寒种种危殆,其外反热,其面反赤,其身反不恶寒而手足厥逆,脉微欲绝,明系群阴隔阳于外,不能内返也。故仿白通之法,加葱入四逆汤中,以入阴迎阳而复其脉也。前条云:脉暴出者死,此条云:脉即出者愈,其辨最细。盖暴出则脉已离根,即出则阳已返舍,緣其外反发热,反不恶寒,真阳尚在躯壳,然必通其脉而脉即出,始为休征。设脉出艰迟,其阳已随热势外散,又主死矣。秦皇士曰:此申明里其寒,外假热,咽中痛,虚阳上浮也。

通脉四逆汤方

甘草二两,炙(《全书》作"三两")　附子大者一枚,生用,去皮,破八片　干姜三两,强人可四两

上三味,以水三升,煮取一升二合,去滓,分温再服,《古本》有人参三两。其脉即出者愈,《千金及翼》卷十五三味下,有"㕮咀"字。面色赤者,加葱九茎,《千金及翼》"葱"下有"白"字。喻嘉言曰:面色赤者阳格于上,加葱通阳气也,故名通脉。汪苓友曰:据《条辨》云:通脉者加葱之谓,其言甚合制方之意,况上证云脉微欲绝云云:其人面赤色其文一直贯上,则葱宜加入方中,不当附于方后,虽通脉之力不全在葱,实赖葱为引而效始神,方中无葱者,乃传写之漏,不得名通脉也。腹中痛者,去葱,加芍药二两,尤在泾

曰：腹中痛阴滞于里也，芍药能利阴气止腹痛，故加之，葱通阳而不利阴，故去之。**呕者，加生姜二两**，尤在泾曰：呕者阴气上逆也，生姜之辛可散阴而降逆。**咽痛者，去芍药，加桔梗一两**，《玉函》作"二两"。张隐庵曰：或咽痛者，火气上承，故去经脉之芍药，加利肺之桔梗，夫桔梗乃神农下品之药，色白味辛，主治胸胁痛如刀刺，盖能开胸胁之痹闭，而宣通宗气肺气者也，故凡有余气闭而胸痛咽痛，惊悸鼻塞者，宜之，如三焦元气虚者，大忌，后人谓桔梗乃舟楫之药，载诸药而不沉，杜撰已甚。**利止脉不出者，去桔梗，加人参二两**，《全书》作"一两"。尤在泾曰：利止脉不出，亡血也，故不利桔梗之散，而利人参之甘而能补也。李濒湖曰：李东垣治冯翰林侄阴盛格阳伤寒，面赤目赤，烦渴引饮，脉来七八至，但按之则散，用姜附汤加人参投半斤，服之得汗而愈，此则神圣之妙也。**病皆与方相应者，乃服之**。《千金翼》"乃"下有"加减"二字。成本"病"上有"脉"字，"乃"下有"可"字，计十二字，附载注后。

陈修园曰：阳气不能运行宜四逆汤，元阳虚甚宜附子汤，阴盛于下格阳于上宜白通汤，阴盛于内格阳于外宜通脉四逆汤。盖以生气既离，亡在顷刻。若以柔缓之甘草为君，岂能疾呼散阳而使反耶？故倍用干姜而仍不减甘草者，恐散涣之余不能当姜附之猛，还藉甘草以收全功也。若面赤者虚阳上泛也，加葱白引阳气以下行，腹中痛者，脾络不和也。去葱加芍药以通脾络，呕者胃气逆也。加生姜以宣逆气，咽痛者少阴循经上逆也。去芍药之苦泄，加桔梗之开提。利止脉不出者，谷气内虚，脉无所禀而生，去桔梗加人参以生脉。

娄全善曰：《外台》云：阴盛发躁，名曰阴躁。欲坐井中，宜以热药治之。故仲景少阴证面赤者，四逆汤加葱白治之。

《伤寒准绳》吴绶云：夫阴证似阳者，乃水极似火也。盖伤寒传变误服凉剂，攻热太速，其人素本肾气虚寒，遂变阴证。冷甚于内，逼其浮阳之火发于外，其人面赤烦躁，身有微热，渴欲饮水，复不能饮,大便秘结,小便淡黄,或呕逆,或气促,或郑言,或咽喉痛,所以状似阳证。或见面赤烦渴,大便秘结,作阳证妄投寒凉之药,下咽遂毙,可不谨哉。切其脉沉细迟微者,急以通脉四逆汤倍加人参附子,以接其真阳之气。设或差迟,遂致阴盛阳衰,参附亦不能救矣。此与阴盛隔阳例同,王太仆谓身热脉数按之不鼓击者,此名阴盛隔阳,非热也。

《寓意草》:徐园祯伤寒六七日,身热目赤,索水到前复置不饮,异常大躁,将门牖洞启,身卧地上,展转不快,更求入井,一医汹汹急以承气与服。余诊其脉洪大无伦,重按无力,余曰:阳欲暴脱,外显假热,内有真寒,以姜附投之尚恐不胜回阳之任,况敢纯阴之药重劫其阳乎?观其得水不欲咽,情已大露,岂水尚不欲咽,而反可咽大黄芒硝乎?天气燠蒸必有大雨,此证顷刻一身大汗,不可救矣。于是以附子、干姜各五钱,人参三钱,甘草二钱,煎成冷服。服后寒战戛齿有声,以重绵和头覆之,缩手不肯与诊,阳微之状始著。再与前药一剂,微汗热退而安。

舒驰远曰:曾医中寒喉痹,阴火上蒸,津垢结而成块,坚白如骨横于喉间,痹痛常异,其证恶寒嗜卧,二便不利,舌胎滑而冷不渴,懒言。已上诸证总属虚寒,何以二便不利?盖为阴寒上逆,喉间清涎成流而出,津液逆而不降,故二便不利。吾用生附子、熟附子、桔梗、甘草、半夏、阿胶,服一例,喉间白骨即成腐败而脱去其半,痹痛稍缓,略可糜粥,小便渐长。三四剂而大便行,粪多且溏。如是十二剂而全愈矣。

《外科全生集》王洪绪曰:咽喉之间素分毫无病,顷刻之间或疼或闷,此系虚寒阴火之证,用肉桂炮姜甘草各五分,置碗内浸以滚水,仍将碗置于滚水中,饮药一口,徐徐咽下,立愈。或用乌附子片,涂以鲜蜜,火炙透至黑,取一片口含咽津,至片不甜时,再换一片,亦立愈。

《伤寒摘锦》:凡初病便无热恶寒,四肢厥冷,头痛面青,身如被杖,小腹绞痛,囊缩,口吐涎沫,或下利小便清白,脉沉迟微弱,寻之似有,按之全无,此厥阴本经受寒之真阴证也,在经在脏,俱用通脉四逆汤治之。

少阴病,四逆,其人或咳,或悸,或小便不利,或腹中痛,或泄利下重者,四逆散主之。康平本作"回逆散",下同。

钱天来曰:少阴病者,即前所谓脉微细,但欲寐,之少阴病也。成氏云:四逆,四肢不温也,其说似与厥冷有异。然论中或云厥,或云厥逆,或云四逆,或云厥冷,或云手足寒,或云手足厥寒,皆指手足厥冷而言也。王晋三曰:此四逆由于热深而厥也。《素问·厥论》云:阴气虚则阳气入,胃不和而精气竭,则不荣于四肢。《厥阴》篇曰:前热者后必厥,厥深热亦深,厥微热亦微。厥应下之,故虽少阴四逆,而属阳邪陷入者,亦可下,但不用寒下耳。热邪伤阴,故以芍药甘草和其阴。热邪结阴,以枳实泄其阴。阳邪伤阴,阴不接阳,以柴胡和其枢纽之阳,服以散者,取药性缓乃能入阴也。张令韶曰:凡少阴病四逆,俱属阳气虚寒,然亦有阳气内郁不得外达而四逆者,又宜四逆散主之。枳实胃家之宣品,所以宣通胃络,芍药疏泄经络之血脉,甘草调中,柴胡启达阳气于外行,阳气通而四肢温矣。魏士千曰:泄利下重者,里急后重也,其非下利清谷明矣。柯韵伯曰:少阴为水火同处之脏,水火不和则阴阳不相顺接,四肢为阴阳之会,故厥冷。四逆有寒热之分,胃阳不敷于四肢为寒厥,阳邪内扰于阴分为热厥。然四肢不温,故厥者必利。先审泻利之寒热,而四逆之寒热判矣。下利清谷为寒,当用姜附壮元阳之本。

泄泻下重为热，故用白芍枳实酸苦涌泄之品以清之。不用芩连者，以病于阴而热在下焦也。更用柴胡之苦平者，以升散之，令阴火得以四达。佐甘草之甘，以缓其下重，合而为散，散其实热也。用白饮和服，中气和而四肢之阴阳自按，三焦之热自平矣。此证以泄利下重，知少阴之阳邪内扰于阴，四逆即非寒证矣。四逆皆少阴枢机无主，升降不利所致，只宜治下重，不须兼治诸证也。

《活人书》：少阴病四肢冷，亦有内热者，仲景用四逆散主四逆，而其人或咳，或悸，或小便不利，或腹中痛，或泄利下重，已上病皆热证耳。

陈修园曰：此言少阴四逆，亦有里热而致也。或咳，或利，或小便不利，同小青龙证，厥而心悸，同茯苓甘草证。或咳，或利，或小便不利，又同真武证。种种是水气为患，肾为水脏，水性无定，变证处实不离其本相。案：少阳为阳枢，小柴胡汤为转阳枢之专方。少阴为阴枢，此散为转阴枢之专方。学者于二方细细体会，并于两方加减处细细寻绎，知其异，并知其同，知其同中之异，并知其异中之同，则于本经治法思过半矣。

四逆散方(古本"四逆散"即"四逆汤方"，四味为散)

甘草炙　枳实破，水渍，干，炙　柴胡　芍药

上四味，各十分，捣筛，白饮和，服方寸匕，日三服，《千金翼》"捣筛"作"捣为散"。古本作"甘草二两炙，附子大者一枚，干姜一两半，人参二两，上四味捣筛，白饮和服方寸匕"。分，去声，下同。**咳者，加五味子，干姜各五分，并主下利**，成无己曰：肺寒气逆则咳，五味子之酸收逆气，干姜之辛散肺寒，并主下利者，肺与大肠为表里，咳下利治则颇同。**悸者，加桂枝五分**，张令韶曰：悸者心气虚也，加桂枝以保心气。**小便不利者，加茯苓五分**，尤在泾曰：小便不利，水聚于下也，茯苓甘淡利窍渗水。**腹中痛者，加**

附子一枚,炮令坼,成本作"拆",古本无此十二字。张隐庵曰:加附子以温阴湿之土。泄利下重者,先以水五升,煮薤白三升,煮取三升,去滓,以散三方寸匕内汤中,煮取一升半,分温再服。王海藏曰:下重者气滞也,四逆散加此以泄气滞。《论识》下重病源谓之重下,令赤白滞下也。章虚谷曰:言五分者,即原方每味之五份也,古之五升,即今之五茶碗也,薤白无分两,不过如今之药引酌用而已。张令韶曰:泄利下重者,阳气郁于下也,用薤白以通阳气。

费晋卿曰:四逆散乃表里并治之剂,热结于内阳气不能外达,故里热而外寒。又不可攻下以碍厥,故但用枳实以散郁热,仍用柴胡以达阳邪,阳邪外泄则手足自温矣。汪苓友曰:此方虽云治少阴,实阳明少阳药也。浅田栗园曰:方名四逆散者,与四逆汤同治手足逆冷故也。但四逆汤治寒厥,四逆散治热厥,其因自异耳。盖此方系大柴胡汤变方,以疏邪通气为主。今用之以治痫厥,胸胁挛急,朝剧暮安,病态不安者,往往得奇效。

《医学入门》:祝仲宁号橘泉,四明人,治周身百节痛,及胸腹胀满,目闭肢厥,爪甲青黑,医以伤寒治之,七日昏沉弗效。公曰:此得之怒火与痰相搏,与四逆散加芩连,泻三焦火而愈。《辑义》:此案本出《程篁墩文集》"橘泉翁传"。

《资生》篇:气上冲胸,心中疼热,惊悸不宁,是谓火逆,四逆散主之。

《类聚方广义》曰:四逆散治痢疾累日下利不止,胸胁苦满,心下痞塞,腹中结实而痛,里急后重者。

古本:少阳病气上逆,胁下痛,痛甚则呕逆,此为胆不降也,柴胡芍药枳实甘草汤主之(即本方)。

少阴病,下利六七日,咳而呕渴,心烦不得眠者,猪苓汤主之。

《千金翼》"下利"作"不利"。

柯韵伯曰：少阴病得之二三日，心烦不得卧，是上焦实热，宜黄连阿胶汤清之。少阴病欲吐不吐，心烦但欲寐，至五六日自利而渴者，是下焦虚寒，宜白通汤以温之。此少阴初病而下利，似为虚寒，至六七日反见咳而呕渴，心烦不得卧者，此岂上焦实热乎？是因下多亡阴，精虚不能化气，真阳不藏，致上焦之虚阳扰攘而致变证见也。下焦阴虚而不寒，非姜附所宜。上焦虚而非实热，非芩连之任，故制此方。二苓不根不苗，成于太空元气，用以交合心肾，通虚无氤氲之气也。阿胶味厚，乃气血之属，是精不足者补之以味也。泽泻气味轻清，能引水气上升。滑石体质重坠，能引火气下降，水升火降得既济之理矣。以此滋阴利水而升津液，斯上焦如雾而咳渴除，中焦如沤而烦呕静，下焦如渎而利自止矣。汪苓友曰：下利咳而呕渴，心烦不得眠，焉知非少阳阳明之病。然少阳阳明若见此证，为里实，脉必弦大而长，此病脉必微细，故知其为少阴之病无疑也。此方乃治阳明病，热渴引饮，小便不利之剂，此条病亦借用之，何也？盖阳明病发热渴欲饮水，小便不利者，乃水热相结而不行。兹者少阴病下利咳而呕渴，心烦不得眠者，亦水热搏结而不行也。病名虽异，而病源则同，故仲景用猪苓汤主之，不过是清热利水，兼润燥滋阴之义。

唐容川曰：此方主下利，全是引水复行故道，入三焦膜中，使从小便出，而不流走肠间而利自止矣。凡利不止者，仲景言皆当利其小便，此必小便不利水入于膜中，则膜中少阳之火上逆，为咳，为呕。膜中无水则不能化气升津，是为口渴。阴津不上交于心，则烦不得眠也。

少阴病，得之二三日，口燥咽干者，急下之，宜大承气汤。

成无己曰：伤寒传经，五六日邪传少阴则口燥舌干而渴，为邪渐深也。今少阴病得之二三日，邪气未深入之时，便作口燥咽干者，是邪热已甚，肾水干也。急与大承气汤下之，以全肾也。张路玉曰：伏气之发于少阴，其势最急，与伤寒之传经热证不同，得病才二三日即口燥咽干，延至五六日始下，必枯槁难为矣，故宜急下以救肾水之燔灼也。柯韵伯曰：热淫于内，肾水枯涸，因转属阳明，胃火上炎，故口燥咽干，急下之火归于坎，津液自升矣。此必有不大便证，若非本有宿食，何得二三日便当急下。

《总病论》：尺寸俱沉者，少阴受病也。当五六日发，以其经贯肾络于肺，系舌本，故口燥舌干而渴，大承气汤下之。《活人书》：少阴主肾系舌本，伤寒热气入于脏，流于少阴之经，肾汁干，咽路焦，故口燥咽干而渴。须宜急下之，非若阳明证宜下而可缓也。虽然阳明亦有一证，发热汗出多急下之，阳明属胃，汗多则胃汁干，亦须急下之。

《此事难知》：少阴证口燥舌干而渴，脉尺寸俱沉疾，则大承气汤，沉迟则四逆汤。

陈修园曰：此章凡四节，论少阴上火下水而主枢机出入者也。病在上之火者宜下之，病在下之水者宜温之。或下或温如救焚溺，宜急不宜缓也。

少阴病，自利清水，色纯青，心下必痛，口干燥者，可下之，宜大承气汤。原注一法用大柴胡。《玉函》、成本"可"作"急"。《脉经》作"属大柴胡汤、承气汤证"，《活人书》同。《千金翼》注一云大柴胡。

徐灵胎曰：纯青则非寒邪，乃肝邪入肾也。《难经》云：从前来者为实邪，心下必痛，口干燥二证，尤见非寒邪。二条俱重口渴，知为热邪无疑。程郊倩曰：自利清水无谷渣，色纯青并无谷色，谷留故也。唐容川曰：肝气有余则生胆汁太多，呕苦不食，大便青色。心下是指胸前之膈膜言。膈连于肝而通于胆系，胆火盛汁多从肝系而注入膈中，至心下，将膈中所行之水阻遏，使返还入胃中，从下而泄，是为清水，其色纯青也。盖膈膜是行水之道，水要从胃而入膈，胆之火汁要从膈而入胃，逆拒于心中下之膈，故心下必痛。胆汁泄入胃，而水不得入于膈，反随胆汁下泄为下利清水，其色纯青也。水既从胃中下泄，而膈膜中反无水不能化气升津，故口干燥也。沈明宗曰：邪传阳明，必俟大便坚硬而攻下者，乃未伤胃中津液之谓。此利清水，因少阴邪热炽盛乘逼胃中津液，顷刻势已濒危，不得不通因通用，急夺而救胃肾将绝之阴也。秦皇士曰：此明凡用急下，必要见下证者，质清而无渣滓相杂，色青而无黄赤相间，热极假阴之候。然必得心下硬痛，口燥咽干而渴，方是里实下证的据。

《活人书》：皆积证也。汤本求真曰：自利清水色纯青者，瘟疫论之所谓热结旁流者是也。不急下之，则忽变为死证之剧证也。

案：方书所云之黑水泻，疑即此证。

少阴病，六七日，腹胀不大便者，急下之，宜大承气汤。"腹胀"《玉函》《脉经》《千金及翼》作"腹满"。

钱天来曰：少阴病而至六七日邪入已深，然少阴每多自利，而反腹胀不大便者，此少阴之邪复还阳明也。所谓阳明中土，万物所归，无所复传之地，故当急下。与阳明篇腹满痛者急下之，无异也。以阴经之邪，而能复归阳明之腑者，即《灵枢·邪气脏腑病形》篇所谓"邪入于阴经，其脏气实，邪气入而不能容，故还之于腑，中阳则溜于经，中阴则溜于腑"之义也。然必验其舌，察其脉，有不得不下之势，方以大承气下之耳。舒驰远曰：少阴复转阳明之证，腹胀不大便者，然必兼见舌胎干燥，恶热饮冷，方为实证。

柯韵伯曰：三阳惟少阳无承气证，三阴惟少阴有承气证。盖少阳为阳枢，阳精虚邪便入于阴，故不可妄下以虚其阳。少阴为阴枢，阳有余邪便伤其阴，故宜急下以存其阴。

《医宗必读》：社友韩茂远伤寒九日以来，口不能言，目不能视，体不能动，四肢俱冷，众皆曰阴证。此余诊之，六脉皆无，以手按腹，两手护之眉皱作楚，按其趺阳大而有力，乃知腹有燥屎也。与大承气汤下之，得燥屎六七枚，口能言体能动矣。故按手不及足者，何以救此垂绝之证耶。

少阴病，脉沉者，急温之，宜四逆汤。"急"《千金翼》作"当"。康平本作"回逆汤"，下同。

汪苓友曰：少阴病本脉微细但欲寐，今者轻取之微脉不见，重取之细脉几亡，伏匿而至于沉，此寒邪深中于里，殆将入脏，温之不容以不急也。少迟则恶寒身踡，吐利燥烦不得卧寐，手足逆冷，脉不至等死证立至矣。四逆汤之用其可缓乎。山田正珍曰：本节不说病证而独言脉者，承上三条而发之也。谓少阴病虽有如上三条所述者，然其脉若沉，不可下之，急温之可也。即上三条虽名曰少阴，然当知其脉不沉。再按少阴病之脉沉，即脉微细而沉，"微细"二字，含蓄在"少阴病"之三字中。成无己曰：既吐且利，小便复利而大汗出，下利清谷，内寒外热，脉微欲绝者，不云急温，此少阴病脉沉而云急温者，彼虽寒甚，然而证已形见于外，治之则有成法，此初头脉沉，未有形证，不知邪气所之，将发何病，是急与四逆汤温之。陈修园曰：此言少阴之气不能由下而上也，脉沉而四逆吐利烦躁等证已伏其机，脉沉即宜急温。所谓见微知著者，消患于未形也。

《活人书》：少阴病若不渴，不口燥舌干而脉沉者，急温之，宜四逆汤。以口燥而渴者，知其热，脉沉而迟者别其寒也。

少阴病，饮食入口则吐，心中温温，欲吐复不能吐，始得之手足寒，脉弦迟者，此胸中实，不可下也，当吐之，若膈上有寒饮，干呕者，不可吐也，当温之，宜四逆汤。《玉函》作"心下嗢嗢"，《千金》作"心中愠愠"。《玉函》、成本"当"作"急"。山田正珍曰：据《脉经·不可吐》篇引此条，"膈上"当作"膈下"。

尤在泾曰：肾者，胃之关也。关门受邪上逆于胃，则饮食入口即吐，或心中温温欲吐而复不能吐也。夫下气上逆而为吐者，原有可下之例，如《金匮》之"食已即吐者，大黄甘草汤主之"是也。若始得之手足寒，脉弦迟者，胸中邪实而阳气不布也。则其病不在下而在上，其治法不可下而可吐，所谓因其高者而越之也。若膈上有寒饮而致干呕者，则复不可吐而可温，所谓病痰饮者当以温药和之也。故实可下，而胸中实则不可下；饮可吐，而寒饮则不可吐。仲景立法，明辨详审如此。《金鉴》饮食入口即吐，且心中嗢嗢欲吐复不能吐，恶心不已，非少阴寒虚吐也，乃胸中寒实吐也，故始得之脉弦迟。弦者，饮也。迟者，寒也。而手足寒者乃胸中阳气为寒饮所阻，不能通于四肢也。寒实在胸，当因而越之，故不可下也。若膈上有寒饮，但干呕有声而无物出，此为少阴寒虚之饮，非胸中寒实之饮也，故不可吐。惟急温之宜四逆汤。柯韵伯曰：当吐之，宜瓜蒂散。

陈修园曰：此二节言少阴水火寒热之气，以终少阴之义。

少阴病，下利，脉微涩，呕而汗出，必数更衣，反少者，当温其上，灸之。 原注：《脉经》云：灸厥阴可五十壮。《千金及翼》注一云：灸厥阴五十壮。

方中行曰：微阳虚，涩血少也。汗出阳虚不能外固，阴弱不能内守也。更衣反少者，阳虚则气下坠，血少所以勤努责而多空坐也。上谓顶百会穴是也。《图经》曰原治小儿脱肛久不差，盖升举其阳以调养夫阴也。程郊倩曰：汗出已亡阳，利呕更亡津液，全赖数更衣反少。气滞下焦，不至或脱，惟恐脱及上焦耳，故温其上。"温"字内亦可兼温药升阳，大补心肺。

《甲乙》：百会一名三阳五会，在前顶后一寸五分，旋毛中陷可容指，督脉足太阳之会，刺入三分，灸三壮。

舒驰远曰：此证阳虚气坠，阴弱津衰，故数更衣而出弓反少也（更衣者，古人如厕大便必更衣。出弓者，矢气也）。曾医一妇人腹中急痛，恶寒厥逆，呕而下利，脉见微涩，予以四逆汤投之无效。其夫告曰：昨夜依然作泄无度，然多空坐，䐨（音诈）胀异常，尤可奇者前阴酢出一物大如柚子，想是尿脬（音抛），老妇尚可生乎？予即商之仲远，仲远踌躇曰：是证不可温其下，以逼迫其阴，当用灸法温其上，以升其阳而病自愈。予然其言，而依其法，用生姜一片贴头顶百会穴上，灸艾火三壮，其脬即收，仍服四逆汤加芪术一剂而愈。

辨厥阴病脉证并治

厥阴之为病,消渴,气上撞心,心中疼热,饥而不欲食,食则吐蛔,下之,利不止。《玉函》"食则"上有"甚者"二字,"利不止"作"不肯止",《脉经》《千金翼》并同,无"食则"之"食"。

沈尧封曰:此厥阴病之提纲也。然消渴气上撞心,心中疼热,饥不欲食,食则吐蛔之外,更有厥热往来,或呕或利等证。犹之阳明病胃家实之外,更有身热汗出,不恶寒反恶热等证。故阳明病必须内外证合见,乃是真阳明。厥阴病亦必内外证合见,乃是真厥阴。其余或厥,或利,或呕,而内无气上撞心,心中疼热等证,皆似厥阴而实非厥阴也。张隐庵曰:厥阴者,阴之极也。夫两阴交尽是为厥阴,阴极而阳生,故厥阴不从标本,从中见少阳之气化也。厥阴之为病消渴者,经云:厥阴之上风气主之。所谓本也,病于本气,故风消而渴也。气上撞心,下焦之气不和也。心中疼热,中焦之气不和也。饥而不欲食,上焦之气不和也。夫三焦者,少阳也。经云:本之下中之见也。厥阴中见少阳,故有三焦之病也。食则吐蛔,下之利不止者,乃厥阴标阴为病,经云:见之下气之标也。厥阴以阴寒为标,蛔乃阴类不得阳热之化则顿生,而吐下之则阴极而阳不生,故利不止。愚案:此节乃厥阴为病之总纲。舒驰远曰:此条阴阳杂错之证。消渴者,膈有热也。厥阴邪气上逆故上撞心疼热者,热甚也。心中疼热,阳热在上也。饥而不欲食者,阴寒在胃也。强与之食亦不能纳,必与饥蛔俱出,故食则吐蛔也。此证上热下寒,若因上热误下之,则上热未必即去,而下寒必更加甚,故利不止也。柯韵伯曰：虫为风化，厥阴病则生蛔，蛔闻食臭则上入于膈而从口出也。病发于阴，而反下之则气无止息，而利不止矣。乌梅丸主之，可以除蛔，亦可以止利。《金鉴》此条总言厥阴为病之大纲也。厥阴者为阴尽阳生之脏，与少阳为表里者也。邪至其经，从阴化寒，从阳化热，故其为病阴阳错杂，寒热混淆也。

《灵·大惑论》：人之善饥而不嗜食者，何气使然？曰：精气并于脾，热气留于胃，胃热则消谷，谷消故善饥，胃气逆上则胃脘寒，故不嗜食也。

《伤寒九十论》：里中一中表病渴甚，饮水不止，胸中热疼，气冲心下八九日矣，或作中暍，或作贲豚。予诊之曰：证以厥阴，曾吐蛔否？曰：昨曾吐蛔。予曰：审如是厥阴证也，可喜者脉来沉而缓迟耳。仲景云：厥阴为病，消渴，气上撞心，饥不欲食，食则吐蛔。又曰：厥阴病，渴欲饮水者少少与之愈。今病人饮水过多，乃以茯苓甘草白术桂枝汤治之，得止后，投以乌梅丸数日愈。

《医门法律》：杀虫方，治消渴有虫，苦楝根取新白皮一握切焙，入麝香少许，水二碗煎至一碗，空心饮之，虽困顿不妨，自后下虫三四条，类蛔虫而色红，其渴顿止，乃知消渴一证，有虫耗其精液（出《夷坚志》）。案：饮醇食煿积成胃热，湿热生虫理固有之，不独消渴一证为然，临病宜加审谛也。

张路玉曰：张卿子曰：尝治厥阴消渴数证，舌尽红赤，厥冷脉微，渴甚，服白虎黄连等汤皆不救。盖厥阴消渴皆是寒热错杂之邪，非纯阳亢热之证，岂白虎黄连等药所能治乎。

陶节庵曰：吐蛔若下之利不止，用四逆汤。

《寿世保元》：伤寒见吐蛔者，虽有大热，不可下之。盖胃虚寒则蛔上膈，大凶之兆，急用炮姜理中汤，加乌梅一个，花椒十粒，却用小柴胡汤退热。

案：此节所言之气上撞心，心中疼热，即方书之心胃虫疾作痛也。《总病论》乌梅丸主之。

厥阴中风，脉微浮，为欲愈，不浮，为未愈。此条下，古本有"若手足拘急，亦为未愈也"十字。

尤在泾曰：此厥阴经自受邪风之证，脉微为邪气少，浮为病在经，经病而邪少，故为欲愈。或始先脉不微浮，继乃转而为浮者，为自阴之阳之候。亦为欲愈，所谓阴病得阳脉者生是也。然必兼有发热微汗等证候，仲景不言者以脉该证也。若不浮，则著阴中漫无出路，其愈正未可期，故曰不浮为未愈。柯韵伯曰：厥阴受病则尺寸微缓而不浮，今微浮是阴出之阳，亦阴病见阳脉也。

案：《金匮》：实气相搏，血气入脏即死，入腑即愈。此节之脉浮不浮，盖验其入脏入腑之诊。《素·阳明脉解》篇所谓厥逆连藏则死，连经则生也。

张隐庵曰：此下凡四节，乃复申明首节之义。

厥阴病，欲解时，从丑至卯上。《玉函》《千金翼》作"从丑尽卯"。

张令韶曰：少阳旺于寅卯，从丑至卯，阴尽而阳生也，厥阴病解于此时者，中见少阳之化也。

徐旭升曰：三阳解时在三阳旺时而解，三阴解时亦从三阳旺时而解，伤寒以生阳为主也。

案：平旦而人之精神倍觉明爽，孟子所谓夜气之存，乃天良发见之时也。

厥阴病，渴欲饮水者，少少与之愈。《玉函》《千金翼》"愈"上有"即"字。

尤在泾曰：厥阴之病本自消渴，虽得水未必即愈。此云渴欲饮水少少与之愈者，必厥阴热邪还返阳明之候也。热还阳明津液暴竭,求救于水,少少与之胃气则和,其病乃愈。若系厥阴则热足以消水,而水岂能消其热哉。章虚谷曰:渴欲饮水,阳气胜而邪热盛也。水为天一之精,少少与饮,济阳以清热,其病可愈。若多饮,反致停水之病矣。

陈修园曰:厥阴篇自提纲后止此三节提出厥阴病,其余则曰伤寒,曰病,曰厥,曰下利,而不明言厥阴病者,以厥阴从中治而不从标本也。

诸四逆厥者,不可下之,虚家,亦然。《脉经》另一条作"不可吐之"。

尤在泾曰:成氏曰:四逆,四肢不温也。厥者,手足冷也。然本篇云厥者手足逆冷是也,又云伤寒脉促手足厥逆者可灸之,其他凡言厥逆之处不一,则四逆与厥本无分别,特其病有阴阳之异耳。此条盖言阴寒厥逆,法当温散温养之,故云不可下之。后条云厥应下之者,则言邪热内陷之厥逆也,学者辨之。虚家,体虚不足之人也。虽非四逆与厥,亦不可下之。经云:毋实实,毋虚虚,而遗人夭殃,此之谓也。

《灵·五乱》篇:清气在阴,浊气在阳,荣气顺脉,卫气逆行,清浊相干,乱于胸中是为大悗。故气乱于心,则烦心密嘿,俯首静伏;乱于肺,则俯仰喘喝,接手以呼;乱于肠胃,则为霍乱;乱于臂胫,则为四厥;乱于头,则为厥逆头重眩仆。

《总病论》:手足厥冷皆属厥阴不可下,亦不可汗。有须下证者,谓手足虽逆冷或有温时,手足虽逆冷而手足掌心必暖,非正厥也,故可消息汗下也。又曰:若下证悉具而见四逆者,是失下后气血不通使然,但手足微厥掌心当温,时复指稍温,便下之不可拘忌也。

徐灵胎曰:以下所论诸条,皆指伤寒证手足逆冷而言,非气逆不知人之厥也。又曰:凡厥者阴阳气不相顺接便为厥,此致厥之由，厥者手足逆冷是也，此厥之象。

案：四肢以温和为顺，故以冷为逆，以失知觉为厥。厥在四肢则为麻木不仁，在头则为不省人事。盖冷则为血脉病，逆则为神经病。舒注以四肢作冷谓之逆，冷过肘膝谓之厥，恐未尽然。

伤寒，先厥，后发热，而利者，必自止，见厥，复利。

成无己曰：阴气胜则厥逆而利，阳气复则发热利必自止，见厥则阴气还胜而复利也。尤在泾曰：伤寒先厥者阴先受邪也，后热者邪从阴而出阳也。阴受邪而利，及邪出而之阳故利必自止，设复厥则邪还入而之阴故必复利。盖邪气在阳则生热，在阴则为厥与利，自然之道也。章虚谷曰：邪入阴则厥，出阳则热，阳主升其利必自止，阴主降故见厥复利也。王宇泰曰：四逆散。

张兼善曰：三阴伤寒，太阴为始则手足温，少阴则手足清，厥阴则手足厥逆。然病至厥阴乃阴之极也，故反有发热之理。盖阳极则阴生，阴极则阳生，此阴阳推荡必然之理也。《易》云：穷则变。穷者，至极之谓也。阳至极而生阴，故阳病有厥冷之证。阴至极而生阳，则厥逆者有发热之条。凡言厥深热亦深者，乃重之极而变之常。经曰：亢则害，承乃制也。

案：此条为厥阴直中寒邪之证，故得病之初即厥而不省人事，即今人所谓痰厥中风之类，而较少阴之但欲寐，则病深势重矣。

张隐庵曰：自此以下凡十八节，皆论厥热。意谓厥阴者阴之极也，阴极阳生，厥热相应，其病当愈，热气有余则伤包络而便脓血，但厥无热则有阴无阳，而为不治之死证也。

伤寒，始发热六日，厥反九日，而利，凡厥利者，当不能食，今反能食者，恐为除中，原注一云"消中"。**食以索饼，不发热者，知胃气尚在必愈，恐暴热来出而复去也，后三日脉之，其热续在者，期之旦日**

夜半愈,所以然者,本发热六日,厥反九日,复发热三日,并前六日,亦为九日,与厥相应,故期之旦日夜半愈,后三日脉之而脉数,其热不罢者,此为热气有余,必发痈脓也。"食以索饼"《千金翼》作"食之黍饼"。"后三日脉之"宋版脱"三"字,今从成本、《玉函》补。《玉函》无"所以然"至"夜半愈"三十八字。

尤在泾曰:伤寒始发热六日,厥反九日,而又下利者,邪气从阳之阴,而盛于阴也。钱天来曰:大凡厥冷下利者,因寒邪伤胃,脾不能散精以达于四肢,四肢不能禀气于胃而厥,厥则中气已寒当不能食。今反能食者似乎胃气已回,但恐为下文之除中,则胃阳欲绝,中气将除,胃中垂绝之虚阳复焰,暂开而将必复闭,未可知也,姑且食以索饼。索饼者疑即今之条子面,及馓子之类,取其易化也。食后不停滞而发热,则知已能消谷,胃气无损而尚在,其病为必愈也。何也?恐其后发之暴热,暂来出而复去故也。食后三日脉之,而厥后之热续在者,即期之明日夜半愈。所以然者,以其人本发热六日,厥反九日,计后三日续发之热又三日,并前六日亦为九日,与厥相应,为阴阳相均,胜复之气当和,故期之旦日夜半阴极阳回之候,其病当愈。所谓厥阴欲解时,自丑至卯上也。所谓后三日脉之其热续在,为阴阳相当而愈,则其热当止矣。若脉仍数而其热不罢者,此为热气有余,阳邪太过,随其蕴蓄之处必发痈脓也。魏念庭曰:食索饼以试之若发热者,何以知其胃气亡?则此热乃暴来出而复去之热也,即如脉暴出者,知其必死之义也。阴已盛极于内,孤阳外走出而离阴,忽得暴热,此顷刻而不救之证也。凡仲景言日皆约略之辞,如此九日之设,亦未可拘。总以热与厥较其均平耳,如热七八日,厥七八日亦可,热五六日,厥五六日俱可,不过较量其阴阳盛衰,非定谓必热九日厥九日,方可验准也。柯韵伯曰:除中如中空无阳,反见善食之状,今俗云食禄将尽者是也。发痈脓是阳邪外溢于形身,俗所云伤寒留毒者是也。陈修园曰:此论寒热胜复之理而归重于胃气也。大意谓发热则厥利止,热去则复厥利,故厥阴发热非即愈候,厥利转为发热乃属愈期耳。是以厥转为热夜半可愈,热久不罢必发痈脓。可知仲景不是要其有热,要其发热而厥利止,厥利止而热亦随罢,方为顺候。

程郊倩曰:始发热"始"字非从太阳说起,始得之反发热脉沉,虽少阴而沉中带数,凡消渴气上撞心等兼证自是不同。始厥亦同看脉沉迟,亦少类少阴,而兼证与发热处同,但多自利耳。

《辑义》方云:索当作素,谓以素常所食之饼饵饲之。一说,无肉曰素。志聪云:索饼,麦饼也,此说非也。刘熙释名云:饼,并也。溲饼使合并也。蒸饼、汤饼、蝎饼、髓饼、金饼、索饼之属,皆随形而名之。《緗素杂记》云:凡以面为食具,皆谓之饼。《清来集》之倘胡樵书云:今俗以麦面之线索而长者曰面,其圆块而扁者曰饼,考之古人则皆谓饼也。汉张仲景《伤寒论》云:食以索饼。饼而云索,乃面耳,此汉人以面为饼之一证也。知是钱氏为条子面者,确有依据也。《松心堂笔记》东坡诗,汤饼一盂银线乱,是汤饼即今之面条。《青箱杂记》凡以面为食煮之,皆曰汤饼。

案:成注亦以索饼为面,钱氏加条子二字,益觉明晢。又案:此节当作三段看,首段言厥有余则阴盛而下利,食以素饼验其是否为除中;中段言厥热相应,为阴阳平均而自愈;末段言热有余,则阳盛而发痈脓。三段接承相衔若索,所以历来注家未曾看出。

伤寒脉迟,六七日,而反与黄芩汤彻其热,脉迟为寒,今与黄芩汤复除其热,腹中应冷,当不能食,今反能食,此名除中,必死。《玉函》"而"下无"反"字,"名"作"为"。

汪苓友曰：脉迟为寒，不待智者而后知也。六七日反与黄芩汤者，必其病初起便发厥而利，至六七日阳气回复，乃乍发热而利未止之时，粗工不知，但见其发热下利，误认以为太少合病，因与黄芩汤彻其热，彻即除也。又脉迟云云者，是申明除其热之误也。刘完素曰：除者，除去也，与除夕之除同义。夫脉迟为寒，胃中真阳已薄，不可更与凉药。盖胃暖乃能纳食，今胃冷而反能食，则是胃之真气发露无余，而胃阳亦必渐去而不能久存，故必死。腹中，即胃中也。柯韵伯曰：除中者，胃阳不支，假谷气以自救，凡人将死而反强食者是也。程郊倩曰：对上文看，则食入必发热可知矣。必见下利厥逆发躁等证而死，上条脉数，此条脉迟，是题中二眼目。

伤寒先厥后发热，下利必自止，而反汗出咽中痛者，其喉为痹，发热无汗，而利必自止，若不止，必便脓血，便脓血者，其喉不痹。

"咽中痛者"《千金翼》作"咽中强痛"，无"若不止必"四字。

张隐庵曰：伤寒先厥者，始于厥阴也。后发热者，交于太阳也。下利必自止者，阳气上升也。夫先厥后热，下利且止，则阴阳似和，其病当愈，而反汗出咽中痛者，阴液虚而火气盛也。其喉为痹者，经云：一阴一阳结谓之喉痹，一阴者厥阴也，一阳者少阳也。今厥阴为病而见少阳之火热咽痛，故其喉为痹。夫始之下利必自止者，乃发热无汗而利必自止也。若发热无汗而利不止，则太阳阳热之气不能上升，必阴津下竭，热气内伤而便脓血。夫便脓血则火热下行，故其喉不痹，此明火热下行则便脓血，火热上升则咽痛而为喉痹者如此。汪苓友曰：先厥后发热，下利必自止，阳回变热，热邪太过而反汗出咽中痛者，此热伤上焦气分也。其喉为痹，痹者，闭也，此以解咽中痛甚其喉必闭而不通，以厥阴经循喉咙之后，上入颃颡故也。又热邪太过，无汗而利不止便脓血者，此热伤下焦血分也。

热邪泄于下则不干于上,故云其喉不痹。常器之曰:喉痹可桔梗汤,余疑此条证或于发厥之时,过服热药而至于此,学者临证宜细辨之。张路玉曰:便脓血者,白头翁汤。

伤寒,一二日至四五日,厥者必发热,前热者后必厥,厥深者,热亦深,厥微者,热亦微,厥应下之,而反发汗者,必口伤烂赤。"四五日"下,成本、《玉函》有"而"字。"前热者后必厥"《脉经》《千金翼》作"前厥者后必热","深"下、"微"下无"者"字。

尤在泾曰:伤寒一二日至四五日,正阴阳邪正交争互胜之时,或阴受病而厥者,势必转而为热,阴胜而阳争之也。或阳受病而热者,甚则亦变而为厥,阳胜而阴被格也。夫阳胜而阴格者,其厥非真寒也,阳陷于中而阴见于外也。是以热深者厥亦深,热微者厥亦微,随热之浅深而为厥之微甚也。夫病在阳者宜汗,病在里者宜下,厥者热深在里法当下之,而反发汗,则必口伤烂赤。盖以蕴隆之热而被升浮之气,不从下出而从上逆故耳。黄坤载曰:伤寒一二日以至四五日而见厥者,此后必发热。既已发热,则此后必又厥。前之厥深者后之热亦深,前之厥微者后之热亦微。盖前之阴盛而为厥,后必阳复而发热,阴阳之胜复不偏,则厥热之浅深相等也。阳胜而热则病退,阴盛而厥则病进,是热本吉兆,然不可太过。厥将终而热将作,应当下之以救荣血而息肝风,而反发汗者,亡其血液,风动火炎,必口伤烂赤。上章诸四逆厥者不可下之,此曰厥应下之者,以其将发热也。缘今之厥深者,后之热亦必深,俟其热盛亡阴,所丧多矣。于其热未发时,应当下之,使阳与阴平,则热可不作,热去则厥亦不来,是至善之法也。不然热来则伤肾肝之阴,厥来又伤心肺之阳,厥热之胜负不已,则正气之损伤为重,养虎贻患,非计之得者也。程郊倩曰:伤寒毋论一二日至四五日,而见厥者必从发热得之,热在前厥在后,此为热厥,不但此也。他证发热时不复厥,发厥时不复热,盖阴阳互为胜复也。唯此证孤阳操其胜势,厥自厥,热自热,厥深则发热亦深,厥微则发热亦微,而发热中兼夹烦渴不下利之里证,总由阳陷于内,菀其阴于外而不相接也。须用破阳行阴之法,下其热而使阴气得伸,逆者顺矣。不知此而反发汗,是徒从一二日及发热上起见,认为表寒故也,不知热得辛温而助其升散,厥与热两不除,而早口伤烂赤矣。喻嘉言曰:前云诸四逆厥者不可下矣,此云厥应下之者,其辨甚微。盖先四逆而后厥,与先发热而后厥者,其来迥异,故彼云不可下,此云应下之也。以其热深厥深,当用苦寒之药清解其在里之热,即名为下,如下利谵语,但用小承气汤止耳,从未闻有峻下之法也。若不用苦寒,反用辛甘发汗,宁不引热势上攻,口伤烂赤与喉痹互意。柯韵伯曰:下之对汗而言,是胃热不是胃实,非三承气所宜。厥微者当四逆散,厥深者当白虎汤。

《素·气厥论》:膀胱移热于小肠,鬲肠不便,上为口糜。

《阴证略例》:夫厥有阴有阳,初得病身热三四日后,热气渐深,大便秘结,小便黄赤,或语言谵妄而反发热者,阳厥也。初得病身不热,三四日后阳气渐消,大便软利,小便清白,或语言低微而不发热者,阴厥也。二证人多疑之,以脉皆沉故也。然阳厥而沉者,脉当有力,阴厥而沉者,脉当无力也。若阳厥爪指有时而温,若阴厥爪指时时常冷也。

《解惑论》:何谓阳证似阴,仲景云重阳必阴,重阴必阳,寒暑之变也。假令手足逆冷,大便秘,小便赤,大便或黑,脉按至骨沉而滑者,阳证,仲景云厥应下者,此也,故伏热深而厥亦深。

陶节庵曰:先发热而后厥者,扬手掷足,烦燥饮水,畏热,头汗,大便闭，小便赤，怫郁昏悸，当下失下，血气不通，所以谓热深则厥者此也。大柴胡汤、小承气，选而用之。

《全书》吴氏曰：先贤谓热厥手足虽厥冷而或有温时，手足虽逆冷而手足掌心必暖。戴院使又以指甲之暖冷别热寒二厥，临病之工慎之。

陆九芝曰：厥阴篇中凡有厥而复有热者，其厥也定为热厥，惟有厥无热，甚则一厥不复热者，其厥也方是寒厥，以此为辨。

伤寒病，厥五日，热亦五日，设六日当复厥，不厥者自愈，厥终不过五日，以热五日，故知自愈。

黄坤载曰：阴胜而厥，五日阳复，而热者亦五日，设至六日则阴当又胜而复厥，阴胜则病进，复厥者病必不愈。若不厥者，则阴不偏胜，必自愈也。盖天地之数，五日以后则气化为之一变。是以阴胜而厥，终不过乎五日，阴胜而阳不能复，则病不愈。以阳复而热者亦是五日，阴不偏胜而阳不偏负，故知自愈。《金鉴》伤寒邪传厥阴，阴阳错杂为病。若阳交于阴，是阴中有阳则不厥冷；阴交于阳，是阳中有阴则不发热。惟阴盛不交于阳，阴自为阴，则厥冷也；阳亢不交于阴，阳自为阳，则发热也。盖厥热相胜则逆，逆则病进，厥热相平则顺，顺则病愈，厥今与热日相等，气自平，故知阴阳和而病自愈也。喻嘉言曰：厥终不过五日以下三句，即上句之注脚。程郊倩曰：言外见厥证虽已得热，尤须维护其得胜不为阴复，方保无虞，当厥不厥，制胜已在我，此后亦不须过亢，不是厥热付之不理，一任病气循环之谓。

凡厥者，阴阳气不相顺接，便为厥，厥者，手足逆冷者，是也。

《千金翼》无"冷"字。成本"冷"下无"者"字。

黄坤载曰：平人阳降而交阴，阴升而交阳，两相顺接乃不厥冷，阳上而不下，阴下而不上，不相顺接则生逆冷，不顺而逆，故曰厥逆。足三阳以下行为顺，足三阴以上行为顺，顺行则接，逆行则阴阳离析两不相接，其所以逆行而不接者，中气之不运也。足之三阳随阳明而下降，足之三阴随太阴而上升，中气转运胃降脾升，则阴阳顺接，中气不运，胃逆脾陷，此阴阳不接之原也。中气之所以不转运者，阴盛而阳虚也。四肢秉气于脾胃，脾胃阳旺行气于四肢，则四肢暖而手足温。《素问》所谓阳盛而四肢实也。缘土旺于四季，故阳受气于四末，四末温暖是之谓顺。水盛火负，阳虚土败，脾胃寒湿不能温养四肢，是以厥冷。四肢阳盛之地，而阴反居之，变温而为冷，是反顺而为逆也，因名厥逆。尤在泾曰：经脉足之三阴三阳相接于足十指，手之三阴三阳相接于手十指，故阴之与阳常相顺接者也。若阳邪内入，阴不能与之相接，而反出于外则厥。阴邪外盛阳不能与之相接，而反伏于中，亦厥。是二者虽有阴阳之分，其为手足逆冷一也。陈平伯曰：本条推原所以致厥之故，不专指寒厥言也，看用凡字冠首，则知不独言三阴之厥，并该寒热二厥在内矣。盖阳受气于四肢，阴受气于五脏，阴阳之气相贯如环无端，若寒厥则阳不与阴相顺接，热厥则阴不与阳相顺接也。或曰：阴不与阳相顺接，当四肢烦热，何反逆冷也？而不知热邪深入，阳气壅遏于里，不能外达于四肢，亦为厥冷，岂非阴与阳不相顺接之谓乎？仲景立言之妙如此。

《素·厥论》：阳气衰于下，则为寒厥。阴气衰于下，则为热厥。阳气起于足五指之表，阴脉者集于足下，而聚于足心，故阳气胜则足下热也。阴气起于五指之里，集于膝下而聚于膝上，故阴气胜则从五指至膝上寒，其寒也不从外皆从内也。《解精微论》厥则目无所见，夫人厥则阳气并于上，阴气并于下。阳并于上则火独光也。

阴并于下则足寒,足寒则胀也。

《千金》:心肺二脏经络所起在手十指,肝、肾与脾三脏经络所起在足十指。

王宇泰曰:凡言四逆,或言厥,言逆者,皆为重证。若举四肢而言耳,言指头寒,言手足厥,与逆与冷者,皆为厥微。盖手之上为腕,腕上为臂,足之上为踝,踝之上为胫也。其病之轻重浅深,皆寓于书法之中,不可不审。

喻嘉言曰:四肢属脾,脾为阴与胃之阳不相顺接,亦主逆冷。

伤寒脉微而厥,至七八日肤冷,其人躁无暂安时者,此为脏厥,非蛔厥也,蛔厥者,其人当吐蛔,今病者静而复时烦者,此为脏寒,蛔上入其膈,故烦,须臾复止,得食而呕又烦者,蛔闻食臭出,其人常自吐蛔,蛔厥者,乌梅丸主之,又主久利。"脏厥"《千金翼》作"脏寒"。成本"非"下有"为"字,"时烦"下无"者"字,"上入"下无"其"字,"常"作"当","丸"作"圆"。《玉函》无"又主久利"四字。《千金翼》细注四字。

尤在泾曰:伤寒脉微而厥,寒邪中于阴也。至七八日身不热而肤冷,则其寒邪未变可知。乃其人躁无暂安时者,此为脏厥发躁,阳气欲绝,非为蛔厥也。蛔厥者蛔动而厥,其人亦躁,但蛔静则躁亦自止,蛔动则时复自烦,非若脏寒之躁无有暂安时也。然蛔之所以时动而时静者何也?蛔性喜温,脏寒则蛔不安而上膈。蛔喜得食,脏虚则蛔复上求食,甚则呕吐涎液从口中出。古云:蛔得甘则动,得苦则安。又曰:蛔闻酸则静,得辛热则止,故以乌梅丸安蛔温脏,而止其厥逆。喻嘉言曰:脏厥者,正指肾而言也。蛔厥者,正指胃而言也。曰脉微而厥,则阳气衰微可知,然未定其为脏厥、蛔厥也。惟肤冷而躁无暂安,乃为脏厥,脏厥用四逆,及灸法。其厥不回者,主死。若蛔厥则时厥而时止,未为死候,但因此而驯至胃中无阳则死也。乌梅丸中酸苦辛温互用,以安蛔温胃益虚,久利而便脓血亦主此者,能解阴阳错杂之邪故也。柯韵伯曰:伤寒脉微厥冷烦躁者,在六七日急灸厥阴以救之。此至七八日而肤冷不烦而躁,是纯阴无阳,因脏寒而厥不治之证矣。然蛔厥之证亦有脉微肤冷者,是内热而外寒,勿遽认为脏厥而不治也。则显证在吐蛔,而细辨在烦躁。脏寒则躁而不烦,内热则烦而不躁,其人静而时烦与躁而无暂安者迥殊矣。气上撞心,心中疼热,饥不能食,食即吐蛔者,互文以见意也。蛔者昆虫也,因食生冷之物,与胃中湿热之气相结而成。今风木为患,相火上攻,故不下行谷道,而上出喉咽,故用药亦寒热相须也。看厥阴诸证与本方相符,下之利不止,与又主久利句合,则乌梅丸为厥阴主方,非只为蛔厥之剂矣。魏念庭曰:此为脏寒,此脏字即指胃。《内经》十二脏并腑以言脏也,其蛔因胃底虚寒,浮游于上,故有易吐之势。

《总病论》:脏厥宜四逆汤辈,极冷服之。

戴元礼曰:胃中冷必吐蛔,吐蛔人皆知为阴也。然亦有阳证吐蛔者,盖胃中空虚,既无谷气,故蛔上而求食至咽而吐,又看别证如何,不可专以胃冷为说。曾医一人阳黄吐蛔,又大发斑,阳毒证口疮咽干吐蛔,皆以冷剂取效,是亦有阳证矣。

《辑义》:《金鉴》云此为藏寒之"此"字,当是"非"字。若是"此"字,即是脏厥,与辨蛔厥之义不属,此说误矣。盖此证膈热胃寒,蛔避寒就温,故上入其膈也。若果非脏寒,则乌梅丸中宜不用附子、干姜、桂枝、蜀椒之辛热,柯氏亦误作非脏寒,抑何不思之甚也。

乌梅丸方

乌梅三百枚　细辛六两　干姜十两　当归四两　黄连十六两(成本作"一斤",《千金》作"十两")　附子六两,炮,去皮(成本脱"去皮"字,方、周、魏、吴本并作"六枚"）　**蜀椒**四两，出汗　**桂枝**六两，去皮　**人参**六两　**黄柏**六两（《千金》一方用"麦蘖"）

上十味，异捣筛，合治之，以苦酒渍乌梅一宿，去核，蒸之五斗米下，饭熟，捣成泥，和药令相得，内臼中，与蜜杵二千下，丸如梧桐子大，先食，饮服十丸，日三服，稍加至二十丸，禁生冷滑物臭食等。《千金》"五斗米"作"五升米"，"和药"作"盘中搅"三字。"饭熟"下《玉函》有"取"字，"臭食"作"食臭"。

吴遵程曰：此方主胃气虚而寒热错杂之邪积于胸中，所以蛔不安而时时上攻，故仍用寒热错杂之味治之。方中乌梅之酸以安胃，蜀椒之辛以泄滞，连柏之苦以降气。盖蛔闻酸则定，见辛则伏，遇苦则下也。其他参归以补气血之虚寒，姜附以温胃中之寒饮。若无饮则不呕逆，蛔亦不上矣。辛桂以祛陷内之寒邪，若无寒邪，虽有寒饮亦不致呕逆。若不呕逆，则胃气纵虚，亦不致蛔厥。吕檙村曰：此主治蛔厥，其妙处全在米饭和蜜，先诱蛔喜，及蛔得之而乌梅及醋之酸，椒姜桂附及细辛之辛，黄柏黄连之苦，则蛔不堪而伏矣。但厥后气血不免扰乱，故加人参当归奠安气血，此方虽寒热错杂，但温脏之力居多，又得乌梅之酸涩以固脱，故又主久利。程郊倩曰：名曰安蛔，实是安胃，故并主久利，见阴阳不相顺接，厥而下利之证，皆可以此方括之也。徐灵胎曰：此治久痢之圣方也。其能治蛔诸药之性，当于《神农本草》中细细审辨。费晋卿曰：虫无湿不生，观腐草为萤可知也。杀虫之中兼燥湿利湿之法，非深达本源者能之乎。

《千金》：治冷痢久下乌梅圆（即本方）。

《圣济总录》：乌梅丸治产后冷热利，久下不止。

《证治准绳》：乌梅丸治胃府发咳，咳而呕，呕甚则长虫出（即本方)。

《寿世保元》:胃冷蛔虫上攻,心痛呕吐,四肢冷,乌梅丸(即本方),每服五十丸,空心盐汤送下。雉间焕云:反胃之证,世医难其治,此方治之,实奇剂也。

伤寒热少微厥,指头寒,嘿嘿不欲食,烦躁,数日小便利色白者,此热除也,欲得食,其病为愈,若厥而呕,胸胁烦满者,其后必便血。成本、《玉函》"微厥"作"厥微"。原注及《千金翼》"指头寒"作"稍头寒"。

成无己曰:指头寒者,是厥微热少也。默默不欲食烦躁者,邪热初传里也。数日之后小便色白,里热去,欲得食,为胃气已和,其病为愈。厥阴之脉挟胃贯膈,布胁肋,厥而呕胸胁烦满者,传邪之热甚于里也。厥阴肝主血,后数日热不去,又不得外泄,迫血下行,必致便血。王宇泰曰:设未欲食,宜干姜甘草汤。呕而胸胁烦满者,少阳证也,少阳与厥阴为表里,邪干其腑,故呕而胸胁烦满也。肝主血,故后必便血。柯韵伯曰:身无大热,手足不冷但指头寒,此热微厥亦微也。凡能食不呕是三阴不受邪,若其人不呕但嘿嘿不欲饮食,此内寒亦微。烦躁是内热反盛,数日来小便之难者已利,色赤者仍白,是阴阳自和,热除可知。不欲食者今欲得食,不厥可知矣。若其人外虽热少厥微,而呕不能食,内寒稍深矣。胸胁逆满,内热亦深矣,热深厥深,不早治之,致热伤阴络,其后必便血也。此少阳半表半里证,微者小柴胡和之,深者大柴胡下之。万密斋曰:厥而呕,胸胁烦满者,大柴胡汤证也。厥应下之,亦宜此汤,便血者,桃仁承气汤。

《总病论》:热少厥微指头寒,嘿嘿不欲食烦躁,数日小便自如,此热除也,宜干姜甘草汤。

病者手足厥冷,言我不结胸,小腹满,按之痛者,此冷结在膀胱关元也。山田正珍曰:"结胸"当作"厥冷","关元"上当有"当灸"二字。

尤在泾曰:手足厥冷,原有阴阳虚实之别。若其人结胸,则邪结于上而阳不得通,如后所云病人手足厥冷,脉乍紧,邪结在胸中,当须吐之以通其阳者也。若不结胸,但少腹满,按之痛者,则是阴冷内结,元阳不振,病在膀胱关元之间,必以甘辛温药如四逆白通之属,以救阳气而驱阴邪也。喻嘉言曰:阳邪当结于阳,不结胸则阳虚可知,阴邪当结于阴,冷结在膀胱关元,则阴盛可知。程郊倩曰:发厥虽不结胸而小腹满实作痛,结则似乎可下。然下焦之结多寒,不比上焦之结多热也。况膀胱关元之处,尤为脏室,下之发动脏气,害难言矣。益不可也,下焦为生气之源,冷结于此,周身之阳气俱无所仰,故手足厥冷。唐容川曰:关元即胞宫也,又名血室,又名血海,又名丹田。冷结膀胱,与寒疝癥瘕可会通。汪苓友曰:《补亡论》庞安时云:宜灸关元穴,据《图经》云:关元一穴系腹部中行,在脐下三寸,足三阴任脉之会,治脐下疗痛,灸之良,可百壮,愚以灸关元,而膀胱之冷结自解矣。

《总病论》:病者手足冷,小腹按之痛,此结冷在膀胱关元也,当关元灸之。

《活人书》:其人手足冷,小腹硬,即须于脐下两边各一寸,各安一道,三处脐下灸,仍与当归四逆汤,并返阴丹,亦须频服内外通透,方得解退。若迟慢即便死矣。又若是阴证,加以小便不通,及阴囊缩入小腹,绞痛欲死者,更于脐下二寸石门穴,大段急灸之,仍须与返阴丹,当归四逆加吴茱萸生姜汤,慎勿与寻常利小便药也。寻常利小便多是冷滑药,此是阴毒气在小腹所致也。

《伤寒蕴要》:小腹下焦所治,当膀胱上口,主分别清浊,冷结在膀胱，或用真武汤。

伤寒发热四日，厥反三日，复热四日，厥少热多者，其病当愈，四日至七日热不除者，必便脓血。《玉函》无两"者"字，"便"作"清"。成本无上"者"字，"热不除者"下有"其后"二字。

尤在泾曰：热已而厥者，邪气自表而之里也。乃厥未已而热之日又多于厥之日，则邪复转而之表矣，故病当愈，其热则除。乃四日至七日而不除者，其热必侵及荣中而便脓血，所谓热气有余必发痈脓也。柯韵伯曰：伤寒以阳为主，热多当愈，热不除为太过，热深厥微必伤阴络，医者当于阳盛时预滋其阴以善其后也。四日至七日，自发热起至厥止而言，热不除指复热四日，复热四日句语意在其病当愈下。吴人驹曰：《内经》言人之伤于寒则为病热，热虽甚不死，是伤寒以热为贵也。然热不及者病，太过者亦病，故此二节论寒热之多少，以明不可太过与不及也。

万密斋曰：凡阳厥热不除，在表者必发痈脓，在里者必便脓血者，以肝主血而风木易动也，其脉皆数，便脓血，黄芩汤。

伤寒，厥四日，热反三日，复厥五日，其病为进，寒多热少，阳气退，故为进也。

尤在泾曰：厥已而热者，阳气复而阴邪退也。乃热未已而复厥，而厥又多于热之日，则其病为进。所以然者，寒多热少，阳气不振则阴邪复胜也。要之热已而厥者，传经之证虑其阳邪递深也。厥已而热者，直中之证虑其阳气不振也。故传经之厥热，以邪气之出入言，直中之厥热，以阴阳之胜复言，病证则同，而其故有不同如此。陆九芝曰：厥阴于少阳相表里，厥阴厥热之胜复，犹少阳寒热之往来，少阳之寒因乎热，故厥阴之厥亦因乎热。热为阳邪向外，厥为阳邪向内，厥之与热总是阳邪出入阴分。热多厥少而热胜于厥者,其伤阴也犹缓。厥多热少而厥胜于热者,其伤阴也更急。盖外来客热化为阳邪,深入厥阴之脏本,以向外为吉,向内为凶。阳而向外则外热,阳而向内则外寒,故仲景以厥多为病进,热多为病愈。而复申之曰:阳气退,故为进。盖谓阳之退伏于内,非谓阳之脱绝于外也(此解本陈平伯)。

陈修园曰:上节言热胜于厥而伤阴,此节言厥胜于热而伤阳也。

张路玉曰:太阳以恶寒发热为病进,恐其邪气传里也。厥阴以厥少阳多为病退,喜其阴尽阳复也。

伤寒六七日,脉微,手足厥冷,烦躁,灸厥阴,厥不还者死。"脉微"《千金翼》作"其脉数"。

成无己曰:伤寒六七日则正气当复,邪气当罢,脉浮身热为欲解。若反脉微而厥,则阴胜阳烦躁者阳虚而争也。灸厥阴以复其阳,厥不还则阳气已绝,不能复回而死。程郊倩曰:脉微厥冷而烦躁,是即前条中所引脏厥之证,六七日前无是也。汪苓友曰:烦躁者阳虚而争,乃脏中之真阳欲脱,而神气为之浮越,故作烦躁。常器之云:可灸太冲穴,以太冲二穴为足厥阴脉之所注,穴在足大指下后二寸,或一寸半陷中,可灸三壮。武陵陈氏云:灸厥阴,如关元气海之类。王宇泰曰:厥阴六穴,岂按四时灸并荥俞经合耶!

《素·调经论》:血之与气并走于上则为大厥,厥则暴死,气复反则生,不反则死。治厥者必先熨,调和其经,掌与腋,肘与脚,项与脊,以调之,火气已通,血脉乃行。

陈修园曰:此章凡六节,皆论不治之死证。尤在泾曰:传经之邪至厥阴者,阴气不绝则不死,直中之邪入厥阴者,阳气不复则不生也。

伤寒发热,下利,厥逆,躁不得卧者,死。《千金翼》无"发热"二字。

尤在泾曰：伤寒发热下利厥逆者，邪气复外之内，而盛于内也。至躁不得卧，则阳气有立亡之象，故死，此传经之邪阴气先竭，而阳气后绝者也。喻嘉言曰：厥证但发热则不死，以发热则邪出于表，而里证自除，下利自止也。若反下利厥逆，烦躁有加，则其发热又为阳气外散之候，阴阳两绝亦主死也。又曰：肾主躁，躁不得卧，肾中阳气越绝之象也。张路玉曰：大抵下利而手足厥冷者皆为危候，以四肢为诸阳之本故也。加以发热躁不得卧，不但虚阳发露，而真阴亦已烁尽无余，安得不死。

伤寒发热，下利至甚，厥不止者死。

成无己曰：《金匮要略》曰：六腑气绝于外者，手足寒，五脏气绝于内者，利下不禁。伤寒发热为邪气独甚，下利至甚厥不止，为腑脏气绝故死。钱天来曰：发热则阳气已回，利当自止，而反下利至甚，厥冷不止者，是阴气盛极于里，逼阳外出，乃虚阳浮越于外之热，非阳回之发热，故必死矣。

伤寒六七日不利，便发热而利，其人汗出不止者，死，有阴无阳，故也。《玉函》"不利"作"不便利"，"便"字作"忽"。《脉经》"伤寒"下有"厥逆"二字，"便发热而利"下有"者生"二字，"有"上有"但"字。

尤在泾曰：寒伤于阴，至六七日发热者，阳复而阴解，虽下利犹当自止。所谓伤寒先厥后发热而利者，必自止也。乃伤寒六七日本不利，而忽热与利俱见，此非阳复而热也，阴内盛而阳外亡也。若其人汗出不止，则不特不能内守，亦并无为外护矣，是谓有阴无阳，其死必矣。方中行曰：发热而利，里阴内盛也，故曰有阴。汗出不止，表阳外绝也，故曰无阳。

张令韶曰：王元成曰：厥阴病发热不死，此三节发热亦死者，首节在躁不得卧，次节在厥不止，三节在汗出不止。

伤寒五六日，不结胸，腹濡脉虚，复厥者，不可下，此亡血，下之死。 成本、《玉函》"亡"上有"为"字。《脉经》《千金翼》"此亡血，下之死"作"下之亡血死"。

尤在泾曰：伤寒五六日邪气传里，在上则为结胸，在下则为腹满而实。若不结胸腹濡而脉复虚，则表里上下都无结聚，其邪为已解矣。解则其人不当复厥，而反厥者，非阳热深入也，乃血不足而不荣于四末也，是宜补而不可下，下之是虚其虚也。《玉函》云：虚者重泻，真气乃绝，故死。方中行曰：亡音无，古字通用。此肝虚则不能生血，故曰无血，非谓失血之亡血也。柯韵伯曰：其脉空虚，此无血也。程郊倩曰：世多血厥证，此亡血之厥又不同，则挟瘀不挟瘀之分也。

《医垒元戎》：宜当归四逆汤，下之则死，宜四逆加人参汤。

发热而厥，七日下利者，为难治。

尤在泾曰：发热而厥者，身发热而手足厥，病属阳而适虚也。至七日正渐复而邪欲退，刚当厥先已而热后除，乃厥热如故而反加下利，是正不复而里益虚矣。夫病非阴寒，则不可以辛甘温其里，而内虚不足，复不可以苦寒坚其下，此其所以为难治也。章虚谷曰：七日为阳复之期，先发热后厥，七日而下利不复热，其阳随邪陷而不出，故为难治也。张隐庵曰：上文五节言热，言厥，言下利，或病五六日，或病六七日。此节乃通承上文死证之意，而言发热而厥至七日而犹然下利者，病虽未死，亦为难治。上文言死证之已见，此言未死之先机。

伤寒脉促，手足厥逆，可灸之。 原注"促"一作"纵"。成本、《千金翼》"逆"下有"者"字。《脉经》"可灸少阴厥阴，主四逆"。

陈修园曰：阳盛则促，虽手足厥逆亦是热厥，忌用火攻。然有阴盛之极，反假见数中一止之促脉，但阳盛者重按之指下有力，阴盛者重按之指下无力。章虚谷曰：脉数而有止无定数者名促，此阳气为邪所郁，不得循度周行，而手足厥冷，灸之以通经络，气行则厥愈也。灸法亦有补泻，令火自尽者为补，其火未尽而速吹去之为泻，若通气宜用泻法也。张路玉曰：手足厥逆本当用四逆汤，以其脉促，知为阳气内陷而非阳虚，故但用灸以通其阳，不可用温经药以助阳也。程郊倩曰：脉促而厥，此乃阴盛覆阳之厥也，阳欲接而不得接，故脉促，灸之使温从肤入，则阳向表宣。汪苓友曰：常器之云：灸太冲穴。

《扁鹊心书》：少年七情六欲所损，故致晚年真气虚衰，死脉见于两手，或十动一止，或二十动一止，皆不出三年而死。又若屋漏雀啄之类，皆是死脉，灸关元五百壮，服延寿丹保元丹，六十日后死脉方隐，此仙师不传之妙法也。

陈修园曰：此章凡八节，皆论厥证之有寒有热，有虚有实也。

伤寒，脉滑而厥者，里有热，白虎汤主之。《千金翼》作"其表有热"。《玉函》、成本"热"下有"也"字。

尤在泾曰：伤寒脉微而厥者，阴邪所中，寒在里也，脉滑而厥者，阳邪所伤，热在里也，阳热在里，阴气被格，阳反在内，阴反在外，设身热不除则其厥不已，故主白虎以清里而除热也。钱天来曰：滑者动数流利之象，无沉细微涩之形，故为阳脉。乃伤寒郁热之邪在里，阻绝阳气不得畅达于四肢而厥，所谓厥深热亦深也。柯韵伯曰：此条明热厥之脉，并热厥之方，脉弱以滑是有胃气，缓而滑名热中，与寒厥之脉微欲绝者大相径庭矣。当知有口燥舌干之证，与口伤烂赤者照应焉。沈芊绿曰：脉滑而厥者阳厥也，所谓阳极似阴也，然必烦渴引饮，能食而大便难，乃为里有热。

《素·厥论》:热厥何如而然也？曰酒入于胃则络脉满,而经脉虚,脾主为胃行其津液者也。阴气虚则阳气入,阳气入则胃不和,胃不和则精气竭,精气竭则不荣其四肢也。此人必数醉,若饱以入房,气聚于脾中不得散,酒气与谷气相薄,热盛于中,故热遍于身,内热而溺赤也。夫酒气盛而慓悍,肾气有衰,阳气独胜,故手足为之热也。

《活人书》:热厥者,初中病必身热头痛,外别有阳证。至二三日乃至四五日方发厥,其热厥者厥至半日却身热,盖热气深则方能发厥,须在二三日后也。若微厥即发热者,热微故也,其脉虽沉伏,按之而滑,为里有热。其人或畏热,或饮水,或扬手掷足烦躁不得眠,大便秘小便赤,外证多昏愦者,知其热厥,白虎汤。又有下证悉具,而见四逆者,是失下后血气不通,四肢便厥,医人不识却疑是阴厥,复进热药,祸如反掌。大抵热厥须脉沉伏而滑,头上有汗,其手虽冷时复指爪温,须使用承气汤下之,不可拘忌也。

手足厥寒,脉细欲绝者,当归四逆汤主之,若其人内有久寒者,宜当归四逆加吴茱萸生姜汤。《玉函》《千金翼》"脉细欲绝者"作"脉为之细绝"。《千金》"手足厥"上有"阳邪陷阴"四字。康平本作"当归回逆汤",下同。

尤在泾曰:手足厥寒脉微欲绝者,阳之虚也,宜四逆辈。脉细欲绝者,血虚不能温于四末,并不能荣于脉中也。夫脉为血之府,而阳为阴之先,故欲续其脉必益其血,欲益其血必温其经,方用当归、芍药之润以滋之,甘草大枣之甘以养之,桂枝细辛之温以行之,而尤藉通草之入经通脉以续其绝而止其厥。若其人内有久寒者,必加吴茱萸、生姜之辛以散之,而尤藉清酒之濡经浃脉,以散其久伏之寒也。沈尧封曰:叔和释脉云:细极谓之微,则此之脉细欲绝,即与微脉混矣。不知微者薄也,属阳气虚。细者小也,属阴血虚。薄者未必小,小者未必薄也。盖荣行脉中,阴血虚则实其中者少,脉故小。卫行脉外,阳气虚则约乎外者怯,脉故薄。况前人用"微"字多取薄字意,试问微云淡河汉,薄乎细乎?故少阴论中脉微欲绝,用通脉四逆主治,回阳之剂也。此之脉细欲绝,用当归四逆主治,补血之剂也。两脉阴阳各异,岂堪混释。程郊倩曰:血虚停寒不特不可下也,兼以难用温,盖虑姜附辈之僭而燥也。须以温经而兼润燥,和阳却兼益阴为治。故在厥阴经逢手足厥冷,脉细欲绝者,寒虚兼燥为多,当归四逆汤主之,即此可该亡血之治也。内有大寒者,加吴茱姜降而散之,即此可该冷结膀胱之治也。陆九芝曰:手足厥逆,脉细欲绝者,为厥阴之表证,当归四逆汤,即厥阴之表药。陈修园曰:此言经脉内虚,不能荣贯于手足,而为厥寒之证也。内者中气也,姜萸以温中气。一说,久寒即寒疝癥瘕之属。

当归四逆汤方

当归三两　桂枝三两,去皮　芍药三两　细辛三两(《玉函》"一两",《千金翼》"二两")　甘草二两,炙　通草二两　大枣二十五枚,擘(一法"十二枚")

上七味,以水八升,煮取三升,去滓,温服一升,日三服。古本有"人参三两,附子一枚,炮,去皮,破八片",方后作"上九味"。

《脉经》:下利其脉浮大此为虚,以强下之故也。设脉浮革,因而肠鸣者,属当归四逆汤(此条又见《辨不可下》篇《总病论》)。

《伤寒六书》:少阴病,但厥无汗而强发之,必动其血,或从口鼻耳目中出,名下厥上竭,难治。又咽喉闭塞者不可发汗,发汗则吐血,气欲绝,手足厥冷,蜷卧不能自温。又脉弱者不可发汗,发之则寒栗不能自还,并当归四逆汤。

《医宗必读》：骆元宾十年患疝，形容枯槁。余诊之左胁有形其大如臂，以热手握之沥沥有声，甚至上攻于心，闷绝者久之，以热醋熏炙方苏。余曰：此经所谓厥疝，用当归四逆汤。半月积形衰小，更以八味丸间服，半载积块尽消，后不复患。

刘廷实曰：一友患腰痛，医以杜仲补骨脂等治之弗瘳，诊其脉浮细缓止，知为风伤血脉耳，定当归四逆汤，剂尽病除。

《医学从众录》：经云：肝足厥阴也，是动则病腰痛不可以俯仰，宜当归四逆汤主之。方中细辛能遂肝性，木通能通络脉，以久痛必入络。

《验方新编》：脐下二三寸关元、丹田二穴，冷结膀胱小腹有形作痛，手足厥冷，此厥阴伤寒重证，宜用仲景当归四逆汤治之。又惊风眼目翻上，俗名天吊风，男妇大小皆有此证，或言见鬼，或不知人，或头足往后反扯如弓。此戴眼反张之证，非风非火，乃血虚不能养筋受寒所致，若作风治，为害不浅，用当归四逆汤，屡试如神。

《百疢一贯》：休息痢来自疝者，当归四逆汤所主也。黑便与血交下，与当归四逆汤有效。五更泻，当归四逆真武所主也。用此二方不效者，死证也。

《类聚方广义》：当归四逆汤治疝家发热恶寒，腰腹挛痛，腰脚拘急，手足寒，小便不利者，兼用消块。又治妇人血气痛，腰腹拘挛者。又治经水不调，腹中挛急，四肢酸痛，或一身习习如虫行，每日头痛者。

当归四逆加吴茱萸生姜汤方

当归三两　芍药三两　甘草二两，炙　通草二两　桂枝三两，去皮　细辛三两（《千金翼》"二两"）　生姜半斤，切（方、周、钱、《鉴》"三两"）　吴茱萸二升（《玉函》"二两"，方、周、钱、《鉴》"半斤"）　大枣二十五

枚，擘

上九味，以水六升，清酒六升，和煮取五升，去滓，温分五服。原注一方"水酒各四升"。古本有"人参四两，附子一枚"，方后作"上十一味"。《玉函》《千金翼》"并用水酒各四升，煮取三升，分四服"。

柯韵伯曰：此厥阴伤寒发散表邪之剂也。厥阴居两阴之交尽，名曰阴之绝阳，外伤于寒则阴阳之气不相顺接，故手足厥冷，脉细欲绝。然相火居于厥阴之脏，脏气实热则寒邪不能侵，只外伤于经而内不伤脏，故先厥者后必发热。凡伤寒初起内无寒证，而外寒极盛者，但当温散其表，勿遽温补其里。此方用桂枝汤以解外，而以当归为君者，因厥阴主肝为血室也。肝苦急，甘以缓之，故倍加大枣，犹小建中加饴糖法。肝欲散，当以辛散之，细辛甚辛能通三阴之气血外达于毫端。比麻黄更猛，可以散在表之严寒。不用生姜，不取其横散也。通草即木通，能通九窍而通关节，用以开厥阴之阖而行气于肝。夫阴寒如此，而仍用芍药者，须防相火之为患也。是方桂枝得归芍生血于荣，细辛同通草行气于卫，甘草得枣气血以和，且缓中以调肝，则荣气得至于手太阴，而脉自不绝。温表以逐邪，则卫气行四末，而手足自温，不须参术之补，不用姜桂之燥，此厥阴之四逆与太少不同治，而仍不失辛甘发散为阳之理也。若其人内有久寒者，其相火亦不足，加吴萸之辛热直达厥阴之脏，生姜之辛散淫气于筋，清酒以温经络，筋脉不沮弛则气血如故，而四肢自温，脉息自至矣。此又治厥阴内外两伤于寒之剂也，冷结膀胱而少腹满痛，手足厥冷者宜之。孟承意曰：四逆之名多矣，此名当归四逆者，因风寒中于血脉而逆，当云血中之邪。故用当归通脉散逆，桂枝、细辛散太阳少阴血分之风寒，未有荣卫不和而脉道能通者，故以甘草大枣芍药调和荣卫，通草利九窍通关节，合而用之破阻滞,散厥寒,诚为劲敌。前贤云四逆汤全从回阳起见,四逆散全从和解表里起见,当归四逆全从养血通脉起见,不入辛热之味者恐灼阴也。厥阴职司藏血,不养血则脉不起,少阴重在真阳,阳不回则邪不退。成氏曰:手足厥寒者,阳气外虚不温四末,脉细欲绝者,阴血内弱脉行不利,与此汤复脉生阴。王晋三曰:厥阴四逆证,有属络虚不能贯于四末而为厥者,当用归芍以和荣血。若久有内寒者,无阳化阴,不用姜附者恐燥劫阴气,变出涸津亡液之证,只加吴茱萸从上达下,生姜从内发表,再以清酒和之,何患阴阳不和,四逆不温也耶。

《千金》:当归四逆加吴茱萸生姜汤,治阳邪陷阴,手足厥冷,脉细欲绝方,即本方。方后云:旧方用枣三十枚,今以霍乱病法多痞故除之。如退枣,入葛根二两佳。霍乱四逆加半夏一合,附子小者一枚。若恶寒乃与大附子。

《严氏济生方》:通脉四逆汤治霍乱,多寒,肉冷,脉绝,即本方加附子。

《肘后》:治卒心痛方,吴茱萸二升,生姜四两,豉一升,酒六升煮三升半,分三服。

治寒疝来去,每发绞痛方,吴茱萸三两,生姜四两,豉二合,酒四升,煮取二升,分为二服。

《卫生宝鉴补遗》:烦满囊缩,此厥阴经证,其脉循阴器络舌本,厥阴经受病,其筋脉劲急故舌卷囊缩者难治,用当归四逆加吴茱萸生姜汤即本方用水煎,不拘时服。

《医学入门》:当归四逆汤治厥阴病气弱,手足厥逆,小腹疼痛,或呕哕,或囊缩,血虚则脉细欲绝,亦阴毒要药也,即本方。如素有寒气,加吴茱萸、生姜。寒甚,加附子。脉不至,加人参。

《类聚方广义》：当归四逆加吴茱萸生姜汤治产妇恶露绵延不止，身热头痛，腹中冷痛，呕而微利，腰脚酸麻微肿者。

《汉药神效方》织田贯曰：治冻疮，用当归四逆汤奏效甚速。右兵卫妻左足拇趾及中趾紫黑溃烂，由踵趺上及膝寒热烦疼，昼夜苦楚，不能寝食，一医误为脱疽，施治不效，予乃投以当归四逆汤，外贴破敌膏，中黄膏等，一月余而全愈。此冻疮最重者，若平常紫斑痒痛，只用前方四五贴，即可奏效，真神方也。

案：本方余尝治一妇，手足搐麻，逆冷脉细，腹痛欲呕，五剂而愈。

大汗出，热不去，内拘急，四肢疼，又下利，厥逆而恶寒者，四逆汤主之。《千金翼》无"内"字，"又"作"若"。《脉经》无"又"字。康平本作"回逆汤"，下同。

尤在泾曰：此过汗伤阳，病本热而变为寒之证，大汗出热不去者，邪气不从汗解，而阳气反从汗亡也。阳气外亡则寒冷内生，内冷则脉拘急而不舒也。四肢者诸阳之本，阳虚不足不能实气于四肢，则为之疼痛也。甚至下利厥逆而恶寒，则不特无与内守，亦并不为外护矣，故必以四逆汤救阳驱阴为主，余谓传经之热久亦成阴者，此类是也。陈亮师曰：大汗出谓如水淋漓，热不去谓热不为汗衰。盖言阳气外泄，寒邪独盛，表虚邪盛如此，势必经脉失和，于是有内拘急四肢疼之证也。再见下利厥逆阴寒内盛，恶寒阳气大虚，故用四逆汤急温经复阳，以消阴翳。汪苓友曰：内拘急，此寒气深入于里。寒主收引，当是腹以内拘急。徐灵胎曰：此条诸证皆属阴寒，固为易辨。惟"热不去"三字，则安知非表邪来尽即恶寒，亦安知非太阳未罢之恶寒，惟下利厥逆则所谓急当救里，不论其有表无表，而扶阳不可缓矣。

大汗，若大下利，而厥冷者，四逆汤主之。《玉函》《千金翼》"汗"

下有"出"字。

尤在泾曰：此亦阳病误治而变阴寒之证，成氏所谓大汗若大下利，表里虽殊，其亡津液损阳气一也。阳虚阴胜则生厥逆，虽无里急下利等证，亦必以救阳驱阴为急。《易》曰履霜坚冰至，阴盛之戒，不可不凛也。程扶生曰：不因汗下而厥冷者，用当归四逆。因汗下而厥冷者，用四逆。此缓急之机权也。喻嘉言曰：此证无外热相错，其为阴寒易明。然既云大汗大下，则阴津亦亡，但此际不得不以救阳为急，俟阳回乃可徐救其阴也。

《素·厥论》：寒厥何失而然也？曰：前阴者宗筋之所聚，太阴阳明之所合也。阳气衰不能渗荣其经络，阳气日损，阴气独在，故手足为之寒也。

《辑义》：《玉函经》此下有两条，曰表热里寒者，脉虽沉而迟，手足微厥，下利清谷，此里寒也。所以阴证亦有发热者，此表热也。曰表寒里热者，脉必滑，身厥舌干也。所以少阴恶寒而倦，此表寒也，时时自烦不欲厚衣，此里热也。

病人手足厥冷，脉乍紧者，邪结在胸中，心下满而烦，饥不能食者，病在胸中，当须吐之，宜瓜蒂散。《辨可吐》篇作"脉乍结，以客气在胸中"。《玉函》"心下"作"心中"。

程郊倩曰：手足乍冷，其脉乍得紧实者，此由阳气为物所遏而不得外达，以致厥也。考其证心下满而烦，烦因心满可知，饥不能食，实不在胃可知，以此定其为邪结在胸中也。夫诸阳受气于胸中，胸中被梗何能复达于四末，但须吐以宣之，不可下也。柯韵伯曰：手足为诸阳之本，厥冷则胃阳不达于四肢。紧则为寒，乍紧者不厥时不紧，言紧与厥相应也。此寒结胸中之脉证。心下者，胃口也。满者胃气逆，烦者胃火盛，火能消物故饥，寒结胸中故不能食，此阴并于上，阳并于下，故寒伤形，热伤气也。非汗下温补之法所能治，必瓜蒂散吐之。喻嘉言曰：此与太阳结胸迥殊，其脉乍紧，其邪亦必乍结，故用瓜蒂散涌载其邪而出，斯阳邪仍从阳解耳。陈修园曰：此言痰之为厥也，厥虽不同，究竟统属于厥阴证内。

《活人书》：病在胸中，亦能令人手足厥，但认脉乍紧者是也。

徐灵胎曰：伤寒论中厥证诸条，有寒有热，有虚有实，有寒热互乘，其变不一，随病异形，非厥之正病也。尤不可不潜心体察，凡一病，其变态不同如此，何可执一说以人命为儿戏耶！

伤寒厥，而心下悸，宜先治水，当服茯苓甘草汤，却治其厥，不尔水渍入胃，必作利也。 成本、《玉函》"悸"下有"者"字。《玉函》"服"作"与"。《总病论》"却"作"次"。

钱天来曰：《金匮》云：水停心下，甚者则悸。太阳篇中有饮水多者心下必悸，此二语虽皆仲景本文，然此并不言饮水。盖以伤寒见厥则阴寒在里，里寒则胃气不行，水液不布，必停蓄于心下，阻绝气道，所以筑筑然而悸动。故宜先治其水，当服茯苓甘草汤以渗利之，然后却与治厥之药。不尔则水液既不流行，必渐渍入胃，寒厥之邪在里，胃阳不守，必下走而作利也。魏念庭曰：此厥阴病预防下利之法。盖病至厥阴以阳升为欲愈，邪陷为危机。若夫厥而下利，则病邪有陷无升，所以先治下利第一义，无论其厥之为寒为热，而俱以下利为不可犯之证。程郊倩曰：此寒因水停而作厥者，其证以心下悸为验，厥阴有此多因消渴得之。水其本也，寒其标也。

伤寒六七日，大下后，寸脉沉而迟，手足厥逆，下部脉不至，喉咽不利，唾脓血，泄利不止者，为难治，麻黄升麻汤主之。 《千金翼》无"寸"字。成本、《玉函》无"而"字，"喉咽"作"咽喉"。康平本"手足厥逆"下有"与回逆汤"四字。

尤在泾曰：伤寒六七日寒已变热而未实也，乃大下之阴气遂虚，阳气乃陷。阳气陷故寸脉沉而迟，阴气虚故下部脉不至，阴阳并伤不相顺接，则手足厥逆。而阳邪之内入者方上淫而下溢，为咽喉不利，为吐脓血，为泄利不止，是阴阳上下并受其病，而虚实冷热亦复混淆不清矣。是以欲治其阴，必伤其阳，欲补其虚，必碍其实，故曰此为难治。麻黄升麻汤合补泻寒热为剂，使相助而不相悖，庶几各行其事而并呈其效。方用麻黄、升麻所以引阳气发阳邪也，而得当归、知母、萎蕤、天冬之润，则肺气已滋而不蒙其发越之害矣。桂枝、干姜所以通脉止厥也，而得黄芩石膏之寒，则中气已和而不被其燥热之烈矣。其芍药、甘草、茯苓、白术则不特止其泄利，抑以安中益气，以为通上下和阴阳之用耳。程郊倩曰：此荣卫及脉气被阻而作厥者，如大下后寸脉沉而迟，阳邪陷里，而上焦之津液固已先伤也。兼以手足厥逆，胃阳不升，中焦弱也。下部脉不至，肾阴亏乏，下焦竭也。肺既以胃虚无禀，菀而生热，而下部阴亡复不能滋润肝木，以致肝火乘金注肺而成肺痿。此三焦燥涸不能荣养四末之厥，方虞泄利不止重亡津液为难治，敢下之乎？膏芩蕤冬清上焦之热，姜术苓甘补中焦之虚，芍药知母滋下焦之燥，更佐麻升归桂引清凉之气而直达乎荣与卫，使在上之燥气一除，则水母得源，而津回降下，肾气亦滋矣。

《巢源》：伤寒咽喉痛候，伤寒病过经而不愈，脉反沉迟，手足厥逆者，此为下部脉不至，阴阳隔绝，邪客于足少阴之络，毒气上熏，故咽喉不利，或痛而生疮。

麻黄升麻汤方

麻黄二两半，去节　升麻一两一分　当归一两一分（《玉函》"升麻、当归各一两十六铢"）　知母十八铢　黄芩十八铢　萎蕤十八铢（一作"菖蒲") 芍药六铢 天门冬六铢,去心(《玉函》《千金及翼》作"麦门冬") 桂枝六铢,去皮 茯苓六铢 甘草六铢,炙 石膏六铢,碎,绵裹 白术六铢 干姜六铢(《千金》"麻黄、知母、萎蕤、黄芩各三两,余十味各二两")

上十四味,以水一斗,先煮麻黄一两沸,去上沫,内诸药,煮取三升,去滓,分温三服,相去如炊三斗米顷,令尽,汗出愈。《外台》引《小品》载本方,方后云:此张仲景伤寒论方。古本有"菖蒲十八铢",无"萎蕤""天门冬"。

徐灵胎曰:此上热下寒之证,乃伤寒坏证,寒热互见,上下两伤,故药亦照证施治。病证之杂,药味之多,古方所仅见。观此,可悟古人用药之法。

案:喉咽不利唾脓血,阳热在上也。泄利不止,阴寒在下也。阴阳不相接,故下部脉不至而手足厥逆。此方升阳滋阴,则上下交而厥愈矣。《本草》云:升麻能解百毒,杀百精老物殃鬼,辟瘟疫瘴气,邪气蛊毒,及疳䘌游风,肿毒诸证。而此节之咽喉不利唾脓血,即《金匮》阳毒之类证,而兼泄利者,故用升麻以为君,其余则随证出入耳。

《总病论》:有不因下而自利,加衄血者,永宜此方。

《伤寒选录》:此药之大者,若瘟毒瘴利表里不分,毒邪沉炽,或咳或脓或血者,宜前药。

伤寒四五日,腹中痛,若转气下趣少腹者,此欲自利也。"趣"成本、《正脉》以下诸本作"趋"。古本"自利也"下有"麻黄升麻汤主之"七字。

尤在泾曰:伤寒四五日正邪气传里之时,若腹中痛而满者,热聚而实,将成可下之证。兹腹中痛而不满,但时时转气下趋少腹者,热不得聚而从下注,将成下利之候也。而下利有阴阳之分,先发热而后下利者,传经之热邪内陷,此为热利,必有内烦脉数等证。不发热而下利者,直中之阴邪下注,此为寒利,必有厥冷脉微等证。

要在审问明白也。张路玉曰：腹痛多属虚寒，与实满不同。若更转气下趋少腹，必因寒而致下利。明眼见此，自当图功于未著也。腹痛亦有属火者，其痛必自下逆攻而上。若痛自上而下趋者，定属寒痛无疑。秦皇士曰：阳邪传里，有燥屎转矢气，下趋肛门，阴寒在里欲下利，转气下趋少腹。盖热气欲出直从肛门而出，阴寒欲出则下趋小腹而止。

《素·举痛论》：寒气客于小肠，小肠不得成聚，故后泄腹痛矣。

张隐庵曰：自此以下凡十八节，皆论厥阴下利，而有阴阳寒热虚实生死之不同。

万密斋曰：厥阴证异于六经者，以厥逆吐利也。所以别经则称某经病，而厥阴不称经者，以有厥逆吐利可识也。

伤寒本自寒下，医复吐下之，寒格更逆吐下，若食入口即吐，干姜黄芩黄连人参汤主之。"医"上《大白本》有"利"字。"寒格更逆吐下，若食入口即吐"《脉经》作"寒膈更甚，饮食入即出"。

张隐庵曰：此言下利本自于寒，不可更逆以吐下也。自，从也。伤寒本自寒下者，言伤寒本从于寒而下利也。医复吐下之，则正气虚而寒气内格矣。更逆吐下，即医复吐下之之谓也。若食入口即吐，即寒格之谓也。案：《平脉》篇曰：格则吐逆，干姜黄连黄芩人参汤主之者，厥阴风气在上，火热在中，标阴在下。故以芩连清中上之风热，干姜温下利之阴寒，人参补中土而调和其上下。秦皇士曰：言伤寒则为热病，若阴证自寒下利，吐下之即死矣，岂尚可用芩连乎？因其人表热里寒下利，医有误认挟热复吐下之，则寒格而食入口即吐出，故用干姜温其寒，芩连折其热。

干姜黄芩黄连人参汤方

干姜　黄芩　黄连　人参各三两

上四味,以水六升,煮取二升,去滓,分温再服。

柯韵伯曰:伤寒吐下后,食入口即吐,此寒邪格热于上焦也。虽不痞硬而病本于心,故用泻心之半调其寒热,以至和平。去生姜半夏者,心下无水气也。不用甘草大枣者,呕不宜甘也。徐灵胎曰:寒格自用干姜,吐下自用芩连,因误治而虚其正气则用人参,分途而治无所不包,又各不相碍,古方之所以入化也。此痢疾之正方也。

陈修园曰:凡呕家夹热不利于橘半者,服此而晏如。若汤水不得入口,去干姜加生姜汁少许,徐徐呷之,此少变古法,屡验。

《医学从众录》:昔张石顽借治脾胃虚寒,肠有积热之泄,甚效。

《活人书》:曾经汗下,关脉迟,胃中虚冷而吐,干姜黄芩黄连人参汤主之。

《保幼大全》:四味人参汤治伤寒脉迟,胃冷呕吐(即本方)。

黄仲理曰:翻胃之初,亦可用,止逆而和中也。

《张氏医通》:干姜黄芩黄连人参汤治胃虚,客热痞满(即本方)。

《类聚方广义》:干姜黄芩黄连人参汤治胃反,心胸郁热,心下痞硬,或嘈杂者,兼用消块丸。又骨蒸劳热,心胸烦闷,咳嗽干呕,或下利者,宜此方。

《方函口诀》:此方治膈有热,吐逆不受食者,与半夏生姜诸止呕吐止药无寸效者,有特效。又治禁口痢。

下利有微热,而渴,脉弱者,今自愈。"今"《全书》作"令",《济阳纲目》作"当",《玉函》《千金翼》无"今"字。

成无己曰:下利阴寒之疾,反大热者,逆。有微热而渴,里气方温也。经曰:诸弱发热,脉弱者阳气得复也,今必自愈。喻嘉言曰:此条不药自愈之证,盖重纬下利脉沉弦者下重,脉大者为未止,脉微弱数者为欲自止虽发热不死之文,而致其精耳。彼脉微弱而数,利欲自止，但得不死耳，病未除也。此独言弱，乃阴退阳复，在表作微热，在里作微渴，表里之间微有不和，不治自愈，治之必反不愈矣。

下利脉数，有微热，汗出，今自愈，设复紧，为未解。原注一云："设脉浮复紧"。《千金翼》"有"作"若"。"今"《全书》作"令"，《玉函》《千金翼》作"者"，《济阳纲目》作"当"。

成无己曰：下利阴病也，脉数阳脉也，阴病见阳脉者生，微热汗出阳气得通也，利必自愈。诸紧为寒，设复脉紧阴气犹胜，故云未解。程郊倩曰：下利脉数，寒邪已化热也，微热而汗出，邪从热化以出表，故令自愈。设复紧者，未尽之邪复入于里阴之下，故为未解。盖阴病得阳则解，故数与紧可以定愈不愈，即阴阳胜复之下利，亦当以此脉断。

下利，手足厥冷，无脉者，灸之，不温，若脉不还，反微喘者，死，少阴负趺阳者，为顺也。

张隐庵曰：此言下利无脉，不能上承于阳者死，若得上承于阳者为顺也。下利手足厥冷者，惟阴无阳，不相顺接也。无脉者，气不往来也，故宜灸之。既灸而手足不温，其脉不还，反微喘者，乃根气绝于下，阳气脱于上，故死。此少阴阴气下绝，不能上承于阳，若少阴之气上承阳明而负趺阳者为顺。负，承也。趺阳乃阳明之胃脉，言少阴之气在下，得上承于阳明，则阴气生而脉还，阳气复而得温，故为顺也。钱天来曰：阴寒下利而手足厥冷至于无脉，是真阳已竭，已成死证，故虽灸之亦不温也。若脉不还，反见微喘，乃阳气已绝，其未尽之虚阳随呼吸而上脱，其气有出无入，故似喘非喘而死矣。少阴肾也，水中有火，先天之阳也。趺阳胃脉也，火生之土，后天之阳也。此承上文下利而言。凡少阴证中诸阳虚阴盛之证，而至于下利，及下利清谷之证，皆由寒邪太盛，非惟少阴命门真火衰微。且火不能生土，中焦胃脘之阳不守，故亦败泄而为下利。少阴脉虽微细欲绝，而为阴寒所胜，则为少阴之真阳负矣。若趺阳脉尚无亏损，则是先天之阳虽为寒邪之所郁伏，而后天胃脘之阳尚在，为真阳犹未磨灭，所谓有胃气者生，故为顺也。若趺阳亦负，则为无胃气而死矣。汪苓友曰：常器之云：当灸关元、气海二穴。

《扁鹊心书》：酒色太过，脾肾气虚，忽然脱气而死，急灸关元五百壮，服姜附汤久久而愈。迟则元气亦脱，灸亦无及矣。

陶节庵曰：伤寒直中阴经真寒证，或阴毒证，身如被杖，腹中绞痛，呕逆沉重，不知人事，四肢坚冷如石，手指甲唇青，药不得入口，六脉沉微，或无脉欲绝者，将葱缚一握切去根叶取白三寸许，捣如饼，先用麝香半分填于脐中，后放葱饼脐上，以火熨连换二三饼，稍醒灌入生姜汁，煎服回阳救急汤。如不醒再灸关元气海二三十壮，使热气通其内，逼邪出于外，以复阳气。如用此法，手足温和汗出，即醒者生。如手足不温，汗不出，不省人事者，必死矣。

《总病论》：趺阳在足大指次指间上行五寸是，足阳明胃脉也，名曰冲阳穴。少阴脉在足内踝后跟骨上动脉陷中，是足少阴肾脉也，名太溪穴。

案：《灵枢·动腧》篇所论动脉足少阴挟冲脉下行至跗上，与足阳明胃经冲阳皆在跗，是足少阴所行与足阳明所行至跗则合于一处也。此曰少阴负趺阳者为顺，盖于冲阳轻按以候胃气，重按以候肾气。负，承载也。浮沉皆有而若负也。陈修园云：脉之源始于少阴，生于趺阳。少阴脉不至则趺阳脉不出，是处有脉其证为顺也。

下利，寸脉反浮数，尺中自涩者，必清脓血。 古本"柏叶阿胶汤主之"。

成无己曰：下利者脉当沉而迟，反浮数者，里有热也。涩为无血,尺中自涩者,肠胃血散也。随利下必便脓血。清与圊通。《脉经》曰:清者,厕也。张子和曰:热邪之陷于阴中已深,因阴中有热一时不能自止,故至便脓血也。脉反浮数宜其阳出于阴而愈矣,止因尺中涩,故又至便脓血也。舒驰远曰:关前为阳,寸脉浮数,阳盛可知。关后为阴,尺中自涩,阴亏可知。今以阳热有余,逼迫微阴,所以必圊脓血也。秦皇士曰:寸脉主气,尺脉主血。今寸脉浮数气中有热,尺中自涩血分受伤,热胜于血故必圊脓血。

《辑义》:柯氏以此条属白头翁汤部,似是。王云黄连阿胶汤,亦得。

陈修园曰:上节言阴盛伤阳,此节言阳盛伤阴(案:清脓血,即方书之所谓赤痢)。

柏叶阿胶汤方

柏叶三两　阿胶二两　干姜二两,炮　牡丹皮三两

上四味,以水三升,先煮三味取二升,去滓,内胶烊消,温服一升,日再服。

下利清谷,不可攻表,汗出必胀满。"表"上《玉函》有"其"字。

成无己曰:下利者脾胃虚也。胃为津液之主,发汗亡津液,则胃气愈虚,必胀满。程郊倩曰:下利清谷此为里虚,反攻其表则汗出而阳从外泄,浊阴得内填,胀满所由来也。汗剂所以发阳邪之在表也,表若无邪必拔及里阳而外泄,遂生内寒。早川宗安曰:此言病属阴位者,虽有表证不可攻之也。阴盈阳缺者,谷不化,下利清谷者以阳势内竭,有升上而现表证。若误攻其表则津液外出,其阳笼里与阴相合,而必为胀满也。汪苓友曰:郭白云云:宜通脉四逆汤。

《医垒元戎》:下利清谷不可发汗,宜理中汤、四逆汤之类。

下利,脉沉弦者,下重也,脉大者,为未止,脉微弱数者,为欲自

止,虽发热,不死。

汪苓友曰:此辨热利之脉也。脉沉弦者,沉主里,弦主急,故为里急后重,如滞下之证也。脉大者,邪热甚也。经云:大则病进,故为利未止也。脉微弱数者,此阳邪之热已退,真阴之气将复,故为利自止也。下利一候大忌发热,兹者脉微弱而带数,所存邪气有限,故虽发热不至死耳。程郊倩曰:反而言之,脉大身热者死,可知矣。

下利,脉沉而迟,其人面少赤,身有微热,下利清谷者,必郁冒汗出而解,病人必微厥,所以然者,其面戴阳,下虚故也。

汪苓友曰:下利脉沉而迟里寒也。所下者清谷,里寒甚也。面少赤身微热,下焦虚寒无根失守之火浮于上越于表也。以少赤微热之故,其人阳气虽虚,犹能与阴寒相争,必作郁冒汗出而解。郁冒者头目之际郁然昏冒,乃真阳之气能胜寒邪,里阳回而表和顺,故能解也。病人必微厥者,此指未汗出郁冒之时而言,面戴阳系下虚,此申言面少赤之故,下虚即下焦元气虚。案:仲景虽云汗出而解,然于未解之时当用何药。郭白云云:不解宜通脉四逆汤。喻嘉言曰:太阳阳明并病,面色缘缘正赤者,为阳气拂郁在表,宜解其表。此之下利脉沉迟而面见少赤,身见微热,乃阴寒格阳于外则身微热,格阳于上则面少赤,仲景以为下虚者谓下无其阳,而反在外在上,故云虚也。虚阳至于外越上出,危候已彰。或其人阳尚有根,或用温药以胜阴助阳,阳得复反而与阴争,差可恃以无恐。盖阳返虽阴不能格,然阴尚盛亦未肯降,必郁冒少顷然后阳胜而阴出为汗,邪从外解,自不下利矣。

《明理论》:郁为郁结而气不舒,冒为昏冒而神不清,俗谓之昏迷,是也。

《伤寒绪论》:戴阳者面赤如微酣之状,阴证冷极发躁,面赤脉沉细，为浮火上冲，水极似火也。凡下元虚惫之人阳浮于上，与在表之邪相合，则为戴阳。阳已戴于头面，而不知者更行发散，则孤阳飞越，危殆立至矣。大抵阳邪在表之怫郁，必面合赤色，而手足自温。若阴证虚阳上泛而戴阳，面虽赤，足胫必冷，不可但见面赤，便以为热也。

下利，脉数而渴者，今自愈，设不差，必清脓血，以有热，故也。
《玉函》《千金翼》"脉"下有"反"字。"今"《全书》作"令"，《济阳纲目》作"当"。

尤在泾曰：此亦阴邪下利，而阳气已复之证，脉数而渴，与下利有微热而渴同意。然脉不弱而数，则阳之复者已过，阴寒虽解，热气旋增，将更伤阴而圊脓血也。程郊倩曰：脉数而渴，阳胜阴矣，亦令自愈。若不差，则阴虚热甚。经所云"脉数不解而下利不止，必协热而便脓血"是也。有热，指经中实邪言。汪苓友曰：常器之云：可黄芩汤。

下利后，脉绝，手足厥冷，晬时脉还，手足温者，生，脉不还者，死。 "生"下《玉函》无"脉"字，"不还"下有"不温"二字，《千金》同。

成无己曰：晬时，周时也。钱天来曰：寒邪下利而六脉已绝，手足厥冷，万无更生之理，而仲景犹云周时脉还手足温者生，何也？夫利有新久，若久利脉绝而至手足厥冷，则阳气以渐而虚，直至水穷山尽，阳气磨灭殆尽，脉气方绝，岂有复还之时。惟暴注下泄，忽得之骤利而厥冷脉绝者，则真阳未至陡绝，一时为暴寒所中，致厥利脉伏，真阳未至陡绝，故阳气尚有还期，此条乃寒中厥阴，非久利也。故云晬时脉还手足温者生。若脉不见还，是孤阳已绝而死也。喻嘉言曰：脉绝不惟无阳，而阴亦无矣，阳气破散，岂有阴气不消亡者，晬时脉还，乃脉之伏者复出耳，仲景用灸法，正所以通阳气，而观其脉之绝与伏耳,故其方即名通脉四逆汤,服后利止脉出,则加人参以补其亡血,若服药晬时脉仍不出,是药已不应,其为脉绝可知。柯韵伯曰:此不呕不烦,不须反佐,而服白通外灸少阴。又丹田、气海,或可救于万一。陈修园曰:此言生死之机,全凭于脉,而脉之根又藉于中土也。夫脉生于中焦,从中焦而注于手太阴,终于足厥阴,行阳二十五度,行阴二十五度,水下百刻,一周循环,至五十度而复大会于手太阴,故厥还与不还,必视乎晬时也。

伤寒,下利日十余行,脉反实者,死。

成无己曰:下利者里虚也,脉当微弱,反实者病胜脏也,故死。《难经》曰:脉不应病,病不应脉,是为死病。张隐庵曰:伤寒下利者,伤寒本自寒下也,日十余行者,病厥阴而三阴三阳之气皆虚也。夫六气主十二时,一日而十余行,则阴阳六气皆虚,气虚而脉反实者,乃真元下脱不得柔和之胃脉也,故死。钱天来曰:所谓实者,乃阴寒下利真阳已败,中气已伤,胃阳绝而真脏脉现也。

《素·玉机真脏论》:泄而脉大,脱血而脉实,皆难治。

张隐庵曰:以上十章论下利,有表里、阴阳、寒热、气血、邪正、虚实,而为审辨之法,故不立方。

下利清谷,里寒外热,汗出而厥者,通脉四逆汤主之。康平本作"通脉回逆汤"。

张令韶曰:夫谷入于胃,藉中土之气变化而黄以成糟粕,犹奉心化赤而为血之义也。若寒伤厥少二阴,则阴寒气甚,谷虽入胃不能变化其精微,蒸津液而泌糟粕,清浊不分,完谷而出,故下利清谷也。在少阴则下利清谷,里寒外热,手足厥逆,脉微欲绝,身反不恶寒。在厥阴则下利清谷,里寒外热,汗出而厥。俱宜通脉四逆汤,启生阳之气而通心主之脉也。喻嘉言曰:下利里寒加以外热,是有里复有表也。然在阳虚之人,虽有表证其汗仍出,其手足必厥,才用表药立至亡阳,不用表药终是外邪不服。故于四逆汤中加葱为治,丝丝必贯,为万世法程。陈修园曰:此言里不通于外,而阴寒内拒,外不通于里,而孤阳外越,非急用大温之剂,必不能通阴阳之气于顷刻。

《辑义》吴人驹云:有协热下利者,亦完谷不化,乃邪热不杀谷,其别在脉之阴阳虚实之不同,今验之小儿此最多。

热利下重者,白头翁汤主之。

柯韵伯曰:暴注下迫属于热,热利下重乃湿热之秽气发过广肠,故魄门重滞而难出也。《内经》曰:"小肠移热于大肠,为虚瘕即出"是也。徐灵胎曰:凡下重,皆属于热。陈修园曰:上节言里寒下利而为清谷,此节言里热下利而为下重也,即《内经》所谓暴注下逼,皆属于热之旨也。《条辨》云:下重者厥阴经邪热下入于大肠之间,肝性急速,邪热甚则气滞壅塞,其恶浊之物急于出而不得,故下重也。

《巢源》:伤寒热毒利候,此由表实里虚,热气乘虚而入攻于肠胃,则下黄赤汁,此热毒所为也。

《论识》:热利与协热相似而异。里有热而下利,欲饮水者谓之热利。里有寒,协合外热而下利者谓之协热利。热利则脉数有力,协热利则脉微弱,此为其别也。

白头翁汤方

白头翁二两(《金匮》《玉函》《全书》、方、魏、钱、《鉴》并作"三两")
黄檗三两 黄连三两 秦皮三两

上四味,以水七升,煮取二升,去滓,温服一升,不愈,更服一升。

张隐庵曰:白头翁气味苦温,有风则静,无风独摇,其体能立,其用能行,性从下而上达者也。连苗檗叶经冬不凋,皆得冬冷寒水之气,能启水阴之气上滋火热,复能导火热以下行。秦皮气味苦寒,渍水和墨,其色青碧,亦得水阴之气而上行下泄者也。取白头翁之升,用二之偶,秦皮连檗之降,用三之奇,陷下之气上升,协热之邪下泄,则热利解而下重除矣。白头翁茸上有白茸如白头老翁,山中人卖白头翁丸,服之寿考,及云久服秦皮,面头不白。夫发者血之余,二味主清凉养血,热利下重乃气陷于血分,故皆用之。

《三因方》:白头翁汤治热痢滞下下血,连月不差(即本方)。

李东垣曰:张仲景治热痢下重,用白头翁汤主之。盖肾欲坚,急食苦以坚之,痢则下焦虚,故以纯苦之剂坚之。吴绶曰:热毒下痢,紫血鲜血者,宜之。

陶节庵曰:胃热利白肠垢,脐下必热,便下垢腻赤黄,或渴,黄芩汤白头翁汤通用之。

《类聚方广义》:热利下重,渴欲饮水,心悸腹痛者,白头翁汤之主治也。又治眼目郁热赤肿,阵痛,风泪不止者。又为洗蒸剂亦效。

下利,腹胀满,身体疼痛者,先温其里,乃攻其表,温里,宜四逆汤,攻表,宜桂枝汤。成本脱二"宜"字。

张景岳曰:此一条乃言表里俱病而下利者,虽有表证,所急在里。盖里有不实则表邪愈陷,即欲表之而中气无力亦不能散。故凡见下利中虚者,速当先温其里,里实气强则表邪自解,温中可以散寒,即此谓也。程郊倩曰:下利不可攻表,敬闻命矣。兼有表证,则云何?腹胀满者,里寒也。身疼痛者,表滞也。先里后表,治例不殊太阳也。喻嘉言曰:此与太阳中篇下利身疼,用先里后表之法,大同。彼因误下而致下利,此因下利而致腹胀,总以温里为急者,见睍曰消之义也。身疼痛有里有表,必清便已调,其痛仍不减,方属于表。陈修园曰：此节言寒在表里，治有缓急之分也。下利而腹胀满，其中即伏清谷之机，先温其里，不待其急而始救也。里和而表不解，可专治其表。朱注云：攻，专治也，义同。

陶节庵曰：胃寒利白鸭溏，脐下必冷，腹胀满，便中清白，或清谷，四逆汤，理中汤。

下利欲饮水者，以有热故也，白头翁汤主之。"以有热故也"《玉函》《千金翼》作"为有热也"。

钱天来曰：此又申上文热利之见证，以证其为果有热者，必若此治法也。夫渴与不渴，乃有热无热之大分别也。里无热邪，口必不渴，设或口干，乃下焦无火气，液不得蒸腾，致口无津液耳。然虽渴亦不能多饮，若胃果热燥，自当渴欲饮水，此必然之理也。宁有里无热邪，而能饮水者乎？仲景恐人之不能辨也，故又设此条以晓之，曰下利欲饮水者以有热故也，白头翁汤主之。早川宗安曰：此言津液内竭，亏阳焰笼者也。陈修园曰：此申明白头翁汤能清火热以下降，而引阴液以上升也。

成无己曰：自利不渴为脏寒，与四逆汤以温脏，下利饮水为有热，与白头翁汤以凉中。罗谦甫曰：少阴自利而渴，乃下焦虚寒，而用四逆者恐不可以渴不渴分热寒也，正当以小便黄白别之耳。

下利谵语者，有燥屎也，宜小承气汤。

《金鉴》：下利里虚，谵语里实。若脉滑大证兼里急，知其中必有宿食也。其下利之物又必稠粘臭秽，知热与宿食合而为之也。此可决其有燥屎也，宜以小承气汤下之。于此推之，可知燥屎不在大便硬与不硬，而在里之急与不急，便之臭与不臭也。早川宗安曰：此言因下利脱津液，亏阳焰笼而燥胃物者也。汪苓友曰：或问既下利矣，则热气得以下泄，何由而致谵语有燥屎也？答曰：此系阳明腑实大热之证，胃中糟粕为邪所壅留著于内，其未成硬者或时得下，其已成硬者终不得出，则燥屎为下利之根，燥屎不得出则邪热上乘于心，所以谵语。要之此证，须以手按脐腹当必坚痛，方为有热屎之征。

《总病论》：初一服谵语止，若更衣者，停服，不尔，尽与之。

《医宗必读》：王月怀伤寒至五日，下利不止，懊憹腹胀，诸药不效。余诊之六脉沉数，按其脐则痛，此协热自利，中有结粪，小承气倍大黄服之，得结粪数枚，诸证悉安。

下利后，更烦，按之心下濡者，为虚烦也，宜栀子豉汤。

方中行曰：更烦，书本有烦不为利除，而转甚也。张隐庵曰：夫下利后而更烦，则下焦阴津既泄，而上焦火热更盛也。按之心下濡者，乃中土之气内虚，故曰为虚烦也。宜栀子豉汤调和上下，交济阴阳。管氏曰：栀子豉汤乃交通心肾，而为水火既济之方，故言此以结三阳之下利也。

《论识》：《金匮》云：下利按之心下坚者，急下之，彼则下利而心下坚，此则下利止而心下濡，一涌一泻迥异其所制，不可不辨别矣。

呕家有痈脓者，不可治呕，脓尽自愈。

张路玉曰：呕有胃中虚寒而呕，有肝气逆上而呕，皆当辛温治其逆气。此则热聚于胃，结成痈脓而呕，即《内经》所谓热聚于胃口不行。胃脘为痈之候，恐人误用辛热止呕之药，所以特申不可治呕，但俟脓尽自愈，言热邪既有出路，不必用药以伐其胃气也。

《素·病能论》：人病胃脘痈者，诊当何如？曰：诊此者当候胃脉，其脉当沉细。沉细者气逆，逆者人迎甚盛，甚盛则热。人迎者胃脉也，逆而盛则热聚于胃口而不行，故胃脘为痈也。

案：阳明肠胃之消化热力，生于血液循环之养化，而节制于厥阴所司之神经。若一部分之神经阻痹，则血瘀不行，堆积腐化而为痈脓。在肠部则为便脓血，在胃腑则为呕痈脓，此仲景以二证属厥阴之义也。

陈修园曰：此章凡四节，俱论厥阴之呕，有气血寒热虚实之不同也。张隐庵曰：此节言血，下节言气，三节言寒，四节言热也。

呕而脉弱，小便复利，身有微热见厥者，难治，四逆汤主之。

尤在泾曰：脉弱便利而厥，为内虚且寒之候，则呕非火邪，乃是阴气之上逆，热非寒邪，乃是阳气之外越矣，故以四逆汤救阳驱阴为主。然阴方上冲而阳且外越，其离决之势有未可即为顺接者，故曰难治。程扶生曰：言呕而厥者，宜温其下也。呕者，邪气上逆也。脉弱小便利，虚寒见于下也。身有微热，当为阳邪在表。然见厥逆则为阴盛于里，而微阳有不能自存之忧也。汪苓友曰：诸条厥利证皆大便利，此条以呕为主病，独小便利而见厥，前后不能关锁，用四逆汤以附子散寒下逆气，助命门之火，上以除呕，下以止小便，外以回厥逆也。

干呕，吐涎沫，头痛者，吴茱萸汤主之。"沫"下《玉函》《千金翼》有"而复"二字。方、喻本脱"头痛"二字。

张路玉曰：凡用吴茱萸汤有三证，一为阳明食谷欲呕，一为少阴吐利手足厥冷烦躁欲死，此则干呕吐涎沫头痛。经络证候各殊而治则一者，总之下焦浊阴之气上乘于胸中清阳之界，真气反郁在下，不得安其本位。有时欲上不能，但冲动浊气，所以干呕吐涎沫也。头痛者，厥阴之经与督脉会于巅也。食谷欲呕者，浊气在上也。吐利者，清气在下也。手足厥冷者，阴寒内盛也。烦躁欲死者，虚阳扰乱也。故主吴茱萸汤，以茱萸专开豁胸中逆气，兼人参姜枣以助胃中之清阳，共襄祛浊之功，由是清阳得以上升，而浊阴自必下降矣。天泰岳曰：此章举久寒发动者也。浅田栗园曰：干呕即寒饮之所致，故承以"涎沫"二字。涎沫者，谓粘饮白沫。此粘饮随干呕而吐出也。头痛亦后世所谓痰厥头痛之类，故以是汤制其浊饮，则诸证随愈。张令韶曰：成氏云：呕者有声者也，吐者吐出其物也，故有干呕而无干吐。今干呕吐涎沫者，涎沫随呕而吐出也。徐灵胎曰：吐涎沫非少阳之干呕，然亦云干呕者，谓不必食谷而亦呕也。头痛者，阳明之脉上于头，此胃中有寒饮之证。

《素·脉要精微论》：厥成为颠疾。

《六十难》：手三阳之脉受风寒，伏留而不去者，则名厥头痛。入连在脑者，名真头痛。旦发夕死，夕发旦死。陆九芝曰：真头痛手足青至节，古人青清通用，谓手足清冷也。

《溯回集》：仲景以声物兼出而名为呕，以物独出而名为吐，以声独出而名为干呕。干，犹空也。仲景于呕字加一干字，所以别夫呕为声物兼出者耳。

呕而发热者，小柴胡汤主之。

成无己曰：经曰：呕而发热者，柴胡证具。徐灵胎曰：但发热而非往来寒热，则与太阳阳明同，惟呕则少阳所独，故亦用此汤。钱天来曰：邪在厥阴惟恐其厥逆下利，若见呕而发热，是厥阴与少阳脏腑相连，乃脏邪还腑，自阴出阳，无阴邪变逆之患矣。故当从少阳法治之，而以小柴胡汤和解其半里之邪也。

伤寒，大吐，大下之，极虚，复极汗者，其人外气怫郁，复与之水，以发其汗因得哕，所以然者，胃中寒冷故也。成本"复极汗"下有"出"字，"其人"上有"以"字。

钱天来曰：伤寒而大吐大下，则胃中阳气极虚矣。复极汗出者，非又汗之而极出也。因大吐大下之后真阳已虚，卫外之阳不能固密，所以复极汗出，乃阳虚而汗出也。愚医尚未达其义，以其人外气怫郁本是虚阳外越，疑是表邪未解，复与之暖水以发其汗，因而得哕。哕者，呃逆也。其所以哕者，盖因吐下后阳气极虚，胃中寒冷不能运行其水耳，水壅胃中中气遏绝，气逆而作呃逆也。治法当拟用五苓散、理中汤，甚者四逆汤可耳。程郊倩曰：点出胃中寒冷字，是亦吴茱萸汤之治也。

《活人书》：若服药不差者，灸之必愈。其法：妇人屈乳头向下尽处骨间，灸三壮。丈夫及乳小者，以一指为率正。以男左女右艾炷如小豆许，与乳相直间陷中，动脉处是。

伤寒，哕而腹满，视其前后，知何部不利，利之即愈。《玉函》"视"作"问"。《千金翼》、成本"即"作"则"。

张令韶曰：伤寒至哕，非中土败绝，即胃中寒冷，然亦有里实不通，气不得下泄，反上逆而为哕者。《玉机真藏论》曰：脉盛，皮热，腹胀，前后不通，闷瞀，此谓五实，身汗得后利则实者活。今哕而腹满前后不利，五实中之二实也。实者泻之，前后大小便也。视其前后二部之中何部不利，利之则气得通，下泄而不上逆，哕即愈矣。夫以至虚至寒之哕证，而亦有实者存焉，则凡系实热之证，而亦有虚者在矣。医者能审其寒热虚实，而为之温凉补泻于其间，则人无夭扎之患矣。陈修园曰：即一哕通结六经之证，以见凡病皆有虚实，不特一哕为然也。然即一哕，而凡病之虚实皆可类推矣。故于此单提哕证一条，不特结厥阴一篇，而六篇之义俱从此结煞，是伤寒全部之结穴处也。朱肱曰：前部，宜猪苓汤。后部，宜调胃承气汤。

辨霍乱病脉证并治

问曰：病有霍乱者何？答曰：呕吐而利，此名霍乱。"此名"成本、《玉函》作"名曰"，《千金及翼》作"此为"。

成无己曰：三焦者，水谷之道路。邪在上焦则吐而不利，邪在下焦则利而不吐，邪在中焦则既吐且利。以饮食不节，寒热不调，清浊相干，阴阳乖隔，遂成霍乱。轻者止曰吐利，重者挥霍撩乱，名曰霍乱。张令韶曰：霍者，忽也。谓邪气忽然而至，防备不及，正气为之仓忙错乱也。胃居中土为万物之所归，故必伤胃。邪气与水谷之气交乱于中，故上呕吐而下利也。吐利齐作，正邪纷争，是名霍乱。

《灵·五乱》篇：清气在阴，浊气在阳，荣气顺脉，卫气逆行，清浊相干，乱于肠胃，则为霍乱。

《巢源》：霍乱候，霍乱者由人温凉不调，阴阳清浊二气有相干乱之时，其乱在于肠胃之间者，因遇饮食而变，发则心腹绞痛。其有先心痛者则先吐，先腹痛者则先利，心腹并痛者则吐利俱发。挟风而实者，身发热，头痛，体疼，而复吐，虚者，但吐利，心腹刺痛而已。亦有饮酒食肉，腥脍生冷过度，因居处不节，或露卧湿地，或当风取凉，而风冷之气归于三焦，传于脾胃，肿胃得冷则不磨，不磨则水谷不消化，亦令清浊二气相干，脾胃虚弱，则吐利，水谷不消，则心腹胀满，皆成霍乱。言其病挥霍之间，便致缭乱也。

《千金》：原夫霍乱之为病也，皆因食饮，非关鬼神。夫饱食肫脍，复飧乳酪，海陆百品，无所不啖，眠卧冷席，多饮寒浆，胃中诸食结而不消，阴阳二气拥而反戾，阳气欲升，阴气欲降，阴阳乖隔，变成吐利,头痛如破,百节如解,遍体诸筋皆为回转,论证虽小,卒病之中最为可畏。

《外台》必效方云:上吐下利者,名为湿霍乱。

张隐庵曰:夫以霍乱接于六篇之后者,霍乱为病从内而外,以证伤寒从外而内也。

问曰:病发热头痛,身疼恶寒,吐利者,此属何病?答曰:此名霍乱,霍乱自吐下,又利止,复更发热也。《千金及翼》"身"下有"体"字,"寒下"有"而复"二字。《玉函》"吐利者"作"不复吐利","此名"作"当为",无"霍乱自"三字,及"又"字。成本无下"霍乱"二字。"答曰"下,古本作"此非霍乱,霍乱自吐下,今恶寒身疼,复更发热,故知非霍乱也"。

《金鉴》:此承上条,以详出其证也。头痛身疼,发热恶寒,在表之风寒暑热为病也。呕吐泻利,在里之饮食生冷为病也。具此证者,名曰霍乱。若自呕吐已又泻利止,仍有头痛身疼恶寒更复发热,是里解而表不解也。沈明宗曰:吐利已止,复更发热,乃里气和而表邪未解,当从解表之法。或无表证,但有腹痛吐利,此为里邪未解,当以和里为主。方中行曰:发热头痛身疼恶寒,外感也。吐利,内伤也。上以病名求病证,此以病证实病名,反复详明之意。张令韶曰:夫但曰利止,而不曰吐止者,省文也。

案:上二节为霍乱病之提纲。

伤寒,其脉微涩者,本是霍乱,今是伤寒,却四五日至阴经上,转入阴必利,本呕下利者,不可治也,欲似大便而反失气,仍不利者,此属阳明也,便必硬,十三日愈,所以然者,经尽故也,下利后当便硬,硬则能食者愈,今反不能食,到后经中颇能食,复过一经能食,过之一日当愈,不愈者,不属阳明也。"转入阴必利"《脉经》作"转入阴必吐利",即接"转筋为病,其人臂脚直,脉上下行微弦,转筋入腹,鸡屎白散主之"云云。"本呕"《玉函》作"素呕","不可治也"作"不治"。成本"属"上无"此"字。《玉函》《千金翼》、成本并以"下利后当便硬"以下别为一条。

章虚谷曰：微涩非伤寒之脉,本是霍乱,先伤中气,故也。今又是伤寒,却四五日已到阴经期上,其邪转入于阴,不能化热而必利者,因本有霍乱之呕利,今又表寒入里而下利,则上下交征,表里俱困,其脉微涩,正不胜邪,则为不可治之病也。若当表邪入阴,欲似大便而反失气仍不利者,是脾家实。其邪已转属阳明,阳动而得转屎气也。阴病转阳,故不利而便必硬矣。自伤寒之始,计十三日当愈。所以然者,病发于阳七日愈,病发于阴六日愈,十三日则人身阴阳之气皆旺,而邪之行于经者尽矣,故愈也。转属阳明后,必当便硬,硬则能食者愈。今反不能食者,以便虽硬而邪尚未解也。到转过后经中颇能食者,计十四日矣,其邪必解也。复过一经者,过经后又复一日也,则更能食矣,即于过之一日当愈。若不愈者,其病不属于阳明,又传于他经也。盖阴病变阳,其人元气胜而邪必解。若不愈者,其邪非转属阳明可知矣。《金鉴》此承上条辨发热头痛,身疼恶寒吐利等证,为类伤寒之义也。若有前证而脉浮紧,是伤寒也。今脉微涩,本是霍乱也。然霍乱初病即有吐利,伤寒吐利却在四五日后,邪传入阴经之时始吐利也。此本是霍乱之即呕吐,即下利,故不可作伤寒治之,俟之自止也。若止后似欲大便而去空气,仍不大便,此属阳明也。然属阳明者大便必硬,虽大便硬乃伤津液之硬,未可下也。当俟至十三日经尽胃和,津回便利,自可愈。若过十三日大便不利为之过经不解,下之可也。下利后肠胃空虚,津液匮乏,当大便硬,硬则能食者,是为胃气复至,十三日津回便利自当愈也。今反不能食,是为未复。俟到十三日后,过经之日若颇能食亦当愈也。如其不愈,是为当愈不愈。当愈不愈者,则可知不属十三日过经便硬之阳明,当属吐利后胃中虚寒不食之阳明,或属吐利后胃中虚燥之阳明也。此则非药不可,俟之终不能自愈也,理中脾约择而用之,可矣。方中行曰:本,根原也。言根因原起自霍乱也,本呕意同。

《巢源》:霍乱脉大可治,微细不可治,霍乱吐下脉微迟,气息劣,口不欲言者,不可治。

案:此节承上节之义,言吐利止而表邪未解,其传入里,随其人之虚实,而有入脏入腑之异,以大便之利硬能食不能食,验其证之阴阳也。

恶寒脉微,而复利,利止亡血也,四逆加人参汤主之。"四逆"康平本作"回逆",下同。

张隐庵曰:此承上文转入阴必利之意,言虚寒复利而亡血也。恶寒脉微者,今是伤寒而转入少阴也。复利者,本是霍乱,则已利而今复利也。夫本呕下利为不可治,今利虽止而亦亡血也,故更以四逆加人参汤主之。成无己曰:恶寒脉微而利者,阳虚阴胜也。利止则津液内竭,故云亡血。《金匮玉函》曰:水竭则无血,与四逆汤温经助阳,加人参生津液益血。徐灵胎曰:亡阴即为亡血,不必真脱血也。张路玉曰:亡血本不宜用姜附以损阴,阳虚又不当用归芍以助阴,此以利后恶寒不止,阳气下脱已甚,故用四逆以复阳为急也。其所以加人参者,不特护持津液,兼阳药得之愈加得力耳。设误用阴药,必与腹满不食,或重加泄利呕逆,转成下脱矣。

四逆加人参汤方

甘草二两,炙　附子一枚,生,去皮,破八片　干姜一两半　人参一两(《千金》《外台》"人参三两,利甚者加龙骨二两",《小品》名"四顺汤",古本"人参三两")

上四味,以水三升,煮取一升二合,去滓,分温再服。

魏念庭曰:于温中之中佐以补虚生津之品,凡病后亡血津枯者皆可用也。不止霍乱也,不止伤寒吐下后也。徐忠可曰:今利虽止而恶寒脉微如故,则知其非阳回而利止,乃津液内竭而利止也,故曰亡血,又当加人参以生津益血矣。

《千金翼》:四顺汤主霍乱吐下腹痛,手足冷方,即本方干姜用三两,甘草炙一两。

《伤寒蕴要》:治夹阴伤寒,先因欲事后感寒邪,阳衰阴盛,六脉沉伏,小腹绞痛,四肢逆冷,呕吐清水,不假此药无以回阳,即本方去甘草顿服,脉出身温即愈。

《景岳全书》:四味回阳饮治元阳虚脱,危在顷刻者(即本方)。

《卫生宝鉴补遗》:四逆加人参汤治伤寒阴证身凉,而额上手背有冷汗者。

霍乱,头痛,发热,身疼痛,热多欲饮水者,五苓散主之,寒多不用水者,理中丸主之。"丸"成本作"圆",《玉函》《千金翼》作"汤"。古本"霍乱"下有"已"字,本条在上二条前。

魏念庭曰:伤寒者外感病,霍乱者内伤病也。伤寒之发热,头痛,身疼恶寒,风寒在荣卫。霍乱之头痛,身疼,恶寒,必兼吐下,风寒在胃腑也。风寒外邪何以遽入于胃腑?则平日中气虚歉,暴感风寒透表入里,为病于内。因其为风寒客邪,故发热头痛,身疼恶寒,与伤寒同。因其暴感胃腑,故兼行吐利与伤寒异,此二病分关之源头也。其所以吐利时不热,利止复热者,则亦因中气虚弱,当吐利行时邪虽在胃而气散,热不能发,利止气收方发耳。亦异于伤寒之热发在表,无作息时也。既明霍乱致病之由,为病与伤寒之异,而治法方可就其人之寒热施之。热多者,胃虽虚,自热多,虚热者,吐利行必大饮水,五苓散主之,导湿,清热,滋干,所必用也。寒多者,胃素虚且寒多,虚寒者吐利行必不用水,理中丸主之,温中,燥湿,补虚,所必用也。章虚谷曰:霍乱吐利病属脾胃,虽有发热头痛身疼之表证,必当治里为主。若攻表则内气不振,表气徒伤而邪不解。故伤寒条云:下利清谷不可攻表,汗出必胀满,同属一理也。此以吐利伤津液,而有邪热欲饮水,故主以五苓散,中有白术助脾以生津,桂枝解表以退热,使气化而水道行,则吐利止而津气升,表邪解而热自除矣。若寒邪多不用水者,但以理中丸温中助脾胃,则寒邪去而吐利身热亦止矣。徐灵胎曰:霍乱之证皆由寒热之气不和,阴阳拒格,上下不通,水火不济之所致。五苓所以分其清浊,理中所以壮其阳气,皆中焦之治法也。

《此事难知》:其人病上吐下泻不止,当渴而反不渴,其脉微细而弱,理中汤主之。渴而脉沉,有力而疾者,五苓散主之。

《万病回春》:李北川仲夏患腹痛吐泻,两手足扪之则热,按之则冷,其脉轻诊则浮大,重诊则微细,余曰:此阴寒之证也。急服附子理中汤,不应,仍服至四剂而愈。

理中丸方

人参　干姜　甘草炙　白术各三两

上四味,捣筛,蜜和为丸,如鸡子黄许大,以沸汤数合和一丸,研碎,温服之,日三四,夜二服,腹中未热,益至三四丸,然不及汤,汤法以四物依两数切,用水八升,煮取三升,去滓,温服一升,日三服。成本、《玉函》"筛"下有"为末"二字,无"子许"二字。"日三四"《玉函》作"日三服"。《济阳纲目》大便软者,宜汤;结者,宜丸。徐灵胎曰:理中丸与汤本属一方,急则用汤。若脐上筑者,肾气动也,去术,加桂四两,《千金》霍乱吐多者必转筋,不渴即脐上筑,霍乱而脐上筑者,为肾气动,当先治其筑,治中汤主之。去术加桂心,去术者以术补虚故也,加桂者恐作奔豚也。徐灵胎曰:即欲作奔豚,桂枝加桂之法。**吐多者,去术,加生姜三两**,方中行曰:吐气逆也,术能壅气故去之,生姜为治呕圣药,故加之。徐灵胎曰:有干姜而复加生姜,知干姜不治呕也。**下多者,还用术**,方中行曰:下多湿胜,术能燥湿止利。**悸者,加茯苓二两**,徐灵胎曰:悸为心下有水,故用茯苓。**渴欲得水者,加术足前成四两半**,成无己曰:津液不足则渴,术甘以缓之。黄坤载曰:以术生津液而去湿也。**腹中痛者,加人参,足前成四两半**,成无己曰:里虚则痛,加人参以补之。徐灵胎曰:此痛因气不足之故。《别录》云:人参治心腹鼓痛。**寒者,加干姜足前成四两半**,方中行曰:寒以不用水之甚者言,干姜辛热而能散寒。**腹满者,去术,加附子一枚**,徐灵胎曰:此腹满乃阳气不充之故。成无己曰:胃虚则气壅腹满,附子之辛以补阳散壅。黄坤载曰:去术之闭,加附子开瘀浊而消胀满也。《活人书》或四肢拘急,或转筋者,亦去术加附子。**服汤后如食顷,饮热粥一升许,微自温,勿发揭衣被**。徐灵胎曰:桂枝汤之饮热粥,欲其助药力以外散,此饮热粥,欲其助药力以内温。

  王晋三曰:人参甘草甘以和阴,白术干姜辛以和阳,辛甘相辅以处中,则阴阳自然和顺矣。程郊倩曰:阳之动始于温,温气得而谷精运,谷气升而中气赡,故名曰理中,实以燮理之功予中焦之阳也。盖谓阳虚即中气失守,膻中无发宣之用,六腑无洒陈之功,犹如釜薪失焰,故下至清谷,上失滋味,五脏凌夺,诸证所由来也。参术炙甘所以守中州,干姜辛以温中,必假之以燃釜薪而腾阳气。是以谷入于阴,长气于阳,上输华盖,下摄州都,五脏六腑皆受气矣,此理中之旨也。王海藏《阴证略例》理中汤加减八法,并无寒药。吐利后有表者,表之汗出,厥者温之。既吐且利,小便复利,大汗出,内寒外热者,亦温之。至于吐下后,汗出不解,厥逆脉欲绝者,四逆主之。以是知此候无阳证皆阴证也。

《金匮》：胸痹心中痞气结在胸，胸满胁下逆抢心，人参汤主之。程林注：此即理中汤也。中气强则痞气能散，胸满能消，胁气能下，人参白术所以益脾，甘草干姜所以温胃，脾胃得其和，则上焦之气开发而胸痹亦愈。

古本：霍乱吐呕下利，无寒热，脉濡弱者，理中汤主之。

《千金》：治中汤治霍乱吐下，胀满食不消化，心腹痛，即本方。四味㕮咀，以水八升，煮取三升，分三服，不瘥频服三剂。远行防霍乱，依前作丸如梧子大，服三十丸。如作散，服方寸匕，酒服亦得。若转筋者，加石膏三两。又四顺理中圆，已产讫可服此方，新生脏虚，此所以养脏气也（即本方）。四顺汤治霍乱转筋，肉冷汗出。呕哕者，即本方去术加附子一两（此即四逆加人参汤）。

《外台》：崔氏理中丸疗三焦不通，呕吐不食，并霍乱吐逆下痢，及不得痢（即本方）。又延年理中丸疗霍乱吐利，宿食不消，于本方加大麦蘖。

《总病论》：伤寒呕吐不止，恶寒脉细，或浮迟，宜理中丸。兼治霍乱吐利，及伤寒后发热，水停喜唾者（即本方）。方后云：有寒腹满痛，或四肢拘急，或下利转筋，加生附子二枚，作汤服之（《活人书》同）。

《小儿药证真诀》：温中丸治小儿胃寒，泻白腹痛，肠鸣吐酸水，不思食，霍乱吐泻诸疾，人参、甘草炮、白术各一两，上姜汁面糊丸，如绿豆大，米饮下一二十丸，不拘时服。

《三因方》：病者因饮食过度，伤胃，或胃虚不能消化，致翻胃呕吐，逆物与气上冲，胃口决裂，所伤吐出，其色鲜红，心腹绞痛，白汗自流，名曰伤胃吐血。理中汤能止伤胃吐血者，以其功最理中脘，分利阴阳，安定血脉。方证广如《局方》，但不出吐血证，学者自知之。或只煮干姜甘草汤饮之,亦妙(见《养生必用》)。又附子理中汤治五脏中寒,口噤,四肢强直,失音不语。昔有武士守边,大雪出帐外观瞻,忽然晕倒,时林继作随行医官,灌以此药,二剂遂醒,于本方加大附子,各等分。

《施氏续易简方》:有中寒气虚,阴阳不相守,血乃妄行者,经所谓阳虚阴必走是也。咯血、吐血、衄血、便血皆有此证,理中汤加官桂治之。人皆知此药能理中脘,不知其有分利阴阳,安定血脉之功也。

《万病回春》:理中汤治即病太阴,自利不渴,寒多而呕,腹痛下利,鸭溏,蛔厥,霍乱等证。

《寿世保元》:上焦虚寒,手足冷,肚腹痛,大便不实,饮食少思而作口舌生疮者,以附子理中汤。一男子舌常破而无皮状,或咽喉作痛,服清咽凉药愈甚,予以理中汤治之乃愈。治虚弱之人,上吐下泻,霍乱手足厥冷,腹痛脉微者,乃阴证也,理中汤(即本方)。若为寒湿气所感者,加附子。转筋霍乱,上吐下泻,腹内疼痛,及干霍乱,俗名绞肠痧,真阴证也。手足厥冷,宜服理中丸一钱,细嚼淡姜汤下,忌食米汤。若用煎汤,则不效。干霍乱者,俗名绞肠痧,其证因宿食不消,肠绞痛,欲吐不吐,欲泻不泻,挥霍撩乱,所伤之物不得出泄故也。死在须臾,急宜多灌盐汤探吐之,令物出尽,却服理中汤,或理中丸,亦可。中寒脉虚而微细,虽燥热烦渴,可煎理中汤水中浸冷服之,不可热服,用寒凉药服之,决死。一人夏月入房,食水果腹痛,余用附子理中汤而愈。有同患此者不信,别用二陈芩连之类而死。

《医学入门》:徽庙日食冰,尝苦脾疾,诸医用理中汤不效,杨介以冰煎与服,立愈。戴原礼治一人,六月患大热,谵语,发斑,六脉浮虚无力,用附子理中汤冷饮,大汗而愈。

《张氏医通》：衄血六脉弦细而涩，按之空虚，色白不泽者，脱血也，此大寒证理中汤加黄芪。

吐利止，而身痛不休者，当消息和解其外，宜桂枝汤小和之。

成无己曰：吐利止里和也，身痛不休表未解也，与桂枝汤小和之。《外台》云：里和表病，汗之则愈。方中行曰：消息，犹斟酌也。小和，言少少与服，不令过度之意也。陈修园曰："消息"二字最妙，不然四逆汤桂枝新加汤证，与此证只差一黍。

《伤寒直格》：消息谓损益多少也。

吐利汗出，发热恶寒，四肢拘急，手足厥冷者，四逆汤主之。

张隐庵曰：吐利汗出，乃中焦津液外泄，发热恶寒表气虚也。四肢拘急，津液竭也。手足厥冷者生阳之气不达于四肢，故主四逆汤启下焦之生阳，温中焦之土气。陈修园曰：此言四逆汤能滋阴液也。霍乱之为阴虚者，中焦之津液内灌溉于脏腑，外濡养于筋脉。吐则津液亡于上矣，利则津液亡于下矣，汗出则津液亡于外矣。亡于外则表虚而发热恶寒，亡于上下无以荣筋而四肢拘急，无以顺接而手足厥冷者，以四逆汤主之，助阳气以生阴液。方中倍用炙甘草以味补阴。此证尚可治者，在发热一证为阳未尽亡。

《巢源》：霍乱而转筋者，由冷气入于筋故也。冷入于足之三阴三阳，则脚转筋。入于手之三阴三阳，则手转筋。随冷入之筋，筋则转，转者皆由邪冷之气击动其筋而移转也。

《医门棒喝》：近俗所称吊脚痧者，即古书所谓霍乱转筋也。转筋入腹者死，因邪入脏由肝传脾，木克土为贼邪，肝主筋，脾位于腹，故转筋入腹则死。

既吐且利，小便复利，而大汗出，下利清谷，内寒外热，脉微欲绝者，四逆汤主之。"内寒"《玉函》作"里寒"。

成无己曰：吐利亡津液，则小便当少。小便复利而大汗出，津液不禁，阳气大虚也。脉微为亡阳。若无外热，但内寒下利清谷为纯阴。此以外热为阳未绝，犹可与四逆汤救之。张路玉曰：设四逆不足以杀其势，其用通脉四逆具见言外矣。

吕榛村曰：此二条乃寒邪直中三阴，而成霍乱之证。

《素·玉机真藏论》：五虚死，脉细，皮寒，气少，泄利前后，饮食不入，此谓五虚，浆粥入胃，泄注止则虚者活。

《千金》：四逆汤治吐下而汗出，小便复利，或下利清谷，里寒外热，脉微欲绝，或发热恶寒四肢拘急，手足厥方，广济方。若吐之后吸吸少气，及下而腹满者，加人参一两。

吐已，下断，汗出而厥，四肢拘急不解，脉微欲绝者，通脉四逆加猪胆汤主之。"吐已下断"《千金》作"吐利已断"，无"加猪胆"三字。《玉函》、成本"胆"下有"汁"字。

张令韶曰：吐已下断者，阴阳气血俱虚，水谷津液俱竭，无有可吐而自已，无有可下而自断也。故汗出而厥，四肢拘急之亡阴证，与脉微欲绝之亡阳证，仍然不解，更宜通脉四逆加猪胆启下焦之生阳，而助中焦之津液。高士宗曰：霍乱之证至汗出而厥，四肢拘急，脉微欲绝，乃惟阴无阳，用四逆汤不必言矣。又加胆汁人尿者，津液竭而阴血并虚，不当但助其阳，更当滋益其阴之意。

陈修园曰：此合上两节之证而言也，上节以四逆汤滋阴液，次节以四逆汤助阳气。此节气血两虚，又宜通脉四逆加猪胆汁汤，生气而补血也。

《辑义》：志聪、锡驹注：本方更加人尿，原文无考。

通脉四逆加猪胆汤方

甘草二两，炙（《千金》"一两半"）　干姜三两，强人可四两　附子大者一枚,生,去皮,破八片　猪胆汁半合(《玉函》作"四合",《肘后》作"一合")

上四味,以水三升,煮取一升二合,去滓,内猪胆汁,分温再服,其脉即来,无猪胆,以羊胆代之。

吴遵程曰:汗出而厥,阳微欲绝,而四肢拘急全然不解,又兼无血以柔其筋,脉微欲绝固为阳之欲亡,亦兼阴气亏损,故用通脉四逆以回阳,而加猪胆汁以益阴,庶几将绝之阴不致为阳药所劫夺也。注认阳极虚,阴极盛,故用反佐之法以通其格拒,误矣。

《肘后》:治霍乱心腹胀痛,烦满短气,未得吐下方(即本方)。

吐利发汗,脉平小烦者,以新虚不胜谷气,故也。《玉函》《脉经》作"吐下发汗后,其人脉平而小烦者"。

张隐庵曰:此言邪从外解,谷气内行,为胃和欲愈之证,以终霍乱之义。吐利发汗,言病吐利而胃不虚,故发汗以解之。脉平小烦者,以吐利发汗经脉方虚,不胜胃中所食之谷气,故脉平而小烦也。经云:谷入于胃脉道乃行。又云:食气入胃浊气归心,淫精于脉,新虚不胜此之谓也。莫氏曰:吐利发汗脉平小烦,如未与谷,何以云新虚不胜谷气,意谓吐利之发汗,必得水谷之精,而后汗出溱溱。经云:得谷者昌,失谷者亡。治霍乱者,慎勿徒损其胃气也。

陈修园曰:师每篇俱以顾胃气为总结,以人有胃气则生也,治病者当知所重矣。

辨阴阳易差后劳复病脉证并治

古本作"辨痓阴阳易差脉证并治",列《金匮》痓病于本篇首。

伤寒阴阳易之为病,其人身体重,少气,少腹里急,或引阴中拘挛,热上冲胸,头重不欲举,眼中生花,原注"花"一作"眵"。**膝胫拘急者,烧裈散主之。**《千金翼》作"伤寒阴易之为病"。"花"下《玉函》有"眼胞赤"三字,《千金翼》作"痂胞赤"三字。"花"《巢源》作"眯",《千金》作"眵瞙"二字,注一作"膜眯"。裈音昆,《玉函》、成本作"裩",下同。

成无己曰:大病新差,血气未复,余热未尽,强合阴阳得病者,名曰易。男子新病差未平复,而妇人与之交,得病名曰阳易。妇人新病差未平复,男子与之交,得病名曰阴易(本巢源)。以阴阳相感动,其余毒相染著,如换易也。其人病身体重,少气者,损动真气也。少腹里急引阴中拘挛,膝胫拘急,阴气极也。热上冲胸,头重不欲举,眼中生花者,感动之毒所易之气熏蒸于上也,与烧裈散以道阴气。方中行曰:伤寒包中风而言也,易犹交易变易之易,言大病新差血气未复,强合阴阳,则二气交感,互相换易而为病也。赵嗣真曰:盖病伤寒之人,热毒藏于气血中者,渐从表里解散,惟热毒藏于精髓之中,无由发泄,故差后与不病之体交接,男病传不病之女,女病传不病之男,所以名为阴阳易,即交易之义也。服此散后,小便得利,阴头微肿,阴毒仍从阴窍出耳。张隐庵曰:其为病也形气皆虚,故身体重而少气,余毒入于阴中,是以少腹里急,或引阴中拘挛,热上冲胸者,冲脉为病也。夫冲脉起于气冲,至胸中而散,头重不欲举者,督脉为病也。夫督脉起于溺孔之端,合太阳而上额交巅,眼中生花者,任脉为病也。夫任脉超于中极之下,上颐循面入目,膝胫拘急者,肾精竭而筋骨痿弛也。《金匮要略》云:阴寒精自出,酸削不能行,凡此皆毒入前阴之所致,故以烧裩散主之。裩裆乃阴吹精注之的,盖取彼之余气却彼之余邪,邪毒原从阴入,复使之从阴出耳。

《肘后》:两男两女并不相易,则易之为名,阴阳交换之谓也。

《千金》:妇人温病虽瘥,若未平复,血脉未和,尚有热毒,而与之交接得病者,名为阴易之病。其人身体重,热上冲胸,头重不能举,眼中生眵䀺,四肢拘急,小腹绞痛,手足蜷者,即死。其亦有不即死者,病苦小腹里急,热上冲胸,头重不欲举,百节解离,经脉缓弱,血气虚骨髓竭,便嘘嘘吸吸气力转少,著床不能动摇,即止仰人,或引岁月方死。医者张苗说,有婢得病瘥后数日,有六人奸之,皆死。

《总病论》:阴阳易病,女犯男得病鲜有死者。男犯女得病,救稍缓则十无一人得生者。若女犯男,男自发劳复,则女不病。男犯女,女自发劳复,则男得病亦轻。富贵之家虽知其事,后生轻于自恣,犯之多致不救。

魏念庭曰:有甫男女相离,即舌短囊缩,大汗出烦躁而死者,已屡见之也。

烧裩散方

妇人中裩近隐处,取烧作灰。

上一味,水服方寸匕,日三服,小便即利,阴头微肿,此为愈矣。

妇人病,取男子裩烧服。 王晋三曰:裤裆穿之日久者,久烧以洁其污,灰取其色黑下行。

喻嘉言曰：烧裈裆为散以其人平日所出之败浊，同气相求。服之小便得利，阴头微肿，阴毒仍从阴窍出耳。

《总病论》：足甲裈灰散，取交接妇人手足甲二十枚，裈近隐处一尺同烧灰，或米饮调下二钱，日三服，阴头微肿，小便利为愈。若未愈，灸阴头一百壮，便差。阴头在毛际间，提阴向上当头是穴。女子阳易，则取男子手足爪甲，裈近隐处如前烧服之。可灸毛际横空上，中央曲骨一穴百壮。男子阴易，如前法灸。若阴卵缩未下，灸足大拇指旋毛上小炷七壮，是大敦二穴。男女初得阴阳易病，便服薤根鼠矢汤，出汗有验。男子犯房成复病，鼠屎汤，薤根一升，猳鼠屎二十一个，为末。矢头尖硬者是，即牡鼠也。水三升半，煮薤根至一升半，去滓，下鼠矢末再煎三沸，温饮一盏，相次日三服，衣覆必有黏汗为效。未汗，则使一剂，兼治阴阳易，神验。《活人书》名猳鼠粪汤，用韭根一大把，猳鼠粪十四枚。

《阴证略例》：若阴阳易果得阴脉，当随证用之。若脉在厥阴，当归四逆汤送下烧裈散。若脉在少阴，通脉四逆汤送下烧裈散。若脉在太阴，四顺理中汤送下烧裈散。

《证治准绳》：伤寒病未平复，犯房室，命在须臾，用独参汤调烧裈散。

《肘后》：治交接劳复，阴卵肿，或缩入腹，腹中绞痛，或便绝方，烧妇人月经衣服方寸匕。

《千金翼》：治金疮因房惊疮方，烧妇人裈裆作灰傅之。

大病差后劳复者，枳实栀子汤主之。

成无己曰：病有劳复，有食复，伤寒新差血气未平，余热未尽，早作劳动，病者名曰劳复。病热少愈，而强食之，热有所藏，因其谷气留传两阳相合,而病者名曰食复。劳复则热气浮越,与枳实栀子豉汤以解之。食复则胃有宿积,加大黄以下之。浅田栗园曰:《巢源》云:大病者,中风、伤寒、热劳、温疟之类是也。差者,言病差解而未复常也,与愈不同。其言劳复者,谓劳动不节,病复如初也。王冰素问注曰:复谓再发,言如旧也,是矣。王宇泰曰:伤寒之邪自外入,劳复之邪自内发。徐灵胎曰:劳复因病后气虚,邪气又结于上焦,其证不一,故不著其病形,惟散其上焦之邪足矣。后人以峻补之剂治劳复,则病变百出矣。陈修园曰:此言新差后,有劳复食复之证也。劳复者,病后无大劳,如因言语思虑,梳澡迎送之类,复生余热也。食复者,《内经》所谓多食则复,食肉则遗是也。若犯房而复者,名女劳复。华元化谓为必死,愚随证以大剂调入烧裈散救之。

《药征》:枳实栀子豉汤条无心中懊憹证,按栀子大黄豉汤即枳实栀子豉汤而加大黄者,而其条有心中懊憹之证,心中懊憹固非大黄所主治也,然则此条其脱心中懊憹之证也明矣。

《素·热论》:热病已愈,时有所遗者,何也?曰:诸遗者热盛而强食之,故有所遗也。若此者皆病已衰而热有所藏,因其谷气相薄,两热相合,故有所遗也。曰:治遗奈何?曰:视其虚实调其逆从,可使必已矣。曰:病热当何禁之?曰:病热少愈,食肉则复,多食则遗,此其禁也。

《巢源》:伤寒病新瘥,津液未复,血气尚虚,若劳动早,更复成病,故云复也。若言语思虑则劳神,梳头澡洗则劳力,劳则生热,热气乘虚还入经络,故复病也。其脉紧者,宜下之。又大病之后脾胃尚虚,谷气未复,若食猪肉肠血肥鱼,及久腻物,必大下利,医所不能治也，必至于死。若食饼、粢黍、饴铺、炙脍、枣栗、诸果脯物，及牢强难消之物，胃气虚弱不能消化，必更结热。适以药下之，则胃虚冷大利，虽禁不可下之必死，下之亦危，皆难救也。

《总病论》：新差，强人足两月，虚弱人足百日，则无复病矣。

枳实栀子汤方（成本、《玉函》、古本"子"下有"豉"字）

枳实三枚，炙　栀子十四个，擘　豉一升，绵裹

上三味，以清浆水七升，空煮取四升，内枳实栀子，煮取二升，下豉更煮五六沸，去滓，温分再服，覆令微似汗，若有宿食者，内大黄如博棋子五六枚，服之愈。"清浆水"《千金及翼》作"酢浆"。"内"《玉函》作"加"。"五六枚"《千金》《外台》作"一枚"。

吴遵程曰：清浆水一名酸浆水，炊粟米熟投冷水中浸五六日，味酢生白花，色类浆，故名。若浸至败者害人。其性凉善走，能调中宣气，通关开胃，解烦渴，化滞物。徐灵胎曰：浆水即淘米泔水，久贮味酸为佳。《千金》羊脂煎方后云：棋子大小如方寸匕。又服食门博棋子长二寸方一寸。

王晋三曰：枳实栀子豉汤，微汗微下方也。大都瘥复必虚实相兼，故汗之不欲其大汗，下之不欲其大下。栀、豉，上焦药也，复以枳实宣通中焦，再用清浆水空煮减三升，则水性熟而沉，栀豉轻而清，不吐不下必发于表，故覆之必有微汗。若欲微下再加大黄佐枳实下泄，助熟水下沉。则栀豉从上泻下，三焦通畅，荣卫得和，而劳复愈，故云微下。

《伤寒蕴要》：枳实栀子汤治食复，劳复，身热，心下痞闷。如有宿食不下，大便秘实，脉中有力者，可加大黄。

《内外伤辨惑论》：食膏粱之物过多，烦热闷乱者，亦宜服之。

伤寒差以后，更发热，小柴胡汤主之，脉浮者，以汗解之，脉沉实原注一作"紧"。**者，以下解之。**"以"《千金翼》、古本作"已"。成本、《玉函》、古本"热"下有"者"字。

徐灵胎曰：此复证也，非劳复，非女劳复，乃正气不充，余邪未尽，留在半表半里之间，故亦用小柴胡。复证之中更当考此二脉，如果脉见浮象则邪留太阳，当用汗法。如脉见沉实，则里邪未尽，当用下法。

《活人书》：脉浮者以汗解，宜柴胡桂枝汤。脉实者以下解，宜大柴胡汤。

《千金》：黄龙汤治伤寒瘥后更头痛壮热烦闷方，仲景名小柴胡汤。

陈修园曰：此五节言伤寒差后余邪未尽，有虚实，有寒热，有水气，有在表者，有在里者，有在表里之间者，皆宜随证而施治之也。

大病差后，从腰以下有水气者，牡蛎泽泻散主之。《李濒湖奇经考》引此节，"主之"下有"若不已，灸章门穴"七字。

钱天来曰：大病后若气虚，则头面皆浮，脾虚则胸腹胀满。此因大病之后，下焦之气化失常，湿热壅滞膀胱不泻，水性下流，故但从腰以下水气壅积，膝胫足跗皆肿重也。以未犯中上二焦，中气未虚，为有余之邪，脉必沉数有力，故但用排决之法，而以牡蛎泽泻散主之。喻嘉言曰：腰下有水气者，水渍为肿也。《金匮》曰：腰以下肿当利小便，此定法也。乃大病后，脾土告困，不能摄水，以致水气泛溢。用本汤峻攻何反不顾其虚耶？正因水势未犯身半以上，急逐其水，所全甚大。设用轻剂则阴水必袭入阳界，驱之无及矣。庸工遇大病后，悉用温补自以为善，孰知其大谬哉。

牡蛎泽泻散方

牡蛎_熬　泽泻　蜀漆_{暖水洗去腥}　葶苈子_熬　商陆根_熬　海藻_{洗去咸}　栝楼根_{各等分}

上七味,异捣,下筛为散,更于臼中治之,白饮和服方寸匕,日三服,小便利,止后服。"于白"成本、《全书》、古本作"入白"。

尤在泾曰:大病新差而腰以下肿满者,此必病中饮水过多。热邪虽解,水气不行浸渍于下而肌肉肿满也。是当以急逐水邪为法。牡蛎泽泻散咸降之力居多,饮服方寸匕不用汤药者,急药缓用且不使助水气也。若骤用补脾之法,恐脾转滞而水气转盛,宁不泛滥为患。陈修园曰:牡蛎海藻生于水,故能行水,亦咸以软坚之义也。葶苈利肺气而导水之源,商陆攻水积而疏水之流。泽泻一茎直上,栝楼生而蔓延,二物皆引水液而上升,可升而后可降也。蜀漆乃常山之苗,自内而出外,自阴而出阳,所以引诸药而达于病所。又散以散之,欲其散布而行速也。但其性甚烈,不可多服,故曰小便利止后服。又曰:此方用散,不可作汤。以商陆根水煎服杀人。徐灵胎曰:此治水病之主方。

《卫生宝鉴》:牡蛎泽泻散治脾胃气虚不能制纳肾水,水溢下焦,腰已下有肿也。《金匮要略》曰:腰以下有肿,当利小便(即本方)。

大病差后喜唾,久不了了,胸上有寒,当以丸药温之,宜理中丸。"久不了了"《千金翼》作"久久不了"。《玉函》、成本、古本"了了"下有"者"字,"胸上"作"胃上","丸"作"圆"。

尤在泾曰:大病差后,胃阴虚者,津液不生则口干欲饮。胃阳弱者,津液不摄则口不渴而喜唾。至久之而尚不了了,则必以补益其虚,以温益其阳矣。曰胃上有寒者,非必有寒气也,虚则自生寒耳。理中丸补虚温中之良剂。不用汤者,不欲以水资吐也。浅田栗园曰:此条论差后胃气虚寒,饮聚而成唾者也。唾,口液也。寒以饮言,不了了谓无已时也。《金匮》云:上焦有寒其口多涎。又云:肺中冷多涎唾。曰寒,曰冷,皆指痰饮而言,故用理中丸以治胃口寒饮也。

《灵·五癃津液别》篇:中热胃缓则为唾。

《巢源》:滞颐候,脾冷不能收摄涎唾,渍于颐也。

张路玉曰:身中津液因胃中寒气凝结而成浊唾,久而不清,其人必消瘦索泽,故不用汤药荡涤,而用圆药缓图也。理中圆乃驱分阴阳,温补脾胃之善药,然仲景差后外邪已尽才用其方。在太阳邪炽之日不得已合桂枝用之,即更其名曰桂枝人参汤。《金匮》于胸痹证则名之曰人参汤,于此见其立方命名之义矣。伤寒差后体虚每有遗热,故禁温补,即间有素禀虚寒,及中气寒者,止宜理中圆调理,未尝轻用桂附也。

伤寒解后,虚羸少气,气逆欲吐,竹叶石膏汤主之。成本、古本"吐"下有"者"字。

张隐庵曰:此言差后而里气虚热也。伤寒解后,津液内竭故虚羸,中土不足故少气,虚热上炎故气逆欲吐,竹叶石膏汤主之。吕樵村曰:此系肺胃之津液,因病热而受伤,故主此方滋养肺胃,以复阴气而清余热。钱天来曰:仲景虽未言脉,若察其脉虚数而渴者,当以竹叶石膏汤主之。虚寒者,别当消息也。

《巢源》:伤寒病后虚羸候,其人血气先虚,复为虚邪所中,发汗吐下之后,经络损伤,阴阳竭绝,热邪始散,真气尚少,五脏犹虚,谷神未复,无津液以荣养,故虚羸而生病焉。

陈修园曰：上节言虚寒证，此节言虚热证也。

竹叶石膏汤方

竹叶二把　石膏一斤（《千金翼》有"碎"字）　半夏半升，洗　麦门冬一升，去心　人参二两（《玉函》、成本、古本作"三两"）　甘草二两，炙　粳米半升

上七味，以水一斗，煮取六升，去滓，内粳米，煮米熟汤成，去米，温服一升，日三服。《本草序例》凡云一把者，二两为正。

张路玉曰：此汤即人参白虎去知母，而益半夏、麦冬、竹叶也。病后虚烦少气为余热未尽，故加麦冬、竹叶于人参、甘草之甘温益气药中，以清热生津。加半夏者，痰饮上逆欲呕故也。徐灵胎曰：此仲景先生治伤寒愈后调养之方也。其法专于滋养肺胃之阴气以复津液。盖伤寒虽六经传遍，而汗吐下三者皆肺胃当之。又《内经》云：人之伤于寒也，则为病热。故滋养肺胃，岐黄以至仲景不易之法也。后之庸医则用温热之药峻补脾肾，而千圣相传之精义消亡尽矣。《集验》载此方加生姜，治呕最良。

《万病回春》：伤寒出汗，吐下而瘥，必虚羸少气。虚则气热而浮，故逆而欲吐。竹叶、石膏、门冬之寒所以清有余，人参、甘草之甘所以补不足，半夏之辛所以散逆气，用粳米者恐石膏过寒损胃，用之以和中气也。

《衷中参西录》：竹叶石膏汤原寒温大热退后，涤余热，复真阴之方。故其方不列于六经，而附载于六经之后。其所以能退余热者，不恃能用石膏。而恃石膏与参并用，盖寒温余热在大热铄涸之余，其中必兼有虚热，石膏得人参能使寒温后之真阴顿复，而余热自消，此仲景制方之妙也。又麦冬甘寒黏滞，虽能为滋阴之佐使，

实能留邪不散致成劳嗽，而惟与石膏半夏并用则无忌，诚以石膏能散邪，半夏能化滞也。

《千金》：竹叶汤治发汗后，表里虚烦不可攻者，但当与此方，即本方有生姜四两。方后注云：张文仲不用生姜。

《外台》：崔氏疗骨蒸，唇干口燥，欲得饮水，止渴竹叶饮，于本方去石膏，加生姜、大枣。

《和剂局方》：竹叶石膏汤治伤寒时气，表里俱虚，遍身发热，心胸烦闷，或得汗已解内无津液，虚羸少气，胸中烦满，气逆欲吐，及诸虚烦热。与伤寒相似，但不恶寒，身不疼，头不痛，脉不紧数，即不可汗下，宜服此药（即本方）。

《总病论》：竹叶汤治虚烦病，兼治中暍，渴吐逆而脉滑数者，即本方。呕者加生姜，不呕不用。

《活人书》：伤寒差后呕者，有余热在胃脘，竹叶汤加生姜主之。

《直指方》：本方治伏暑内外热炽，烦燥大渴。

《张氏医通》：上半日嗽，多属胃中有火，竹叶石膏汤降泄之。

《兰台轨范》：竹叶石膏汤亦治伤暑，发渴脉虚。

《温热经纬》：竹叶石膏汤治暑疟极妙。

病人脉已解，而日暮微烦，以病新差，人强与谷，脾胃气尚弱，不能消谷，故令微烦，损谷则愈。"病人"《玉函》作"伤寒"，"则"作"即"。

喻嘉言曰：脉已解者，阴阳和适，其无表里之邪可知也。日暮微烦者，日中卫气行阳，其不烦可知也。乃因脾胃气弱不能消谷所致，损谷则脾胃渐趋于旺而自愈矣。注家牵扯日暮为阳明之王时，故以损谷为当小下，不知此论差后之证，非论六经转阳明之证也。日暮即内经日西而阳气已衰之意，所以不能消谷也。损谷当是减损谷食，以休养脾胃，不可引前条宿食例，轻用大黄过伤脾胃也。王宇泰曰：凡新瘥后，只宜先进白稀粥汤，次进浓者，又次进糜粥，亦须少少与之，常令不足，不可尽意过食之也。其诸般肉食等物，皆不可食。经言病人新差脉已解，但日暮微烦者，此食谷早，或多故也。盖胃弱不能消化，宜减谷则愈矣。魏念庭曰：损其谷数，每食一升者食七合，食五合者食三合，俟脾胃渐壮，谷渐增益，亦节饮食防病复之一道也。王鹤田曰：病后起居坐卧俱听其自然，不可勉强。强则非所欲，反逆其性而不安矣，不特一食也。山田正珍曰：此即食复之轻证。陈修园曰：此又结谷气一条，以明病后尤当以胃气为本，而胃气又以谷气为本也。

《玉函经》：病后劳复发热者，麦门冬汤主之，方与《金匮要略·咳嗽》篇所载同。《辑义》此条今本遗脱，当是仲景旧文。

中医典籍丛刊

黄竹斋医书全集

(第二册)

黄竹斋 撰

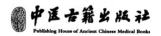

第二册

全集二　金匮要略方论集注

凡　例 ················· 520

脏腑经络先后病脉证 ············ 522

痉湿暍病脉证治 ·············· 544

百合狐惑阴阳毒病脉证治 ·········· 572

疟病脉证治 ················ 590

中风历节病脉证治 ············· 602

血痹虚劳病脉证治 ············· 628

肺痿肺痈咳嗽上气病脉证治 ········· 658

奔豚气病脉证治 ·············· 679

胸痹心痛短气脉证治 ············ 684

腹满寒疝宿食病脉证治 ··········· 695

五脏风寒积聚病脉证治 ··········· 717

痰饮咳嗽病脉证治 ············· 730

消渴小便不利淋病脉证治 ·········· 757

水气病脉证治 ··············· 769

黄疸病脉证治 ··············· 805

惊悸吐衄下血胸满瘀血病脉证治 …… 827

呕吐哕下利病脉证治 …… 843

疮痈肠痈浸淫病脉证治 …… 874

趺蹶手指臂肿转筋阴狐疝蛔虫病脉证治 …… 887

妇人妊娠病脉证治 …… 895

妇人产后病脉证治 …… 912

妇人杂病脉证治 …… 927

杂疗方 …… 953

禽兽鱼虫禁忌并治 …… 972

果实菜谷禁忌并治 …… 999

全集二

金匮要略方论集注

凡 例

一、是书本文，谨遵宋定金匮方论一书。书以大字，并参考玉函，脉经，千金，外台等书，辨其鱼鲁，补其脱阙，正其谬误，详其音义，凡有增删移易，皆详注节后。

二、是书集注，于本文则字栉句比，条分缕析，分章别段，参互考证，虽采辑众论不主一家，而每节详略相因，前后脉络贯通，窃谓于此煞费经营，本注之后，并上考《灵枢》《素问》《难经》，以探其源，下参《玉函》《甲乙》《脉经》《巢源》《千金》《外台》等书，以别其流，其有未详者，更附鄙案以发其蕴，务期于无义不析，无疑不释而后已，其诸家之方，有与经方药味相同者亦录于后，以推广经方之用，孙思邈云，方虽是旧，弘之惟新，此物此志也。

三、所引诸书，如灵枢作"灵某篇"；素问作"素某论"；难经作"某难"；金匮玉函经作"玉函"；肘后备急方作"肘后"；巢氏病源论作《巢源》；千金要方作"千金"；千金翼方作"千金翼"或"翼方"；外台秘要作"外台"；医宗金鉴作"金鉴"，概从简要，以省剞劂。其余注家，或称前哲之字之号，或题原书之名，间有称名称氏者，以录自他书，其字未详，非有所轩轾也。

四、所集诸家之注文，其本既雅俗不一，字体亦复各殊，如证作证，症；痹作痺；溼作湿；脈作脉；鬱作欝；蚵作蚴；讝作谵，詀，薑作姜；菀作苑；韮作韭；决作決之类，不一而足，今依本文悉为厘正，以归划一。又如原本痓讹痉，穀讹榖之类，亦皆随文辨正。其有异体通用之字，如濇涩，疸瘅，糖餹，疎疏，擣捣，藏脏，府腑之类，仍照原本。惟以卷帙浩繁,其中乖讹,在所不免,俟后再为更正,尚希阅者谅之。

五、本书自一九二五年付印,嗣后又参考医书数十种,历年修订,增者十之二,删者百之五,至一九三四年仲夏再版,适获湖南刘仲迈古本伤寒杂病论十六卷,将其脉证佚方及订误各条,依次附列,以资考证,并据元大德校刊千金方,千金翼方,改正讹误若干条,于一九三五年季冬三版付印,著者识。

脏腑经络先后病脉证

问曰：上工治未病，何也？**师曰**：夫治未病者，见肝之病，知肝传脾，当先实脾。四季脾王不受邪，即勿补之。中工不晓相传，见肝之病，不解实脾，惟治肝也。夫肝之病，补用酸，助用焦苦，益用甘味之药调之。酸入肝，焦苦入心，甘入脾，脾能伤肾，肾气微弱则水不行，水不行则心火气盛，则伤肺，肺被伤则金气不行，金气不行则肝气盛，则肝自愈。此治肝补脾之要妙也。肝虚则用此法，实则不在用之。经曰："虚虚实实，补不足损有余"，是其义也，余脏准此。"伤肾"《三因方》作"制肾"。赵本"心火气盛"下，更有"心火气盛"四字，"肝气盛"下有"故实脾"三字。

魏念庭曰：此条乃仲景总揭诸病，当预图于早，勿待病成方治，以贻悔也。篇中皆设为问答以明。问曰：上工治未病何也？师曰：夫治未病者，见肝之病，知肝传脾，当先实脾。先言肝者，以四时之气始乎春，五脏之气始于肝，故先引肝以为之准。云五脏之气旺则资其所生，由肝生心，心生脾，脾生肺，肺生肾，肾生肝，顺则吉也，病则侮其所克。肝克脾，脾克肾，肾克心，心克肺，肺克肝，逆则凶也。故善养生者，必明乎五气顺布，四时顺行之序，而后不致倒行逆施，与天行有悖也。周子所谓君子修之吉，小人悖之凶，既兼理气而言，则医家亦不外乎此义矣。所以肝病必传于脾，上工必先实脾，使肝病不得传而可愈也。然脏气之衰旺，与时令相流通，四季之月，每季土旺十八日，合算畸零，以应五行各旺七十二日之数。若适当其际，则脾旺自不受邪，即勿补之，而肝自不得肆其侮也，设过补脾，又犯实实之戒矣。但此衰旺消息之理，上工方知之，若中工不晓相传之义，见肝之病不解实脾，惟治肝也。夫肝之病，必肝虚者多，虚者补之，补必用酸，正治也。若夫助其子势，即以助母之势也，焦苦入心，助心必用焦苦，此旁治也。更有益其所胜之势，即以衰其病之势矣，甘入脾，益脾必用甘味以调济之，此又反治也。明乎三治之治，而预图之，何病不已乎。所以然者，脾能伤肾，肾气微弱则水不行，此水为阴寒之水气，足以入厥阴而伤及少阳者，故水不行而心火气足，不食肝母之气，而肝自安，故心火足而肝阳畅达，木得火而欣欣向荣必也。且于是而肺金畏火制而不敢来侮肝，故曰伤，然非真伤肺也，使顽燥之气不伐厥阴生意，而肺金常得温，故云和，金气乃不行也，金气不行，则肝木畅茂条达而病自愈矣。一治肝之法，而辗转顾虑于五行之理，盖如是之周详缜密，而后可善其治肝之用也，此治肝必补脾之要妙也，非上工庸易明哉，肝之虚者必用此法，而肝实者则不在此例，用此治，然实邪易泄，虚病难调，知补虚之法，而泄实之法自能类推矣，师又引经以总结之，经曰虚虚实实，补不足损有余，盖虚者复攻之是犯虚虚之禁也，实者复补之是犯实实之禁也，惟虚而不足者补之，实而有余者损之，方合于经言之义也乎，学者再能邪正标本之间，辨虚实而为补损，则于师神明之旨方有契焉，师更明余脏准此，举一隅而可以三隅反矣。古屋玄医曰：师张伯祖也。程云来曰：治未病者，谓治未病之脏腑，非治未病之人也，愚谓见肝补脾则可，若谓补脾则伤肾，肾可伤乎，火盛则伤肺，肺可伤乎，然则肝病虽愈，又当准此法以治肺治肾，五脏似无宁日也，伤字当作制字看，制之则五脏和平而诸病不作矣。高士宗曰：实脾专为制水，使火盛金衰，肝不受制，则肝自愈，其理甚精微，故曰此治肝补脾之要妙也。唐容川曰：上段言肝实必传脾,故脾未病而先实之,中段言肝虚必受肺邪,故肺未病而先制之,末段又承发虚实之理,而推及余脏,以明此为全书之通例云尔。

《素·玉机真脏论》五脏受气于其所生,传之于其所胜,气舍于其所生,死于其所不胜。病之且死,必先传行,至其所不胜病乃死,此言气之逆行也故死。肝受气于心,传之于脾,气舍于肾,至肺而死;心受气于脾,传之于肺,气舍于肝,至肾而死;脾受气于肺,传之于肾,气舍于心,至肝而死,肺受气于肾,传之于肝,气舍于脾,至心而死;肾受气于肝,传之于心,气舍于肺,至脾而死,此皆逆死也。一日一夜五分之,此所以占死生之早暮也。《通评虚实论》邪气盛则实,精气夺则虚。

《七十七难》经言上工治未病,中工治已病者,何谓也?然所谓治未病者,见肝之病则知肝当传之与脾,故先实其脾气,无令得受肝之邪,故曰治未病焉。中工治已病者,见肝之病不晓相传,但一心治肝,故曰治已病也。《八十一难》经无实实虚虚,损不足而益有余,此者中工之所害也。

夫人禀五常,因风气而生长。风气虽能生万物,亦能害万物,如水能浮舟,亦能覆舟。若五脏元真通畅,人即安和,客气邪风,中人多死。千般疢难,不越三条:一者经络受邪入脏腑,为内所因也;二者四肢九窍血脉相传,壅塞不通,为外皮肤所中也;三者房室金刃虫兽所伤。以此详之,病由都尽。若人能养慎,不令邪风干忤经络,适中经络,未流传腑脏,即医治之,四肢才觉重滞,即导引吐纳,针灸膏摩,勿令九窍闭塞,更能无犯王法,禽兽灾伤,房室勿令竭乏,服食节其冷热、苦酸、辛甘,不遗形体有衰,病则无由入其腠理。腠者,是三焦通会元真之处,为血气所注;理者,是皮肤脏腑之文理也。"禀"徐沈本作"秉"。"真"徐镕本作"贞",此作"凡"。"才"

赵本作"纔"。

魏念庭曰：此条乃明天地风气生死万物之理，见人当善为调摄远其戕害，秉其滋益，能不须丹术而自得长生久视之道也，治病贵预矣，而得病必有因，试再申其本原之义，人秉五常而生，常者恒也，恒久而不已之气也，五者在先天为水火木金土，在后天为水木火土金也，人秉先天之五行而成形，人秉后天五行而得生，其气亘古如斯，生生不已，非至常能如是乎，然此气在人者自生生，在天者自流行，流行者气也，而四时布八风起矣，是人亦万物之一，俱生于风气，长于风气，复戕害于风气，亦亘古如斯而已，水能浮舟，亦能覆舟，则喻乎人生而后，后天御气之说也，秉此气而生，能日顺乎生之气，使有所保全调剂，浮舟之义也，秉此气而生，日逆乎生之气，使有所散亡扰乱，覆舟之义也，见人孑然之身，上代天工，裁成辅相，能尽其宜，且能左右万民，化育万物，况我躬之不克自淑乎，所以善全此五常之气，必内明其五常之气所属，实备于体，而后可以践形尽性也，医虽专言气，而理岂外是哉，圣哲知五常之气，即系于五脏而为五脏之元真也，必使之与天气相通，于人气得畅，转相生养，循环无终，此身可以疾病不生而长生，其气可以阴阳不偏而常和，此明哲保身之至计也。若夫不善调摄，内失其元真，外彻其保障。而客气邪风随得乘隙投罅而中人，多至于死，可不慎欤？风气犹是也，何以有客气邪风之名，则非阴阳时令之正，乃天地孤虚之邪，猛厉阴贼，夭扎人物者也，其间千变万化，为疢为难，见病万端。而大要不越三条，知斯三者则知所以养身也。一者经络受邪本表证也，而久则舍于脏腑，是固表证也，而必内有所因也，必五脏六腑之中先虚，有隙可乘，有罅可投，而后经络空虚开门揖盗，此五脏元真失守之故也。二者四肢九窍，虽于脏腑为末，为外，而血脉得以相传，不致壅塞不通者，亦必脏腑之气充满流动，而后四肢轻健有力，九窍开阖得宜也。如脏腑有实邪积聚，则血脉所由之隧道，气行血走之荣卫，津注精输之支系，皆凝滞格阻而为患矣，于是塞者方塞，通者自通，客气邪风又得外从皮肤而中之，亦五脏元真失守之故也，三者房室金刃虫兽所伤，房室之劳损其精，金刃虫兽之伤亡其血，精损血亡有相关属之义，精损者未有血不空虚，亡血者未有精不枯竭者也，苟损其一必见疾病，兼丧其两即臻死亡，盖精与血莫非五脏之元真也，此亦五脏失守之故也，以此三者详之，万病根源悉尽，于此能加谨焉，可以与言医药之仁术矣，若人能全养身之道，客气邪风慎毋令干忤经络也，即或偶然适中经络，必不能中腑中脏，顷刻弗救也，于未流传腑脏之时，即从其经络之表治之，驱风散邪病可已矣，再或医药之余，佐以导引吐纳，针灸膏摩，无非内保五脏元真，外御客气邪风，勿令九窍闭塞之旨耳，九窍者，脏腑之门户也，五脏者又六腑之根源也，知此则内外表里，洞然一贯，而补泻升降确然有主，虽导引吐纳针灸膏摩外治之法，何非内治之理相通者乎，更能谨言慎行，无犯王法，临渊履冰，不蹈禽兽灾患危险之地，清心寡欲，夫妇人道虽有，而勿令竭乏其精气，撙节爱养无奢侈之习，淡泊宁静制口腹之欲，服食节其冷热，五味调其苦酸辛甘，不令过度偏敝，于是形体不致遗以衰朽之患，而病且无由入其腠理矣，况深而经络乎，况再深而为腑为脏乎，形体者脏腑之表也，脏腑者形体之里也，内外表里交相培养，圣贤修身之道如是也，而养身之道亦如是也，师犹恐人以腠为外而忽之，示之曰腠者是三焦通会元真之处，人之形体于躯壳之内，大段分三截为三焦，于躯壳之外，细微分皮毛为腠理，五脏之元真在内，通会于三焦，而在外则三焦之气血通会于腠理，三焦虽寓形，而实以五脏之元真为气血者也，故腠者即为五脏元真通会之处,必本三焦之气血以为宣达耳,言腠是周身之荣血卫气所辖会之处也,言腠必言理,是周身皮肤之文理也,皮肤之文理,何以亦关脏腑,非五脏有元真,则三焦无气血矣,则周身何以为腠,而腠何以有文理乎,观此则知大小本末内外俱无二气,无二气即无二理,适成其为一物一太极而已。陈修园曰:此以风气二字,提出全书之大主脑也,上节论肝病。案:虚实体用之治法,为开宗第一义,可知独重者在此,此节即畅发之,风气二字宜串讲,切不可泥旧注以八风六气板之也,六气之害人在风尤为亲切,但五气有损无益,风则生长因之,内经云,风生木,木生肝,又云,神在天为风,又云大气举之,佛经以风轮主持大地,人得风气以生,日在风中而不见风,鼻息出入顷刻离风即死,可知人之所以生者风也,推而言之,木无风则无以遂其条达之情,火无风则无以遂其炎上之性,金无风则无以成其坚劲之体,水无风则潮不上,土无风则植不蕃,书中切切以风为训,意者和风一布到处皆春矣,所患者风失其和,即为客气邪风,所以特立三因救治之法。考后贤陈无择三因方,以六淫邪气所触,病从外来者为外因;五脏情志所感,病从内生者为内因;饮食房室跌扑金刃所伤不从邪气情志所生者为不内外因,而不知仲景以客气邪风为主,故不以外感内伤为内外,而以经络脏腑为内外也。程云来曰:腠理一作腬理,三焦出气以温肌肉,元真之所凑会,血气之所灌渗也。理者有粗理,有小理,有密理,有分理,有肉理,此皮肤之理也。腑之环回周叠,脏之厚薄结直,此脏腑之理也。

《礼运》:人者其天地之德,阴阳之交,鬼神之会,五行之秀气也。又云:人者天地之心也,五行之端也。(案:仲景人秉五常之说,盖本于此)。

《素·异法方宜论》：中央者，其地平以湿，其病多痿厥寒热，其治宜导引按蹻。王注：导引谓摇筋骨，动支节，按谓抑按皮肉，蹻谓捷举手足。血气形志篇：形乐志苦，病生于脉，治之以灸刺；形乐志乐，病生于肉，治之以针石；形苦志乐，病生于筋，治之以熨引；形苦志苦，病生于咽嗌，治之以百药；形数惊恐，经络不通，病生于不仁，治之以按摩醪药，是谓五形志也。

《辑义》一切经音义云：凡人自摩自捏，伸缩手足，除劳去烦，名为导引。若使别人握搦身体，或摩或捏，即名按摩也。庄子刻意曰：吹呵呼吸，吐故纳新，熊经鸟伸，为寿而已。道书口吐浊气曰吐故，鼻纳清气曰纳新，此所谓内丹外丹也。膏摩即摩膏之谓，《玉函经》总例云："汤散丸药针灸膏摩一如其法"。《金鉴》以为按摩误。

问曰：病人有气色见于面部，愿闻其说。师曰：**鼻头色青，腹中痛，苦冷者死**。"原注"一云：腹中冷，苦痛者死。**鼻头色微黑者，有水气；色黄者，胸上有寒；色白者，亡血也。设微赤非时者，死；其目正圆者，痉，不治。又色青，为痛；色黑，为劳；色赤，为风；色黄者，便难；色鲜明者，有留饮**。《千金翼》作"腹中冷，若痛者死"。"痉"正脉本作痓，今从尤、魏本、《金鉴》改正，后仿此。

徐忠可曰：此段乃医家之望法也。但望法贵在神气动静之间，而此只就气色之见于面部者为问，故即《内经》明堂察法增损答之。谓明堂者，鼻也，《内经》言明堂骨高以起，平以直，五脏次于中央，六腑挟其两侧，首面上于阙庭，王宫在于下极。此言五色之见各有其色部也，然尤重于准头。故曰"鼻头色青腹中痛"，谓鼻准属脾，青为肝色，乃肝木挟肾寒以乘土而上征于鼻，下征于腹。又苦冷则为暴病而亡阳，主卒死，故曰"苦冷者死"。若鼻头色微黑，则黑虽肾色，微非沉夭，且无腹痛，但主水气而非暴病矣。若色黄，乃土郁而本色见，非上有寒饮以遏之不能使郁，故曰"胸上有寒"。若色白，则经曰"血脱者色白"，夭然不泽，故曰"亡血"。然《灵枢·五色》篇谓白为寒，应知不见亡血证，即以寒断矣。设微赤，土得火气似相宜，不知鼻亦为肺之外候，微赤而非时，则非生土之火，而为克金之火，又主脏燥而死矣。然目又为五脏精华之所聚，神气之所生，正圆则目瞑不转而至于痉，是阴绝。产妇多痉亦亡阴也，合之正圆阴绝无疑，故曰"不治"。已下有色青数句。承其目句，似专言目。然《内经·五色》篇先曰"青黑为痛，黄赤为热，白为寒"，后又言"黄赤为风，青黑为痛，白为寒"。黄为脓，润为脓，赤甚者为血，痛甚为挛，寒甚为皮不仁，中即云五色各见其部，似属概言。又五色篇云："常候阙中，薄泽为风，冲浊为痹，在地为厥，此其常也，各以其色言其病"云云，则阙中者眉间也，在地者巨分也，可知五色合明堂上下而概言之矣。谓色青为痛，诸痛皆属肝也。黑为劳，劳则阳气内伐热舍于肾，肾乘心，心先病肾为应，故黑。风为阳邪，故曰"赤为风"。前《内经》又曰："赤为热"，风故热也。黄则脾郁，故便难。然前既云色黄者胸上有寒，此又云便难，要知寒遏于上则脾郁于下也，又《下经》云："水病人目下有卧蚕，面目鲜泽"，故曰色鲜明者有留饮。若《千金》论目赤色者病在心，白色者病在肺，青色者病在肝，黄色者病在脾，黑色者病在肾，黄色不可名者病有胸中，是候目另有法，此只合明堂言之为是。魏念庭曰：鼻为肺之开窍，而主一身之元气者也。五脏之气莫不禀受于肺，而五脏之真色亦必随气之出入而发见于鼻头，此鼻头所以可验五脏之真色也。再由鼻头而推及于目，目虽肝之开窍，而实五脏之精华也，故目睛必光明活泼而脏真乃足。尤在泾曰：痛则血凝泣而不流，故色青，劳则伤肾，故色黑。《经》云：肾虚者，面如漆柴也。

《幼科心法》注曰：人之五脏内蕴精气上华于面。色固由气而著者，然隐然舍于皮之内者为气，显然彰于皮之外者为色，色外而气内，外有迹而内无迹也。

师曰：病人语声寂然，喜惊呼者，骨节间病；语声喑喑然不彻者，心膈间病；语声啾啾然细而长者，头中病。原注一作痛。"寂然"喻、徐、尤、陈作"寂寂然"。下二语字《千金翼》作"言"。

徐忠可曰：此段乃医家闻法也。《内经》谓肝木"在音为角，在声为呼，在变动为握"；心火"在音为徵，在声为笑，在变动为忧"；脾土"在音为宫，在声为歌，在变动为哕"；肺金"在音为商，在声为哭，在变动为咳"；肾水"在音为羽，在声为呻，在变动为栗"。然声之所至，上中下三焦必有殊而未详，故仲景又以声音之疾徐大小，分察其病之在下在中在上，而曰"语声寂寂然，喜惊呼者，骨节间病"，谓静嘿属阴，而厥阴肝木在志为惊，在声为呼，今寂寂而喜惊呼，知属厥阴深入骨节间矣。"语声喑喑然不彻者，心膈间病"，谓声虽有五脏之分，皆振响于肺金，故亮而不哑，今喑喑然不彻，是胸中大气不转，壅塞金气，故不能如空谷之音。所以知病在胸中膈间，《经》谓：中盛脏满。气胜伤恐者，声如从室中言，是中气之湿也，其即此欤。"语声啾啾然细而长者，头中病"，谓头中有病则唯恐音气之上攻，故抑小其语声而引长发细耳。魏念庭曰：此亦约举其一二以概之，示人引伸触类之义也。

案：骨节间病，谓在躯壳也；心膈间病，谓在脏腑也；头中病，谓在脑也。

师曰：息摇肩者，心中坚；息引胸中上气者，咳；息张口短气者，肺痿唾沫。

徐忠可曰：此言闻法之最细者。先于呼吸出入之气，而辨其病之在上在下，为实为虚，故就一呼一吸为一息之常理，而先分别其出气之多者三，以征其病之在上焦也。谓息出于鼻，一呼必一吸，然呼出心肺主之，吸入肾肝主之，呼吸之中脾胃主之。所主既分，则出入之际亦宜分而详之。于是就其呼之多者，征其息而不与吸并言。曰"息摇肩者，心中坚"，谓息而出多者，火上窜也，至摇肩则甚矣，使非心中邪实而气稍得下行，何至于此，故曰心中坚。曰"息引胸中上气者，咳"，谓上气为逆，至息引其胸中之气上逆，则肺金收降之令不行，乃上逆而咳。曰"张口短气者，肺痿唾沫"，谓短气虚也，张口是有涎沫阻遏，不容气返之势，则必肺气不通而为肺痿唾沫。三者全于呼，而证其病之在心肺也，然不竟言呼而曰息者，盖出气虽大，中无小还，不能大呼，故揭出"摇肩"，"息引"，"张口"六字。而病之在呼者宛然，然不得但言呼也。

师曰：吸而微数，其病在中焦，实也，当下之即愈，虚者不治。在上焦者，其吸促；在下焦者，其吸远，此皆难治。呼吸动摇振振者，不治。

赵以德曰：谷之精气乃分三隧，清者化荣，浊者化卫，其一为宗气，留胸中以行呼吸焉。呼吸固资于宗气，然必自阴阳阖辟而为之机，于是呼出者心肺主之，吸入者肾肝主之。心肺阳也，肾肝阴也，若中焦有邪实，则阻其升降，宗气因之不盛于上，吸气因之不达于下，中道即还。宗气不盛则吸微，中道即还则往来速。速则数，故吸而微数。泻中焦实，则升降行而吸即平矣。不因中焦实，即是肾肝之阴虚，根本不固，其气轻浮上走，脱阴之阳，宗气以衰，若此者死日有期，尚可治乎？然则上焦固是主乎呼，下焦固时主乎吸，若阴阳之配合，则又未始有相离者。故上焦亦得而候其吸焉。而心肺之道近，其真阴之虚者则从阳火而升不入乎下，故吸促；肝肾之道远,其元阳之衰者则因乎阴邪所伏,卒难升上,故其吸远。此属真阴元阳之病,皆难以治。若夫人身之筋骨血肉脉络者,藉阴气之所成,阴气无所克,然后得以镇静而为化生之宇。今阴气愈矣,生气索矣,器宇亦空矣,惟呼吸之气往来于其中,故振振动摇不自禁也。若此者,即《内经》所谓"出入废则神机化灭"是也,故针药无及矣。李珥臣曰:远字作迟字解,与促字对看。陈修园曰:上节言息,息兼呼吸而言,偏重在呼也。此节不言呼而专言吸,又于吸中而分上中下虚实之辨,徐忠可谓为闻法之最细,信哉。魏念庭曰:右俱就气息以决人之生死。人之生死原乎气,就此决之,诚一定而无舛者矣。

师曰:寸口脉动者,因其王时而动,假令肝王色青,四时各随其色,肝色青而反色白,非其时色脉,皆当病。

徐忠可曰:此言医道贵因时为色为脉,其理相应。寸口是概言两手寸关尺也,谓鼓而有力为动,因时之王而王宜也。色亦应之,即明堂察色之法也。此不独肝,姑假肝言之,则青为肝之王气,值时王而反色白,则因肝受肺克,不能随时之王也,于是色反时病也。脉反时亦病也,色反脉脉反色亦病也,故曰非其时色脉皆当病。尤在泾曰:王时时至而气王,脉乘之而动,而色亦应之。如肝王于春,脉弦而色青,此其常也,推之四时,无不皆然。若色当青而反白,为非其时而有其色,不特肝病,肺亦当病矣,犯其王气故也,故曰色脉皆当病。

《素·脉要精微论》天地之变,阴阳之应,彼春之暖,为夏之暑,彼秋之忿,为冬之怒,四变之动,脉与之上下。以春应中规,夏应中矩,秋应中衡,冬应中权。是故持脉有道,虚静为保。春日浮如鱼之游在波,夏日在肤泛泛乎万物有余,秋日下肤蛰虫将去,冬日在骨蛰虫周密,君子居室。故曰:"知内者按而纪之,知外者终而始之",此六者持脉之大法。《平人气象论》脉得四时之顺,曰病无他;脉反四时,及不间藏,曰难已;脉有逆从四时,未有脏形,春夏而脉瘦,秋冬而脉浮大,命曰逆四时也。《宣明五气》篇五脉应象,肝脉弦,心脉钩,脾脉代,肺脉毛,肾脉石,是谓五脏之脉。五邪所见,春得秋脉,夏得冬脉,长夏得春脉,秋得夏脉,冬得长夏脉,是谓五邪,皆同命死不治。《玉机真脏论》所谓逆四时者,春得肺脉,夏得肾脉,秋得心脉,冬得脾脉,共至皆悬绝沉涩者,命曰逆四时。未有脏形,于春夏而脉沉涩,秋冬而脉浮大,名曰逆四时也。《灵邪·气脏腑病形》篇夫色脉与尺之相应也,如桴鼓影响之相应也,不得相失也,此亦本末根叶之出候也。故根死则叶枯矣,色脉形肉不得相失也。故知一则为工,知二则为神,知三则神且明矣。色青者其脉弦也,赤者其脉钩也,黄者其脉代也,白者其脉毛也,黑者其脉石,见其色而不得其脉,反得其相胜之脉则死矣,得其相生之脉则病已矣。《五色》篇青为肝,赤为心,白为肺,黄为脾,黑为肾。肝合筋,心合脉,肺合皮,脾合肉,肾合骨也。

《十三难》:"五脏有五色皆见于面,亦当与寸口尺内相应,假令色青其脉当弦而急,色赤其脉浮大而散,色黄其脉中缓而大,色白其脉浮涩而短,色黑其脉沉涩而滑,此所谓五色之与脉当参相应也。"又曰:"假令色青其脉浮涩而短,若大而缓为相胜,浮大而散若小而滑为相生也。"(徐灵胎曰:色青属肝,浮涩而短是肺脉,脉胜色,大而缓为脾脉,色胜脉也,故曰相胜,浮大而散是心脉,色生脉也,小而滑为肾脉,脉生色也,故曰相生)《十五难》:"春脉弦,夏脉钩,秋脉毛,冬脉石,四时之脉也。"

魏念庭曰:此五条乃明五脏元真宜见色脉声音之间,内外有相符之理,以示人望闻问切之大略也。病之有无,视乎五脏元真之饶亏,而脏真隐微难测,非于脉色声音外证谛照之,无从得真消息焉。

问曰:有未至而至,有至而不至,有至而不去,有至而太过,何谓也?师曰:冬至之后甲子,夜半少阳起,少阳之时阳始生,天得温和,以未得甲子天因温和,此为未至而至也;以得甲子而天未温和,为至而不至也;以得甲子而天大寒不解,此为至而不去也;以得甲子而天温如盛夏五六月时,此为至而太过也。

魏念庭曰:此二条乃因脉色之应,明时令之过不及,见在天之气候有不齐,而人之疾病亦随之为损益。末更详于诊法,总不出阴阳偏胜之戒也。若应至而至,应去而去,气之常也;未至而至等四者,气之变也;未至而至,至而太过,气之盈也;至而不至,至而不去,气之缩也。或阴胜于阳,阳胜于阴,故有盈缩之故,而与中气有渗也。天气有渗,而人之气亦乖。阳亏者必病于天气阴独之候,阴欠者必病于天气阳亢之时,人之气未尝不与天之气同一气也。师乃就阳之初生时令,元始之气以概论之:少阳之起则为少阳之时,阳气自此始生,黄钟之律谐之以作乐,历元之纪算之以制历,在顺而布之,逆而推之而已,此时天气必得阳和为应,至而至气之正而中者也。若未得此甲子,天因温和,为未至而至,阳之偏胜也;已得此甲子,而天未温和,为至而不至,阴之偏胜也;已得此甲子,而天大寒不解,此为至而不去,阴之胜而太过也;已得此甲子,而天温如盛夏五六月时,此为至而太过,阳之胜而太过也。由此推之,十二节,二十四气,七十二候,无不有气之中正,气之偏胜,及胜之太过,而人之气应之,疾病生死寿夭,悉关乎是矣。尤在泾曰:上之至谓时至,下之至谓气至,盖时有常数而不移,气无定刻而或迁也。冬至之后甲子,谓冬至后六十日也。盖古造历者以十一月甲子朔夜半冬至为历元,依此推之,则冬至后六十日不必皆值甲子,而气盈朔虚每岁递迁,于是至日不必皆值甲子,当以冬至后六十日花甲一周,正当雨水之候为正。雨水者,冰雪解散而为雨水,天气温和之始也。云少阳起者,阳方起而出地,阳始生者,阳始盛而生物,非冬至一阳初生之谓也,窃尝论之矣。夏至一阴生而后有小暑大暑,冬至一阳生而后有小寒大寒,非阴生而反热,阳生而反寒也。天地之道否不极则不泰,阴阳之气剥不极则不复。夏至六阴尽于地上,而后一阴生于地下,是阴生之时,正阳极之时也;冬至六阳尽于地上,而后一阳生于地下,是阳生之时,正阴极之时也,阳极而大热,阴极而大寒,自然之道也,则所谓阳始生天得温和者,不得与冬至阳生同论也。审矣,至未得甲子而天大寒不解,或如盛夏五六月时,则气之有盈有缩,为候之或后或先,而人在气交之中者,往往因之而病,惟至人为能与时消息而无忤耳。

《素·六节脏象论》五日谓之候,三候谓之气,六气谓之时,四时谓之岁,而各从其主治焉。五运相袭而皆治之,终期之日周而复始,时立气布如环无端,候亦同法。故曰:不知年之所加,气之盛衰,虚实之所起,不可以为工矣。求其至也,皆归始春。未至而至此谓太过,则薄所不胜而乘所胜也,命曰气淫。至而不至,此谓不及,则所胜妄行而所生受病,所不胜薄之也,命曰气迫。所谓求其至者,气至之时也。谨候其时,气可与期;失时反候,五治不分,邪僻内生,工不能禁也。《至真要大论》:六气之胜,其脉至何如? 曰:厥阴之至其脉弦,少阴之至其脉钩,太阴之至其脉沉,少阳之至大而浮,阳明之至短而涩,太阳之至大而长。至而和则平,至而甚则病,至而反者病,至而不至者病,未至而至者病,阴阳易者危。

《七难》经言少阳之至,乍大乍小,乍短乍长。阴阳之至,浮大而短；太阳之至，洪大而长；太阴之至，紧大而长；少阴之至，紧细而微；厥阴之至，沉短而敦，此六者是平脉邪，将病脉也，然皆王脉也，其气以何月各王几日。然冬至之后得甲子少阳王，复得甲子阳明王，复得甲子太阳王，复得甲子太阴王，复得甲子少阴王，复得甲子厥阴王，王各六十日，六六三百六十日以成一岁，此三阳三阴之王时日大要也。

《脉经》扁鹊阴阳脉法：少阳之脉乍小乍大，乍长乍短，动摇六分，王十一月甲子夜半；正月二月甲子王，太阳之脉洪大以长，其来浮于筋上，动摇九分；三月四月甲子王，阳明之脉浮大以短，动摇三分，大前小后状如蝌蚪，其至跳；五月六月甲子王，少阴之脉紧细，动摇六分，王五月甲子日中；七月八月甲子王，太阴之脉紧细以长，乘于筋上动摇九分；九月十月甲子王，厥阴之脉沉短以紧，动摇三分；十一月十二月甲子王。

案：《后汉书·律历志》注引《易纬通卦验》，以二十四气晷景长短，候至与不至，占其民疾，以文繁不录。

师曰：病人脉浮者在前，其病在表；浮者在后，其病在里，腰痛背强不能行，必短气而极也。

魏念庭曰：凡人脉左右三部九候以相配停匀，为无病之脉；若独见一脉异于他脉，则病脉也。然独见之脉多端，试以浮先言之。师曰：病人浮者在前，寸部之脉；浮者在后，尺部之脉也。寸部得浮，上以候上，其病必在表，为天气外感之证也。尺部得浮，下以候下，其病必在里，为人气内伤之证也。就人气之内伤而验其外证，又必腰痛背强不能行，必短气而极也。盖尺脉肾脉也，肾脉应沉而浮，则肾虚而气逆也；肾虚而寒起，寒起必循腰入背，于是腰背强痛，且膝足无力；更甚则肺气无根，短气上逆之极，皆肾病，故言里病也。一浮脉而表里之间迥然不同如此，推之他脉杂见纷出于指下，无不一一当细为审辨，明其表里、虚实、寒热、真假之故，又必外与证符，方可选择出方，详求治法也。徐忠可曰：以前后分浮脉之阴阳而定表里，此仲景创论也。

问曰：经云，厥阳独行，何谓也？师曰：此为有阳无阴，故称厥阳。

尤在泾曰：厥阳独行者，孤阳之气厥而上行。阳失阴则越，犹夫无妻则荡也。《千金方》云：阴脉且解，血散不通，正阳遂厥，阴不往从。此即厥阳独行之旨欤。高士宗曰：此为有阳无阴，是为厥阳也。经曰：阴气衰于下则为热厥。帝曰：热厥何如而然也？岐伯曰：阴气虚则阳气入，阳气入则胃不和，胃不和则精气竭，精气竭则不荣于四肢也。乃肾气日衰，阳气独胜，此所以为有阳无阴，而为厥阳独行也。黄坤载曰：阳性上行，有阴以吸之，则升极而降；阴性下行，有阳以煦之，则降极而升。有阳无阴，则阳有升而无降，独行于上，故称厥阳。陈修园曰：此举厥阳为问答，以见阴阳之不可偏也，内经云"阴平阳秘，精神乃治，阴阳离决，精神乃绝"，阴阳之道大矣哉。

古屋玄医曰：此称"经云"，而《素问》《灵枢》二经中无所见，别在他经耶？抑古经脱简耶？难经亦多如此之类。

问曰：寸脉沉大而滑，沉则为实，滑则为气，实气相搏，血气入脏即死，入腑即愈，此为卒厥。何谓也？师曰：唇口青，身冷，为入脏，即死；如身和，汗自出，为入腑，即愈。《脉经》"入腑"作"入于肺腑"，"身和"作"身温和"。

赵以德曰：沉，阴象也；滑，阳象也。阴主血，阳主气，邪在于血则血实，邪在于气则气实。故血实者脉沉，气实者脉滑，邪盛者脉大。五脏治内属阴，主藏精宅神。今血气并其邪而入，堵塞于脏，身之精气不行，神机化灭，升降出入之道皆绝。荣绝则唇口青。《灵枢》曰：足厥阴气绝则唇青。夫六腑治外属阳，主传用水谷之气充乎内外者也。今血气并邪入于腑，腑阳动不比脏之阴静，静者得其邪则因而堵塞不行，动者邪虽入，终不能久闭其气道。何则？为在内之神机应乎外，主养荣卫之气则散行于表而身和，和则腠理开，邪散而汗自出，荣卫之气行，故愈矣。此仲景举阴阳脏腑之大端，如此，至若厥病多由，难以概论。《内经》曰：血气并走于上则为大厥。暴死者，其上非膻中三焦之腑者乎？而乃以气反则愈，不反则死。又如邪客五络，状若尸厥者，以通脉络为治，非头面诸脉证为难概论也。沈明宗曰：邪气入脏，神明昏愦，卒倒无知，谓之卒厥。陈修园曰：此言邪气盛则实之生死也。

《素·调经论》"血之与气并走于上，则为大厥，厥则暴死，气复反则生，不反则死"。《雪雅堂医案》"大厥，西医谓之血冲脑"。《阳明脉》篇解"厥逆连脏则死，连经则生"。

问曰：脉脱，入脏即死，入腑即愈，何谓也？师曰：非为一病，百病皆然。譬如浸淫疮，从口起流向四肢者，可治；从四肢流来入口者，不可治。病在外者，可治；入里者，即死。

赵以德曰：脱者，去也。经脉乃脏腑之隧道，为邪气所逼，故绝。气脱去其脉而入于内。五脏阴也，六腑阳也，阴主死而阳主生，所以入脏即死，入腑即愈而可治。非惟脏腑之阴阳然也，凡内外阴阳之邪毒，出入表里者，皆然也。徐忠可曰：凡病以出阳为浅，传阴为深。故曰非为一病，百病皆然。浸淫疮之喻，从口从四肢显而易明。口属阴，四肢属阳，阴阳之分即有可治不可治之别，推之他病脏腑之理一也。尤在泾曰：脉脱者，邪气乍加，正气被遏，经隧不通脉绝，似脱非真脱也，盖即暴厥之属。经曰：趺阳脉不出，脾不上下,身冷肤硬。又曰:少阴脉不至,肾气微,少精血,为尸厥,即脉脱之谓也。厥病入脏者深而难出,气竭不复则死;入腑者浅而易通,气行脉出即愈。浸淫疮,疮之浸淫不已。外台所谓转广有汁,流绕周身者也。从口流向四肢者,病自内而之外,故可治;从四肢流来入口者,病自外而之里,故不可治。李玮西云:病在外二句,概指诸病而言,即上文百病皆然之意。入里者死,如痹气入腹,脚气冲心之类。陈修园曰:此言正气夺则虚之生死也。

古屋玄医曰:《汉书》师古注,浸淫犹言渐染也。

唐容川曰:上论实证,此论虚证,自是对子。脉脱二字正与脉沉滑相反,言脉细微散涣也。

师曰:阳病十八何谓也?师曰:头痛、项、腰、脊、臂、脚掣痛。阴病十八何谓也?师曰:咳,上气,喘,哕,咽,肠鸣,胀满,心痛,拘急。五脏病各有十八,合为九十病。人又有六微,微有十八病,合为一百八病。五劳、七伤、六极、妇人三十六病,不在其中。清邪居上,浊邪居下,大邪中表,小邪中里,䅽饪之邪从口入者,宿食也。五邪中人,各有法度。风中于前,寒中于暮,湿伤于下,雾伤于上。风令脉浮,寒令脉急,雾伤皮腠,湿流关节,食伤脾胃。极寒伤经,极热伤络。"䅽饪"赵本、徐镕本作"䅽饪",《全书》、徐陈本作"䅽饪",今依尤本、《辑义》改正。

尤在泾曰:头项腰脊臂脚六者,病兼上下,而通谓之阳者,以其在躯壳之外也。咳上气喘哕咽肠鸣胀满心痛拘急九者,病兼脏腑,而通谓之阴者,以其在躯壳之里也。在外者有荣病,卫病,荣卫交病之殊,是一病而有三也,三而六之合则为十八,故曰阳病十八也。在里者有或虚或实之异,是一病而有二也,九而二之合则为十八,故曰阴病十八也。五脏病各有十八,六微病又各有十八,则皆六淫邪气所生者也。盖邪气之中人者，有风寒暑湿燥火之六种，而脏腑之受邪者，又各有气分、血分、气血并受之三端。六而三之则为十八病，以十八之数推之，则五脏合得九十病，六微合得一百八病。至于五劳，七伤，六极，则起居饮食情志之所生也；妇人三十六病，则经月产乳带下之疾也，均非六气外淫所致，故曰不在其中。清邪风露之邪，故居于上；浊邪水土之邪，故居于下；大邪漫风，虽大而力散，故中于表；小邪户牖隙风，虽小而气锐，故中于里；谷饦饮食之属，入于口而伤于胃者也。是故邪气有清浊大小之殊，人身亦有上下表里之别，莫不各随其类以相从，所谓各有法度也。故风为阳而中于前，寒为阴而中于后，湿气浊而伤于下，雾气清而伤于上，经脉阴而伤于寒，络脉阳而伤于热。合而言之，无非阳邪亲上，阴邪亲下，热邪归阳，寒邪归阴之理。赵以德曰：邪之在腑者其受患为浅，而欲散不难，不若五脏之深且甚焉，故曰微也。魏念庭曰：风邪阳邪中人必朝，多在前半日阳盛时也；寒邪阴邪中人必暮，多在后半日阴盛时也；湿邪中人必下，湿者本乎地，故中人于下体受之也；雾邪中人必上，雾者本乎天，故中人于上体受之也，此邪之中人法度，可约略言之，而其余可以引触者也。五邪中人矣，又于何验之？仍验之于脉。风邪阳也，故令人脉浮，浮者升散之象，本乎天亲上也；寒邪阴也，故令人脉急，急者收降之象，本乎地亲下也；雾本乎天，中人上受，故皮腠病，皮腠表阳之分也；湿本乎地，中人下受，故关节病，关节里阴之分也；邪从口入者，饮食不节，伤其脾胃也，此五邪之外入而致伤，有可征信为据者也。然邪气虽五，寒热二者为病，于人身之阴阳尤其甚焉。极寒之气，天地之阴气也，必伤人身之经；极热之气，天地之阳气也，必伤人身之络，就极寒极热而言，其所伤凡可类推。徐忠可曰：此段前言病有阴阳脏腑之异，后言感有五邪中人之殊,欲人参互而求责也。

《素·阴阳应象大论》天之邪气感则害人五脏,水谷之寒热感则害于六腑,地之湿气感则害皮肉筋脉。《太阴阳明论》伤于风者上先受之,伤于湿者下先受之。《宣明五气论》五劳所伤:久视伤血,久卧伤气,久坐伤肉,久立伤骨,久行伤筋,是谓五劳所伤。

《千金》五劳者,一曰志劳,二曰思劳,三曰忧劳,四曰心劳,五曰疲劳。六极者,一曰气极,二曰血极,三曰筋极,四曰骨极,五曰髓极,六曰精极。七伤者,一曰肝伤善梦,二曰心伤善忘,三曰脾伤善饮,四曰肺伤善痿,五曰肾伤善唾,六曰骨伤善饥,七曰脉伤善嗽。

《圣济总录》虚劳之病因五脏则为五劳,因七情则为七伤,劳伤之甚身体瘦极则为六极。

案:妇人三十六病见《巢源》及《千金方》,附载于妇人杂病篇。

问曰:病有急当救里救表者,何谓也？师曰:病,医下之,续得下利清谷不止,身体疼痛者,急当救里;后身体疼痛,清便自调者,急当救表也。

周禹载曰:先表后里者,不易之法也,乃有救里先于表者,岂无谓乎？答曰:攻表正以里为急也。邪在表苟不依法治之,将延迟时日,势必内入而大患。医乃不明此理,下之或早或重,遂使下利清谷,至于不止,则里已急矣。表证虽在,法当救里;里和而表未解,乃当救表,此亦一定之法也。然仲景何以不言所以救之之法耶？而四逆以佐正,桂枝以退邪,已详于太阳篇中矣。徐忠可曰:此言医当知缓急先后之序也。

夫病痼疾,加以卒病,当先治其卒病,后乃治其痼疾也。

周禹载曰:痼疾病已沉痼,非旦夕可取效者。卒病,谓卒然而来新感之病,可取效于旦夕者。乘其所入未深,急去其邪,不使稽留而为患也。且痼疾之人正气素虚，邪尤易传，设多瞻顾，致令两邪相合，为患不浅。故仲景立言于此，使后学者知所先后也。陈修园曰：前言病有表里之不同，治者权缓急而分其先后；此言病有新旧之不同，治者审难易而分其先后也。

师曰：五脏病，各有得者愈，五脏病，各有所恶，各随其所不喜者为病。病者素不应食，而反暴思之，必发热也。 徐、尤、陈本"得"上有"所"字。程云来曰暴思之，娄全善作暴食之，为是。

尤在泾曰：所得，所恶，所不喜，该居处服食而言。如脏气法时论云：肝色青宜食甘，心色赤宜食酸，肺色白宜食苦，肾色黑宜食辛，脾色黄宜食咸。又心病禁温食热衣；脾病禁温食饱食，湿地濡衣；肺病禁寒饮食寒衣；肾病禁焠烨热食温炙衣。宣明五气篇所云：心恶热，肺恶寒，肝恶风，脾恶湿，肾恶燥。《灵枢·五味》篇所云：肝病禁辛，心病禁咸，脾病禁酸，肺病禁苦，肾病禁甘，之属皆是也。五脏病有所得而愈者，谓得其所宜之气之味之处，足以安脏气而却病气也；各随其所不喜为病者，谓得其所禁所恶之气味之处，足以忤脏气而助病邪也。病者素不应食而反暴思之者，谓平素所不喜之物而反暴思之，由病邪之气变其脏气使然，食之则适以助病气而增发热也。

夫诸病在脏，欲攻之，当随其所得而攻之，如渴者与猪苓汤，余皆仿此。

唐容川曰：得者，合也。古训相得为相合。《内经》云五脏各有所合，此云病在脏者当随其所合之腑而攻治耳。攻字古训治，不尽训攻下，观下文如渴者与猪苓汤即是，随其所合以攻治之也。渴系肾脏之病，而猪苓汤利膀胱，肾合膀胱故也。仲景举猪苓汤，以证随其所得攻治之治。又言余仿此，则知心病治小肠，肺病治大肠，肝治胆,脾治胃,其余皆不外此,总见病在脏者,随其所得而攻治之耳。

案:此渴证为水积肾脏,阻遏津液上达之路所致,以猪苓汤泻其合膀胱之水,水行气通,津液上达而渴自愈。

魏念庭曰:仲景将叙金匮诸病,先发论十三首,冠乎三卷,言简而意赅,词有穷而理无尽,于错综变化之中,寓振纲携领之法,于内外本末先后始终之间,备明体达用,形上形下理气一贯之道。孰谓非聪明睿知而近于圣者,能继往开来如是乎？余谓仲景其千古一人乎。

痉湿暍病脉证治

太阳病,发热无汗,反恶寒者,名曰刚痓。"痓"正脉本作"痉",原注一作痓,余同。赵、柯、魏、尤、陈本并作痉,今从之,下仿此。《甲乙经》无"反"字,古本"反"作"及"。**太阳病,发热汗出而不恶寒,名曰柔痓。**《伤寒论原注》:《病源》云恶寒。

徐忠可曰:此条即《伤寒论》辨寒伤荣、风伤卫法也。取以为痉病刚柔之别,省文也。盖痓即痉,强直之谓也。痉病必有背项强直等的证,故既曰痉,即省文不言。但治痉病刚柔之辨最为吃紧,故特首拈无汗反恶寒为刚,有汗不恶寒为柔,以示辨证之要领耳。尤在泾曰;成氏曰;《千金》云:太阳中风,重感寒湿则变痉。太阳病,发热无汗为表实,则不当恶寒,今反恶寒者,则太阳中风重感于寒,为痉病也,以其表实有寒,故曰刚痉。太阳病,发热汗出为表虚,则当恶寒,今不恶寒者,风邪变热,外伤筋脉为痉病也,以其表虚无寒,故曰柔痉。然痉者强也,其病在筋,故必兼有颈项强急,头热足寒,目赤头摇,口噤背反等证,仲景不言者,以痉字该之也。《活人书》亦云:痉证发热恶寒与伤寒相似,但其脉沉迟弦细,而项背反张为异耳。陈修园曰:此言太阳病有刚柔二痉,推原痉之所自始,为辨痉之法,非痉家之本证也。刚痉脉宜紧弦,柔痉脉宜浮弦,仲景未言,可以悟出。痓充至切,厕去声,恶也。痉其颈切,音敬,风强病也。旧本以痓为痉,传写之误也。其病皆由血枯津少,不能养筋所致,燥之为病也。然《内经》谓诸痉强直皆属于湿,何其相反若是乎?而不知湿为六淫之一,若中于太阴则从阴化为寒湿,其病流于关节而为痹；若中于阳明，则从阳化为湿热。热甚而阳明燥化之气愈烈，其病燥筋强直而为痉。是言湿者言其未成痉之前，言燥者言其将成痉之际也。《经》又云：赫曦之纪上羽，其病痉，言热为寒抑，无汗之痉也。又云：肺移热于肾传为柔痉，言湿蒸为热有汗之痉也。《千金》谓温病热入肾中则为痉，小儿痫热盛亦为痉。圣经贤训可据，其为亡阴筋燥无疑。

陈无择曰：夫人之筋各随经络结束于身，血气内虚，外为风寒湿热之所中则痉。盖风散气，故有汗而不恶寒，曰柔痉；寒泣血，故无汗而恶寒，曰刚痉，原其所因，多由亡血筋无所荣，故邪得以袭之。所以伤寒汗下过多，与夫病疮人及产后，致斯疾者概可见矣。诊其脉皆沉伏弦紧，但阳缓阴急，则久久拘挛；阴缓阳急，则反张强直，二证各异，不可不别。

古屋玄医曰：痉当作痓，传写之误也。虽《活人》谓古人以强直为痓，按韵书痓音充智切，恶也，即愚痴顽恶之意也，决非瘛疭反张之类也。

《辑义》：盖刚柔乃阴阳之义，阴阳乃虚实之谓，表实故称以刚，表虚故称以柔。《神巧万全方》云：太阳病发热不恶寒无汗为阳痉，发热不恶寒汗出为阴痉。又《活人书》云：刚痉属阳痉，柔痉属阴痉。《活人续集解惑论》云：合面而卧为阴痉，仰目者为阳痉，其义可见耳。

太阳病，发热，脉沉而细者，名曰痉，为难治。《伤寒论》《玉函》《脉经》并无"为难治"三字。

钱天来曰：邪在太阳，若中风之脉则当浮缓，伤寒之脉则当浮紧。此则同是太阳发热之表证，而其脉与中风伤寒特异。反见沉细者，因邪不独在太阳之表也，则表里皆有风寒，邪气浸淫于皮肤、筋骨、脏腑、经络之间，非若中风伤寒之邪先表后里，以次传变之可比，乃邪之甚而病之至者，乃难治危恶之证也，所以《金匮》此条之下，有"为难治"三字。尤在泾曰：太阳脉本浮，今反沉者，风得湿而伏也；痉脉本紧弦，今反细者，真气适不足也。攻则正不能任，补则邪不得去，此痉病之难治者也。章虚谷曰：太阳伤风寒，其脉浮，以邪浅在荣卫也。痉病邪深伤筋，故脉沉紧弦，直上下行也。其不紧弦而沉细，则邪入深而气血大虚。正不胜邪，邪何能出？故为难治。在《伤寒》条中则曰"阳病见阴脉者死"，其理一也。

赵以德曰：沉细见于太阳发热之表病，则是阳病见阴脉，诚为难矣。若朱奉议以痉病脉尽沉迟弦细者，非也。如《脉经》云：脉沉细，名曰阳中之阴。少阴阴气不通，为痉病发热者，殆此尔。

太阳病，发汗太多，因致痉。夫风病下之则痉，复发汗，必拘急。疮家虽身疼痛，不可发汗，汗出则痉。

尤在泾曰：此原痉病之由，有此三者之异，其为脱液伤津则一也。盖病有太阳风寒不解，重感寒湿而成痉者；亦有亡血竭气，损伤阴阳，而病变成痉者。《经》云：气主煦之，血主濡之。又云：阳气者精则养神，柔则养筋。阴阳既衰，脉失其濡养而强直不柔矣。此痉病标本虚实之异，不可不辨也。

《巢源》金疮中风痉候云：夫金疮痉者，此由血脉虚竭，饮食未复，未满月日，荣卫伤穿，风气得入五脏受寒，则痉。其状口急背直，摇头马鸣，腰为反折。须臾大发，气息如绝，汗出如雨，不及时救者皆死。凡金疮卒无汗者，中风也；边自出黄汗者，中水也，并欲作痉，急治之。又"腕折中风痉候"云：夫腕折伤皮肉作疮者，慎不可当风，及自扇。若风入疮内犯诸经络所致痉，痉者脊背强直，口噤不能言也。《辑义》：此后世所谓破伤风也。《巢源》又有产后中风痉候,附载于"妇人产后病"。

病者身热足寒,颈项强急,恶寒,时头热,面赤,目赤,独头动摇,卒口噤,背反张者,痉病也。《伤寒论》"病"下无"者"字,"目"下有"脉"字,"动"作"面",《千金翼》同。

钱天来曰:上文有脉无证,此条有证无脉,合而观之,痉病之脉证备矣。身热者,风寒在表也;足寒者,阴邪在下也;颈项强急,背反张者,太阳之经脉四行自巅下项,夹背脊而行于两旁,寒邪在经,诸寒收引,其性劲急,邪发则筋脉抽掣,故颈项强急,背如角弓之反张,所谓筋所生病也;恶寒者,寒邪在表则当恶寒,在下焦而阳气虚衰,亦所当恶也;时头热面赤目脉赤者,头为诸阳之会,阳邪独盛于上,所以足寒于下也;时者,时或热炎于上而作止有时也;头面为诸阳之所聚乃元首也,不宜动摇,因风火搧动于上,故独头面动摇,卒然口噤而不言也。尤在泾曰:痉病不离乎表,故身热恶寒。痉为风强病,而筋脉受之,故口噤头项强,背反张,脉强直。《经》云:诸暴强直皆属于风也。头热足寒,面目赤,头动摇者,风为阳邪,其气上行,而又主动也。程郊倩曰:痉病多端,或寒湿为拘,或火热为燥,或亡血失津而不得滋养,皆能病筋而成痉。身热足寒颈项强急恶寒,时头热面赤目脉赤,由下虚而上盛,中枯而外炽也。

《巢源》风痉候:风痉者,口噤不开,背强而直,如发痫之状。其重者,耳中策策痛。卒然身体痉直者,死也。由风邪伤于太阳经,复遇寒湿则发痉也。诊其脉策策如弦,直上下者,风痉病也。"风角弓反张候":风邪伤人,令腰背反折,不能俯仰似角弓者,由邪入诸阳经,故也。"风口噤候":诸阳经筋皆在于头,三阳之筋并络入颔颊,夹于口,诸阳为风寒所客,则筋急,故口噤不开也,诊其脉迟者生。

《千金》:太阳中风,重感于寒湿,则变痉也。痉者口噤不开,背强而直如发痫之状,摇头马鸣,腰反折。须臾十发,气息如绝,汗出如雨,时有脱易。(疑液字讹)得之者,新产妇人,及金疮血脉虚竭,小儿脐风,大人凉湿得痉风者,皆死。温病热盛入肾,小儿痫热盛,皆痉。痉痦厥癫皆相似,宜审察之。

若发其汗者,寒湿相得,其表益虚,即恶寒甚,发其汗已,其脉如蛇。 原注:一云"其脉浛浛"。**暴腹胀大者,为欲解,脉如故,反伏弦者,痉。**《脉经》作"痓"。"病发其汗已,其脉浛浛如蛇,暴腹胀大者为欲解,脉如故,反复弦者,必痉",无以上十七字。正脉本"若发其汗"六句,与上节合。《金鉴》云:当移于此条之首,文义始属,今从之。古本"为欲解"作"为未解"。

唐容川曰:寒湿相得。言相合也,言太阳痉病若发其汗而未合法者。寒湿相得,其表又因汗而益虚,即恶寒甚,其脉必紧急而痉不解矣。若发其汗者,汗已后其脉变紧急为缓,曲如蛇状,谓不弦急也。变背反张为腹胀大,乃阴来和阳,其痉为欲解;若发汗后脉仍紧急如故,反加伏弦者,其痉不解也。刘纯曰:发汗已如蛇,亡津液而无胃气之象也。陈修园曰:师不出方,余于《伤寒论》"发汗后腹胀"条,悟出厚朴生姜甘草人参半夏汤,俟其胀稍愈,再以法治之。

《金匮衬注》凡痉病服药而反张已,其人腹胀者,此为欲解也。

徐忠可曰:诸痉项强皆属于湿,乃仲景论痉前后未尝重湿为言。即后出方,药味亦不专主湿,仅于此云寒湿相得,略露机倪。后立三方仍治风寒,或内驱热,可知痉证之湿非湿流关节之比:彼乃浸淫为病,燥湿为主;此则风寒为微湿所搏,故仍以治本为急也。曰:然则痉证之湿从何来乎?不知痉之根原由亡血阴虚,其筋易强,而痉之湿乃汗余之气搏寒为病也。故产后血虚多汗则致之;太阳病汗太多则致之;风病原有汗,下之而并耗其内液则致之;疮家发汗则致之。此仲景明知有湿而不专治湿,谓风寒去而湿自行耳。

夫痉脉,按之紧如弦,直上下行。原注:一作"筑筑而弦"。《脉经》云:痉家其脉伏坚直上下。《玉函》《脉经》《甲乙》作"痉脉来按之筑筑而弦,直上下行"。

章虚谷曰:此明痉病之脉也。按之者,脉沉而不浮也。紧者,如绞索之状,阴邪凝欲故也;条长如弓弦名弦,如弦之直而上下行者,有升降而无出入也。盖人身气血表里周流,故脉有升降出入之象:自尺而上于寸为升;自寸而下于尺为降;自沉而浮为出;自浮而沉为入。因邪闭于筋,经络之气不得外达周流,故其脉在沉部上下行,有升降而无出入也。赵以德曰:痉病由风寒互为之,重感于邪,寒脉则紧,风脉则弦,是本脉也。《脉经》谓"直上下行者督脉也,见之则大人癫,小儿痫,二者尽为背反张,由督脉与太阳合行于脊里,相引而急,故显出督脉之象也"。今痉强无异于癫痫之背反张者,是亦相干于督脉,而见其上下行之象矣。陈修园曰:夫痉为劲急强直之病,其脉亦劲急强直,按之紧如弦,谓其自寸至尺直上下行,与督病之脉相似,但督浮而此沉耳。此一节,补出痉病之本脉也,自病者身热足寒至此三节,合作一大节读。

《辑义》:紧,不散也;弦,不缓也;"如"字当读为"而",《玉函》《脉经》可证。

痉病有灸疮,难治。

徐忠可曰:治痉终以清表为主。有灸疮者经穴洞达,火热内盛,阴气素亏,即后栝楼桂枝汤、葛根汤嫌不远热,大承气汤更虑伤阴,故曰难治。尤在泾曰:有灸疮者脓血久溃,穴俞不闭。娄全善云:即破伤风之意。盖阴伤而不胜风热,阳伤而不任攻伐也,故曰难治。

陈修园曰：此一节言痉病误灸之难治也，师不出方，《伤寒论》火逆诸方亦恐其过温，余用风引汤减去桂枝干姜一半，研末煮服，往往获效。

《玉函经》栝楼桂枝汤后出一条云：脊强者，五痉之总名，其证卒口噤，背反张而瘛疭，诸药不已，可灸身柱，大椎，陶道。

案：痉为燥病而属太阳，法当禁灸。《金匮》删此条为是。

太阳病，其证备，身体强，几几然，脉反沉迟，此为痉，栝楼桂枝汤主之。《玉函》无"反"字。

魏念庭曰：此条乃申明痉病中柔痉之治法，因详举其脉证，示人知所辨也。徐忠可曰：此为痉证，有汗不恶寒者主方。太阳病其证备者，身热头痛汗出也；身体强，即背反张之互辞；几几然，即颈项强之形状；脉反沉迟，谓阳证得阴脉，此痉脉之异于正伤寒也，其原由筋素失养，而湿复挟风以燥之。故以桂枝汤为风伤卫主治，加栝楼根以清气分之热，而大润其太阳经既耗之液，则经气流通，风邪自解，湿气自行，筋不燥而痉愈矣。尤在泾曰：沉本痉之脉，迟非内寒，乃津液少而荣卫之行不利也。伤寒项背强几几，汗出恶风，脉必浮数，为邪风盛于表。此证身体强几几然脉反沉迟者，为风淫于外而津伤于内，故用桂枝则同；而一加葛根以助其散，一加栝楼根兼滋其内，则不同也。程云来曰：几几，俯仰不自如之貌。

栝楼桂枝汤方

栝楼根二两（程、沈、徐、陈、古本作三两）　桂枝三两（古本去皮）　芍药三两　甘草二两，炙　生姜三两，切　大枣十二枚，擘（正脉本十枚）

上六味，以水九升，煮取三升，分温三服。取微汗，汗不出，食顷啜热粥发。古本作"右六味，㕮咀，以水七升，微火煮取三升，去滓,适寒温服一升,日三服"。《神农本经》栝楼根治消渴,身热,烦满,大热。

庞安常曰:"栝楼不主中风强项几几",其意治肺热令不移于肾也。桂枝汤内,当加栝楼四两。痉病不宜大发汗及针灸,宜小汗之。喻嘉言曰:栝楼根味苦入阴,擅生津彻热之长者,为君;合之桂枝汤和荣卫,养筋脉,而治其痉,乃变表法为和法也。

《三因方》栝楼桂枝汤治柔痉,身体强几几然,脉反沉迟,自汗。(即本方)

又桂枝栝楼根汤治伤风汗下不解,郁于经络,随气涌泄,衄出清血;或清气道闭,流入胃管吐出清血,遇寒泣之,色必瘀黑者,于本方加川芎等分,头痛加石膏。

太阳病无汗,而小便反少,气上冲胸,口噤不得语,欲作刚痉,葛根汤主之。

喻嘉言曰:《伤寒论》太阳篇中"项背几几无汗恶风者,用葛根汤",此证亦用之者,以其邪在太阳阳明两经之界。两经之热并于胸中,必延伤肺金清肃之气,故水道不行而小便少,津液不布而无汗也。阳明之筋脉内结胃口,过人迎,环口,热并阳明斯筋脉牵引,口噤不得语也。然刚痉无汗必从汗解,况湿邪内郁必以汗出如故而止,故用此汤合解两经之湿热,与风寒之表法无害其同也。尤在泾曰:无汗而小便反少者,风寒湿甚与气相持,不得外达亦并不下行也。不外达不下行,势必逆而上冲,为胸满,为口噤不得语。驯至面赤头摇,项背强直,所不待言,故曰"欲作刚痉"。葛根汤即桂枝汤加麻黄葛根,乃刚痉无汗者之正法也。

《柯氏来苏集》葛根味甘气凉,能起阴气面生津液,滋筋脉而舒其牵引,故以为君;麻黄生姜能开玄府腠理之闭塞,祛风而去汗,故以为臣；寒热俱轻，故少佐桂芍同甘枣以和里。此于麻桂二汤之间衡其轻重，而为调和表里之剂也。葛根与桂枝同为解肌和里之药，故有汗无汗，下利不下利，皆可用，与麻黄专于治表者不同。

《甲乙》：刚痉，太阳中风感于寒湿者也。其脉往来进退，以沉、迟、细异于伤寒热病。其治不宜发汗针灸。治之以药者，可服葛根汤。

《金匮衬注》：凡妇人妊娠七八月以上，暴发热头痛，脉数而渴，心腹冲痛者，此欲为刚痉也，晚世名子悬。若直视烦躁，其背反张，手足挛急，咬牙龂齿，或颠仆者，此亦为刚痉，晚世名子痫。

痉为病，原注：一本"痉"字上有"刚"字。**胸满，口噤，卧不着席，脚挛急，必龂齿，可与大承气汤**。《玉函》《脉经》作"刚痉为病"，"必"上有"其人"二字。正脉本"龂"作"龂"。

徐忠可曰：前用葛根汤，正防其寒邪内入转而为阳明也。若不早图，至背项强直，外攻不已内入而胸满，太阳之邪仍不解。气闭而口噤，角弓反张而卧不着席，于是邪入内必热，阳热内攻而脚挛龂齿。盖太阳之邪并于阳明，阳明脉起于脚而络于齿也。故直攻其胃，而以硝黄枳朴清其热下其气，使太阳阳明之邪一并由中土而散。此下其热，非下其食也。喻嘉言曰：仲景之用此方，乃死里求生之法也。《灵枢》谓：热而痉者死，腰折瘛疭齿龂也。兹所云卧不着席，即腰折之变文；脚挛急，即瘛疭之变文。且龂齿加以胸满口噤，上中下三焦热邪充斥，死不旋踵矣，何以投是汤乎？在伤寒证腹满可下，胸满则不可下，又何以投是汤乎？须知所谓胸满不可下者，谓其邪尚在表，未入于里，故不可下。此证入里之热极深极重，匪可比伦，况阳热至极，阴血立至消亡，即小小下之尚不足以胜其阳救其阴，故取用大下之方，以承顺其一线之阴气。阴气不尽为阳热所劫,因而得生者多矣,可与二字甚活,临证酌而用之。初非定法也,既有下之重伤其阴之大戒,复有下之急救其阴之活法,学者欲为深造,端在斯矣。陈修园曰:此一节为痉之既成,出一救治之正方,大旨在泻阳明之燥气而救其津液、清少阴之热气而复其元阴,大有起死回生之神妙。或一下之后,病势已减,审系阳明以白虎加人参汤滋阳明之燥、审系少阴以黄连阿胶汤救少阴之阴。二汤可以频服,服后,又以竹叶石膏汤收功,抑或以三汤用于大承气之前,全要心灵手敏。此仲师可与二字言外之意也。

魏念庭曰:必龂齿,即俗言牙关紧急之谓。陈修园曰:龂牙药不能进,以此汤从鼻中灌之。

《辑义》:《千金方》云,病发身软时醒者,谓之痫也;身强直反张如弓,不时醒者,谓之痉也,此痫痉之辨也。所谓痫,即《圣惠方》以降称惊风(急惊即阳痫,慢惊即阴痫),二证自判然矣。《金匮衬注》:刚痉晚世名"急惊风"。又"惊痫",及"马脾风"者,而皆其名之不当者也。

《三因方》大承气汤治刚痉云云,以阳明养宗筋,阳明者胃也,风湿寒入于胃则热甚,宗筋无以养故急,直利阳明以治其能养也。

徐灵胎曰:痉病乃伤寒坏证,小儿得之犹有愈者,其余则百难疗一,其实者或有因下而得生,虚者竟无治法。

太阳病,关节疼痛而烦,脉沉而细原注:一作"缓"。**者,此名湿痹。**原注:《玉函》云中湿。**湿痹之候,小便不利,大便反快,但当利其小便。**《脉经》《千金翼》"细"作"缓"。"之候"下《伤寒论》有"其人"二字。

尤在泾曰:湿为六淫之一,故其感人亦如风寒之先在太阳,但风寒伤于肌腠,而湿则流入关节。风脉浮,寒脉紧,而湿脉则沉而细,湿性濡滞而气重著,故亦名痹,痹者闭也,其人平日土德不及而湿动于中,由是气化不速而湿侵于外,外内合邪为关节疼痛,为小便不利,大便反快,治之者必先逐内湿,而后可以除外湿,故曰当利其小便,东垣亦云,治湿不利小便,非其治也,然此为脉沉而小便不利者设耳,若风寒在表,与湿相搏,脉浮恶寒,身重疼痛者,则必以麻黄白术薏苡杏仁桂枝附子等,发其汗为宜矣。张兼善曰:脉沉而细,本少阴脉,今太阳病而见此脉,太阳与少阴为表里,故相似,乃太阳之变脉也,湿流关节故疼痛,太阳气不宣故烦,湿气痹闭而不行,故脉应其象而沉细,太阳之脉从风则缓,从寒则紧,从湿则细,伤上则浮,伤下则沉,当因证而合脉。陈修园曰:此言湿流关节之病也,然湿者六气之一也,但一气中犹有分别,雾露之气为湿中之清,伤人皆中于上,雨水之湿为湿中之浊,伤人皆中于下,亦称太阳者,病由荣卫而入,荣卫皆属太阳也,此条论地气之湿,乃湿之浊者,故曰但当利其小便,若雾露之邪,当以微似汗解之。

《活人书》风雨袭虚,山泽蒸气,人多中湿,湿流关节则身体烦痛,其脉沉缓,为中湿,脉细者非也,主一身尽痛,发热身黄,小便自利者,术附汤,若小便不利,大便反快,当利其小便,宜甘草附子汤,五苓散主之,至真要论云,治湿之法,不利小便,非其治也。

《医说》引信效方云,夏秋之交,人病如伤寒,其人汗自出,肢体重痛,转仄难,小便不利,此名风湿,非伤寒也,阴雨之后卑湿,或引饮过多,多有此证,但多服五苓散,小便通利,湿去则愈,切忌转泻发汗,小误必不可救,初虞世云,医者不识作伤风治之,发汗下之必死。

《辑义》此盖与本条之证同。

沈尧封曰:此论湿痹,即难经之湿温证也,乃伤寒有五之一,难经云,湿温之脉,阳濡而弱,阴小而急,与此少异。

湿家之为病，一身尽疼，原注：一云疼烦，《玉函》同。**发热，身色如熏黄也。**《伤寒论》作"身色如似熏黄"。

尤在泾曰：湿外盛也，其阳必内郁。湿外盛则身疼，阳内郁则发热。热与湿合，交蒸互郁，则身色如熏黄。熏黄者如烟之熏，色黄而晦，湿气沉滞故也；若热黄则黄而明，所谓身黄如橘子色也。钱天来曰：湿邪充塞浸灌于表里肌肉肢节之间，所以一身尽疼而身色如熏黄也。熏黄者，如烟熏之状，黄中带黑而不明润也。盖黄家有阴阳之别，阳黄则明润，阴黄则黑暗而无光泽。身如橘子色者，湿热停蓄所致，属阳黄，此一身尽疼已属寒湿之邪流于关节；而身色如似熏黄，即阴黄之属也，当于寒湿中求之。陈修园曰：上节言湿邪痹于内而不能化热，此节言湿邪郁于内而发于外，化热而为黄也。

《总病论》宜防己黄芪汤。

湿家，其人但头汗出，背强，欲得被覆，向火，若下之早，则哕，或胸满，小便不利，原注：一云利。**舌上如胎者，以丹田有热，胸上有寒，渴欲得饮而不能饮，则口燥烦也。**古本作"若汗之太早"。"不利"《玉函》《千金翼》作"利"。"胸上"《伤寒论》作"胸中"。《脉经》《千金翼》无"烦"字，"得饮"作"得水"，"口"上无"则"字。《总病论》"烦"作"故"。

程郊倩曰：头汗出为伤寒阳郁之证，今则背强欲得被覆向火，阴寒胜而湿蒸，非阳郁也。纵使大便不利，自是寒秘，若下之早则腹中之阳尽陷，谁复为之化气者？所以不特胸满，而胸之上清气不得升则为哕，胸之下浊气不得降则为小便不利。此证舌上不应有苔，然而有如苔者，则以阳热被下，下尽陷入丹田之下焦，而胸中以上唯有寒浊之气，郁蒸而结成，非热苔也，虽渴欲得水似热而不能饮可辨。则只是口燥烦，而实非胸中燥烦，可知证同病别也。钱天来曰:舌上如苔者,若热邪入胃,则舌上或黄、或黑、或芒刺、或干硬、或燥裂,皆苔也。此云如苔,乃湿滑而色白,似苔,非苔也。此因寒湿之邪陷入于里,而在胸膈,命门之真阳不得上升而在下焦,上下不通。故曰丹田有热,胸中有寒,下焦之真火既不得上达,即所谓清阳不升,是下焦无蒸腾之用,气液不得上腾而为涕唾,故渴。又以寒湿在胸,道路阻绝,故虽欲得水而不能饮,则口燥而烦渴也。仲景虽不立治法,然以理推之,下文之桂枝附子汤,甘草附子汤,即其治也。前人拟小陷胸汤恐非真治。即五苓散理中汤虽近于理,犹未尽善,何也?以但能温中而不能解外,故必以用桂枝者为妥也。陈修园曰:此言清邪中上,病在上而误下之,其变证有如此之多也。

王孟英曰:胸中有寒之寒字,当作痰字解,胸中有痰,故舌上如苔,其津液为痰所阻,故口燥烦,而痰饮乃水之凝结,故虽渴而不能饮也。

《甲乙》石门,三焦募也,一名利机,一名精露,一名丹田,一名命门,在脐下二寸,任脉气所发。

湿家下之,额上汗出,微喘,小便利原注:一云不利。**者死,若下利不止者,亦死。**

尤在泾曰:湿病在表者宜汗,在里者宜利小便,苟非湿热蕴积成实,未可遽用下法,额汗出微喘,阳已离而上行,小便利下利不止,阴复决而下走,阴阳离决故死,一作小便不利者死,谓阳上游而阴不下济也,亦通。李玮西曰:湿家当利小便,以湿气内瘀,小便原自不利,宜用药利之,此下后里虚小便自利,液脱而死,不可一例概也。唐容川曰:此总见湿证无下法也:上节言误下变证为寒热郁结,此节言误下伤肾则小便自利,气喘而死;误下伤脾则大便下利不止而死。观仲景方皆是补土以治湿,则知湿家断无下法也。

风湿相搏,一身尽疼痛,法当汗出而解,值天阴雨不止,医云,此可发汗,汗之病不愈者,何也?盖发其汗,汗大出者,但风气去,湿气在,是故不愈也。若治风湿者发其汗,但微微似欲出汗者,风湿俱去也。《伤寒论》《玉函》《脉经》冒问曰二字,盖作答曰二字。《玉函》雨下有溜字,湿气在作湿气仍在,《脉经》《千金翼》作湿气续在,医作师,成本作似欲汗出。

徐忠可曰:此言风湿当汗解,而不可过也。谓风湿相搏疼痛,原当汗解,值天阴雨则湿更甚,可汗无疑,而不愈何故?盖风性急可骤驱,湿性滞当渐解,汗大出则骤风去而湿不去,故不愈;若发之微则出之缓,缓则风湿俱去矣。然则湿在人身粘滞难去,骤汗且不可,而况骤下乎?故前章曰下之死,此但云不愈,见用法不当而非误下比也。程云来曰:兹条为治湿汗之严律。

《活人书》病人中湿因而伤风,风湿相薄,一身痛重,是名风湿。

陈修园曰:此于湿证中别出风湿之病,明其治法。盖字是答辞,周秦多用此笔法。

湿家病,身疼,发热,面黄,而喘,头痛,鼻塞,而烦,其脉大,自能饮食,腹中和无病,病在头中寒湿,故鼻塞,内药鼻中则愈。原注:《脉经》云"病人喘"而无"湿家病"以下至"而喘"十一字。《伤寒论》《总病论》作"湿家病,身上疼痛"。"塞"《千金翼》作"窒"。

章虚谷曰:此所谓雾露清邪中于上也。三阳经脉上头而行于身表,头中寒湿则表气不宣,故身疼发热。肺开窍于鼻而行气于皮毛,邪从鼻入,湿遏其阳而上蒸,则面黄;气闭则喘;气壅则头痛鼻塞而烦,皆肺气窒滞不得下降。故脉反大,其与湿中于下,而在阴之脉沉细者,迥不同也。肺通喉,胃通咽,邪在肺不在胃,故自能饮食。腹中和无病,止头中寒湿,故鼻塞。当用辛香苦泄之药纳鼻中,如近世之痧药,使肺气通达,其湿邪化水从鼻而出则愈。尤在泾曰:寒湿在上则清阳被郁。身疼头痛鼻塞者,湿上甚也;发热面黄烦喘者,阳上郁也。而脉大则非沉细之比;腹和无病则非小便不利大便反快之比,是其病不在腹中而在头,疗之者宜但治其头,而毋犯其腹。内药鼻中如瓜蒂散之属,使黄水出,则寒湿去而愈,不必服药以伤其和也。喻嘉言曰:邪在上焦里无别病者,但内药鼻中,搐去湿热所酿黄水而已。以鼻窍为脑之门户,故即从鼻中行其宣利之法,乃最神最捷之法也。庞安常曰:细末瓜蒂,含水。嚐少许鼻中,则愈。

《千金》治鼻不利方,瓜蒂末少许吹鼻中,亦可绵裹塞鼻中,又治鼻中息肉,不闻香臭。

《千金翼》热病发黄,瓜蒂为末,以大豆许吹鼻中,轻则半日,重则一日,流取黄水乃愈。

《活人书》湿家头痛,瓜蒂末一字嚐入鼻中,口含冷水,取出黄水愈。

《玉机微意》瓜蒂散治中寒湿头痛,面黄鼻塞,烦而脉大,瓜蒂一味为末,上以些少于鼻内吹之,其水自下。

湿家身烦疼,可与麻黄加术汤,发其汗为宜,慎不可以火攻之。 正脉本"火"作"大"。

尤在泾曰:身烦疼者,湿兼寒而在表也,用麻黄汤以散寒,用白术以除湿。喻氏曰:麻黄得术则虽发汗不至多汗,而术得麻黄并可以行表里之湿。不可以火攻者,恐湿与热合而反增发热也。程云来曰:若以火攻之,则湿热相搏,血气流溢,迫而为衄,郁而为黄,非其治法。

麻黄加术汤方

麻黄三两，去节　桂枝二两，去皮　甘草二两，炙　杏仁七十个，去皮尖　白术四两

上五味，以水九升，先煮麻黄减二升，去上沫，内诸药，煮取二升半，去滓，温服八合，覆取微似汗。

陈灵石曰：身烦疼者，寒湿之邪着于肤表也，肤表实故无汗，无汗则邪无从出矣。方用麻黄发肤表之汗以散表寒，又恐大汗伤阴，寒去而湿反不去，加白术补土生液而除湿气，发汗中寓缓汗之法也。又白术补脾驱湿之功甚大，且能助脾之转输而利水，观仲师用术各方可知，今人炒燥、炒黑、土蒸、水漂等制，皆失经旨。

徐灵胎曰：此湿家发汗之主方。

《三因方》麻黄白术汤治寒湿身体烦疼，无汗恶寒发热者。（即本方）

病者一身尽疼，发热日晡所剧者，名风湿。此病伤于汗出当风，或久伤取冷所致也，可与麻黄杏仁薏苡甘草汤。

钱天来曰：病因汗出当风。夫汗出则腠理开，当风则风乘腠理矣。风邪既入，汗不得出，以离经之汗液既不得外出皮毛，又不能内返经络，留于肌腠而为湿，此即人身汗液之湿也。其或暑汗当出之时，伤于纳凉太过，使欲出之汗不得外泄，留著肌腠而致病，与汗出当风无异也。案：金匮以痉湿暍三证合篇，痉证兼湿，暍证亦兼湿，湿证最重，必须如此活看方得。尤在泾曰：此亦散寒除湿之法，日晡所剧不必泥定肺与阳明，（此指赵徐注言）但以湿无来去而风有休作，故曰此名风湿。然虽言风而寒亦在其中，观下文云汗出当风，又曰久伤取冷，意可知矣。盖痉病非风不成，湿痹无寒不作，故

以麻黄散寒,薏苡除湿,杏仁利气助通泄之用,甘草补中予胜湿之权也。

沈芊绿曰:风湿身疼与伤寒身疼各不同,盖伤寒身疼无止时,风湿身疼多在日晡时发,若更遇阴雨与天气相合则疼更甚,亦不必拘于日晡时矣。

麻黄杏仁薏苡甘草汤方

麻黄去节,半两,汤泡　甘草一两,炙　薏苡仁半两　杏仁十个,去皮尖炒

上到麻豆大,每服四钱,水一盏半煮八分,去滓,温服,有微汗避风。《辑义》此方剂小而煎法与诸方异,盖后人所改定,《外台》脚气门所载却是原方。

《外台》疗湿家始得病时,可与薏苡麻黄汤方。薏苡半升,麻黄去节四两,甘草炙,杏仁各二两,上四味,㕮咀,以水五升,煮取二升,分再服,汗出即愈。湿家烦疼可以甘草麻黄汤发汗,不瘥更合饮家加白术四两,名白术麻黄汤。方后注云,此本仲景方,分两小异,并出第十五卷中。

陈修园曰:此为风湿无汗者,而出其方也,寒湿亦可用之。上节麻黄加术汤为大剂,此方为小剂,亦随其证之微甚而择用之。

《全生指迷方》风湿日晡发热者,薏苡仁汤主之。(即本方)

《汉药神效方》多纪茝庭曰:凡下部毒肿之证,(水肿)用麻黄杏仁薏苡甘草汤屡有奇效。

又曰:治鹅掌风,鹅眼风,二证皆用麻黄杏仁薏苡甘草汤,有奇效。

风湿,脉浮,身重,汗出,恶风者,防己黄芪汤主之。

赵以德曰：此证风湿皆从表受之，其病在外故脉浮汗出。凡身重有肌肉痿而重者；有骨痿而重者，此之身重乃风湿在表，故不作疼。虚其卫气而湿着为身重，由是以黄芪实卫，甘草佐之；防己去湿，白术佐之。然则风湿二邪独无散风之药何耶？盖汗多知其风已不留，以表虚而风出入乎其间。因之恶风耳，惟实其卫，正气壮则风自退，此不治而治者也。尤在泾曰：风湿在表，法当从汗而解，乃汗不待发而自出；表尚未解而已虚，汗解之法不可守矣。故不用麻黄出之皮毛之表，而用防己驱之肌肤之里。然非芪术甘草焉能使卫阳复振而驱湿下行哉？陈修园曰：此为风湿证汗自出者，出其方也，合上二方，即《伤寒论》麻黄汤大青龙汤桂枝汤之意乎。

防己黄芪汤方《脉经》名防己汤《活人书》名汉防己汤

防己一两　甘草半两，炒　白术七钱半　黄芪一两一分，去芦

上剉麻豆大，每抄五钱匕，生姜四片，大枣一枚，水盏半，煎八分，去滓，温服，良久再服。《药治通义》此方更用钱盏等字，全是后人所肆改。喘者，加麻黄半两；赵以德曰：其有喘者，湿中兼寒也，则加麻黄以散之。胃中不和者，加芍药三分；芍药味酸能自土中泻木。气上冲者，加桂枝三分；桂枝以散其逆。下有陈寒者，加细辛三分，下有陈寒者，谓下焦肝肾之分，则加细辛以温之，细辛散里之表药也。服后当如虫行皮中，从腰下如冰，后坐被下，又一被绕腰下温，令微汗瘥。冰，赵、喻、《全书》作水。魏念庭曰：服后如虫行皮中，寒湿之外感者欲透表而解也，从腰以下如冰，陈寒在下可知，坐被绕腰以下温令微汗而瘥，则细辛温经散寒之效也。喻嘉言曰：以暖被围腰以下，致令微汗以渐取瘥，亦从下受者从下出之之法也。

《辑义》此方分两煎法亦系后人改定，《千金》却是原方。

《千金》治风湿,脉浮,身重,汗出恶风方,汉防己四两,白术三两,甘草炙二两,黄芪五两,大枣十二枚擘,生姜三两,上六味,㕮咀,以水六升,煮取三升,分三服,服了坐被中,欲解如虫行皮中,卧取汗。外台同,方后注云。《千金》同,此本仲景《伤寒论》方,尚德案:要略名防己黄芪汤,分两煎法与此不同,盖要略煎法异常,疑非仲景之旧,当据《外台》为正。

钱天来曰:脉浮汗出恶风,似乎风邪在表,应用桂枝,而仲景又侦知其卫气已虚,皮肤不密,毛孔不闭,所以汗出恶风乃湿家之表虚者。故用防己利水,以黄芪固表,白术甘草燥湿补中而已。皆因其表气已虚,卫阳不固,并微似汗之桂枝亦不轻用矣,非用意渊深而能制方若是耶。费晋卿曰:去风先养血,治湿先健脾,此一定之法,此证乃风与水相乘,非血虚生风之比,故但用治风逐水健脾之药,而不必加血药,但得水气去而腠理实,则风亦不能独留矣。

《和剂局方》防己黄芪汤治风湿相搏,客在皮肤,一身尽重,四肢少力,关节疼痛,时自汗出,洒淅恶风,不欲去衣。及治风冷客搏腰脚浮肿,上轻下重,不能屈伸,(即本方分两同《千金》)

《伤寒准绳》许学士云,风温误汗,用防己黄芪汤救之。

《类方准绳》洁古用此汤调五苓散,治因湿为肿。

《医方集解》防己黄芪汤治诸风诸湿,麻木身痛。

《本草纲目》风湿相搏,关节沉痛,微肿恶风。(即本方)

伤寒八九日,风湿相搏,身体疼烦,不能自转侧,不呕,不渴,脉浮虚而涩者,桂枝附子汤主之,若大便坚,小便自利者,去桂加白术汤主之。"渴"下《千金翼》有"下已"二字,《外台》有"下"之二字。太阳下篇"若"下有"其人"二字,坚作硬。宋板注一云脐下心下硬。

《脉经》作"去桂加术附子汤"。

徐忠可曰：此言风湿有在伤寒后，而兼阴分虚寒者，即当顾其本元，而分别行阳燥湿之法。谓伤寒八九日正邪解之时，乃因风湿相搏，身体疼烦不能自转侧，不言热，不言汗，则表邪欲解而热微，使呕且渴，则里有热矣。今不呕渴则脉浮风也，浮而虚涩寒湿在内，而外阳不行也，故以桂枝汤去芍加附以开寒痹，并行通体之风湿。然桂枝所以行荣卫而走表者，若大便坚小便自利是表里无病，病在躯壳，无取治表，即去桂加术以壮肠胃之气，使燥湿之力从内而出，则风之挟湿而在躯壳者，不从表解而从热化也。故曰其人如冒状勿怪，即是术附并走皮中云。陈修园曰：此又于伤寒不愈合风湿为病，而出二方也，上方治风多于湿，下方治湿多于风。

桂枝附子汤方 方见《伤寒论》太阳下篇

《三因方》术附汤治冒雨湿着于肌肤，与胃气相并，或腠开汗出因浴得之，即于本方加白术茯苓。

白术附子汤方

白术二两　附子一枚半，炮去皮　甘草一两，炙　生姜一两半，切　大枣六枚

上五味，以水三升，煮取一升，去滓，分温三服，一服觉身痹，半日许再服，三服都尽，其人如冒状勿怪，即是术附并走皮中，逐水气未得除，故耳。《伤寒论·太阳下》篇白术四两，附子三枚，甘草二两，生姜三两，大枣十二枚擘，《外台》同。陈修园曰：凡方中有如虫行状，如醉状，如冒状者，皆药势将行使然也。

案：此方药味同太阳下篇桂枝附子去桂加白术汤，分两较彼只有二分之一，服量只有三分之一，上方用桂枝是重在解表分之风

邪,下方用白术是重在祛脾肾之寒湿。盖小便自利为湿证之危候,故当急固其本元也。

《三因方》生附白术汤治中风湿,昏闷恍惚,胀满身重,手足缓纵,漐漐自汗,失音不语,便利不禁,于本方干姜代生姜去大枣。

《曾氏活幼口议》术附汤治小儿脏腑虚寒,泄泻洞利,手足厥冷,同前方。

风湿相搏,骨节疼烦掣痛,不得屈伸,近之则痛剧,汗出短气,小便不利,恶风不欲去衣,或身微肿者,甘草附子汤主之。"疼烦"成本、《伤寒论》作"烦疼"。

沈明宗曰:此阳虚邪盛之证也。风湿伤于荣卫,流于关节经络之间,邪正相搏,骨节疼烦掣痛,阴血凝滞,阳虚不能轻跷,故不得屈伸,近之则痛剧也。卫阳虚而汗出,里气不足则短气而小便不利,表阳虚而恶风不欲去衣,阳伤气滞故身微肿。然表里阴阳正虚邪实,故用甘术附子助阳健脾除湿,固护而防汗脱;桂枝宣行荣卫,兼去其风,乃补中有发,不驱邪而风湿自除。盖风湿证须识无热自汗便是阳气大虚,当先固阳为主。喻嘉言曰:此条复互上条之意而辨其证之较重者。痛不可近,汗出短气恶风不欲去衣,小便不利或身微肿,正相搏之最剧处。方中行曰:或未定之词,身微肿湿外薄也,不外薄则不肿,故曰或也。钱天来曰:虽名之曰甘草附子汤,实用桂枝去芍药汤,以汗解风邪,增入附子白术以驱寒燥湿也。

《千金》脚气门四物附子汤即是方。后云"体肿者",加防己四两,悸气小便不利,加茯苓三两,既有附子,今加生姜三两。

徐忠可曰:湿有因病转者,有积渐浸淫者,有因湿转热者,有下热而胸仍寒者,有上湿而下仍寒者。总是湿性粘滞,挟风则上行,因虚或寒则偏阻，积久则痹着。故仲景首揭太阳病变湿痹者病后也，次言身疼变黄者久病也，又言上寒下热者因虚偏阻而上下之间，为热为寒正未可知也。性命关头在内之元气，故始终戒下忌泄。而治法唯发汗渗湿为主，外有痹着兼补之，内有积寒兼温之。所出凡六方，约三法：麻黄加术汤，麻杏薏苡甘草汤，发汗法也；防己黄芪汤，开痹渗湿法也；桂枝附子汤，去桂加白术附子汤，甘草附子汤，行湿温下法也。若利小便，或嚏鼻，皆不出方，此有定法也。《内经》曰：因于湿，首如裹，湿热不攘，大筋䏖短，小筋弛长。䏖短为拘，弛长为痿，因于气为肿，仲景不言及。此湿之变则从痿从肿论治，若湿胜则濡泻。湿胜不欲食亦不言及，皆湿证中所有，非验湿的证耳。余治一久湿挟风痰，身痛而痹，饮食不进，以苓半苏朴薤白栝楼辈，二剂愈。湿虽不可下，痰滞宜清也。

唐容川曰：湿兼寒热二者而成，或偏寒，或偏热，不得以阴邪二字括之。观天地之湿发于夏月，是火蒸水而湿乃发。故湿之中人有寒闭于外热郁于内之证，有湿挟寒之证，有湿挟热之证。因湿系寒热合化，故多用不寒不热之药以渗利之，为治湿正药，茯苓薏苡是矣。此条治湿，皆兼寒之证也。其湿兼热者，如所谓丹田有热，胸中有寒，发热如熏黄皆不列方，非简略也，以《伤寒论》已有，论外故不再赘，学者须通观之。始见仲景之精密，盖《伤寒论》与此书相为表里，一经一纬也。

太阳中暍，发热恶寒，身重而疼痛。其脉弦细芤迟。小便已，洒洒然毛耸。手足逆冷，小有劳，身即热。口开前板齿燥。若发其汗，则恶寒甚。加温针，则发热甚。数下之，则淋甚。"口开前"正脉本作"口前开"，"恶寒甚"上有"其"字，今从《伤寒论》《玉函》

《脉经》作"发热益甚"。《脉经》"淋"上有"复"字。"淋甚"下古本有"宜当归四逆汤"六字,即当归四逆汤,方内有人参四两,附子一枚。《玉函》暍亦热盛也,《说文》暍伤暑也,《玉》篇中热也。

魏念庭曰:此条乃申明太阳中暍病,详叙其证脉并列误治之禁,示人知所辨晰也。太阳主表,六淫之邪必先中之,故中暍亦为太阳病。虽所受之邪不同,而所感之分则同也。太阳中暍暑热客皮肤之外,内热盛躯壳之里,发热者客邪在表,恶寒者热甚于里也。身重而疼痛,暍不自感,必有所挟,挟湿则身重,挟寒则身痛。暍何有于寒乎?盖暍之为病,或得于冒暑服劳,所谓动而得之者也,则暍气多而寒湿少,竟为暍所中也;或得于避暑深居,所谓静而得之者也,则寒湿多而暍气少,暍为寒中入而郁成也,均可谓之太阳中暍也。试诊之其脉弦细:弦者紧之类,寒在表也;细者湿之征,热挟湿也,此二者病脉也。再见芤迟:芤者中气之虚,暑月汗出气虚,故易于感外也;迟者腹中之寒,暑月伏阴在里,故易于寒内也,此二者又暍病由来之脉也。合脉证而谛之,而中暍之病可识矣。再征之于余证。小便已洒洒然毛耸,太阳之表有邪,则膀胱腑应之,小便时气动于膀胱,必连及于皮毛,洒洒然恶风寒之状,正绘表证如画也。再验之于手足逆冷,内热极而寒见于四末,且内热为寒湿所郁,其气格阻而不宣达,亦可逆见手足,皆内热外寒之象也。所谓阴阳气不顺接凡厥之证也,以致小有劳身即热,热病阴虚动则生阳也。口开前板齿燥,热盛于内,欲开口以泄其气,气出而内热熏灼于板齿,则齿燥也。此全为内热炽盛之证。若单感暍邪者,内外俱是阳邪;若兼感寒湿者,内为阳邪而外为阴邪,非兼治其内外不为功也。若发汗以治其外,用麻黄桂枝治风寒温辛发散之品,则内热不除而表气益虚。内热已恶寒矣,表虚而内热,恶寒必更甚也。或加温针则热益以热,发热不可消息也。数下之则表证未解,内热不能宣通于表,反使热势下趋,寒湿之气亦随之入里,气化阻滞,小便必不利而淋必甚也。是皆非治暍病之法也。仲景因为明言治法于后。程云来曰:《内经》曰,"先夏至为病温,后夏至为病暑",又曰,"热病者皆伤寒之类也"。以其太阳受病与伤寒相似,亦令发热恶寒,身重而疼痛也。《内经》曰:"寒伤形,热伤气。"气伤则气消而脉虚弱,所以弦细芤迟也。小便已毛耸者,阳气内陷不能卫外,手足亦逆冷也。劳动则扰乎阳,故小劳身即热也。《内经》曰:"因于暑汗,烦则喘喝。"故热盛则口开,口开则前板齿燥也。发汗虚其阳则恶寒甚,温针动火邪则发热甚,下之亡津液则淋甚也。

《质疑录》洁古《此事难知》有曰,"动而得之曰中热,静而得之曰中暑",此言不能无议。夫中热中暑均自夏月感受之热邪也,故中暑即是中热,初无有分,但其得之则有别者。如行人农夫奔走劳动于道途田野之间,此时热气充斥,一时昏冒猝倒,此谓中暑,即谓中热,是皆动而得之者也。若静而得之者,如安逸之人乘凉于大厦高堂凉亭水阁,一时阴寒之气遏郁,周身之阳气不得舒越,而肌肤粟粟,头疼发热,此是夏月感寒病,而不得以中暑名之也。

《医门法律》暍者中暑之称。《左传》荫暍人于樾下,其名久矣。后世以动而得之为中热,静而得之为中暑。然则道途中暍之人,可谓静而得之耶。动静二字只可分外感内伤:动而得之为外感天日之暑热;静而得之因避天日之暑热,而反受阴湿风露,瓜果生冷所伤,则有之矣。时令小寒大寒,而人受之者为伤寒;时令小暑大暑,而人受之者即为伤暑。劳苦之人凌寒触暑,故多病寒暑;安养之人非有饮食房劳为之招寒引暑,则寒暑无由入也。所以膏粱藜藿、东南西北治不同也。夏月人身之阳以汗而外泄,人身之阴以热而内耗,阴阳两俱不足。仲景于中暍禁汗下温针,汗则伤其阳,下则伤其阴,温针则引火热内攻,故禁之也。而其用药但取甘寒生津保肺、固阳益阴为治,此等关系最钜。

《医门棒喝》:"暍者暑也。"暑由口鼻吸受而入膜原。仲景标太阳中暍者,中于太阳之里而在上焦,即膜原之地也。此条无方,若案本证未经误治以先,宜五苓散,或后世之藿香正气散,皆为合法,因其湿邪所闭也。如东垣所拟清暑益气汤,则太补而闭其邪;或拟以白虎汤,则又太凉而遏其湿,皆非所宜也。若经误治后,更当别论矣。

汤本求真曰:"人若触冒太阳之光热而罹病时,谓之暍病。"

太阳中热者,暍是也。汗出,恶寒,身热而渴,白虎加人参汤主之。《玉函》《脉经》无"加人参"三字。

沈明宗曰:此言正暑病也。邪之伤人无有不从皮毛而入,故曰太阳中热。尤在泾曰:中热亦即中暑,暍即暑之气也。恶寒者,热气入则皮肤缓、腠理开,开则洒然寒。与伤寒恶寒者不同,发热汗出而渴。表里热炽,胃阴待涸求救于水,故与白虎加人参以清热生阴,为中暑而无湿者之法也。钱天来曰:暍者盛夏暑热中之邪气也。此条先言本证之情形如此,而以中热二字通解暍字之义,即《内经·热论》所谓病暑也。王肯堂云,中暍中暑中热,名虽不同,实一病也。谓之暍者,暑热当令之时,其气因暑为邪耳,非即夏月暑热当令之正气也,即《热论》所谓后夏至日者为病暑是也。暍乃暑热之邪,其气本热,不待入里,故中人即渴也。暍为夏至已后之病。阳极阴生之后,阴气已长,当暑汗大出之时,腠理开张,卫阳空疏，表气已虚，不能胜受外气，故汗出恶寒也。是热邪乘腠理之虚而为暍证也。故以白虎加人参汤主之，即用石膏以治时令暑热之邪，又加人参以补汗出之表虚，添津液而治燥渴也。

成无己曰：汗出恶寒身热而不渴者，中风也；汗出恶寒身热而渴者，中暍也。

《金鉴》汗出恶寒身热而渴，颇似太阳温热之病。但温热无恶寒，以热从里生，故虽汗出而不恶寒也；中暍暑邪由表而入，故汗出恶寒也。究之于渴，温热之渴初病不过欲饮；中暍之渴初病即大引饮也。用白虎加人参汤主之者，盖以益气为主，清暑热次之也。李彣曰：热伤气，气泄则汗出；气虚则恶寒；热蒸肌腠则身热；热伤津液则作渴，此恶寒身热与伤寒相类。然所异者，伤寒初起无汗不渴，中暍初起即汗出而渴也。

《本事方》有人患头疼身热，心烦燥渴，诊其脉大而虚，予授以白虎汤数服愈。《素问》云，脉虚身热得之伤暑。仲景云，其脉弦细芤迟，则皆虚脉可知。

《此事难知》：动而伤暑，心火大盛，肺气全亏，故身热脉洪大。动而火胜者，热伤气也，白虎加人参汤主之。辛苦多得之，不可不知也。

太阳中暍，身热，疼重，而脉微弱，此以夏月伤冷水，水行皮中所致也，一物瓜蒂汤主之。"所致也"下古本有"猪苓加人参汤主之"八字，即猪苓汤加人参三两。

成无己曰：经曰，脉虚身热得之伤暑。身热脉微弱者暍也，身体疼重者水也，夏时暑热以水灌洗而得之，一物瓜蒂散主之。尤在泾曰：暑之中人也，阴虚而多火者，暑即寓于火之中，为汗出而烦渴，宜白虎加人参以清热生阴；阳虚而多湿者，暑即伏于湿之内为身热而疼重,故暑病恒以湿为病,而治湿即所以治暑。瓜蒂苦寒能吐能下,去身面四肢水气,水去而暑无所依,将不治而自解矣,此治中暑兼湿者之法也。

一物瓜蒂汤方

瓜蒂二七个

上剉,以水一升,煮取五合,去滓,顿服。

汪双池曰:瓜类生于盛夏,以热蓄湿而生者,而夏月人又喜食之,以其能解烦渴。究竟生冷之物,遏抑暑气于中,以成,暑湿相挟。惟瓜蒂则紧着全瓜,是能总领暑湿,又其气味苦恶能令人涌吐,其苦能泄热,其吐能越湿。故独用之,使膻中之水上越,则皮肤之水亦消而暑热之气亦泄矣。陈灵石曰:此物能去水气,水去则暑无所依而自愈矣。

《千金》疟疾寒热,瓜蒂二枚,水半盏浸一宿,顿服取吐愈。

《圣惠方》发狂欲走,瓜蒂末井水服一钱,取吐即愈。

《卫生宝鉴》独圣散治诸风,膈实诸痫,痰涎津液壅,杂病亦然。瓜蒂一味,剉如麻豆大,炒令黄为末,量病人新久虚实大小,或一钱,或二钱末,用茶一盏,酸齑汁水一盏,调下。须是病人隔夜不食。

《朱氏集验方》齁喘痰气,苦丁香三个为末,水调服,吐痰即止。

《伤寒准绳》若非次头痛,胸中满,及发寒热,脉紧而不大者,即是膈上有涎,宜用瓜蒂末一钱,暖水调下,吐涎立愈。

《寿世保元》治癫狂不止,得之惊忧极者,用甜瓜蒂半两为末,每服一钱,井水调一盏投之。即大吐,后熟睡,勿令惊起神效。

《眼科锦囊》白龙散治眼目昏花,及开大,风眼,疫眼,偏正头痛,其余病毒结于胸中者,瓜蒂一味为极末,和白汤顿服,强人用三分,弱人一分若二分,得快吐则止。

唐容川曰:仲景将暍合于湿后,此有精意存焉。盖暑者湿郁而热发也,故六月节曰大暑;七月秋金清肃,则节名处暑。知非湿蒸则暑不发,故月令曰土润溽暑。治法发汗温针则热益发,若数下之则湿益郁,均非治暑之法也。惟有清之而已,如白虎人参汤使热退金清,则湿自利矣。暑之变证,化痢,化疟,皆可由此裁治之。其瓜蒂汤则又单利湿之一法,玩仲景言外之旨,明明示人清热利湿之两端,从此两法推广,而暑之变证兼证皆可识矣。

《资生》篇《素问·六元正纪大论》云:暑以蒸之。月令云:土润溽暑。暑也者,乃天之热气下降,地之湿气上腾,湿热交蒸,二气合化而为一者耳。丹溪所谓阴暑,即湿重热轻,病在太阴;阳暑即热重湿轻,病在阳明。人参白虎汤妙在扶正,瓜蒂散妙在攻邪,乌梅丸则湿热两解、逐秽却暑一定之法。至李东垣清暑益气汤驳杂不纯,余不敢阿其所好。

百合狐惑阴阳毒病脉证治

论曰：百合病者，百脉一宗，悉致其病也。意欲食，复不能食，常默默；欲卧不能卧；欲行不能行。饮食或有美时，或有不用闻食臭时。如寒无寒，如热无热，口苦小便赤。诸药不能治，得药则剧吐利，如有神灵者。身形如和，其脉微数。每溺时头痛者，六十日乃愈；若溺时头不痛淅然者，四十日愈；若溺快然但头眩者，二十日愈。其证或未病而预见，或病四五日而出，或病二十日，或一月微见者，各随证治之。"默默"正脉本作"默然"。"微见"《巢源》作"复见"，《千金》作后见。

李玮臣曰：《活人书》云，伤寒大病后血气未得平复，变成百合病。今由百脉一宗悉致其病观之，当是心肺二经之病也。如行卧饮食寒热等证，皆有莫可形容之状，在内经解㑊病似之。观篇中有如神灵者，岂非以心藏神，肺藏魄，人生神魂失守，斯有恍惚错妄之情乎？又曰：《内经》云，凡伤于寒则为病热。热气遗留不去，伏于脉中则昏昏默默，凡行卧饮食寒热皆有一种虚烦不耐之像矣。沈明宗曰：若邪淫于胸中连及上脘，则意欲食复不能食；走于肝肾，故常默默；流入脾胃，故欲卧不能卧，欲行不能行；邪不在胃，饮食或有美时，壅抑胃气则闻食臭；流于胆，则口苦；流于膀胱，则便赤。以上诸证非一齐并见，皆移易变动而见也。程云来曰：头者诸阳之首，溺则阳气下施，头必为之摇动。曷不以老人小儿观之：小儿元气未足，脑髓不满，溺将出头为之摇，此阳气不充故耳；老人血气衰，肌肉涩，脑清，故溺出时不能射远，将完必湿衣，而头亦为之动者，此阳气已衰不能施射故耳。由此观之，溺出头之痛与不痛，可以观邪之浅与深矣，故百合病溺出头痛者，言邪舍深而阳气衰也。内衰则入于脏腑，上则牵连脑髓，是以六十日愈。若溺出头不痛淅淅然者，淅淅如水，洒淅皮毛外，舍于皮肤肌肉，尚未入脏腑之内，但阳气微耳，是以四十日愈。若溺出快然但头眩者，言邪犹浅快则阴阳和畅，荣卫通利，脏腑不受邪。外不淅淅然则阳气尚是完固，但头眩者是邪在阳分，阳实则不为邪所牵，故头不疼而眩，是以二十日愈也。陈修园曰：此详言百合证之证脉也。此证多见于伤寒大病前后，或为汗吐下失法而变，或素多思不断情志不遂，或偶蠲惊疑猝临异遇，以致行住坐卧饮食等皆若不能自主之势。此病最多而医者不识耳。

《千金》百合病者，谓无经络，百脉一宗悉致病也。皆因伤寒虚劳大病已后不平，复变成斯病。其状恶寒而呕者，病在上焦也，二十三日当愈；其状腹满微喘大便坚，三四日一大便，时复小溏者，病在中焦也，六十三日当愈；其状小便淋沥难者，病在下焦也，三十三日当愈，各随其证以治之，云云。（本《巢源》）

英医梅滕更《医方汇编》百合证种种奇怪情形，病家医家每委之于鬼祟，不知其根实由七情六欲，伤其脑筋所致，发而为病。初起病多伪托，忽喜忽忧，惊悸忿怒，哭笑嗔骂相杂有之；或忽而自言自语，面赤面白；或专乎自虑病重，无法可治。如处女患此者，即称相思病也。医者审其病由，病轻者极宜设法解其心怀，不药可愈。如病渐重，大有性命之忧，不可不知。

案：百合病者精神病之一。《金鉴》云，百合瓣一蒂如人百脉一宗，命名取治皆此义也。盖血海为百脉所归宗，乃化精补髓之源。而脑为髓海，若经络瘀有热毒，则脑髓失灵而志意昏愦。百合质类脑髓，善清热解郁，而气味甘平微苦，最宜于元气虚弱之证，而为斯病之主药，犹伤寒中所谓桂枝证柴胡证例也。又此证与狂均为血室及脑之病，而阴阳虚实不同。《内经》云，邪入于阳则狂，邪入于阴则痹。痹盖脑髓不仁，知觉运动失常之词，即百合病证也。赵氏以此证断为血病，魏氏断为气病，并非。

百合病，发汗后者，百合知母汤主之。

赵以德曰：日华子谓百合安心定胆，益志养五脏，为能补阴也；治产后血眩晕，能去血中热也；除痞满，利大小便，为能导涤血之瘀塞也。而是证用之为主，益可见瘀积者矣，若汗之而失者，是涸其上焦津液。而上焦阳也，阳宜体轻之药，故用知母佐以救之。知母泻火生津液，润心肺。陈载安曰：得之汗后者，其阳分之津液必伤，余热留连而不去。和阳必以阴，百合同知母泉水以清其余热，而阳邪自化也。魏念庭曰：百合病用百合，盖古有百合病之名，即因百合一味而疗此疾，因得名也。如《伤寒论》条内云太阳病桂枝证，亦病因药而得名之义也。徐忠可曰：加之泉水以泻阴火，而阴气自调也。

莫枚士曰：仲景以百合治百合病。案：《本草经》百合除邪气，利大小便。百合病证状虽变幻不一，要之小便赤黄一证，则有定。仲景于至无定中，求其有定者，以立诊治之准，此百合病所以必用百合也。百合病重在小便，故于头痛、头淅淅、头眩诸足以卜愈期者，皆于小便时诊之，凡辨疑难证皆当准此。又百合病者由于余邪逗留，血气不润所致，故诸方于百合外，加知母、鸡黄、生地汁、滑石，皆滋润之品。

百合知母汤方

百合七枚，擘　知母三两，切

上先以水洗百合，渍一宿，当白沫出，去其水，更以泉水二升，煎去一升，去滓。别以泉水二升煎知母，取一升，去滓。后合和，煎取一升五合，分温再服。《外台》"滓别"之间有"置之一处"四字。

案：百合根质似人之脑，其花昼开夜合，乃草木之有情者。性能清热消郁，解脑髓之痹，补元气之虚，故用以为百合病之主药。过汗则耗津亡阳，故佐以知母之滋阴解毒，分煎合服，俾二性合致其功，以奏其清上滋下之效也。《易》曰"山下出泉"，是泉者水之源，故取以煎清脑之药也。

百合病，下之后者，百合滑石代赭汤主之。 正脉本"滑石"上无"百合"二字，《千金》《外台》有，尤本从之。

赵以德曰：若下之而失者，则损其阴。瘀血下积，而下焦阴也。阴宜镇重之剂，故用滑石代赭佐以救之。滑石开结利窍，代赭除脉中风痹瘀血。陈载安曰：其得之于下后者，下多伤阴，阴虚则阳往乘之，所以有下焦之热象。百合汤内加滑石代赭，取其镇逆利窍以通阳也，是谓用阳和阴法。魏念庭曰：至下之后不用知母而以滑石代赭汤主之者，以重坠之品随下药之势使邪自下泄也。用代赭石之涩，涩大便也；用滑石之滑，利小便也。

百合滑石代赭汤方

百合七枚，擘　滑石三两，碎，绵裹　代赭石如弹丸大一枚，碎，绵裹《千金》作一两

上先以水洗百合，渍一宿。当白沫出，去其水，更以泉水二升，煎取一升，去滓。别以泉水二升，煎滑石代赭取一升，去滓。后合和，重煎取一升五合，分温服。《外台》"滓别"间有"置一厢"三字，"别"作"又"。

案：既云下后所得，则必有大便下利，小便不通之见证。故佐以代赭之固阳止脱，以治大便之下利；滑石之泄热利水，以治小便

之赤涩。

《伤寒蕴要》百合病发汗已下复发者,百合七个擘破,泉水浸一宿,赭石一两,滑石三两,泉水二钟入百合汁再煎一钟,温服。

百合病,吐之后者,百合鸡子汤主之。

陈载安曰:其得之吐后者,吐从上逆,较发汗更伤元气,阴火得以上乘,清窍为之蒙蔽矣。故以鸡子黄之纯阴养血者佐百合以调和心肺,是亦用阴和阳矣。张路玉曰:吐之而失者,佐鸡子黄以补其中焦之荣血。

百合鸡子汤方

百合七枚,擘　鸡子黄一枚

上先以水洗百合,渍一宿。当白沫出,去其水,更以泉水二升,煎取一升,去滓,内鸡子黄,搅匀,煎五分,温服。

尤在泾曰:《本草》鸡子安五脏治热疾。吐后脏气伤而病不去,用之不特安内,亦且攘外也。

百合病,不经吐下发汗,病形如初者,百合地黄汤主之。

赵以德曰:若不经吐下发汗,未有所治之失,病形得如初者,但佐之生地黄汁补血凉血。凉则热毒消,补则新血生,蕴积者行而自大便出如黑漆矣。陈载安曰:不经吐下发汗,正虽未伤,而邪热之袭于阴阳者,未必透解,所以致有百合病之变也。病形如初,指百合病首节而言。地黄取汁下血分之瘀热,故云大便当如漆,非取其补也。百合以清气分之余热,为阴阳和解法。尤在泾曰:此则百合病正治之法也。盖肺主行身之阳,肾主行身之阴。百合色白入肺而清气中之热,地黄色黑入肾而除血中之热,气血既治百脉俱清,虽有邪气亦必自下。服后大便如漆,则热除之验也。《外台》云,大便当出黑沫。

百合地黄汤方

百合七枚，擘　地黄汁一升

上以水洗百合，渍一宿。当白沫出，去其水。更以泉水二升，煎取一升，去滓，内地黄汁煎取一升五合。分温再服，中病勿更服，大便当如漆。"当"正脉本作"常"。程云来曰：如漆，地黄汁也。《辑义》地黄汁服之必泻利，故云中病勿更服。

百合病，一月不解，变成渴者，百合洗方主之。《千金》一作经。

赵以德曰：其一月不解百脉壅塞，津液不化而成渴者，故用百合洗。则一身之脉皆得通畅，而津液行，其渴自止。勿食盐豉，以味咸能凝血且走之也。徐忠可曰：渴有阳渴，有阴渴。若百合病一月不解而变成渴，其为阴虚火炽无疑矣。阴虚而邪气蔓延，阳不随之而病乎？故以百合洗其皮毛，使皮毛阳分得其平，而通气于阴。即是肺朝百脉，输精皮毛，使毛脉合精行气于腑之理。食煮饼假麦气以养心液也，勿食盐豉恐伤阴血也。

百合洗方

上以百合一升，以水一斗，渍之一宿以洗身，洗已，食煮饼，勿以盐豉也。《千金》作以汁先洗病人身，洗身后食白汤饼，勿与盐豉也。《外台》作"洗身讫食白汤饼"。

《总病论》饼是切面条，汤煮水淘过，热汤渍食之。《活人书》煮饼，即淡熟面条也。张师正《倦游录》云：凡以面为食煮之，皆谓汤饼。

《验方新编》伤寒口渴不止，百合一斤，水泡一夜，煮汤洗身，并以百合食之。

百合病，渴不瘥者，栝楼牡蛎散主之。

徐忠可曰：渴不瘥，是虽百合汤洗而无益矣。明是内之阴气未复，由于阳亢也。故以栝楼根清胸中之热，牡蛎清下焦之热，与上平阳以救阴同法,但此从其内治耳,故不用百合而作散。尤在泾曰:病变成渴,与百合洗而不瘥者,热盛而津液伤也。栝楼根苦寒生津止渴,牡蛎咸寒引热下行,不使上烁也。

栝楼牡蛎散方

栝楼根　牡蛎熬,等分

上为细末,饮服方寸匕,日三服。

百合病,变发热者,原注:一作发寒热。**百合滑石散主之。**

尤在泾曰:病变发热者,邪聚于里而见于外也。滑石甘寒能除六腑之热,得微利则里热除而表热自退。《金鉴》百合病如寒无寒,如热无热,本不发热今变发热者,其内热可知也。故以百合滑石散主之,热从小便而除矣。

百合滑石散方

百合一两,炙(《千金》作乾之)　滑石三两

上为散,饮服方寸匕,日三服,当微利者止服,热则除。《千金》一本云,治百合病小便赤涩,脐下紧急。《外台》同。

郭白云曰:仲景以药之百合治百合病,与神农经主治不相当,千古难晓其义。是以孙真人言伤寒杂病,自古有之,前古名贤,多所防御。至于仲景,时有神功,寻思旨趣,莫测其致。所以医人,不能钻仰万一也。然百合之为物,岂因治百合之病而后得名哉？或是病须百合可治,因名曰百合乎？少时见先生,言以百合汤治一仆病得愈。余是时未甚留意,不解仔细详看,虽见其似寒似热,似饥似饱,欲行欲卧,如百合之证;又自呼其姓名,有终夕不绝声,至醒间之,皆云不知,岂所谓如有神灵者耶？案:以上诸条之证,均以脉数小便赤为主,诸方主治虽有上下内外之殊,皆兼清热利小便也。

《千金》耳聋耳痛,干百合为末,温水服二钱,日二服。

《小品方》百合病腹满作痛者,用百合炒为末,每饮服方寸匕,日二。

　　《内经拾遗方论》平人气象论曰:尺脉缓涩谓之解㑊。王太仆曰:寒不寒,热不热,弱不弱,壮不壮,㑊不可名,谓之解㑊也。张少谷曰:㑊困弱也,百合汤解㑊之神剂也。百合一味,上用水二钟,煎八分,不拘时服。

　　百合病,见于阴者,以阳法救之;见于阳者,以阴法救之。见阳攻阴,复发其汗,此为逆;见阴攻阳,乃复下之,此亦为逆。《脉经》"阳法"作"阴法","阴法"作"阳法","为逆"下有"其病难治"四字。

　　徐忠可曰:此段总结全篇,谓百合病同是内气与伤寒余邪相并,留连不已。不患增益而患因循,故病在下后,及变渴,所谓见于阴也。渴不止,势必及阳,至阳亦病而无可为矣。故以滑石彻其毛窍之阳,百合利其皮毛之阳、在内之阳燥,栝楼牡蛎养其腹内之阳。阳得其平,阴邪欲传之而不受,则阴中之邪渐消矣,所谓以阳法救之也。病在汗后,及吐后,及病形如初,及变发热,皆所谓见于阳也,热必及阴,至阴亦病而无可为矣。故以知母固其肺胃之阴,鸡子养其血分之阴,生地壮其心中之阴。热发于肌表者,滑石以和其肠胃之阴,阴得所养阳邪欲传之而不受,则阳中之邪渐消矣,所谓以阴法救之也。然而救也,非攻也。若用汗下之法则是攻矣。故见阳攻阴,阴虚阳将袭之,而况云救乎。然使阳即有欲袭之势,非阳之强也,故曰复发其汗此为逆,谓初误在攻阴,此又误在治阳也。见阴攻阳,阳虚阴将袭之,而况云救乎。然使阴即有欲袭之势,非阴之强也,故曰乃复下之此亦为逆,谓初误在攻阳,此又误在治阴也。又曰:阳法阴法,即和阴和阳之法也。以此相救,即和其未病意。《内经》所谓用阴和阳,用阳和阴也。故诸治法皆以百合为主,至病见于阳加一二味以和其阴,病见于阴加一二味以和其阳耳。沈芊绿曰:阳法救者,使阳得其平,阴邪欲传之而不受,即阴邪亦渐消也;阴法救者,使阴得其平,阳邪欲传之而不受,即阳邪亦渐消也。救与攻相反,汗下即所谓攻,故曰逆。唐容川曰:仲景论脉,所谓阴阳多指寸尺而言;仲景论证,所谓阴阳多指表里而言。观见于阴见于阳二于字,是确指其界,谓血分与气分表里之间也。见于阴,如上文变或渴而在里也,以阳法救之如洗方从表治之是;见于阳,如上文变发热而在表也,以阴法救之如滑石散从里治之是。故见阳之表证,攻治其阴乃正法也,若发其汗则为逆;见阴而攻治其阳,亦正法也,乃复下之此亦为逆。

《素·阴阳应象大论》"善用针者,从阴引阳,从阳引阴,以右治左,以左治右。"又云:审其阴阳,以别柔刚,阳病治阴,阴病治阳。定其血气,各守其乡,血实宜决之,气虚宜导引之。

《千金》百合病见在阴而攻其阳,则阴不得解也,复发其汗为逆也;见在于阳而攻其阴,则阳不能解也,复下之其病不愈。

狐惑之为病,状如伤寒。默默欲眠,目不得闭,卧起不安。蚀于喉为惑,蚀于阴为狐。不欲饮食,恶闻食臭。其面目乍赤乍黑乍白。蚀于上部,则声喝。 原注:一作"嗄"。**甘草泻心汤主之;蚀于下部则咽干,苦参汤洗之;蚀于肛者,雄黄熏之。**《巢源》作目瞑不得闭。《外台》作目瞑不得眠。《巢源》《千金》"乍"并作"翕","喝"作"嗄"。《脉经》《千金》《外台》并无"甘草"二字,然方则载甘草泻心汤。《巢源》"咽干"下有"此皆由湿毒气所为也"九字。《千金》《外台》"肛"下有"外"字。

赵以德曰:狐惑病谓虫蚀上下也。世谓风中有虫,凡虫自风生固矣。然风阳也,独阳不生,必有所凭而后化。盖因湿热久停,蒸腐气血而成瘀浊，于是风化所腐为虫矣。设风不由湿热而从寒凉者，肃杀之气纵然腐物，虫亦不化也，由是知此病也。虫生于湿热败气瘀血之中，其来渐矣，遏极乃发，非若伤寒一日而暴病者也。病发默默欲眠，目不得闭，卧起欠安者，皆由五脏久受湿热，伤其阴精，卫不内入，神不内宁，故也。更不欲食恶闻食臭者，仓廪之腑伤也。其面乍赤乍黑乍白者，皆由五脏不足，更为衰旺，迭见其色也。其虫从湿热之极，所发之处而蚀之。蚀上部者内损心肺，外伤咽候。肺者气之主，咽喉声音之户，由是其声嗄矣，故用甘草泻心汤主之，治其湿热，分利其阴阳。而黄连非惟治心脾热也，而亦治虫。后世方论谓是证或初得状似伤寒，或因伤寒所变也，然皆虫证也。又谓伤寒病腹内热，饮食少，肠胃空虚而虫不安，故随所食上下部而病名狐惑也。以此二或字观之，则非独伤寒变是证，凡热病，皆得生虫也。虫蚀下部则咽干者，下部肾之所在，任脉附焉，肾水也。湿热甚于下则虫蚀于上而肾水受伤，经脉乏水以资之，挟湿热逆而燥其咽嗌，故用苦参汤洗。苦参能除热毒疗下部蠚，因以洗之。虽然此治之外者尔，若究其源病则自内而外出，岂独治其标而已哉？试用上部服泻心汤观之，则下部亦必有可服之药；自下部用洗法者观之，则上部咽喉亦必有外治之理，此仲景特互发之尔。不然何后世方论有服下部药者，与内食五脏者乎？蚀于肛湿热在下。二阴虽皆主于肾，然肝脉循于肛。肛又为大肠之门户，大肠金也，湿热伤之则水来侮。是以虫蚀于此焉。雄黄本主蠚疮杀虫，又有治风之义，故用熏之。注引《脉经》猪苓散主之者，亦分别湿热尔。徐忠可曰：狐惑虫也，虫非狐惑而因病以名之，欲人因名思义也，大抵皆湿热毒所为之病。毒盛在上，侵蚀于喉为惑，谓热淫如惑乱之气感而生蜮也；毒偏在下，侵蚀于阴为狐，谓柔害而幽隐如狐性之阴也。

蚀者若有食之而不见其形,如日月之蚀也。《金鉴》狐惑,牙疳下疳等疮之古名也,近时惟以疳呼之。下疳即狐也,蚀烂肛阴;牙疳即惑也,蚀咽腐龈,脱牙穿腮,破唇。每因伤寒后余毒与湿䗪之为害也。或生斑疹之后,或生癖疾下利之后,其为患亦同。

《巢源·伤寒狐惑候》夫狐惑二病者,是喉阴之为病也。初得状如伤寒,或因伤寒而变成斯病。其状默默欲眠,目瞑不得卧,卧起不安。虫食于喉咽为惑,食于阴肛为狐。恶饮食不欲闻食臭。其人面目翕赤翕黑翕白。食于上部其声嗄,食于下部其咽干,此皆湿毒气所为也。《伤寒湿䗪候》凡得伤寒时气热病,腹内有热,又人食少肠胃空虚,三虫行作求食,食人五脏及下部。䗪病之候,齿无色,舌上尽白,甚者唇里有疮,四肢沉重,忽忽喜眠。于此皆为虫食其肛,肛烂见五脏即死。当数看其上唇内有疮,唾血,唇内如粟疮者,则心内懊憹痛。此虫在上食其五脏。下唇内生疮者,其人不寤。此虫食下部,皆能杀人。

《外台》引《备急方》云,射工毒虫一名短狐,一名蜮,以气射人影则病,再得时或如伤寒,或似中恶,三日则齿间血出,不疗则死。《肘后》溪毒似射工而无形,春月多得,亦头痛恶寒,状如伤寒。二三日则腹中生虫,食人下部,渐食五脏,注下不禁。下部有疮,正赤如截肉者,为阳毒最急;若疮如蠡鱼齿者,为阴毒,犹小缓,要皆杀人,不过二十日也。

《伤寒九十论》李姓者得伤寒数日,汗下杂治,遂成坏病。其脉见于上下唇皆已䘌蚀,声嘶而咽干,舌上白苔,齿无色。予曰:病名狐惑,杀人甚急。作雄黄丸泻心汤投之,数日瘥。唐容川曰:惑是䗪字之误,䗪字篆文似惑,传写滋误。诗注蜮短狐,含沙射人影则病,故诗曰为鬼为蜮,则不可得,言其暗中害人也。虫生暗中,故以狐䗪二字为名。

《外台》甘草泻心汤方后云：兼疗下利不止，心中愊愊，坚而呕，肠中鸣者，方。

《辑义》窦氏《疮疡全书》李氏《医学入门》，并用三黄泻心汤。盖因《脉经》单作泻心汤耶。三黄泻心汤，《吐衄》篇称泻心汤。

苦参汤方正脉本缺，徐、沈、尤本及《金鉴》所载如下。

苦参

以水一斗，煎取七升，去滓，熏洗，日三服。徐镕附庞安时《伤寒总论》苦参汤方，苦参半斤，槐白皮、狼牙根各四两，上剉，以水五升煎三升半，洗之。

《辑义》用苦参一味治龋齿，见于《史记·仓公传》，亦取乎清热杀虫。

案：本方洗一切恶疮溃烂神效，痒甚者可加花椒同煎。

《千金》治毒热攻手足，赤肿焮热疼痛欲脱方，取酒煮苦参以渍之。《肘后》

《外台》小儿身热，苦参煎汤浴之良。

《姚僧垣集验方》毒热足肿作痛欲脱者，苦参煮酒渍之。

《直指方》下部漏疮，苦参煎汤日日洗之。

《卫生宝鉴》绿白散治汤熨火烧疼痛，苦参细末，用香油调搽。

雄黄熏法

雄黄

上一味为末，筒瓦二枚，合之，烧向肛熏之。宗奭曰：雄黄焚之，蛇皆远去。

徐忠可曰：下部毒盛所伤在血，而咽干。喉属阳，咽属阴也。药用苦参熏洗，以去风清热而杀虫也。蚀于肛则不独随经而上侵咽,湿热甚而糜烂于下矣。故以雄黄熏之,雄黄之杀虫去风解毒更力也。

《圣惠方》治伤寒狐惑毒蚀下部,肛外如䘌,痛痒不止。雄黄半两,先用瓶子一个口大者内入灰上,如装香火,将雄黄烧之,候烟出当病处熏之。

《肘后》辟蛇之法虽多,唯以武都雄黄为上,带一块,上称五两于肘间,则诸蛇毒莫敢犯,他人中者,便磨以疗之。

《千金翼》治卒中鬼击,及刀兵所伤,血漏腹中不出,烦满欲绝方。雄黄粉,以酒服一刀圭,日三,血化为水。

《十便良方》百虫入耳,雄黄烧燃熏之自出。

《笔峰杂兴》治臁疮日久方,雄黄二钱,陈皮五钱,青布卷作大撚,烧烟熏之,热水流出数次愈。

《寿世保元》治下部生虫䘌食肛,烂见五脏便死。艾叶入雄黄末,入管中,熏下部,令烟入即愈。

治呃逆,服药无效者,用雄黄二钱,酒一杯,煎七分,急令患人齅其热气即止。

原注:《脉经》云,病人或从呼吸上蚀其咽,或从下焦蚀其肛阴,蚀上为惑,蚀下为狐。狐惑病者,猪苓散主之。《辑义》脉经所载猪苓散,楼氏《纲目》云,未考。案:证类猪苓条图经云,黄疸病及狐惑病,并猪苓散主之。猪苓茯苓等分,杵末,每服方寸匕,水调下,盖此方也。

病者脉数,无热微烦,默默但欲卧,汗出。初得之三四日,目赤如鸠眼,七八日,目四眦。原注:一本此有"黄"字。**黑,若能食者,脓已成也,赤小豆当归散主之。**《脉经》作"目四眦黄黑",《千金》同。

尤在泾曰:脉数微烦,默默但欲卧,热盛于里也。无热汗出,病不在表也。三四日目赤如鸠眼者,肝脏血中之热,随经上注于目也。经热如此,脏热可知。其为蓄热不去,将成痈肿无疑。至七八日目四眦黑,赤色极而变黑,则痈尤甚矣。夫肝与胃互为胜负者也。肝方有热势必以其热侵及于胃,而肝既成痈,胃即以其热并之于肝,故曰若能食者知脓已成也。且脓成则毒化,毒化则不特胃和,而肝亦和矣。赤豆当归,乃排脓血除湿热之良剂也。再案:此一条注家有目为狐惑病者,有目为阴阳毒者,要之亦是湿热蕴毒之病。其不腐而为虫者,则积而为痈,不发于身面者则发于肠脏,亦病机自然之势也。仲景意谓与狐惑阴阳毒同源而异流者,故特论列于此欤。李珥臣曰:经云,脉数不止而热不解,则生恶疮,今脓成何处,大率在喉与阴肛,盖积热生虫,亦积热成脓,是亦恶疮之类也。

赤小豆当归散方

赤小豆三升,浸令芽出,曝干　当归正脉本脱两数,徐镕附遗作一两(《千金》及《翼》作三两)

上二味,杵为散,浆水服方寸匕,日三服。程云来曰:浆酢也。炊粟米熟投冷水中,浸五六日生白花,色类浆者。案:浆水法,出本草蒙筌。张路玉曰:如无酸浆水,以醋和沸汤代之。

程云来曰:当归主恶疮疡,赤小豆主排痈脓,浆水能调理脏腑,三味为治痈脓已成之剂,此方蚀于肛门者,当用之。案:后先血后便此近血也,亦用此汤。以大肠肛门本是一源,病虽不同其解脏毒则一也。唐容川曰:赤豆发出芽则能排脓。盖脓乃血从气而化者也,赤豆属血分,而既发出芽则血从气而外出矣,故以治血从气化之脓,其治先血后便,亦是治痔漏之有脓者也。

《张氏医通》赤小豆当归散治小肠热毒流于大肠,先血后便,及狐惑蓄血,肠痈便脓等证。

《汉药神效方》森立之曰：水气用赤小豆煎汤则不效，研末以半炒半生搅汤药用之，效力数十倍，系大山云格口传者。

阳毒之为病，面赤斑斑如锦文，咽喉痛，唾脓血，五日可治，七日不可治，升麻鳖甲汤主之。

阴毒之为病，面目青，身痛如被杖，咽喉痛，五日可治，七日不可治，升麻鳖甲汤去雄黄蜀椒主之。《伤寒汇言》袁云龙云，余于万历乙亥得南阳旧本，其阴毒条于去雄黄下作倍蜀椒加半主之，于理为是。

陈修园曰：此言阴阳二毒治之不可姑缓也。仲师所论阴毒阳毒，言天地之疠气中人之阳气阴气，非阴寒极阳热极之谓也。盖天地灾疠之气便为毒气。人之血气昼行于阳，夜行于阴，疠气之毒值人身行阳之度而中人则为阳毒。面者诸阳之会，阳毒上干阳位，故面赤斑斑如锦纹；阳毒上迫胸膈，故吐脓血。以阳气法天，本乎天者亲上也。值人身行阴之度而中人则为阴毒，邪入于阴则血凝泣；血不上荣于面而面目青；血不环周于一身而身痛如被杖，以阴气主静，凝而不流之象也。夫阴阳二毒皆从口鼻而下入咽喉，咽喉者阴阳之要会也，感非时之疠气，则真气出入之道路不无妨碍，故二毒俱有咽喉痛之证。要之异气中人，流毒最猛，五日经气未遍，尚可速治；若至七日阴阳经气已周，而作再经，则不可治矣。方用升麻鳖甲汤以解之。升麻，《本经》云气味甘平苦微寒无毒，主解百毒，辟瘟疫邪气，入口皆吐出，中恶腹痛时气毒疠诸毒，喉痛口疮云云。君以升麻者，以能排气分解百毒，能吐能升，俾邪从口鼻入者，仍从口鼻而出。鳖甲气味酸平无毒，佐当归而入肝。肝藏血，血为邪气所凝，鳖甲禀坚刚之性，当归具辛香之气，直入厥阴而通气血，使邪毒之侵于荣卫者，得此二味而并解。甘草气味甘平，解百毒，甘能入脾,使中土健旺,逐邪以外出。妙在使以蜀椒辛温,雄黄苦寒,禀纯阳之色领诸药以解阳毒。其阴毒去雄黄蜀椒者,以邪毒不在阳分,不若当归鳖甲直入阴分之为得也。李珥臣曰:赵献可云,此阴阳二毒是感天地疫疠非常之气,沿家传染,所谓时疫证也。观方内老小再服可见。

《脉经》阳毒为病,身重腰背痛,烦闷不安,狂言;或走或见鬼,或吐血下利,其脉浮大数,面赤斑斑如锦文;咽喉痛,唾脓血,五日可治,至七日不可治也。有伤寒一二日便成阳毒,或服药吐下后变成阳毒,升麻汤主之。阴毒为病,身重背强,腹中绞痛,咽喉不利;毒气攻心,心下坚强,短气不得息,呕逆;唇青面黑,四肢厥冷,其脉沉细紧数,身如被打,五六日可治,至七日不可治也。或伤寒初病一二日便结成阴毒,或服药六七日以上,至十日变成阴毒,甘草汤主之。《千金》《外台》《活人书》同。身如被打上,有"仲景云此阴毒之候"八字。

《巢源·伤寒阴阳毒候》夫欲辨阴阳毒病者,始得病时可看手足指,冷者是阴,不冷者是阳。若冷至一二三寸者病微,若至肘膝为病极,过此难治。又云,阳毒者面目赤,或便脓血;阴毒者,面目青,而体冷。若发赤斑,十生一死;若发黑斑,十死一生。

《总病论》凡人禀气各有盛衰,宿病各有寒热。因伤寒蒸起宿疾,更不在感异气而变耳。假令素有寒者,多变阳虚阴盛之疾,或变阴毒也;素有热者,多变阳盛阴虚之疾,或变阳毒也。又曰:若阴独盛而阳气暴绝,必四肢逆冷,脐筑凑痛,身疼如被杖,面青或吐或利,脉细欲绝,名曰阴毒也。须急灸脐下,服以辛热之药,令阳气复生,溅然汗出而解。若阳独盛而阴气暴绝,必发躁狂走,妄言,面赤咽痛,身斑斑如锦文,或下利赤黄,脉洪实,或滑促,名曰阳毒也。

宜用针泄热,服以苦酢之药,令阴气复生,濈然汗出而解也。

《资生》篇后世方书所谓烂喉痧,即金匮之阴阳毒也。

《金鉴》此二证,即今世俗所谓痧证是也。中此气之人,不止咽喉痛,身痛,甚至有心腹绞痛,大满大胀,通身络脉青紫暴出,手足指甲色如靛叶,口噤牙紧,心中忙乱,死在旦夕者。若谓必从皮毛而入,未有为病如是之速者也,是必从口鼻而下入咽喉无疑。治是证者不必问其阴阳,但刺其尺泽、委中、手中十指脉络暴出之处,出血;轻则用刮痧法,随即用紫金锭,或吐,或下,或汗出,而愈者不少。

案:以上数说,与本论阴阳毒迥异,赵以德王安道已详辨之,当参观焉。

升麻鳖甲汤方

升麻二两　当归一两　蜀椒炒去汗,一两　甘草二两　鳖甲手指大一片,炙(《外台》作大如手一片炙)　雄黄半两,研

上六味,以水四升,煮取一升,顿服之,老小再服,取汗。原注:《肘后千金方》阳毒用升麻汤,无鳖甲,有桂;阴毒用甘草汤,无雄黄。《千金》作上六味,㕮咀,以水五升煮取二升半,分三服;如人行五里,进一服,温覆手足。毒出则汗,汗出则解,不解重作服之,得吐亦佳。

王安道曰:仲景虽有阴毒之名,其叙证不过面目青,身痛,咽喉痛而已。并不言阴寒极盛之证。其升麻鳖甲汤并不用大温大热之药,是知仲景所谓阴毒者,非阴寒之阴,乃感天地恶毒,其气入于阴经,故曰阴毒耳。后人谓阴寒极盛之证称为阴毒,引仲景所叙面目青,身痛如被杖,咽喉痛,数语并而言之,却用附子散、正阳散等药。窃谓阴寒极盛之证,固可名为阴毒,然非仲景所以立名之意。本后人所叙阴毒,与仲景所叙阴毒,自是两般,岂可混论?盖后人所叙

阴毒，只是内伤冷物，或暴寒所中，或过服寒凉药，或内外俱伤于寒而成耳，非天地恶毒异气所中者也。

案：所谓后人，盖指庞安常、朱肱等。

《董氏医级》此汤兼治阳毒阴毒二证，阳毒用此方治疗，阴毒亦以此方去雄黄倍川椒为治。以阴毒不吐脓血，故去雄黄；阴盛则阳衰，故倍川椒也。大抵亢阳之岁多阳毒，流衍之纪多阴毒也，但遇此证，案法施治，曾无一验。凡遇此证，多以不治之证视之。百岁老人袁云龙曰：细详此二证俱有"咽喉痛"三字，窃谓疡科书有锁喉风、缠喉风、铁蛾缠三证，其状相似。有面色赤如斑者，有面色凄惨而青黑者，有吐脓血者，有身痛如被杖者，有气喘息促者，有谵语烦躁者，总以咽喉痹痛为苦。一发之间，三五日不减即无生理，岂非阳毒阴毒之类乎？再详其脉缓大者生，细促者死，予见此二证，不论阳毒阴毒，概用咽喉科利痰方治之，全活甚众。

《济阳纲目》阴毒升麻鳖甲汤治阴瘀，即本方水煎，调雄黄末服。

疟病脉证治

师曰：疟脉自弦。弦数者，多热；弦迟者，多寒。弦小紧者，下之瘥；弦迟者，可温之；弦紧者，可发汗针灸也；浮大者，可吐之；弦数者，风发也，以饮食消息止之。"弦紧"下《脉经》有"数"字。"风发"《外台》作"风疾"。

徐忠可曰：疟者半表里病，而非骤发之外病也。故《内经》曰：夏伤于暑，秋必痎疟。又曰"先伤于寒后伤于风为寒疟"，又曰"先伤于风后伤于寒为温疟"，又曰"在皮肤之内，肠胃之外，唯其半表里则脉必出于弦"。证在表里之界，脉亦在阴阳之间，故曰"疟脉自弦"。自者，谓感有风寒而脉唯自弦也。于是脉既有一定之象，而兼数为热，兼迟为寒，此其大纲也。若治之法，紧亦寒脉也，小紧则内入矣。盖脉以大者为阳，则小紧而内入者为阴。阴不可从表散，故曰下之愈。迟既为寒，温之无疑。弦紧不沉为寒脉而非阴脉，非阴故可发汗针灸也。疟脉概弦而忽浮大。知邪高而浅，高者引而越之，故可吐。虽然半表里者少阳之分也，少阳病禁汗吐下，而疟何独不然？乃仲景亦出汗吐下三法，谓邪有不同，略傍三法以为驱邪之出路，非真如伤寒之大汗吐下也。不独汗吐下不可恃，邪既留连难出，即药亦不可恃矣。故仲景既曰"弦数者多热"，又申一义曰"弦数者风发也，以饮食消息止之"。见多热不已必至极热，热极生风，风生则肝木侮土而传其热于胃，坐耗津液，脉愈偏而不返。此非可徒求之药，须以饮食消息止其炽热，即梨汁、蔗浆生津止渴之属，正《内经》"风淫于内治以甘寒"之旨也。（本喻氏）陈修园曰：

此言疟证不离少阳,以弦脉为主,随其兼见者而施治也。末一句言治之不愈,求之脾胃,是为久疟虚疟者立一大法也。以饮食消息止之,即《难经》所谓损其脾者调其饮食,适其寒温之旨也。

汪讱庵曰:疟之不离乎少阳,犹咳之不离肺也。周禹载曰:人之疟证,由外邪之入,每伏于半表半里,入而与阴争则寒,出而与阳争则热,故寒热往来主少阳。谓兼他经证则有之,谓全不涉少阳则无是理也。仲景曰"疟脉自弦",正以脉之数迟小紧浮大,皆未可定,要必兼弦。弦为少阳脉也,夫邪犯少阳与卫气并居,卫气昼行于阳,夜行于阴,故邪得阳而外出,得阴而内薄,内外相薄是以日作。若气之舍深,内薄于阴,阳气独发,阴气内着,阴与阳争不得出,是以间日而作也。然则偏阴多寒,偏阳多热,其为瘅,为温,为牝,莫不自少阳而造其极,补偏救弊必从少阳之界使邪去,而阴阳适归于和,而后愈也。

陈灵石曰:案:《素问·疟论》言之甚详。大约邪气与卫气并居,合则病作,离则病休。一日发者,正气不虚易愈;间日与三日,正气虚,内薄于阴,难愈。仲景以《内经》之旨深远,难与中人以下说法,另寻出阴阳出入大冲要处,独取少阳为主,以补《内经》未言之旨,并示后人握要之图。开口即云"疟脉自弦",看一"自"字大有深意。见疟证虽各不同,而少阳脉之真面目自不可掩。

《保命集》治久疟不能饮食,胸中郁郁欲吐而不吐,以此吐之:雄黄、甜瓜蒂、赤小豆各等分,上为末。每服五分,温水调下,以吐为度。

案:近世西人考察疟疾,是疟原虫藉蚊吮之媒介中人皮肤,传播血脉而致斯疾,与《素问·生气通天论》"夏伤于暑,秋为痎疟"、《疟论》"夫痎疟皆生于风,疟之始发也先起于毫毛"之说暗合。然《疟论》又云:以秋病者寒甚,以冬病者寒不甚,以春病者恶风,以夏病者多汗。盖蚊咴特致疟之一因，而寒热湿温之邪伏于少阳皆能成疟之症状，其治法自当审六经之偏盛，以施汗吐下温也。即《疟论》云邪中于何所者，气至何所而病，卫气之所在与邪气相合则病作之意也。

病疟，以月一日发，当以十五日愈；设不瘥，当月尽解；如其不瘥，当云何？师曰：此结为癥瘕，名曰疟母，急治之，宜鳖甲煎丸。

赵以德曰：《内经》云，"天度者，所以制日月之行也；气数者，所以纪生化之用也"。五日为一候，三候为一气，然人之三阴三阳上奉之，而为之应焉。是疟有发于月一日者，至十五日则一气终，人气亦更，故疟气随变而散。设有未愈，则至月尽又历第二气终，其天之月以应人之血，月再生魄血亦更新，邪当从其更新而解矣。若又不愈，则是荣气内着，不得流行，与日月度数相应。而肝藏血，血并其邪归之于肝，是以疟母多结左胁下。由是用柴胡行气，鳖甲破血，为君；余二十一味佐之，行血补血，散结导滞而已。虽然，天人气候之相应者大法如是，然人之禀质有强弱，邪中有重轻。质弱邪重虽不内结疟母，亦至连月者有之；质强邪轻，不待一候即瘥者，亦有之。然仲景此论，补《内经》未言耳。魏念庭曰：寒热杂合之邪在少阳，而上下格阻之气结厥阴聚肝下之血分，而实为疟病之母气，足于生疟而不已。此所以阴阳互盛，历月经年而病不除也。盖有物以作患于里，如草树之有根荄，必须急为拔去，不然旋伐旋生。有母在焉，未有不滋蔓难图者矣。

《五十六难》肝之积名曰肥气，在左胁下，如覆杯，有头足，久不愈令人发咳逆痎疟，连岁不已。

《巢源》癥瘕皆由寒温不调，饮食不化，与脏气相搏结所生也。其病不动者，直名为癥。若病虽有结瘕而可推移者，名为癥瘕。瘕者假也,谓虚假可动也。

《万病回春》腹中有块者疟母也。凡疟发时不可带热饮食,恐不消而成痞块。痞散成鼓者有之矣。

合信氏曰:人有疟疾,脾每胀大,盖身体发冷,血脉不行于外,即缩于内,无所归藏则聚于脾,所以脾大耳。案:此即所谓疟母也。西医剖验疟证死者肝脾体大异常,是其停血不散之故。

《良方集腋》疟久胁下成块疼痛者,名曰疟母。用核桃壳煅灰研细末三钱,木香研细八分,好酒调服三五次即消。

《伤寒论识》古方皆用丸字。宋钦宗讳完,其音与丸相近,故南宋椠本医书皆改作圆,独赵开美重刊北宋板《伤寒论》悉用丸字,实存旧矣。

鳖甲煎丸方《外台》作大鳖甲煎,引张仲景《伤寒论》,云出第十五卷中。

鳖甲十二分,炙(《千金》作成死鳖。注云:《要略》作鳖甲)三两　乌扇三分,烧　黄芩三分　柴胡六分　鼠妇三分,熬　干姜三分　大黄三分　芍药五分　桂枝三分　葶苈一分,熬　石苇三分,去毛　厚朴三分　牡丹五分,去心　瞿麦二分　紫葳三分　半夏一分　人参一分　䗪虫五分,熬　阿胶三分,炙　蜂窠四分,炙　赤硝十二分　蜣螂六分,熬　桃仁二分

上二十三味为末,取锻灶下灰一斗,清酒一斛五斗,浸灰,候酒尽一半,着鳖甲于中。煮令泛烂如胶漆,绞取汁,内诸药,煎为丸,如梧子大,空心服七丸,日三服。原注:《千金方》用鳖甲十二片,又有海藻三分,大戟一分,虻虫五分,无鼠妇赤消二味,以鳖甲煎和诸药为丸,《辑义》今考千金无鼠妇、紫葳、赤消,有虻虫、紫菀、海藻、大戟,凡二十四味,分两颇异,不繁引于此。浸灰候酒尽一半,作以

酒浸灰，去灰取酒，似是。

徐忠可曰：药用鳖甲煎者，鳖甲入肝除邪养正，合锻灶灰所浸酒去瘕，故以为君。小柴胡汤桂枝汤大承气汤为三阳主药，故以为臣。但甘草嫌柔缓而减药力，枳实嫌破气而直下，故去之。外加干姜阿胶助人参白术温养为佐。瘕必假血依痰，故以四虫桃仁合半夏消血化痰；凡积必由气结，气和而积消，故以乌扇葶苈利肺气，合石苇瞿麦清邪热而化气散结；血因邪聚则热，故以牡丹紫葳去血中伏火，䐜中实热，为使。《千金方》去鼠妇赤消，而加海藻大戟，以软坚化水，更妙。张路玉曰：此方妙用全在鳖甲之用灰淋酒煮如胶漆。非但鳖甲消积，酒淋灰汁亦善消积，较疟母丸之用醋煮，功用百倍。

《济阳纲目》鳖甲煎丸治疟疾久不愈，内结症瘕，欲成劳瘵者，名曰疟母。

《辑义》乌扇即射干，见《本经》，《千金》作乌羽；赤消《活人书》云，消石生于赤山。考《本草》射干散结气腹中邪逆；鼠妇治月闭血瘕寒热；石苇治劳热邪气利水道；紫葳即凌霄；治症瘕血闭寒热；瞿麦利小便下闭血；蜂窠治寒热邪气；蜣螂治腹胀寒热利大小便；䗪虫治血积症瘕破坚；锻灶灰即锻铁灶中灰尔，亦主症瘕坚积。此方合小柴胡桂枝大承气三汤，去甘草枳实，主以鳖甲，更用以上数品，以攻半表之邪，半里之结，无所不至焉。

王孟英曰：有形症瘕按之不移者，即非疟母，亦可借以缓消。

《张氏医通》鳖甲煎丸治疟母，一切痞积。

师曰：阴气孤绝，阳气独发，则热而少气烦冤，手足热而欲呕，名曰瘅疟。若但热不寒者，邪气内藏于心，外舍分肉之间，令人消烁脱肉。"脱"正脉本作"肌"，今依《素问》《千金》《外台》《全书》改正。

徐忠可曰：此即节略《内经》肺素有热而偶受风寒，内藏于心，外舍分肉，但热不寒之瘅疟也，故仲景似叙似释。张路玉曰：疟之寒热更作，因阴阳之气互为争并，若阴衰离绝其阳，而阳亦不并之阴，故阳独发。但热而已，其少气烦冤者，肺主气，肺受火抑故也。手足热者，阳主四肢，阳盛则四肢热也。欲呕者，火邪上冲，胃气逆也。内藏于心者，阳盛则火气内藏而外舍分肉之间也。消烁肌肉者，火盛则肌肉烁也，此条合后条温疟观之，亦可以白虎汤治瘅疟也。白虎专于退热，其分肉四肢内属脾胃，非切于所舍者乎？又泻肺火，非救其少气烦冤者乎？设其别有兼证，岂不可推加桂之例而加别药乎？

陈修园曰：师不出方，余比例而用白虎加桂枝汤，以白虎清心救肺，以除里热；加桂枝调和荣卫以驱外邪，诚一方而两扼其要也。即先热后寒名为热疟，亦以白虎清其先，桂枝却其后极为对证，此法外之法也。

《素·疟论》其但热而不寒者，阴气先绝，阳气独发，则少气烦冤，手足热而欲呕，名曰瘅疟。

王注：瘅热也，极热为之也。瘅疟者，肺素有热，气盛于身，厥逆上冲，中气实而不外泄，因有所用力。腠理开，风寒舍于皮肤之内、分肉之间而发。发则阳气盛，阳气盛而不衰则病矣。其气不及于阴，故但热而不寒，气内藏于心而外舍于分肉之间，令人消烁脱肉，故命曰瘅疟。

温疟者，其脉如平，身无寒但热，骨节疼烦时呕，白虎加桂枝汤主之。呕下《脉经》《千金》有"朝发暮解，暮发朝解，名曰温疟"十二字，《衍注》《脉经》《千金方》无"呕"字，疑是"渴"之误。

赵以德曰：《内经》名温疟，亦有二：一者谓先伤风后伤寒，风阳也,故先热后寒;一者为冬感风寒藏于骨髓之中,至春夏邪与汗出,故病藏于肾。先从内出之外,寒则气复反入,是亦先热后寒。二者之温疟则皆有阴阳往来寒热之证,而此之无寒但热,亦谓之温疟,似与《内经》不侔。然绎其义,一皆以邪疟为重而名之:夫阴不与阳争故无寒,骨节皆痹,不与阳通则疼痛,火邪上逆则时呕。用白虎治其阳盛也,加桂疗骨节痹痛,通血脉,散疟邪,和阴阳以取汗也。尤在泾曰:此与《内经》论温疟文不同,《内经》言其因,此详其脉与证也。瘅疟温疟俱无寒但热,俱呕,而其因不同:瘅疟者肺素有热而加外感,为表寒里热之证,缘阴气内虚不能与阳相争,故不作寒也;温疟者邪气内藏少阴,至春夏而始发,为伏气外出之证,寒蓄久而变热,故亦不作寒也。脉如平者,病非乍感,故脉如其平时也。骨节烦疼时呕者,热从少阴出,外舍于其合,而上并于阳明也。白虎甘寒除热,桂枝则因其势而达之耳。

《素·疟论》此先伤于风而后伤于寒,故先热而后寒也,亦以时作,名曰温疟。温疟者,得之冬中于风,寒气藏于骨髓之中;至春阳气大发,邪气不能自出;因遇大暑,脑髓烁,肌肉消,腠理发泄,或有所用力,邪气与汗皆出。此病藏于肾,其气先从内出之于外也,如是者阴虚而阳盛,阳盛则热矣;衰则气复反入,入则阳虚,阳虚则寒矣。故先热而后寒,名曰温疟。徐灵胎曰:《内经》以先热后寒为温疟,但热不寒为瘅疟。

《衬注》其脉如平,所谓紧弦。

《活人书》先热后寒名曰温疟。病人尺寸俱盛,重感于寒变成温疟,小柴胡汤主之。有多热但热者,白虎加桂汤。

白虎加桂枝汤方

知母六两　甘草二两,炙　石膏一斤　粳米二合(《千金》作六

合） 桂枝去皮，三两

上五味，以水一斗，煮米熟汤成，去滓，温服一升，日三服。正脉本作"上剉，每五钱，水一盏半，煎至八分，去滓，温服汗出愈。"今依徐、沈、尤、陈本改正。《千金》作"上四味㕮咀，以水一斗二升，煮米烂去滓，加桂枝三两，煎取三升，分三服，覆令汗，先寒发热者，愈。"《外台》引《千金》，方后《伤寒论》云，"用秔粳米"，不熟稻米是也。

唐容川曰：身无寒但热，为白虎汤之正证，加桂枝者，以有骨节烦疼证，则有伏寒在于筋节，故用桂枝以逐之也。

《圣济总录》知母汤治温疟，骨节疼痛时呕，朝发暮解，暮发朝解。（即本方）

《张氏医通》文学顾大来年逾八旬，初秋患瘅疟，昏热谵语，喘乏遗尿。或者以为伤寒谵语；或者以为中风遗尿，危疑莫定。余曰：无虑，此三阳合病。谵语遗尿，口不仁而面垢，仲景暑证中原有是例。遂以白虎加人参三啜而安。同时文学顾次占夫人，朔客祈连山，皆患是证。一者兼风用白虎加桂枝，一者兼湿用白虎加苍术，俱随手而瘥。若以中风遗尿例治，则失之矣。

《三因方》白虎加桂汤治温疟，先热后寒，恶风多汗。（即本方）

《资生》篇桂枝白虎汤治风温。（即本方）

疟多寒者，名曰牝疟，蜀漆散主之。正脉本作"牡疟"，《卫生宝鉴》、程本、《金鉴》作"牝疟"，徐灵胎曰：宜作牝。今从之。

张路玉曰：此以邪伏阴经，故谓牝疟。《金匮》方从古误刊牡疟，即《千金》之智略不加察，亦仍其误而为牡疟。赵以德《金匮衍义注》作心为牡脏，不特穿凿，且复支离。曷知邪气内藏于心则独热无寒谓之瘅疟，伏藏于肾则多寒少热谓之牝疟。浊阴痰涎深伏幽隐，非用蜀漆和浆水涌吐之法，无以发越阳气，更须龙骨固敛阴津于下，云母升举阳气于上。斯阳从龙起，阴随涌泄，庶胸次得以廓然。蜀漆性专逐湿追痰，稍增半分于本方之中，则可以治太阴湿疟。湿为阴邪纠纽其阳，亦必多寒少热，故此方尤为符合。旧本《金匮》方后误作温疟大谬。详云母龙骨纯阳之性决非温疟所宜，以牝为牡，将湿作温，千古未剖之疑团，一旦豁然贯通矣。

《素·疟论》"夏伤于大暑，其汗大出，腠理开发，因遇夏气凄沧之水寒，藏于腠理皮肤之中；秋伤于风，则病成矣。夫寒者阴气也，风者阳气也，先伤于寒而后伤于风，故先寒而后热也，病以时作，名曰寒疟。"

《外台》引本条云，张仲景《伤寒论》疟多寒者，名牝疟。《吴氏医方考》牝阴也，无阳之名，故多寒名牝疟。

蜀漆散方

蜀漆洗，去腥　云母烧，二日夜《千金》火烧之三日三夜　龙骨等分

上三味，杵为散，未发前，以浆水服半钱匕。温疟，加蜀漆半分，临发时，服一钱匕。原注：一方"云母"作"云实"。《千金》作"上三味，治下筛，先未发一炊顷，以酢浆服半钱，临发服一钱，温疟加蜀漆半分。"《外台》作"清浆水"。

李珥臣曰：牝疟证多阴寒，治宜助阳温散为主。云母之根为阳起石，下有云母上多云气，性温气升，乃升发阳气之物。龙骨属阳，能逐阴邪而起阳气。蜀漆乃常山之苗，功能治疟，不用根而用苗者，取其性多升发，能透达阳气于上之义也。温疟加蜀漆，以取其升散之功。程云来曰：蜀漆常山苗也，得浆水能吐疟之顽痰。三阴者其道远，故于未发之先服，令药入阴分以祛其邪；属心肺者其道近，故于临发之时服，令药力入心肺以祛其邪。此方乃吐顽痰和阴

阳之剂，故牝疟温疟俱可服。温疟者，或肺素有热，或邪气内藏于心；牝疟者，邪气内藏于肝脾肾。

《张氏医通》方后有云："湿疟加蜀漆半分"，而坊本误作温疟，大谬。此条本以邪伏髓海谓之牝疟，赵以德不辨亥豕，注为邪在心而为牝，喻嘉言亦仍其误而述之，非智者之一失欤？《三因方》有湿疟者，寒热身重，骨节疼烦，胀满自汗善呕。因汗出复浴，湿舍皮肤，及冒雨湿也。《危氏得效方》寒热身重，烦疼胀满，名湿疟。《丹溪纂要》云，在三阴总谓之湿疟。

《素·刺疟》篇凡治疟先发如食顷乃可以治，过之则失时也。《仁斋直指》凡疟方来与正发，不可服药。服药在于未发两时之先，否则药病交争，转为深害。《辑义》此未发前服之语观之，即是后世所谓截疟之药也。

《外台》广济疗疟常山汤　常山三两，以浆水三升浸经一宿，煎取一升，欲发前顿服之，后微吐瘥止，忌生葱生菜。

附外台秘要方　牡蛎汤，治牝疟。《外台》仲景《伤寒论》，疟多寒者名牝疟，牡蛎汤主之，后列蜀漆散。注云，并出第十五卷中。《千金》牡蛎汤，牝疟者多寒主之方。

牡蛎四两，熬　麻黄去节，四两　甘草二两　蜀漆三两（《外台》若无，用常山代之；《千金》无，以恒山代之）

上四味，以水八升，先煮蜀漆麻黄去上沫，得六升，内诸药，煮取二升，温服一升。若吐，则勿更服。《千金》《外台》四味下，有"先洗蜀漆三遍去腥"八字。

张路玉曰：此方中牡蛎，即蜀漆散中龙骨之意。蜀漆得云母专升阳邪陷阴，故以纯阳之龙骨为佐。此方中麻黄，即蜀漆散中云母之意，蜀漆得麻黄专开阴邪之固闭，故以纯阴之牡蛎为辅。甘草调和药性之阴阳也。尤在泾曰：此系宋孙奇等所附，盖亦蜀漆散之意，而外攻之力较猛矣。赵氏云：牡蛎软坚消结；麻黄非独散寒，且可发越阳气使通于外，结散阳通其病自息。

柴胡去半夏加栝楼汤 治疟病发渴者，亦治劳疟。《外台》张仲景《伤寒论》疟发渴者，与小柴胡去半夏加栝楼汤，《经心录》疗劳疟，出第十五卷中。

柴胡八两 人参 黄芩 甘草各三两 栝楼根四两 生姜三两 大枣十二枚，擘

上七味，以水一斗二升，煮取六升，去滓。再煎取三升，温服一升，日三服。

徐忠可曰：《伤寒论》寒热往来为少阳，邪在半表里故也。疟邪亦在半表里，故入而与阴争则寒，出而与阳争则热，此少阳之象也。是谓少阳而兼他经之证则有之，谓他经而全不涉少阳，则不成其为疟矣。所以小柴胡亦为治疟主方。渴易半夏加栝楼根，亦治少阳成法也，攻补兼施，故亦主劳疟。张路玉曰：渴者阳明津竭，而所以致阳明津竭者，本少阳木火之势劫夺胃津而然。故疟邪进退于少阳，则以小柴胡进退而施治也。至于劳疟之由，亦木火盛而津衰致渴，故亦不外是方也。

《巢源·劳疟候》，凡疟积久不瘥者，则表里俱虚，客邪未散，真气不复，故疾虽暂间，小劳便发。

《千金》柴胡栝楼根汤，治疟而发渴者。(即本方)

《活人书》疟疾寒热相等，及先热后寒者，俱宜与小柴胡汤；先寒后热者，小柴胡加桂汤，兼治支结；若渴者，去半夏加人参栝楼根。

《本草纲目》引庞元英谈薮云，张知合久病疟，热时如火，年余骨立。医用茸附诸药，热益甚，召医官孙琳诊之，琳投小柴胡汤，一

帖热减十之九,三服脱然。琳曰:此名劳疟,热从髓出,加以刚剂,气血愈亏,安得不瘦?盖热有在皮肤、在脏腑、在骨髓,在骨髓者,非柴胡不可,若得银柴胡只须一服,南方者力减,故三服乃效也。

柴胡桂姜汤 治疟寒多微有热,或但寒不热。原注:服一剂如神,《伤寒论》作柴胡桂枝干姜汤,方见太阳下篇,《外台》疟门无所考,《三因方》作治牝疟。

张路玉曰:是证虽与牝疟相类,以方药论之则殊,牝疟邪伏少阴气分,而此邪伏少阳荣血之分,夫邪气入荣,既无外出之势,而荣中之邪亦不出与阳争,所以多寒少热,或但寒无热也。小柴胡汤本阴阳两停之方,可随疟之进退,加桂枝干姜则进而从阳,若加栝楼石膏则退而从阴,可类推矣。

《素·刺疟》篇疟脉缓大虚,便宜用药,不宜用针。凡治疟先发如食顷,乃可以治,过之则失时也。诸疟而脉不见,刺十指间出血,血去必已。先视身之赤如小豆者,尽取之。

徐灵胎曰:治疟之法不外诸方,惟三日疟则煎剂不能取效。宜病日用煎方以驱邪,余两日用温补以扶元气,又加避风静养,则庶几矣。

陈修园曰:久疟胃虚得补可愈,用白术生姜汤多效。

中风历节病脉证治

夫风之为病,当半身不遂,或但臂不遂者,此为痹。脉微而数,中风使然。

黄坤载曰:风之为病,或中于左,或中于右;手足偏枯,是谓半身不遂。其初先觉麻木,麻木者气滞而不行也。肺主气,而血中之温气实为肺气之根。右麻者肺气之不行,左麻者肝气之不行。麻之极则为木,气郁于经络之中阻滞不运,冲于汗孔,簌簌靡宁,状如乱针微刺之象,是谓之麻。久而气闭不通,肌肉顽废,痛痒无觉,是谓之木。《灵枢·决气》篇"上焦开,发宣五谷味,熏肤充身泽毛,若雾露之溉,是谓气。"物之润泽莫过于气,筋脉之柔而不枯者,气以煦之,血以濡之也。血随气动,气梗则血瘀,气血双阻,筋膜失养,一被外风乘袭而内风感应,则病偏枯。若或但一臂不遂者,此为痹,非风也。痹者,风寒湿三者合而痹其血脉也。若脉微而数,则中风使然矣。风因虚中是以脉微,风动而不息是以脉数。风随八节而居八方,冬至在北,夏至在南,春分在东,秋分在西,立春东北,立夏东南,立秋西南,立冬西北。《灵枢·九宫八风》篇"风从其所居之乡之来为实风,主生长万物;从其冲后来为虚风,伤人者也,主杀主害。故圣人避风如避矢石焉,其有三虚而偏中邪风,则为击仆偏枯矣。"《岁露论》"乘年之衰,逢月之空,失时之和,因为贼风所伤,是为三虚。"尤在泾曰:风彻于上下,故半身不遂;痹闭于一处,故但臂不遂,以此见风重而痹轻,风动而痹着也。风从虚入故脉微,风发而成热故脉数。曰中风使然者,谓痹病亦是风病,但以在阳者则为风,而在阴者则为痹耳。陈修园曰:此一节先辨风与痹之殊,后之"脉微而数中风使然"八字,提出中风之大纲。余注曰:风从虚入,指阳虚而言也。阳字指太阳而言,太阳虚则不能卫外而为固,故脉微。余又注曰:热从风发,以其人素有内热而风中之。风为阳邪,内热外风风火交煽故脉数。以下止有四方,首方则为初中时邪未侵心者,示一堵塞法;次方为既中后,邪已入心为瘫痪者,示一下热法;三方为邪已入心病如狂状者,示一表里兼治法;四方为风攻于头而不去,示一外治法。细绎方意,无非着眼于少阴。以少阴为主,知其真证,便得真方。学者当于引而不发之中,得其跃如之妙。

《灵·寿夭刚柔》篇"病在阳者命曰风,病在阴者命曰痹,阴阳俱病命曰风痹。"病有形而不痛者阳之类也;无形而痛者阴之类也,无形而痛者,其阳完而阴伤之也,急治其阴无攻其阳;有形而不痛者,其阴完而阳伤之也,急治其阳,无攻其阴;阴阳俱动,乍有形,乍无形,加以烦心,命曰阴胜其阳,此谓不表不里,其形不久。案:《经》云,病在阳者命曰风,有形而不痛者阳之类。详本论"中风病七节",仲景未尝下一痛字,可见其为祖述《内经》也。

《医门法律》岐伯谓"各入其门户所中,则为偏风",门户指入络,入经,入腑,入脏言也。《经》言百病之生,必先于皮毛。邪中之则腠理开,开则邪入客于络脉。留而不去传入于经,留而不去传入于腑,虞于肠胃。此则风之中人以渐而深,其人之门户未至洞开,又不若急虚卒中入脏之骤也。仲景会其意,故以臂不举为痹,叙于半身不遂之下。谓风从上入,臂先受之,所入犹浅也。世传大拇一指独麻者,三年内定中风,则又其浅者矣。然风之中人必从荣卫而入,风入荣卫则荣脉改微,卫脉改数。引脉以见其人,必血舍空虚而气分热炽。风之飇来,匪朝伊夕也。浅田栗园曰:《字汇》遂从志也,不遂即不从志之谓。

张路玉曰:半身不遂者,偏风所中也;但臂不遂者,风遂上受也。风之所客,凝涩荣卫,经脉不行,分肉筋骨俱不利,故曰此为"痹"。今因风着为痹,荣遂改微,卫遂改数,盖微者阳之微,数者风之炽也,此即《内经·风论》所谓各入其门户所中者之一证也,《千金》补《金匮》之不逮,立附子散治中风手臂不仁,口面㖞僻,专以开痹舒筋为务也,方附于下。

《千金》附子散

附子炮　桂心各五两　细辛　防风　人参　干姜各六两

上六味,捣下筛,酒服方寸匕,日三,稍增之。

寸口脉浮而紧,紧则为寒,浮则为虚,寒虚相搏,邪在皮肤;浮者血虚,络脉空虚,贼邪不泻,或左或右;邪气反缓,正气即急,正气引邪,㖞僻不遂;邪在于络,肌肤不仁;邪在于经,即重不胜;邪入于腑,即不识人;邪入于脏,舌即难言,口吐涎。《脉经》作"口吐淤涎"。

赵以德曰:《内经》谓十二经络脉者,皮之部也。百病之生必先于皮毛,邪中之则腠理开,开则邪入客于经络,留而不去传入于经,留而不去传入于腑,禀于肠胃。仲景今言是病,即此之谓也。络脉经脉皆在皮部,络脉浮近于皮肤,故善恶之色见于外;经脉伏行于隧道,故善恶之脉朝于寸口而后见。络脉不自动,随经脉而动,此由络脉之血空虚,所以脉见浮也。寒邪之气紧束,故浮紧之脉并见于寸口。络脉从经脉左右双行,当邪入之时不治,至于其邪随络脉流行。邪所在之侧则血虚,虚则经气缓。邪所不在之侧则血和,和则经气行如度而急,缓急牵引,故口缓㖞僻不遂,邪在于络;其卫气彻于皮肤之中分肉之间者,与之相遇则不荣于肌肤,故肌肤不仁,邪在于经。则荣气之行涩,内不养于骨则骨重,外不滋于肉则身重而不胜。仲景所谓入腑入脏者,腑六,脏五,果何属也？意即《内经》之所谓禀于胃者也。夫胃者土也,水谷之海,十二经皆受气于胃。胃者六腑之总司,多气多血者也。心者神明之宅,五脏之主,由是诸腑经络受邪,变气则归于胃；胃得之则热甚,津液壅溢为痰涎,闭塞隧道,荣卫不行；胃之支别脉上络于心者,并塞其神气出入之窍,故不识人也。诸脏受邪极而变者,亦必归于心,于是心得邪则神散而枢机息。舌者心之窍,机息则舌纵廉泉开。舌纵则难以言,廉泉开则口流涎也。尤在泾曰：寒虚相搏者,正不足而邪乘之,为风寒初感之诊也。浮为血虚者,气行脉外而血行脉中,脉浮者沉不足,为血虚也。血虚则无以充灌皮肤而络脉空虚,并无以捍御外气而贼邪不泻,由是或左或右,随其空处而留着矣。邪气反缓正气即急者,受邪之处筋脉不用而缓,无邪之处正气独治而急,缓者为急者所引,则口目为僻而肢体不遂。是以左喝者邪反在右,右喝者邪反在左,然或左或右,则有邪正缓急之殊；而为表为里,亦有经络脏腑之别。《经》云"经脉为里,支而横者为络,络之小者为孙",是则络浅而经深,络小而经大,故络邪病于肌肤,而经邪病连筋骨,甚而入腑,又甚而入脏,则邪递深矣。盖神藏于脏而通于腑,腑病则神窒于内,故不识人。诸阴皆连舌本,脏气厥不至舌下,则机息于上。故舌难言,而涎自出也。徐忠可曰：试观俗做陈搏,按住颈间两人迎脉,气即壅逆不识人,人迎者胃脉也,则不识人之由胃气壅,不信然哉？

张景岳曰：仲景之论中风,所云"半身不遂"者,此为痹,乃指痛风之属为言,谓其由于风寒也。再如邪在皮肤,及在络,在经,入腑,入脏者,此谓由浅而深,亦皆以外邪传变为言也。惟喝僻吐涎等证，在《内经》诸风并无言及，而仲景创言，故自唐宋以来则渐有中经，中血脉，中腑，中脏之说，而凡以内伤偏枯，气脱卒倒，厥逆等证，悉认为中风，而忘却真风面目矣。

《辑义》喎僻不遂，《内经》所谓"偏风偏枯"；《巢源》有风口喎候，又有风偏枯，风身体手足不随风半身不随等候，即《外台》以降所谓瘫痪风也，肌肤不仁，《巢源》有《风不仁候》，云其状搔之皮肤如隔衣，是也。重不胜。《巢源》有风腲退候，云"四肢不收，身体疼痛，肌肉虚满，骨节懈怠，腰脚缓弱不自觉知。又有风軃曳候，云筋肉懈惰，肢体弛缓不收摄，盖此之类也。"不识人，《内经》所谓"击仆"，《巢源》有"风癔候"，云其状"奄忽不知人，喉里噫噫然有声"，即卒中急风是也，详见于《医说》。刘子仪论，《舌难》言，《内经》所谓"喑痱"，《巢源》有"风舌强不得语候"，云脾脉络胃挟咽连舌本，散舌下，心之别脉系舌本。今心脾二脏受风邪，故舌强不得语也。由以上数义观之，正知此条乃是中风诸证之一大纲领也，张璐则以"侯氏黑散"主之，误甚。

莫氏《研经言》"贼邪"者，太一冲方之气，因太一之气不自旺而来也。自太一言之曰"虚风"，自冲方言之曰"贼风"，自受于人言之曰"虚邪"，亦曰"贼邪"，《经》云"邪气者，虚邪之贼伤人"，是也。《病源》云，冬至之日有风从南方来，曰贼风。以此推之，则春分西风，夏至北风，秋分东风；季春西北风，季夏东北风，季秋东南风，季冬西南风，皆贼风也。

唐容川曰：天地空气既有冷热则能起风，因空气热即涨而上升，他处冷空气即来补之。如热带内气候常热则气涨而上升，南北极气候常冷则风向热带吹来，至赤道相遇复分而吹向两极，如此循环不息。夏则北极热而风自南来，冬则南极热而风自北来；昼则陆热于水故风从水至,夜则水热于陆故风从陆至,此即风与气相引之理。人之中风其邪正相引者,亦是冷与热之相引而已。故仲景用药亦多是寒热互用:侯氏黑散治冷也,而必有黄芩;风引汤治热也,而必用干姜。后人不明冷热相引之理,每于二方有疑窦,岂知仲景通造化之微者哉?此节是仲景论中风之正文,凡后人中痰中风中火中寒类中诸证,皆包在内。后人不知此义,而另立名目,至陈修园又欲将后人之论屏于中风门外,皆未深知此段义也。

侯氏黑散 治大风,四肢烦重,心中恶寒不足者。原注:《外台》治风癫。

菊花四十分　白术十分　细辛三分　茯苓三分　牡蛎三分(《外台》有熬字)　桔梗八分　防风十分　人参三分　矾石三分(《外台》如马齿者,烧令汁,尽研)　黄芩五分　当归三分　干姜三分　芎䓖三分　桂枝三分

上十四味,杵为散,酒服方寸匕,日一服。初服二十日,温酒调服。禁一切鱼肉大蒜,常宜冷食,六十日止。即药积在腹中不下也,热食,即下矣;冷食,自能助药力。《巢源·寒食散发候》云:仲景经有侯氏黑散。《外台》风癫门载本方引《古今录验》无桔梗,有钟乳,矾石。上十五味,捣合下筛,以酒服方寸匕,日三。忌桃,李,雀肉,胡荽,青鱼鲊,酢物,生葱,生菜。方后云,张仲景此方更有"桔梗八分",无"钟乳矾石,以温酒下之",以下三十六字同。

汪双池曰:四肢烦重,挟热湿也。而言中风者,有中风证如㖞僻不遂,脊不屈伸之类。仲景书简,故只以中风二字该之。心中恶寒不足,见非外恶风寒,但心中怯怯觉畏寒耳。此则内虚而血气皆不足,风淫将入脏也,故外台用治风癫。徐忠可曰:此为中风家挟寒而未变热者,治法之准则也。谓风从外入,挟寒作势,此为大风。

证见四肢烦重,岂非四肢为诸阳之本,为邪所痹而阳气不运乎?然但见于四肢,不犹愈体重不胜乎?证又见心中恶寒不足,岂非渐欲凌心乎?然燥热犹未乘,不犹愈于不识人乎?故侯氏黑散用参归芎补其气血为君;菊花白术牡蛎养肝脾肾为臣;而加防风桂枝以行痹着之气,细辛干姜以驱内伏之寒,兼桔梗黄芩以开提肺热为佐;矾石所至除湿解毒,收涩心气,酒力运行周身为使。庶旧风尽出,新风不受,且必为散酒服至六十日止。又常冷食使药积腹中不下,盖邪渐侵心不恶热而恶寒,其由阴寒可知。若胸中之阳不治,风必不出。故先以药填塞胸中之空窍,壮其中气,而邪不内入,势必外消,此即《内经》所谓"塞其空窍,是为良工"之理。若专治其表里,风邪非不外出,而重门洞开,出而复入,势将莫御耳。喻嘉言曰:方中取用矾石以固涩诸药,使之留积不散,以渐填其空窍。服之日久风自以渐而熄,所以初服二十日不得不用温酒调下以开其痹着。以后则禁诸热食惟宜冷食。如此再四十,则药积腹中不下,而空窍填矣。空窍填则旧风尽出,新风不受矣。盖矾性得冷即止,得热即行,故嘱云热食即下矣。冷食自能助药力,抑何用意之微耶?陈修园曰:此方为逐风填窍之神剂,凡中风证初患未经变热者宜之,病后尤赖以收功,免致再患为终身之废疾。

《张氏医通》郭雍曰:黑散本为涤除风热,方中反用牡蛎矾石止涩之味,且令冷食使药积腹中,然后热食,则风热痰垢与药渐次而下也。

案:昔贤有言,治风先养血,血生风自灭。此方用补气血药于驱逐风寒湿热剂中,俾脏腑坚实,荣卫调和,则风自外散也。君以菊花之轻升,清头部之风热;佐以防风祛风,白术除湿,归芎补血,参苓益气,桂牡行痹,姜辛驱寒,桔梗涤痰开胸,黄芩泄火解菀;矾石解毒善排血液中之淤浊,且能护心俾邪无内凌,酒运药力直达经络以散旧风,《外台》取治风癫者,亦以清上之力宏也,后人火气痰寒类中诸治法,皆不能出其范也。喻氏冷食六十日药积腹中填窍堵风之论,俞东扶《古今医案》案深辨其非,然《金匮》有寒食散,《巢源》列寒食候,是未可以为不经也。

寸口脉迟而缓,迟则为寒,缓则为虚。荣缓则为亡血,卫缓则为中风。邪气中经,则身痒而瘾疹,心气不足;邪气入中,则胸满而短气。《脉经》作"身痒而瘾疹"。

徐忠可曰:此段主一"缓"字,言中风之偏于风者,而有浅深之不同也。谓寸口脉迟,挟微寒也。缓本风脉,并迟而见,则为风虚。于是缓在荣为血不充而亡;缓在卫为气搏风而不鼓。邪既属风,所以中经则身痒而瘾疹,即《水气》篇曰:"风强则为瘾疹"。身体为痒,痒者为泄风,心气不足,即《五脏风寒》篇曰:"心伤者其人劳倦"之谓也。入中则胸满而短气,即《胸痹》篇曰"胸痹胸中气塞短气"之谓也。黄坤载曰:寸口脉迟而缓。迟则为血气之寒,缓则为荣卫之虚;荣缓则为里虚而亡血,卫缓则为表虚而中风。邪气中于经络,风以泄之而卫气愈敛,闭遏荣血不得外达,则身痒而瘾疹。痒者,气欲行而血不行也,血郁外热发于汗孔之外,则成红斑;卫气外敛不能透发,红点隐见于皮肤之内,是为瘾疹;荣气幽郁不得畅泄,是以身痒。若心气不足,邪气乘虚而入中,壅遏中气则胸膈胀而短气不舒也。魏念庭曰:此仲景之用侯氏黑散,又自为之诠解其用药之义也。前条脉浮紧之中风,风而兼寒者也;此条脉迟缓之中风,虚而阳微者也。虚而有热,当外治风而内补虚清热;虚而阳微,当外治风而内补虚扶阳,此内外兼治之法也。

风引汤 除热瘫痫。楼氏《纲目》作除热癫痫。王氏《准绳》同。

大黄　干姜　龙骨各四两　桂枝三两　甘草《外台》有"炙"字

牡蛎各二两(《千金》作各三两。《外台》牡蛎下有"熬"字)　寒水石(《千金》作凝水石)　滑石　赤石脂　白石脂《本草纲目》紫石英附方引作白石英　紫石英　石膏各六两

上十二味,杵粗筛,以韦囊盛之,取三指撮,井花水三升。《儒门事亲》将旦首汲,曰"井华"。煮三沸,温服一升。原注:治大人风引,少小惊痫瘛疭,日数十发。医所不疗,除热方。巢氏云,脚气宜"风引汤"。《外台》风痫门崔氏疗大人风引,少小惊痫,瘛疭日数十发,医所不能疗。除热镇心紫石汤方,与本方同。上十二味捣筛,盛以韦囊,置于高凉处。大人欲服,乃取水二升先煮两沸,便内药方寸匕,又煮取一升二合滤去滓,顿服之;少小未满百日,服一合,热多者,日二三服,每以意消息之。紫石汤一本无紫石英,贵者可除之。永嘉二年,大人小儿频行风痫之病,得者例不能言,或发热半身掣缩,或五六日,或七八日死。张思惟合此散,所疗皆愈。此本仲景《伤寒论》方,《古今录验》范汪同。《千金》风癫门紫石煮散,即本方,主疗服法并同。《巢源·脚气候》云,脉微而弱,宜服风引汤。

徐忠可曰:风邪内并则火热内生,五脏亢甚迸归入心。故以桂甘龙牡通阳气安心肾为君。然厥阴风木与少阳相火同居,火发必风生,风生必挟木势侮其脾土,故脾气不行聚液成痰,流注四末,因成瘫痪。故用大黄以荡涤风火湿热之邪,为臣;随用干姜之止而不行者,以补之为反佐;又取滑石石膏清金以伐其木,赤白石脂厚土以除其湿,寒水石以助肾水之阴,紫石英以补心神之虚,为使。故大人小儿,风引惊痫皆主之,《巢氏》用治脚气,以石性下达可胜湿热,不使攻心也。喻嘉言曰:本文有"正气引邪喎僻不遂"等语,故立方即以风引名之。侯氏黑散颛主补虚以熄其风,此方兼主清热火湿以除其风也。汪双池曰:风引者中风而牵引,即瘛疭也。此风

淫在经络者,风性无恒故时发时止而日数十发,则风淫挟火,火性急数,故此方重用石药以镇之。徐灵胎曰:此乃脏腑之热,非草木之品所能散,故以金石重药清其里。

《中风斠诠》此方以石药六者为主,而合之龙牡,明明专治内热生风,风火上升之病,清热、镇重、收摄、浮阳,其意极显。若引《素问》"气血并于上而为大厥"之病理,而以此等药物降其气血,岂不针锋相对?《千金》引徐嗣伯自注,风眩之病起于心气不足,胸中蓄实,故有高风面热之所为也,痰热相感而动风,风火相乱则闷瞀,故谓之风眩。大人曰"癫",小儿则为"痫",其实则一,此方疗治,万无不愈云云。

《灵·癫狂》篇骨癫疾者,顑齿诸腧分肉皆满,而骨居汗出,烦悗呕多沃沫,气下泄不治。筋癫疾者,身倦挛急,大刺项大经之大杼脉,呕多沃沫,气下泄不治。脉癫疾者,暴仆,四肢之脉皆胀而纵,脉满尽刺之出血,不满灸之,挟项太阳,灸带脉于腰相去三寸,诸分肉本输,呕多沃沫,气下泄不治。癫疾者疾发如狂者死,不治。《素通·评虚实论》癫疾厥狂,久逆之所生也。长刺节论:病初发,岁一发,不治月一发,不治月四五发,名曰癫病。奇病论:人生而有病癫疾者,名曰胎病。此得之在母腹中时,其母有所大惊,气上而不下,精气并居,故令子发为癫也。

《难经》癫疾始发,意不乐,僵仆直视,其脉三部阴阳俱盛是也。又云,重阳者狂,重阴者癫。

《巢源》风癫者,由气血虚,邪入于阴经,故也;又人在胎,其母卒大惊,精气并居,令子发癫。其发则仆地,吐涎沫无所觉,是也。又云,十岁以上为癫,十岁以下为痫,大体不外三种风惊食是也。

案:古无磁瓶,故盛散药用韦囊,且便于携远,今西藏此风犹存。又案：刘河间之天水散，盖即从此方化出。其方用滑石六两，甘草一两，辰砂三钱，共为细末，新汲水一碗，调服三钱，一名益元散，一名六一散。为治夏时中暑，热伤元气，内外俱热，无气以动，烦渴欲饮，肠胃枯涸者之神剂。又能催出下乳，治积聚水蓄，里急后重，暴注下迫，小便不利等证。

防己地黄汤 治病如狂状，妄行，独语不休，无寒热，其脉浮。

防己一分　桂枝三分　防风三分　甘草一分

上四味，以酒一杯，渍之一宿，绞取汁。生地黄二斤，咬咀。蒸之，如斗米饭久，以铜器盛其汁，更绞地黄汁和，分再服。《辑义》《千金·风眩门》所收，却似古之制，今录于下，以备考。防己地黄汤治言语狂错，眼目霍霍；或言见鬼，精神昏乱。防己、甘草各二两，桂心、防风各三两，生地黄五斤别切，勿合药渍。疾小轻用二斤。上五味，咬咀，以水一升渍一宿绞汁，着一面取滓着竹簟上，以地黄着药滓上，于五斗米下蒸之，以铜器承取汁，饭熟以向前药汁合绞取之，分再服。

赵以德曰：狂走谵语，身热脉大者，则阳明若此，无寒热。其脉浮者，非其证也，然脉浮者，血虚从邪并于阳而然也。《内经》曰：邪入于阳则狂，此狂者谓五脏阴血虚乏，魂魄不清，昏动而然也。桂枝防风防己甘草酒浸其汁用，是轻清归之于阳以散其邪；用生地黄之凉血补阴，熟蒸以归五脏益精养神也。盖药生则散表，熟则补里，此煎煮法也。又降阴法也，阴之不降者须少升以提其阳，然后降之，方可下，不然则气之相并不得分解矣。徐忠可曰：此亦风之进入于心者也。风升必气涌，气涌必滞涎，涎滞则留湿。湿留壅火，邪聚于心，故以二防桂甘去其邪，而以生地最多清心火凉血热，谓如狂妄行独语不休，皆心火炽盛之证也。况无寒热，则知病不在表，不在表而脉浮，其为火盛血虚无疑耳。后人地黄饮子，犀角地黄汤等，实祖于此。徐灵胎曰：此方他药轻而生地独重，乃治血中之风。生渍取清汁归之于阳，以散邪热；蒸取浓汁归之于阴以养血，此皆治风邪归附于心，而为癫痫惊狂之病。与中风，风痹，自当另看。又曰：凡风胜则燥，又风能发火，故治风药中无纯用燥热之理。

《精神病广义》此散血分风热之方。妄行独语而无热，热并于心脏也；脉浮者，血虚动风之象也。此证极似神经错乱所致，而痰迷心窍者亦辄见此等证状。此方地黄分两极重，防己等四味分量极轻，而配合方剂之理亦甚玄妙。《千金》治热风心烦闷之生地黄煎，似从此方化出，而方义较显，不妨消息用之。

头风摩散方

大附子一枚，炮（《千金》一枚中形者）　盐等分（《千金》如附子大）

上二味为散，沐了，以方寸匕已摩疾上，令药力行。《千金》作"上二味，治下筛，沐头竟，以方寸匕摩顶上，日三"。徐灵胎曰：病在缓处，故外治必涂其缓。

张路玉曰：头风摩散《金匮》本治中风㖞僻不遂，专取附子以散经络之引急，食盐以治上盛之浮热，《千金》借此，以治头面一切久伏之毒风也。陈修园曰：此言偏头风之治法也，附子辛热以劫之，盐之咸寒以清之。内服恐助其火，火动而风愈乘其势矣。兹用外摩之法，法捷而无他弊，且躯壳之病《内经》多用外治，如马膏桑钩，及熨法，皆是。

《三因方》附子摩头散治因沐头中风，多汗恶风，当先一日而病甚，头痛不可以出，至风日则少愈，名曰首风。（即本方）

《千金翼》治卒中恶风，头痛方，捣生乌头去皮，以醋和涂故布上，薄痛上须臾痛止。日夜五六薄之，疗疮肿痛，醋和附子末涂之，干再上。

《谈埜翁试验方》手足冻裂，附子去皮为末，以水面调涂之良。

《十便良方》腰脚冷痛，乌头三个去皮脐，研末醋调贴，须臾痛止。

《普济方》疔毒恶肿生乌头切片醋熬成膏摊贴次日根出。

《万病回春》神仙外应膏治左瘫右痪，筋骨疼痛，手足拘挛，川乌一斤为细末，用隔年陈醋，入砂锅内慢火熬如酱色，敷患处。如病有一年，敷后一日发痒；如病二年，二日发痒。痒时令人将手拍痒处，以不痒为度。先用升麻、皮消、生姜，煎水洗患处，然后敷药，不可见风。

《张氏医通》偏头风遇寒即痛者，属寒伏于脑，用《金匮》头风摩散。一法，用川乌末醋调涂痛处。

寸口脉沉而弱，沉即主骨，弱即主筋，沉即为肾，弱即为肝。汗出入水中，如水伤心，历节痛，黄汗出，故曰历节。 正脉本"历节"下无"痛"字，今依徐、尤、陈本补。《辑义》"寸口脉沉"以下止。"即为肝"二十二字，《脉经》移于下文"味酸则伤筋"之首，文脉贯通，旨趣明显，盖古本当如是矣。

程云来曰：《圣济总录》曰，历节风者，由血气衰弱为风寒所侵，血气凝涩不得流通，关节诸筋无以滋养，真邪相搏，所历之节悉皆疼痛；或昼静夜发痛彻骨髓，谓之历节风也。节之交三百六十五，十二筋皆结于骨节之间。筋骨为肝肾所主，今肝肾并虚则脉沉弱，风邪乘虚淫于骨节之间，致腠理疏而汗易出。汗者心之液，汗出而入水浴则水气伤心。又从流于关节交会之处，风与湿相搏，故令历节黄汗而疼痛也。尤在泾曰：此为肝肾先虚，而心阳复郁，为历节黄汗之本也。心气化液为汗，汗出入水中，水寒之气从汗孔侵入心脏，外水内火郁为湿热，汗液则黄，浸淫筋骨，历节乃痛。历节者，遇节皆痛也。盖非肝肾先虚，则虽得水气未必便入筋骨；非水湿内浸则肝肾虽虚未必便成历节。仲景欲举其标而先究其本，以为历节多从虚得之也，案后《水气》篇中云，黄汗之病以汗出入水中浴，水从汗孔入得之。合观二条，知历节黄汗为同源异流之病，其瘀郁上焦者则为黄汗，其并伤筋骨者则为历节也。

《巢源》历节风之状，短气自汗出，历节疼痛不可忍，屈伸不得，是也。由饮酒腠理开，汗出当风所致也。亦有血气虚，受风邪而得之者。风历关节与血气相搏交攻，故疼痛。血气虚则汗也。风冷搏于筋，则不可屈伸，为历节风也。

《千金》历节风着人，久不治者，令人骨节蹉跌，变成癫病，不可不知。此是风之毒害者也。

趺阳脉浮而滑，滑则谷气实，浮则汗自出。

沈明宗曰：此诊趺阳，则知胃家内湿，招风为病也。趺阳脉浮，浮为风邪入胃，滑为水谷为病，此显脉浮而滑者，乃素积酒谷湿热招风为谷气实。然内湿外风相蒸，风热外越津液随之，故汗自出也。程云来曰：亦历节之脉。

少阴脉浮而弱，弱则血不足，浮则为风，风血相搏，即疼痛如掣。

程云来曰：少阴肾脉也，诊在太谿，若脉浮而弱，弱则血虚，虚则邪从之，故令脉弱。风血相搏则邪正交争于筋骨之间，则疼痛如掣。李珥臣曰：风在血中则栗悍劲切无所不至，为风血相搏，盖血主荣养筋骨者也。若风以燥之，则血愈耗而筋骨失其所养，故疼痛如掣。昔人曰：治风先养血，血生风自灭，此其治也。尤在泾曰：趺阳少阴二条合看，知阳明谷气盛者风入必与汗偕出，少阴血不足者风入遂着而成病也。

古本少阴病,脉浮而弱,弱则血不足,浮则为风,风血相搏则疼痛如掣,宜桂枝汤加当归主之,即桂枝汤加当归二两。

盛人脉涩小,短气,自汗出,历节疼不可屈伸,此皆饮酒汗出当风所致。

黄坤载曰:肥盛之人荣卫本盛旺,忽然脉涩小短气自汗,历节疼痛不可屈伸,此皆饮酒汗出当风,感袭皮毛所致。风性疏泄故自汗出;风泄而卫闭故脉涩小;经脉闭塞,肺气不得下达故气道短促。《素问》饮酒中风则为漏风,以酒行经络,血蒸汗出,盖以风邪疏泄自汗常流,是为漏风。汗孔不合,水湿易入,此历节伤痛之根也。魏念庭曰:盛人者肥盛而丰厚之人也,外盛者中必虚,所以肥人多气虚也。气虚必短气,气虚必多汗,汗出而风入筋骨之间,遂历节疼痛之证见矣。尤在泾曰:缘酒客湿本内积,而汗出当风,则湿复外郁,内外相召,流入关节,故历节痛不可屈伸也。合三条观之,汗出入水者,热为湿郁也;风血相搏者,血为风动也;饮酒汗出当风者,风湿相合也。历节病因有是三者不同,其为从虚所得则一也。陈修园曰:此三段皆言饮酒汗出当风,而成历节也。

诸肢节疼痛,身体尪羸,脚肿如脱,头眩短气,温温欲吐,桂枝芍药知母汤主之。"尪羸"徐、镕、赵、徐、魏诸本作"尪羸",《脉经》作"瘣瘰"。

赵以德曰:此风寒湿痹其荣卫筋骨,三焦之病。头眩短气,上焦痹也;温温欲吐,中焦痹也;脚肿如脱,下焦痹也;诸肢节疼痛,身体尪羸,筋骨痹也。《韵书》以尪为火,以羸为筋结也。然湿多则肿,寒多则痛,风多则动。故用桂枝治风,麻黄治寒,白术治湿。防风佐桂枝,附子佐麻黄、白术,其芍药生姜甘草亦和发其荣卫,如桂枝汤例也。知母治脚肿,引诸药祛邪益气力;附子行药势为开痹大剂,然分两多而水少,恐分其服而非一剂也。唐容川曰:此节合下节,意义一也。诸肢节疼痛,即四属断绝,身体尪羸;即身体羸瘦,脚肿如脱;即独足肿大也。案:历节之正证,只是风血相搏疼痛如掣,仲景不立方,以为人所易知,不烦再赘。惟此节与下节是荣卫虚之历节,乃变证中之至微者也,故详言之。下节有黄汗,此节无之,而有头眩短气温温欲吐,以见或有此证,无彼证;或有彼证,无此证。总是三焦气虚,乃见以上三证也。再案:仲景所称头眩短气,多是水结;欲吐干呕哕呃,多是火逆。历节乃寒闭其火,血阻其气,故间有此证。

《辑义》案:历节,即痹论所谓行痹痛痹之类,后世呼为"痛风",(丹溪有"痛风论",见《格致余论》,知是元以降之称。)《三因直指》称白虎历节风是也,(白虎病见《外台》引《近效》云,其疾昼静而夜发,发即彻髓酸疼;乍歇,其疾如虎之啮,故曰白虎病。此即历节风也,而别为一证恐非。)盖风寒湿三气杂至合而所发,痛久则邪盛正弱,身体即尪羸也。痹气下注,脚肿如脱,上行则头眩短气,扰胃则温温欲吐,表里上下皆痹,故其治亦杂揉。桂麻防风发表行痹,甘草生姜和胃调中,芍药知母合阴清热,而附子用知母之半行阳除寒;白术合于桂麻则能祛表里之湿,而生姜多用以其辛温,又能使诸药宣行也,与越婢加术附汤其意略同。

案:尪,乌光切,羸弱也。释文瘣胡罪反,木瘤肿也。盖《脉经》瘣瘰即方书所谓流注结核之类,其义与赵注尪羸颇同。

桂枝芍药知母汤方

桂枝四两　芍药三两　甘草二两　麻黄二两　生姜五两　白术五两　知母四两　防风四两　附子二枚,炮

上九味,以水七升,煮取二升,温服七合,日三服。《千金》《外

台》名防风汤,"七升"作"一斗","二升"作"三升"。

徐忠可曰:桂枝行阳,知芍养阴。方中药品颇多,独挈此三味以名方者,以此证阴阳俱痹也。又云,欲制其寒则上之郁热已甚,欲治其热则下之肝肾已痹,故桂芍知附寒热辛苦并用而各当也。陈灵石曰:用桂枝汤去枣加麻黄以助其通阳,加白术防风以伸其脾气,芍药附子知母以调其阴阳,多用生姜以平其呕逆。魏念庭曰:此方乃通治风寒湿三邪之法,非颛为瘦人出治也。肥人平日阳虚于内者多,非扶助其阳气,则邪之入筋骨间者,难于轻使之出。用附子于肥人,尤所宜也,勿嫌其辛温,而云不可治血虚内热之证也;瘦人阴虚火盛之甚,加芍药减附子,又可临时善其化裁矣。

《外台》《古今录验》防风汤主身体四肢节解,疼痛如堕脱肿,按之皮急,头眩短气,温温闷乱如欲吐,即本方,去麻黄。

味酸则伤筋,筋伤则缓,名曰泄;咸则伤骨,骨伤则痿,名曰枯;枯泄相搏,名曰断泄。荣气不通,卫不独行,荣卫俱微,三焦无所御,四属断绝,身体羸瘦,独足肿大,黄汗出,胫冷,假冷发热,便为历节也。《脉经》以"寸口脉沉而弱,沉则主骨,弱则主筋;沉则为肾,弱则为肝"二十二字,为此节之冒。

魏念庭曰:历节风病固为筋骨间之邪矣,然其病又有得之嗜味。病从口入于先,然后风从之也。饮食大欲,过嗜则伤,五味皆然,而就筋骨言之,则味酸伤筋也;咸能软坚,弱骨也。赵以德曰:《内经》云,"味过于酸,肝气以津,味过于咸,大骨气劳短肌,心气抑"。盖谓津液不仁,而内溢;短肌,谓走血而肌缩;大骨气劳,谓咸入骨走血,髓无养也。由是知此之谓泄,即溢也。津液不溢蓄而成湿,筋得湿则弛长而缓,故名为泄。髓无血也,咸多伤骨,因致痿而为枯。血走绝而不流谓之断,湿胜谓之泄。血不流则荣不通,荣与卫相将，荣不通则卫不独行也。三焦形体皆藉血以养，血亡则三焦无所依。四属者，皮肉脂髓也。（本"平脉法"林亿注，成注亦同）无血以滋则身体羸瘦，独有所蓄之湿下流伤肾，肾主下焦，故脚肿大；湿胜则多汗，脾色黄，湿本于脾，故黄汗出；肾虚而阳不下降，则胫冷。假令阴虚湿郁变热，则湿不泄而流于筋骨关节也。夫仲景诚善于立言者矣，则历节一证各分其因：以水、以酒、以天气，此又以饮食之味。然独出治天气一方，人或怪其不具，噫方可具哉。病有不常，体有强弱，时有寒暑，已出之方犹具准绳而已，又焉可执而不变哉？若能求经气，辨邪正，明药性，亦何患其有证而无方欤。

张景岳曰：凡中风口眼㖞斜，半身不遂，及四肢无力，掉摇拘挛之属，皆筋骨之病也。夫肝主筋，肾主骨。肝藏血，肾藏精，精血亏损不能滋养百骸。故筋有缓急之病，骨有痿弱之病，总由精血败伤而然，即如树木之衰，一枝津液不到，即一枝枯槁，人之偏废亦犹是也。

徐忠可曰：历节与黄汗最难辨。观仲景两言假令发热，便为历节，似历节有热而黄汗无热；然仲景叙黄汗，又每曰身热，则知黄汗亦可有热，总无不热之历节耳。若黄汗由汗出入水中浴，历节亦有由汗出入水而伤心，故黄汗汗黄，历节或亦汗黄，则知历节之汗亦有不黄，总无汗不黄之黄汗耳。若历节言肢节疼，言疼痛如掣，黄汗不言疼痛，则知肢节痛历节所独也。若黄汗言渴；言四肢头面肿；言上焦有寒，其口多涎；言胸中窒不能食，反聚痛，暮躁不得眠；而历节但有足肿黄汗，则知以上证皆黄汗所独也。若是者何也？黄汗历节皆是湿郁成热，逡巡不已，但历节之湿邪流关节，黄汗之湿邪聚膈间，故黄汗无肢节痛，而历节少上焦证也。

病历节，不可屈伸，疼痛，乌头汤主之。《脉经》作"疼痛不可屈伸"。

沈明宗曰：此寒湿历节之方也。《经》谓风寒湿三气合而为痹，此风少寒湿居多，痹于筋脉关节肌肉之间，以故不可屈伸。疼痛即寒气胜者为痛痹是也。所以麻黄通阳出汗散邪而开痹着，乌头驱寒而燥风湿，芍药收阴之正，以蜜润燥兼制乌头之毒，黄芪甘草固表堵中，使痹着开而病自愈。谓治脚气疼痛者，亦风寒湿邪所致也。

魏念庭曰：乌头名方，君主乌头之治风也；佐以麻黄，引风出太阳，且以除湿也；用芍药以补血，治其泄也；用黄芪甘草以补气，治其枯也。

案：仲景治黄汗用芪芍桂酒汤，及桂枝加黄芪汤，二方观之，则知乌头汤为治历节而兼黄汗者之主方。《脉经》及程魏二氏以此条，接前条"黄汗出胫冷假令发热便为历节也"下，似是。

乌头汤方 治脚气疼痛，不可屈伸。

麻黄　芍药　黄芪各三两　甘草炙（正脉本脱两数，喻、徐、沈、尤作三两）　川乌五枚，㕮咀（以蜜二升，煎取一升，即川乌头。陈修园曰：大附子亦可。）

上五味，㕮咀四味，以水三升，煮取一升，去滓，内蜜煎中，更煎之，服七合。不知，尽服之。徐灵胎曰：其煎法精妙可师，风寒入节，非此不能通达阳气。

尤在泾曰：此治寒湿历节之正法也。寒湿之邪非麻黄乌头不能去，而病在骨节又非如皮毛之邪可一汗而散者。故以黄芪之补；白芍之收；甘草之缓，牵制二物俾得深入，能去留邪，如卫瓘监钟邓入蜀，使其成功而不及于乱，乃制方之要妙也。

《眼科锦囊》乌头汤治雷头风。（即本方）

《汉药神效方》华冈青洲曰：为蝮蛇所咬者，用乌头汤（即本方）及紫丸，内服；外用柿实之汁涂之，则愈。

矾石汤　治脚气冲心。

矾石二两

上一味，以浆水一斗五升，煎三五沸，浸脚良。"浆"《张氏医通》作"酸浆水"。

赵以德曰：脚气病者，古人谓感水湿之邪，即《内经》痿痹厥逆证也。东垣有饮乳酪之说，予思足六经起于足五指间，若天之六淫饮食寒热劳逸之气，凡留滞于下者，皆足以致其肿痹不仁，屈伸不利，气逆上冲也，岂独水湿之邪？白矾味酸涩性燥，可去湿消肿，收敛逆气，然脚气冲心，水克火也，岂细故哉？魏念庭曰：药必矾石善收湿，能解毒，澄清降浊。陈修园曰：此脚气外治之方也。前云疼痛不可屈伸，以乌头汤主之；至于冲心重证，似难以外法幸功。然冲心是肾水挟脚气以凌心，而矾能却水，兼能护心，所以为妙想。必以乌头汤内服，后又以此汤外侵也。

案：前节云"脚肿如脱"，又云"独足肿大"，皆可以此汤浸脚从外治之，以补桂芍知母汤乌头汤之不逮。

《御药院方》治脚膝风湿，虚汗少力，多疼痛，及阴汗湿痒。烧矾作灰，细研末一匙头，沸汤投之，淋洗痛处。

《孙真人食忌》主蝎螫，以矾石一两醋半升煎之，投矾末于醋中，浸螫处。

《千金》治漆疮方，矾石着汤中令消，洗之。

《千金翼》治小儿口疮，不能吮乳方。取矾石如鸡子大，置醋中，研涂儿足下，三七遍，立愈。

《灵苑方》折伤止痛，白矾末一匙，泡汤一碗，帕蘸乘热熨伤处，少时痛止，然后排整筋骨点药。

《兰室秘藏》独圣散治汤泡破，火烧破，疮毒疼痛。生白矾为细末,芝麻油调扫疮破处,不拘时候。

《寿世保元》治无名肿毒,发背,痈疽疔疮等毒。白矾不拘多少为末,入新汲水内,用粗纸三张浸内,将一张搭患处,频频贴之,更贴十数次,立消。

《经验良方》治脚汗不止,用白矾一两,水煎洗脚。

《汉药神效方》平素脱肛微者,用矾石汤蒸之,则复元。

《千金》风毒脚气方。问曰:风毒中人随处皆得作病,何偏着于脚也?答曰:夫人有五脏,心肺二脏经络所起在手十指,肝肾与脾三脏经络所起在足十指;夫风毒之气皆起于地,地之寒暑风湿皆作蒸气,足常履之,所以风毒之中人也,必先中脚,久而不瘥,遍及四肢腹背头项也。微时不觉,痼滞乃知。《经》云"次传""间传",是也。又云,夫脚气之病先起岭南,稍来江东,得之无渐。或微觉痛痹,或两胫肿满,或行起涩弱,或上入腹不仁,或时冷热,小便秘涩,喘息气冲喉,气急欲死,食呕不下,气上通者,皆其候也。

案:历节病之因饮酒汗出,则伤上焦之心肺;多食酸咸则伤下焦之肝肾,而饮食之入皆归中焦之脾胃,上焦病候之寸口,下焦病候之少阴,中焦病候之趺阳,此仲景三部诊法之旨也。

附方

《古今录验》续命汤　治中风痱,身体不能自收,口不能言,冒昧不知痛处,或拘急不得转侧。原注:姚云与大续命同,兼治妇人产后去血者,及老人小儿。徐、尤、陈本"收"下有"持"字。《外台》风痱门载《古今录验》西州续命汤即是。"冒昧"下,有"不识人"三字。方后云,范汪云是仲景方,本欠两味,《辑义》汪为东晋人而其言如此,正知此亦仲景旧方。

麻黄　桂枝　当归　人参　石膏　干姜　甘草各三两　芎䓖

杏仁十四枚（《千金》《全书》芎䓖三两。《外台》麻黄三两，芎䓖一两，余各二两，杏仁与本方同。赵、喻本：芎䓖一两五钱，非。）

上九味，以水一斗，煮取四升，温服一升，当小汗，薄覆脊，凭几坐，汗出则愈。不汗更服，无所禁，勿当风。并治但伏不得卧，咳逆上气，面目浮肿。"浮"《外台》作"洪"。

沈明宗曰：《灵枢》云，痱之为病，身无痛者，四肢不收，智乱不甚其言微。甚则不能言，不可治。故后人仿此而出方也。徐忠可曰：痱者，痹之别名也，因荣卫素虚风入而痹之。故外之荣卫痹而身体不能自收持，或拘急不得转侧；内之荣卫痹而口不能言，冒昧不知痛处。因从外感来，故以麻黄汤行其荣卫，干姜石膏调其寒热，而加芎归参草以养其虚。必得小汗者，使邪仍从表出也。若但伏不得卧，咳逆上气，面目浮肿，此风入而痹其胸膈之气，使肺气不得通行，独逆而上攻面目，故亦主之。魏念庭曰：为中风正治也，以桂枝治卫风，以麻黄治荣风兼治寒邪者。以当归芎䓖补血，以人参甘草补气，以干姜开郁化痰，以杏仁降气豁痰，以石膏清热生津，风寒外因，痰火气内因，一方俱兼理者也。

《辑义》前《汉书·贾谊传》，辟者一面病，痱者一方病。师古注，辟足病，痱风病也。《圣济总录》云，痱字书病痱而废，肉非其肉者，以身体无痛，四肢不收而无所用也。楼氏《纲目》云，"痱"，"废"也。痱即偏枯之邪气深者，以其半身无气营运，故名偏枯。以其手足废而不收，或名痱，或偏废，或全废，皆曰痱也，知是痱即中风之谓。《脉解》篇喑俳，即喑痱也。徐则谓痱者痹之别名，此说本《喻氏法律》，尤误矣。

《千金》又大续命汤治肝厉风，卒然喑痖，通治五脏偏枯贼风，又治大风经脏，奄忽不能言，四肢垂曳，皮肉痛痒不自知，宜产后及

老小等方。(即本方)

又西州续命汤治中风痱,(一作入脏)身体不知自收,口不能言语,冒昧不识人,拘急背痛不得转侧方,即本方无人参有黄芩。分两煎服亦异。方后注云,胡洽方。《古今录验》大续命汤。

千金三黄汤 治中风,手足拘急,百节疼痛,烦热,心乱,恶寒经日,不欲饮食。《千金·贼风门》云,仲景三黄汤"拘急"作"拘挛",《翼方》同。

麻黄五分(《千金》三十铢,《翼方》去节) 独活四分(《千金》及《翼》一两) 细辛二分(《千金》十二铢,《翼方》半两) 黄芪二分(《千金》十二铢,《翼方》半两) 黄芩三分(《千金》十八铢)

上五味,以水六升,煮取二升,分温三服。一服小汗,二服大汗。心热,加大黄二分;《千金》及《翼》作"心中热,加大黄半两;腹满,加枳实一枚",《千金》作"六铢"。气逆,加人参三分;《千金》作"十八铢"。悸,加牡蛎三分;《千金》作"十八铢"。渴,加栝楼根三分;《千金》作"十八铢"。先有寒,加附子一枚。《千金翼》"附子"上,有"八角"二字;"一枚"下,有"此仲景方神秘不传"八字。

魏念庭曰:亦为中风正治,而少为变通者也。以独活代桂枝,为风入之深者设也;以细辛代干姜,为邪入于经者设也;以黄芪补虚,以熄风也;以黄芩代石膏清热,为湿郁于下热甚于上者设也;心热加大黄以泄热也;腹满加枳实以开郁行气也;气逆加人参以补中益胃也;悸加牡蛎防水邪也;渴加栝楼根以肃肺生津除热也,大约为虚而有热者言治也。先有寒即素有寒也。案:有寒则无热可知,纵有热亦内真寒外假热而已。云加附子,则方中之黄芩亦应斟酌矣,此又为虚而有寒者言治也。或云,附子用以助独活细辛驱风邪湿,非温经也,亦通。

《三因方》三黄汤兼治贼风、偏风、猥退风,半身不遂,失喑不言。

《巢源》风腲退者,四肢不收,身体疼痛,肌肉虚满,骨节懈怠,腰脚缓弱,不自觉知是也。由皮肉虚弱,不胜四时之虚风,故令风邪侵于分肉之间,流于血脉之内,使之然也。经久不瘥,即变成水病。《外台》作成风水之病。

《近效方》术附汤　治风虚头重,眩苦极,不知食味,暖肌补中,益精气。《外台·风眩门》载《近效》白术附子汤,即甘草附子汤,主疗同此。

白术二两　附子一枚半,炮去皮　甘草一两,炙

上三味剉,每五钱匕,姜五片,枣一枚,水盏半煎七分,去滓,温服。《外台》《近效》白术附子汤有桂枝,无姜枣,上四味切,以水六升,煮取三升,分为三服,日三。初服得微汗即解,能食复烦者,将服五合以上愈。此本仲景《伤寒论》方。

徐忠可曰:肾气空虚风邪乘之,漫无出路,风挟肾中浊阴之气厥逆上攻,致头中眩苦至极,兼以胃气亦虚不知食味,此非轻扬风剂可愈。故用附子暖其水脏,白术甘草暖其土脏,水土一暖,犹之冬月井中水土既暖,阳和之气可以立复,而浊阴之气不驱自下矣。徐灵胎曰:此治中风后阳虚之证。

喻嘉言曰:岐伯谓中风大法有四:一曰,偏枯,半身不遂;二曰,风痱,于身无痛,四肢不收;三曰,风懿,奄忽不知人;四曰,风痹,诸痹类风状。后世祖其说而无其治。《金匮》有《古今录验》三方,可类推之。《经》谓"内夺而厥则为风痱",仲景见成方中有治外感风邪兼治内伤不足者,有合经意,取其三方以示法程:一则曰《古今录验》续命汤,再则曰《千金》三黄汤,三则曰《近效》白术附子汤。前一方治荣卫素虚而风入者,中一方治虚热内炽而风入者,后一方治

风已入脏脾肾两虚兼诸痹类风状者。学者当会仲景意,而于浅深寒热之间,以三隅反矣。案:风懿曰奄忽不知人,即该中风卒倒在内,《金匮》不过举其证,意可知矣。

崔氏八味丸　治脚气上入少腹,不仁。

方见虚劳,即八味肾气丸。

《辑义》《外台·脚气不随门》,载崔氏此方凡五条。第四条云,若脚气上入少腹,少腹不仁,即服张仲景八味丸。旧《唐经籍志》,《崔氏纂要方》十卷,崔知悌撰。《新唐·艺文志》,崔行功撰。所谓崔氏其人也,不知者或以为仲景收崔氏之方,故详及之。

尤在泾曰:肾之脉起于足而入于腹,肾气不治,湿寒之气随经上入,聚于少腹为之不仁,是非驱湿散寒之所可治者,须以肾气丸补肾中之气,以为生阳化湿之用也。徐忠可曰:历节病源与脚气相通,故前治历节乌头方兼治脚气,此方主治脚气可与历节相参。谓历节之因概多足肿胻冷,是病在下焦。下焦属阴,阴虚而邪乘之,正未可知。但脚气上入少腹不仁,以八味丸为主。盖脚气不必兼风,行阳去湿治正相类。徐灵胎曰:此方亦治脚气,乃驱邪水以益正水之方也。又曰:此方专利小便,水去而阴不伤,扶阳而火不升,制方之妙固非一端,但近人以此一方治天下之病,大失此方之义也。

汤本求真曰:八味丸适应证:脚气,尤以妇人脚气为甚;产后之痿躄;肾脏炎;糖尿病;女子生殖器病;白带下;男女阴痿等。

《千金方》越婢加术汤　治肉极,热则身体津脱,腠理开,汗大泄,历风气,下焦脚弱。《千金》作"越婢汤","津"下有"液"字。

方见水气病篇。

徐忠可曰:此治风极变热之方也。谓风胜则热胜,以致内极热而汗多,将必津脱;津脱而表愈虚,则腠理不能复固;汗泄不已,将必大泄。风入荣为历,《内经》曰:历者有荣气热胕。今风入荣为热,即是厉风气矣。盖风盛气浮,下焦本虚,至厥阳独行而浊阴不降,无以养阴而阴愈虚,则下焦脚弱。故以麻黄通痹气,石膏清气分之热,姜枣以和荣卫,甘草白术以理脾家之正气。汗多而用麻黄,赖白术之扶正,石膏之养阴以制之,故曰越婢加术汤,所谓用人之勇去其暴也。汗大泄而加恶风,即防其亡阳故加附。

《素·风论》风气与太阳俱入,行诸脉俞,散于分肉之间,与卫气相干。其道不利,故使肌肉愤䐜而有疡,卫气有所凝而不行,故其肉有不仁也。疠者有荣气热胕,其气不清,故使其鼻柱坏而色败,皮肤疡溃,风寒客于脉而不去,名曰疠风,或名曰寒热。《脉要精微论》脉风成为厉。

《千金》论曰:凡肉极者主脾也。脾应肉,肉与脾合,若脾病则肉变色。又曰:至阴遇病为肌痹。肌痹不已复感于邪,内舍于脾,体痒淫淫如鼠走,其人身上津液脱,腠理开,汗大泄,鼻端色黄,是其相也。凡风气藏于皮肤,肉色则败,以季夏戊己日伤于风为脾风。脾风之状,多汗阴动,伤寒,寒则虚,虚则体重怠惰,四肢不欲举,不嗜饮食。食则咳,咳则右胁下痛,隐隐引肩背不可以动转,名曰厉风,里虚外实。若阳动伤热,热则实,实则人身上如鼠走,唇日壤,皮肤色变,身体津液脱,腠理开,汗大泄,名曰恶风。《外台》引删繁同。

案:本节之厉风,其候与《内经》所论稍殊,然皆风气入于皮肤分肉间之病,是越婢加术汤可以通用也。

《神仙感遇传》治厉风眉落鼻壤,遍体生疮方:皂角刺一二斤烧灰,大黄九蒸晒,上为末,再煎大黄汤服方寸匕,旬日即愈。

血痹虚劳病脉证治

问曰：血痹病，从何得之？师曰：夫尊荣人，骨弱肌肤盛，重因疲劳汗出，卧不时动摇，加被微风，遂得之。但以脉自微，涩在寸口，关上小紧，宜针引阳气，令脉和紧去则愈。《脉经》"卧"上有"起"字，"但"上有"形如风状"四字，《千金》同。

周禹载曰：阳所以统夫阴者也，统阴则血必随气行矣，乃《经》言血痹而不言气，何哉？不知血之痹，由于气之伤也。经曰：入于脉则血凝而不流。夫所以不流者气为邪阻也，然邪之足以伤者，必因于作劳，则卫气不能固外，而后邪得以入之。故仲景发其不流之故，以明得病之由，言天下惟尊荣人为形乐志苦。形乐故肌肤盛，志苦故骨弱；骨弱则不耐劳，肌盛则气不固，稍有劳困汗易出也。夫汗者血之液也，卫不固斯汗出，汗出斯阳气虚，虽微风且得以袭之，则血为之痹。故一见脉微，则知其阳之不足；一见脉涩，则知其阴之多阻。此血痹之本脉也，而其邪入之处则自形其小紧。小为正气拘抑之象，紧为寒邪入中之征，然仲景明言微风，何以反得寒脉耶？盖邪随血脉上下阻滞汁沫，未有不痛者。故痛为脉紧也，针以泄之引阳外出，则邪去而正自伸也，否则终于痹也。陈修园曰：此言血痹之证由于质虚劳倦，列于虚劳之上，与他痹须当分别也。

《辑义》五脏生成篇曰：卧出而风吹之，血凝于肤者为痹。王注，痹谓痛痹也，(广韵痛音顽，《巢源》《千金》有顽痹之文，知顽麻之顽，原是痛字)此即血痹也。而易通卦验曰：太阳脉虚，多病血痹。郑玄注，痹者气不达，未当至为病，盖血痹之称，昉见于此。

《千金》云,风痹游走无定处,名曰血痹,后世呼麻木者即是。《活人书》云,痹者闭也,闭而不仁,故曰"痹"也,本出于《中藏经》。

血痹,阴阳俱微,寸口关上微,尺中小紧,外证身体不仁如风痹状,黄芪桂枝五物汤主之。

周禹载曰:此条是申上条既痹之后,未能针引以愈,遂令寸口微者。今则阴阳俱微,且寸关俱微矣,且尺中小紧矣。夫小紧既见于尺,则邪之入也愈深,而愈不得出,何也?正虚之处便是容邪之处也。《脉经》内外谓之阴阳,上下亦谓之阴阳,今尺既小紧则微属内外也明矣。若言证以不仁概之,盖身为我身则体为我体,而或为疼痛,或为麻木,每与我相阻其为不仁甚矣,故以风痹象之,非真风痹也。经曰:风寒湿三者合而成痹,然何以单言风痹也?邪有兼中,人之受者必有所偏,如多于风者,则其痛流行不常,淫于四末。盖血以养筋,血不通行则筋节为之阻塞。且血藏于肝,肝为肾子,肾既受邪则血无不壅滞。于是以黄芪固卫;芍药养荣;桂枝调和荣卫,托实表里,驱邪外出;佐以生姜宣胃;大枣益脾,岂非至当不易者乎?尤在泾曰:不仁者,肌体顽痹痛痒不觉,如风痹状,而实非风也。以脉阴阳俱微故不可针而可药,《经》所谓阴阳形气俱不足者,勿刺以针,而调以甘药也。

《灵·寿夭刚柔》篇病在阳者命曰风,病在阴者命曰痹,阴阳俱病命曰风痹。《素痹论》病久入深,荣卫之行涩,经络时疏故不痛,皮肤不荣故不仁,又曰痹在于肉,则不仁。

《逆调论》人之肉苛者,虽近衣絮,犹尚苛也,是谓何疾?曰:荣气虚,卫气实也,荣气虚则不仁,卫气虚则不用,荣卫俱虚则不仁且不用,肉如故也。人身与志不相有曰死,王注。苛谓瘴重,瘴音顽。

《巢源》血痹候,血痹者由体虚邪入于阴经故也。血为阴,邪入于血而痹,故为血痹也。其状形体如被微风所吹。《辑义》此形容顽痹之状也。风痹候,痹者风寒湿三气杂至合而成痹,其状肌肉顽厚,或疼痛,由人体虚腠理开,故受风邪也。《辑义》据此则风痹乃顽麻疼痛兼有;而血痹则唯顽麻而无疼痛;历节则唯疼痛而不顽麻,三病各异,岂可混同乎?

黄芪桂枝五物汤方

黄芪三两　芍药三两　桂枝三两　生姜六两　大枣十二枚

上五味,以水六升,煮取二升,温服七合,日三服。原注:一方有人参。《千金》黄芪汤主治同本方,有人参三两,黄芪作蜀黄芪。

徐灵胎曰:此即桂枝汤以黄芪易甘草,乃卫虚荣弱之方,固卫即以护荣。魏念庭曰:黄芪桂枝五物汤,在风痹可治,在血痹亦可治也。以黄芪为主固表补中,佐以大枣;以桂枝治卫升阳,佐以生姜;以芍药入荣理血,共成厥美。五物而荣卫兼理,且表荣卫理胃阳亦兼理矣;推之中风于皮肤肌肉者,亦兼理矣,固不必多求他法也。陈灵石曰:《内经》云,邪入于阴则痹,然血中之邪以阳气伤而得入,亦必以阳气通而后出。上节云,宜针引阳气,此节而出此方,此以药代针引之意也。桂枝汤去甘草之缓,加黄芪之强有力者,于气分中调其血,更妙倍用生姜以宣发其气,气行则血不滞而痹除,此夫倡妇随之理也。

《时病论》黄芪五物汤治风痹,身无痛,半身不遂,手足无力,不能动履者,久久服之自见其功。(即本方)

夫男子平人,脉大,为劳,极虚,亦为劳。

魏念庭曰:虚劳者,因劳而虚,因虚而病也。人之气通于呼吸,根于脏腑,静则生阴,动则生阳。阴阳本气之动静所生,而动静能生气之阴阳,此二神两化之道也,故一静一动互为其根,在天在人俱贵和平而无取于偏胜，偏则在天之阳恣阴伏而化育乖，在人则阳亢阴独而疾病作。然则虚劳者，过于动而阳烦，失于静而阴扰，阴日益耗而阳日益盛也，是为因劳而虚，因虚而病之由然也。（虚劳必起于内热，终于骨蒸，有热者十有七八，其一二虚寒者必邪热先见而其后日久随正气俱衰也。）夫脉大者邪气盛也，极虚者精气夺也，以二句揭虚劳之总，而未尝言其大在何脉，虚则何经，是在主治者随五劳七伤之故而谛审之，岂数言可尽者乎？李珥臣曰：平人者形如无病之人。《经》云，脉病人不病者是也，劳则体疲于外气耗于中。脉大非气盛也，重按必空虚，乃外有余而内不足之象，脉极虚则精气耗矣。盖大者劳脉之外暴者也，极虚者劳脉之内衰者也。黄坤载曰：脉大者表阳离根而外浮，所谓大则为芤也；极虚者里阳亏乏而内空，所谓芤则为虚也。或大或芤，皆以劳伤元气也。陈修园曰：此以大虚二脉，提出虚劳之大纲。意者肾精损，则真水不能配火，故脉大；脾气损，则谷气不能内充，故脉虚。二脉俱曰为者，言其势之将成也。《难经》云，损其脾者调其饮食，适其寒温，损其肾者益其精。未雨绸缪其在斯乎？

案：《内经》云，人之阴阳外为阳，内为阴；卫为阳，荣为阴；六腑为阳，五脏为阴。又云，阳中之阳心也，阳中之阴肺也，阴中之阴肾也，阴中之阳肝也，阴中之至阴脾也。是又以上为阳，下为阴，阴静阳躁，阴在内阳之守也，阳在外阴之使也，阴平阳密精神乃治，阴阳离决精气乃绝。是以劳病之初，虽有阴虚阳虚之异，及病既成未有不阴阳两虚者。故仲景不以阴虚阳虚立说，后人不明阴阳互根之理，以阴虚阳虚坚持到底，岂不大误？案：此篇劳病系肺肾脾虚不能生血藏精之证，间亦兼及心肺。《内经》所谓"寒热病"与近人所论劳伤嗽血专属于肺者不同。肺劳病见"肺痿肺痈篇"。

男子面色薄者,主渴,及亡血,卒喘悸,脉浮者,里虚也。

魏念庭曰:仲景再为验辨之于色、于证、于脉以决之。男子面色薄,即不泽也,此五脏之精夺而面色失其光润也。然光必在面皮内蕴,润必在面皮内敷,方为至厚。若夫见呈耀,则亦非正厚色矣,今言薄则就无光润而言也,其人必患消渴,及诸失亡其血之疾,因而喘于胸而悸于心。卒者,忽见忽已之谓。尤在泾曰:渴者热伤阴气。亡血者不华于面,故面色薄者知其渴及亡血也。李氏曰:劳者气血俱耗。气虚则喘,血虚则悸。卒者,猝然见此病也。脉浮为里虚,以劳则真阴失守,孤阳无根,气散于外而精夺于内也。

案:呼出心与肺,吸入肝与肾,四脏之气不调则病喘;卫上贯心肺,荣下输肝肾,四脏之血不和则病悸。然阴阳之不调和者,盖由脾之健运失常,故主治者当急健其中也。又案:此喘悸系下焦精亏所致,与肺胀之喘,停水之悸迥别。

男子脉虚沉弦,无寒热,短气,里急,小便不利,面色白,时目瞑,兼衄,少腹满,此为劳使之然。

尤在泾曰:脉虚沉弦者,劳而伤阳也,故为短气里急,为小便不利少腹满,为面色白。而其极则并伤其阴,而目瞑,兼衄。目瞑,目不明也。程云来曰:白为肺色,鼻为肺窍,气既不能下化则上逆于头,故目为之瞑,迫于血而鼻为之衄也。《内经》曰"劳则气耗",其是类欤。

《灵·决气》篇气脱者目不明,血脱者色白夭然不泽,其脉空虚,此其候也。

《辑义》本篇标"男子"二字者凡五条,未详其义,诸家亦置而无说。盖妇人有带下诸病,产乳众疾,其证似虚劳而否者,不能与男子无异,故特以男子二字别之欤。

劳之为病,其脉浮大,手足烦,春夏剧,秋冬瘥,阴寒精自出,酸

削不能行。《脉经》"劳之"上有"男子"二字,烦下,有"热"字,酸上,有"足"字,行下有"少阴虚满"四字,酸削《巢源》作酸瘶。

黄坤载曰:脉浮大手足烦者,阳气内虚而外盛也。春夏阳气浮升,内愈寒而外愈热,故剧;秋冬阳气沉降,外热轻而内寒减,故瘥,缘中气虚败不能交济水火。火炎上热,水澌下寒。肾者蛰闭封藏之官也,水冷不能蛰藏阳气,则阴寒精自出;水寒不能生发肝木,则酸削不能行也。魏念庭曰:邪本阴亏阳亢,内生之焰也,然亦随天时为衰旺。春夏者阳时也,阴虚之病必剧;秋冬者阴时也,阴虚之病稍瘥。火盛于上则必阳衰于下。邪火炽于上焦,邪寒凝于下焦。阴寒即内迫,阳精自外出,为白浊,为遗精,为鬼交,皆上盛下虚之必致也。精既出夺,必益虚寒,腿脚酸软,肌肉瘦削,遂不可行立而骨痿不能起于床矣。

《灵·终始》篇春气在毛,夏气在皮肤,秋气在肌肉,冬气在骨髓。《素·阴阳应象大论》阳盛则身热腠理闭,喘粗为之俯仰,汗不出而热,齿干以烦冤,腹满死,能冬不能夏。《宣明五气》篇阳病发于冬,阴病发于夏。王注:夏阳气盛,故阴病发于夏;冬阴气盛,故阳病发于冬,各随其少也。《厥论》前阴者宗筋之所聚,太阴阳明之所合也。春夏则阳气多而阴气少,秋冬则阴气盛而阳气衰。《痿论》肝主身之筋膜。思想无穷,所愿不得,意淫于外,入房太甚,宗筋弛纵,发为筋痿,及为白淫。故《下经》曰:筋痿者生于肝使内也。肾主身之骨髓。有所远行劳倦,逢大热而渴,渴则阳气内伐,内伐则热舍之肾。肾者水藏也,今水不胜火,则骨枯而髓虚,故足不任身,发为骨痿。故《下经》曰:骨痿者生于大热也。

《兰室秘藏》《金匮要略》云,平人脉大为劳,脉极虚亦为劳。夫劳之为病,其脉浮大,手足烦热,春夏剧,秋冬瘥。脉大者热邪也,极虚者气损也,春夏剧者时助邪也。以黄芪建中汤治之,此亦温之之意也。

古屋玄医曰:朱丹溪曰,《内经》"冬不藏精者春必病温",十月属亥,十一月属子,正火气潜伏闭藏以养其本然之真,而为来春发生外动之本。若于此时恣嗜欲以自戕贼,至春升之际,下无根本阳气轻浮,必有温热之病。今人多有春末夏初患头痛脚软,食少体热,仲景谓春夏剧,秋冬瘥。而脉弦大者,正世俗所谓注夏病是矣,然后世医书以注夏病置于痿证中者,固是矣。

莫氏《研经言》案:酸削当为酸消,谓酸痟消沮也。髓藏于头而会绝骨,绝骨穴在胫外廉,脑髓少者则头痛而胫不能行,其至春夏剧者,以春气病在头故也。《周礼·疾医》春时有痟首疾,郑注痟酸削也,首疾头疾也,彼削亦当作消,所以叠痟也。余目验春温证,及春月伤风而病头痛者,无不胫酸。《周礼》"痟首疾"三字,真善状病态者。

《辑义》阴寒者阴冷也,乃七伤之一。《巢源》云,肾主精髓,开窍于阴。今阴虚阳弱血气不能相荣,故使阴冷也,久不已则阴萎弱是也。魏为阴寒之气非。

男子脉浮弱而涩,为无子,精气清冷。"浮"《脉经》《巢源》作"微"。"冷"原注一作泠。

沈明宗曰:此以脉断无子也。男精女血盛而成胎,然精盛脉亦当盛。若浮弱而涩者,浮乃阴虚,弱为真阳不足,涩为精衰,阴阳精气皆为不足,故为精气清冷,则知不能成胎谓无子也。盖有生而不育者,亦是精气清冷所致,乏嗣者可不知之,而守养精气乎?尤在泾曰:精气交亏而清冷不温,此得之天禀薄弱,故当无子。

《巢源·虚劳无子候》,丈夫无子者,其精清如水,冷如冰铁,皆为无子之候。

陈修园曰：此三节首言劳而伤阳，是承第一节"脉极虚为劳"句来；次言劳而伤阴，是承第一节"脉大为劳"句来；三言精气俱亏本于赋禀，是承第二节"脉浮里虚也"二句来。

夫失精家，少腹弦急，阴头寒，目眩，原注一作目眶痛。**发落，脉极虚芤迟，为清谷，亡血，失精。脉得诸芤动微紧，男子失精，女子梦交，桂枝龙骨牡蛎汤主之。**《脉经》"目眩"作"目眶痛"，"交下"有"通"字，"桂枝"下有"加"字。《外台》亦作"目眶痛"。

周禹载曰：经曰：肾主水，受五脏六腑之精而藏之。又曰：厥气接于阴器，则梦接内。盖阴器宗筋之所系也。而脾胃肝胆之筋亦皆聚焉，故厥阴主筋则诸筋统于肝也。肾为阴主藏精，肝为阳主疏泄，故肾之阴虚则精不藏，肝之阳强则气不固。若遇阴邪客之与所强之阳相感，则或梦或不梦而精脱矣。是肾虚则无有不虚者也，膀胱与肾为表里，故少腹弦急为阴结而气不化者，可知水不生木则血不养筋，致宗筋急而阴头寒，以致虚风生则目眩，血不会则发脱，种种虚状，悉本诸此。而其脉则为虚、为芤、为迟，可想而知也。夫阳虚则水谷不化，阴虚则亡血失精。故芤为阴虚，复阴阳相搏而为动；微则阳微，又微紧相搏而为邪，皆《脉经》所云至虚者也。然则男子失精，女子梦交，何能已哉？此病之原皆起于肾之不固，遂令三焦皆底于极虚矣，斯于法必以固精为主治也。于是以桂枝和荣卫，芍药收阴，生姜散寒，甘草胶枣益脾补气，更用龙骨以涩其阳，牡蛎以涩其阴，庶肾肝既固，荣卫调和，而诸证自愈尔。

《巢源·虚劳失精候》，肾气虚损不能藏精，故精漏失。其病小腹弦急，阴头寒，目眶痛，发落，令其脉数而散者，失精脉也。凡脉芤动微紧，男子失精也。

桂枝加龙骨牡蛎汤方　原注：《小品》云，虚弱浮热汗出者，除桂加白薇附子各三分，故曰二加龙骨汤。

桂枝　芍药　生姜各三两　甘草二两　大枣十二枚　龙骨牡蛎各三两

上七味，以水七升，煮取三升，分温三服。

张路玉曰：夫亡血失精，皆虚劳内因之证，举世皆用滋补血气之药，而仲景独与桂枝汤，其义何居？盖人身之气血全赖后天水谷以资生，水谷入胃其清者为荣，浊者为卫。荣气不荣则上热而血溢，卫气不卫则下寒而精亡，是以调和荣卫为主。荣卫和，则三焦各司其职而火自归根，热者不热，寒者不寒，水谷之精微输化，而精血之源有赖矣。以其亡脱既惯，恐下焦虚滑不禁，乃加龙骨牡蛎以固敛之。徐忠可曰：桂枝汤外证得之能解肌去邪气，内证得之能补虚调阴阳，加龙骨牡蛎者以失精梦交为神情间病，非此不足以收敛其浮越也。陈修园曰：此为阴虚者出其方也。其方看似失精梦交之专方，而实为以上诸证之总方也。又案：《小品》云，虚弱浮热汗出者，此方除桂枝加白薇附子各三两，名曰二加龙骨汤。盖以桂性升发，非阴虚火亢者所宜。况此证之汗因虚阳鼓之而外溢，必得白薇之苦寒泻火即是养阴。附子之辛热导火亦是养阴，功同肾气丸。但肾气丸金匮中五见，皆从利小便中而治各证，不若此方之泛应曲当也。究之偏于阴虚者宜此，否则原方及小建中等方，阴阳并理，面面周到，可谓入神，唐王焘《外台秘要》，多用仲景师《小品方》。

《外台》虚劳梦泄精门小品龙骨汤，疗梦失精，诸脉浮动心悸少急，隐处寒，目眶疼，头发脱者，常七日许一剂至良，方同。煮法后云"虚羸浮热汗出者"云云。又深师桂心汤，疗虚喜梦与女邪交接，精为自出方，一名喜汤，亦与本方同。

《万病回春》白龙汤治男子失精,女子梦交,自汗盗汗等证。(即本方)

《张氏医通》小腹急痛,便溺失精,溲出白液,桂枝加龙骨牡蛎汤。

《汉药神效方》浅田宗伯曰:桂枝加龙骨牡蛎汤本为治失精之方,一老医用此治愈老宫女之屡小遗者;和田东廓用此治愈高槻老臣之溺闭,服诸药不效者;余用此治遗尿,屡屡得效。古方之妙,在乎运用,当精思之。

天雄散方

天雄三两,炮　白术八两　桂枝六两　龙骨三两

上四味,杵为散,酒服半钱匕,日三服,不知,稍增之。

《辑义》《外台》载范汪疗男子虚失精"三物天雄散",即本方无龙骨,云张仲景方有龙骨,文仲同,知是非宋人所附也。案:天雄《本草大明》云,助阳道,暖水脏,补腰膝益精。陈修园曰:天雄药铺无真,当以大附子代之。

魏念庭曰:天雄散一方,纯以温补中阳为主,以收涩肾精为佐,想为下阳虚甚而上热较轻者设也。尤在泾曰:此为补阳摄阴之用也。

案:《千金方》天雄散,治五劳七伤,阴痿不起衰损方,其方药品虽异,而服法则同,是本方主治,大抵不殊。观方后云,不知稍增之,此盖指阴痿言,而不著主证者,其古禁方之意欤。

《医醇賸义》天雄散治阳虚,亡血失精。(即本方)

男子平人,脉虚弱细微者,喜盗汗也。"喜"赵本作"善"。

魏念庭曰:男子平人,为形若无病者言也。其形虽不病,而其脉之虚而弱,则阳已损也;细而微则阳已消也。阳损必驯至于失精,阴耗必驯至于亡血也,验其外证必喜盗汗。阳损斯表不固,阴

损而热自发，皆盗汗之由，而即虚劳之由也。张路玉曰：平人脉虚弱微细，是卫虚不能鼓其脉气于外，所以不能约束津液。当卫气行阴目瞑之时，血气无以固其表，腠理开则汗；醒则行阳之气复行于表，则汗止矣，名曰盗汗，亦名寝汗。此属本虚，与伤寒邪在半表不同。

《巢源》"虚劳盗汗候"，盗汗者，因眠睡而身体流汗也。此由阳虚所致，久不已令人羸瘠枯瘦，心气不足，亡津液故也。诊其脉，男子平人脉虚弱微细，皆为盗汗脉也。

案：卫气昼行于阳，夜行于阴，阴虚无以维阳，故卫阳妄泄。盖自汗者，太阳之里虚也；盗汗者，阳明之里虚也，虚则生血之源竭，故能致劳。

人年五六十，其病脉大者，痹侠背行，苦肠鸣，马刀侠瘿者，皆为劳得之。《脉经》无"痹"字，以马刀下另为一条，是。正脉本、徐、尤、魏本"苦"作"若非"。

周禹载曰：人生五十始衰，六十天癸竭，则已精少肾衰矣。使复有动作，遂令阳虚而邪得以客之，痹太阳经道。盖太阳行于背者也。《经》谓阳气者精以养神，柔以养筋；开阖不得，寒气从之，乃生大偻，故病痹侠背行也。又云，中气不足，肠为之苦鸣，至陷脉为瘘，留连肉腠，为马刀侠瘿。瘿者，即瘰疬也，以其形长如蛤，为马刀；或在耳前后连及颐颔颈下；或下连缺盆，以及胸胁，皆谓之马刀。此手足少阳经主之也，总以动作忿怒忧忿，气郁过甚，而为风邪内腠。故其脉则大而举按不实，其因则劳而元气不足，仲景言之，恐后人复疑为有余而误攻其邪耳。

唐容川曰：脉大者阴虚而阳浮也，阴血不能养经脉则痹侠背行，老人之喜捶背者是也。侠瘿是肝血不养筋之病；肠鸣亦有热证，脾阴不化肠枯涩而气不畅，此证亦多。

《儒门事亲》铜人曰：少阳起于目锐眦，行耳后，下胁肋过期门。瘰疬，结核，马刀，侠瘿，是少阳胆经多气少血之病也。

《辑义》《灵·经脉》篇"少阳所生病"云，腋下肿，马刀侠瘿。而"痈疽篇"云，其痈坚而不溃者为马刀挟缨。《潘氏医灯续焰》释之云，马刀蛤蛎之属，痈形似之；挟缨者，发于结缨之处，大迎之下颈侧也，二痈一在腋，一在颈，常相连络，故俗名疬串，义尤明显，知是瘿当依"痈疽篇"而作缨。马刀挟瘿，即《灵·寒热》篇所谓寒热瘰疬，及鼠瘘寒热之证。张氏注云，结核连续者为瘰疬，形长如蚬蛤者为马刀。又《张氏六要》云，马刀小蚬也，圆者为瘰疬，长者为马刀，皆少阳经郁结所致，久成疬劳是也。盖瘰疬者未溃之称，已溃漏而不愈者为鼠瘘，其所由出于虚劳。瘿者考《巢源》等，瘤之生于颈下，而皮宽不急，垂捶捶然者，故《说文》云瘿颈瘤也，与瘰疬迥别。瘿乃缨之讹，无疑矣。又案：痹侠背行，若肠鸣马刀侠瘿，各是一证，非必三证悉见也，故以皆字而断之。

脉沉小迟，名脱气，其人疾行，则喘喝，手足逆寒，腹满，甚则溏泄，食不消化也。

徐忠可曰：脉沉小迟，其为阳衰无疑。沉小迟三脉相并，是阳气全亏，故名脱气。气脱则躯乃空壳，疾行则气竭而喘喝；四肢无阳而寒；腹中无阳而满，甚则胃虚极而溏泄，脾虚极而食不化也。李珥臣曰：此脾肺肾三经俱病也。肺主气，气为阳，沉小迟皆阳气虚衰之脉，故为脱气，疾行则喘喝。以肺主出气而肾主纳气，为生气之原，呼吸之门。若真元耗损，则气虚不能续息，肺无所出，肾为所纳，故喘喝，此肺肾病也。又脾主四肢，四肢者诸阳之本，逆寒者阳虚不温四末也。腹满者脾经入腹，气虚中满也。溏泄食不化者，此脾虚不能运磨水谷,多见鹜溏飧泄之证也。

魏念庭曰:秦越人之论虚损,其言虚而感寒则损其阳,即仲景所谓喜盗汗是也。阳虚表无护卫,汗易出则风寒易入,再数为治表发汗而阳益虚矣。其言阳虚而阴盛,损则自上而下,一损损于肺,二损损于心,三损损于胃,即仲景所谓脱气之虚劳也。其言虚而感热则损其阴,即仲景所谓渴及亡血、卒喘悸是也。阴虚里无津液,渴愈作而火邪愈炽,再加以吐衄失亡而阴益虚矣。其言阴虚而阳盛,损则自下而上,一损损于肾,二损损于肝,三损损于脾,即仲景所言失精之虚劳也。

《辑义》《抱朴子》曰:奔驰而喘逆,或咳,或悸,用力役体,汲汲短乏者,气损之候也。面无光色,皮肤枯腊,唇焦脉白,腠理萎瘁者,血减之证。所谓气损,乃脱气也。案:沈云,喝当作急,非也,《灵·经脉》篇喝喝而喘。

脉弦而大,弦则为减,大则为芤,减则为寒,芤则为虚,虚寒相搏,此名为革。妇人则半产漏下,男子则亡血失精。

程云来曰:人之所以有身者,精与血也。内填骨髓,外溉肌肤,充溢于百骸,流行于脏腑,乃天一所生之水,四大藉此以成形;是先天之神气,必恃后天之精血以为运用,有无相成,阴阳相生,毋令戕害。若其人房室过伤,劳倦过度,七情暗损,六淫互侵,后天之真阳已亏,先天之神气并竭,在妇人则半产胞胎,或漏下赤白;在男子则吐衄亡血,或梦交泄精。诊其脉必弦而大,弦为寒而大为虚,既寒且虚,则脉成革矣。革者,如按鼓皮中空之象,即芤大之脉。《内经》曰:浑浑革至如涌泉,病进而色弊。故仲景一集中前后三致意焉。周禹载曰:《伤寒论》中有此条,方中行注:寒言阳气减损而不足,芤言阴血衰竭而空虚,革言革易常度也。妇人阴血充足而能化，则得坤顺之常；半产漏下则不足以言坤之资生矣。男子阳精充盛而能化，则得乾健之常，亡血失精则不足以言乾之资始矣。故天地之大德曰生，男不足以言资始，女不足以言资生，则人道大坏，故曰革也。一说革读亟，变而促迫也，亦通。《礼》曰：夫子之病革矣，不可以变，即音亟也。陈修园曰：革脉不易明，以弦减芤虚二脉形容之，则不易明者明矣。

案：《内经》云，阴虚阳搏谓之崩，与此节词异义同。

虚劳，里急，悸，衄，腹中痛，梦失精，四肢酸疼，手足烦热，咽干口燥，小建中汤主之。

程云来曰：里急腹中痛，四肢酸疼，手足烦热，脾虚也；悸，心虚也；衄，肝虚也；失精，肾虚也；咽干口燥，肺虚也。此五脏皆虚，而土为万物之母，故先建其脾土。《内经》曰：脾为中央土以灌四旁，故能生万物而法天地，失其职则不能为胃行其津液，五脏失所养亦从而病也。建中者必以甘，甘草大枣胶饴之甘所以建中而缓诸急；通行卫气者必以辛，姜桂之辛用以走表而通卫；收敛荣血者必以酸，芍药之酸用以走里而收荣，荣卫流行，则五脏不失权衡，而中气斯建矣。尤在泾曰：此和阴阳调荣卫之法也。夫人生之道曰阴曰阳，阴阳和平百疾不生。若阳病不能与阴和，则阴以其寒独行为里急，为腹中痛，而实非阴之盛也；阴病不能与阳和，则阳以其热独行，为手足烦热，为咽干口燥，而实非阳之炽也。昧者以寒攻热，以热攻寒，寒热内贼，其病益甚。惟以甘酸辛药和合成剂，调之令和，则阳就于阴而寒以温，阴就于阳而热以和。医之所以贵识其大要也，岂徒云寒可治热，热可治寒而已哉？或问和阴阳，调荣卫是矣。而必以建中者何也？曰：中者脾胃也。荣卫生成于水谷，而水谷转输于脾胃，故中气立则荣卫流行而不失其和。又中者四运之轴，而阴阳之机也，故中气立则阴阳相循如环无端，而不极于偏。是方甘与辛合而生阳，酸得甘助而生阴，阴阳相生中气自立。是故求阴阳之和者必于中气，求中气之立者必以建中也。

《灵·终始》篇阴阳俱不足，补阳则阴竭，泻阴则阳脱，如是者可将以甘药，不可饮以至剂。

《辑义》里急，诸家无明解，《巢源》"虚劳里急候"云，劳伤内损，故腹里拘急也。《二十九难》云：冲脉之为病，逆气里急。丁注，逆气腹逆也，里急腹痛也，此云腹中痛则《巢源》为是。

徐灵胎曰：古人所谓虚劳皆是纯虚无阳之证，与近日之阴虚火旺、吐血咳嗽者正相反，误治必毙。近日吐血咳嗽之病，乃是血证，有似虚劳，其实非虚劳也。又曰：此咽干口燥，乃津液少，非有火也。

《千金》小建中汤治男女因积劳虚损，或大病后不复，常苦四体沉滞，骨肉疼酸，吸吸少气，行动喘惙，或少腹拘急，腰背强痛，心中虚悸，咽干唇燥，面体少色，或饮食无味，阴阳废弱，悲忧惨戚，多卧少起。久者积年，轻者百日，渐至瘦削，五脏气竭则难可复振。治之方，即本方。方后注云，仲景云呕家不可服；肘后云，加人参黄芪各二两佳；若患痰满，及溏泄可除胶饴；胡洽方，有半夏八两，黄芪三两，《古今录验》名芍药汤。

又小建中汤肺与大肠俱不足，虚寒乏气，小腹拘急，腰痛羸瘠，百病方。（即本方）

又芍药汤治产后苦少腹痛方。（即本方）

《千金翼》小建中汤主五劳七伤，小腹急，脐下膨胀，两胁胀满，腰脊相引，鼻口干燥，目暗眬眬，愦愦不乐，胸中气逆不下食饮，茎中策然痛，小便赤黄，尿有余沥，梦与鬼神交通，失精，惊恐虚乏方。（即本方）

《外台》《古今录验》芍药汤疗虚劳里急,腹中痛,梦失精,四肢酸疼,手足烦热,咽干口燥,并妇人少腹痛。(即本方)

《圣济总录》结阴门芍药汤治非时便血,即本方去大枣。

《示儿仙方》建脾散治脾痞胁痛,即本方加缩砂。

《徐氏医法指南》小建中汤治失血,虚者阿胶代胶饴。

《济阳纲目》小建中汤治胃虚不能约血,吐血自汗,即本方以阿胶代胶饴;治痰涎中见血,属肝虚不能摄血者,于前方中加黄连。

虚劳里急,诸不足,黄芪建中汤主之。

尤在泾曰:里急者,里虚脉急,腹当引痛也;诸不足者,阴阳诸脉并俱不足,而眩悸喘喝,失精亡血等证,相因而至也。急者缓之必以甘,不足者补之必以温,而充虚塞空则黄芪尤有专长也。张路玉曰:上条言虚劳失精,而里急腹痛,烦热悸衄,明系阳气内夺之候,故用小建中以和之;下条言虚劳里急诸不足,较上条虚证更剧,故于前方更加黄芪,以大补卫中阳气也。案:虚劳而至于亡血失精,消耗津液,枯槁四出,难为力矣。《内经》于针药莫治者调以甘药,《金匮》遵之而用小建中汤,黄芪建中汤,以急建其中气,俾饮食增津液旺也。

黄芪建中汤方

于小建中汤内,加黄芪一两半,余依上法。

气短胸满者,加生姜,腹满者,去枣,加茯苓一两半,及疗肺虚损不足补气,加半夏三两。《千金》及《外台》引《集验》用黄芪三两,"气短胸满"四字作"呕者"二字,茯苓作四两,无"及疗"以下十四字,方后云,此本仲景方。

汪双池曰:虚劳不足谓气血枯竭也,此方之意主于补脾胃而达气血。程云来曰:生姜泄逆气,故短气胸满者加生姜;甘令中满,故去大枣；淡能渗泄，故加茯苓，茯苓能止咳逆，故疗肺虚不足。徐忠可曰：气不顺加半夏，去逆即所以补正也。

《外台》删繁建中汤疗肺虚损不足补气方，即本方内加半夏。又《古今录验》黄芪汤，主虚劳里急，引少腹绞痛极挛，卵肿缩疼痛，即本方。后云：呕即除饴。又黄芪汤疗虚劳里急少腹痛，气引胸胁痛，或心痛短气，于本方内加干姜当归。又建中黄芪汤疗虚劳短气，少腹急痛，五脏不足，即本方去芍药。又必效黄芪建中汤疗虚劳下焦虚冷，不甚渴，小便数，即本方内加人参当归，若失精加龙骨白敛。

《直指方》加味建中汤治诸虚自汗，于本方加炒浮小麦。又黄芪建中汤加川芎当归，治血刺身痛。

危氏《得效方》黄芪建中汤治汗出污衣甚如坏染，皆由大喜伤心。喜则气散，血随气行，兼服妙香散，金银器麦门冬煎汤下，病名红汗。

《类方准绳》黄芪建中汤治血气不足，体常自汗。

《济阳纲目》黄芪建中汤治脉弦气弱，毛枯槁发脱落。

《张氏医通》劳倦所伤，寒温不适，身热头疼，自汗恶寒，脉微而弱，黄芪建中汤。

《医醇剩义》黄芪建中汤治气血虚弱，四肢倦怠，气短懒言。

虚劳，腰痛，少腹拘急，小便不利者，八味肾气丸主之。《衬注》"虚劳"下，《千金方》有"不足大渴欲饮水"七字。

程云来曰：腰者肾之外候，肾虚则腰痛。肾与膀胱为表里，不得三焦之阳气以决渎，则小便不利而少腹拘急，州都之官亦失其气化之职。此水中真阳已亏，肾间动气已损，与是方以益肾间之气，气强则便溺行而小腹拘急亦愈矣。周禹载曰：腰者肾之府，腰痛为肾气之虚寒可知矣，惟虚寒故少腹拘急，而膀胱之气亦不化也。苟非益火以助真阳以消阴翳，恐无以生土而水得泛溢，不至上凌君火不止矣。主以八味，固补益先天之至要者也。魏念庭曰：仲景出建中汤，为自上而损脱气者主治也，其有自下而损失精者，则又立一法主之，为八味肾气丸。虚劳腰痛少腹拘急，小便不利，纯是肾中水火俱不足之证也，失精之故显然矣。以六味丸壮水之本，加桂附益火之原。水火兼理于肾，凡上无热而下虚者，建中汤为宜；上有热而下虚者，八味肾气丸为宜也。

《素·生气通天论》因而强力，肾气乃伤，高骨乃坏。王注："强力"，谓强力入房也；"高骨"，谓腰高之骨也。然强力入房则精耗，精耗则肾伤，肾伤则髓气内枯，故高骨坏而不用也。

《巢源·腰痛候》，肾主腰脚，肾经虚损风冷乘之，故腰痛也。又邪客于足少阴之络，令人腰痛引少腹，不可以仰息。诊其尺脉沉主腰背痛，寸口脉弱腰痛，尺寸俱浮直下，此为督脉腰强痛。

肾气丸方

干地黄八两　薯蓣四两　山茱萸四两　泽泻三两。《千金翼》二两　牡丹皮三两　茯苓三两　桂枝《千金翼》二两　附子炮，各一两。《千金翼》炮去皮二两

上八味，末之，炼蜜和丸，梧子大，酒下十五丸。加至二十五丸，日再服。案：依《千金》及《翼》并《和剂局方》桂枝附子当作各二两。

李玥臣曰：方名肾气丸者，气属阳，补肾中真阳之气也。内具六味丸壮肾水以滋小便之源，附桂益命门火以化膀胱之气，则熏蒸津液水道以通而小便自利。尤在泾曰：是方补阴之虚可以生气，助阳之弱可以化水，乃补下治下之良剂也。徐灵胎曰：此方专利小便，水去而阴不伤，扶阴而火不升。制方之妙固非一端，但近人以此一方治天下之病，则有大失此方之义也。此方亦治脚气，乃驱邪水以益正水之法也。

《抱朴子》云：今医家通明肾气之丸，内补五络之散，骨填枸杞之煎，黄芪建中之汤，将服之者皆致肥。（案：据此则知晋时已以此丸，为通用之补益品矣。）

《肘后》张仲景八味肾气丸方，疗虚劳不足，大伤饮水，腰痛小腹急，小便不利。干地黄四两，茯苓薯蓣桂牡丹山茱萸各二两，附子泽泻一两，捣蜜丸，如梧子，服七丸，日三。加至十丸，长服即去附子，加五味子，治大风冷。

《千金》八味肾气丸治虚劳不足，大渴欲饮水，腰痛小腹拘急，小便不利方，即本方桂枝附子各二两，余味及服法并同。方后注仲景云：常服去附子，加五味子。姚公云：加五味子三两，苁蓉四两。张文仲云：五味子苁蓉各四两。张路玉衍义曰：《金匮》八味肾气丸治虚劳不足，水火不交，下元亏损之首方。专用附桂蒸发津气于上，地黄滋培阴血于下，萸肉啬肝肾之精，山药补黄庭之气，丹皮散不归经之血，茯苓守五脏之气，泽泻通膀胱之气化，阴阳水火各得其平，而无偏胜之虑也。

《千金翼》张仲景八味肾气丸方，泽泻桂心附子炮去皮各二两，余同本方，服法同《肘后》。

《外台·脚气不随门》，崔氏疗脚气上入少腹，少腹不仁，即服张仲景八味丸方。泽泻四两，附子炮二两，桂心三两，山茱萸五两，余味同本方。酒服二十丸，渐加至三十丸，仍灸三里、绝骨。若脚数转筋，灸承山；若脚胫内稍不仁，灸三阴交。

《和剂局方》八味丸治肾气虚乏，下元冷惫，脐腹疼痛，夜多漩溺，脚膝缓弱，肢体倦怠，面色黧黑，不思饮食；又治脚气上冲少腹不仁，及虚劳不足，渴欲饮水，腰重疼痛，少腹拘急，小便不利；或男子消渴，小便反多，妇人转胞，小便不通。即本方，用熟干地黄八两,附子肉桂各二两,余味同。本方后云,久服壮元阳,益精髓,活血驻颜,强志轻身。徐忠可曰:桂枝有遍行荣卫之力,若肉桂则专下入而补矣。

《传信适用方》八味丸,李兵部云,久服可为地仙。今老者服之而腹痛;少者服之而发疮,或小便频数,或小便结涩,或眼昏,或精滑泄,其故何哉？温杲曰:是八物修事失制度,非方之罪,今具八味修事如后。地黄生者去土,投水中浮者为天黄,中者为人黄,沉者为地黄。先将地黄蒸良久,天黄人黄捣汁,取蒸地黄投其汁中,候冷,如此者三,曝干;以酒浸一宿,蒸曝干;山药竹刀刮去皮,布巾揩净,切作片子,向皂角刺上曝干;茯苓为末,水飞过掠去筋膜,曝干;泽泻斫成块子,酒浸一宿,略蒸;山茱萸温水浸良久,取肉去核,每一斤得肉二两许;黑附子紧实重七钱者,銚内以热灰炮裂去皮脐,牡丹皮去心,及粗皮,以酒浸一宿,桂削去外粗皮,不可焙,八味同于石臼中捣为末,不可犯铜气。如是修合,服之而仙,复何疑哉？久服去附子,拣净五味子代之。

《薛氏医案》八味丸治命门火衰不能生土,以致脾胃虚寒,而患流注、鹤膝等证。不能消溃收敛,或饮食少思;或食而不化;或脐腹疼痛,夜多漩溺。《经》云:益火之源以消阴翳,即此方也。又治肾水不足,虚火上炎,发热作渴,口舌生疮;或牙龈溃烂,咽喉作痛,形体憔悴,寝汗等证,加五味子四两。

《吴氏医方考》今人入房盛而阳事愈举者,阴虚火动也;阳事先萎者,命门火衰也。是方于六味中加桂附,以益命门之火,使作强之官得其职矣。

严氏加味肾气丸治肾虚腰重,脚肿,小便不利,于本方中加车前子、川牛膝。薛氏云:治脾肾虚腰重脚肿,小便不利;或腹肚肿胀,四肢浮肿;或喘急痰盛,已成蛊证,其效如神。

《医垒元戎》都气丸补左右二肾水火兼益,于本方中加五味子。

《钱氏小儿方诀》地黄丸治肾虚解颅,或行迟、语迟等证,于本方中去桂枝附子。

《寿世保元》常人平日口渴作干,因饮食炙煿补剂房劳,凡若此类,饮酒过多,致令肾水枯竭不能上制心火,故有此证后必有痈发也。宜先服八味丸以绝其源,及痈疽后服此丸尤有益也。

《医林纂要》肾气汤治杨梅毒结于鼻,使鼻烂柱落者,即本方作汤,加牛膝车前子。

《汉药神效方》伊泽兰轩曰:磁石为肾部虚弱要药。将八味丸附子代以五味子,加磁石,治肾虚耳聋有奇效。

虚劳诸不足,风气百疾,薯蓣丸主之。

徐忠可曰:虚劳证多有兼风气者,正不可著意治风气。故仲景以四君四物养其气血,麦冬、阿胶、干姜、大枣补其肺胃,而以桔梗、杏仁开提肺气,桂枝行阳,防风运脾,神曲开郁,黄卷宣肾,柴胡升少阳之气,白敛化入荣之风,虽有风气未尝专治之,谓正气运而风气自去也。然薯蓣最多,且以此为汤名者,取其不寒不热,不燥不滑,脾肾兼宜,故以为君,则诸药相助为理耳。

《辑义》风气盖是两疾。《唐书》张文仲曰:风状百二十四,气状八十,治不以时,则死及之,是也。(案:风气百疾,盖指马刀、侠瘿、流注、结核等证。)

薯蓣丸方

薯蓣三十分　当归　桂枝　曲《千金》《局方》《三因》并作神曲　干地黄　豆黄卷各十分。《千金》作大豆黄卷　甘草二十八分　芎䓖　麦门冬　芍药　白术　杏仁各六分　人参七分　柴胡

桔梗　茯苓各五分　阿胶七分　干姜三分　白敛二分　防风六分
大枣百枚为膏

上二十一味，末之，炼蜜和丸，如弹子大，空腹，酒服一丸，一百丸为剂。《千金》作"末之，合白蜜枣膏，丸如弹丸，先食服一丸，日三服"。

魏念庭曰：虚劳上损于肺，下损于肾，递传递损，必及于心肺而归极于脾胃。仲景又为一法以调理脾胃为主，而以补气养血生津散热为佐，从缓以固其本，为七年求艾之治，而所以慎预防于不救者切矣。盖人之元气在肺，元阳在肾，既剥削则难于遽复矣，全赖后天之谷气资益其生。是荣卫非脾胃不能通宣，而气血非饮食无由平复也。仲景故为虚劳诸不足，而带风气百疾，立此方以薯蓣为君，颛理脾胃，上损下损至此可以撑持；以人参白术茯苓干姜豆黄卷大枣神曲甘草助之，除湿益气，而中土之令得行矣；以当归芎䓖芍药地黄麦冬阿胶养血滋阴；以柴胡桂枝防风升邪散热；以杏仁桔梗白敛下气开郁，惟恐虚而有热之人资补之药上拒不受，故为散其邪热，开其逆郁，而气血平顺，补益得纳，勿以其迂缓而舍之。王道无近功，欲速则不达，圣人言之详矣。张路玉曰：薯蓣丸专主表邪不解，误用凉药伤犯肺胃，自上而下之虚劳。若房劳伤精，郁火伤神，自下而上，由中所发之证，咸非所宜。其立方全以桂枝汤和荣散邪，合理中丸兼理药误，君以薯蓣大理脾肺，毫不及乎补益肾肝。《医门法律》以为虚劳不足最易生风生气，殊失《金匮》立方本旨。陈修园曰：凡人初患伤风往往不以为意，久则邪气渐微，亦或自愈。第恐既愈之后，余邪未净，与正气混为一家，或偶有发热；偶有盗汗；偶有咳嗽等证。妇人经产之后，尤易招风，凡此皆为虚劳之根蒂。治者不可着意补虚，又不可着意去风。若补散兼用，亦驳杂而滋弊。惟此丸深其气味化合所以然之妙，故取效如神。

《千金·风眩门》薯蓣丸治头目眩冒，心中烦郁惊悸狂癫方，即本方加黄芩，以鹿角胶代阿胶。又"补肾门"大薯蓣丸治男子女人虚损伤绝，头目眩，骨节烦疼，饮食减少，羸瘦百病方。即本方无曲芎劳麦冬柴胡茯苓防风，有附子泽泻天冬黄芩干漆石膏前胡大黄五味子，上二十四味。

《外台》《古今录验》大薯蓣丸疗男子五劳七伤，晨夜气喘急，内冷身重，骨节烦疼，腰背强痛，引腹内，羸瘦不得饮食，妇人绝孕，疝瘕诸病。服此药令人肥白，补虚益气，即前方无白敛，有黄芪，合二十四味。

虚劳，虚烦不得眠，酸枣汤主之。

李珥臣曰：虚烦不得眠者，血虚生内热，而阴气不敛也。《内经》曰：气行于阳，阳气满不得入于阴，阴气虚故目不得瞑。酸枣汤养血虚而敛阴气也。尤在泾曰：人寤则魂寓于目，寐则魂藏于肝，虚劳之人肝气不荣，则魂不得藏，魂不藏故不得眠。酸枣仁补肝敛气宜以为君，而魂既不归，容必有浊痰燥火乘间而袭其舍者，烦之所由作也。故以知母甘草清热滋燥，茯苓川芎行气除痰，皆所以求肝之治而宅其魂也。

《灵·荣卫生会》篇壮者之气血盛，其肌肉滑，气道通，荣卫之行不失其常。故昼精而夜瞑，老者之气血衰，其肌肉枯，气道涩，五脏之气相搏，其荣气衰少而卫气内伐，故昼不精夜不瞑。《邪客》篇厥气客于五脏六腑，则卫气独卫其外，行于阳不得入于阴。行于阳则阳气盛，阳气盛则阳跷陷，不得入于阴，阴虚故目不瞑。补其不足，泻其有余，调其虚实，以通其道而去其邪，饮以半夏汤一剂。阴阳已通，其卧立至，此所谓决渎壅塞，经络大通阴阳和者也。其汤方,以流水千里以外者八升,扬之万遍,取其清五升煮之;炊以苇薪火沸,置秫米一升,治半夏五合,徐炊令竭为一升半,去其滓,饮汁一小杯,日三。稍益以知为度。故其病新发者,覆杯则卧,汗出则已矣;久者,三饮而已也。《大惑论》同。

《三因方》外热曰燥,内热曰烦。虚烦之证内烦身不觉热,头目昏疼,口干咽燥不渴,清清不寐皆虚烦也。《叶氏统旨》虚烦者,心中扰乱郁郁而不宁也。良由津液去多,五内枯燥,或荣血不足,阳胜阴微。《辑义》虚烦空烦也,无热而烦之谓。《千金》恶阻半夏茯苓汤主疗空烦吐逆,《妇人良方》作"虚烦",可证。

酸枣汤方

酸枣仁二升　甘草一两　知母二两　茯苓二两　芎䓖二两
原注《深师》有生姜二两

上五味,以水八升,煮酸枣仁得六升,内诸药,煮取三升,分温三服。

喻嘉言曰:虚劳虚烦,为心肾不交之病。肾水不上交心火,心火无制,故烦而不得眠。方用酸枣仁为君,而兼知母之滋肾为佐,茯苓甘草调和其间,芎䓖入血分而解心火之躁烦也。

《千金翼》酸枣汤主伤寒及吐下后心烦乏气,不得眠方,于本方加麦门冬干姜。

《外台》深师小酸枣汤疗虚劳不得眠,烦不可宁者方。于本方加生姜二两,一加桂二两。

尾台氏曰:诸病久久不愈,尪羸困惫,身热寝汗,怔忡不寐,口干喘嗽,大便溏小便涩,饮啖无味者,宜酸枣仁汤。

五劳虚极,羸瘦腹满,不能饮食,食伤,忧伤,饮伤,房室伤,饥伤,劳伤,经络荣卫气伤,内有干血,肌肤甲错,两目黯黑,缓中补

虚，大黄䗪虫丸主之。

黄坤载曰：五劳，五脏之病劳也。《素问·宣明五气论》久视伤血，久卧伤气，久坐伤肉，久立伤骨，久行伤筋，是谓五劳所伤。心主血，肺主气，脾主肉，肾主骨，肝主筋，五劳不同，其病各异，而总以脾胃为主，以其为四维之中气也。故五劳之病，至于虚极必羸瘦腹满，不能饮食，缘其中气之败也。五劳之外又有七伤，饱食而伤，忧郁而伤，过饮而伤，房室而伤，饥馁而伤，劳苦而伤，经络荣卫气伤。其伤在气而病则在血，血随气滞则血瘀，血所以润身而华色，血瘀而干则肌肤甲错而不润，两目黯黑而不华。肝窍于目，《灵枢·五阅五使》篇"肝病者眦青"，正此义也。血枯木燥，筋脉短缩，故中急而不缓也。大黄䗪虫丸养中而滋木，行血而清风，劳伤必需之法也。程云来曰：此条单指内有干血而言。夫人或因七情，或因饮食，或因房劳，皆令正气内伤，血脉凝积，致有干血积于中，而尪羸见于外也。血积则不能以濡肌肤，故肌肤甲错；不能以荣于目，则两目黯黑。与大黄䗪虫丸以下干血，干血去则邪除正王，是以谓之缓中补虚，非大黄䗪虫能缓中补虚也。尤在泾曰：虚劳证有挟外邪者，如上所谓风气百疾是也。有挟瘀郁者，则此所谓五劳诸伤，内有干血者是也。夫风气不去则足以贼正气，而生长不荣；干血不去，则足以留新血而渗灌不周，故去之，不可不早也。此方润以濡其干，虫以动其瘀，通以去其闭，而仍以地黄芍药甘草和养其虚。攻血而不专主于血，一如薯蓣丸之去风而不着意于风也。喻氏曰：此世俗所称干血劳之良治也。血瘀于内，手足脉相失者宜之，兼入琼玉膏补润之剂，尤妙。

《医门法律》案：七伤，《金匮》明谓"食伤、忧伤、饮食伤、房室伤、饥伤、劳伤、经络荣卫气伤"，是房劳伤但居其一。后人不知何见，谓七伤者阴寒、阴痿、里急、精速、精少、阴下湿、精滑、小便苦数，临事不举，似乎颛主肾伤为言。岂有五劳分主五脏，而七伤独主一脏之理？虽人生恣逞伤肾者恒多，要不可为一定之名也。所以虚劳证凡本之内伤者，有此七者之分。又云：甲错者，皮间枯涩如鳞甲错出也。

汤本求真曰：忧伤者，伤头脑之意。食伤、饮伤、饥伤，为伤消化器所致；房室，则生殖器伤也；劳伤，即心身过劳之义；而气伤经络荣卫者，伤害血管系，及血液淋巴之谓也。

《辑义》楼氏《纲目》云：索泽即仲景所谓皮肤甲错。《山海经》臷羊可以已腊。郭璞注，腊体皲，甲错谓皮皲如鳞甲也。《皇汉医学》甲错谓皮肤如鱼鳞，亦如龟甲之皱纹，是恐因有瘀血，为缺乏生理的血液之灌溉，皮肤营养不良之故欤，果具此征候，则确为有瘀血之存在也。

大黄䗪虫丸方

大黄十分，蒸。《类方准绳》古以二钱半为一分，当是二两半。黄芩二两　甘草三两　桃仁一升　杏仁一升　芍药四两　干地黄十两　干漆一两　虻虫一升　水蛭百枚　蛴螬一升　䗪虫半升

上十二味，末之，炼蜜和丸，小豆大，酒饮服五丸，日三服。尤本虻虫、水蛭、蛴螬、䗪虫四味，皆有"熬"字。"干漆"下有"烧令烟尽"四字。

王晋三曰：五劳虚极，痹而内成干血者，悉皆由伤而血瘀，由血瘀而为干血。本文云：腹满不能食，肌肤甲错，两目黯黑，明是不能内谷以通流荣卫，则荣卫凝注，瘀积之血牢不可破，即有新生之血亦不得畅茂条达，惟有日渐羸瘦而成内伤干血劳。其有不死者几希矣。仲景乃出佛心仙手，治以大黄䗪虫丸，君以大黄从胃络中宣

瘀润燥;佐以黄芩清肺卫,杏仁润心荣,桃仁补肝虚,生地滋肾燥,干漆性急飞窜破脾胃关节之瘀血,虻虫性升入阳分破血,水蛭性下入阴分逐瘀,蛴螬去两胁下之坚血,䗪虫破坚通络行阳却有神功,故方名标而出之。芍药甘草扶脾胃,解药毒,缓中补虚者缓舒也。绰也,指方中宽舒润之品而言也。魏念庭曰:此为诸劳中血枯经闭之劳立法。

《济阳纲目》大黄䗪虫丸治腹胀有形块,按之而痛不移,口不恶食,小便自利,大便黑色,面黄肌削者,血证谛也,此丸与之。

倪氏《本草汇言》仲景方治五劳虚极,羸瘦腹满,不能饮食,内有干血,肌肤甲错者,用干漆一两炒烟尽,䗪虫十个去足焙燥,共为细末;大黄一两酒煮半日,捣膏为丸如黍米大,每服十丸,白汤送下。《辑义》此盖后人以意减味者。

《类方准绳》结在内者手足脉必相失,宜此方,然必兼大补剂琼玉膏之类服之。

尾台氏曰:大黄䗪虫丸治妇人经行不利,渐为心腹胀满,烦热咳嗽,面色煤黄,肌肤干皮细起状如麸片,目中晕暗,或赤涩羞明怕日者。又治小儿疳眼,生云翳,睑烂羞明,不能视物,并治雀目。

案:《十四难》云:一损损于皮毛,皮聚而毛落;二损损于血脉,血脉虚少不能荣于五脏六腑;三损损于肌肉,肌肉消瘦,饮食不能为肌肤;四损损于筋,筋缓不能自收持;五损损于骨,骨痿不能起于床。从上下者,骨痿不能起于床者死;从下上者,皮聚而毛落者死。治损之法,损其肺者,益其气;损其心者,调其荣卫;损其脾者,调其饮食,适其寒温;损其肝者,缓其中;损其肾者,益其精。越人此章可谓发《内经》之所未发,而仲景此篇方治,黄芪建中汤益气之剂也;小建中汤调荣卫之剂也;大黄䗪虫丸缓中之剂也;肾气丸益精之剂也；薯蓣丸健脾之剂,而调饮食之意寓焉。

附方

《千金翼》炙甘草汤 原注：一云,复脉汤。治虚劳不足,汗出而闷。脉结心悸,行动如常,不出百日；危急者,十一日死。《千金翼》标名复脉汤。注云,仲景名炙甘草汤。悸上有心字。十一日作二十一日。

方见《伤寒论·太阳篇下》。

《千金翼》麦门冬麻子仁阿胶各三两,余味同。上九味㕮咀,以水一斗煮取六升,去滓分六服,日三夜三。若脉未复,隔日又服一剂,力弱者,三日一剂,乃至五剂十剂,以脉复为度,宜取汗。越公杨素因患失脉,七日服五剂而复。

徐忠可曰：此虚劳中润燥复脉之神方也。谓虚劳不足者,使阴阳不至,睽隔荣卫,稍能顺序则元气或可渐复。若汗出由荣强卫弱,乃不因汗而爽反得闷,是阴不与阳和也。脉者所谓壅遏荣气令无所避是为脉,言其行之健也。今脉结,是荣气不行,悸则血亏而心失所养,荣气既滞而更外汗,岂不立槁乎？故虽内外之脏腑未绝,而行动如常,断云不出百日,知其阴亡而阳自绝也。若危急则心先绝,故十一日死。故以桂甘行身之阳,姜枣宣其内之阳,而类聚参胶麻麦生地润养之物以滋五脏之燥,使阳得复行于荣中则脉自复,名曰炙甘草汤者。土为万物之母,故既以生地主心,麦冬主肺,阿胶主肝肾,麻仁主肝,人参主元气,而复以炙草为和中之总司。后人只喜用胶麦等,而畏姜桂,岂知阴凝燥气非阳不能化耶？魏念庭曰：仲景用阴阳两补之法,较后人所制十全八珍等汤,纯美多矣。徐灵胎曰：此治血脉空竭方,用酒所以和血脉。凡脉见结悸者,虽行动如常亦不出百日必死；若复危急不能行动,则过十日必死。语极明白,从前解者多误。

肘后獭肝散 治冷劳,又主鬼疰,一门相染。《本草》颂曰:张仲景治冷劳,有獭肝丸。

獭肝一具,炙干,末之,水服方寸匕,日三服。"炙"《肘后》《千金》作"阴"。"日三服"下,云"一具未瘥,更作"。姚云:神良。

徐忠可曰:劳无不热,而独言冷者,阴寒之气与邪为类。故邪挟寒入肝而搏其魂气,使少阳无权,生生气绝,故无不死;又邪气依正气而为病,药力不易及,故难愈。獭者阴兽也,其肝独应月而增减,是得太阴之正;肝与肝为类,故以此治冷劳,邪遇正而化也。獭肉皆寒,惟肝性独温,故尤宜冷劳。又主鬼疰一门相染,总属阴邪,须以正阳化之耳。张路玉曰:獭肝专杀瘵虫,兼疗殗殜。

《肘后》鬼疰者,是五尸之中一疰,又挟诸鬼邪为害也,其病变动乃有三十六种,至九十九种,大略令人寒热淋沥,沉沉嘿嘿,不的知其所苦,而无处不恶。累年积月,渐就顿滞,以至于死;死后复注易傍人,乃至灭门。觉如此候者,宜急疗之,《千金》《外台》引崔氏并同。

《巢源·鬼注候》注之言住也,言其连滞停住也。人有先无他病,忽被鬼排击,当时或心腹刺痛,或闷绝倒地,如中恶之类。其得瘥之后,余气不歇,停住积久;有时发动,连滞停住,乃至于死;死后注易傍人,故谓之鬼注。案:《素问》遗篇云:黑尸鬼、青尸鬼、赤尸鬼、黄尸鬼、白尸鬼等干人令人暴亡,谓之曰尸厥。盖即五尸鬼疰之类证。

《医门法律》虚劳之候,血不化精则血痹矣,血痹则新血不生,并素有之血亦瘀积不行。血瘀则荣虚,荣虚则发热,热久则蒸其所瘀之血化而为虫,遂成传尸瘵证。穷凶极厉,竭人之神气养虫之神气,人死则虫亦死;其游魂之不死者,传亲近之一脉,附入血隧,似有如无。其后虫日荣长,人日凋悴,阅三传而虫之为灵,非符药所能制矣。医知视晋平公疾曰:是近女室,晦而生内热。蛊惑之疾,非鬼非食,不可为也。惑即下唇有疮,虫食其肛,其名为惑之蛊。蛊字取义三虫共载一器,非鬼非食明指虫之为厉,不为尊者讳也。以故狐惑之证声哑嗄,瘵劳之证亦声哑嗄,是则声哑者气管为虫所蚀明矣。男子前车之覆,古今不知几千亿人矣;女子血干经闭,发热不止,痨瘵之候更多。紫庭方云:传尸伏尸皆有虫,须用乳香熏病人之手,乃仰手掌以帛覆其上,熏良久手背上出毛长寸许。白而黄者可治,红者稍难,青黑者即死。若熏之良久无毛者,即非此证,属寻常虚劳证也。又法烧安息香令烟出,病人吸之嗽不止,乃传尸也;不嗽,非传尸也。

《千金》治百邪鬼魅方,水服獭肝末,日三。

《朝野佥载》五月五日午时,急砍一竹,竹竿中必有神水,沥取和獭肝为丸服,治心腹积聚,又虫病甚效也。

《汉药神效方》香月牛山曰:骨蒸劳瘵之证,煎獭肝服之,或将獭肉用豆酱汤煮食,亦佳。启益常用之多奏效,秘方也。《内科简效方》劳疰,俗呼传尸劳。(即本方)

肺痿肺痈咳嗽上气病脉证治

问曰：热在上焦者，因咳为肺痿。肺痿之病，从何得之？师曰：或从汗出，或从呕吐，或从消渴，小便利数，或从便难，又被快药下利，重亡津液，故得之。曰：寸口脉数，其人咳，口中反有浊唾涎沫者何？师曰：为肺痿之病。若口中辟辟燥，咳即胸中隐隐痛，脉反滑数，此为肺痈。咳唾脓血，脉数虚者，为肺痿；数实者，为肺痈。
"快"《脉经》《千金》作"駃"。

黄坤载曰：热在上焦者，因咳嗽而为肺痿。肺痿之病由于津亡而金燥也，溯其由来，或从汗出而津亡于表；或从呕吐而津亡于里；或从消渴便数而亡于前；或从胃燥便难津液原亏又被快药下利，重亡津液而津亡于后，故得之也。寸脉虚数，咳而口中反有浊唾涎沫者，此为肺痿。若口中辟辟然干燥，咳即隐隐胸中作痛，脉又滑数，此为肺痈。脉数而虚者为肺痿，脉数而实者为肺痈。肺痿因于燥热，故脉数而无脓；肺痈因于湿热，故脉实而有脓也。周禹载曰：喻嘉言云，人身之气禀命于肺。肺气清肃，则周身之气莫不服从而顺行也；肺气壅浊，则周身之气易致横逆而犯上。故肺痈者，肺气壅而不通也；肺痿者，肺气痿而不振也。才见久咳，先须防此两证。肺痈由五脏蕴崇之火，与胃中停蓄之热上乘乎肺，肺受火热熏灼，血为之凝，痰为之裹，遂成小痈。所结之形渐长，则肺日胀，而胁骨日昂，乃至咳声频并，痰浊如胶，发热恶寒日晡尤甚，面红鼻燥胸生甲错。始先即能辨其脉证属表属里，极力开提攻下，无不愈者；迨至血化为脓，肺叶朽坏，倾囊吐出，始识其证，十死不救，嗟无及矣。

间有痈小气壮，胃强善食，其脓不从口出，或顺趋肛门，或旁穿胁肋，仍可得生，然不过十中二三耳。仲景治法最精，用力开提于未成脓之先；今人施于既成脓之后，其有济乎？肺痿者，其积渐已非一日，其寒热不止一端，总由胃中津液不输于肺，失其所养，转枯转燥，然后成之。盖肺金之生水，精华四布者，全藉胃土津液之富，上供罔缺。但胃中津液暗伤之窦最多，粗工不知爱护，或腠理素疏无故而大发其汗；或中气素馁频吐以倾倒其囊；或瘅成消中饮水而渴不解，泉竭自中；或肠枯便秘强利以求其快，漏卮难继。只此上供之津液坐耗歧途，于是肺火日炽，肺热日深，肺中小管日窒，咳声以渐不扬，胸中脂膜日干，咳痰难于上出，行动数武气即喘鸣，冲击连声，痰始一应。《金匮》治法，贵得其精意，大要缓而图之，生胃津，润肺燥，下逆气，开积痰，止浊唾，补真气，以通肺之小管，散火热以复肺之清肃。如半身痿废，及手足痿软，治之得法，亦能复起；而肺近在胸中，呼吸所关，可不置力乎？肺痈属在有形之血，血结宜骤攻；肺痿属在无形之气，气伤宜徐理。故痈为实，误以肺痿治之，是为实实；痿为虚，误以肺痈治之，是为虚虚，此辨证用药之大略也。然两手寸口之脉原为手太阴肺脉，此云寸口脉数，云滑数，云数实，数虚，皆指左右三部统言，非如气口独主右关之上也。其人咳，口中反有浊唾涎沫，顷之遍地者，为肺痿，言咳而口中不干燥也；若咳而口中辟辟燥，则是肺已结痈，火热之毒出现于口，咳声上下触动其痈，胸中即隐隐而痛，其脉必见滑数有力，正邪气方盛之征也。数虚数实之脉，以之分别肺痿肺痈，是则肺痿当补，肺痈当泻，明矣。徐忠可曰：实者即上滑字，义自见。然后章注肺痈本证，又曰脉微而数，非相背也。滑数者已成而邪盛，微数者补起而火伏也。

《外科精义》夫肺者五脏之华盖也，处于胸中，主于气，候于皮毛。劳伤血气，腠理虚而风邪乘之，内感于肺则汗出恶风，咳嗽短气，鼻塞项强，胸胁胀满，久久不瘥则成肺痿。《圣惠》曰：中腑穴隐隐而微痛者，肺疽也；肉上微起者，肺疮也。

《辑义》肺痿，即后世所谓劳嗽耳，《外台》苏游传尸论云，其初得半卧半起号为殗殜，气急咳者，名曰肺痿。许仁则论云：肺气嗽者，不限老少，宿多上热。后因饮食将息伤热，则常嗽不断，积年累岁，肺气衰，便成气嗽。此嗽不早疗，遂成肺痿。若此将成，多不救矣。又云，肺气嗽经久将成肺痿，其状不限四时冷热，昼夜嗽常不断。唾白如雪，细沫稠粘，喘息气上，乍寒乍热，发作有时，唇口喉舌干焦，亦有时唾血者，渐觉瘦悴，小便赤，颜色青白，毛耸，此亦成蒸。又云，肺气嗽经久有成肺痈者，其状与前肺痿不多异，但唾悉成脓出。

《皇汉医学》肺痿，即现今之肺结核。

问曰：病咳逆，脉之何以知此为肺痈？当有脓血，吐之则死，其脉何类？师曰：寸口脉微而数，微则为风，数则为热；微则汗出，数则恶寒。风中于卫，呼气不入；热过于荣，吸而不出。风伤皮毛，热伤血脉。风舍于肺，其人则咳，口干喘满，咽燥不渴，多唾浊沫，时时振寒。热之所过，血为之凝滞，蓄结痈脓，吐如米粥。始萌可救，脓成则死。《脉经》《千金》无"血为"下之"之"字。《千金》作"脓已成则难治"。

尤在泾曰：此原肺痈之由，为风热蓄结不解也。凡言风脉多浮或缓，此云微者，风入荣而增热，故脉不浮而反微，且与数俱见也。微则汗出者，气伤于热也；数则恶寒者，阴反在外也；呼气不入者，气得风而浮；利出而艰入也，吸而不出者，血得热而壅，气亦为之不伸也。肺热而壅，故口干而喘满；热在血中，故咽燥而不渴。且肺被热迫而反从热化，为多唾浊沫；热盛于里而外反无气，为时时振寒。由是热蓄不解，血凝不通而痈脓成矣。吐如米粥，未必便是死证；至浸淫不已，肺叶腐败，则不可治矣。故曰"始萌可救，脓成则死"。喻嘉言曰：肺痈之脉既云滑数，此复云微数者，非脉之有不同也。滑数者已成之脉，微数者初起之因也。初起以左右三部脉微，知其卫中于风而自汗；左右三部脉数，知为荣吸其热而畏寒。然风初入卫尚随呼气而出不能深入，所伤者不过在于皮毛。皮毛者肺之合也，风由所合以渐舍肺俞而咳唾振寒。兹时，从外入者从外出之易易也，若夫热过于荣即随吸气深入不出而伤其血脉矣。卫中之风得荣中之热留恋固结于肺叶之间，乃致血为凝滞以渐结为痈脓。是则有形之败浊必从泻肺之法而下驱之，若得其毒随驱下移入胃、入腹、入肠，再一驱即尽去不留矣。安在始萌不救，听其脓成而致肺叶腐败耶？

《五十六难》肺之积名曰息贲，在右胁下覆大如杯，久不已令人洒淅寒热，喘咳发肺痈。

《潘氏续焰》试肺痈法，凡人觉胸中隐隐痛，咳嗽有臭痰，吐在水内沉者，是痈脓；浮者是痰。案：今验果如其言。又以双箸断之，其断为两段者是脓，其粘着不断者是痰，亦一试法也。

案：方书云，伤风病数月不愈多致肺劳，与本节之义相发。

上气面浮肿，肩息，其脉浮大，不治。又加利，尤甚。陈本"加"下有"下"字。

魏念庭曰：仲景因肺病咳嗽，更及于上气一证。盖肺病即不成痿与痈，亦必咳嗽上气者多，其间有微有甚，亦不可不辨也。面浮肿，阳衰于中而气散于上也。肩息者，至人之息息以踵，今息以肩，气元已铲其根，而浮游之气呼吸于胸膈之上，所谓息贲也，又所谓息高也。诊之脉浮大,必浮大而沉微且欲绝也,俱为上盛下绝阴阳离脱之兆。其不治也固宜,加以下利,阴又下泄,阳必上越,其死尤速也。此上气之阳虚,气脱之重者。尤在泾曰:肩息,息摇肩也。

《辑义》上气诸家不释,考《周礼·天官》疾医职云:嗽上气。郑玄注上气逆喘也。此一节,即是肺胀不治之证。

案:上气者,盖即方书所谓哮喘证,乃水邪上壅于肺脏,其脉当沉,浮大者不治。即论云水病脉出者死之意。

上气,喘而躁者,属肺胀,欲作风水,发汗则愈。《脉经》《千金》作"上气燥而喘者"。

魏念庭曰:上气喘而心躁者,此外感风邪,内积水气也。外风郁于表而气不舒故喘,内水冲于心而气不下故躁,肺亦因之胀满,则胸膈可知。此风邪变热携水湿上溯之证也,法当发其汗以解表,风邪解散而表不郁,则气舒不喘矣;汗出湿邪必随风邪俱解,而里不冲矣;且气顺躁止,而肺亦不胀矣。师言欲作风水,风水邪除而病愈矣。师所以明之为发汗则愈,此上气之风郁水逆,病之轻者。沈明宗曰:治宜发汗驱风从表而出,水即下渗,即下条小青龙之证也。

《素·逆调论》夫不得卧,卧则喘者,是水气之客也。夫水者循津液而流也。肾者水脏,主津液主卧与喘也。《水热穴论》肾者至阴也,至阴者盛水也;肺者太阴也,少阴者冬脉也。故其本在肾,其末在肺,皆积水也。肾者牝脏也,地气上者属于肾而生水液也,故曰至阴。勇而劳甚则肾汗出,肾汗出逢于风,内不得入于脏腑,外不得越于皮肤。客于玄府,行于皮里,传为胕肿,本之于肾,名曰风水。所谓玄府者,汗空也。故水病下为胕肿大腹,上为喘呼不得卧者,标本俱病。故肺为喘呼,肾为水肿,肺为逆不得卧,分为相输俱受者,水气之所留也。

《辑义》肺胀一证，诸家未有云后世某证者。考下文云，肺胀咳而上气；又云咳而上气，此为肺胀。由此观之，即后世所谓呷嗽哮嗽之属。《巢源》云，痰气相击，随嗽动息，呼呷有声，谓之呷嗽。《本事续方》云，哮嗽如拽锯是也。

肺痿，吐涎沫而不咳者，其人不渴，必遗尿，小便数。所以然者，以上虚不能制下故也。此为肺中冷，必眩，多涎唾，甘草干姜汤以温之。若服汤已渴者，属消渴。《衬注》"以温之"，《脉经》作"温其脏"。

魏念庭曰：肺痿为虚热之证矣，然又有肺痿而属之虚寒者，则不可不辨也。乃吐涎沫而不咳，其人既不渴，又遗尿小便数者，以上虚不能制水故也。肺气既虚而无收摄之力，但趋脱泄之势，膀胱之阳气下脱，而肺金益清冷干燥以成痿也。肺叶如草木之花叶，有热之痿如日炙之则枯，有冷之痿如霜杀之则干矣，此肺冷之所以成痿也。尤在泾曰：头眩多涎唾者，《经》云"上虚则眩"，又云"上焦有寒，其口多涎也"。甘草干姜甘辛合用，为温肺复气之剂，服后病不去而加渴者则属消渴。盖小便数而渴者，为消；不渴者，非下虚，即肺冷也。

《辑义》此即用《伤寒》得之便厥者，以复其阳之甘草干姜汤，取理中之半而回其阳者。此证虽云肺中冷，其源未始不由胃阳虚乏，故主以此方，盖与大病瘥后喜唾者，主以理中汤意略同。

《千金》治肺痿多涎唾，小便数，肺中冷。必眩不渴，不咳，上虚其下不能制溲，甘草干姜汤以温其脏。服汤已小温覆之，即本方，干姜下无"炮"字。方后云：《集验》《肘后》有"大枣十二枚"。

咳而上气，喉中水鸡声，射干麻黄汤主之。《千金》《外台》"水"上有"如"字。

张路玉曰：上气而作水鸡声，乃是痰碍其气，气触其痰，风寒入肺之一验。故于小青龙方中除桂心之热，芍药之收，甘草之缓，而加射干、紫菀、款冬、大枣。专以麻黄细辛发表，射干五味下气，款冬紫菀润燥，半夏生姜开痰，四法萃于一方，分解其邪；大枣运行脾津以和药性也。陈修园曰：上气有咳与不咳之分。不咳者止是风邪上逆，咳者内有水气外有风邪也。此言咳而上气，而出一散邪下水之方也。

《巢源》肺病令人上气，兼胸膈痰满，气行壅滞，喘息不调，致咽喉有声如水鸡之鸣也。

《辑义》水鸡二种。《本草》苏颂云，龟即今水鸡是也。又《司马相如传》颜注，"庸渠"一名水鸡，即本草所谓鹜也。此云水鸡，盖指龟而言，取其鸣声连连不绝耳。

射干麻黄汤方

射干十三枚。一法三两　麻黄四两　生姜四两　细辛　紫菀　款冬花各三两　五味子半升　大枣七枚　半夏大者洗八枚。一法半升

上九味，以水一斗二升，先煮麻黄两沸，去上沫，内诸药，煮取三升，分温三服。《千金》《外台》"水"上有"东流"二字。

《辑义》此治肺胀之方，凡本篇诸条肺痿肺痈之外悉属肺胀，读者宜自知耳。

咳逆上气，时时唾浊，但坐不得眠，皂荚丸主之。"咳逆"上，《千金》有"肺痈初起"四字。

魏念庭曰：咳逆上气，时时吐浊，但坐不得眠，则较重于喉中水鸡声者矣。声滞者挟外感之因，唾浊则内伤之故，但坐不得眠而肺痈之证将成矣。是上焦有热，痰血包裹，结聚成患。不可不急为宣

通其结聚，而后可津液徐生，枯干获润也，皂荚丸主之，从缓者治上之道也。皂荚驱风理痹，正为其有除瘀涤垢之能也。咳逆上气时时唾浊，胸膈臭恶之痰血已结，容不急为涤荡使之湔洗不留乎？如今用皂荚澡浴以除垢腻，即此理也。用丸俾徐徐润化，自上而下，而上部方清。若用汤直泻无余，不能治上部之胶凝矣。古人立法诚善哉，此为预治肺痈将成者主治也。尤在泾曰：浊浊痰也，时时吐浊者，肺中之痰随上气而时出也。然痰虽出而满不减，则其本有固而不拔之势，不迅而扫之不去也。皂荚味辛，除痰之力最猛，饮以枣膏，安其正也。

皂荚丸方

皂荚八两，刮去皮，用酥炙。《千金》及《外台》引深师，不用酥炙。

上一味，末之，蜜丸，梧子大，以枣膏和汤，服三丸，日三夜一服。

张路玉曰：此肺痈涤除痰垢之的方。皂荚辛咸，力专去风拔毒，通关利窍，破积攻坚之峻药。酥炙蜜丸，润其燥烈。服用枣膏通达脾津。然惟肥盛之人稠痰支塞于窍络，始萌可救者为宜。若溃后过泄脓血，及元气瘠薄之人难胜搜剔者，未可轻试。《辑义》酥本草除胸中客热。徐灵胎曰：稠痰粘肺不能清涤，非此不可。

《外台》必效疗病喘气急，喉中如水鸡声者，无问年月远近方，肥皂荚两挺，好酥一两，前二味于火上炙；去火高一尺许，以酥细细涂之，数翻覆令得所酥尽止；以刀轻刮去黑皮，然后破之去子皮筋脉，捣筛蜜和为丸。每日食后服一丸，如熟豆。日一服讫，取一行微利；如不利，时细细量加，以微利为度，日止一服。

《简要济众》治中风口噤不开，涎潮吐方。用皂角一挺去皮，涂猪脂炙令黄色，为末，每服一钱匕，非时温酒服；如气实脉大，调二钱匕；如牙关不开，用白梅揩齿，口开即灌药，以吐出风涎瘥。

《宣明论》铁角丸治大小便不通。皂角去皮子炙,不拘多少,为末,酒搅面糊为丸,如梧子大,每服三十丸,酒下。

《寿世保元》治喉闭风闭难治者,猪牙皂角一条,用蜜调和,水煎,如急立服,缓则露一宿,尤妙。口紧者击开灌之,将危者即苏。治内外吹乳,乳痈肿痛,已成未成,服之立瘥。牙皂烧存性,蛤粉炒过,等分为末,每服五钱,好头生酒调下,以醉为度,热服出汗立愈。

咳而脉浮者,厚朴麻黄汤主之;脉沉者,泽漆汤主之。

徐灵胎曰:脉浮风邪在表,脉沉伏饮在里。徐忠可曰:咳而脉浮,则表邪居多,但此非在经之表,乃邪在肺家气分之表也。故于小青龙去桂芍草三味,而加厚朴以下气;石膏以清热;小麦以戢心火而安胃。若咳而脉沉则里邪居多,但此非在腹之里,乃邪在肺家荣分之里也。故以泽漆之下水功类大戟者为君,且邪在荣,泽漆兼能破血也;紫菀能保肺,白前能开结,桂枝能行阳散邪,故以为佐;若余药,即小柴胡去柴胡大枣,和解其膈气而已。

厚朴麻黄汤方

厚朴五两　麻黄四两　石膏如鸡子大。《千金》作三两　杏仁半升　半夏半升　干姜二两　细辛二两　小麦一升　五味子半升

上九味,以水一斗二升,先煮小麦熟,去滓,内诸药,煮取三升,温服一升,日三服。"三升"下《千金》有"去滓"二字。

按:此方即小青龙之变方,治表邪不除而水寒射肺,乃表里寒水两解之剂也。《内经·咳论》云,此皆聚于胃,关于肺。盖土能制水,地道壅塞则水不行,故君厚朴以疏敦阜之土,俾脾气健运而水自下泄;麻黄开皮毛之结以散表寒;杏仁半夏干姜细辛五味以化痰涤饮而祛肺逆;石膏反佐领热药入寒水之中,使水饮得遂就下之性,而防上逆水火相击之患;小麦护心养液,先煮者寓生而性锐攻

邪,熟而性缓养正之意也。

《千金》厚朴麻黄汤治咳而大逆上气,胸满喉中不利,如水鸡声,其脉浮者。(即本方)

《辑义》本篇唯云"咳而脉浮",恐是脱遗;《千金》所载却是旧文。

泽漆汤方

半夏半升　紫参五两。一作紫菀　泽漆三斤,以东流水五斗煮取一斗五升。《千金》"三斤"下有"细切"二字"五升"下有"去滓澄清"四字　生姜五两　白前五两　甘草　黄芩　人参　桂枝各三两

上九味,㕮咀,内泽漆汁中,煮取五升,温服五合,至夜尽。《辑义》考本草,紫参不载治嗽之能,其作紫菀者似是。

按:此方即小柴胡之变方,治痰饮内盛表证已罢,乃因势利导以逐内饮之方也。论云脉得诸沉当责有水,然水所以停留上焦而为饮者,以脾土衰不能节制,肺气逆不能通调也。故用生姜半夏以安胃降逆,紫菀白前以开肺散结,黄芩桂枝以和阴阳,人参甘草以护元真。君以泽漆而先煮者,取其气味浓厚领诸药直达病,所以奏其消痰行水之功也。一日十服,俾药力继续攻邪无余,免其复集也。

《千金》泽漆汤治上气而脉沉者。(即本方)《辑义》本篇亦似脱"上气"二字。

火逆上气,咽喉不利,止逆下气者,麦门冬汤主之。"火"正脉本作"大",今依《千金衍义》及赵、徐诸本改正。《衬注》"者"字衍。

张路玉曰:此胃中津液干枯,虚火上炎之候。凡肺病有胃气则生,无胃气则死,胃气者肺之母气也。故于竹叶石膏汤中偏除方名二味,而加麦门冬数倍为君;人参甘草粳米以滋肺母,使水谷之精微皆得上注于肺,自然沃泽无虞。当知火逆上气皆是胃中痰气不

清,上溢肺隧,占据津液流行之道而然。是以倍用半夏,更加大枣通津涤饮为先,奥义全在乎此。若浊饮不除,津液不致,虽日用润肺生津之剂,乌能建止逆下气之勋哉？俗以半夏性燥不用,殊失仲景立方之旨。

《巢源·上气鸣息候》,肺主于气,邪乘于肺则肺胀,胀则肺管不利,不利则气道涩,故气上喘逆,鸣息不通。

麦门冬汤方

麦门冬七升。《千金》作"汁三升"《外台》作"三升" 半夏一升。《外台》有"洗"字 人参二两。《千金》三两 甘草二两。《千金》三两,《外台》有"炙"字 粳米三合。《千金》二合 大枣十二枚。《千金》二十枚

上六味,以水一斗二升,煮取六升,温服一升,日三夜一服。

魏念庭曰：火逆上气,挟热气冲也,咽喉不利,肺燥津干也。主之以麦冬生津润燥,佐以半夏开其结聚,人参甘草粳米大枣概施补益于胃土,以资肺金之助,是为肺虚有热津短者立法也。亦所以预救乎肺虚而有热之痿也。费晋卿曰：半夏之性,用入温燥药中则燥,用入清润药中则下气而化痰,胃气开通,逆火自降,与徒用清寒者真有霄壤之别。徐灵胎曰：此即竹叶石膏汤去竹叶石膏,加大枣也,专清肺胃之火。若火逆甚,仍用竹叶石膏为妙。陈修园曰：此言火逆证而出其方也。此证绝无外邪,亦无咳嗽,故用人参,否则人参必不可姑试也。

《玉函·伤寒瘥后病》篇云,病后劳复发热者,麦门冬汤主之。(即本方)

《肘后》麦门冬汤治肺痿咳唾,涎沫不止,咽燥而渴。(即本方)

《圣济总录》麦门冬汤治肺胃气壅,风客传咽喉妨闷。(即本方)

《汉药神效方》华冈青洲曰：喘息剧者，于麻杏甘石汤，或麦门冬汤方中，加没食子，有效。盖没食子能祛胸中胶痰，而世之医生知者甚鲜。

肺痈，喘不得卧，葶苈大枣泻肺汤主之。

张路玉曰：肺痈已成，吐如米粥，浊垢壅遏清气之道，所以喘不得卧，鼻塞不闻香臭。故用葶苈破水泻肺，大枣护脾通津，乃泻肺而不伤脾之法，保全母气以为向后复长肺叶之根本。然肺胃素虚者，葶苈亦难轻试，不可不慎。赵以德曰：此治肺痈吃紧之方也。肺中生痈不泻何待。恐日久痈脓已成，泻之无益；日久肺气已索，泻之转伤；惟血结而脓未成，当急以泻肺之法夺之，况喘不得卧，不亦甚乎？

葶苈大枣泻肺汤方

葶苈熬令黄色，捣丸如弹子大。《千金》三两末之。《本草纲目》附方，作炒黄捣末，蜜丸。　大枣十二枚。《千金》二十枚

上先以水三升，煮枣取二升。去枣，内葶苈，煮取一升，顿服。

尤在泾曰：葶苈苦寒入肺泄气闭，加大枣甘温以和药力，与皂荚丸之饮以枣膏同法。

《肘后》治卒得咳嗽方，熬捣葶苈一两，干枣三枚，水三升。先煮枣取一升，去枣，内葶苈煎取五升。大人分三服，小儿则分为四服。

楼氏《纲目》孙兆视雷道矩病吐痰，顷间已及一升，喘咳不已，面色郁黯，精神不快。兆与服仲景葶苈大枣汤，一服讫，已觉胸中快利，略无痰唾矣。

《梅师方》水肿尿涩，用甜葶苈二两炒为末，以大枣二十枚，水一大升，煎一升，去枣入葶苈末，煎至可丸，如梧子大，每饮服六十丸，渐加以微利为度。

《外科精义》抵圣丸治男子妇人头面手足虚肿,苦葶苈炒研,枣肉和丸,小豆大,每服十丸,煎麻子汤下,日三服。五七日小便多,肿消为效。如喘嗽,煎桑白皮汤下,忌咸酸生冷。与小儿服,看大小加减,煎枣肉汤下。李濒湖曰:此方人不甚信,试之自验。

咳而胸满,振寒,脉数,咽干,不渴,时出浊唾腥臭,久久吐脓如米粥者,为肺痈,桔梗汤主之。《脉经》《千金翼》作粳米粥。

周禹载曰:肺痈由热结而成,其浊唾腥臭,因热瘀而致,故咳而胸满是肺不利也。振寒阳郁于里也,咽干不渴阻滞津液也。彼邪热搏聚固结难散之势,用桔梗开之以散其毒,甘草解之以消其毒,庶几可图无使滋蔓。即至久久吐脓之时,亦仍可用此汤者,一以桔梗可开之使下行,亦可托之俾吐出;一以甘草可以长血肉,更可以益金母也。尤在泾曰:此条见证具如前第二条所云,乃肺痈之的证也。此病为风热所壅,故以桔梗开之;热聚则成毒,故以甘草解之,而甘倍于苦,其力似乎太缓,意者痈脓已成正伤毒溃之时,有非峻剂所可排击者,故药不嫌轻耳。

桔梗汤方原注亦治血痹,方见《伤寒论·少阴》篇本节,方后云,再服则吐脓血也。

邹润庵曰:肺痈非气停即饮停,饮停即热生,气血为之溃腐也,主以桔梗汤,注其效曰再服则吐脓血,岂非火清则热行,气宣则腐去耶。徐灵胎曰:此方制少阴在上之火。

咳而上气,此为肺胀,其人喘,目如脱状,脉浮大者,越婢加半夏汤主之。《外台》引仲景《伤寒论》作肺胀者,病人喘,目如脱状,脉浮大也,肺胀而咳者,此方主之。

赵以德曰:咳而上气,则其气之有冲而不下,可知矣;其咳之相连而不已,可知矣,此皆属肺之胀使之也。邪入于肺则气壅,壅肺则欲不喘不可得。惟喘极故目如脱，所以状胀与喘之至也。脉浮邪也，兼大则邪实，而所以遗害于肺。正未有已，故必以辛热发之，亦兼以甘寒佐之，使久合之邪涣然冰释，岂不快乎？然久蓄之饮何由得泄，故特加半夏于越婢汤中，一定之法也。尤在泾曰：外邪内饮填塞肺中，为胀、为喘、为咳而上气，越婢汤散邪之力多，而蠲饮之力少，故以半夏辅其未逮。不用小青龙者，以脉浮且大，病属阳热，故利辛寒，不利辛热也。目如脱状者，目睛胀突如欲脱落之状，壅气使然也。

《巢源》肺虚感微寒而成咳，咳而气还聚于肺，肺则胀，是为咳逆也。邪气与正气相搏，正气不得宣通，但逆上咽喉之间，邪伏则气静，邪动则气奔上，烦闷欲绝，故谓之咳逆上气也。

越婢加半夏汤方

麻黄六两。《外台》有"去节"二字　石膏半斤　生姜三两　大枣十五枚　甘草二两。《外台》有炙字　半夏半升。《外台》有洗字

上六味，以水六升，先煮麻黄去上沫，内诸药，煮取三升，分温三服。

陈灵石曰：此肺胀原风水相搏，热气奔腾上蒸华盖，走入空窍，故咳而上气喘，目如脱状。证脉浮大者，风为阳邪鼓荡于其间故也。方用麻黄生姜直攻外邪，石膏以清内热，甘草大枣以补中气，加半夏以开其闭塞之路。俾肺窍中之痰涎净尽，终无肺痈之患也。

《医宗必读》孙芳其令爱，久嗽而喘。凡顺气化痰清金降火之剂几于遍尝，绝不取效。一日喘甚烦躁，余视其目则胀出，鼻则鼓扇，脉则浮而且大，肺胀无疑矣，遂以越婢加半夏汤投之，一剂而减，再剂而愈。

肺胀，咳而上气，烦躁而喘。脉浮者，心下有水，小青龙加石膏

汤主之。

尤在泾曰：此亦外邪内饮相搏之证。而兼烦躁，则挟有热邪。麻桂药中必用石膏，如大青龙之例也。又此条见证与上条颇同，而心下寒饮则非温药不能开而去之，故不用越婢加半夏，而用小青龙加石膏。温寒并进，水热俱捐，于法尤为密矣。陈修园曰：心下有水，咳而上气，以小青龙为的剂。然烦躁则挟有热邪，故加石膏，参用大青龙之例，寒温并进两不相碍。石膏宜生用研末，加倍用之，方效。

小青龙加石膏汤方原注：《千金》证治同，外更加胁下痛引缺盆。

麻黄　芍药　桂枝　细辛　甘草　干姜各三两。《千金》麻黄四两，姜桂辛各二两　五味子《千金》一升　半夏各半升　石膏二两《外台》三两

上九味，以水一斗，先煮麻黄去上沫，内诸药，煮取三升。强人服一升，羸者减之，日三服，小儿服四合。

《衷中参西录》方中石膏皆用生者，而此独用煅者何也？曰：此方所主之病外感甚轻，原无大热。方中用麻黄以祛肺邪，嫌其性热，故少加石膏以佐之。且更取煅者收敛之力，能将肺中痰涎凝结成块，易于吐出。此理从煅石膏点豆腐者悟出，试之果甚效验，后遇此等证，无论痰涎如何壅盛，如何杜塞，投以此汤，须臾药力行后，莫不将痰涎结成小块，连连吐出。此皆煅石膏与麻黄并用之效也。若以治寒温大热，则断不可煅，若更多用则更不可煅也。

《千金》咳而上气肺胀。其脉浮，心下有水气，胁下痛引缺盆。设若有热者，必躁。其人常倚伏，小青龙加石膏汤主之。(即本方)

又麻黄汤治肺胀，咳嗽上气，咽燥脉浮，心下有水气，于本方内去甘草、干姜，加生姜。

《外台》《古今录验》沃雪汤,疗上气不得息卧,喉中如水鸡声,气欲绝方。于小青龙方内去芍药甘草,投杯则卧,一名投杯麻黄汤。

肺痈,胸满胀,一身面目浮肿。鼻塞,清涕出,不闻香臭酸辛。咳逆上气,喘鸣迫塞。葶苈大枣泻肺汤主之。原注:方见上,三日一剂,可至三四剂。此先服小青龙汤一剂乃进。此条正脉本列于附方之后。今依赵以德本列此,《脉经》《千金》《外台》皆载此文,知是仲景旧文无疑,列于附方之后者,必后人编次之误也。

程云来曰:痈在肺则胸胀满。肺朝百脉而主皮毛,肺病则一身面目浮肿也。肺开窍于鼻,肺壅滞则畜门不开,但清涕渗出,而浊脓犹塞于鼻肺之间,故不闻香臭酸辛也。以其气逆于上焦,则有喘鸣迫塞之证,与葶苈大枣汤以泻肺。尤在泾曰:此方原治肺痈喘不得卧,此兼面目浮肿,鼻塞清涕,则肺有表邪宜散,故先服小青龙汤一剂乃进。

魏念庭曰:师为肺冷而干燥将致痿者,立甘草干姜汤一方;为肺热而枯焦将致痿者,立麦门冬汤一方,皆预治肺痿之法也。师为有表邪而肺郁恐成痿与痈者,立射干麻黄汤一法;为无外邪而气上逆,恐其成痈者,立皂荚丸一法;为有外邪而预理其肺者,立厚朴麻黄汤一法;有外邪而复有内热者,立泽漆汤一法;皆预治肺气不令成痿痈之意也。主治者果能明此选择,比属而用之,又何大患之可成乎?及肺痈已成,用葶苈大枣泻肺汤,久久吐脓如米粥;用桔梗汤,皆不得已之婆心也。

附方

《外台》炙甘草汤 治肺痿,涎唾多,心中温温液液者。原注:方见虚劳中,涎唾多下。《千金》有"出血"二字。《外台》引仲景《伤寒论》,列于甘草干姜汤之后,云并出第八卷中,方见《伤寒论·

太阳下》篇。

汪双池曰：肺痿者，肺虚气惫而肺叶枯萎。此乃清燥之甚，如秋树之枯叶，非由火热，与肺痈大不相似。纵有热而咳血者，亦属燥淫所郁之阴火，非实火也。故仲景治肺痿用此汤，及甘草干姜汤。肺枯而反多唾者，肺燥之甚，不能复受津液，则胃气之上蒸者皆化痰涎而已；痰涎积于膻中，津液不复流布，故心中温温液液。徐忠可曰：肺痿证概属津枯热燥。此方乃桂枝汤去芍药，加参地阿胶麻仁麦冬也，不急于去热，而以生津润燥为主。盖虚回而津生，津生而热自化也。至桂枝乃热剂而不嫌峻者，桂枝得甘草，正所以行其热也。

沈明宗曰：温温液液，即泛泛恶心之意也。

《汉方解说》炙甘草汤适应证，肺结核。

千金甘草汤《千金》甘草汤治肺痿涎唾多出血，心中温温液液者。《翼方》名温液汤。

方见《伤寒论》少阴篇。

徐忠可曰：肺痿之热由于虚，则不可直攻，故以生甘草之甘寒频频呷之，热自渐化也。余妾曾病此，初时涎沫成碗，服过半月痰少而愈。但最难吃，三四日内猝无捷效耳。喻嘉言曰：本方用甘草一味，乃从长桑君以后相传之神方也，历代内府御院，莫不珍之。盖和其偏，缓其急，化其毒，卓然奉之为先务，然后以他药匡辅其不逮，可得收功敏捷耳。

《肘后》治肺痿咳嗽，吐涎沫，心中温温烦燥而不渴者。（即本方）

《外台》引《集验》疗肺痿，时时寒热，两颊赤气方。童子小便每日晚取之，去初末少许，小便可有五合；取上好甘草量病人中指节，男左女右长短截之，炙令熟；破作四片，内小便中，置于闲净处露一宿。器上横一小刀,明日平旦去甘草,顿服之,每日一剂。其童子勿令吃五辛。

《千金》生姜甘草汤　治肺痿,咳唾涎沫不止,咽燥而渴。《外台》一云,不渴。

生姜五两　人参三两　甘草四两　大枣十五枚。《千金》十二枚

上四味,以水七升,煮取三升,分温三服。《外台》引《集验》云,仲景《伤寒论》《备急》《范汪》《千金》《经心录》,同。

喻嘉言曰:此方即从前甘草一味方中,而广其法,以治肺痿。胃中津液上竭,肺燥已极,胸咽之间干槁无耐之证,以生姜之辛润,上行为君;合之人参大枣甘草入胃,而大生其津液。于以回枯泽槁,润咽快膈,真神方也。徐忠可曰:亦非一二剂,可以期效。

《肘后》治肺痿咳嗽吐涎沫,心中温温烦燥而不渴者。(即本方)

《千金》桂枝去芍药加皂荚汤　治肺痿,吐涎沫。肺痿《千金衍义》改作肺痈。

桂枝　生姜各三两　甘草二两　大枣十枚。《千金》十二枚　皂荚一枚,去皮子,炙焦。《外台》《千金》作一挺,去皮子炙。

上五味,以水七升,微微火煮,取三升,分温三服。

沈明宗曰:用桂枝汤嫌芍药酸收故去之。加皂荚利涎通窍,不令涎沫壅遏肺气而致喘痿。桂枝和调荣卫,俾荣卫宣行,则肺气振而涎沫止矣。徐忠可曰:此治肺痿中之有壅闭者,故加皂荚以行桂甘姜枣之势。此方必略兼上气不得眠者宜之。魏念庭曰:其义升散邪热,开通壅闭为主,较之炙甘草但润燥补中,少为取效快捷。当肺热初凝结之时,用作先声,而徐商润燥补中之治,未尝非正法也。

汪双池曰:此证多吐涎沫而无脓,甚者毛悴色焦,自汗盗汗,气

息奄奄不振。嗽时必忍气须臾,轻轻吐痰,始觉膈上不痛,否则膈痛不止。其与肺痈大异,彼生于内热,此得于劳役;彼属实热,此属虚寒劳役内虚。或多言伤肺,或久卧乍起腠理不密而风寒清冷乘之。其始汗出恶风,咳嗽短气,鼻塞项强,胸膈胀满。久而不治,则成痿矣。故仲景治法始用生姜甘草汤,继用此方,而今人每以肺痈肺痿合言之。

《张氏医通》桂枝去芍药加皂荚汤治肺痿吐涎沫,初起有表邪者。(即本方)

《外台》桔梗白散　治咳而胸满,振寒脉数,咽干不渴,时出浊唾腥臭,久久吐脓如米粥者,为肺痈。《外台》引仲景《伤寒论》作粳米粥,云出第十八卷中。

即《伤寒论》太阳下篇白散是也。本条方后云:病在膈上者吐脓血,膈下者泻出;若下多不止,饮冷水一杯则定。

徐忠可曰:此即前桔梗汤证也,然此以贝母巴豆易去甘草,则迅利极矣。盖此等证危在呼吸,以悠忽遗祸不可胜数。故确见人强或证危,正当以此急救之,不得嫌其峻,坐以待毙也。沈明宗曰:以桔梗开提肺气;贝母清热而化痰涎;巴霜峻猛热剂急破其脓,驱脓下出。尤在泾曰:似亦以毒攻毒之意,然非病盛气实,非峻药不能为功者,不可侥幸一试也。是在审其形之肥瘠,与病之缓急,而善其用焉。

尾台氏曰:肺痈用此方,当在其咳逆喘急,胸中隐痛,黄痰息臭之时,断然投之。以扫荡郁毒,断除根柢。若犹豫不决,持重旷日,至毒气浸淫,胸背彻痛;脓秽涌溢,极臭扑鼻;蒸热柴瘦,脉细数者,噬脐不及也。医者不可不小心,又不可不放胆,良以此也。又曰:此方不特治肺痈,所谓幽痈、胃脘痈,及胸中有顽痰作胸背挛痛者;

咳家胶痰缠绕咽喉不利,息有臭气者,皆效。又卒中风、马脾风,痰潮息迫,牙关紧闭,药汁不入者,取一字吹鼻中,吐痰涎,咽喉立通。

千金苇茎汤 治咳有微热,烦满,胸中甲错,是为肺痈。《千金》作"胸心甲错"。

《外台》引《古今录验》苇茎汤,用苇茎一升,云仲景《伤寒论》方,苇茎切二升。《千金》《范汪》同。

苇茎二升　薏苡仁半升　桃仁五十枚《千金》三十枚　瓜瓣半升

上四味,以水一斗,先煮苇茎得五升。去滓,内诸药,煮取二升,服一升,再服当吐如脓。《千金》作服一升,当有所见,吐脓血。

《肺病指南》千金苇茎汤

苇茎三钱　薏仁四钱　桃仁二钱　瓜蒂一钱

上四味先煎苇茎后入各药,服后当吐脓血,脓血吐尽即愈。

徐忠可曰:此治肺痈之阳剂也。盖咳而有微热,是邪在阳分也。烦满则挟湿矣。至胸中甲错是内之形体为病,故甲错独见于胸中,乃胸上之气血两病也。故以苇茎之轻浮而甘寒者,解阳分之气热,桃仁泻血分之结热,苡薏下肺中之湿,瓜瓣清结热而吐其败浊。所谓在上者越之耳。王孟英曰:《邹氏续疏》云,苇茎形如肺管,甘凉清肺。且有节之物生于水中能不为津液阂隔者,于津液之阂隔而生患害者,尤能使之通行。薏苡色白味淡,气凉性降,秉秋金之全体,养肺气以肃清,凡湿热之邪客于肺者,非此不为功也。瓜瓣即冬瓜子,依于瓤内瓤易溃烂,子能不渍,则其能于腐败之中自全生气,即善于气血凝败之中全人生气,故善治腹内结聚诸痈,而涤脓血浊痰也。桃仁入血分而通气,合而成剂,不仅为肺痈之妙药,竟可瘳肺痿之危疴。尤在泾曰:此方具下热散结通瘀之力,而重不伤峻,缓不伤懈,可以补桔梗汤桔梗白散二方之偏,亦良法也。张路玉曰:肺痈初起用苇茎汤,此方大疏肺气,服之使湿瘀悉趋溺孔而去,一二服即应。

《本草》颂曰:冬瓜仁亦堪单作服饵,又研末作汤饮,及作面脂药,并令人好颜色光泽。宗懔荆楚岁时记云:七月采瓜犀以为面脂,即瓜瓣也。

《辑义》:楼氏《纲目》云,苇茎即汀洲间芦荻之粗种也。苇即芦,详见于沈括《补笔谈》,《圣惠方》作青苇。瓜瓣《圣惠方》作甜瓜子,《太平御览》引《吴普本草》,"瓜瓣瓜子也"。《张氏本经逢原》云:甜瓜子即甜瓜瓣,为肠胃内痈要药。《千金》治肺痈有苇茎汤;肠痈有大黄牡丹汤,予尝用之,然必黄熟味甜者方不伤胃,是也。而《本草马志》云,诸方惟用冬瓜子,不见用甘瓜子者,《潘氏续焰》改用丝瓜瓣,并不可凭也。

《药征》苇茎汤证不具,但谓咳有微热,烦满胸中甲错,是为肺痈,是外证也。因胸中甲错证则知瘀血内结矣,因咳有微热烦满证则知瘀血欲成脓矣,不可不以此方吐之。况又云再服当吐如脓,则知胸中瘀血遂化成脓矣,是所以有咳有微热烦满证也。夫苇茎薏苡仁桃仁瓜瓣皆有化血成脓之功也,今虽曰当吐如脓,亦吐者皆脓也,瘀血所化也。又曰瓜瓣乃瓜瓤,《说文》瓣瓜中实也。

尤在泾曰:肺痈诸方,其于治效各有专长。如葶苈大枣,用治痈之始萌而未成者,所谓乘其其未集而击之也;其苇茎汤,则因其乱而逐之者耳;桔梗汤,剿抚兼行而意在于抚,洵为王者之师;桔梗白散,则捣坚之锐师也。比而观之,审而行之,庶几各当而无误矣。

奔豚气病脉证治

师曰：病有奔豚，有吐脓，有惊怖，有火邪，此四部病，皆从惊发得之。师曰：奔豚病，从少腹起，上冲咽喉，发作欲死，复还止，皆从惊发得之。"惊发得之"魏本作"惊恐得之。"

魏念庭曰：奔豚气病者，气病也。气之挺而走险，有迫而致之者也。孟子曰：夫志，气之帅也，气体之充也，以直养而无害，斯善矣。苟不能持其志，以致暴其气也，而奔豚作矣，师为人指示曰：病有奔豚，有吐脓，有惊怖，有火邪，此四部皆从惊恐得之。凡人心藏神，心安则神安，若因外事猝起惊动其心，则神魂飞越，而为气，为血，俱从之奔越矣。又凡人喜则气开，忧则气敛，怒则气侉，恐则气歉。心既惊动而气血随之，更复气歉，消阻闭藏，遂结聚成病。此奔豚吐脓惊怖火邪四部病之根源也，四部者一气所成，而各聚不同，故分四种。就分属位置而言之，可谓之四部也。气动而积热随之，入肺结聚则可成肺痈为吐脓；气动而神不安其舍，惊气即为邪气，返于心而结聚为惊怖；气动而心火随之上炎，熏灼于上焦而结聚为火邪。此三者各因其人何部受邪，病即中于何部，莫非扰乱其志而凌突其气之故也。而奔豚则又有异焉。师曰："奔豚病从少腹起，上冲咽喉，发作欲死，复还止，皆从惊恐得之。"此犹惊之剧焉者也。凡人心安则怡，怡则气上；惊则恐，恐则气下；大惊则气愈下，竟入少腹，乃一时仓慌畏惧不知所出，而其人之神志遂不自知已潜逃极幽深之所，犹之《伤寒论》中"汗多亡阳振振欲擗地"之义，其人不知其然而然也。案：《经》云："心藏神，肾藏志。"恐伤肾则志亦伤焉,于是心下则气下,气下则结聚于下而奔豚伏于少腹矣。奔豚者状气之似奔豚,非实有所谓奔豚也。初伏不觉也,伏久必飞。原为心气,上行是其本性,岂肯郁郁久居于下乎?忽而从少腹直起上冲咽喉,发作时有欲死之状,顷之气复平而气还止。此又惊病入之最深,发之最猛。故师必断以皆从惊恐得之也。张路玉曰:惊则伤心,恐则伤肾。心伤气虚而肾邪乘之,从少腹起上冲咽喉,肾脉所循之处也。其水邪逆上凌心,故发作欲死,少顷邪退还止也。张子和曰:惊者为自不知故也,恐者为自知也。

《巢源》夫奔豚气者,肾之积气,起于惊恐忧思所生。若惊恐则伤神,心藏神也;忧思则伤志,肾藏志也。神志伤动气积于肾而气下上游走如豚之奔,故曰奔豚,其气乘心。若心中踊踊如车所惊,如人所恐,五脏不定,食饮辄呕,气满胸中,狂痴不定,妄言妄见,此惊恐奔豚之状。若气满支心,心下闷乱,不欲闻人声,休作有时,乍瘥乍极,吸吸短气,手足厥逆,内烦结痛,温温欲呕,此忧思奔豚之状。诊其脉来触祝触祝者,病奔豚也。

徐忠可曰:先合四部为言,见惊之能为诸病若此。然此章单论奔豚,故后只言奔豚证治耳。

奔豚,气上冲胸,腹痛,往来寒热,奔豚汤主之。

张路玉曰:气上冲胸腹痛者,阴邪上逆也;往来寒热者,邪正交争也。奔豚虽曰肾积,而实冲脉为患。冲主血,故以芎归芍草苓半生姜散其坚积之瘀,葛根以通津液,李根以降逆气,并未尝用少阴药也。设泥奔豚为肾积,而用伐肾之剂,则谬矣。魏念庭曰:上下升降无论邪正之气未有不由少阳。少阳为阴阳之道路也,阴阳相搏则腹痛。气升则热,气降则寒,随奔豚之气作患也。陈修园曰:此言奔豚之由肝邪而发者,当以奔豚汤畅肝气而去客邪也。又云,

《伤寒论》云，"厥阴之为病，气上冲心"，今奔豚而见往来寒热腹痛，是肝脏有邪而气通于少阳也。

《素举痛论》"寒气客于冲脉，冲脉起于关元，随腹直上，寒气客则脉不通，脉不通则气因之，故喘动应手"。《骨空论》"冲脉为病，逆气里急"；又云，"此生病从少腹上冲心而痛，不得前后，为冲疝"。

《三十九难》"冲之为病，气逆而里急"。

唐容川曰：证名奔豚。豚者江豚，一作鲀，又作独。江豚遇烈风则出，遇暴雨则出。仲景以之名证，盖谓肝主风，风为阳邪，肝风生火而上逆，则为火逆之奔豚也，如江豚因风而出是。肾主水，水为阴邪，肾气生寒而上逆，则为水气凌心之奔豚也，如江豚因雨而出是。

奔豚汤方

甘草　芎䓖　当归各二两　半夏四两　黄芩二两　生葛五两　芍药二两　生姜四两　甘李根白皮一升。古本作桂枝三两，下注，甘李根白皮亦可用。

上九味，以水二斗，煮取五升，温服一升，日三夜一服。《外台》引《集验》，主疗药味并同。《辑义·本草别录》云，"李根皮大寒无毒，治消渴，止心烦逆奔豚气"，知是李根皮乃本方之主药。

徐忠可曰：此方合桂枝小柴胡二汤去桂去柴，以太少合病治法，解内外相合之客邪。肝气不调，而加辛温之芎归；热气上冲，而加苦泄之生李葛根。不治奔豚，正所以深于治也。周禹载曰：凡发于惊者，皆本汤主治，故即以病名汤。

《外台》《小品》奔豚汤疗虚劳五脏气乏损。游气归上，上走时若群豚相逐，憧憧时气来便自如坐惊，梦精光竭不泽，阴痿上引，少腹急痛，面乍热赤色，喜怒无常，耳聋目视无精光。于本方内去芎䓖黄芩，加桂心人参。又《集验》奔豚茯苓汤，疗短气五脏不足，寒气厥逆,腹胀满气奔走冲胸膈。发作气欲绝不识人,气力羸瘦,少腹起腾踊如豚子走上走下,驰往驰来寒热,拘引阴器,手足逆冷,或烦热者,于本方内去黄芩芍药,加茯苓人参。

发汗后,烧针令其汗,针处被寒,核起而赤者,必发奔豚。气从少腹上至心,灸其核上各一壮,与桂枝加桂汤主之。《太阳中》篇无"发汗后"三字,心下有"者"字。

徐忠可曰:此言太阳余邪未尽而加奔豚,兼又核起者,宜内外两治之法也。谓太阳病发汗矣,又复烧针令汗,以太阳之邪未服故也;奈烧针则惊发其奔豚之气,(《论》云:太阳伤寒者,加温针必惊也。)所以气从少腹上至心。于是治其余邪,攻其冲气,治之甚易,乃又针处被寒核起而赤,则兼治为难。故以桂枝汤主太阳之邪,加桂以伐奔豚之气,而赤核则另灸以从外治之法,庶为两得耳。所以若此者,以无腹痛及往来寒热,则病专在太阳故也。周禹载曰:用桂加入桂枝汤中,一以外解风邪,一以内泄阴气也。各灸核上者,因寒而肿,惟灸消之也。魏念庭曰:灸后与桂枝加桂汤主之,意取升阳散邪,固卫补中,所以为汗后感寒阳衰阴乘之奔豚立法也,与前条心动气驰气结热聚之奔豚,源流大别也。

发汗后,脐下悸者,欲作奔豚,茯苓桂枝甘草大枣汤主之。

尤在泾曰:此发汗后心气不足而后肾气乘之,发为奔豚者,脐下先悸,此其兆也。桂枝能伐肾邪,茯苓能泄水气;然欲治其水必益其土,故又以甘草大枣补其脾气,甘澜水者扬之令轻,使不益肾邪也。

魏念庭曰:上治奔豚虽有三法,而证自分两途。后二条当与《伤寒论》中诸注参看,前一条又当与《金匮》中上气积聚等证参看也,学者识之。徐忠可曰:仲景论证每合数条以尽其变。言奔豚由于惊,又言其从少腹冲至咽喉,又言其兼腹痛而往来寒热,又言其兼核起而无他病,又言汗后脐下悸欲作奔豚而未成者,其浅深了然。用和解,用伐肾;用桂,不用桂,酌治微妙。奔豚一证,病因证治无复剩义,苟不会仲景立方之意,则峻药畏用,平剂寡效,岂古方不宜于今哉?

徐灵胎曰:奔豚病得之久而不已,时发作者,即为肾之积,为难治;因外感误治而骤起者,非肾之积,为易治,盖病形同而病因异也。

胸痹心痛短气脉证治

师曰：夫脉当取太过不及，阳微阴弦，即胸痹而痛。所以然者，责其极虚也。今阳虚知在上焦，所以胸痹心痛者，以其阴弦故也。
《脉经》《千金》"太过"下有"与"字，"以其"下有"脉"字。

徐忠可曰：此言治病当知虚之所在。故欲知病脉，当先审脉中太过不及之形，谓最虚之处即是容邪之处也。假令关前为阳，阳脉主阳，阳而微虚也，关后为阴，阴脉主阴，阴而弦虚邪也。然弦脉为阴之所有，虽云弦则为减，虚未甚也；阳宜洪大而微，则虚之甚矣。虚则邪乘之，即胸痹而痛。痹者胸中之阳气不用也，痛者阳不用则阴火刺痛也。然则不虚，阴火何能乘之？故曰：所以然者"责其极虚"。然单虚不能为痛，今阳微而知虚在上焦。其所以胸痹心痛，以尺中之弦，乃阴中寒邪乘上焦之虚则为痹、为痛，是知虚为致邪之因，而弦乃袭虚之邪也。但虽有邪亦同归于虚，阳微故也。张路玉曰：赵以德云，阳微在胸中气分上看。故曰阳微知在上焦。阴弦在阴脉上看，如阴寒之脉上干胸中气分，则为胸痹；如阴气上乘于心，则为心痛也。周禹载曰：痹者，痞闷而不通也。《经》云"通则不痛"，故惟痛为痹；而所以为痹者，邪入之；其所以为邪入者，正先虚也。故曰脉"取太过不及"，不及为阳微，太过即阴弦；阳虚故邪痹于胸，阴盛故心痛，仲景已自申说甚明。乃知此证总因阳虚，故阴得以乘之，设或不弦，则阳虽虚而阴不上干，可知也。然胸痹有微甚之不同，则为治因亦异。微者但通上焦不足之阳，甚者且驱其下焦厥逆之阴。通阳者以薤白白酒半夏桂枝人参杏仁之属，不但苦寒不入，即清凉尽屏。盖以阳通阳,阴分之药不得预也。甚者用附子乌头蜀椒大辛热以驱下焦之阴,惟阴退而阳可以渐复耳,可不留意乎?

《灵·本脏》篇肺大则多饮,善病胸痹,喉痹逆气。

《巢源》胸痹之候,胸中愊愊如满,噎塞不利;习习如痒,喉里涩,唾燥;甚者心里强否急痛,肌肉苦痹,绞急如刺,不得俛仰;胸前皮皆痛,手不能犯,胸满短气,咳唾引痛,烦闷白汗出;或彻背膂,其脉浮而微者,是也。不治数日杀人。

徐灵胎曰:近人患心胃痛者甚多,十人之中必有二三。皆系痰饮留于心下,久成饮囊,发作轻重疏数,虽各不同,而病因一辙,治法以涤饮降气为主。

平人无寒热,短气不足以息者,实也。平人,《全书》作凡人。

尤在泾曰:平人,素无疾之人也;无寒热,无新邪也。而仍短气不足以息,当是里气暴实,或痰或食或饮碍其升降之气而然。盖短气有从素虚宿疾而来者,有从新邪暴遏而得者,二端并否,其为里实无疑。此审因察病之法也。李珥臣曰:上节云责其极虚,此又云实,何也?《经》云,"邪之所凑其气必虚,留而不去其病为实",是也。张路玉曰:上条是言不及,此则言太过也。平人盖言无内伤外感,而患短气不足以息者,当是胸中邪气窒塞,肾中阳气不得上通于胸中,故为实也。

《明理论》"短气者,呼吸虽数而不能相续,似喘不摇肩,似呻吟而无痛者",是也。

胸痹之病,喘息咳唾,胸背痛,短气,寸口脉沉而迟,关上小紧数,栝楼薤白白酒汤主之。

周禹载曰:寒浊之邪滞于上焦,则阻其上下往来之气,塞其前后阴阳之位,遂令为喘息、为咳唾、为痛。为短气也,阴寒凝结,阳气不复自舒,故沉迟见于寸口,理自然也。乃小紧数复显于关上者何耶？邪之所聚自见小紧,而阴寒所积正足以遏抑阳气,故反形数。然阳遏则从而通之,栝楼实最足以开结豁痰,得薤白白酒佐之,既辛散而复下达,则所痹之阳自通矣。徐忠可曰：此段实注胸痹之证脉,后凡言胸痹,皆当以此概之。但微有参差不同,故首揭以为胸痹主证主脉主方耳,谓人之胸中如天,阳气用事,故清肃时行,呼吸往还不愆常度,津液上下润养无壅。痹则虚而不充,其息乃不匀而喘,唾乃随咳而生。胸为前,背为后,其中气痹则前后俱痛,上之气不能常下,则下之气不能时上而短矣。寸口主阳,因虚伏而不鼓则沉而迟；关主阴,阴寒相搏则小紧而数。数者阴中挟燥火也,故以栝楼开胸中之燥痹为君,薤白之辛温以行痹着之气,白酒以通行荣卫为佐。其意谓胸中之阳气布,则燥自润痰自开,而诸证悉愈也。

案：程云,"数"字误。沈云,岂有迟数二脉同见之理？存参。

栝楼薤白白酒汤方

栝楼实一枚,捣　薤白半升　白酒七升

上三味,同煮取二升,分温再服。

赵以德曰：栝楼性润,专以涤垢腻之痰；薤白臭秽,用以通秽浊之气,同气相求也；白酒熟谷之液,色白上通于胸中,使佐药力上行极而下耳。

《辑义》薤白本草辛苦温；《别录》云温中散结气。杜甫薤诗云：衰年关膈冷,味暖并无忧。可见其以辛温而散胸膈中之结气也。白酒注家无解,似指为酒之白者。然《灵》经筋篇以白酒和桂云云,且饮美酒。由此观之,白酒非常酒。《千金方》用白蘸浆一斗,《外台》亦引仲景《伤寒论》载本条云,"栝楼薤白白酒汤主之",而方中则用白酨酒。程敬通云"酨"音"再",酢浆也,知白酒即是酢浆,今用米醋极验。

案:《周礼·天官》酒正辨四饮之物,三曰"浆"。郑注"浆"今之"酨浆"也。贾疏酨浆亦是酒类,其字从载从酒省。酨之言载米汁相载也。又《前汉书·食货志》,鲁匡言酒酤法云:为酒一斛之平,除米麹本贾计其利而什分之。以其七入官,其三及醋酨灰炭给工器薪樵之费。师古曰:酨,酢浆也,音才代反。以二者考之,酨盖是酒之贮久,面生白华而味酸者。故仲景以散胸痹之瘀结,余尝试之果验。《辑义》云,用米醋极验,恐非,以醋性酸敛,非痹证所宜也。

《千金》栝楼汤主疗与本文同。生姜四两,栝楼实一枚,半夏半升,薤白一斤,枳实二两,上五味,咬咀,以白酨浆一斗,煮取四升,服一升,日二。注云:仲景肘后不用生姜、枳实、半夏。

《外台》引《千金》同。

《子母秘录》乳痈初发,大熟栝楼一枚,熟捣,以白酒一斗煮取四升,去滓,温服一升,日三。

胸痹不得卧,心痛彻背者,栝楼薤白半夏汤主之。《外台》引仲景《伤寒论》"半夏"下,有"白酨浆"三字。

赵以德曰:胸痹不得卧,心痛彻背者,以胸中痰垢积满循脉而溢于背。背者胸之腑,故于前药量减薤白之秽浊,加半夏以祛痰积之痹逆。尤在泾曰:胸痹不得卧,是肺气上而不下也。心痛彻背,是心气塞而不和也,其痹为尤甚矣。所以然者,有痰饮以为之援也,故于胸痹药加半夏以逐痰饮。

栝楼薤白半夏汤方

栝楼实一枚,捣　薤白三两　半夏半升。《肘后》汤洗去滑,则用之。　　白酒一斗。《外台》作白酨浆,云《古今录验》范汪同。

上四味,同煮,取四升,温服一升,日三服。

周禹载曰:《经》云昼行于阳则寤,夜行于阴则寐。然则不得卧,以气之行于阳而不行于阴故也。《经》以小半夏汤覆杯即卧,非半夏为得寐药也,特以草生于夏,夏半为一阴初生,由阳入阴,使气归于肝而血亦入焉。故于本汤增此一味,而能事毕矣,可不谓神乎?

胸痹,心中痞气,气结在胸,胸满,胁下逆抢心,枳实薤白桂枝汤主之,人参汤亦主之。《全书》,徐、沈、陈本作"心中痞,留气结在胸"。《外台》作"心中痞坚,留气结于胸","逆"下有"气"字。

魏念庭曰:胸痹自是阳微阴盛矣。心中痞气,气结在胸,正胸痹之病状也。再连胁下之气俱逆而抢心,则痰饮水气俱乘阴寒之邪动而上逆,胸胃之阳全难支拒矣。故用枳实薤白桂枝汤行阳开郁,温中降气,犹必先后煮治以融和其气味,俾缓缓荡除其结聚之邪也。再或虚寒已甚,无敢恣为开破者,故人参汤亦主之,以温补其阳,使正气旺而邪气自消。又治胸痹,从本治之一法也。张路玉曰:二汤一治胸中实痰外溢,用薤白桂枝以解散之,一以治胸中虚痰内结,即用人参理中以清理之。一病二治,因人素禀而施,两不移易之法也。

《药征》夫疾医之处方也各有所主,岂可互用乎?胸痹而胸满上气喘息咳唾,则枳实薤白桂枝汤主之;胸痹而心下痞硬,则人参汤主之。此所以不可相代也,学者思诸。

枳实薤白桂枝汤方

枳实四枚。《千金》四两　厚朴四两。《千金》三两　薤白半斤。《千金》一斤　桂枝一两　栝楼实一枚,捣

上五味,以水五升,先煮枳实厚朴取二升,去滓,内诸药,煮数沸,分温三服。《千金》以水七升煮取二升半,分再服。

陈灵石曰：枳实厚朴泄其痞满，行其留结，降其抢逆，得桂枝化太阳之气而胸中之滞塞自开，以此三药与薤白栝楼之专疗胸痹者而同用之，亦去疾莫如尽之旨也。

人参汤方《外台》引此作理中汤，《寇宗奭本草衍义》引此作治中汤。

人参　甘草　干姜　白术各三两

上四味，以水八升，煮取三升，温服一升，日三服。

程云来曰：此即理中汤也。中气强则痞气能散，胸满能消，胁气能下。人参白术所以益脾，甘草干姜所以温胃，脾胃得其和则中焦之气开发，而胸痹亦愈。

唐容川曰：用药之法全凭乎证，添一证则添一药，易一证亦易一药。观仲景此节用药，便知义例严密，不得含糊也。故但解胸痛，则用栝楼薤白白酒；下节添出"不得卧"，是添出"水饮上冲"也，则添用半夏一味以降水饮；再下一节又添出胸痞满，则加枳实以泄胸中之气；胁下之气亦逆抢心，则加厚朴以泄胁下之气。仲景凡胸满均加枳实，凡腹满均加厚朴。此条有胸满胁下逆抢心证，故加此二味，与上两方又不同矣。其人参汤又与此方一攻一补，为塞因塞用之变法。

《本草》颂曰：张仲景治胸痹心中痞坚，留气结胸，胸满胁下逆气抢心，治中汤主之，即理中汤随证加减。此方自晋宋以后至唐名医，治心腹病者无不用之，或作汤，或蜜丸，或为散，皆有奇效。胡洽居士治霍乱，谓之温中汤。

胸痹，胸中气塞，短气，茯苓杏仁甘草汤主之，橘枳生姜汤亦主之。

尤在泾曰：此亦气闭气逆之证，视前条为稍缓矣。二方皆下气散结之剂,而有甘淡苦辛之异,亦在酌其强弱而用之。张路玉曰:夫短气不足以息者,实也。故二方皆利气之剂,一以疏利肺气;一以疏利胃气也。唐容川曰:气塞者,谓胸中先有积气阻塞,而水不得下,有如空瓶中全是气,欲纳水入则气反冲出,不肯容水之人,此为气塞之形也。以泄其气为主,气利则水利,故主枳橘以行气。短气者谓胸中先有积水停滞而气不得通,肺主通调水道,又司气之出入,水道不通则碍其呼吸之路,故短气也。当以利水为主,水行则气通,故主苓杏以利水。

《药征》胸痹短气筋惕肉瞤心下悸者,茯苓杏仁甘草汤主之;胸痹呕吐吃逆者,橘皮枳实生姜汤主之。二方治一证,非古之道也。

茯苓杏仁甘草汤方《千金》名茯苓汤。《外台》引千金方,后云,仲景《伤寒论》同。

茯苓二两　杏仁五十个　甘草一两

上三味,以水一斗,煮取五升,温服一升,日三服,不瘥更服。《千金》作"上三味,㕮咀,以水一斗三升,煮取六升,去滓,为六服,日三。未瘥,更合服"。

程云来曰:膻中为气之海,痹在胸中则气塞短气也。《神农经》曰:茯苓主胸胁逆气,杏仁主下气,甘草主寒热邪气,为治胸痹之轻剂。

《外台·水肿门》《古今录验》疗气忽发满胸急方,于本方中去甘草,加橘皮。方后云,随小便下愈。

《肘后》治胸中痞塞,短气愊者。(即本方)

《千金》治有瘀血者,其人喜忘,不欲闻人声,胸中气塞短气方。(即本方)

橘皮枳实生姜汤方

橘皮一斤。《肘后》《外台》作半斤　枳实三两。《肘后》《千

金》《外台》作四枚　生姜半斤

上三味，以水五升，煮取二升，分温再服。原注：《肘后》《千金》云，治胸痹胸中愊愊如满噎塞，习习如痒，喉中涩燥唾沫。《外台》引仲景《伤寒论》，主疗与《肘后》《千金》同。

程云来曰：气塞气短，非辛温之药不足以行之，橘皮枳实生姜辛温同为下气药也。《内经》曰：病有缓急，方有大小，此胸痹之缓者，故用君一臣二之小方也。

胸痹，缓急者，薏苡仁附子散主之。"仁"正脉本作"人"。

程云来曰：寒邪客于上焦则痛急，痛急则神归之，神归之则气聚，气聚则寒邪散，寒邪散则痛缓。此胸痹之所以有缓急者，亦心痛去来之义也。薏苡仁以除痹下气，大附子以温中散寒。李珥臣曰：缓急者，或缓而痛暂止，或急而痛复作也。薏苡仁入肺利气，附子温中行阳，为散服则其效更速矣。

薏苡仁附子散方

薏苡仁十五两　大附子十枚，炮

上二味，杵为散，服方寸匕，日三服。《外台》用薏苡仁一千五百枚，云此方出僧深，范汪同，仲景方用薏苡仁十五两。

心中痞，诸逆心悬痛，桂枝生姜枳实汤主之。

程云来曰：心中痞，即胸痹也。诸逆如胁下逆抢心之类，邪气独留于上则心悬痛。枳实以泄痞，桂枝以下逆，生姜以散气。尤在泾曰：诸逆该痰客气而言，心悬痛谓如悬物动摇而痛，逆气使然也。唐容川曰：痹与痞轻重之间耳，痞言其塞，痹言其闭也。

桂枝生姜枳实汤方

桂枝　生姜各三两　枳实五枚（徐、沈、尤、陈本作"五两"。《外台》有"炙"字）

上三味,以水六升,煮取三升,分温三服。《外台》载仲景《伤寒论》心下悬痛,诸逆大虚者,桂心生姜枳实汤,方同。

《肘后》治心下牵急懊痛方,即本方。方后云,亦可加术二两,胶饴半斤。

《千金》桂心三物汤,治心下痞,诸逆悬痛。桂心二两,胶饴半斤,生姜二两,上药切,以水四升,煮三味取三升,去滓,内饴分三服。

心痛彻背,背痛彻心,乌头赤石脂丸主之。

尤在泾曰:心背彻痛,阴寒之气遍满阳位,故前后牵引作痛。沈氏云:邪感心包,气应外俞,则心痛彻背;邪袭背俞,气从内走,则背痛彻心。俞脏相通,内外之气相引,则心痛彻背;背痛彻心即经所谓寒气客于背俞之脉,其俞注于心,故相引而痛是也。乌附椒姜同力协济以振阳气而逐阴邪,取赤石脂者所以安心气也。张路玉曰:心痛彻背,背痛彻心,乃阴邪厥逆而上干胸背经脉之间,牵连痛楚,乱其血气,紊其疆界,此而用气分之药则转益其痛,势必危殆。仲景用蜀椒乌头一派辛辣以温散其阴邪,然恐胸背既乱之气难安,即于温药队中取用干姜赤石脂之涩,以填塞厥气攻冲之经隧,俾胸之气自行于胸,背之气自行于背,各不相犯,其患乃除。今人但知有温气、补气、行气、散气诸法,不知有填塞邪气攻冲之窦也。

《素·举痛论》"寒气客于背俞之脉则血脉涩,脉涩则血虚,血虚则痛。其俞注于心,故相引而痛。按之则热气至,热气至则痛止矣"。《灵·厥病》篇厥心痛与背相控,善瘛如从后触其心伛偻者,肾心痛也;厥心痛腹胀胸满,心尤痛甚,胃心痛也;厥心痛如以锥针刺其心,心痛甚者,脾心痛也;厥心痛色苍苍如死状,终日不得太息,肝心痛也;厥心痛卧若徒居心痛,间动作痛益甚,色不变,肺心痛也;真心痛,手足清至节,心痛甚,旦发夕死,夕发旦死。

乌头赤石脂丸方《外台》引仲景《伤寒论》云，《千金必效》《文仲范汪经心录》等同。

蜀椒一两(一法二分。《千金》作半两。《外台》作二分)　乌头一分，炮(《千金》作六铢)　附子半两，炮(一法一分。《外台》作一分)　干姜一两(一法一分，《外台》二分)　赤石脂一两(一法二分。《外台》作二分)

上五味，末之，蜜丸，如梧子大，先食服一丸，日三服，不知稍加服。《千金》名乌头丸，注云范汪不用附子，崔氏用桂半两，为六味。

《外台》此方丹阳有隐士出山，云得华佗法，若久心痛，每旦服三丸稍加至十丸，尽一剂遂终身不发。徐灵胎曰：此治大寒之证。

《肘后》治久患常痛不能饮食，头中疼重方，乌头六分，椒六分，干姜四分，捣末蜜丸，酒饮服如大豆四丸，稍加之。

《寿世保元》寒邪冷气入乘心络，或脏腑暴感风寒上乘于心，令人卒然心痛，或引背膂，甚则经年不瘥，桂附丸西园公屡验。即本方加官桂，每服二十丸，温水下，觉至痛处即止，若不止加至五十丸，以止为度。若是朝服，至午后再进二十丸；若久心痛，每服三十丸至五十丸，尽一剂终身不发，治心痛彻背如神。

九痛丸治九种心痛。《外台》引《千金》名附子丸

附子三两，炮(《千金》二两)　生狼牙一两，炙香(《千金》用生狼毒四两。《外台》同)　巴豆一两，去皮心，熬研如脂　人参　干姜　吴茱萸各一两(《千金》用干姜二两)

上六味，末之，炼蜜丸如梧子大，酒下。强人初服三丸，日三服，弱者，二丸。兼治卒中恶，腹胀痛，口不能言，又治连年积冷流注，心胸痛，并冷冲上气。《兰台轨范》作冷气上冲，落马坠车，血疾等。《和剂局方》《三因方》作瘀血等疾，皆主之，忌口如常法。

程云来曰：九痛者，一虫心痛，二注心痛，三风心痛，四悸心痛，五食心痛，六饮心痛，七冷心痛，八热心痛，九去来心痛。（以上见《千金》本方主疗，）虽分九种，不外积聚、痰饮、结血、虫注、寒冷而成。附子巴豆散寒冷而破坚积，狼牙茱萸杀虫注而除痰饮，干姜人参理中气而和胃脘，相将治九种之心痛。巴豆除邪杀鬼故治中恶腹胀痛，口不能言。连年积冷流注，心胸痛冷气上冲，皆宜于辛热。辛热能行血破血，落马坠车血凝血积者，故并宜之。喻嘉言曰：九种心痛乃客邪之剧证，即肾邪乘心脚气冲心之别名也。痛久血瘀阴邪搏结，温散药中加生狼牙巴豆吴茱萸，驱之从阴窍而出。以邪据胸中结成坚垒，非捣其巢穴，终不出耳。

腹满寒疝宿食病脉证治

趺阳脉微弦，法当腹满。不满者，必便难，两胠疼痛，此虚寒从下上也，当以温药服之。《脉经》《千金》"必"下有"下部闭塞大"五字。《千金》作"此虚寒气从下向上"。胠去鱼切，《素·五脏生成》篇王注胁上也，《说文》胠腋下也。

喻嘉言曰：趺阳脾胃之脉，而见微弦，为厥阴肝木所侵侮，其阴气横聚于腹，法当胀满有加。设其不满，阴邪必转攻而上，决无轻散之理。盖阴邪既聚，不温必不散，阴邪不散其阴窍必不通，故知其便必难。势必逆攻两胠而致疼痛，较腹满更进一步也。虚寒之气从下而上，由腹而胠，才见一斑。亟以温药服之，俾阴气仍从阴窍走散，而不至上攻，则善矣。唐容川曰：脉弦属肝，两胠亦是肝之部位，虚寒欲从下而上者，肝气之逆也。肝主疏泄大便，肝气既逆则不疏泄，故大便难也。

病者腹满，按之不痛为虚，痛者为实，可下之。舌黄未下者，下之黄自去。《玉函》"病者"作"伤寒"，"去"下有"宜大承气汤"五字。

沈明宗曰：此以手按辨腹满虚实也。按之不痛内无痰食燥屎壅滞，即知虚寒而满，当以温药；若按之痛，乃以外手而就内结，食痰燥屎，则知内实，是可下之。而又以舌黄验定虚实：若舌有黄苔即是湿热内蒸，为未经下过，必须下之则黄自去，而胀满自除；舌无黄苔，是近虚寒，又非下法矣。魏念庭曰：无形之虚气作痞塞，则按之无物，何痛之有？倘挟有形之实物为患，如宿食在胃，疝气在少腹等，是也。按之有物阻碍于脏腑之侧，焉有不痛者乎？是于按之痛否,以决其虚实之法也。王宇泰曰:若热聚于胃则为之舌黄,是热已深矣,下之黄自去。

合信氏曰:未食胃空则痛,食即不痛,或按之即稍减,此痛在脑气筋。又食时痛,按之更痛,吐出即不痛,此胃口有炎也。

腹满,时减,腹如故,此为寒,当与温药。《脉经》"减"下更有"减"字。

尤在泾曰:腹满不减者实也;时减复如故者,腹中寒气得阳而暂开,得阴而复合也。此亦寒从内生,故曰"当与温药"。张路玉曰:腹满不减,减不足言,当须下之,宜大承气汤,一条已见伤寒阳明腑实证。此腹满时减复如故,为虚寒当温之。盖腹满虽因中气虚寒,然下焦之真阳未减,有时而升则有时而减。然终属虚寒,故复如故,而当与温药也。

案:上节为辨腹满证虚实之法,此节为辨腹满证寒热之法。《温药》谓寒而虚者宜附子粳米汤,寒而实者宜大黄附子汤。

病者痿黄,躁而不渴,胸中寒实,而利不止者死。徐、沈、尤、《金鉴》"躁"作"燥"。

徐忠可曰:痿者,黄之黯淡者也。尤在泾曰:痿黄脾虚而色败也。气不至故燥;中无阳故不渴;气竭阳衰中土已败,而复寒结于上,脏脱于下,何恃而可以通之止之乎?故死。

案:此节申腹满证死生之辨,赵喻程魏以躁为阴躁,恐非。

寸口脉弦者,即胁下拘急而痛,其人啬啬恶寒也。

尤在泾曰:寸口脉弦亦阴邪加阳之象,故胁下拘急而痛,而寒从外得,与趺阳脉弦之两胠疼痛有别。故彼兼便难而此有恶寒也。

唐容川曰:首节言趺阳脉,此节言寸口,论脉论证恰是对子。趺阳是胃脉,胃脉见弦,为肝木克土,故其证别见大便难,与气欲上冲也；寸口两手之脉属肺，肺脉见弦为肝木侮肺，故其证别见恶寒啬啬，以肺主皮毛，故见于皮毛而为寒。其实病皆发于肝经，而一侮胃土，一犯肺经，故其兼证有别。

《巢源》邪气客于足少阳之络，令人胁痛咳，汗出，阴气击于肝。寒气客于脉中则血泣、脉急。引胁与小腹，诊其脉弦而急，胁下如刀刺，状如飞尸，至困不死。

案：此节中寒疝之脉证，其弦当在沉分，《内经》云"三阴急为疝"，肾脉大急沉，肝脉大急沉，皆为疝。寸口脉急者，曰疝瘕少腹痛，是也。其邪结于胁下，如疟母之类，故拘急而痛，然已深入脏膜，故但啬啬恶寒而不往来寒热也。

夫中寒家喜欠，其人清涕出，发热色和者，善嚏。中平声下同，嚏都计切，喷鼻也。

《金鉴》中寒家，谓素有中寒疾之人也。前以时减辨腹满之中寒，又以恶寒辨胁痛之中寒，此以喜欠清涕出而以辨心胸之中寒也。欠者呵欠也，夫人欲睡喜欠者，阴引阳入也，睡觉喜欠者，阳引阴出也。本中寒喜欠者，是阴盛引阳也。年老之人清涕出者，是阳虚也；遇寒之人清涕出者，是寒盛也，今中寒而清涕出者，是阳气虚寒也。若发热色和者，非为中寒也，乃为外寒所搏，虽有清涕出，亦因善嚏而出也。唐容川曰：中寒家内阴外阳，阴引阳入则喜欠，观于欠则人寐，可知其阳入阴也。若其人清涕出，发热色和者，此为外寒束闭，外阴内阳，阴阖阳开，则阳气外发而善嚏。观于嚏则人醒，可知其阳出阴也。一欠一嚏，阴阳各别。观下节云外寒清涕出，便知中寒者清涕不出，观下节云发热色和，便知中寒者不发热色必清白而不和矣，此中寒外寒之分也。

《灵·口问》篇"人之欠者，何气使然？曰：卫气昼日行于阳，夜半则行于阴,阴者主夜,夜者卧。阳者主上,阴者主下,故阴气积于下。阳气未尽,阳引而上,阴引而下,阴阳相引故数欠。阳气尽,阴气盛,则目瞑;阴气尽而阳气盛则寤矣。人之嚏者,何气使然?曰:阳气和,利满于心出于鼻,故为嚏"。《补足太阳荣眉本》,一曰"眉上"也。

中寒,其人下利,以里虚也,欲嚏不能,此人肚中寒。原注:一云痛。《千金》作凡蚬病者,未脉望之口燥清涕出,善嚏欠,此人中寒,其人下利云云。肚中寒,作腹中痛。

尤在泾曰:中寒而下利者,里气素虚无为捍蔽,邪得直侵中脏也。欲嚏不能者,正为邪逼,既不能却,又不甘受,于是阳欲动而复止,邪欲去而仍留也。周禹载曰:里虚下利,阳气不能上升,故欲嚏而未能,乃知阴寒内凝,阳气未复,不若前条之所伤者在皮毛间也。沈明宗曰:阳和则嚏,而欲嚏不能,乃阴寒凝滞于里,所以肚中痛也。喻嘉言曰:里虚下利即当温补脏气,防其竭绝。

夫瘦人绕脐痛,必有风冷。谷气不行,而反下之,其气必冲;不冲者,心下则痞。

张路玉曰:瘦人本无痰湿痹着,而绕脐痛者,为肌肉疏薄,风冷得以直入,干于脾土之阴分。土气伤则不能转运,是以谷气不行。若反下之,徒虚其肠胃,邪气愈逆因而上冲。经曰:"气上冲胸,邪在大肠故也;不冲者,邪在于胃,客气上逆,则心下痞也"。

《素·腹中论》人有身体髀股胻皆肿,环脐而痛,病名伏梁。此风根也,其气溢于大肠而着于肓。肓之原在脐下,故环脐而痛也,不可动之,动之为水溺涩之病。

案:绕脐痛之寒疝,后世方书谓之疗肠痧。

病腹满发热,十日脉浮而数,饮食如故,厚朴七物汤主之。

周禹载曰：此有里复有表之证也，腹满而能饮食，亦热邪杀谷之义，发热脉浮数，此表邪正炽之时，故以小承气治其里，桂枝去芍药以解其表，内外两解涣然冰释，即大柴胡汤之意也，以表见太阳，故用桂枝耳。陈修园曰：此言腹满发热，而出表里两解之方也。但发热疑是中风证，风能消谷。《伤寒论》云，"能食为中风"，可以参看。

《素·玉机真脏论》脉盛，皮热，腹胀，前后不通，闷瞀，此谓五实。身汗，得后利，则实者活。

厚朴七物汤方

厚朴半斤　甘草　大黄各三两　大枣十枚　枳实五枚　桂枝二两　生姜五两

上七味，以水一斗，煮取四升，温服八合，日三服。《千金》作右"吹咀，以水一斗，煮取五升，去滓，内大黄，煮取四升，服八合，日三。呕者，加半夏五合，下利，去大黄，寒多者，加生姜至半斤"。《外台》不用生姜用干姜，云此本仲景《伤寒论》方。

张路玉曰：腹满者邪气入于里也，发热者阳气达于外也。虽病经十日而脉浮数，邪犹未全入里，况能食以证胃气之有权，故用小承气合桂枝去芍药汤，两解表里之法，较之桂枝加大黄汤多枳朴而少芍药，以枳朴专泄壅滞之气故用之，芍药专收耗散之阴，此腹但满而不痛，与阴血无预，故去之。陈灵石曰：呕者气逆于上也，故加半夏以降逆；下利去大黄者，以表邪未解，恐重伤胃气以陷邪也；寒多加生姜者，以太阳本寒之气盛，重用生姜以散寒也。

《千金》厚朴七物汤治腹满气胀方。（即本方）

《三因方》七物厚朴汤治腹满发热，以阳并阴则阳实而阴虚。阳盛生外热，阴虚生内热。脉必浮数，浮则为虚，数则为热。阴虚

不能宣导,饮食如故,致胀满者,为热胀。(即本方)

《本草纲目》霍乱腹痛厚朴汤,用厚朴炙四两,桂心二两,枳实五枚,生姜二两,水六升煎取二升,分三服,此陶隐居方也。唐石泉公王方庆广南方云,此方不惟治霍乱,凡诸病皆治。

腹中寒气,雷鸣切痛,胸胁逆满,呕吐,附子粳米汤主之。《千金》作"腹中寒气胀满,肠鸣切痛"。《外台》引范汪作"腹中寒气胀,雷鸣"。

喻嘉言曰:腹中阴寒奔迫,上攻胸胁以及于胃,而增呕逆。顷之胃气空虚,邪无所砥,辄入阳位则殆矣。是其除患之机,所重全在胃气。乘其邪初犯胃,尚自能食,而用附子粳米之法温饱其胃;胃气温饱则土厚而邪难上越,胸胁逆满之浊阴得温无敢留恋,必还从下窍而出,旷然无余。此持危扶颠之手眼也。周禹载曰:人之生,阳气为之耳。阳气生于下焦,盛于中而会于上,岂得复有寒乘之?于是阴阳通,清浊分,而上下因以位。由是清气上升,遂不致下陷;浊气下降,亦不至于上僭也。若使腹中有寒,则入者已不化,承者已不生,又何能生克不瘳,腑脏相安乎?于是为雷鸣,为切痛,为胸胁间逆满,势必至于呕吐不已者,无他地气之寒为之也。故以附子回阳,阳回而寒气去矣;以半夏散满,满散而呕逆止矣。若论养胃何如粳米?安脾何如甘味?此言痛之因于寒。寒则未有不本于虚者也。陈修园曰:此言寒气之自下而上僭,中上之阳必虚,惟恐胃阳随其呕吐而脱,故于温暖胃阳方中,而兼补肾阳也。

《素·举痛论》寒气客于肠胃,厥逆上出,故痛而呕也。《灵·五邪》篇邪在脾胃,阳气不足,阴气有余,则寒中肠鸣腹痛。

附子粳米汤方

附子一枚,炮　半夏半升　甘草一两　大枣十枚　粳米半升上五味，以水八升，煮米熟汤成，去滓，温服一升，日三服。《外台》作"以水八升，煮米取熟，去米内药，煮取三升，去滓，适寒温饮一升"，仲景《伤寒论》同，《集验》加干姜二两。

徐忠可曰：此方妙在粳米。鸣而且痛，腹中有寒气也，乃满不在腹而在胸胁。是邪高痛下，寒实从下上。所谓肾虚则寒动于中也。故兼呕逆而不发热，以附子温肾散寒，半夏去呕逆，只用粳米合甘枣调胃建立中气，不用术恐壅气也。

《千金》附子粳米汤治霍乱四逆，吐少呕多者，即本方有干姜一两。《外台》引仲景论主治同，方与本条同。

《外台》《删繁》附子汤疗肺虚劳损，腹中寒鸣切痛，胸胁逆满气喘。于本方内加宿姜，白术，粳米作仓米。又《小品》解急蜀椒汤，主寒疝气，心痛如刺，绕脐腹中尽痛，白汗出欲绝。又疗心腹痛，困急欲死，解结逐寒，上下痛良，于本方内加蜀椒干姜。

《三因方·胀满门》附子粳米汤，治忧怒相乘，神志不守，思虑兼并，扰乱脏气不主传导，使诸阳不舒，反顺为逆，中寒气胀，肠鸣切痛，胸胁逆满，呕吐不食，于本方加干姜。

痛而闭者，厚朴三物汤主之。《脉经》作腹满痛。

魏念庭曰：闭者，即胃胀便难之证。尤在泾曰：痛而闭，六腑之气不行矣。厚朴三物汤与小承气同，但承气意在荡实故君大黄，三物意在行气故君厚朴。陈修园曰：此节合下二节，皆言实则可下之证也，重在气滞一边。

《素·举痛论》"热气留于小肠，肠中痛，瘅热焦渴则乾不得出，故痛而闭不通矣。"

《药征》厚朴三物汤无腹满证，此汤即大承气而无芒硝者也，然则有腹满证也可知已，其无芒硝者以无坚块也。

厚朴三物汤方

厚朴八两　大黄四两　枳实五枚(《千金》枳上有陈字,作大者五枚)

上三味,以水一斗二升,先煮二味取五升,内大黄煮取三升,温服一升,以利为度。"三升下"《千金》有"去滓"二字;"以利为度",作"腹中转动者勿服,不动者更服"。一方加芒硝二两,云治腹满气胀方。

张路玉曰:痛而闭塞,无雷鸣呕逆之证者,为实当下之。即用小承气倍厚朴而易其名,以其无亢极之火,故不用承气二字,与理中汤之易名人参汤一义。陈灵石曰:此方不减大黄者,以行气必先通便,便通则肠胃畅而腑脏气通,通则不痛也。

《肘后》天行病,若大便坚闭令利者,大黄四两,厚朴二两,枳实四枚,以水四升煮取一升二合,分再服,得通者止之。

《千金》厚朴三物汤治腹满发热,数十日脉浮而数,饮食如故方。(即本方)

《千金翼》厚朴汤主腹中热,大便不利。(即本方)

按之心下满痛者,此为实也,当下之,宜大柴胡汤。

尤在泾曰:按之而满痛者,为有形之实邪,实则可下;而心下满痛则结处尚高,与腹中满痛不同,故不宜大承气而宜大柴胡。承气独主里实,柴胡兼通阳痹也。魏念庭曰:此为邪实而且挟热者言也。按之心下满痛,邪犹盛在上焦之阳分,即有便闭,故当大柴胡以两解。仲景已叙之《伤寒论》中太阳篇矣,云"伤寒十余日,热结在里者,与大柴胡汤主之"。宜下之而不用大承气,乃出大柴胡者,正与《伤寒论》篇中所言相符也。方见《伤寒论》太阳中篇,《金匮》此条本方内用大黄。

腹满不减,减不足言,当须下之,宜大承气汤。

徐忠可曰：前有腹满时减当温之一条,故此以减不足言者别之。见稍减而实不减,是当从实治,而用大承气。此比三物汤多芒硝,热多故耳。尤在泾曰：减不足言,谓虽减而不足云减,所以形其满之至也,故宜大下。已上三方虽缓急不同,而攻泄则一,所谓中满者泻之于内也。陈修园曰：此言满在腹部与在心下者不同,故用大承气汤以急攻之。此三方均是下药,当分别于几微而用之。

心胸中大寒痛,呕不能饮食,腹中寒,上冲皮起,出见有头足,上下痛而不能触近,大建中汤主之。《千金》作"心胁中大寒,大痛,呕不能饮食,饮食下咽自知偏从一面下流有声决决然,若腹中寒气上冲皮起出见有头足,上下而痛,其头不可触近。"

周禹载曰：中上二焦所以受寒邪者,皆由于中气素虚也。虚则阳气不布。而所积者为寒饮,所冲者为寒气,所显者有影无形为寒痛。故取辛热之品以散其邪,甘温之味以培其土,则中州已圮而复立矣,故名曰大建中。张路玉曰：大寒填塞于胸膈之间不能出纳,是以痛呕,不能饮食也。腹中有寒则汁沫溢于肠胃之外,是以上冲皮起出见有头足,痛不可触,乃有形之积聚于空郭之间,故当大建其中使邪不敢内干于脏也。干姜人参胶饴大温补其中土,蜀椒补心气而散胸中之寒,又能消皮肤中之阴聚,总取其辛散耳。尤在泾曰：心腹寒痛,呕不能食者,阴寒气盛而中土无权也。上冲皮起出见有头足,上下痛而不可触近者,阴凝成象,腹中虫物乘之而动也。是宜大建中藏之阳,以胜上逆之阴,故以蜀椒干姜温胃下虫,人参饴糖安中益气也。

《灵·厥病》篇肠中有虫瘕,及蛟蛔,心肠痛。慉作痛肿聚往来上下行,痛有休止。腹热喜渴涎出者,是蛟蛔也。案：此节之证虽未明言有虫,然糖饧治蛟龙病,此用大建中,其意可知也。

大建中汤方

蜀椒二合,去汗　干姜四两　人参二两

上三味,以水四升,煮取二升,去滓,内胶饴一升,微火煎取一升半,分温再服。如一炊顷可饮粥二升,后更服,当一日食糜,温覆之。

魏念庭曰:《经》云,阳气出于中焦,建其中气,气血调和,百脉通畅,诸证自痊。费晋卿曰:非人参不能大补心脾,非姜椒不能大祛寒气,故名曰大建中。又有饴糖之甘缓,以杀姜椒之辛燥,非圣于医者不辨有此。张路玉曰:虚寒积聚之治,此方最力。其方中人参辅椒姜温散之法,人皆得之。至于胶饴为助满之首列,而反用以治痛呕不能食,是专用助满之味,引领椒姜人参为泄满之通使也。

《千金》大建中汤治虚劳,寒澼饮在胁下,决决有声。饮已如从一边下决决然也,有头并冲皮起引两乳内痛,里急,善梦失精,气短目眩眩,惚惚多忘。蜀椒二合,半夏一升,生姜一斤,甘草二两,人参三两,饴糖八两,上六味㕮咀,以水一斗,煮取三升,去滓,内糖温服七合。里急拘引,加芍药桂心各三两;手足厥,腰背冷,加附子一枚;劳者,加黄芪一两。

胁下偏痛,发热,其脉紧弦,此寒也。以温药下之,宜大黄附子汤。《脉经》无"发热"二字。

尤在泾曰:胁下偏痛而脉紧弦,阴寒成聚偏着一处,虽有发热亦是阳气被郁所致。是以非温不能已其寒,非下不能去其结,故曰"宜以温药下之"。程氏曰:大黄苦寒走而不守,得附子细辛之大热,则寒性散而走泄之性存,是也。魏念庭曰:《经》云,肝主司泄,开窍于两阴,胁下偏痛而便闭,其脉紧弦者,乃肝家寒热之邪结不通也。故用大黄附子细辛等，寒热并济以和之。此发热，或有形之物积于肠胃而皮肤热作，故在可下之例，未必为假热之证。徐忠可曰：附子细辛与大黄合用，并行而不悖，此即《伤寒论》大黄附子泻心汤之法也。

《辑义》本篇第一条云：不满者必便难，两胠疼痛。此虚寒从下上也，当以温药服之，大黄附子汤盖其方也。

唐容川曰：当温者不可下，当下者不可温。上数方一寒一热反观互证，所以明其有别也。然又有当温复当下，当下复当温者，是又宜温下并行，不可执著。故特出大黄附子汤之证治，以见温之与下或分或合，总随证为转移而不可拘泥也。

大黄附子汤方

大黄三两　附子三枚，炮　细辛二两（《千金》三两）

上三味，以水五升，煮取二升，去滓，分温三服。若强人煮取二升半，分温三服，服后如人行四五里，再进一服。

张路玉曰：少阴病始得之反发热脉沉，用麻黄附子细辛汤以治太阳少阴之两感。此治胁下偏痛发热脉紧，变表法为下法，立大黄附子汤以治寒从下上之瘕积。赖附子把守真阳，不随汗下亡脱，设无发热外证，岂不可变大黄附子甘草之治乎？况治食已则吐之，大黄甘草汤具有成法，始知权变之方不在规矩之外也。

《张氏医通》色瘅者，身黄额上微黄，小便利，大便黑。此因房事过伤，血蓄小腹而发黄，故小腹连腰下痛，大黄附子汤去细辛加肉桂。

《衷中参西录》《金匮》大黄附子细辛汤为开结良方，愚尝用之以治肠结腹疼而甚效。

寒气厥逆，赤丸主之。

徐忠可曰：此即《伤寒论》直中之类也。胸腹无所苦而止厥逆，盖四肢乃阳气所起，寒气格之故阳气不顺接而厥，阴气冲满而逆。故以乌头细辛伐内寒；苓半以下其逆上之痰气：真朱为色者，寒则气浮故重以镇之，且以护其心也。真朱，即硃砂也。张路玉曰：寒气逆于上下则阴阳之气不相顺接，是以厥逆而不知也。乌头驱上逆之寒，茯苓导心气下降，细辛发肾气上升，半夏散寒饮结聚，真朱为色有坎离相生之义。世俗以乌半相反，殆失此方之奥。

赤丸方《千金》载痼冷积热门，主疗同。

茯苓四两　半夏四两（一方用桂。《千金》用桂枝，不用半夏）

乌头二两，炮　细辛一两（原注《千金》作人参，今考《千金》用细辛不用人参，更有附子二两，射罔一两，凡六味）

上四味，末之，内真朱为色，炼蜜丸，如麻子大，先食，酒饮下三丸，日再夜一服，不知稍增之，以知为度。

《千金·伤寒门》神丹丸治伤寒脉涩，恶寒发热，体疼者，即本方用人参，不用细辛。更有附子，并朱砂，凡六味。方后云，多毒热者令饮水，寒者温饮解之，治疟先发服二丸。

《资生》篇赤丸治胃有沉寒痼冷，即本方。

腹痛，脉弦而紧。弦则卫气不行即恶寒，紧则不欲食。邪正相搏，即为寒疝。寒疝绕脐痛，若发则白汗出，手足厥逆，其脉沉紧者，大乌头煎主之。腹痛，徐、尤作"腹满"。"若"正脉本作"苦"。"白汗"魏、徐、尤、陈作"白津"，《脉经》、赵、喻、《全书》作"自汗"。其脉沉紧，《脉经》《千金》、喻本、《全书》作"其脉沉弦"。

徐忠可曰：此寒疝之总脉证也。其初亦止腹满脉独弦紧，弦则表中之卫气不行而恶寒，紧则寒气痹胃而不欲食。因而风冷注脐，邪正相搏而绕脐痛。是卫外之阳，胃中之阳，下焦之阳，皆为寒所痹，因寒脐痛，故曰疝。至发而白津出，寒重故冷涎也。手足厥冷厥逆，其脉沉紧，是寒已直入于内也，故以乌头一味合蜜顿服之。此攻寒峻烈之剂，即后人所谓霹雳散也。黄坤载曰：寒疝疝瘕同类，皆肾肝阴邪所凝结也。若发则白津出，肾精不藏溲出白液也。白液出《素问·玉机真脏论》，"脾传之肾者名曰疝瘕，少腹冤热而痛，出白津"，白津即白淫之类。陈修园曰：寒结腹中，因病又叠聚如山，犯寒即发，谓之寒疝。

《辑义》《素·长刺节论》云：病在少腹，腹痛不得大小便，病名曰疝，得之寒。《王氏注大奇论》云：疝者，寒气结聚之所为也。《急就》篇颜师古注云：疝腹中气疾，上下引也。楼氏《纲目》云：疝名虽七，寒疝即疝之总名也。《巢源》云：疝者痛也。此由阴气积于内，寒气结搏而不散，腑脏虚弱，风冷邪气相击，则腹痛里急，故云寒疝腹痛也。又案：《阴阳别论》白汗，王氏释为流汗，淮南修务训云奉一爵酒不知于色，挈一石之尊则白汗交流，此云白汗出者。盖不堪痛苦之甚而汗出也。程云冷汗也。案：《素·阴阳别论》原作魄汗，而白汗之文见《经脉别论》。

乌头煎方《千金》注云仲景名二物乌头煎。

乌头大者五枚，熬去皮，不咬咀，《千金》作十五枚。《外台》引仲景《伤寒论》亦作十五枚。《千金》"熬"下有"黑"字。《三因》大乌头五个，洗净细炒令黑，不咬咀。

上以水三升，煮取一升，去滓，内蜜二升，煎令水气尽，取二升。强人服七合，弱人服五合，不瘥，明日更服，不可一日再服。蜜二升，《千金》《外台》作蜜二斤。

程云来曰：乌头大热大毒，破积聚寒热，治脐间痛不可俯仰。故用之以治绕脐寒疝痛苦。治下焦之药味不宜多，多则气不专，此沉寒痼冷故以一味单行，则其力大而厚。甘能解药毒，故内蜜以制乌头之大热大毒。邹润安曰：大乌头煎治寒疝，只用乌头一味，令其气味尽入蜜中，重用专用，变辛为甘，变急为缓，实寒疝之主方矣。且篇中论脉甚详，尤在泾释之尤妙，曰"弦紧脉皆阴也"，而弦之阴从内生，紧之阴从外得。弦则卫气不行恶寒者，阴出而痹其外之阳也；紧则不欲食者，阴入而痹其胃之阳也。卫阳与胃阳并衰，外寒与内寒交盛，由是阴反无畏而上冲，阳反不治而下伏，所谓邪正相搏，即为寒疝。此用乌头之脉也，曰寒疝绕脐痛，自汗出，手足厥冷，曰拘急不得转侧，发作有时，阴缩，此用乌头之证也。

《脉经》寸口脉弦而紧。弦则卫气不行，卫气不行则恶寒；紧则不欲食。弦紧相搏此为寒疝。趺阳脉浮而迟。浮则为风虚，迟则为寒疝。寒疝绕脐痛，若发则自汗出，手足厥寒，其脉沉弦者，大乌头汤主之。

《千金》同。（即本方）

寒疝，腹中痛，及胁痛里急者，当归生姜羊肉汤主之。《外台》引仲景《伤寒论》，作"腹中痛，引胁痛及腹里急"。

尤在泾曰：此治寒多而血虚者之法。血虚则脉不荣，寒多则脉绌急，故腹胁痛而里急也。当归生姜温血散寒，羊肉补虚益血也。李珥臣曰：疝属肝病，肝藏血其经布胁肋，腹胁并痛者，血气寒而凝泣也。当归通经活血，生姜温中散寒，里急者内虚也，用羊肉补之。《内经》云，"形不足者温之以气，精不足者补之以味"，是也。

当归生姜羊肉汤方《千金·妇人门》名当归汤，注云胡洽名小羊肉汤。

当归三两　生姜五两　羊肉一斤《外台》云去脂

上三味，以水八升，煮取三升，温服七合，日三服。若寒多者，加生姜成一斤；痛多而呕者，加橘皮二两，白术一两。加生姜者，亦加水五升,煮取三升二合,服之。《千金》用芍药二两注云《子母秘录》有甘草。

王氏《古方选注》寒疝为沉寒在下,由阴虚得之。阴虚则不得用辛热燥烈之药重劫其阴,故仲景另立一法,以当归羊肉辛甘重浊,温暖下元而不伤阴,佐以生姜五两加至一斤,随血肉有情之品引入下焦温散冱寒。若痛多而呕,加陈皮白术安中气以御寒逆。本方三味非但治疝气逆冲,移治产后下焦虚寒,亦称神剂。张路玉曰:凡少腹疼痛,用桂心等药不应者,用之辄效。

《外台》《小品》寒疝气腹中虚痛,及诸胁痛里急,当归生姜等四味主之,于本方内加芍药。

《圣济总录》四味当归汤治卒疝,腹痛里急。(即本方)

《寇氏本草衍义》张仲景治寒疝,用生姜羊肉汤,服之无不应验。有一妇人产当寒月,寒气入产门,腹脐以下胀满,手不敢犯,此寒疝也。师将治之以抵当汤,谓有瘀血,非其治也,可服张仲景羊肉汤,二服遂愈。

寒疝,腹中痛,逆冷,手足不仁。若身疼痛,灸刺诸药不能治,抵当乌头桂枝汤主之。《千金》、程本无"抵当"二字。

徐忠可曰:起于寒疝腹痛,而至逆冷手足不仁,则阳气大痹。加以身疼痛,荣卫俱不和,更灸刺诸药不能治。是或攻其内,或攻其外,邪气牵制不服,故以乌头攻寒为主,而合桂枝全汤以和荣卫,所谓七分治里三分治表也。如醉状,则荣卫得温而气胜,故曰知。得吐则阴邪不为阳所容,故上出而为中病。和久田曰:寒疝为下焦寒毒凝结之名,逆冷不曰手足者,此证之冷处不止于手足,盖承腹中而言也。不仁为不知痛痒,身疼痛由于气血之不和。抵训当,与物直接相遇也。此方为瞑眩剂,与病毒之凝结者直接相遇,故曰抵当;故曰灸刺诸药不能治,而示笃剧之病状者也。程云来曰:寒淫于内则腹中痛,寒胜于外则手足逆冷,甚则至于不仁而身疼痛,此内外有寒也。魏念庭曰:手足为脾土之本,未不仁者寒客中焦,无阳气以温之也。

乌头桂枝汤方

乌头案:《千金》云秋干乌头实中者五枚,除去角。《外台》作实中大者十枚,知本文脱枚数。

上一味,以蜜二斤,《千金》作白蜜一斤。煎减半,去滓。以桂枝汤五合,解之,令得一升后,初服二合,不知,即服三合,又不知,复加至五合。其知者,如醉状,得吐者为中病。

程云来曰:乌头煎热药也,能散腹中寒痛;桂枝汤表药也,能解外证身疼,二方相合,则能达脏腑而利荣卫,和血气而播阴阳。其药势翕翕行于肌肉之间,恍如醉状,如此则外之凝寒已行,得吐则内之冷结将去,故为中病。《金鉴》以桂枝汤五合解之者,溶化也。令得一升谓以乌头所煎之蜜五合,加桂枝汤五合,溶化令得一升也。周禹载曰:寒气非乌头不治,此则全以蜜熬,熬成即膏矣。乃复以桂枝汤解之者,正以桂枝主手足也。况味甘正以扶脾,蜜与桂合又得建中之意欤。以逆冷不仁,身痛及诸治不效者,似皆中州之愆为之也。张路玉曰:乌头煎治寒疝,其力专矣。设见手足不仁,一身尽痛,又为木郁风生,风淫末疾,肝风内动之象,故以乌头煎解桂枝汤中,使内风仍从内散,即有外风亦不出是方之神妙也。

《三因方》大乌头桂枝汤治风寒疝,腹中痛,逆冷手足不仁,身体疼痛,灸刺诸药不能疗;及贼风入腹,攻刺五脏,拘急不得转侧,发作叫呼,阴缩,悉主之。即本方,一法用附子一个,不使乌头,为蜜附汤。

《腹证奇览》脐下现大筋如张弓弦,其筋挛引至睾丸,或股际,或及上腹,腹痛如绞,或有绕脐成块者,是寒疝兼气血之不和者也,为乌头桂枝汤证。

其脉数而紧乃弦,状如弓弦,按之不移。脉数弦者,当下其寒;脉紧大而迟者,必心下坚;脉大而紧者,阳中有阴,可下之。"其脉数"《脉经》作"夫脉浮"。《辨脉法》云脉浮而紧者名曰弦也,弦者状如弓弦,按之不移也。"脉紧大而迟者"《脉经》《千金》作"脉双弦而迟者"。

徐忠可曰:此言弦紧为寒疝主脉。然有数而紧,与大而紧,是阳中有阴,皆当下其寒。故以此总结寒疝之脉之变,谓紧本寒脉,数而紧。紧不离于弦,但如弓弦按之不移,因其紧而有绷急之状也。"如弓弦"七字,注紧脉甚切,故下即言数弦,不复言紧,谓弦即紧也。然虽数阴在阳中,故曰当下其寒。若紧大而迟,大为阳脉,挟紧且迟则中寒为甚,而痞结,故曰必心下坚,即所谓心下坚大如盘之类。若单大而紧,此明系阳包阴,故曰阳中有阴可下之,即前大黄附子细辛汤下之是也。

案:此节以紧脉为主,反覆推明,凡腹满而痛,总不离寒邪之为病也。盖紧为寒脉而主痛,其见于浮者,当身体疼痛;见于沉者,当腹胁内疼痛也。

附方

《外台》乌头汤 治寒疝,腹中绞痛,贼风入攻五脏,拘急不得转侧,发作有时,使人阴缩,手足厥逆。方见上。案:此本出《千金·贼风门》"转侧"下有"叫呼"二字。《外台》引《千金》即乌头桂枝汤也。徐、沈、魏、尤以为大乌头煎,何不检之于《外台》?误甚。

徐忠可曰:云贼风入攻五脏,则知此为外邪内犯至急。然未是邪藏肾中，但刻欲犯肾，故肾不为其所犯则不发，稍一犯之即发。发则阴缩，寒气敛切故也。肾阳不发，诸阳皆微，故手足厥逆。魏念庭曰：据注阴缩手足厥逆二证，为阳衰阴独之故无疑，在腹满寒疝中，原可检用也。然凡下寒厥，而上有寒热杂合之邪者，又当变通也。

《外台》柴胡桂枝汤方　治心腹卒中痛者。《外台》引仲景《伤寒论》无"卒"字，方见《伤寒论》太阳篇下。

魏念庭曰：有表邪而挟内寒者，乌头桂枝汤证也；有表邪而挟内热者，柴胡桂枝汤证也。以柴胡桂枝生姜升阳透表，人参半夏甘草大枣补中开郁，黄芩芍药治寒中有热杂合，此表里两解寒热兼除之法也。陈修园曰：此证由风邪乘侮脾胃者多。然风气通于肝，此方提肝木之气驱邪外出，能补中消痰化热，宣通荣卫次之。沈明宗曰：予以此方每于四时加减，治胃脘心腹疼痛，功效如神。

《仁斋直指》柴胡桂枝汤治肾气冷热不调证。《辑义》肾气即疝也。

《外台》走马汤　治中恶，心痛腹胀，大便不通。"治"《千金》作"主一切卒"四字。《肘后》作"飞尸走马汤"，寇"张仲景诸要方"六字。

巴豆二枚，去皮心熬　杏仁二枚

上二味，以绵缠，捶令碎，热汤二合，捻取白汁饮之，当下。老小量之，通治飞尸鬼击病。

徐忠可曰：中恶心痛，此客忤也。腹胀不大便，是正气不复能运。此时缓治必不暇及，故须以巴豆峻攻，杏仁兼利，肺与大肠之气一通，则无不通。故亦主飞尸鬼击，总是阴邪不能留也。沈明宗曰：中恶之证，俗谓绞肠乌痧，即臭秽恶毒之气直从口鼻入于心胸，肠胃脏腑壅塞,正气不行,故心痛腹胀,大便不通。是为实证,非似六淫侵入,而有表里虚实清浊之分。故用巴豆极热大毒峻猛之剂,急攻其邪;佐杏仁以利肺,与大肠之气,使邪从后阴一扫尽除,则病得愈。若缓须臾,正气不通,荣卫阴阳机息则死,是取通则不痛之义也。魏念庭曰:,此方似亦以温药下之之义。尾台氏曰:此方与备急丸其用大抵相似,惟病专于胸臆者宜此方。

《医门棒喝》痧证之名起于后世,古方书名干霍乱。霍乱者,感错杂邪气上吐下泻,挥霍撩乱也。其邪闭结,欲吐不能,欲泻不得,而有暴绝之虞,则名干霍乱也。如邪闭荣卫,按经刮之,气血流行,邪从毛孔而泄,肤现红点如沙子,后世痧证之名所由起也。上古治外邪多用针砭,今之挑痧放痧亦针砭之意耳。

《肘后》鬼击之病,得之无渐,卒着如人力刺状,胸胁腹内绞急切痛,不可抑按;或即吐血;或鼻中出血;或下血,一名鬼排。

《肘后注》飞尸者五尸之一,其病游走皮肤,洞穿脏腑,每发刺痛,变作无常也。

《外台》文仲疗卒得诸疝少腹及阴中相引绞痛,白汗出欲死,此名寒疝,亦名阴疝。张仲景飞尸走马汤,方同。

《张文仲备急方》水蛊大腹动摇水声,皮肤色黑,即本方二味同炙黄捣丸,小豆大,水下一丸,以利为度,勿饮酒。

《三因方》走马汤治卒疝,无故心腹痛,阴缩,手足厥逆,并治飞尸鬼击。(即本方)

《宣明论》杏仁丸治一切积滞,泄痢腹痛,里急后重者,即本方二味等分,同烧存性,研泥溶蜡,和丸绿豆大,每服二三丸,煎大黄汤下,间日一服。

《资生》篇后世方书所谓痧胀,一味红蓝花酒主之,三物白散,三物备急丸，《外台》走马汤，均可采用。

问曰：人病有宿食，何以别之？师曰：寸口脉浮而大，按之反涩，尺中亦微而涩，故知有宿食，大承气汤主之。

尤在泾曰：寸口脉浮大者，谷气多也，谷多不能益脾而反伤脾。按之脉反涩者，脾伤而滞，血气为之不利也；尺中亦微而涩者，中气阻滞，而水谷之精气不能逮下也。是因宿食为病，则宜大承气下其宿食。章虚谷曰：脉浮而大，本阳明之病脉也，以兼宿食里结，故按之反涩。尺中者下焦之气也，食滞肠胃，下焦气不宣通，故脉微涩。《灵枢》云：水谷者常并居胃中，成糟粕而俱下于大肠，而成下焦，渗而俱下，以宿食不行则下焦气闭，故当用大承气通肠胃去宿食也。

《巢源·宿食不消候》，宿谷未消，新谷又入，脾气既弱，故不能磨之，则经宿而不消也。令人腹胀气急，噫气醋臭，时复增寒壮热是也。

程知曰：滑为有食结滞，经宿则脉涩矣。尺以候内，沉以候里，故宿食之脉按之反涩，尺中亦大而涩也。徐灵胎曰：有食而反微涩，此气结不通之故。

脉数而滑者，实也。此有宿食，下之愈，宜大承气汤。

李珥臣曰：滑者水谷之气胜也，若滑而兼数则实热已入胃腑矣，故云有宿食可下之。魏念庭曰：滑与涩相反，何以俱为实宜下？滑者涩之浅，而实邪欲成未成者；涩者滑之深，而实邪已成者。故不论为滑为涩，兼大而见，则有物积聚，宜施攻治，无二理也。

下利不欲食者，有宿食也。当下之，宜大承气汤。

尤在泾曰：谷多则伤脾而水谷不分，谷停则伤胃而恶闻食臭。故下利不欲食者，知其有宿食当下也。夫脾胃者所以化水谷而行津气，不可或止者也，谷止则化绝，气止则机息，化绝机息人事不其顿乎？故必大承气速去其停谷。谷去则气行，气行则化续而生以全矣。若徒事消克,将宿食未去而生气已消,岂徒无益而已哉？程郊倩曰:伤食恶食故不欲食,与不能食者自别。下利有此,更无别样虚证,知非三阴之下利,而为宿食之下利也,故当下之。

徐灵胎曰:伤食恶食,凡噤口利亦必因宿食之故。

宿食在上脘,当吐之,宜瓜蒂散。脘,《脉经》作"管"。

《金鉴》胃有三脘。宿食在上脘者,膈间痛而吐,可吐不可下也;在中脘者,心中痛而吐,或痛不吐,可吐可下也;在下脘者,脐上痛而不吐,不可吐可下也。今食在上脘,故当以瓜蒂散吐之也。

《千金》凡病宿食在上脘,当吐之。脉数而滑者实也,有宿食不消,下之愈。胃中有澼食冷物,即痛不能食;有热物即欲食。大腹有宿食,寒栗发热如疟;宿食在小腹者,当暮发热,明旦复止。

《东垣试效方》若有宿食而烦者,仲景以栀子大黄汤主之。气口三盛则食伤太阴,填塞闷乱,极则心胃大疼,兀兀欲吐,得吐则已,俗呼食迷风是也。《难经》云:上部有脉,下部无脉,其人当吐,不吐者死,宜瓜蒂散之类吐之。《经》云:高者因而越之,此之谓也。

《辑义》宿食在上脘,心腹疠痛,顿闷欲绝。仓猝之际,药不及办,以极咸盐汤一盏,顿服立吐,此《千金》疗干霍乱之法也。

瓜蒂散方见《伤寒论》太阳篇下。

脉紧如转索无常者,有宿食也。"索"下《脉经》有"左右"二字。

尤在泾曰:脉紧如转索无常者,紧中兼有滑象,不似风寒外感之紧,为紧而带弦也。故寒气所束者紧而不移,食气所发者乍紧乍滑,如以指转索之状,故曰无常。魏念庭曰:转索宿食中阻,气道艰于顺行,曲屈傍行之象。

《辑义》据《脉经》有"左右"二字,魏注极是。

脉紧,头痛,风寒,腹中有宿食不化也。原注:一云,"寸口脉紧"《脉经》作"寸口脉紧,即头痛风寒,或腹中有宿食不化"。

尤在泾曰:脉紧头痛风寒者,非既有宿食,而又感风寒也。谓宿食不化,郁滞之气上为头痛,有如风寒之状,而实为食积类伤寒也。仲景恐人误以为外感而发其汗,故举以示人曰:腹中有宿食不化,意亦远矣。陈修园曰:脉紧头痛风寒,言脉紧头痛与风寒证无异。但风寒证有恶风恶寒项强脉浮等证兼见,而此则但觉头痛也。此以紧脉论宿食,是诊脉之元妙而难言也,尤注得旨。

李珥臣曰:此脉与证似伤寒而非伤寒者,以身不痛,腰脊不强,故也。然脉紧亦有辨,浮而紧者为伤寒,沉而紧者为伤食。《甲乙经》曰:人迎紧甚伤于寒,气口紧甚伤于食,则寒与食又以左右手为辨已,是以知腹中有宿食不化也。

唐容川曰:古人涩脉不专属血分。涩者滞象故主宿食,滑者实象亦主宿食,脉相反而病相同,其理如此。以下又出紧脉亦主宿食,总见脉法之通义,一病而可见数脉,一脉而可主数病,要在诊者以意会也。又曰:腹满寒疝宿食,其腹皆能为痛。恐人误认,故合为一篇,使人比较而辨其毫厘也。至三证之中又各有别,节节皆蝉联,笔笔皆螺蚊,通其文法而后知其义例之精。

五脏风寒积聚病脉证治

肺中风者，口燥而喘，身运而重，冒而肿胀；肺中寒，吐浊涕；肺死，脏浮之虚，按之弱如葱叶，下无根者死。

尤在泾曰：肺中风者，津结而气壅。津结则不上潮而口燥，气壅则不下行而喘也。身运而重者，肺居上焦治节一身，肺受风邪大气则伤，故身欲动而弥觉其重也。冒者清肃失降，浊气反上为蒙冒也；肿胀者输化无权，水聚而气停也。李玡臣曰：五液入肺为涕。肺合皮毛开窍于鼻，寒邪从皮毛而入于肺，则肺窍不利而鼻塞，涕唾浊涎，壅遏不通，吐出于口也。程云来曰：《内经》曰：真脏脉见者死，此五脏之死脉也。肺脏死浮而虚，肝脏死浮而弱，心脏死浮而实，脾脏死浮而大，肾脏死浮而坚。五脏俱兼浮者，以真气涣散不收，无根之谓也。《内经》曰：真肺脉至，如以羽毛中人肤，非浮之虚乎，葱叶中空草也。若按之弱如葱叶之中空，下又无根，则浮毛虚弱无胃气，此真脏已见故死。徐忠可曰：运者，如在车船之上不能自主也；重者，肌中气滞不活动故重也。案：已上证皆言肺本受病则所伤在气，而凡身之藉气以为常者，作诸变证如此，乃详肺中风寒之内象也。若《内经》所云，肺风之状，多汗恶风，时咳，昼瘥暮甚，诊在眉上其色白，此言肺感表邪之外象。

肝中风者，头目眴，两胁痛，行常伛，令人嗜甘。《千金》"甘"下有"如阻妇状"四字。**肝中寒者，两臂不举，舌本燥，喜太息，胸中痛，不得转侧，食则吐而汗出也。**原注：《脉经》《千金》云，时盗汗咳食已吐其汁。《千金》"舌本"作"舌大"。**肝死，藏浮之弱，按之如**

索不来，或曲如蛇行者死。《脉经》"弱"上有"脉"字，"如索"上有"中"字。

程云来曰：肝主风，风胜则动，故头目眴动也；肝脉布胁肋，故两胁痛也；风中于肝则筋脉急引，故行常伛，伛者不得伸也。《淮南子》曰：木气多伛。伛之义正背曲肩垂之状，以筋脉急引于前故也。此肝正苦于急，急食甘以缓之，是以令人嗜甘也。尤在泾曰：肝中寒两臂不举者，肝受寒而筋拘急也。徐氏曰：四肢虽属脾，然两臂如枝木之体也，中寒则木气困故不举，亦通。肝脉循喉咙之后，中寒者偏热于上，故舌本燥。肝喜疏泄，中寒则气被郁，故喜太息。太息，长息也。肝脉上行者挟胃贯膈，故胸痛不能转侧，食则吐而汗出也。浮之，弱不荣于上也；按之，如索不来。有伏而不起，劲而不柔之象，曲如蛇行。谓虽左右奔引而不能夭矫上行，亦伏而劲之意。案：《内经》云：真肝脉至中外急，如循刀刃责责然，如按琴瑟弦，与此稍异，而其劲直则一也。周禹载曰：按之如索，则弦紧俱见，脉有来去，乃阴阳往复之理。今曰不来但去，是直上下而无胃气也。否则真气将散，出入勉强，有委而不前，屈且难伸之状，故曲如蛇行也。徐忠可曰：已上言风寒所感，肝之阴受伤则木气不能敷荣，而凡身之藉阴以为养者，作诸变证如此，乃详肝中风寒之内象也。如《内经》所云，"肝中于风，多汗恶风，善悲色苍嗌乾，善怒，时憎女子，诊在目下其色青"，此言肝受表邪之外象也。

案：《千金方》"肝中寒"下一段云：肝伤其人脱肉，又卧，口欲得张，时时手足青，目瞑瞳人痛，此为肝脏伤所致也。盖系此篇脱文。

肝着，其人常欲蹈其胸上。先未苦时，但欲饮热，旋覆花汤主之。

尤在泾曰：肝脏气血郁滞，着而不行，故名肝着。然肝虽着而气反注于肺，所谓横之病也，故其人常欲蹈其胸上。胸者肺之位，蹈之欲使气内鼓而出肝邪,以肺犹橐籥,抑之则气反出也。先未苦时但欲饮热者,欲着之气得热则行,迨既着则亦无益矣。旋覆花咸温下气散结,新绛和其血,葱叶通其阳,结散阳通,血气以和而肝着愈,肝愈而肺亦和矣。李玛臣曰:肝主疏泄,着则气郁不伸,常欲人蹈其胸上以舒其气;又以寒气固结于中,欲饮热以胜其寒也。徐忠可曰:前风寒皆不出方,此独立方,盖肝着为风寒所渐独异之病,非中风家正病故也。

唐容川曰:《医林改错》言其曾治一女,常欲人足蹈其胸,用通窍活血汤而愈,乃与古肝着之方证暗合。盖肝主血,肝着,即是血粘着而不散也。血生于心而归于肝,由胸前之膈膜以下入胞室,今着于胸前膜膈中,故欲人踏其胸以通之也。故用葱白以通胸中之气,如胸痹而用薤白之例;用旋覆以降胸中之气,如胸满噫气而用旋覆之例也。惟新绛乃茜草所染,用以破血,正是治肝经血着之要药,通窍活血汤恰合此方之意,故用之有效。

旋覆花汤方正脉本方阙

旋覆花三两　葱十四茎　新绛少许

上三味,以水三升,煮取一升,顿服之。

陈修园曰:旋覆花,即金沸草。新绛查本草无此名。案:《说文》绛大赤也,左都赋注绛草也,可以染色。陶宏景曰:绛,茜草也。周禹载曰:以旋覆为君,主结气胁下满,消胸上痰,而以葱通阳气也。使徒治肝气而不及血,似与所着不宜,故取有色无质者,能入藏血之地而不着耳。

《伤寒六书》妊妇头目眩疼,壮热心躁,以旋覆花汤。

《张氏医通》旋覆花汤治虚风袭入膀胱,崩漏鲜血不止。

心中风者,翕翕发热,不能起。心中饥,食即呕吐。心中寒者,

其人苦病心,如啖蒜状。剧者心痛彻背,背痛彻心,譬如蛊注。其脉浮者,自吐乃愈。"蒜"下《千金》有"齑"字。**心伤者,其人劳倦,即头面赤而下重,心中痛而自烦发热,当脐跳。其脉弦,此为心脏伤所致也。**"跳"下《脉经》《千金》有"手"字。**心死,脏浮之实如麻豆,按之益躁疾者死。**正脉本作"如丸豆",《脉经》作"脏浮之脉实如豆麻击手"。

程云来曰:心主热中于风,则风热相搏,而禽禽发热,不能起。心中虽饥,以风拥逆于上,即食亦呕吐也。《内经》曰:"心恶寒"。寒邪干心,心火被敛而不得越,则如啖蒜状而辛辣,愦愦然而无奈,故甚则心痛彻背,背痛彻心,如蛊注之状也。若其脉浮者,邪在上焦,得吐则寒邪越于上,其病乃愈。唐容川曰:下重是脱肛,观小肠寒者其人下重便血是脱肛,故疑此亦是脱肛。常见脱肛之人,每因劳倦而发,与此条劳倦即头面赤而下重正合。篇末小肠寒者其人下重是小肠病,此下重是心移于小肠之病;下言当脐跳亦是心移于小肠之病。脐者小肠之蒂也,心与小肠相表里,心伤则小肠之气亦伤,故发动气而当脐跳,旧注谓肾动于下,非也。魏念庭曰:脐上属心,脐下属肾,脐左属肝,脐右属肺,当脐属脾,经界昭然也。跳在当脐,小肠之位在脐上,心与小肠相表里,土为火之子,母病及子,而有是证也。若云奔豚,其跳当在脐下矣,拟以肾气凌心不能制水,不得反跳于当脐也。尤在泾曰:心之平脉累累如贯珠,如循琅玕。又胃多微曲曰心平,今脉弦是变温润圆利之常,而为长直劲强之形,故曰此为心脏伤所致也。《经》云,真心脉至,坚而搏,如循薏苡子累累然,与此浮之实如麻豆按之益躁疾者,均为上下坚紧而往来无情也,故死。徐忠可曰:生万物者火,杀万物者亦火,火之体在热,而火之用在温,故鼎烹则颐养,燎原则焦枯。已上证乃正为邪使,而心火失阳和之用,凡身之藉阳以暖者,其变证如此,乃详心中风之内象也。若《内经》云:心中于风多汗恶风,焦绝善怒吓,病甚则言不可快,诊在口其色黑。《千金》曰:诊在唇,其色赤,此言心中风之外象也。

案:心伤上,《脉经》有"愁忧思虑则伤心,心伤则苦惊喜忘善怒"十六字,疑是此节脱文。

《巢源》蛊注,气力羸惫,骨节沉重,发则心腹烦懊而痛,令人所食之物亦变化为蛊。急者十数日,缓者延引岁月,渐侵蚀腑脏尽而死。死则病流注染着傍人,故为蛊注也。《辑义》诸家不知蛊注为病名,便解为虫蚘不息,为虫之往来交注,抑亦妄矣。

《资生》篇《金匮》赤丸,乌头赤石脂丸,天雄散,九痛丸,治心中寒之法也。

邪哭使魂魄不安者,血气少也。血气少者属于心,心气虚者其人则畏,合目欲眠,梦远行而精神离散,魂魄妄行。阴气衰者,为癫,阳气衰者;为狂。

尤在泾曰:邪哭者,悲伤哭泣如邪所凭,此其标有稠痰浊火之殊,而其本则皆心虚而血气少也。于是寤寐恐怖精神不守,魂魄不居,为癫为狂,势有必至者矣。《经》云:邪入于阳则狂,邪入于阴则癫。此云阴气衰者为颠,阳气衰者为狂,盖必正气虚而后邪气入。《经》言其为病之故,此言其致病之原也。陈修园曰:阴气衰者为颠,阳气衰者为狂。其与《经》文重阴者颠,重阳者狂之旨,似若未合。然彼以寒热分阴阳,此以气血分阴阳,后之览者当会通于言外。唐容川曰:此论心神兼言魂魄,至精至微。盖魂阳也,藏于肝而以血为归;魄阴也,藏于肺而以气为主。是以魂不安者血少之故,魄不安者气少之故。血虽属肝,气虽属肺,而血气之化源则皆在心。心主神，神强则足以御魂魄，心气虚则血气之化源乏竭；而神不强其人遂多畏葸。神不能帅魂，则合目欲眠；魂偃于肝，而不游于目也；神不能驭魄，则梦远行；魄出乎舍而不藏于肺也。心神不与肾精交合，则精离神散不能御魂魄，以致魂魄妄行不安其宅。夫魂附于阴血之中，阴气衰者则阳魂浮而为颠；魄寓于阳气之中，阳气衰者则阴魄扰而为狂。然则颠狂邪哭皆系于魂魄，系于血气，血气又总属于心神，心神之作用不綦重哉。

案：此节之癫狂，盖即世俗所谓失魂证。仲景未列方，想非药物所能治耶。尝考仪礼士丧礼，始死，复者一人以爵弁服簪裳，于衣左荷之，扱领于带，升自前东荣中屋，北面招以衣曰，皋某复三，降衣于前，受用箧，升自阼阶，以衣尸。郑康成曰：复者，有司招魂复魄也；北面，招求诸幽之义也；皋，长声也；某，死者之名也；复，反也；降衣，下之也。而宋玉有招魂之辞；今世小儿癫痫等证，乡媪每以夜半用招魂法祷治，往往获效；间有行之大人者，是亦古人之遗法。所谓礼失而求诸野，此其一也。

案：《脉经》"为狂"下，有"五脏者魂魄之宅舍，精神之所依托也。魂魄飞扬者，其五脏空虚也，即邪神居之，神灵所使鬼而下之。脉短而微，其脏不足则魂魄不安，魂属于肝，魄属于肺，肺主津液即为泣出，肝气衰者魂不安，肝主善怒，其声恐"，九十字，疑亦本论佚文。

脾中风者，翕翕发热，形如醉人。腹中烦重，皮目眴眴，而短气，目《千金》作肉，脾死，藏浮之大坚，按之如覆杯，洁洁状，如摇者死。原注：臣亿等详五脏各有中风中寒，今脾只载中风，肾中风中寒俱不载者，以古文简乱极多，去古既远，无文可以补缀也"。《脉经》《千金》作"浮之脉大缓，按之中如覆杯絜絜状。

程云来曰：风为阳邪，故中风必翕翕发热。脾主肌肉四肢，风行于肌肉四肢之间,则身懈惰四肢不收,故形如醉人。腹为阴,阴中之至阴脾也,故腹中烦重。《内经》曰"肌肉蠕动,命曰微风",以风入于中,摇动于外,故皮目为之瞤动。腹中烦重,隔其息道不能达于肾肝,故短气也。李珥臣曰:风属阳邪而气疏泄,形如醉人,言其面赤而四肢软也。皮目,上下眼胞也。又曰:脉弱以滑是有胃气,浮之大坚则胃气绝,真脏脉见矣。覆杯则内空,洁洁者空而无有之象也。状如摇者,脉躁疾不宁,气将散也故死。徐忠可曰:《金匮》缺"脾中寒",然不过如"自利腹痛,腹胀不食",可类推也。若已上"脾中风"诸证,则凡形体之待中土以收冲和之益者,其变证如此,乃详脾中风之内象也。若《内经》云:"脾中风状,多汗恶风,身体怠惰,四肢不欲动,色薄微黄,不嗜食,诊在鼻上其色黄",此言脾中风之外象也。

趺阳脉浮而涩,浮则胃气强,涩则小便数,浮涩相搏,大便则坚,其脾为约,麻子仁丸主之。《千金》"约"下有"脾约者,大便坚,小便利而不渴也",十三字。

李珥臣曰:趺阳胃脉也。胃为水谷之海,浮为阳脉,故胃气强而能食。小便数则津液亡,故脉涩,盖脾主为胃行津液,此以胃强脾弱,约束津液不能四布,但输膀胱,致小便数而大便坚也。麻子仁丸通幽润燥。徐忠可曰:脾约病用丸不作汤者,取其缓以开结,不敢骤伤元气也。要知人至脾约,皆因元气不充,津液不到所致耳。

《外台》《古今录验》麻子仁丸,疗大便难,小便利而反不渴者。脾约方,即本方云。此本仲景《伤寒》论方。《肘后》疗脾胃不和,常患大便坚强难,于本方中去杏仁。

肾着之病,其人身体重,腰中冷如坐水中,形如水状,反不渴小便自利,饮食如故,病属下焦。身劳汗出,衣,原注一作"表"。**里冷**

湿,久久得之,腰以下冷痛,腹重如带五千钱,甘姜苓术汤主之。
"如水状",《千金》作"如水洗状"。"身"字《千金》《外台》作"从作"二字。"久久得之",《外台》作"久之故得也"。"腹重",《全书》作"腰重",《千金·肾脏脉论》作"腰",《腰痛门》作"腹"。

　　尤在泾曰:肾受冷湿着而不去则为肾着。身重腰中冷,如坐水中,腰下冷痛,腹重如带五千钱,皆冷湿着肾而阳气不化之征也。不渴上无热也,小便自利寒在下也,饮食如故胃无病也,故曰病属下焦,身劳汗出,衣里冷湿,久久得之。盖所谓清湿袭虚,病起于下者也。然其病不在肾之中脏,而在肾之外腑,故其治法不在温肾以散寒,而在燠土以胜水。甘姜苓术辛温甘淡本非肾药,名肾着者原其病也。徐忠可曰:腰为肾之府,真气不贯故冷如坐水中。形如水状者,盖肾有邪则腰间带脉常病,故溶溶如坐水中,其不用之状微胀如水也。

　　《巢源》肾主腰脚,肾经虚则受风冷,内有积水,风水相搏,浸积于肾,肾气内着不能宣通,故令腰痛。其痛状身重腰冷,腹重如带五千钱,如坐于水形状如水,不渴,小便自利,饮食如故,久久变为水病,肾湿故也。

　　甘草干姜茯苓白术汤方《千金》名肾着汤《外台》引《古今录验》名甘草汤

　　甘草《千金翼》一两,炙　白术各二两(《千金》及《翼》《外台》四两)　干姜四两(《千金》《外台》三两。《翼方》二两)　茯苓四两
　　上四味,以水五升,煮取三升,分温三服,腰中即温。
　　徐忠可曰:药以苓术甘扶土渗湿为主,而以干姜一味温中去冷,谓肾之元不病,止在肾之外腑,故治其外之寒湿而自愈也。若用桂附,则反伤肾之阴矣。费晋卿曰:方中但燥湿健脾,而不用温

肾之药，缘此证乃积湿下注于肾，非肾之寒水为病也。若虚寒之体，即少加附子亦可。

《千金翼》肾着汤主腰以下冷痛，而重如带五千钱，小便不利方。（即本方）又治肾间有水气，腰脊疼痛，腹背拘急，绞痛方，即本方去甘草，加泽泻，四味各四两。

《三因方》茯苓白术汤治冒暑毒，加以着湿，或汗未干即浴，皆成暑湿，本方加桂心各一两。又除湿汤，治冒雨着湿，郁于经络，血溢作衄；或脾不和，湿着经络，血流入胃，胃满吐血，即本方，头疼加川芎二钱，最止浴室中发衄。

《宣明论》肾着汤治胞痹，小便不利，鼻出清涕者。（即本方）

《古方便览》友人某患淋沥之证，多年腰脚冷而夜不能寐，心下悸，与肾着汤，诸证全愈。

徐忠可曰：肾脏风寒皆缺。然观《千金》三黄汤用独活细辛治中风及肾者，而叙病状曰"烦热心乱，恶寒终日不欲饮食"；又叙肾中风曰"踞坐腰痛"，则知《金匮》所缺肾风内动之证，相去不远。至寒中肾即是少阴标阴之寒证，当不越厥逆下利，欲吐不吐诸条。若《内经》云，肾中风状，多汗恶风，面庞然如肿，脊痛不能正立，其色炱，隐曲不利，诊在肌上其色黑。盖言风自表入伤少阴经气，乃肾中风之外象也。

肾死，脏浮之坚，按之乱如转丸，益下入尺中者死。"丸"《脉经》作"圆"。"益"《千金》作"溢"。

尤在泾曰：肾脉本石，"浮之坚"则不石而外鼓；"按之乱如转丸"是变石之体而为躁动，真阳将搏跃而出矣；"益下入尺"，言按之至尺泽而脉犹大动也。尺下脉宜伏，今反动，真气不固而将外越，反其封蛰之常，故死。程云来曰：以上真脏与《内经》互有异同，然得非常之脉,必为非常之病。若未病者必病进,已病者必死。总之脉无胃气,现于三部中脉象形容不一也。

问曰:三焦竭部,上焦竭善噫,何谓也？师曰:上焦受中焦气未和,不能消谷,故能噫耳。下焦竭,即遗溺失便,其气不和,不能自禁制,不须治,久则愈。

赵以德曰:竭者涸也。上焦属心肺,一阴一阳之部,肺主气,心主血,以行荣卫。为气为血有一衰弱,则荣卫不能相持,而行上焦之化政竭矣。虽中焦受谷气,亦不消散而聚于胸中,必待噫而出之。下焦属肾肝,亦是一阴一阳之部,肾主闭藏,肝主疏泄,其气不和,则荣不能内守,卫亦不能外固。下焦如渎气化之政竭矣,故小便不禁而遗溺也,久而荣卫和,则自愈。尝考《伤寒论》脉法中云:寸口脉微而涩,微者卫气不行,涩者荣气不逮,荣卫不能相将,三焦无所仰,不归其部。上焦不归者噫而吞酸,中焦不归者不能消谷引食,下焦不归者则遗溺,正此之谓。噫者,《内经》谓出于心,又以为出于胃;《灵枢》以为脾是动病为噫。如是则噫不惟出于上焦,而中焦亦噫也。《内经》以督脉所生病为遗溺,《灵枢》以肠所生病为遗溺,则遗溺亦不惟此已。尤在泾曰:上焦在胃上口,其治在膻中,而受气于中焦。今胃未和不能消谷,则上焦所受者非精微之气,而为陈滞之气矣,故为噫。噫,嗳食气也。下焦在膀胱下口,其治在脐下,故其气乏竭即遗溺失便,然上焦气未和不能约束禁制,亦令遗溺失便,所谓上虚不能制下者也。云不须治者,谓不须治其下焦,俟上焦气和久当自愈。夫上焦受气于中焦,而下焦复受气于上焦。推而言之,肾中之元阳不正,则脾胃之转运不速,是中焦又复受气于下焦也。盖虽各有分部,而实相助为理如此,此造化自然之妙也。

师曰:热在上焦者,因咳为肺痿;热在中焦者,则为坚;热在下

焦者，则溺血，亦令淋秘不通；大肠有寒者，多鹜溏；有热者，便肠垢；小肠有寒者，其人下重便血；有热者，必痔。《脉经》作"热在中焦，因腹坚"；"便血"，作"便脓血"。

赵以德曰：热在上焦为肺痿，义同"肺痿"条；然中焦为坚满，亦与脾约同义；热在下焦溺血，及淋闭者，三焦下输入络膀胱，即与《内经》胞移热于膀胱，为癃溺，意同。盖膀胱为州都之官，气化而溺出焉。热在血则血渗入膀胱，溺而出之；热在气，气郁成燥，水液因凝，故小便赤而淋闭不通，为热在下焦。下焦固不独膀胱，若肾，若肝，若小肠，皆居下焦，各能积热。如胞之移热膀胱者，入则必自其窍出之。亦有不因下焦而溺血者，如《内经·痿论》"悲哀太过则胞络绝，胞络绝则阳气内动，发则心下崩，数溲血"之类。病各有标本，急治本，缓治标，凡遇是证未可独以下焦热一语，而更不求其所来。鹜溏者，大肠寒则阳衰不能坚实糟粕，故屎薄少结而中如鹜屎也；肠垢者，大肠属金主液，有热则就燥，郁滞其液涩而不行，积为肠垢。若脓若血，频并窘迫，故重下而不彻；亦有垢不因大肠移热而生者。小肠后重下血，正与《内经》所谓结阴下血相类。小肠属火为心之府，心主血，小肠寒则阳不得越，因郁而下重。血亦不入于脉，随其所郁而便下，然亦有便血因火热而溢者，不惟小肠而已。小肠有热痔者，小肠从脐下入大肠肛门，由肛门总为大小肠出入之门户也。然大肠筋脉横解者亦为痔，督脉生病者亦作痔。仲景举小肠寒热病中，因心及之耳。徐忠可曰："鹜"即"鸭"也。鸭之为物一生无干粪，必水屑相杂。大肠为传导之官变化出焉，有寒则化气不暖而水谷不分，故杂出滓水如鹜溏也。肠垢者如猪肠刮出之垢，即俗所谓便脓也。直肠者大肠之头也，门为肛，小肠有热则大肠传导其热而气结于肛门，故痔。痔者，滞其小肠内之热于此矣。

《巢源》肠垢者肠间津汁垢腻也,由热痢蕴积肠间虚滑,所以因下痢而便肠垢也。

问曰:病有积,有聚,有谷气,何谓也? 师曰:积者脏病也,终不移;聚者腑病也,发作有时,展转痛移,为可治。谷气者,胁下痛,按之则愈,复发为谷气。

徐忠可曰:积迹也,病气之属阴者也,脏属阴,两阴相得故不移。不移者有专痛之处而无迁改也。聚则如市中之物,偶聚而已,病之属阳者也。腑属阳,故相比,阳则非如阴之凝。故寒气感则发,否则已。所谓有时也,既无定着则痛无常处,故曰展转痛移。其根不深,故比积为可治。若谷气,谷者穀也,乃食气也。食伤太阴,太阴敦阜之气抑遏肝气,故痛在胁下。病不由脏腑,故按之则气行而愈。然病气虽轻,按之不能绝其病原,故复发。中气强,不治自愈。

《五十五难》病有积有聚,何以别之? 然积者阴气也,聚者阳气也,故阴沉而伏,阳浮而动,气之所积名曰积;气之所聚名曰聚。故积者五脏所生,聚者六腑所成也。积者阴气也,其始发有常处,其痛不离其部,上下有所终始,左右有所穷处;聚者阳气也,其始发无根本,上下无所留止,其痛无常处谓之聚,故以是别知积聚也。

《资生》篇鳖甲煎丸,枳实芍药散,去着而消积聚者也。

《辑义》魏棨作穀,云穀之为字本如此。若夫穀,乃恶木也,后人改为穀,遂并穀亦改为棨,又讹为棨,皆误笔也。案:《通雅》云,棨即穀,乃棨也。《山海经》百棨生。《荀子》五棨蕃,是也。

案:棨气指饮食之气停积留滞者而言也,气本无形故按之可愈,去其按则气复聚而痛又发矣。若有形之宿食停滞,则按之必益痛矣,此虚实邪之辨也。

诸积大法,脉来细而附骨者,乃积也。寸口,积在胸中;微出寸口,积在喉中;关上,积在脐傍;上关上,积在心下;微下关,积在少腹;尺中,积在气冲;脉出左,积在左;脉出右,积在右;脉两出,积在中央。各以其部,处之。《千金》作"寸口结积在胸中,关上结积在脐傍,尺中结积在气冲"。《脉经》"少腹"作"小腹","气冲"作"背气街"。

尤在泾曰:诸积该气血痰食而言。脉来细而附骨,谓细而沉之至,诸积皆阴故也。又积而不移之处,气血荣卫不复上行而外达,则其脉为之沉细而不起。故历举其脉出之所,以决其受积之处,而复益之曰"脉两出积在中央",以中央有积其气不能分布左右。故脉之见于两手者,俱沉细而不起也,各以其部处之。谓各随其积所在之处而分治之耳。徐忠可曰:积在喉中,如喉痹之类也,气冲近毛际,在两股之阴,其气与下焦通,故曰尺中积在气冲。李珥臣曰:积为脏病深入在里,故脉细而附骨也;寸关尺上下左右别积病之所在,皆指细而附骨之部分。即《内经》前以候前,后以候后;上竟上者胸喉中事也,下竟下者少腹腰股膝胫足中事也。

邵氏《明医指掌参补》痞块多在皮里膜外,并不系肠胃间,而医者往往以峻剂下之,安能使此块入肠胃,从大便而出哉?吾见病未必去,而元气已耗,经年累月遂至不治者多矣。历代医家皆曰在左为死血,在右为食积,在中为痰饮。盖以左属肝,肝藏血;右属脾,脾化谷,而痰饮则结聚中焦也。殊不知肝脾虽左右之分,而实无界限之隔,非谓肝偏于左而无与于右,脾偏于右而无与于左,在左为死血而在右独无死血乎?在中为痰饮而左右独无痰饮乎?但在左在右在中,皆因虚之所在而入之耳,不可以死血痰饮食积分之也。然当诊之以察其病,弦滑为痰,芤涩为血,沉实为食,三脉并见则当兼治也。

痰饮咳嗽病脉证治

问曰：夫饮有四，何谓也？师曰：有痰饮，有悬饮，有溢饮，有支饮。"痰"《脉经》作"淡"，下并同。《活人书》痰徒甘切，胸上水病也。

陈修园曰：此分别四饮之名目也。今人于四饮外，加留饮、伏饮，而不知四饮证之病，因多起于水留而不行，甚者伏而不出，亦何必另立病名乎？李珥臣曰：夫饮有四，而此独以痰饮名，总之水积阴或为饮，饮凝阳或为痰，则分而言之饮有四，合而言之总为痰饮而已。徐灵胎曰：全部《内经》无一"痰"字，然世间痰饮之病最多，惟仲景大创厥论，而后万世治痰之法始备。

《辑义》"痰"字始见于《神农本经》巴豆条。云留饮痰癖，而"饮"字则见于《内经·刺志论》，云脉小血多者饮中热也。王注，"溜饮"也，又"溢饮"见于《脉要精微论》，依以上数义而考之，痰饮即津液为病之总称，故本经以题篇目，而又以肠间沥沥有声为痰饮者，犹伤寒外邪之统名，而又以麻黄汤一证呼为伤寒之类。

《资生》篇痰出自火，饮本于水，痰饮者乃饮而兼有痰者也。外饮治脾，内饮治肾。

问曰：四饮何以为异？师曰：其人素盛今瘦，水走肠间，沥沥有声，谓之痰饮；饮后水流在胁下，咳唾引痛，谓之悬饮；饮水流行归于四肢，当汗出而不汗出，身体疼重，谓之溢饮；咳逆倚息，气短不得卧，其形如肿，谓之支饮。"沥沥"，《巢源》作"漉漉"。"饮水流行"，《千金》作"饮水过多水行"。"气短"《脉经》《千金》作"短气"。

赵以德曰：水性走下，而高原之水流入于川，川入于海，塞其川则洪水汎溢，而人之饮水亦若是。《内经》曰：饮入于胃，游溢精气；上输于脾，脾气散精；上归于肺，通调水道；下输膀胱，水精四布，五经并行。今所饮之水或因脾土壅塞而不行，或因肺气涩滞而不通，以致流溢随处停积。水入肠间者，大肠属金主气，小肠属火，水与火气相搏，气火皆动，故水入不得，流走肠间沥沥有声，是名痰饮。然肠胃与肌肤为合，素受水谷之气，长养而肥盛，今为水所病，故肌肉消瘦也。水入胁下者，属足少阳经。少阳经脉从缺盆下胸中，循胁里，过季胁之部分，其经多气属相火。今为水所积，其气不利，从火上逆胸中，遂为咳吐，吊引胁下痛，是名悬饮。水汎溢于表，表阳也。流入四肢者，四肢为诸阳之本，十二经脉之所起，水至其处若不胜其表之阳，则水散当为汗出；今不汗是阳不胜水，反被阻碍经脉荣卫之行，故身体疼重，是名溢饮。水流入肠间，宗气不利，阳不得升，阴不得降，呼吸之息与水迎逆于其间，遂作咳逆倚息，短气不得卧，荣卫皆不利，故形如肿也，是名支饮。《金鉴》痰饮者水饮走肠间不泻，水精留膈间不输，得阳煎熬成痰，得阴凝聚为饮。凡所在处有声，故在上则喉中有漉漉之声，下则肠间有沥沥之声。即今之遇秋冬则发，至春夏则止，久咳嗽痰喘病也。悬饮者，饮后水流在胁下，不上不下，悬结不散，咳唾引痛，即今之胁下有水气，停饮胁痛病也。溢饮者，饮后水流行归于四肢，当汗出而不汗出，壅塞经表，身体疼重，即今之风水水肿病也。支饮者，饮后水停于胸，咳逆碍息，短气不得卧，其形如水肿状，即今之停饮喘满不得卧之病也。

《巢源·流饮候》流饮者由饮水多，水流走于肠胃之间，漉漉有声，谓之流饮。悬饮候，悬饮谓饮水过多，留注胁下，令胁间悬痛，咳唾引胁痛，故云悬饮。溢饮候，溢饮谓因大渴而暴饮水，水气溢于肠胃之外，在于皮肤之间，故言溢饮令人身体疼重而多汗，是其候也。支饮候,支饮谓饮水过多,停积于胸鬲之间,支乘于心,故云支饮,其病令人咳逆喘息,身体如肿之状,谓之支饮也。

《辑义》《巢源》流饮,亦本条之痰饮也。案:支字徐为肺之支脉;程为支散之义;魏云分也;尤云如水之有派,木之有枝,并不通。今依《巢源》支枝同,谓支撑于心鬲之间,支满支结义皆同。《王注六元正纪》支痛云,"支拄妨也",为是。

水在心,心下坚筑,短气,恶水不欲饮。水在肺,吐涎沫,欲饮水。水在脾,少气身重。水在肝,胁下支满,嚏而痛。水在肾,心下悸。

徐忠可曰:前辨四饮现证,既已划然。但人之五脏或有偏虚,虚则病邪乘之,故皆曰在,自当随证分别为治,不得胶柱也。脏中非真能蓄有形之水,不过饮气侵之,不可泥心主火,水逼之故气收而筑如相攻然。坚者,凝阴之象,短气心气押而宗气弱,则呼气自短也。恶水不欲饮,水本为火仇,水多则恶增益矣,肺体清肃,行荣卫布津液,水邪遏之则气郁而涎聚,有如肺痿所吐涎沫。然气郁而热,重亡津液,故仍引水自救。脾主肌肉,且恶湿,得水气则濡滞而重,脾精不运则中气不足而倦怠少气。肝与少阳胆为表里,所以主半表里者,其经脉并行于胁,水气乘之。阴寒内束故胁下支满,而少阳气上出,故冲击而嚏,如伤风然。然相攻吊动,则痛矣。肾本水脏加水则重强,故凌心不安而为悸也。悸亦有心虚者,然支饮者兼见此证,则当泻水。水既所在不定,言脏不及腑者,腑属阳,在腑则行矣。

《医门法律》痰饮为患,十人居其七八。盖胃为水谷之海,五脏六腑之大源,饮入于胃游溢精气,上输于脾;脾气散精,上归于肺;通调水道,下输膀胱,水精四布,五经并行以为常人。《金匮》即从水精不四布,五经不并行之处,以言其患浅者在于躯壳之内,脏腑之外，其名有四：曰痰饮，曰悬饮，曰溢饮，曰支饮。一由胃而下流于阳，一由胃而旁流于胁，一由胃而外出于四肢，一由胃而上入于胸膈。其深者由胃上入阳分，渐及于心肺，由胃下入阴分渐及于脾肝肾。

夫心下有留饮，其人背寒，冷如手大。《脉经》《千金》作"大如手"，徐、尤、黄作"如掌大"。

尤在泾曰：留饮，即痰饮之留而不去者也，背寒冷如掌大者，饮留之处阳气所不入也。魏念庭曰：心为阳中之阳，其腧在背脊第五椎；心下留饮则心寒，气不外达则背寒如掌大者，言冷只在本腧所也。

《伤寒准绳》凡脾胃素虚之人遇暑月间饮冰水，或啖生冷，寒气蓄聚阴上乘阳，故寒从背起冷如掌大，此当以温药主之。

《医学六要》仲景曰："心下有留饮，其人背恶寒冷如冰，茯苓丸，茯苓一两，半夏二两，枳壳五钱，风化消二钱半，共末姜汁糊丸桐子大，姜汤下三十丸"。《辑义》此指迷茯苓丸也，而引仲景者何？又王隐君滚痰丸主疗，有脊上一条线之寒起证，亦与此同。案：茯苓丸，盖即木防己去石膏加茯苓芒硝汤之变方。

留饮者，胁下痛引缺盆，咳嗽则转甚。"转甚"正脉本作"辄已"，今从原注，《脉经》《千金》、程、《金鉴》改正。

程云来曰：缺盆者五脏六腑之道，故饮留于胁下而痛上引缺盆。引缺盆则咳嗽，咳嗽则痛引胁下而转甚，则属悬饮。"转甚"一本作"辄已"，未有咳嗽而胁下痛引缺盆辄愈也。

《医宗必读》有声无痰曰咳，有痰有声曰嗽。

胸中有留饮，其人短气而渴，四肢历节痛，脉沉者有留饮。

赵以德曰：胸中者肺部也，肺主气以朝百脉，治节出焉。饮留胸中，宗气呼吸难以布息，故短气；气不布则津液不化而膈燥，是以渴也。足厥阴肝脏主筋束骨而利关节，其经脉上贯于膈，而胆之经亦下胸贯膈。夫饮者即湿也，其湿喜流关节从经脉流而入之作四肢历节痛，留饮水类也，所以脉亦沉也。尤在泾曰：气为饮滞故短；饮结者津液不周故渴；四支历节痛为风寒湿在关节，若脉不浮而沉而又短气而渴，则知是留饮为病，而非外入之邪矣。

膈上病痰，满喘咳吐，发则寒热背痛，腰疼，目泣自出，其人振振身瞤剧，必有伏饮。《脉经》病痰作之病，《千金》同。"腰疼"作"恶寒"。

尤在泾曰：伏饮亦即痰饮之伏而不觉者，发则始见也。身热背痛腰疼，有似外感而兼见喘满咳唾，则是活人所谓痰之为病，能令人憎寒发热，状类伤寒者也。目泣自出，振振身瞤动者，饮发而上逼液道，外攻经隧也。魏念庭曰：诸证皆伏饮内寒逼阳在外之候。陈修园曰：此言饮之伏而骤发也，俗谓哮喘，即是此证。当表里并治，如小青龙汤，及木防己汤去石膏加芒硝茯苓为主治。

夫病人饮水多，必暴喘满。凡食少饮多，水停心下，甚者则悸；微者，短气。正脉本合下脉双弦为一条，今依《脉经》及程本分列。

程云来曰：饮水多则水气泛溢于胸膈，必暴喘满也。凡人食少饮多，则胃土不能游溢精气，甚者必停于心下而为悸；微者则填于胸膈，而为短气也。

案：食少饮多，盖指终日盘旋于茶楼酒肆之辈。

脉双弦者，寒也，皆大下后里虚，脉偏弦者，饮也。肺饮不弦，但苦喘短气，支饮亦喘而不能卧，加短气，其脉平也。"卧"，《千金》《外台》作"眠"，"平也"《全书》作"牢迟"。

尤在泾曰：双弦者两手皆弦，寒气周体也；偏弦者一手独弦，饮气偏注也。肺饮饮之在肺中者，五脏独有肺饮，以其虚而能受也；

肺主气而司呼吸，苦喘短气，肺病已着，脉虽不弦可以知其有饮矣。支饮上附于肺即同肺饮，故亦喘而短气，其脉亦平而不必弦也。徐忠可曰：上既曰偏弦者饮，恐人因脉不弦，而并疑喘与短气不得卧三证，以为非饮也。饮脉本弦，故两举特异者言之。

《辑义》徐云：有一手两条脉，亦曰双弦。此乃元气不壮之人，往往多见此脉，亦属虚边。愚概温补中气，兼化痰应手而愈。此本于吴氏脉语，云双弦者脉来如引二线也，然与经文义迥别。

病痰饮者，当以温药和之。

赵以德曰：痰饮由水停也，得寒则聚，得温则行，况水行从乎气。温药能发越阳气，开腠理，通水道也。魏念庭曰：痰生于胃寒，饮存于脾湿。温药者补胃阳，燥脾土，兼擅其长之剂也。言和之则不颛事温补，即有行消之品亦概其例义于温药之中。方谓之和之，而不可谓之补之益之也。盖痰饮之邪因虚而成，而痰亦实物，必少有开导，总不出"温药和之"四字，其法尽矣。

《外台》引范汪病痰者当以温药和之。半夏汤，即千金小半夏汤，附于后。

心下有痰饮，胸胁支满，目眩，苓桂术甘汤主之。 "目眩"下，《脉经》《千金》作"甘草汤主之"。

赵以德曰：心胞络循胁出胸下，《灵枢》曰胞络是动则胸胁支满，此痰饮积其处而为病也。目者心之使，心下有痰，水精不上注于目，故眩。《本草》茯苓能治痰水伐肾邪，痰水类也，治水必自小便出之。然其水淡渗手太阴，引入膀胱，故用为君；桂枝乃手少阴经药，能通阳气开经络，况痰水得温则行，用之为臣；白术除风眩，燥痰水，除胀满，以佐茯苓；然中满勿食甘，用甘草何也？盖桂枝之辛得甘则佐其发散，和其热而使不僭上，复益土以制水，甘草有茯苓则不支满而反渗泄,《本草》曰甘草能下气除烦满也。

方见《伤寒论》太阳中篇,《金匮》本方后云,"小便则利"。

《圣济总录》茯苓汤治三焦有水气,胸胁支满目眩。(即本方)

夫短气有微饮,当从小便去之,苓桂术甘汤主之,肾气丸亦主之。

徐忠可曰:短气有微饮,即上文微者短气也,然支饮留饮水在心皆短气。总是水停心下,故曰当从小便去之。魏念庭曰:主之以苓桂术甘汤,燥土升阳,导水补胃,化痰驱饮之第一法也。胃寒痰生,胃暖则痰消也;脾湿饮留,脾燥则饮祛也。以此法又为利小便,而不伤于强迫其小便,亦为第一法也。仲景又主之以肾气丸,以附桂入六味滋肾药中益火之源,以烘暖中焦之阳,使胃利于消而脾快于运,不治水而饮自无能留伏之患。是治痰饮以升胃阳,燥脾土为第一义,而于命门加火,又为第一义之先务也。尤在泾曰:气为饮抑则短,欲引其气必蠲其饮,饮水类也。治水必自小便去之,苓桂术甘益土气以行水,肾气丸养阳气以化阴,虽所主不同而利小便则一也。

《辑义》《喻氏法律》云,苓桂术甘汤主饮在阳呼气之短,肾气丸主饮在阴吸气之短,盖呼者出心肺,吸者入肾肝。(本赵注)此说甚凿矣。盖苓桂术甘治胃阳不足不能行水,而微饮停于心下以短气;肾气丸治肾虚而不能收摄水,水泛于心下以短气。必察其人之形体脉状而为施治,一证二方各有所主,其别盖在于斯耶。

《严氏济生方》有病喜吐痰唾,服八味丸而作效者,亦有意焉。王叔和云:肾寒多唾。盖肾为水之官,肾能摄水,肾气温和则水液运下;肾气虚寒则邪水上溢,其间用山茱萸山药辈取其补,附子肉桂取其温,茯苓泽泻取其利,理亦当矣。

病者脉伏,其人欲自利,利反快。虽利心下续坚满,此为留饮欲去故也，甘遂半夏汤主之。《脉经》《千金》《外台》"反"上有"者"字。

赵以德曰：仲景尝谓天枢开发，胃和脉生。今留饮之堵塞中焦，以致天真不得流通，胃气不得转输，脉隐伏而不显，留饮必自利；自利而反快者，中焦所塞暂通也；通而复积，故续坚满，必更用药尽逐之。然欲直达其积饮，莫若甘遂快利，用之为君，欲和脾胃除心下坚，又必以半夏佐之。然心下者脾胃部也，脾胃属土，土由木郁其中而成坚满，非甘草不能补土，非芍药不能伐木，又可佐半夏和胃消坚也。徐忠可曰：仲景谓脉得诸沉当责有水，又曰脉沉者为留饮，又曰脉沉弦者为悬饮，伏者亦即沉之意，然有饮而痛者为胸痹，彼云寸口脉沉而迟，则知此脉字指寸口矣，欲自利者，不由外感内伤，亦非药误也，利反快，饮减人爽也，然病根未拔，外饮加之仍复坚满，故曰续坚满，虽坚满而去者自去，续者自续，其势已动，故曰欲去，甘遂能达水所而去水，半夏燥水兼下逆气，故以为君，乘其欲去而攻之也，甘草反甘遂而加之，取其战克之力也，蜜能通三焦调脾胃，又制其不和之毒故加之，利则伤脾，故以芍药协甘草以补脾阴，固其本气也。

汤本求真曰：和久田氏曰，心下坚腹满而显青筋者，为甘遂半夏汤之腹证，然以余经验记之，此心下坚满当为肝脏左叶肿大，而连延及心下所致，故本条当述肝脏肿大，而尤以硬变证为要，及因之而生之腹水证治也。

甘遂半夏汤方

甘遂大者三枚　半夏（十二枚，以水一升煮取半升，去滓　芍药五枚。《千金》作三枚。《外台》作一两）　甘草（如指大一枚，炙。《千金》作一枚，如指大，水一升煮取半升）

上四味,以水二升,煮取半升,去滓,以蜜半升,和药汁煎取八合,顿服之。《千金》作"上四味,以蜜半升,内二药汁合得一升半,煎去八合,顿服之"。

尤在泾曰:脉伏者有留饮也,其人欲自利,利反快者,所留之饮从利而减也。虽利心下续坚满者,未尽之饮复注心下也。然虽未尽而有欲去之势,故以甘遂半夏因其势而导之。甘草与甘遂相反而同用之者,盖欲其一战而留饮尽去,因相激而相成也。芍药白蜜不特安中,抑缓药毒耳。徐灵胎曰:甘遂甘草同用,下饮尤速。

脉浮而细滑。伤饮。

魏念庭曰:脉浮而细即弦也,兼滑饮中有痰也,此痰饮之脉也。但在胃则不浮矣,浮不在胃也。李珥臣曰:饮脉当沉,今脉浮者,水在肺也。徐忠可曰:不曰有饮,而曰伤饮,见为外饮所骤伤,而非停积之水也。《金鉴》凡饮病得脉浮而细滑者,为痰饮初病水邪未深之诊也。

脉弦数,有寒饮,冬夏难治。

赵以德曰:此言脉邪之不相应也,寒饮反见数脉。数是《内经》有用热远热,有用寒远寒之戒。在夏用热药治饮,则数脉愈增;在冬用寒药治热,则寒饮愈盛,皆伐天和。所以在冬夏难也,在春秋,或可适其寒温而消息之。尤在泾曰:脉弦数而有寒饮,则病与脉相左。魏氏所谓饮自寒,而挟者自热是也。夫相左者必相持,冬则时寒助饮,欲以热攻则脉数必甚;夏则时热助脉,欲以寒治则寒饮为碍,故曰难治。

脉沉而弦者,悬饮内痛。病悬饮者,十枣汤主之。

赵以德曰:脉沉病在里也。凡弦者,为痛,为饮,为癖,悬饮结积在内作痛,故脉见沉弦。徐忠可曰:脉沉为有水,故曰悬饮。弦则气结,故痛,主十枣汤者。甘遂性苦寒能泻经隧水湿,而性更迅速,直达;大戟性苦辛寒能泻脏腑之水湿,而为控涎之主;芫花性苦温能破水饮窠囊,故曰破癖须用芫花;合大枣用者,大戟得枣即不损脾也。盖悬饮原为骤得之证,故攻之不嫌峻而骤,若稍缓而为水气喘息浮肿。《三因方》以十枣汤药为末,枣肉和丸以治之,可谓善于变通者也。

病溢饮者,当发其汗,大青龙汤主之。小青龙汤亦主之。《脉经》《千金》无"大青龙汤主之"六字,及"亦"字。《千金》云范汪用大青龙汤。

程云来曰:《内经》云,溢饮者渴暴多饮,而溢入肌肤肠胃之外也。以其病属表,故可大小青龙汤以发汗。尤在泾曰:水气流行归于四肢,当汗出而不汗出,身体重痛谓之溢饮。夫四肢阳也,水在阴者宜利,在阳者宜汗,故以大青龙发汗去水,小青龙则兼内饮而治之者耳。徐氏曰:大青龙合桂麻而去芍药加石膏,则水气不甚而挟热者宜之;倘饮多而寒伏,则必小青龙为当也。

徐灵胎曰:水在中当利小便,水在四肢当发汗,此亦总诀。

膈间支饮,其人喘满,心下痞坚,面色黧黑,其脉沉紧。得之数十日,医吐下之不愈,木防己汤主之。虚者即愈,实者三日复发。复与不愈者,宜木防己汤去石膏加茯苓芒硝汤主之。木防己《全书》作术防己,以下同。

赵以德曰:心肺在膈上,肺主气,心主血。今支饮在膈间气血皆不通利,气不利则与水同逆于肺而发喘满,血不利则与水杂揉结于心下而为痞坚。肾气上应水饮,肾水之色黑,血凝之色亦黑,故黧黑之色见于面也。脉沉为水,紧为寒,非别有寒邪即水气之寒也。医虽以吐下之法治,然药不切于病,故不愈。用木防己者味辛温能散留饮结气,又主肺气喘满,所以为主治;石膏味辛甘微寒,主心下逆气清肺定喘;人参味甘温补心肺气不足,皆为防己之佐;桂枝辛热通血脉开结气,且支饮得温则行,又宣导诸药用之为使。若邪客之浅在气分多而虚者,服之即愈;若邪客之深在血分多而实者,则愈后必再发。以石膏为气分之药故去之;芒硝味咸寒为血分药,能治痰实结,去坚消血癖;茯苓伐肾邪,治心下坚满,佐芒硝则行水之力益倍,故加之。(参《千金衍义》)唐容川曰:膈即心下之膜膈,正当心下,属三焦少阳。少阳无吐下法,正以其在膈膜间,吐下不能愈之也。三焦膈膜通气行水之道也,故主防己之通有孔者,以行膈膜中之水。

木防己汤方

木防己三两。《全书》作术防己　石膏(十二枚,鸡子大。《千金》鸡子大十二枚。《外台》鸡子大三枚)　桂枝二两　人参四两

上四味,以水六升,煮取二升,分温再服。《药征》石膏或为三枚,或为十二枚,其分量难得而知焉,今从傍例,以为鸡子大也。

陈灵石曰:防己纹如车辐,运上焦之气,气化而水自行;桂枝蒸动水源使决渎无壅塞之患,水行而气自化矣。二药并用辛苦相需,所以行其水气而散其结气也。水行结散,则心下痞坚可除矣。然病得数十日之久,又经吐下,可知胃阴伤而虚气逆,故人参以生既伤之阴,石膏亦镇虚逆之气,阴复逆平则喘满面黧自愈矣。此方治其本来,救其失误,面面俱到。

木防己加茯苓芒硝汤方

木防己(《千金》《外台》三两。《全书》作术防己)　桂枝各二两　芒硝三合　人参　茯苓各四两

上五味,以水六升,煮取二升,去滓,内芒硝,再微煎,分温再

服，微利则愈。《千金》作"微下利，即愈"，一方不加茯苓。

魏念庭曰：后方去石膏加芒硝者，以其邪既散而复聚，则有坚定之物留作包囊，故以坚投坚而不破者，即以软投坚而即破也，加茯苓者，亦引饮下行之用耳。

心下有支饮，其人苦冒眩，泽泻汤主之。

尤在泾曰：水饮之邪上乘清阳之位则为冒眩。冒者，昏冒而神不清，如有物冒蔽之也；眩者，目眩转而乍见玄黑也。泽泻泻水气，白术补土气，以胜水也。高鼓峰云：心下有水饮，格其心火不能下行，而但上冲头目也。亦通。徐灵胎曰：此亦从小便去之法也。

泽泻汤方《外台》引深师，云是本仲景《伤寒论》方。

泽泻五两　白术二两

上二味，以水二升，煮取一升，分温再服。《深师方》先以水二升，煮二物取一升；又以水一升，煮泽泻取五合，二汁分再服。病甚欲眩者，服之必瘥。

林礼丰曰：心者阳中之阳，头者诸阳之会，人之有阳气，犹天之有日也。天以日而光明，犹人之阳气会于头而目能明视也。夫心下有支饮则饮邪上蒙于心，心阳被遏不能上会于巅，故有头冒目眩之病。仲师特下一"苦"字，是水阴之气荡漾于内，而冒眩之苦有莫可言传者，故主以泽泻汤。泽泻气味甘寒，生于水中得水阴之气而能利水；一茎直上，能从下而上；同气相求，领水阴之气以下走。然犹恐水气下而复上，故用白术之甘温崇土制水者以堵之，犹治水者必筑堤防也，古圣用方之妙有如此者。

尾台氏曰：支饮冒眩证，其剧者昏昏摇摇如居暗室，如坐舟中，如步雾里，如冒空中。居室床蓐如回转而走，虽瞑目敛神亦复此然，是非此方不能治。

《肘后》治心下有水方。(即本方)

《保命集》水湿肿胀,即本方二味各一两,为末,或为丸,每服三钱,茯苓汤下。

《素·病能论》有病身热懈惰,汗出如浴,恶风少气,病名酒风。治之以泽泻术各十分,麋衔五分,合以三指撮,为后饭。

支饮胸满者,厚朴大黄汤主之。

魏念庭曰:支饮而胸满者实邪也。饮有何实？饮之所停必裹痰涎,涎沫结久为窠囊,所以为有形之邪,以厚朴大黄汤主之,以治实邪,为有故无殒之义也。陈修园曰:上节言心下支饮用补土镇水法,不使水气凌心则眩冒自平;此节指支饮在胸,进一层立论,云胸满者胸为阳位,饮停于下,下焦不通,逆行渐高,充满于胸故也。主以厚朴大黄汤者,是调其气分,开其下口,使上焦之饮顺流而下。厚朴性温味苦,苦主降,温主散;枳实形圆味香,香主舒,圆主转。二味皆气分之药,能调上焦之气,使气行而水亦行也。继以大黄之推荡直通地道,领支饮以下行,有何胸满之足患哉？

厚朴大黄汤方

厚朴(一尺。《外台》有"炙"字)　大黄六两　枳实(四枚《千金》作"四两"《外台》有"炙"字)

上三味,以水五升,煮取二升,分温再服。

张路玉曰:此即小承气以大黄多,遂名厚朴大黄汤。若厚朴多,则名厚朴三物汤。此支饮胸满者,必缘其人素多湿热,浊饮上逆所致,故用荡涤中焦药治之。

《千金》厚朴大黄汤夫酒客咳者,必致吐血,此坐久饮过度所致也,其脉虚者必冒,胸中本有支饮,支饮胸满主之之方。

支饮不得息,葶苈大枣泻肺汤主之。

赵以德曰：支饮留结气塞，胸中故不得息。葶苈能破结利饮，大枣通肺气补中，此虽与肺痈异而方相通者，盖支饮之与气未尝相离。支饮以津液所聚，气行则液行，气停则液聚，而气亦结。气阳也，结以化热，所以与肺痈热结者同治。汤本求真曰：此不得息，呼吸困难者，水毒充满气道也。陈修园曰：此为支饮气闭者，而出其方也。

呕家本渴，渴者为欲解，今反不渴，心下有支饮，故也，小半夏汤主之。"本渴"《千金》作"不渴"，"今反"上有"本渴"二字。"主之"下，有"宜加茯苓者是"六字。

张路玉曰：呕本有痰，呕尽痰去而渴者为欲解，与《伤寒》服"小青龙汤已渴者，寒去欲解"同义。今反不渴，是积饮尚留，去之未尽，故用半夏散结胜湿，生姜散气止呕。沈明宗曰：此支饮上溢而呕之方也。凡外邪上逆作呕必伤津液，应当作渴，故谓呕家本渴，渴则病从呕去谓之欲解。若心下有支饮停蓄胸膈致燥，故呕而不渴，则当治饮。

小半夏汤方

半夏（一升《千金》作"半斤"《翼方》有"洗去滑"三字）　生姜半斤

上二味，以水七升，煮取一升半，分温再服。

《外台·虚烦门》《小品》流水汤，方后云，方有半夏必须着生姜，不尔戟人咽。

《千金》有人常积气结而死，其心上暖，以此汤少许汁入口遂活，出《伤寒·发黄门》，小半夏汤病心腹虚冷游痰，气上胸胁满，不下食，呕逆胸中冷者方。即于本方中加橘皮，一方有桂心甘草。

《杨氏家藏方》水玉汤治眉棱骨痛不可忍者，此痰厥也。（即本方）

《严氏济生方》玉液汤治七情伤感,气郁生涎,随气上逆,头目眩晕,心嘈忪悸,眉棱骨痛,即本方。入沉香水一呷温服。

《肘后》治寒疝腹痛,饮食下唯不觉其流行方。半夏一升,桂八两,生姜一升,水六升,煮取二升,分为二服。

《圣惠方》时气呕逆不下食,用半夏半两,汤浸洗七遍去滑;生姜一两,同剉碎。以水一大盏煎至六分,去滓分二服,不计时候温服。

《深师方》治伤寒病哕不止,半夏熟洗干末之,生姜汤服一钱匕。

《寿世保元》治哕逆欲死者,其肺脉弱者不治。用半夏生姜各一两,每服五钱,水煎服。

寇宗奭曰:今人惟知半夏去痰,不言益脾,盖能分水故也。脾恶湿,湿则濡困,困则不能治水。《经》云:"水胜则泻"。一男子夜数如厕,或教以生姜一两,半夏大枣各三十枚,水一升,瓷瓶中慢火烧为熟水,时呷之便已也。

腹满,口舌干燥,此肠间有水气,己椒苈黄丸主之。

程云来曰:痰饮留于中则腹满,水谷入于胃,但为痰饮而不为津液,故口舌干燥也。上证曰"水走肠间沥沥有声",故谓之痰饮;此肠间有水气,亦与痰饮不殊,故用此汤以分消水饮。尤在泾曰:水既聚于下则无复润于上,是以肠间有水气而口舌反干燥也。后虽有水饮之入,只足以益下趋之势,口燥不除而腹满益甚矣。陈修园曰:此下三节俱言水病。水即饮也,饮之未聚为水,水之既聚为饮,师又统言之以补上文所未备,此言肠间有水之治法。

己椒苈黄丸方《千金》名"椒目丸"。

防己《千金》作"木防己"　椒目　葶苈熬。《千金》用二两　大黄各一两

上四味,末之,蜜丸,如梧子大。先食,饮服一丸,日三服。《金

鉴》"小服而频,示缓治之意"。稍增。陈修园曰:大抵可渐增至五丸,及十丸。口中有津液渴者,加芒硝半两。《千金》"渴"上有"止"字。

张路玉曰:水积肠间则肺气不宣,膹郁成热而为腹满,津液遂不上行而口舌干燥。用防己椒目葶苈利水散结气,而葶苈尤能利肠。然肠胃受水谷之气者,邪实腹满,非轻剂所能治,必加大黄以泻之。若口中有津液而仍作渴者,此痰饮聚于血分,必加芒硝以祛逐之。程云来曰:此水气在小肠也。防己椒目导饮于前,清者得从小便而出;大黄葶苈推饮于后,浊者得从大便而下也。此前后分消则腹满减而水饮行,脾气转而津液生矣。若渴则甚于口舌干燥,加芒硝佐诸药以下腹满,而救脾土。

卒呕吐,心下痞,膈间有水,眩悸者,小半夏加茯苓汤主之。《千金》"眩"上有"目"字。

尤在泾曰:饮气逆于胃则呕吐,滞于气则心下痞,凌于心则悸,蔽于阳则眩。半夏生姜止呕降逆,加茯苓去其水也。陈修园曰:此言膈间有水之治法。

小半夏加茯苓汤方

半夏一升　生姜半斤　茯苓(三两。一法四两。《千金》用三两。《外台》引《千金》用四两。方后云,仲景《伤寒论》茯苓三两,余并同。)

上三味,以水七升,煮取一升五合,分温再服。

赵以德曰:心下痞,膈间有水眩悸者,阳气必不宣散也。《经》云"以辛散之"。半夏生姜皆味辛,《本草》半夏可治膈上痰,心下坚呕逆眩者,亦上焦阳气虚不能升发。所以半夏生姜并治之。悸则心受水凌,非半夏可独治,必加茯苓去水下肾逆以安神,神安则悸愈也。陈灵石曰:方用半夏降逆,生姜利气,茯苓导水,合之为涤痰定呕之良方。费晋卿曰：古人立方有药味少而分两重者，专走一门为功甚钜，如半夏等汤是也。痰去则眩悸自止，湿去则痞满自消，气顺则呕吐不作矣。

《千金》茯苓汤主胸膈痰满，于本方中加桂心。方后云：冷极者加附子，气满加槟榔。

《圣济总录》半夏加茯苓汤治三焦不顺，心下痞满，膈间有水，目眩悸动。（即本方）

《和剂局方》茯苓半夏汤治停痰留饮，胸膈满闷，咳嗽呕吐，气短恶心，以致饮食不下。（即本方）

《直指》暑家气虚脉虚，或饮水过多；或冷药无度伤动其中。呕吐不食，自利不渴。此则外热里寒，无惑乎伤暑伏热之说，非理中汤不可也。又有冷药过度，胃寒停水，潮热而呕；或身热微烦，此则阳浮外而不内，非小半夏加茯苓汤不可也。又大半夏汤治痰饮。（即本方）

《汉药神效方》原南阳曰：恶阻不能受药者，可用小半夏加茯苓汤。

假令瘦人，脐下有悸，吐涎沫而癫眩，此水也，五苓散主之。"癫"《千金》及徐、沈、尤、魏、陈并作"颠"；《张氏医通》作"巅"；《金鉴》"癫"当是"巅"字，巅者头也，文义相属，此传写讹；《辑义》作"颠"为是，此乃颠倒眩晕之谓。

喻嘉言曰：瘦人木火之气本盛，今以水饮之故，下郁于阴中，挟其阴邪鼓动于脐则为悸；上入于胃则吐涎沫，及其郁极乃发，直上头目为癫为眩。巢氏《病源》云："邪入之阴则癫"。夫阳郁于阴其时不为癫眩，出归阳位反为癫眩者，夹带阴气而上也。故不治其癫眩，但散其在上夹带之阴邪，则立愈矣。散阴邪之法固当从表，然不如五苓散之表法为良,以五苓散兼利其水耳。陈灵石曰:脐下动气去术加桂,仲师理中丸法也。兹何以脐下悸而用白术乎?不知吐涎沫是水气盛,必得苦燥之白术方能制水;颠眩是土中湿气化为阴霾上弥清窍,必得温燥之白术方能胜湿。证有兼见,法须变通。

附方

《外台》茯苓饮 治心胸中有停痰宿水,自吐出水后,心胸间虚,气满不能食。消痰气,令能食。《外台》痰饮食不消及呕逆不下食门,引延年云,仲景《伤寒论》同。

茯苓 人参 白术各三两 枳实二两 橘皮二两半 生姜四两

上六味,水六升,煮取一升八合,分温三服,如人行八九里进之。"味"下,《外台》有"切以"二字;"合"下,有"去滓"二字。

沈明宗曰:脾虚不与胃行津液。水蓄为饮贮于胸膈之间,满而上溢。故自吐出水后,邪去正虚,虚气上逆满而不能食也。所以参术大健脾气,使新饮不聚;姜橘枳实以驱胃家未尽之饮,曰消痰气令能食耳。汤本求真曰:心胸中云者,以胸中有停痰,胃中有宿水,同时述及也。故本方为呼吸器病,及消化器病之兼用方也。虚气满不能食者,言腹饥欲食不下状也;消痰气者,言能消停痰宿水也。又曰:本方因有橘皮枳实生姜,可知有橘皮枳实生姜汤证之类似证状。徐忠可曰:此为治痰饮善后最稳当之方也。心胸之间因大吐而虚,故加参;设非大吐,无参减枳实亦可。

《外台·风痰门》延年茯苓饮主风痰气,吐呕水者。(即本方)又茯苓汤主风痰气,发即呕吐欠呿,烦闷不安;或吐痰水者,即本方去枳实。

《和剂局方》四君子汤治脾胃气虚不思饮食,诸病气虚者以此为主。人参一钱,白术二钱,白茯苓一钱,炙甘草五分,姜三片,枣二枚。水二钟煎一钟,食前温服,随证加减。

《眼科锦囊》茯苓饮治胃中有留饮而自吐宿水,小便不利,及由咳嗽而白膜发血斑,及小儿百日咳。

《汉药神效方》本间枣轩曰:脚气冲心者,服茯苓饮合吴茱萸汤有神验。此方下咽时呕气立止,饮食消纳,小便亦快利。予试用此方多年,得急救者颇多。

尾台氏曰:茯苓饮治胃反吞酸,嘈杂等;心下痞硬,小便不利,或心胸痛者。又治每朝恶心吐苦酸水,或痰沫。

咳家,其脉弦,为有水,十枣汤主之。"主之"下,《千金》有"不能卧出者,阴不受邪故也"十一字。

魏念庭曰:咳嗽者因水饮而咳嗽也。有因外感风寒而咳嗽者,所谓形寒饮冷则伤肺也,此伤风感寒之咳嗽也;有因内伤劳倦而咳嗽者,所谓阴虚内热火刑肺金也,此虚劳之咳嗽也,于此俱无涉也。仲景命之曰咳家,颛为水饮在内,逆气上冲之咳嗽言也,故其脉必弦。无外感家之浮,无虚劳家之数,但见弦者知有水饮在中为患也。主之以十枣汤,使水邪有所折制,斯下注而免于上厥也。尤在泾曰:脉弦为水,咳而脉弦知为水饮溃入肺也。十枣汤逐水气自大小便去,水去则肺宁而咳愈。案:许仁则论饮气咳者,由所饮之物停澄在胸,水气上冲,肺得此气便成咳嗽,经久不已渐成水病。其状不限四时昼夜,遇诸动嗽物即剧。乃至双眼突出,气如欲断,汗出大小便不利,吐痰饮涎沫无限,上气喘急肩息,每旦眼肿不得平眠,此即咳家有水之证也。著有干枣三味丸,亦佳。大枣六十枚,葶苈一升,杏仁一升,合捣为丸,桑白皮饮下七八丸,日再,稍稍加之,以大便通利为度。

夫有支饮家咳烦，胸中痛者，不卒死，至一百日，或一岁，宜十枣汤。

喻嘉言曰：咳嗽必因之痰饮，而五饮之中独膈上支饮最为咳嗽根柢。外邪入而合之固嗽，即无外邪而支饮溃入肺中自令人咳嗽不已。况支饮久蓄膈上，其下焦之气逆冲而上者尤易上下合邪也。以支饮之故而令外邪可内，下邪可上；不去支饮，其咳终无宁宇矣。去支饮用十枣汤不嫌其峻，岂但受病之初，即病蓄已久亦不能舍此别求良法。其曰"咳家其脉弦为有水十枣汤主之"，正谓弦急之脉必以治饮为急也；其曰"夫有支饮家咳烦，胸中痛不卒死，至一百日一岁，宜十枣汤"，此则可以死而不死者，仍不外是方去其支饮，不几令人骇且疑乎？凡人胸膈孰无支饮，其害何以若此之大？其去害何必若此之力？盖膈上为阳气所治，心肺所居。支饮横据其中，动肺则咳，动心则烦，搏击阳气则痛；逼处其中荣卫不行，神魄无依则卒死耳。至一百日一年而不死，阳气未散，神魄未离，可知。惟急去其邪则可安其正，所以不嫌于峻攻也。扫除阴浊，俾清明在躬，较悠悠姑待其死何得何失也？

《辑义》《千金》本条之后有一条云：咳而引胁下痛者亦十枣汤主之，不知是本经之旧文否。

久咳数岁，其脉弱者可治，实大数者，死；其脉虚者必苦冒，其人本有支饮在胸中故也，治属饮家。 "苦"《千金》作"喜"。

沈明宗曰：久咳数岁，是非虚劳咳嗽，乃脾肺素本不足。肺气滞而不利，津化为饮，上溢胸中肺叶空窍之处，即支饮伏饮之类。内之伏饮相招，风寒袭人，内外合邪而发，世谓痰火屡屡举发者是矣。然久咳必是邪正两衰，其脉故弱，脉证相应，故为可治。实大数者，邪热炽盛阴气大亏，甚者必造于亡，故主死也。脉虚者乃上焦膻中宗气不布,痰饮浊阴上溢,胸中气逆上冲,所以苦冒。冒者瞑眩黑花昏晕之类,因其人本有支饮存蓄胸中,则当治其支饮而咳自宁,故治属饮家。唐容川曰:此脉虚者必苦冒,是土虚而水得上干故冒,与上文心下有支饮其人苦冒眩泽泻白术主之证同。其不同者,此条有久咳也,然亦不得用十枣汤,仍须用白术泽泻加减主之。又观下节时复冒者与苓桂五味甘草汤,再下言冒者必呕复用半夏以去其水,凡言冒均不用十枣汤也。

咳逆,倚息不得卧,小青龙汤主之。

赵以德曰:此首篇支饮之病也,以饮水水性寒下应于肾,肾气上逆入肺,肺为之不利。肺主行荣卫,肺不利则荣卫受病,犹外感风寒心下有水证也,故亦用小青龙汤治。尤在泾曰:倚息,倚几而息,能俯而不能仰也。沈明宗曰:此表里合邪之治也,肺主声,变动为咳。胸中素积支饮,招邪内入,壅逆肺气,则咳逆倚息不得卧。是形容喘逆不能撑持,体躯难舒,呼吸之状也。故用小青龙之麻桂甘草开发腠理,以驱外邪,从表而出。半夏细辛温散内伏之风寒而逐痰饮下行;干姜温肺行阳而散里寒;五味芍药以收肺气之逆,使表风内饮一齐而解,此乃寒风挟饮咳嗽之主方也。

《素·逆调论》"夫起居如故而息有音者,此肺之络脉逆也"。络脉不得随经上下,故留经而不行;络脉之病人也微,故起居如故而息有音也。夫不得卧,卧则喘者,是水气之客也;夫水者循津液而流也,肾者水脏,主津液,主卧与喘也。

陈修园曰:此节之上以水饮为主,而出十枣汤一方;此节之下以内饮外寒为主,而出小青龙汤一方。后从青龙而加减之,为咳证立两大法门。

青龙汤下已,多唾口燥,寸脉沉,尺脉微,手足厥逆,气从小腹

上冲胸咽,手足痹,其面翕热如醉状。因复下流阴股,小便难,时复冒者,与茯苓桂枝五味甘草汤治其气冲。"厥逆",《千金》作"厥冷","小腹"作"少腹"。

喻嘉言曰:伤寒证用大青龙汤,无少阴证者可服;脉微弱者不可服,服之则肉眴筋惕而亡阳。杂证用小青龙汤,亦恐少阴肾气素虚,冲任之火易于逆上。冲任火上,无咳且增烦咳,况久咳不已,顾可动其冲气耶?盖冲任二脉与肾之大络同起肾下出胞中,肾虚不得固守于下,则二脉相挟,从小腹逆冲而上也。于是用桂苓五味甘草汤,先治其冲气。尤在泾曰:服青龙汤已,设其人下实不虚,则邪解而病除;若虚则麻黄细辛辛甘温散之品虽能发越外邪,亦易动人冲气。冲气,冲脉之气也。冲脉起于下焦,挟肾脉上行至喉咙多唾口燥,气冲胸咽,皆冲气上入之候也。寸沉尺微手足厥而痹者,厥气上行而阳气不治也。下流阴股小便难时复冒者,冲气不归而仍上逆也。茯苓桂枝能抑冲气使之下行,然逆气非敛不降,故以五味之酸敛其气;土厚则阴火自伏,故以甘草之甘补其中也。徐忠可曰:不堪发散动其冲气,以致肺燥如痿而多唾,唾者其痰薄如唾也;又口燥,燥者觉口干非渴也。寸脉沉,水未去也;尺脉微,下元骤虚也。手足痹者,不止于厥而直不用也;面翕热如醉状,所谓面若妆朱,真阳上浮也。然未至于脱,则阳复下流阴股,谓浮于面之阳,旋复在两股之阴,作热气也。沈明宗曰:此下皆服小青龙汤,外邪解而里饮未除,扰动内阳之变也。

桂苓五味甘草汤方

茯苓四两　桂枝(四两,去皮。《千金》三两《外台》一两)　五味子半升　甘草炙,三两

上四味,以水八升,煮取三升,去滓,分温三服。

徐灵胎曰：此方五味子不与干姜同服。因服小青龙之后发泄已甚，而气冲，故专于敛肺也。

《张氏医通》《内经》云，劳风法在肺下，其为病也，使人强上冥视，唾出若涕。恶风而振寒，咳出青黄涕，其状如脓大如弹丸，从口中及鼻中出；不出则伤肺，伤肺则死也。治此者惟《金匮》桂苓五味甘草汤，加姜汁竹沥瘥堪对证。

冲气即低，而反更咳，胸满者，用桂苓五味甘草汤去桂加干姜细辛，以治其咳满。

尤在泾曰：服前汤已冲气即低，而反更咳胸满者，下焦冲逆之气既伏，而肺中伏匿之寒饮续出也。故去桂枝之辛而导气，加干姜细辛之辛而入肺者，合茯苓五味甘草消饮驱寒，以泄满止咳也。

《辑义》成无己云：桂枝泄奔豚，故桂枝加桂汤用五两，以主奔豚气从小腹上至心者。今冲气即低，乃桂之功著矣，故去之。沈氏《金鉴》并云：桂走表故去之，非。

苓甘五味姜辛汤方

茯苓四两　甘草　干姜　细辛各三两　五味子半升

上五味，以水八升，煮取三升，去滓，温服半升，日三服。

陈修园曰：此为肺中伏匿之寒饮，而出其方治也。两次用桂而邪不伏，以桂能去阳分凝滞之寒，不能驱脏腑沉匿之寒，必得干姜细辛大辛大热，方能泄胸中之满而止咳也。

咳满即止，而更复渴，冲气复发者，以细辛干姜为热药也，服之当遂渴。而渴反止者，为支饮也。支饮者法当冒，冒者必呕，呕者复内半夏以去其水。

黄坤载曰：服苓甘五味姜辛汤后咳满即止。设其更觉复渴冲气复发者，以细辛干姜本为热药，服之热伤肺津，应当遂时作渴，津亡燥动风木乃发,而渴反止者,此为支饮内停也。支饮格其阳气,法当昏冒,冒者胃气升逆必作呕吐,呕者复内半夏以去其水饮而止呕吐也。尤在泾曰:冲脉之火得表药以发之则动,得热药以逼之亦动。而辛热气味既能劫夺胃中之阴,亦能布散精饮之气。仲景以为渴而冲气动者自当治其冲气,不渴而冒与呕者则当治其水饮,故内半夏以去其水。而所以治渴而冲气动者,惜未之及也。约而言之,冲气为麻黄所发者,治之如桂苓五味甘草从其气而导之矣;其为姜辛所发者,则宜甘淡咸寒益其阴以引之,亦自然之道也。若更用桂枝必杆格不下,即下亦必复冲,所以然者伤其阴故也。唐容川曰:此言咳满止而作渴者,为冲气非饮也,不得仍用姜辛;若不作渴而咳满不止者,为支饮,非冲气也,仍当用姜辛矣。细玩而渴反止者下,当有咳满不止意在,故断以为支饮。通观支饮皆言咳满,此承上咳满而言,故不再重其词。惟冲气有时复冒证,而支饮者法亦当冒,此不可以不辨。冲气之冒不呕,支饮之冒是饮犯胃必兼呕证,宜仍用姜辛原方加半夏以去胃中之水则愈,勿误认为冲气也。

桂苓五味甘草去桂加干姜细辛半夏汤方

茯苓四两 甘草 细辛 干姜(各二两。《外台》三两) 五味子 半夏各半升

上六味,以水八升,煮取三升,去滓,温服半升,日三服。

陈修园曰:若渴即止而冒与呕者,惟治其水饮。半夏一味去水,止呕,降逆,俱在其中。审其不渴,则用无不当矣。

案:魏本一法去甘草,《金鉴》从之,恐甘助呕也。

水去呕止,其人形肿者,加杏仁主之。其证应内麻黄,以其人遂痹,故不内之;若逆而内之者,必厥。所以然者,以其人血虚,麻黄发其阳故也。

黄坤载曰：服苓甘五味姜辛半夏后，水去呕止其人形肿者，此卫气之郁，宜加杏仁利肺壅而泄卫郁。肿家应内麻黄以泄卫郁，以其人服小青龙后阳随汗泄，手足麻痹，故不内之；若逆而内之者，必手足厥冷。所以然者以汗泄血中温气，其人阴中之阳已虚，麻黄复泄其血中之阳气故也。魏念庭曰：形肿者气浮也，即支饮中如肿之证也。阳浮弱于外，而阴盛凝于里也。前方加杏仁降气为主治，气降而饮自行，肿自消矣。如肿之证，似四肢之溢饮，而非四肢之溢饮，乃支饮也。溢饮之水在皮肤，支饮如肿之水在分肉之中、经络之内也，所以皮肤之水可发汗，而经络分肉之水不可发汗也。况如肿之证阳已外浮阴已内盛，何可重汗之以亡其阳？若逆而治之其阳愈衰，必成厥逆之证，见阴盛之不宜更弱其阳也。其人血虚者，即经络分肉之间隧道空虚也。虽是血虚，究为气弱；既为气弱，即为阳浮，麻黄发越阳气愈无内固之守。此所以以杏仁降气行水于内，而具温中理脾，不同于麻黄之治溢饮也。此仲景为正阳顾虑者深切也。

苓甘五味加姜辛半夏杏仁汤方

茯苓四两　甘草三两　五味子半升　干姜三两　细辛三两　半夏半升　杏仁半升，去皮尖

上七味，以水一斗，煮取三升，去滓，温服半升，日三服。

陈灵石曰：形气肺也，肺主皮毛为治节之官；形肿者肺气不行，凝聚不通故也。加杏仁者取其苦泄辛开，内通肺气，外散水气。麻黄亦肺家之药何以不用，虑其发越阳气而重伤津液也。

若面热如醉，此为胃热上冲熏其面，加大黄以利之。《外台》"醉"下有"状"字。

徐忠可曰：面属阳明，胃气盛则面热如醉，是胃气之热上熏之

也。既不因酒而如醉，其热势不可当，故加大黄以利之。虽有姜辛之热，各自为功，而无妨矣。前既云以干姜细辛为热药故也。本方止加半夏不去姜辛，及形肿又不去姜辛，及面热又不去姜辛，何也？盖支饮久渴之人，胸中之宗气久为水寒所蚀，故极易咳满；逮咳满而藉姜辛以泄满止咳，则姜辛自未可少。谓饮气未即去，则肺之寒侵刻刻须防之也。至面热如醉，与首条禽热如醉不同。前因冲气病发在下，此不过肺气不利乃滞外而形肿，滞内而胃热。故但以杏仁利其胸中之气，复以大黄利其胃阴之热耳。

《千金方衍义》赵以德曰：前四变随证加减施治，犹未离本来绳墨；至第五变其证颇似戴阳，而能独断阳明胃热，乃加大黄以利之。案：阳明病面合赤色不可攻之，为其肾虚阳气不藏，故以攻下为戒；而此平昔阴亏血虚，反用大黄利之者，以其证变叠见，虽有面热如醉，脉见寸沉尺微，洵非表邪怫郁，而为胃中热蕴无疑。竟行涤饮攻热，不以阴虚为虑，而致扼腕也。

苓甘五味加姜辛半杏大黄汤方

于前方内，加大黄三两煎服法同。

《辑义》以上叙证五变，应变加减，其意殆与《伤寒论》证象阳旦之一则同，示人以通变之法也。

先渴后呕，为水停心下，此属饮家，小半夏加茯苓汤主之。"后呕"，《千金》作"卻呕"。

周禹载曰：云渴未有不饮水者。渴饮水则渴为水解而水亦为渴消矣。乃复作呕者，何哉？为水不为渴消，而且不得下归于胃，下趋膀胱，致停于心下也。虽然就下性也，水又何以停？因上脘本有痰饮阻抑上升之津，故先为渴，然后知先能为上阻者，亦即后能下阻者也。心下去上未远，为清华之位，岂得容水？少刻势必呕出。故仍以小半夏茯苓汤主之也。张路玉曰：先渴者因痰饮占据中宫，津液不得灌注于上，肺失其润而然；后呕者，胃中所积之饮随气逆而上泛也，故用姜半以涤饮，茯苓以渗湿，湿去则呕止津通而渴自已。此与《伤寒》心下有水气，咳而微喘，发热不渴，服小青龙汤已而渴之义悬殊。彼以津液耗损而渴，此以痰气积阻而渴，渴之先后变见可以推饮之盛衰也。世以半夏性燥渴家禁用，曷知其有主渴之妙用哉？尤在泾曰：先渴后呕者，本无呕病，因渴饮水，水多不下而反上逆也，故曰此属饮家。小半夏止呕降逆，加茯苓去其停水，盖始虽渴而终为饮，但当治饮而不必治其渴也。魏念庭曰：治饮则用辛燥，治渴必用寒润，大相径庭，可不明其属于何家而妄治之乎？陈修园曰：此于咳嗽后忽又言及水饮，以水饮为咳嗽之根，故言之不厌其复也。

陈修园曰：咳嗽证《金匮》两见，一在肺痈肺痿之下，大抵以润燥为主；一在痰饮之下，大抵以治饮为先。此仲师咳嗽各证，以此二法立经权常变之钤法也。

案：《素问·咳论》云"五脏六腑皆令人咳"，而扼其要曰：此皆聚于胃，关于肺，此仲景以咳嗽分列于二篇之所本欤。

消渴小便不利淋病脉证治

正脉本"便"下脱"不"字,今从赵、徐、尤本补。

厥阴之为病,消渴,气上冲心,心中疼热,饥而不欲食;食即吐蛔,下之不肯止。"蛔"赵本作"蜖",《全书》、徐、陈本脱。

魏念庭曰:消渴病者,津液病也。中气盛胃阳足,则津液流动而能润喉舌、灌胸膈;中气虚胃热盛,则津液枯耗而不能润喉舌、灌胸膈,斯渴作矣。甚则旋渴旋饮。旋饮旋消,而消渴成矣。此消渴之为病属之津液,而津液之有余不足,又属之中气与胃阳矣。然宣明五气篇所言五脏化液,何独以肾之液为唾乎?观以肾为唾之旨,知唾之足不足更关于肾,不止胃阳中气而已焉。何也?肾之水水源也,五液皆与之相流注。必肾水先不足,而津液方不能润喉舌而灌胸膈,又本证中之本证也。然复何以渴而且消哉?亦应于肾求之。肾中水竭则命门火发,命门火发必缘木而升,所以消渴一证既责之肾水,再责之肾火,终责之肝木,阙一不可与言消渴之由来矣。其证必气上冲心,心中疼热,一皆水不足而火有余之象也。于是其人善饥而不食,此何以故?以胃虚而膈热,热必入于胃,胃中蛔虫因热而不能安伏于胃之下脘,乃乘热而浮游于胃之上脘。胃热故善饥,蛔在上脘故不欲食。食入而蛔在食下,则相安;食入而蛔反在食上,则吐蛔,此胃热之所致也。肾水枯竭之人,胃气不足久矣,徒以热入胃中耗其津而扰其蛔,而初无实邪可以攻伐也。设误下之下利自不可止矣,此非滋其肾水,养其肝木,充实其阳气,宣散其邪热,则消渴之证未易言除也。于此误下固非矣,即妄用寒凉以为能滋阴止渴,不知阳火以滋阴而渴止,阴火以滋阴而渴证且更他变矣。故主治者壮水之本,法之要也,益火之原尤法之要也。阳能生阴,阳足而阴自足,是又本治中之先务也。陈修园曰:消证后人有上消中消下消之分,而其病源总属厥阴。夫厥阴风木中见少阳相火,风郁火燔则病消渴。《内经》亦有"风消"二字。消必兼风言之,亦即此意;且上消系太阴者,心热移肺也;中消系阳明者,火燔土燥也;下消系少阴者,水虚不能制火,实火虚不能化水也。时医俱不言及厥阴,而不知风胜则干,火从木出,消证不外乎此。师故于开宗处指出总纲。次节言寸口脉,即心荣肺卫之部位也。厥阴横之为病,则太阴受之,言趺阳脉阳明之部位也;厥阴纵之为病,则阳明受之。三节言男子消渴,"男子"两字是指房劳伤肾而言,厥阴病乘其所生则足少阴受之,以厥阴为主。分看、合看、互看,头头是道。师未出方,然无不可于乌梅丸,及伤寒中各条,悟出对证之方。

《医门法律》杀虫方,治消渴有虫。苦楝根取新白皮一握切焙,入麝香少许,水二碗煎至一碗,空心饮之,虽困顿不妨。自后下虫三四条,类蛔虫而色红,其渴顿止。乃知消渴一证,有虫耗其精液。出夷坚志。案:饮醇食煿积成胃热,湿热生虫,理固有之,不独消渴一证为然,临病宜审也。

寸口脉浮而迟,浮即为虚,迟即为劳。虚则卫气不足,劳则荣气竭。趺阳脉浮而数,浮即为气,数即消谷而大坚。 原注:一作"**紧气盛则溲数,溲数即坚,坚数相搏,即为消渴**"。《脉经》"坚"字并作"紧"。魏云"大坚"即"大便坚"也。一作"紧",非。

魏念庭曰:浮者,浮取大而无力也;迟者,沉取涩而不滑也。寸口主肺属气,浮弱之诊中气不足,而卫气何有于足乎?寸口又主膻中属血,涩迟之诊心血不足,而荣气何得不竭乎?一言虚,阳虚气病也；一言劳，阴虚血病也。合言之则虚劳内热消渴之证甚明也，此其一诊也。再诊趺阳，阳明胃气也。脉浮而数，浮者气散而不收也，数者热盛而不熄也。气散不收则流注多而漫无检制，热盛不熄则谷虽消而津液日亡。所以气盛而小便常苦多，故溲数；溲数而津液日益耗，大便愈坚。以大便坚与小便数相搏，而正津亏竭，邪热炽盛，胸膈燥烦，口舌干裂。求救于水，水入气不足运，随波逐流直趋而下，饮多溲多，无补于渴。此消渴之热发于肾，冲于肝，而归结于胃，受害于肺也。陈修园曰：此以寸口诊荣卫，而上消之证含于其中；趺阳诊阳明，而中消之证详而不漏。然二证实相因而起也。师未出方，今补拟其略。大抵上消证，心火亢盛移热于肺为膈消者，用竹叶石膏汤，去半夏加栝楼根之类；或不去半夏。喻嘉言最得其秘，心火不足移寒于肺为肺消者，用炙甘草汤，或柴胡桂姜汤加人参五味子麦门冬之类。中消证责在二阳，以人参白虎汤送下脾约丸颇妙，然亦须随证变通，不可胶柱也。

《素气厥论》心移寒于肺，肺消，肺消饮一溲二，死不治；心移热于肺传为膈消；大肠移热于胃善食而瘦人，谓之食亦；胃移热于胆，亦曰食亦。《阴阳别论》二阳结谓之消。王注：二阳结，谓胃及大肠俱热结也。肠胃脏热，则喜消水谷。

男子消渴，小便反多，以饮一斗，小便一斗，肾气丸主之。

赵以德曰：医和云，女子阴物也，晦淫则生内热惑蛊之疾，仲景独称男子，倘亦此意。肾者主水，主志，藏精以施化。若惑女色以丧志，则泄精无度，火扇不已，所主之水所藏之精无几矣。水无几何以敌相火？精无几何以承君火？二火乌得不炽，而为内热惑蛊之病耶？二火炽则肺金伤，肺金伤则燥液竭，内外腠理因之干涩而思饮也。且肾乃胃之关，通调水道，肺病则水不复上归下输；肾病则不复关键,不能调布五经,岂不饮一斗而出一斗乎?用八味补肾之经,救其本也。不避桂附之热,为非辛不能开腠理,致五脏精输之于肾,与其施化四布以润燥也。又曰肾气丸内有桂附治消渴,恐有水未生而火反盛之患。不思《内经》王注,火自肾起为龙火,当以火逐火则火了灭,以水治之则火愈炽。如是则桂附亦可从治者矣。陈修园曰:此提出"男子"两字,是指房劳伤肾,为下消立法,而以肾气丸为主治也。尤在泾谓水液属阴,非气不至;气虽属阳,中实含水,水之与气未尝相离也。肾气丸中有桂附,所以斡旋肾中颓坠之气,而使上行心肺之分。不然则滋阴润燥之品同于饮水无济,但益下趋之势而已。驯至有降无升,饮一溲二,久而小便不臭,反作甘气,此肾败而土气下泄也。更有浮在溺面如脂者,此肾败而精不禁也,皆为不治。赵养葵谓治消之法,无分上中下,惟以六八味专主水火津液之源而救之,然亦在治之于早,而大剂以进;或全料加人参两许煮汁,一日夜服尽为妙。此后人近理之言,亦可取以并参也。

《外台》《近效》祠部李郎中论云:消渴者原其发动,此则肾虚所致,每发即小便至甜。案:《洪范》稼穑作甘,以物理推之,淋饧醋酒作铺法,须臾即皆能甜也。足明人食之后,滋味皆甜,流在膀胱。若腰肾气盛则上蒸精气,气则下入骨髓;其次以为脂膏;其次为血肉也;其余别为小便。故小便色黄血之余也。臊气者五脏之气,咸润者则下味也,腰肾既虚冷则不能蒸于上,谷气则尽下为小便者也。故甘味不变,其色清冷,则肌肤枯槁也。又肺为五脏之华盖,若下有暖气蒸即肺润;若下冷极,即阳气不能升,故肺干则热。譬如釜中有水,以火暖之,其釜若以板盖之,则暖气上腾,故板能润也;若无火力,水气则不上,此板终不可得润也。火力者则为腰肾强盛也,常须暖将息,其水气即为食气,食气若得暖气即润,上而易消，下亦免干渴也。是故张仲景云：宜服此八味肾气丸。又张仲景云：足太阳者是膀胱之经也，膀胱者是肾之府也，而小便数此为气盛，气盛则消谷大便硬，衰则为消渴也。男子消渴，饮一斗，小便亦得一斗，宜八味肾气丸主之神方，消渴人宜常服之。即本方。但用山茱萸五两，桂附各三两。

吴氏《医方考》是阴无阳而不升，阳无阴而不降，水下火上不相既济耳。故用肉桂附子之辛热壮其少火，用六味地黄丸益其真阴；真阴益则阳可降，少火壮则阴自升。故灶底加薪枯笼蒸溽，稿禾得雨生意惟新，明者知之，昧者鲜不以为迂也。

程云来曰：肾中之气犹水中之火，地中之阳蒸其精微之气达于上焦，则云升而雨降，上焦得以如雾露之溉。肺金滋润得以水精四布，五经并行，斯无消渴之患。今其人也摄养失宜，肾本衰竭，龙雷之火不安于下，但炎于上而刑肺金；肺热叶焦则消渴引饮，其饮入于胃，下无火化直入膀胱，则饮一斗溺亦一斗也。此属下消，故与肾气丸治之。

《外台》《古今录验》论云：消渴病有三：一渴而饮水多，小便数有脂似麸片甘者，此是消渴病也；二吃食多不甚渴，小便少，似有油而数者，此是消中病也；三渴饮水不能多，但腿肿脚先瘦小，阴痿弱，数小便者，此是肾消病也。

《东垣试效》膈消者，舌上赤裂，大渴引饮。《逆调》论云：心移热于肺，传为膈消者，是也，以白虎加人参汤治之。中消者，善食而瘦，自汗大便硬，小便数，叔和云"口干饮水多食饥虚"，瘅成消中者是也，以调胃承气三黄丸治之。下消者，烦渴引饮，耳轮焦干，小便如膏。叔和云"焦烦水易亏"，此肾消也，以八味丸治之。《总录》所谓末传能食者，必发脑疽背疮；不能食者，必传中满鼓胀，皆谓不治之证。

《金鉴》饮水多而小便少者，水消于上，故名上消也；食谷多而大便坚者，食消于中，故名中消也；饮水多而小便反多者，水消于下，故名下消也。上中二消属热，惟下消寒热兼之，以肾为水火之脏也。饮一溲一，其中无热消耗可知矣，故与肾气丸从阴中温养其阳，使肾阴摄水则不直趋下源，肾气上蒸则能化生津液，何消渴之有耶？

脉浮，小便不利，微热消渴者，宜利小便发汗，五苓散主之。

魏念庭曰：有证亦消渴而因不同者，又不可概以虚劳目之也。如脉浮而小便不利，则非水无制而火衰，火升上而津耗之证矣。其脉亦浮者，必风湿外感之邪也。表外中风脉必浮，内有湿热故小便不利，正津为湿邪所格不能上于胸咽，故消渴。是饮多而不小便，水为内热所消，非同于虚劳之饮一斗溲一斗，以小便为消也。主之以五苓散，导水清热滋干，且用桂枝驱风邪于表。表里兼治之道，为外感风湿内生邪热者，治消渴与虚劳之消渴迥不同也。张路玉曰：此言水气不化之渴，与渴欲饮水水入即吐名曰水逆之渴，证虽稍异而水气阻碍津液则一。故并宜五苓散以输散之，水散则津液灌溉而渴自已耳。

《金鉴》于此推之曰：脉浮，可知上条脉沉也；曰微热，可知上条无热也，且可知凡脉沉无热之消渴，当用肾气丸方也。案：此说未知是否，存以备考。

渴欲饮水，水入则吐者，名曰水逆，五苓散主之。

魏念庭曰：又有风邪外感内伤水气，水气上逆饮入即吐者，此非消渴之证；与消渴正相反，一水入即消，一水入即吐也。此名之曰水逆，其人小便亦必不利，亦宜五苓散主之。尤在泾曰：热渴饮水，热已消而水不行，则逆而成呕，乃消渴之变证。曰水逆者，明非消渴而为水逆也,故亦宜五苓散去其停水。

渴欲饮水不止者,文蛤散主之。

赵以德曰:文蛤散治伤寒冷水潠若灌,其热不去,肉上粟起,意欲饮反不渴者。此治表之水寒,今不言表而曰饮不止属里者亦用之,何也?尝考《本草》文蛤海蛤治浮肿,利膀胱下小便,则知内外之水皆可用之。其味咸冷,咸冷本于水则可益水,其性润下,润下则可行水,合咸冷润下则可退火,治热证之渴饮不止。由肾水衰少不能制盛火之炎燥而渴,今益水治火一味两得之。《内经》曰:心移热于肺传为膈消者,尤宜以一味切于入心也。尤在泾曰:热渴饮水,水入不得消其热而反为热所消,故渴不止。文蛤味咸性寒,寒能除热,咸能润下,用以折炎上之势而除热渴之疾也。

《济阳纲目》陈无择以文蛤为五棓子。

淋之为病,小便如粟状,小腹弦急,痛引脐中。《脉经》以"师曰热在下焦则溺血,亦令人淋闭不通"十六字为此节之冒。

魏念庭曰:淋病者亦津液病也。热在上焦耗其津液则为消渴,热在下焦耗其津液则为淋。淋者气不足而邪热乘之,所化之溺重浊而有渣滓,故溺道癃闭阻塞而不能畅利也。所以淋之为病,小便如粟状,乃邪热煎熬于膀胱之府,致溺结成有形之块,如卤水煎熬而成盐块之理也。所结之块有坚如金石不可碎破者。大凡阳盛则软,阴盛则坚,膀胱气化不足何非命门正阳有亏乎?肾阳亏者肾水必先枯竭,所以火不能深藏而多焰。寒水之源先热矣,膀胱之中焉能不煎熬为块,成淋病之根也?其证应小腹弦急痛引脐中,热邪癃闭于膀胱,故小腹之痛引脐中,其实火衰水竭于少阴,故脐有虚热而溺少气化耳,非大补其肾如前方肾气丸之治,不足言通利也。又岂可颛事利导,俾肾中水枯者愈枯,膀胱热结者愈结,成不可救治之证乎？是淋家治淋,不全在导利明矣。此证亦有湿热合邪在于太阳而成者,导水清热为治,非肾气丸可用也,当详之于五苓散方中。尤在泾曰:淋病有数证,云小便如粟状者,即后世所谓石淋是也,乃膀胱为火热燔灼,水液结为滓质,犹海水煎熬成咸碱也,小腹弦急痛引脐中者,病在肾与膀胱也。案:巢氏云,淋之为病由肾虚而膀胱热也。肾气通于阴,阴水液下流之道也。膀胱为津液之府,肾虚则小便数,膀胱热则水下涩,数而且涩,淋沥不宣,故谓之淋。其状小便出少起多,小腹弦急痛引于脐,又有石淋、劳淋、血淋、气淋、膏淋之异,详见本论,其言颇为明晰,可补仲景之未备。

赵以德曰:脐中者,两肾间膀胱之上口也。

《三因方》淋,古谓之癃,名称不同也。癃者罢也,淋者滴也,今名虽俗,于义为得。案:《灵·五味论》"酸走筋,多食之令人癃",云水道不行,即淋证也。

趺阳脉数,胃中有热,即消谷引食,大便必坚,小便即数。徐、尤、陈本作"引饮"。

赵以德曰:消万物者莫甚于火。胃有热即消谷,消谷则饥,饥则引食。食虽入,以火燥其玄府,水津不布下入膀胱,脾胃津液不生,故大便坚。膀胱内热则损肾阴,阴虚则水不能固藏,故数数出之。巢氏《病源》云:肾虚则小便数也。陈修园曰:淋病为下焦之热,而下焦本于中焦。趺阳者胃也,趺阳脉数,胃中有热,即消谷引饮,大便必坚,小便则数。数而无度,茎中不痛,是热气燔烁消渴之渐也;频数而短,茎中作痛,是热气下注,淋病之根也。此言淋病由于胃热下注,与消渴异流而同源也,师篇中凡复言叠叙之证,皆有深意。

尤在泾曰:即后世所谓消谷善饥,为中消者是。

淋家不可发汗,发汗则必便血。《脉经》"淋家"上有"少阴脉数,妇人则阴中生疮,男子则气淋"十六字。

徐忠可曰:淋谓下焦内证,故以汗为戒,误汗则便血,发其阳则动血也。高士宗曰:淋家之膀胱津液先虚,故不可发汗;若发汗更夺其津液,则膀胱气竭,胞中并虚,故必便血,便血者溺血也。

小便不利者,有水气,其人苦渴,栝楼瞿麦丸主之。

尤在泾曰:此下焦阳弱气冷,而水气不行之证,故以附子益阳气,茯苓瞿麦行水气。观方后云"腹中温为知",可以推矣。其人苦渴,则是本寒偏结于下而燥火独聚于上,故更以薯蓣栝楼根除热生津液也。夫上浮之焰非滋不熄,下积之阴非暖不消,而寒润辛温并行不背,此方为良法矣,欲求变通者,须于此三复焉。陈修园曰:此言小便不利求之膀胱,然膀胱之所以能出者气化也。气之所以化者不在膀胱而在肾,故清上焦之热,补中焦之虚,行下焦之水。各药中加附子一味,振作肾气以为诸药之先锋。方后自注"腹中温"三字,为大眼目,即肾气丸之变方也。

栝楼瞿麦丸方

栝楼根二两　茯苓　薯蓣各三两　附子一枚,炮　瞿麦一两

上五味,末之,炼蜜丸,梧子大。饮服三丸,日三服,不知增至七八丸,以小便利,腹中温为和。

沈明宗曰:本经肿论,腰以下肿者当利其小便,而不见其方。观此方后云:小便利腹中温为知。似乎在水肿腹冷小便不利之方。案:论云,从腰以下有水气者,牡蛎泽泻散主之,沈氏盖未细详耳。

小便不利,蒲灰散主之。滑石白鱼散、茯苓戎盐汤并主之。

《金鉴》无表里他证。小便不利而渴者,消渴水邪病也;小便不利不渴者,小便癃闭病也。盐为渴者之大戒,观用戎盐则不渴可知

也。魏念庭曰：小便不利者所因有不同，治法亦不一。仲师并列三方，以俟主治者择其善而从之。

蒲灰散方

蒲灰七分　滑石三分

上二味，杵为散，饮服方寸匕，日三服。

尤在泾曰：蒲香蒲也。宁原云"香蒲去湿热利小便"，合滑石为清利小便之正法也。

楼氏《纲目》蒲灰恐即蒲黄粉。

《千金》治小便不利，茎中疼痛，小腹急痛方：蒲黄滑石等分，上二味，治下筛，酒服方寸匕，日三。《医垒元戎》治产后小便不通，金钥匙散是。

《济阳纲目》蒲灰散治污血，小便不利。（即本方）

《张氏医通》蒲灰散治皮水，小便不利而渴。（即本方）

案：此方盖治气淋者欤。李濒湖、徐忠可谓蒲灰即蒲席烧灰，今以《千金》证之，自知其误。

滑石白鱼散方

滑石二分　乱发二分，烧　白鱼二分

上一味，杵为散，饮服半钱匕，日三服。俞、徐、尤、陈作方寸匕。

赵以德曰：发乃血之余，能消瘀血通关便，《本草》治妇人小便不利，又治妇人无故溺血'白鱼去水气，理血脉，可见皆血剂也。《金鉴》滑石白鱼利水药也，然必是水郁于血分，故主是方也。

《辑义》乱发本经主五淋，白鱼恐非鱼中之白鱼。《尔雅》蟫白鱼，本经云衣鱼，一名白鱼，主妇人疝瘕，小便不利。又《南齐书》明帝寝疾甚久，敕台省府署文簿求白鱼以为治，是也。沈云白鱼鳖，诸注并仍之，不可从。

《张氏医通》滑石白鱼散治消渴,小便不利,小腹胀痛有瘀血。(即本方)

《汉药神效方》昭阳散可治诸淋,用发灰五分,合欢木滑石共三钱,阿胶甘草共一钱,上为末,用热汤送下,日服一钱匙,七日服尽,无不治者。

案:此散盖治血淋者之方。

茯苓戎盐汤方

茯苓半斤　白术二两　戎盐弹丸大一枚

上三味,先将茯苓白术以水五升,煮取三升;入戎盐再煎,分温三服。"先将"以下二十三字正脉本阙,今据宋本及徐、尤、程、《金鉴》参补。

赵以德曰:戎盐者即北海盐,膀胱乃水之海,以气相从,故咸味润下,佐茯苓利小便;然盐亦能走血,白术以利腰脐间血,故以治血也。徐忠可曰:白术健脾,茯苓渗湿,戎盐出山坡阴土石间不经煎炼,入肾除阴火兼清热,故以为使。然此方较前二方,则补养多矣。魏念庭曰:茯苓戎盐汤意在渗水,而更以健脾补肾为急也,为肾水短而脾土弱者言治也。

《张氏医通》茯苓戎盐汤治胞中精枯血滞,小便不利。(即本方)

案:此汤盖治劳淋,及石淋者之主方。

渴欲饮水,口干舌燥者,白虎加人参汤主之。

尤在泾曰:此肺胃热盛伤津,故以白虎清热,人参生津止渴,盖即所谓"上消""膈消"之证,疑亦错简于此也。

《医门法律》此治火热伤其肺胃,清热救渴之良剂也,故消渴病之在上焦者,必取用之。东垣以治膈消,洁古以治能食而渴者。

脉浮发热,渴欲饮水,小便不利者,猪苓汤主之。

《金鉴》此与上五苓散条,文同义异。文同者,脉浮,小便不利,发热微热,渴欲饮水,消渴也;而义异者,一以五苓散利水发汗,一以猪苓汤利水滋干也。审其所以义异之意,必在有汗无汗之间也。何以知之?一以发汗为主,其因无汗可知;一以滋干为主,其因有汗可知,故文同而义异,病同而治别也。

柯韵伯曰:脉证全同五苓,彼以太阳寒水利于发汗,汗出则膀胱气化而小便行,故利水之中仍兼发汗之味;此阳明燥土最忌发汗,汗之则胃亡津液而小便更不利,所以利水之中仍用滋阴之品。二方同为利水,太阳用五苓者,因寒水在心下,故有水逆之证,桂枝以散寒,白术以培土也;阳明用猪苓者,因热邪在胃中,故有自汗证,滑石以滋土,阿胶以生津也。散以散寒,汤以润燥,用意微矣。

尤在泾曰:此与前五苓散,病证同而药则异。五苓散行阳之化,热初入者宜之;猪苓汤行阴之化,热入久而阴伤者宜之也。又曰:渴欲饮水,本文共有五条,而脉浮发热小便不利者,一用五苓为其水与热结故也;一用猪苓为其水与热结,而阴气复伤也;其水入则吐者亦用五苓,为其热消而水停也;渴不止者则用文蛤,为其水消而热在也;其口干燥者则用白虎加人参,为其热甚而津伤也。此为同源而异流者,治法亦因之各异如此,学者所当细审也。

水气病脉证治

师曰:病有风水,有皮水,有正水,有石水,有黄汗。

黄坤载曰:风水者,水之闭于风邪;皮水者,水之溢于皮肤;正水者,病于肺肾;石水者,水之凝结于肾脏;黄汗者,水之内入于汗孔者也。陈修园曰:此言肤肿病,《内经》概言目窠上微肿,如新卧起之状,其颈脉动时咳,阴股间寒,足胫肿,腹乃大,水已成矣。以手按其腹随手而起如裹水之状,而不分别为言。然而病因不同,则治法迥异,师故立五名以为大纲,而脉证标本变化之微,详悉于下。

风水,其脉自浮,外证骨节疼痛,恶风;皮水,其脉亦浮,外证胕肿,按之没指,不恶风,其腹如鼓,不渴,当发其汗;正水,其脉沉迟,外证自喘;石水,其脉自沉,外证腹满,不喘;黄汗,其脉沉迟,身发热,胸满,四肢头面肿,久不愈,必致痈脓。"胕"《千金》作"浮"。"如鼓不渴"《巢源》作"如故而不满,又不渴"。"身"下《脉经》《千金》有"体"字。

张路玉曰:风水者,肾本属水,因风而水积也。《经》云,"并浮为风水,传为胕肿"。又曰:肾风者面胕庞然,壅害于言,不能正偃,正偃则咳,名曰风水。其本在肾,其末在肺,皆积水也,上下溢于皮肤,故为胕肿。今止言外证骨节疼痛恶风,不言胕肿,脱文也。肾外合于骨,水则病骨;肝外合于筋,风则筋束关节,故骨节痛。脉浮恶风者,知其风水之在外也。皮水者,皮肤胕肿是也。盖肺主气以行荣卫,外合皮毛,皮毛病甚则肺气臆郁,当发其汗散皮毛之邪,外气通而郁解矣。正水者,肾经之水自病也。经曰肾者胃之关也,关门不利故聚水成病,上下溢于皮肤,胕肿腹大,上为喘呼不得卧,标本俱病也。石水者,乃水积小腹,胞内坚满如石。经曰:"阴阳结邪,阴多阳少名石水"。又曰:肾肝并沉为石水,水积胞内,下从足少阴,故不发喘。黄汗者,病水身黄,汗出如檗汁,由阳明胃热,故见色于外。今之发热胸满,四肢头面肿者,正属足阳明经脉之证也。热久在肌肉,故化痈脓。《金鉴》风水得之内有水气,外感风邪,风则从上肿,故面浮肿,骨节疼痛恶风,风在经表也。皮水得之内有水气,皮受湿邪,湿则从下肿,故胕肿,其腹如鼓,按之没指,水在皮里也;非风邪故不恶风,因水湿故不渴也;其邪俱在外,故均脉浮,皆当从汗从散而解也。正水,水之在上病也。石水,水之在下病也。故在上则胸满自喘,在下则腹满不喘也。其邪俱在内,故均脉沉迟,皆当从下从温解也。黄汗者,汗出檗汁色也,是内饮外热蒸郁于中,从上化而成也。列水病之门者,亦因水之为病而肿也。程云来曰:风水与皮水相类属表,正水与石水相类属里。但风水恶风,皮水不恶风;正水自喘,石水不喘,为异耳。自唐以来复有五水十水之说,皆由肾不主五液,脾不能行水,致津液充郭,上下溢于皮肤,则水病生矣。魏念庭曰:黄汗者其脉亦沉迟,与正水石水邪在内无异也。然所感之湿客于皮毛者,独盛于他证,故身发热,热必上炎故胸满头面肿;湿热肆行故四肢亦肿。久久不愈,瘀隆蕴酿致成疮痈,溃烂成脓必至之势也。热逼于内,汗出于外,湿瘀乎热,汗出必黄,此又就汗出之色,以明湿热之理,名之曰黄汗。

《素·阴阳别论》阴阳结斜,多阴少阳,曰石水。少腹肿,三阴结,谓之水。王注:三阴结,谓脾肺之脉俱寒结也。脾肺寒结,则气化为水。《大奇论》肾肝并沉为石水,并浮为风水。王注:肝脉入阴内,贯少腹;肾脉贯脊中,络膀胱。两脏并脏气熏冲脉,自肾下络于胞。今水不行化，故坚而结。然肾主水，水冬冰；水宗于肾，肾象水而沉，故气并而沉，名为石水。脉浮为风，下焦主水，风薄于下，故名风水。《灵·脏腑病形》篇肾脉微大为石水，起脐已下至小腹腄腄然，上至胃脘，死不治。（肾脉《巢源》作"尺脉"）

《辑义》"胕"程读为"趺"，本于喻氏，盖误矣。徐云：胕者浮也，近是。《素·水热穴论》云：上下溢于皮肤故为胕肿，胕肿者聚水而生病也，知是胕肿即水病之称耳。

脉浮而洪，浮则为风，洪则为气。风气相搏，风强则为隐疹，身体为痒，痒为泄风，久为痂癞；气强则为水，难以俯仰，风气相击，身体洪肿，汗出乃愈。恶风则虚，此为风水；不恶风者，小便通利，上焦有寒，其口多涎，此为黄汗。"击"徐、陈作"系"。

徐忠可曰：此段详风之所以成水，并与黄汗分别之因。谓脉得浮而洪，浮为风是矣，洪乃气之盛也，风气相搏是风与气两不相下也。其有风稍强者，则风主其病，故侵于血为隐疹，因而火动则痒，然风稍得疏泄，故曰泄风。久则荣气并风而生虫，为痂癞厉风之属，不成水也。若气强则风为气所使，不得泄于皮肤，逆其邪乘阴分以致阴络受病而为水。难以俯仰者，成水后肿胀之状也。然气虽强风仍不去，故曰相系。风气无所不到，故身体洪肿，洪肿者大肿也，汗出则风与气皆泻，故愈。恶风为风家本证，既汗而仍恶风，则当从虚而不当从风，故补注一句曰"恶风则虚"，而总结之曰"此为风水"。谓水之成虽由于气，而实原于风也，其有不恶风者，表无风也。小便通利者，非三阴结也，更口多涎，是水寒之气缠绵上焦也。此唯黄汗之病，因汗出而伤水，则内入于胸膈，故即别之曰"上焦有寒，其口多涎，此为黄汗"，不脱前黄汗证中胸满之意也。尤在泾曰：风天之气，气人之气，是皆失其和者也。风水之病，其状与黄汗相似，故仲景于此复辨其证，以恶风者为风水，不恶风者为黄汗。而风水之脉浮，黄汗之脉沉，更不必言矣。

《素·水热穴论》肾者牝脏也。地气上者属于肾而生水液也，故曰至阴。勇而劳甚则肾汗出，肾汗出逢于风，内不得入于脏腑，外不得越于皮肤，客于玄府，行于皮里，传为胕肿，本之于肾，名曰风水。所谓玄府者，汗空也。（案：此节风水之因，与黄汗颇同。）《风论》外在腠理则为泄风。泄风之状多汗，汗出泄衣上，口中干上渍，其风不能劳事，身体尽痛则寒。（案：此证不言痒，而云汗出泄衣，似与黄汗相类。）

成无己注平脉法云：痂癞者眉少发稀，身有干疮而腥臭，《内经》曰"脉风成疠"。

《金鉴》泄风，即今之风燥疮是也，故曰久不愈则成痂癞。痂癞，癣疥疠癞之类是也。风水无汗，当以越婢汤发汗，若汗出恶风则为表阳虚，故加附子也。

寸口脉沉滑者，中有水气，面目肿大有热，名曰风水。视人之目窠上微拥，如蚕新卧起状，其颈脉动，时时咳，按其手足上陷而不起者，风水。"窠"正脉本作"裹"，今从赵、徐、尤、魏本改正。《脉经》《千金》《外台》并无"蚕"字。《辑义》据《灵·论疾诊尺及水胀》篇无"蚕"字为是，盖因下文"目下有卧蚕"之语而错误也。

赵以德曰：《内经》云，脉沉曰水，脉滑曰风，面肿曰风；目肿如新卧起之状曰水，颈脉动喘咳曰水。又肾风者，面胕庞然，少气时热，其有胕肿者，亦曰本于肾，名风水，皆出《内经》也。徐忠可曰：此一段从风水中之变异者，而仍正其名以示别也。谓风水脉本浮，今沉滑，是中有水气相结。似属正水，然而面目肿大有热，高巅之上唯风可到，风为阳邪故热。是脉虽沉不得外风而言之，故仍正其名曰风水。程云来曰：沉者就下之性，滑者流衍之象，故沉滑者中有水也。面肿曰风，风郁于经则热，故面胕肿大有热，名曰风水。《内经》曰：诸有水者微肿先见于目下也。水者阴也，目下亦阴也，腹者至阴之所居，故水在腹者，必使目下肿也。颈脉，人迎脉也，水邪上干，则颈脉动。水之本在肾，水之标在肺，故时时咳也。以手按其腹随手而起，此属水胀，如按水囊者，必随手而起。今风水搏于手足跗属，肌肉之间，按而散之猝不能聚，故下陷而不起也。

《素·评热病论》有病肾风者，面胕庬然，壅害于言。不当刺而刺，后五日其气必至，至必少气时热；时热从胸背上至头，汗出手热，口干苦渴，小便黄，目下肿，腹中鸣，身重难以行，月事不来，烦而不能食，不能正偃；正偃则咳，名曰风水。《平人气象论》颈脉动，喘疾咳，曰水。目里微肿，如卧蚕起之状，曰水；面肿，曰风；足胫肿，曰水。《灵·水胀》篇水始起也，目窠上微肿如新卧起之状，其颈脉动时咳，阴股间寒，足胫瘇，腹乃大，其水已成矣。以手按其腹随手而起，如裹水之状，此其候也。肤胀者，寒气客于皮肤之间，𪔣𪔣然不坚，腹大身尽肿，皮厚，按其腹窅而不起，腹色不变，此其候也。《论疾诊尺》篇视人之目窠上微壅，如新卧起状，其颈脉动时咳，按其手足上窅而不起者，风水肤胀也。

《辑义·水胀》篇，以手按其腹随手而起，如裹水之状者，水也。其身尽肿皮厚，按其腹窅而不起者，肤胀也。肤胀者寒气客于皮肤之间所致，寒气在于皮肤之间，按而散之，则不能猝聚，故窅而不起也。当知随手而起为有水无气，窅而不起为有气有水也。《巢源》燥水谓水气溢于皮肤，因令肿满，以指画肉上则隐隐成文字者，名曰燥水；以指画肉上，随画随散，不成文字者，名曰湿水。盖湿水即《灵枢》所谓"水"也，燥水即所谓肤胀也。上条云风水其脉亦浮，外证胕肿,按之没指,而此条云陷而不起者风水,则知皮水风水即《巢源》所谓燥水,而亦肤胀之属也。

唐容川曰:浮主表,寸亦主表,沉滑见于寸部,即是水犯于表之诊,故亦断为风水,与浮洪浮紧之断为风水,同一在表之义也。且浮脉但断为风,必兼洪紧乃为风而兼水,沉滑亦当但断为水。因见于寸脉,乃水犯于表而兼风也。仲景文法细密如是,学者当玩焉。

太阳病,脉浮而紧,法当骨节疼痛,反不疼,身体反重而酸,其人不渴,汗出即愈,此为风水。恶寒者,此为极虚,发汗得之;渴而不恶寒者,此为皮水。身肿而冷,状如周痹,胸中窒不能食,反聚痛,暮躁不得眠,此为黄汗。痛在骨节,咳而喘不渴者,此为肺胀,其状如肿,发汗即愈。然诸病此者,渴而下利,小便数者,皆不可发汗。"肺胀"正脉本、《脉经》、程、魏作"脾胀"。赵以德曰:"脾胀"恐是"肺"字之误。《灵枢经》曰:肺是动则病肺胀满,膨膨而喘咳也。

徐忠可曰:此一段言风水中有类太阳脉,而不出太阳证者;又有相似而实为皮水者;有相似而实为黄汗者;有相似而并非皮水黄汗,实为肺胀者。如太阳病脉浮紧,在法当骨节疼痛,所以前叙风水亦曰外证骨节疼痛,此反不疼。又太阳病不重,今得太阳伤寒脉身体反重而酸,却不渴,汗出即愈,明是风为水所柔,故不疼而重。风本有汗乃因自汗而解,故正其名曰此为风水。然既汗不宜恶寒,复恶寒明是人为汗虚,故曰此为极虚,发汗得之。若前证更有渴而不恶寒者,渴似风水,然不恶寒则非风水矣,故又别之曰此为皮水。但皮水身不热,故又注其的证曰,身肿而冷,状如周痹。周痹之状寒凝汁沫,排分肉而痛,通身皮肤受邪而不用,即前所谓外证胕肿,按之没指也。若前证更有胸中窒不能食,反聚痛,暮躁不得眠者,明是水入以伤心,致胸中受邪而窒,邪高妨食;又邪聚而痛;又心烦而暮躁不得眠。此惟黄汗证都在胸,故曰此为黄汗。若前证之脉浮紧而骨节仍痛,且咳而喘,但不渴,则类于皮水;然而不甚胕肿,又非皮水,故曰此为肺胀。乃肺主气,受邪而咳,其状如肿,实非肿也。此亦风之淫于肺者,故总曰"发汗则愈",见证异,而治宜同也。诸病此者四句,谓证虽不同似皆可发汗,然遇有渴者、下利者、小便数者,即为邪气内入,则非一汗所能愈,故曰皆不可发汗。尤在泾曰:或问前二条云,风水外证骨节疼,此云骨节反不疼,身体反重而酸;前条云皮水不渴,此云渴,何也?曰风与水合而成病,其流注关节者则为骨节疼痛,其浸淫肌肤者则骨节不疼而身体酸重,由所伤之处不同故也。前所云皮水不渴者,非言皮水本不渴也。谓腹如鼓而不渴者,病方外盛而未入里,犹可发其汗也;此所谓渴而不恶寒者,所以别于风水之不渴而恶风也。程氏曰:水气外留于皮,内薄于肺,故令人渴,是也。

《灵·周痹》篇风寒湿气客于外分肉之间,迫切而为沫。沫得寒则聚,聚则排分肉而分裂也。分裂则痛,痛则神归之,神归之则热,热则痛解,痛解则厥,厥则他痹发,此内不在藏而外未发于皮,独居分肉之间,真气不能周,故命曰周痹。

《素·水热穴论》肾者至阴也,至阴者盛水也;肺者太阴也,少阴者冬脉也。故其本在肾,其末在肺,皆积水也。肾者胃之关也,关门不利,故聚水而从其类也,上下溢于皮肤,故为胕肿。胕肿者聚水而生病也,故水病下为胕肿大腹,上为喘呼不得卧者,标本俱病。

里水者,一身面目黄肿,其脉沉,小便不利,故令病水。假如小便自利,此亡津液,故令渴也,越婢加术汤主之。 方见下。"黄"《脉经》作"洪"。《脉经》注一云,皮水,其脉沉,头面浮肿,小便不利,故令病水。假令小便自利,亡津液,故令渴也。案:此注与正文大同小异,而云皮水似误。

赵以德曰:《内经》三阴结谓之水。三阴乃脾肺少阴肾也。盖胃为五脏六腑之海,十二经皆受气焉,脾为之行津液者,脏腑经络必因脾乃得禀水谷气。今脾之阴不与胃之阳和,则阴气结伏,津液凝聚不行,而关门闭矣。关闭则小便不利,不利则水积,积则溢面目一身。水从脾气所结,不与胃和,遂从土色发黄肿。结自三阴,故曰里水,其脉沉也。如小便自利,则中上焦之津液从三阴降下而亡,故渴也,是汤见后。魏念庭曰:里水者,即正水也。尤在泾曰:里水水从里积,与风水不同,故其脉不浮而沉;而盛于内者必溢于外,故一身面目悉黄肿也。水病小便当不利,今反自利,则津液消亡。水病已而渴病起矣。越婢加术是治其水,非治其渴也。以其身面悉肿,故取麻黄之发表;以其肿而且黄,知其湿中有热,故取石膏之清热,与白术之除湿。不然则渴而小便利者,而顾犯不可发汗之戒耶。或云此治小便利黄肿未去者之法,越婢散肌表之水,白术止渴生津也,亦通。黄坤载曰:里水一身面目黄肿,小便自利而渴者,以皮毛外闭,湿气不得泄路,郁而生热,湿热淫蒸,是以一身面目黄肿;若小便不利,此应表里渗泄以驱湿热。今小便自利而渴者,则湿兼在表,而不但在里便利亡津,是以发渴。甘草姜枣补土和中,麻膏泄经络之湿热,白术补脏腑之津液也。

案:仲景用越婢半夏汤治肺胀考之,故知此方为治正水之主方也。加半夏者,以水饮聚于胃,关于肺,降胃逆所以治本也。加白术者,水气郁于脾,渍于肺,越脾气亦以治本也。

趺阳脉当伏,今反紧,本自有寒,疝瘕腹中痛,医反下之,即胸满短气。趺阳脉当伏,今反数,本自有热,消谷小便数,今反不利,

此欲作水。

赵以德曰：趺阳脉当伏者，非趺阳胃气之本脉也。为水蓄于下，其气伏，故脉亦伏。《脉法》曰"伏者为水"。魏念庭曰：趺阳有水邪则当伏，以胃阳为水湿阴寒所固闭，故阳明之脉不出也；今反紧，不惟水盛于里，而且寒盛于中矣。盖其人不止有水气之邪，而更兼平日有积寒疝瘕，腹中常常作痛，水邪中又兼寒邪也。医者不识其为阴寒，乃以为水邪可下，虽水下沉而寒邪上逆，故胸满短气矣。此病趺阳脉当伏，今反数，为本自有热。然本自有热则当消谷、小便数、大便坚，如伤寒胃实之证也，今小便反不利，则知为欲作水与湿热之邪无疑。陈修园曰：此言水病人别有宿疾，当从趺阳脉与其旧疾见证而兼顾之，不可以见肿治肿为能事。

寸口脉浮而迟，浮脉则热，迟脉则潜，热潜相搏，名曰沉。趺阳脉浮而数，浮脉即热，数脉即止，热止相搏，名曰伏。沉伏相搏，名曰水。沉则络脉虚，伏则小便难，虚难相搏，水走皮肤，即为水矣。

徐忠可曰：此段论正水所成之由也。谓人身中健运不息，所以成云行雨施之用。故人之汗以天地之雨名之；人之气以天地之疾风名之；故寸口脉主上，犹之天道必下济而光明。故曰阴生于阳，趺阳脉主下，犹之地轴必上出而旋运，故曰卫气起于下焦。今寸口脉浮而迟，浮主热，乃又见迟者，元气潜于下也。既见热脉，又见潜脉，是热为虚热，而潜为真潜，故曰热潜相搏，名曰沉。言其所下济之元气，沉而不复举，非沉脉之沉也。今趺阳脉浮而数，浮主热乃又见数。数者卫气止于下也，既见热脉，又见止脉，是客气为热而真气为止，故曰热止相搏名曰伏。言其宜上出之卫气伏而不能升，非伏脉之伏也。从上而下者不返而终沉，从下而上者停止而久伏，则旋运之气几乎熄矣。熄则阴水乘之，故曰沉伏相搏，名曰水。见非止客水也，恐人不明沉伏之义，故又曰络脉者阴精阳气所往来也。寸口阳气沉而在下则络脉虚，小便者水道之所从出也，趺阳真气止而在下，气有余即是火，火热甚则小便难。于是上不能运其水，下不能出其水，又焉能禁水之胡行而乱走耶？故曰"虚难相搏"，水走皮肤即为水矣。水者即身中之阴气，合水饮而横溢也，沉伏二义俱于浮脉见之。非真明天地升降阴阳之道者，其能道只字耶？此仲景所以为万世师也。黄坤载曰：寸口脉浮而迟，浮脉即为阳盛而上热，迟脉即为阴盛而下潜。上热与下潜相搏，是阴气不升，其名曰沉。趺阳脉浮而数，浮脉则为阴虚而上热，数脉即为阳盛而上止，上热与下止相搏，是阳气不降，其名曰伏。阴之下沉与阳之上伏相搏，则阴中无阳而水不化气，其名曰水。阴升于上是谓清阳，水升而化阳气，故络脉充满。阴脉沉而不升则络脉虚，阳降于下是谓浊阴，气降而化阴水，故小便通利。阳脉伏而不降则小便难，络脉之虚与小便之难相搏，则水不渗于膀胱，而逆走于皮肤，即为水矣。搏者合也，水病原于下寒，今阳气伏止于上而不下交，阴气沉潜于下而不上交，则水寒不能化气，而水道壅塞，络脉空虚，积水无下泄之路，盛满莫容。则避实而走虚，游溢于经络而浸淫于皮肤，必然之势也。

寸口脉弦而紧，弦则卫气不行，即恶寒，水不沾流，走于肠间。
"卫气不行"下，《脉经》更有"卫气不行"四字。《医门法律》"即"上有"紧"字，"沾流"作"活流"。

魏念庭曰：寸口肺脉也，弦而紧，形寒饮冷伤肺也。肺主气，肺伤则宗气不运，而卫气自不能行之畅利矣，所以其人恶寒。肺为皮毛之合也，于是气不通行而水乘，阴寒两盛得以凝聚，上肺寒不能由汗而泄，下气虚不能由小便而出，走注肠间，必由胃而下。胃与肠二阳也，水邪能存注于此，则阳衰气弱可知。此又正水里水之所以成也。喻嘉言曰：弦为水，紧为寒，水寒在肺则荣卫不温分肉而恶寒。肺之治节不行，不能通调水道，故水不活流而但走大肠之合也。即肺水者，其身肿，小便难，时时鸭溏之互辞也。

少阴脉紧而沉，紧则为痛，沉则为水，小便即难。

魏念庭曰：少阴肾脉也，腰以下主之。脉见沉紧，阴寒固冱于下而欲为水气中石水之机也。故曰"紧则为痛"，寒邪之结聚也；"沉则为水"，水邪之浸濡也；"小便难者"，太阳之气为阴寒水湿二邪逼处下部，气化难行。所以小便即难，盖正气俱化为水，水俱附寒邪为患于下焦，求其化溺泄水不可得矣。尤在泾曰：少阴主肾阳者，寒自内生而气化不速，亦即所谓阳气竭者水与寒积而不行者也。

脉得诸沉，当责有水。身体肿重，水病，脉出者死。

尤在泾曰：水为阴，阴盛故令脉沉，又水行皮肤，荣卫被遏亦令脉沉。若水病而脉出，则真气反出邪水之上，根本脱离而病气独胜，故死。出与浮迥异，浮者盛于上而弱于下，出则上有而下绝无也。赵以德曰：风水皮水脉皆浮，怀孕妇病水亦浮，水病岂独取沉脉为例哉？此条之论，盖独为少阴病水耳。少阴者至阴盛水也，合四时主冬故脉沉，水之象当然也，少阴经气当然也。当沉故不可出，出则少阴经气外绝，死之征矣。虽然肾脏独病其水则沉，兼风则不沉，所为出者非独为浮也。为经气离出其脏，沉之亦无有也。黄坤载曰：脉得诸沉，阴旺水寒不能化气，当责有水。水溢皮肤身体肿重，是其证也。水病脉沉，若脉出者阳根下断，升浮无归，法当死也。陈修园曰：此言正水之常脉则沉，若陡然而出，则为反也。

夫水病人，目下有卧蚕，面目鲜泽，脉伏，其人消渴。病水腹大，小便不利，其脉沉绝者，有水可下之。"小便不利"《脉经》作

"大小便不利"。

赵以德曰：《内经》色泽者病溢饮，溢饮者渴而多饮，溢于肠胃之外。又曰：水阴也，目下亦阴也。腹者至阴之所居也，故水在腹便目下肿也。《灵枢》曰：水始起也，目下微肿如蚕，如新卧起之状。其人初由水谷不化津液以成消渴，必多饮；多饮则水积，水积气道不宣，故脉伏矣。所积之水溢于肠胃之郭，则腹大；三焦之气不化，则小便难；若脉沉绝者，知其水积在内已甚，脉气不发故也，必下其水乃可愈矣。徐忠可曰：凡水病人脾胃为水气所犯，故目之下包曰"窠"。胃脉之所至，脾脉之所主，病水则有形如卧蚕，水气主润，故面目鲜华而润泽，不同于风燥也。脉伏，即沉也。沈明宗曰：胃中津液水饮外溢皮肤肌肉，不溉喉舌，故作消渴，诚非真消渴也。尤在泾曰：其脉沉绝，水气瘀壅而不行，脉道被遏而不出，其势亦太甚矣，故必下其水以通其脉。唐容川曰：可下之，谓水不去则温补无益，如十枣汤之类，急夺去之，然后再议温补也。

徐忠可曰：水病可下惟此一条，"沉绝"二字妙。

《千金》凡水病之初，先两目下肿起如老蚕色，侠颈脉动，股里冷，胫中满，按之没指，腹内转侧有声，此其候也。

《何氏医碥》内水腹大，小便不利，脉沉甚，可下之。十枣汤、濬川散、神佑丸、禹攻散、舟车丸之类。盖水可从小便利，亦从大便泄也。

问曰：病下利后，渴饮水，小便不利，腹满阴肿者，何也？答曰：此法当病水。若小便自利，及汗出者，自当愈。"阴"正脉本、《千金》作"因"，《脉经》、程、魏《金鉴》作"阴"。《辑义》据答语"当病水"作"阴肿"为是。

程云来曰：病下利则脾土衰而津液竭，故渴引饮而土又不能制水，故小便不利。脾恶湿故腹满，肾主水故阴肿，此为病水无疑。

若小便利则水行,汗出则水散,虽不药而亦自愈矣。徐忠可曰:咎在饮水。利后饮汤则与胃相得,何至不化?《金鉴》于此推之,凡病后伤津渴欲饮水,小便不利者,皆当防病水也。

心水者,其身重而少气,不得卧,烦而躁,其人阴肿。"身重"《千金》注一作"身肿"。《脉经》"阴"下有"大"字。

魏念庭曰:又为明水气附于五脏,而另成一五水之证。盖水邪亦积聚之类也,切近于其处则伏留于是脏,即可以脏而名证。水附于心,则心水也。程云来曰:《内经》曰:"心主身之血脉"。《上经》曰:"水在心,心下坚筑短气,是以身重少气也"。《内经》曰:诸水病者不得卧。夫心属火,水在心则蒸郁燔烁,是以不得卧而烦躁也。心水不应阴肿,以肾脉出肺络心,主五液而司闭藏。水之不行,皆本之于肾,是以其阴亦肿也。徐忠可曰:心肾本相交,今心为水所抑不能交于肾;所交者即心外之余湿,故阴肿,即势肿也。

肝水者,其腹大,不能自转侧,胁下腹痛,时时津液微生,小便续通。

魏念庭曰:肝经有水必存两胁,故腹大而胁下痛;少阳阴阳往来之道路有邪窒碍,故不能自转侧;肝有水邪必上冲胸咽,故时时津液微生。(口中有淡水之证也,)及上升而下降小便不利者,又续通。此水邪随肝木往来升降之气上下为患也。徐忠可曰:小便续通以肝主疏泄,此其独异于肺脾肾者也。

肺水者,其身肿,小便难,时时鸭溏。"鸭溏"上,《脉经》有"大便"二字。

赵以德曰:肺主皮毛,行荣卫,与大肠合。今有水病,荣泣卫停,其魄独治,阳竭于外则水充满皮肤。肺本通调水道下输膀胱为尿溺,今既不通,水不得自小便出,反从其合与糟粕混成鸭溏也。

徐忠可曰：肺主气以运于周身，病则正气不布，故身肿，小便必因气化而出。气不化故小便难，肺气病不能受脾气之上输，肺脾交困而鸭溏。鸭溏者如鸭粪之清而不实也。

脾水者，其腹大，四肢苦重，津液不生，但苦少气，小便难。

尤在泾曰：脾主腹而气行四肢，脾受水气则腹大四肢重。津气生于谷，谷气运于脾，脾湿不运则津液不生而少气。小便难者，湿不行也。赵以德曰：脾与胃合，胃之贲门不化，则宗气虚而少气；胃之幽关不通，则水积而小便难。

肾水者，其腹大，脐肿腰痛，不得溺，阴下湿如牛鼻上汗，其足逆冷，面反瘦。"反"《脉经》作"皮"，注一云，"大便反坚"。

程云来曰：肾者胃之关也。关门不利，故令聚水而生病，是有腹大脐肿之证也。腰者肾之外候，故令腰痛；膀胱者肾之府，故令不得溺；不得溺则水气不得泄，渍于睾囊而为阴汗，流注于下焦而为足冷。夫肾为水脏，又被水邪则上焦之气血随水性而下趋，故其人面反瘦，非若风水里水之面目洪肿也。尤在泾曰：身半以下肾气主之，水在肾则腰痛，脐肿腹大也。不得溺，阴下湿如牛鼻上汗，其足逆冷者，肾为阴，水亦为阴，两阴相得阳气不行而湿寒独胜也。面反瘦者，面为阳，阴盛于下则阳衰于上也。徐忠可曰：肾水为石水之类，多阴少阳在下，故前曰"不喘"，此曰"独瘦"。

陈修园曰：此分析五脏之水，以补《内经》所未备，使人寻到病根，察其致病之脏而治之，不域于脾肺肾通套成方以试病，则善矣。

师曰：诸有水者，腰以下肿，当利小便；腰以上肿，当发汗，乃愈。

赵以德曰：身半以上天之分，阳也；身半以下地之分，阴也。而身之腠理行天分之阳；小便通地分之阴。故水停于天者，开腠理而水从汗解；水停于地者，决其出关而水自出也，即《内经》开鬼门洁净府法也。沈明宗曰：此以腰之上下分阴阳，即风皮正水之两大法门也。腰以下主阴，水亦属阴，以阴从阴，故正水势必从于下部先肿，即腰已下肿。然阳衰气郁，决渎无权，水逆横流，疏凿难缓，利小便则愈，《经》谓洁净府是也。腰以上主阳，而风寒袭于皮毛，阳气被郁，风皮二水势必起于上部先肿，即腰以上肿。当开其腠理，取汗通阳则愈。《经》谓开鬼门是也。窃谓利水发汗乃言其常，而未及其变，当审实者施其常，虚者施其变。但治变之法，欲汗者当兼补阳，即麻黄附子汤之类；欲利小便者兼养其阴，即栝楼瞿麦丸之类。然开腠通阳而利小便，必兼变法乃为第一义耳。

《灵·系日月》篇腰以上为天，腰以下为地；故天为阳，地为阴。

《证治大还》凡大人小儿通身浮肿喘急，小便不利，自下而上者，名阴水；自上而下者名阳水，俗名河白。用河白草浓煎汤洗浴，此草三尖底平叶底及梗有芒刺。阳水用无刺者，阴水用有刺者，一二浴后而小便便利，浮肿自消，神效神效。

师曰：寸口脉沉而迟，沉则为水，迟则为寒，寒水相搏。趺阳脉伏，水谷不化，脾气衰则鹜溏，胃气衰则身肿。少阳脉卑，少阴脉细，男子则小便不利，妇人则经水不通。经为血，血不利则为水，名曰血分。"少阳脉卑"《脉经》作"少阳脉革"，又卷九引此亦作"革"，注一作"水分"。

赵以德曰：仲景脉法，寸口多与趺阳合，何也？盖寸口属肺，手太阴之所过，肺朝百脉，十二经各以其时来见于寸口。脾胃二经出在右关，胃乃水谷之海，五脏皆禀气于胃，则胃又五脏之本，所以经脉尤为诸经之要领也。邪或干于胃者，必再就趺阳诊之。趺阳足跗上冲阳，胃脉之源也。尤在泾曰：此合诊寸口趺阳，而知为寒水胜而胃阳不行也。胃阳不行则水谷不化，水谷不化则脾胃俱衰。

脾气主里,故衰则鹜溏;胃气主表,故衰则身肿也。程云来曰:沉为水,迟为寒,水寒相搏则土败矣。是以胃之跌阳脉则伏,脾之水谷则不磨;脾衰则寒内着而为鹜溏,胃衰则水外溢而为身肿也。少阳者三焦也,《内经》云,三焦者决渎之官,水道出焉。今少阳脉卑则不能决渎矣,在男子则小便不利。少阴者肾也,《中藏经》曰:肾者女子以包血,以其与冲脉并行。今少阴脉细则寒气客于胞门矣,在妇人则经水不通,经虽为血,其体则水,况水病血不行其血亦化为水,故名曰血分。

《素·评热病论》诸水病者薄脾则烦不能食,食不下者胃脘膈也;身重难以行者胃脉在足也;月事不来者,胞脉闭也。胞脉者属心而络于胞中,今气上迫肺,心气不得下通,故月事不来也。

《辑义》沈云:卑者即沉而弱。徐云:卑则低而弱。平脉法:荣气弱名曰卑。王宇泰云:荣主血为阴,如按之沉而无力,故谓之卑也。血分诸家无解,盖分散也,血为水分散流布肢体也。

案:《素·三部九候论》云:上部天两额之动脉。王注:在额两傍动应于手,足少阳脉气所行也,此云少阳,岂谓诊之于斯耶?血分师未出方,赵氏云用蒲黄散,是可备考。

《本事续方》治妇人经脉不通,即化黄水,水流四肢则遍身皆肿,名曰血分。其候与水肿相类,一等庸医不问源流,便作水疾治之,非唯无效,又恐丧命,此乃医杀之耳。宜用此方:人参、当归、瞿麦穗、大黄、桂枝、茯苓,各半两;苦葶苈炒二分。上为细末,炼蜜丸如梧桐子大,每服十五丸,空心米饮下,渐加至二十丸至于三十丸,每无不效者。

师曰:寸口脉沉而数。数则为出,沉则为入;出则为阳实,入则为阴结。趺阳脉微而弦,微则无胃气,弱则不得息。少阴脉沉而

滑,沉则为在里,滑则为实;沉滑相搏,血结胞门。其瘕不泻,经络不通,名曰血分。正脉本、赵、徐本脱此节及下节,今依尤、魏、陈本补。

魏念庭曰:寸口肺脉也。肺主气,气行则血行,气滞则血亦滞。"出入",作"内外"二字解。阳实,身形胀满也;阴结,血结胞门也。跌阳胃脉也,胃多气多血,微则气血两虚,故无胃气。一呼一吸为息,不得息者,弦脉肝木侮土,胃气虚少不足以息,气不统血也。少阴肾脉也,肾藏精,精血同为一类,沉为在里,血结于内也;滑则为实,瘀血停留也。此血所由结,而血分所由成也。案:脐下三寸为关元穴,关元左二寸为胞门,右二寸为子户。瘕者,石瘕也。石瘕生于胞中,寒气客于子门,子门闭塞气不得通,恶血不泻,血以留止,状如怀子。月事不以时下,皆生于女子,可导而下。此因上条妇女血分病,而递及于凡经水不通也。亦就三阴而言其邪正之虚实,实者邪实,虚者正虚;邪实者阴盛,正虚者阳微。于是上焦肺气不充,中焦胃阳不振,而下焦肾阳为阴寒所涸。为沉为滑,沉滑相搏,结为瘕于胞门,而经不得行矣。此正申明三阴之所以结也。尤在泾曰:上条之结,为血气虚少,而行之不利也;此条之结,为阴阳壅郁,而欲行不能也。仲景并列于此,以见血分之病虚实不同如此。

案:血分病仲景未出方,考《妇人杂病》篇妇人少腹满如敦状,小便微难而不渴,生后者此为水与血俱结在血室也,大黄甘遂汤主之,似可取用。

问曰:病有血分,水分,何也?师曰:经水前断后病水,名曰血分,此病难治。先病水,后经水断,名曰水分,此病易治。何以故?去水其经自下。

魏念庭曰:血分经水前断,正气虚也;水分先病水,邪气盛也。

邪气盛者祛邪可为，正气虚者养正不足，故治有难易。去水其经自下，因先病水致经断，此澄源以清其流也。王肯堂曰：妇人血分病，大小产后多有之，惟产前脚肿不同（产前脚肿名皱脚），产后皆败血所致，当于血上治之。尤在泾曰：此复设问答以明血分水分之异。血分者因血而病为水也，水分者因水而病及血。血病深而难通，故曰难治；水病浅而易行，故曰易治。

《巢源·血分候》经血先断而后成水病，以其月水壅塞不通，经血分而为水，故曰血分。

《证治要诀》调经散治经闭浮肿名曰血分，非水肿也，理宜调经。

当归　赤芍　桂心各一两　甘草炙二钱　琥珀另研　没药另研　细辛各一钱　麝香另研

上为末，每服五分，空心温酒入姜汁调下。

《张氏医通》妇人经水先断，后至四肢浮肿，小便不通，通身皆肿，此血化为水，名曰血分。此病乃七情乖违，脾胃亏损不能统摄而成，最为难治。日用归脾汤下椒仁丸，药虽峻，历数日当效；畏而不用，有养病害身之患。若先小便不利，后至身面浮肿，经水不调者，血为水败也，名曰水分，用归脾汤送葶苈丸七丸。

问曰：病者苦水，面目身体四肢皆肿，小便不利，脉之不言水，反言胸中痛，气上冲咽，状如炙肉，当微咳喘，审如师言，其脉何类？师曰：寸口脉沉而紧，沉为水，紧为寒，沉紧相搏，结在关元。始时当微，年盛不觉，阳衰之后，荣卫相干，阳损阴盛，结寒微动，肾气上冲，喉咽塞噎，胁下急痛。医以为留饮而大下之，气击不去，其病不除。后重吐之，胃家虚烦，咽燥欲饮水，小便不利，水谷不化，面目手足浮肿。又与葶苈丸下水，当时如小瘥，食饮过度，肿复如前。胸胁苦痛，象若奔豚，其水扬溢，则浮咳喘逆。当先攻击冲气令止，

乃治咳；咳止，其喘自瘥。先治新病，病当在后。"当微"徐、尤、陈作"尚微"。"气击"《魏》作"气急"；《脉经》注，"气击不去"，言邪气不去而元气反为药所击也。"后重吐之"徐、尤、陈本作"复重吐之"，徐、沈、尤本无浮咳之浮字。

徐忠可曰：此言正水之成，有真元太虚因误治成水，又误治而变生新病。然当先治其新病者，谓水病至面目身体四肢皆肿，而小便不利，水势亦甚矣。乃病者似不苦水，反苦胸痛气冲，疑水病中所应有之变证，故问脉形何类，不知水气中原不得有此证。其先寸口脉必沉而紧，沉主有微水，紧主有积寒，但紧而沉是积寒挟微水搏结在关元。初时水与寒皆微，壮年气盛邪不胜正故不觉；阳衰则所伏之邪稍稍干于荣卫；阳日就损，阴日加盛，而所结之寒微动，能挟肾气上冲，不独相干已也。唯其挟肾，于是肾脉之直者上贯膈入肺中，循喉咙，挟舌本。其支者从肺出络心注胸中，乃咽喉塞噎，胁下急痛。彼时温肾泻寒，病无不去，乃以为留饮而大下之。不治其本，病气不服，故相系不去。重复吐之，是诛伐无过，伤其中气矣，胃家乃虚而烦。吐伤上焦之阳而阴火乘之，故咽燥欲饮水，因而脾胃气衰，邪留血分。致小便不利，水谷不化，胃气不强，水气乘肺，面目手足浮肿。又以葶苈丸下水，虽非治本之剂，然标病既盛，先治其标，故亦能小瘥。小瘥者，肿退也。食饮不节而复肿，又加胸胁痛如奔豚，则肾邪大肆，且水气扬溢咳且喘逆矣。然咳非病之本也，病本在肾，故曰当先攻击冲气令止，如痰饮门苓桂味甘汤是也。咳止，喘虽不治而自愈矣。此乃病根甚深，不能骤除，故须先去暴病，则原病可治。故曰先治新病，病当在后。要知冲气咳喘等，皆新病也；病当在后，病字指水气言，然关元结寒则又为水病之本矣。喻嘉言曰：脉沉为水；脉紧为寒，为痛。水寒属于肾，足少阴之脉自肾上贯肝膈，入肺中循喉咙；其支者从肺出络心注胸中。凡肾气上逆必冲脉与之并行，随脉所过与正气相冲击，遂成以上诸病。阳衰之后，结寒之邪发而上冲，医不治其冲气妄吐下之，遂损其腐熟水谷传化津液之胃。于是渴而饮水，小便不利。至积水四射，冲气乘虚愈击，尚可漫然治其水乎？故必先治冲气之本，冲气止，肾气平，则诸证自瘥；未瘥者各随所宜，补阳泻阴，行水实胃，疏通关元之积寒久痹可也。立一法而前后次第了然无忒，学者可不知所宗乎？陈修园曰：第十二章痰饮咳喘病，有小青龙汤加减五方之法，一字一珠宜参看。

《医宗必读》武林钱赏之酒色无度，秋初腹胀，冬杪遍体肿急，脐突背平，法在不治。用金匮肾气丸料，大剂煎服，兼进理中汤五日无效。勉用人参一两，生附子三钱，牛膝茯苓各五钱，三日之间小便解下约有四十余碗，腹有绉纹；约服人参四斤，附子一斤，姜桂各一斤余，半载而瘥，此水肿之虚者。

风水，脉浮，身重，汗出恶风者，防己黄芪汤主之。腹痛者，加芍药。

赵以德曰：脉浮表也，汗出恶风表之虚也。身重，水客分肉也。防己疗风肿水肿，通腠理；黄芪温分肉补卫虚；白术治皮风止汗；甘草和药益土；生姜大枣辛甘发散；腹痛者阴阳气塞不得升降，故加芍药收阴。徐忠可曰：首节论风水有骨节疼痛，此处出方反无骨节疼，而有身重汗出，何也？前为风字辨与他水不同，故言骨节痛。谓正水皮水石水皆不能骨节疼也。然骨节疼痛，实非水之证也。故前推广风水一曰风气相系身体洪肿；一曰面目肿大有热；一曰目窠微肿颈脉动咳，按手足上陷而不起；一曰骨节反不疼，身体反重而酸。不渴汗出，总不若身重为确，而合之脉浮汗出恶风，其为风水无疑。前所推广之证，或兼，或不兼，正听人自消息耳。尤在泾曰：此条义详痉湿暍篇，虽有风水风湿之异，然而水与湿非二也。

张路玉曰：水主肾病，肾脉本沉，以其肝木过盛，火热生风，水势乘风上涌，所以风水之脉反浮也。《素问》云：肾肝并浮为风水。盖肝肾同处，肾为阴主静，其脉常沉；肝为阳主动，其脉常浮。二脏俱有相火，动于肾者犹龙火之出于海，动于肝者犹龙火之出于泽。龙起而水随，风发而波涌，今水从风涌，是以肾肝益浮也。水既从风而脉浮，其病在表也。

风水恶风，一身悉肿，脉浮不渴，续自汗出，无大热，越婢汤主之。

沈明宗曰：此风多水少之证也。风多伤表外应肌肉，内连及胃，故恶风一身悉肿。胃气热蒸其机外向，不渴而续自汗出无大热者，则知表有微热而为实也。故以麻黄通阳气而散表，石膏入胃能治气强壅逆风化之热，甘草姜枣以和荣卫。若恶风者阳弱而为卫虚，故加附子，《录验》加术，并驱湿矣。徐忠可曰：上节身重则湿多，此节一身悉肿则风多。风多气多热亦多，且属急风，故欲以猛剂铲之。

尤在泾曰："脉浮不渴"句，或作"脉浮而渴"。渴者热之内炽，汗为热逼与表虚出汗不同，故得以石膏清热，麻黄散肿，而无事兼固其表耶。

越婢汤方《外台·风水门》引《古今录验》云：此本仲景《伤寒论》方，云"里水越婢加术汤主之"。

麻黄六两　石膏半斤　生姜三两　甘草二两　大枣十五枚

上五味，以水六升，先煮麻黄去上沫，内诸药，煮取三升，分温三服。《千金》有"覆取汗"三字。恶风者，加附子一枚炮；风水，加术四两。原注：《古今录验》《外台·风水门》煮法后云：咳肺胀加半夏五合洗,一服五合。又皮水门云:《古今录验》皮水越婢汤加术主之。煮法后云:范汪同,本出仲景《伤寒论》。《辑义》据《外台》风水加术四两,当作皮水。

魏念庭曰:此在表则风寒杂合,而在里则湿热杂合之证也,主之以越婢汤。方中无治水之药者,散邪清热,补中益胃,无非治水也。外感寒内伤水之风水证,亦此法治之。恶风甚者加附子一枚,而壮阳正所以除湿,且用其流走之烈性以治周身之肿。凡正阳所行之地,岂水湿之邪可留之区乎?此亦不颛治水而治水之法也。加术治风水者,必风邪轻而水气重,但治其表不足以行水,加术以助水之堤防,水由地中行而奏绩矣。

《证治大还》越婢汤治脉浮在表,及腰以上肿,宜此发汗。兼治勇而劳甚肾汗出,汗出遇风,内不得入脏腑,外不得越皮肤,客于玄府,行于皮里,俱为胕肿。本之于肾,名曰风水,其证恶风,一身悉肿,脉浮不渴,续自汗出。风水证少气时热,从肩背上至头,汗出苦渴,小便黄,目下肿,腹中鸣,身重难行,正卧则咳,烦而不能食。

《巢源·妇人脚气候》若风盛者宜作婢脾汤加术四两。

《千金》越婢汤治风痹脚弱方,于本方中加白术四两,大附子一枚。注云,胡洽方只五味,若恶风者,加附子一枚;多淡水者,白术四两。

《圣惠方》麻黄散治风水遍身肿满,骨节酸疼,恶风脚弱,皮肤不仁,于越婢加术附汤内去甘草,加汉防己桑根白皮。

《圣济总录》麻黄汤治水气通身肿,于本方中加茯苓。

《汉药神效方》近藤直义曰:蝮蛇毒,鼠毒,犬毒,肿者皆可服以越婢汤,在受伤时即应从伤处将血尽量榨出。

《眼科锦囊》越婢加术汤治努肉淡红,面目黄肿,小便不利者。

皮水为病,四肢肿,水气在皮肤中,四肢聂聂动者,防己茯苓汤主之。《外台》引深师"聂聂"作"集集"。案:聂聂,木叶动貌。《十五难》厌厌聂聂如循榆荚。

沈明宗曰:此邪在皮肤而肿也。风入于卫,阳气虚滞则四肢肿;皮毛气虚受风而肿。所谓水气在皮肤中,邪正相搏,风虚内鼓,故四肢聂聂眮动,是因表虚也。盖肺与三焦之气同入膀胱而行决渎,今水不行则当使小便利而病得除。故防己茯苓除湿而利水;以黄芪补卫而实表,表实而邪不能容;甘草安土而制水邪;桂枝以和荣卫又行阳化气而实四末,俾风从外出水从内泄矣。徐忠可曰:前皮水所注证皆不列,谓挈皮水二字即概之也。又特揭言四肢肿聂聂动,以申明水气在皮肤中之状,而后皮字义晓然矣。药亦用防己黄芪汤但去术加桂苓者,风水之湿在经络近内,皮水之湿在皮肤近外,故但以苓协桂渗周身之湿,而不以术燥其中气也。不用姜枣,湿不在上焦之荣卫,无取乎宣之耳。

《巢源·水分候》水分者言肾气虚弱不能制水,令水气分散流布四肢,故云水分。但四肢皮肤虚肿聂聂而动者,名水分也。《辑义》此条证据《巢源》,即水分也。

防己茯苓汤方《外台》引深师名木防己汤,云本出仲景《伤寒论》。

防己三两　黄芪三两　桂枝三两　茯苓六两　甘草二两(《外台》有"炙"字)

上五味,以水六升,煮取二升,分温三服。《圣惠》治皮水。一方有桑根白皮。

《外台》范汪木防己汤疗肿患下水气,四肢肿聂聂动,于本方中加生姜芍药各二两,白术三两。

王晋三曰：余治太阳腰髀痛，审证借用此方，如鼓之应桴。

《汉药神效方》惠美宁固曰：一男子头并两手振掉不已，得此已二三年，腹中和，饮食如故。余谓是即仲师所谓四肢聂聂之类，投以防己茯苓汤而愈。

里水，越婢加术汤主之，甘草麻黄汤亦主之。《外台》引《范汪》"里水"作"皮水"，又云"皮水一身面目悉肿，甘草麻黄汤主之"，二方各为一条。案：《外台》为是。

尤在泾曰：里水即前一身面目黄肿，脉沉小便不利之证。越婢汤义见前，甘草麻黄亦内助土气，外行水气之法也。陈修园曰：一身面目黄肿谓之里水，乃风水深入肌肉，非脏腑之表里也。腠实无汗，胃热内向，欲迅除其热，越婢加术汤主之；欲迅发其汗，甘草麻黄汤亦主之。徐忠可曰：水已成则气壅而肺热，故里水与风水俱有用石膏者，不用桂枝。可知麻黄无桂枝不全发表，大能通彻荣中之气，故用以治水耳。

《金鉴》"里"字当是"皮"字。岂有里水而用麻黄之理？阅者自知是传写之讹，皮水表虚有汗者，防己茯苓汤固所宜也；若表实无汗有热者，则当用越婢加术汤；无热者，则当用甘草麻黄汤发其汗，使水外从皮去也。

甘草麻黄汤方

甘草二两　麻黄四两

上二味，以水五升，先煮麻黄去上沫，内甘草煮取三升，温服一升，重覆汗出，不汗，再服，慎风寒。

陈古愚曰：麻黄发汗最捷，徐灵胎谓其无气无味，不专一经而实无经不到。盖以出入于空虚之地，凡有形之气血不得而御之也。

案：麻黄能上宣肺气，下伐肾邪，外发皮毛之汗，内祛脏腑之湿,故仲景于水气病用之为主药。

《肘后》治卒乏气,气不复报肩息方,即本方麻黄三两,甘草二两,煎服法同。瘥后欲令不发者,取此二物并熬杏仁五十枚,蜜丸服如梧桐子大,四五丸,日三服瘥。

《千金》有人患气虚损久不瘥,遂成水肿,如此者众。诸皮中浮水攻面目身体,从腰以上肿,皆以此汤发汗悉愈方。(即本方)

《千金翼》麻黄汤主风湿水疾,身体面目肿不仁而重方,即本方。麻黄去节,甘草炙,煎服法同。方后云:皮水用之良。又治石发烦热胀满,身体生疮,年月久远者,兼治诸药乳石发动方。麻黄去节,甘草炙各一两,上二味㕮咀,以水二升煎取半升;内清酒五合,煎取一升。其患者先须火边炙令热彻,欲汗因即热服之令尽。温覆卧须臾,大汗出即瘥。

《济生》有人患气促积久不瘥,遂成水肿,服之有效。但此药发表,老人虚人不可轻用。

《医垒元戎》寒客皮肤令人肤胀,麻黄甘草汤主之。

《济阳纲目》麻黄甘草汤治水肿从腰以上俱肿,以此汤发汗。

水之为病,其脉沉小,属少阴。浮者,为风;无水虚胀者,为气,水发其汗即已。脉沉者,宜麻黄附子汤;浮者,宜杏子汤。

张路玉曰:此论少阴正水之病,其脉自见沉小,殊无外出之意。若脉见浮者,风发于外也;无水虚胀者,手太阴气郁不行也。风水之病,发其汗则自已耳。即脉沉无他证者,当仿《伤寒》少阴例用麻黄附子甘草汤,荡动其水以救肾;若脉浮者,其外证必自喘,知水气之在上而不在下,即于前方除去附子而加杏仁,发散其邪以救肺。此治金水二脏之大法也。

麻黄附子汤方 即麻黄附子甘草汤,方见《伤寒论》少阴篇。《金匮》用麻黄三两,余并同。

沈明宗曰:水病始得之源,未有不从肾虚而受风寒,郁住卫气,胃关不利,水邪泛溢,以致通身肿满。故当补阳之中兼用轻浮通阳、开郁利窍之剂,则真阳宣而邪自去,正谓不治水而水自愈。今人不知通阳开窍,惟用肾气丸阴重阳轻之剂壅补其内,阳气愈益不宣。转补转壅,邪无出路,水肿日增。因药误事,不知凡几矣。徐忠可曰:仲景前于风水皮水里水皆出方,独所云石水不出方,此揭言水之为病脉沉小者属少阴,后即承之曰"脉沉者宜麻黄附子汤",然则此方或即所谓石水之主方耶。徐灵胎曰:发汗为治水要诀,此乃发肾水之汗也。

《外台》《古今录验》麻黄汤疗风水身体面目尽浮肿,腰背牵引髀股,不能食,于本方中加桂心生姜。

杏子汤方原注未见,恐是麻黄杏仁甘草石膏汤。

赵以德曰:脉浮者其水已从肾上逆于肺之标居于阳矣。变而不寒,于是用杏子汤就肺中下逆气,注谓未见其汤,恐即麻黄杏子石膏甘草汤。魏念庭曰:余谓浮者为风,仲景自言其证矣。杏子汤之方内水湿而外风寒,其挟热者可以用麻杏甘石也;如不挟热者,莫妙于前言甘草麻黄汤加杏子,今谓之三拗汤矣。

案:《金鉴》载杏子汤即麻黄甘草汤加杏仁五十个,盖依魏注也。《杂疗方》谓之还魂汤,通治诸感忤。

《本草》《心镜》,喘促浮肿小便淋沥,用杏仁一两去皮尖熬研,和米煮粥,空心吃二合妙。

厥而皮水者,蒲灰散主之。原注:方见消渴中。

赵以德曰:厥者逆也,由少阴经肾气逆上入肺。肺与皮毛合,故逆气溢出经络。经络之血泣与肾气合化而为水,充满于皮肤,故曰皮水。用蒲黄消经络之滞，利小便为君；滑石开窍通水以佐之。小便利则水下行，逆气降，与首章皮水二条有气血虚实之不同，只此可见仲景随机应用之治矣。尤在泾曰：厥而皮水者，水邪外盛隔其身中之阳，不行于四肢也。此厥之成于水者，去其水则厥自愈，不必以附子桂枝之属，助其内伏之阳也。

案：皮水主之以蒲灰散者，即《论》所谓腰以下肿当利小便之法也。厥谓水邪上逆而蔽其阳，故用此以决其下流之壅塞，则滔天之祸可免也。《金鉴》云，水在皮肤，浸淫日久，必然腐溃而出水，当以蒲灰散从外敷之以燥水，此说恐非。

《千金》治痔方，以蒲黄水服方寸匕，日三，良妙。注《外台》云：治肠痔，每大便常有血者。

《千金翼》蒲黄散治产后苦烦闷方。蒲黄一味，以东流水和服方寸匕，极良。治小儿重舌，舌生疮涎出方，以蒲黄傅舌上，不过三度愈。

《济阳纲目》蒲黄汤。《内经》曰："大怒则形气绝，而血菀于上使人薄厥"，宜此方主之。蒲黄一两炒黄色，上用清酒十爵沃之，温服愈。

问曰：黄汗之为病，身体肿，原注：一作重。**发热，汗出而渴，状如风水。汗沾衣，色正黄如檗汁，脉自沉，何从得之？师曰：以汗出入水中浴，水从汗孔入得之，宜芪芍桂酒汤主之。**"身体肿"《脉经》《千金》作"身体洪肿"。"而渴"《脉经》注云一作"不渴"。"沾"《千金》作"染"。

赵以德曰：汗本津也，津泄则卫虚。水血同类阴也，水入则荣寒；寒则气郁，郁则发热；水热相搏于分肉，则身肿。荣出中焦，荣之郁热内蓄于脾，则津液不行而渴；卫虚腠理不固则汗出；脾土发热则黄色见于汗如檗汁也。所以补卫为要，黄芪益气，入皮毛肥腠理，退热止汗之功尤切，故为君；桂枝理血入荣散寒，通血脉解肌肉，用之调荣以和卫，故为臣；荣气因邪所阻不利于行，芍药能收阴气，故佐桂枝一阴一阳以利其荣；苦酒醋也，用之使引入血分以散滞。

尤在泾曰：黄汗之病与风水相似，但风水脉浮而黄汗脉沉，风水恶风而黄汗不恶风为异。其汗沾衣色正黄如檗汁，则黄汗之所独也。风水为风气外合水气；黄汗为水气内遏热气，热被水遏，水与热得，交蒸互郁，汗液则黄。案：前第二条云小便通利，上焦有寒，其口多涎，此为黄汗；第四条云，身肿而冷，状如周痹；此云黄汗之病，身体肿，发热汗出而渴；后又云剧者不能食，身疼重，小便不利，何前后之不侔也？岂新久微甚之辨欤？夫病邪初受，其未郁为热者，则身冷小便利，口多涎；其郁久而热甚者，则身热而渴，小便不利，亦自然之道也。李升玺曰：汗出浴水亦是偶举一端言之耳。大约黄汗由脾胃湿久生热，积热成黄，湿热交蒸而汗出矣。魏念庭曰：黄汗者汗出之色黄而身不黄，与发黄之证不同也。

潘氏《医灯续焰》黄汗一证，仲景《金匮要略》收入水气病中，其主治与黄疸亦自悬绝，后人以其汗黄遂列为五疸之一，实非疸也。

黄芪芍药桂枝苦酒汤方《外台》引仲景《伤寒论》云，《备急》《张文仲》《千金》《古今录验》《范汪》《经心录》同。

黄芪五两　芍药三两　桂枝（三两。《千金》作二两）

上三味，以苦酒一升，水七升，相和，煮取三升，温服一升。当心烦，服至六七日乃解；若心烦不止者，以苦酒阻故也。原注：一方用美酒醯代苦酒。"乃解"《千金》作"稍稍自除"。《外台》一方用美清醯代酒。

《药征》美酒醯者,盖以美酒所造之醋矣,酢醋本谓之醯也。

魏念庭曰:古人称醋为苦酒,非另有所谓苦酒也,美酒醯即人家所制社醋,亦即镇江红醋是也。又醋之劣者即白酒醋,各处皆是,总以社醋入药。

陈灵石曰:桂枝行阳;芍药益阴;黄芪气味轻清,外皮最厚,故其达于皮肤最捷,今煮以苦酒则直协苦酒之酸以止汗。但汗出于心,止之太急反见心烦,至六七日正复邪退,烦必自止。而不止者,以苦酒阻其余邪未尽故也。尤在泾曰:苦酒阻者欲行而未得遽行,久积药力乃自行耳,故曰服至六七日乃解。

黄汗之病,两胫自冷,假令发热,此属历节。食已汗出,又身常暮卧盗汗出者,此荣气也。若汗出已反发热者,久久其身必甲错;发热不止者,必生恶疮。若身重汗出已辄轻者,久久必身瞤,瞤即胸中痛。又从腰以上必汗出,下无汗,腰髋弛痛,如有物在皮中状;剧者不能食,身疼重,烦躁,小便不利。此为黄汗,桂枝加黄芪汤主之。"荣气"正脉本作"劳气",赵、魏、徐、尤、陈作"荣气",今从之。《外台》引仲景《伤寒论》"物"作"虫"。烦躁正脉本、魏本作烦燥,今从赵、徐、尤、陈改正。

赵以德曰:黄汗病由阴阳水火不既济。阴阳者荣卫之主,荣卫者阴阳之用,阴阳不既济而荣卫亦不循行上下。阳火独壅于上为黄汗,阴水独积于下致两胫冷。尤在泾曰:两胫自冷者,阳被郁而不下通也。黄汗本发热,此云假令发热便为历节者,谓胫热非谓身热也。盖历节黄汗病形相似,而历节一身尽热,黄汗则身热胫冷也。食已汗出,又身尝暮卧盗汗出者,荣中之热因气之动而外浮,或乘阳之间而潜出也。然黄汗郁证也,汗出则有外达之机。若汗出已反发热者,是热与汗俱出于外,久而肌肤甲错或生恶疮,所谓自内之外而盛于外也；若汗出已身重辄轻者，是湿与汗俱出也，然湿虽出而阳亦伤，久必身瞤而胸中痛；若从腰以上汗出下无汗者，是阳上通而不下通也，故腰髋弛痛如有物在皮中状，其病之剧而未经得汗者，则窒于胸中而不能食，壅于肉理而身体重，郁于心而烦躁，闭于下而小便不通利也。此其进退微甚之机不同如此，而要皆水气伤心之所致，故曰此为黄汗。桂枝黄芪亦行阳散邪之法，而尤赖饮热稀粥取汗以发交郁之邪也。张路玉曰：黄汗皆由荣气不和，水气乘虚袭入，所以有发热汗出身体重痛，皮肤甲错，肌肉瞤动等证。至于胫冷髋弛，腰下无汗，《内经》所谓身半以下，湿中之也。脉沉迟者，水湿之气渗于经脉，而显迟滞不行之状。证虽多歧，观其所治，咸以桂芍和荣散邪，即兼黄芪司开阖之权，杜邪复入之路也。案：仲景于瘀热壅滞之候，每云甲错，即肌若鱼鳞之状，故发热不止则瘀热溃腐而为恶疮，每言身瞤乃经脉动惕之兆，故发汗不已则荣气内乏，而胸中痛也。魏念庭曰：何云？一本作劳气也，以劳则气耗故令汗出。但劳则伤阴，阴即荣气也，其理无二。

《素·生气通天论》汗出见湿，乃生痤痱。王注：阳气发泄，寒水制之。余热怫内，郁于皮里，甚为痤疖，微作痱疮。痱风瘾也。劳汗当风寒，薄为皶，郁乃痤。

桂枝加黄芪汤方

桂枝　芍药各三两　甘草二两　生姜三两　大枣十二枚　黄芪（二两。《千金·黄疸门》五两）

上六味，以水八升，煮取三升，温服一升；须臾饮热稀粥一升余，以助药力；温覆取微汗，若不汗更服。

陈灵石曰：黄本于郁热，得汗不能透彻，则郁热不能外达。桂枝汤虽调和荣卫，啜粥可令作汗，然恐其力量不及，故又加黄芪以助之。黄芪善走皮肤，故前方得苦酒之酸而能收，此方得姜桂之辛而能发也。前方止汗，是治黄汗之正病法；此方令微汗，是治黄汗之变证法。

师曰：寸口脉迟而涩，迟则为寒，涩为血不足。趺阳脉微而迟，微则为气，迟则为寒。寒气不足，则手足逆冷；手足逆冷，则荣卫不利；荣卫不利，则腹满胁鸣，相逐气转，膀胱荣卫俱劳。阳气不通即身冷，阴气不通即骨疼。阳前通，则恶寒；阴前通，则痹不仁。阴阳相得，其气乃行；大气一转，其气乃散。实则失气，虚则遗溺，名曰气分。程、魏作"肠鸣"。"阳前""阴前"间，《脉经》并有"气"字。

赵以德曰：人之血气荣卫皆主于谷。谷入于胃化为精微，脾与胃以膜相连，主四肢。脾输谷气于三阴，胃输谷气于三阳，六经皆起于手足，故内外悉藉谷气温养之也。寸口以候荣卫，趺阳以候脾胃，脾胃之脉虚寒则手足不得禀水谷气，故逆冷；手足逆冷，则荣卫之运行于阴阳六经者，皆不利；荣卫不利则逆冷之气入积于中而不泻；不泻则内之温气去，寒独留，则宗气不行而腹满。脾之募在季胁章门，寒气入于募，正当少阳经脉所过，且少阳为枢，主十二官行气之使。少阳之府三焦也，既不得升发之气于三焦以化荣卫，必引留募之寒相逐于三焦之下输。下输属膀胱也，当其时卫微荣衰，卫气不得行其阳于表即身冷；荣气不得行其阴于里即骨痛。阳虽暂得前通，身冷不能即温，斯恶寒也；阴既前通，痛应少愈，然荣气未与卫之阳合，孤阴独至，故痹而不仁。必从膻中气海之宗气通转，然后阴阳和，荣卫布，邪气乃从下焦而散也。三焦者决渎之官，水道出焉，前后二窍皆属之。前窍属阳，后窍属阴，阳道实则前窍固，邪从后窍失气而出；阳道虚，则从前窍遗溺而去矣，为大气一转而邪散，故曰气分。尤在泾曰：气分者，谓寒气乘阳之虚，而病于气也。陈修园曰：此非黄病。因黄病之脉沉，上下荣卫不通等证，触类引伸而及于气分之专证。其实水与气虽分有形无形，而其源则非二也；肿与胀虽分在外在内，而其病则相因也。然每见病胀者，以治水之法施之往往不效。至腹胀而四肢不肿，名曰单腹胀，或因水病而攻破太过者有之；或因宿有症瘕、积块、痞块，重加外感内伤而发者有之。有日积月累初时不觉，及觉而始治之，则已晚矣。若至腹大如箕，腹大如瓮，虽卢扁亦莫之何。《内经》明胀病之旨而无其治，仲景微示其端而未立其法。后人用大攻大下，大补大温等剂，愈速其危，而不知仲景于此节虽未明言胀病单腹，而所以致此之由，所以治此之法，无不包括其中。下节两出其方，一主一宾，略露出鼓胀之机倪，令人寻绎其旨于言外。徐忠可曰：仲景于论正水后结出一血分，于论黄汗后结出一气分，何也？盖正水由肾受邪发于下焦，下焦血为主用，故论正水而因及于经血不通；黄汗由心受邪发于上焦，上焦气为主用，故因黄汗而推及于大气不转，惟上下之气血阴阳不同。此仲景治黄汗以桂枝为君主，取其化气也；而治正水以麻黄为君主，取其入荣也；石水以附子为主，取其破阴也。审其立言之次第，则立方之意不晓然耶？

《灵·胀论》夫气之令人胀也，皆在于脏腑之外。排脏腑而郭胸胁、胀皮肤，故命曰胀。卫气之在身也，常然并脉循分肉。行有逆顺，阴阳相随，乃得天和；五脏更始，四时循序，五谷乃化。然后厥气在下，荣卫留止；寒气逆上，真邪相攻，两气相搏，乃合为胀也。

徐灵胎曰：气分非水病，但此病无所附，因血分而类及之也。

气分，心下坚，大如盘，边如旋杯，水饮所作，桂枝去芍药加麻辛附子汤主之。《脉经》"或枳术汤主之"。徐、尤并陈本无"水饮所作"四字，云"桂甘姜枣麻辛附子汤主之"。

徐忠可曰：此言气分病而大气不转，心下坚大如盘者，其证实心肾交病，不止如黄汗之专在下焦矣。盖心下固属胃口之上，宜责上焦；然肾为胃关，假使肾家之龙火无亏，则客邪焉能凝结胃上而坚且大耶？边如旋杯，乃形容坚结而气不得通，水饮俱从旁瀌转状如此也。唯真火不足，君火又亏，故上不能降，下不能升，所以药既用桂甘姜枣以和其上，而复用麻黄附子细辛少阴的剂以治其下，庶上下交通而病愈。所谓大气一转，其气乃散也。

桂枝去芍药加麻黄细辛附子汤方《三因》名桂附汤。

桂枝三两　　生姜三两　　甘草二两　　大枣十二枚　　麻黄　细辛各二两　　附子一枚，炮

上七味，以水七升，煮麻黄去上沫，内诸药，煮取二升，分温三服。当汗出，如虫行皮中即愈。尤在泾曰：当汗出如虫行皮中者，盖欲使既结之阳复行周身而愈也。

邹润庵曰：《金匮》桂甘姜枣麻辛附子汤所治之气分，为寒着于何所耶？然其在内者，曰心下坚，大如盘，边如旋杯；其在外者，曰手足逆冷，腹满胁鸣，身冷骨疼。其脉在寸口曰迟涩，在趺阳曰微迟，则其寒为与胸腹之津液相搏矣。是病也，上则心阳不纾，下则肾阳难达。是故桂枝汤畅心阳之剂也；麻黄附子细辛汤鼓肾阳之剂也，二方诸味分数，皆与《伤寒论》无异，惟细辛则多用一两，与小青龙汤同；麻黄较之小青龙少用六两，是则其中有故矣：夫补上治上制以缓，补下治下制以急。小青龙汤其治在上，则此汤其治在下，可知矣。且肾主分布五液于五脏，寒邪之依津液者，虽在上在下不同，然其本莫不根于肾。细辛本入肾能提散依附津液之邪，安得不重之耶？是证之解耶，仲景着其义曰"阴阳相得，其气乃行，大气一转，其气乃散"，又着其状曰服药后当汗出"如虫行皮中"。夫

欲其阳回阴戢,诸味所能也;欲其阴阳相得,非细辛不能也。欲其汗出亦诸味所能也,惟然则联二方而重细辛,非无故矣。

《总病论》夫邪逆阴阳之气非汗不能全其天真。《素问》云辛甘发散为阳,谓桂枝甘草细辛姜枣附子之类能复阳气也。

《时方妙用》消水圣愈汤治水肿第一方,然必两手脉浮而迟,足跗阳脉浮而数,诊法丝毫不错,一服即验,五服全愈,否则不可轻用。此秘方也,即本方加知母,以天雄代附子,水盛者,加防己。

心下坚,大如盘,边如旋盘,水饮所作,枳术汤主之。《肘后·卒心痛门》作"心下坚痛,大如碗,边如旋柈,名为气分,水饮所结"。《辑义》"柈"即"盘"字。《外台·心痛门》引文仲亦同。下"盘"字徐、沈作"杯"。

赵以德曰:心下,胃上脘也。胃气弱则所饮之水入而不消,痞结而坚,必强其胃乃可消痞。白术健脾强胃;枳实善消心下痞,逐停水散滞气。喻嘉言曰:仲景于气分心下坚大如盘者,两出其方,一方治阴气结于心下,用桂枝去芍药加麻黄附子细辛汤;一方治阳气结于心下,用枳术汤。

《五十六难》脾之积名曰痞气,在胃脘,覆大如盘。久不愈,令人四肢不收,发黄疸,饮食不为肌肤。

《辑义》《潘氏续焰》云:旋,圆也。上"盘"字当据《肘后》作"碗"。盖碗高于盘,盘大于碗,谓其坚大如碗,其边如盘圆,文意始通;若仍旧文或从徐下"盘"字为"杯",则其义竟难解焉。

《张隐庵侣山堂类辩》枳术汤治水饮所作,心下坚大如盘。盖胃为阳,脾为阴,阳常有余而阴常不足,胃强脾弱则阳与阴绝矣;脾不能为胃行其津液则水饮作矣。故用术以补脾,用枳以抑胃,后人不知胃强脾弱用分理之法,咸谓一补一消之方。

枳术汤方《外台》引张文仲云,此张仲景《伤寒论》方,《备急》《肘后》同。

枳实(七枚。《肘后》有"炙"字)　白术(二两。《肘后》作三两)

上二味,以水五升,煮取三升,分温三服。腹中软,即当散也。"五升"《肘后》《外台》作"一斗"。

李珥臣曰:枳实消胀,苦以泄之也;白术去湿,苦以燥之也。后张元素治痞用枳术丸,亦从此汤化出,但此乃水饮所作,则用汤以荡涤之;彼属食积所伤,则用丸以消磨之。一汤一丸,各有深意,非漫无主张也。张路玉曰:枳术二味开其痰结,健其脾胃,而阳分之邪解之自易易耳。人但知枳实太过而用白术和之,不知痰饮所积皆由脾不健运之故,苟非白术豁痰利水,则徒用枳实无益耳。陈古愚曰:言水饮所以别于气分也,气无形以辛甘散之,水有形以苦泄之。方中取白术之温以健运,枳实之寒以消导,意深哉。此方与上方互服,亦是巧法。

《全生指迷方》若心下盘旋,欲吐不吐,由饮癖停留不散,枳术汤主之。

《千金翼》江宁衍法师破癖方:白术、枳实、炙柴胡各三两,上三味㕮咀,以水五升煮取二升,分三服,日三。可至三十剂,永瘥。

《洁古家珍》枳术丸治痞消食强胃,久服令人食不停也。枳实麸炒黄色去穰一两,白术一两黄壁土炒过去土。上同为极细末,荷叶裹饭烧熟,捣和丸如梧子大,每服五十丸,白汤下无时。王好古曰:非白术不能去湿,非枳实不能除痞,故洁古制枳术丸以调脾胃。

《保命集》孕妇束胎丸:白术枳壳麸炒等分为末,烧饭丸梧子大,一月一日每食前,温水下三十丸,胎瘦则易产也。

《药征》枳术汤、桂姜枣黄辛附汤二方《金匮》所载同,其因与证而不可别焉。今审其方剂,桂姜枣草黄辛附汤其方合桂枝去芍药及麻黄附子细辛也,而桂枝去芍药汤主头痛发热恶风有汗等证,而腹中无结实者也。麻黄附子细辛汤证曰少阴病发热,按所谓少阴病者恶寒甚者也,故用附子。附子主恶寒也。依二汤之证推之,心下坚大而恶寒发热上逆者,桂姜枣草黄辛附汤主之,术主利水也,是以心下坚大而小便不利者枳术汤主之。

附方

外台防己黄芪汤 治风水,脉浮为在表,其人或头汗出,表无他病,病者但下重,从腰以上为和,腰以下当肿及阴,难以屈伸。方见风湿中。《脉经》"其人"下有"能食"二字,无"或"字,"头"下有"痛"字,"但"下有"言"字。《外台》引深师作木防已汤,云此本仲景《伤寒论》方。

赵以德曰:头汗者风,腰以下肿者水。甚于风,故表无他病,当治腰下为要。然是汤前条治风水在表,此可治风水在下之病,何也?考《本草》防己疗风水肿手脚挛急,李东垣亦治腰下及足湿热肿甚。脉浮头汗,虽曰表无他病,然与表同故可通治。沈明宗曰:此乃湿从下受,湿多风少,故用黄芪实表,使水不得上溢;以防己驱除风湿;甘草健脾;姜枣以俾荣卫和而湿自除矣。

黄疸病脉证治

寸口脉浮而缓,浮则为风,缓则为痹,痹非中风,四肢苦烦,脾色必黄,瘀热以行。

徐忠可曰:此总言黄疸初时由风兼挟寒湿,后则变热也。其先辨之寸口脉,若浮而缓,浮缓亦专主风,然浮风也;自黄者言之缓则挟湿,故曰痹,湿热相蒸而肌痹也。《内经》曰风寒湿合而为痹,则风不足以概病,故曰痹非中风;然热为病情,风为病因,风热乃阳邪,阳邪入阳,四肢为诸阳之本,邪入而苦烦。烦者风热也,四肢又属脾,脾属土,土色黄,故曰脾色必黄。见疸病所因虽不同,必内伤于脾也。然至于黄则热反不坚于内,故曰瘀热以行,此言黄疸之病概由热郁而外蒸也。程云来曰:脉得浮缓者必发黄,故《伤寒》脉浮而缓者系在太阴,太阴者必发身黄。今浮为风,缓为痹,非外证之中风,乃风热蓄于脾土,脾主四肢故四肢苦烦,瘀热行于外则发黄也。唐容川曰:痹非中风四肢苦烦,(相连读)。盖脉缓者本主风痹,乃今之痹非中风四肢烦痛之痹,其应当在脾经,必见脾湿合热之色而发黄也。瘀热以行,一"瘀"字便见黄皆发于血分;凡气分之热不得称瘀,小便黄赤短涩而不发黄者多矣。脾为太阴湿土,主统血,热陷血分,脾湿遏郁,乃发为黄,故五色惟赤色受潮湿则发黄色。五行惟火生土,五色惟赤回黄,故必血分湿热乃发黄也。所以鼻衄目黄,亦是此义。观茵陈汤、硝石、栀子、猪膏,正治黄之方,皆治血分;惟五苓小半夏是治气分,然皆变法也。

趺阳脉紧而数,数则为热,热则消谷;紧则为寒,食即为满。尺

脉浮,为伤肾;趺阳脉紧,为伤脾。风寒相搏,食谷即眩,谷气不消。胃中苦浊,浊气下流,小便不通。阴被其寒,热流膀胱,身体尽黄,名曰谷疸。"阴被其寒"《千金》作"阴被其塞"。

尤在泾曰:趺阳脉数为热者,其热在胃故消谷;脉紧为寒者,其寒在脾故满。满者必生湿,胃热而脾湿,乃黄病之原也。尺脉浮为伤肾者,风伤肾也;趺阳脉紧为伤脾者,寒伤脾也。肾得风而生热,脾得寒而生湿,又黄病之原也。湿热相合其气必归脾胃,脾胃者仓廪之官也,谷入而助其热则眩;谷不消而气以瘀则胃中苦浊。浊气当出下窍,若小便通则浊随溺去;今不通则浊虽下流而不外出,于是阴受其湿,阳受其热,转相流被而身体尽黄矣。曰谷疸者,病虽始于风寒,而实成于谷气耳。陈修园曰:此言趺阳脉,以明胃热脾寒,郁而成疸;又言肾脉浮,趺阳脉紧,为肾热脾寒,亦能郁而成疸;又归于膀胱之不化气,以膀胱主一身之肌表,不化气则湿热无去路,而亦成疸。其病虽有各经之不同,而总以脾胃为主,故以谷疸结之。

黄坤载曰:谷疸者胃热脾寒,谷不消之所致也。

《素·平人气象论》。溺黄赤安卧者,黄疸;已食如饥者,胃疸;目黄者,曰黄疸。

《巢源》黄疸之病,此由酒食过度,腑脏未和,水谷相并,积于脾胃;复为风湿所搏瘀结不散,热气郁蒸。故食已如饥,令身体面目及爪甲小便尽黄,而欲安卧。黄疸也,谷疸之状,食毕头眩,心忪怫郁不安,而发黄。由失饥大食,胃气冲熏所致也。

《辑义》瘅热也,故有消瘅瘅疟等之称,而热郁发黄谓之黄瘅。《字书》省文作疸,非。

额上黑,微汗出,手足中热,薄暮即发,膀胱急,小便自利,名曰

女劳疸。腹如水状，不治。

赵以德曰：女劳疸惟言额上黑，不言身黄，简文也。后人虽曰交接水中所致，特其一端耳。然以此连谷疸之后，必胃先有谷气之浊热下伤于肾，而后黑。黑疸因黄而发也，二脏并病，安得不交见其色乎？盖胃阳明也，阳明与宗筋合于气街，饮食入内，宗筋通用，阴精泄脱而阳明之湿热乘虚下流于肾之中；肾中之火亦乘阳明上下交驰，胃土发越而色黄，相火入炎水中而色黑，二脏并病故二色并见。

徐忠可曰：额者心之部也，肾邪重则水胜火，黑为水色而见于火部矣。手劳宫属心，足涌泉属肾，肾虚而水火不相济则热，中者概言手足也。

尤在泾曰：肾劳而热，黑色上出，犹脾病而黄外见也。额于部为庭。《灵枢》云，"庭者颜也"；又云肾病者颧与颜黑。微汗出者，肾热上行而气通于心也。手足心热，薄暮即发者，病在里在阴也。膀胱急者，肾热所逼也；小便自利者，病不在腑也。此得之房劳过度，热从肾出，故名曰女劳疸。若腹如水状，则不特阴伤，阳亦伤矣，故曰不治。唐容川曰：女劳疸色欲过度，欲火结于胞宫血海之中，故曰"腹如水状"。言如水实非水，少腹血室中胀满也。血室有瘀热胀满，则膀胱受其逼窄而急，其实病在胞室，不在膀胱，故膀胱虽急而小便自利。此如蓄血证，小腹满而小便自利者，同一例也。故手足心属血分，薄暮入夜属血分即发热，与热入血室夜则谵语同例。阴虚不能敛阳，瘀热发则微汗，胞室瘀热上应心部则额上黑，总见女劳疸在胞宫血分之中也。凡阴阳易男女交感为疮为淋者，其皆在胞室，与女劳疸一例。

《巢源》女劳疸之状，身目皆黄，发热恶寒，少腹满急，小便难，由大劳大热而交接,交接竟入水所致也。《辑义》《本经》云:小便自利可疑。

喻嘉言曰:手足心热,内伤皆然。

心中懊侬而热,不能食,时欲吐,名曰酒疸。

喻嘉言曰:酒疸心中懊侬而热,不能食,时欲吐。酒为湿热之最,气藏于心肺,味归于脾胃,久积之热不下行而上触,则生懊侬,痞塞中焦,则不能食;其湿热之气不下行而上触,则为呕,呕则势转横逆遍溃周身也。《伤寒论》谓阳明病无汗,小便不利,心中懊侬者,身必发黄。是知热甚于内者,皆足致此,非独酒矣。

《巢源·酒疸候》,虚劳之人饮酒多,进谷少,则胃内生热;因大醉当风入水,则身目发黄,心中懊侬痛,足胫满,小便黄,面发赤斑。

阳明病,脉迟者,食难用饱,饱则发烦,头眩,小便必难,此欲作谷疸。虽下之腹满如故,所以然者,脉迟故也。"发"阳明篇作"微"。

喻嘉言曰:此因外感阳明,胃中之余热未除,故食难用饱;饱则食复生热。两热相合而发烦头眩,小便难,腹满,势所必至。在阳明证本当下,阳明而至腹满尤当急下,独此一证下之腹满必如故,非但无益反增困耳。以其脉迟而胃气空虚,津液不充,其满不过虚热内壅,非结热当下之比。《金匮》重出此条,原有深意。见脉迟胃虚,下之既无益,而开鬼门洁净府之法用之无益,不待言矣。必用和法先和其中,后乃下之。仲景云:脉迟尚未可攻。味一"尚"字其当攻之旨跃然。《金匮》又云:诸黄腹痛而呕者用小柴胡汤。观此仍是治伤寒邪高痛下故使呕也,小柴胡汤主之之法,是以知之耳。魏念庭曰:迟为寒脉,何云是热?不知此迟乃兼涩之迟,非沉迟之迟。谓之虚而兼湿热则可,谓之虚寒则大不可也。故其人必又见小便难一证。虚则气不充而湿不除,湿则气不化而热不消,胃中谷气不能化正养身，却酝酿湿热蒸作黄疸之兆。是胃中仓廪所积之谷霉烂熏黑，太仓红朽之虞，在目前矣。如不除湿清热，培土消疸为治，而妄下之，徒使湿因阴寒之药而愈增，虚因攻下之伤而愈甚。腹满如故，胃累及脾表里受病，而发黄身肿等证，浸淫而成矣。

夫病酒黄疸，必小便不利，其候心中热，足下热，是其证也。

程云来曰：夫小便利则湿热行，不利则热留于胃。胃脉贯膈下足跗，上熏胃脘则心中热，下注足跗则足下热也。唐容川曰：酒味厚入血分，一入于胃则上熏心包，故必心中热，心中懊憹，心中如啖大蒜状，皆是酒熏心包之故。包络与三焦相表里。包络移热于三焦，则决渎不清而小便不利。足下热亦是血分之热，与女劳疸之手足心热同义也，温经汤证。手足心热亦同，知酒疸在血分，益知女劳疸亦在血分。

酒黄疸者，或无热，靖言了了，腹满欲吐，鼻燥。其脉浮者，先吐之；沉弦者，先下之。"靖"《外台》引《千金》作"静"，魏本同，赵、尤作"清"。"了了"正脉本作"了"，《全书》、程本作"小"。

尤在泾曰：酒黄疸者心中必热。或亦有不热，静言了了者，则其热不聚于心中，而或从下积为腹满；或从上冲为欲吐鼻燥也。腹满者可下之，欲吐者可因其势而越之。既腹满且欲吐，则可下亦可吐。然必审其脉浮者，邪近上宜先吐；脉沉弦者，则邪近下宜先下也。沈明宗曰：详"先"字，要知吐下之后再以清解余热，不待言矣。魏念庭曰：此疸成于酒湿，邪存注如水气之证，皆有形之物，均可谓之实邪也。实邪则宜吐下，不同于胃虚成疸之证，故治法迥有不同。乃有故无殒之义，非虚者责之之法也。

酒疸，心中热，欲吐者吐之愈。"欲吐"《千金》、赵本、《全书》作"欲呕"。

赵以德曰：酒停胃上脘则心中热而欲呕，必吐之乃愈。黄坤载曰：酒疸心中烦热欲作呕吐者，吐之则愈。缘其湿热郁蒸化生败浊，浊气熏心故欲作吐，吐其腐败则恶心呕哕止矣。程云来曰：前证热深则懊憹欲吐，今热微则心中热亦欲吐，病属上焦故一吐之可愈。

酒疸下之，久久为黑疸，目青面黑，心中如啖蒜齑状，大便正黑，皮肤爪之不仁，其脉浮弱，虽黑微黄，故知之。"啖"《千金》作"噉"，"皮肤爪"作"皮革搔"。

尤在泾曰：酒疸虽有可下之例，然必审其腹满脉沉弦者而后下之，不然湿热乘虚陷入血中则变为黑疸。目青面黑皮肤不仁，皆血变而瘀之征也。然虽曰黑疸，而其原则仍是酒家，故心中热气熏灼如啖蒜状，一如懊憹之无奈也。且其脉当浮弱，其色虽黑当微黄，必不如女劳疸之色纯黑而脉必沉也。赵以德曰：酒疸之黑，败血之黑也，因酒之湿热伤脾胃。脾胃不利，阳气不化，阴血不运。若更下之，久久则运化之用愈耗矣；气耗血积，故腐瘀浊色越肌面为黑，味变于心咽作嘈杂，心辣如啖蒜齑状。荣血衰而行于皮肤，爪之不仁，输于大肠便如黑漆，其目青与脉浮弱皆血病也。魏念庭曰：黄变为黑，如物之初被火灼则黄，久被火熏则黑也。唐容川曰：仲景言酒疸久为黑疸，女劳疸亦云作黑疸；酒疸大便正黑，女劳疸亦云大便必黑；酒疸足下热，女劳疸亦云足下热。盖酒入于胃，味厚归血；酒味熏灼心，包络受之。醉则心神先乱，多饮则醉成死血。凡酒疸者皆病在血分，瘀血入大肠便则化黑色；瘀血在经络壅热则为足下热。瘀血发出心血焦灼之色则为黑疸，憔悴黑瘦皆是血分瘀热之故。女劳欲火结于血室，病亦在血分之中，故与酒疸见证皆同。其不同者酒疸以心中热小便不利为别。盖酒先入心包，遗热于小肠也。女劳疸膀胱急，小便自利为别。盖瘀热在胞室，逼窄其膀胱故急也。治酒疸以心胃为主；女劳疸以三焦胞室为主。

《巢源》黑疸之状苦心腹满，身体尽黄，额上反黑，足下热，大便黑，是也。夫黄疸、酒疸、女劳疸，久久多变为黑疸。

师曰：病黄疸，发热，烦喘，胸满，口燥者，以病发时火劫其汗，两热所得。然黄家所得，从湿得之，一身尽发热而黄。肚热，热在里，当下之。"喘"尤、陈作"渴"。

赵以德曰：黄疸必由湿热所发。湿有天地之湿，有人气之湿，有饮食之湿，三者皆内应脾胃郁而成热。郁极则发，则一身热而土之黄色出见于表，为黄疸也。此证先因外感湿邪，大法湿宜缓取微汗，久久乃解。今因火劫其汗，汗纵出而湿不去，火热反与内之郁热相并客于足阳明经，故发热烦喘胸满；热仍在，故口燥。此际宜寒凉之剂，如肚热入腑，则当下之矣。尤在泾曰：治此病者必先审其在表在里，而施或汗或下之法。若一身尽热而腹热尤甚，则其热为在里，里不可从表散，故曰当下。沈明宗曰：即栀子大黄汤之意也。陈修园曰：此概言黄疸有因误火而得之证，又辨其湿热相合者为疸病之常；独热在里者为疸病之变，使人分别论治也。

脉沉，渴欲饮水，小便不利者，皆发黄。

《金鉴》脉沉，主里也；渴欲饮水，热瘀也；小便不利，湿郁也，热瘀湿郁于里，故发黄也。首条谓脉浮缓，紧数，皆令发黄，是得之于外因也；此条脉沉亦令发黄，是得之于内因也。故治黄有汗下二法也。尤在泾曰：脉沉者热难外泄，小便不利者热不下出，而渴饮之水与热相得，适足以蒸郁成黄而已。

腹满，舌痿黄，躁不得睡，属黄家。原注"舌痿"疑作"身痿"，诸注并云作"身痿"，但尤仍原文释之。"躁"《全书》、徐、沈作"燥"。

赵以德曰：瘀热内积为腹满；外连肌表成痿黄；身热气烦血少荣微，夜不入阴，故不睡；属黄家者，以其虽不似黄疸之黄，亦由积渐所致也。黑疸之黄深，实热之黄；痿黄之黄浅，虚热之黄。若舌痿黄燥者亦有说，心脾脉络舌上下，凡舌本黄燥，即是内热，况舌痿乎。湿热结积虽不行肌表，然已见于舌，即属黄家也。

《辑义》痿黄即萎黄，谓身黄不明润。

黄疸之病，当以十八日为期，治之十日以上瘥。反剧，为难治。"反剧"《全书》作"反极"。

尤在泾曰：土无定位，寄王于四季之末各十八日。黄者，土气也。内伤于脾，故即以土王之数为黄病之期。盖谓十八日脾气至而虚者当复，即实者亦当通也。治之十日以上瘥者，邪浅而正胜之则易治；否则邪反胜正而增剧，所谓病胜脏者也，故难治。

疸而渴者，其疸难治；疸而不渴者，其疸可治。发于阴部，其人必呕；阳部，其人振寒而发热也。"阳部"上《脉经》《千金》、程本、《金鉴》有"发于"二字。"发热"之"发"《巢源》《千金》作"微"。

沈明宗曰：此言表病易治，里病难治也。胃中湿热蒸越皮肤，则一身尽黄。虽发于外，当以表里阴阳辨证，则知可治与难治。若疸而渴者，邪虽外越，胃中湿热半居于内，耗竭津液则渴。津枯血燥，阳火亢极，表里皆邪，故曰难治。不渴者热邪一发尽越于表，里无余蕴，一解表而即散，故曰可治。然邪在胸膈胃腑之里为发阴部，内逆上冲其人必呕；其邪尽发皮壳之表为阳部，乃太阳所主故振寒而发热也。张路玉曰：疸为湿热固结，阻其津液往来之道，故以渴与不渴证津液之通与不通也。呕为肠胃受病，振寒发热为经络受伤，于此可证其阴阳表里而治也。陈修园曰：此以渴不渴别疸之难治可治，以呕与寒热辨黄之在表在里也。

谷疸之为病，寒热不食。食即头眩，心胸不安，久久发黄为谷疸，茵陈蒿汤主之。

程云来曰：湿热与宿谷相搏，留于胃中，因作谷疸。魏念庭曰：谷疸之为病，寒热不食，此寒热由内发外，与表邪无涉也。故食即头眩，心胸不安，知为内伤非外感也。久久内蕴酿而热与湿相搏，面目身体发黄，又不同于风寒外袭内溷，因变热之速而发黄之捷也。主之以茵陈蒿汤，湿盛则除，热盛则清之义也。服后以小便利，溺如皂角汁状色正赤，腹减黄退为度也。尤在泾曰：谷疸为阳明湿热瘀郁之证。阳明既郁，荣卫之源壅而不利，则作寒热；健运之机窒而不用，则为不食。食入则适以助湿热而增逆满，为头眩心胸不安而已。徐忠可曰：头眩为谷疸第一的据也。观方下注云"一宿腹减"，此亦必小便不快而腹微胀可知。案：心胸不安，与酒疸之心中懊憹亦不同。彼因心中热至有无可奈何之象，此言不安仅微烦也，即阳明脉迟证所谓发烦头眩耳。

《肘后》谷疸者食毕头旋，心怫郁不安而发黄，由失饥大食，胃气冲熏所致，治之方。（即本方）

《千金》茵陈汤伤寒七八日内实瘀热结，身黄如橘，小便不利腹微胀满，宜下之方。（即本方）

《外台》范汪疗谷疸茵陈汤。（即本方）又必效茵陈汤及丸，疗一切黄。蒋九处其父远使得黄，服此极效，于本方加黄芩。

黄家日晡所发热，而反恶寒，此为女劳得之。膀胱急，少腹满，身尽黄，额上黑，足下热，因作黑疸。其腹胀如水状，大便必黑时溏。此女劳之病，非水也，腹满者难治，硝石矾石散主之。《千金》"少腹满"作"小腹满"，"溏"下有"泄"字，"女劳之病"作"女劳疸"。"水"下尤、陈有"病"字。

赵以德曰：肾者阴之主也，为五脏之根，血尽属之。血虽化之于中土，生之于心，藏之于肝，若肾阴病则中土莫得而化，心莫得而生，肝莫得而藏，荣卫莫得而行。其血败矣，将与湿热凝瘀于肠胃之间。肾属水，其味咸，其性寒，故治之之药必用咸寒补其不足之水，泻其所客之热，荡涤肠胃，推陈致新。用硝石为君，本草矾石并能除固热在骨髓者，骨与肾合亦必能治肾热可知也；大麦粥汁为之使，引入肠胃主泄郁气。大便属阴，瘀血由此而出其色黑；小便属阳，热液从是而利其色黄也。徐忠可曰：日晡即申时，此时气血注膀胱。然前曰薄暮，此曰日晡，乃统申酉时言之。酉时气血注肾也，以发热知阴虚生热；以恶寒知肾中虚极不任客寒；以日晡所发，知卫气并肾与膀胱。而肾虚又不任热，故曰此为女劳得之。然肾主下焦，以膀胱为府，故膀胱急，小腹满，足下热，必兼见之。唐容川曰：女劳疸是瘀热在血室，不在肾与膀胱，故曰非水病也。观其方自注曰"病随大小便去"，小便正黄，大便正黑。盖胞宫在大肠之前，膀胱之后，前后全以油膜相连，胞乃油膜中一大夹室。故用硝矾均走油膜去瘀浊，使瘀血从浊道走大肠而出，使热邪从清道走小便而出，皆从油膜透达而出此两途也。

硝石矾石散方《外台》引仲景《伤寒论》云，《肘后》《小品》《崔氏》《文仲》《千金》《范汪》《深师》，并同。

硝石（《外台》、尤本有"熬黄"二字。） 矾石（烧，等分。《千金》各半两。）

上二味，为散，以大麦粥汁，和服方寸匕，日三服。《肘后》"令小汗出"。《千金》"重衣覆取汗"。病随大小便去，小便正黄，大便正黑，是候也。"候"上徐、沈、尤有"其"字。《外台》大麦则须是无皮麦者，《总病论》同。又云，《千金方》云硝石二分熬令燥，矾石一分熬令燥，故注之。《辑义》硝石即火硝，时珍辨之详矣。下大黄硝石汤同。

徐忠可曰：硝矾散主之者，硝能散虚郁之热，为体轻脱而寒不伤脾；矾能却水，而所到之处邪不复侵，如纸既矾即不受水也。参合而用之，则散郁热，解肾毒，其于气血阴阳汗下补泻等治法毫不相涉，所以为佳。合大麦粥，取调中补虚，消积进食也。喻嘉言曰：此治女劳疸之要方也。从来不解用消石之义，方书俱改为滑石矾石散，且并改大黄硝石汤为大黄滑石汤，医学之陋一至此乎。夫男子血化为精，精动则一身之血俱动。以女劳而倾其精，血必继之。故因女劳而溺血者，其血尚行，犹易治也；因女劳而成疸者，血瘀不行，为难治矣；甚者血瘀之久，大腹尽满而成血蛊，尤为极重而难治矣。味仲景之文，及制方之意，女劳疸非亟去其膀胱少腹之瘀血，万无生路。在《伤寒》热瘀膀胱之证，其人下血乃愈；血不下者用抵当汤下之，亦因其血之暂结可峻攻也。此女劳疸蓄积之血，必匪朝夕，峻攻无益，但取石药之悍得以疾趋而下达病所。硝石咸寒走血，可消逐其热瘀之血，故以为君；矾石《本草》谓其能除锢热在骨髓，用以清肾及膀胱脏腑之热，并建消瘀除浊之功，此方之极妙者也。唐容川曰：女劳疸是男女交媾，欲火结聚在胞宫精室之中。硝咸寒软坚速降，直达精室以攻其结热；矾能逐浊有澄清之力，佐之以除其浊，令结污之邪从大小便出。故曰小便正黄，大便正黑。

案：后世方书治死胎不下，用朴硝五钱为末，以温童便调下，其胎即化为水。又方书治劳病火动，阳物易举，以皮硝放手心，两手合住，其硝自化，阳物即不举。此皆硝石能逐胞宫精室瘀热之验也。是此方变通之，可借治阳霉结毒矣。

《肘后》女劳疸者，身目皆黄，发热恶寒，小腹满急。小便难，由大劳大热交接后入水所致，治之方。(即本方)又治交接劳复，阴卵肿；或缩入腹。腹中绞痛，或便绝，即本方。矾石一分，硝三分末，以大麦粥清可方寸匕，三服热毒随大小便出。

《千金》湿疸之为病，始得之一身尽疼，发热面色黑黄；七八日后壮热，热在里，有血当下去之如猪肝状。其小腹满者，急下之，亦治一身尽黄、目黄、腹满、小便不利方，于本方硝石代滑石。

《千金翼》泻肾散主男女诸虚不足，肾气乏方。即本方不用大麦粥，用粳米粥。

《衷中参西录》仲景治黄疸方甚多，有治外感之黄疸者，《伤寒论》治发黄诸方是也；有治内伤之黄疸者，《金匮·黄疸门》诸方是也。其中治女劳疸，硝石矾石散方，为治女劳疸之的方，实可为治内伤黄疸之总方。特是方中矾石释者皆以白矾当之，不无遗议。尝考《本经》矾石一名羽涅，《尔雅》又名涅石。《说文》释"涅"字谓黑土在水中，当系染黑之色。矾石既为涅石，亦当为染黑色所需之物，岂非今之皂矾乎？是知皂矾白矾，古人皆名为矾石，而愚临证体验以来，知以治黄疸，白矾之功效诚不如皂矾。盖黄疸之证，中法谓由脾中蕴蓄湿热；西法谓由胆汁溢于血中。皂矾退热燥湿之力不让白矾，故能去脾湿热；而其色绿而且青，亦名绿矾，又名青矾，能兼入胆经，藉其酸收之味以敛胆汁之妄行；且此物化学家原可用硫强水化铁而成，是知矿中所产之皂矾，亦必多含铁质，尤可藉金铁之余气以镇肝胆之木也。硝石性寒能解脏腑之实热，味咸入血分又善解血分之热，且其性善消遇火即燃，又多含养气，人身之血得养气则赤，又藉硝之消力以消融血中之渣滓，则血之因胆汁而色变者，不难复于正矣。矧此证大便难者甚多，得硝石以软坚开结，湿热可从大便而解；而其咸寒之性，善清水腑之热，即兼能使湿热自小便解也。至用大麦粥送服者,取其补助脾胃之土以胜湿,而其甘平之性兼能缓硝矾之猛峻,犹白虎汤中之用粳米也。原方矾石下注有"烧"字,盖以矾石酸味太烈,制为枯矾则稍和缓。而愚实验以来知经用生者,其效更速,临证者相其身体强弱,斟酌适宜可也。

酒黄疸,心中懊侬,或热痛,栀子大黄汤主之。

赵以德曰:酒热内结,心神昏乱作懊侬,甚则热痛。栀子香豉皆能治心中懊侬,大黄荡涤实热,枳实破结逐停去宿积也。《伤寒论》阳明病,无汗小便不利心中懊侬者,身必发黄,是知热甚于内者皆能成是病,非独酒也。徐忠可曰:前酒疸正条尚有"不能食欲吐"后各变证,如小便不利、足下热、腹满不一;此独举心中懊侬为酒疸第一的据也,热而至痛更甚矣。药用栀子大黄汤,盖酒热气血两伤,欲速逐之,故以枳实佐大黄,气下而血分之热解;以豆豉佐栀子清膈,而使气分之热散。酒必挟湿,因其阴大伤,故不用燥药以耗其津,亦不用渗药以竭其液,谓热散则湿不能留也。则凡治病之湿热而兼燥者,于此可悟矣。汤本求真曰:酒黄疸者,为嗜酒者患黄疸之意;热痛,谓肝脏或胆囊部有热有疼痛之义。

栀子大黄汤方《外台》引仲景《伤寒论》云,《肘后》《千金》同,名栀子枳实豉大黄汤。《千金翼》名栀子汤。

栀子十四枚 大黄(一两《千金翼》二两) 枳实(五枚。《千金翼》三枚) 豉(一升。《千金翼》半升)

上四味,以水六升,煮取二升,分温三服。《千金翼》作服七合。日三。案此方与大病瘥后劳复者,枳实栀子豉汤加大黄之方药味同,惟彼用清浆水煎法异耳。

尤在泾曰:栀子淡豉彻热于上,枳实大黄除实于中,亦上下分消之法也。魏念庭曰:此为实热之邪立法也。酒家积郁成热,非此不除也。张路玉曰：此即枳实栀子豉汤之变名也。大病后劳复发热，服枳实栀子豉三味，覆令微汗，使余热从外而解；若有宿食则加大黄，从内而解。此治酒疸之脉沉弦者，用此方以下之，其脉浮当先吐者则用栀子豉汤，可不言而喻矣。

《肘后》酒疸者心懊痛，足胫满，小便黄，饮酒发赤斑。黄黑，由大醉当风入水所致，治之方。（即本方）

《千金》枳实大黄栀子豉汤，治伤寒饮酒食少饮多，痰结发黄，酒疸心中懊憹而不甚热。或干呕方，即本方枳实五枚大黄三两，豆豉半升，栀子七枚。方后云，心中热疼懊憹皆主之。

《济阳纲目》栀子大黄汤发黄身热腹痛，右关脉滑者，名曰谷疸。此方主之。

《医醇剩义》大黄栀子汤治黄疸，热甚脉实者。（即本方）

诸病黄家，但利其小便，假令脉服，当以汗解之，宜桂枝加黄芪汤主之。方见《水气病》中。《千金》载本方用黄芪五两。

赵以德曰：黄家大约从水湿得之。《经》虽云"治湿不利小便非其治"也，然脉浮者湿不在里而在表。表热乘虚入里亦作癃闭，故须以脉别之。汗解攻下各有所宜也，而攻下之法，既有浅深轻重，利小便与发汗之方何独不然乎？是方所主惟和荣卫，非有发汗峻剂，必表之虚者用之；连翘赤小豆汤，又是里之虚者用之，利小便亦然，是宜知其大略也。

《外台》许仁则疗急黄始得，大类天行病，经三两日宜合麻黄等五味汤，服之发汗以泄黄势方。麻黄三两，葛根五两，石膏八两，生姜六两，茵陈二两，上以水八升煮取二升七合，去滓分温三服，覆被微取汗以散之。《辑义》黄家脉浮热盛者，桂枝加黄芪汤非所宜，此方有大青龙之意，当随证选用，故附于此。

《类方准绳》桂枝加黄芪汤治黄疸,脉浮而腹中和者宜汗之;若腹满欲呕吐,懊憹而不和者,宜吐之,不宜汗。

诸黄,猪膏发煎主之。

赵以德曰:此但言诸黄无他证,必将谓证有变态,不可悉数。《肘后》云:女劳疸者,身目皆黄,发热恶寒,小腹满急,小便难。由大劳大热交接后入水所致,用是汤。又云,五疸身体四肢微肿,胸满不得汗,汗出如黄柏汁,由大汗出入水所致,猪脂一味服。《伤寒类要》亦云,男子女人黄疸,饮食不消,胃中胀热生黄衣,胃中有燥屎使然,猪脂煎服则愈。因明此方乃治血燥者也。诸黄所感之邪,所变之脏虽不同,然至郁成湿热,则悉干于脾胃;胃之阳明经更属于肺金。金主燥,若湿热胜则愈变枯涩,血愈耗干,故诸黄起于血燥者皆得用之。考之《本草》猪脂利血脉解风热,润肺痿热毒,五疸身肿不得卧者,非燥之在上欤;胃中黄衣干屎,非燥之在中欤;小腹满小便难,非燥之在下欤。三焦之燥皆将猪脂润之,而燥在下小便难者,又须乱发消瘀开关格,利水道,故用为佐。此与前条硝石矾石散同治膀胱小腹满之血病,然一以除热去瘀;一以润燥。矾石之性燥走血,安可治血燥乎?又太阳证身尽黄,脉沉结,小便自利,其人如狂者血证谛也,抵当汤主之,乃重剂也;此则治血燥之轻剂也。

猪膏发煎方《外台》引仲景《伤寒论》云,《肘后》《备急》《文仲》《千金》《古今录验》《深师》《范汪》同。

猪膏(半斤《外台》作八两) 乱发(如鸡子大三枚《肘后》《外台》作一枚)

上二味,和膏中煎之,发消药成,分再服,病从小便出。《外台》"味"下有"内发"二字;"药成"作"尽研绞去膏细滓"七字。

沈明宗曰:此黄疸血分通治之方也。寒湿入于血分,久而生热，郁蒸气血不利。证显津枯血燥，皮肤黄而暗晦，即为阴黄。当以猪脂润燥，发灰入血和阴，俾脾胃之阴得其和，则气血不滞而湿热自小便去矣。盖疸皆因湿热郁蒸相延日久，阴血必耗，不论气血二分皆宜兼滋其阴，故云诸黄主之。

徐忠可曰：此为黄疸之谷气实者设也。仲景于妇人胃气下泄，阴吹而正宣者，亦用此方。《注》曰：此谷气之实也。予友骆天游黄疸腹大如鼓，百药不效，用猪膏四两，发灰四两，一剂而愈，仲景岂欺我哉？

《肘后》女劳黄疸，因大热大劳交接后入水所致，身目俱黄，发热恶寒，小腹满急，小便难，用膏发煎治之。（即本方）

《千金》太医校尉史脱家婢黄病，服此胃中燥粪下便瘥。

《外台》引《肘后》疗黄疸者，一身面目悉黄如橘柚，暴得热，外以冷迫之，热因留胃中生黄衣，热熏上所致方。猪脂一斤，上一味煎成者，温令热尽服之，日三，燥屎当下，则稍愈便止。

黄疸病，茵陈五苓散主之。 原注：一本云，茵陈汤及五苓散并主之。

赵以德曰：此亦治黄疸，不言他证，与猪膏发煎并出者，彼以燥在血，此以燥在气也。夫病得之汗出入水，何以成燥？曰湿热相纽而不解，则肺金治节之政不行，津液不布而成燥也。燥郁之久，湿热蒸为黄疸矣。《本草》茵陈治热结黄疸小便不利，故主之也。燥因热胜，栀子檗皮汤；因湿郁，茵陈五苓散。然非徒治湿而已，亦润剂也。桂枝开腠理致津液通气，白术茯苓生津，皆可润燥也。古人论黄疸有湿黄，有热黄。湿黄者色如熏黄，热黄者色如橘子色。更有阳黄，有阴黄。阳黄者大黄佐茵陈，阴黄者附子佐茵陈，此用五苓散佐者，因湿热郁成燥也。

茵陈五苓散方《外台》引仲景《伤寒论》文同，云《小品》《古今录验》《张文仲经心录》同。

茵陈蒿末十分　五苓散五分

上二味，和，先食，饮方寸匕，日三服。《外台》作"上二味和，先食，白饮和方寸匕，服之日三"。

陈灵石曰：五苓散功专发汗利水，助脾转输；茵陈蒿功专治湿退黄，合五苓散为解郁利湿之用也。盖黄疸病由热湿瘀郁熏蒸成黄，非茵陈蒿推陈致新不足以除热退黄；非五苓散转输利湿，不足以发汗行水。二者之用，取其表里两解，为治黄之良剂也。

《外台》五苓散利小便治黄疸方，即本方不用茵陈，云《千金》《深师》《范汪》同。

《三因方》五苓散治伏暑郁发黄，小便不利，烦渴，用茵陈煎汤调下。

《本事方》有一人病伤寒七八日，身体洞黄，鼻目皆痛，两髀及项颈腰脊强急，大便涩，小便如金。予曰：脉紧且数，脾元受湿，暑热蕴蓄于太阳之经，宿谷相搏郁蒸而不得散，故使头面有汗，至颈以下无之。若鼻中气冷，寸口近掌无脉则不疗，急用茵陈汤调五苓散与之，数服而瘥。

《严氏济生方》加减五苓散治饮食伏暑郁发黄，烦渴小便不利，于本方去桂枝，加茵陈。

《玉机微义》茵陈五苓散治湿热胜，发热黄疸。

《眼科锦囊》茵陈五苓散治小儿雀目。

黄疸腹满，小便不利而赤，自汗出。此为表和里实，当下之，宜大黄硝石汤。《脉经》作大黄黄柏栀子芒硝汤。

李珥臣曰：腹满小便不利而赤，里病也，自汗出表和也。里病者湿热内甚,用栀子清上焦湿热,大黄泻中焦湿热,黄柏消下焦湿热。硝石则于苦寒泻热之中,而有燥烈发散之意,使药力无所不至,而湿热悉消散矣。张路玉曰:黄疸最难得汗,自汗则从汗解,故曰此为表和里实。方用大黄硝石解散在里血结,黄柏专祛下焦湿热,栀子轻浮能使里热从渗道而泄。

大黄硝石汤方(《千金》名大黄黄柏栀子芒硝汤;《翼方》名大黄汤;《外台》引仲景《伤寒论》名大黄黄柏皮栀子硝石汤;《小品》《千金翼》《深师》《范汪》并同。)

大黄　黄柏　硝石各四两　栀子十五枚

上四味,以水六升,煮取二升,去滓,内硝,更煮取一升,顿服。《千金》及《翼》作"先食顿服之"。

魏念庭曰:大黄硝石汤为实热内盛者主治也,大黄黄柏栀子之苦寒兼用不害,加以硝石引从小便得出。服法煮后去滓内消更煮者,所以化苦寒之烈性为柔顺,清热邪而不致伤胃阳也。内消顿服,治湿热必尽除其根,防其复作增剧也。前言下之不出方,此乃宜下者所主之方也。徐灵胎曰:黄疸变腹满者最多,此方乃下法也。

《圣惠》治黄病腹满,小便涩而赤少,于本方中加冬葵子。

黄疸病,小便色不变,欲自利,腹满而喘,不可除热。热除必哕,哕者,小半夏汤主之。方见痰饮中。"变"《千金》及《翼方》作"异"。

赵以德曰:此言黄疸中有真寒假热者,谓内实小便必赤。今色不变加自利,虚寒也。虽腹热能满,虚亦满;实证有喘,虚亦喘。误以为热而攻除之,则虚其胃而哕。哕由胃虚而气逆,逆则痰壅,故曰小半夏汤主之。谓哕非小故,惟姜半能行痰下逆而调胃,胃调然后消息治之,非小半夏即能治黄疸也。黄坤载曰:黄疸病小便清白不变黄赤之色,兼欲自利,是脾肾寒湿而清气下陷也;腹满而喘,是肺肾寒湿而浊气上逆也,此虽有外热不可除也。热除土败寒湿愈增,胃气更逆必发哕噫。哕者宜小半夏汤,半夏生姜降冲逆而止呕哕,温寒湿而行郁满也。尤在泾曰:哕,呃逆也。魏氏谓阳为寒药所坠,欲升而不能者是也。

陈灵石曰:若中虚发黄者,余每用理中汤、真武汤等,加茵陈蒿多效。

诸黄腹痛而呕者,宜柴胡汤。原注:必小柴胡汤。

徐忠可曰:邪高痛下此少阳证也。是黄虽脾胃之伤,实少阳郁热,故以小柴胡汤仍去其本经之邪。但小柴胡主和解,此必黄之不甚而亦未久者也。《金鉴》呕而腹痛胃实热也,然必有潮热便硬,始宜大柴胡汤两解之。若无潮热,便软,则当用小柴胡汤去黄芩加芍药,和之可也。

《医醇賸义》小柴胡加栀子汤治邪热留于半表半里而发黄者,仍以和其表里为法,于小柴胡汤内加栀子。

男子黄,小便自利,当与虚劳小建中汤。方见《虚劳》中。

高士宗曰:女为阴,男为阳;阴主血,阳主气。男子黄阳气虚也。黄者土之色,阳气虚而土色外呈;中无湿热,故小便自利。此为虚也,故当以小建中汤和其阴阳,调其血气也。《本论·血痹虚劳》篇有小建中汤主治虚劳,故曰虚劳小建中。意谓此男子黄而小便利,亦为虚劳之证云尔。尤在泾曰:小便利者不能发黄,以热从小便去也;今小便利而黄不去,知非热病,乃土虚而色外见,宜补中而不可除热者也。夫黄疸之病湿热所郁也,故在表者汗而发之,在里者攻而去之,此大法也。乃亦有不湿而燥者,则变清利为润导,如猪膏发煎之治也。不热而寒,不实而虚者,则变攻为补,变寒为温,如小建中之法也。其有兼证错出者,则先治兼证而后治本证,如小半夏及小柴胡之治也。仲景论黄疸一证,而于正变虚实之法详尽如此,其心可谓尽矣。

《阴证略例》内感伤寒,劳役形体,饮食失节,中州变寒之病生黄,非伤寒坏之而得。只用建中、理中、大建中足矣,不必用茵陈也。《何氏医碥》云,阴黄小便清白,大便不实,喜静能卧,脉迟弱无力,身冷自汗,当以虚寒治之。仲景所谓男子黄,小便自利,与小建中汤。王海藏谓中州寒生黄,用大小建中,不必茵陈,皆气虚之阴黄也。气虚则脾不运,久瘀于里则脾败而色外见,故黄。其黄色必淡。戴复庵谓失血后多令面黄,或遍身黄,血不荣也。如竹木春夏叶润则绿,至秋则干黄,宜养荣汤、十全大补汤,此血虚之阴黄也。此为干黄,小便利,四肢不沉重也。

《金鉴》妇人产后经崩发黄色者,乃脱血之黄色,非黄疸也。今男子黄而小便自利,则知非湿热发黄也。询知其人必有失血亡血之故,以致虚黄之色外现。斯时汗下渗利之法俱不可施,惟当与虚劳失血同治,故以小建中汤调养荣卫,黄自愈矣。

附方

瓜蒂汤　治诸黄。方见《暍病》中。

赵以德曰:古方多用此治黄,或作散,或吹鼻,皆取黄水为效。此治水饮郁热在膈上者,何也?盖瓜蒂吐剂也。《内经》曰在上者因而越之。仲景云:湿家身上疼而黄,内药鼻中,是亦邪浅之故也。尤在泾曰:案《删繁方》云,服讫吐出黄汁,亦治脉浮欲吐者之法也。徐灵胎曰:疸之重者有囊在腹中包裹黄水,药不能入,非决破其囊,或提其黄水出净,必不除根。

《千金》治鼻窒气息不通方,瓜蒂末少许吹鼻中,亦可绵裹塞鼻中;治鼻中息肉不闻香臭方,末瓜丁如小豆许吹入鼻中必消,如此三数度。

《千金翼》黄疸目黄不除瓜丁散方,瓜丁细末如一大豆许内鼻中,令病人深吸取入鼻中,黄水出瘥。

《外台》《删繁》疗天行毒热通贯脏腑,沉鼓骨髓之间。或为黄疸、黑疸、赤疸、白疸、谷疸、马黄等疾,喘急须臾而绝方。瓜蒂二七枚,上一味以水一升煮取五合,作一服。(案此方与《暍病》所载同)

《北史·麦铁杖传》瓜蒂喷鼻,疗黄不瘥。

《本事方》一舟梢病伤寒发黄,鼻内酸痛,身与目如金,小便赤而数,大便如金。或者欲行茵陈五苓,予曰:非其治也。小便和,大便如常,则知病不在脏腑。今眼睛疼,鼻頞痛,是病在清道中。清道者华盖肺之经也。若下大黄则必腹胀为逆;用瓜蒂散先饮水,次搐之,鼻中黄水尽乃愈。

《眼科锦囊》独圣散治湿热头痛,眼赤生星,及翳膜。甜瓜蒂为末,嗒入鼻孔,口含冷水,取出黄水则愈。

《千金》麻黄醇酒汤,治黄疸。《外台》引仲景《伤寒论》云,《小品》《古今录验》《经心录》同。《千金》云,治伤寒热出表发黄疸方。

麻黄三两　《外台》作一大把去节,《肘后》同

上一味,以美清酒五升,煮去二升半,顿服尽。冬月用酒,春月用水煮之。《千金》以醇酒五升煮取一升半,尽服之,温覆汗出即愈,冬月寒时用清酒,春月宜用水。李濒湖曰:酒之清者曰酿,浊者曰盎;厚曰醇,薄曰醨。《药征》醇酒乃美清酒,故云以美清酒煮。《汉书》师古注醇酒不浇,谓厚酒也。按厚酒者酒之美者也,故曰美清酒。

沈明宗曰:外感风寒,湿热在表郁盦成黄;或脉自浮,当以汗解者,用此一味煮酒,使其彻上彻下,行阳开腠而驱荣分之邪,则黄从表解矣。陈灵石曰:麻黄轻清走表,乃气分之药主无汗表实证。黄

疸病不离湿热之邪。用麻黄醇酒汤者,以黄在肌表荣卫之间,非麻黄不能走肌表,非美酒不能通荣卫。故用酒煮以助麻黄发汗,汗出则荣卫通而内蕴之邪悉从外解耳。

魏念庭曰:附瓜蒂汤治诸黄,大约补仲景前言宜吐之法也。又附麻黄醇酒汤一法治黄疸,为宜汗者补开鬼门之法也。冬月用酒,春月用水,防其春温助热也。然要不外仲景除湿清热之旨。

《三因方》麻黄醇酒治伤寒瘀热不解,郁发于表为黄疸,其脉浮紧者以汗解之。(即本方)

《子母秘录》产后腹痛,及血下不尽,麻黄去节为末,酒服方寸匕,日二三服,血下尽即止。

《本草》寇宗奭曰:痘疮倒靥,用郑州麻黄去节半两,以蜜一匙同炒良久,以水半升煮数沸去沫,再煎去三分之一,去滓乘热服之,避风其疮复出也。一法用无灰酒煎,其效更速。仙源县笔工李用之子病斑疮,风寒倒靥已困,用此一服便出如神。

《扁鹊心书》一醉膏治耳聋。麻黄一斤,以水五升熬一升,去滓,熬膏,每服一钱七分,临卧热酒下,有汗即效。

惊悸吐衄下血胸满瘀血病脉证治

寸口脉动而弱，动即为惊，弱则为悸。

魏念庭曰：惊悸，吐衄，下血，胸满，皆血分病也。心藏神，肝藏魂，神魂体属阳而用则阴，故心主血，肝藏血。言血分者未有不根源于心肝二脏者也，故凡人阴亏则血损，血损则神魂不安。其人阳盛阴衰则惊，阴衰阳亦衰则悸，是惊悸之成，成于阴亏血损而已。徐忠可曰：惊为外邪袭心，故其寸口脉动。动者脉来乱动也，悸乃神不自主，故其寸口脉弱；弱者脉沉无力也，邪之所袭因心之虚，故惊悸并见。（从《金鉴》改定）陈修园曰：此言惊属外一边，悸属内一边，惊悸并见为内已虚而外复干之也。外有所蠲内不自主则脉动而弱，有惊与悸而并见者，有惊与悸而各见者。赵以德曰：是病宜和平之剂补其精气，镇其神灵，尤当处之以静也。

《素·气厥论》脾移热于肝则为惊衄。

《巢源·风惊悸候》由心气不足，心腑为风邪所乘则惊不自安，悸动不定，其状目睛不转而不得呼。

《资生》篇有所触而动曰惊，无所触而动曰悸。惊之证发于外，救逆汤主之；悸之证在于内，桂枝甘草汤主之。

案：仲景以惊悸与吐衄下血合论，观其中目睛慧了直视不能眴，及心气不足吐血衄血泻心汤主之各条，则知惊悸为亡血后心气不足也。

师曰：尺脉浮，目睛晕黄，衄未止；晕黄去，目睛慧了，知衄今止。"尺"《全书》《金鉴》作"夫"。《巢源》作"尺中自浮"，"未"上有"必"字。《脉经》云：问曰，病衄连日不止，其脉何类？师曰：脉来轻轻在肌肉，尺中自溢。注一云，"尺脉浮"，以下同本文。

徐忠可曰：衄为清道之血从督脉，由风府贯顶下鼻中。此肝肾热郁火冲阳经，而经血妄出，故云衄者其尺脉浮。以尺主下焦，肝肾有热而虚则尺脉浮。故前曰：尺脉浮为伤肾，目睛属肝，阳明热气乘之则目睛晕黄。乙癸同原，故尺浮晕黄其邪正盛，衄为未止；晕黄去则热已衰，更目睛慧了。慧了者清爽也，知肾热已解则肝血无恙。血乃阴属，无热迫之则衄从何来？故曰知衄今止。尤在泾曰：尺脉浮知肾有游火，目睛晕黄知肝有蓄热，衄病得此则未欲止。盖血为阴类，为肾肝之火热所逼而不守也。若晕黄去目睛且慧了，知不独肝热除，肾热亦除矣，故其衄今当止。

又曰：从春至夏衄者，太阳；从秋至冬衄者，阳明。

魏念庭曰：从春至夏阳气方升，此时得衄多因外感风寒客于表肤，而邪热生于胸胃。热既内盛，血遂上逆而致衄，故曰太阳之衄以外感之因也。从秋至冬，阳气方降，此时得衄多因内伤，津液耗于脏腑而邪热生于三焦，热亦内盛，血亦上逆而致衄，故曰阳明之衄以内伤之因也。是就其分属大纲言之。然春夏岂无内伤之衄？秋冬岂无外感之衄？又在人临证审谛，而不可拘执言之者矣。莫枚士曰：仲景所云太阳阳明者，非谓太阳阳明之经，乃其自分之部也。太阳统三阳之表，阳明为胃腑之里。衄有由阳络之阳伤而得者，外感风热所致。春夏从开，邪必着于表，故云从春至夏衄者太阳。衄有由阳络之阴伤而得者，内伤饮食之热，复被风烁所致。秋冬主阖，邪必着于里，故云从秋至冬衄者阳明。独不言少阳，或据《灵枢·经脉》谓少阳脉不至鼻故不主衄，似也而实非也。

《灵·终始》篇春气在毛，夏气在皮肤，秋气在分肉，冬气在筋骨。

李珥臣曰：衄血出于鼻，手太阳经上颊抵鼻。目下为颊。足太阳经从巅入络脑，鼻与脑通。手阳明经挟鼻孔。足阳明经起鼻交频中。四经皆循鼻分，故皆能致衄。太阳行身之表，《经》云"太阳为开"，是春生夏长阳气在外有开之义，故春夏衄者太阳；阳明行身之里，《经》云"阳明为阖"，是秋敛冬藏，阳气在内有藏之义，故秋冬衄者阳明。尤在泾曰：少阳之脉不入鼻额，故不主衄也。

案：《论》云：太阳病脉浮紧不发汗，其人发烦目瞑，头痛则衄。此衄从太阳部分，自督脉循脑膜而下，排泄于鼻之候也。又云：阳明病口燥，但欲漱水不欲咽者，此必衄。此衄从阳明部分自胃脉循颈咽而上，排泄于鼻之候也。

衄家不可汗，汗出必额上陷，脉紧急，直视，不能眴，不得眠。

尤在泾曰：血与汗皆阴也，衄家复汗则阴重伤矣。脉者血之府，额上陷者，额上两旁之动脉因血脱于上而陷下不起也。脉紧急者，寸口之脉血不荣而失其柔，如木无液而枝乃劲也。直视不眴不眠者，阴气亡则阳独胜也，《经》云"夺血者无汗"，此之谓夫。

高士宗曰：欲辨衄之重轻，须察衄之冷热。衄出觉热者，乃阳明络脉之血轻也，治宜凉血滋阴；衄出觉冷者，乃阳明经脉之血重也，治宜温经助阳。陈灵石曰：泻心汤即凉血之剂，黄土汤即温经之剂，但后人多用滋阴，究不若养阴引阳之为得矣。

病人面无血色，无寒热，脉沉弦者衄；脉浮弱，手按之绝者，下血；烦咳者，必吐血。《全书》、徐、沈、尤、陈并无"血色"之"血"字。正脉本"浮弱"上脱"脉"字。

赵以德曰：面色者血之华也，血充则华鲜；若有寒热则损其血，致面无色也。今无寒热，则自上下去血而然矣。夫脉浮以候阳，沉以候阴。只见沉弦，浮之绝不见者，是无阳也，无阳知血之上脱；脉止见浮弱,按之绝无者,是无阴也,无阴知血之下脱。烦咳吐血者,心以血安其神,若火扰乱则血涌神烦,上动于膈则咳,所涌之血因咳而上越也。然则沉之无浮,浮之无沉,何便见脱血之证乎?以其面无色而脉弦弱也。衄血阳因脱矣,然阴亦损,所以浮之亦弱。经曰:弱者血虚,脉者血之府,宜其脱血之处则无脉,血损之处则脉弱也。程云来曰:《灵枢经》曰,“血脱者,夭然不泽”;《上经》曰,“男子面色薄者,主渴及亡血”,今病人面无血色,脱血之象也。《上经》曰:男子脉虚沉弦无寒热,时目瞑兼衄,今无寒热而脉弦衄者,则与上证不殊,为劳证也。若脉浮弱,手按之绝者,有阳无阴也,故知下血。烦咳者,病属上焦也,故知吐血。尤在泾曰:无寒热,病非外感也。衄因外感者,其脉必浮大,阳气重也;衄因内伤者,其脉当沉弦,阴气厉也。虽与前尺脉浮不同,其为阴之不靖,则一也。若脉浮弱按之绝者,血下过多而阴脉不充也;烦咳者,血从上溢而心肺焦燥也,此皆病成而后见之诊也。

《灵·百病始生》篇卒然多饮,食则肠满,起居不节,用力过度则络脉伤。阳络伤则血外溢,血外溢则衄血;阴络伤则血内溢,血内溢则后血。

《巢源》吐血有三种:一曰内衄,二曰肺疽,三曰伤胃。内衄者出血如鼻衄,但不从鼻孔出,是近心肺间津液出还流入胃内,出如豆汁,或如衄血,凝停胃里。因即满闷,便吐或去数升乃至一斛,得之于劳倦饮食,过常所为也。肺疽者言饮酒之后,毒满便吐,吐已后有一合二合,或半升一升,是也。伤胃者是饮食大饱之后,胃内冷不能消化,则烦闷,强呕吐之,所食之物与气共上冲蹴,因伤损胃口,便吐血色鲜正赤是也。

夫吐血,咳逆上气,其脉数而有热,不得卧者死。“咳”《千金》

作"喘"。《巢源》"数"下有"浮大"二字。

徐忠可曰：凡吐血先由阳虚，后乃至阴虚，阴虚而火日以盛。有烁阴之火，无生阴之阳。咳则肺气耗散逆而上气，则肝挟相火上乘。脉数有热，则无阴不得卧，则夜卧血不归肝而木枯火然。君火变为燥火，阴阳俱亏，内证相并，有立尽之势，故曰死。陈修园曰：吐血后不咳，其证顺而易愈；若咳逆上气，则阴虚而阳无附丽矣。若其脉数而身有热，夜间不得卧者，是既耗之阴而从独胜之阳，有不尽不已之势，主死。此言血后真阴亏而难复也，若用滋润之剂恐阴云四合，龙雷之火愈升；若用辛温之方，又恐孤阳独胜，而燎原之势莫当，师所以定其死而不出方也。余于死证中觅一生路，用二加龙骨汤加阿胶，愈者颇多。唐容川曰：血与气交会在血室气海中，血随气为运行，气以血为依归。但病血而不病气，则气足以资血源，为可治；但病气而不病血，则血足以招气归，亦为可治；惟气血交病，则不可治矣。气者水中之阳也，肾水枯竭阳气上越，熏灼肺金，肺痿咳逆上气不休，则气不归根矣。血者心火所化之阴汁也，心中血管动跳而为周身之动脉，心血太虚其火独旺，则脉数身热，盗汗心烦不得安卧，而血不灌溉矣。凡此二者病血不病气，则犹借气以启血之化源；病气不病血，则犹可借血以引气归其宅。若两无根蒂，不死何为？

《灵·玉版》篇衄而不止脉大，是三逆也，不过十五日死。呕血胸满，引背，脉小而疾，是四逆也，不及一时而死。

《十七难》病若吐血，复鼽衄血者，脉当沉细，而反浮大而牢者，死也。

《褚氏遗书》喉有窍咳血杀人，肠有窍便血杀人。便血犹可治，咳血不可医。饮溲溺者百不一死，服寒凉者百不一生，血虽阴类，运之者其和阳乎。

夫酒客咳者，必致吐血，此因极饮过度所致也。"此因极饮"《千金》作"此坐久饮"。

黄坤载曰：酒之为性，善生上热而动下湿。酒客咳者湿盛胃逆而肺气不降也。咳而不已，收敛失政，必至吐血。此因极饮过度，湿滋土败，肺胃冲逆所致也。尤在泾曰：酒之热毒积于胃而熏于肺则咳，久之肺络热伤，其血必随咳而吐出。云此"因极饮过度所致"者，言当治其酒热，不当治其血也。陈修园曰：此言酒客吐血，专主湿热而言。凡湿热盛者皆可作酒客观也。师未出方，余用泻心汤及猪苓汤，或五苓散去桂加知母石膏竹茹多效。

寸口脉弦而大，弦则为减，大则为芤；减则为寒，芤则为虚；寒虚相击，此名曰革。妇人则半产漏下，男子则亡血。

徐忠可曰：此段言下血之脉，非言吐衄之脉也。尤在泾曰：此条已见虚劳病中，仲景复举之者。盖谓亡血之证，有从虚寒得之者耳。陈修园曰：此因上二节，一言阴虚，一言阳盛，恐人误走滋阴泻火一路，故于此节急提出虚寒失血之证，以见阳虚阴必走也。可见古人立言精密。

亡血不可发其表，汗出即寒栗而振。太阳中篇"血"下有"家"字。

赵以德曰：亡血则已伤荣，不可发汗以伤卫；若汗则荣卫两伤。荣行脉中，卫行脉外，荣虚则经脉空而为之振；卫虚则不温腠理而寒栗。徐忠可曰：此言亡血家虽有表邪不可发汗。周禹载曰：《伤寒》云，亡血即亡阴也，阴亡则阳气孤而无偶，才一发汗其阳必从汗尽越，所以寒栗有加，阴阳两竭也。大法宜小建中汤。唐容川曰：此与上衄家汗出则额上陷，其义一也；不过衄出之经脉在额上，故主额上陷。此亡血是指吐血下血言，是伤周身之血，故重发其汗则周身寒栗而振。盖气分之津被伤,不得充达周身,气津不能济血液之窍,欲发痉掣拘急之证,故寒栗而振。与疮家去血再发其汗则痉,其例一也。

病人胸满,唇痿,舌青,口燥,但欲漱水不欲咽,无寒热,脉微大来迟,腹不满。其人言我满,为有瘀血。"此"下《脉经》有"当汗出不出,内结亦为瘀血"十一字。

赵以德曰:是证瘀血,何邪致之邪?《内经》有堕恐恶血留内,腹中满胀不得前后。又谓大怒,则血菀于上,是知内外诸邪,凡有所搏积而不行者,即为瘀血也。唇者脾之外候,舌者心之苗;脾脉散舌下,胃脉环口旁;心主血,脾养血。积则津液不布,是以唇痿舌青也。口燥但欲漱水不欲咽者,热不在内,故但欲漱以润其燥耳。脉大为热,迟为寒,今无寒热之病而微大者,乃气并于上故胸满也。迟者血积膈下也。积在阴经之隧道不似气积于阴之肓膜。然阳道显,阴道隐,气在肓膜者则壅胀显于外。血积隧道,惟闭塞而已,故腹不满。因闭塞自觉其满,所以知瘀血使然也。尤在泾曰:此二条,辨瘀血之见证。胸满者,血瘀而气为之不利也;唇痿舌青,血不荣也;口燥欲漱水者,血结则气燥也;无寒热,病不由表也;脉微大来迟,血积经隧则脉涩不利也。腹不满其人言我满,外无形而内实有滞,知其血积在阴,而非气壅在阳也,故曰为有瘀血。魏念庭曰:痿者,色白而不泽也。徐忠可曰:仲景论妇人有瘀血,以其证唇口干燥故知之,则此所谓唇痿口燥,即口干燥,是证瘀血无疑矣。然前一证言漱水不欲咽,后一证又言渴,可知瘀血证不甚则但漱水,甚则亦有渴者,盖瘀久而热郁也。

王海藏曰:漱水不欲咽,胸满,心下手不可近者,桃仁承气汤主之。

《皇汉医学》但欲漱水不欲咽者,虽屡见于瘀血家,尚难为其确证;惟舌青者,于舌征有瘀血,则为瘀血之左证审矣;又腹满或不满,而病者自言满时,亦其确证也,但此腹满,当知为下腹满耳。

《药征》按诊血证也,其法有三焉:一曰少腹硬满而小便利者,此为有血,而不利者为无血也;二曰病人不腹满,而言腹满也;三曰病人喜忘,屎虽硬大便反易,其色必黑,此为有血也。仲景诊血证之法,不外于兹矣。

病者如热状,烦满,口干燥而渴,其脉反无热,此为阴伏,是瘀血也。当下之。 徐、尤、陈本"如"下有"有"字。

赵以德曰:血阴也,配于阳,神得之以安,气得之以和,咽得之以润,经脉得之以行,身形之中不可须臾离也。今因血积,神无以养则烦,气无以和则满,口无以润则燥,肠胃无以泽则渴。是皆阳失所配,荣卫不布,津液不化而为病也。非阳之自强而生热者,故曰"如热状"。尤在泾曰:如有热状,即下所谓烦满口干燥而渴也。脉无热,不数大也,有热证而无热脉,知为血瘀不流,不能充泽所致。故曰"此为阴伏"。阴伏者,阴邪结而伏于内也,故曰"当下"。《金鉴》血瘀者当下之,宜桃核承气、抵当汤丸之类。

《伤寒大白》病如热状,且见烦满,口干燥而渴,其脉反不数大,乃是阳邪伏于阴分,故知其为瘀血,宜下之。前条以脉大来迟而断其血,此条以脉反无热而断其血也。

火邪者,桂枝去芍药,加蜀漆牡蛎龙骨救逆汤主之。 方见《伤寒论》太阳篇中。

尤在泾曰:此但举"火邪"二字,而不详其证。案:《伤寒论》云,伤寒脉浮,医以火迫劫之,亡阳必惊狂,起卧不安。又曰:太阳病以火熏之不得汗,其人必躁,到经不解必圊血,名为火邪。仲景此条,殆为惊悸下血备其证欤。徐忠可曰：此方治惊，乃治病中之惊狂不安者，非如安神丸镇惊丸等之镇心为言也。标之为火邪者，见胸中者清阳之所居，乃火劫亡阳致神明散乱，故以桂甘姜枣宣其上焦之元阳，则燔火自息。惊则必有瘀结，故加常山苗蜀漆破血疗胸中结邪。而以龙骨之甘涩平，牡蛎之酸咸寒，一阳一阴以交其心肾，而宁其散乱之神。若桂枝汤去芍，病不在肝脾，故嫌其酸收入腹也。惊悸似属神明边病，然仲景以此冠于吐衄下血及瘀血之上，可知此方重在治其瘀结以复其阳，而无取乎镇坠。故治惊全以宣阳散结宁心去逆为主，至于悸则又专责之痰，而以半夏麻黄发其阳，化其痰为主。谓结邪不去则惊无由安，而正阳不发则悸邪不去也。

方与輗曰：不寐之人彻夜虽一目亦不得眠，及于五六夜时必发狂，可恐也。亟宜服此方，蜀漆去心腹之邪积也。

心下悸者，半夏麻黄丸主之。

陈修园曰：此为悸证出其方也。但悸病有心包血虚火旺者，有肾水虚而不交于心者，有肾邪凌心者，有心脏自虚者，有痰饮所致者，此则别无虚证，惟饮气之为病欤。唐容川曰：《伤寒论》心下悸用桂枝以宣心阳，用茯苓以利水邪，此用半夏麻黄非故歧而二之也。盖水气凌心则心下悸，用桂枝者助心中之火以敌水也；用麻黄者通太阳之气以泄水也。彼用茯苓，是从脾利水以渗入膀胱；此用半夏，是从胃降水以抑其冲气，冲降则水随而降。方意各别，学者正宜钩考，以尽治法之变。

半夏麻黄丸方

半夏《肘后》汤洗去滑干　麻黄等分

上二味，末之，炼蜜和丸，小豆大，饮服三丸，日三服。《辑义》服三丸甚少，《本草纲目》作三十丸，似是。

尤在泾曰：此治饮气抑其阳气者之法。半夏蠲饮气，麻黄发阳气，妙在作丸与服，缓以图之。则麻黄之辛甘不能发越津气而但升引阳气，即半夏之苦辛亦不特蠲除饮气而并和养中气，非仲景神明善变者，其孰能与于此哉？

《肘后》治人心下虚悸方。（即本方）

《张氏医通》半夏麻黄丸治寒饮停蓄作悸，脉浮紧者。（即本方）

吐血不止者，柏叶汤主之。

程云来曰：中焦受气取汁，变化而赤，是谓血。血者内溉脏腑，外行肌肤，周流一身如源泉之混混。得热则迫血妄行而吐衄，即后泻心汤之证是也；得寒则不与气俱行，渗于胃中而作吐，故有随渗随出而令不止。柏叶汤者皆辛温之剂。《神农经》曰：柏叶主吐血，干姜止唾血，艾叶止吐血。马通者白马屎也，凡屎必达洞肠乃出，故曰通，亦微温止吐血。四味皆辛温行阳之品，使血归经，遵行隧道而血自止。徐忠可曰：此重"不止"二字，是谓寒凉止血药皆不应矣。吐血本由阳虚不能导血归经，然血亡而阴亏，故以柏叶之最养阴者为君。艾叶走经为臣，而以干姜温胃为佐，马通导大便下为使。马通乃马屎绞汁，如干屎以水和绞之。愚意无马通，童便亦得。唐容川曰：柏叶汤与泻心汤是治血证两大法门，仲景示人一寒一热，以见气寒血脱当温其气，气逆而热当清其血。气寒血脱者，与女子之血崩同一例也；气热血逆者，与女子之倒经同一例也。其间辨别，又有气虚气实之故，虚寒者有奄奄欲息之象，实热者有咳逆哕满之情。

合信氏曰：吐血之原由于胃，其血棕黑而臭秽，多至一斤或半斤者，盖胃中回管多过脉管。回管之血色紫泄出在胃，胃之酸汁能令血色变黑，故也。

柏叶汤方

柏叶(《外台》作青柏叶) 干姜(各三两。《千金》《外台》作二两切) 艾(三把。《千金》作一把)

上三味,以水五升,取马通汁一升,合煮取一升,分温再服。《外台》作"上三味,以水五升煮取一升,去滓别绞取新出马通汁一升相合,煎取一升,绵滤之,温分再服"。马通是马屎汁也。一方有阿胶无艾。

魏念庭曰:柏叶性轻质清,气香味甘,治上部滞腻之圣药也。血凝于胸肺方吐,开斯行,行斯下注不上越矣。佐以姜艾之辛温,恐遇寒而又凝也,合以马通汁破宿血,养新血,止吐衄有颛功;是又血热妄行之颛治也。陈修园曰:吐血无止法,强止之则停瘀而变证百出,惟导其归经是第一法。今拟加减法,用生侧柏五钱,干姜炮透一钱五分,生艾叶三钱,水一杯半,马通一杯,煎八分服。如无马通,以童便代之,马粪用水化开,以布滤澄清为马通水,原方《千金》加阿胶三两,亦佳。

《千金》治吐血内崩,上气,面色如土方,即本方。注云:仲景柏叶汤不用阿胶;《小品》不用柏叶,与《肘后》同。又治上焦热,膈伤吐血,衄血,或下血,连日不止欲死,于本方去柏叶,用竹茹阿胶。

《三因方》病者因饮食过度伤胃,或胃虚不能消化,致翻呕吐逆物,与气上冲蹶,胃口决裂,所伤吐出,其色鲜红,心腹绞痛,白汗自流,名曰伤胃吐血。理中汤能止之者,以其功最理中脘,分利阴阳,安定血脉,或只煮干姜甘草汤亦妙。

下血,先便后血,此远血也,黄土汤主之。《脉经》"先后"二字下,皆有"见"字。正脉本《千金》及《翼》"远"作"近"误,今据赵、魏、徐、尤、陈诸本校改。

程云来曰：先便后血，以当便之时，血亦随便而下。《内经》曰："结阴者便血一升，再结二升，三结三升"，以阴气内结不得外行，血无所禀渗入肠间。故《上经》曰："小肠有寒者其人下重便血"，夫肠有夹层，其中脂膜联络，当其和平则行气血；及其节养失宜，则血从夹层渗入肠中，非从肠外而渗入肠中也。渗而即下则色鲜，渗而留结则色黯。《内经》曰："阴脉不和则血留之"，用黄土附子之气厚者，血得温即循经而行也。结阴之属宜于温补者，如此。徐忠可曰：下血较吐血势顺而不逆，此病不在气也，当从腹中求责。故以先便后血，知未便时气分不动，直至便后努责然后下血，是内寒不能温脾，脾元不足不能统血。脾居中土，自下焦而言之则为远矣。故以附子温肾之阳，又恐过燥，阿胶地黄壮阴为佐。白术健脾土之气，土得水气则生物，故以黄芩甘草清热，而以经火之黄土与脾为类者引之入脾，使脾得暖气，如冬时地中之阳气而为发生之本，真神方也。脾肾为先后天之本，调则荣卫相得，血无妄出，故又主吐衄。愚谓吐血自利者，尤宜之。

高士宗曰：大便下血，或在粪前，或在粪后。但粪从肠内出，血从肠外出。肠外出者从肛门之宗眼出也，此胞中血海之血，不从冲脉而上行外达，反渗漏于下；用力大便，血随便出矣。

《金鉴》远血，即古之所谓结阴，今之所谓便血。

黄土汤方原注：亦主吐血衄血。《千金》治卒吐血，及衄血方。

甘草（《千金翼》有"炙"字）　干地黄（《千金》用干姜。注云仲景用地黄）　白术　附子（炮。《千金翼》炮去皮。《千金》无）　阿胶（《外台》有"炙"字　黄芩各三两　灶中黄土（半斤。《千金翼》半升。《千金》作"伏龙肝半斤"。《外台》作"釜灶下黄焦土半升，绵裹"。）

上七味，以水八升，煮取三升，分温二服。《外台》作"煮六味，取二升去滓，内胶令烊"。《千金翼》作"分温三服"。

陈修园曰：黄土汤不独粪后下血方也，凡吐血、衄血、大便血、小便血、妇人血崩，及血痢久不止，可以统治之。以此方暖中宫土脏，又以寒热之品互用之，步步合法也。愚每用此方以赤石脂一斤代黄土如神，或以炮干姜代附子，或加侧柏叶四两，络热加鲜竹茹半斤。

《千金》伏龙肝汤治下焦虚寒损，或先见血后便转，此为近血，或利。不利方，伏龙肝五合末，干地黄五两，阿胶牛膝甘草干姜黄芩地榆各三两，发灰二合。上九味㕮咀，以水九升煮取三升，去滓，下胶煮消下发灰，分为三服。《衍义》可见治血但取归经，不必究其先后远近耳。《张氏医通》黄土汤治阴络受伤，血从内溢，先血后便，及吐血衄血，色瘀晦者，并主产后下痢，（即本方）

尾台氏曰：黄土汤治吐血下血久久不止，心下痞，身热恶寒，面青体瘦，脉弱，舌色刷白，或腹痛下利，或微肿者。治脏毒痔疾，脓血不止，腹痛濡泻小便不利，面色痿黄日渐赢瘵，或微肿者。汤本求真曰：亦可治有痔核而脱肛，或脱血甚，或有衰弱脑贫血之证。

下血，先血后便，此近血也，赤小豆当归散主之。方见狐惑中。《脉经》"先后"字下皆有"见"字。《千金》及《翼》作"先见便，后见血"，误。

程云来曰：此《内经》所谓"饮食不节，起居不时则阴受之"，阴受之则入五脏，为肠澼下血之属。故用当归以和血脉，赤豆以清脏毒，与黄土汤不侔也。梅师方云：热毒下血，或食热物发动，以赤小豆为末水调服，则知此方治脏毒下血，黄土汤治结阴下血，有霄壤之分也。尤在泾曰：下血先血后便者，由大肠伤于湿热，而血渗于下也。大肠与肛门近,故曰近血。赤小豆能行水湿解热毒,当归引血归经,且举血中陷下之气也。唐容川曰:远血之异于近血也,岂惟先后之别?尤有形迹之异。近血者,即今之脏毒痔疮,常带脓血者是也。何以知之?观仲景用赤豆当归散而知之矣。狐惑有脓者,赤豆当归散主之,赤豆发芽是排其脓,则知先血后便亦是脏毒有脓,其用赤豆亦以排脓,即所以行血也。《金鉴》近血即古之所谓肠澼为痔下血,今之所谓脏毒肠风下血也。

《备预百要方》血痢方　赤小豆三升炒令熟,当归三两,上二味捣筛为散,服方寸匕,日三薄粥温下。《济阳纲目》梅师方治热毒下血,或因食热物发动。赤小豆上杵为末,水调服方寸匕,一方治卒暴下血,用赤小豆一升,捣碎,水二升绞汁饮之。

心气不足,吐血衄血,泻心汤主之。《千金·心脏门》"不足"作"不定"。

尤在泾曰:心气不足者,心中之阴气不足也,阴不足则阳独盛,血为热迫而妄行不止矣。大黄黄连黄芩,泻其心之热而血自宁。寇氏云:若心气独不足,则当不吐衄也;此乃邪热因不足而客之,故令吐衄。以苦泻其热,以苦补其心,盖一举而两得之,此说亦通。程云来曰:心主血,心气不足而邪热乘之则迫血妄行,故有吐衄之患。夫炎上作苦,故《内经》曰"苦先入心",三黄之苦以泻心之邪热。

《药征》《千金方》"不足"作"不定",斯仲景之古也;而不定者,烦悸之谓也。凡病心中烦悸,心下痞,按之濡者,此汤皆治也。

泻心汤方原注:亦治霍乱,《千金》名大黄黄连泻心汤。方后云,亦治霍乱,《医通》伊尹三黄汤,仓公名火齐汤。

大黄二两　黄连　黄芩各一两

上三味,以水三升,煮取一升,顿服之。

陈修园曰:此为吐衄之神方也,妙在以芩连之苦寒泻心之邪热,即所以补心之不足;尤妙在大黄之通止其血,而不使稍停余瘀,致血愈后酿成咳嗽虚劳之根。且釜下抽薪,而釜中之水自无沸腾之患。济生用大黄生地汁治衄血,是从此方套出。张路玉曰:取芩连以清三焦之火,大黄以荡六腑之滞,乃救心包蕴热之专药。

《衷中参西录》《金匮》治心气不足,吐衄用泻心汤。后世未窥仲景制方之意,恒多误解,不知所谓心气不足者,非不足也。若果不足,何又泻之?盖此证因阳明胃腑之热上逆冲心,以致心中怔忡不安,若有不足之象,仲景从浅处立说,冀人易晓,遂以心气不足名之。故其立方独本《内经》吐血衄血,责重阳明下降之旨。用大黄直入阳明之腑以降其逆上之热;又用黄芩以清肺金之热,使其清肃之气下行,以助阳明之降力;黄连以清心火之热,使其元阳潜伏以保少阴之真液,是泻之实所以补之也;且黄连之性肥肠止泻,与大黄并用,又能逗留大黄之力使之不至滑下。故吐衄非因寒凉者,服之莫不立愈,且愈后而瘀血全消,更无他患,真良方也。即使心气果系不足而吐衄不止,将有立危之势,先用泻心汤以止其吐衄,而后从容调补。所谓急则治标,亦医家之良图也。

《华氏中藏经》三黄丸治三焦吐血诸黄证,即本方。三味为末,炼蜜丸如桐子大,食后温水下十五丸,量虚实加减服。

《肘后》恶疮三十年不愈者,大黄黄芩黄连各一两为散,洗疮净,以粉之。日三,无不瘥,又黄柏等分亦佳。

《千金》巴郡太守奏三黄丸,治男子五劳七伤,消渴不生肌肉,妇人带下手足寒热者方。春三月,黄芩四两,大黄三两,黄连四两;夏三月,黄芩六两,大黄一两,黄连七两;秋三月,黄芩六两,大黄二两,黄连三两;冬三月,黄芩三两,大黄五两,黄连二两。上三味,随时和捣以蜜为丸如大豆,饮服五丸,日三;不知稍加至七丸,取下而已。又三黄散治黄疸,身体面目尽黄,本方三味各四两,治下筛先食服方寸匕。

《千金翼》三黄汤主解散发,腹痛胀满卒急方:本方三味各三两㕮咀,以水七升煮取三升,分为三服,一方作丸。

《本事方》三黄散治衄血无时,本方三味细末,每服二钱,新汲水调下,蜜水亦得。

《和剂局方》三黄丸治丈夫妇人三焦积热。上焦有热,攻冲眼目赤肿,头项肿痛,口舌生疮;中焦有热,心膈烦躁,不美饮食;下焦有热,小便赤涩,大便秘结,五脏俱热,即生背疽疮痍。及治五般痔疾,粪门肿痛,或下鲜血。上三味各等分为细末,炼蜜为丸如梧桐子大,每服三十丸,熟水吞下,小儿积热亦宜服之。(出圣惠方)《类方准绳》一方用"脑麝"为衣,丸如大豆,夜间噙化一二丸,亦好。

《活人书》泻心三黄汤治妇人伤寒六七日,胃中有燥屎,大便难,烦躁谵语,目赤,毒气闭塞不得通,即本方。如目赤睛疼,宜加白茯苓嫩竹叶泻肝余之气。

《类方准绳》泻心汤治心受积热,谵言发狂,逾墙上屋。(即本方)

《汉药神效方》惠美宁固曰:衄血用诸药无效者,用三黄泻心汤加荆芥二钱有奇效。福岛慎独斋曰:多罗尾侯性躁拘物,患失精数岁,与人并坐不自知其漏泄,诸药罔效。予诊之曰:此痫也,投以三黄泻心汤全愈。

呕吐哕下利病脉证治

夫呕家有痈脓，不可治呕，脓尽自愈。

赵以德曰：《经》云热聚于胃口而不行，胃脘为痈。胃脘属阳明经，阳明气逆则呕，故脓不自咳出，从呕而出。此痈之在胃脘上口者也，若过半中，在肺之下者，脓则不从呕出而从大便出矣。尤在泾曰：痈脓。胃中有痈脓从呕出也，是因痈脓而呕，脓尽痈已则呕自愈，不可概以止吐之药治之也。陈修园曰：此以痈脓之呕，撒开以起下文诸呕也。

《素·病能论》人病胃脘痈，诊此者当候胃脉，其脉当沉细。沉细者气逆，逆者人迎甚盛，甚盛则热。人迎者胃脉也，逆而盛则热聚于胃口而不行，故胃脘为痈也。

合信氏曰：胃痈其痛甚剧而热，多生于胃之上下两口。食时则痛，食后痛止，痈在上口也；食时不痛，食后则痛者，是痈在下口也。

先呕却渴者，此为欲解；先渴却呕者，为水停心下，此属饮家。呕家本渴，今反不渴者，以心下有支饮故也，此属支饮。

赵以德曰：《伤寒》言呕有多因：因热因寒，因水因饮，皆属胃家病。此独以水饮者分三节言之。初一段先呕却渴者为饮而呕，呕则饮去，饮去则阳气回，津液犹未布故渴耳，虽渴终以邪去正回而必解也；第二段先渴却呕者，即前痰饮条中小半夏茯苓汤主之；第三段本渴今反不渴，亦痰饮条中小半夏茯苓汤主之。尤在泾曰：呕家必有停痰宿水。先呕却渴者，痰水已去而胃阳将复也，故曰"此为欲解"；先渴却呕者，因热饮水过多，热虽解而饮旋积也，此呕因积饮所致,故曰"此属饮家";呕家本渴,水从呕去故也,今反不渴者,以宿有支饮在心下,愈动而愈出也,故曰"此属支饮"。陈修园曰:此以呕后作渴为欲解,先渴后呕为停饮,呕而不渴为支饮也。魏念庭曰:此节言饮之呕也,不必治呕,而治饮也。

问曰:病人脉数。数为热,当消谷引食,而反吐者,何也?师曰:以发其汗,令阳微,膈气虚,脉乃数。数为客热,不能消谷,胃中虚冷,故也。脉弦者虚也,胃气无余,朝食暮吐,变为胃反。寒在于上,医反下之,今脉反弦,故名曰虚。

喻嘉言曰:此条仲景形容脉证之变态,最为微妙。凡脉阳盛则数,阴盛则迟。其人阳气既微,何得脉反数?脉既数何得胃反冷?此不可不求其故也。盖脉之数由于误用辛温发散而遗其客热,胃之冷由于阳气不足而生其内寒。医不达权通变,见其脉数反以寒剂泻其无过,致上下之阳俱损,其脉遂从阴而变为弦。上之阳不足,日中以前所食亦不消化;下之阳不足,日暮以后阳亦不入于阴,而糟粕不输于大小肠,从口入者惟有从口出而已。故曰"胃气无余",言胃中之阳气所存无几,所以反胃而朝食暮吐也。尤在泾曰:脉数为热,乃不能消谷引饮,而反吐。以发汗过多,阳微膈虚所致,则其数为客热上浮之数,而非胃实气热之数矣。客热如客之寄,不久即散,故不能消谷也。脉弦为寒,乃不曰寒而曰虚者,以寒在于上而医反下之所致,故其弦非阴寒外加之弦,而为胃虚生寒之弦矣。胃虚且寒,阳气无余,则朝食暮吐而变为胃反也。读此知数脉弦脉均有虚候,曰热曰寒盖浅之乎言脉者耳。陈修园曰:此言误汗而脉数,误下而脉弦,当于二脉中认出虚寒为胃反之本也。

《巢源》夫荣卫俱虚,血气不足,停水积饮在于胃管则脏冷,脏冷而脾不磨,脾不磨则宿谷不化,其气逆而成胃反也。则朝食暮吐,暮食朝吐,心下牢大如杯,往来寒热,甚者食已则吐。其脉紧而弦,紧则为寒,弦则为虚,虚寒相搏,故食已则吐,名为反胃也。《圣惠方》云:夫反胃者为食物呕吐,胃不受食,言胃口翻也。则有因饮酒过伤所致,则有因忧悒怏蓄怒肠结胃翻所致,则有宿滞痼癖积聚冷痰久不全除致成兹疾。其中有才食便吐,有食久乃翻,不可一概用方,切在仔细体认也。案:"反""翻"同。案:此节言吐证,皆由误汗误下伤胃阳所致。

寸口脉微而数,微则无气,无气则荣虚,荣虚则血不足,血不足则胸中冷。

黄坤载曰:寸口者手太阴肺气所变现也。肺主气,寸口脉数而微者,肺中宗气之虚也。水谷之化荣气,行于经络,其大气之搏而不行者积于胸中,命曰宗气。宗气者所以贯心肺而行呼吸,荣气之原也。无宗气则荣虚,荣虚则血不足,宗气之根实本于荣血,血藏于肝而血中之温气则化君火,气乃君火之降敛者也。荣虚血少不能化火,阳衰于上故胸中冷,血阴也。而孕君火,其性温暖而和煦。后世但言凉血而不知暖血,误人多矣。喻嘉言曰:此条颛论脉理。虽不言证,隐纬上条反胃之证,不重举耳。人身之脉,阳法天而健,阴法地而翕,两相和合,不刚不柔,不疾不徐,冲和纯粹,何病之有哉?今微则阳不健运,数则阴不静翕,阴阳两乖其度,荣卫不充而胸中冷,又不啻上条客热已也。夫荣卫之气出入脏腑,流布经络,本生于谷,复消磨其谷,是荣卫非谷不充,谷非荣卫不化。胸中既冷胃必不能出纳其谷,证成反胃又何疑也。尤在泾曰:此因数为客热,而推言脉微而数者为无气,而非有热也。气者荣之主,故无气则荣盛;荣者血之源,故荣虚则血不足。荣卫俱虚则胸中之积而为正气者少矣,故胸中冷。合上二条言之,客热固非真热,不可以寒治之；胸中冷亦非真冷，不可以热治之，是皆当以温养真气为主。真气冲和纯粹之气，此气浮则生热，沉则生冷；温之则浮焰自收，养之则虚冷自化。若热以寒治，寒以热治，则真气愈虚，寒热内贼，而其病益甚矣。

趺阳脉浮而涩，浮则为虚，涩则为脾，脾伤则不磨，朝食暮吐，暮食朝吐，宿谷不化，名曰胃反。脉紧而涩，其病难治。正脉本作"虚则伤脾"，今依《脉经》《千金》《全书》、喻、尤、陈本校改。《千金》"脉紧"上有"趺阳"二字。

赵以德曰：趺阳者胃脉之所过，故候胃脉必于是焉。脾与胃以膜相连，皆属于土。土有阴阳，胃为阳土，脾为阴土。黄坤载曰：趺阳者，阳明胃气之所变现也。阳明胃气以下行为顺，脉不应见浮紧，浮则胃气之虚而不降也。胃虚而上逆，则脾虚而下陷，陷则脾伤，脾伤不能磨化水谷，故朝食而暮吐，宿谷不化，名曰胃反。胃反者，饮食倒上，是反顺而为逆也。紧涩者血寒而阳陷也，脾败不磨而脉见紧涩，水冰地坼微阳沦败，陷而不升，故为难治。喻嘉言曰：脾气运动则脉不涩，胃气坚固则脉不浮。今脉浮是胃气虚不能腐熟水谷，脉涩是脾血伤不能消磨水谷，所以阳时食入阴时反出，阴时食入阳时反出。盖两虚不相参合，故莫由转输下入大小肠也。河间谓趺阳脉紧，内燥盛而湿气衰，故为难治。可见浮脉病成必变紧脉也，况紧而见涩，其血已亡乎。上脘亡血，膈间干涩，食不得入；下脘亡血，必并大小肠皆枯，食不得下，故难治也。尤在泾曰：此因胃气无余变为胃反，而推言其病之并在于脾也。夫胃为阳，脾为阴，浮则为虚者，胃之阳虚也；涩则伤脾者，脾之阴伤也。谷入于胃而运于脾，脾伤则不能磨，脾不磨则谷不化。能朝食者暮当下，暮食者朝当下，若谷不化则不得下，不得下必反而上出也。魏念庭曰：紧者寒盛也，涩者津亡也。胃中因虚而寒，因寒而燥，因燥而津枯。正不足而邪有余，反胃之病难治可决矣。欲补阳而津枯有妨于补阳，欲生津而阳衰有碍于补阴，棘手难下者，要在乎失治于早而已。唐容川曰：胃为阳土，主燥以化水；脾为阴土，主润以化食。脉涩则阴液虚不能濡化其谷，今之膈食病粪如羊屎者，皆是阴液虚故也。然往往治愈，则以脾阴虚而胃阳不虚，治阴而不虑损阳，是以可愈。若紧而涩，紧则为寒，寒伤胃阳；脾阴虚而胃阳亦虚，补阳则伤阴，滋阴则损阳，故为难治。又曰：呕吐胃反无不兼别脏之病者，故上凡三节脉数者是兼膈气，脉弦者是兼肝气，脉微数者是兼心血虚，脉浮虚者是兼脾土虚，读仲景书须如此分看合看，乃能贯通。

病人欲吐者，不可下之。

魏念庭曰：凡病人欲吐者气逆上冲也。有可吐者，邪在上则越之可也；如不可吐者，则顺气止逆治之，使勿吐可也。断不可误为攻下，逆其性而折之，使邪愈深入而难于调顺也，此误下之戒，于呕吐门中首宜知忌者也。

哕而腹满，视其前后，知何部不利，利之即愈。

黄坤载曰：阳明浊气上逆则生呕哕，哕而腹满者太阴之清气不升，阳明之浊气不降也。前后二阴必有不利之部，前部不利利其水道，后部不利利其谷道。前后窍通浊气下泄则满消而哕止矣。尤在泾曰：哕而腹满者，病在下而气溢于上也，与病人欲吐者不同。故当视其前后二阴，知何部不利而利之，则病从下出而气不上逆，腹满与哕俱去矣。陈修园曰：此二节言病势之欲上欲下，宜顺其势而利导之也。哕病应归橘皮竹茹汤节中，此特举之与上节为一上一下之对子，非错简也。

《活人书》前部不利猪苓汤，后部不利调胃承气汤。

《千金翼》伤寒哕而满者,宜视其前后,知在何部不利,利之愈。哕而不利此汤主之方,橘皮一升,甘草一尺。上二味㕮咀,以水五升煮一升,顿服之。

呕而胸满者,吴茱萸汤主之。方见《伤寒论》阳明篇。

徐忠可曰:胸乃阳位,呕为阴邪,使胸之阳气足以御之,则未必呕,呕亦胸中无恙也。乃呕而胸满,是中有邪乘虚袭胸,不但胃不和矣。虚邪属阴,故以茱萸之苦温善驱浊阴者为君,人参补虚为佐,而以姜枣宣发上焦之正气也。尤在泾曰:胸中阳也,呕而胸满阳不治而阴乘之也。魏念庭曰:呕家多热,而胸满之呕非热也,热气必散而寒气斯凝,故见胸满而呕,知非热呕而为寒呕必矣。

张路玉曰:《伤寒论》用是方治食谷欲呕之阳明证,以中焦有寒也。茱萸能治内寒降逆气,人参补中益阳,大枣缓脾,生姜发胃气且散逆止呕,逆气降胃之阳行则胸满消矣。此脾脏阴盛逆胃,与夫肝肾下焦之寒上逆于中焦而致者,即用以治之。故干呕吐涎沫头痛,亦不出是方也。

《三因方》病者心膈胀满,气逆于胸,食入即呕,呕尽却快,名曰气呕。胃者足阳明合荣于足,今随气上逆结于胃口,故生呕病也。茱萸人参汤治气呕胸满不纳食,呕吐涎沫头疼。(即本方)

干呕,吐涎沫,头痛者,吴茱萸汤主之。

徐忠可曰:干呕者,有声无物也,物虽无而吐涎沫。仲景曰:"上焦有寒其口多涎",上焦既有寒,寒为阴邪格阳在上,故头痛,比胸满而呕似有轻重表里不同。然邪必乘虚,故亦用茱萸汤兼补以驱浊阴。谓呕有不同,寒则一也。魏念庭曰:干呕或吐涎沫兼以头痛,似外感而实内伤也,阴寒塞胸壅滞而头痛,非同发热头痛之义。亦主前方茱萸温中,生姜散邪,胸膈寒凝之通治也。

呕而肠鸣,心下痞者,半夏泻心汤主之。方见《伤寒论》太阳篇下。

赵以德曰:是证由阴阳不分,塞而不通,留结心下为痞。于是胃中空虚,客气上逆为呕;下走则为肠鸣。故用是汤分阴阳,水升火降而留者去,虚者实也。尤在泾曰:邪气乘虚陷入心下,中气则痞,中气既痞升降失常。于是阳独上逆而呕,阴独下走而肠鸣。是虽三焦俱病而中气为上下之枢,故不必治其上下而但治其中。黄连黄芩苦以降阳,半夏干姜辛以升阴,阴升阳降痞将自解;人参甘草则补养中气,以为交阴阳通上下之用也。徐忠可曰:亲见一乳母呕吐五日,百药不能止,后服干姜黄连二味立止,即此方之意也。

《外台》《删繁》半夏泻心汤疗上焦虚寒,肠鸣下利,心下痞坚,于本方去大枣加桂心三两,出《霍乱门》。

干呕而利者,黄芩加半夏生姜汤主之。方见《伤寒论》太阳篇下。

尤在泾曰:此《伤寒》热邪入里作利,而复上行为呕者之法;而《杂病》肝胃之火上冲下注者,亦复有之。半夏生姜散逆于上,黄芩芍药除热于里,上下俱病,中气必困。甘草大枣合芍药生姜以安中而正气也。魏念庭曰:干呕而利者,邪又在中而不在上下也。呕为热逆之呕,利为挟热之利,主之以黄芩加半夏生姜汤,乃治中有实热,作上下呕利之善计也。

《巢源》干呕者,胃气逆故也,但呕而欲吐,吐而无所出,故谓之干呕也。

诸呕吐,谷不得下者,小半夏汤主之。方见《痰饮》中。

赵以德曰:呕吐谷不得下者,有寒有热,不可概论也。食入即吐,热也;朝食暮吐,寒也。此则非寒非热,由中焦停饮气结而逆,故用小半夏汤。沈明宗曰:此痰饮多而致呕之方也。外邪内入而呕,必自饮食稍进,此疾饮多而外邪少,拒格胸胃之间,气逆而谷不得入。故用生姜散邪,半夏以消痰饮而止呕逆。

《外台·伤寒呕哕门》仲景《伤寒论》:呕哕心下悸,痞硬不能食,小半夏汤;又呕哕心中痞硬者,以膈间有水头眩悸,小半夏加茯苓汤。

呕吐,而病在膈上,后思水者解,急与之。思水者,猪苓散主之。《外台》无"而"字"解"字。

程云来曰:上章言先呕却渴,此为欲解。今呕吐而病在膈上后思水者解,亦与上证不殊,故急与之以和胃。然思水之人,又有得水而贪饮,则胃中热少不能消水,更与人作病,故思水者用猪苓以散水饮。尤在泾曰:呕吐之余,中气未复,不能胜水。设过与之则旧饮方去新饮复生,故宜猪苓散以崇土而逐水也。徐灵胎曰:伤饮恶饮,此乃常理。若胸中有水则津液下流,反口干思水,但不能多饮耳。陈修园曰:此遥承第二节之意而重申之,并出其方治也。

猪苓散方

猪苓 茯苓 白术各等分。《千金》各三两

上三味,杵为散,饮服方寸匕,日三服。《千金》云"渴者多饮水"。《外台》服法后云"欲饮水者亟与之,本虚与水则哕,攻其热亦哕"。

徐忠可曰:呕吐而病在膈上,大约邪热搏饮至于思水则饮邪去,故曰"解"。急与之,恐燥邪不堪也。然元阳未复,正须防停饮再发,故以猪苓去水为君,茯苓白术以培其正气,不用姜半其呕已止。恐宣之则正气虚,即降逆消痰亦非急务也。

《外台·时气病》:若得病无热,但狂言烦躁不安,精神语言与人不相主当者,勿以火迫。但以猪苓散一方寸匕已上,饮之,以一升若升半水,可至二升益佳,当以新汲井水强令饮之,以指刺喉中吐之,随手愈。

《千金》猪苓散治呕而膈上寒。(即本方)

《图经》黄疸病及狐惑病,并猪苓散主之。(即本方)

呕而脉弱,小便复利,身有微热,见厥者,难治,四逆汤主之。方见《伤寒论》太阳篇上。

黄坤载曰:呕而脉弱胃气之虚,小便复利肾气之虚。肾司二便,寒则膀胱不约,故小便自利。里阳虚败加以身热而见厥逆者,阴盛于内而微阳外格,故为难治,宜四逆汤以回里阳也。尤在泾曰:脉弱便利而厥为内虚且寒之候。则呕非火邪,而是阴气之上逆;热非实邪,而是阳气之外越矣。故以四逆汤救阳驱阴为主。然阴方上冲而阳且外走,其离决之势有未可即为顺接者,故曰难治;或云呕与身热为邪实,厥利脉弱为正虚,虚实互见,故曰难治。四逆汤舍其标而治其本也,亦通。陈灵石曰:呕与热为阴邪所迫,小便利与见厥证属无阳,脉弱者真脏虚寒也。用四逆汤彻上下之阴邪,招欲散之残阳,引气血接回其厥;外温经,内温脏,面面俱到。唐容川曰:呕者小便不利,身热者不见厥,今两者俱见,则是上下俱脱之形,故难治。

《三因方》四逆汤治寒厥,或表热里寒,下利清谷,食入则吐;或干呕;或大汗大吐大下之后,四肢冰冷,五内拘急,举体疼痛,不渴,脉沉伏。(即本方)

呕而发热者,小柴胡汤主之。方见《伤寒论》太阳篇中

魏念庭曰:呕而皮肤发热者,伤寒病少阳经证也,合以口苦咽干目眩,而少阳病全。但见呕而发热,虽非伤寒正病,亦少阳经之

属也，主之以小柴胡，表解里和而病愈矣。陈修园曰：此与上节为一阴一阳之对子。少阴厥而热微宜回其始绝之阳，少阳不厥而发热宜清其游行之火。

《金鉴》呕而腹满是有里也，主之大柴胡汤攻里以止呕也；今呕而发热是有表也，主之小柴胡汤和表以止呕也。

胃反呕吐者，大半夏汤主之。原注：《千金》云治胃反不受食，食入即吐。《外台》云：治呕心下痞硬者。案：今《千金》"入"作"已"。"即吐"作"即呕吐"。

高士宗曰：朝食暮吐名曰胃反。胃反但吐不呕，然吐不离乎呕，故曰"胃反呕吐者"。用半夏助燥气以消谷，人参补元气以安胃。白蜜入水扬之，使甘味散于水中，水得蜜而和缓，蜜得水而淡渗，庶胃反平而呕吐愈。李升玺曰：呕家不宜甘味，此用白蜜，何也？不知此胃反自属脾虚。《经》所谓甘味入脾，归其所喜是也。况君以半夏味辛而止呕，佐以人参温气而补中，胃反自立止矣。唐容川曰：此反胃即脾阴不濡，胃气独逆，今之膈食病是矣。或粪如羊屎，或吐后微带血水，用半夏降冲逆即是降胃；用参蜜滋脾液以濡化水谷则肠润谷下。陈修园曰：此为胃反证出其正方也。

大半夏汤方

半夏（二升，洗完用。《全书》作洗透用）　人参三两　白蜜一升

上三味，以水一斗二升，和蜜扬之二百四十遍，煮药取二升半，温服一升，余分再服。

魏念庭曰：方以半夏为君，开散寒邪，降伏逆气，洵圣药也。佐以人参补胃益气，白蜜和中润燥。服法多煮白蜜去其寒而用其润，俾黏腻之性流连于胃底不速下行，而半夏人参之力亦可徐斡旋于

中,其意固微矣哉。赵以德曰:蜜润燥,以水扬之者,《内经》云清上补下治之以缓。水性走下故扬以缓之,佐蜜以润上脘之燥也。

《灵·邪客》篇:夫邪气之客人也,或令人目不瞑,不卧出者,饮以半夏汤一剂,阴阳已通,其卧立至。其汤方以流水千里以外者八升,扬之万遍,取其清五升煮之。炊以苇薪,火沸置秫米一升,治半夏五合,徐炊令竭为一升半,去其滓,饮汁一小杯,日三。稍益以知为度,故其病新发者覆杯则卧,汗出则已矣;久者,三饮而已也。

《千金》大半夏汤治胃反不受食,食已即呕吐方,于本方加白术一升,生姜三两。

《外台·本论》治反胃支饮,即本方。水用泉水。

《三因·痰呕门》大半夏汤治心气不行,郁生涎饮,聚结不散,心下痞硬,肠中沥沥有声,食入即吐。(即本方)

《肘后附方》引张仲景方云:亦治膈间痰饮。(即本方)

食已即吐者,大黄甘草汤主之。 原注:《外台》方又治吐水。

周禹载曰:胃气生热其阳则绝。盖胃强则与脾阴相绝,绝则无转运之机,故食入即吐也。用大黄泻大热,甘草和中耳。王肯堂曰:病人欲吐者,不可下之。又用大黄甘草治食已即吐,何也?曰"欲吐者,其病在上,因而越之可也",而逆之使下,则必抑塞愤乱而益甚,故禁之。若既已吐矣,吐而不已有升无降,则当逆而折之,引令下行无速于大黄,故取之也。魏念庭曰:《经》云,食入反出者是有火也,主之以大黄甘草汤,为实热在胃者立法也。

《辑义》食入即吐名回食,出于袭氏回春,当考。

大黄甘草汤方

大黄四两　甘草(一两。《肘后》《千金》《外台》作二两)

上二味,以水三升,煮取一升,分温再服。《千金》"味"下有"㕮咀"二字。《外台》如得可则隔两日更服一剂神验,《千金》不传,此本仲景《伤寒论》方。

徐忠可曰:食已即吐,非复呕病矣,亦非胃弱不能消,乃胃不容谷食已即出者也。明是有物伤胃,荣气闭而不纳,故以大黄通荣分已闭之谷气,而兼以甘草调其胃耳。《外台》治吐水大黄亦能开脾气之闭,而使散精于肺,通调水道,下输膀胱也。尤在泾曰:东垣通幽汤治幽门不通,上冲吸门者,亦是此意,但有缓急之分耳。徐灵胎曰:此治上焦之吐。

《肘后》治人胃反不受食,食毕辄吐出。(即本方)

《千金翼》主脾气实,其人口中淡,甘卧愦愦,痛无常处,及呕吐反胃方。大黄六两,上一味以水六升煮取一升,分再服。又主食即吐,并大便不通者,加甘草二两,煮取二升半,分三服。《外台》引《必效》云:疗胃反吐水及吐食。(即本方)

《串雅》阴阳黄治发背痈疽疔疮恶疖,一切无名恶疮,肿毒焮热疼痛,初起未溃者。锦纹大黄不拘多少,一半火煨熟,一半生用,甘草节等分。上药为细末,每服一匙,空心温酒调服,以疏利为度。

胃反,吐而渴,欲饮水者,茯苓泽泻汤主之。

赵以德曰:胃反吐,津液竭而渴矣。斯欲饮水以润之,更无小便不利而用此汤,何哉?盖阳绝者水虽入而不散于脉,何以滋润表里,解其燥郁乎?惟茯苓之淡行其上,泽泻之咸行其下,白术甘草之甘和其中,桂枝生姜之辛通其气,用布水精于诸经,开阳存阴而洽荣卫也。李玽臣曰:吐而渴者津液亡而胃虚燥也,饮水则水停心下。茯苓泽泻降气行饮,白术补脾生津,此五苓散原方之义也。然胃反因脾气虚逆故加生姜散逆,甘草和脾。又五苓散治外有微热故用桂枝,此胃反无表热而亦用之者,桂枝非一于攻表药也,乃彻上彻下,达表里,为通行津液,和阳治水之剂也。

茯苓泽泻汤方原注:《外台》治消渴脉绝,胃反吐食者,有小麦一升。案:《外台》脉上有"阴"字;此本出《千金》并用小麦三升。

茯苓半升　泽泻四两　甘草一两　桂枝(二两。《千金》及《翼》《外台》三两)　白术三两　生姜(四两。《千金》及《翼》《外台》三两)

上六味,以水一斗,煮取三升,内泽泻,再煮二升半,温服八合,日三服。徐灵胎曰:内泽泻再煮,似先煮五味,后煮泽泻。魏念庭曰:服法后煮泽泻,取其阴性以利水,不宜煮之太过也。

程云来曰:此方乃五苓散去猪苓加甘草生姜。以猪苓过于利水故去之,甘草生姜长于和胃止吐故加之。茯苓白术泽泻桂枝相须宣导,补脾而利水饮。陈修园曰:此为胃反之因于水饮者,而出其方治也。此方治水饮人尽知之,而治胃反则人未必知也,治渴更未必知也。然参之《本论》猪苓散,《伤寒论》五苓散、猪苓汤,可以恍然悟矣。且《外台》用此汤治消渴脉绝胃反者,有小麦一升,更得其妙。徐灵胎曰:此治蓄饮之吐。

《千金》治消渴胃反而吐食者方,即本方上六味㕮咀,以水一斗煮小麦三升,取汁三升,去滓,下药煮取二升半,每服八合,日二。《千金翼》名茯苓汤,主胃反吐而渴者。

《三因方》茯苓泽泻汤治霍乱,吐利后烦渴欲饮水。(即本方)

吐后渴欲得水,而贪饮者,文蛤汤主之。兼主微风,脉紧,头痛。

程云来曰:此证贪饮,与上证欲饮水猪苓散之思水不同。夫贪饮者饮水必多,多则淫溢上焦,必有溢饮之患,故用此汤以散水饮。方中皆辛甘发散之药,故亦主微风脉紧头痛。尤在泾曰:有麻黄杏仁等发表之药者,必兼有客邪郁热于肺不解,故也,观方下云"汗出即愈",可以知矣。

文蛤汤方

文蛤五两　麻黄　甘草　生姜各三两　石膏五两　杏仁五十个　大枣十二枚

上七味,以水六升,煮取二升。温服一升,汗出即愈。

程云来曰:此大青龙汤去桂枝加文蛤。水停于里,文蛤之咸寒可以利水而消饮;水溢于外,青龙之辛热可以胜湿而解表。此汤与茯苓泽泻汤、猪苓散,皆预防水饮之剂。陈灵石曰:水虽随吐而去,而热不与水俱去,故贪饮不休,与思水者不同。方中麻黄与石膏并用,能深入伏热之中,顷刻透出于外从汗而解。热解则渴亦解,故不用止渴之品。并主微风脉紧头痛者,以风为阳邪,得此凉散之剂而恰对也。

《金鉴》文蛤汤是治渴兼治风水也,故以越婢汤方中加文蛤。越婢散风水也,文蛤治渴不已也。

干呕,吐逆,吐涎沫,半夏干姜散主之。

魏念庭曰:干呕吐逆吐涎沫者,以胃中虚寒,津液变为涎沫,随逆气上冲作呕也。干呕无物止有涎沫,虚邪非实邪可知矣。主之以半夏干姜散方,犹之小半夏汤,惟易生姜为干姜,以生姜性僭上而发越,不如干姜之辛温为能颛功理中也,用意亦甚微也。尤在泾曰:干呕吐逆,胃中气逆也;吐涎沫者,上焦有寒,其口多涎也。与前干呕吐涎沫头痛不同,彼为厥阴阴气上逆,此是阳明寒涎逆气不下而已。故以半夏止逆消涎,干姜温中和胃,浆水甘酸调中引气止呕吐也。

半夏干姜散方

半夏　干姜各等分

上二味,杵为散,取方寸匕,浆水一升半,煎取七合,顿服之。《千金》作"上二味咬咀,以浆水一升半煮取七合,顿服之,日三"。

程云来曰:脾寒则涎不摄,胃寒则气上逆,故干呕吐涎沫也。半夏之辛以散逆,干姜之热以温脾,煎以浆水者藉其酸温以通关利膈也。此证与茱萸汤迥别,以不头痛也。徐灵胎曰:此治胃寒之吐。

《肘后》哕不止,半夏洗干末之,服一匕则立止。

《三因方》干姜散治悬痈壅热,卒暴肿大。干姜半夏汤洗去滑等分,上为末,以少许着舌上,咽津。《千金翼》治悬痈垂下,暴肿长方。

病人胸中,似喘不喘,似呕不呕,似哕不哕,彻心中愦愦然无奈者,生姜半夏汤主之。 无奈,《外台》作"彻无聊赖"四字,"哕"下无"彻"字。

沈明宗曰:似喘不喘,似呕不呕,似哕不哕,诚不是喘,不是呕,不是哕也。彻者通也,仅是通心中愦愦然无奈,即泛泛恶心之义也。

汪双池曰:似喘不喘,气为虚寒所抑也;似呕不呕,胃气虚寒如上逆也;似哕不哕,胃有寒饮阳不上升,故欲出而不得行也;心中愦愦无奈,寒饮溢于膻中,故膻中之气不快也。此虽不言痰饮,而实虚寒痰饮之为病也。尤在泾曰:寒邪搏饮结于胸中而不得出,则气之呼吸往来出入升降者阻矣。似喘不喘,似呕不呕,似哕不哕,皆寒饮与气相搏互击之证也。且饮水邪也,心阳脏也,以水邪而逼处心脏,欲却不能,欲受不可,则彻心中愦愦然无奈也。生姜半夏汤即小半夏汤而用生姜汁,则降逆之力少而散结之力多,乃正治饮气相搏,欲出不出者之良法也。

生姜半夏汤方《外台·伤寒呕哕门》,引仲景《伤寒论》,作生姜汁半夏汤,云兼主天行。

半夏半升　生姜汁一升

上二味，以水三升，煮半夏取二升，内生姜汁煮取一升半，小冷分四服，日三夜一，呕止停后服。"呕"字正脉本作"服"字，今从赵、徐、尤、《外台》作"以水三升，煎半夏取一升，内姜汁取一升半，绵漉小冷，分二服，一日一夜服令尽，呕哕一服得止者，停后服"。

李珥臣曰：生姜半夏，辛温之气足以散水饮而舒阳气，然待小冷服者，恐寒饮固结于中，拒热药而不纳，反致呕逆。今热药冷饮，下嗌之后冷体既消，热性便发，情且不违而致大益，此《内经》之旨也。此方与前半夏干姜汤略同，但前温中气故用干姜，此散停饮故用生姜；前因呕吐上逆，顿服之，则药力猛峻足以止逆降气，呕吐立除；此心中无奈，寒饮内结，难以猝消，故分四服，使胸中邪气徐徐散也。汪双池曰：此治寒痰之积于胃，而上逆于膻中者。

《千金翼》小半夏汤主心下痞坚，不能饮食，胸中喘而呕哕微寒热方。生姜八两切，以水三升煮取一升；半夏五合洗，以水五升煮取一升。上二味合煎取一升半，稍稍服之即止。

《外台》《必效》疗脚气方：大半夏三两净削去皮，生姜汁三升。上二味水五升煮取二升，去滓，空腹一服尽，每日一剂，三剂必好。此方梁公家出，方治有本，奇异神效。又文仲疗脚气入心，闷绝欲死者，半夏三两洗切，生姜汁一升半，上二味内半夏煮取一升八合，分四服极效。又深师疗伤寒病哕不止，半夏散。半夏洗焙干，上一味末之，生姜汤和服一钱匕。

《总病论》治伤寒呕吐欲死，生姜半夏汤。半夏一两半，生姜三两，水三升半煎一升，去滓温分四服。

《斗门方》治胸膈壅滞，去痰开胃：半夏净洗焙干，捣罗为末，以生姜自然汁和为饼子，用湿纸裹，于慢火中煨令香，熟水两盏用饼子一块如弹子大，入盐半钱，煮取一盏，温服。能去胸膈壅逆，大压痰毒，及治酒食所伤，其功极验。

《简要济众》治久积冷不下食，呕吐不止，冷在胃中：半夏五两洗过为末，每服二钱，白面一两，以水和捏切作棋子，水煮面熟为度，用生姜醋调和服之。

《扁鹊心书》生姜半夏汤治风痰上攻，头旋眼花，痰壅作嗽，面目浮肿：生姜半夏各三两，共捣饼阴干为末，每服四钱，加姜五片，水煎温服。

《济阳纲目》半夏丸治心痛，亦能治哮喘：半夏研碎，香油炒，上为末，用生姜汁浸炊饼丸如桐子大，每服二十丸姜汤下。

尾台氏曰：凡诸病痰饮卒迫，咽喉闭塞不得息，汤药不下咽者，非此方不能开通也。当先以此方解其急，而后处方从宜，加熊胆者效尤速，又治哕逆。

干呕哕，若手足厥者，橘皮汤主之。《千金》"厥"下有"冷"字。

程云来曰：干呕哕则气逆于胸膈间而不行于四末，故手足为之厥。橘皮能降逆气，生姜为呕家圣药，小剂以和之也。然干呕非反胃，厥非无阳，故下咽气行即愈。尤在泾曰：未可便认为阳虚，而遽投温补也。陈修园曰：此为哕之不虚者而出其方治也，古哕证即今之所谓呃也。

《万病回春》发呃者气逆上冲而作声也。呃一名呃逆，若胃火上冲而逆，随口应起于上膈，病者知之，易治也；自脐下上冲直出于口者，阴火上冲，难治，俗名为之打呃也。

橘皮汤方《外台》引仲景《伤寒论》名小橘皮汤云"兼主天行"。

橘皮四两　生姜半斤（《外台》作"去皮八两"）

上二味，以水七升，煮取三升，温服一升，下咽即愈。《千金》"味"下有"㕮咀"二字，《外台》作"狭长切"三字。

徐灵胎曰：此治胃气不通之吐。东洞翁曰：橘皮汤治胸中痹呕哕者，顾与小半夏证所异者，以本方有胸痹之证，彼则无之。又本方以呃逆为主，以呕为副；彼则以呕吐为主，以呃逆为副，此可判别之。

《肘后》治卒呕啘又厥逆方。（即本方）

《千金翼》主心下痞坚不能饮食，胸中喘而呕哕微寒热方。（即本方）

《外台》《范汪》半夏汤：病痰饮者当以温药和之，疗心腹虚冷游痰气上，胸胁满不下食，呕逆胸中冷，于本方中加半夏。

《寇氏衍义》治经年气嗽，橘皮神曲生姜焙干等分为末，蒸饭和丸梧子大，每服三五十丸，食后夜卧各一服。有人患此，服之兼旧患膀胱气皆愈也。

《传信适用方》冻死人已救活，宜与此药一两服：生姜一两和皮剉碎，陈橘皮不去白一两剉碎，水三盏煎至一盏半，温服。

《本草纲目》引仲景方橘皮汤治男女伤寒，并一切杂病呕哕，手足逆冷者：用橘皮四两，生姜一两，水二升煎一升，徐徐呷之即止。

《济阳纲目》橘姜丸治久患气嗽圣药：陈皮生姜各二两，同捣焙干为丸，如梧桐子大，每服三五十丸，食后临卧米饮送下。

哕逆者，橘皮竹茹汤主之。

赵以德曰：中焦者脾胃也。土虚则在下之木得以乘之，而谷气因之不宣，变为哕逆。用橘皮理中气而升降之，人参甘草补土之不足，生姜大枣宣发谷气更散其逆，竹茹性凉得金之正用以降胆木之风热耳。魏念庭曰：哕逆者胃气虚寒固矣，亦有少挟虚热作哕者，将何以为治？仲景主之橘皮竹茹汤，橘皮竹茹行气清胃而毫不犯攻伐寒凉之忌，佐以补中益气温胃之品，而胃气足，胃阳生，浮热不必留意也。上诸方于呕吐哕家浅深缓急之治,可谓至详尽矣。

橘皮竹茹汤方

橘皮二斤　竹茹二升　大枣三十枚　生姜半斤　甘草五两　人参一两

上六味,以水一斗,煮取三升,温服一升,日三服。

费晋卿曰:此则治胃痰火之呃,而不可以治胃寒之呃,若误用之则轻者增剧。

《千金翼》竹茹汤主哕方,即本方去大枣人参,加半夏紫苏。

《外台》《深师》大橘皮汤疗伤寒呕哕,胸满虚烦不安,于本方去竹茹大枣。

《三因方》橘皮汤治动气在下,不可发汗,发之反无汗;心中大烦,骨节疼痛,目运恶寒,食则反呕,谷不得入,宜服此方。橘皮竹茹汤治咳逆呕哕胃中虚冷,每一哕至八九声相连,收气不回至于惊人者。(即本方)

《医林纂要》橘皮竹茹汤治吐利后,胃虚膈热,哕逆,亦治久病虚羸,呕逆不止。(即本方)

尾台氏曰:小儿呃乳,及百日咳,此方加半夏极有效。

夫六腑气绝于外者,手足寒,上气,脚缩;五脏气绝于内者,利不禁;下甚者,手足不仁。《脉经》《千金》"利"上有"下"字。

赵以德曰:六腑主表为阳,五脏主里为阴,阳为卫,阴为荣。六腑绝,卫先不行于外故手足寒。阳主升,在息为呼,外绝则气上出,出而不返则下绝,下绝则筋急,故脚蜷缩也。五脏绝,荣先不行于内,则阴气去;大便属阴,故下利不禁,甚则血离于外,故手足不仁。

沈明宗曰:六腑为阳气行于外。盖胃为众腑之原,而原气衰,阳不充于四肢,则众腑之阳亦弱。故手足寒,上气脚缩,即阳虚而现诸寒收引之象也。诸脏属阴,藏而不泻。然五脏之中肾为众阴之主,真阳所寄之地,但真阳衰微则五脏气皆不足。胃关不阖,泻而不藏,则利不禁而下甚,甚者阳气脱而阴血痹着不行,故手足不仁。此仲景本意,欲人治病以胃肾为要也。陈修园曰:夫六腑之气阳也。阳气虚绝不温于外者,手足无阳以运之,则时觉畏寒;胸中无阳以御下焦之阴,则呕吐哕之类,皆为阴逆上气。且脚下无阳气之运而生寒,寒主收引而为缩。五脏之气阴也。阴气虚绝不守于内者,则下利不禁。下利之甚者阳脱不随阳气以运行,则手足不仁。此提出脏腑,以阳绝阴绝为危笃证,指出两大生路,总结上文呕吐哕等证,并起下文利证,此于上下交界处着神。

《灵,终始》篇阴者主脏,阳者主腑,阳受气于四末,阴受气于五脏。《素·太阴阳明论》犯贼风虚邪者阳受之,食饮不节起居不时者阴受之。阳受之则入六腑,阴受之则入五脏。入六腑,则身热不时卧,上为喘呼;入五脏,则䐜满闭塞,下为飧泄,久为肠澼。

《金鉴》气绝非谓脱绝,乃谓虚绝也。

下利,脉沉弦者;下重,脉大者,为未止。脉微弱数者,为欲自止,虽发热不死。

魏念庭曰:此滞下之病,非飧泄之病也。沉为阳陷入阴分,沉中见弦,为少阳之气不能宣达,故气随阳降而下重也。脉沉弦而大者,阳气陷入之深而且多,故为未止;脉微弱者,阳气陷入浅而少。更兼见数,阳气勃勃欲动于阴,斯易为升达也,故为欲自止。是以虽滞下而发热,亦不死也。若夫脉沉弦而大,再身见发热,阳邪入阴而炽盛,阴分受伤而煎耗,可以有死之道也。陈修园曰:此以脉而别下利之轻重也。《内经》以肠澼身热则死,寒则生。此言虽发热不死者,以微弱数之脉知其邪去而正将自复,热必不久而自退,正与《内经》之说相表里也。

案：此节言下利发热，下节言下利厥冷，此仲景揭明以寒热为下利证阴阳之关键。

下利，手足厥冷，无脉者，灸之不温，若脉不还，反微喘者死，少阴负趺阳者，为顺也。

陈修园曰：此言下利阳陷之死证，而并及于脉之本原也。下利手足厥冷，阳陷下不能行于手足也；无脉者，阳陷下不能充于经脉也。灸之起陷下之阳，手足应温而竟不温，然手足虽不温而犹望其脉还为吉兆；若脉亦不还，反加微喘者，是下焦之生气不能归元而反上脱也，必死。所以然者，脉之元始于少阴，生于趺阳，少阴趺阳为脉生始之根，少阴脉不至则趺阳脉不出。故少阴在下，趺阳在上，故必少阴上合而负于趺阳者，戊癸相合，脉气有根，其证为顺也。其名负奈何？如负戴之负也。

《灵·论疾诊尺》篇飧泄脉小者，手足寒，难已；飧泄脉小，手足温，易已。

下利，有微热而渴，脉弱者，今自愈。

魏念庭曰：下利之证无论为飧泄，为滞下，俱以胃阳为宗主，此有颓靡则难于援救矣。所以下利有微热知阳气未绝也，兼渴，阳气尚有余也，脉虽弱正虽虚，而邪热亦不盛，故知其人必自愈。尤在泾曰：微热而渴者，胃阳复也，脉弱者邪气衰也，正复邪衰，故今自愈。

下利脉数，有微热，汗出，今自愈；设脉紧，为未解。

程云来曰：寒则下利，脉数有微热则表寒去，汗出则里气和，表里俱和故今自愈。设复紧者，知寒邪尚在，是为未解也。尤在泾曰：脉数亦阳复也，微热汗出者气方振而势外达，亦为欲愈之候。

设脉紧则邪尚盛,必能与正相争,故为未解。

下利脉数而渴者,今自愈;设不瘥,必清脓血,以有热故也。

程云来曰:脉数而渴,则寒邪去而利当止。经曰若脉数不解而下不止,必挟热而便脓血。此有热陷于下焦,使血流腐而为脓也。

尤在泾曰:脉数而渴阳气已复,亦下利有微热而渴之意。然脉之弱而数,则阳之复者已过,阴寒虽解而热气转增,将更伤阴而圊脓血也。

下利,脉反弦,发热身汗者,自愈。

赵以德曰:此脉初不弦后乃弦,故曰"脉反弦"。弦者必轻虚,春脉也,见少阳之气升发矣。阳气久为阴寒所覆下陷聚液成利,一旦得升发之,攻其阴邪从而之表发汗而散,故利自愈。与上条脉数微热汗出不同,其自表而解之义则同也。魏念庭曰:下利脉反弦而发热,是又非脉沉弦之下重身热,有死之理也。脉不沉而见弦,则浮而弦也;浮而弦,阳气由少阳升达之象,知不陷下而能升上也,故发热身汗。只为阳升利止之象,所以必其人方自愈也。上四条辨阳气之虚实,有热之真假,阴阳之不可偏胜,阳气之是否升陷,可谓详尽极矣。明乎此,则救治之法必有得心应手之妙。

下利气者,当利其小便。《衬注》:《千金方》气作热。

尤在泾曰:下利气者,气随利矢,即所谓气利是也。小便得利,则气行于阳不行于阴,而愈。故曰"当利其小便"。喻氏所谓急开支河者,是也。

下利,寸脉反浮数,尺中自涩者,必清脓血。

魏念庭曰:下利寸脉反浮数,尺中自涩者,热在下也;寸脉浮数,阳欲升也;尺脉自涩,为阴所陷而不能升也;浮数者,热之浅而易散者也。涩者阴虚热盛伤其下焦之血,血室中有胶凝之象,故尺脉见涩。人之肾水不足则尺脉见涩,不知血室中血胶凝则亦不足,故亦如水不足之见涩也。因而熏灼肠胃变为脓血,此又热入之深,急宜清其下焦之实热也。

《巢源》痢而赤白,是热乘于血,血渗于肠内则赤也。冷气入肠,搏肠间津液凝滞则白也,冷热相交,故赤白相杂:重者状如脓涕而血杂之,轻者白脓上有赤脉薄血,状如鱼脂脑,世谓鱼脑痢。

下利清谷,不可攻其表,汗出必胀满。《脉经》"胀满"下,有"其脏寒者当温之"七字。

魏念庭曰:下利清谷者,非惟下焦无实热,而且中脘有虚寒矣,法不宜攻其表。中虚则津亡,津亡则必小有热证见于外。若误以外感而发汗,汗出中益虚,阳散则阴凝,阴凝则胀满,此又不知表里之虚实寒热而误治之也,可不慎欤?尤在泾曰:清与圊同,即完谷也。是为里虚气寒,乃不温养中土,而反攻令汗出。则阳气重虚,阳虚者气不化,故胀满。

案:下利赤白为湿热下注里实之证,有表邪者当先发汗以解其外,外解已方可清其里之瘀热。若下利清谷为阴寒内积里虚之证,虽有表邪急当温里,俟利止后外证不解者方可攻其表,是二证寒热虚实不同,而治法则大相径庭也。

下利脉沉而迟,其人面少赤,身有微热,下利清谷者,必郁冒汗出而解,病人必微厥,所以然者,其面戴阳,下虚故也。

陈修园曰:下利脉沉而迟,其为阴盛阳虚无疑矣。阳虚则气浮于上,故其人面少赤,虽身有微热,尚见阳气有根。其奈阳不敌阴,为下利清谷而不能遽止者,是阳热在上阴寒在下,两不相接。惟以大药救之,令阴阳和,上下通,必郁冒汗出而解。然虽解而病人必微厥,所以然者,其面戴阳,阳在上而不行于下,下焦阳虚故也。

案：此节先言下利，后言下利清谷，盖谓下利鹜溏，或下利赤白，二者失治，则久而阳虚，皆可转为下利清谷也。

下利后脉绝，手足厥冷，晬时脉还，手足温者生，脉不还者死，脉不还者死。《千金》作"不还不温者死，生死之决，此之谓也"。

陈修园曰：下利后中土虚也。中土虚则不能从中焦而注于手太阴，故脉绝。土贯四旁而主四肢，土虚则手足厥冷。脉以平旦为纪，一日一夜终而复始，共五十度而大周于身，晬时为循环一周而脉得还。手足温者，中土之气将复，复能从中焦而注于太阴，故生；脉不还者，中土已败，生气已绝，故死。通脉四逆汤、白通汤，或加胆尿，皆神剂也。前皆言下利，此复言利后，须当分别。

下利腹胀满，身体疼痛者，先温其里，乃攻其表。温里，宜四逆汤；攻表，宜桂枝汤。方见《伤寒论》太阳篇上。

尤在泾曰：下利腹胀满，里有寒也；身体疼痛，表有邪也。然必先温其里而后攻其表，所以然者，里气不充则外攻无力。阳气外泄则里寒转增，自然之势也。而四逆用生附则寓发散于温补之中，桂枝有甘芍则兼固里于散邪之内，仲景用法之精如此。陈修园曰：此为寒而下利，表里兼病之治法。

下利三部脉皆平，按之心下坚者，急下之，宜大承气汤。《脉经》作"下利后，脉三部皆平"，方见《伤寒论》阳明篇。

沈明宗曰：三部脉皆平，下利而按之心下坚者，脉证不符。是非风寒所属，当责食填胃中，未伤血气而不行于脉也。故用大承气汤峻攻有形之滞，则下利自止。《经》谓土郁夺之，通因通用之法也。徐忠可曰：此言下利有实邪者，不问虚实久暂，皆当去之，不得迁延养患也。

下利脉迟而滑者，实也，利未欲止，急下之，宜大承气汤。

沈明宗曰：此亦食滞之利也。食壅于胃，气道不利，故脉来迟。然脉虽迟而非虚寒之比，但迟为气壅，滑为血实，血实气壅水谷为病，故为实也。内滞中气不和，利未欲止，但恐成停搁之患，故宜大承气汤急夺其邪也。尤在泾曰：脉迟为寒，然与滑俱见，则不为寒而反为实。以中实有物，能阻其脉行之机也。夫利因实而致者，实不去则利不止，故宜急下。

下利，脉反滑者，当有所去，下乃愈，宜大承气汤。

程云来曰：经曰"滑为有宿食"，故当下去之，而利自愈。章虚谷曰：下利气陷脉必沉弱，反滑而有力，是实热内盛，火性急迫而利，当有热邪所结，而应去之，宜大承气下之乃愈也。《金鉴》下利脉反滑者，是病虚脉实，不相宜也。若其人形气如常，饮食如故，乃有当去之积未去也。下之乃愈，宜大承气汤。

下利已瘥，至其年月日时复发者，以病不尽故也，当下之，宜大承气汤。

沈明宗曰：此旧积之邪复病也。下利瘥后至期年月日时复发者，是前次下利之邪隐僻肠间，今值脏腑司令之期，触动旧邪而复发，然隐僻之根未除，终不能愈。故当大承气迅除之耳。赵以德曰：因四时之气所感而为积者，必有所合之藏蓄之，病下利已去不尽，非其时则所感之藏不王，故积伏而不动。再遇其时，则乘王而动，动则下利便作，肠胃病积聚不尽故当下之。唐容川曰：飧泄洞泻无至期复发之证，惟痢证有去年泻痢今年复发者，乃温热未尽，至来年长夏感湿热之气，内外合邪故期而复发。

《巢源》休息痢者，胃脘有停饮，因痢积久或冷气或热气乘之，动于饮则饮动，而肠虚受之，故为痢也。

《医门法律》休息痢者，乃乍作乍止，或因邪气未曾涤尽，遽止而复作者，是也。或初愈恣食厚味，及妄作劳，皆能致之。又曰：休息痢止而不止，正气既虚，邪复不尽，未可言下；此证止之已久，则正已复，其积未除，故须下之。

《伤寒绪论》下利瘥后至其年月日复发者，此痼寒留结也，宜用备急丸。

《辑义》程尤并云脾主信，故按期复发，凿甚。《许氏本事方》云：有人因忧愁中伤食，结积在肠胃，故发吐利。自冬后至暑月稍伤则发暴，下数日不已。《玉函》云：下利至隔年月日不期而发者，此为有积，宜下之。止用温脾汤，厚朴干姜甘草桂心附子大黄尤佳；如难取，可佐以干姜丸，即备急丸加人参。后服白术散即附子理中汤去甘草干姜，加木香生姜大枣。戴氏《证治要诀》云：泻已愈隔年及后期复泻，古论云病有期年而发者有积故也，宜感应丸，并本条之义也。

下利谵语者，有燥屎也，小承气汤主之。方见《伤寒论》阳明篇。

尤在泾曰：谵语者胃实之征，为有燥屎也，与心下坚脉滑者大同。然前用大承气者，以因实而致利，去之惟恐不速也；此用小承气者，以病成而适实，攻之恐伤及其正也。《金鉴》下利里虚证也，谵语里实证也，何以决其有燥屎也？若脉滑数，知有宿食也，其利秽粘知有积热也。然必脉证如此，始可知其有燥屎也，宜下之以小承气汤。于此推之，而燥屎又不在大便硬不硬也。

下利便脓血者，桃花汤主之。方见《伤寒论》少阴篇。

徐忠可曰：下利便脓血，此由寒郁动为湿热，因而动血也。然利至侵血，是先伤中气，后伤血分。故以干姜散本寒劫标热，合粳米以调中；而以赤石脂之甘酸温涩入血分而收湿固脱也。《本草》谓其能养心血，亦取其入血分而调之耳。刘田良曰：下利便脓血者,即赤白下利也。尤在泾曰:此治湿寒内淫,藏气不固,脓血不止者之法。

热利下重者,白头翁汤主之。《全书》作"重下",方见《伤寒论》厥阴篇。

程云来曰:热利下重则热客于肠胃,非寒不足以除热,非苦不足以坚下焦,故加一"热"字别以上之寒利。魏念庭曰:滞下之病多热,不同于泻泄下利之证多寒也,故名之曰"热利",而以下重别之。

刘田良曰:热利,即赤利渴者也;下重,即后重也。尤在泾曰:此治湿热下注,及伤寒热邪入里作利者之法。白头翁汤苦以除湿,寒以胜热也。

尾台氏曰:赤利每欲大便则肛门热而火烧者,为白头翁汤证也。

下利后,更烦,按之心下濡者,为虚烦也,栀子豉汤主之。方见《伤寒论》太阳篇中。

徐忠可曰:虚实皆有烦,在下利已属虚边,云后是利已止,则下无病,更按之心下濡,则非痞结痛满之比。故以栀豉轻涌之以彻其热。盖香豉主烦闷,亦能调中下气,而栀子更能清心肺胃大小肠郁火也。《金鉴》此利后热遗于胸中也,按之心下濡,虽热而非实热,故用此以清中虚烦。陈修园曰:下利后水液下竭必热上盛不能相济,乃更端复起而作烦。然按之心下濡者,非上焦君火亢盛之烦,乃下焦水阴不得上济之烦,此为虚烦也。下利后二条,一以厥冷,一以虚烦,遥遥作对子。

下利清谷,里寒外热,汗出而厥者,通脉四逆汤主之。方见《伤寒论》少阴篇。

赵以德曰:里寒外热,格阳于外也。阳不得内和,故下利清谷;阴不得外和,故发身热。凡汗出于阴阳气和则热解,此出于相格故热不去。而阳气反虚，不能布于手足，而厥不止者死，发热汗不止者亦死。此二证兼之犹可治者，为其厥未至阳绝，汗未至阴脱也。尤在泾曰：挟热下利者，久则必伤脾阴；中寒清谷者甚则并伤肾阳。里寒外热汗出而厥，有阴内盛而阳外亡之象，通脉四逆汤即四逆加干姜一倍，所谓进而求阳以收散亡之气也。陈修园曰：此为下利阴内盛而阳外亡者，出其方治也。里不通于外而阴寒内拒，外不通于里而孤阳外越，非急用大温之剂，必不能通阴阳之气于顷刻。上言里热下利者为下重，此言里寒下利而为清谷，隔一节以寒热作对子。

下利肺痛，紫参汤主之。程云来曰：或云肺痛当是腹痛。《本草图经》"肺痛"作"者"一字。

赵以德曰：下利肠胃病也，乃云肺痛何哉？此大肠与肺合故也。大抵肠中积聚则肺气不行，肺有所积大肠亦不固，二害互为病，大肠病而气塞于肺者痛，肺有积者亦痛；痛必通，用紫参。《本草》谓主心腹积聚，疗胃中热积，通九窍利大小肠，逐其陈，开其道。佐以甘草和其中外，气通则痛愈，积去则利止。徐忠可曰：下利肺痛，此气滞也。紫参性苦寒能通血脉，《本草》主心腹积聚，寒热邪气。而好古谓治血痢，故以此散瘀止痛耳。然太苦寒故以甘草调之，即补虚益气矣。

紫参汤方

紫参半斤　甘草三两

上二味，以水五升，先煮紫参取二升，内甘草，煮取一升半，分温三服。

气利，诃黎勒散主之。

尤在泾曰：气利，气与屎俱失也。诃黎勒涩肠而利气，粥饮安中益肠胃，顿服者补下治下制以急也。沈明宗曰：此下利气之方也，前云当利小便，此以诃黎勒味涩性温，反固肺与大肠之气何也？盖欲大肠之气不从后泄则肺旺木平，气走膀胱使小便自利，正为此通则彼塞，不用淡渗药而小便自利之妙法也。

诃黎勒散方

诃黎勒十枚，煨

上一味，为散，粥饮和，顿服。

赵以德曰：诃黎勒有通有涩。通以下涎液，消宿食，破结气；涩以固肠脱。佐以粥饮引肠胃，更补虚也。程云来曰：寇宗奭曰：诃黎勒能涩便而又宽肠。涩能治利，宽肠能治气，故气利宜之。调以粥饮者，藉谷气以助肠胃也。《论》曰：仲景治气利用诃黎勒散，详其主治，不知其义。及后读杜壬方，言气利里急后重，始知诃黎勒用以调气，盖有形之伤则便垢而后重，无形之伤则气坠而后重。便肠垢者得诸实，气下坠者得诸虚，故用诃黎勒温涩之剂也。唐贞观中太宗苦气利，众医不效，金吾长宝藏以牛乳煎荜拨进服之，立瘥。（见刘禹锡隋唐嘉话）荜拨，温脾药也，刘禹锡传信方治气利，用矾石，矾石亦涩气药也。大都气利得之虚寒气下陷者多，其用温涩之药可见矣。

《辑义》《杨氏直指方》牛乳汤，治气利，泄如蟹渤。荜拨末二钱，牛乳半升同煎减半，空腹服。今验之气坠而后重，气与屎俱失者，其所泄多如蟹渤，程注得《直指》而义尤明显。

《千金》诃黎勒丸治气满闭塞不能食喘息方，诃黎勒十枚为末，蜜丸如梧子大，饮服三丸，不忌得利即止。

《外台》广济疗呕逆不多食方，诃黎勒三两去核煨。上一味捣为散，蜜和丸如梧子，空腹服二十丸，日二服。以知为度，利多减服无所忌，治一切风痰、风霍乱、食不消、大便涩。诃黎勒三枚捣取末,和酒顿服,三五度良。

《圣济总录》治暴嗽诃黎勒含化方。诃黎勒(生去核一枚)上一味拍破含之咽津,次煎槟榔汤一盏投之。

附方

《千金翼》小承气汤　治大便不通,哕数谵语。方见《伤寒论》阳明篇。《千金翼》用枳实五枚。

《辑义》此条示哕用小承气之法,即上文哕而腹满。后部不利者,《丹溪医案》载超越陈氏二十余载,因饱后奔走数里,遂患哕病。但食物则哕连百余声,半日不止,饮酒与汤则不作,至晚发热,如此者二月,脉涩数。以血入气中,治之用桃仁承气汤加红花,煎服下污血数次,即减。再用木香和中丸加丁香服之,十日而愈。此亦以攻下治哕之一格也。

《外台》黄芩汤　治干呕下利。《外台》引仲景《伤寒论》云,出第十六卷。

黄芩　人参　干姜各三两　桂枝二两　大枣十二枚　半夏半升

上六味,以水七升,煮取三升,温分三服。

尤在泾曰:此与前黄芩加半夏生姜汤治同,而无芍药甘草生姜。有人参桂枝干姜,则温里益气之意居多,凡中寒气少者可于此取法焉。

《脉经》下利谷道中痛,当温之以火,宜熬末盐熨之;一方炙枳实熨之,案此方疑亦《本经》逸文。

《资生篇·痢疾》内经名曰"肠澼",《难经》名曰"大瘕泻",后世方书名曰"滞下",各有取义,不可不明。水湿辟于大肠,故名肠澼;大肠因瘕以致泻,瘕者假借于邪而成,或内伤生冷,或内伏暑热，气血相搏而然，故名大瘕；水道不能通调，致水搏带下，故名滞下。痢证主里，责在三阴，人皆有阴阳偏胜之处，阴胜阳则湿从寒化，而为太阴少阴同病，桃花汤所治是也。阳胜阴则湿从热化，而为太阴厥阴同病，白头翁汤所治是也。下痢肺痛是血壅，治以紫参汤；小便不利是气闭，治以诃梨散。是仲景立此四方，以示痢有寒热气血之不同，又有自水泻而起，自疟疾而转，审其是由阳明传太阴，是由少阳传厥阴。理中丸、当归四逆汤、四逆散、黄芩汤，成法具在，临时酌用可也。

疮痈肠痈浸淫病脉证治

诸浮数脉,应当发热,而反洒淅恶寒,若有痛处,当发其痈。《辨脉法》无"反"字;"处"下有"饮食如常者"五字;"当发其痈",作"蓄积有脓"也。《千金》"洒淅"作"洗洗","当发其痈",作"当结为痈"。

周禹载曰:病之将发,脉必兆之。夫浮数阳也,热也。浮数兼见为阳中之阳,是其热必尽显于外矣,而反洒淅恶寒,证不相应,何哉? 必其血有凝滞,气不得越,如《经》所谓"荣气不从,逆于肉理,乃生痈肿;阳气有余,荣气不行,乃发为痈"是也,况其身已有痛处乎? 夫脉之见者阳也,其将发而痛者亦属阳,故曰"当痛"。陈修园曰:浮数脉当发热而反恶寒者,以卫气有所遏而不出。卫有所遏,责在荣之过实。止此数语寥寥,已寓痈肿之绝大治法。再参六经之见证,六经之部位,用六经之的方,无有不效。外科之专门不足恃也。唐容川曰:当发其痈,不但托之起,并言消之去也。盖起发是发,发散亦是发,仲景留此一字开千古法门。惟后人或用麻桂,或用参芪,但助其气而不行其血,岂知反洒淅恶寒? 一"反"字便明明示人曰。气本通而反不通,是有血阻之也,便知发痈之法,不但助气而尤当破血矣。盖血阻气则为疮痈,气蒸血则化腐为脓。气即水也,血从气之化而亦为水,不似清水者以血质之所化也;较水更浓,故名曰"脓"。观下节肉痈有脓用薏苡排脓汤,用枳桔皆是行气即以行脓。夫已成脓者当行气,即知未成脓者当破血,血行则气散,气散则痈愈矣。观大黄牡丹皮汤言脓未成者可下之,则知凡痈皆当先破其血，使不阻气则内自消；既成脓者但行其气，使水不停则脓尽。

师曰：诸痈肿，欲知有脓无脓，以手掩肿上，热者为有脓，不热者，为无脓。"欲知有脓"下，《脉经》有"与"字。

周禹载曰：邪客经络则血必至于泣，泣则卫气归之不得反覆，于是寒郁则化热，热胜则肉腐而为脓。欲知成脓与否，以手掩其上，热则透出，否则未也。师之所以教人者，盖已成欲其溃，未成托之起也。尤在泾曰：痈肿之候，脓不成则毒不化，而毒不聚则脓必不成。故以手掩其肿上，热者，毒已聚则有脓；不热者毒不聚则无脓也。

魏念庭曰：师又就疮痈病机深浅以示之曰，诸痈肿以有脓者为热盛。然脓出而热外泄则热浅而病轻；以无脓者为热伏，致脓不成而热内攻，反热深而病重。此即经言痈疽之分类也。刘田良曰：此候脓之法也。

《灵·痈疽》篇夫血脉荣卫周流不休，上应星宿，下应经数。寒邪客于经络之中则血泣，血泣则不通，不通则卫气归之不得复反，故痈肿。寒气化为热，热胜则腐肉，肉腐则为脓，脓不泻则烂筋，筋烂则伤骨，骨伤则髓消。不当骨空不得泄泻，血枯空虚则筋骨肌肉不相荣，经脉败漏，熏于五脏，脏伤故死矣。痈疽何以别之？曰：荣卫稽留于经脉之中则血泣而不行，不行则卫气从之而不通，壅遏而不得行故热，大热不止热胜则肉腐，肉腐则为脓。然不能陷骨髓，不为燋枯，五脏不为伤，故命曰痈；热气淳盛下陷肌肤，筋髓枯，内连五脏血气竭，当其痈下筋骨良肉皆无余，故命曰疽。疽者上之皮夭以坚，上知牛领之皮；痈者其皮上薄以泽，此其候也。

《巢源》凡痈经久不复可消者，若按之都牢硬者，未有脓也；按之半硬半软者,有脓也。又以手掩肿上,不热者为无脓,若热甚者为有脓。

《千金》凡痈按之大坚者未有脓,半坚半软者半有脓,当上薄者都有脓,有脓便可破之,不尔侵食筋骨也。

《外科正宗》轻按热甚便痛者,有脓且浅且稠;重按微热方痛者,有脓且深且稀。按之陷而不起者脓未成,按之软而复起者脓已成。按之都硬不痛者无脓,非是脓即瘀血也;按之都软不痛者有脓,非是脓即湿水也。

肠痈之为病,其身甲错,腹皮急,按之濡,如肿状。腹无积聚,身无热,脉数,此为肠内有痈脓,薏苡附子败酱散主之。

黄坤载曰:夫肠痈者,痈之内及六腑者也。血气凝涩外不华肤,故其身甲错;肠胃痞胀故腹皮紧急;壅肿在内故按之濡塌,形如肿状,其实肌肤未尝肿硬也。病因肠间痈肿,腹内原无积聚,瘀热在里,故身上无热而脉却甚数,此为肠内有痈也。《灵枢·痈疽》篇寒邪客于经络之中则血涩,血涩则不通,不通则甲错,卫气归之不得复反故痈肿。寒气化为热,热盛则肉腐,肉腐则为脓,是痈成为热,而其先则寒也。寒非得湿则不凝。薏苡附子败酱散薏苡去湿而消滞,败酱破血而消脓,附子温寒而散结也。尤在泾曰:甲错肌皮干起如鳞甲之交错,由荣滞于中,故血燥于外也。腹皮急按之濡,气虽外鼓而病不在皮间也。积聚为肿胀之根,脉数为身热之候,今腹如肿状而中无积聚,身不发热而脉反见数,非肠内有痈,荣郁成热而何?薏苡破毒肿利肠胃为君;败酱一名苦菜,治暴热火疮排脓破血为臣;附子则假其辛热以行郁滞之气尔。陈修园曰:此为小肠痈而出其方治也。

《巢源》肠痈者由寒温不适,喜怒无度,使邪气与荣卫相干在于肠内,遇热加之,血气蕴积结聚成痈,热积不散血肉腐坏化而为脓。其病之状小腹重而微强,抑之即痛;小便数似淋,时时汗出,复恶寒;其身皮肤甲错,腹皮急如肿状;诊其脉洪数者已有脓也。其脉迟紧者,未有脓也。甚者腹胀大,转侧闻水声。或绕脐生疮,穿而脓出;或脓自脐中出;或大便去脓血,惟宜急治之。又云,大便脓血似赤白下,而实非者,是肠痈也。

案:方书有云,小肠痈则左足缩,大肠痈则右足缩,存参。

《医宗金鉴》关元穴又名小肠募在脐下三寸,天枢穴又名大肠募在脐旁开二寸,关元天枢二穴隐痛微肿,按之腹内急痛;大肠痈多大便坠肿,小肠痈多小水涩滞。

薏苡附子败酱散方

薏苡仁十分　附子二分　败酱五分

上三味,杵为末,取方寸匕。以水二升,煮减半,顿服,小便当下。

魏念庭曰:薏仁下气则能泄脓,附子微用意在直走肠中屈曲之处可达,加以败酱之咸寒以清积热。服后以小便下为度者,小便者气化也,气通则痈脓结者可开,滞者可行,而大便必泄污秽脓血,肠痈可已矣。顿服者,取其快捷之力也。

《圣惠方》治肠痈皮肉状如蛇皮,及如错,小腹坚心腹急方。即本方用败酱二两,附子半两,薏苡仁二两半。上捣粗罗为散,每服三钱,以水中盏入生姜半分,煎至六分,去滓温服。

肠痈者,少腹肿痞,按之即痛如淋,小便自调,时时发热,自汗出;复恶寒,其脉迟紧者,脓未成,可下之,当有血;脉洪数者,脓已成,不可下也,大黄牡丹汤主之。"肠"正脉本作"肿"、今据《脉经》

《千金》、赵、程、沈、《金鉴》改之。《脉经》无"痞"字。《巢源》作"小便数如淋",无"小便自调"四字。

周禹载曰:肠痈而少腹不可按,阳邪下结部位牵引也。按之如淋,形容痛状,情所必至。夫血病而气不病,故小便自调。然阳邪已盛,卫气斯虚,遂发热汗出而畏寒也。痈证如是,治之者须以脓成未成为异,欲知之法,舍脉无由。脉迟紧知未熟,为血瘀于内,勿使成脓,下之须早,非桃仁承气汤乎;脉若洪数者,则已成矣,岂复有瘀可下?此大黄丹皮以涤热排脓,势所必用也。然《内经》曰:肠痈为病不可惊,惊则肠断而死。故患此者坐卧转侧,理宜徐缓,少饮稀粥,毋失调养斯善。尤在泾曰:前之痈在小肠,而此之痈在大肠也。大肠居小肠之下,逼处膀胱,致小腹肿痞,按之即痛如淋,而实非膀胱为害,故仍小便自调也。小肠为心之合,而气通于血脉;大肠为肺之合,而气通于皮毛。故彼脉数身无热,而此时时发热自汗出。复恶寒,脉迟紧者,邪暴遏而荣未变;云"可下"者,谓可下之令其消散也;脉洪数者,毒已聚而荣气腐;云"不可下"者,谓虽下之而亦不能消之也。大黄牡丹汤,肠痈已成未成皆得主之,故曰"有脓当下,无脓当下血"。程云来曰:上证痈在小肠,以小肠在上,痈近于腹则位深,但腹皮急而按之有如肿形,故用前汤导其毒从小便而出。此证痈在大肠,以大肠在下,痈隐少腹其位浅,则有痞肿之形,其迹易见,其按即痛,故用大黄牡丹汤排其脓血从大便而下也。

《千金》凡肠痈,其状两耳轮纹理甲错,初患腹中苦痛,或绕脐有疮如粟,皮热便脓血出似赤白下,不治必死。

刘田良曰:其脉迟紧而有蓄血者,大黄牡丹汤、桃仁承气汤、苇茎汤、薏苡附子败酱散之所主也;其脉洪数而有脓者,排脓汤、及散,桔梗汤,及白散之所主也。此肠痈治法之大经也。

汤本求真曰:此条乃说明盲肠炎之诊断疗法也。凡发热恶寒时脉必浮数,今反迟紧者,其故由于疼痛之反射作用。又其过半因少腹肿痞,即盲肠部之肿胀、硬结的障碍物嵌在血流之间,此可认为阻碍血流之结果。何则?盲肠炎之化脓时,即在少腹肿痞反减退时,得由脉之变为洪数,此因化脓热而得证之也。

大黄牡丹汤方

大黄四两　牡丹一两(《千金》用三两)　桃仁五十个　瓜子半升(《千金》一升。徐、沈、尤作冬瓜仁)　芒硝三合(《千金》二两)

上五味,以水六升,煮取一升,去滓,内芒硝,再煎沸,顿服之。有脓,当下;如无脓,当下血。

程云来曰:诸疮疡痛皆属心火。大黄芒硝用以下实热,血败肉腐则为脓;牡丹桃仁用以下脓血。瓜子当是甜瓜子,味甘寒,《神农经》不载主治,考之《雷公》曰:血泛经过饮调瓜子,则瓜子亦肠中血分药也。故别录主溃脓血,为脾胃肠中内痈要药,想亦本诸此方。汤本求真曰:盲肠部有瘀血凝滞之远因,兼挟种种近因而发炎,用大黄牡丹皮加薏苡仁汤以适应之。方中之桃仁牡丹皮,所以助大黄芒硝以泻下其瘀血,冬瓜子薏苡仁之用意,由泌尿器以排除炎性渗出液,故病毒随之消灭,而其疼痛亦不治而自然若失矣。

《千金衍义》大黄下瘀血血闭;牡丹治瘀血留舍;芒硝治五脏积热,涤去蓄结,推陈致新之功较大黄尤锐;桃仁治疝瘕邪气,下瘀血血闭之功亦与大黄不异;甜瓜瓣《别录》治腹内结聚,破溃脓血,专于开瘀利气,为内痈脉迟紧脓未成之专药。《医通》肠痈下血腹中疠痛,其始发热恶寒,欲验其证,必小腹满痛,小便淋涩,反侧不便,即为肠痈之确候。无论已成未成,俱用大黄牡丹汤加犀角急服之。

《刘涓子鬼遗方》治肠痈大黄汤,痈之为病诊小腹肿痞坚,按之则痛。或在膀胱左右,其色或赤或白色,坚大如掌热,小便欲调,时白汗出,时复恶寒。其脉迟坚者未成脓也,可下之;当有血,脉数脓成,不可服此方,即本方。唯不用瓜子,用芥子。《辑义》《千金》引《刘涓子》不用芥子,必后世传写之讹,而《圣济总录》及《外科正宗》等亦用芥子,《得效方》则用栝楼子,并误。

《千金》肠痈汤　薏苡仁一升,牡丹皮桃仁各二两,瓜瓣仁二升,上四味㕮咀,以水六升煮取二升,分二服。注云:姚氏不用桃仁用杏仁;崔氏有芒硝二两。云腹中疠痛烦满不安,或胀满不下饮食,小便涩。此病多是肠痈,人多不识,妇人产后虚热者多是此证,总非痈疽,但是便服此方,无伤损也。

《圣惠》牡丹散治产后血运,腹满欲狼狈,即本方不用瓜子,用冬瓜子,加生姜。《产育宝庆集》云,若口噤则撬开灌之必效,欲产先煎下以备缓急,但不用生姜。又赤茯苓散治肠痈,小腹牢强,按之痛,小便不利,时有汗出,恶寒,脉迟未成脓,于本方中加赤茯苓。

《药征》大黄牡丹皮汤后世以为治肠痈之方。虽然,此方岂惟治肠痈矣乎?凡治诸疡脓未成者。苟脓已成者,非此方之所治也;至少腹肿痞按之即痛如淋,小便自调,其脉迟紧者则此方之所治也。如彼时时发热自汗出复恶寒,此为肠痈表证也,是非此方之所治也。

问曰:寸口脉浮微而涩,法当亡血若汗出。设不汗者,云何?答曰:若身有疮,被刀斧所伤,亡血故也。《脉经》《千金》无"浮"字,"斧"作"器",徐、尤、本"不汗"下有"出"字。

尤在泾曰：血与汗皆阴也，阴亡则血流不行而气亦无辅，故脉浮微而涩也。《经》云：夺血者无汗，夺汗者无血，兹不汗出而身有疮，则知其被刀斧所伤而亡其血，与汗出不止者迹虽异，而理则同也。陈修园曰：微为阳弱，涩为血少，血亡而气亦无辅，此脉微而又涩之故也；且夺血者无汗，此脉浮而不汗出之故也。此为金疮亡血辨其脉也。

病金疮，王不留行散主之。

沈明宗曰：此金刃所伤皮肉筋骨，故为金疮，乃属不内外因。尤在泾曰：金疮金刃所伤而成疮者，经脉斩断，荣卫沮弛，治之者必使经脉复行，荣卫相贯而后已。王不留行散则行气血，和阴阳之良剂也。徐忠可曰：此非上文伤久为汗之金疮方，乃概治金疮方也。故曰：病金疮王不留行散主之。

王不留行散方

王不留行十分，八月八日采　蒴藋细叶十分，七月七日采　桑东南根白皮，十分，三月三日采　甘草十八分　厚朴二分　川椒三分，除目及闭口去汗　黄芩二分　干姜二分　芍药二分

上九味，桑根皮以上三味，烧灰存性，勿令灰过，各别杵筛，合治之为散。服方寸匕，小疮，即粉之；大疮，但服之；产后，亦可服。如风寒，桑东根勿取之。前三物，皆阴干百日。

魏念庭曰：王不留行为君，颛走血分止血收痛，而且除风散痹，是收而兼行之药，于血分最宜也。佐以蒴藋叶与王不留行性共甘平，入血分清火毒，祛恶气。倍用甘草以益胃解毒，芍药黄芩助清血热，川椒干姜助行血瘀，厚朴行中带破，惟恐血乃凝滞之物故不惮周详也。桑根白皮性寒，同王不留行蒴藋细叶烧灰存性者，灰能

入血分止血也,为金疮血流不止者设也。小疮则合诸药为粉以敷之,大疮则服之,治内以安外也;产后亦可服者,行瘀血也。风寒之日桑根勿取者,恐过于寒也。前三物皆阴干百日,存其阴性不可日曝及火炙也,此金疮家之圣方,奏效如神者也。沈明宗曰:金疮当取生气为本,故用桑东南根乃得生气而生气血,烧灰存性取黑色而能止血。《辑义》王不留行《本经》云,治金疮止血逐痛。蒴藋《本草》不载治金疮,而接骨木一名木蒴藋。《唐本草》云治折伤续筋骨,盖其功亦同。桑根白皮《本经》云治绝脉,《别录》云可以缝金疮。知是三物为金疮之要药,陈灵石曰:金刃伤处封固不密,中于风则仓卒无汗,中于水则出青黄汁。风则发痉,水则湿澜成疮。王不留行疾行脉络之血灌溉周身,不使其湍激于伤处;桑根皮泄肌肉之风水;蒴藋叶释名接骨草渗筋骨之风水,三者皆烧灰,欲其入血去邪止血也。川椒祛疮口之风,厚朴燥刀痕之湿,黄连退肌热,芍药散恶血,干姜和阳,甘草和阴,用以为君者,欲其入血退肿生肌也。风湿去,阴阳和,疮口收,肌肉生,此治金疮之大要。

排脓散方

枳实十六枚　芍药六分　桔梗二分

上三味,杵为散,取鸡子黄一枚,以药散与鸡黄相等,揉和令相得,饮和服之,日一服。

魏念庭曰:排脓散为疮痈将成未成,治理之法也。尤在泾曰:枳实苦寒,除热破滞为君,得芍药则通血,得桔梗则利气,而尤赖鸡子黄之甘润,以为排脓化毒之本也。

案:是方芍药行血分之滞不伤阴,桔梗利气分之结而不损阳,枳实导水以消肿,鸡黄调胃以护心安神,允为排脓之良剂也。

《南阳活人书》治胸满不痛,桔梗枳壳等分,水二盅煎一盅,温服。

《苏沈良方》枳壳汤治伤寒痞气,胸满欲死者,桔梗枳壳炙去瓤各一两,上细剉如米豆大,用水一斗半煎减半,去滓分二服。凡伤寒胸胀,勿问结胸痞气,但先投此药,若不瘥,然后别下药,缘此汤但行气下膈耳,无他损。

《张氏医通》排脓散治内痈,脓从便出。(即本方)

排脓汤方

甘草二两　桔梗三两　生姜一两　大枣十枚

上四味,以水三升,煮取一升,温服五合,日再服。

魏念庭曰:排脓汤一方,尤为缓治。盖上部胸喉之间有欲成疮痈之机,即当急服也。甘草桔梗即桔梗汤,已见用肺痈病中;加以生姜大枣以固胃气,正盛而邪火斯易为解散也。疮痈未成者,服之则可开解;已成者,服之则可吐脓血而愈矣。尤在泾曰:此亦行气血和荣卫之剂。邹润庵曰:排脓散,即枳实芍药散加桔梗鸡子黄;排脓汤,即桔梗汤加姜枣也。排脓何必取桔梗?盖皮毛者肺之合,桔梗入肺畅达皮毛,脓自当以出皮毛为顺也。散之所至者深,汤之所至者浅,枳实芍药散本治产后瘀血腹痛,加桔梗鸡子黄为排脓散,是知所排者结于阴分血分之脓。桔梗汤本治肺痈吐脓喉痛,加姜枣为排脓汤,是知所排者阳分气分之脓矣。

《药征》排脓汤之证虽阙,而桔梗汤观之则其主治明矣。桔梗汤证曰"出浊唾腥臭,久久吐脓",仲景曰"咽痛者可与甘草汤,不瘥者与桔梗汤"也,是乃甘草者缓其毒之急迫也。而浊唾吐脓非甘草之所主,其不瘥者乃加桔梗也。由是观之肿痛急迫则桔梗汤,浊唾吐脓多则排脓汤。

《张氏医通》排脓汤治内痈,脓从呕出。(即本方)

案:此二方当在大黄牡丹汤方后,师列于此而不揭明其主治者,为一切内痈及跌打内伤,散气行血排脓,均可斟酌服之也。

浸淫疮,从口流向四肢者,可治;从四肢流来入口者,不可治。
"浸淫"《脉经》作"侵淫","口"下有"起"字。

黄坤载曰:《素问·玉机真脏论》"夏脉太过,则令人身热而肤痛为浸淫",《气交变论》"岁火太过身热骨痛而为浸淫",《灵枢·痈疽》篇"发于手足上下,名曰四淫"。四淫者疮之淫溢于四肢,则浸淫疮之谓也。热毒浸淫从口流向四肢者,毒散于外故可治;从四肢流来入口者,毒结于内故不可治。黄连粉泄热而清火也。魏念庭曰:浸淫疮者热邪而兼湿邪客于皮肤,浸淫传染也。虽表分之病,而其人里分之湿热可知矣。从口流向四肢者,热开而湿散也,可以清其热除其湿而治之;如先起四肢渐上头面,及于口里,是热湿二邪相溷上甚之极,热无能开而结,湿无能散而聚耳,所以决其不可治也。不可治者难治之义,非当委之不治。徐忠可曰:浸淫疮者,疮之浸淫不已,虽属肌肉之病,实随脏腑为流转者也,故前仲景引为自脏入腑,自腑入脏,可治不可治之喻。

《巢源·浸淫疮候》浸淫疮是心家有风热发于肌肤,初生甚小,先痒后痛而成疮。汁出侵溃肌肉,浸淫渐阔,乃遍体,其疮若从口出流散四肢者轻,若从四肢生然后入口者则重,以其渐渐增长,因名浸淫也。

《千金》浸淫疮者,浅搔之蔓延长不止搔痒者,初如疥,搔之转生汁相连者是也。又云,疮表里相当,名浸淫疮。

案:据《巢源》《千金》,是浸淫疮即黄水疮也。沈氏云,脱疽游丹之类,《金鉴》云,犹今之癞疠之类。

陈修园云:俗名棉花疮杨梅疮恶疠之类;《辑义》云瘑疥湿疮之属,皆非。

浸淫疮,黄连粉主之。 原注:方未见。

尤在泾曰:方未见,大意以此为湿热浸淫之病,故取黄连一味为粉粉之,苦以燥湿,寒以除热也。陈修园曰:疑即黄连一味为粉外敷之,甚者亦内服之。诸疮痛痒皆属心火,黄连苦寒泻心火所以主之。魏念庭曰:按外科精义以一味黄柏散调涂,本此。

《千金》黄连胡粉散,黄连二两,胡粉十分,水银一两。上三味黄连为末相和,软皮裹熟授之,自能和合。纵不得成一家,亦得水银细散入粉中也,以传乳疮,诸湿疮,黄烂肥疮等,若干着甲煎为膏。

《辑义》外台删繁疗瘑疮多汁方,用黄连粉,盖此类也。

《斗门方》鸡冠痔疾,黄连末传之,加赤小豆末尤良。

《三因方》红散子治诸疟。须当发日早晨服,黄连炒色变上为末,入好建茶合和。二钱匕白汤调下;或温酒调,不入茶。

《经验良方》痢痔脱肛,冷水调黄连末涂之良。

《全幼心鉴》小儿赤眼,水调黄连末贴足心,甚妙。

《李楼奇方》牙痛恶热,黄连末掺之立止。

《小儿药证真诀》泻心汤治小儿心气实则气上下行涩,合卧则气不得通,故喜仰卧则气上下通。黄连一两去须,上为末,每服一字至半钱一钱,卧温水调下。

《子母秘录》小儿鼻䘌,鼻下两道赤色有疮。以米泔洗净,用黄连末传之,日三四次;又小儿月蚀生于耳后,黄连末传之;又方因惊胎动出血,取黄连末酒服方寸匕,日三服。

《宣明论》黄连丸治湿热流连,气血不通,壅滞不散,清爽头目,黄连好者不拘多少为末,酒面糊为丸如小豆大,每服二十丸,温水下,日三服。

《万病回春》口苦者心热也,黄连泻心汤治心经蕴热。黄连去须为末,水调服。又治小儿口疮,每用一字,蜜水调服。

《济阳纲目》泻心汤一名"黄连汤",治心热颠狂谵语,二腑涩黄者。黄连上为末,每服一二钱,水调服。量病人大小与之,或煎服亦可。单黄连丸治心火,一切血热伏热、酒毒,及肝火呕逆等证,黄连用姜汁炒,或酒炒。上为末,粥丸,汤下。

《验方新编》舌忽肿出口外,或长数寸,此心火热极所致。真川连三四钱,煎浓汁,以舌浸之即收。

《衷中参西录》清脑黄连膏,治凡眼目红肿,及一切眼疾之因热者,莫不随手奏效。黄连二钱为细末,香油调如薄糊,常常以鼻闻之,日约二三十次。勿论左右眼患证,应须两鼻孔皆闻。

趺蹶手指臂肿转筋阴狐疝蛔虫病脉证治

师曰：病趺蹶，其人但能前，不能却。刺腨入二寸，此太阳经伤也。"趺"赵、陈本作"跌"。

沈明宗曰：此趺蹶当辨经络而治也。人身足阳明脉络腿外之前，太阳脉络于腿外侧之后，少阳脉络于腿外侧之中也。夫趺而致蹶者，足不能行也。然不能行又当辨其前后治之。但能前者阳明无伤也，不能却者乃不能后抵，太阳经脉受伤也。当"刺腨入二寸"，腨即小腿肚，本属阳明，乃太阳经络所过之处，与阳明经气会合于飞阳承筋间，故刺之使太阳阳明气血和而无滞，则前后如常矣。周禹载曰：腨名承筋，在上股起肉处脚跟上七寸，腨之中陷者是。法不可刺，或刺转深遂伤其经，以致能前而不能却，此仲景自注已详。

《扬子方言》趺厥也，《说文》蹶僵也。

案：承筋穴一名腨肠，在腨肠中央陷中，胫后脚跟上七寸，足太阳脉也，禁针。《素·刺禁论》云：刺腨肠内陷为肿。王注：腨肠之中足太阳脉也，太阳气泄故为肿。此盖《周注》之所本。

病人常以手指臂肿动，此人身体瞤瞤者，藜芦甘草汤主之。

黄坤载曰：手指臂三者，乃手三阳三阴经之所循。手之三阴自胸走手，手之三阳自手走头，经气通畅则不肿，经络壅阻不能流行，则血气蓄结而为肿。气壅而莫泄，故鼓郁而为动也。动则瞤瞤振摇而不宁，此其胸中有浊瘀阻格经脉，气道不通，故致于此。藜芦吐其瘀浊，甘草和其中气也。

案：此手指臂肿动，疑即疔肿蛇头疔之类。盖手指为荣卫经络相交接之处,肺脏为荣卫经络清浊接触之源,故风与痰壅于肺部,则肿与动见于手指也。仲景以藜芦甘草汤吐去肺家之风痰,肺部既清肃,则所主之经络自然荣卫通畅。源清则流洁,而手臂之肿自消,其身体之睏睏亦除矣。方书葱矾散治一切疔毒恶疮,初起即消。用明矾三钱研细末,葱白七个,二味共研和,分为七块,每块以热酒一钟送下,服完即眠。温覆取汗,无汗再服葱头汤一碗,其汗大出,病若失,是即藜芦甘草汤之变方也。

藜芦甘草汤方原注未见。

魏念庭曰:湿痰凝滞关节则肿,风热袭伤经络则动。治风治热必兼治痰,主之以藜芦甘草汤。注云方未见,然二味为汤即可以疗此疾也。藜芦性微寒能吐风痰故主之,佐以甘草养胃也。

《保命集》藜芦散治久疟不能饮食,胸中郁郁如吐不能吐者,宜吐则已。大藜芦末半钱,温齑水调下,以吐为度。

李濒湖曰:荆和王妃刘氏年七十,病中风不省人事,牙关紧闭,群医束手。先考月池翁诊视,药不能入,自午至子。不获已打去一齿,浓煎藜芦汤灌之,少顷噫气一声,遂吐痰而苏,调理而安。

转筋之为病,其人臂脚直,脉上下行,微弦。转筋入腹者,鸡屎白散主之。此条《脉经》载霍乱篇末。

魏念庭曰:转筋之为病,风寒外袭而下部虚热也。诊其人臂脚直,脉上下行微弦。弦者即紧也,风寒入而隧道空虚也。直上下行,全无和柔之象,亦同于痉病中直上下行之意也。风寒入而变热,热耗其荣血而脉遂直劲也。转筋本在腨中,乃有上连少腹入腹中者,邪热上行由肢股而入腹里。病之甚者也,主之以鸡屎白散。鸡屎白性微寒,且善走下焦入至阴之分,单用力颛,《本草》谓其利便破淋,以之疗转筋大约不出泄热之意耳。然此治其标病,转筋止而其本病又当别图补虚清热之方矣。

《巢源》冷入于足之三阴三阳则脚转筋，入于手之三阴三阳则手转筋，随冷所入之筋筋则转，转者由邪冷之气击动其筋而移转也。

徐灵胎曰：转筋之证不一。有平时常转筋者，有霍乱而转筋者，并有转筋入腹者，当用木瓜吴茱萸等药，及外治汤熨之法。

鸡屎白散方　《外台》引《肘后》云，若转筋入腹中转者方，仲景《经心录》《备急》《集验》《必效》同，出于霍乱转筋门。

鸡屎白

上一味，取方寸匕，以水六合，和，温服。《肘后》以水六合煮三沸，顿服之，勿令病者知之，《外台》同。

尤在泾曰：此木土不和，风邪而转筋也。风邪乘于脾胃，风湿相搏，以故表里皆病。若风湿盛于经表则臂脚直，脉上下行而微弦，谓诸暴强直皆属于风，亦风淫末疾之义也；或中气虚而木邪内逆，直攻于脏，则转筋入腹，当以鸡屎白下气消积，去风安脾之治，非治臂脚直之方也。陈修园曰：此为转筋入腹者，出其方治也。《辑义·鸡屎白别录》云，治转筋利小便，故取而用之。《素问》用鸡屎醴治鼓胀，通利大小便。验之虽《本草》云微寒无毒，然泻下之力颇峻，用者宜知之。况霍乱转筋多津液虚燥者，恐非所宜。

《产宝》治乳及痈肿，鸡屎末服方寸匕，须臾三服愈。梅师方亦治乳头破裂方。

《肘后》食诸菜中毒发狂，烦闷，吐下欲死方。取鸡屎烧末，服方寸匕，不解更服。若身体角弓反张，四肢不随，烦乱欲死者，清酒五升，鸡矢白一升，捣筛合和扬之千遍，乃饮之。大人服一升，日三，少小五合瘥。

《千金》治小儿大小便不通方，末鸡屎白服一钱匕；治小儿惊啼方,取鸡屎白熬末,以乳服之佳;治小儿口噤,赤者心噤,白者肺噤方,鸡屎白枣大绵裹,以水一合煮二沸,分再服;治小儿耳疮方,烧鸡屎白筒中吹之;治唇舌忽生疮方,烧鸡屎白末,以布裹着病上含之;治头面风,口齿疼痛不可忍方,鸡屎白烧灰,以绵裹置齿痛上,咬咋之。又方,鸡屎白以醋渍煮稍稍含之。治喉痹方,含鸡屎白;治自缢死方,鸡屎白如枣大,酒半盏和灌口,及鼻中佳。

《外台》霍乱转筋入腹方,木瓜子根皮合煎汤服之。

《葛氏方》治中风寒瘟,直口噤不知人。鸡屎白一升,熬令黄极热,以酒三升和搅去滓服。

阴狐疝气者,偏有小大,时时上下,蜘蛛散主之。

赵以德曰:厥阴之筋病也,狐阴兽善变化而藏,睾丸上下有若狐之出入无时也。足厥阴之筋上循阴股,结于阴器,筋结故偏有小大,气病故时时上下也。蜘蛛布网取物,其丝右绕从外而内,大风不坏,得乾金旋转之义。故主治风木之妖狐,配桂枝以宣散厥阴之气结。李珥臣曰:偏有大小以睾丸言,时时上下以睾丸入少腹出囊中言。尤在泾曰:阴狐疝气者寒湿袭阴而睾丸受病,或左或右大小不同,或上或下出没无时,故名狐疝。蜘蛛有毒,服之能令人利,合桂枝辛温入阴,而逐其寒湿之气也。

《灵·经脉》篇肝足厥阴所生病者狐疝。《素·四时刺逆从论》厥阴滑,则病狐疝风。王注:厥阴脉循股阴入毛中,环阴器抵少腹,又其络支别者循胫上睾结于茎,故为狐疝。

《三因》寒疝之气注入癫中,名曰狐疝,亦属癫病。

徐灵胎曰:俗名偏坠。

蜘蛛散方

蜘蛛十四枚熬焦　桂枝半两

上二味，为散，取八分一匕，饮和服，日再服，蜜丸，亦可。《炮炙论》蜘蛛凡使勿用五色者，兼大身上有刺毛生者，并薄小者，已上皆不堪用。须用屋西南有网，身小尻大，腹内有苍黄脓者真也。凡用去头足了，研如膏，投药中用之。今之方法若仲景炒焦用，全无功矣。

程云来曰：《别录》云，蜘蛛治大人小儿㿗。㿗，疝也，其性有毒，服之能使人利，得桂枝引入厥阴肝经而治狐疝。

《千金翼》蜘蛛疗小儿大腹丁奚，三年不能行者。又主蛇毒温疟，霍乱止呕逆。

陆九芝曰：道光二年壬午，值天行时疫，其证吐泻腹痛，脚麻转筋，一泻之后大肉暴脱，毙者不可胜数。先祖少游公，乃取《金匮》方中蜘蛛散一法，另制汤液，全获无算。

问曰：病腹痛有虫，其脉何以别之？师曰：腹中痛，其脉当沉若弦，反洪大，故有蛔虫。

徐忠可曰：腹痛不必皆有虫，因虫而痛亦有之。其初时当必凭脉以别之，故谓腹痛概由寒触其正。所谓邪正相搏即为寒疝也，寒则为阴脉必沉，卫气必结故弦。乃洪大是反得阳脉，脉不应病，非因外矣，故曰"有蛔虫"。然未详蛔虫本证之痛状，此段重在辨脉也。

蛔虫之为病，令人吐涎，心痛，发作有时，毒药不止，甘草粉蜜汤主之。

程云来曰：巢元方曰，蛔虫长五寸至一尺，发则心腹作痛，口喜唾涎及清水，贯伤心则死。《灵枢经》曰"虫动则胃缓，胃缓则廉泉开，故涎下"，（见口问篇）是以令人吐涎也。心痛者非蛔虫贯心，乃蛔虫上入胃脘即痛，下入胃中即止，是以发作有时也。若毒药不能止，用甘草粉蜜汤从其性以治之。尤在泾曰：吐涎，吐出清水也；心痛，痛如咬啮，时时上下是也。发作有时者，蛔饱而静则痛立止，蛔饥求食则痛复发也。毒药即锡粉雷丸等杀虫之药。毒药者折之以其恶也，甘草粉蜜汤诱之以其所喜也。

《灵·脏腑病形》篇脾脉微滑为虫毒，蛔蝎腹热。《厥病》篇肠中有虫瘕，及蛟蛔，心肠痛惼作痛，肿聚上下行，痛有休止，腹热喜渴，涎出者，是蛟蛔也。

甘草粉蜜汤方

甘草二两　粉一两　蜜四两

上三味，以水三升，先煎甘草取二升，去滓，内粉蜜搅令和，煎如薄粥，温服一升，瘥即止。

魏念庭曰：虫之下行为腹痛，虫之上行为吐涎心痛，其根皆出于胃虚，蛔不安耳。毒药者，杀虫之药也，胃虚蛔动以毒药杀之，虫必更动，所以不止，安其蛔而痛止矣。主之以甘草粉蜜汤，甘草蜜以甘养胃治其虚也，佐以粉者取其体重以镇奠之也，煎如薄粥，温服理胃安蛔之义晓然矣，此胃中虚而微热之治。

《辑义》"粉"诸注以为铅粉。尤云诱使虫食，甘味即尽，毒性旋发而虫患乃除，此医药之变诈也。此解甚巧，然古单称粉者米粉也，释名云"粉"，"分"也，研米使分散也。《说文》粉傅面者也。徐曰：古傅面亦用米粉。《伤寒论》猪肤汤所用白粉亦米粉耳。故《万氏保命歌括》载本方云：治虫啮心痛毒药不止者。粉乃用粳米粉，而千金诸书藉以治药毒，并不用铅粉。盖此方非杀虫之剂，乃不过用甘平安胃之品，而使蛔安，应验之于患者始知其妙而已。

案：赵以德曰：蛔之化生有若蜓蚰，生长极速。东方朔《神异经》云：甘蔗可以节蛔虫，今取蚯蚓置白糖中，顷刻即化为水。本方甘草蜜是取杀虫。

《千金》解鸩毒，及一切毒药不止，烦懑方，即本方。粉用粱米粉,《千金翼》同。《外台》引《翼》方作白梁粉。《圣济总录》名甘草饮,用葛粉。《杨氏家藏方》用绿豆粉。

《张文仲备急方》治寸白蛔虫,胡粉炒燥,方寸匕入肉臛中,空心服,大效。案:胡粉即铅粉,《汤液本草》名白粉。

《景岳全书》医余曰:蛔虫亦九虫之数,人腹中皆有之。小儿失乳而哺早,或食甜食过多,胃虚而热生虫。令人腹痛恶心,口吐清水,腹上青筋。用火煨使君子与食,以壳煎汤送下,甚妙。然世人多于临卧服之,又无日分,多不验。惟月初四五里五更而服之,至日午前虫尽下,可用温平和胃药调理一二日。凡虫在腹中,月上旬头向上,中旬横之,下旬头向下,故中旬下旬用药,则不入虫口,所以不验也。牛马之生子,上旬生者行在母前,中旬生者并肩而行,下旬生者后随之,猫之食鼠亦然。天地自然之理,物皆由之而莫知之。

蛔厥者,当吐蛔,今病者静而复时烦,此为脏寒。蛔上入膈,故烦,须臾复止;得食而呕,又烦者,蛔闻食臭出。其人当自吐蛔,蛔厥者,乌梅丸主之。方见《伤寒论》厥阴篇。

尤在泾曰:蛔厥,蛔动而厥,心痛吐涎,手足冷也。蛔动而上逆则当吐蛔,蛔跫安而复动,则病亦静而复时烦也。然蛔之所以时安而时上者,何也?虫性喜温,脏寒则虫不安而上膈;虫喜得食,脏虚则蛔复上而求食,故以人参姜附之属益虚温胃为主;而以乌梅椒连之属,苦酸辛气味以折其上入之势也。陈修园曰:此为脏寒之蛔厥而出其方治也。

案:此与上条徐氏云:一心痛而不吐蛔,一吐蛔而不心痛,是二条大分别也。

《辑义》此方主胃虚而寒热错杂以致蛔厥者,故药亦用寒热错杂之品治之。而有胃虚以偏于寒而动蛔者,陶华因立安蛔理中汤主之;(即理中汤加乌梅花椒出《全生集》)而有胃不虚以偏于热而动蛔者,汪琥因制清中安蛔汤主之,(黄连黄柏枳实乌梅川椒出《伤寒辨注》)此各本方之半而治其所偏也,对证施之皆有奇效。

刘田良曰:蛔虫之为病,其脉洪大;其候面色青白,口唇纯红;其人吐涎沫,腹痛发作有时,令病者静而时烦,须臾复止,此为蛔上入膈也。得食则呕而又烦者,此为蛔闻食臭出也,其人当自吐蛔。或腹中刺痛有物如有头足上下之状,或往来寒热气不了了,或下利不利而呕逆,或脉伏四肢厥逆,各随其脉证而治之也。

妇人妊娠病脉证治

师曰：妇人得平脉，阴脉小弱，其人渴，不能食，无寒热，名妊娠。桂枝汤主之，于法六十日，当有此证。设有医治逆者，却一月，加吐下者，则绝之。"妊娠"《脉经》作"躯"，此证作"娠"。

魏念庭曰：妇人男子同其脏腑，而气血分主不同。故妇人三十六病，不列于凡病一百九十八证之内。此三十六病大约皆经血通闭，胎孕生产之故，悉男子所无者也。所以仲景另立妇人病为一卷，而首言妊娠。妇人经血应乎月，故三十日一至；男子精气应乎日，故随时可得。男，阳物也，阳静转而动直；妇人，阴物也，阴静翕而动辟。妇人二十九日经血不至，静翕也；每月一至动，辟也，辟则能受矣。男子澹然无欲，则精气不知在何所以存，静专也；欲动情盛，则精气不知自何而来，动直也。乾道成男，坤道成女；天地絪缊，万物化醇；男女媾精，万物化生，此妊娠之所由成也，于何辨之？师曰：辨其有无于脉。妇人得平脉，无病之人也。然阳脉盛大，阴脉小弱，是旧经血已尽，新经血方生，乃所生之血归于胎胞以养妊娠，而血分遂觉不足，气分遂觉有余，故阴脉独见小弱也。阴虚必内热生，内热生必渴，此其可征者一也；内热者必消谷而能食，妊娠在身气血聚于下，下盛上虚，虚热不能消谷思食，此其可征者二也；若为他气血虚实之证，必寒热作，今却无寒热，是上虚下实，实者妊娠而非疾病，此其可征者三也。是名之曰妊娠，而知为无病之妇人矣。但妊娠虽非病，而上虚下实，阴弱阳盛，不治之亦足以为病。主之以桂枝汤，意在升阳于胃则思食，胃阳足则津足而渴止。所以不治于血分者,妊娠至三五月经血久闭而不泄,则阴之弱者自渐强矣。此渴与不能食在何时见乎?师言法于六旬见者,为正一月而经应至不至,妊娠之胎始含气血,如水于胞中;再一月经又不至,妊娠之胎方合气血而有形质,与母同气息,所以觉血不足,阴弱而渴,上不足胃虚而不能食也。此必两月前后有此证也,设不知此理,以为渴与不食乃虚实疾病之类也,医家逆治之。却于一月之外,经不至之时疑为经闭不行,或将两月之际以渴不能食为实邪在胸胃。误吐误下,将妊娠中之气血初聚者易散矣,必绝其医药,或如疟证中饮食消息止之之法,忌其油腻生冷肥甘,胃气自复而吐下俱可已矣。案:娄全善云:绝之者,谓止医治也。尝治一二妇恶阻病吐,前医愈治愈吐,因思仲景绝之之旨,以炒糯米汤代茶,止药月余渐安。尤在泾曰:平脉,脉无病也,即《内经》身有病而无邪脉之意。阴脉小弱者,初时胎气方盛而阴方受蚀,故阴脉比阳脉小弱。至三四月经血久蓄阴脉始强,《内经》所谓手少阴脉动者妊子,《千金》所谓三月尺脉数是也。其人渴,妊子者内多热也;一作呕亦通。今妊妇二三月往往恶阻不能食是已。无寒热者,无邪气也。夫脉无故而身有病,而又非寒热邪气,则无可施治,惟宜桂枝汤和调阴阳而已。徐氏云:桂枝汤外证得之为解肌和荣卫,内证得之为化气调阴阳也。六十日当有此证者,谓妊娠两月正当恶阻之时,设不知而妄治,则病气反增,正气反损,而呕泻有加矣。绝之,谓绝禁其医药也。

《素·腹中论》何以知怀子之且生也?曰"身有病而无邪脉也";《平人气象论》妇人手少阴脉动甚者,妊子也;《阴阳别论》阴搏阳别,谓之有子。

《脉经》肾名胞门子户。尺中肾脉也,尺中脉按之不绝,法妊娠也。左右三部脉沉浮正等,按之无绝者,妊娠也。妊娠初时寸微小,呼吸五至;三月而尺数也,脉滑疾以重手按之散者,胎已三月也;脉重手按之不散,但疾不滑者,五月也。妇人妊娠四月,欲知男女法,左疾为男,右疾为女,俱疾为生二子。又法,妇人妊娠,其夫左乳房有核是男,右乳房有核是女也。

妇人宿有症病,经断未及三月,而得漏下不止,胎动在脐上者,为症痼害;妊娠六月动者,前三月经水利时胎也。下血者,后断三月衃也,所以血不止者,其症不去故也,当下其症,桂枝茯苓丸主之。《脉经》作"妇人妊娠,经断三月而得漏下,下血四十日不止,胎欲动在于脐下,此为妊娠","六月动者"以下同。

徐忠可曰:妇人行经时,遇冷则余血留而为症,症者谓有形可征。然症病女人恒有之,或不在子宫则仍行经而受孕,经断即是孕也,未及三月,将三月也。既孕而仍见血谓之漏下,今未及三月而漏下不止,则养胎之血伤,故胎动。假使动在脐下,则真欲落矣,今在脐上,是每月凑集之新血,因症气相妨而为漏下,实非胎病,故曰"症痼害"。痼者宿疾难愈,曰痼害者,无端而累之曰害,至六月胎动,此宜动之时,但较前三月经水利时胎动下血,则已断血三月不行,乃复血不止。是前之漏下新血去而症反坚牢不去,故须下之为安。程云来曰:此有症病而怀胎者,虽有漏血不止,皆症痼之为害。非胎动胎漏之证,下其症痼,妊娠自安。此《内经》所谓有故无殒亦无殒也。

魏念庭曰:胎与衃之辨,当于血未断之三月求之。前三月经水顺利,则《经》断必是胎,前三月有曾经下血者,则经断必成衃。汤本求真曰:症者,玉篇云症为腹结病也。尾台氏曰:症盖腹中有凝结之毒,按之应手可征而知也,故症者明为腹内之小肿状物也,而与月经闭止子宫出血有因果关系,有见此者即可推知其为症之血塞。师云所以血不止者,其症不去故也,因之知此出血为症,亦即血塞,血流阻碍,血压升腾于侧枝血行之结果。师云当下其症,桂枝茯苓丸主之,是此方之治血塞,及何为而出血之作用,从可知矣。

楼氏《纲目》凡胎动多在当脐,今动在脐上,故知是症也。

《金鉴》方氏曰:胎动胎漏皆下血,而胎动有腹痛,胎漏无腹痛。故胎动宜行气,胎漏宜清热。

陆九芝曰:衃,芳杯切,《说文》衃,凝血也,《素问·五脏生成》篇,赤如衃血者死。注衃谓败恶凝聚之血,色赤黑也。

《万病回春》经脉不行已经三月者,尺脉不止,则是胎也。验胎散,川芎为末,每服一钱,空心艾叶煎汤调下,觉腹内微动,则有胎也,若服后一日不动,非胎必是经闭。

桂枝茯苓丸方

桂枝　茯苓　牡丹去心　桃仁去皮尖,熬　芍药各等分

上五味,末之,炼蜜和丸,如兔屎大。每日食前,服一丸,不知,加至三丸。《辑义·炮炙论》序曰:大豆许取重十两鲤目比之,如兔屎十二两鲤目,梧桐子十四两鲤目,知兔屎小于梧桐子。

徐忠可曰:药用桂枝茯苓丸者,桂枝芍药一阴一阳,茯苓丹皮一气一血,调其寒温,扶其正气。桃仁以之破恶血消症癖,而不嫌伤胎血者,所谓有病则病当之也。且症之初必因寒,桂能化气而消其本寒。症之成必挟湿热为窠囊,苓渗湿气,丹清血热,芍药敛肝血而扶脾,使能统血,则养正即所以去邪耳。每服甚少而频,更巧,要知症不碍胎其结原微,故以渐磨之。又曰:此方去症之力不独桃仁;症者阴气也,遇阳则消,故以桂枝扶阳而桃仁愈有力矣。其余皆养血之药也。《皇汉医学》桂枝茯苓丸因脐下部之瘀血块,左直腹筋之挛急为目标,而为用之方也,则因瘀血之血管血液诸病,悉

能治之。

《辑义》桂枝取之于通血脉消瘀血,犹桃核承气中所用。《张氏医通》改作桂心,非也。《千金·恶阻》篇茯苓丸注《肘后》云"妊娠忌桂故熬",庞安时云"桂炒过则不损胎也",此等之语,不必执拘。《陈氏伤寒五法》云,桂枝不伤胎,盖桂枝轻而薄,但能解发邪气而不伤血,故不坠胎。

《妇人良方》夺命丸专治妇人小产下血至多,子死腹中。其人增寒,手指唇口爪甲青白,面色黄黑;或胎上抢心则闷绝欲死,冷汗自出,喘满不食;或食毒物,或误服草药伤动胎气,下血不止。胎尚未损,服之可安;已死,服之可下。此方的系异人传授,至妙。《准绳》云,此即仲景桂枝茯苓丸,《达生》篇引此名牡丹丸,又治胞衣不下,瘀血上冲危险等证,即本方以蜜丸如弹子大,每服一丸,细嚼淡醋汤送下。速进两丸,至胎腐烂腹中危甚者,立可取出。

《济阴纲目》催生汤,候产母腹痛腰痛,见胞浆下,方服,即本方水煎热服。

《皇汉医学》方伎杂志曰:余尝治七岁女儿之行经,又治二岁之女子有经行者。初疑为小便下血,因检视牝户经水也,诚希有之事。以上二者均无其他异证,但因见血妄行,故用桂枝茯苓丸煎汤,皆不日而愈。

妇人怀娠六七月,脉弦发热,其胎愈胀,腹痛恶寒者,少腹如扇。所以然者,子脏开故也。当以附子汤温其脏。"愈胀"《脉经》作"逾腹","扇"下有"之状"二字。

赵以德曰:妊至六七月筋骨坚强之时,若其脉弦,弦为虚为寒内格其阳于外,而发热;阴寒内逆而作胀、腹痛恶寒者,其内无阳,故子脏开,少腹如扇也,用附子汤复返其阳,以温其脏。尤在泾曰:

脉弦发热有似表邪,而乃身不痛而腹反痛,背不恶寒而腹反恶寒,甚至少腹阵阵作冷,若或扇之者然。所以然者,子脏开不能合,而风冷之气乘之也。夫脏开风入,其阴内胜则其脉弦为阴气,而发热且为格阳矣。胎胀者内热则消,寒则胀也。徐忠可曰:子脏者子宫也,开者不敛也,宜以附子汤温其脏。原方失注,想不过《伤寒论》中附子合参苓术芍之附子汤耳。(附子汤见少阴篇)

《巢源》子脏开,由子脏宿虚,因产,冷气乘之。血气得冷不能相荣,故令开也。

《张氏医通》妊娠脉弦为虚寒,虚阳散外故发热,阴寒内逆故胎胀。腹痛恶寒者,其内无阳,子脏不能司闭藏之令,故阴中觉寒气习习如扇也,用附子汤以温其脏则胎自安。世人皆以附子为堕胎百药长,仲景独用以为安胎圣药,非神而明之,莫敢轻试也。

师曰:妇人有漏下者;有半产后因续下血都不绝者;有妊娠下血者,假令妊娠,腹中痛,为胞阻,胶艾汤主之。《脉经》"半产"作"中生","胞阻"作"胞漏"。

魏念庭曰:妇人有漏下者,而漏下不同。有半产后因胎不足十月而堕,堕而续下血不绝者;有妊娠而胎尚在腹,即下血者,非时而下,俱可名之漏下也。半产之漏下,另商治法于产后篇中详之,假令妊娠而下血腹中痛,此胞气阻滞之故也。胞气何以阻?以气虚寒也。气虚寒则血必不足而凝,凝则气愈阻而作痛,气阻血凝则又内生虚热。血之凝者尚凝,而余血遂漏不止;其则伤胎而动,动而竟坠,此胞中气血因虚而寒,因寒而阻,因阻而凝,因阻凝而热,因热而下血,因下血而伤胎坠孕,递及之道也。师主之以胶艾汤,用芎䓖行血中之凝,阿胶甘草当归地黄芍药五味全补胞血之虚,艾叶温子脏之血。寒证见加干姜;热证见者干姜烧灰存性,温经散寒,开凝通阻,而血反止矣。干姜之加,乃注中所增,实不易之药,余治妇人经血,屡试屡效者也。唐容川曰:此节须分宾主,妇人有无胎即经水漏下不匀者,有半产后因下血不绝者,此两证是宾;有妊娠下血者,此一句是主。"假令"二字,承上文而言。假令妊娠而下血腹中痛者,此为胞阻也。胞阻是阻胞中之血,恶阻是阻胃中之水,此又当辨。

《巢源》漏胞者,谓妊娠数月而经水时下,此由冲脉任脉虚,不能约制太阳少阴之经血故也。冲任之脉为经脉之海,皆起于胞内;手太阳小肠脉也,手少阴心脉也,是二经为表里,上为乳汁,下为月水,有娠之人经水所以断者,壅之以养胎,而蓄之为乳汁。冲任气虚,则胞内泄漏不能制其经血,故月水时下,亦名胞阻。漏血尽则人毙也。

程云来曰:妊娠经来,《脉经》以阳不足谓之激经。

芎归胶艾汤方 原注:一方加干姜一两。胡洽治妇人胞动,无干姜。

芎䓖 阿胶 甘草各二两 艾叶 当归各三两 芍药四两 干地黄六两(正脉本两数阙,附遗引《局方》作四两。)

上七味,以水五升,清酒三升,合煮取三升,去滓,内胶令消尽,温服一升,日三服,不瘥,更作。

《药征》李时珍引《饮膳标食》题云,酒之清者曰酿。说文酿,酝也,然则清酒宜用平常所饮无灰酒清也。

尤在泾曰:妇人经水淋沥,及胎产前后下血不止者,皆冲任脉虚而阴气不能守也,是惟胶艾汤为能补而固之,中有芎归能于血中行气,艾叶利阴气止痛安胎,故亦治妊娠胞阻。胞阻者,胞脉阻滞血少而气不行也。程云来曰:胶艾主乎安胎,四物主乎养血,和以甘草,行以酒势,血能循经养胎,则无漏下之患。赵以德曰:调经止崩,安胎养血,妙理无出此方,然加减又必从宜。若脉迟缓阴胜于阳则加干姜官桂;若数大则宜加黄芩。陈修园曰:此为胞阻者而出其方治也,然此方为经水不调,胎产前后之总方。

《千金》胶艾汤治妊娠二三月上至七八月,其人顿仆失据,胎动不安,伤损腰腹痛欲死。若有所见,及胎奔上抢心短气方,即本方。干地黄四两,艾叶三两,余各二两。《外台》引《集验》同,又损伤门大胶艾汤,治男子伤绝,或从高堕下伤五脏,微者唾血,甚者吐血,及金疮伤经者方,(《翼方》伤经下有"内绝者"三字。)即本方加干姜。煮法后云,此汤治妇人产后崩伤,下血过多,虚喘欲死,腹中激痛,下血不止者,神良;又治产后下赤白,腹中绞痛方,即本方无芎劳。

《和剂局方》胶艾汤治劳伤血气,冲任虚损,月水过多,淋沥漏下,连日不断,脐腹疼痛;及妊娠将摄失宜,胎动不安,腹满下堕;或劳伤胞络,胞阻漏血,腰痛闷乱;或因损动胎上抢心,奔冲短气,及因产乳冲任气虚,不能约制经血,淋沥不断,延引日月,渐成羸瘦。(即本方)

《妇人良方》陈氏六物汤治血痢不止,腹痛难忍,即本方去甘草。

《产科心法》胎动各有所因,或怒动肝火,或起居不慎,或跌扑闪动,及房事动扰,则胎不安,孕妇腰痛,发热,不食不眠。方用安胎饮主之,于本方加砂仁,云苓,白术,水煎服。

《女科辑要》《素问》阴虚阳搏,谓之崩。许叔微云:《经》云,天暑地热经水沸溢;又云,阴虚者尺脉虚浮,阳搏者寸脉弦急。是为阴血不足,阳邪有余,故为失血内崩,宜奇效四物汤,即本方去甘草加黄芩。齐仲甫曰:堕胎后血出不止,一则因热而行,一则气虚不能敛,泻血,多者必烦闷而死;或因风冷堕胎,血结不出,抢上攻心,烦闷而死。当温经逐寒,其血自行,若血淋漓不止,是冲任气虚不能约制,故也,宜胶艾汤加伏龙肝散。

《达生编》胶艾汤治妇人怀孕后而经水又来,或半产后下血不绝,或怀孕下血腹痛,或损伤冲任,月水过多淋沥不断。(即本方)

东洞翁曰:芎归胶艾汤治吐血,下血,诸血证者,不别男子妇人矣。

尾台氏曰:妊娠颠踬胎动冲心,腹痛引腰背,或觉胎痿缩状,或下血不止者,可用芎归胶艾汤。胎不殒者即安,若胎殒者即产。治肠痔下血,绵绵不止,身体痿黄,起则眩晕,四肢无力,小腹刺痛者。若胸中烦悸,心气郁塞,大便燥结者,兼用黄连解毒汤、泻心汤。血痢不止而无腹满实热证,惟腹中攀痛,唇舌干涸者,此方间亦有效。妇人有每妊娠堕胎者,有每产不育者,若证人始终服此方,五月以后严慎枕席,可以免不育之患。

妇人怀娠,腹中疠痛,当归芍药散主之。"娠"《全书》、徐、沈、尤作"妊"。

尤在泾曰:《说文》"疠"音绞,腹中急也,乃血不足而水反侵之也。血不足而水侵,则胎失其所养,而反得其所害矣,腹中能无疠痛乎?芎归芍药益血之虚,苓术泽泻除水之气。赵氏曰:此因脾土为木邪所客,谷气不举,湿气下流搏于阴血而痛,故用芍药多他药数倍以泻肝木,亦通。陈灵石曰:怀妊腹痛多属血虚,而血生于中气。中者土也,土过燥不生物,故以归芎芍药滋之土;过湿亦不生物,故以苓术泽泻渗之,燥湿得宜则中气治,而血自生,其痛自止。

当归芍药散方

当归三两　芍药一斤　茯苓四两　白术四两　泽泻半斤　芎藭半斤,一作三两

上六味,杵为散,取方寸匕,酒和,日三服。

魏念庭曰：妊娠腹中疠痛，血气虚阻，主以当归芍药散。归芍以生血，芎䓖以行血，茯苓泽泻渗湿利便，白术固中补气，方与胶艾汤同义。以酒和代干姜，无非温经补气，使行阻滞之血也。血流通而痛不作，胎斯安矣。程云来曰：和以酒服者，藉其势以行药力，日三服则药力相续，而腹痛自止。

《和剂局方》当归芍药散治妊娠腹中绞痛，心下急满；及产后血晕，内虚气乏，崩中久痢。常服通畅血脉，不生痈疡，消痰养胃，明目益津。(即本方)《妇人良方》同。案：此散为双补气血之剂，后人去泽泻加入熟地人参甘草，名八珍汤，反腻滞而失灵矣。

妊娠，呕吐不止，干姜人参半夏丸主之。

赵以德曰：此即后世所谓恶阻病也。先因脾胃虚弱，津液留滞蓄为痰饮；至妊二月之后胚化成胎，浊气上冲，中焦不胜其逆，痰饮遂涌，呕吐而已。中寒乃起，故用干姜止寒，人参补虚，半夏生姜治痰散逆也。魏念庭曰：妊娠呕吐不止者，下实上必虚。上虚胸胃必痰饮凝滞而作呕吐，且下实气必逆而上冲，亦能动痰饮而为呕吐。方用干姜温益脾胃，半夏开降逆气，人参补中益气，为丸缓以收补益之功，用治虚寒之妊娠家至善之法也。陈修园曰：此为妊娠之呕吐不止，而出其方也。

干姜人参半夏丸方

干姜　人参各一两　半夏二两

上三味，末之，以生姜汁糊为丸，如梧子大，饮服十丸，日三服。

程云来曰：寒在胃脘则令呕吐不止，故用干姜散寒，半夏生姜止呕，人参和胃。半夏干姜能下胎。娄全善曰：余治妊阻病累用半夏未尝动胎，亦有故无殒之义，临病之工何必拘泥？尤在泾曰：此益虚温胃之法，为妊娠中虚而有寒饮者设也。夫阳明之脉顺而下行者也，有寒则逆，有热亦逆，逆则饮必从之。而妊娠之体，精凝血聚，每多蕴而成热者矣。案：《外台方》青竹茹橘皮半夏各五两，生姜茯苓各四两，麦冬人参各三两，为治胃热气逆呕吐之法，可补仲景之未备也。陈修园曰：半夏得人参，不惟不碍胎，且能固胎。

黄坤载曰：此方以生姜汁炼蜜为丸，治反胃呕吐，甚则加茯苓更妙。

《圣惠》半夏丸治妊娠恶阻病，醋心，胸中冷，腹痛，不能饮食。辄吐青黄汁方，即本方三味等分，捣罗为末，以地黄汁浸蒸饼和丸如梧桐子大，每服不计时候，以粥饮下十丸。

妊娠，小便难，饮食如故，当归贝母苦参丸主之。

赵以德曰：小便难者膀胱热郁，气结成燥，病在下焦不在中焦，所以饮食如故。用当归和血润燥。《本草》贝母治热淋，以仲景陷胸汤观之，乃治肺金燥郁之剂。肺是肾水之母，水之燥郁由母气不化也。贝母非治热，郁解则热散，非淡渗利水也，其结通则水行。苦参长于治热利窍逐水，佐贝母入行膀胱以除热结也。尤在泾曰：小便难而饮食如故，则病不由中焦出，而又无腹满身重等证，则更非水气不行，知其血虚热郁而津液涩少也。《本草》当归补女子诸不足，苦参入阴利窍除伏热，贝母能疗郁结兼清水液之源也。

当归贝母苦参丸方 原注：男子加滑石半两

当归　贝母　苦参各四两

上三味，末之，炼蜜丸，如小豆大，饮服三丸，加至十丸。《辑义》贝母《本经》《甄权》并云"治产难"。而《外台·子痫门》《小品》葛根汤方后云：贝母令人易产，若未临月者升麻代之。此说虽不可信，然足见其亦有利窍之功。本方所用盖取之于利窍耳。

《时氏产经》苦参丸主疗与原文同，即本方用滑石，以米饮下二十九。《三因方》同。

《验方新编》孕妇小便不通,此胎压尿胞不得小便,心烦不卧,名曰转胞方。(即本方)

《济阳纲目》归参丸治酒齇鼻,乃血热入肺。当归二两,苦参四两,上为末,酒糊丸如桐子大,每服七八十丸,食后热茶下。

妊娠,有水气,身重,小便不利,洒淅恶寒,起即头眩,葵子茯苓散主之。

沈明宗曰:此胎压冲气不利致水也。尤在泾曰:妊娠小便不利,与上条同。而身重恶寒头眩则全是水气为病,视虚热液少者霄壤悬殊矣。葵子茯苓滑窍利水,水气既行不淫肌肤身不重矣,不侵卫阳不恶寒矣,不犯清道不头眩矣。经曰有者求之,无者求之,盛虚之变不可不审也。

《巢源·子满候》此由脾胃虚弱,有停水而挟以妊娠也。水渍于胞,则令胎坏,惟将产之月而脚微肿,则其产易。盖胞藏水血多也,初妊娠者则反坏胎。

《妇人良方·产宝论》曰:夫妊娠肿满由脏气本弱,因产重虚,土不克水,血散入四肢,遂致腹胀。手足面目皆浮肿,小便秘涩。陈无择云:凡妇人宿有风寒冷湿,妊娠喜脚肿,俗为皱脚,亦有通身肿满,心腹急胀,名曰胎水。

《张氏医通》膀胱者,内为胞室,主藏津液,气化出,溺外利,经脉上行至头为诸阳之表。今膀胱气不化水,溺不得出,外不利经脉,所以身重洒淅恶寒,起即头眩。但利小便,则水去而经气行,表病自愈。用葵子直入膀胱以利癃闭,佐茯苓以渗水道也。

葵子茯苓散方

葵子一斤　茯苓三两

上二味,杵为散,饮服方寸匕,日三服,小便利则愈。

陈灵石曰:葵子俗人畏其滑胎,不必用之。《中藏经》五皮饮加紫苏,水煎服,甚效。

《千金》治妊娠小便不利方,即本方二味各一两。

《千金翼》治妊娠得热病,五六日小便不利,热入五脏方,即本方二味各一两。

《妇人良方》葵子散治妊娠小便不利,身重恶寒,起则眩晕,及水肿者。王子亨云:妊娠小便不通,特避寒药,又名茯苓汤。葵子五两,茯苓三两,上二味为末,每服二钱,米饮调下,小便利则愈。《时氏产经》如不通,恐是转胞,加发灰少许调服极妙,葵子用黄葵子。

《圣惠》葵子散治妊娠身体浮肿,小便不利,洒淅恶寒,即本方加汉防己凡三味各二两。

《产科心法》妊娠妇人常有面目腿足肿胀,故有子气,子满,胎水,各瘅之名,其实皆由脾土不足以传化水谷之湿,而胞胎壅遏,膀胱不化,水泛横流,致肺气不降而喘息,小便淋沥不利。葵茯汤,冬葵子炒半斤,茯苓三两,共为末,每米饮服三钱。

妇人妊娠,宜常服当归散主之。《脉经》此下有"即易产无疾苦"六字。

赵以德曰:《内经》云,阴搏阳别谓之有子。尺脉搏击者,由子宫之气血相搏而形于脉也。精留血裹,阴阳纽合也。动搏则变化,而变化生于动,若静而不动则不生不化。是以妊娠之血不可以静,静则凝,凝则泣,泣则亏少而虚,皆不得与化胎之火相合。要其胎孕生化必脉动搏。故调之者,先和阴阳,利其气血,常服养胎之药。非惟安胎易产,且免产后诸病。芎归芍药之安胎补血,白术之用有三:一者益胃致安气以养胎,二者胎系于肾,肾恶燥能燥湿而生津,三者皆致中焦所化之新血，去腰脐间之陈瘀。至若胎外之血，因寒湿滞者皆解之。黄芩减壮火而反于少火则可以生气，与脾土湿热来伤，及开血之瘀闭，故为常服之剂。然当以脉之迟数虚弱加减之，有病可服，否则不必也。

当归散方

当归　黄芩　芍药　芎䓖各一斤　白术半斤

上五味，杵为散，酒饮服方寸匕，日再服。妊娠常服，即易产，胎无苦疾。产后百病，悉主之。汪氏《医学原理》有人参。

尤在泾曰：妊娠之后最虑湿热伤动胎气，故于芎归芍药养血之中用白术除湿，黄芩除热。丹溪称黄芩白术为安胎圣药，夫芩术非能安胎者，去其湿热而胎自安耳。魏念庭曰：方中不过补虚清热而已，用酒以温和之，使气血足而常流行于周身，而后趋注胞中养胎中之气血，不致于凝阻作痛，积热漏下，俾母不得其养而并累及其子也。故方注云：常服则易产。胎无苦疾，即临蓐之际母子之安全，可以预必矣。产后百病且主之，况妊娠时也。

方氏《丹溪心法附余》此方养血清热之剂也。瘦人血少有热，胎动不安，素曾半产者，皆宜服之，以清其源而无患也。

王氏《明医杂著》调理妊娠在于清热养血，条实黄芩为安胎圣药，清热故也，暑月宜加之。养胎全在脾胃，譬犹悬钟于梁，梁软则钟下坠，折则堕矣，故白术补脾为安胎君药。

《外台》《古今录验》术汤疗妊娠卒得心痛欲死，《千金》治妊娠腹中满痛叉心，不得饮食，即本方去芎归。上三味切，以水六升煮取二升半，分三服，半日全尽，微下水令易生。

《易简方》治经三四月不行，或一月再至，即本方加山茱萸。

《苏沈良方》四神散治血气心腹痛，当归芍药川芎各一两，干姜半两炮,上每服二钱,暖酒调下。予每作以疗妇人气痛,常以一服瘥。又白术散治妇人妊娠伤寒,白术黄芩等分,新瓦上同炒香。上为散,每服三钱,水一中盏,生姜三片,大枣一个擘破,同煎至七分,温服。但觉头发热便可服,三两服即瘥。惟四肢厥冷阴证者,未可服。

《万病回春》安胎丸,妊孕常宜服之,即本方五味为末,酒糊丸如梧桐子大,每服五十丸,茶汤任下,空心服,日进二服。此方养血清热之药也,瘦人血少有热,胎动不安,素惯半产者,皆宜服之,以清其源而后无患也。

妊娠养胎,白术散主之。

尤在泾曰:妊娠伤胎,有因湿热者,亦有因湿寒者,随人脏气之阴阳而各异也。当归散正治湿热之剂,白术散白术牡蛎燥湿,川芎温血,蜀椒去寒,则治湿寒之剂也。仲景并列于此,其所以诏示后人者深矣。程云来曰:瘦而多火者,宜用当归散;肥而有寒者,宜用白术散,不可混施也。

白术散方 原注见《外台》。《外台》引《古今录验》云,裴伏张仲景方。

白术　芎劳　蜀椒三两,去汗　牡蛎正脉本脱分两(《外台》白术芎劳各四分,牡蛎熬二分。《局方》同)

上四味,杵为散,酒服一钱匕,日三服,夜一服。但苦腹痛,加芍药;心下毒痛,倍加芎劳;心烦吐痛,不能食饮,加细辛一两,半夏大者二十枚。服之后,更以醋浆水服之。若呕,以醋浆水服之;复不解者,小麦汁服之;已后渴者,大麦粥服之,病虽愈,服之勿置。正脉本"苦痛"间脱"腹"字,今依徐、沈本补。"吐痛"《外台》作"吐唾",为是。

张路玉曰:本方四味本草皆谓能去恶血,而养胎用之何也?盖血聚而后成胎,少遇邪则所聚之血将宿而不运,反类恶血,必开陈然后胎可安也。养胎不惟在血,而胎系于肾,养之又在于胃,所以补肾调胃以固精和中。用白术调胃;蜀椒开痹,痹开则阳精至;牡蛎治崩,崩止则阴精固;川芎下入血海运动胎血,破旧生新;或阴血不利在内抑屈而痛者,以芍药之泻通其阴;设直冲心而痛者,以芎䓖之散通其阳;或挟瘀恶之气上逆于胃,而心烦吐痛不能食饮者,用细辛温中去痰下气,半夏治心下急痛,和胃进食,止吐逆。若呕而不止者,由肝木妄动,用小麦饮养其本气以安之。大麦主消渴益气调中,故中气不足而渴者用之。程云来曰:若呕者复用浆水服药以止呕,呕不止再易小麦汁以和胃。呕止而胃无津液作渴者,食大麦粥以生津液。病愈服之勿置者,以大麦粥能调中补脾,故可常服,非指上药可常服也。

《和剂局方》白术散调补冲任,扶养胎气,治妊娠宿有风冷,胎痿不长;或失于将理,动伤胎气,多致损堕。怀孕常服壮气益血,保护胎脏,即本方《三因》同。方后云:亦治室女带下,诸疾。

《产科心法》妇人月经不行已六七个月,从前月事准,今又无病,腹不见大,脉见微滑但不甚旺,此胎不长也,是以常有十二三个月而生者。此产母血气不旺,法当助其血气补其脾胃,即胎长腹大而生。《指掌方》用白术丸,即本方加当归阿胶地黄,共为末,蜜丸。

妇人伤胎,怀身腹满,不得小便,从腰以下重,如有水气状,怀身七月,太阴当养不养。此心气实,当刺泻劳宫及关元,小便微利则愈。《玉函》《脉经》《千金翼》作"妇人伤寒","关元"《玉函》作"小肠之募,无微利"之"微"字。

尤在泾曰:伤胎,胎伤而病也。腹满不得小便,从腰以下重,如有水气而实非水也。所以然者,心气实故也。心君火也,为肺所畏，而妊娠七月肺当养胎，心气实则肺不敢降而胎失其养，所谓太阴当养不养也。夫肺主气化者也，肺不养胎，则胞中之气化阻而水乃不行矣。腹满便难身重，职是故也，是不可治其肺，当刺劳宫以泻心气，刺关元以行水气，使小便微利则心气降，心降而肺自行矣。劳宫心之穴，关元肾之穴。程云来曰：七月手太阴肺经养胎，金为火乘则肺金受伤，而胎失所养，又不能通调水道，故有腹满不得小便，从腰已下如有水气状也。劳宫穴在手心，厥阴心主穴也，泻之则火不乘金矣；关元穴在脐下，为小肠之募，泻之则小便通利矣。此穴不可妄用，刺之能落胎。

《脉经》妇人怀胎，一月之时足厥阴脉养，二月足少阳脉养，三月手心主脉养，四月手少阳脉养，五月足太阴脉养，六月足阳明脉养，七月手太阴脉养，八月手阳明脉养，九月足少阴脉养，十月足太阳脉养，诸阴阳各养三十日活儿；手太阳少阴不养者，下主月水，上为乳汁。活儿养母，怀妊者不可灸刺其经，必坠胎。《千金·妇人门》，有徐子才逐月养胎方。

《甲乙》劳宫者火也，一名五里，在掌中央动脉中，手心主脉之所溜也，为荣，刺入三分，留六呼，灸三壮。又云，女子绝子，衃血在内不下，关元主之。《林注》《千金》云，胞转不得尿，少腹满，石水痛，刺关元亦宜矣。

徐忠可曰：仲景妊娠篇几十方，而丸散居七，汤居三。盖汤者荡也，妊娠当以安胎为主，则攻补皆不宜骤，故缓以图之耳。若药品无大寒热，亦不取泥膈之药，盖安胎以养阴调气为急也。

妇人产后病脉证治

问曰:新产妇人有三病,一者病痉;二者病郁冒;三者大便难,何谓也?师曰:新产血虚,多汗出,喜中风,故令病痉;亡血复汗,寒多,故令郁冒;亡津液胃燥,故大便难。"痉"正脉本作"痓",今依沈、尤、《金鉴》、陈本改。"新产下"《脉经》有"亡"字。

尤在泾曰:痉,筋病也,血虚汗出筋脉失养,风入而益其劲也。郁冒,神病也,亡阴血虚,阳气遂厥而寒复郁之,则头眩而目瞀也。夫便难者液病也,胃藏津液而渗灌诸阳,亡津液胃燥则大肠失其润而便难也。三者不同,其为亡血伤津则一,故皆为产后所有之病。徐忠可曰:喜中风,喜者易也。程云来曰:产后血晕者为郁冒,又名血厥。(见《本事方》)陈修园曰:此为产后提出三病以为纲,非谓产后止此三病也。

《女科辑要》沈尧封曰:仲景论腰背反张为痉,无汗者为刚痉,主以葛根汤;有汗者名柔痉,主以桂枝加葛根汤。桂枝汤乃治风主方,故有汗之痉属风;葛根汤中用麻黄,麻黄乃散寒主药,故无汗之痉属寒。仲景治少阴伤寒未见吐利之里证者,用麻黄附子细辛汤。麻黄附子甘草汤微发汗,盖寒邪乘少阴之虚而欲入,急以附子保坎中之阳,而以麻黄散外感之寒,真神方也。小续命汤虽非仲景之制,方中用此二味,正见攻守相须之妙,特不可用于有汗之柔痉耳。有汗柔痉更有二种,一则因虚而受外来之风,一则血虚筋急并无外感之风。有风者虽汗出必然恶风,主以华元化愈风散,只血虚而无风者,必不恶风,纯宜补血。

汤本求真曰：据《明理论》云，郁为郁结而气不舒者也，冒为昏冒而神不明者也，准是以观，即现今之脑贫血也。

产妇郁冒，其脉微弱，呕不能食，大便反坚，但头汗出。所以然者，血虚而厥，厥而必冒，冒家欲解，必大汗出。以血虚下厥，孤阳上出，故头汗出。所以产妇喜汗出者，亡阴血虚，阳气独盛，故当汗出，阴阳乃复。大便坚，呕不能食，小柴胡汤主之。

尤在泾曰：郁冒虽有客邪，而其本则为里虚，故其脉微弱也。呕不能食大便反坚，但头汗出，津气上行而不下逮之象。所以然者，亡阴血虚，孤阳上厥而津气从之也。厥者必冒，冒家欲解必大汗出者，阴阳乍离故厥而冒，及阴阳复通汗乃大出而解也。产妇新虚不宜多汗，而此反喜汗出者，血去阴虚，阳受邪气而独盛，汗出则邪去阳弱而后与阴相和，所谓损阳而就阴是也。小柴胡主之者，以邪气不可不散，而正虚不可不顾，惟此法为能解散客邪而和利阴阳耳。徐忠可曰：此为郁冒与大便难之相兼者，详其病因与治法也。大便坚非热多，乃虚燥也；呕非寒，乃胆气逆也；不能食非实邪，乃胃有虚热则不能食也，故以柴胡参甘苓半姜枣和之。

《脉经》问曰：妇人病经水不通，而发其汗则郁冒不知人何也。师曰：经水下故为里虚，而发其汗为表复虚，此为表里俱虚故令郁冒也。

《医说》人平居无苦疾，急如死人，身不动摇，目闭口噤，但如眩冒，移时方寤。此由已汗过多，血少气并于血，阳独上而不下，气壅塞而不行。故身如死，气过血还，阴阳复通。故移时方寤，名曰郁冒，亦名血厥，妇人多有之。

《针灸大成》《聚英》伤寒郁冒，郁为气不舒，冒为神不清，即昏迷也。多虚极乘寒所致，或吐下使然，刺太阳少阳并。

《辑义》《巢源》云，运闷之状，心烦气欲绝是也。亦有去血过多,亦有下血极少,皆令运闷。若去血过多,血虚气极,如此而运闷者,但烦闷而已;若下血过少而气逆者,则血随气上掩于心亦令运闷,则烦闷而心满急,二者为异。亦当候其产妇血下多少,则知其产后应运与不运也。然烦闷不止则毙人,巢氏所论如此,知产后血晕自有两端,其去血过多而晕者属气脱,其证眼闭口开,手撒手冷,六脉微细或浮,是也。下血极少而晕者属血逆,其证胸腹胀痛,气粗,两手握拳,牙关紧闭,是也。此二者证治霄壤,服药一瘥,生死立判,宜审辨焉。而本条所论别是一证,《活人书·妊娠伤寒门》载此条于三物黄芩汤之后,则知是专治妇人草蓐伤风,呕而不能食者。若以小柴胡汤为产后郁冒之的方,则误人殆多矣。

病解能食,七八日更发热者,此为胃实,大承气汤主之。《脉经》作"此为胃热气实",接前条为一条。

沈明宗曰:此即大便坚,呕不能食,用小柴胡汤,而病解能食也。病解者谓郁冒已解,能食者乃余邪隐伏胃中,风热炽盛而消谷。但食入于胃助起余邪复盛,所以七八日而更发热,故为胃实。是当荡涤胃邪为主,故用大承气峻攻胃中坚垒,俾无形邪相随有形之滞一扫尽出,则病如失。仲景本意发明产后气血虽虚,然有实证即当治实,不可顾虑其虚,反致病剧也。魏念庭曰:乃新产胃虚,食入不能遽化,积七八日有宿食在胃,所以发热也。有宿食何以能发热?盖胃中气血为一身荣卫所禀之宗气,此有宿食之邪停滞必作胃热,胃热而周身之荣卫俱热,所以宿食能发热也。师明之此为胃实有物,有形之邪应下之以清积热,去实邪,不必以产后胃虚为疑阻也。

产后,腹中㽲痛,当归生姜羊肉汤主之,并治腹中寒疝,虚劳不足。方见《寒疝》中。

周禹载曰:产后本虚则寒易入。今腹中为肝之募,为脾之统,痛非正虚而邪实耶。此汤原治寒疝，取以治产后未常不可，即以治虚劳又谁曰不宜？徐忠可曰：疗痛者，缓缓痛也，概属客寒相阻。故以当归通血分之滞，生姜行气分之寒，然胎前责实，故当归白芍散内加茯苓泽泻泻其水湿。此之产后大概责虚，故君之以羊肉，所谓形不足者补之以味也。盖羊肉补气，疗痛属气弱故宜之，此方攻补兼施，故并治寒疝虚损。魏念庭曰：妊娠之疗痛，胞阻于血寒也，产后腹中疗痛者，里虚而血寒也，阻则用通，而虚则用塞，一阻一虚而治法异矣。

《千金》当归汤治妇人寒疝，虚劳不足。若产后腹中绞痛，即本方加芍药二两。注云，《子母秘录》作甘草。

《丹溪心法》当产寒月脐下胀满，手不可犯，寒入产门故也。服仲景羊肉汤，二服愈。

《严氏济生》当归羊肉汤治产后发热自汗，肢体痛，名曰蓐劳。即本方加人参黄芪。

《产宝诸方》羊肉汤治虚人，及产妇腹中痛，虚眩不支，两胁当脐急痛，上冲前后相引，治之如神，即本方加川芎。

《验方新编》有因产时寒气客于子门，入于小腹；或坐卧不谨，使风寒之气乘虚而入。此寒证也，但不作胀且无形影，服羊肉汤甚妙，羊肉汤通治上腹痛，小腹痛，儿枕痛之神方也。（即本方）

产后腹痛，烦满不得卧，枳实芍药散主之。

魏念庭曰：又有产妇血流不快，积于腹中作痛。心烦胁满不得卧，此又为实邪，非虚寒在血而疗痛矣。盖不得卧一证，逆气上冲之甚，既无上冒下厥，但头汗出，则非正虚而为邪实可验矣。法应开散而行其瘀滞，则诸病可已。枳实烧黑者，入血中行积也，加以芍药走血分，而血症可开散矣。以麦粥下之者，即大麦粥取其滑润宜血,且有益胃气也。并主痈脓,亦血之酝酿而成者耳。

枳实芍药散方

枳实烧令黑勿太过　芍药等分

上二味,杵为散,服方寸匕。日三服,并主痈脓,以麦粥下之。

唐容川曰:烦满腹痛虽是气滞,然见于产后,则其滞不在气分而在血分之中也,故用芍药以利血,用枳实而必炒黑使入血分,以行血中之气。并主痈脓者,脓乃血所化,此能行血中之滞故也,知主痈脓,即知主产后满痛矣。

《辑义》此前排脓散中去桔梗,不用鸡子黄用麦粥,立方之意稍近,故并治痈脓乎!

师曰:产妇腹痛,法当以枳实芍药散,假令不愈者,此为腹中有干血着脐下,宜下瘀血汤主之,亦主经水不利。

魏念庭曰:以枳实芍药下积血止腹痛矣。设痛不止何谓也?师示之曰:产妇腹痛法当以枳实芍药散,假令不愈者此为腹中有干血着脐下;又非止新产血流不快之故,平日之症血为患也,即前篇所言可以为害于妊娠者也,宜下瘀血汤主之。类于抵当汤丸之用,亦主经水不利,无非通幽开积之治也。和酒为丸者,缓从下治也。服之新血下者,产后之血也;内有如猪肝者非新血也,干血之邪症也。此必先服前方不效,而后可用也。汤本求真曰:师曰主经水不利,又云顿服之后干血下如豚肝,观此是腹痛之原因。其为月经排泄不充分审矣。瘀血久久凝滞于脐下部之血管内,于以形成血塞,而压迫刺激邻接部之知觉神经。故服本方后其能镇痛者,良以刺激神经之原因的瘀血,即谓血塞变为豚肝状而被排除也。

下瘀血汤方

大黄三两　桃仁二十枚　䗪虫二十枚,熬去足上三味,末之,炼蜜和为四丸,以酒一升,煎一丸,取八合,顿服之。新血下如豚肝。

魏念庭曰:新血之"新"字,读作"瘀"。徐灵胎曰:以丸作煎又一法。案:"新"字当作"瘀"字。《皇汉医学》尾台氏曰:新血疑为干血之误。师曰干血着于脐下,故本方服后所下者为干血明矣。干血云者,即瘀血之陈久者也。

赵以德曰:血之干燥凝着者,非润燥荡涤不能去也。芍药枳实不能治,须用大黄荡逐之,桃仁润燥缓中破经,䗪虫下血,用蜜补不足止痛,和药缓大黄之急,尤为润也。与抵当同类,但少缓尔。尤在泾曰:大黄桃仁䗪虫下血之力颇猛,用蜜丸者,缓其性不使骤发,恐伤上二焦也。酒煎顿服者,补下治下制以急,且去疾惟恐不尽也。

《医林改错》下瘀血汤治血鼓腹大,腹皮上有青筋是。桃仁八钱,大黄五分,䗪虫三个,甘遂五分或八分,为末冲服,水煎服。

尾台氏曰:下瘀血汤加干漆二两,荞麦糊为丸,治小儿疳疾、癖块。诸药无效,羸瘦胀满不欲饮食,面身痿黄浮肿,唇舌刮白或殷红,肌肤索泽,巨里(即心脏部)跳动,如黄胖兼有蛔虫者,有奇效。

产后七八日,无太阳证,少腹坚痛,此恶露不尽。不大便,烦躁发热,切脉微实,再倍发热,日晡时烦躁者不食,食则谵语,至夜即愈。宜大承气汤主之,热在里,结在膀胱也。《脉经》"烦躁发热"四字,作"四五日趺阳脉"六字,"食则谵语至夜即愈"八字,作"谵语利之则愈"六字。

魏念庭曰:产后七八日之久无太阳证,为头痛恶寒等是也。见发热非外感也,少腹坚痛者,此恶露不尽之故也。兼以不大便烦躁发热,切其脉微实,知非血虚而为血实也。然血实必下之,前二方酌其轻重为用,血实可消矣。尤在泾曰:无太阳证者,无头痛恶寒之表证也。产后七八日少腹坚痛,恶露不尽,但宜行血去瘀而已。然不大便烦躁发热,脉实则胃之实也,日晡为阳明旺时,而烦躁甚于他时,又胃热之验也。食气入胃,长气于阳,食入而助胃之热则谵语,至夜阳明气衰而谵语愈,又胃热之验也。故曰热在里,结在膀胱。里即阳明,膀胱即少腹,盖谓不独血结于下而亦热聚于中也。若但治其血而遗其胃,则血虽去而热不除,即血亦未必能去。而大承气汤中大黄枳实均为血药,仲景取之者,盖将一举而两得之欤。徐忠可曰:以大承气主之,意在通其热结,以承接其元气,则恶露自行。陈修园曰:此条"至夜即愈"四字,为辨证大眼目。盖昼为阳而主气,暮为阴而主血。观下节妇人伤寒发热经水适来,昼日明了,暮则谵语,如见鬼状者,此为热入血室。以此数句而对面寻绎之,便知至夜则愈,知其病不专在血也。唐容川曰:末二句热在里,结在膀胱,是仲景自注此节之文。言无太阳表证,而有烦躁发热及不大便谵语之证,则是热在阳明之里也。阳明部位不在少腹,今因产后热邪承虚入血室,则恶露不尽,结在膀胱也。膀胱者胞之室,血结亦可干膀胱。此虽产后,而既见热实证,又见血结,便不得以产后为虚而不攻。仲景举例以为凡见热实,治法总视乎此。

合信氏曰:产后四五日内,略见血露,初红,六七日后渐变而黄,而白。血露之用所以洗涤子宫,与平日经水不同,或二十日或十余日不妨。

产后风续之,数十日不解,头微痛,恶寒,时时有热,心下闷,干呕汗出,虽久阳旦证续在耳,可与阳旦汤。原注:即桂枝汤。《脉经》作"妇人产得风","心下闷"作"心下坚"。云方在伤寒中,桂枝是也。

赵以德曰:《伤寒论》太阳证,头痛发热,汗出恶风者,桂枝汤主之。又太阳病八九日不解者,表证仍在,当发其汗,此治伤寒法。

凡产后感于风寒诸证，皆不越其规矩。此条与上文承气为表里之例耳，陈修园曰：此言产后阳旦证未罢，病虽久而仍用其方也。孙真人以桂枝汤加黄芩为阳旦汤，后人因之。（徐、沈、尤及《金鉴》）今因《伤寒论》悟出，是桂枝汤增加附子，以头痛恶寒时时有热，自汗，干呕，俱是桂枝证；而不用桂枝汤者，以心下闷当用桂枝去芍药汤之法，今因产后亡血不可径去芍药，须当增桂以宣其阳。汗出至数十日之久，虽与发汗遂漏者迥别，亦当借桂枝加附子汤之法，固少阴之根以止汗。且止汗即在发汗之中，此所以阳旦汤为丝丝入扣也。（本《魏念庭注》）

陈灵石曰：孙真人以桂枝汤加黄芩为阳旦汤，其意以心下闷为热气误矣。夫有热气则当心烦，今曰心下闷则非热可知矣。况头微痛恶寒，时时有热，干呕汗出，为太阳桂枝汤之之证，盖太阳底面便是少阴，续续至数十日不解，显系少阴之君火微，而水寒之气盛，寒气上凌阳位，是以为心下闷之苦。《伤寒论》桂枝加附子治漏汗，加桂治气从少腹上冲心，去芍治胸满，俱有明文可据。故取桂枝汤增桂以扶君主之阳，加附子以镇水阴之逆，使心阳振水脏温，则上逆之阴邪不攻而散矣。

古屋玄医曰：阳旦名义未详，或曰服之阴邪散气，爽快如朝日初出。

产后中风，发热面正赤，喘而头痛，竹叶汤主之。《千金》及《翼》"喘而"作"喘气"。《圣济》"头痛"作"头目昏痛。"

徐忠可曰：中风发热头痛，表邪也；然面正赤此非小可淡红，所谓面若妆朱，乃真阳上浮也。加之以喘，气高不下也。明是产后大虚，元阳不能自固，而又杂以表邪，自宜攻补兼施。尤在泾曰：此产后表有邪而里适虚之证，若攻其表则气浮易脱，若补其里则表多不服。竹叶汤用竹叶葛根桂枝防风桔梗解外之风热,人参附子固里之脱,甘草姜枣以调阴阳之气而使其平,乃表里兼济之法。凡风热外淫而里气不固者,宜于此取则焉。沈明宗曰:产后最易变为柔痉,故发热头痛虽属太阳表证,恐隐痉病之机,所以方后云颈项强加大附子一枚。陈修园曰:此为产后正虚邪盛者,而出其补正散邪之方也。方中以竹叶为君者,以风为阳邪,不解即变为热,热甚则灼筋而成痉,故以温散药中先以此而折其势,即杜渐防微之道也。

《辑义》《金鉴》云,产后中风之下,当有"病痉者"之三字,始与方合。此注恐非,是方盖防发痉之渐,若至直发痉则难奏效也。

竹叶汤方

竹叶一把,《千金》作淡竹叶一握。《翼方》作"淡竹叶三两" 葛根三两 防风《千金》及《翼》二两 桔梗 桂枝 人参 甘草各一两(《千金翼》有"炙"字) 附子一枚,炮(《活人书》不用) 大枣十五枚 生姜五两

上十味,以水一斗,煮取二升半,分温三服,温覆,使汗出。颈项强,用大附子一枚,破之如豆大,前药扬去沫。呕者,加半夏半升洗。《千金》分上有"去滓"二字,无"一枚"以下十二字,作"半夏四两"。《翼方》无"一枚"下七字,前作煎。《全书》同,大字、赵、徐注云该是入字。《医通》云扬去沫者,不使辛热上浮之气助其虚阳上逆也。

程云来曰:产后血虚,多汗出喜中风故令病痉。今证中未至背反张而发热面赤头痛,亦风痉之渐。故用竹叶主风痉,防风治内痉,葛根治刚痉,桂枝治柔痉,生姜散风邪,桔梗除风痹,辛以散之之剂也。邪之所凑其气必虚,佐人参以固卫,附子以温经,甘草以和诸药,大枣以助十二经,同诸风剂则发中有补,为产后中风之大

剂也。颈项强急痓病也，加附子以散寒，呕者风拥气逆也，加半夏以散逆。

赵以德曰：此证太阳上行至头表，阳明脉过膈上循于面，二经合病故如是。竹叶汤亦桂枝汤变化者。仲景凡治二经合病多加葛根，为阳明解肌药也。防风佐桂主二经之风，竹叶主气上喘，桔梗佐竹叶利之，人参亦治喘，甘草和中，生姜大枣行谷气发荣卫。谷气行，荣卫和，则上下交济而汗出解矣。附子恐是方后所加，治颈项强耳。颈项强者以邪在太阳，禁固其筋脉不得屈伸，故用附子温经散寒湿，以佐葛根，若邪在胸中而呕，加半夏治之。

妇人乳中虚，烦乱，呕逆，安中益气，竹皮大丸主之。"乳"《脉经》作"产"。

赵以德曰：妇人以阴血上为乳汁，必藉谷气精微以成之。然乳房居胃上阳明经脉之所过，乳汁去多则阴血乏，而胃中益虚，阴乏则火挠而神昏乱；胃虚则呕逆。用甘草泻心火安中益气，石膏疗烦乱，竹皮主呕逆，桂枝利荣气通血脉，又宣导诸药使无扞格之患。柏实《本草》主恍惚虚烦，安五脏益气；烦喘者为心中虚火动肺，故以柏实两安之，尤在泾曰：妇人乳中虚烦乱呕逆者，乳子之时气虚火胜，内乱而上逆也。竹茹石膏甘寒清胃，桂枝甘草辛甘化气，白薇性寒入阳明治狂惑邪气，故曰"安中益气"。唐容川曰：妇人乳作一读，谓乳子也。中虚作一句，谓中焦受气取汁上入心以变血，下安胃以和气。乳汁去多则中焦虚乏，上不能入心化血，则心神无依而烦乱；下不能安胃以和气，则冲气上逆而为呕逆。其方君甘草枣肉以填补中宫化生津液，而又用桂枝竹茹达心通脉络以助生心血，则神得凭依而烦乱止；用石膏白薇以清胃降逆，则气得安养而呕逆除。然此四药相辅而行，不可分论，必合致其用，乃能调阴和阳，成其为大补中虚之妙剂也。

竹皮大丸方《活人》治虚烦,载于丈夫诸方中。

生竹茹二分　石膏二分　桂枝一分　甘草七分　白薇一分

上五味,末之,枣肉和丸,弹子大。以饮服一丸,日三,夜二服。有热者,倍白薇;烦喘者,加柏实一分。《活人》"柏实"作"枳实"。

魏念庭曰:用枣肉和丸益胃安中,为上部虚热之治,至善之法也。

《济阴纲目》中虚不可用石膏,烦乱不可用桂枝。此方以甘草七分配众药六分,又以枣肉为丸,仍以一丸饮下,可想其立方之微,用药之难,审虚实之不易也。

产后下利虚极,白头翁加甘草阿胶汤主之。《脉经》作"热痢重下,新产虚极"。《千金》及《翼》"利""虚"间有"兼"字。

赵以德曰:伤寒厥阴证热利下重者用白头翁汤。四味尽苦,寒以治热,苦以坚肠胃。此产后气血两虚,因加阿胶补气血而止利,甘草缓中通血脉。然下利血滞也,夫人之血行则利自止,甘草尤为要药,此方岂独治产后哉?唐容川曰:此下利,是言痢疾便脓血也。仲景此数节或言产后伤寒,或言产后中风,此又言产后或得痢疾,仍当照法用白头翁汤。惟依产后血虚之极,故宜加补血之品。此仲景举例以见其概,非谓产后痢疾仅此一方,又非谓虚寒洞泻而下利亦用是方也。

白头翁加甘草阿胶汤方

白头翁　甘草　阿胶各二两　秦皮　黄连《千金》各二两　檗皮各三两

上六味,以水七升,煮取二升半,内胶令消尽,分温三服。

魏念庭曰:产后下利虚极者,自当大补其气血矣。不知其人虽极虚而下利者,乃挟热之利,补之则热邪无出,其利必不能止也。

主之以白头翁加甘草阿胶汤,清热燥湿,补中理气,使热去而利自止。亦治虚热下利之妙方,不止为产后论治矣。

徐忠可曰:虚极不可不补,但非他味参术所宜;恶其壅而燥也,亦非苓泽淡渗可治,恐伤液也。唯甘草之甘凉,清中即所以补中;阿胶之滞润,去风即所以和血。以此治病即以此为大补,方知凡治痢者湿热非苦寒不除,故类聚四味之苦寒不为过;若和血安中,只一味甘草及阿胶而有余。治痢好用参术者,政由未悉此理耳。

尾台氏曰:白头翁加甘草阿胶汤治产后下利腹痛,荏苒不已,羸瘦不食,心悸身热,唇口干燥,便血急迫者。又曰:痔核肛中焮热疼痛,或便血者,若大便燥结,加大黄。

东洞吉益曰:白头翁加甘草阿胶汤证不具,但云产后下利,此方岂惟产后下利治之乎?凡本方证而下血、心烦急迫不得眠者此方主之;虽男子亦有热利下重,大便血,心烦急迫不得眠者,宜用此方。

附方

《千金》三物黄芩汤　治妇人在草蓐,自发露得风,四肢苦烦热。头痛者,与小柴胡汤;头不痛,但烦者,此汤主之。《千金》"头痛"上有"若"字,"烦者"作"烦热"。

黄芩一两《千金》二两　苦参二两　干地黄四两

上三味,以水六升,煮取二升,温服一升,多吐下虫。《千金》作"上㕮咀,以水八升煮取二升,去滓,适寒温服一升,日二,多吐下虫"。

徐忠可曰:在草蓐,是未离产所也;自发露得风,是揭盖衣被稍有不慎而暂感也。产后阴虚,四肢在亡血之后阳气独盛,又得微风则苦烦热。然表多则上入而头痛,当以上焦为重,故主小柴胡和解。若从下受之而湿热结于下,则必生虫,头不痛。故以黄芩清热为君,苦参去风杀虫为臣,而以地黄补其元阴为佐。曰"多吐下虫",谓虫得苦参必不安,其上出下出正未可知也。

《千金衍义》邪在表里之间而见烦热头痛,舍小柴胡别无良法。若但烦热而无头痛,知风热已陷血分,止宜黄芩清解外内之风热,苦参搜涤伏陷之湿热,地黄滋血中伏火。服后多吐下虫积者,以虫乘热上膈,得苦寒降泄则伏而不动,往往随药而出也。

案:苦参地黄皆能杀三虫,下蠚虫,而虫之生多因肠热,故用黄芩以清之也。

《千金》内补当归建中汤 治妇人产后虚羸不足,腹中刺痛不止,吸吸少气;或苦少腹中急摩痛引腰背,不能饮食。产后一月,日得服四五剂为善,令人强壮宜。《千金》"刺"作"疠"。"少腹中急"作"小腹拘急";无"摩"字,宜作"方"。《翼方》"少腹中急摩痛",作"小腹拘急挛痛"。

当归四两　桂枝三两　芍药六两　生姜三两《千金》作六两　甘草二两(《千金翼》有"炙"字)　大枣十二枚(《千金》作十枚)

上六味,以水一斗,煮取三升,分温三服,一日令尽。若大虚,加饴糖六两。汤成内之于火上暖令饴消。若去血过多,崩伤,内衄不止,加地黄六两,阿胶二两,合八味,汤成内阿胶。若无当归,以芎䓖代之;若无生姜,以干姜代之。《千金翼》"汤成"下有"去滓"二字。《辑义》:"内衄"《千金》作"内竭",非也。《千金翼》与本条同。《巢源》吐血有三种,一曰内衄,出血如鼻衄,但不从鼻孔出,或去数升乃至一斛是也。

沈明宗曰:产后体虽无病,血海必虚,若中气充实,气血虽虚易能恢复。或后天不能生血充于血海,则见虚羸不足,但血海虚而经络之虚,是不待言。因气血不利而瘀,则腰中刺痛不止;冲任督带内虚,则少腹中急摩痛引腰背;脾胃气虚则吸吸少气不能食饮,故用桂枝汤调和荣卫,加当归欲补血之功居多。若大虚加胶饴,峻补脾胃而生气血;若去血过多,崩伤内衄乃血海真阴大亏,故加地黄阿胶以培之。方后云:无生姜以干姜代之,乃温补之中兼引血药入血分生血,其义更妙。徐忠可曰:产后虚羸不足,先因阴虚,后并阳虚;补阴则寒凝,补阳则气壅。后天以中气为主,故治法亦出于建中,但加当归即偏于内,故曰"内补当归建中汤"。谓腹中刺痛,不止血少也。吸吸少气,阳弱也,故将桂枝生姜当归之辛温以行其荣卫之气,甘草白芍以养其脾阴之血,而以饴糖大枣峻补中气,则元气自复,而羸者丰痛者止也。然桂枝于阴阳内外无所不通,尤妙得当归善入阴分,治带下之疾,故又主少腹急摩痛引腰背不能饮食者,盖带下病去而中气自强也。曰"产后一月,日得服四五剂为善",谓宜急于此调之,庶无后时之叹。然药味和平,可以治疾,可以调补,故又曰"令人强壮宜"。其云大虚加饴糖,以虚极无可支撑,惟大甘专于补脾,脾为五脏六腑之母,止此一条可以得其生路也。其去血过多,崩伤内衄,加干地黄阿胶,以其所伤原偏于阴,故特多加阴药,非产后必宜用地黄阿胶也。张路玉曰:此即黄芪建中之变法,彼用黄芪以助外卫之阳,此用当归以调内荣之血,两不移易之定法也。

《千金》芍药汤治产后苦少腹痛方,即小建中汤用胶饴八两。

《和剂局方》当归建中汤治妇人一切血气虚损,及产后劳伤,虚羸不足,腹中疠痛,吸吸少气,少腹拘急痛引腰背,时自汗出,不思饮食。(即本方)方后云:产讫直至半月,每日三服,令人丁壮。

《张氏医通》脾风传肾,小腹痛冤热出白液,名曰蛊,左传以丧志名为蛊病,乃真元不守也,当归内补建中汤加黄芪。

《验方新编》产后去血过多,肝气暴虚,内则不能养神,外则不能养筋,以致神昏气少,汗出身冷,眩晕卒倒,手足抽动,此肝虚风自内生者也,当归建中汤。(即本方)又产后血虚,外受风冷之气,内伤寒冷之物,以致腹痛,得人按摩则止,或热物熨之即止者是也。用当归建中汤入米汤三匙,搅匀热服。

妇人杂病脉证治

妇人中风,七八日,续来寒热,发作有时,经水适断。此为热入血室,其血必结,故使如疟状,发作有时,小柴胡汤主之。"来"《伤寒论太阳下》篇作"得","断"下有"者"字。

程云来曰:妇人伤寒中风,六经传变,治例与男子同法。唯经水适来适断,热入血分,与夫胎前产后,崩漏带下,则治有殊也。妇人经行之际,当血弱气尽之时,邪气因入血室与正气相搏,则经为之断,血为之结也。血结则邪正分争,往来寒热,休作有时,与小柴胡解表里而散血室之邪热。徐忠可曰:妇人中风,即伤寒中所主桂枝汤之风证也。七八日则表邪已解矣,复有寒热,故曰"续来",然不长热故曰"有时"。问其经水则已来而适断,明是余热未尽,乘虚入之,则余血必有结者。故寒热有时,然非太阳传入少阳之比。因结血之热致有此病,故曰"使如疟状"。虽非传入少阳之比,其药仍用小柴胡者,盖血室之气肝主之,肝与胆为表里,胆因肝受邪而病如疟,非他药所宜,故亦主和其半表里,谓上焦气和而骤结之血将自行,若峻攻之如抵当汤证,则亦犯上少阳之禁也。尤在泾曰:邪既流连于血室,而亦浸淫于经络。设攻其血,血虽去邪必不尽,且恐血去而邪反得乘虚尽入也。仲景单用小柴胡汤,不杂血药一味,意谓热邪解而乍结之血自行耳。唐容川曰:人之卫气昼行于阳二十五度,夜行于阴二十五度。疟邪伏于膜原之中,卫气会之阻不得行,则相争为寒热。今妇人热入血室,其血必聚结不得散,阻其卫气。遇卫气行到其间,阻而不达,遂亦相争发为寒热,有如疟状发作有时,视卫气所过之时而发也。故用小柴胡汤透达卫气为主,使邪热随卫气透达于外,则血分自清矣。

《汉药神效方》福岛慎独斋曰:妓初入妓院接客,十日余必发寒热腹痛,俗呼淫腹痛。如寒热不止者,以小柴胡加海萝为宜。

妇人伤寒发热,经水适来,昼日明了,暮则谵语,如见鬼状者,此为热入血室,治之无犯胃气,及上二焦,必自愈。

程云来曰:伤寒发热,又值经水适来之时,则寒邪乘虚而入搏于血室。夫邪去阳入阴,则昼日明了,阴被其邪,故暮则谵语如见鬼状也。无者禁止之辞,犯胃气以禁下言也;上二焦,以禁汗吐言也。今邪在血室中,则非汗吐下所宜矣。上章以往来寒热如疟,故用小柴胡以解其邪;下章以胸胁下满如结胸状,故刺期门以泻其实;此章则无上下二证,似待其经行血去,邪热得以随血出而解也。唐容川曰:《伤寒论》原有热入血室,暮则谵语者与小柴胡汤,此又承上小柴胡汤而言,则"治之"二字即是。案:"法当与小柴胡汤"也。下文无犯胃气及上二焦,又因谵语常法应用承气攻其胃。与上二焦,此谵语在下焦血室,但治其下焦血室,而谵语必自愈也。

《本事方》小柴胡加地黄汤治妇人室女伤寒发热,或发寒热;经水适来或适断,昼则明了,夜则谵语如见鬼状。亦治产后恶露方来,忽尔断绝,即于小柴胡汤加生干地黄。辛亥间寓居毗陵,学官王仲礼其妹病伤寒发寒热,遇夜则如有鬼物所凭,六七日忽昏塞涎响如引锯,牙关紧急,瞑目不知人,疾势极危,召予视之。予曰:得病之初曾值月经来否? 其家云:月经方来,病作而经遂止,得一二日即发寒热;昼虽静,夜则有鬼祟,从昨日来涎生不省人事。予曰:此热入血室之证也。仲景云,妇人中风,发热恶寒,经水适来,昼则明了,暮则谵语,如见鬼状,发作有时,此名热入血室。医者不晓以刚剂与之,遂致胸膈不利涎潮上脘,喘急息高,昏冒不知人。当先化其涎,后除其热。予急以一呷散投之,两时顷涎下得睡,即省人事;次授以小柴胡加地黄汤,三服而热除,不汗而自解矣。一呷散大天南星一味,选腊辰日制,详见于《本事方》本书。

妇人中风,发热恶寒,经水适来,得七八日,热除脉迟身凉和,胸胁满如结胸状,谵语者,此为热入血室也。当刺期门,随其实而取之。 赵、尤、陈本"得"下有"之"字。《脉经》"实"上有"虚"字。

赵以德曰:中风发热恶寒,表病也。若经水不来,表邪传里则入腑,而不入血室也。经水适来血室空虚,至七八日邪传里之时,更不入腑,乘虚而入于血室。热除脉迟身凉者,邪气内陷而表证罢也;胸胁下满如结胸状谵语者,热入血室而里实。期门者肝之募,肝主血,刺期门者泻血室之热。审何经气实,更随其实而泻之。尤在泾曰:热除脉迟身凉和而谵语者,病去表而之里也。血室者冲任之脉,肝实主之,肝之脉布胁肋上贯膈,其支者复从肝别上膈注于肺。血行室空,热邪独胜,则不特入于其宫,而亦得游其部,是以胸胁满如结胸状。许叔微云:邪气蓄血并归肝经,聚于膻中,结于乳下,以手触之则痛,非汤剂可及,故当刺期门。期门肝之募,随其实而取之者,随其结之微甚刺而取之也。《本事方》载"血结胸"。

《甲乙》妇人产余疾,食饮不下,胸胁榰满,目眩足寒,心切痛,善噫,闻酸臭,胀痹腹满,少腹尤大,期门主之。

阳明病,下血谵语者,此为热入血室,但头汗出,当刺期门,随其实而泻之,濈然汗出者愈。

陈修园曰:此言阳明病亦有热入血室者,不必拘于经水之来与断也,但其证下血,头汗出之独异也。盖阳明之热从气而之血,袭入胞宫即下血而谵语,不必乘经水之来而后热邪得以入之,彼为血去而热乘其虚而后入，此为热入而血有所迫而自下也。然既入血室则不以阳明为主，而以冲任厥阴血海为主。冲任奇脉也，又以厥阴为主。厥阴之气不通，故一身无汗，郁而求通，遂于其少阳之府而达之，故头汗出。治法亦当刺期门以泻其实，刺已周身溅然汗出，则阴之闭者亦通，故愈。

妇人咽中如有炙脔，半夏厚朴汤主之。"脔"《脉经》作"腐状"二字。

赵以德曰：上焦阳也，卫气所治，贵通利而恶闭郁，郁则津液不行而积为痰涎。胆以咽为使，胆主决断，气属相火，遇七情至而不决，则火郁而不发，不发则焰不达，不达则气如烟，与痰涎结聚胸中，故若炙脔。《千金》之证虽异，然亦以此而致也，用半夏等药，散郁化痰而已。尤在泾曰：此凝痰结气阻塞咽嗌之间，《千金》所谓咽中帖帖如有炙肉，吞不下吐不出者是也。半夏厚朴生姜辛以散结，苦以降逆，茯苓佐半夏利痰，紫苏芳香入肺以宣其气也。

《巢源》咽中如炙肉脔者，此是胸膈痰结与气相搏，逆上咽喉之间，结聚状如炙肉之脔也。

《金鉴》咽中如有炙脔，谓咽中有痰涎如同炙肉，咯之不出，咽之不下者，即今之梅核气病也。此病得于七情郁气凝涎而生，男子亦有，不独妇人也。

半夏厚朴汤方原注：《千金》作胸满心下坚，咽中帖帖如有炙肉，吐之不出，吞之不下，今本《千金》"肉"下有"脔"字，"吞之"作"咽之"。

半夏一升　厚朴三两　茯苓四两　生姜五两　干苏叶二两（《千金》云"一方无苏叶生姜"）

上五味，以水七升，煮取四升，分温四服，日三，夜一服。《千金》

五味下有㕮咀二字,"一服下"有"不瘥频服"四字。

陈灵石曰:方中以半夏降逆气,厚朴解结气,茯苓消痰,尤妙以生姜通神明助正祛邪,以紫苏之辛香散其郁气,郁散气调而凝结焉有不化者哉?后人以此汤变其分两,治胸腹满闷呕逆等证,名七气汤,以治七情之病。

徐忠可曰:余治王小乙咽中每喧塞嗽不出,余以半夏厚朴汤投之即愈。后每复发,细问之云,夜中灯下每见晕如团五色,背脊内间酸,其人又壮盛,知其初因受寒,阴气不足而肝反郁热,甚则结寒微动,挟肾气上冲咽喉塞喧也。即于此方加大剂枸杞、菊花、丹皮、肉桂,晕乃渐除,而咽中亦愈,故曰"男子间有之",信不诬也。

《圣惠》半夏散治咽喉中如有炙腐,于本方中加枳壳,诃黎勒皮。

《三因方》大七气汤治喜怒不节,忧思兼并,多生悲恐,或时振惊,致脏气不平,憎寒发热,心腹胀满,旁冲两胁,上塞咽喉,有如炙脔,吐咽不下,皆七气所生。(即本方)

《全生指迷方》若咽中如炙肉脔,咽之不下,吐之不出,由胃寒乘肺,肺胃寒则津液聚而成痰,致肺管不利,气与痰相搏,其脉涩,半夏厚朴汤主之。

《王氏易简方》四七汤治喜怒悲思忧恐惊之气,结成痰涎,状如破絮,或如梅核在咽喉之间,咯不出,咽不下,此七气之所为也。或中脘痞满,气不舒快;或痰涎壅盛上气喘急;或因痰饮中节,呕吐恶心,并宜服之。(即本方)又云,妇人情性执着,不能宽解,多被七气所伤,遂致气填胸臆,或如梅核上塞咽喉,甚者满闷欲绝,产妇尤多此证。服此剂,间以香附子药久服取效。妇人恶阻尤宜服之,间以红丸子尤效。一名厚朴半夏汤,一名大七气汤。

《仁斋直指》四七汤治惊忧气遏上喘。(即本方)

《孙氏三吴医案》张溪亭乃眷,喉中梗梗有肉如炙脔,吞之不下,吐之不出,鼻塞头运耳常啾啾不安,汗出如雨,心惊胆怯,不敢出门;稍见风即遍身疼,小腹时疼,小水淋沥而疼;脉两寸皆短,两关滑大,右关尤搏指,此梅核气证也。以半夏四钱,厚朴一钱,紫苏叶一钱五分,茯苓一钱三分,姜三分,水煎食后服,每用此汤调理多效。

《济阳纲目》三因七气汤治七气相干,阴阳不得升降,攻冲心腹作痛。(即本方)用紫苏子。

《汉药神效方》多纪茝庭曰:治梅核气,用半夏厚朴汤加浮石,最有奇效。

妇人脏燥,喜悲伤欲哭,象如神灵所作,数欠伸,甘麦大枣汤主之。

尤在泾曰:脏燥沈氏所谓子宫血虚,受风化热者,是也。血虚脏燥则内火搅而神不宁,悲伤欲哭有如神灵,而实为虚病。前五脏风寒积聚篇所谓邪哭使魂魄不安者,血气少而属于心也。数欠伸者,《经》云,肾为欠为嚏,又肾病者善伸数欠,颜黑。盖五志生火,动必关心,脏阴既伤,穷必及肾也。小麦为肝之谷而善养心气,甘草大枣甘润生阴,所以滋脏气而止其燥也。唐容川曰:妇人子宫古亦名子脏。子脏之血液本于胃中,胃中汁液多则化乳化血,下达与催乳相似,乳多是化血之本。又与麦门冬汤滋胃阴以达胞室者相似。再案:肺散津而主悲,肺津虚则悲伤欲哭;心藏血而主神,心血虚则神乱,而如有神灵所凭。津血两虚则不能下润子脏,故统以滋补汁液者化生津血。

《素·宣明五气》篇精气并于肺则悲。王注:肝虚而肺气并之则为悲。《灵枢经》曰:悲哀动中则伤魂,魂为肝神明,肺金并于肝木也。《灵·口问》篇人之欠者何气使然?曰卫气昼日行于阳,夜半则行于阴。阴者主夜,夜者卧。阳者主上,阴者主下,故阴气积于下。阳气未尽,阳引而上,阴引而下,阴阳相引故数欠,阳气尽,阴气盛则目瞑,阴气尽而阳气盛则寤矣。

《汉药神效方》妇人脏燥,西医乃谓之子宫痫,即今之舞蹈病。

甘草小麦大枣汤方

甘草三两　小麦一升　大枣十枚

上三味,以水六升,煮取三升,温分三服,亦补脾气。

程云来曰:悲则心系急,甘草大枣者甘以缓诸急也;小麦者谷之苦者也。《灵枢经》曰:心病者宜食麦,是谷先入心矣。魏念庭曰:脏燥由于血虚,世医孰不竞言滋阴养血乎？抑知阴盛而津愈枯,阳衰而阴愈燥,此方治脏燥大法也。

《本事方》乡里有一妇人数欠伸,无故悲泣不止,或谓之有祟,祈禳请祷备至,终不应。予忽忆《金匮》治此证,用麦甘大枣汤,急令治药尽剂而愈。古人识病制方,种种妙绝,如此试而后知。

《妇人良方》程虎卿内人妊娠四五个月,遇昼则惨戚悲伤泪下,数欠如有所凭,医巫兼治皆无益,与大枣汤一投而愈。(即本方)

《产科心法》孕妇无故悲泣,为脏燥也,用大枣汤治之妙。小麦甘草各三两,大黑枣十枚,以水六分煎至三分,分三四次服。

方舆輗曰:此方据《金匮》虽云治妇人脏躁,然不拘男女老少,凡妄悲伤啼哭者,一切用之有效。近有一妇人笑不止,诸药罔效,余沉思哭笑皆由于心,因以甘麦大枣汤与之,不日得愈。自后用之以治小儿啼哭者,甚多。

妇人吐涎沫,医反下之,心下即痞,当先治其吐涎沫,小青龙汤主之。涎沫止,乃治痞,泻心汤主之。《千金》"妇人"下有"霍乱呕逆"四字,用甘草泻心汤,小青龙汤主之。

尤在泾曰：吐涎沫上焦有寒也，不与温散而反下之，则寒内入而成痞，如伤寒下早例也。然虽痞而犹吐涎沫，则上寒未已，不可治痞，当先治其上寒，而后治其中痞，亦如伤寒例表解乃可攻痞也。

魏念庭曰：泻心汤在《伤寒论》中为方不一，亦当合《伤寒论》中痞证诸条参观之，而求其治法。

小青龙汤方 原注：见《肺痈》中。

泻心汤方 原注：见《惊悸》中，《辑义》《惊悸》所载即三黄泻心汤，此恐不然，据《千金》当是甘草泻心汤。

妇人之病，因虚，积冷，结气，为诸经水断绝。至有历年，血寒积结胞门，寒伤经络，凝坚在上，呕吐涎唾，久成肺痈。形体损分，在中盘结，绕脐寒疝；或两胁疼痛，与脏相连；或结热中，痛在关元。脉数无疮，肌若鱼鳞，时着男子，非止女身。在下未多，经候不匀，令阴掣痛，少腹恶寒。或引腰脊，下根气街，气冲急痛，膝胫疼烦。奄忽眩冒，状如厥癫，或有忧惨，悲伤多嗔。此皆带下，非有鬼神，久则羸瘦，脉虚多寒。三十六病，千变万端，审脉阴阳，虚实紧弦。行其针药，治危得安，其虽同病，脉各异源。子当辨记，勿谓不然。

"未多"赵、程、尤作"来多"。魏念庭曰：在下未多，"家"本作"来"字，亦有下未多而候总不匀者。故下来多与下未多，亦当作两证看，而不匀为病则一也，盖两是之也。

徐忠可曰：此段叙妇人诸病之由，所以异于男子全从经起，舍此则与男子等也。及其变为各病，因禀之强弱，体之虚实，上下寒热之偏胜，而见证不同。其治之或从标，或从本，即前后所述诸病可推，此则言其大概也。"妇人之病"至"胞门"数句为一篇纲领，"因虚积冷结气"六字尤为纲中之纲。谓人不虚则邪不能乘之，因虚故偶感之，冷不化而积，气热则行冷则凝；冷气凝滞久则结，结者不散也。血遇冷气而不行，则经水断绝，然有微甚，上下不同，故曰"诸"。至历年血寒者，气冷则血寒也。胞门即子宫，所谓阴中之门也，为经水孔道。冷则瘀积而凝其月水之来矣。"寒伤经络"至"损分"数句为一段，谓冷积关元始时尚微，阳衰之后荣卫相干。结寒气注经络受伤，相缘上入而凝坚在上，客邪并之，呕吐涎唾，久则气壅而上焦热，热则肺伤而痈。初时止气受寒结，至此渐及形体，故曰"形体损分"。此为病之变而在上者也。在中四句为一段，谓上焦之元气或盛而无客邪并之，则寒邪不能上侵，盘结在中，脐主中焦，故绕脐寒疝。寒疝寒痛也，然胁者肝所主，肝之经为厥阴起于下，治于胁，故每与脏相连而痛者有之，不必尽然或有也。"或结热中"至"女身"数句为一段，谓人之禀赋不同，中气弱者为寒所侵而疝矣。若其人中气素热，下邪并之即为热中病。而关元之寒，客热消之不能，故痛仍在。然胃热故脉数，不由荣分之热故无疮，虽无疮而客热所至荣气作燥，故肌若鱼鳞。鱼鳞者肌粗不滑之状也，时着男子，非止女身。谓冷气收敛不能及人，热中则气热，男女交合感其热而男子亦然，非止女身肌粗矣。此上两段言病之变而在中，本为寒或为热者也。在下四句为一段，谓关元已下寒冷或多，则冷低而经不全妨，但期候不调匀，冷近于阴，故阴痛掣抽痛也。于是少腹阳气少，则恶寒矣。此言病之变而在下者也。或引腰脊四句为一段，谓病侵下之经络，则骨节之间上下无定，自腰脊气冲膝胫无往不疼者有之，此言病之变于骨节者也。奄忽四句为一段，谓邪入既深，神气受之则阴火炽，而元首之阳衰、为眩、为冒；阳气亏而神明无主，为厥、为癫。脏气既燥，稍或有忧惨相感，则悲伤多嚏。此言病之变于神气间者也。然厥癫悲伤似乎有鬼神者，不知凡此皆带脉已下为病，而非鬼神。带下者，犹言带之下，非如今人所谓赤白带下也。其病之初发，各因形体之寒热为寒热，久则元气耗而肌肉削，故羸瘦；久则经脉虚而阳气少，故多寒。三十六病者，十二症，九痛，七害，五伤，三痼也。详首卷，审脉阴阳虚实紧弦二句，此总结全篇之治法，谓变虽万端总不出乎阴阳虚实，而独以紧弦为言者，盖经阻之始大概属寒，故气结则为弦，寒甚则为紧耳。示人以二脉为主，而参之兼脉也，针药者各有相宜也。然病形虽同，脉有各异，所异之部即为病源，故脉各异源。此段为妇科辨证论治之最要语，故令辨记且戒之耳。古屋玄医曰：此言瘀血在上在中在下也，冷阴之证言阴户腰脊，下根环跳际是也。

《巢源·带下三十六疾候》诸方说三十六疾者，是十二症，九痛，七害，五伤，三痼，谓之三十六疾也。十二症者，是所下之物，一者如膏，二者如青血，三者如紫汁，四者如赤皮，五者如脓痂，六者如豆汁，七者如葵羹，八者如凝血，九者如清血血似水，十者如米汁，十一者如月浣，十二者经度不应期也。九痛者，一者阴中痛伤，二者阴中淋痛，三者小便即痛，四者寒冷痛，五者月水来腹痛，六者气满并痛，七者汁出阴中如虫啮痛，八者胁下皮痛，九者腰痛。七害者，一者害食，二者害气，三者害冷，四者害劳，五者害房，六者害妊，七者害睡。五伤者，一者穷孔痛，二者中寒热痛，三者小腹急牢痛，四者脏不仁，五者子门不正引背痛。三固者，月水闭塞不通，其余二固者文阙不载，而张仲景所说三十六种疾，皆由子脏冷热劳损，而挟带下起于阴内。条目混漫，与诸方不同，但仲景义取玄深，非愚浅能解，恐其文虽异，其义理实同也。

《千金》三痼，一曰羸瘦不生肌肤，二曰绝产乳，三曰经水闭壅。

《徐灵胎妇科论》妇人之疾与男子无异，惟经期胎产之病不同，且多症瘕之疾。其所以多症瘕之故，亦以经带胎产之血易于凝滞，故较之男子为多。故古人名妇科谓之带下医,以其病总属于带下也。凡治妇人必先明冲任之脉。冲脉起于气街,在毛际两旁,并少阴之经,挟脐上行至胸中而散;任脉起于中极之下,脐旁四寸,以上毛际循腹里,上关元。又云,冲任脉皆起于胞中,上循背里为经脉之海,此皆血之所从生而胎之所由系,明于冲任之故。则本原洞悉,而后其所生之病,千条万绪,可以知其所从起矣。

《辑义》《史记·扁鹊传》云,过邯郸闻贵妇人,即为带下医,知古称带下,乃腰带以下经血诸疾之谓也。

案:徐氏云:妇人咽中如有炙脔,即所谓寒伤经络凝坚在上也。脏燥,即所谓或有忧惨悲伤多嗔也。吐涎沫,所谓凝坚在上呕吐涎唾也。魏氏谓"或结热"中一段,即虚劳骨蒸传尸之候。

问曰:妇人年五十所,病下利,数十日不止。暮即发热,少腹里急,腹满,手掌烦热,唇口干燥,何也?师曰:此病属带下,何以故?曾经半产,瘀血在少腹不去;何以知之?其证唇口干燥,故知之。当以温经汤主之。"所"《脉经》作"许","少腹"通作"小腹","里急"下有"痛"字,"掌"下无"烦"字。程氏云:下利当是下血。

李珥臣曰:妇人年五十则已过七七之期,任脉虚太冲脉衰,天癸竭地道不通时也。所病下利,据本文带下观之,当是崩淋下血之病。盖血属阴,阴虚故发热。暮亦属阴也。任主胞胎,冲为血海,二脉皆起于胞宫而出于会阴,正当少腹部分。冲脉侠脐上行,故冲任脉虚则少腹里急,有干血亦令腹满。《内经》云,任脉为病,女子带下瘕聚是也。手背为阳,掌心为阴,乃手三阴过脉之处。阴虚,故掌中烦热也。阳明脉侠口环唇,与冲脉会于气街,皆属于带脉。《难经》云:血主濡之,以冲脉血阻不行,则阳明津液衰少不能濡润,故唇口干燥。断以病属带下,以曾经半产少腹瘀血不去,则津液不布,新血不生,此则唇口干燥之所由生也。陈修园曰:此承上节言历年血寒积结胞门之重证,而出其方治也。

《医通》问下利不止,答属带下,何也?妇人年已五十,经绝胞门闭塞,冲任不复输泻之时。所积血自胞门化为带下,无所从出。大便属阴,故就大便为下利,是即以带下例治之。

温经汤方

吴茱萸三两　当归　芎藭　芍药各二两　人参　桂枝　阿胶　牡丹皮去心　生姜　甘草各二两　半夏半升　麦门冬一升,去心

上十二味,以水一斗,煮取三升,分温三服。亦主妇人少腹寒,久不受胎。《脉经》妇人小腹冷恶寒久,年少者得之此为无子,年大者得之绝产。兼治崩中去血,或月水来过多,及至期不来。

程云来曰:妇人有瘀血当用前证下瘀血汤。今妇人年五十当天癸竭之时,又非下药所宜,故以温药治之,以血得温即行也。经寒者温以茱萸姜桂,血虚者益以芍药归芎,气虚者补以人参甘草,血枯者润以阿胶麦冬,半夏用以止带下,牡丹用以逐坚症,十二味为养血温经之剂,则瘀血自行而新血自生矣。故亦主不孕崩中而调月水。李珥臣曰:《内经》谓血气虚者,喜温而恶寒,寒则凝涩不流,温则消而去之。此汤名温经,以瘀血得温即行也。方内皆补养气血之药,未尝以逐瘀为事。而瘀血自去者,此养正邪自消之法也,故妇人崩淋不孕,月事不调者,并主之。徐灵胎曰:此调经总方。

《脉经》妇人经断,一月血为闭;二月若有若无;三月为血积,小腹寒,手掌反逆。当与温经汤。

《千金》治崩中下血,出血一斛,服之即断;或月经来过多,及过期不来,服之亦佳方,(即本方)《外台》引《千金》名温经汤,斛作斗。

《和剂局方》温经汤治冲任虚损，月候不调，或来多不断，或过期不来，或崩中去血过多不止。又治曾经损娠，瘀血停留，少腹急痛，发热不利，手掌烦热，唇干口燥，及治少腹有寒，久不受胎。（即本方）《医学入门》名大温经汤。

《张氏医通》温经汤并治经阻不通，咳嗽便血，此肺移热于大肠也。（即本方）

《产宝诸方》温经汤治女人曾经小产成带。三十六病，腹胀唇口干，日晚发热，小腹急痛，手足烦热，大肠不调，时泄痢，经脉不匀，久不怀妊方。即本方十一味，上为粗末，每服二钱，水一盏，姜五片煎至七分，去滓，空心温服，忌生冷滑物。

带下经水不利，少腹满痛，经一月再见者，土瓜根散主之。《本草纲目》土瓜条引此，"一月"上补"或"字。

尤在泾曰：妇人经脉流畅，应期而至，血满则下，血尽复生，如月盈则亏，月晦复朏也。惟其不利则蓄泄失常，似通非通，欲止不止，经一月而再见矣。少腹满痛，不利之验也。陈修园曰：此为带下而经候不匀，一月再见者，出其方治也。土瓜即王瓜也，主驱热行瘀，佐以䗪虫之蠕动逐血，桂芍之调和阴阳，为有制之师。此条单指经水不利之带下病也。

《药征》土瓜根散《脉经》作王瓜根散，《礼记·月令》作王瓜生，《淮南子》亦作王瓜，则"土"字盖"王"字之讹也，宜呼王瓜根散。

土瓜根散方原注：阴癞肿亦主之。

土瓜根　芍药　桂枝　䗪虫各三分

上四味，杵为散，酒服方寸匕，日三服。

赵以德曰：此亦因瘀血而病者，经水即不利。一月再见之不同，皆冲任瘀血之病。土瓜根能通月水，消瘀血，生津液，津生则化血也;芍药主邪气腹痛,除血痹,开阴寒;桂枝通血脉引阳气;䗪虫破血积;以酒行之。非独血积冲任者有是证,刊藏血主化生之气,与冲任同病而脉循阴器,任督脉亦结阴下,故皆用是汤治之。癫肿非唯男子之睾丸,妇人之阴户亦有之。多在产时,瘀血流入作痛,下坠出户也。徐灵胎曰:此治瘀血伏留在冲脉之方。程云来曰:癫疝以凝血所成,故此方亦治癫肿。

汤本求真曰:癫㿉同。刘熙释名曰:阴肿曰㿉,气下㿉也,然则㿉亦通癫,可知也。《本草纲目·鲮鲤条》引《摘玄方》曰:妇人阴癫,硬如卵状,准是以观,阴癫即鼠蹊阴囊阴唇部之假性肿瘤是,男女俱有之。

寸口脉弦而大,弦则为减,大则为芤;减则为寒,芤则为虚,寒虚相搏,此名曰革。妇人则半产漏下,旋覆花汤主之。 方见五脏风寒积聚篇中。

尤在泾曰:本文已见《虚劳》篇中,此去"男子亡血失精"句,而益之曰"旋覆花汤主之",盖专为妇人立法也。详《本草》旋覆花治结气,去五脏间寒热,通血脉。葱主寒热,除肝邪,绛帛入肝理血,殊与虚寒之旨不合。然而肝以阴脏而含少阴之气,以生化为事,以流行为用,是以虚不可补,解其郁聚即所以补;寒不可温,行其血气即所以温。固不可颛补其血以伤其气,亦非必先散结聚而后温补,如赵氏魏氏之说也。陈灵石曰:旋覆花汤《金匮》中两见,一治积聚证以通肝着之气,一治妇人杂病证以化弦芤为革之脉。若革脉不化,则必半产漏下,但此方非谓漏下时始用耳。

《素·腹中论》有病胸胁支满者,妨于食,病至则先闻腥臊臭,出清液,先唾血,四肢清,目眩时时前后血,病名血枯。此得之年少时有所大脱血。若醉入房中,气竭肝伤,故月事衰少不来也。治之以四乌鲗骨,一茹芦,二物并合之,丸以雀卵,大如小豆,以五丸为后饭,饮以鲍鱼汁,利肠中及伤肝也。案:《内经》此节之证治,与旋覆花汤治肝着,及妇人半产漏下义同。茹芦即茜草,新绛茜草所染也。

妇人陷经漏下黑不解,胶姜汤主之。原注:臣亿等校诸本无胶姜汤方,想是妊娠中胶艾汤。楼氏《纲目》即芎归胶艾汤,一云,加干姜一两。

赵以德曰:气倡而血从,则百脉流动,以候其天癸。苟有邪以阻之,则血不从其气而自陷于血海。血海者肾主之,肾寒水也,其色黑,是以漏下黑矣。犹《内经》所云,结阴下血也,方虽不全见,胶艾二物亦足治之。艾火皮肤灸之尚能内入,况服之而不自阳引入于阴乎?姜以散其阴,开通腠理,致津液行气也。李玥臣曰:陷经漏下,谓经脉下陷而血漏下不止,乃气不摄血也;黑不解者,瘀血不去则新血不生,荣气腐败也。然气血喜温恶寒,用胶姜汤养气血则气盛血充,推陈致新,而经自调矣。尤在泾曰:陷经下而不止之谓,黑则因寒而色瘀也。胶姜汤方未见,然补虚温里止漏,阿胶干姜二物已足。林亿云:恐是胶艾汤。案:《千金》胶艾汤有干姜,似可取用。

《巢源》载五色漏下,其五曰:肾脏之色黑,漏下黑者是肾脏之虚损,故漏下而挟黑色也。

陈修园曰:宋妇产后三月余,夜半腹痛发热,经血暴下鲜红,次下黑块,继有血水,崩下不止,约有三四盆许,不省人事,牙关紧闭,挽余诊之。时将五鼓矣,其脉似有似无,身冷面青气微肢厥。予曰:血脱当益阳气,用四逆汤,及胶艾汤加干姜,均不瘥。沉思方悟前方用干姜,守而不走,不能导血归经也。乃用生姜一两,阿胶五钱,大枣四枚。服半时许,腹微响,四肢头面有微汗,身渐温,须臾苏醒。自道身中疼痛,乃与米汤一杯,又进前方,血崩立止,脉复厥回。大约胶姜汤,即生姜阿胶二味也。盖阿胶养血平肝,去瘀生新;生姜散寒升气,亦陷者举之,郁者散之,伤者补之育之之义也。

初虞世《古今录验》妇人崩中连日不止,熟艾鸡子大,阿胶炒为末半两,干姜一钱,水五盏。先煮艾姜至二盏半,顷出,入胶烊化,分三服,一日服尽。

妇人少腹满,如敦状,小便微难而不渴,生后者,此为水与血俱结在血室也,大黄甘遂汤主之。《脉经》作"小腹满如敦敦状"。

尤在泾曰:"敦"音"对"。案:《周礼》注:盘以盛血,敦以盛食,盖古器也。少腹满如敦状者,言少腹有形高起如敦之状。与《内经》胁下大如覆杯之文略同。小便难,病不独在血矣;不渴,知非上焦气热不化。生后即产后,产后得此乃是水血并结,而病属下焦也。故以大黄下血,甘遂逐水,加阿胶者所以去瘀浊而兼安养也。唐容川曰:敦古之盛黍稷器,所谓朱槃玉敦也。(见《周礼·天官》玉府)与今之碗相似,如敦状即谓胀满如今之碗状。又"生后者"三字最紧要,《杂病·水肿》条,仲景详言水分血分,《妇人伤胎》条详言胎水胎血,水行则气行,水蓄则气蓄,理可互明。故生产后水气畅行,血不停瘀也,气不畅血不行,则二者并结矣。

《灵·水胀》篇石瘕生于胞中,寒气客于子门。子门闭塞,气不得通,恶血当泻不泻,衃以留止,日以益大,状如怀子,月事不以时下,皆生于女子,可导而下。《脏腑病形》篇督脉微大为石水,起脐已下,至小腹垂垂然,上至胃脘,死不治。

大黄甘遂汤方

大黄四两　甘遂二两　阿胶二两

上三味,以水三升,煮取一升,顿服之,其血当下。

魏念庭曰:水邪与瘀血俱结在血室,同为有形之物,斯可以为实邪而驱逐攻下也，主以大黄甘遂汤。大黄下血，甘遂逐水，二邪同治矣。入阿胶者，就阴分下水血二邪，而不至于伤阴也。顿服之，血当下，血下而水自必随下矣。此瘀血积于产后，虽在血室，又不同于抵当汤丸之下。下之于大便，此即《产后》篇中所言热在里，结在膀胱者也。彼单为血，故用大承气汤；此兼水邪，故用大黄甘遂汤。邪在颛兼，治亦分颛兼矣。是此二条之意，在由膀胱之清道宣泄居多也，不同于抵当汤丸之治自浊道泄邪也，学者识之。

妇人经水不利下，抵当汤主之。原注：亦治男子膀胱满急，有瘀血者。

徐忠可曰：不利下者，明其有血欲行而不肯利下，既非若久闭不至，亦非若行而不畅。如一月再见者，是有形之物碍之，故以大枣桃仁水蛭虻虫峻攻之。尤在泾曰：经水不利下者，经脉闭塞而不下，比前条下而不利者有别矣。故彼兼和利，而此专攻逐也。然必审其脉证并实者而后用之，不然妇人经闭多有血枯脉绝者矣，虽养冲任犹恐不至，而可强责之哉？

抵当汤方见《伤寒论》太阳篇中

《千金》杏仁汤治月经不调，或一月再来，或两月三月一来，或月前或月后闭塞不通方。即本方，加杏仁二两，《翼方》作三十枚，主治同。又抵当汤治月经不利，腹中满，时自减，并男子膀胱满急方。即本方去虻虫，加虎掌二两，又桃仁煎治带下，月经闭不通，即本方去水蛭，加朴硝五两。

尾台氏曰：妇人经水不利者，弃置不治，后必发胸腹烦满，或小腹硬满，善饥健忘，悲忧惊狂等证；或酿成偏枯瘫痪、痨瘵、鼓胀、膈噎等证，遂至不起，宜早用抵当汤通畅血隧，以防后患焉。堕扑折伤，瘀血凝滞，心腹胀痛，二便不通者；经闭少腹硬满，或眼目赤肿疼痛不能瞻视者；经水闭滞，腹底有症，腹见青筋者，并宜此方。产后有恶露不尽，凝结成块为宿患者，平素用药难收其效，须待再妊分娩之后用此方。不过十日，其块尽消。

妇人经水闭不利，脏坚癖不止，中有干血下白物，矾石丸主之。

沈明宗曰：脏即子宫也，坚癖不止。"止"当作"散"字，坚癖不散，子宫中有干血也。白物者，世谓之白带也。尤在泾曰：脏坚癖不止者，子脏干血坚凝成癖而不去也。干血不去，则新血不荣而经闭不利矣。由是蓄泄不时，胞宫生湿，湿复生热，所积之血转为湿热所腐，而成白物，时时自下。是宜先去其脏之湿热，矾石却水除热，合杏仁破结润干血也。

矾石丸方

矾石三分烧　杏仁一分

上二味，末之，炼蜜和丸，枣核大，内脏中，剧者再内之。魏念庭曰：脏坚之脏，指子宫也；脏中之脏，指阴中也。

程云来曰：矾石酸涩，烧则质枯。枯涩之品故《神农经》以能止白沃，亦涩以固脱之意也。杏仁者非以止带，以矾石质枯，佐杏仁一分以润之，使其同蜜易以为丸，滑润易以内阴中也。此方专治下白物而设，未能攻坚癖，下干血也。赵以德曰：设干血在冲任之海者，必服药以下之，内之不能去也。

《千金翼》治妇人阴痒脱方，矾石熬，上一味末之，每日空腹酒和服方寸匕，日三服。

《寿世保元》治妇人阴中生疮，杏仁、雄黄、矾石、麝香少许，上四味细末，和敷阴中。治阴痒方，杏仁烧作灰，乘热绵裹纳阴中，日二易之。

《验方新编》鼻中生疮，杏人去皮尖研烂，乳汁调搽即愈。又蛆虫入耳,杏仁捣如泥,取油滴入耳中,非出则死。

合信氏曰:妇人流白带,用白矾贮水节,自阴户射入。

《汉方解说》治带球,治白带下,阴中瘙痒证,子宫膣部,及膣黏膜之小溃疡,有奇效。明矾蛇床子仁六分,樟脑三分,杏仁二分,白粉一分,上为末,以蜂蜜为膣球状,白粉为衣,隔日一个,插入膣内。

妇人六十二种风,及腹中血气刺痛,红蓝花酒主之。

赵以德曰:妇人以血为主,一月一泻,然后和平。若风邪与血凝搏,或不输血海,以阻其月事;或不流转经络,以闭其荣卫;或内触脏腑以违其和,因随取止,遂有不一之病。所以治之惟有破血通经,用红花酒则血开气行,而风亦散矣。尤在泾曰:妇人经尽,产后,风邪最易袭入腹中,与血气相搏而作刺痛。刺痛,痛如刺也。六十二种未详,红蓝花苦辛温活血止痛,得酒尤良。不更用风药者,血行而风自去耳。魏念庭曰:此六十二种之风名,不过言风之致证多端,为百病之长耳,不必拘泥其文而凿求之。陈修园曰:言血气者,所以别乎寒疝也。

红蓝花酒方

红蓝花一两

上一味,以酒一大升,煎减半,顿服一半,未止再服。

张隐庵曰:红花色赤多汁,生血行血之品也。陶隐居主治胎产血晕,恶血不尽,绞痛,胎死腹中。《金匮》红蓝花酒治妇人六十二种风,又能主治痎疟。临川先生曰:治风先治血,血行风自灭。盖风乃阳邪,血为阴液,此对待之治也。妇人有余于气,不足于血,所不足者,乃冲任之血散于皮肤肌腠之间,充肤热肉生毫毛。男子上唇口而生髭须,女人月事以时下,故多不足也。红花枝茎叶多毛刺,具坚金之象,花性上行,花开散蔓,主生皮肤间散血,能资妇人之不足,故主治妇人之风。盖血虚则皮毛之腠理不密,而易于受风也。此血主冲任,故专治胎产恶血。《灵枢经》云:饮酒者卫气先行皮肤,故用酒煎以助药性。疟邪亦伏于膜原之腠理间,故能引其外出。夫血有行于经络中者,有散于皮肤外者,而所主之药亦各不同。如当归地黄甘草之类,主养脉内之血者也;红蓝花,主生脉外之血者也;川芎芍药丹皮红麯之类,又内外之兼剂也,学者能体认先圣用药之深心,思过半矣。

《外台》《近效》疗血晕绝不识人,烦闷方,红蓝花三两,新者佳,以无灰清酒半升,童子小便半大升,煮取一大盏,去滓,候稍冷服之。

《妇人良方》红花酒疗血晕绝不识人,烦闷,言语错乱,恶血不尽,腹中绞痛,胎死腹中。红蓝花一两,上为末,分二服,每服酒二盏,童子小便二盏,煮取盏半,候冷分为二服,留滓再并煎,一方无童便。(出《肘后》)《徐氏胎产方》治产后血晕昏迷,心气绝。

《熊氏补遗》热病胎死腹中,红花酒煮汁饮二三盏,即下。

《杨氏产乳方》胎衣不下,方同上。

《寿世保元》治胞衣不下,红花一两炒,清酒五爵沃之,温服。此乃气弱而瘀血盈于胞也,故用清酒壮其气,红花散其血。

《女科辑要》热病胎死腹中,新汲水浓煮红花汁和童便热饮,立效。(出《本草经疏》)

《汉药神效方》伊泽兰轩曰:妇人经水来前,每惯腹痛,日本俗谓之月虫,可服以沙糖汤,后用红花浸热酒服之有效,即《金匮》之红蓝花酒意。

妇人腹中诸疾痛,当归芍药散主之。方见妊娠中。

尤在泾曰:妇人以血为主,而血以中气为主。中气者土气也,土燥不能生物,土湿亦不生物。芎芍滋其血,苓术泽泻治其湿,燥湿得宜而土能生物，疾痛并蠲矣。陈修园曰：此为妇人腹中诸疾痛而出其方治也，寒热虚实气食等邪，皆令腹痛。谓可以就此方为加减，非真以此方而统治之也。

妇人腹中痛，小建中汤主之。

赵以德曰：此腹痛者，由中气脾土不能升，阴阳二气乖离，肝木乘克而作痛。故用是汤补中伐木，通行阴阳也。陈修园曰：此为妇人虚寒里急腹中痛者，出其方治也。案：《伤寒论》云，阳脉涩，阴脉弦，法当腹中急痛，宜小建中汤主之；不瘥，更与小柴胡汤。主以建中者，其意在于补中生血，非养血定痛也。盖血无气不生，无气不行，得建中之力则中气建运，为之生生不息，即有瘀痛者亦可平之。

《施圆端效方》大加减建中汤，治妇人胎前产后一切虚损，月事不调，脐腹疠痛，往来寒热，自汗口干，烦渴，于黄芪建中汤去胶饴，加当归川芎白术。

问曰：妇人病，饮食如故，烦热不得卧，而反倚息者，何也？师曰：此名转胞，不得溺也，以胞系了戾，故致此病，但利小便则愈。宜肾气丸主之。 "以胞"以下《脉经》作"此人故肌盛，头举身满，今反羸瘦头举中空，感胞系了戾故致此病，但利小便则愈，宜服肾气丸，以中有茯苓故也"，方在虚劳中。

尤在泾曰：饮食如故，病不由中焦也。了戾与缭戾同，胞系缭戾而不顺，则胞为之转，胞转则不得溺也。由是下气上逆而倚息，上气不能下通则烦热不得卧。治以肾气者，下焦之气肾主之。肾气得理，庶缭者顺，戾者平，而闭乃通耳。唐容川曰："胞"字即"脬"字，脬膀胱也。《史记·仓公传正义》曰："脬"通作"胞"。此转脬或胎压其脬，或忍溺入房，以致膀胱之系缭戾，而不得小便，水因反上冲肺，则倚息不得卧。烦热者，膀胱太阳之气乱也，凡逆转者当顺举之而后得返其正，故用肾气丸振动肾气以举之，举之则所以利之也。赵以德曰：此方在虚劳中，治腰痛小便不利小腹拘急，此亦用之何也？盖因肾虚用之也。用此补肾则气化，气化则水行而愈矣。然转胞之病，岂尽由下焦肾虚气不化所致耶？或中焦脾虚不能散精归于胞，及上焦肺虚不能下输布于胞，或胎重压其胞，或忍溺入房皆足成此病，必求其所因以治之也。津田玄仙曰：产后转胞用八味丸多能见效，但中有不效者，可用《古今医鉴》方。用甘遂选上好品八钱研为细末，用饭糊捏和敷贴脐中，又用甘草节六钱煎汤濑与服，小便立通，善能救人于一时，甚奇妙，《汉药神效方》。

《巢源·胞转候》胞转者由是胞屈辟，小便不通，名为胞转。其病状脐下急痛，小便不通，是也。此病或由小便应下而强忍之，为寒热所迫，此二者俱令水气还上气迫于胞，使胞屈辟不得充张，外水应入不得入，内溲应出不得出，外内相壅塞，故令不通。此病至四五日乃有致死者，饱食食讫应小便而忍之，或饱食讫而走马，或小便急因急走，或忍尿入房，亦皆令胞转，或胞落亦致死。

又《妇人·杂病门胞转候》，胞转之病由胞为热所迫，或忍小便，俱令水气还迫于胞，屈辟不得充张，外水应入不得入，内溲应出不得出，内外壅胀不通，故为胞转。其状小腹急痛，不得小便，甚者至死。张仲景云：妇人本肥盛且举自满，今赢瘦且举空减，胞系了戾，亦致胞转。

《辑义》了缭并音聊。缭缠也，绕也。《千金》有四肢痿躄。缭戾等文，《舒氏女科要诀》云，了戾者绞纽也。

《医宗必读》孕妇胎满壅胞，多致小便闭塞，宜升举其气，仲景用八味丸酒服。

《女科辑要》戴元礼云：有赤白浊人服元兔丹不效，服附子八味丸即愈者,不可不知。案:此即坎中阳微,下焦失纳之意,屡用有效。

妇人阴寒,温阴中坐药,蛇床子散主之。正脉本脱"妇人阴寒"四字。

沈明宗曰:此治阴挚痛,少腹恶寒之方也。胞门阳虚受寒,现证不一,非惟少腹恶寒之一证也。但寒从阴户所受,不从表出,当温其受邪之处则病得愈,故以蛇床子一味大热温助其阳,内入阴中俾子宫得暖,邪去而病自愈矣。尤在泾曰:阴寒阴中寒也,寒则生湿,蛇床子温以去寒,合白粉燥以阴除湿也,此病在阴中而不关脏腑,故但内药阴中自愈。徐忠可曰:坐谓内入阴中,如生产谓坐草之坐也。

蛇床子散方

蛇床子仁

上一味,末之,以白粉少许,和令相得,如枣大,绵裹内之,自然温。赵以德曰:白粉即米粉,藉之以和合也。《千金》注云"坐药",即下著"坐导药"。

《药征》白粉即铅粉,今胡粉也。

《儒门事亲》如圣丹,治妇人赤白带下,月经不来,用蛇床子枯白矾等分为末,醋作面糊丸弹子大,胭脂为衣,绵裹纳入阴户,如热极,再换,日一次。

《集简方》妇人阴痒,蛇床子一两,白矾二钱,煎汤频洗。

《永类方》男子阴肿胀痛,蛇床子末鸡子黄调敷之。

《简便方》痔疮肿痛不可忍,蛇床子煎汤熏洗。

《验方新编》阴户生疮,或痒,或痛,或肿,地骨皮、蛇床子煎水,常洗甚效。又方阴户突出一物,如蛇,如菌,或如鸡冠,此名阴挺。蛇床子五钱,真乌梅九个,煎水熏洗。又小舌生红泡子,与咽喉证不同,用蛇床子二两,罐内烧烟,吸入喉中自消。

《汉药神效方》森枳园曰：妇人阴中痒痛，或白带，或子宫下垂，交合时发痛者，用蛇床子末和熟艾置入绢袋中，其形如蕃椒，插入阴中，以尖头插入子宫为佳。此法为余所屡经验者。

少阴脉滑而数者，阴中即生疮，阴中蚀疮烂者，狼牙汤洗之。

李珥臣曰：少阴属肾，阴中肾之窍也。《内经》曰：滑者阴气有余。又云，数则为热。故阴中生疮，阴中蚀烂者，湿热所致。狼牙味苦性寒，寒能胜热，苦能杀虫，故主洗之。

《辑义》《袭氏外科百效》云，如因妇人子宫有败精带浊，或月水未净，与之交合，后又未洗，男子肾虚邪秽滞气，遂令阴茎连睾丸肿疮，小便如淋，名阴蚀疮。然妇人亦有之，据此则阴蚀，乃霉疮之属已。

狼牙汤方《外台》引《千金》云，疗人阴虫疮方。案：《千金》治阴中痒入骨困方，与《外台》所引异。

狼牙三两《千金》作两把

上一味，以水四升，煮取半升，以绵缠筋如茧，浸汤沥阴中，日四遍。

《金鉴》阴中，即前阴也，生疮蚀烂，乃湿热不洁而生䘌也，用狼牙汤洗之，除湿热杀䘌也。狼牙非狼之牙，乃狼牙草也，如不得，以狼毒代之亦可。其疮深，洗不可及，则用后法也，《汉药神效方》狼牙即野蜀葵，或木蓝。

《古今录验》妇人阴蚀，若中烂伤，狼牙汤，狼牙三两，㕮咀，以水四升煮取半升，去滓，内苦酒和鸡子黄一杯，煎沸适寒温，以绵濡汤以沥阴中，日四五度即愈。

《千金》小儿阴疮方，取狼牙浓煮汁洗之。

《外台》妇人阴痒，狼牙二两，蛇床三两，煮水热洗。

《脉经》妇人脏肿如瓜，阴中疼引腰痛者，杏仁汤主之。

案：《脉经》以此二条接前条后，盖亦本书佚文。杏仁汤未见，挺核，即阴挺，《验方新编》阴户生物如茄，此名阴茄。用乌头烧枯研末，加醋煎热熏洗，若不消者，当用枯痔散去之。

胃气下泄，阴吹而正喧，此谷气之实也，膏发煎导之。方见《黄疸》中。

赵以德曰：阳明脉属于宗筋，会于气街。若阳明不能升发，谷气上行变为浊邪，反泄下利，子宫受抑，气不上通，故从阴户作声而吹出。猪脂补下焦，生血润腠理，乱发通关格。腠理开，关格通，则中焦各得升降，而气归故道已。尤在泾曰：阴吹阴中出声如大便失气之状，连续不绝，故曰"正喧"。谷气实者，大便结而不通，是以阳明下行之气不得从其故道，而乃别走旁窍也。猪膏发煎润导大便，便通气自归矣。

《脉经》少阴脉弱而微，微则少血，弱则生风，微弱相搏，阴中恶寒，胃气下泄，吹而正喧。

《三因方》膏发煎治妇人谷气实，胃气下泄，阴吹而正喧，发灰、猪油调匀，绵裹如枣核大，纳阴中。

《萧氏女科经纶》妇人阴吹证，仲景以为谷气实，胃气下泄所致，此之病机，有不可解。云来注云，胃实肠虚，气走胞门，亦是随仲景之文而诠之也。夫人谷气胃中何尝一日不实，而见阴吹之证者未之尝闻，千百年之书其阙疑可也。予甲寅岁游峡石，有友吴禹仲来询云，此镇有一富室女，阴户中时蕺蕺有声，如后阴之转失气状，遍访医者，不晓此何病也。予曰：阴吹证也，仲景之书有之，禹仲因叹予之读书之博。

小儿疳虫蚀齿方《本草纲目》雄黄附方作疳虫蚀鼻

雄黄　葶苈

上二味,末之,取腊日猪脂镕以槐枝,绵裹头四五枚,点药烙之。《本草纲目》作二味等分,腊日作腊月。

程云来曰:小儿胃中有疳热则虫生,而牙龂蚀烂,雄黄味辛,葶苈味苦,辛苦能杀虫故也。陈灵石曰:小儿疳虫病者,多由母氏乳少,多饲以火燥干粮助火之品,其证烦热多汗,面青腹胀,喜食辛燥之味。小者名寸白虫,大者为蚀虫,乃宿食所化也。有下蚀着于前后二阴者,名曰蚀疮;有蚀齿者,名牙疳,能穿肉入骨。此证本于外感未解,邪火协心火熏灼而成。本方用雄黄葶苈猪脂槐枝,主通气行血之品,点药烙之点之,亦即熏之之法也。后人有神照法,从《内经》马膏桑钩方,及此方套出。

《辑义》《玉函经》第八卷末亦载治小儿药一方,盖另有幼科书而亡佚者,此类岂其遗方耶?

张介宾曰:《千金》小儿诸证,无所不备,独不及痘疹之方者,以痘疹起于南粤,斯时秦中尚无此患耳。案:小儿之证,除痘疹外,其余诸病皆可以大人之方减量治之,此仲景所以不另列科也。

杂疗方

案：以下三篇赵、魏、尤本皆未载，盖断为后人所附删之也。然考之《肘后》《千金》《外台》诸书，知其为仲景遗文无疑。且杂疗方所列急救诸法，何一非医者所宜究？其饮食禁忌二篇，尤为养生所应知。因详注之，庶本书为全璧云。

退五脏虚热，四时加减，柴胡饮子方。《兰台轨范》作治五脏寒热。

冬三月加柴胡八分　白术八分　大腹槟榔四枚并皮子用　陈皮五分　生姜五分　桔梗七分　春三月加枳实减　白术共六味　夏三月加生姜三分　枳实五分　甘草三分共八味　秋三月加陈皮三分共六味

上各㕮咀，分为三贴。一贴以水三升，煮取二升，分温三服，如人行四五里进一服。如四体壅，添甘草少许，每贴分作三小贴，每小贴以水一升，煮取七合，温服，再合滓为一服，重煮都成四服。

案：《素问·阴阳应象大论》云，冬伤于寒，春必病温；春伤于风，夏生飧泄；夏伤于暑，秋必痎疟；秋伤于湿，冬生咳嗽。此皆四时不正之气，乘人五脏之虚而伤之，致邪伏于皮肤之里，腑脏之外，三焦之募原，久则血凝气滞郁而为热，变证百出矣。仲景立此方，欲人为未雨之绸缪，以思患而预防之，乘邪之初集而攻之。夫四时风寒暑湿之邪虽不同，而伤之不即发，则郁于少阳一也。故用柴胡为君引诸药直达三焦之膜原，一解散其五脏之寒热；寒热久者必有积滞，故用大腹槟榔枳实以为臣；邪之所中其气必虚，故用白术以培中气;生姜以散胃寒,桔梗清上焦之郁热;腹皮消中焦之积湿。冬加柴胡以预解其温;春加枳实以早弭其泄;夏暑发于秋则为痎疟,故加甘草以清血解毒;秋湿作于冬则成咳嗽,故加陈皮以利气宽胸,何一非杜渐防微之意乎?滓再合煮者,仍不离和解少阳之成法也。吴又可氏《瘟疫论》中之达原饮,盖即从本方化出耶。

《此事难知》两胁肌热脉弦者,柴胡饮子。

《海藏癍论萃英》癍证未显,大便秘结者,察其在气在血,用桃仁承气汤,柴胡饮子下之。

长服诃黎勒丸方

诃黎勒《全书》有"煨"字　　陈皮　厚朴各三两

上三味,末之,炼蜜丸,如梧子大,酒饮服二十丸,加至三十丸。徐氏云,《本草》谓诃黎勒破胸膈结气,通利津液,止泄痢,治久嗽能消腹中百病。

案:人之疾病由饮食不节,致肠胃积滞而成者,常十之八九。故古人养生方,长服多消导之药,所以使腠理无壅滞,九窍不闭塞而气血自调畅也。后人每喜用滋腻之品以为补益之方,致气壅邪滞,盖由未达此理也。本方三味皆利气行滞之物,蜜丸酒服,使血分之气,亦无滞也。

三物备急丸方 原注:见《千金》,司空斐秀为散用。亦可先和成汁,乃倾口中,令从齿间得入,至良验。《千金》张仲景三物备急丸司空斐秀为散用,治心腹诸卒暴百病方,"先和"上有"口已噤可"四字,《外台》古今诸家丸方门同。

大黄一两　干姜一两　巴豆一两,去皮心熬外研如脂,"外"《外台》作"别"

上药各须精新,先捣大黄干姜为末,研巴豆内中,合治一千杵,用为散，蜜和丸亦佳。密器中贮之，莫令歇，"歇"下徐、沈并《千金》有"气"字，程本、《金鉴》"歇"作"泄"。主心腹诸卒暴百病。若中恶，客忤，心腹胀满，卒痛如锥刺，气急口噤，停尸卒死者，以暖水若酒，服大豆许三四丸。或不下，捧头起，灌令下咽，须臾当瘥。如未瘥，更与三丸，当腹中鸣，即吐下便瘥；若口噤，亦须折齿灌之。"三四丸下"《千金》有"老小量与"四字。《兰台轨范》"若口噤者，须化从鼻孔用苇管吹入，自下于咽"。

李珥臣曰：人卒得病欲死者，皆感毒厉邪阴不正之气而然，三物相须能荡邪安正，或吐或下，使秽气上下分消，诚足备一时急需也。徐忠可曰：此方妙在干姜巴黄峻利，寒热俱行。有干姜以守中，则命蒂常存，且以通神明而复正性，故能治一切中恶卒死耳。

张路玉曰：备急丸治寒实结积之峻药。凡伤寒热传胃腑，舌苔黄黑刺裂，唇口赤燥者，误用必死，以巴豆大热伤阴故也。

《辑义》停尸无考，盖是即遁尸。《巢源》云，遁尸者言其停遁在人肌肉血脉之间，瘥后复发停遁不消，故谓之遁尸也。

案：《本经》述大黄之功能，曰"荡涤肠胃，推陈致新"；巴豆之功能，曰"荡练五脏六腑，开通闭塞"。盖大黄之性直下，而巴豆兼有横行之势也，故张隐庵云：凡服巴豆即从胸胁大热达于四肢，出于皮毛，然后复从肠胃而出。若中恶客忤，停尸卒死等证，因五脏中邪而致，九窍闭塞不通，安得不须巴豆之辛温以开之？惟欲其令秽浊之邪顺行而下，必当佐以大黄之苦寒。又恐其阴脱，乃用干姜守住其脾，不使倾筲倒箧尽出无余。制方之妙，义精如此。《物理小识》巴豆同大黄则泻反缓。盖巴豆恶大黄，而仲景备急丸同用之，王好古曰：可以通肠，可以止泻，世不知也。

徐灵胎曰：此温下之法，治寒气冷食稽留胃中，心腹满痛，大便不通。

《肘后》治大热行极,及食热饼竟,饮冷水过多,冲咽不即消,仍以发气呼吸喘息方,大黄干姜巴豆等分,末服半钱匕,若得吐下即愈。

《千金》备急丸治卒中恶风,气忤迷绝不知人。(即本方)又月令抵圣备急丸主干霍乱,心腹百病,疰痛等方,即本方丸如绿豆大,每服空心服三丸,快利为度。

《外台》许仁则巴豆等三味丸,疗干霍乱,心腹胀满,搅刺疼痛,手足逆冷。甚者流汗如水,大小便不通,求吐不出,求利不下,须臾不救,便有性命之虑。即本方三味,分两稍殊。方后云,服讫数挼肚令转动,速下利;良久不觉,则以热饮投之。又《古今录验》三味备急散,疗卒死及感忤口噤不开者方,即本方上药捣筛为散,服如大豆许二枚,以水三合和之。

《圣惠》备急丸治霍乱心腹疰痛,冷气筑心。(即本方)又治因食热饱,及饮冷水过多,上攻肺脏,喘急不已,即本方用巴豆一分,余同。

《圣济总录》备急丸治霍乱卒暴心腹痛。(即本方)

《十便良方》返魂丹治肠内一切卒暴百病。(即本方)

《全生指迷论》若寒热如疟,不以度时,腹满膨脖,起则头晕,大便不通,或时腹痛,胸膈痞闷,此由宿谷停留不化,结于肠间,气道不舒,阴阳反乱,宜备急丸。(即本方)出《幼幼新书》。

《御药院方》备急丸治积聚头痛,即本方米饮下一丸。

《澹寮集验方》曾有妇人热而大便秘,脉实,子死腹中,已致昏不知人,医用备急丸胎下人活。

《李氏脾胃论》备急丹主疗分量同《千金》等,妇人有孕不可服,如所伤饮食在胸膈间,兀兀欲吐,反覆闷乱,以物探吐去之。

《济阳纲目》备急丹治伤寒冷之物，心腹卒痛如锥刺，及胀满不快，气急诸卒暴百病。(即本方)妇人有孕不可服。

《经验良方》三物备急丸可治一切卒死等证，即本方三味共研末，米糊为丸，如胡椒大。每用三丸、五丸、七丸不等，须量病以酌多寡。白汤下。此方效验甚多，治风寒暑疫，久疟毒痢，痰厥心迷，一切卒死，及五积痞块，若治积块须同补剂相间，兼治暍证。

治伤寒令愈不复，紫石寒食散方。原注见《千金翼》。案：《千金翼》云张仲景紫石寒食散方，又《巢源》寒食散发候云，仲景经有紫石英方，盖指此方。

紫石英　白石英　赤石脂　钟乳研炼　栝楼根　防风　桔梗
文蛤　鬼臼各十分　太一余粮十分，烧　干姜　附子炮，去皮
桂枝去皮，各四分

上十三味，杵为散，酒服方寸匕。《千金翼》有人参一两，作服三方寸匕。《相感志》云，服乳石忌参术，犯者多死。本方无人参是得，沈存中曰：乳石忌参术，触者多死，至于五石散则皆用参术，此古人处方之妙，而世或未喻也。

案：伤寒大病后，余热遗毒蕴于骨髓血脉之中，每致精神昏愦，或为百合狐惑等证，或发为疮疡疹丹，此方取姜附桂防引诸五石等药，以搜其深藏之伏寒遗热。名寒食者盖即风引汤之变方也。

《续医说》魏晋间人喜服寒食散，即五石散也。孙真人载于《千金方》中，而皇甫谧因试其药遂为废人。隆冬裸袒食冰，当暑畏热悲恚，欲自杀。余读《晋史》载裴秀服此散，遂致暴死，故颜之推深戒子孙，不可轻服古方。

《嬾真子》后汉以来方书中有五石散，又谓之寒食散。论者曰服金石人不可食热物，服之则两热相激，故名谓之寒食。《晋史》载裴秀

服寒食散当饮热酒,而饮冷酒毙,年四十八。《千金方》第二十五卷,解五石毒一切冷食,唯酒须令温,然则裴秀传所谓当饮热酒亦非。

救卒死方《肘后》冠"张仲景诸要方"六字,《千金》治卒魇死方。

薤捣汁,灌鼻中。《千金》捣韭汁灌鼻孔中,剧者灌两耳,注张仲景云灌口中。

《金鉴》卒然昏死皆尸厥也。薤白类蒜而小,北人谓之小根菜,南人谓之钓乔是也。其味极辛,捣汁灌鼻,亦通窍取嚏之意也。李珥臣曰:阴邪客气闭塞关窍,则猝然而死。薤味辛而属阳,可辟阴邪通阳气。然必捣汁灌鼻中者,以天气通于肺;肺主气,鼻为肺窍,司呼吸使外邪自鼻而进者,仍令从鼻而出也。

《肘后》卒死或先病平居寝卧奄忽而死,皆是中恶,以薤汁灌入鼻中便省。

《千金翼》治百虫入耳方,捣韭汁灌之耳中立出。

《怪疾奇方》卧忽不寤,勿以火照之,但痛啮拇指甲际而唾其面则活,取韭捣汁吹入鼻中,冬月则用韭根。

《验方新编》凡五绝卒死,急取韭菜捣汁灌鼻中,或加皂角末麝香同灌,更为快捷,又口鼻出血不止,韭菜捣自然汁半碗饮之,立见功效。

《经验良方》喘急欲绝,饮韭菜汁一升即效。

又方

雄鸡冠割取血,管吹内鼻中。《肘后》"雄"上有"丹"字。李濒湖曰:鸡冠血三年雄鸡者良,取其阳气充溢也。《金鉴》管吹内鼻中,谓将鸡冠血或合热酒,含在不病人口内,以苇管或笔管插入病人鼻孔中,使气连药吹之,其药自能下咽,气通喋自开也。

《肘后》鬼击卒死,乌鸡冠血沥口中令咽,仍破此鸡揭心下,冷乃弃之道边妙。又卒缢垂死,心下犹温者,勿断绳,刺鸡冠血滴口中以安心神。或云,男用雌,女用雄,又治卒蜈蚣蜘蛛所螫方,割鸡冠血涂之。

《验方新编》舌忽肿出口外,或长数寸,此心火热极所致。用雄鸡冠血一小盏,以舌浸之即缩。又口唇生疔,雄鸡冠血点上,其效如神。又壁虎入耳,鸡冠血滴入即出。

猪脂如鸡子大,苦酒一升,煮沸灌喉中。《肘后》卒中五尸,云仲景用此方。

李珥臣曰:猪脂滑窍而助胃气。苦酒醋也,煮沸则香气扑鼻,灌之可敛正祛邪。

《肘后》治卒中五尸方,猪肪八合,铜器煎小沸,投苦酒八合相和,顿服即瘥。

《千金》赤白带下,炼猪脂三合,酒五合,煎沸顿服。又治食发成瘕,心腹作痛,咽间如有虫上下,嗜食与油者是。治淋痛方,猪脂酒服三合,日三,小儿服一合。腊月者,治骨鲠在喉,众治不出方,吞猪膏如鸡子,不瘥更吞,瘥止。治小儿羸瘦,有蛔虫方,取猪膏服之,一云,治蛲虫。

鸡肝及血,涂面上,以灰围四旁,立起。《肘后》肝作冠。

《肘后》治卒死或寝卧奄忽而绝,皆是中恶。用雄鸡冠血涂面上,干则再上,仍吹入鼻中,并以灰营死人一周。又方浸淫疮毒,不早治周身杀人,以鸡冠血涂之,日四五度。又治马咬成疮。

《千金》治自缢死方,鸡血涂喉下。

《串雅》舌忽肿出口外,是受蜈蚣毒,雄鸡血一小杯,浸之即缩。

大豆二七粒,以鸡子白并酒和,尽以吞之。

《千金》治中恶方,大豆二七粒末,鸡子黄并酒相和顿服。

徐忠可曰：凡人阳气一分不尽则不死，故救卒死唯一复其阳气为主。若鼻气通于天，天阳之所通也；口气通于地，地阳之所通也；面为诸阳之聚，属阳明中土，人阳之所通也。故或以薤，或以鸡冠血，二物皆能通天分之阳，故以灌鼻中。猪脂能通肤中之阳；苦酒为引，鸡子白能通肾中之阳；大豆为引故以灌喉。鸡属巽，肝为魂之主，涂面则内通于胃，以灰围四旁则气更束而内入，相引入肝，故肝气通而愈。

《肘后》凡卒死中恶及尸蹶，皆天地及人身自然阴阳之气，忽有乖离否隔，上下不通，偏竭所致。故虽涉死境，犹可治而生，缘气未都竭也。当尔之时，兼有鬼神于其间，故亦可以符术而获济者。

《巢源》卒死者，由三虚而遇贼风所为也，三虚谓乘年之衰一也，乘月之空二也，失时之和三也，人有此三虚而为贼风所伤，使阴阳偏竭于内，则阳气阻隔于外，二气拥闭故暴绝如死也。若腑脏气未绝者，良久乃苏。然亦有挟鬼神之气而卒死者，皆有顷邪退乃活。

救卒死，而壮热者方。《肘后》同。

矾石半斤，以水一斗半，煮消，以渍脚，令没踝。

程云来曰：厥阳独行，故卒死而壮热。岐伯曰：血之与气并走于上，则为大厥，厥则暴死，矾石收涩药也，以之浸足而收敛其厥逆之气。

救卒死，而目闭者方。《肘后》同，《外台》引《备急》。

牵牛临面，捣薤汁灌耳中，吹皂荚末鼻中，立效。

程云来曰：葛洪《肘后方》治卒魇不寤。以青牛蹄，或马蹄，临人头上即活。则骑牛临面，系厌恶驱邪法也，目闭者邪气内着也，灌薤汁以辟邪安魂，吹皂荚以取嚏开窍。

《千金》治卒死无脉，无他形候，阴阳俱竭故也。治之方，牵牛临鼻上二百息，牛舐必瘥；牛不肯舐，着盐汁涂面上，牛即肯舐。《衍义》云，卒死阴阳离决，借生气流动以鼓舞之也。

《千金》治鬼魇不悟方，末皂荚如大豆许吹鼻中，嚏则气通，起死人。

《外台》自缢将死，皂荚末吹鼻取嚏。

《深师方》霍乱转筋，皂角末吹豆许入鼻，取嚏即安。

《圣惠方》鱼骨鲠咽，皂角末吹鼻取嚏。

救卒死，而张口反折者方。《肘后》《外台》引《备急》作"张目"。

灸手足两爪后，十四壮了，饮以五毒诸膏散。原注：有巴豆者。《外台》"爪"下有"各"字，注四字为原文，《肘后》同。

程云来曰：灸手足两爪后，当是灸两手足爪后，其文则顺。以十爪甲为十二经之终始，灸之以接引阳气而回卒死，此恶气中于太阳，令卒死而开口反张也，五毒诸膏散方未见。

《辑义》《肘后·卒死门》有三物备急丸散，及裴公膏救卒死尤良。裴氏五毒神膏见于百病备急散膏，无巴豆。而《千金》加巴豆、莽草、薤白，为裴公八毒膏。所谓五毒诸膏散盖此类也。五毒，《周礼》郑注，石胆、丹砂、雄黄、礜石、慈石，今考五毒膏八毒膏但用丹砂雄黄耳，其余并他品为五味八味也。

救卒死，而四肢不收，失便者方。《肘后》同。

马屎一升，水三斗，煮取二斗，以洗之。又取牛洞原注：稀粪也。一升，温酒灌口中。灸心下一寸，脐上三寸，脐下四寸，各一百壮瘥。"洗之"《外台》作"洗足"。

程云来曰：卒死而四肢不收者，无阳以行四末也。失便者，正气衰微不能约束便溺也。物之臭者皆能解毒杀邪，故以牛马粪及后条狗粪治之。心下一寸当是上脘穴，脐上三寸当是中脘穴，脐下四寸当是关元穴,灸之以复三焦之阳,而回其垂绝之气。

《肘后》卒中恶死,吐利不止,不知是何病。不拘大人小儿,马粪一丸绞汁灌之。干者水煮汁亦可。卒死不省,四肢不收,取牛洞一升和温酒灌之;或以湿者绞汁,亦可。此皆扁鹊法也。

《千金》治少小卒中客忤,不知人者方。取热马屎一丸绞取汁,饮儿,下便愈。亦治中客忤而喂啼,面青腹强者。治少小中忤,一物马通浴汤方,马通三升烧令烟绝,以酒一斗煮三沸,去滓,浴儿即愈。治鼻齆方,以新马屎汁仰头含满口,灌鼻中;治鼻衄方,新马屎汁灌鼻中及饮之,治恶疮似火烂洗汤方,白马屎暴干,以河水和煮十沸,绞取汁洗之。治冻指瘃欲堕方,马屎三升以水煮令沸,渍半日愈;亦治人脚无冬夏常拆裂,名曰尸脚。

《串雅》绞肠痧,马粪一两炒黑,入黄土一撮微炒,黄酒乘热服五钱,即痛去如失,非吐即泻,气一通而痛辄定矣。此方兼治霍乱,奏效甚神,滚水亦可调服,不必定用黄酒也。

救小儿卒死,而吐利,不知是何病方。

狗屎一丸,绞取汁,以灌之,无湿者,水煮干者,取汁。《肘后》用马屎,《本草》白狗者良。

徐忠可曰:吐利非即死病,吐利而卒死又无他病可据,则知上吐下利病在中矣。狗性热善消物,粪乃已消之滓,病邪得之如其消化,类相感也。近有用狗粪以治膈噎,有用狗屎中骨末以治腹痛,百药不效而骨立欲死者,无不神验,可悟此理矣。

孙思邈曰:乘马远行,至暮当沐浴更衣,方可近婴儿处所;若感其气,则为急惊风搐。又曰:步践粪秽之履,勿使近婴儿,若感其气则为天吊。

《本草纲目》小儿霍乱卒起者,用白狗屎一丸,绞汁服之。

尸蹶，脉动而无气，气闭不通，故静而死也，治方。 原注：脉证见上卷，徐镕附遗云：见上卷即第三叶。问曰：寸口脉沉大，而卒厥证一条，是也。案：《肘后》《外台》冠"张仲景云"四字。

菖蒲屑内鼻两孔中，吹之，令人以桂屑着舌下。《肘后》《外台》舌下下有又云："扁鹊法治楚王效"九字。案：说苑扁鹊治虢太子尸蹶，子明吹耳，《三因方》名内鼻散。《别录》桂通血脉。

程云来曰：《甲乙经》曰，尸蹶者死不知人，脉动如故。《伤寒论》曰：尸蹶者令人不仁，即气闭不通，静而死之谓也。菖蒲内鼻中以通其肺气，桂内舌下以开其心窍，心肺开则上焦之阳自能开发，尸厥之疾可愈。徐忠可曰：尸蹶者，如尸之静而不动也，然脉仍动而但无气。《内经》曰：壅遏荣气令无所避是谓脉。动则荣气未绝，但卫分之气闭而不通，无气则静，故静而死。治法但取通气固矣，然不用皂荚等而用菖蒲屑。盖脉属心，脉动是心有气，故以菖蒲屑吹耳以通心气，桂屑着舌下以入血分，而引阳外达，乃从阴引阳以开其闭也。

《平脉法》少阴脉不至，肾气微少，精血奔，气促迫，上入胸膈，宗气反聚，血结心下，阳气退下，热归阴股与阴相动，令身不仁，此为尸蹶。当刺期门巨阙。

《肘后》尸蹶之病，卒死，脉犹动，听其耳目中如微语声，股间暖者，是也。魇死之病，卧忽不寤，勿以火照。但痛啮其踵，及足踇趾甲际，唾其面，即苏。仍以菖蒲末吹鼻中，桂末纳舌下，并以菖蒲根汁灌之。

《千金》治中风失音，桂着舌下咽汁，又治喉痹不语。

《千金翼》治产后下血不止方，菖蒲五两剉，上一味以清酒五升，煮取二升，分二服，治身疮及头疮不止方。以菖蒲末傅之，日三夜一。

《传信适用方》中恶客忤,卒死鬼击,亦相类为治,可通用之。捣生菖蒲根取汁一盏,灌之。

又方《外台》宋本云,《集验》疗尸厥方,《肘后》《千金》《文仲》《备急》《必效》同,此本出《素问》。

剔取左角发方寸,烧末,酒和,灌令入喉,立起。"方寸"《肘后》作"方二寸",《外台》作"方寸匕烧灰,以酒和"。"剔"《素问》作"鬀",音"剃"同"剃",《韩非子》婴儿不剔首则腹痛。

程云来曰:《内经》曰,邪客于手足少阴太阴足阳明之络,此五络皆会于耳中,上络左角。五络皆竭,令人身脉皆动而形无知也,其状若尸,或曰"尸厥"。以竹管吹其两耳,剔其左角之发方一寸,燔治;饮以美酒一杯,不能饮者,灌之立已。见《缪刺论》。今仲景亦剔左角之发治者,以左角为阳气之所在,五络之所绕。五络皆竭故剔其五络之血余以治之。和以酒灌者,助药力而行气血也。《金鉴》形如不病人,有气而脉动失常,名曰"行尸",卒死不知人,无气而脉动如故,名曰"尸厥"。尸厥乃正气暴然为邪气闭塞不通,故静而死也,菖蒲吹鼻,桂着舌下而不愈者,则用此法。

《素·经脉别论》一阳独啸,少阳厥也。阳并于上,四脉争张,气归于肾。宜治其经络,泻阳补阴。

《肘后》尸蹶之病卒死而脉犹动,听其耳中循循如啸声,而股间暖是也。耳中虽然啸声,而脉动者,故当以尸蹶救之。

《巢源》尸蹶者,阴气逆也。此由阳脉卒下坠,阴脉卒上升,阴阳离居,荣卫不通,真气厥乱,客邪乘之,其状如死,犹微有息而不常,脉尚动而形无知也。听其耳内循循有如啸之声,而股间暖者是也。耳内虽无啸声,而脉动者,故当以尸厥治之。诊其寸口脉沉大而滑,沉即为实,滑即为气,实气相搏,身温而汗,此为入腑。虽卒厥不知人，气复则自愈也，若唇正青身冷，此为入脏，亦卒厥不知人即死，候其左手关上脉阴阳俱虚者，足厥阴足少阳俱虚也。病苦恍惚尸厥不知人，妄有所见。

救卒死，客忤死，还魂汤主之方。《肘后》无方名，冠"张仲景诸要方"六字。

原注：《千金方》云，主卒忤鬼击，飞尸诸奄忽气绝无复觉。或已无脉，口噤拗不开，去齿下汤。汤入口不下者，分病人发左右捉搶肩引之；药下复增取一升，须臾立苏。《千金》"无脉"作"死"一字，"捉搶"作"捉踏"。

麻黄三两，去节。一方四两。《肘后》《千金翼》用四两　**杏仁**去皮尖，七十个　**甘草**一两，炙

原注：《千金》用桂心二两。案：《外台》引《肘后》疗中恶短气欲绝方，用桂心二两，今本《肘后》不用"桂"。

上三味，以水八升，煮取三升，去滓，分令咽之，通治诸感忤。《外台》引《肘后》，通疗诸昏客忤良，《集验》《张文仲》《备急》同。

徐忠可曰：凡卒死及客忤死，总是正不胜邪，故阳气骤闭而死。肺朝百脉为一身之宗，麻黄杏仁利肺通阳之君药，合炙草以调中，故为救卒死主方。名曰还魂汤，着其功也。《金鉴》中恶客忤便闭里实者，仲景用备急丸，可知无汗表实者不当用备急丸通里，当用还魂汤以通表也。通里者抑诸阴气也，通表者扶诸阳气也，昧者不知以麻黄为入太阳发汗之药，抑知不温覆取汗，则为入太阴通阳之药也，阳气通动魂可还矣。

《肘后》客忤者，中恶之类也，多于道涂门外得之，令人心腹绞痛胀满，气冲心胸，不即治亦杀人。又云，客者客也，忤者犯也，谓客气忽犯人也。此恶鬼毒厉之气，疗之多愈。亦有侵克脏腑经络，

虽瘥后犹宜治疗以消其余势,不尔终为人患,有时辄发。

《和剂局方》三拗汤治伤风伤冷,鼻塞声重,头痛目眩,四肢拘倦,咳嗽多痰,胸满气短,即本方加生姜水煎服,被覆取汗。

《脉因证治》三拗汤治传尸劳瘵,寒热交攻,久嗽咯血,羸瘦。先服此方,后服莲心散,万无一失。

《万病回春》加荆芥桔梗名五拗汤。

又方《肘后》冠"张仲景诸要方"《外台》引"肘后"。

韭根一把　乌梅二七个(《肘后》作"二十个")　吴茱萸半升(炒。《肘后》作"半斤")

上三味,以水一斗煮之,以病人栉内中,三沸。栉浮者生,沉者死,煮取三升,去滓,分饮之。"水一斗",《外台》作"劳水一斗"。

徐忠可曰:韭根有薤白之功,乌梅有开关之力,吴茱萸能降浊阴,阴降而关开,则魂自还,故亦取之。然栉浮则生沉则死,盖栉为本人日用之物,气之所及也,浮则其人阳气未绝,沉则久已有阴无阳,故主死。然仍分饮之,信栉无宁信药耳。《金鉴》浮为阳,沉为阴,阳生阴死义也。

救自缢死,旦至暮,虽已冷,必可治;暮至旦,小难也。恐此当言忿气盛,故也。然夏时夜短于昼,又热,犹应可治。又云,心下若微温者,一日以上,犹可治之方。"救"《外台》作"仲景云"三字。"忿"《全书》《外台》作"阴",为是。案:《巢源》云,自缢死,旦至暮虽已冷必可活,暮至旦则难治。此则谓昼则阳盛其气易通,夜则阴盛其气难通,可以证也。

徐徐抱解,不得截绳,上下安被卧之。一人以脚踏其两肩,手少挽其发,常弦弦勿纵之;一人以手按据胸上,数动之;程云来曰:导引上焦之气。一人摩捋臂胫,屈伸之。《程注》导引四肢之气。

若已僵,但渐渐强屈之,并按其腹。《程注》导引下焦之气。**如此一炊顷,气从口出,呼吸,眼开,而犹引按莫置,亦勿苦劳之。须臾,可少与桂汤,**陈本作"桂枝汤"。**及粥清含与之,令濡喉,渐渐能咽。及稍止,若向令两人以管吹其两耳,㸒好,此法最善,无不活者。**"据"程本、《金鉴》作"揉","若向"二字作"更"一字;"㸒好"二字作"朵"一字,《外台》《三因方》作"弥好"。

《金鉴》旦至暮阳气有余,阳主生故虽已冷必可治也;暮至旦阴气有余,阴主死故稍难也。自缢之人必可治者,恐此当有言语忿争气盛不散,故可治也。暮至旦固难治,然遇夏时夜短于昼又热,皆阳气有余,犹应可治。又云心下若微温者,虽一日已上犹可治之,观此谆谆切告,仲景仁心惟恐人畏其繁琐而不治也。此法尝试之,十全八九,始知言果不谬,弦弦犹言紧紧也,揉胸按腹摩臂胫屈伸之,皆引导其气之法也。

《巢源》徐徐捧下,其阴阳经络虽暴壅闭,而脏腑真气故有未尽,所以犹可救疗,故有得活者。若见其悬柱,便忽遽截断其绳,旧云不可救。此言气已壅闭,绳忽暴断,其气虽通而奔走运闷,故其气不能还,即不得复生。

《千金》治自缢死方,凡救自缢死者,亟须按安其心,勿截绳手抱起徐徐解之。心下尚温者,以氍毹覆口鼻,两人吹其两耳。风懿门桂汤,治失音方,浓煮桂汁服一升,覆取汗,亦可末桂着舌下,渐渐咽汁。又治喉痹卒不得语方。

《外台》引《肘后》疗自缢死,心下尚微温,久犹可治方。徐徐抱解其绳,不得断之;悬其发令足去地五寸许,塞两鼻孔,以芦管纳其口中至咽,令人嘘之;有顷其腹中㸃㸃,或是通气也。其举手捞人,当益坚捉持,更递嘘之;若活了能语,乃可置。若不得悬发,可中分发,两手强牵耳。又方皂荚末葱叶吹其两鼻孔中,逆出复纳之;又方以芦管吹其两耳,极则易人吹,取活乃止。若气通者,以少桂汤稍稍咽之,徐徐乃以少粥清与之。

《管氏五绝治法》徐徐放下,将喉气管捻丸,揪发向上揉擦;用口对口接气,粪门用火筒吹之;以半夏皂角搐鼻,以姜汁调苏合香丸灌之,或煎木香细辛汤调灌亦得,如苏可治。绳小痕深,过时身冷者,不治。《顾氏疡医大全》必须心口尚温,大便未下,舌未伸出者,救治。

《辑义》桂汤诸书无考,盖此单味桂枝煎汤耳,而《洗冤录》引本经之文,后载官桂汤方,未知何本,录下备考。

洗冤录官桂汤

广陈皮八分　厚朴半夏各一钱　肉桂干姜各五分　甘草三分

凡中暍死,不可使得冷,得冷便死。疗之方。《外台》引《肘后》屈草带绕暍人脐,使三两人溺其中令温。亦可用热泥和屈草,亦可扣瓦碗底,按及车缸,以着暍人脐,令溺须得流去。此谓道路穷卒无汤,当令溺其中,欲使多人溺,取令温,若汤便可与之,不可泥及车缸,恐此物冷。暍既在夏月,得热泥土暖车缸,亦可用也。《外台》"屈草带"作"屈革带";"按及"作"若脱";"须得"作"不得","令溺其中"作"令人溺其中";"欲使"上有"仲景云"三字,"若汤"作"若有汤","与之"下有"仲景云"三字,"不可"下有"用"字。

程云来曰:中暍不可得冷,犹被冻不可沃以热汤。寒热拒隔,反为大害。《本草》"车辖"一名"车缸",即"车轴铁辖头"。

《巢源》夏月炎热,人冒涉途路,热毒入内与五脏相并,客气炽盛或郁瘀不宣,致阴气卒绝,阳气暴壅,经络不通,故奄然闷绝,谓之暍。然此乃外邪所击,真脏未坏,若遇便治救,气宣则苏。夫热喝不可得冷，得冷便死，此谓外卒以冷触，其热蕴积于内不得宣发故也。

《三因方》中暑闷倒，急扶在阴凉处，切不可与冷，当以布巾衣物等醮热汤熨脐中，及气海，续以汤淋布上令彻脐腹暖，即渐醒。如仓卒无汤处，掬道上热土于脐上，仍拨开作窝子，令人更溺于其中，以代汤。急嚼生姜一大块，冷水送下。如已迷乱闷，嚼大蒜一大瓣，冷水送下。如不能嚼，即用水研灌之，立醒。

《叶氏避暑录话》道路城市间，中暑昏仆而死者，此皆虚人劳人，或饥饱失节，或素有疾。一为暑气所中不得泄，则关窍皆窒。非暑气使然，气闭塞而死也。大蒜一握，道上热土杂研烂，以新水和之，滤去滓，剡其齿灌之，有顷即苏。

救溺死方《外台》引《小品》云，疗溺死，若身尚暖者方。

取灶中灰两石余，以埋人，从头至足，水出七孔即活。李时珍曰：凡蝇溺水死，试以灰埋之，少顷即便活，甚验。盖灰性暖，而能拔水也。

李珥臣曰：灶灰得火土相生之气，以埋人则外温卫气而内渗水湿，故能使水出七孔而活。

《巢源》人为水所没溺，水从孔窍入灌注腑脏，其气壅闭故死。若早拯救得出，即泄沥其水，令气血得通，便得活。《经》半日及一日犹可活，气若已绝，心上腝亦可活。

《千金方》治落水死方，以灶中灰布地令厚五寸，以甑侧着灰上，令死者伏于甑上，使头少垂下，炒盐二方寸匕纳竹管中吹下孔中，即当吐水。水下因去甑，下死人着灰中，壅身使水出鼻口，即活。又方，掘地作坑，熬数斛灰纳坑中，下死人覆灰，湿彻即易之，勿令大热传人，灰冷更易，半日即活。

《普济方》治堕水冻死,只有微气者,勿以火炙,用布袋盛热灰放在心头,冷即换,待眼开以温酒服之。

《外台》引《肘后》云,上凡此疗自经溺暍之法,并出自张仲景为之,其意理殊绝,殆非常情所及,亦非《本草》之所能开悟,实拯救人之大术矣。伤寒家别复有暍病,在上仲景论中,非此遇热之暍。案:此条正脉本作大字正文,今依《外台》作小注。

治马坠,及一切筋骨损方。原注:见《肘后》方。案:今本《肘后方》无考,《千金方·伤损门》治腕折瘀血,三味桃仁汤方,注引《肘后》,云仲景方用大黄云,详注下。

大黄一两切浸汤成下《肘后》用三两　**绯帛**如手大烧灰　**乱发**如鸡子大烧灰用　**桃仁**四十九个去皮尖熬　**久用炊单布**一尺烧灰《肘后》一尺上有"方"字　**败蒲**一握三寸《肘后》"寸"下有"切"字　**甘草**如中指节炙剉

上七味,以童子小便,量多少煎汤成,纳酒一大盏;次下大黄去滓,分温三服。先剉败蒲席半领,煎汤浴,衣被盖覆。斯须通利数行,痛楚立瘥。利及浴水赤,勿怪,即瘀血也。《肘后方》"先"字作"别","斯"字作"服药"二字。

徐忠可曰:从高坠下,虽当救损伤筋骨为主,然顿跌之势,内外之血必无不瘀,瘀不去则气不行,气不行则伤不愈,故以桃仁大黄逐瘀为主。绯帛红花之余,乱发血之余,合童便以消瘀血。败蒲亦能破血行气,故入煎能疗腹中损伤瘀血。汤浴能活周身血气,然筋骨瘀血必有热气滞郁,故以炊单布受气最多而易消者以散滞通气,从其类也。加少炙甘草,补中以和诸药也。《金鉴》外浴以散其瘀,内服以下其瘀,斯两得之矣。

《千金方》桃仁汤治腕折瘀血方,桃仁四十枚,乱发一握,大黄如指节大一枚，上三味以布方广四寸，以绕乱发烧之。㕮咀大黄桃仁，以酒三升煮取一升，尽服血尽出。又方，桃仁六十枚，大黄六两，桂心二两，上三味㕮咀，以水六升煮取三升，分三服，当下血瘥。

《本经逢原》败蒲席取久卧者烧灰，酒服二钱，治坠仆恶血，同蒲黄当归赤芍朴硝煎汤调服。汗及血液，沾濡日久用以烧灰，同气相感之应也。

禽兽鱼虫禁忌并治

凡饮食滋味以养于生，食之有妨，反能为害，自非服药炼液，焉能不饮食乎？切见时人不闲调摄，疾疢竞起。若不因食而生，苟全其生，须知切忌者矣。所食之味，有与病相宜，有与身为害，若得宜则益体，害则成疾。以此致危，例皆难疗，凡煮药饮汁以解毒者，虽云救急，不可热饮。诸毒病得热更甚，宜冷饮之。若不因食之"若"字，徐云恐是"无"字，沈云恐是"莫"字。

徐忠可曰：凡气遇热则增，遇冷则减，毒气亦然。故曰"诸毒病得热更甚"，凡解毒药必甘寒之品，亦此故也。若干霍乱饮热汤则死，盖由邪热炽盛，故得热更甚。每见猪尿及盐水性寒，皆能愈之，亦所谓饮冷，不独汤之凉也，不宜辛热药亦可知也。

肝病禁辛，心病禁咸，脾病禁酸，肺病禁苦，肾病禁甘。春不食肝，夏不食心，秋不食肺，冬不食肾，四季不食脾。辨曰：春不食肝者，为肝气王，脾气败，若食肝则又补肝，脾气败尤甚，不可救。又肝王之时，不可以死气入肝，恐伤魂也。若非王时即虚，以肝补之佳，余脏准此。"伤"正脉本、徐、程、沈作"复"，今依《全书》《金鉴》、陈本改定。

程云来曰：上段以生克言，下段以禁忌言，六畜六兽圣人以之养生事死，其食忌亦不可不察。

《辑义》《汉书艺文志》《神农黄帝食禁》十二卷，此篇所载岂其遗欤？

凡肝脏，自不可轻啖，自死者弥甚。《肘后》食肝中毒，捣附子末服一刀圭,日三服。

《金鉴》谓诸畜兽临杀之时必有所惊,肝有所忿,食之俱不利,故曰"不可轻瞰";如兽自死者,必中毒或疫疠而死,更不可食也。

《外台》引《张文仲》云,又食生肝中毒方,服附子方寸匕,日三,须以生姜汤服之,不然自生其毒。《三元延寿书》临死惊气入心,绝气归肝,俱不可多食,必伤人。

《千金》黄帝云,六畜脾人一生莫食。

凡心皆为神识所舍,勿食之,使人来生复其报对矣。

程云来曰:畜兽虽异于人,其心亦神识所舍,勿食之,生杀果报谅不诬也。

凡肉及肝,落地不着尘土者,不可食之;猪肉落水浮者,不可食。

程云来曰:皆涉怪异,食之必有非常之害。下见水自动,热血不断,尘土不污,并同。

诸肉及鱼,若狗不食,鸟不啄者,不可食。"诸"徐、沈作"猪",非也,下同。

《金鉴》凡禽兽不食之肉,必有毒,不可食之。

诸肉不干,火炙不动,见水自动者,不可食之。"不动"程《金鉴》作"而动"。

肉中有如朱点者,不可食之。

《金鉴》朱点恶血所聚,此色恶不食也。

六畜肉,热血不断者,不可食之,父母及身本命肉,食之令人神魂不安。

程云来曰:仁人孝子当自识之。

《隋萧吉五行大义》十二属并是斗星之气,散而为人之命,系于北斗,是故用以为属。《春秋运斗枢》曰:枢星散为龙马,旋星散为虎,机星散为狗,权星散为蛇,玉衡散为鸡兔鼠,开阳散为羊牛,摇光散为猴猿,此等皆上应天星,下属年命也。案:十二属,本于二十八宿中之十二辰位星座之象,此云系于北斗,以枢机言也。

食肥肉及热羹,不得饮冷水。

《金鉴》食肥肉热羹后继饮冷水,冷热相搏,腻膈不行,不腹痛吐利必成痞变,慎之慎之。

诸五脏及鱼,投地尘土不污者,不可食之。

《千金》凡六畜五脏着草自动摇,及得咸酢不变,自又堕地不污。又与犬犬不食者,皆有毒杀人。

秽饭,馁肉,臭鱼,食之皆伤人。

程云来曰:物已败腐,必不宜于脏腑,食之则能伤人,臭恶不食也。

自死肉口闭者,不可食之。《肘后》作"鸟兽自死口不开者,不可食"。

程云来曰:自死既已有毒,口闭则其毒不得泄,不可食之。

六畜自死,皆疫死,则有毒,不可食之。

《金鉴》疫毒能死六畜,其肉必有疫毒,故不可食。

兽自死北首,及伏地者,食之杀人。

程云来曰:首头向也,凡兽向杀方以自死,及死不僵直,斜倒而伏地者,皆兽之有灵知,故食之杀人。擅弓曰:狐死正丘首,豹死首山,乐其生不忘本也,兽岂无灵知者耶?

食生肉饱饮乳,变成白虫。原注:一作"血蛊"。

程云来曰:生肉非人所食,食生肉而饮乳汁,西北人则有之,脾胃弱者未有不为虫为蛊也。

《金鉴》食生肉饱即饮乳酪,则成湿热,必变生白虫。

疫死牛肉，食之令病洞下，亦致坚积，宜利药下之。《肘后》六畜自死皆是遭疫有毒，食之洞下亦致坚积，并宜以利丸下之。

《金鉴》疫死牛肉有毒不可食，食之若洞泻，为其毒自下或致坚积，宜下药利之。

《千金方》一切牛盛热时卒死者，总不堪食，食之作肠痈。

脯藏米瓮中有毒，及经夏，食之发肾病。

《金鉴》脯肉藏米瓮中受湿热郁蒸之气，及经夏已腐者，食之腐气入肾，故发肾病。

治食自死六畜肉中毒方。"治"下正脉本脱"食"字，今据《肘后》《千金方》补。

黄柏屑捣，服方寸匕。《千金》水服黄柏末方寸匕，《肘后》未解者敷服。

程云来曰：六畜自死必因毒疫，苦能解毒，黄柏味之苦者。

《儒门事亲》反胃，黄柏末热酒调三五钱，食后服。

治食郁肉，漏脯中毒方。原注：郁肉，密器盖之隔宿者是也；漏脯，茅屋漏下沾着者是也。

烧犬屎，酒服方寸匕，每服人乳汁亦良。《肘后》"犬"作"人"。**饮生韭汁三升，亦得。**《肘后》"韭"作"薤"，"升"下有"以少水和之"五字。

《巢源》郁肉毒者，谓诸生肉及熟肉，纳器中密闭头，其气壅积不泄，则为郁肉有毒，不幸而食之乃杀人。其轻者，亦吐利，烦乱不安。又云，凡诸肉脯若为久故茅草屋漏所浸，则有大毒，食之三日乃成暴症，不可治。

《千金》治食野菜马肝肉诸脯肉毒方，烧狗屎灰，水和绞取汁，饮之立愈。

《外台》疗食鱼肉等成症结在腹,并诸毒气方,狗粪五升烧末绵裹,取酒五升渍再宿取清,分十服,日再,已后日三服,使尽随所食症结即便出矣。(出《肘后》)

《千金》治产后月水往来,乍多乍少,仍复不通,时时疼痛,小腹里急,下引腰身重方。烧白狗粪焦作末,酒服方寸匕,日三;治小儿湿癣方,烧狗屎灰和猪脂涂之;治小儿身上有赤黑疵方,取狗热屎傅之,皮自卷落;治小儿阴疮方,狗屎灰傅之;治食百物中毒方,服生韭汁数升良;喘息欲绝,韭汁饮一升效,凡猘犬咬,捣韭汁饮之一二升。

《四声本草》小儿胎毒,初生时以韭汁少许灌之,即吐出恶水恶血,永无诸疾。

《张文仲备急方》凡肉密器盖过夜者为郁肉,屋漏沾着者为漏脯,皆有毒,捣韭汁饮之。

《怪疾奇方》妇人经水逆行,服韭汁自愈。

治黍米中藏干脯,食之中毒方。《肘后》云,此是郁脯,《千金》黄帝云。久藏脯腊安米中满三月,人不知,食之害人。

大豆浓煮汁,饮数升即解,亦治狸肉,漏脯等毒。"狸"《肘后》及《外台》引《张文仲》作"诸"。《千金》不载此方,云"麹一两,盐两撮,以水一升,煮服之良"。

程云来曰:《肘后方》云,此亦郁肉也,大豆能解诸毒,故用以治。

《本经》大豆煮汁饮,杀鬼毒止痛。

《肘后》治卒不得语方,煮大豆煎其汁令如饴,含之,亦但浓煮饮之。

中巴豆毒中礜砒毒,大豆汁并可解之。孙思邈曰:方称大豆汁解百药毒,予每试之不效,加入甘草为甘豆汤,其验乃奇也。

《千金》治喉痹卒不得语方,煮大豆汁含之,无豆用豉亦佳。治小儿丹毒方,浓煮大豆汁涂之良,瘥亦无瘢痕。蛇毒入菜果中,食之令人得病,名曰蛇蛊方,大豆末以酒渍绞取汁,服半升。治饮酒中毒方,煮大豆三沸饮汁三升。

治堕马落车,及数崩血,腹满短气方。(即本方)

《广利方》脚气冲心,烦闷不识人,以大豆一升,水三升浓煮汁服,未定再服。

《卫生方》解诸鱼毒,大豆煮汁饮之。

《子母秘录》汤火灼疮,大豆煮汁饮之,易愈无斑,又治豌疮烦躁。

《串雅》时疫大行,自家水缸内每早投黑豆一把,全家无恙。

《验方新编》解黄藤草毒,即水莽草,或云即断肠草,黑豆一升煮浓汁,候冷透饮之,立解。

中巴豆毒,口渴面赤,五心烦燥,泄痢不止者是。(即本方)酒醉伤,黑豆一升煮汁,乘温灌下三匙,即醒。

治食生肉中毒方

掘地深三尺,取其下土三升,以水五升,煮数沸,澄清汁,饮一升,即愈。

程云来曰:三尺以上曰粪,三尺以下曰土。土能解一切毒,非止解肉毒也。《金鉴》地浆能解诸毒。掘得黄土有泉渗出,谓之地浆,三尺大概言也,未见黄土皆秽土,得黄土乃可取用。

《本草纲目》地浆注弘景云,此掘黄土地作坎深三尺,以新汲水沃入搅浊,少顷取清用之,故曰地浆,亦曰土浆。枫上菌,食之令人笑不休,饮此即解。

《肘后》服药过剂闷乱者,地浆饮之。

《圣惠方》热渴烦闷,地浆一盏饮之。

《千金》干霍乱病,不吐不利,胀痛欲死,地浆三五盏服即愈,大忌米汤。

《集简方》中野芋毒，土浆饮之，又方食黄鳝鱼犯荆芥，能害人，服地浆解之。《经验良方》作"黄鳝鱼"。

《验方新编》解救百毒。干净地上，黄土地更好，挖三尺深，入水一桶，用棍搅动，名曰地浆，能解百毒。凡食隔夜果饼菜蔬茶水酒浆等物，或饮田塘溪涧井沟之水误中无名百毒者，取饮数碗，极为神效。愈后戒食鳝鱼。

《经验良方》中暑昏眩，烦闷欲死方，挖地深三尺，取新汲水倾入坑搅浊，饮数瓯即愈。

《汉药神效方》中烟草毒妙方，用泥浆水和药服之。

治食六畜鸟兽肝，中毒方。《外台》《张文仲》同。

水浸豆豉绞取汁，服数升愈。

程云来曰：豆豉为黑大豆所造，能解六畜胎子诸毒。（本别绿豆豉主治）

《肘后》疟疾寒热，煮豉汤饮数升，得大吐即愈。又方若中缓风，四肢不收者，豉三升水九升煮取三升，分为三服，日二作之。又肿从脚起，豉汁饮之以滓敷。

《千金》治四肢骨碎，筋伤蹉跌方，以水二升渍豉三升，取汁服之。又治被殴击损伤，聚血腹满烦闷方。（即本方）又服药过剂闷乱者，豉汁饮之。治渴方，取豉渍汁任性多少饮之。治气淋方同。

《药性论》血痢如刺，以豉一升水渍相淹，煎两沸绞汁，顿服，不瘥再作。

《圣惠方》小儿胎毒，淡豉煎浓汁，与三五口，其毒自下，又能助脾气消乳食。

《怪疾奇方》舌上血出如针孔者，淡豆豉三升水三升煮沸，服一升,日三服。

马脚无夜眼者,不可食之。

程云来曰:夜眼在马前两足膝上,马有此能夜行,一名附蝉尸。《金鉴》凡马皆有夜眼,若无者其形异,故勿食之。

《本草纲目》张鼎云,马生角,马无夜眼,白马青蹄,白马黑头者,并不可食,令人癫。

《酉阳杂俎》马夜眼五月以后,食之杀人。

食酸马肉,不饮酒,则杀人。程本"酸"作"骏"。徐、沈云"酸"当作"骏",出秦穆公岐下野人传,盖马肉无不酸者。《外台》引《张文仲》亦作"骏"。

程云来曰:马肉苦冷有毒,故饮酒以解之。孟诜曰:食马肉毒发心闷者,饮清酒则解,饮浊酒则加。韩非子曰:秦穆公亡骏马,见人食之。缪公曰食骏马肉不饮酒者杀人,即饮之酒,居三年,食骏马肉者出死力解缪公之围。

《千金》诸食马肉心烦闷者,饮以美酒则解,白酒则剧。

《辑义》穆公事又见《吕氏春秋》,而《巢源》亦云,凡骏马肉及马鞍下肉皆有毒,不可食之,食之则死,程注为是。

马肉不可热食,伤人心。

《金鉴》马属火,肉热火甚,恐伤心,当冷食之。

马鞍下肉,食之杀人。《千金》黄帝云,白马鞍下乌色彻肉里者,食之伤人五脏。

程云来曰:马鞍下肉多臭烂有毒,食之杀人。《金鉴》鞍下肉久经汗渍有毒,食之杀人。

白马黑头者,不可食之。《外台》引《肘后》下同,《千金》黄帝云,白马玄头,食其脑,令人癫。

白马青蹄者,不可食之。《千金》白马青蹄肉不可食。

程云来曰:《虎钤经》曰,白马青蹄皆马之利害者,骑之不利人,若食之必能取害也。

马肉狌肉共食,饱醉卧大忌。《本草》孟诜云,马同狌肉食成霍乱。

《金鉴》马肉属火,狌肉属水,共食已属不和,若醉饱即卧则伤脾气,故曰大忌。

驴马肉合猪肉,食之成霍乱。

程云来曰:诸肉杂食,伤损肠胃,撩乱脏腑,故成霍乱。

马肝及毛不可妄食,中毒害人。《千金》一切马汗气及毛,不可入食中害人。

程云来曰:马肝及毛皆有大毒,不可妄食,马肝一名悬烽。

《金鉴》《汉史》云:文成食马肝而死,故曰"不可妄食",恐中其毒也。

《论衡》马肝气勃而毒盛,故食走马肝杀人。

治马肝毒中人未死方。《外台》引《张文仲》云,仲景同,《千金》治生食马肝毒杀人方。

雄鼠屎二七粒,末之,水和服,日再服。原注"屎尖"者是,《肘后》《千金》《外台》并作"两头尖"。

程云来曰:马禀火气而生,火不能生水,故有肝无胆而木脏不足,故食其肝者死。汉武帝云:食肉无食马肝。又云,文成食马肝而死。韦庄云:食马留肝,则其毒可知矣。马食鼠屎则腹胀,故用鼠屎而治马肝毒,以物性相制也。

《辑义》食肉无食马肝,见《史记·儒林传》。景帝语,程误云是"武帝语"。

《千金》室女经闭,牡鼠屎一两炒研,空心温酒服二钱。又子死腹中，雄鼠屎二七枚，水三升煮一升，取汁作粥食，胎即下。治小儿齿落久不生方，取雄鼠屎三七枚，以一屎拭一齿根处，尽此二十一日即生。雄鼠屎头尖，治小儿食不知饥饱方，鼠屎二七枚烧为末服之。

《汤液本草》䶄鼠粪治伤寒劳复。《经》言牡鼠粪两头尖者是，或在人家诸物中遗者。

《寿域方》乳痈初起，雄鼠屎七枚，研末温服，取汗即散。

又方

人垢取方寸匕，服之佳。《外台》引《张文仲》云，服头垢一钱匕瘥，仲景《千金》同。

程云来曰：人垢汗所结也，味咸有毒，亦以毒解毒之意。《金鉴》人垢即人头垢也，用方寸匕酒化下，得吐为佳。

《肘后》食六畜鸟兽，噗头垢一钱匕。《小品》云起死人，又方治中风若头身无不痛，颠倒烦满欲死者，取头垢如大豆大服之。

《千金》治食野菜，马肝肉诸脯肉毒方，取头垢如枣核大，吞之起死人。《本草》引《小品》云，或白汤下亦可。欲令病人不复方，烧头垢如梧子大服之。治百邪鬼魅方，服头垢小豆大。治哭痊方，梳齿间刮取垢水服之。

《本草纲目》附方，自死肉毒，故头巾中垢一钱，热水服取吐。又大明中蛊毒，蕈毒，米饮或酒化下，并取吐为佳。

治食马肉中毒欲死方。《千金》作"治食马肉血，洞下欲死方"。《外台》引《张文仲》云，食马肉洞下欲死者方，仲景同。

香豉二两（《肘后》《千金》《外台》作"二百粒"）　杏仁三两（《肘后》《千金》《外台》作"二十枚"）

上二味，蒸一食顷，熟杵之服，日再服。《外台》作"上二味，合于炊饭中蒸之，捣丸服之立瘥"。《肘后》作"蒸之五升饭下，熟合捣之,两朝服令尽"。

程云来曰:香豉解毒,杏仁利气,则毒可除。《金鉴》日华子云:黑豆调中下气,治牛马瘟毒,杏仁下气,气下则毒亦解矣。

又方

煮芦根汁,饮之良。《千金方》芦根汁饮,以浴即解。

《金鉴》曰芦根味甘性寒,解诸肉毒。

《玉函经》五噎吐逆,心膈气滞,烦闷不下。芦根五两剉,以水三大盏煮取二盏,取滓温服,《良方集腋》治胃热呕噎,即本方。

《肘后》劳复食复欲死,并以芦根煮浓汁饮。呕吐不止,厥逆者,芦根三斤切,水煮浓汁频饮二升必效。若以童子小便煮服,不过三升愈。

《梅师方》治食狗肉不消,心下坚,或腹胀口干,发热妄语,煮芦根饮之。

《千金方》鲛鲽鱼毒,食蟹中毒,中药箭毒方,同上。治哕方,浓煮芦根汁饮之。

《经验良方》解马犬河鲀诸鱼蟹毒,一觉心下坚硬,或腹胀口渴,忽发热多语,芦根煮汁服。

疫死牛,或目赤,或黄,食之大忌。

程云来曰:牛疫死而目赤黄者,疫疠之毒不去也,食之大忌。

牛肉共猪肉,食之必作寸白虫。

程云来曰:牛肉性滞,猪肉动风,入胃不消,酿成湿热则虫生也。亦有共食而不生虫者,视人之胃气何如耳?

青牛肠,不可合犬肉食之。

程云来曰:青牛水牛也,其肠性温,犬肉性热,温热之物不可合食。

牛肺从三月至五月，其中有虫如马尾，割去勿食，食则损人。

程云来曰：春夏之交湿热蒸郁，牛感草之湿热则虫生于胃，而缘入肺窍，故勿食之。

案：三月至五月正昆虫发生繁衍之时，其虫附于草，而牛食入胃，久则虫缘入肺矣。

牛羊猪肉，皆不得以楮木桑木蒸炙，食之令人腹内生虫。

《金鉴》古人炼药多用桑柴火，楮实子能健脾消水，楮木亦可烧用，何以蒸炙诸肉食之即生虫乎？其或物性相反也。

啖蛇牛肉杀人。何以知之？啖蛇者，毛发向后顺者，是也。《巢源》凡食牛肉有毒者，由毒蛇在草，牛食因误瞰蛇则死；亦有蛇吐毒着草，牛食其草亦死，此牛肉有大毒。

《千金》独肝牛肉食之杀人，牛食蛇者独肝。

治啖蛇牛肉，食之欲死方。

饮人乳汁一升，立愈。

《千金》治食牛马肉中毒方，饮人乳汁良。

又方

以泔洗头，饮一升，愈。《本草纲目》热泔沐头并成头风，女人尤忌之。

牛肚细切，以水一斗，煮取一升，暖饮之，大汗出者，愈。

程云来曰：藏器曰，北人牛瘦多以蛇从鼻灌之，其肝则独，乳汁能解独肝牛肉毒。瞰蛇牛，当是独肝牛也，以泔洗头饮者，取头垢能吐其毒也。以牛肚煮服者，取其同类相亲，同气相求，大发其汗以出其毒也。

《辑义》《本草·人乳条别录》云：解独肝牛肉毒，合浓豉汁服之神效。案：牛肚即牛胃，《本草纲目》牛胃附方引本方。

治食牛肉中毒方

甘草煮汁,饮之即解。《肘后》饮一二升。《千金》甘草解百药毒,如汤沃雪,有中乌头巴豆毒,甘草入腹即定,验加反掌。

《肘后》凡畏已中蛊,欲服甘草汁,宜生煮服之,当吐疾出。若平生预服防蛊毒者,宜熟炙煮服即内消,不令吐神验。

羊肉其有宿热者,不可食之。

程云来曰:羊之五脏皆平温,唯肉属火而大热,人宿有热者不可食之。徐忠可曰:宿热者谓旧有热病人也。羊肉补气,得补而热增,故不可食。

《千金》六月勿食羊肉,伤人神气。

李濒湖曰:羊肉大热,热病及天行病,疟疾病后,食之必发热致危。

羊肉不可共生鱼酪食之,害人。《千金》黄帝云,下同。

程云来曰:生鱼,鲊之属;酪,乳之属。生鱼与酪食,尚成内瘕,加以羊肉食之,必不益也。

羊蹄甲中有珠子白者,名羊悬筋,食之令人癫。

白羊黑头食其脑,作肠痈。《千金》黄帝云,下同。

程云来曰:羊脑有毒,食之发风疾,损精气,不唯作肠痈也,方书只用为外敷药。

羊肝共生椒食之,破人五脏。《千金》伤心最损,小儿弥忌。

《金鉴》羊肝生椒皆属于火,共食恐损伤人五脏。

猪肉共羊肝和食之,令人心闷。

程云来曰:猪肉能闭血脉,与羊肝合食则滞气,故令人心闷。

猪肉以生胡荽同食,烂人脐。

程云来曰:胡荽损精神,发痼疾,猪肉令人乏气少精发痼疾,宜其不可共食,若烂脐,则不可解。

猪脂不可合梅子食之。

《金鉴》猪脂滑利,梅子酸涩,性相反也,故不可合食。

猪肉和葵食之少气。

程云来曰:葵性冷利,生痰动风,猪肉令人乏气,合食之非止于少气也。

鹿肉不可和蒲白作羹,食之发恶疮。《千金》黄帝云。

程云来曰:鹿肉九月已后至正月已前堪食,他月食之则发冷痛。蒲白想是蒲笋之类,当详之。

《辑义》《本草》苏敬云:香蒲可作荐者,春初生取白为菹。又苏颂云:其中心入地白蒻,大如匕柄者,生啖之,知是蒲白乃蒲蒻,一名蒲笋。

麋脂及梅李子,若妊妇食之,令子青盲,男子伤精。《外台》引《肘后》麋脂不可合梅李食。

李珥臣曰:人目以阴为体,以阳为用。麋阴兽也,梅及李味酸苦亦属阴类,孕妇三物合食则阴气太盛,阳气绝少,故令子青盲也。男子精气宜温暖,阴盛则精寒。《本草》云,麋脂令阴痿。程云来曰:麋脂忌梅李,故不可合食。案:麋蹄下有二窍为夜目。《淮南子》曰:孕女见麋而子四目,今食麋脂而令子青盲,物类相感,了不可知,其于胎教不可不慎也。又麋脂能痿阳伤精,麋角能兴阳益髓,何一体中而性治顿异耶?

《辑义》李时珍云:麋似鹿而色青黑,大如小牛,肉蹄,目下有二窍为夜目。程云蹄下有二窍,恐误。

獐肉不可合虾,及生菜,梅李果食之,皆病人。

程云来曰:獐肉十二月至七月食之动气,虾能动风热,生菜梅李动痰,合食之皆令人病。《金鉴》獐肉性温,八月至十一月食之胜羊肉,余月食之动气。

痼疾人不可食熊肉,令终身不愈。《千金》若腹中有积聚寒热羸瘦者,食熊肉病永不除。

《金鉴》因熊性猛悍,食之痼疾永不除。

白犬自死,不出舌者,食之害人。

《金鉴》凡犬死必吐舌,惟中毒而死其舌不吐,毒在内也,故食之害人。

《千金》黄帝云:犬春月多狂,若鼻赤起而燥者,此欲狂,其肉不任食。

食狗鼠余,令人发瘘疮。

程云来曰:余,狗鼠之剩食也,其涎毒在食中,人食之则毒散于筋络,令发瘘疮。

《巢源》《养生方》云:正月勿食鼠残食,作鼠瘘。发于颈项,或毒入腹,下血不止,或口生疮如有虫食。

治食犬肉不消,心下坚,或腹胀,口干大渴,心急发热,妄语如狂,或洞下方。

杏仁一升,合皮熟研用。

以沸汤三升,和取汁,分三服,利下肉片,大验。

《程云来曰》犬肉畏杏仁,故能治犬肉不消。近人以之治狂犬咬,皆此意。

《千金》解狼犬毒,杏仁捣烂,水和服之。治妇人卒不得小便方,杏仁二七枚,熬末服之,立下。治诸漏方,水研杏仁服之。治凡犬啮人方,熬杏仁五合令黑碎,研成膏傅之。

《千金翼》治妇人卒不得小便方,杏仁七枚熬令变色,去皮尖捣筛为散，以水服之立下。

《济阳纲目》治五痔下血不止，杏仁去皮尖及双仁，水一升研滤取汁煎减半，投米煮粥，停冷空心食之。

妇人妊娠不可食兔肉，山羊肉，及鳖，鸡，鸭，令子无声音。

程云来曰：妊娠食兔肉，则令子缺唇；食羊肉，则令子多热；食鳖肉，则令子项短，又令无声音也；若食犬肉，则令子无声音。鸡鸭肉胎产需以补益，二者不必忌之。

兔肉不可合白鸡肉食之，令人面发黄。

《金鉴》二物合食动脾气而发黄，故不可合食。

《千金》黄帝云，兔肉和獭肝食之，三日必成遁尸；共白鸡肝心食之，令人面失色，一年成瘅黄。《外台》引《肘后》云，兔肉不可杂獭肉，及白鸡心食。

兔肉着干姜食之，成霍乱。

程云来曰：兔肉吐酸，干姜味辛，辛能胜酸，故合食之成霍乱。陶弘景曰：并不可与橘芥同食，二味亦辛物也。《金鉴》兔肉酸寒阴性也，干姜辛热阳性也，性味相反，同食者必成霍乱。

凡鸟自死，口不闭，翅不合者，不可食之。 《外台》引《肘后》"闭"作"开"。

程云来曰：鸟自死必敛翅闭口，若张翅开口，其死也异，其肉也必毒，不可食之。

诸禽肉肝青者，食之杀人。

程云来曰：青者必毒物所伤，故食之能杀人。

鸡有六翮四距者，不可食之。 《千金》引黄帝作"六距"，《本草》引《食疗》作"六指"。

《金鉴》距，鸡脚爪也，形有怪异者有毒，故不可食。

乌鸡白首者，不可食之。

《金鉴》色有不相合者有毒，不可食。

鸡不可共葫蒜食之，滞气。 原注：一云鸡子。《辑义》葫蒜，即大蒜。

程云来曰：鸡能动风，蒜能动痰，风痰发动则气壅滞。

《千金》鸡子白共蒜食之，令人短气。

山鸡不可合鸟兽肉食之。

程云来曰：山鸡鷩鸡也，小于雉而尾长，人多畜之樊中，性食虫蚁而有毒，非唯不可共鸟兽肉食，即单食亦在所忌也。

雉肉久食之，令人瘦。

程云来曰：雉肉有小毒，发疮疥，生诸虫，以此则令人瘦。

鸭卵不可合鳖肉食之。《千金》鸡子共鳖肉蒸食之害人。

程云来曰：鸭卵性寒发冷气，鳖肉性冷亦发冷气，不可合食。

妇人妊娠，食雀肉，令子淫乱无耻。《金鉴》"肉"下有"饮酒"二字。案：此依陶弘景注而补之。

程云来曰：雀性最淫，《周书》云季秋雀入大水为蛤，雀不入水国多淫泆，物类相感，理所必然，妊娠当戒食之。古慎胎教也。《金鉴》雀之性淫，酒能乱性，妊娠当戒食之。

雀肉不可合李子食之。

程云来曰：雀肉壮阳益气，得李子酸涩则热性不行，故不可共食。

燕肉勿食，入水为蛟龙所啖。

程云来曰：《淮南子》曰，燕入水为蜃蛤。高诱注：谓蛟龙嗜燕，人食燕者不可入水，而祈祷家用燕召龙，能兴波祈雨，故名游波。雷公曰：海竭江枯，投游波而立泛，其召龙之说，似亦有之也。

鸟兽有中毒箭死者，其肉有毒，解之方。

大豆煮汁，及盐汁，服之解。《辑义》《肘后》云，肉有箭毒，以蓝汁大豆解射罔毒，又《外台》引《张文仲》云，禽兽有中毒箭死者，其肉有毒，可以蓝汁大豆解射罔也。依此则"盐"是"蓝"之讹字，形相似也。

程云来曰：箭药多是射罔毒。射罔乃乌头所熬，大豆汁能解乌头毒故也。咸能胜热，故盐亦解其毒。

《巢源》射猎人多用射罔药涂箭头以射虫鹿，伤皮则死，以其有毒故也。人获此肉，除箭处毒肉不尽，食之则被毒致死；其不死者，所误食肉处去毒箭远，毒气不深，其毒则轻，虽不死犹能令人困闷吐利，身体痹不安。茵药以生乌头捣汁用作之，是也。

《千金》甘草解百药毒方，称大豆汁解百药毒，余试之大悬绝，不及甘草，又能加之为甘豆汤，其验尤奇。有人服玉壶丸治呕不能已，百药与之不止，蓝汁入口即定。治卒被毒矢方，捣蓝汁一升饮之，并薄疮上，解狼毒毒，盐汁饮之。

《肘后》治卒肿满身面皆洪大方，大豆一斗熟煮漉，饮汁，及食豆，不过数度必愈。

《千金翼》急疳食鼻口，数日尽，欲死方，蓝淀涂所食上令遍，日十度，夜四度，瘥止。钩吻众毒困欲死，面青口噤，逆冷身痹方，煮蓝汁饮之。

《洪氏集验方》甘豆汤治脚肿，黑豆甘草上同煎汤服之。郭镇廷圭知县云：昔年太学士人围闭中多患脚肿，至腹则死，前后如此者，非一人。后有施此方，服之皆愈，盖神方也。

《产宝诸方》甘豆散治难产，三日子母不相见，黑豆三升，生姜三两炒，甘草一寸。右用水五升煎豆熟为度，取汁缓缓服。不惟易产，兼治风，才觉产便服之甚妙。

《怪疾奇方》疫疠发肿,用大黑豆二合炒,炙甘草一钱,水一盏煎汁,时时饮之,《夷坚志》云:靖康二年春,京师大疫,有异人书此方于壁间,用之立验。

《良朋汇集》治大头伤寒神方,即本方。又方,笑病不休。《素问》曰:神有余笑不休。神,心火也,火得风则焰,笑之象也。用沧盐一撮煅研,河水煎沸啜之,探吐热痰数升即愈,一妇人病此证半载,张子和用此方治瘥。

《医方集解》甘草黑豆汤,兼治筋疝。筋疝者茎中掣痛,挺胀不堪。此由用春方邪术而得之,用此方者,亦取其解毒,当用甘草梢。

鱼头正白,如连珠至脊上,食之杀人。 以下四条《外台》引《肘后》方。

鱼头中无腮者,不可食之,杀人。 程云来曰:能杀人,详《酉阳杂俎》。

鱼无肠胆者,不可食之,三年阴不起,女子绝生。《千金》鱼无肠胆者,食之三年丈夫阴痿不起,妇人绝孕。

鱼头似有角者,不可食之,鱼目合者,不可食之。

《金鉴》以上皆怪异之形色,必有毒也。

六甲日,勿食鳞甲之物。《本草》思邈云:损人神。

程云来曰:六甲日,有六甲之神以直日,食鳞甲则犯其忌也。《千金》甲子日勿食一切兽肉大吉,六甲日勿食龟鳖之肉,害人心神。

鱼不可合鸡肉食之。《外台》引《肘后》《本草》弘景云,鸡同鱼汁食,成心瘕。

程云来曰:今人常合食之,亦不见为害,或飞潜之物合食所当忌耶。或过之不消,则鱼能动火,鸡能动风,能令作病耶。

鱼不得合鸬鹚肉食之。《外台》引《肘后》《本草》孟诜云：鸬鹚性制鱼，若合食不利人。

程云来曰：鸬鹚食鱼，物相制而相犯也，不可合食。

鲤鱼鲊不可合小豆藿食之，其子不可合猪肝食之，害人。《金鉴》小豆藿即小豆叶也。

程云来曰：鲤鱼鲊小豆藿味皆咸，咸能胜血，故陶弘景云：合食成消渴。其子合猪肝食伤人神。

《千金》黄帝云：青小豆合鲤鱼鲊食之，令人肝至五年成干痟病，凡猪肝肺共鱼鲙食之，作痈疽，猪肝共鲤鱼肠鱼子食之，伤人神。

鲤鱼不可合犬肉食之。《外台》引《肘后》犬上有白字。

程云来曰：鲤鱼犬肉俱令热中，不可合食。

鲫鱼不可合猴雉肉食之，一云，不可合猪肝食。

程云来曰：鲫鱼同猴雉肉猪肝食，生痈疽。

鳀鱼合鹿肉生食，令人筋甲缩。《外台》引《肘后》云，鳀鱼不可合鹿肉食之。

程云来曰：鳀鱼鲇鱼也，鳀鱼鹿肉皆能治风，生食反伤其筋脉，致令筋甲缩。

青鱼鲊不可合生葫荽，及生葵，并麦酱食之。"酱"正脉本作"中"，今依程本、《金鉴》改之，《外台》引《肘后》方作"酱"。

程云来曰：青鱼鲊不益人，葫荽生葵能动风发痼疾，必与青鱼鲊不相宜。鲊味咸麦酱亦咸，合食必作消渴。

《千金》黄帝云：生葫合青鱼鲊食之，令人腹内生疮，肠中肿又成疝瘕。

鯸鳝不可合白犬血食之。

程云来曰：鯸鳝为无鳞鱼，白犬血为地厌，非唯不可合食，抑卫生家所当忌也,又鱿鳝善窜能动风,白犬血性热能动火,是不可合食。

龟肉不可合酒果子食之。《外台》引《肘后》云,不可合瓜及饮酒。

程云来曰:仲景以龟肉忌酒果子,而苏恭以龟肉酿酒治大风。陶弘景曰:龟多神灵,人不可轻杀,更不可轻瞰也。果子亦不知何果。

《千金》饮酒食龟肉,并菰白菜,令人生寒热。

鳖目凹陷者,又厌下有王字形者,不可食之。"厌"《全书》及《外台》引《肘后》作"压",《程》《金鉴》作"腹"。

程云来曰:《淮南子》曰,鳖无耳,以目为听,目凹陷则历年多而神内守,故名曰神守。若有王字则物已灵异矣,食之有害。

《辑义》"厌""压"并与"厣"同。《唐韵》"厣"于"琰"反,腹下厣。《千金方》鳖腹下成王字,不可食。

其肉不得合鸡鸭子食之。"其"《肘后》作"鳖"。

程云来曰:鳖肉令人患水,鸡子令人动风,鸭子令人气短,不可合食。

龟鳖肉不可合苋菜食之。《外台》引《肘后方》。

程云来曰:龟鳖肉皆反苋菜,食之成鳖瘕。

陶隐居曰:昔有人剉鳖以赤苋同包置湿地,经旬皆成生鳖。

《千金方》鳖肉共苋蕨菜食之,作鳖瘕害人。

鰕无须,及腹下通黑,煮之反白者,不可食之。《外台》引《肘后方》。

程云来曰:无须失鰕之形,腹黑必鰕之毒,色白反鰕之色,物既反常,必不可食。

《千金方》虾无须,腹下通乌色者,食之害人。

食脍饮乳酪,令人腹中生虫为瘕。《千金》黄帝云一切牛马乳汁及酪共生鱼食之成鱼瘕。

《金鉴》脍乃牛羊鱼之腥，聂而切之为脍，乳酪酸寒，与脍同食则生虫为瘕，故戒合食。

《后汉书·华佗传》，广陵太守陈登，忽患胸中烦懑，面赤不食。佗脉之曰：府君胃中有虫，欲成内疽，腥物所为也，即作汤二升，再服须臾吐出三升许虫，头赤而动，半身犹是生鱼脍，所苦便愈。佗曰：此病后三暮当发，遇良医可救。登至期疾动，时佗不在遂死。

鲙食之在心胸间不化，吐复不出，速下除之。久成症病，治之方。"鲙"徐、陈作"脍"，《金鉴》作"脍食在胃不化"。

橘皮一两　大黄二两，《肘后》《千金》用三两　朴硝二两

上三味，以水一大升，煮至小升，顿服即消。《辑义》据《千金》大升当二升，小升当一升。

程云来曰：鲙乃生鱼所作，橘皮能解鱼毒，硝黄能下症瘕。

《肘后》治食鱼鲙，及生肉，在胸膈中不消化，吐之又不出，不可留，多使成症方。朴硝如半鸡子一枚，大黄一两，凡二物㕮咀，以酒二升煮取一升，去滓，尽服之立消。若无朴硝者，芒硝代之，皆可用，又治食猪肉遇冷不消，必成虫症，下之方。

《千金》治食鱼鲙不消方。大黄三两切，朴硝二两，上二味，以酒二升煮取一升，顿服之。注云：仲景方有橘皮一两。

《医学入门》任度不知何许人，老医也。有患者尝饥，吞食则下至胸，便即吐出，医作噎疾膈气治之无验，任视之曰：此非疾，盖因食蛇肉不消而致斯病，但揣心腹上有蛇形也。病者曰：素有大风，尝求蛇肉食，风稍愈，复患此疾矣，遂用硝黄合而治之，微下利则愈，医者皆记其验，而知蛇瘕也。

食鲙多不消，结为症病，治之方。《外台》引《肘后》方，作"疗

食鲙过多,冷不消,不疗必成虫瘕"。

马鞭草

上一味,捣汁饮之,或以姜叶汁饮之一升,亦消。《本草纲目》姜叶条下,张机治食鲙成症,捣汁饮即消。又可服吐药吐之。《外台》引《肘后》作马鞭草捣绞取汁,饮一升即消去,亦宜服诸吐药吐之。《千金》同,云"生姜亦良"。

程云来曰:马鞭草味苦寒,下症瘕破血,姜叶亦能解鱼毒。

《本草》藏器曰:症瘕血瘕,久疟,破血杀虫,马鞭草捣烂煎取汁熬如饴,每空心酒服一匕。

《千金》凡食鱼鲙及生肉,在胸膈不化成症瘕,马鞭草捣汁,饮一升,即消。

马喉痹风,洪肿连颊,吐血数升者,马鞭草根一握,勿见风截去两头,捣取汁服,治疟无间新旧者方。马鞭草汁五合,酒三合,分三服。治大人小儿痈肿方,马鞭草捣敷上,即头出。

《千金翼》金疮方,取马鞭草捣筛薄疮,一宿都瘥,冬用干叶末。

《圣惠方》治白癜,用马鞭草不限多少为末,每服食前,用荆芥薄荷汤调下一钱匕。

《济阳纲目》治男子阴肿大如升核痛,人所不能治者,捣马鞭草涂之。马鞭草散,治喉痹咽肿连颊,吐气数者,马鞭草捣取自然汁,每服咽一合许。

《经验良方》治血淋,用马鞭草不拘多少,以水洗净入石臼内,捣烂取自然汁半盏,对生酒一钟,顿热温服,三服即愈。

《董炳集验方》人疥,马疥,马鞭草不犯铁器,捣自然汁半盏饮尽,十日内愈神效。

食鱼后中毒,两种烦乱,治之方。《千金》作"治食鱼中毒方",

注引《肘后》方云,治食鱼中毒面肿烦乱者。

橘皮

浓煎汁服之,即解。《千金》煎橘皮停极冷饮之,立验。

程云来曰:《神农经》曰,橘皮主胸中瘕热水谷,通神明,鱼毒食毒俱可解。

《肘后》治卒失声喑不出方,橘皮五两,水三升煮取一升,去滓顿服。

《千金》治鱼骨哽方,服橘皮汤,《圣惠方》鱼骨鲠咽,橘皮常含咽汁即下。

《食医心镜》化食消痰,胸中热气,橘皮半两微熬为末,水煎代茶细呷。

《杨氏简便方》痰膈气胀,陈皮三钱,水煎热服。

《孙尚药方》治诸气呃噫,橘皮二两汤浸去瓤剉,以水一升煎之五合,通热顿服,更加枳壳一两,去瓤炒,同煎之服效。

《食医心镜》治吹奶不痒不痛,肿硬如石,以青橘皮一两汤浸去瓤焙为末,非时温酒下二钱匕。

《济阳纲目》橘皮一物汤,治吞酸诸药不效者,服之立愈。又治诸气攻刺,及感风寒暑湿初证通用,凡酒食所伤,中脘痞塞妨闷,呕吐吞酸。(即本方)

《简效方》饮食过多,橘皮五钱,浓煎细呷。

食鯸鮧鱼中毒方。

芦根

煮汁,服之即解。《肘后》云"食鲈鱼肝,及鯸鮧鱼中毒,剉芦根煮汁饮一二升良"。

《金鉴》鯸鮧即河豚鱼,味美,其腹腴,呼为西施乳。头无腮,身无鳞,其肝毒,血杀人,脂令舌麻,子令腹胀,眼令目花,惟芦根汁能解之。程云来曰:河豚畏芦根,故其汁可解其毒。

《巢源》此鱼肝及腹内子有大毒,不可食,食之往往致死。

《千金》治食鱼中毒面肿烦乱,及食鲈鱼中毒欲死者方,剉芦根春取汁,多饮良。并治蟹毒,亦可取芦苇茸汁饮之愈。治呕哕方,芦根切三升,以水一升煮取四升,分四服,治卒被毒矢方,煮芦根汁饮三升。

《简效方》解狗狼肉毒,芦根捣汁服。

《救急选方》蟹柿相反,令人吐血,服芦根汁解。

蟹目相向,足斑目赤者,不可食之。

程云来曰:蟹骨眼而相背,相向者其蟹异,足斑目赤者其蟹毒,故不可食。

食蟹中毒,治之方。

紫苏

煮汁,饮之三升,紫苏子捣汁,饮之亦良。"捣汁"《本草纲目》引作"煮汁"。

《酉阳杂俎》蟹腹下有毛,杀人。

《外台》引《肘后》疗食蟹及诸肴膳中毒方,浓煮香苏饮汁一升解,本仲景方。

《证类本草》引《金匮》方,三升下云以子汁饮之,亦治凡蟹未经霜多毒。《肘后方》附方同。

《肘后》霍乱胀满,未得吐下,用生苏捣汁饮之佳,干苏煮汁亦可,伤寒气喘不止,用赤苏一把,水三升煮一升,稍稍饮之,劳复食复欲死者,苏叶煮汁二升饮之。《肘后》治卒哕不止方,香苏浓煮汁,顿服一二升良。

《千金》蛇虺伤人,紫苏叶捣饮之。

《海上仙方》乳痈肿痛,紫苏煎汤频服,并捣封之。

《医学入门》齐褚澄治一人服鸡子多而得奇疾,煮苏汁一斗饮之,吐涎升许,其中有一鸡雏。翅距已全而能走,后吐三十余枚而瘳。

《验方新编》解各色鱼毒,紫苏煎浓汁冷服极效,以多为妙,又解螃蟹毒。

又方

冬瓜汁饮二升,食冬瓜亦可。《肘后》鱼中毒,《小品》云,冬瓜汁最验。

程云来曰:紫苏冬瓜并解鱼蟹毒。

《傅肱蟹谱》云:不可与柿子同食,发霍乱。孟诜云:大黄紫苏冬瓜汁解之。

《千金》治小儿渴痢方,单捣冬瓜汁饮之。

《千金翼》治一切石发单方,捣生冬瓜汁三升,分为三服。

《简效方》过食木耳,冬瓜汁饮。

凡蟹未遇霜多毒,其熟者乃可食之。《外台》引《肘后》"者"作"煮"。

程云来曰:未遇霜者霜降节前也,节前食水莨菪故有毒;霜降节后食稻将蛰,则熟而味美,乃可食也。莨菪生水滨,有大毒。

《巢源》此蟹食水莨。水莨有大毒,故蟹亦有毒则闷乱欲死。若经霜已后,遇毒即不能害人。未被霜蟹煮食之,则多有中毒,令人闷乱精神不安,《肘后》云,是水莨所为。

《千金》十二月勿食蟹鳖,损人神气。

《辑义》彭蜞亦有毒,蔡谟食之几死。《本草》云,未被霜甚有毒,食水莨菪所致,人中之多死。霜后将蛰,故味美乃可食之。按

"熟"字《外台》《巢源》为"熟煮"之义。然蟹非可生食物,则其不熟煮者,人亦不食,因疑"熟"或是"蛰"之讹。

蜘蛛落食中,有毒,勿食之。

程云来曰:蜘蛛有毒,落食中或有尿,有丝粘食上,故不可食。

凡蜂蝇虫蚁等,多集食上,食之致瘘。

程云来曰:蜂蝇虫蚁禀湿热而有毒,集食上而人食之,湿热之毒传于肌肉,致生瘘疮。

案:《巢源》有蜂瘘,蝇瘘,蚁瘘,皆由饮食内有蜂蝇等,因误食之毒入于五脏,流出经络,变生诸瘘,证候各异,今不繁引。

果实菜谷禁忌并治

《金鉴》《内经》曰：天食人以五气，地食人以五味，果实菜谷皆地产也。又云：五谷为养，五果为助，五菜为充，是以草实曰"蔬"，木实曰"果"。《礼》云：枣曰"新之"，栗曰"撰之"，桃曰"胆之"，柤梨曰"攒之"，则治果实有法矣。烹葵断壶，纪乎豳风，芥酱芼羹。以养父母，则用五菜有道矣。牛宜稌，羊宜黍，豕宜稷，犬宜粱，雁宜麦，则配五谷有方矣。然其物有不宜常食者，有不宜食者，《经》云，阴之所生本在五味，阴之五宫伤在五味，人安可不知其所禁忌乎？

果子生食生疮。

程云来曰：诸果之实皆成于夏秋，禀湿热之性，食之故令生疮。

案：生者言未极乎时令也。《论语》云：不时不食，此之谓欤。

果子落地，经宿虫蚁食之者，人大忌食之。

程云来曰：落地经宿则果壤，虫蚁食之则果毒，在人大忌食之，令人患九漏。

生米停留多日，有损处，食之伤人。"米"《金鉴》、陈本作"果"。

程云来曰：有损处谓为虫鼠所食，皆有毒故伤人。

桃子多食令人热，仍不得入水浴，令人病淋沥寒热病。 徐、沈无"寒"字，程、《金鉴》、陈作"寒热淋沥病非"。

程云来曰：桃实酸甘辛，生于春味酸，成于夏则酸甘，成于秋则酸辛，其性热，故多食令人热也。若多食而入水浴，则酸味不得内泄，多令人癃，水寒之气因而外客，故令人寒热也。

《辑义》淋沥寒热，连绵不已之谓。《肘后》云，尸注大略使人寒热淋沥,怳怳默默不的知其所苦。又《外台》云,劳极之病,吴楚谓之淋沥,是也。《程》及《金鉴》以为瘴误,《千金》黄帝云,饱食桃入水浴成淋病,此是别义。

杏酪不熟,伤人。《千金》云"杀人"。

程云来曰:古人杏酪以酒蜜酿成,亦有甘草生姜汁熬成者。以杏仁有毒,半生半熟皆能害人也,今人另有制法。

《辑义》"杏酪"一名"杏酥"。藏器云:服之润五脏,去痰嗽,生熟吃,俱可;若半生半熟,服之杀人。《金鉴》为"杏""酪"二物,误。

梅多食,坏人齿。《千金》食治同。

程云来曰:梅实能致津液,津液出则骨伤。以肾主五液,齿为肾之标故也。

《千金》扁鹊云:多食酢,损人骨。

《辑义》时珍发明详论此理,《程注》本之,当参考《本草》,食梅齿齼者嚼胡桃肉解之,盖胡桃补肾也。

李不可多食,令人胪胀。《本草》大明曰:多食令人胪胀,发寒热。《金鉴》李味酸涩,若多食则中气不舒,故令人腹胀也。

林檎不可多食,令人百脉弱。

程云来曰:林檎酸涩而闭百脉,故多食令人百脉弱。

《本草》志曰:林檎多食发热及冷痰涩气,令人好睡,或生疮疖,闭百脉。

橘柚多食,令人口爽,不知五味。

程云来曰:橘柚味酸,能恋膈生痰,聚饮。饮聚膈上则令人口淡不知味。《金鉴》尚书注:小曰橘,大曰柚,二者其味皆酸而性寒,若过食则口虽爽而五味不知焉。

《辑义》时珍云:橘皮下气消痰,其肉生痰聚饮,表里之异如此。

程注本之,但"爽"字未妥。案:《尔雅》释言,"爽","瘥"也,忒也。老子五味令人口爽,乃为口失味之义。

梨不可多食,令人寒中,金疮产妇,亦不宜食。《千金》金疮产妇勿食,令人萎困寒中。

程云来曰:梨性大寒,故令人寒中。寒能凝血脉,故金疮产妇不宜食。

樱桃杏多食,伤筋骨。

《金鉴》樱桃杏味酸性寒,若过食则伤筋骨。《内经》云,酸则伤筋,寒则伤骨,故伤筋骨。

安石榴不可多食,损人肺。《本草》震亨云,榴者留也,其汁酸,性滞恋成痰。

《金鉴》安石榴味酸涩,酸涩则气滞,肺主气宜利而不宜滞,滞则伤损矣,故不可过食也。

胡桃不可多食,令人动痰饮。《千金》动痰饮,令人恶心吐水吐食,《本草》颖曰:多食生痰动肾火。

程云来曰:胡桃能润肺消痰,今令人动痰饮,何也?以胡桃性热,多食则煎熬津液而为痰饮矣。

生枣多食,令人热渴,气胀,寒热,羸瘦者弥不可食,伤人。《千金》"食""治"同。

程云来曰:生枣味甘辛气热,以辛热则令人渴,甘则令人气胀也。羸弱者内热必盛,而脾胃必虚,故弥不可食。

食诸果中毒,治之方。《千金》作"治食野菜马肝肉诸脯肉毒方"。

猪骨烧过,《仲景全书》作"烧灰",《金鉴》作"煅黑"。

上一味,末之,水服方寸匕,亦治马肝漏脯等毒。

《金鉴》以猪骨治果子毒，物性相制使然，治马肝毒者，以猪畜属水，马畜属火，此水克火之义也。治漏脯毒者，亦骨肉相感之义也。

木耳赤色，及仰生者，勿食。《证类本草》引《金匮玉函》"赤色"作"青色"。**菌仰卷，及赤色者，不可食。**

程云来曰：木耳诸菌皆覆卷，仰卷则变异，色赤则有毒，故不可食。

食诸菌中毒，闷乱欲死，治之方。

人粪汁饮一升　土浆饮一二升。

大豆浓煮汁饮之，服诸吐利药，并解。

李玙臣曰：闷乱欲死，毒在胃也，服吐利药并解，使毒气上下分消也。

《巢源》凡园圃所种之菜本无毒，但蕈菌等物皆是草木变化所生。出于树者为蕈，生于地者为菌，并是郁蒸湿气变化所生，故或有毒者。人食遇此毒，多致死甚疾速；其不死者，犹能令烦闷吐利，良久始醒。

《千金》治鼻衄方，取人屎尖烧灰，水服，并吹少许鼻中止。治丁肿病，忌见麻勃，见之即死者方。以人屎尖傅之立瘥，治诸热毒，或蛊毒，鼻中及口中吐血，医所不治方，取人屎尖七枚烧作火色，置水中研之，顿服即愈。亦解百毒时气热病之毒，服已温覆取汗。勿轻此方，极神验。治食山中树菌毒方，人屎汁服一升良，又解诸菌毒，掘地作坑，以水沃中搅令浊，澄清饮之，名地浆。

《本草》陈藏器云：菌冬春无毒，夏秋有毒，有蛇虫从下过也，夜中有光者，欲烂无虫者，煮之不熟者，煮讫照人无影者，上有毛下无纹者，仰卷赤色者，并有毒杀人。中其毒者，地浆及粪清解之。

《周密癸辛杂识》嘉定乙亥岁,杨和王坟上感慈庵僧德明游山,得奇菌,归作糜供家,毒发僧行死者十余人,德明亟尝粪,获免。有日本僧定心者,宁死不污,至肤理坼裂而死。《吴林吴蕈谱》镜水忍可禅师在宁国山中,一日与僧三四人食蕈俱中毒,刹那间二便频遗,身软口呿,正窘急时,欻有市药者上山,僧众言其故,随以甘草浓煎灌之,同时获愈。又阳山西花巷,有人在一荒墩上采菌一丛,煮而食之,卒然毒发,肤如琉璃。使人往采蕈处察之,见菌丛生如故,即掘见一古冢,满中是蛇。即以甘草煎汤啜之,寻愈。故余每于腊月中,粪坑内浸甘草人中黄,以治蕈毒,及天行疫毒,伏气热病,痘科毒甚不能贯浆者,悉有神效。其法用甘草为末,将毛竹筒一段,两头留节,刮去青皮,节上开一窍,纳甘草于中,仍以芭蕉叶柄削针闭窍,浸粪坑中四十九日,须至立春日取出,阴干任用。

《直指方》广南人杀毒蛇,覆之以草,以水洒之。数日菌生,采干为末,入酒毒人。遇再饮酒,毒发立死。

《外台》蛊毒百毒,及诸热毒时气热病,口鼻出血,用人屎尖七枚烧灰,水调顿服,温覆取汗即愈。

《苏恭方》诸毒卒恶,热闷欲死者,新粪汁水和服,或干者烧末,渍汁饮,名破棺汤。

《怪疾奇方》麻骨证,有自顶麻至心而死者,有自足心麻至膝而死者,别无治法,惟用人菌烧灰,豆腐浆调服即效,菌音矢。

食枫树菌而笑不止,治之以前方。

程云来曰:弘景曰,枫木上生者令人笑不止,以地浆解之。李珥臣曰:心主笑,笑不止是毒气入心也。

《医说》四明温台间山谷多生菌,然种类不一,食之间有中毒,往往至杀人者,盖蛇毒气所熏蒸也。有僧教掘地,以冷水搅之令浊,少顷取饮者,皆得全活。此方见《本草》陶隐居注,谓之地浆,亦治枫树菌食之笑不止,俗言食笑菌者。居山间不可不知此法。案:《陶谷清异录》云,菌蕈有一种,食之令人得乾笑疾,士人戏呼为笑矣乎,此间无枫树然间有食菌而笑不已者,此岂所谓笑矣乎者耶?

误食野芋,烦毒欲死,治之方。原注:以前方,其野芋根山东人名魁芋。人种芋三年不收,亦成野芋,并杀人。

程云来曰:野芋三年不收,又名梠芋,味辛冷有毒,只可敷摩疮肿。人若食之,中其毒,土浆,豆汁,粪汁,俱可解也,梠音吕。

《本草》陶隐居云,野芋形叶与芋相似,芋种三年不采成梠芋,并能杀人,误食之烦闷垂死者,惟以土浆,及粪汁,大豆汁,饮之则活矣。

蜀椒闭口者有毒,误食之戟人咽喉,气病欲绝,或吐下白沫,身体痹冷,急治之方。《外台》作戟人咽,使不得出气,便欲绝。

肉桂煎汁饮之,《肘后》无"肉"字。**多饮冷水一二升**。

或食蒜,《肘后》作大蒜《本草纲目》引张仲景方,闭口椒毒气闭欲绝者,煮蒜食之。**或饮地浆**,《肘后》慎不可饮热杀人。

或浓煮豉汁,饮之并解。《外台》引《肘后》云,又急饮酢。

程云来曰:蜀椒气大热有毒,味辛麻,闭口者毒更甚,辛则戟人咽喉,麻则令人吐下白沫,身体痹冷也。冷水,地浆,豉汁,寒凉能解热毒;其桂蒜大热,而《肘后》诸方亦云解椒毒,不知其义,岂因其气欲绝,身体冷痹而用耶?《金鉴》如桂与蒜皆大辛大热之物,通血脉,辟邪秽,以热治热,是从治之法也,冷水清凉解热,地浆得土气,以万物本乎土,亦莫不复归于土,见土则毒已化矣。

《梅师方》中闭口椒毒,气欲绝,或出白沫,身体冷,急煎桂汁服之,多饮新汲水一二升,中钩吻毒,并解芫青毒,并煮桂汁服。

《集验方》食蟹中毒,干蒜煮汁饮之。

《危氏方》蛇瘕面光,发热如火炙人,饮蒜汁一碗,吐出如蛇状即安。

《串雅》人头面上有光,他人手近之如火炽者,此中蛊毒也,蒜汁五钱和酒服之,当吐出如蛇形。

正月勿食生葱,令人面生游风。

程云来曰:正月甲木始生,人气始发,葱能走头面而通阳气,反引风邪而病头面,故令生游风。

《辑义》《千金》有治头面游风方,此云生游风,则当是鼻疱面皯粉刺等之谓。

二月勿食蓼,伤人肾。

程云来曰:扁鹊云,食蓼损髓少气减精,二月木正王,若食蓼以伤肾水,则木不生,故二月勿食。

《千金》扁鹊云,蓼久食,令人寒热损骨髓,杀丈夫阴气少精。

三月勿食小蒜,伤人志性。

程云来曰:小蒜辛热有毒,三月为阳气长养之时,不可食此夺气伤神之物。

四月八月勿食胡荽,伤人神。

程云来曰:胡荽荤菜也,辛芳之气损人精神。四月心火正王,八月肺效敛,以心藏神而肺藏魄,食此走散之物必能伤神也。

《千金》四月八月勿食葫,伤人神,损胆气,令人喘悸,胁肋气急,口味多爽。案:据此本条胡荽,疑是葫字之讹。

五月勿食韭,令人乏气力。《千金》勿食韭下,有"损人滋味"四字。

程云来曰:韭菜春食则香,夏食则臭,(出寇宗奭)脾恶臭而主四肢,是以令人乏气力。

五月五日勿食一切生菜,发百病。

程云来曰：五月五日为天中节，为纯阳日，人当养阳以顺令节，若食生菜则伐天和，故生百病。

六月七月勿食茱萸，伤神气。《千金》食茱萸下引黄帝，"气"下有"起伏气"三字。

程云来曰：六七月阳气尽发，吴茱萸辛热辛能走气，故伤神气。

案：据《千金》当是食茱萸，《程》云吴茱萸误。

八月九月勿食姜，伤人神。《千金》伤人神损寿。

程云来曰：八九月人气收敛，姜味辛发，食之则伤神也。《云笈七笺》曰：九月食生姜，成痼疾。孙真人曰：八九月食姜，至春多患眼，损筋力，减寿。朱晦庵有秋姜夭人天年之语，谓其辛走气泻肺也。

《千金方》胡居士云：姜杀腹内长虫，久服令人少志少智，伤心性。

十月勿食椒，损人心，伤心脉。《千金》黄帝云，损人心伤血脉，《外台》引仲景方。

程云来曰：《内经》曰，九月十月人气在心，椒能走气伤心，故伤心脉。

十一月十二月勿食薤，令人多涕唾。《千金》十月十一月十二月勿食生薤。

程云来曰：薤白气味冷滑，能引涕唾，非独十一月十二月然也。

四季勿食生葵，令人饮食不化，发百病，非但食中，药中皆不可用，深宜慎之。《千金》四季之月，土王时勿食生葵菜，令人饮食不化，发宿病。

程云来曰：脾王四季，生葵冷滑非脾所宜，发病之物，药饵中皆不宜也。

时病瘥未健，食生菜，手足必肿。《千金》引黄帝云，时病瘥后未健，食生青菜者手足必青肿。

程云来曰:时病热病也,热病新瘥而脾胃尚弱,食生菜则伤脾,故令手足浮肿。

夜食生菜,不利人。

程云来曰:夜食生菜,则易停留而难转化,不利于人也。

十月勿食破霜生菜,令人面无光,目涩,心痛,腰疼,或发心疟。疟发时,手足十指爪皆青,困委。"困委"《千金》引黄帝作"困痿"。

程云来曰:《道藏》云,六阴之月万物至此归根复命,以待来复,不可食寒冷以伐天和。生菜性冷,经霜则寒,寒冷之物能损阳气,食之能发上证。

《素·刺疟论》心疟者,令人烦心甚,欲得清水,反寒多,不甚热,《三因方》病者心烦,欲饮清水,反寒多不甚热,乍来乍去,以喜伤心,心气耗散所致,名曰心疟。

葱韭初生芽者,食之伤人心气。

程云来曰:萌芽含抑郁之气未伸,食之能伤心气。

《本草》寇宗奭曰:葱主发散,多食昏人神。

饮白酒食生韭,令人病增。

《金鉴》酒多湿,韭性热,湿热相合,令人病增。

生葱不可共蜜食之杀人,独颗蒜弥忌。

程云来曰:孙真人曰:葱同蜜食令人利下。独蒜气味辛臭,与蜜更不宜也。

《千金》黄帝云:食生葱即啖蜜,变作下利;食烧葱并啖蜜,拥气而死。

枣合生葱食之,令人病。

程云来曰:枣与葱食。令人五脏不和。

生葱和雄鸡雉白犬肉食之,令人七窍经年流血。《千金》生葱共鸡犬肉食,令人谷道终身流血。

李珥臣曰:此皆生风发火之物,若合食则血气更淖溢不和,故七窍流血。

食糖蜜后,四日内食生葱韭,令人心痛。"韭"《仲景全书》作"蒜"。

程云来曰:蜜与葱韭蒜皆相反,虽食蜜后四日内尤忌之,相犯乃令人心痛。

《辑义》糖说文饴也,方言饧谓之糖,明是糖与蜜各别,程《金鉴》言蜜而不及糖何。

夜食诸姜蒜葱等,伤人心。

程云来曰:人之气昼行于阳,而夜行于阴,夜食辛物以扰乎阳,则伤上焦心膈之阳气也。

芜菁根多食,令人气胀。

程云来曰:芜菁即蔓菁也,多食动气。(出寇宗奭)《金鉴》此言不可过食,若过食则动气而胀也。

薤不可共牛肉作羹,食之成瘕病,韭亦然。《千金》黄帝云。

程云来曰:薤韭牛肉皆难克化之物,积而不消,则为癥瘕。

莼多食,动痔疾。

程云来曰:李廷飞曰,莼性滑故发痔疾。《金鉴》滑而易下,故发痔疾。

野苣不可同蜜食之,作内痔。《千金》引黄帝无"内"字。《本草纲目》引《本经》作"肉"字。

程云来曰:野苣苦荬也,性苦寒能治痔,与蜜同食,复生内痔。物性相忌,则易其性也。

白苣不可共酪同食,作䘌虫。《千金》引黄帝云,必作虫。

程云来曰:白苣苦寒,乳酪甘寒,合食停于胃中则生蚀䘌。

李濒湖曰：白苣处处有之，似莴苣而叶色白，折之有白汁，四月开黄花如苦荬，结子。

黄瓜食之，发热病。 徐忠可曰："之"字疑是"多"字。

程云来曰：黄瓜动寒热，虚热天行热病后，皆不可食，（本孟诜）

《千金》胡瓜不可多食，动寒热，多疟病，积瘀血热。

案：黄瓜不可与落花生同食，犯之成霍乱，不可不知。

《酉阳杂俎》苽两鼻，两蒂，食之杀人。

葵心不可食，伤人，叶尤冷，黄背赤茎者，勿食之。

程云来曰：葵心有毒，其叶黄背赤茎者亦有毒，不可食。

胡荽久食之，令人多忘。《千金》同。

程云来曰：胡荽开心窍伤神，久食之故令人多忘。《金鉴》胡荽辛温开窍，久食耗心血，故令多忘。

病人不可食胡荽，及黄花菜。

《金鉴》胡荽耗气，黄花菜破气耗血，皆病人忌食。

《千金》华佗云：胡荽患胡臭人，患口气臭䘌齿人食之加剧；腹内患邪气者，弥不得食，食之发宿病，金疮尤忌。

芋不可多食，动病。《千金》云，动宿冷。

程云来曰：芋难克化，滞气困脾。（本宗奭）

妊妇食姜，令子余指。

程云来曰：余指六指也，姜形如列指，物性相感也。

《博物志》妊娠啖生姜，令儿多指。《酉阳杂俎》妇人有娠食干姜，令胎内消。

蓼多食，发心痛。

程云来曰：孙真人曰，黄帝云，食蓼过多有毒发心痛，以气味辛温故也。

蓼和生鱼食之,令人夺气,阴咳疼痛。"咳"程、《金鉴》作"核"是。

程云来曰:生鱼鲊之属,合食则相犯,令人脱气阴核痛。《金鉴》阴核痛,亦湿热致病耳。

《辑义》《千金》黄帝云:蓼食过多有毒发心痛,和生鱼食之,令人脱气阴核疼痛求死。又黄帝云,食小蒜啖生鱼,令人夺气阴核疼求死,阴核即阴丸也。

芥菜不可共兔肉食之,成恶邪病。

程云来曰:芥菜昏人眼目,兔肉伤人神气,合食必为恶邪之病。

小蒜多食,伤人心力。

程云来曰:小蒜辛温有小毒发痼疾,多食气散则伤心力。

食躁或躁方。"或"《全书》、徐作"式"。

豉　浓煮汁饮之。

《金鉴》食躁或躁者,即今之食后时或恶心,欲吐不吐之病也。故以豉汤吐之。

《千金》治哕方,煮豉三升,饮汁佳。

钩吻与芹菜相似,误食之杀人,解之方。《千金》及《翼》治钩吻毒困欲死,面青口噤,逆冷身痹方。

荠苨八两

上一味,水六升,煮取二升,分温二服。原注:《肘后》云,与茱萸食芹相似,钩吻生地旁无他草,其茎有毛,以此别之。《千金》咬咀,以水六升,煮取三升,冷如人体,服五合,日三夜二。凡煮荠苨惟令浓佳,《翼方》同。

《辑义》《外台》引《肘后》又云:此多生篱坞水渎边,绝似茶,人识之无敢食,但不知之必是钩吻。案:本草钩吻一名野葛,又秦钩吻,乃并入药用,非此。又一种叶似黄精,唯花黄茎紫,亦呼为钩吻，不可食，故经方引与黄精为比，言其形色相似也。本经所谓与芹菜相似者，别是一种。陶氏于《本草》则云，钩吻是毛莨；而于《肘后》则云，此非钩吻，盖以蔓生者为钩吻，以似芹者为毛莨耶。《唐本注》已辨其非，当考《本草》。盖钩吻有数种，故古人所说不一者，以其所见各不同也。今以此间所有考之，藤本之外，草本、木本、黄精叶及芹叶，凡五种，皆见有俚人误食中毒者，则知当据各书所论，而辨其物也。若欲强并为一草，则谬矣。《成方集验》钩吻即野葛，入口钩人喉吻，故名。广人名胡蔓草；滇人名火把花；岳州名黄藤，叶似芹，五六月开花数十朵作穗。若误食，以荠苨煮浓汤饮，荠苨又名甜桔梗，河南人呼为杏叶沙参，能解百药毒。《简效方》钩吻，即断肠草。

《肘后》一药而兼解众毒者，惟荠苨。浓饮二升，或煮嚼之，亦可作散服。此药在诸药中，毒皆自解也。

陈延之《小品方》解诸蛊毒，荠苨根捣末，饮服方寸匕，立瘥。

《苏颂图经》解五石毒，荠苨生捣汁，多服之立瘥。

《千金翼》疗疮肿毒，生荠苨根捣汁服一合，滓傅之，不过三度。治杂石发单方，单服荠苨汁饮亦解。

菜中有水莨菪，叶圆而光，有毒。误食之，令人狂乱，状如中风，或吐血。治之方：

甘草煮汁，服之，即解。

程云来曰：荠苨甘草解百药毒。

《肘后》治食野葛已死方，多饮甘草汁佳。

《千金》治食莨菪闷乱，如卒中风，或似热盛狂病，服药即剧方。饮甘草汁，蓝青汁，即愈。又甘草汤，主天下毒气，及山水露雾毒气，去地风气瘴疠等毒方，甘草二两，上一味以水二升煮取一升，分服。

春秋二时龙带精入芹菜中，人偶食之为病。发时手青，腹满，痛不可忍，名蛟龙病，治之方。

硬糖二三升。《千金》服寒食饧三斗大验

上一味，日两度服之，吐出如蜥蜴三五枚瘥。《本草纲目》饴糖下引《金匮要略》云，凡人正二月食芹菜误食蛟龙精者，为蛟龙病，发则似痫，面色青黄，每服寒食饧五合，日三服，吐出蛟龙有两头可验。吐蛔者，勿用。

程云来曰：芹菜生江湖陂泽之涯，蛟龙虽云变化莫测，其精那能入此。大抵是蜥蜴虺蛇之类，春夏之交遗精于此故耳。且蛇嗜芹，尤为可证。案：《外台秘要》云，蛟龙子生在芹菜上，食之入腹变成龙子，须慎之。饴粳米杏仁乳饼煮粥食之，吐出蛟子大验。仲景用硬糖治之，余考之《本草》并无硬糖，当是粳米饴糖，无疑，二物味甘，甘能解毒故也。

《辑义》刘熙释名云：饍之清者曰饴，形怡怡然也；稠者曰饧，强硬如锡也。时珍云：古人寒食多食饧，故医方亦收用之，明硬糖即是饧，程注殆妄矣。

《千金》开皇六年三月八日，有人食芹得之。其人病发似癫痫，面色青黄，因寒食食饧过多，便吐出状似蛟龙，有头有尾。《外台》及《医说》所载与《千金》大同小异。

《明皇杂录》有黄门奉使交广回，太医周顾曰：此人腹中有蛟龙。上惊问黄门有疾否，曰臣驰马大庾岭，热困且渴，遂饮涧水，觉腹中痞坚如石。周遂以硝石雄黄煮服之，立吐一物长数寸，大如指，视之鳞甲皆具。

《千金》服药过剂闷乱者，饴糖食之，治骨鲠在喉，众治不出方。取饴糖丸如鸡子黄，吞之不去，更吞渐大作丸，可至十丸止。

《外台》误吞钱钗及竹木,取糖饴一斤,渐渐食尽便出。

《总录》草乌头毒,及天雄附子毒,并食饴糖即解。

食苦瓠中毒,治之方。

黍穰"黍"正脉本作"黎",今依程本、《金鉴》及《肘后》《外台》《本草纲目》改之。穰禾茎也,黎何有穰? 其讹明矣。

煮汁,数服之解。《肘后》《外台》作"饮浓汁数升"。

《酉阳杂俎》瓠牛践苗,则子苦。

李濒湖曰:苦瓠匏也。诗云,匏有苦叶。《国语》云:苦匏不材,于人共济而已,皆指苦瓠也。《风俗通》云:烧穰可以杀瓠,或云种瓠之家不烧穰,种瓜之家不烧漆,物性相畏也。苏恭言服苦瓠过分,吐利不止者,以黍穰灰汁解之,盖取乎此。

《千金》治人及六畜时气热病,豌豆疮方,浓煮黍穰汁,洗之。一茎是稷穰,即不瘥。治妊娠尿血方,黍穰烧灰,酒服方寸匕,日三服。

扁豆,寒热者,不可食之。《本草》引弘景云,患寒热者,不可食。

《金鉴》扁豆性滞补,如患寒热者忌之。

久食小豆,令人枯燥。《千金》赤小豆不可久服,令人枯燥。

陶隐居曰:小豆逐津液,利小便,久服令人肌肤枯燥。

食大豆屑,忌啖猪肉。

程云来曰:大豆壅气,猪肉滞膈,故忌之,小儿十岁以下尤忌。

《千金》黄帝云:服大豆屑,忌食猪肉炒豆。不得与一岁已上,十岁已下小儿食,食竟啖猪肉,必拥气死。

大麦久食,令人作癣。沈、徐、陈"癣"作"癖"。

李珥臣曰:癣疥同。盖麦入心,久食则心气盛而内热。《内经》曰:诸疮疡皆属心火,故作癣。

《千金》大麦久食,令人多力健行。

白黍米不可同饴蜜食,亦不可合葵食之。

程云来曰:黍米令人烦热,饴蜜令人中满,故不可同食。黍米合葵食成痼疾,亦不可合食。

《千金》黄帝云:五种黍米合葵食之,令人成痼疾。

荍麦面多食之,令人发落。"荍"音"翘"。

《辑义》《本草纲目》荞麦一名荍麦。《千金》黄帝云:荞麦作面和猪羊肉热食之,不过八九顿,作热风,令人眉须落;又还生,仍稀少。泾邠已北,多患此疾,今荞麦面人多食之,未有发落者,此必脱"和猪羊肉"等字,程《金鉴》并云荍字有误当详之,盖失考耳。

盐多食,伤人肺。《千金》盐不可多食,伤肺喜咳,令人色肤黑,损筋力。

程云来曰:盐味咸能伤肾,又伤肺,多食发哮喘,为终身痼疾也。

食冷物,冰人齿,食热物,勿饮冷水。

《金鉴》寒热相搏,脾胃乃伤。

饮酒食生苍耳,令人心痛。

《金鉴》酒性纯阳,苍耳味苦有毒,苦先入心,饮酒以行其毒,故心痛。

夏月大醉汗流,不得冷水洗着身,及使扇,即成病。

程云来曰:夏月大醉,汗流,浴冷水即成黄汗;扇取凉,即成漏风。

《千金》扁鹊云:醉当风卧,以扇自扇,成恶风;醉以冷水洗浴,成疼痹。

饮酒大忌灸腹背,令人肠结。《千金》黄帝云:食生菜饮酒,莫灸腹,令人肠结。

程云来曰:毋灸大醉人,此灸家所必避忌也。

《资生经·下经》云:灸时不得伤饱大饥饮酒。

醉后勿饱食，发寒热。

《金鉴》醉则肝胆之气肆行，木来侮土，故曰"勿饱食，发寒热"。

《千金》饱食讫，多饮水及酒，成痞僻。

饮酒食猪肉，卧秫稻穰中则发黄。

程云来曰：饮酒而食肉则腠理开，卧稻穰中则湿热入，是以发黄也。

《酉阳杂俎》大醉不可卧黍穰上，汗出眉发落。

食饴多，饮酒大忌。

《金鉴》谚云，酒家忌甘，此义未详。

凡水及酒，照见人影动者，不可饮之。

程云来曰：此涉怪异，宜不可饮。

醋合酪食之，令人血瘕。《千金》黄帝云，食甘酪竟，即食大酢者，变作血瘕，及尿血。

程云来曰：醋酸敛而酪粘滞，令作血瘕。

食白米粥勿食生苍耳，成走疰。《千金》黄帝云，食甜粥复以苍耳甲下之，成走注。

程云来曰：白米粥能利小便，苍耳子能搜风。小便利而食搜风之物虚其经络，反致走注疼痛。

《巢源·走注候》"注"者"住"也，言其病连滞停住死，又注易傍人也。人体虚受邪气，邪气随血而行，或淫奕皮肤，去来击痛，游走无有常所，故名走注。

食甜粥已，食盐即吐。《肘后附方》引《食医心镜》黄帝云，食甜瓜竟食盐成霍乱，《千金》黄帝云，食甜粥竟食盐即吐，或成霍乱。

程云来曰：甘者令人中满，食甜物必泥于膈上，随食以盐，得咸则涌泄也。

犀角筋搅饮食沫出,及浇地坟起者,食之杀人。《范宁注谷梁》地贲。贲,沸起也。

《金鉴》《抱朴子》云:犀食百草之毒,及众木之棘,故知饮食之毒,若搅饮食沫出者,必有毒也;浇地坟起者,此怪异也,故食之杀人。

《抱朴子》云:蛊之乡有饮食,以此角搅之,有毒则生白沫,无毒则否。

饮食中毒烦满,治之方。《千金》"满"作"懑"。

苦参三两　苦酒一升半《千金》用酒二升半不用苦酒《外台》同。

上二味,煮三沸,三上三下,服之吐食出,即瘥。或以水煮亦得。

程云来曰:酸苦涌泄为阴。苦参之苦,苦酒之酸,所以涌泄烦满而除食毒。

《梅师方》饮食中毒鱼肉菜等毒,即本方煮服,取吐即愈。

《肘后》上下诸瘘,或在项,或在下部,用苦参五升,苦酒一斗渍三四日,服之以知为度。又疗白癫,苦参五斤,酒三升,渍饮勿绝,并取皮根末服效验。

又治中恶卒心痛,即本方作煮取升半,分再服。

《千金》治温病欲死方。苦参一两,以酒二升煎取一升,尽饮之,当吐则除。诸毒病服之,覆取汗,皆愈。注云,张文仲及《肘后》云,治热毒垂死,破棺千金汤。

《圣惠方》治伤寒四五日已呕吐,更宜吐,以苦参末酒下二钱,得吐瘥。

《外台》天行病四五日,结胸满痛壮热,苦参一两,以醋三升煮取一升二合,饮之取吐即愈,天行毒病,非苦参醋药不解,及温覆取汗良。

《子母秘录》治小腹疼青黑，或不能喘，苦参一两，醋一升半煎八合，分二服。

《寿世保元》杨梅疬风等疮，能治内热消疮毒，补心养气。苦参半斤洗净剉碎，分作二处。将绢袋兜浸酒一坛，春冬浸一月，秋夏浸十日后，早晚开服，乃治疮科之圣药。

《验方新编》手指手掌皮厚如铁，苦参酒煎服，外用苦参末酒敷，极其神效。

又方犀角汤亦佳。《肘后附方》引梅师方作或取煮犀角汁一升，亦佳。

程云来曰：犀角亦解食毒。

《金鉴》中毒烦满，毒在胃中，犀角解胃中毒。

《千金》治诸食中毒方，饮黄龙汤，及犀角汁，无不治也，饮马尿亦良。人以雉肉作饼臛，因食皆吐下，治之方，服犀角末方寸匕，得静甚良，《圣惠》新汲水调下，即瘥。

《外台》治服药过剂，及中毒烦闷欲死，烧犀角末水服方寸匕。

《集简方》山岚瘴气，犀角磨水服之。

《广利方》小儿惊痫不知人，嚼舌仰目者，犀角浓磨水服之立效，为末亦可。

《钱氏小儿方》痘疮稠密，不拘大人小儿，生犀角于涩器中新汲水磨浓汁，冷饮服之。又方，消毒解热，生犀角尖磨浓汁频饮之。

贪食食多不消，心腹坚满痛，治之方。

盐一升　水三升

上二味，煮令盐消，分三服，当吐出食，便瘥。《千金》并治暴症。

程云来曰：咸味涌泄，盐水以越心腹坚满。

《千金》治霍乱蛊毒，宿食不消，积冷心腹烦满鬼气方。极咸盐汤三升,热饮一升,以指刺口令吐宿食使尽,不吐更服,吐讫复饮,三吐乃住,静止。此法大胜诸治,俗人以为田舍浅近法,鄙而不用,守死而已。凡有此病,即须先用之,又治卒忤方。(即本方)

《肘后》中风腹痛,盐半斤熬水干,着口中饮热汤二升,得吐愈。治胸中多痰,头痛不欲食,及饮酒则瘀阻痰方。先作一升汤,投水一升,名为生熟汤;及食三合盐,以此汤送之,须臾欲吐,便摘出;未尽更服二合,饮汤二升,后亦可更服汤,不复也。《串雅》名阴阳汤,凡治上焦欲吐而不能吐者,饮之吐而愈。

《千金》治齿龈宣露,每旦噙盐热水含漱百遍,五日后齿即牢。又治卒中尸遁,其状腹胀急冲心,或块起,或牵腰脊者是,服盐汤取吐。治风身体如虫行方,盐一斗,水一石,煎减半,澄清温洗浴三四遍,并疗一切风。

《千金翼》治霍乱转筋,两臂及脚胸胁诸转筋,并主之方,盐一升五合,煮作汤渍洗转筋上,按灸良。

《梅师方》心腹胀坚,痛闷欲死,盐五合水一升煎服,吐下即定,不吐更服。

《外台》胸中痰饮,伤寒热病,疟疾须吐者,并以盐汤吐之。

《简便方》酒肉过多,胀满不快,用盐花擦牙温水漱下二三次,即如汤沃雪也。

《张氏医通》戴人治一妇病喜笑不休已半年矣,以盐块二两烧令通赤,放冷研细,河水煎服,探吐出热痰五升;次服降火之剂,不数日而笑定。

矾石生入腹,破人心肝,亦禁水。

程云来曰:矾石伤骨蚀肉,内用必伤心肝也,矾得水则化,故亦禁水。

《本草》吴普云，矾石久服伤人骨。宗奭云，矾石不可多服，损心肺，却水故也。水化书纸上，干则水不能濡，故知其性却水也。

商陆以水服，杀人。

程云来曰：商陆有大毒，能行水而忌水服，物性相恶而然也。

葶苈子傅头疮，药气入脑，杀人。"气"正脉本作"成"，今依徐、沈、程、《金鉴》改。

《金鉴》葶苈大寒，虽能敷疮，杀虫，然药气善能下行，则疮毒亦攻入脑矣，故杀人。

《千金》治小儿头秃疮方，葶苈子细末，先洗敷之。

《千金翼》治头风方，捣葶苈子末，以汤淋取汁，洗头良。

水银入人耳，及六畜等，皆死，以金银着耳边，水银则吐。徐、沈并云吐疑是出。

《金鉴》水银大毒，入耳则沉经坠络，皆能死人，以金银着耳门引之则吐出，此物性感召之理，犹磁石之引针也。

陈藏器曰：水银入耳能食人脑至尽，入肉令百节挛缩，倒阴绝阳，人患疮疥多以水银涂之，性滑重直入肉。宜谨之，头疮切不可用，恐入经络必缓筋骨，百药不治也。

《本草纲目》张仲景方，水银入耳能蚀人脑，以金枕耳边自出也。

《本草拾遗》水银入肉令人筋挛，惟以金物熨之，水银当出蚀金，候金白色是也，频用取效，此北齐徐玉方也。

苦练无子者，杀人。

程云来曰：苦练有雌雄两种，雄者无子，根赤有毒，服之使人吐不能止，时有至死者；雌者有子根白微毒，可入药。（本宗奭）

凡诸毒，多是假毒以投无，知时宜煮甘草荠苨汁饮之，通除诸毒药。"无"正脉本作"元"，"投无"徐、沈、陈作"损元"，程、《金鉴》作"投无"，今从之。《本草纲目》引《金匮玉函方》饮馔中毒未审何物，卒急无药，只煎甘草荠苨汤，入口便活。

程云来曰：凡诸毒多借饮食以投毒，而服毒之人原自不知，若觉之则时时煮甘草荠苨汤饮之，以二物能解草石百毒也。徐忠可曰：此总结前诸毒之伤人，谓一线之毒何能伤人？乃假些微毒气渗入元气，元气反为毒气作使，至不可疗。所谓星星之火势极燎原，亦惟以甘寒如甘草荠苨，培其本气为主，而兼与消解毒气，自无不愈，故为通治诸毒之药。见诸解药不若此二味之精当，然亦可悟解毒之药概取甘凉矣。

《外台》引《肘后》云，诸馔食直尔何容有毒？皆是以毒投之耳，既不知是何处毒，便应煎甘草荠苨汤疗之。汉质帝食饼，魏任城王啖枣，皆致死，即其事也。

《巢源》凡人往往因饮食忽然困闷，少时致甚，乃至死者，名为饮食中毒。言人假以毒物投食里而杀人，但其病颊内，或悬壅内，初如酸枣大，渐渐长大，是中毒也。急治则瘥，久不治毒入腹则死。但诊其脉浮之无阳，微细而不可知者，中毒也。

《经验良方》凡中饮馔毒，不知何物，即煎甘草荠苨汤饮之。

《寿世保元》人为百药所中伤，其脉洪大而迟者生，微细而数者，死。大凡百毒所中，用甘草绿豆水煎服之，能解百毒。

中医典籍丛刊

黄竹斋医书全集

（第三册）

黄竹斋 撰

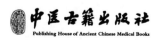

第三册

全集三　伤寒杂病论会通

卷首

伤寒杂病论会通序 …………………… 1026

题　辞 …………………………………… 1027

伤寒杂病论刊本序 …………………… 1028

伤寒杂病论左盛德原序 ……………… 1030

左修之先生像传 ……………………… 1031

祝告医圣文 …………………………… 1032

医圣张仲景传 ………………………… 1032

凡　例 ………………………………… 1042

通　论 ………………………………… 1043

三阳三阴提纲 ………………………… 1055

　太阳篇 ……………………………… 1055

　阳明篇 ……………………………… 1062

　少阳篇 ……………………………… 1069

　太阴病 ……………………………… 1072

　少阴篇 ……………………………… 1075

厥阴篇 ………………………………… 1080

伤寒杂病论集 ……………………… 1082

卷一

平脉法上 …………………………… 1089

卷二

平脉法下 …………………………… 1120

卷三

伤寒例 ……………………………… 1150

杂病例 ……………………………… 1184

卷四

温病脉证并治 ……………………… 1200

卷五

伤暑病脉证并治 …………………… 1217

热病脉证并治 ……………………… 1226

湿病脉证并治 ……………………… 1230

伤燥脉证并治 ……………………… 1245

伤风脉证并治 ……………………… 1250

寒病脉证并治 ……………………… 1265

卷六

辨太阳病脉证并治上 ……………… 1270

卷七
辨太阳病脉证并治中 …………………… 1310

卷八
辨太阳病脉证并治下 …………………… 1401

卷九
辨阳明病脉证并治 ……………………… 1453

全集三

伤寒杂病论会通

卷首

伤寒杂病论会通序

天人性命之学,后儒论之详矣。顾其说多倚于理,而罕重视夫气。抑岂知理气之相需,无斯须可轻重者。理固所以宰气,而气实所以载理。气之通塞,理之存亡系焉。疾病灾患撄其躯,若无以调剂其血气,气之馁未有不因之堕落者。此神农黄帝以来,医药之事所由兴。至汉张氏仲景实集其大成,后世尊之为医圣。盖深明理气之相依为性命,而天人之道乃全也。自汉迄今,斯道递衍,其以著述名者无虑百数十家,然皆不越医圣之轨范,而卒鲜得其真传,其裨益于性命之故,有仁心者尤多贻憾,斯则吾友竹斋黄君之不能已于研究也。君陕西长安人,幼贫失学,其尊人素业炮工,君少习其业,暇辄从人问字,久之识天算地舆,旁求儒术,又以深窥洛闽,撰有《周易会通》《五纪衍义》《修历刍言》《皇极经世考证》等书。然其精神专注,最有志趣者,厥惟医道;其于医道探讨无厌者,厥惟仲景之书。癸酉之冬,君已修订仲景《伤寒杂病论集注》三度矣。此心终有未慊,乃诣南阳谒医圣祠墓,窃冀缵承其遗业。次年甲戌冬,复往宁波访求仲景遗书。因周君岐隐得识桂林罗哲初先生,示之以其师左修之所授仲景十二稿《伤寒杂病论》十六卷,惊叹无已,因得手抄一通。夫此书之流传,自晋王叔和仅为第七次稿,历代所宗,别无考见。不意越千百年忽发现写本至十二稿,得非君之精诚贯注,上通医圣之灵所感召乎!顾此书在医圣既精益求精,则君之虚怀求益,愈不能以前所修订者为止境矣。由是取今世通行宋刊

《伤寒》《金匮》各书，及近湖南刘昆湘得于江西张隐君之古本、涪陵刘镕经得于垫江某洞石柜之古本相校，深见此稿修理精密，有非后世所能及。由是综核前三度采集各注，参以中外医书新发明者，撰注仲景十二稿《伤寒杂病论会通》计十八卷。而请序于余，藉以谂前圣之至仁，而箴后人之躁妄也。因忆十年前，余有幽郁之疾，腹患症结，卧床旬余日，几濒于危。延君自省莅兴，为针"期门"、"巨厥"，恚然立解，腹内显有声鸣。乃遂即起床，同君步行原野省墓，往返十余里，迄无倦容。君之术何其神，而余之病永不作矣。今君独不自足，研求弥笃，则此后活人之术当更有进，将使医林中千万人奉为圭臬，传之后世，庶不至庸医杀人之不悟矣。昔孔子读《易》至韦编三绝，复撰十翼，而后易道大明。仲景之书君苦心求得晚本，三复笺注，必期至于会通，而后医道无误。天地之大德曰生，余虽不文，奚容诿辞而不彰君之高谊哉！

中华民国三十八年，岁在己丑正月下浣，兴平赵玉玺惕庵敬识，时年七十有五。

题　辞

关中多名医，和缓与扁鹊；思邈称真人，龙宫探秘钥。
阒寂忽千载，奇才久不作；伟哉黄夫子，胸有匡时略。
穷经沦道源，笃行修天爵；象纬辨星辰，性理通伊洛。
更以燮理功，殚心问医药；手定长沙文，六经为注脚。
两目如电光，尘垢为之廓；去年风雪中，独走南阳郭。
瞻拜仲圣祠，残碑自摸索；几经兵火余，莫道委丛薄。
慷慨谋重修，天声振木铎；今年来浙东，观书天一阁。

邂逅得相遇，风怀喜开拓；世人竞名利，公独安淡泊。
公有一编书，毫芒分经络；金针度世人，绝技不轻襮。
上溯灵枢经，证引至详博；旁参重译文，他山资攻错。
脑后能下针，见者皆惊愕；转笑铜人图，窳陋成糟粕。
杀青闻有期，投赠得金诺；索我题一辞，鄙陋心自怍。
翰墨合有缘，风雅非敢托；绝学仅根荄，风雨今正恶。
谁能融古今，大力鼓铲橐；良医比良相，天下同忧乐。
立言期千秋，莫谓书生弱；长安近日边，三峰天外削。
别后积相思，索居苦寂寞；高踪不可攀，青天飞一鹤。

甲戌腊月八日鄞周利川岐隐拜稿

伤寒杂病论刊本序

民国二十二年癸酉冬，余三次修订《伤寒杂病论集注》脱稿。乃诣南阳谒医圣祠墓，获冯应鳌于明崇祯元年访仲景墓未见所镌之灵应碑。清顺治十年，冯氏训叶，再至南阳募疏庀工，表墓建祠，求前碑不得，以为已毁。今距崇祯癸酉仲景墓发现之岁适五周甲子，碑乃复出，殆有数存焉。余旋之南京，备员中央国医馆编审。甲戌冬至鄞，观仲景佚书于天一阁未得，因周君岐隐得识桂林罗君哲初，示余以其师左修之所授仲景十二稿《伤寒杂病论》十六卷。明年春，罗君来京与余同事，乃亟手抄一通。谨案仲景《伤寒杂病论》十六卷，原书遭兵燹散佚不全，赖晋太医令王叔和搜摭遗文，篇次为三十六卷，永嘉乱后，中原板荡，亦复失传。其要方为江南诸师所秘，以孙思邈之殷勤述古，撰《千金方》时只载仲景杂病方，晚年方获《伤寒论》收入《翼方》。天宝中，王焘撰《外台秘要》，引仲景《伤寒论》，注出卷数至第十八，与梁《七录》、隋唐志所列仲景书目卷数各殊。今世通行仲景《伤寒论》十卷、《金匮要略方论》三卷、《金匮玉函经》八卷，乃宋治平中林亿等奉敕校刻。而金成无己《注解伤寒论》坚字文皆作鞕，前人断为隋时定本。元赵以德《金匮玉函经衍义》，实《金匮要略》变名。明、清两朝注解《伤寒》《金匮》者数十家，大抵皆以林校及成、赵二书为兰本。兹取十二稿本与今世通行之宋刊《伤寒》《金匮》各书及近年湖南刘昆湘得于江西张隐君之古本，涪陵刘熔经得于垫江某洞石柜之古本相校，如太阳篇下"伤寒脉浮滑"节，宋本及涪本同作"此以表有热，里有寒，白虎汤主之"，脉方乖违，义实难通。湘古本作"表有热，里无寒"，似较优胜。然犹未若十二稿作"里有热，表无寒"之确切不易也。其余订正诸本脱讹者，不遑枚举。而列黄疸、宿食、下利、吐逆、呕哕、寒疝、消渴等证于阳明、少阴、厥阴诸篇，深契以六经钤百病之微旨。若平脉法、杂病证治各篇，条理精密，有非后世所能及。或疑医圣撰论何至易稿十三次，殊不思医学著述动关民命，仲景救济之心求精固无已时。昔朱子著四书，稿经七易，病革时尚命门人改订大学诚意章数句。凡诸学理愈研愈微，岂一成即不可再易乎！又疑张绍祖自称为仲景四十六世孙之时代与人类之发育大率，百年可衍五代未能吻合。据罗君述，其师左修之民国十一年壬戌七十八岁始归道山。随父岭南受书张绍祖，时年弱冠，当清同治三年，上距汉献帝建安十年，一千六百六十年。考《通鉴》宋仁宗至和二年三月丙子，诏封孔子后四十七世孙孔宗愿，袭封文宣公为衍圣公，上距周敬王四十一年孔子卒，一千五百三十四年。比例张氏，尚少孔氏一世，多一百二十六年。人类生率世次安可以常数限哉！洎国难作，南京陷，罗君返桂，途遭匪劫，十二稿付本幸存余家。张公伯英驻节南阳时，曾发愿重修医圣祠，设立国医学校，未几移访弗果。今见此十二稿本，叹为奇缘，欣然捐资付梓，藏板南阳医圣祠。由是久湮人间之秘籍得以流通，医圣济世之真传赖其不坠，千余年承讹袭谬之刊本有所订正，裨益医林实非浅鲜。爰序其颠末考辨如上。

中华民国二十八年孟春，长安黄维翰敬识于西安中医救济医院。

伤寒杂病论左盛德原序

余闻吾师张绍祖先生之言曰："吾家伤寒一书，相传共有一十三稿。每成一稿，传抄殆遍城邑。兹所存者为第十二稿，余者或为族人所秘，或付劫灰，不外是矣。叔和所得，相传为第七次稿，与吾所藏者较，其间阙如同多，编次亦不相类，或为叔和所纂乱，或疑为宋人所增删，聚讼纷如，各执其说。然考晋时尚无刊本，犹是传抄，唐末宋初始易传抄为刊刻，遂称易简。以此言之，则坊间所刊者，不但非汉时之原稿，恐亦非叔和之原稿也。"余聆训之下，始亦疑之，及渎至伤寒例一卷，见其于可汗不可汗，可吐不可吐，可下不可下，法尽在其中，于六经已具之条文并不重引。法律谨严，始知坊间所刻之辨可汗不可汗，可吐不可吐，可下不可下，以及发汗吐下后各卷，盖后人以读书之法，错杂其间，而未计及编书之法，同不如是也。不然孔氏之徒，问仁者众，问政者繁，何不各类其类，而惮烦若此耶！吾师讳学正，自言为仲氏四十六世孙，自晋以后迁徙不一。其高祖复初公，自岭南复迁原籍，寄居光州，遂聚族焉。吾师虽承家学，不以医名，亦不轻出此书以示人，余之得受业者，殆有天焉。余宿好方术，得针灸之学于永川邓师宪章公，后随侍先严游宦岭南，与吾师同寅，朝夕相过从，见余手执宋本《伤寒论》，笑问曰："亦嗜此乎？"时余年仅弱冠，答曰："非敢云嗜，尚未得其要领，正寻绎耳。"师曰："子既好学，复知针灸，可以读《伤寒论》矣。吾有世传抄本《伤寒杂病论》十六卷，向不示人，得人不传，恐成坠绪。"遂历言此书颠末及吾师家世，滔滔不倦。先严促余曰："速下拜。"于是即席拜之，得师事焉。今罗生哲初为吾邑知名之士，从习针灸历有年所，颇能好余之所好，余亦以所得者尽授之。余不负吾师，罗生亦必不负余，故特序其原起，罗生其志之，罗生其勉之。

光绪二十年，岁次甲午春三月，桂林左盛德序。

左修之先生像传

先生讳盛德，广西桂林人也。年十五，即食廪膳。中岁酷嗜医学，好游名山大川，所遇辄多奇士。于永川遇邓公宪章，得针灸学。于岭南遇仲圣四十六世孙张公绍祖，得其家藏第十二次《伤寒杂病论》十六卷原稿。极深研几，终不欲以医名世。晚年归隐，广授生徒，经史而外，独不及医。虽有请益，俱不轻授。国民十一年壬戌，寿七十有八，始归道山。哲初忝列门墙，谬膺赞许。然东西南北，陆氏庄荒，琴剑飘零，不能光大其学，负吾师矣。兹拟将《伤寒杂病论》原稿付梓，公之天下，而以吾师遗像列入篇端。故略叙其颠末，俾后之君子得知此书之所从来，并得仰先生之丰采焉。

中华民国二十四年孟夏，桂林罗哲初谨识于南京中央国医馆编审委员会

祝告医圣文

维中华民国三十六年,岁次丁亥,孟春月,望日。长安后学黄维翰,率同门人米锡礼,由西安诣南阳,谨以香烛果品清酒之仪,叩奠于医圣张仲景先师墓祠之神位前。曰:呜呼!粤稽中华,文化最先,医道肇兴,三皇开端。伏羲画卦,明阴阳之消息。神农尝药,辨物性以疗疾。黄帝咨于岐伯而作《内经》,探造化之奥,会天人之通;针灸治病,妙术发明。伊尹作汤液。越人著《难经》。炎汉之季,天诞医圣,悯生民之疾疢,哀横夭之莫拯,爰撰《伤寒杂病论》,证治统钤于六经。道缵三皇,德侔孔孟。集方书之大成,为医林之正宗。仁被万世,教垂无穷。世丁厄运,兵燹频仍,遗编多散佚,一部藏家乘。王叔和之搜摭,第七稿尚未精,永嘉大乱后,原编亦失踪。江南诸医师,秘方不传人。以孙思邈述古之殷勤,晚年方见《伤寒论》。至宋林亿,奉敕校印,重沓脱讹,相传迄今。金元明清,注家纷纭,承讹袭谬,曲解失真。民国建立,五洲交通,中华古医学,世界将风行。嗟予小子,天牖其衷。观书天一阁,邂逅得良朋。发潜德之幽光,获久湮之秘经。活人真书,由此流通,千载疑误,有所订正。吾人咸应,崇德报功,丕焕庙宇,需世清平。发扬责任,拳拳服膺。积兹愚诚,再谒圣陵。惟冀庇佑,以利其行。敬具芜词,祝告神明。

医圣张仲景传

张机,字仲景,南阳人也。学医于同郡张伯祖,尽得其传。工于治疗,尤精经方,遂大有时誉。汉灵帝时举孝兼,官至长沙太守。

与同郡何颙客游洛阳，颙探知其学，谓人曰："仲景之术精于伯祖，起病之验，虽鬼神莫能知之，真一世之神医也。"《李濂医史》。林亿等校正《伤寒论》序曰：张仲景，《汉书》无传，见《名医录》。云南阳人，名机，仲景乃其字也。举孝廉，官至长沙太守，始受术于同郡张伯祖，时人言识用精微过其师。《医说》张仲景方序论云：张伯祖，南阳人，性志沉简，笃好方术，诊处精审，疗皆十全，为当时所重。同郡张仲景异而师之，因有大誉。《太平御览》何永别传云：同都张仲景总角造永。谓曰：君用思精而韵不高，后将为良医。卒如其言。永先识独觉，言无虚发。《古今医统》作何颙。《襄阳府志》：张机，字仲景，南阳棘阳人。《河南通志》：张机，涅阳人。按：《后汉书》郡同志：荆州刺史部郡七：南阳、南郡、江夏、零陵、桂阳、武陵、长沙。其棘阳、涅阳，皆南阳郡所属城。棘阳，今湖北省枣阳县。涅阳，今河南省南阳县。何颙，字伯求（《后汉书》党锢列传）。孙鼎宜《仲景传略》云：今长沙城北有张公祠，民岁以祀焉。湘潭俗以正月十八日为仲景生日，群然举酒作乐乐神。后在京师为名医，于当时为上手《医说》引仲景方论序。仲景见侍中王仲宣，时年二十余，谓曰："君有病，四十当眉落，眉落半年而死。"令服五石汤可免。仲宣嫌其言忤，受汤勿服。居三日见仲宣，谓曰："服汤否？"仲宣曰："已服。"仲景曰："色候固非服汤之诊，君何轻命也？"仲宣犹不信，后二十年果眉落，后一百八十七日而死，终如其言。此事虽扁鹊、仓公，无以加也。皇甫谧《甲乙经》序。《太平御览》卷七百三十九何永别传：张仲景遇山阳王仲宣，谓曰：君体有病，后年三十当眉落。仲宣时年十七，以其言实远，不治。后至三十，疾，果落眉。又卷七百二十二何永别传：王仲宣年十七，尝遇仲景。仲景曰：君有病，宜服五石汤，不治且成，后年天十当眉落。仲宣以其贯长也远，不治电。后至三十病果成，竟眉落，其精如此。仲景之方术，今传于世。孙鼎宜《仲景传略》：仲景过山阳，尝遇王仲宣，当建安元年，张绣求附刘表之岁。仲宣卒时，建安二十二年正月二十四日也。

据《文选》魏文帝祭文、魏志本传,亦言粲以建安二十二年卒,年四十一。而何永别传则作年十七,同徒辟诏除黄门侍郎,粲以西京扰乱不就,乃之荆州依刘表。是粲年十七时,的为初平四年。若以中平二年为粲年十七,以求合三十年之说,则西京尚未扰乱,而刘表亦未领荆州刺史,不得如本传云云也。此何永别传之误,今据《甲乙经》序正。按:孙思邈《千金翼方》序云:仲景候色而验眉,盖本诸此。《抱朴子内》篇卷五云:仲景穿胸以纳赤饼。陆九芝曰:此不类仲景所为,或以华元化有涤脏缝肠之事,而仲景与之齐名,遂附会其说欤!**仲景垂妙于定方。**《晋书》皇甫谧传:宗族二百余口,自建安以来,未及十稔,死者三之二,而伤寒居其七。《襄阳府志》。《后汉书》张堪传云:张氏为南阳族姓。袁术传云:初平三年,术据南阳,建安二年,僭号自称仲家。时天旱岁荒,士民冻馁,江淮间相食殆尽。**感往昔之沦丧,伤横夭之莫救。乃勤求古训,博采众方。**本书论集。曰:"凡欲和汤合药、针灸之法,宜应精思。必通十二经脉,辨三百六十孔穴,营卫气行。知病所在,宜治之法,不可不通。古者上医相色,色脉与形,不得相失。黑乘赤者死,赤乘青者生。中医听声,声合五音。火闻水声,烦闷干惊。木闻金声,恐畏相刑。脾者土也,生育万物,回助四旁,善者不见,死则归之。太过则四肢不举,不及则九窍不通,六识闭塞,犹如醉人。四季运转,终而复始。下医诊脉,知病源由,流转移动,四季逆顺,相害相生,审知脏腑之微,此乃为妙也"《千金方》。此段之文,与本书平脉法及杂病例,多相发明。又曰:"欲疗诸病,当先以汤荡涤五脏六腑,开通经脉,理导阴阳,破散邪气,润泽枯槁,悦人皮肤,益人气血。水能净万物,故用汤也。若四肢病久风冷发动,次当用散。散能逐邪风湿痹,表里移走,居无常处者,散当平之。次当用丸,丸能逐风冷、破积聚、消诸坚症。进饮食,调营卫,能参合而行之者,可谓上工。故曰:'医者意也'"。又曰:"不须汗而强与汗之者，夺其津液，令人枯竭而死。须汗而不与汗之者，使诸毛孔闭塞，令人闷绝而死。不须下而强与下之者，令人开肠洞泄，便溺不禁而死。须下而不与下之者，令人心内懊恼，胀满烦乱，浮肿而死。不须灸而强与灸之者，令人火邪入腹，干错五脏，重加其烦而死。须灸而不与灸之者，令人冷结重凝，久而弥固，气上冲心，无地消散，病笃而死。"《金匮玉函经》。此篇文二百五十八字，将一部《伤寒杂病论》汤液丸散之功用，汗下温灸之原理，阐发尽致，学者所当深玩也。《千金方》引此，题曰张仲景，信矣。《中藏经》亦载此篇，其文少异，盖后人伪纂也。濒湖未审，《本草纲目》序例作"华佗曰"，误也。又须珍贵之药，非贫家野居所能立办，由是怨嗟，以为药石无验者，此弗之思也。《金匮玉函经》。此段叙经方所以不取珍贵药品之意，仁人之言其利溥哉！又曰："人体平和，惟须好将养，勿妄服药。药势偏，有所助，令人脏气不平，易受外患。夫含气之类未有不资食以存生，而不知食之有成败，百姓日用而不知，水火至近而难识。余慨其如此，聊因笔墨之暇，撰《五味损益食治》篇，以启童稚。庶勤而行之，有如影响耳。"《千金方》。此段文，盖序附禽兽鱼虫果实菜谷禁忌二篇于杂病论后之意。而赵、魏、尤诸氏以杂疗方以下三篇为后人伪注，删之过矣。撰用《素问》《九卷》《八十一难》《阴阳大论》《胎胪药录》，并平脉辨证，为《伤寒杂病论》合十六卷。本书论集。梁《七录》：《张仲景辨伤寒》十卷。《隋书》经籍志：《张仲景方》十五卷，《张仲景疗妇人方》二卷。《唐书》艺文志：王叔和《张仲景药方》十五卷、《伤寒杂病论》十卷。《宋史》艺文志：张仲景《脉经》一卷、《五脏营卫论》一卷，张仲景《伤寒论》十卷、《金匮要略方》三卷（张仲景撰，王叔和集），张仲景《疗黄经》一卷、《口齿论》一卷、《金匮玉函》八卷（王叔和集）。林亿等校正序曰：张仲景为《伤寒杂病论》合十六卷，今世但传《伤寒论》十卷，杂病未见其书，或于诸家方中载其一、二矣。翰林学士王洙在馆阁日，于蠹简中得仲景《金匮玉函要略方》三卷，上则辨伤寒，中则论杂病，下则载其方，并疗妇人。乃录而传之士流，才数家耳。今先校定张仲景《伤寒论》十卷，总二十二篇，证外合三百九十七法，除复重，定有一百一十二方。次校定《金匮玉函经》。今又校成此书，仍以逐方次于证候之下，使仓卒之际便于检用也。又采散在诸家之方，附于逐篇之末，以广其法。以其伤寒文多节略，故所自杂病以下，终于饮食禁忌，凡二十五篇。除重复，合二百六十二方，勒成上、中、下三卷，依旧名曰《金匮方论》。此仲景书自汉建安十年至宋治平二年，上下八百五十六年中分合隐显之大概也。《太平御览》引高湛《养生论》云：王叔和编次张仲景方论为三十六卷，大行于世。《千金方》伤寒门云：江南诸师秘仲景要方不传。今考《千金方》所载《金匮方论》十之八九，亦载《伤寒论》，惟甚简略，疑即王洙由馆阁所获之本。孙氏晚年始获《伤寒论》，收载《千金翼方》中。天宝时，王焘撰《外台秘要》，所载仲景《伤寒论方》，合今《金匮》，计一十八卷。与史志所载卷数皆不合。盖锓板印刷之术，始于五代冯道。其先书籍皆系抄写，故分卷各不同也。孙兆《外台秘要疏》云：张仲景《集验》《小品》最为名家，今多亡佚。是知仲景尚撰有《集验》《小品》二种，其书久佚，今惟于《外台秘要》中，得窥其崖略。**其文辞简古奥雅，古今治伤寒者，未有能出其外者也。**《文献通考》引陈振孙书目题辞。**最为众方之祖，又悉依本草。但其善诊脉，明气候，以意消息之耳。**陶宏景《名医别录》序。《阴证略例》文潞公云：仲景为群方之祖。《唐书》于志宁传：《本草》所载郡县多在汉时，疑张景、华佗窜记其语别录者。**华佗读而喜曰："此真活人书也。"**《襄阳府志》。孙奇校《金匮方论》序云：臣奇尝读魏《华佗传》云：出书一卷曰：此书可以活人。每观华佗凡所疗病，多尚奇怪，不合圣人之经。臣奇谓活人者，必仲景之书也。《朱肱活人书》张蔵序：华佗指张长沙《伤寒论》为活人书，昔人又以《金匮玉函》名之，其重于世如此。然其言雅奥，非精于经络，不可晓会。府志之言，盖有所本。《巢氏病源》：华佗之为治，或刳断肠胃，漱洗五脏，不纯任方也。仲景虽精不及于佗，至于审方物之候，论草石之宜，亦妙绝众医。**论者**

推为医中亚圣,而范蔚宗《后汉书》不为仲景立传,君子有遗憾焉。《襄阳府志》。丁仲祜《历代名医列传》谓考《后汉书》《三国志》,自孙坚为长沙太守后,灵献之间无仲景守长沙之日云云。今考《灵帝纪》,孙坚为长沙太守在中平四年,上距建宁纪元一十八年。盖仲景为长沙太守在建宁年间,值党锢事起,旋即致仕。故其佚事见于《何颙别传》也。方中行《伤寒条辨》:张松北见曹操,以其川中有仲景为夸。陆九芝曰:仲景入川事无可据,明是稗官家言。考《后汉书》袁术传,术畏卓之祸出奔南阳,会长沙太守孙坚杀南阳太守张咨,引兵从术,表上术为南阳太守(《献帝纪》,事在初平元年)。初术在南阳,户口尚数十百万,而不修法度,以钞掠为资,奢恣无厌,百姓患之。《刘焉传》云:初南阳三辅民数万流入益州,焉悉收以为众,名曰东川兵(事在兴平元年)。建安十三年,曹操自将征荆州,璋乃遣使致敬,曹加璋振威将军。璋因遣别驾从事张松诣操。然则仲景入川,盖在初平年间袁术据南阳时。其后刘备袭川,旋即归隐,故其事迹无所表见,易称潜龙之德,仲景有焉。陆氏所谓稗官家言,盖指《三国演义》。然所载张松云云,决非杜撰,但书阙有间,无可质证,故附辨于此。《南阳人物志》:张机又得杨励公之传,精于治疗。一日入桐柏山觅药草,遇一病人求诊。仲景曰:子之腕有兽脉,何也? 其人以实具对曰:吾乃峄山老猿也,仲景囊中丸药畀之,一服辄愈。明日肩一巨木至,曰:此万年桐也,聊以相报。仲景斫为二琴,一曰古猿,一曰万年(见《古琴记》)。元嘉冬,桓帝感寒疾,召玑调治,病经十七日,玑诊视曰:正伤寒也。拟投一剂,品味辄以两计,密覆得汗如雨,及旦身凉。留玑为侍中,玑见朝政日非,叹曰:君疾可愈,国病难医。遂挂冠遁去,隐少室山。及卒,葬宛城东二里许。后人尊为医圣。以上文又见《神仙通鉴》。所云仲景事迹怪诞,且名时不符,有类齐谐,无足辨也。

  清顺治初,叶县训导冯应鳌,得仲景墓于南阳县东郭门外,仁济桥西,乃为祠祀焉。《南阳县志》。徐忠可《金匮要略论注》张仲景灵应记云:兰阳诸生冯应鳌,崇贞戊辰初夏,病寒热几殆。夜梦神人金冠黄衣,以手抚其体，百节通畅。问之，曰：我汉长沙太守南阳张仲景也。今活子，我有憾事，盍为我释之。南阳城东四里有祠，祠后七十七步有墓，岁久湮没，将穿井于其上，封之惟子。觉而病良愈。是秋，应鳌即千里走南阳，城东访先生祠墓于仁济桥西。谒三皇庙，旁列古名医，内有衣冠须眉宛如梦中见者，拭尘视壁间，果仲景也。因步庙后求先生墓，已为明经祝丞蔬圃，语之故，骇愕不听。询之父老，云庙后有古冢，碑记为指挥郭云督修唐府烧灰焚毁。应鳌遂记石庙中而去。后四年，园丁掘井圃中，丈余得石碣，果先生墓，与应鳌所记不爽尺寸。下有石洞幽窈，闻风雷声，惧而封之。应鳌以寇盗充斥，不能行。又十余年，应鳌训叶，叶隶南阳，入都谒先生墓，墓虽封，犹在洫流畦壤间也。问其主，易祝而包，而杨，杨又复归包，包孝廉慨然捐其地。郡丞汉阳张三异，闻其事而奇之，为募疏，请之监司僚属，输金助工，立专祠，重门殿庑，冠以高亭，题曰：汉长沙太守医圣张仲景祠墓。耆老陈诚又云：祠后高阜，相传为先生故宅，迄今以张名巷。巷之西有张真人祠，名额存焉，祀张仙，或传之久而误也。祠墓成于顺治丙申年，距戊辰已三十稔云（节录桑芸《张仲景祀墓记》及冯应鳌《医圣张仲景灵应记》）。按：仲景祀墓见于载籍者始此。兰阳，今名兰封，在开封东。仲景墓在今南阳县东郭北隅医圣祠内，墓高八尺，东距郭垣仅五步。考南阳环城郭寨，建筑于清同治五年。三皇庙在祠南七十步，其中神像为民国十七年为驻军所毁。仁济桥在庙东郭寨外。而冯应鳌所刊之记事碑，淹没者三百年。余于癸酉孟冬获见，舁竖殿左，并撰制楹联，文曰：道缵农黄，德侔孔孟。悬诸殿前，籍表景仰之诚。嗣赴京沪，联合医界同人，发起募捐重修南阳医圣祠董事会，并订简章呈请中央国医馆暨第二届全国医药界代表大会提案。

　　杜度，仲景弟子，识见宏敏，器宇冲深，淡于矫矜，尚于救济，事仲景，多获禁方，遂为名医。《医说》引仲景方序。卫泛，好医术，少师仲景，有才识，撰《四逆三部厥经》及《妇人胎藏经》《小儿颅囟方》三卷，皆行于世。《太平御览》引张仲景方序。《千金方》卷二十六食治序论：河东卫泛记曰：扁鹊云：人之所依者形也，乱于和气者病也，理于烦毒者药也,济命扶危者医也。安身之本必资于食,救疾之速必凭于药。不知食宜者,不足以存生也;不明药禁者,不能以除病也。是故食能排邪而安脏腑,悦神爽志以资血气。若能用食平疴,释情遣疾者,可谓良工。长年饵老之奇法,极养生之术也。夫为医者,当须先洞晓病源,知其所犯,以食治之。食疗不愈,然后命药。药性刚烈,犹若御兵。兵之猛暴,岂容妄发?发用乖宜,损伤处众,药之投疾,殃滥亦然。《千金翼方》:卫泛称扁鹊云:安身之本,必须于食。救疾之道,惟在于药。不知食宜者,不足以全生;不明药性者,不能以除病。故食能排邪而安脏腑,药能恬神养性以资四气。故为人子者,不可不知此二事。是故君父有疾,期先命食以疗之。食疗不愈,然后命药。故孝子须深知食药二性。其方在《千金方》第二十六卷中。

王叔和,高平人也,博好经方,尤精诊处,洞识摄养之道,深晓疗病之源。采摭群论,撰成《脉经》十卷。篇次《张仲景方论》为三十六卷,大行于世。东晋张湛《养生方》。皇甫谧《甲乙经》序:近代太医令王叔和,撰次仲景,选论甚精,指事施用。唐·甘伯宗《名医传》:仲景作《伤寒论》错简,迨西晋高平人王叔和而撰次成序,得成全书。《太平御览》引高湛《养生论》云:王叔和,性沉静,好著述,考核遗文,采摭群论,撰成《脉经》十卷,编次《张仲景方论》为三十六卷,大行于世。孙鼎宜曰:《甲乙》序作于甘露元年,』二距建安五年仅五十六年。而叔和《伤寒》编次已成,则与仲景为并世之人也。高保衡校定《伤寒论》序云:自仲景于今八百余年,惟王叔和能学之。成无己曰:仲景之书,逮今千年而显用于世者,王叔和之力也。

历代名医评赞:

皇甫士安曰:伊尹以元圣之才,撰用《神农本草》以为汤液。汉·张仲景论广汤液为十数卷,用之多验。

陶隐居曰:惟张仲景一部,最为众方之祖。又悉依《本草》,但其善诊脉明气候,以意消息之耳。

孙思邈曰：伤寒热病自古有之，名贤浚哲多所防御，至于仲景特有神功，寻思旨趣，莫测其致，所以医人，未能钻仰。

成无己曰：自古诸方历岁浸远，难可考评。惟仲景之方，最为众方之祖。是以仲景本伊尹之法，伊尹本神农之经，医帙之中特为枢要。参今法古，不越毫末，乃大圣之所作也。

刘河间曰：自黄帝之后二千五百有余年，有《仲景方论》一十六卷。使后之学者有可依据，又曰：仲景亚圣也，虽仲景之书未备圣人之教，亦几于圣人焉。

李东垣曰：易水张先生云：仲景药为万世法，号群方之祖，治杂病若神。后之医者，宗《内经》法，学仲景心，可以为师矣。

王海藏曰：余读医书几十载矣，所仰慕者，仲景一书为尤。然读之未易洞达其趣。又曰：折中汤液万世不易之法，当以仲景为祖。又曰：《金匮玉函要略》《伤寒论》，皆张仲景祖神农，法伊尹、体箕子而作也。

朱丹溪曰：仲景诸方，实万世医门之规矩准绳也。后之欲为方圆平直者，必于是而取则焉。或问曰：要略之方果足用乎？曰：天地气化无穷，人身之病亦变化无穷，仲景之书载道者也。医之良者引例推类，可谓无穷之应用。借令略有加减修合，终难逾越矩度。又曰：圆机活法《内经》具举，与经意合者，仲景书也。仲景因病以制方。

许鲁斋曰：尝谓医方有仲景，犹儒书有六经也。必有见于此，然后可与议医。然其文古，其意隐，学者读之茫然不可涯涘。

李梃曰：独有汉长沙太守张仲景者，揣本求源，探微索隐，取《内经》大小奇偶之制，定君臣佐使之法，而作医方。表里虚实，真千载不传之秘,乃大贤亚圣之资,有继往开来之功也。

方中行曰:昔人论医,谓前乎仲景有法无方,后乎仲景有方无法,方法具备惟仲景此书。然则此书者,尽斯道体用之全,得圣人之经,而时出者也。后有作者,终莫能比德焉。

俞嘉言曰:张仲景《伤寒论》一书,天苞地苻,为众法之宗,群方之祖。

徐灵胎曰:仲景之治病,其论脏腑经络,病情传变,悉本《内经》。而其所用之方,皆古圣相传之经方,并非私心自造。间有加减,必有所本。其分两轻重,皆有法度。其药悉本《神农本草》,无一味游移假借之处。非此方不能治此病,非此药不能成此方,精微深妙,不可思议。药味不过五、六品,而功用无不周。此乃天地之化机,圣人之妙用,与天地同不朽者也。

陈修园曰:仲景书本于《内经》,法于伊尹。《汉书》艺文志及皇甫谧之言可据。盖《内经》详于针灸,汤液治病始自伊尹,扁鹊、仓公因之。至仲景专以方药为治,而集群圣之大成。医门之仲景,即儒门之孔子也。

费伯雄曰:仲景立方之祖,医中之圣。所著《伤寒》《金匮》诸书,开启屯蒙,学者当奉为金科玉律。

日人山田正珍曰:余尝读仲景氏书,观其立法之意,循循然莫不有规矩。说补不偏乎补,说泻不偏乎泻,曲尽机变之妙,以极其源。其文简而达,其法约而中。苟能熟之,则不眩于疾病之多,无憾于法方之少。其为后世虑者,可谓详且备矣。

尾台榕堂曰:长沙为千古用方之鼻祖,然其方则咸出于三代圣贤之精制,长沙特集其大成耳。其方简明正严,条理秩然。宽猛之治,和攻之法,无不周详赅备。故苟能讲习谙练以精究其意,推广其义,则万病之治可运之掌也。

凡　例

一、是书本文,以桂林罗哲初所授医圣张仲景十二稿《伤寒杂病论》十六卷为主。原书于民国二十八年刊板印行,时值外患方殷,西安警报一日数发,以致缮写脱误。兹依原本校正,并参考宋·林亿校刊世所通行本之《伤寒论》《金匮要略》,及近时湖南刘昆湘得于江西之古本《伤寒杂病论》、涪陵刘镕经所印明时得于垫江孙思邈校定之古本《伤寒杂病论》,正其舛讹,补其脱阙。论文与通行本相同者,则采辑成无己、赵以德以下元明清数十家之注以释之;论文为通行本所无者,则节录刘昆湘所撰义疏以解之。为湘古本所无者,乃抒鄙意以阐发其义。

二、原书十六卷外,以刊本序、左修之原序暨余所撰《伤寒杂病论集注》之医圣传、通论、六经提纲列卷首,以明是书之渊源及六经钤百病之义旨。而附《金匮要略》杂疗方以下三篇为卷末,俾本书克成全璧云。

三、是书所言方药剂量,六铢为一分。四分为一两,即二十四铢也。十六两为一斤。汉时一两,今秤三钱为准。十合为一升。十升为一斗。水一升,今秤二两,以杯当升可也。方中用枣者,大小三枚准一两。附子去皮毕,以半两准一枚。枳实去穰毕,以三铢准一枚。半夏一升者,洗毕秤五两为正。蜜一升,一斤四两为正。竹叶一把,二两为正。再折合今秤。余可类推。例如桂枝汤方药五味共十五两,合今秤四两半。水七升,合今秤十四两。煮取三升合今秤六两。每服一升，合今秤二两。余皆仿此，以意消息之。

四、是书于国难严重之际，为时半载，克告成书。不幸内战日烈，兹为存稿暨质正同仁计，仓卒付印，其中舛讹在所弗免。绳愆纠谬，望诸当世君子，匡其不逮。俾再版修正，是所企祷。

通　论

凡读是书者，须知仲景以伤寒名论之意。《素问》热论云：夫热病者，皆伤寒之类也。又云：凡病伤寒而成温者，先夏至日为病温，后夏至日为病暑。《难经》云：伤寒有五，有中风，有伤寒，有湿温，有热病，有温病。仲景命名之义，盖本于此。王启玄曰：伤，谓触冒也。《素问》刺志论注。程郊倩曰：伤寒有五之寒字，则只当得一邪字看。管象黄曰：寒，天地之一气。伤寒者，举一以名书，犹鲁史错举四时而名春秋也。《吴医汇讲》。张子和曰：春之温病、夏之暑病、秋之疟及痢、冬之寒气及咳嗽，皆四时不正之气也，总名之曰伤寒。是则伤寒者，外感证之总名。下五者，外感病之分证也。伤寒论者，乃各种伤寒之总论，非专论伤寒而不论风、湿、暑、温电。夫天气始于冬至而一阳初动，寒于是乎始来，故小寒、大寒居春之首。举此以名论，而一岁四时六气百病，无不赅括其中矣。仲景本论三阳三阴之名称、次序，虽同于《素问》热论，而义旨迥殊。盖《内经》以手足、表里、经络、筋肉，分为三阳三阴十二部属配合脏腑，此专为针灸取穴而发。与仲景书以汤液治病所言之三阳三阴，不可作一例看。《莫氏研经言》：伤寒所列六经，与《素问》热病论不同。热病论依气行之脉络言，故所著证与《灵枢》经脉篇义合。《伤寒论》依邪入之次序言，故所著证与《灵枢》经脉篇义不合。且仲景论中，原无六经词语，六经二字，出于后世注家。今以本论证之自明。如太阳篇，曰太阳之为病、曰太阳证、曰阳明证、曰少阳证、曰太阳受之、曰转系阳明、曰系在太阴，皆曷尝言手足经哉。惟用针灸时，云手足阴阳则本乎《内经》耳。又太阳篇所云，若欲作再经者之经，是泛指经络言，非如注家传经之说也。自庞安常、朱肱引《素问》热论六经以诠释本论，其后注家沿袭，又造出传足不传手之呓说，使仲景以三阳三阴钤百病之本旨，晦昧者千七百余年。中惟方中行稍有见地，而语焉不详。余自弱冠始读《伤寒论》，观诸家所注，即疑其不是仲景本意。迨后见西哲生理学书，以人身气质功用分为三系统。于是恍然觉悟，乃撰三阳三阴提纲六篇。于民国丁末岁，会通《伤寒论》《金匮要略》为一贯，撰成《伤寒杂病论新释》十六卷。其后又采撷宋、元、明、清数十家注之精华，撰《伤寒杂病论集注》十八卷，于民国二十四年三次印行。今又十余年矣，益觉其说的确不易。兹特载卷首，以破千古之惑，籍以为读本论者之关键。

方中行曰：《伤寒论》六经之经，与经络之经不同。六经者，犹儒家六经之经，犹言部也。部，犹今六部之部。手足之分上下，犹宰职之列左右。圣人之道，三纲五常，百行庶政，六经尽之矣。天下之大，事物之众，六部尽之矣。人身之有，百骸之多，六经尽之矣。孙思邈以五脏六腑钤百病，陈无择括之以三因，朱丹溪纲之以气血痰郁，皆未若仲景以六经隐括万病立法之尽美尽善也。由此观之，则百病皆可得而原委，而斯道之一贯，不在掌握乎。但六经之于人身无所不该，全在人随处理会。方氏此论非凿空撰出，又非蹈袭前人，全从人身理会而得。可谓发前人之所未发。惜所著《条辨》未能畅发厥旨，且仍本《内经》手足经脉之说以注本论，为可憾耳。然则此条可谓千载一隙之曙光欤！又曰：《灵枢》曰，能知六经标本者，可以无惑于天下，正谓此也。若以六经之经龂直作经络之经看，则不尽道惑误，不可胜言。后世谬讹，盖由乎此。又曰：后人不肯以身体察，只管在纸笔上拗气。譬如水底摸月，形影不知，空自纷纷凿凿，千五百年来举世若说梦，岂不大为可笑。

仲景本论三阳三阴之定义，是将人身部位、质体分为六纲，而以太阳、阳明、少阳、太阴、少阴、厥阴等术语识之。犹数学家用干支字母以代数也。三阳标识其部位，阳虚而无形，以标识其部位。皮肤之表曰太阳，肠胃之里曰阳明，躯壳之内脏腑之外曰少阳。三阴标识其质体。阴实而有形，以标识其质体。筋肉脂肪为太阴，经络血液为少阴，神经脑髓为厥阴。立此六经以名篇，而辨其病证治法焉。所谓太阳者，躯壳表面部位之术语。以其部位居身之表，面积最大，全部皆受日光，故曰太阳。凡六淫之邪从皮肤中人而病者，其治法皆可求之太阳篇也。以太阳部位与天气直接故也。阳明者，口腔至肛门，肠胃表面部位之术语。以其部位居肠胃之里，为水谷之道路，在身之暗处，谓曰阳明。犹《尔雅》谓十月为阳月之义也。《内经》以两阳合明于前为阳明，乃以经络言，其义与此异，而配属大肠与胃则相同也。凡饮食之邪从口入，而肠胃受病者，其治法皆可求之阳明篇也。以阳明部位与食物直接故也。少阳者，躯壳里脏腑表，腠膜部位之术语，所谓三焦而居半表半里者也。以其部位居脏腑表之空隙，而外通于九窍，受日光者少，故曰少阳。其配属三焦与《内经》相同也。凡外感六淫，邪中太阳，或内伤饮食病于阳明，失治皆可传属少阳。故其治法见于二篇，而少阳篇惟列提纲而已。此以少阳病之从间接得者而言，若从鼻吸入之直接病，如瘟疫则异此。太阴者，荣养系统之术语。以其体积占身中最大之量，故胃曰太阴为血脉神经之所附丽，如地之有土也。自阳明部位之里。由淋巴腺传输饮食之精液分布于身体,脂膏肌肉皆其所属也。在阳明部位曰乳糜腺,少阳部位曰淋巴腺,太阳部位曰脂肪腺。少阴者,血液循环系统之术语。其质量次于太阴,故谓曰少阴。五脏皆其机器,经络是其道路,而满布于太阳部分之里也。肝脾为生血机,心为运血机,肺为吸收氧气排泄血分败质之机,肾为排泄水分败质之机。《内经》以心肾属少阴,与此义合。少阴为太阳之里,故太阳部分无处不有血液也。厥阴者,神经系统之术语。《内经》云:两阴交尽,故曰厥阴。以经络言,而与此义相通。王启玄注:厥,尽也。盖饮食入胃,其精液初化为太阴所属之乳糜,再化为少阴以属之血液,终化为厥阴所属之精髓。是两阴之化,至此交相尽也。脑髓是其中枢,神经为其导线,而司身体之知觉、运动者也。在太阳部分者知觉锐敏,能随意运动。在阳明及少阳部分者,除九窍外,皆知觉迟纯,不能随意运动,名曰自和神经。如胃之消化,肠之传泽,肝脾之分泌胆、膵液,心之跳动,肺之呼吸,肾之排尿,皆是也。然在太阳及阳明部位者,有感斯应。而在少阳部位者,则无时或息也。三阳部位各分区域,是以汗、下、和解之法不可混施。三阴质体互相附丽,故温、清之法皆可通用。津液病求之太阴,血脉病求之少阴,神经病求之厥阴。此三阳三阴为人身部位系统之标识术语,而不易之理也。然人身阴阳互丽,表里相通,气血联贯。往往一病而诸证兼见,如太阳篇之二阳、三阳合病、并病是也。若呼吸器与泌溺机关,为血液循环系统之附属排泄机,皆与皮肤之汗管有密切之关系,故其病证附见于太阳、少阴二篇。如咳、喘、短气、小便不利及自利等证。余如生殖器病之见于虚劳及妇人病篇,以另有专论,故六经篇从略。热入血室虽生殖器病,然因外感所致,故附列篇中。神而明之,存乎其人。此仲景以穷理尽性之功夫,探阴阳造化之神秘。独辟医学之不二法门者也。三阳三阴之界说明,以之读《伤寒杂病沦》,则百病皆可得其源委。直如身在冰壶,腹饮上池矣。

《伤寒论疏义》云:本论所谓三阳三阴,所以标病位也。阳刚阴柔,阳动阴静,阳热阴寒,阳实阴虚,是即常理。凡病属阳、属热、属实者,谓之三阳。属阴、属寒、属虚者,谓之三阴。细而析之,则邪在表而热实者,太阳也;邪在半表半里而热实者,少阳也;邪入胃而热实者,阳明也;又邪在表而虚寒者,少阴也;邪在半表半里而虚寒者,厥阴也;邪入胃而虚寒者,太阴也。惟表热甚则里亦热,故里虽乃热而病未入胃,尚属之太阳。表寒甚则里亦寒,故里虽乃寒而病未入胃,尚属之少阴。少阳与厥阴,共病羁留于半表半里间之名也。阳明与太阴,共邪犯胃之称也。故不论表里、寒热,病总入胃中者,谓之阳明与太阴。盖六病之次,阳则太阳、少阳、阳明;阴则少阴、厥阴、太阴。但阳则动而相传,阴则静而不传。然其传变,则太阳与少阴为表里,少阳与厥阴为表里,阳明与太阴为表里见《素问》血气形志篇。是以太阳虚则是少阴,少阴实则是太阳。少阳虚则是厥阴,厥阴实则是少阳。阳明虚则是太阴,太阴实则是阳明。是乃病传变化之定理,三阳三阴之大略也。三阳三阴互为表里,《内经》本就经络言而可借为本论三阳三阴审治之关键。夫表里阴阳,虚则俱虚,实则俱实。此所谓虚者,精气夺也。实者,邪气盛也。仲景列汗、下、和解、攻邪之法于三阳篇者,所以泄三阴之实也。列温气、滋血、固精、救正之法于三阴篇者,所以补三阳之虚也。知此则六经篇中正治各法之大旨,可迎刃而解矣。

朱子论读《大学》法曰:先读《大学》立定纲领,他书皆杂说在里许。又曰:今且熟读《大学》作间架,却以他书填补去。余谓读者于《伤寒杂病论》之六经,亦当如是。朱子评《论语》曰:初入学即读《论语》,其后读尽天下书,不见有一书胜如《论语》者。余于此书,亦云然。孙思邈曰:不知《大》《易》,不足以言医。盖圣人将天地鬼神之奥，摹画为卦以作《易》。仲景将人身阴阳之理，摹写成文以著论。卦之有六爻，犹身之有六经。六爻之分外内，犹六经之分表里。卦之分三才，犹身之分三部。爻变动则有老少阴阳之四象，犹身失常则寒热虚实之四证。其以阴阳为变化之本源，所以明吉凶消长之理，进退存亡之道。言五行而不泥其迹，言运气而不拘于墟。所谓洁静精微者，正相同也。

陈修园曰：《内经》云：太阳为开，阳明为阖，少阳为枢；太阴为开，厥阴为阖，少阴为枢《素问》阴阳离合论。此数语，为审证施治之大关键。此六句，《内经》原论经脉之不得相失，陈氏取为本论六经审证施治之大关键。至其所以然则引而未发，今以生理学释之。盖皮肤排泄体中废质从汗腺出，主出而不内，故太阳为开。肠胃吸收饮食精液以养身，主内而不出，故阳明为阖。三焦、腠理为通会元真之处，津液转输之道，其气往来上下流通，故少阳为枢。肌肉居身之表，其淋巴腺为胃行其津液散布于外，故太阴为开。精髓居身之里，神经受外界感触传达于脑，故厥阴为阖。血脉行外以充肌温体，行内以化精成髓，内外周流，循环不息，故少阴为枢。六者当开不开，或发泄太过；当阖不阖，或闭塞不通。此汗、下、和解、温、清之治法所由主也。

陈修园曰：六气之本标中气不明，不可以读《伤寒论》。今汇《内经》之要论，详释以阐其蕴。《素问》五运行大论云：夫变化之用，天垂象，地成形。七曜纬虚，五行丽地。地者，所以载生成之形类也。虚者，所以列应天之精气也。形精之动，犹根本之与枝叶也。仰观其象，虽远可知也。王启玄曰：观五星之东转，则地体左行之理，照然可知也。丽，著也。有形之物，未有不依据物而得全者也。帝曰：地之为下，否乎？岐伯曰：地为人之下，太虚之中者也。帝曰：冯乎？岐伯曰：大气举之也。王启玄曰：大气，谓造化之气，任持太虚者也。所以太虚不屈，地久天长者，盖由造化之气任持之也。此节与书考灵曜地有四游之说，皆吾国三代时圣哲之遗说，证以近世学理而精确不易者也。**燥以干之，暑以蒸之，风以动之，湿以润之，寒以坚之，火以温之。故风寒在下，燥热在上，湿气在中，火游行其间。寒暑六入，故令虚而化生也。**陈修园曰：此言六气之游行于天地上下之间也。风、寒、暑、湿、燥、火，在天无形之气也。干、蒸、动、润、坚、温，在地有形之征也。天包乎地，是以在天之上，在泉之下，在地之中，八极之外，六合之内，无所不至。盖言太虚之气，不惟包乎地之外，而通贯乎地之中也。寒水在下，而风从地水中生，故风寒在下。燥乃乾金之气，热乃太阳之火，故燥热在上。土位中央，故湿气在中。火乃太阳中之元阳，故游行于上下之间。《易》曰：日月运行，一寒一暑，寒热往来而六者之气皆入于地中，故令有形之地受无形之气而化生万物也。此节与《易》传相发明，言天地间以六元之气为生化之本，犹乾坤退位而六子用事之义也。**故燥胜则地干，暑胜则地热，风胜则地动，湿胜则地泥，寒胜则地裂，火胜则地固矣。**地气有所偏胜，则生六者之变。夫天地之气本是一元，由动静而分阴阳，阴阳配合而生六子。盖地球运行于太虚之中，绕日周转，其两极之端恒偏指于一定之方向而不变。故一岁之间，地面各处之阴阳消息，逐时不同。此春、夏、秋、冬四时之所由成，而寒、暑、燥、湿、风、火六气之所由生也。以一处言，则六气迭胜于一岁。以大地言，则六气分旺于各方。**天元纪大论云：厥阴之上，风气主之。少阴之上，热气主之。太阴之上，湿气主之。少阳之上，相火主之。阳明之上，燥气主之。太阳之上，寒气主之。所谓本也，是谓六元。**王启玄曰：三阳三阴为标，寒、暑、燥、湿、风、火为本，故云所谓本也。天真元气分为六化，以统帅元生成之用。征其应用则六化不同，本其所生则正是真元之一气，故曰六元也。此节本意虽言天运，而与人身气化之理实相通。盖人身三阳三阴为天六元之气所化生，故六气为本而三阴三阳为标。本，谓根也。标，谓末也。气本无形，假标以见其用尔。厥阴之用事风气主之，盖天地间动植之生活全赖乎风，而风之原生于寒热之调剂。而人身之知觉运动胥由斯起，故风之性兼寒热，由厥利之有二候可征也。少阴之用事热气主之，以体温生于血液之运化言也。太阴之功用曰温，以淋巴腺之输液言也。少阳之功用曰火，以三焦之气化非火不行，而腠理通畅津液蒸腾，皆火气主之也。阳阴之用事燥气主之，谓饮食乳糜经肠胃而成糟粕也。太阳之功用寒气主之，以皮肤官职在吸收寒气以调和身内之温度也。此六气所以为人身生命之本，而三阳三阴之主也。常人六气和平则无疾病，若六元之中有一偏胜则气失其平而为病矣。六元正纪大论云：风胜则动，热胜则肿，燥胜则干，寒胜则浮，湿胜则濡泄，甚则水闭跗肿，此皆气化太过而为病也。

六微旨大论云：少阳之上，火气治之，中见厥阴。少阳，标也。火气，本也。中见者，阴阳表里相关，其中所见之证候也。言少阳部位之上，以火气为本而用事，火气胜则其里脏膜之神经被灼，故所见之证如口苦、咽干、目眩、耳聋、往来寒热、肋下痞硬等候，皆少阳部分之神经系统厥阴病也。**阳明之上，燥气治之，中见太阴。**阳明部位之上，以燥气为本而用事，燥气胜则其里太阴质体之脂肪、津液干枯，故所见之证如胃家实，腹满、大便硬及谵语、口燥等候，皆阳明部位消化系统之太阴病也。**太阳之上，寒气治之，中见少阴。**太阳部位之上，以寒气为本而用事，寒气胜则其里少阴经络之血液凝滞，营卫郁结，故所见之头痛、身疼、发热、恶寒等证，皆太阳部位之循环系统少阴病也。**厥阴之上，风气治之，中见少阳。**厥阴神经系统之上，以风气为本而用事，风气胜则病见于其表少阳部分之三焦，而为消渴、厥逆、下利、呕吐、寒疝等证也。**少阴之上，热气治之，中见太阳。**少阴循环系统之上，以热气为本而用事，热气胜则病见于其表之太阳部分之经络，而为但欲寐、头眩、烦躁、咽痛、手足厥热等证也。**太阴之上，湿气治之，中见阳明。**太阴消化系统之上，以湿气为本而用事，湿气胜则病见于其表阳明部分之肠胃，而为腹满而吐、自利不渴等证也。**所谓本也，本之下，中之见也。见之下，气之标也。**

陈修园曰：六经之气以风、寒、热、湿、火、燥为本，三阴三阳为标，本标之中见者为中气。中气如少阳、厥阳为表里，阳明太阴为表里，太阳少阴为表里，表里相通，则彼此互为中气。本标不同，气应异象。义详于下。至真要大论云：气有从本者，有从标本者，有不从标本者。少阳、太阴从本。谓治法从本也。少阳之治从本，谓清火也。太阴之治从本，谓祛湿也。少阴、太阳从本从标。少阴治法从本，谓清热；从标，谓通经络。太阳治法从本，谓散寒；从标，谓和营卫。阳明、厥阴不从标本，从乎中也。阳明之治法从中，谓滋其里之太阴，承气之用在存津液以救阴也。厥阴之治法从中，谓通其表之少阳，四逆之功在温三焦以回阳也。故从本者，化生于本；从标本者，有标本之化；从中者，以中气为化也。王启玄曰：化，谓气化之元主也。有病以元主气，用寒热治之。是故百病之起，有生于本者。谓人身六元之气不和而生病也。至真要大论云：夫百病之生也，皆生于风、寒、暑、湿、燥、火以之化之变也。有生于标者。人身三阳三阴不和而生病也。有生于中气者。中气谓阴阳表里间接之病及天气之六淫所致者。有取本而得者，有取标而得者，有取中气而得者，有取标本而得者。有逆取而得者。反佐取之是谓逆取，如寒病治以寒，热病治以热是也。有从取而得者。从，顺也，顺常法而治之也。逆正，顺也。若顺，逆也。寒盛格阳，治热以热。热盛拒阴，治寒以寒之类，此逆乃正顺也。若寒格阳而治以寒，热拒阴而治以热，故方若顺是逆也。《灵枢》卫气篇云：能知六经之标本者，可以无惑于天下。张路玉曰：标本治例，全要活法。所谓一病之标本者，如太阳中风桂枝证，先恶寒为本，后发热为标。其阳明热病白虎证，口燥心烦为本，背微恶寒为标。此治本，不治标也。又传经之标本，本太阳病初得病时发其汗，汗先出不彻，因转属阳明，此太阳为本，阳明为标。治以葛根，仍用麻黄，此治标必从本也。又一经之标本，如太阳病头痛、发热、自汗，桂枝证为本病；后六七日不解，而烦渴饮水，邪入膀胱之本，五苓证为标病，此随证治本治标也。又先后之标本者，伤寒医下之，续得下利清谷不止，身疼痛，急当救里；后身疼痛，清便自调，急当救表。先受寒，身疼痛为本病；后误下之，续得下利清谷为标病。先四逆救里治标，后桂枝救表治本也。标本之法略举数条为例，详仲景证治诸法，余可类推。

沈芊绿曰：仲景立论，每经各举其主脉主证，以为一经之提纲。虽病有变迁，而苟未离此经，即不离此主脉主证，其大较也。陈修园曰：六经之为病，仲景各有提纲。太阳以脉浮，头痛项强，恶寒，八字提纲；阳明以胃家实，三字提纲；少阳以口苦、咽干、目眩，六字提纲；太阴以腹满而吐，食不下，自利益甚，时腹自痛，若下之，必胸下结硬，二十三字提纲；少阴以脉微细，但欲寐，六字提纲；厥阴以消渴，气上撞心，心中疼热，饥而不欲食，食则吐蛔，下之利不止，二十四字提纲。以提纲为主，参以论中兼见之证，斯无遁情矣。

陆九芝曰：仲景书本为《伤寒杂病论》，六经提纲，伤寒如此，杂病亦如此。舍此则不能治伤寒，亦不能治杂病。仲景著论之原意，专为救误而作，故每篇中原得之病，与正治之法，不过数条，其余皆属发汗、吐下、温针、火攻等误治后坏病之救逆法也。知此以读论，则节目虽繁而提纲不紊矣。

张令韶曰：夫百病不外乎三因，而三因之中俱各有寒热虚实，不独伤寒为然也。然能明乎伤寒之寒热虚实反复变迁，则百病之寒热虚实了如指掌矣。伤寒虽有三阴三阳之分，肤皮肌腠、胸胁腹胃、脏腑形层之异，大约不外乎寒热虚实四者而已。虚寒之与实热，如冰炭之相反。寒有表寒，有里寒；热有表热，有里热；虚有表虚，有里虚；实有表实，有里实。即寒热之中，有虚寒、实寒、虚热、实热；有上焦热、中下焦寒，有上焦虚、中下焦实；有真寒、真热、真虚、真实；有假寒、假热、假虚、假实；有内真寒而外假热，有内真热而外假寒。是以无论外感六淫，内伤七情，皮毛肌腠，经俞荣卫，膜原脏腑，莫不有虚实寒热之分焉。即《灵》《素》《伤寒》《金匮》千言万语反复辨论,亦不过辨其为寒热虚实而已。任其钩深致远探索精微,总不能出此四者范围之外。《医原》:《伤寒论》一书当分两大段看,前一段为表寒而作,后一段为里寒而作。

张景岳曰:伤寒传变不可以日数为拘,亦不可以次序为拘。如《内经》言一日太阳、二日阳明、三日少阳之类,盖言传经之大概,非谓凡患伤寒者必皆如此也。盖寒邪中人,本无定体。陶节庵云:风寒之初中人也无常,或入于阴,或入于阳,但始太阳终厥阴也。或自太阳始,日传一经,六日至厥阴,邪气衰不传而愈者。亦有不罢再传者,或有间经而传者,或有传至二三经而止者,或有始终只在一经者,或有越经而传者,或有自少阳、阳明而入者,或有初入太阳不作郁热便入少阴而成真阴证者。所以凡治伤寒不可拘泥,但见太阳证便治太阳,但见少阴证便治少阴。但见少阳、阳明证便治少阳、阳明,此活法也。

本论所言三阳三阴之王时,有二义:一则以一日为一周者,六篇所其病欲解时,从某时至某时上诸节是也;一则以一岁为一周者,杂病例所云寸口脉动者因其王时而动,及下节少阳之时阳始生是也。此皆随时随地以候气至之太过与不及,为运气说之有据而可信者也。《素问》天元纪大论等篇以木、火、土、金、水为五运,从大寒日起,每运主七十二日有奇。厥阴风、少阴热、少阳火、太阴湿、阳明燥、太阳寒为六气,亦从大寒日起,每气司六十日有奇。故五运六气合行而终一岁,周而复始,如环无端,岁岁皆然,是为主运主气。以天干取运,地支取气。天干有十,配合则为五运,地支有十二,对冲则为六气。天气始于甲,地气始于子,天地相合则为甲子。故甲子者,干支之首也。天气终于癸,地气终于亥,天地相合则为癸亥,故癸亥者干支之末也。阴阳相隔,刚柔相须,岁岁递更,君火以明,相火以位。五六相合而七百二十气,凡三十岁为一纪。千四百四十气,凡六十岁而为一周,不及太过斯皆见矣。是为客运客气。司天在泉四问气者,客气之六步也。凡主岁者为司天,位当三之气。司天之下相对者为在泉,位当终之气。司天之左为天之左间,右为天之右间。在泉之左为地之左间,有为地之右间。每岁客气始于司天前二位,乃地之左间,是为初气。以至二气三气,而终于在泉之六气。每气各主一步。然司天通主上半年,在泉通主下半年,故曰岁半已前天气主之,岁半已后地气主之也。此王启玄所补《素问》各篇,以三阴三阳之司天在泉,上下遘临,推步五运六气之太过不及,定其病证治法之说也。王朴庄扩而大之,以三百六十年为一大运,六十年为一大气。五运六气迭乘,满三千六百年为一大周。溯自黄帝命大挠作甲子贞下起元,从下元厥阴风术运始。以厥阴为下元,则少阴为上元,太阴为中元。复以少阳为下元,则阳明为上元,太阳为中元。合前后三元,而配以厥阴、少阴、太阴、少阳、阳明、太阳之六气。于黄帝八年起数,前三十年为厥阴风木司天,后三十年为少阳相火在泉。历三千六百年,至唐昭宗天复三年癸亥,是为一大周。昭宣帝天佑元年六十一甲子又值下元厥阴司天矣。民国十三年为七十八甲子,中元太阳寒水司天也。缪希雍曰:原夫五运六气之说,其起于汉魏之后乎?何者,张仲景,汉末人也,其书不载也;华元化,三国人也,其书亦不载也;前之则越人无其文,后之则叔和鲜其说,予是以知其为后世所撰。无益于治疗而有误于来学,学者宜深辨之。张飞畴曰:张子和云:不读五运六气,检遍方书何济。所以稍涉医理者,动以司运为务。曷知天元纪等篇本非《素问》原文,王氏取阴阳大论补入经中,后世以为古圣格言,孰取非之,其实无关于医道也。况论中明言时有常位而气无必然,犹谆谆详论者,不过穷究其理而已。纵使胜复有常而政分南北,四方有高下之殊,四序有非时之化。百步之内,晴雨不同,千里之外,宣暄各异,岂可一定之法而测非常之变耶?

三阳三阴提纲

太阳篇

太阳者，身体表部躯壳之术语也。《素问》皮部论：皮有分部，脉有经纪，筋有结络，骨有度量。三阴之表，皮毛、经络、筋骨皆属于太阳，而《内经》分其部之经络、筋肉为三阴三阳，以手足配合脏腑为十二经，统之于督任，盖专针灸治疗取穴而设，其义与此殊。**太阳为开**，见《素问》阴阳离合论。皮毛汗孔具呼吸吐纳之用，以通畅为常，故曰开。**六元之寒气主治之**。《素问》天元纪大论：太阳之上，寒气主之，所谓本也。六微旨大论：太阳之上，寒气治之。后五篇所引同。万物之初生，皆由天地、阴阳、六元之气化合成形。惟人也，得其全而最灵。既生之后，仍藉六气以活动。而人身皮毛汗孔之功用，在发泄内部之热气，吸纳外界之寒气，以调节平均身体之温度。故曰：太阳之上，寒气主之、治之也。夫以脏腑之热度，足以消谷、化水、烁金，使不吸收外界之寒气以济之，能免不焦灼腐烂乎。**其表面与天气相接触，凡风、雨、寒、暑之邪，乘人阳气之虚而外中伤于皮毛，留止经络、筋骨者，皆为太阳病**。《灵枢》五变篇：百疾之始期也，必生于风、雨、寒、暑，循毫毛而入腠理，或复还，或留止。**仲景所谓太阳病者，其目有六：中风、伤寒、温病、痉病、中湿、中暍是也**。本论：太阳之为病，脉浮，头项强痛而恶寒。太阳病，发热汗出，恶风脉缓者，名为中风。太阳病或已发热，或未发热，必恶寒，体痛呕逆，脉阴阳俱紧者，名曰伤寒。太阳病，发热而渴，不恶寒者，为温病。太阳病，发热，脉沉而细者，名曰痉。太阳病，关节疼痛而烦，脉沉而细者，此名湿痹。太阳中热者，暍是也，其人汗出恶寒，身热而渴。**以温为伏邪，痉为坏病，湿暍为雨旸之时疾。**《素问》生气通天论：冬伤于寒，春必病温。金匮真言论：冬不藏精，春必病温。本论：太阳病，发汗太多，因致痉。风家，下之则痉。疮家，不可发汗，汗出则痉。**惟中风、伤寒为卒中之病，而无时不有。是以太阳篇中，以二病为提纲也。**《金匮要略》：风中午前，寒中于暮。平脉法云：浮则为风，紧则为寒，风则伤卫，寒则伤营。成无己曰：《脉经》云：风伤阳，寒伤阴，卫为阳，营为阴，风为阳，寒为阴，各从其类而伤也。**以解肌发汗为风寒正治之法。**《素问》阴阳应象大论：其有邪者，渍形以为汗。其在皮者，汗而发之。本论：太阳病，头痛，发热，汗出，恶风，桂枝汤主之。桂枝本为解肌。太阳病，头痛发热，身疼腰痛，骨节疼痛，恶风，无汗而喘者，麻黄汤主之。脉浮者，病在表，可发汗，宜麻黄汤。**顾人气体有虚实之殊，脏腑有寒热之异，或有痰饮、痞气及咽燥、淋、疮、汗、衄之疾，或适当房室、金刃、亡血之余，是虽同为中风、伤寒之候，其治又当从权变之法矣。**桂枝汤治中风之属虚者。若项背强几几，加葛根。喘家作，桂枝汤加厚朴、杏仁与之。若酒客病，不可与桂枝汤。大青龙汤治中风之属实者，脉浮缓，身不疼，但重，乍有轻时，无少阴证者，以此汤发之。麻黄汤治伤寒之属实者。若见烦躁者，大青龙汤主之。若脉微弱，汗出恶风及亡血脉虚，而有少阴证者，皆不可发汗也。伤寒表不解，心下有水气，干呕，发热而咳，或渴，或利，或噎，或小便不利，少腹满，或喘者，小青龙汤主之。伤寒阳脉涩，阴脉弦，法当腹中急痛，先与小建中汤；不差者，与小柴胡汤。伤寒腹满，谵语，寸口脉浮而紧，关上脉弦者，此肝乘脾也，名曰纵，刺期门。伤寒发热恶寒，大渴欲饮水，其腹必满，自汗出，小便不利，寸口脉浮而涩，关上弦急者，此肝乘肺也，名曰横，刺期门。伤寒无大热，口燥渴，心烦，背微恶寒者，白虎加人参汤主之。伤寒胸中有热，胃中有邪气，腹中痛，欲呕者，黄连汤主之。伤寒脉浮滑，此以里有热，表无寒也，白虎汤主之。伤寒脉结促，心动悸者，炙甘草汤主之。此皆伤寒兼有宿疾、痰饮、郁热、劳伤等杂证者之治法也。**太阳与少阴为表里**。见《素问》血气形志篇。皮部论：皮者，脉之部也。咳论；皮毛者，肺之合也。《灵枢》本脏篇：三焦膀胱者，腠理毫毛其应也。五癃津液别篇：天暑衣厚则腠理开，故汗出；天寒则腠理闭，气湿不行，水下留于膀胱，则为溺与气。少阴所主经络、毛脉、孙络满布于皮肤之里，故与太阳为表里。且皮毛汗孔与少阴血液循环系统所属呼吸器之肺脏，及泌溺器之肾脏、膀胱同其官能。其呼碳吸氧，吐故纳新同肺脏，排泄水分败质同肾脏、膀胱。而三者之官能互相赞助，故热时汗多则溺少，寒时汗少则溺多，皮毛闭塞而无汗则吸呼频数而喘喝。故仲景列喘咳及小便不利之证治于太阳篇也。**太阳证虚，当温其里之少阴；少阴证实，当攻其表之太阳**。病发热头痛，脉反沉，身体疼痛，当救其里，宜四逆汤。伤寒脉浮紧，不发汗，因致衄者，麻黄汤主之。**凡太阳病而少阴虚者，皆不可发汗也**。《灵枢》营卫生会篇：血之与气，异名而同类焉。故夺血者无汗，夺汗者无血。以下诸证，皆不可发汗：尺中脉微，此里虚也；尺中迟者，以荣气不足，血弱故也；咽喉干燥者，淋家，疮家，衄家，亡血家，汗家；病人有寒，胃中冷者；心悸者；渴而下利，小便数者。此皆营卫虚，血少，津液不足故也。**设或当汗不汗**，至七日以上自愈者，以行其经尽故也。**其郁热内陷，则传属阳明与少阳，随其人阴阳之虚**

实,有气分、血分之别。《素问》缪刺论:夫邪之客于形也,必先舍于皮毛。留而不去,入舍于孙脉。留而不去,入舍于络脉。留而不去,入舍于经脉,内连五脏,散于肠胃,阴阳俱感,五脏乃伤。此邪从皮毛而入极于五脏之次也。太阳病不解,其风寒之邪郁而为热,随其人之表里、虚实、寒热而转属传变。若未经误治,有行其经尽,邪衰正复而自愈者。有阳气重,上迫为衄而解者。有传属阳明,热郁于胃,则为烦渴、懊憹、谵语、不眠等证。热郁于肠,则为腹满或痛而不大便,或挟热下利等证。有传属少阳,热郁于上焦肺膜,则胸满或痛,在心下膈间则为结胸。热郁于中焦肝脾之膜,则为口苦、咽干、胁下痞硬。热郁于下焦之肾膜,则为脐下悸,小便不利;或热结膀胱,或瘀热在里,或热入血室。凡此诸候,皆宜随证施治,不必拘以日数也。**若太阳证未罢者,是为并病。**浅田栗园曰:并者,相并也。二病相齐并者谓之并病。故表先受病,次传于里,而并邪犹在者,名太阳阳明并病。经曰:二阳并病,太阳初得病者,发其汗,汗先出不彻,因转属阳明,续自微汗出不恶寒。若太阳病证不罢者,不可下,下之为逆,如此可小发汗。此虽既传于里,表邪犹在,故先其表而后其里也。又曰:二阳并病,太阳证罢,但发潮热,手足漐漐汗出,大便难而谵语者,下之则愈,宜大承气汤。此俟表邪已解,而后攻其里者也。表证未罢,少阳又病者,名太阳少阳并病。经曰:太阳与少阳并病,头项强痛,或眩冒,时如结胸,心下痞硬者,慎不可发汗,发汗则谵语。又曰:太阳少阳并病,心下硬,颈项强而眩者,慎勿下之。又曰:本太阳病,不解,转入少阳者,胁下硬满,干呕不能食,往来寒热;尚未吐下,脉沉紧者,与小柴胡汤。此以邪在表里间,发汗、吐、下皆非所宜,故唯主清解也。盖合病与并病，虽有缓急之别，于其治法，则无有异焉。**或发汗不彻，则阳气怫郁不得越**。其人烦躁，不知痛处，短气者，更发汗则愈。汗出而喘，无大热者，可与麻杏甘石汤。心下痞硬，呕吐而不利者，大柴胡汤主之。**或发汗过多，则津液越出而亡阳**。有遂漏不止，其人恶风，小便难，四肢微急难以屈伸者。有脉洪大，若形似疟，一日再发者。有大烦渴，脉洪大者。有厥逆、筋惕肉瞤。有身疼痛，脉沉迟者。有叉手自冒心，心下悸欲得按者。有脐下悸，欲作奔豚者。有腰胀满者。有反恶寒者，虚故也。有不恶寒但热者，实也。有胃中干，烦躁不得眠，欲得饮水者。有脉浮，小便不利，微热，消渴者。有两耳聋，无所闻者。有吐下不止者。有仍发热，心下悸，头眩，身瞤动，振振欲擗地者。有便血者。有成痉者。有额上陷脉急紧，直视不能眴，不得眠者。有寒栗而振者。有恍惚心乱，小便已阴痛者。有胃中冷吐蛔者。**或当汗而反下，则阴虚而邪陷里**。有其气上冲者。有脉促胸满者。有其人恶寒者。有仍头项强痛，翕翕发热，无汗，心下满微痛，小便不利者。有利遂不止，脉促，喘而汗出者。有微喘者，表未解故也。有身热不去，心中结痛者。有心烦腹满，卧起不安者。有身热不去，微烦者。有续得下利清谷不止，身疼痛者。有胁下满痛，面目及身黄，颈项强，小便难者。有呕不止，心下急，郁郁微烦者。有胸满烦惊，小便不利，谵语，一身尽重不可转侧者。有热入于里因作结胸者。有但满不痛而作痞者。有脉紧，咽痛者。有脉弦，两胁拘急者。有脉沉紧，欲呕者。有脉沉滑，协热利者。有脉浮滑，下血者。有渴而口燥烦，小便不利者。有下利日数十行，谷不化，腹中雷鸣，心下痞硬而满，干呕心烦不得安者。有利不止，心下痞硬者。有遂协热而利，利下不止，心下痞硬，表里不解者。**或当汗而反吐,则胃伤而阳气微**。有自汗出,反不恶寒发热,关上脉细数者。有腹中饥,口不能食者。有不喜糜粥,欲食冷食,朝食暮吐者。有不恶寒,又不欲近衣,为内烦者。有引食而反吐者。有心中温温欲吐,胸中痛,大便反溏,腹微满,郁郁微烦者。**或下之后复发汗,或重发汗而复下之,则表里俱虚**。下之后复发汗,有振寒,脉微细者。有昼日烦躁不得眠,夜而安静,脉沉而微,身无大热者。有表里俱虚,其人因致冒者。有心下,痞恶寒者。有大汗之后复下之。有小便不利者,亡津液故也。有汗出而喘,无大热者。有病仍不解,烦躁者。有烦热,胸中窒者。有不大便五、六日,舌上干燥而渴,日晡所小有潮热,从心下至少腹硬满而痛不可近,成结胸者。有胸胁满,微结,小便不利,渴而不呕,但头汗出,往来寒热,心烦者。有心下痞,表里俱虚,阴阳气并竭者。**或发汗、吐、下混施,则阴阳气乱**。有心下逆满,气上冲胸,起则头眩,身为振振摇者。有虚烦不得眠,反覆颠倒,心中懊憹,若少气,若呕者。有虚烦,脉甚微,心下痞硬,胁下痛,气上冲咽喉,眩冒,经脉动惕,久而成痿者。有解后心下痞硬,噫气不除者。有热结在里,表里俱热,时时恶风,大渴,舌上干燥而烦,欲饮水数升者。**或以火劫发汗,血气流溢失其常度**。有火热入胃,胃中水竭,躁烦,必发谵语,十余日振栗,自下利者。有邪风被火热,血气流溢,失其常度,两阳相熏灼,其身发黄;阳盛则欲衄,阴虚小便难,阴阳俱虚竭,身体则枯燥;但头汗出,齐颈而还,腹满微喘,口干咽烂;或不大便,久则谵语,甚者至哕,手足躁扰,捻衣摸床者。有亡阳必惊狂,卧起不安者。有谵语者。有躁而圊血者。有咽燥唾血者。有焦骨伤筋者。有从腰以下重而痹者。有发奔豚气,从少腹上冲心者。有烦躁者。

或以冷水噀灌，其热被却不得去。有弥更益烦，肉上粟起，意欲饮水，反不渴者。有寒实结胸无热证者。**种种反逆误治则成坏病，而变证百出矣。故篇中原得之病与正治之法，不过十余条，其余皆斡旋救逆法也。若太阳与阳明或少阳同时俱病者，是为合病。**浅田栗园曰：合者，同也；会也。二病若三病相混同者谓之合病。盖其初感邪，表里同时受病者有之，故设此目以为治法之标准也。若热盛于表而势迫及里，气扰动下奔则为利，上逆则为呕者，名曰太阳阳明合病，以葛根汤或葛根加半夏汤发其表则里随和也。表实里壅，喘而胸满者，亦名太阳阳明合病，以麻黄汤先发其表，然后下之也。若热在表里之间，内壅为下利者，名曰太阳少阳合病，以黄芩汤清热通壅。更呕者，加半夏、生姜治之也。若下利，脉滑而数者，名曰阳明少阳合病。以大承气汤去其实也。腹满身重，难以转侧，口不仁而面垢，谵语、遗尿，若自汗出者，名曰三阳合病，此以其邪炽于三阳，不宜发汗，亦不可下，故以白虎汤清肃之也。是皆治合病之要领也。张兼善曰：凡合病者皆下利，各从外证以别焉。夫太阳病，头项痛，腰脊强；阳明病，目疼鼻干，不得卧；少阳病，胸胁痛，耳聋。凡遇两经病证齐见而下利者，曰合病也。虽然，但见一证便是，不必悉具。**他如太阴所主之肌肉、脂肪，少阴所主之经络、营卫，厥阴所主之神经、骨髓，皆分布充填于太阳部位。是以三阴表证之治法亦见于太阳篇也。**如四逆汤、桂枝人参汤、干姜附子汤、芍药甘草附子汤、茯苓四逆汤、真武汤等证治。**盖人身表里阴阳相维，气血联贯。一部分失和，余体未有不受直接或间接之传属者。病情百变，苟不审其标本而施治，鲜有不释邪攻正，反乱大经者。因提纲挈领而述此篇，聊作读论之关键。**

阳明篇

阳明者,躯壳之内,水谷道路,始于口而终于二阴,六腑部位之术语也。《灵枢》阴阳系日月篇:两火并合,故为阳明。肠胃篇:谷所从出入、浅深、远近、长短之度。唇至齿,长九分。口度二寸半。齿以后至会厌,深三寸半,大容五合。舌重十两,长七寸,广二寸半。咽门重十两,广一寸半,至胃长一尺六寸。胃纡曲屈,伸之,长二尺六寸,大一尺五寸,径五寸,大容三斗五升。小肠后附脊,左环回周迭积,其注于回肠者,外附于脐上,回运环十六曲,大二寸半,径八分分之少半,长三丈二尺。回肠当脐,左环回周叶积而下,回运环反十六曲,大四寸,径一寸寸之少半,长二丈一尺。广肠傅脊,以受回肠,左环叶脊,上下辟,大八寸,径二寸寸之大半,长二尺八寸。肠胃所入至所出,长六丈四寸四分。营卫生会篇:上焦出于胃上口,并咽以上贯膈而布胸中。中焦亦并胃中,出上焦之后,此所受气者,泌糟粕,蒸津液,化其精微,上注于肺脉,乃化而为血,以奉生身,莫贵于此,故独得行于经隧,命曰营气。下焦者,别回肠,注于膀胱而渗入焉。故水谷者常并居于胃中,成糟粕,而俱下于大肠,而成下焦,渗而俱下,济泌别汁,循下焦而渗入膀胱焉。本脏篇:六腑者,所以化水谷而行津液者也。《素问》六节脏象论:胃、大肠、小肠、三焦、膀胱名曰器,能化糟粕,转味而入出者也。《难经》第三十五难:小肠者,受盛之腑也。大肠者,传泻行道之腑也。胆者,清净之腑也。胃者,水谷之腑也。膀胱者,津液之腑也。小肠谓赤肠,大肠谓白肠,胆谓青肠,胃谓黄肠,膀胱谓黑肠,下焦之所治也。本论列口苦及黄疸、小便不利之证治于阳明篇者以此。**阳**

明为阖,《难经》第四十四难:七冲门何在?然:唇为飞门,齿为户门,会厌为吸门,胃为贲门,太仓下口为幽门,大肠小肠会为阑门,下极为魄门。阳明之官能主吸纳水谷之精微以养身,七门以闭为常,故曰阖。**六元之燥气主治之。**水谷乳糜经肠胃而成糟粕者,由阳明燥气之所化也。若燥气太过,则大便硬,燥气不及则便溏泄。**凡食饮不节,起居不时,六腑失和者,皆为阳明病。**《素问》阴阳应象大论:水谷之寒热,感则害于六腑。太阴阳明论:阴者,地气也,主内。故食饮不节,起居不时者,阴受之。**其受病之部有口、**张路玉《千金方衍义》:齿者,骨之余,属肾,而实阳明所司。本论:阳明病,口燥,但欲漱水,不欲咽者,此必衄。三阳合病,口不仁,面垢。阳明病,渴欲饮水,口干舌燥者,白虎加人参汤主之。**咽、**《灵枢》忧恚无言篇:咽喉者,水谷之道也。《素问》太阴阳明论:咽主地气。本论:阳明病,但头眩,不恶寒,故能食;若咳者,其人必咽痛,不咳者,咽不痛。《伤寒论本旨》:阳明中风,口苦咽干,以热由胃上咽而至口,不涉于肝,故无目眩,与少阳以此为辨。**上脘、**《灵枢》四时气篇:饮食不下,膈塞不通,邪在胃脘。在上脘则抑而下之,在下脘则散而去之。本论:宿食在上脘者,法当吐之,宜瓜蒂散。**胃、**《灵枢》平人绝谷篇:胃大一尺五寸,径五寸,长二尺六寸,横屈受水谷三斗五升。其中之谷常留二斗,水一斗五升而满。上焦泄气,出其精微,慓悍滑疾。下焦下溉诸肠。《素问》五脏别论:胃者,水谷之海,六腑之大源也。五味入口,藏于胃,以养五脏气。逆调论:不得卧而息有音者,是阳明之逆也。足三阳者下行,今逆而上行,故息有音也。阳明者,胃脉也。胃者,六腑之海也,其气亦下行。阳明逆不得从其道,故不得卧也。下经曰:胃不和则卧不安,此之谓也。

按：胃及主宰言语之神经，其中枢皆在延髓。胃有宿食而气不和，卧时大脑虽休息，其延髓受直接之感触，而发无意识之言语，所谓谵语也。本论：阳明之为病，胃家实是也。阳明病，不吐不下，心烦者，可与调胃承气汤。寸口脉数而滑者，此为有宿食也。阳明病，胃中虚冷，不能食者，不可与水饮之，饮则必哕。食谷欲呕者，属阳明也，吴茱萸汤主之。**下脘**、《灵枢》胀论：胃者，太仓也。咽喉、小肠者，传送也。胃之五窍者，闾里门户也。廉泉玉英者，津液之道也。胃下脘，近世生理学谓之十二指肠。胃五窍者，上通咽为贲门，下通小肠为幽门，余三窍则傍通胆、脾及三焦也。**胆腑**、《难经》第四十二难：胆在肝之短叶间，重三两三铢，盛精汁三合。《灵枢》四时气篇：邪在胆，逆在胃。胆液泄则口苦，胃气逆则呕苦，故曰呕胆。本论：阳明中风，口苦咽干，腹满微喘，发热恶寒，脉浮而缓，若下之，则腹满、小便难也。阳明病，脉浮而大，咽燥口苦，腹满而喘，发热汗出，不恶寒。反恶热，身重，不可汗、下、温针。心中懊憹，舌上胎者，栀子豉汤主之。阳明病，脉迟，食难用饱，饱则微烦头眩，必小便难，此欲作谷疸。阳明病，但头汗出，身无汗，小便不利，渴引水浆者，此为瘀热在里，身必发黄，茵陈蒿汤主之。口苦、黄疸皆胆病，以瘀热在里之胃下脘，致胆液溢于胃而上逆则为口苦，溢于里由太阴而传于身表财为黄疸。**脾、膏**，《难经》第四十二难：脾重二斤三两，扁广三寸，长五寸。有散膏半斤，主裹血，温五脏，主藏意。《素问》太阴阳明论：脾脏者，常著胃土之精也。脾与胃以膜相连耳，而能为之行其津液。本论：太阳阳明者，脾约是也。趺阳脉浮而涩，浮则胃气强，涩则小便数，浮涩相搏，大便则难，其脾为约，麻子仁丸主之。散膏，近世生理学名膵脏，又名腹唾腺，其津液即膵液也，以其味甘，故曰土之精。**小肠**、《灵枢》平人绝谷篇：小肠大二寸半，径八分分之少半，长三丈二尺，受谷二斗四升，水六升三合合之大半。《素问》灵兰秘典论：小肠者，受盛之官，化物出焉。举痛论：寒气客于小肠，小肠不得成聚，故后泄腹痛矣。热气留于小肠，肠中痛，瘅热焦渴，则坚干不得出，故痛而闭不通矣。本论：阳明病脉实，若腹大满不通者，可与小承气汤微和胃气，勿令大泄下。阳明病，谵语，发潮热，脉滑而疾者，小承气汤主之。阳明病，脉浮而迟，表热里寒，下利清谷者，四逆汤主之。夫病人腹痛绕脐，此为阳明风冷，谷气不行，若反下之，心下则痞，当温之，宜四逆汤。**大肠**、《灵枢》平人绝谷篇：回肠大四寸，径一寸寸之少半，长二丈一尺。受谷一斗，水七升半。《素问》灵兰秘典论：大肠者，传道之官，变化出焉。本论：阳明病，脉实，手足濈然汗出者，此大便已硬也，大承气汤主之。阳明病，潮热，大便微硬者，可与大承气汤。阳明病，谵语，有潮热，反不能食者，胃中必有燥屎五六枚也，若能食者，但硬尔，宜大承气汤下之。病人不大便五、六日，绕脐痛，烦躁，发作有时者，此有燥屎，故使不大便也。病人小便不利，大便乍难乍易，时有微热，喘息不得卧者，有燥屎也，宜大承气汤。**广肠**、《灵枢》平人绝谷篇：广肠大八寸，径二寸寸之大半，长二尺八寸，受谷九升三合八分合之一。《素问》五脏别论：魄门亦为五脏使，水谷不得久藏。本论：阳明病，自汗出，若发汗，小便自利者，此为津液内竭，虽硬不可攻之，当须自欲大便，宜蜜煎导而通之；若土瓜根及大猪胆汁，皆可为导。大肠以下至肛门，受秽滓之处，俗名直肠，以其最广，故曰广肠。**三焦**、《难经》第三十一难：三焦者，水谷之道路，气之所终始也。上焦者，在心下下鬲，在胃上口，主内而不出。中焦者，在胃中脘，不上不下，主腐熟水谷。下焦者，当膀胱上口，主分别清浊，主出而不内，以传导也。《素问》灵兰秘典论：三焦者，决渎之官，水道出焉。《灵枢》四时气篇：小腹痛肿，不得小便，邪在三焦。本论：阳明病，脉浮发热，渴欲饮水，小便不利者，猪苓汤主之。阳明病，膈下硬满，不大便而呕，舌上白苔者，可与小柴胡汤。上焦得通，津液得下，胃气因和，身濈然汗出而解也。**膀胱**《难经》：膀胱重九两二铢，纵广九寸，盛溺九升九合。《素问》灵兰秘典论：膀胱者，州都之官，津液藏焉，气化则能出矣。厥论：前阴者，宗筋之所聚，太阴阳明之所合也。宣明五气论：膀胱不利为癃，不约为遗溺。本论：太阳病转属阳明，渴而饮水，小便不利者，宜五苓散。夫病脉沉，渴欲饮水，小便不利者，后必发黄。**之别。其致病之因，有太阳阳明、**《素问》皮部论：百病之始生也，必先于皮毛，邪中之，则腠理开，开则入客于络脉，留而不去传入于经，留而不去传入于腑，廪于肠胃。本论：太阳阳明者，脾约是也。太阳病，若发汗，若下，若利小便，此亡津液，胃中干燥，因转属阳明。不更衣内实，大便难者，此名阳明也。阳明病，脉迟，汗出多，微恶寒者，表未解也，可发汗，宜桂枝汤。阳明病，脉浮，无汗而喘者，发汗则愈，宜麻黄汤。太阳病二日，发汗不解，蒸蒸发热者，属阳明也，调胃承气汤主之。太阳病，若吐，若下，若发汗后，微烦，小便数，大便因硬者，与小承气汤和之愈。二阳并病，太阳证罢，但发潮热，手足漐漐汗出，大便难而谵语者，下之则愈，宜大承气汤。**正阳阳明、**《素问》痹论：饮食自倍，肠胃乃伤。本论：槩之邪从口入者，宿食也。正阳阳明者，胃家实是也，阳明病，发热十余日，脉浮而数，腹满饮食如故者，厚朴七物汤主之。寸口脉浮而大，按之反涩，尺中亦微而涩，故知其有宿食也，大承气汤主之。寸口脉数而滑者，此为有宿食也。**少阳阳明之殊**。《素问》太阴阳明论：阴者，地气也，主内。阴道虚，食饮不节，起居不时者，阴受之。阴受之，则入五脏。入五脏，则填满闭塞，下为飧泄，久为肠澼。本论：少阳阳明者，发汗利小便已，胃中燥烦实，大便难是也。阳明病，发潮热，大便溏，小便自可，胸胁满不去者，与小柴胡汤。病人烦热，汗出则解，又如疟状，日晡所发热者，属阳明也。脉实者，宜下之；脉浮大者，宜发汗。下之，与大承气汤；发汗，宜桂枝汤。按：此节证，下之当与大柴胡汤，发汗当与柴胡加桂枝汤。疟后痢，盖即少阳阳明。大便难，盖即肠澼里急也。**而仲景以胃家实为阳明病之提纲，以攻下为治之正法**。《素问》五脏别论：六腑者，传化物而不藏，故实而不能满也。所以然者，水谷入口，则胃实而肠虚，食下则肠实而胃虚，故曰实而不满，满而不实也。逆调论：阳明其气下行。阴阳应象大论：其下者引而竭之，中满者泻之于内。阳明病之实邪，有在胃在肠之殊，是以承气汤有调胃、小、大之分。**阳明与太阴为表里**，以太阴所主之脂肪，充积于肠胃之里也。**阳明虚，当温其里之太阴；太阴实，当泄其表之阳明**。吴茱萸汤、四逆汤、理中汤、附子粳米汤、大建中汤、大黄附子细辛汤，皆所以温阳明胃气之虚；三承气汤，皆所以泄太阴腐秽之实。**而其间又有虚实交错，表里并病，故有宜下者**，阳明病，脉实，虽汗出而不恶热者，其身必重，短气，腹满而喘，有潮热者，此外欲解，可攻里，手足濈然汗出者，此大便已硬也，大承气汤主之。**有当下而尚未可下者**，阳明病，若汗多，微发热恶寒者，外未解也，其热不潮，未可与承气汤；若腹大满不通者，可与小承气汤微和胃气，勿令大泄下。阳明病，潮热，大便微硬者，可与大承气汤，不硬者，不可与之。若不大便六、七日,恐有燥屎,欲知之法,少与小承气汤,汤入腹中,转矢气者,此有燥屎也,乃可攻之;若不转矢气者,此但初头硬,后必溏,不可攻之,攻之必胀满不能食也。**有当急下者,**伤寒六、七日,目中不了了,睛不和,无表里证,大便难,身微热者,此为实也,急下之,宜大承气汤。阳明病,发热汗多者,急下之,宜大承气汤。发汗不解,腹满痛者,急下之,宜大承气汤。**有不可下者。**阳明中风,口苦咽干,腹满微喘,发热恶寒,脉浮而缓,若下之则腹满,小便难也。伤寒呕多,虽有阳明证,不可攻之。阳明证,心下硬满者,不可攻之;攻之利遂不止者,死。阳明证,眼合色赤,不可攻之;攻之必发热色黄者,小便不利也。**失治则成坏病,涉于厥阴则发谵语。**《素问》热论:阳明与太阴俱病,则腹满,身热,不欲食,谵言。王启玄曰:谵言,谓妄谬而不次也。谵言即本论之谵语。盖肠胃之里之神经病,由胃气不和之所致,而有虚实之辨,生死之殊。有阳明病发汗多,若重发汗以亡其阳谵语者。有伤寒若吐若下后不解,不大便五、六日至十余日发热谵语者。有阳明病,其人多汗,以津液外出,胃中燥,大便硬谵语者。有阳明病,热入血室,下血谵语者。有阳明病,燥屎在胃中,此为实,汗出谵语者。有三阳合病,发汗则谵语遗尿者。有二阳并病,太阳证罢,但发潮热,手足漐漐汗出,大便难而谵语者。谵语为胃实之证,宜下。故脉滑疾则生,脉短则死也。**热淤少阴,则为蓄血。**肠胃里之经络病,有热郁于上,脉浮发热,口干鼻燥,能食而衄者。有热入血室,下血谵语,但头汗出者。有久淤血,令人喜忘,屎虽硬,大便反易,其色必黑者。有发热脉数,合热则消谷善饥,至六、七日不大便,有淤血者。有协热而便脓血者。**系在太阴,则为谷疸。**《素问》通评虚实论:黄疸久逆之所生也。本论：伤寒，脉浮而缓，手足自温者，系在太阴。太阴当发身黄，若小便自利者，不能发黄，至七八日，大便硬者，为阳明病也。阳明病，脉迟，食难用饱，饱则微烦头眩，必小便难，此欲作谷疸。阳明病，无汗，小便不利，心中懊恼者，身必发黄。阳明病，但头汗出，身无汗，小便不利，渴引水浆者，此为淤热在里，身必发黄。黄疸为湿热淤于阳明之里，致胆液溢于太阴，由淋巴腺传播于身体表部之肌肉也。**此皆误治久逆之所变，当随其脉证而救治之也。**

少阳篇

少阳者，躯壳之内，肠胃之外，五脏膜原，三焦部位之术语。《素问》疟论：热气盛，藏于皮肤之内，肠胃之外，此荣气之所舍也。又曰：由邪气内薄于五脏，横连募原也。《灵枢》本输篇：肺合大肠，心合小肠，肝合胆，脾合胃，肾合膀胱。少阳属肾，肾上连肺，故将两脏。三焦者，中渎之腑也，水道出焉，属膀胱，是孤之腑也，是六腑之所与合者。营卫生会篇：上焦如雾，中焦如沤，下焦如渎。魏念庭曰：三焦者，无形而以躯壳为郛郭，是躯壳即其形也。本一气而分三，亦以躯壳之上、中、下分之也。肺与心居上焦之中，肝、胆、脾、胃俱居中焦之中，肾与大小肠、膀胱居下焦之中。上、中二焦分界处，有上连心主包络之大膜为护卫。中、下二焦分界处，有傍连两胁下，后连脊骨，辅裹肾之脂膜为周布。截然三界，原有天、人、地之义也。至上焦如雾，中焦如沤，下焦如渎之说，正于无形中取象。如雾者，拟之天气之正象，论人身温热之气浮而上也。如沤者，气在水上，论人身中段气在血中之象也。如渎者，气凝于血中，如水之在地而水中莫非气也。**少阳为枢**，少阳居半表半里之位，其气内外贯通,上下交流,而五脏内阅于七窍,具开阖出入之官能,故为枢。**六元之火气主治之。**《素问》天元纪大论:少阳之上,火气主之,君火以明,相火以位。五运行大论:火游行其间。解精微论:一水不能胜五火,故目眦盲。王启玄曰:眦,视也。一水目也,五火,谓五脏之厥阳也。火者,人身元气之一,其位有君有相,游行于三焦之间,分寓于五脏之中。故有二火、五火之称。少阴为君火,属阳而寓于心。少阳为相火,属阴而寄于肝肾。三焦气和,则君火以明,相火以位,腠理通畅,津液蒸腾。若君火失明,相火气胜,则阴火上逆而为病。如少阳病之胁下痞硬,心烦喜呕,口苦,咽干,目眩,两耳无所闻,目赤,皆其候也。**其受病之部,有上焦**、上焦主横膈膜以上之病,仲景以口苦,咽干,目眩,两耳无所闻,目赤,头痛等证为候。**中焦**、中焦主膈下脐上之病,仲景以往来寒热,胸胁苦满,默默不欲饮食,心烦喜呕,腹中痛,胁下痞硬,心下悸等证为候。**下焦**、下焦主脐下少腹之病,仲景以小便不利,热结在里,呕吐不利等证为候。**及半表半里之分。其半表则由腠理外通于太阳,其半里则由膜原内通于阳明。**《素问》阴阳应象大论:清阳发腠理。王启玄曰:腠理,谓渗泄之门。本论:腠者,是三焦通会元真之处,为血气所注。理者,是皮肤、脏腑之文理也。人身皮毛内之肥肉为肌肉。肥肉里,瘦肉外,夹缝中之油纲名腠理。**其五脏之气,外合于六腑,上通于七窍,下通于二阴。**《素问》金匮真言论:肝开窍于目,心开窍于耳,脾开窍于口,肺开窍于鼻,肾开窍于二阴。**凡皮肤外感风寒,或肠胃内伤食饮,失治而传入半表半里,内薄五脏膜原,致三焦之气失和者,皆为少阳病。**《素问》缪刺论:夫邪之客于形也,必先舍于皮毛,留而不去,舍于孙脉,留而不去,入舍于络脉,留而不去，入舍于经脉，内连五脏，散于肠胃，阴阳俱感，五脏乃伤，此邪之从皮毛而入，极于五脏之次也。阴阳应象大论：故善治者治皮毛，其次治肌肤，其次治筋脉，其次治六腑，其次治五脏。治五脏者，半死半生也。结胸、脏结有死证者以此。**少阳居表里之间，当肓膜之处，外不及于皮肤，内不及于肠胃。汗之而不从表解，下之而不从里出，故有发汗、吐、下、温针之禁。特立小柴胡汤为和解表里正治之法。**伤寒五六日，中风，往来寒热，胸胁苦满，嘿嘿不欲饮食，心烦喜呕，或胸中烦而不呕，或渴，或腹中痛，或胁下痞硬，或心下悸，小便不利，或不渴，身有微热而咳者，小柴胡汤主之。伤寒与中风，有柴胡证，但见一证便是，不必悉具。陆九芝曰：三阳以少阳为枢，柴胡为转枢之用。小柴胡一方就本经言，柴胡但主表，黄芩乃主半里。就六经言，柴、芩但主半表，参、草乃主半里。病至少阳，无不郁火而津液涸少，小柴胡汤所以升清降浊，调和表里，泻郁火，生津液也。汗、吐、下、温针之治，皆伤津液，故以为禁。**其或未离太阳之表，则宜兼汗。或已属阳明之里，则须兼下。是以有和解而兼汗、下权变之法。**小柴胡汤证以往来寒热为候，若身有微热恶寒者，为未离太阳，小柴胡汤加桂枝微汗之，或柴胡桂枝汤主之。若潮热不恶寒者，为已属阳明，小柴胡汤加芒硝微下之，或大柴胡汤主之。其有胸胁痞满，心下痞硬，呕噫下利等证，皆少阳之坏病。而泻心汤、半夏泻心汤、生姜泻心汤、甘草泻心汤、旋复代赭汤、黄芩汤、黄连汤等，亦皆小柴胡汤之变方也。**其证治详见于太阳、阳明二篇，故少阳篇中略提其纲而已。**温病是冬时皮肤受寒，邪气由腠理而传入三焦膜原，至春时天地之阳气外发，其病应之而起，是为伏气之病。温疟亦与温病同源，此邪之由太阳间接而传及少阳者也。疫病是天地之戾气,有五尸之异,四时皆有,其邪由鼻吸入于肺膜,传于三焦膜原,由腠理而达于身表。《素问》阴阳应象大论云:天之邪气,感则害人五脏。遗篇所谓五疫之起皆易感人,无问大小,其状皆同,此少阳直中之邪,所谓天牝从来者也。其治法当于杂病中求之。**少阳与厥阴为表里**,少阳部位之神经皆属自和,不能随意而运动不休。如心之鼓动,肺之呼吸,肝、脾之生血,肾之泌溺是也。而五脏常内阅于上七窍,故三阳之病觉以少阳为最多。如口之苦、咽之干、目之眩、耳之无闻等,皆少阳实热之证。若夫厥逆、下利、寒疝等虚寒之证,则当求之于厥阴篇也。**少阳虚,当温其里之厥阴;厥阴实,当泻其表之少阳。神而明之,存乎其人。**此仲景三阳三阴篇,表里、虚实、寒热,错综变化中不易之例也。

太阴病

太阴者,荣养系统之术语。其气则荣卫、津液,其质则肌肉、脂膏,皆其所属也。《素问》六节脏象论:天食人以五气,地食人以五味。五气入鼻,藏于心肺,上使五色修明,音声能彰;五味入口,藏于肠胃,味有所藏,以养五气,气和而生,津液相成,神乃自生。经脉别论:食气入胃,散精于肝,淫气于筋。食气入胃,浊气归心,淫精于脉;脉气流经,经气归于肺;肺朝百脉,输精于皮毛。毛脉合精,行气于腑;腑精神明,留于四脏,气归于权衡。饮入于胃,游溢精气,上输于脾;脾气散精,上归于肺;通调水道,下输膀胱;水精四布,五经并行。痹论:荣者,水谷之精气也,和调于五脏,洒陈于六腑,乃能入于脉也,故循脉上下,贯五脏,络六腑也。卫者,水谷之悍气也,其气慓疾滑利,不能入于脉也,故循皮肤之中,分肉之间,熏于肓膜，散于胸腹。《灵枢》邪客篇：五谷入于胃也，其糟粕、津液、宗气分为三隧。故宗气积于胸中，出于喉咙，以贯心脉，而行呼吸焉。荣气者，泌其津液，注之于脉，化以为血，以荣四末，内注五脏六腑，以应刻数焉。卫气者，出其悍气之慓疾，而先行于四末分肉皮肤之间而不休者也。昼日行于阳，夜行于阴。五癃津液别论：水谷皆入于口，其味有五，各注其海，津液各走其道。故三焦出气，以温肌肉，充皮肤，为其津；其流而不行者，为液。五谷之津液和合而为膏者，内渗入于骨空，补益脑髓。人之所赖以生者，天气与水谷。天气入鼻，由肺而传于周身；水谷入口至胃，由脾行其精气津液。近世生理学谓之淋巴液，其精气曰淋巴球，入脾化为白血球，入肝化为赤血球，为荣养人身之要素，故曰荣气。卫气即脂膏中津液，其气之盛衰，上应月光之盈虚，以其为卫护人身之要素，故曰卫气。荣养系统之在阳明部位者曰乳糜腺，在少阳部位者曰淋巴腺，在太阳位者曰脂肪腺。**太阴为开**，太阴荣养系统，主为阳明行其精、气、津液，故曰开。**六元之湿气主治之**。《素问》阴阳应象大论：湿盛则濡泻。王启玄曰：湿盛则内攻于脾胃，脾胃受湿则水谷不分，水谷相合，故大肠传道而注泻也。以湿内盛而泻，故谓之濡泻。**凡内伤外感失治，而致荣养系统元气之湿不平者，皆为太阴病。随其脏腑阴阳之偏，而有虚实寒热之分**。湿之质即水也。肺为水之上源，湿郁于里则化而为痰。太阴之为病，腹满而吐。《解惑论》谓此吐当是吐痰。《素问》生气通天论云：秋伤于湿，上逆而咳，发为痿厥是也。湿淫于表，则为风水。《素问》水热穴论云：其本在肾，其末在肺，皆积水也。脾主为胃行津液而恶湿，若湿盛而郁于阳明部分则为自利，若挟胆液而瘀热外发于太阳部分则为黄疸。《灵枢》决气篇云：津脱者，腠理开，汗大泄；液脱者，骨属屈伸不利，色夭，脑髓消，胫酸，耳数鸣。《素问》至真要大论云：诸痉项强，皆属于湿。本论云：太阳病，发汗太多，因致痉。风病，下之则痉。此皆伤元气之湿，证治当求诸杂病者也。**太阴与阳明为表里，太阴实即是阳明病，阳明虚即是太阴病**。陆九芝曰：太阴、阳明同居中土，太阴脾为阴道虚，阳明胃为阳道实，故同一腹痛也。满而时痛者属脾，满而大实痛者属胃。在胃则宜大小承气、栀子厚朴枳实汤。在脾则宜理中、四逆、厚朴生姜半夏人参汤，间有用大黄芍药者。同一发黄也，其黄色之瘀晦者属脾，为阴黄；其黄色之鲜明者属胃，为阳黄。治阳黄宜栀子柏皮汤、茵陈蒿汤；治阴黄宜理中汤、四逆汤，间有用麻黄连翘者。同一格吐也，朝食暮吐为脾寒格，食入即吐为胃热格。治热格，宜泻心汤、干姜黄芩人参汤；治寒格，宜附子理中汤、厚朴生姜半夏人参汤。病名则同，病本则异。总之，胃属阳，脾属阴；胃为腑，脾为脏；胃司纳，脾司输；胃恶燥，脾恶湿；胃喜降，脾喜升；胃宜通，脾宜补。其所以不同之故，可以对待而观，即可以反观而得。况胃病之脉必大，或浮而促，脾病之脉必弱，或沉而细，尤其不可强同者耶。浅田栗园曰：阳明篇曰不能食名中寒，曰欲作固瘕，曰攻其热必哕，曰欲作谷疸，曰饮水则哕，曰食谷欲呕，曰寒湿在里，此皆转系太阴者。可见太阴、阳明殆同其局，而虚实一转，互相变也。**故仲景以腹满而吐，食不下，自利益甚，时腹自痛为提纲**。本论：呕吐而利，名曰霍乱，其病为阳明卒中之邪，与此异。**而著胃气弱，不可下之禁**。其湿郁于阳明部位者，属虚寒，而自利不渴，宜**理中、四逆辈以温其脏，此正治法也**。自利不渴者属太阴，以其脏有寒故也，当温之，宜服理中、四逆辈。**伤寒淤热在里，胆液横溢，**

系在太阴,湿淫于太阳部位者,身当发黄。以其属脾家实,而证治见于阳明篇。伤寒,脉浮而缓,手足自温者,系在太阴,太阴当发身黄,若小便自利者,不能发黄。至七、八日,虽暴烦,下利日十余行,必自止,以脾家实,腐秽当去故也。**太阳病误下,因而腹满时痛,或下利者,此邪陷少阳部位,当审其半表半里之虚实,而和解之。**本太阳病,医反下之,因而腹满时痛者,属太阴也,桂枝加芍药汤主之;大实痛者,桂枝加大黄汤主之。**辨其标本之先后,而分治之。**伤寒,医下之,续得下利清谷不止,身疼痛者,急当救里;后身疼痛,清便自调者,急当救表。救里宜四逆汤,救表宜桂枝汤。太阴病,脉浮者,可发汗,宜桂枝汤。以桂枝汤本为解肌故也。**此皆权变救逆法也。**三阳部位,各有区域,三阴质体分布全身,是以三阴篇皆有表证、里证、半表半里证,而三阳篇亦各错综互列三阴证也。

少阴篇

少阴者,血脉循环系统之术语,五脏皆其机官,经络毛脉皆其所属也。《灵枢》决气篇:中焦受气取汁,变化而赤是谓血。壅遏荣气令无所避,是谓脉。本神篇:五脏主藏精者也。肝藏血,血舍魂;脾藏荣,荣舍意;心藏脉,脉舍神;肺藏气,气舍魄;肾藏精,精舍志。痈疽篇:肠胃受谷,上焦出气,以温分肉,而养骨节,通腠理。中焦出气如露,上注溪谷,而渗孙脉,津液和调,变化而赤为血。血和则孙脉先满溢,乃注于络脉,皆盈,乃注于经脉。阴阳已张,因息乃行,行有经纪,周有道理,与天合同,不得休止。肝脾二脏为生血器,心脏为发动器,是循环系统之中枢;肺脏为气息推陈致新滤清器;肾脏为泌溺及化精器。魂魄神意志,是五脏神经之官能。经络为血液运输之道路。毛脉孙络为血液散布之竟委。人身气血调和，水火既济则无病。而气血之调和，水火之既济者，全赖血脉循环之作用。其中有所瘀而不行，致肾水不上升则烦，心火不下降则躁。而渴衄咽痛，下利清谷，小便色白等证作矣。《内经》以心肾属之少阴，而本论少阴篇中多心肾之证者以此。**少阴为枢**，水谷之精气由荣养系统经脾肝二脏而化为血液，外以充肌温肤，内以化精养神，上下周流，循环不息，而居太阴厥阴之间，故为枢。**六元之热气主治之**。《素问》离合真邪论：真气者，经气也。热者，人身之阳气。其原生于经气之运动，血液之养化。而皮肤有调节体温之能，故少阴之热与太阳之寒相对待。**以五脏之官能，分为四部。曰呼吸空气滤清血液器，鼻窍**，《灵枢》荣气篇：究于畜门（注：鼻之外窍也）。脉度篇：肺气通于鼻，肺和则鼻能知臭香矣。本论：少阴病，但厥无汗而强发之，必动其血或从鼻出。**咽喉**，《灵枢》忧恚无言篇：喉咙者，气之所以上下也。会厌者，音声之户也。口唇者，音声之扇也。舌者，音声之机也。悬雍垂者，音声之关也。颃颡者，分气之所泄也。横骨者，神气所使，主发舌者也。足之少阴，上系于舌，络于横骨，终于会厌。邪客篇：宗气积于胸中，出于喉咙，以贯心脉而行呼吸焉。本论：病人脉阴阳俱紧，反汗出者，亡阳也。此属少阴，法当咽痛而复吐利。少阴病，下利咽痛，胸满心烦者，猪肤汤主之。少阴病二三日，咽中痛者，可与甘草汤；不差，与桔梗汤。少阴病，咽中伤，生疮，痛引喉旁，不能语言，声不出者，苦酒汤主之。少阴病，咽中痛，脉反浮者，半夏散及汤主之。少阴病，下利清谷，里寒外热，手足厥逆，脉微欲绝，或咽痛者，通脉四逆汤主之。**肺脏**，《难经》：肺重三斤三两，六叶二耳，凡八叶，主藏魄。《素问》痿论：肺者,脏之长也,为心之盖也。《灵枢》荣卫生会篇:人受气于谷,谷入于胃,以传于肺,五脉六腑皆以受气,其清者为荣,浊者为卫,荣在脉中,卫在脉外,荣周不休,五十而复大会。阴阳相贯,如环无端。荣气篇:荣气之道,内谷为宝。谷入于胃,乃传之肺,流溢于中,布散于外,精专者行于经隧,常荣无已,终而复始,是谓天地之纪。五味篇:谷始入于胃,其精微者,先出于胃之两焦,以溉五脏,别出两行,荣卫之道。其大气之抟而不行者,积于胸中,命曰气海,出于肺,循喉咽,故呼则出,吸则入。天地之精气,其大数常出三入一,故谷不入,半日则气衰,一日则气少矣。《本论》:少阴病,咳而下利,谵语者,被火气劫故也。少阴病,有水气,其人或咳,真武汤主之。少阴病,四逆,其人或咳,四逆散主之。少阴病六七日,息高者死。**膈膜,是也**。少阴病,若膈上有寒饮,干呕者,不可吐也,当温之,宜四逆汤。**曰荣气化血运行器,脾脏**,《难经》:脾重二斤三两,扁广三寸长五寸,有散膏半斤,主裹血,温五脏,主藏意。《素问》奇病论:五味入口,藏于胃,脾为之行其精气津液。《灵枢》本神篇:脾藏荣,荣舍意。邪客篇:荣气者,泌其津液,注之于脉,化以为血,以荣四末,内注五脏六腑,以应刻数焉。本论:少阴病,下利,若利自止,恶寒而蜷卧,手足温者,可治。少阴病,恶寒,身蜷而利,手足厥冷者,不治。少阴病,吐利,躁烦四逆者,死。少阴病,四逆,泄利下重者,四逆散主之。以上少阴病下利,皆以手足之温冷,候脾气之盛衰,以脾主四肢故也。**肝脏**,《难经》:肝重二斤四两,左三叶,右四叶,凡七叶,主藏魂。《素问》五脏生成篇:人卧血归于肝,肝受血而能视。《灵枢》本神篇:肝藏血,血舍魂。本论:少阴病,得之二三日以上,心中烦,不得卧者,黄连阿胶汤主之。少阴病,脉微细沉,但欲卧，汗出不烦，自欲吐。至五六日，自利，复烦躁不得卧寐者，死。少阴病本但欲寐，以血虚肝失所养，魂不守舍，则见不得卧寐之证矣。**心脏**，《难经》：心重十二两，中有七孔三毛，盛精汁三合，主藏神。《素问》五脏生成篇：诸血者，皆属于心。《灵枢》邪客篇：少阴，心脉也。心者，五脏六腑之大主也，精神之所舍也。其脏坚固，邪弗能容也，容之则心伤，心伤则神去，神去则死矣。故诸邪之在心者，皆在心之包络。本论：少阴病，欲吐不吐，心烦，但欲寐，五六日自利而渴者，属少阴也，虚故饮水自救。少阴病，下利六七日，咳而呕渴，心烦不得眠者，猪苓汤主之。**经络是也。**《灵枢》脉度篇：经脉为里，支而横者为络，络之别者为孙。本藏篇：经脉者，所以行血气而荣阴阳，濡筋骨利关节者也。血和则经脉流行，荣复阴阳，筋骨劲强，关节清利矣。本论：少阴病，身体痛，手足寒，骨节痛，脉沉者，附子汤主之。少阴病，脉微而弱，身痛如掣者，此荣卫不和故也，当归四逆汤主之。**曰血液化精器，肾脏是也。**《难经》：肾有两枚，重一斤二两，主藏志。《素问》上古天真论：肾者主水，受五脏六脏之精而藏之。痿论：肾主身之骨髓。《灵枢》本神篇：肾藏精，精舍志，肾气虚则厥。本论：少阴病形悉具，小便白者，以下焦虚寒，不能制水，故令色白也。少阴病，但厥无汗，而强发之，必动其血。此肾脏盖指生殖器，男子为睾丸，女子为卵巢。**曰泌尿器，肾脏膀胱是也。**《素问》逆调论：肾者水脏，主津液，主卧与喘也。本论：少阴病八九日，一身手足尽热者，以热在膀胱，必便血也。少阴病，二三日不已，至四五日，腹痛，小便不利，四肢沉重疼痛，自下利者，此为有水气，其人或咳，或小便不利，或下利或呕者，真武汤主之。**凡内伤外感失治，而致血脉循环系统不和者，皆为少阴病。**

少阴与太阳为表里，少阴之表实即是太阳病，太阳之里虚即是少阴病。病有发热恶寒者，发于阳也。无热恶寒者，发于阴也。病人脉阴阳俱紧。反汗出者，亡阳也，此属少阴。**故仲景以脉微细但欲寐为提纲。**《灵枢》荣卫生会篇云：血者，神气也。盖人之精神，全赖血液以滋养，若血衰则神昏，故但欲寐也。而篇中之证，**有邪在太阳者**，少阴病，始得之，反发热，脉沉者，麻黄附子细辛汤主之。少阴病，得之二三日，麻黄附子甘草汤微发汗，以二三日无里证，故微发汗也。**有在阳明者**，少阴病，吐利，手足逆冷，烦躁欲死者，吴茱萸汤主之。少阴病，下利脉微者，与白通汤。少阴病，得之二三日，口燥咽干者，急下之，宜大承气汤。少阴病，自利清水，色纯青，心下必痛，口干燥者，可下之，宜大承气汤。少阴病六七日，腹胀不大便者，急下之，宜大承气汤。**有在半表半里，少阳部位之上焦**、有心中烦，不得卧者；有口中和，其背恶寒者；有下利咽痛，胸满心烦者；有咽中痛者；有饮食入口即吐，或心中温温，欲吐复不能吐，手足寒，脉弦迟，胸中实，当吐之者。**中焦**、有下利清谷，里寒外热，脉微欲绝，其人面色赤，或腹痛，或干呕，或咽痛者。有四逆，其人或咳，或悸，或小便不利，或腹中痛，或泄利下重者。**下焦者**，有下焦虚有寒，不能制水，命小便色白者；有下利便脓血者。**当各随其证候之虚实寒热而治之。而又有邪在少阴，证兼太阴，或兼厥阴者。大抵连太阴者，多呕利。**以太阴质体之温，生于血液之热，而与阳明为表里故也。**连厥阴者，多厥逆。**《素问》五脏生成篇：卧出而风吹之，血凝于肤者为痹，凝于脉者为泣，凝于足者为厥。此三者，血行而不得反其空，故为痹厥也。王启玄曰：痹，谓瘅也。泣，谓血行不利。厥，谓足逆冷也。空者，血流之道，大经隧也。少阴篇之手足厥冷、厥热，血脉病也。厥阴篇之厥逆、厥热，神经病也。盖神经之妙用，全赖血液以滋养，而血脉之运行，亦全由神经以主宰。其证有血脉先病而及神经者，有神经先病而及血脉者。**盖三阴之质体系统，如绳之纠，互相附丽。故其证治，多相似也。**其间浅深轻重生死之辨，所宜详审也。

厥阴篇

厥阴者，精神系统之术语，脑髓为其中枢，志意是其妙用，而主宰全体知觉运动之机官也。《素问》至真要大论：厥阴，两阴交尽也。五脏生成篇：诸髓者，皆属于脑。脉要精微论：头者，精明之府。厥成为巅疾。《灵枢》决气篇：两神相搏，合而成形，常先身生，是谓精。本藏篇：人之血气精神者，所以奉生而周于性命者也。志意者，所以御精神，收魂魄，适寒温，和喜怒者也。志意和则精神专直，魂魄不散，悔怒不起，五脏不受邪矣。精神，即生理学所谓神经系统。志谓神经末端。意谓神经中枢。其在太阳之部者，有骨以为之干，而知觉锐敏，能随意运动。在阳阴及少阳之部者，除九窍外，皆知觉迟钝，不能随意运动，名曰自和神经。然在太阳及阳明部位者，有感斯应。在少阳部位者，则常动不休也。**厥阴为阖**，精气血液化为脑髓，藏于骨内，居至幽之所，二阴之气化至此而尽，故曰厥阴为阖。**六元之风气主治之。**风者，天之号令，由阴阳二气磅礴而生。人身精神志意之妙用，全借元气之风以为运动。风气太过或不及，则失和而为病。在太阳部位者，四肢厥逆。在少阳部位者，消渴寒疝及厥热进退。在阳明部位者，呕哕下利，皆神经失和为所致。**凡外感内伤之病失治，而致精神志意不仁者，皆为厥阴**

病。**厥阴与少阳为表里,**厥阴神经所司之知觉运动,乃少阳部分五藏魂魄神意志之妙用,故相表里。**厥阴实即是少阳病,少阳虚即是厥阴病。以其为日已久,邪已深,居二阴之尽,与血脉互相附丽,故多见阴阳错杂,寒热混淆之证。**厥阴厥热之胜复,犹少阳寒热之往来,厥少热多,其病当愈;厥多热少,其病为进。《素问》脉解篇云:厥逆连脏则死,连经则生。王启玄曰:经,谓经脉。脏,谓五神脏。所以连脏则死者,神去故也。盖热发于少阴之血脉,厥由于厥阴之神髓,神经与血脉相附丽,故厥者必发热。前热者后必厥,厥深者热亦深,厥微者热亦微也。其先热后厥者,血脉先病,而及神经也。其先厥后热者,神经先病而及血脉也。其热多厥少,厥多热少者,以二阴有偏胜也。厥热相应,病势均也。生理学谓神经与血脉有密切之关系。故壅塞头部之血管,则大脑之机能立即歇止,以至不省人事。腹大动脉受压,则下肢麻痹,即失知觉运动之机能。又人每因愤怒致呼吸闭窒,手足厥冷者,乃脑体积血致循环偶停也。**而仲景以消渴、蛔厥为提纲,立乌梅丸寒热错用,缓治之法也。**消渴,为少阳部位上焦之神经失和,致津液不能上输之病。蛔厥为阳明部位中焦神经失和,致阳气不达于四肢而手足逆冷吐蛔之病。寒疝为少阳部位下焦之神经失和,血凝气滞而腹疼痛之病。**其病由半表而外发于太阳部位之躯壳四肢者,则为厥逆及发热。**陆九芝曰:手足厥逆,脉细欲绝者,为厥阴之表证,当归四逆汤为厥阴之表药。当归四逆加人参附子汤、四逆汤、人参附子汤、人参干姜汤、通脉四逆汤、大乌头煎、乌头桂枝汤皆治寒厥之方。白虎汤、瓜蒂散、茯苓甘草汤,皆治热厥之方。**由半里而内发于阳明部位之肠胃者,则为呕吐、**胃神经失和之病。吴茱萸汤、四逆汤、半夏干姜散、小半夏汤为治寒证呕吐之方。小柴胡汤为治热呕之方。干姜黄芩黄连人参汤为治寒热相杂呕吐之方。**哕逆**、胃神经拘挛之病,生姜半夏汤、桔皮汤为治虚寒而哕之方。桔皮竹茹汤为治虚热而哕之方。**下利**。肠神经失和之病。四逆汤、通脉四逆汤为治寒利之方。白头翁汤、小承气汤、黄连茯芩汤为治热利之方。麻黄升麻汤、柏叶阿胶汤、紫参汤为治寒热杂利之方。**其有热者,虑其伤阴,必以法清之。其有寒者,虑其伤阳,必以法温之。一如少阴之例也。**

伤寒杂病论集

伤寒者,外感病之总名。其余皆曰杂病。顾尚之曰:论集者,自论其集是书之意也。

论曰:余每览越人入虢之诊,望齐侯之色,未尝不慨然叹其才秀也。

虢,古伯切。慨,音咳。

直言曰论。览,观也。越人姓秦氏,号扁鹊。诊虢太子疾,望齐桓侯之色,并见《史记》扁鹊传。医之见史传者,莫先于此。予撰有《秦越人事迹考》,附《难经会通》后。慨然,叹息也。才秀,谓才能俊秀也。

怪当今居世之士,曾不留神医药,精究方术,上以疗君亲之疾,下以救贫贱之厄,中以保身长全,以养其生。但竞逐荣势,企踵权豪,孜孜汲汲,惟名利是务;崇饰其末,忽弃其本,华其外而悴其内。皮之不存,毛将安附焉?

曾,音层。疗,音料。企,音器。孜,音咨。汲,音急。悴,音萃。

怪,骇异也。居,犹处也。士,学者之通称。曾,尝也。疗,治也。厄,艰也;困也。企踵,举足望也。孜,勤也。汲,剧也。孜孜汲汲,勉力欲速之谓。务,专力也。末,喻名利。本,谓身也。悴,病也。皮,喻身。毛,喻名利。安,何也。医药,方术,性命所关,切身要务,处世之士所当用心也。皇甫士安曰:若不精究于医道,虽有忠孝之心,仁慈之性,君父危困,赤子涂地,无以济之,此固圣贤所以精思极论尽其理也。

卒然遭邪风之气,婴非常之疾,患及祸至,而方震栗,降志屈节,钦望巫祝,告穷归天,束手受败。赍百年之寿命,持至贵之重器,委付凡医,恣其所措。咄嗟呜呼,厥身已毙,神明消灭,变为异物,幽潜重泉,徒为啼泣。

卒,通猝,苍没切。震,通振。巫,音无。祝,音粥。咄,当没切。重泉之重,平音。啼,音题。卒,突也。婴,触也。震栗,惊惧战栗也。巫,女能事无形以舞降神者也。楚语:在男曰觋,在女曰巫。《说文》:祝,祭主赞词者也。赍,持也。庄子云:人上寿百岁。人受天地之中以生,万物皆备于我,贵莫木焉,故曰:重器。凡,庸也。咄嗟呜呼,四字皆叹词,言之不足以尽意,故发此声,以见悲痛之意。神明者,心之体用,所以具众理应万事者也。《史记》索隐:死而形化,是为异物。重泉,地下也。徒,空也。啼,号也。泣,哭之细也。伊川程子曰:病卧于床,委之庸医,比之不慈不孝,事亲者不可以不知医。程郊倩曰:恣其所措四字,于医家可称痛骂,然实是为病家深悼。

痛夫!举世昏迷,莫能觉悟,不惜其命,若是轻生,彼何荣势之足云哉!而进不能爱人知人,退不能爱身知己,遇灾值祸,身居厄地,蒙蒙昧昧,蠢若游魂。哀乎!趋势之士,驰竞浮华,不固根本,

忘躯徇物，危若冰谷，至于是也！

徇，通殉。爱人，仁也。知人，智也。爱身知己，仁智之本。灾，病也。蒙蒙昧昧，不聪明貌。蠢，愚也。游魂者，魂失而无记、悟、识性也。徇，以身从物也。冰谷者，《诗》"战战兢兢，如履薄冰；惴惴小心，如临于谷"之省文。

余宗族素多，向余二百，建安纪元以来，犹未十稔，其死亡者，三分有二，伤寒十居其七。

稔，忍甚切，音荏。

《后汉书》张堪传云：张氏为南阳族姓。建安，后汉献帝即位七年改元年号，距民国纪元前一千七百一十六年。袁术传：董卓将欲废立，以术为后将军。术畏卓之祸，出奔南阳，会长沙太守孙坚杀南阳太守张咨，引兵从术，刘表上术为南阳太守。建安二年，遂僭号自称仲家。天旱岁荒，士民冻馁，江淮间相食殆尽。四年夏，乃烧宫室奔灊山。稔谷一熟为一年也。《素问》热论：夫热病者，皆伤寒之类也。《难经》：伤寒有五：有中风，有伤寒，有湿温，有热病，有温病。是古人以伤寒为外感病之通称也。

感往昔之沦丧，伤横夭之莫救，乃勤求古训，博采众方，撰用《素问》《九卷》《八十一难》《阴阳大论》《胎胪药录》，并平脉辨证，为《伤寒杂病论》合十六卷，虽未能尽愈诸病，庶可以见病知源。若能寻余所集，思过半矣。

沦，没也。横，不顾理也。短折曰夭。《前汉书》艺文志载：《五脏六腑痹十二病方》三十卷。《五脏六腑疝十六病方》四十卷。《五脏六腑瘅十二病方》四十卷。《风寒热十六病方》二十六卷。《泰始黄帝扁鹊俞拊方》二十三卷。《五脏伤中十一病方》三十一卷。《客疾五脏狂颠病方》十七卷。《金创瘛疭方》三十卷。《妇人婴儿方》十九卷。《汤液经法》三十二卷。《神农黄帝食禁》七卷。以其不可枚举,故曰众方。诸书尽佚,今惟于仲景书中见其梗概,然则博采之功大哉。撰,述也。《汉志》载《黄帝内经》十八卷。皇甫士安、王启玄谓《素问》即其经之九卷也。《汉志》:《扁鹊内经》九卷。《随书》经籍志:《黄帝八十一难经》二卷。《旧唐书》经籍志云:《黄帝八十一难经》一卷,秦越人撰。余得白云阁本,撰《难经会通》。《阴阳大论》今可考者,惟本论伤寒例所引一节耳,林亿等以王冰所补《素问》亡佚七篇谓乃《阴阳大论》,未知是否?张隐庵曰:《胎胪药录》者,如《神农本经》《长桑阳庆禁方》之类。胎胪者,罗列之谓。庶,近也,万病隐括于六经。见病知源者,知病之确属于何经也。方中行曰:圣人之道,三纲五常,百行庶政,六经尽之矣。天下之大,事物之众,六部尽之矣。人身之有,百骸之多,六经尽之矣。按:病之外感、内伤,方之汗、下、温、清,无不备具于是书,可谓集医经之大成者也。

夫天布五行,以运万类;人禀五常,以有五脏;经络腑俞,阴阳会通;玄冥幽微,变化难极。自非才高识妙,岂能探其理致哉!

夫音扶,下同。俞,通腧,音输。

《尚书》洪范:初一曰,五行,一曰水,二曰火,三曰木,四曰金,五曰土。真西山曰:五行者,天之所生以养乎人者也。其气运乎天而不息;其材用于世而不匮;其理则赋于人而为五常。以天道言之莫大于此,故居九畴之首。礼运,人者其天地之德,阴阳之交,鬼神之会,五行之秀气也。《白虎通议》:五常者何?谓仁、义、礼、智、信也。五脏:肝仁、肺义、心礼、肾智、脾信也。《灵枢》脉度篇:经脉为里,支而横者为络。经谓动脉,络谓静脉。府,气府也。俞,输穴也。阴阳,表里六经也。易观其会通,朱子曰:会,谓理之所聚而不可遗处;通,谓理之可行而无碍处。玄,天象,谓高远也。幽,地府,谓深邃也。冥微,奥妙准测之意。《素问》天元纪大论:物生谓之化,物极谓之变。极,至也。致,至极也。此假天地阴阳之变化,喻人身之理难穷也。

上古有神农、黄帝、岐伯、伯高、雷公、少俞、少师、仲文,中世有长桑、扁鹊,汉有公乘阳庆及仓公,下此以往,未之闻也。

《淮南子》:神农尝百草滋味,一日而七十毒,由是医方兴焉。唐·贾公彦《周礼疏》疾医下引张仲景《金匮》云:神农能尝百药。梁·《七录》:神农本草三卷。陶宏景曰:《神农本经》其所出郡县乃后汉时制,疑仲景、元化等所记。《前汉书》艺文志:《黄帝内经》十八卷,《外经》三十七卷,《神农黄帝食禁》七卷,《扁鹊内经》九卷,《外经》十二卷。岐伯,黄帝之师。伯高、雷公、少俞、少师皆黄帝之臣,其问答见《灵枢》《素问》。仲文,史书医传无考,其名见明堂下经。长桑君,周时秦人,扁鹊之师,见《史记》扁鹊传。公乘,官名,第八爵,言其得乘公之车。阳庆,字仲倩,齐临菑元里人也。仓公,姓淳于名意,汉文帝时人,师事阳庆,悉得其禁方及黄帝扁鹊之脉书,五色诊病知人死生,见《史记》仓公传。

观今之医,不念思求经旨,以演其所知,各承家技,终始顺旧,省疾问病,务在口给,相对须臾,便处汤药。按寸不及尺,握手不及足;人迎、趺阳,三部不参;动数发息,不满五十。短期未知决诊,九候曾无仿佛;明堂阙庭,尽不见察,所谓窥管而已。

处,上声。趺,音肤。参,音骖。

旨，意也。家技，家传方术也。省，察也。疾，急疾也。病，疾甚也。给，辨也。须臾，俄顷也。便，即也。处，制也。寸，谓寸口。尺，谓尺肤。手，谓寸口尺肤。足，谓趺阳少阴。人迎胃脉，在结喉两傍。趺阳，亦胃脉，在足趺上五寸高骨间动脉。参者，三相参列也。《灵枢》脉结篇：脉不满五十动而一止者，一脏无气。故诊脉法须候五十动。《十便良方》引王贶《脉诀》云：诊脉之法，其要有三：一曰人迎，在结喉两旁，法天；二曰三部，谓寸、关、尺，在于腕上侧，法人；三曰趺阳，在足面系鞋之所，法地。三者皆气之出入要会，所以能决吉凶死生。故曰：人迎、趺阳，三部不参；动数发息，不满五十。未知生死，所以三者决死生之要也。短期，死期也。决，判断也。《素问》三部九候论：人有三部，部有三候，以决死生，以处百病，以调虚实而除邪疾。有下部，有中部，有上部，部各有三候。三候者，有天，有地，有人也。上部天，两额之动脉；上部地，两颊之动脉；上部人，耳前之动脉。中部天，手太阴也；中部地，手阳明也；中部人，手少阴也。下部天，足厥阴也；下部地，足少阴也；下部人，足太阴也。下部之天以候肝，地以候肾，人以候脾胃之气。中部之候，天以候肺，地以候胸中之气；人以候心。上部天以候头角之气，地以候口齿之气，人以候耳目之气。此遍身诊法也。《难经》云：十二经中皆有动脉，独取寸口，可决五脏六腑生死吉凶，何也？然：寸口者，脉之大会，手太阴之动脉也；为五脏六腑之终始，生死吉凶皆可决之也。脉有三部九候。三部者，寸关尺也。九候者，浮中沉也。上部法天，主胸以上至头之有疾也。中部法人，主膈以下至脐之有疾也。下部法地，主脐以下至足之有疾也。此独取寸口法也。而仲景诊法取寸口、关上、尺中及趺阳、少阴，盖参取《素问》《难经》

之法，变通而撮其要也。庞安常曰：伤寒必诊太溪、跌阳者，谓人以肾脉、胃脉为主也。仿佛，若似也。《灵枢》五色篇：明堂，鼻也。阙者，眉间也。庭者，颜也。诊明堂阙庭法，见《灵枢》五阅五使篇及本论平脉法上。庄子云：用管窥天，不亦小乎！

夫欲视死别生，实为难矣！孔子曰：生而知之者上，学则亚之，多闻博识，知之次也。余宿尚方术，请事斯语。汉长沙太守南阳张机。

亚，次也。宿，素也。尚，谓心所希望也。长沙、南阳，皆郡名。《汉书》百官表：郡守秦官，掌治其郡，秩二千石，景帝更名太守。刘廉夫曰：齐侯犹生而视其死，虢太子已死而别其生。首以越人之才秀起，故结以此二句。仲景虽云撰用《素问》《九卷》《八十一难》，然论中却未引用一句成语，所谓神而明之，变而通之，非具生知之圣，上智之才者能乎！程郊倩曰：古人作书，大旨多从序中提出。余读《伤寒论》仲景之自序，竟是一篇悲天悯人文字。从此处作论，盖即孔子惧作春秋之微旨也。

卷一

平脉法上

问曰:脉何以知气血脏腑之诊也?师曰:脉乃气血先见,气血有盛衰,脏腑有偏胜。气血俱盛,脉阴阳俱盛;气血俱衰,脉阴阳俱衰。气独盛者,则脉强;血独盛者,则脉滑。气偏衰者,则脉微;血偏衰者,则脉涩。气血和者,则脉缓。气血平者,则脉平。气血乱者,则脉乱。气血脱者,则脉绝。阳迫气血则脉数,阴阻气血则脉迟。若感于邪,气血扰动,脉随变化,变化无穷,气血使之。病变百端,本原别之,欲知病源,当凭脉变,先揣其本。本之不齐,在人体躬,相体以诊,病无遁情。

见,贤遍切。数,音朔,后凡言脉者同。相,去声。

《素问》脉要精微论:夫脉者,血之府也。动脉为经,静脉为络,此脉谓动脉也。气谓荣卫也。荣为经气,行于脉中;卫为络气,行于脉外。脏,五脏也。腑,六腑也。诊,视验也。脏腑者,气血之本源。气血者,脉之充也。脉之阴阳,谓尺寸浮沉也。脉阴阳俱盛,轻重按之皆有力也。脉阴阳俱衰,沉分、浮分皆无力也。脉强,浮沉皆实,大而长也。脉滑,往来前却流利也。脉微,极细而软也。脉涩,往来难也。脉缓,一息四至也。脉平,三脉大小、迟速相应齐等也。脉乱,乍疏乍数也。脉绝,按之不至也。阳,热盛也。迫,逼也,驱也。数,疾也。脉数,一息六至也。阴,寒盛也。阻,隔也;止也。迟,慢也。脉迟,一息三至也。感,触也。邪,不正之气也。扰,乱也。动,不安也。变化,改易也。揣,扪而察之也。本,谓脉也。体，四肢也。躬，身也。相，视也。遁，逃也。情，实也。此节言气血为人生身之本，气血失其和平则为病。脉者，气血之所聚会。故诊脉可以知人气血之盛衰强弱、脏腑之虚实寒热、疾病之生死吉凶，为一篇之纲领也。

问曰：脉有三部，阴阳相乘，荣卫血气，在人体躬，呼吸出入，上下于中，因息游布，津液流通，随时动作，肖象形容。春弦秋浮，冬沉夏洪。察色观脉，大小不同；一时之间，变无经常；尺寸参差，或短或长；上下乖错，或存或亡；病辄改易，进退低昂。心迷意惑，动失纪纲，愿为具陈，令得分明。师曰：子之所问，道之根源。脉有三部，尺寸及关，荣卫流行，不失衡铨，肾沉、心洪、肺浮、肝弦，此自经常，不失铢分；出入升降，漏刻周旋，水下二刻，一周循环，当复寸口，虚实见焉。变化相乘，阴阳相干，风则浮虚，寒则紧弦，沉潜水畜，支饮急弦，动弦为痛，数洪热烦。设有不应，知变所缘。三部不同，病各异端，太过可怪，不及亦然。邪不空见，中必有奸，审察表里，三焦别焉。知邪所舍，消息诊看，料度腑脏，独见若神。为子条记，传与贤人。

乘，音绳。上，上声。下，去声。液，羊益切，音绎。肖，音笑。弦，音贤。参，初金切。差，楚宜切。乖，古怀切。辄，陟涉切。衡，户庚切。铨，去缘切，音诠。铢，音朱。见，音现。

三部者，寸为上部，关为中部，尺为下部也。上部为阳，下部为阴。相，交也。乘，因也。《素问》痹论：荣者，水谷之精气也，和调于五脏，洒陈于六腑，乃能入于脉也，故循脉上下，贯五脏，络六腑也。卫者，水谷之悍气也，其气慓疾滑利，不能入于脉也，故循皮肤之中，分肉之间，熏于肓膜，散于胸腹。出息为呼，入息为吸。上下，谓气息升降。呼出心与肺，吸入肝与肾，呼吸之间，脾受于中也。一呼一吸为一息。布，分散也。《灵枢》决气篇：中焦受气取汁，变化而赤，是谓血。上焦开发，宣五谷味，熏肤，充身泽毛，若雾露之溉，是谓气。腠理发泄，汗出溱溱，是谓津。谷入气满，淖泽注于骨，骨属屈伸，泄泽，补益脑髓，皮肤润泽，是谓液。肖，似也。《素问》玉机真脏论：春脉者肝也，东方木也，万物之所以始生也，故其气来，软弱轻虚而滑，端直以长，故曰弦，反此者病。夏脉者心也，南方火也，万物之所以盛长也，故其气来盛去衰，故曰钩，反此者病。秋脉者肺也，西方金也，万物之所以收成也，故其气来，轻虚以浮，来急去散，故曰浮，反此者病。冬脉者肾也，北方水也，万物之所以合藏也，故其气来，沉以搏，故曰营，反此者病。钩即洪也。营即沉也。察色，察五脏之色也。肝青、心赤、肺白、肾黑、脾黄，各以其色合乎脏也。观脉，观五脏之脉也。肝弦，心洪、肺浮、肾沉、脾缓，各以其脉主乎脏也。参差不齐，貌乖背异也。错，不合也。辄，每事即然之词。心者，人之神明，所以具众理应万物者。意者，心之所之也。令，使也。《难经》三部者，寸、关、尺也，上部法天，主胸以上至头之有疾也；中部法人，主膈以下至脐之有疾也；下部法地，主脐以下至足之有疾也。《灵枢》荣卫生会篇：人受气于谷，谷入于胃，以传于肺，五脏五腑，皆以受气，其清者为荣，浊者为卫，荣在脉中，卫在脉外，荣周不休，五十而复大会。阴阳相贯，如环无端。衡，称也。铨，称量之也。十分黍之重为铢。一黍之广为分。《灵枢》五十营篇：天周二十八宿，宿三十六分，人气行一周，千八分。日行二十八宿，人经脉上下、左右、前后二十八脉，周身十六丈二尺，以应二十八宿，漏水下百刻，以分昼夜。故人一呼，脉再动，气行三寸,一吸,脉亦再动,气行三寸,呼吸定息,气行六寸。十息气行六尺,日行二分。二百七十息,气行十六丈二尺,气行交通于中,一周于身,下水二刻,日行二十五分。合今钟表时计,二十八分四十八秒,日行七度十二分,复反也。《难经》:寸口者,脉之大会,手太阴之动脉也,为五脏六腑之终始,生死吉凶皆可决之也。《素问》天元纪大论:物生谓之化,物极谓之变。寒、暑、燥、湿、风、火,天之阴阳也,三阴三阳上奉之。木火土金水,地之阴阳也,生长化收藏下应之。天以阳生阴长,地以阳杀阴藏。干,犯也。风为阳邪,乘虚而中人,故脉浮虚。浮者,举之有余,按之不足,如水漂木也。寒为阴邪,伤人则血凝泣,故脉紧弦。紧者如转索无常;弦者状如弓弦,按之不移也。沉者按至筋骨乃得,如石投水也。潜,伏藏也。水畜,水积为饮也。水停膈下,咳逆倚息短气不得卧,其形如肿为支饮。急,疾也。弦则卫气不行即恶寒,胁下拘急而痛,或绕脐痛为寒疝,故曰:动弦为痛。阳盛则热,故脉数洪。烦者,头热而闷也。缘,因也。奸,犯也;乱也。消息,以意斟酌之也。料,计也。度,称量之也。

成无己曰:脉与病不相应者,必缘传变之所致。三部以候五脏之气,随部察其虚实焉。太过不及之脉,皆有邪气干于正气,审看在表在里,入腑入脏,随其所舍而治之。

按:此节总叙平脉之根源,皆问答以示其法,乃揭《内》《难》之精要,学者所当玩索也。

师曰:平脉大法,脉分三部。浮部分经,以候皮肤经络之气;沉部分经,以候五脏之气;中部分经,以候六腑之气。

候,音后。

三部,浮中沉也。肌表为皮,皮表为肤,所以被复身体也。经,动脉也。络,静脉也。五脏,肝、心、脾、肺、肾也。六腑,胆、胃、小肠、大肠、三焦、膀胱也。皮肤,经络居身之表,故能浮部候之。五脏属阴,居身之里,故于沉部候之。六腑属阳,居身之中,故于浮沉之间中部候之。即《难经》三部九候之诊法也。

师曰:脉分寸关尺,寸部分经以候阳,阳者气之统也;尺部分经以候阴,阴者血之注也;故曰阴阳。关上阴阳交界,应气血升降,分经以候中州之气。

手大指旁腕下,自鱼际至高骨为一寸。寸,十分也。人手却一寸动脉,谓之寸口;掌后高骨,谓之关上;关上至尺泽谓之尺内。尺,十寸也。《华佗脉诀》:寸尺部各八分,关位三分,合一寸九分,本《难经》也。统,总也。注,聚也。气属阳,其性浮,故于寸部候之;血属阴,其性沉,故于尺部候之;中州,中焦也,为阴阳交界,气血升降之处,故于关上之部候之。

问曰:经说脉有三菽、六菽重者,何谓也?师曰:脉,人以指按之,如三菽之重者,肺气也;如六菽之重者,心气也;如九菽之重者,脾气也;如十二菽之重者,肝气也;按之至骨者,肾气也。假令下利,寸口、关上、尺中悉不见脉,然尺中时一小见脉,再举头者,肾气也;若见损至脉来,为难治。

菽,音叔。

经,《八十一难》也。《难经》云:初持脉如三菽之重,与皮毛相得者,肺部也;如六菽之重,与血脉相得者,心部也;如九菽之重,与肌肉相得者,脾部也;如十二菽之重,与筋相得者,肝部也;按之至骨,举之来疾者,肾部也。此轻重也。又云:脉有损至,一呼再至曰平，三至曰离经，四至曰夺精，五至曰死，六至曰命绝，此至之脉也。一呼一至曰离经，二呼一至曰夺精，三呼一至曰死，四呼一至曰命绝，此损之脉也。至脉从下上，损脉从上下。菽者，众豆之总名，以菽之多寡定按力之轻重。三菽为一分，自皮至骨计五分，各随所主之部，以候五脏之气。此盖假设之辞，以意度之也。《金鉴》曰：假令下利而甚，元气暴夺于中，寸口、关上、尺中全不见脉，法当死。其不死者，必是尺中时有一小见之脉也。再举头者，谓一呼再起头，一吸再起头，合为四至也。夫尺中时一小见之脉四至，则是肾间生气之源未绝，即下痢未止尚为易治；若一息二至，名曰损脉，是气衰无胃，故为难治也。程知曰：《难经》以损脉为阳气下脱之脉，故曰损脉至为难治也。

问曰：东方肝脉，其形何似？师曰：肝者，木也，名厥阴，其脉微弦，濡弱而长，是肝脉也。肝病自得濡弱者，愈也。假令得纯弦脉者死。何以知之，以其脉如弦直，此是肝脏伤，故知死也。

《难经》：春脉弦者肝，东方木也，万物始生未有枝叶，故其脉之来濡弱而长，故曰弦。软弱招招如揭长杆末稍，曰平。盈实而滑如循长杆，曰病。急而益劲如新张弓弦，曰死。故春脉微弦曰平，弦多胃气少曰病，但弦无胃气曰死。方中行曰：微，非脉名，盖微微之弦，有胃气之谓也。濡，柔也。愈，病差也。纯，不杂也，皆也。此以下四节，论四时五脏平脉、病脉、死脉之诊法也。

南方心脉，其形何似？师曰：心者，火也，名少阴，其脉洪大而长，是心脉也。心病自得洪大者，愈也。假令脉来微去大，故名反，病在里也；脉来头小本大，故曰覆，病在表也。上微头小者，则汗出；下微本大者，则为关格不通，不得尿。头无汗者，可治；头有汗者,死。

少,去声。覆,芳福切。格,音各。尿,奴吊切。

脉浮而有力,指下极大,来盛去衰为洪,如洚水之发也。覆,犹反也。关,闭也。格,阻也。

成无己曰:心旺于夏,夏则阳外胜,气血淖溢,故其脉来洪大而长也。

张隐庵曰:心病自得洪大者,言心病而脉洪大自得其位为有胃气,故愈。假令脉来微去大,则来去不伦。夫心者火也,火性上炎,脉当来大去微,今来微去大,反其火性,故名反,此心气内郁不充于外,故病在里也。火性炎上,脉当头大本小,今头小本大,是下者反上,上者反下,故名覆,此心气外虚,不荣于内,故病在表也。上微而脉头小者,心气外虚,故汗出;下微而脉本大者,心气内郁,故关格不通不得尿。夫关格不尿,若头无汗者,津液内藏,故为可治;若头有汗者,津液上泄,故死。

王氏曰:此言小便不利,名为关格,与后章关则不得小便,格则吐逆,及食不得入名曰关格者,少有差别也。

西方肺脉,其形何似?师曰:肺者金也,名太阴,其脉毛浮也,肺病自得此脉。若得缓迟者,皆愈;若得数者,则剧。何以知之?数者,南方火也,火克西方金,法当痈肿,为难治也。

剧,竭戟切。

毛,发也,在皮肤之外。剧,甚也。克,胜也。

成无己曰:轻虚浮曰毛,肺之平脉也。缓迟者,脾之脉,脾为肺之母,以子母相生,故云皆愈;数者,心之脉,火克金,为鬼贼相刑,故剧。肺主皮毛,数则为热,热伤皮肤,留而不去则为痈疡。经曰:

数脉不时,则生恶疮。

张隐庵曰:若得数脉则金受火刑,故法当痈肿。经云:热胜则肿。又云:诸病胕肿,皆属于火。火克肺金故为难治。

北方肾脉,其形何似?师曰:肾者水也,其脉沉而石,肾病自得此脉者,愈;若得实大者,则剧。何以知之?实大者,长夏土王,土克北方水,水脏立涸也。

王,去声。涸,音河。

《难经》:冬脉石者肾,北方水也,万物之所以藏也。极冬之时,水凝如石,故其脉之来沉濡而滑,故曰石。肾病自得此脉者,肾之平脉也,故愈。实脉者浮沉皆得,脉大而长,乃长夏土王之脉,若冬时肾病得此实大脉,脏气不藏,土王克水,水脏立涸而死也。王,盛也。涸,竭也。

师曰:人迎脉大,趺阳脉小,其常也。假令人迎趺阳平等,为逆;人迎负趺阳,为大逆。所以然者,胃气上升,动在人迎,胃气下降,动在趺阳,上升力强故曰大,下降力弱故曰小,反此为逆,大逆则死。

负,音妇。

人迎胃脉,在结喉两旁动脉。趺阳亦胃脉,在足跗上五寸高骨间动脉,去陷谷二寸。常,平也。逆,不顺理也。负,败也。然,如此也。《素问》平人气象论:平人之常气禀于胃。胃者,平人之常气也。人无胃气曰逆,逆者死。是以人以胃气为本,故于人迎、跗阳诊其脉之大小,以知胃气升降,力之强弱,断其病之顺逆。此仲师诊法独得之妙,补《内》《难》之所未发也。

师曰:六气所伤,各有法度,舍有专属,病有先后,风中于前,寒

中于背,湿伤于下,雾伤于上;雾客皮腠,湿流关节,极寒伤经,极热伤络;风令脉浮,寒令脉紧,又令脉急,暑则浮虚,湿则濡涩,燥短以促,火躁而数;风寒所中,先客太阳;暑气炎热,肺金则伤;湿生长夏,病入脾胃;燥气先伤,大肠合肺;壮火食气,病生于内,心与小肠,先受其害。六气合化,表里相传,脏气偏胜,或移或干。病之变证,难以殚论,能合色脉,可以万全。

属,音蜀。中,去声,音众。腠,音凑。促,七玉切。躁,音灶。殚,音单。

六气,风、寒、暑、湿、燥、火也。舍,止也。属,隶也。中,着也,客自外至也。皮腠,皮肤之间也。六气之伤人,各随其类以相从,故曰各有法度,舍有专属。人生负阴而抱阳,风为阳邪,故中于身前;寒为阴邪,故中于背后;湿气重浊,故伤于身下;雾气轻清,故伤于身上。雾本乎天,中人上受,故客皮腠表阳之分。湿本乎地,中人下受,故流关节里阴之分。极寒之气阴盛也,经脉阴,故伤于寒;极热之气阳盛也,络脉阳,故伤于热。风邪属阳,故令脉浮,浮者升散之象也。寒邪属阴,故脉紧急,紧急者收降之象也。暑为夏至已后,阳极阴生,湿热之气合而为邪,乘人正气之虚而客于皮肤之外,故脉浮虚。湿性濡滞而气重者,伤人则流在关节,故脉濡涩。燥者,亢旸热极而干之气,凡物燥则缩小,故脉短以促也。火,热也,属阳而性燥动,故脉数。风寒为天气,故中人先客身体表部之太阳。暑气生于夏令炎热之时,火盛则克金,故伤肺。湿气生于长夏淫雨时行之时,脾胃虚弱则病入焉。燥气属金,故先伤大肠令大便燥结,浊气不能下降而上熏肺,以大肠与肺相表里也。壮火者,亢盛之火,即相火也。夫君火以明,相火以位。若相火之气壮,不安其位而妄动,则食耗正气,而病生于内,心与小肠先受其害也。凡六气之伤人,各随其脏气之偏胜而为病,至其失治而传移变化,其证候则难以殚论也。殚,尽也。临病之工能合五脏之色脉以察之,使病无遁情,然后处治,可以万全也。

问曰:上工望而知之,中工问而知之,下工脉而知之,愿闻其说。师曰:夫色合脉,色主形外,脉主应内,其色露藏,亦有内外,察色之妙,明堂阙庭,察色之法,大指推之,察明堂推而下之,察阙庭推而上之。五色应五脏,如肝色青,脾色黄,肺色白,心色赤,肾色黑,显然易晓。色之生死,在思用精,心迷意惑,难与为言。

夫,音扶。露藏之藏,昨郎切。庭,音亭。易,去声。

《难经》云:望而知之谓之神,闻而知之谓之圣。望而知之者,望见其五色以知其病。闻而知之者,闻其五音以别其病,故曰上工。问而知之谓之工,问其所欲五味以察其病,故曰中工。切脉而知之谓之巧,诊其寒热,视其虚实,以知其病,故曰下工。露,现也。藏,匿也。绎理为思。精,专一也。《灵枢》五色篇:明堂者,鼻也。阙者,眉间也。庭者,颜也。《说文》:颜,眉目之间也。鼻者肺之官,肺为五脏六腑之华盖。脏腑有病,其气上熏于肺,而现于明堂。阙中为性宫,神明之所寓,故察其颜色荣瘁,可以诊病之生死。是在人用心精专尔,非浅见薄识者所能知也。

色青者,病在肝与胆,假令身色青,明堂色微赤者生,白者死,黄白者半死半生也。

青者,木之色,在地为木,在脏为肝。胆者,肝之腑也。病在肝与胆,其气现于外,故令身色青。而明堂色微赤者,木虽病,犹能生火也,故生。明堂色白者,金克木也,故死。黄白者,木虽受刑而胃气尚存,善治之亦可得愈,故曰半死半生也。

色赤者,病在心与小肠,假令身色赤,明堂微黄者生,黑者死,黄黑者半死半生也。

赤者,火之色,在地为火,在脏为心。小肠者,心之腑也。病在心与小肠,其气现于外,故令身色赤。而明堂色微黄者,火虽病,犹能生土也,故生。明堂色黑者,水克火也,故死。黄黑者,火虽受刑而胃气尚存,善治之亦可得愈,故曰半死半生也。

色黄者,病在脾与胃,假令身色黄,明堂微白者生,青者死,黄青者半死半生也。

黄者,土之色,在地为土,在脏为脾。胃者,脾之腑也。病在脾与胃,其气现于外,故令身色黄。而明堂色微白者,土虽病,犹能生金也,故生。明堂色青者,木克土也,故死。黄青者,土虽受刑而胃气尚存,善治之亦可得愈,故曰半死半生也。

色白者,病在肺与大肠,假令身色白,明堂色微黑者生,赤者死,黄赤者半死半生也。

白者,金之色,在地为金,在脏为肺。大肠者,肺之腑也。病在肺与大肠,其气现于外,故令身色白。而明堂色微黑者,金虽病犹能生水也,故生。明堂色赤者,火克金也,故死。黄赤者,金虽受刑而胃气尚存,善治之亦可得愈,故曰半死半生也。

色黑者,病在肾与膀胱,假令身色黑,明堂色微青者生,黄者死,黄赤者半死半生也。

黑者,水之色,在地为水,在脏为肾。膀胱者,肾之腑也。病在肾与膀胱,其气现于外,故令身色黑。而明堂色微青者,水虽病犹能生木也,故生。明堂色黄者,土克水也,故死。黄赤者,水虽受刑火能生土，而胃气尚存，善治之亦可得愈，故曰半死半生也。

阙庭脉色青而沉细，推之不移者，病在肝；青而浮大，推之随转者，病在胆。

青者，肝之色。沉细推之不移者，色深在里之阴分也，故病在肝脏；色浮大，推之随转者，色浅在表之阳分也，故病在胆腑。

阙庭脉色赤而沉细，推之参差不齐者，病在心；赤而横戈，推之愈赤者，病在小肠。

参，初金切。差，楚宜切。横，音黉。戈，音锅。

而，如也。戈者，横之象。愈，益也。赤赤者，心之色，心属火，其性炎上。沉细推之参差不齐者，色深在里之阴分小也，故病在心脏；赤形如横戈，推之益赤者，色浅在表之阳分大也，故病在小肠腑。

阙庭脉色黄，推之如水停留者，病在脾；如水急流者，病在胃。

黄者，脾之色。推之如水停留者，色深在里之阴分也，故病在脾脏；如水急流者，色浅在表之阳分浮动之象，故病在胃腑。

阙庭脉色青白，推之久不还者，病在肺；推之即至者，病在大肠。

白者，肺之色。云青白者，以别赤黄也。推之久不还者，色深在里之阴分，故病在肺脏；推之即至者，色浅在表之阳分，故病在大肠腑。

阙庭脉色青黑，直下睛明，推之不变者，病在肾；推之即至者，病在膀胱。

睛明在目内眦外一分处。黑者肾之色，与青相近，故云青黑。肾属水，水性润下。直下睛明，推之不变者，色深在里之阴分，故病在肾脏；推之即至者，色浅在表之阳分，故病在膀胱腑。

明堂阙庭色不见，推之色青紫者，病在中焦有积；推之明如水

者,病在上焦有饮;推之黑赤参差者,病在下焦有寒热。

见,音现。"参差"音同前。

紫者,青赤之间色。积者,中焦血菀之病。故其气色现于明堂阙庭者,表分色不现,推之青紫也;饮者,上焦停水之病,故其气色之现于明堂阙庭者,推之明如水也;寒热者,下焦劳损之病,故其气色之见于明堂阙庭者,推之黑赤参差也。

问曰:色有内外,何以别之?师曰:一望而知者,谓之外;在明堂阙庭,推而见之者,谓之内。

此承上文五节而通言之。外谓表之阳也,内谓里之阴也。

病暴至者,先形于色,不见于脉;病久发者,先见于脉,不形于色;病入脏无余证者,见于脉,不形于色;病痼疾者,见于脉,不形于色也。

痼,音顾。

形,现也。痼,久病也。病暴至者,猝中于邪。尚未入脏,故先行于色,不见于脉也;病久发者,邪伏于内,久而方发,其脏已受病,故先见于脉,不形于色;病痼疾与病入脏亦同,此所谓病有先后也。

问曰:色有生死,何谓也?师曰:假令色黄如蟹腹生,如枳实者死,有气则生,无气则死。余色仿此。

蟹,胡买切。仿,音纺。

人之五脏内蕴,其精气上华于面,显然彰于皮之外者为色,隐然合于皮之内者为气。色黄如蟹腹者,黄而光润是有气也,故主生;如枳实者,黄而青色,是无气也,故主死。仿,依也。《素问》五脏生成篇云:五脏之气:故色见青如草兹青死,黄如枳实者死,黑如炲者死,赤如衃血者死,白如枯骨者死,此五色之见死也;青如翠羽者生,赤如鸡冠者生,黄如蟹腹者生,白如豕膏者生,黑如乌羽者生,此五色之见生也。故约而言之曰:有气则生,无气则死,余色仿此。

师曰:人秉五常有五脏,五脏发五声,宫、商、角、徵、羽是也。五声在人,各具一体,假令人本声角,变商声者,为金克木,至秋当死,变宫、徵、羽皆病,以本声不可变故也。

秉,音丙,徵,音止。

秉,执持也。五常者,性之德,仁、义、礼、智、信也。肝藏仁,其声角;肺藏义,其声商;心藏礼,其声徵;肾藏智,其声羽;脾藏信,其声宫。宫者喉音属土,声出于脾,大而和也;商者齿音属金,声出于肺,轻而劲也;角者牙音属木,声出于肝,调而直也;徵者舌音属火,声出于心,和而美也;羽者唇音属水,声出于肾,沉而深也。管子曰:凡听徵如负猪豕觉而骇,凡听羽如鸣鸟在树,凡听宫如牛鸣窌中,凡听商如离群羊,凡听角如雉登木。《琴学心声》云:声出于脾,合口而通之谓之宫。凡宫音和平沉厚其音雄洪,故其音宫者情恐而性信。声出于肺,开口而吐之谓之商。凡商音动玱以凝明,上达而下归于中,开口吐音其声铿锵也,故其音商者情怒而性义。声出于肝而张齿涌吻谓之角。凡角音员长通彻,中正而平,其音哽咽,故其音角者情喜而性仁。声出于心而齿合吻开谓之徵,凡徵音抑扬,㘗然有叹息之音,故其音徵者情乐而性礼。声出于肾而齿开吻聚谓之羽,凡羽音喓喓而透彻,细小而高,故其音羽者情悲而性智。定五音者非舌不决,盖五音发于舌。舌居中者为宫,土位居中也。音发而舌微下者为商,金性阴沉也。音发而舌起曲者为角,木性曲直也。音发而舌上者为徵,火性炎上也。音发而舌下勾者为羽,水性润下也。能辨五声则经义自明,无待详释矣。

人本声宫,变角者为木克土,至春当死;变商、徵、羽皆病。

人本声商,变徵声者为火克金,至夏当死;变宫、角、羽皆病。

人本声徵,变羽声者为水克火,至冬当死;变角、宫、商皆病。

人本声羽,变宫声者为土克水,至长夏当死;变角、商、徵皆病。

以上所言,皆人不病而声先变者,初变可治,变成难瘳;闻声之妙,差在毫厘,本不易晓,若病发声,则易知也。

瘳,音抽。易,去声。

瘳,愈也。十丝曰毫,十毫曰厘。《难经》云:闻而知之谓之圣。闻声之妙,岂易言哉。兹述其五声之辨,显然易晓者以资考证,临病之工所宜详察焉。

师持脉,病人欠者,无病也;脉之呻者,病也;言迟者,风也;摇头言者,里痛也;行迟者,表强也;坐而伏者,短气也;坐而下一脚者,腰痛也;里实护腹,如怀卵物者,心痛也。

欠,去剑切。呻,音申。强,其亮切。卵,鲁管切。

欠,张口气悟也。强,不和柔也。成无己曰:《针经》曰:阳引而上,阴引而下,阴阳相引,故欠。阴阳不相引则病,阴阳相引则和,是欠者无病也。呻,为呻吟之声,身有所苦则然也。风客于中则经络急,舌强难运用也。里有病,欲言则头为之战摇。表强者,由筋络引急而行步不利也。短气者,里不和也,故坐而喜伏。《内经》曰:腰者,身之大关节也。腰痛为大关节不利,故坐不能正,下一脚以缓腰中之痛也。心痛则不能伸仰,护腹以按其痛。方中行曰:此条八者,皆望而知之之事也。

病人长叹声,出高入卑者,病在上焦;出卑入高者,病在下焦;出入急促者,病在中焦有痛处;声唧唧而叹者,身体疼痛。问之不

欲语,语先泪下者,必有忧郁;问之不语,泪下不止者,必有隐衷;问之不语,数问之而微笑者,必有隐疾。

卑,音碑。唧,音即。泪,音类。衷,音中。

叹,吟息也,脾,下也。病在上焦,故声出高;病在下焦,故声出卑;病在中焦有痛处者,气血滞结,阻其升降,故声出急促也。唧唧,痛吟之声。泪,目液也。忧郁,患难切身而虑也。隐衷,方寸所蕴情,难语人也。隐疾,阴部之病,耻以告医也。此节兼闻、问而言,以察人之神情得其病机也。

实则谵语,虚则郑声。假令言出声卑者,为气虚;言出声高者,为气实。欲言手按胸中者,胸中满痛;欲言手按腹者,腹中满痛;欲言声不出者,咽中肿痛。

谵,之廉切,音詹。郑,真正切。咽,音燕。

谵语者,疾而寐语,妄谬无伦次也。为阳明病胃家实之证。郑声者,声变失正,语言重复也,为心气虚精神衰之证。夫言为心声,以气而发,故出声之卑高,可以候气之虚实也。胸腹中满痛,言则气相牵引,故须以手按其痛处也。咽者,胃之上管,在喉咙之后,其端与喉连,故咽中肿痛则欲言声不出也。此承上节,乃兼望、闻之诊而申言之。

师曰:脉病人不病,名曰行尸。以无王气,卒眩仆不识人者,短命则死。人病脉不病,名曰内虚。以少谷神,虽困无苦。

王,音旺。卒,仓没切。忖,入声。眩,音衒。仆,音赴。

卒,暴也。眩,目昏运也。仆,偃倒也。困,瘁也。苦,患也。

《金鉴》曰:脉者,人之根本也,脉病人不病者,谓外形不病而见真脏病脉,其内本已绝,虽生犹死,不过尸居余气耳,故曰行尸也。

余气者,未尽五脏生旺之余气也。若旺气一退,即卒然眩仆不识人而死矣;若良工早察于旺气未退之先而图之,未必无所补也。人病脉不病,谓外形羸瘦似病,其脉自和,以根本尚固,不过谷气不充,名曰内虚,虽困无害;胃气复,谷气充,自然实矣。谷神,即谷气也。

张令韶曰:谷神,乃水谷所化之神,人赖此以资生也;内虚食少,谷气不充,即无谷神矣。故曰无害。若无本然之胃神,安得谓之无害郁?

师曰:脉肥人责浮,瘦人责沉。肥人当沉今反浮,瘦人当浮今反沉,故责之。

责,音窄。

方中行曰:责,求也。肥人当沉者,肌肤厚,其脉深也,故求其病于浮。瘦人当浮者,肌肤薄,其脉浅也,故求其病于沉。

成无己曰:必有邪气相干,使脉反常,故当责之。

师曰:呼吸者,脉之头也。初持脉,来疾去迟,此出疾入迟,名曰内虚外实也;初持脉,来迟去疾,此出迟入疾,名曰内实外虚也。

张隐庵曰:此言平脉准于呼吸,审其来去之迟疾,则知内外之虚实也。夫脉者,周身经脉之气,会聚于两手之寸、关、尺,因息而动,故曰:呼吸者,脉之头。言以呼出吸入之气,而为脉之笔端也。初持脉者,所以平脉也。平脉者,犹秤物而得其平也。来疾去迟,此出疾入迟,出主外,疾主有余,是为外实,入主内,迟主不足,是为内虚,故名曰内虚外实也。若初持脉,来迟去疾,此出迟入疾,出主外,迟主不足,是为外虚,入主内,疾主有余,是为内实,故名曰内实外虚也。

愚按:脉度虽有去来,而诊脉之法,但诊其来不诊其去,且来疾则去亦疾,来迟则去亦迟。今曰来疾去迟、来迟去疾者,盖以呼出为来,吸入为去,人病则呼吸长短不均,而有来去迟疾之各异,是以呼吸而为脉之头者如此。

寸口卫气盛,名曰高;荣气盛,名曰章;高章相搏,名曰纲。卫气弱,名曰惵;荣气弱,名曰卑;惵卑相搏,名曰损。卫气和,名曰缓;荣气和,名曰迟;缓迟相搏,名曰沉。

搏,音博。惵,音叠。

搏,持也。《金鉴》曰:寸口,通指寸关尺而言也。卫主气为阳以候表,荣主血为阴以候里。脉随指有力上来,卫气盛也,谓之高;脉随指有力下去,荣气盛也,谓之章。高者长盛也,章者分明也。高章相合名曰纲,纲者以荣卫俱有余,有总揽之意也。脉随指无力上来,卫气弱也,谓之惵;脉随指无力下去,荣气弱也,谓之卑。惵者恍惚也,卑者缩下也。惵卑相合名曰损,损者以荣卫俱不足,有消缩之意也。

张令韶曰:此以荣卫阴阳之气皆会于寸口,故以寸口候荣卫之有余不足,以及和平也。卫气和名曰缓,缓者舒也。荣气和名曰迟,迟者徐也。荣卫俱和名曰沉,沉者沉实而不虚浮也,不刚不柔中和之气也。此言荣卫之气有高章惵卑之象,非言脉之形也,故止提寸口而不提脉。

阳脉浮大而濡,阴脉浮大而濡,阴脉与阳脉同等者,名曰缓也。

成无己曰:阳脉寸口也,阴脉尺中也。上下同等,无有偏胜者,是阴阳之气和缓也。

《金鉴》曰:此以阴阳同等,发明平人和缓之脉也。然缓脉有二义:和缓之缓,脉有力濡柔不大不小,以形状之缓验二气之和也;至数之缓,脉来四至从容,不徐不疾,以至数之缓,验胃气之和也。

张路玉曰:脉虽浮大而濡,按之仍不绝者为缓。若按之即无,是虚脉,非缓脉也。

问曰:二月得毛浮脉,何以处言至秋当死?二月之时脉当濡弱,反得毛浮者,故知至秋死。二月肝用事,肝属木,脉应濡弱,反得毛浮脉者是肺脉也,肺属金,金来克木,故知至秋死。他皆仿此。

处,上声。

张令韶曰:此言五脏宜相生,而不宜相克也。举一肺金肝木,而他脏仿此矣。二月肝旺之时不能自旺,反为胜我者而乘之,肝气惫矣。然不即死者,以尚有旺气相扶,所谓自得其位也。至秋而死者,木绝于申,金旺木空,脏气孤危,全无所倚,故死。

师曰:立夏得洪大脉,是其本位,其人病身体苦疼重者,须发其汗;若明日身不疼不重者,不须发汗;若汗濈濈自出者,明日便解矣。何以言之,立夏脉洪大是其时脉,故使然也,四时仿此。

戢,音戢。解,谐买切。

濈濈,汗出貌。解,释也,脱也。成无己曰:脉来应时为正气内固,虽外感邪气,但微自汗出而亦解尔。《内经》曰:脉得四时之顺者,病无他。

方中曰行:此言脉得应时而王,病有当解之时。举夏以例其余,示人推仿之意。

问曰:凡病欲知何时得,何时愈,何以知之?师曰:假令夜半得病者,明日日中愈;日中得病者,夜半愈。何以言之,日中得病夜半愈者,以阳得则阴解也;夜半得病明日日中愈者,以阴得阳则解也。

成无己曰:日中得病者阳受之,夜半得病者阴受之。阳不和,得阴则和,是解以夜半。阴不和,得阳则和,是解以日中。经曰:用阳和阴,用阴和阳。

张令韶曰:此言阴阳相合,而病邪自解也。观此则知人之身全赖正气以主持正胜,邪自无所容矣。

问曰:脉病欲知愈未愈者,何以别之? 师曰:寸口、关上、尺中三处,大小、浮沉、迟数同等,虽有寒热不解者,此脉阴阳为和平,虽剧当愈。

成无己曰:三部脉均等,即正气已和,虽有余邪,何害之有。

柯韵伯曰:阴阳和平,不是阴阻自和,不过是纯阴纯阳,无驳杂谓耳。究竟是病脉,虽剧当愈,非言不治自愈,正使人知此为阴阳偏胜之病脉,阳剧者当治阳,阴剧者当治阴,必调其阴阳使其和平,失此不治反加剧矣。

师曰:寸脉下不至关,为阳绝;尺脉上不至关,为阴绝。此皆不治,决死也。若计其余命生死之期,期以月节克之也。

《金鉴》曰:寸位乎上,候心肺之阳,主升,升极而降,降不至关,是为孤阳。故曰:寸脉下不至关,为阳绝也。尺位乎下,候肝肾之阴,主降,降极而升,升不至关,是为独阴,故曰:尺脉上不至关,为阴绝也。关位乎中,以候脾,界乎寸尺,所以升降出入者也,今上下不至关,是升降出入息矣,故曰:此皆不治,决死也。若阴阳已离,胃气未绝,尚可计余命之期,期以月节克之,如经曰:阴胜则阳绝,能夏不能冬;阳胜则阴绝,能冬不能夏;肝死于秋,心死于冬,脾死于春,肺死于夏,肾死于长夏之类是也。推之于日、于时亦然。

脉浮者在前,其病在表;浮者在后,其病在里。假令濡而上鱼际者,宗气泄也;孤而下尺中者,精不藏也。若乍高乍卑,乍升乍

坠，为难治。

泄，音薛。藏，昨郎切。乍，助驾切。

魏念庭曰：凡人脉左右三部九候，以相配停匀为无病之脉，若独见一脉异于他脉，则病脉也。然独见之脉多端，试以浮先言之。师曰：病人脉，浮者在前，寸部之脉；浮者在后，尺部之脉也。寸部得浮，上以候上，其病必在表，为天气外感之证也；尺部得浮，下以候下，其病必在里，为人气内伤之证也。

徐忠可曰：以前后分浮脉之阴阳，而定表里，此仲景创论也。鱼际在手大指本节后内侧散脉中。宗气者，十二经脉君主之官心藏，原动力也。泄，犹脱也。《素问》平人气象论：胃之大络，名曰虚里，贯膈络肺出于左乳下，其动应衣脉宗气也。又云：乳之下其动应衣，宗气泄也。仲景候之鱼际，亦创论也。脉独见于尺中，乃孤阴无阳之候，故曰精不藏也。乍，忽也。若脉忽高忽卑、忽升忽坠，是阴阳之气错乱，五脏之气不平已极，故为难治。

寸口脉缓而迟，缓则阳气长，其色鲜，其颜光，其声商，毛发长；迟则阴气盛，骨髓生，血满，肌肉紧薄鲜硬。阴阳相抱，荣卫俱行，刚柔相得，名曰强也。

上，长上音。鲜，音仙。髓，悉委切。鞕，音硬。

鲜，明洁也。颜，眉目之间也。商，清也。髓，骨中脂也。鞕，硬也。相抱，言和论也。俱行，言周液也。相得，言合济也。张隐庵曰：此节申明上文缓迟之意。寸口脉缓而迟，承上文而言也。上文云：卫气和，名缓。夫卫为阳而主气，故缓则阳气长，其色鲜，其颜光，卫气充于外也。其声商，毛发长，卫气盛于内也。上文云：荣气和，名曰迟。夫荣为阴而主血，故迟则阴气盛，骨髓生。血满，荣血盛于内也。肌肉紧薄鲜硬,荣血充于外也。夫卫气和而缓,荣气和而迟,则阴中有阳,阳中有阴,阴阳相抱。阴阳相抱,则荣行脉中,卫行脉外,故荣卫俱行。阴阳相抱,荣卫俱行,则刚柔相得而运行不息,故名曰强也。强,健也,不息也。《金鉴》曰:强者,即色鲜、颜光、血满、肉紧之谓也。

寸口脉,浮为在表,沉为在里,数为在腑,迟为在脏。假令脉迟,此为在脏也。

《金鉴》曰:寸口,通指三部而言也。此以浮、沉、迟、数,候人表、里、脏、腑之诊法也。浮者,皮肤取而得之脉也,浮主表,故曰:浮为在表。沉者,筋骨取而得之脉也,沉主里,故曰:沉为在里。数者,一息六至之脉也,数主阳,腑属阳,故曰:数为在腑。迟者,一息三至之脉也,迟主阴,脏属阴,故曰:迟为在脏。假令其人脉迟,此为病在脏,举一迟脉以例其余也。

程知曰:然伤寒中之传变,亦有数而入脏,迟而入腑者,熟读经文自知也。

寸口脉浮而紧,浮则为风,紧则为寒,风则伤卫,寒则伤荣,荣卫俱病,骨节烦疼,当发其汗也。

张隐庵曰:寸口脉浮而紧,浮者阳脉也,风者阳邪也,故浮则为风,紧者阴脉也,寒者阴邪也,故紧则为寒。

成无己曰:卫为阳,荣为阴,风为阳,寒为阴,各从其类而伤也。卫得风则热,荣得寒则痛,荣卫俱病,故致骨节烦痛,当与麻黄汤发汗则愈。

寸口脉浮而数,浮为风,数为热,风为虚,虚为寒,风虚相搏,则洒淅恶寒也。

淅,音锡。恶,去声,乌路切。后凡恶寒之恶皆同。

张令韶曰:此论风邪伤表而致气虚也。风伤表,故浮为风。邪之所凑,其气必虚,故数为虚。风则生热,虚则生寒,风寒相搏,则外寒束其内热,故洒淅恶寒也。

张隐庵曰:本篇云:诸脉浮数,当发热而洒淅恶寒。故浮为风而属于热,数为虚而属于寒,风虚相搏则洒淅恶寒,青表阳之气为风邪所伤而虚寒也。

问曰:病有洒淅恶寒,而复发热者,何也?师曰:阴脉不足,阳往从之,阳脉不足,阴往乘之。曰:何谓阳脉不足?师曰:假令寸口脉微,名曰阳不足,阴气上入阳中,则洒淅恶寒也。曰:何谓阴脉不足?师曰:尺脉弱,名曰阴不足,阳气陷入阴中,则发热也。阴脉弱者,则血虚,血虚则筋急也。其脉涩者,荣气微也;其脉浮,而汗出如流珠者,卫气衰也。荣气微者,加烧针则血留不行,更发热而躁烦也。

乘,音绳,上,上声。下,去声。隐,户错切。溜通留。

《金鉴》曰:此以寸、尺发明阴阳相乘为病之脉也。若脉紧无汗,洒淅恶寒发热者,是伤寒也。脉缓有汗,洒淅恶寒发热者,是中风也。今寸脉微,洒淅恶寒者,是阳不足,阴气上乘,入于阳中也。尺脉弱,发热者,是阴不足,阳气下陷入于阴中也。此内伤不足,阴阳相乘,有休止之恶寒发热,非外感有余,风寒中伤荣卫,无休止之恶寒发热也。

愚按:此节惟其为内伤不足之恶寒发热,故阴脉弱。其血不足养筋,则筋急也。其脉涩者,以荣气内虚力微也。其脉浮而汗出如流珠者,以卫气外衰不同也。烧针者,针其穴而复以艾灸其针柄,阳虚下陷者所宜。若荣气微者,为血不足阴虚之证,误加烧针则经脉受伤，血泣而不行，因火为邪，两热相合，阳得其助，阴受其损，故更外发热而内躁烦也。

　　寸口脉阴阳俱紧者，法当清邪中于上焦，浊邪中于下焦。清邪中于上，名曰洁也；浊邪中下，名曰浑也。阴中于邪，必内栗也。表气虚微，里气不守，故使邪中于阴也；阳中于邪，必发热头痛，项强颈挛，腰痛胫酸，所谓阳中雾露之气，故曰清邪中上。浊邪中下，阴气为栗，足膝逆冷，便溺妄出，表气微虚，里气微急，三焦相溷，内外不通，上焦怫郁，脏气相薰，口烂食龂也。中焦不治，胃气上冲，脾气不转，胃中为浊，荣卫不通，血凝不流。若卫气前通者，小便赤黄，与热相搏，因热作使，游于经络，出入脏腑，热气所过，则为痈脓；若阴气前通者，阳气厥微，阴无所使，客气内入，嚏而出之，声嗢咽塞；寒厥相追，为热所拥，血凝自下，状如豚肝；阴阳俱厥，脾气孤弱，五液注下，下焦不阖，清便下重，令便数难，齐筑湫痛，命将难全。

　　强，去声，其亮切。挛，音恋。胫，胡定切。溺，音尿。溷，胡困切。怫，音佛。龂，鱼斤切。嚏，音帝。嗢，乌没切。中焦及胃中二中字如字余俱去声。浑，音混。豚，音屯。阖，音合。齐通脐。筑，音竹。湫，子小切，音剿。

　　张令韶曰：寸口脉阴阳俱紧，概尺寸浮沉而言也。阴阳俱紧，法当清湿之邪中于上焦，浊湿之邪中于下焦，清所以为洁，浊所以为浑也。三阴主内，若清浊之邪中于阴，则三阴之气虚而内为之战栗也。栗者，畏缩之貌，有不能战而自溃之象。此由三阳表气微虚，以致三阴之里气不守，故使邪中于阴也。三阳主表，若清浊之邪中于阳，必发热，所谓得阳热之化也。头痛、项强、颈挛，清邪之中于上也。腰痛胫酸，浊邪之中于下也。夫所谓清邪、浊邪者，即雾露之气，在天为雾露之清邪，在地为水湿之浊邪，因上下而分清浊，故曰：清邪中上，浊邪中下。此结阳中于邪之意也。若阴中于邪则不发热而寒栗，阴气盛也。三阴之脉俱起于足大小指之端，故足膝逆冷也。三阴之气主大小便，故便溺妄出也。此三阳之表气微虚于外，以致三阴之里气微急于内也。三焦者，所以通会元真于肌腠，主行荣卫阴阳者也。表里之气虚急，则三焦相溷而内外不通矣。溷者，上中下混乱而不分也。上下不分，故外不通，是以上焦溷而怫郁于上。经云：上焦者，受气而营诸阳者也。今不能宣营诸阳，内脏真阳热之气反熏于上，而口烂食齗也。断者，齿根也。食者，如日月之食而缺也。中焦溷而不治于中，则胃气不归于部而反上冲，脾气不能转输，而胃之津液不行，则胃中为浊。荣出中焦，卫出下焦，三焦溷乱，则荣卫之气亦不通矣。荣行脉中，卫行脉外，荣卫不通则血脉凝泣而不流矣。此三焦相溷，荣卫不通之咎也。若止卫气前通而阴气未至，则小便赤黄。卫气与热气相搏，因热作使游行于经络之间，出入于脏腑之内，所过之处，即为痈脓。若止阴气前通而阳气不相交接，便为厥。阳在外，阴之使，无阳则阴无所使。卫者，卫外而为固也，外卫虚微，客气易于内入，里气不纳，仍复噫而出之。声嗢者，声混浊而难出之貌。声嗢咽塞，阴阳不相交通之象也。寒气厥逆，往来驰逐，又为热气所壅不得外出，寒为热壅，故血凝自下，色如豚肝之状也。经气不通，阴阳乖离，故阴阳俱厥也。脾为孤脏，灌溉四旁者也。今不能溉于四旁，则孤而且弱矣。脾气孤弱，则不能收摄五脏之津液，而五液注下矣。下焦主阖，今溷而不阖，则清便下重矣。清便者，下利清谷也。下重者，里急后重也。令便数难者，欲便而又不得便，阴阳之气逆而不能施化也。脐者,腹之中央,不曰腹痛而曰脐痛者,脐为生气之原,三阴之所主,今五脏三阴之气将绝,故筑然而湫痛也。筑者,筑然动也。湫者,湫然难忍也。神去机息,气止化绝,故曰:命将难全。

方中行曰:"阴中于邪"已下,至"浊邪中下"一节,是释上文。阴即下焦,阳即上焦也。"阴气为栗"已下,至"血凝不流",是言证。"若卫气前通"已下,言变痈脓之故。"若阴气前通"已下,言变脓血利之故。"阴阳俱厥"已下,言证并于里而加重,故曰:命将难全也。

寸口脉阴阳俱紧者,口中气出,唇口干燥,蜷卧足冷,鼻中涕出,舌上苔滑,勿妄治也。到七日以来,其人微发热,手足温者,此为欲解;或到八日以上,反大发热者,此为难治。设使恶寒者,必欲呕也;腹内痛者,必欲利也。

乾,音干。蜷,音权。

张隐庵曰:此承上文之意而言浊邪在中也。脉阴阳俱紧者,浊邪在中,上下相持也。口者脾之窍,胃脉挟口环唇,口中气出,唇口干燥,病伤脾胃也。土气不能旁达于四肢,故蜷卧足冷。太阴脾肺不交,故鼻中涕出。脾脉连舌本,散舌下,湿邪在内,故舌上胎滑。此邪干中上,病伤脾胃,非外感之邪,勿妄治也。到七日以来,其人微发热者,阳明土气自和也。手足温者,太阴上气自和也,故曰:此为欲解也。或到八日以上,反大发热者,阳气外驰,非土气柔和之热,故曰:此为难治。夫未到八日而设使恶寒者,乃胃络外行于肌表,必欲呕也,呕财谷饪之邪从上出矣。腹内痛者,乃脾气内逆于中土,必欲利也,利则溷浊之邪从下出矣。

寸口脉阴阳俱紧,至于吐利,其脉独不解,紧去人安,此为欲解。若脉迟至六七日,不欲食,此为晚发,水停故也,为未解;食自

可者,为欲解。

方中行曰:至于吐利,乃承上条欲呕欲利,而又以其变成者言。独不解,言证变而脉独在也。晚发,言后来更又发也,已上三条,一证而三变耳。

张令韶曰:少阴篇云:脉阴阳俱紧,属少阴,法当吐利。脉紧者,少阴之阴寒甚也,故至于吐利而脉紧独不解。若紧脉去,则吐利止而人安,故为欲解。解者,紧去而寒解也。若紧虽去而复迟,此寒虽去而中土虚不能制水,故至六七日不欲食,谓之晚发。晚,后也。以少阴之寒发在先,而少阴之水发在后,水停于中故也。寒得水气,两寒相得,故为未解。食自可者,阳明土气胜,少阴水势衰,故为欲解。

寸口脉浮而大,有热,心下反硬,属脏者,攻之不令发汗;属腑者,不令溲数,溲数则大便硬。汗多则热甚,溲数则便难。脉迟者,尚未可攻也。

溲,音搜。数,入声。

方中行曰:此举结胸、痞气、胃实等之当下者,概致叮咛戒慎之意。属脏,主结胸、痞气也,故曰:攻之不令发汗。属腑,指胃实等也,故曰:不令溲数,谓不可利小便也。

成无己曰:浮大之脉,当责邪在表,若心下反硬者,则热已甚而内结也。有热属脏者,为别无虚寒,而但见里热也。脏属阴,为悉在里,故可攻之。攻之,谓下之也,不可谓脉浮大,更与发汗。虽心下硬,若余无里证,但见表证者,为病在阳,谓之属腑,当先解表,然后攻痞。溲,小便也。勿为饮结而利小便,使其溲数,大便必硬也。经曰:小便数者,大便必硬,谓走其津液也。汗多,则邪气除而热愈,汗少,则邪热不尽,又走其津液,必便难也。硬家当下,识脉迟,则未可攻,以迟为不足,即里气未实故也。

问曰:病有战而汗出,因得解者,何也?师曰:脉浮而紧,按之反芤,此为本虚,故当战而汗出也。其人本虚,是以发战。以脉浮紧,故当汗出而解也。若脉浮而数,按之不芤,此人本不虚;若欲自解,但汗出耳,不发战也。

芤,苦候切,音抠。

战,寒栗而振也。芤,脉之旁实小空也。

成无己曰:浮为阳,紧为阴,芤为虚。阴阳争则战,邪气将出,邪与正争,其人本虚,是以发战。正气胜则战,战已复发热而大汗解也。浮、数,阳也。本实阳胜,邪不能与正争,故不发战也。

问曰:病有不战而汗出解者,何也?师曰:脉大而浮数,故不战而汗出解也。

成无己曰:阳胜则热,阴胜则寒,阴阳争则战。脉大而浮数皆阳也,阳气全胜,阴无所争,何战之有。

张令韶曰:此节添一大字,即上文浮而数,不战汗出之义也。

问曰:病有不战、不汗出而解者,何也?师曰:其脉自微,此以曾发汗,若吐,若下,若亡血,以内无津液,此阴阳自和,必自愈,故不战、不汗出而解也。

张令韶曰:上节言其人本虚,是不经发汗、吐下、亡血而自虚也。此节言脉自微,因曾经发汗、吐下、亡血之后,以致内亡其津液而脉自微,非关自虚之故,然津液虽亡,阴阳自和,必自然而愈。以非本虚,故不发战,以亡津液,故不汗出,以阴阳和故解也。

问曰:伤寒三日,脉浮数而微,病人身凉和者,何也?师曰:此为欲解也。解以夜半。脉浮而解者，濈然汗出也；脉数而解者；必能食也；脉微而解者,必大汗出也。

成无己曰：伤寒三日,阳去入阴之时,病人身热,脉浮数而大,邪气传也；若身凉和,脉浮数而微者,则邪不传而欲解也。解以夜半者,阳生于子也。脉浮,主濈然汗出而解者,邪气微也。

王肯堂曰：上言脉微,故不汗出而解；此言脉微,而解必大汗出。上以曾经吐下亡血,邪正俱衰,不能作汗而解；此以未经汗下,血气未伤,正盛邪衰,故大汗出而解。

脉浮而迟,面热赤而战惕者,六七日当汗出而解；反发热者,差迟。迟为无阳,不能作汗,其身必痒也。

惕,音剔。差,楚懈切,钗,去声。

张隐庵曰：脉浮而迟者,阳气盛而阴血虚也。面热赤而战惕者,阳气盛,故热赤；阴血虚,故战惕。六七日乃从阴出阳之期,故当汗出而解；至此不解,反发热者,阳气偏胜不能即痊,故曰差迟。差迟者,为阳气外浮而不加于里阴。无阳者,里无阳也。盖阳加于阴谓之汗,无阳则阴无以化,故不能作汗。夫不能作汗,则经脉不外通于肌表,故其身必痒也。

病六七日,手足三部脉皆至,大烦而口噤不能言,其人躁扰者,未欲解也。若脉和,其人不烦,目重,睑内际黄者,此欲解也。

重,平声。

成无己曰：烦,热也。传经之时,病人身大烦,口噤不能言,内作躁扰,则阴阳争胜。若手足三部脉皆至,为正气胜,邪气微,阳气复,寒气散,必欲解也。脉经曰：病人两目眦有黄色起者,其病方愈。病以脉为主,若目黄、大烦、脉不和者,邪胜也,其病为进。目黄、大烦而脉和者,为正气已和,故云欲解。

师曰:伏气之病,以意候之,今月之内,欲知伏气。假令旧有伏气,当须脉之。若脉微弱者,当喉中痛,似伤,非喉痹也。病人云:实咽中痛。虽尔,今复宜下之。

成无己曰:冬时感寒,伏藏于经中,不即发者,谓之伏气。至春分之时,伏寒欲解,故云:今月之内,欲有伏气。假令伏气已发,当须脉之,审在何经。得脉微弱者,知邪在少阴,少阴之脉循喉咙,寒气客之,必发咽痛;肾可开阖,少阴治在下焦,寒邪内甚,则开阖不治,下焦不约,必成下利。故云:虽尔咽痛,复欲下利。

张令韶曰:此节言伏气之病由内而出,非若时行卒病由外而至也。

按:通行本末句作"今复欲下利",故成注云然。

师曰:病家人请云:病人苦发热,身体痛,病人自卧,师到,诊其脉沉而迟者,知其差也;何以知之?凡表有病者,脉当浮大,今反沉迟,故知愈也。假令病人云:腹内卒痛,病人自坐,师到,脉之浮而大者,知其差也;凡里有病者,脉当沉细,今浮大,故知愈也。

张令韶曰:发热身疼,表病也,沉而迟,里脉也,以表病而得里脉,乃热除身凉之象也,故知当愈。腹内痛,里病也,浮而大,表脉也,以里病而得表脉,乃气机外达之候也,故知当愈。经云:知一为工,知二为上,知三为神。发热、身疼、腹痛,问而知之也;自卧自坐,望而知之也;沉迟浮大,脉而知之也。此虽切脉而知其当愈,然亦必兼望、问而更精切也。

魏子千问曰:发热、身痛、脉反沉迟,是阳病而见阴脉,何以说得愈也?答曰:是必望其有恬然嗜卧之状,问其有热除身轻之意,而后合脉以断其愈也。

师曰:病家人来请云:病人发热烦极,明日师到,病人向壁卧,此热已去也。设令脉不和,处言已愈;设令向壁卧,闻师到不惊,起而盼视,苦三言三止,脉之咽唾者,此诈病也;设令脉自和,处言此病大重,当须服吐下药、针灸数十百处乃愈。

处,言之处,上声。盼,匹见切。三,去声。

张令韶曰:发热烦极之证而向壁安卧,知热烦已去也。脉虽不和,处言已愈,凭其证不凭其脉也。以发热烦极之证,闻师到,当惊起盼视、语言无序、津液不足,今言止有次序,而脉之咽唾,此为诈病者,非药之所能愈,宜惊吓之彼,自愈也。

程知曰:彼以诈病,我以诈治,非良工不能具是巧也。

问曰:脉有灾怪,何谓也？**师曰**:假令人病,脉得太阳,与形证相应,因为作汤,比还送汤如食顷,病人乃大吐,若下利,腹中痛。**师曰**:我前来不见此证,今乃变异,是名灾怪。又问曰:何缘作此吐利？**师曰**:或有旧时服药,今乃发作,故为灾怪耳。

成无己曰:医以脉证与药相对而反变异,为其灾可怪,故名灾怪。

方中行曰:此勉医家、病家当两相敬慎,庶不为灾怪,致生疑累之意。

卷二

平脉法下

问曰：脉有阴阳，何谓也？师曰：凡脉大、浮、数、动、滑，此名阳也；脉沉、涩、迟、弦、微，此名阴也。凡阴病见阳脉者生，阳病见阴脉者死。

见，音现。

张隐庵曰：此辨脉法之大纲也。脉之大体不离阴阳，阳脉阴脉其名不一，揆其大要，凡大、浮、数、动、滑五脉，此名阳也；沉、涩、迟、弦、微五脉，此名阴也。夫诊脉而别阴阳，非为脉也，为病也。凡阴病见阳脉，得阳盛生长之气，故主生。凡阳病见阴脉，得阴寒消索之气，故主死。凡病皆然，不独伤寒也。

成无己曰：阴病见阳脉而主生者，则邪气自里之表，欲汗而解也，如厥阴中风，脉微浮为欲愈，不浮为未愈者，是也。阳病见阴脉而主死者，则邪气自表入里，正虚邪胜，如谵言妄语，脉沉细者死，是也。《金匮要略》曰：诸病在外者可治，入里者即死。此之谓也。

阴阳相搏名曰动，阳动则汗出，阴动则发热。形冷恶寒者，此三焦伤也。若数脉见于关上，上下无头尾，如豆大，厥厥动摇者，名曰动也。

成无己曰：动，为阴阳相搏，方其阴阳相搏而虚者，则动。阳动为阳虚，故汗出；阴动为阴虚，故发热也。如不汗出、发热，而反形冷、恶寒者，三焦伤也。三焦者，原气之别使，主行气于阳。三焦既伤，则阳气不通而微，致身冷而恶寒也。《金匮要略》曰：阳气不通即身冷。经曰:阳微则恶寒。《脉经》曰:阳出阴入,以关为界,关为阴阳之中也。若数脉见于关上,上下无头尾,如豆大,厥厥动摇者,是阴阳之气相搏也,故名曰动。

方中行曰:搏,圜捏而攒聚也。阴阳相搏之阴阳,以二气言;阳动阴动之阴阳,以部位言。阳动则阴随,故汗出。阴动则阳应,故发热。厥厥,举发貌。

黄坤载曰:关上动数如豆,厥厥动摇,上下不至尺寸,此死脉也。

脉来缓,时一止复来者,名曰结。脉来数,时一止复来者,名曰促。脉阳盛则促,阴盛则结,此皆病脉。又脉来动而中止,更来小数,中有还者反动,名曰结阴也;脉来动而中止,不能自还,因而复动者,名曰代阴也。得此脉者,必难治。

促,七玉切。

张隐庵曰:脉来缓者,一呼一吸不及四至也。时一止者,暂有停止不相续也。复来者,暂一止而复来也。此缓而时止,乃阴气有余、阳气不足,故此名为结脉。脉来数者,六至为数。亦时一止复来者,乃阳气有余、阴气不足,故此名为促脉。夫阴虚阳盛则促,阳虚阴盛则结,故曰此皆病脉。

方中行曰:促,催速也,与短促不同。阳行健,故盛则促。阴行钝,故盛则结。

钱天来曰:结者,邪结也;脉来停止暂歇之名,犹绳之有结也。凡物之贯于绳上者,遇结必碍,虽流走之甚者,亦必少有逗留乃得过也。此因气虚血涩,邪气间隔于经脉之间耳。动而中止者,非阴阳相搏之动也;谓缓脉正动之忽然中止,若有所遏而不得动也。更来小数者,言止后更勉强作小数。小数者,郁而复伸之象也。小数之中有脉还而反动者,名曰结阴,阴盛则结,故谓之结阴也。代,替代也;气血虚惫,真气衰微,力不支给,如欲求代也。动而中止句与结脉同。不能自还因而复动者,前因中止之后,更来小数,随即有还者反动,故言自还;此则止而未即复动,若有不复再动之状,故谓之不能自还;又略久复动,故曰因而复动。本从缓脉中来,为阴盛之脉,故谓之代阴也。

尤在泾曰:凡病得此脉者,攻之则邪未必去而正转伤,补之则正未得益而邪反滞,故曰难治。

《诊家正眼》:结脉之止,一止即来;代脉之止,良久方至。《内经》以代脉之见为脏气衰微,脾气欲脱之诊也。惟伤寒心悸、怀胎三月,或七情太过,或跌仆重伤,及风家、痛家,俱不忌代脉,未可断其必死。

脉阴阳俱促,当病血,为实;阴阳俱结,当亡血,为虚。假令促上寸口者,当吐血,或衄;下尺中者,当下血。若乍促乍结,为难治。

衄,音忸。

此承上节,而申言促结应病之候。脉阴阳俱促者,谓寸口尺中俱见促脉也。促为阳盛热结血瘀之候,故曰当病血,为实。实谓邪气盛也。结为阴盛血泣气阻,乃亡血后之脉,故曰当亡血,为虚。虚为正气夺也。假令促脉上溢寸口者,为上焦阳盛,血溢上行之病,当主吐血,或鼻中衄血也。若促脉下覆尺中者,为下焦阳盛,血溢下行之病,当主大便下血也。若脉见乍促乍结者,为阴阳气血之乱而神失守,脏气不能至经之候。病入脏者,半死半生,故为难治。

脉数者,久数不止,止则邪结,正气不能复,却结于脏,故邪气浮之,与皮毛相得。脉数者,不可下,下之必烦,利不止。

黄坤载曰：凡外见数脉，必有里阴格阳，阳不下根，故动数失度。久数而不见停止，里阴未结也。一见停止，则阴邪结矣。正气内复，虽结必消。正气不能内复，则邪气却结于脏，盘据根深，外逼阳气浮于皮毛之部，是以脉数。脉数者，不可下，下之阴邪愈旺，必上烦、下利不止。盖盛于外者，必虚于内；见其外盛而知其内虚，是为良工。

问曰：脉有阳结阴结者，何以别之？师曰：其脉浮而数，能食不大便者，此为实，名曰阳结也，期十七日当剧。其脉沉而迟，不能食，身体重，大便反硬，名曰阴结也，期十四日当剧。

程郊倩曰：不曰病有，而曰脉有，二气所禀有偏胜也。阳结者偏于阳，而无阴以生液；阴结者偏于阴，而无阳以化液；皆以脉之浮而数、沉而迟辨之也。

方中行曰：浮数、能食，皆阳也。实，谓胃家实。阳以风言，谓由中风而结为实硬也。沉迟、不能食、身体重，阴也。硬实互文，阴以寒言，谓由伤寒而结为胃实也。

《金鉴》曰：脉浮大而数，蔼蔼如车盖者，阳结实脉也；脉沉石而迟，累累如循长竿者，阴结实脉也。阳结证，身轻能食，阳能消谷也。不大便，期十七日当剧者，阳体终燥，故迟三日也。阴结证，身重不能食，阴不能消谷也。不大便，期十四日当剧者，阴体终濡，故早三日也。剧者，谓不大便，里急后重，且满，不可再待时日，宜早图之也。故或润窍以导之，软坚以下之，不致临期燥屎巨硬，谷道难出，窘苦万状也。凡病后伤液，多有此证，阅历深者，自知也。

脉蔼蔼如车盖者，名曰阳结也。脉累累如循长竿者，名曰阴结也。

蔼，于盖切。

张令韶曰：上节言阳结阴结，此复形容其脉象也。蔼蔼如车盖，园大而空，阳浮于外，不能内归于阴也。累累如循长竿者，细长而坚，阴敛于内，不能外达于阳也。

方中行曰：蔼蔼，团聚貌。如车盖，言浮旋于上也。累累，联络貌。如循长竿，言沉直于下也。

《金鉴》曰：蔼蔼如车盖，形容脉之浮大有力，即前阳结浮数之脉也。因其有力而盛，故名曰阳结。累累加循长竿者，形容脉之沉石有力，即前阴结沉迟之脉也；因其有力而盛，故名曰阴结也。

脉瞥瞥如羹上肥者，阳气微也。脉萦萦如蜘蛛丝者，阴气衰也。脉绵绵如泻漆之绝者，亡其血也。

瞥，匹灭切。萦，于营切。

《金鉴》曰：瞥瞥如羹上肥者，形容脉之浮而无力，即卫气衰之濡脉，故曰阳气微也。萦萦如蜘蛛丝者，形容脉细小难于寻按，而浮中沉似有似无，即阴不足之细脉，故曰阴气衰也。绵绵如泻漆之绝者，形容脉之沉而无力，即荣气微之弱脉，故曰亡其血也。

方中行曰：瞥，过目暂见也。羹上肥，言轻浮而若有若无也。萦萦，犹绕绕也。蜘蛛丝，言柔弱而极细也。

成无己曰：绵绵者，连绵而软也。如泻漆之绝者，前大而后细也。

问曰：脉有残贼，何谓也？师曰：脉有弦、紧、浮、滑、沉、涩，此六脉名曰残贼，能为诸脉作病也。

成无己曰：经脉者，荣卫也；荣卫者，阴阳也。其为诸经脉作病者，必由风寒暑湿伤于荣卫，客于阴阳之中；风则脉浮，寒则脉紧，中暑则脉滑，中湿则脉涩，伤于阴则脉沉，伤于阳则脉浮。所以谓之残贼者，伤良曰残，害良曰贼，以能害正气也。

方中行曰：浮、滑，阳盛也。沉、涩、弦、紧，阴盛也。阳盛为太过，阴盛为不及，皆可怪之脉，能伤害血气者也。诸脉，谓各部之脉也。作，起也。言六者，若见于各部之脉中，则皆能为其部生起病端；如太阳之为病脉浮，伤寒脉阴阳俱紧之类。所谓邪不空见者，此之谓也。

问曰：脉有相乘，有纵有横，有逆有顺，何谓也？师曰：水行乘火，金行乘木，名曰纵；火行乘水，木行乘金，名曰横；水行乘金，火行乘木，名曰逆；金行乘水，木行乘火，名曰顺也。

乘，音绳。

《金鉴》曰：此以人之五脉，候人五脏不平之诊法也。人之五脏法天五行，肝木、心火、脾土、肺金、肾水，此相属也。木生火，火生土，土生金，金生水，水生木，此相生也。木克土，土克水，水克火，火克金，金克木，此相克也。相生者生，相克者死，人之脏气亦然。故其脉有相乘，有纵有横，有逆有顺也。水乘火，金乘木，乘其所胜是相克也，名纵；火乘水，木乘金，乘所不胜是反侮也，名曰横；水乘金，火乘木，子乘其母是倒施也，名曰逆；金乘水，木乘火，母乘其子是相生也，故曰顺。五脏之脉，肝弦、心洪、脾缓、肺浮、肾沉，五脏各见本脉，自无病也。若见他脉，以此推之。纵者病甚，横者病微，逆者病虚，顺者病实也。

方中行曰：乘，犹乘舟车之乘。纵，直也。横者，纵之对。顺，从也。逆者，顺之反。

程知曰：非其时而得之，则为相乘。纵横为患最重，顺逆犹无大害也。

问曰：濡弱何以反适十一头？师曰：五脏六腑相乘，故令十一。

张令韶曰：胃者，五脏六腑之本也，五脏六腑之中俱有胃气。如肝脉微弦濡弱而长，弦长者，肝脉也；濡弱者，胃气也。以胃气而间于五脏六腑之中，则为濡弱。以胃气而自见其脉，则又迟而缓，故曰趺阳脉迟而缓，胃气如经也。由是而知迟缓与濡弱，皆胃土之脉也。故问濡弱何以反适十一头，答以十一者五脏六腑也。五脏六腑皆禀气于胃，故胃腑之气皆相乘于五脏六腑之中也。适，至也。乘，往也。言胃气往乘于五脏六腑之中，相合而为十一也。

脉阴阳俱弦，无寒热，为病饮。在浮部，饮在皮肤；在中部，饮在经络；在沉部，饮在肌肉。若寸口弦，饮在上焦；关上弦，饮在中焦；尺中弦，饮在下焦。

《本论》云：平人食少饮多，水停心下，久久成病，甚者则悸，微者短气。脉双弦者，寒也；脉偏弦者，饮也。又云：心下有痰饮，胸胁支满，目弦，脉沉弦者，苓桂术甘汤主之。悬饮内痛，脉沉而弦者，十枣汤主之。是弦为病饮之脉也；然伤寒之脉阴阳俱紧，与病饮之脉阴阳俱弦者相似；阳明病脉亦有弦紧者，发热不恶寒；少阳病脉弦细，而往来寒热；故诊得弦脉，必审其无恶寒发热之三阳证，始可断为病饮也。再察其弦脉，若在浮部，知饮之外流皮肤也。若弦脉在中部，知饮之流于经络也。若弦脉见沉部，知饮之流于肌肉也。若寸脉弦，饮在上焦。关脉弦，饮停中焦。尺脉弦，饮在下焦。在表者，汗而发之；在中者，温而散之；在内者，利而渗之。在上焦则吐之，在中焦则导之，在下焦则利之。是在临证者消息尔。

脉弦而紧者，名曰革也。弦者状如弓弦，按之不移也；脉紧者，如转索无常也。

成无己曰：《脉经》云：弦与紧相类，以弦为虚，故虽紧而弦，而按之不移，不移则不足也。按：此言弦脉与紧相合，而成革脉也。弦者，状如弦之张于弓端，直而不移也。紧者，如合绳者之转索，愈转愈紧也。弦紧相合，硬而劲直，按之如鼓皮，故名之曰革，乃外急中空之象也。

脉弦而大，弦则为减，大则为芤；减则为寒，芤则为虚；寒虚相搏，此名为革。妇人则半产、漏下，男子则亡血、失精。

（原注）：此言致革之由。

成无己曰：弦则为减，减则为寒，寒者谓阳气少也。大则为芤，芤则为虚，虚者谓血少不足也。所谓革者，言其既寒且虚，则气血改革，不循常度。男子得之，为真阳减而不能内固，故主亡血、失精。妇人得之，为阴血虚而不能滋养，故主半产、漏下。

周禹载曰：一说革读亟，变而促迫也。亦通。

《礼》曰：夫子之病革矣，即音亟也。

《金鉴》曰：脉形粗大有力，谓之大。浮沉有力，中取无力，状如葱管，谓之芤。沉而且大，按之劲急有力，谓之牢。浮而且大，举之劲急有力，谓之革。革脉者，以鼓革而得名，外急中空之象也。

按：合前三说，而革之名义始备。

问曰：曾为人所难，紧脉从何而来？师曰：假令亡汗若吐，以肺里寒，故令脉紧也；假令咳者，坐饮冷水，故令脉紧也；假令下利，以胃虚冷，故令脉紧也。

难，乃旦切。

难，诘辨也。

张令韶曰：此明紧脉之所由来。而曰肺里寒、坐饮冷水、胃中虚冷者，总以见紧脉之为寒也。亡汗，阳气衰也。吐，膈气伤也。

肺主诸气者也，假令亡汗若吐，以肺里寒，不能主持诸气，故令脉紧，此紧脉之从肺里寒而来也。假令咳者，饮冷伤肺，故令脉紧，此紧脉之从坐炊冷水而来也。假令下利者，胃中虚冷，故令脉紧，此紧脉之从胃中虚冷而来也。观此则诸紧为寒，可不言而喻矣。

方中行曰：此条一问三答，以揭紧之为寒而有三因之不同，以见脉非一途而可取之意。

《金鉴》曰：脉紧若与浮同见，无汗则为伤寒实邪，有汗则为亡阳虚邪。与沉同见，腹痛不便则为中寒实邪，腹痛下利则为中寒虚邪。由此推之，凡诸实脉从虚化者，即未可谓之实矣。

寸口脉浮而紧，医反下之，此为大逆。浮则无血，紧则为寒，寒气相搏，则为肠鸣。医乃不知，而反饮冷水，令汗不出，水得寒气，冷必相搏，其人即䭇。

䭇一结切，音噎。

寸口脉浮而紧，为寒邪在表，法当发其汗而解。医反下之攻其正气，致寒邪乘虚入里，此为误治之大逆也。夫浮为荣气虚则无血，紧则为寒，寒气相搏，逐于肠间则为肠鸣。医乃不知，见外不解，而反饮冷水，令汗不出，水得寒气，两冷相搏，胃气乃滞，反逆激冲，其人即䭇。䭇，胃虚伤冷而痉挛发噎，食不下之谓也。不治，将成噎隔。

寸口脉微，尺脉紧，其人虚损多汗，知阴常在，绝不见阳也。

张令韶曰：寸口脉微，阳气衰也。迟脉紧，阴气盛也。阳衰阴盛，以致其人虚损而多汗也。微与紧，阴脉也；虚损多汗，阴病也；以阴病而见阴脉，则知阴常在而不见有生阳之气矣。故曰：知阴常在，绝不见阳也。

程知曰：言寸微尺紧，为虚损多汗之证也。寸微弱为亡阳，尺紧急为阴胜，阴胜于内，阳绝于外，故为虚损多汗。

寸口脉浮而大，浮为风虚，大为气强，风气相搏，必成隐疹，身体为痒。痒者名泄风，久久为痂癞。

痂，音嘉。癞，音赖。

张隐庵曰：此申明浮大之脉见于寸口，则为泄风痂癞也。浮为风虚者，正气虚而风薄之也。大如气强者，风邪在表而气机强盛也。风气相搏于皮肤肌腠之间，故必成隐疹而身体为痒。痒者，阳也；风乃阳邪，外干皮腠，故名泄风。久久则从皮肤肌腠而入于经脉，故为痂癞。痂癞者，疠风也。

朱丹溪曰：经云：诸痒为虚，血燥不荣肌腠，所以痒也。

方中行曰：《素问》曰：外在腠理，则为泄风。泄风之状，多汗，汗出泄衣上，口中干，上渍其风，不能劳事，身体尽痛则寒。

成无己曰：痂癞者，眉少发稀，身有干疮而腥臭；《内经》曰：脉风成为疠是也。

寸口脉浮而大，浮为虚，大为实；在尺为关，在寸为格。关则不得小便，格则吐逆。

成无己曰：浮则为正气虚，大则为邪气实。在尺则邪气关闭下焦，里气不得下通，故不得小便。在寸则邪气格拒上焦，使食不得入，故吐逆。

方中行曰：《素问》曰：精气夺则虚，邪气胜则实。尺以候阴。关，闭也。不得小便者，阴闭于下，则内者不得出也。格，拒也。吐逆者，阳拒于上，则外者不得入也。

张隐庵曰：浮大之脉在于尺，则阴气不能上交而关阴于下，故名曰关。浮大之脉在于寸,则阳气不得下交而格阳于上,故名曰格。夫关阴而不得阳热之化,则不得小便;格阳而不得阴液之资,则吐逆。

寸口脉微而涩,微者卫气不行,涩者荣气不逮。荣卫不能相将,三焦无所仰,身体痹不仁。荣气不足则烦疼、口难言;卫气虚者,则恶寒数欠。三焦不归其部,上焦不归者,噫而酢吞;中焦不归者,不能消谷引食;下焦不归者,则遗溲。

逮,音代。将,音浆。痹,必至切。噫,乙介切,音隘。酢,通醋。

方中行曰:卫主气,不行,言不用事也。荣主血,不逮,不及也。不能相将,言荣卫不能和谐、不能相与也。仰,依赖也。痹,顽痹也。不仁,言不知痛痒、不省人事也。难言者,心虚神短、舌强而声不出也。恶寒、数欠者,卫疏表不固,不能御寒,所以气乏而好为欠也。不归其部,言不还足其所有之分内也。酢吞,吞酸也;吞酸则受纳妨矣。不能消谷引食者,言不司腐熟也。遗溲者,言不司约制也。

张令韶曰:此言荣卫之气出于中土,而三焦之气又仰籍于荣卫也。寸口脉微则卫气不行,涩则荣气不足,不行不足则荣卫不能相将,而三焦无所仰籍,以游行出入于内外矣。三焦无所仰,则不能出气以温肌肉,而身体痹不仁矣。荣为血,血不足则无以荣筋骨而烦疼,无以荣口唇而难言。卫者,卫外而为固也,卫气虚则不能卫外恶寒。卫气行于阴则寐,今欲下行于阴故数欠。三焦各有部署,三焦无所仰则不能归其部矣。上焦之气出胃上口,不归则噫而酢吞。中焦之气并胃中,不归则不能消谷引食。下焦之部别回肠,注膀胱,不归则遗尿。以是知三焦之气,俱籍荣卫之气以游行出入者也。

寸口脉微而涩,微者,卫气衰;涩者,荣气不足。卫气衰则面色

黄,荣气不足则面色青。荣为根,卫为叶,荣卫俱微则根叶枯槁而寒栗、咳逆唾腥、吐涎沫也。

枯,苦胡切。槁,音考。

张令韶曰:此言荣卫外合于肺,而充于皮毛也。经云:肺者气之本,其华在毛,其充在皮。今荣卫之气衰,卫不能外合于肺,华于毛,充于皮,故面色青黄也。荣行脉中,故荣为根;卫行脉外,故卫为叶。荣卫俱微则根叶枯槁,而卫不能卫于外,故寒栗而咳逆;荣不能荣于中,故唾腥而吐涎沫也。咳逆者,肺之病。腥者,肺之味。涎沫者,肺之液也。所谓荣卫皆虚,不能合肺而充皮毛者如此。

寸口脉微而缓,微者卫气疏,疏则其肤空;缓者胃气实,实则谷消而水化也。谷入于胃,脉道乃行。水入于经,其血乃成。荣盛则其肤必疏,三焦失经,名曰血崩。

崩,北滕切。

张隐庵曰:上章两言寸口脉微而涩,主荣卫皆虚;此言寸口脉微而缓,言卫气疏而荣血不和。故微者卫气疏。疏则其肤空,是卫主气而外行于肤表矣。缓者胃气实,实则谷消而水化,是荣血籍胃中之水谷而蒸变矣。故申言谷入于胃而消,则脉道乃行。水入于经而化,则其血乃成。夫荣卫贵乎相将,若荣盛不和于卫,则其肤必疏,是荣卫不相将矣。三焦绝经,是三焦无所仰,不循经外出矣。夫荣血秉水谷之精而成,外不和于卫,内不合于三焦,故名曰血崩。崩,堕也,言不能循经脉而外行也。

方中行曰:经,径也。失经,言血不归经也。崩,山坏之名也;阴血大下曰崩者,言其不能止静与山坏之势等也。

寸口脉弱而缓,弱者阳气不足,缓者胃气有余,噫而吞酸,食卒不下,气填于膈上也。

卒,音猝。填,音田。

成无己曰:弱者阳气不足,阳能消谷,阳气不足则不能消化水谷。缓者胃气有余,则胃中有未消谷物也。故使噫而吞酸,食卒不下,气填于膈上也。《金匮要略》曰:中焦未和,不能消谷,故令噫。

方中行曰:阳气,以胃中之真气言。不足则不能化谷。胃气,以胃中之谷气言。有余,言有宿食也。有宿食则郁而生热,故噫饱而吞酸。此盖以饮食之内伤者言也。

《金鉴》曰:此胃强脾弱,所以虽能食而不能消化也。故使吞酸而噫,食卒不化,气填胀闷于膈也。

寸口脉弱而迟,弱者卫气微,迟者荣中寒。荣为血,血寒则发热;卫为气,气微者心内饥,饥而虚满,不能食也。

张令韶曰:此言荣卫气血俱出中焦脾土化生;若中土虚寒,则荣卫亦虚寒矣;荣卫虚寒则中土更虚寒矣;荣卫中土,交相为资者也。弱为阳微,故寸口脉弱为卫气微。迟为阴寒,故寸口脉迟为荣中寒。夫荣为血,阴虚者阳必凑之,故血寒则发热。卫为气,气微者则上焦空虚,故心内饥也。心虚则饥,脾虚则满,心虚于上,脾虚于中,故饥而虚满,不能食也。

方中行曰:寒之为言虚也,与贫之称寒同。虚寒发热者,水干则火炽也。饥而虚满者,阳主化谷,卫阳衰微不化谷,故虚满而不能食也。

寸口脉弱而涩,尺中浮大,无外证者,为病属内伤。

寸口脉弱而涩者,上焦荣卫气血俱虚也。尺中脉宜沉小而反浮大者,下焦正气不藏也。审其无头痛、项强、恶寒发热之外证者,为病属劳损内伤也。

寸口脉弱而涩,尺中濡弱者,男子病失精,女子病赤白带下。

此承上节寸口脉弱而涩,尺中浮大者,为内伤初病,邪气盛则实之候;尺中濡弱者,男子病失精,女子病赤白带下,日久精气夺则虚之候也。

寸口脉洪数,按之弦急者,当发隐疹。假令脉浮数,按之又平者,为外毒,宜清之。脉数大,按之弦直者,为内毒,宜升之,令其外出也。误攻则内陷,内陷则死。

此节言发隐疹之脉候及其治法也。寸口脉洪数者,阳热盛于表也。按之弦急者,寒邪伏于里也。寒邪伏于荣血之分,郁而为热,发于肌腠,见于皮肤,则为隐疹。隐疹即出,假令脉浮数,按之反平者,为毒已外发,宜以清解之剂,散其余邪;若脉数大,按之弦直者,为内毒犹盛,宜以轻升之剂,令其外出也。若以为热实,误服攻下之剂,则毒邪内陷,内陷入脏则死矣。

寸口脉洪数,按之急滑者,当发痈脓。发热者,暴出;无热者,久久必至也。

寸口脉洪数,按之急滑者,热邪郁结于经络之间,留而不去,畜聚而成痈脓也。若发热者,毒欲成脓,将暴出也;若无热者,毒势犹深,久久必至发出也。

寸口脉浮滑,按之弦急者,当发内痈。咳嗽胸中痛,为肺痈,当吐脓血。腹中掣痛为肠痈,当便脓血。

此节言寸口脉浮滑,按之弦急者,为当发内痈之候,以所见之证辨其为肺痈、肠痈也。

寸口脉大而涩,时一弦,无寒热,此为浸淫疮所致也。若加细

数者,为难治。

此节言浸淫疮之脉状。若加细数者,乃正虚邪盛之候,故为难治。

趺阳脉紧而浮,浮为气,紧为寒;浮为腹满,紧为绞痛。浮紧相搏,肠鸣而转,转即气动,膈气乃下,少阴脉不出,其阴肿大而虚也。

张令韶曰:此言趺阳之气下归于少阴,而少阴之气不上交于趺阳,而为病也。趺阳脉紧而浮,乃阴寒气盛而阳气外越也,故浮为气,紧为寒。浮为腹痛者,气外出而中土虚满也。紧为绞痛者,邪正相攻而阴气盛也。浮紧之气两相搏击,则气从脾胃而溜于大肠,故肠鸣而转,转则动其膈气,又从膈而下陷于少阴,寒气与膈气俱聚于少阴,则少阴之水气不升,而下聚于阴器,故少阴脉不出,其阴肿大而虚也。

方中行曰:少阴之脉循阴器而主水,脉不出,其阴肿大,正虚邪实,水不得泄,盖趺阳之上败而少阴所以无制也。

趺阳脉微而紧,紧则为寒,微则为虚,微紧相搏,则为短气。

程知曰:言趺阳微紧则中气虚寒,为短气之证也。

张隐庵曰:趺阳者,阳明之胃脉,以寒邪而病阳明,故紧则为寒。中土虚而脉微,故微则为虚。既虚且寒,则阳明中土之气不能上合于以司呼吸,故微紧相搏,则为短气。

方中行曰:脾胃虚寒则不能化谷,短气者,谷气不充而神气不足也。

趺阳脉大而紧者,当即下利,为难治。

当,去声。

张令韶曰:胃脉当迟缓,今反大而紧者,大为虚,紧为寒,虚寒下陷当即下利。阴寒盛而土气败,故为难治。

趺阳脉浮,浮则为虚,浮虚相搏,故令气䭇,言胃气虚竭也。此为医咎,责虚取实,守空迫血。脉滑,则为哕。脉浮、鼻中燥者,必衄也。

哕,于月切,音鯹。

张令韶曰:趺阳者,胃脉也。浮则为胃虚,以胃之虚、脉之浮,两相搏激,故令气䭇,言胃气虚竭而䭇也。无声为䭇,有声为哕。浮虚相搏之极,即往来流利而为滑矣。滑则无声之䭇,即变而为有声之哕矣。此非自虚,乃医责虚取实之咎也;虚者宜补反责之,实则宜泻反取之。阴和内阳之守也,责其虚,故守空于内,而迫血于外矣。未知从何道出,若脉浮、鼻燥,此经脉虚,不能摄血,必从鼻出而为衄也。

方中行曰:咎,过愆也。责虚,言求病于虚。取实,言反以虚为实,而攻取之也。血属阴而为内守,故曰守空。迫血,言劫汗也。

趺阳脉迟而缓,胃气如经也。趺阳脉浮而数,浮则伤胃,数则动脾,此非本病,医特下之所为也。荣卫内陷,其数先微,脉反但浮,其人必大便硬,气噫不除。何以言之?本以数脉动脾,其数先微,故知脾气不治,大便必硬,气噫不除。令脉反浮,其数改微,邪气独留,心中则饥,邪热不杀谷,潮热发渴,数脉当迟缓,病者则饥。数脉不时,则生恶疮也。

(原注):趺阳脉迟缓为无病,误下之,令脉转浮数,元气伤,必浮数改微。

成无己曰:经,常也。趺阳之脉以候脾胃,故迟缓之脉为常。若脉浮数,则为医妄下伤胃动脾,邪气乘虚内陷也。邪在表则见阳脉,邪在里则见阴脉。邪在表之时,脉浮而数也,因下里虚,荣卫内陷,邪客于脾,以数则动脾。今数先微,则是脾邪先陷于里也。胃虚脾热，津液干少，大便必硬。《针经》曰：脾病善噫，得后出余气，则快然而衰。今脾客邪热，故气噫不除。脾能磨消水谷，今邪气独留于脾，脾气不治，心中虽饥而不能杀谷也。脾主为胃行其津液，脾为热烁，故潮热而发渴也。趺阳之脉本迟而缓，因下之后变浮为数，荣卫内陷，数复改微。是脉因前后度数如法，邪热内陷于脾，而心中善饥也。数脉不时者，为数当改微，而复不微，如此则是邪气不传于里，但郁于荣卫之中，必出自肌皮，为恶疮也。

程知曰：此言趺阳迟缓，妄下则有浮数之变也。

趺阳脉浮而涩，少阴脉如经者，其病在脾，法当下利。何以知之？若脉浮大者，气实血虚也。今趺阳脉浮而涩，故知脾气不足、胃气虚也。以少阴脉弦而沉才见，此为调脉，故称如经也。若反滑而数者，故知当屎脓也。

张令韶曰：趺阳、少阴为气血生始之源，故以趺阳、少阴合论也。趺阳脉迟而缓，乃胃气之常脉也；今浮而涩，而少阴脉如经者，非少阴之气不与阳明相合而为病，乃脾不能为胃行其津液而为病也。病在脾，法为津液偏渗于大肠而下利。何以知其病在脾也？若脉浮大者，阳明之气实而少阴之血虚也。今趺阳脉不浮大而浮涩，故知脾气转输之不足，以致胃气之虚，非关少阴也。夫所谓如经者，以少阴脉弦而沉才见，此阴柔之气，故称如经之调脉，若反滑而数，得少阴君火之气，热甚于经，非若脾病之下利，故知当屎脓也。

程知曰：水谷之下利，属于脾胃；而脓血之下利，属于肾；此可诊趺阳、太豁而辨之也。

趺阳脉浮而芤，浮者卫气虚，芤者荣气伤，其身体瘦，肌肉甲错，浮芤相搏，宗气微衰，四属断绝。

（原注）：举之浮毛，按之全无，谓之浮芤相搏。

张令韶曰：此言趺阳主荣卫之气，而复上循于宗气，外行于四末也。卫者水谷之悍气，荣者水谷之精气，荣卫俱禀气于胃者也。今趺阳脉浮而芤，则中土虚微，荣卫无所禀其精悍之气，故卫气虚而荣气伤也。荣卫之气不充于身体则消瘦，不充于肌肉则甲错。甲错者，粗燥而不润泽也。胃之大络出于左乳下，谓之宗气；今浮芤相搏，则胃络不能出于左乳，故宗气衰微。又不能外行于四肢，故四属断绝。

方中行曰：浮为风虚，故曰卫气虚。芤为失血，故曰荣气伤。身体瘦者，卫衰而形损也。肌肉甲错者，荣伤而枯坼也。宗气，三焦隧气之一也；《针经》曰：宗气积于胸中，出于喉咙，以贯心脉而行呼吸是也。四属，皮、肉、肌、髓也。盖三焦乃气之道路，卫气虚而荣气伤，所以宗气亦衰微，四属不相维而断绝也。

程郊倩曰：卫以荣为根，荣以卫为护，而荣卫之统于宗气者，又以趺阳胃为根也。

寸口脉浮而大，浮为气实，大为血虚。血虚为无阴，孤阳独下阴部者，小便当赤而难，胞中当虚，今反小便利而大汗出，法应卫家当微，今反更实，津液四射，荣竭血尽，干烦而不眠，血薄肉消，而成黑液。医复以毒药攻其胃，此为重虚，客阳去有期，必下如污泥而死。

《金鉴》曰：脉浮而大，谓脉浮取有力，按之大而无力，乃革脉象也。浮为气实外急，大为血虚中空，血虚甚则亡阴，阴亡则阳无偶也，故曰：孤阳独下阴部。谓卫阳下就其阴，小便当赤而难，以胞中虚竭也。若阳不下就其阴，则小便反利而大汗出，是卫阳表虚，邪阳内入，无阴以化，故反更实，致津液四射，荣竭血尽，肉消胃干，烦不得眠也。医不知此,乃以中空暴液之阳明,误为胃实,复以峻药攻之,则为虚虚,胃阳之去可期,必下污秽如泥而死也。

程知曰:此言气实血虚之脉,小便利而大汗出者,不可下也。

问曰:翕奄沉,名曰滑,何谓也？师曰:沉为纯阴,翕为正阳,阴阳相合,故令脉滑,关尺自平。

王肯堂曰:翕奄沉三字,状得滑字最好。夫翕者合也,奄者忽也,当脉气合聚而盛之时,奄忽之间即已沉去,是名滑也。仲景恐人误认滑为沉,故下文又曰:滑者,紧之浮名也。

张令韶曰:谓忽焉而翕,忽焉而沉,如珠替替柔软而流利之状也。

趺阳脉微沉,食饮自平。少阴脉微滑,滑者,紧之浮名也,此为阴实,其人必股内汗出,阴下湿也。

成无己曰:阳明脉微沉者,当阳部见阴脉,则阴偏胜而阳不足也。附明胃脉,胃中阴多,故食饮自可。少阴脉微滑者,当阴部见阳脉,则阳偏胜而阴不足也。以阳凑阴分,故曰阴实。股与阴,少阴之部也,今阳热凑阴,必熏发津液泄达于外,股内汗出而阴下湿也。

趺阳脉浮而滑,浮为阳,滑为实,阳实相搏,其脉数疾,卫气失度。浮滑之脉变为数疾,发热汗出者,不治。

张令韶曰:此言热伤经脉,阴液消亡,有阳无阴也。脉浮而滑,浮为阳热在外,滑为热实于经,阳实相搏则脉流薄疾,卫气失其行阴行阳之常度矣。卫气失其常度,则不止浮滑而更加数疾,此阴阳乖错,度数不循其常也。发热,阳气盛也。汗出者,阴液亡也。孤阳无阴,故为不治。夫人之阴阳平则治,偏则病,有阴无阳者死,绝阳无阴者亦死。

成无己曰:浮滑数疾之脉,发热汗出解者,邪气退也;若不解者,正气脱也,必不可治。经曰:脉阴阳俱盛,大汗出不解者死。

趺阳脉滑而紧,滑者胃气实,紧者脾气强,持实击强,痛还自伤,以手把刃,坐作疮也。

张令韶曰:趺阳者,胃脉也,土气柔和,脉当迟缓;今反滑而紧,滑为阳,故滑则胃气实;紧为阴,故紧则脾气强。持胃气之实,击脾气之强,两实相持,两强相击,太刚则折,故痛还自伤,犹自贻其害也。以手把刃,坐作疮者,犹以操刀而自割也。

方中行曰:滑为食,故在胃则主谷气实。紧为寒,故在脾则主邪气强。持实击强,言胃实脾强,两相搏击而为病,譬如以手把刃而自伤,盖谓非由脏腑而传变也。

趺阳脉沉而数,沉为实,数消谷。紧者,病难治。

《金鉴》曰:胃脉沉而数,沉主里,数主热,沉数为里实热则能消谷。凡里病得此脉者,皆易治也。若不沉数而沉紧,沉紧为里寒,则为残伤胃气之诊,故曰难治也。

程知曰:言趺阳沉数,为消谷之病也。紧盛为邪胜,故为难治也。

趺阳脉伏而涩,伏则吐逆,水谷不化,涩则食不得入,名曰关格。

黄坤载曰:趺阳脉伏而涩,伏则胃虚不能化谷而吐逆,涩则胃逆不能纳谷而食不得入,名曰关格。水谷不化而吐逆,是反胃之病。食不得入而噎塞,是膈噎之病。伏者,胃气之郁伏,阳衰于下,故不化谷。涩者,胃气之凝涩,阴填于上,故不纳食。

张令韶曰:吐逆者,食入而复出也。食不得入者,食竟不能入也。上节论关格,则曰不得尿;次节则曰不得小便而吐逆;此节则曰吐逆、食不得入;不见上中下三焦,有一证见,即为关格,不必悉具。学者得其意而治之，其庶几乎。

师曰：病人脉微而涩者，此为医所病也。大发其汗，又数大下之，其人亡血，病当恶寒，后乃发热，无休止时。夏月盛热，欲着复衣；冬月盛寒，欲裸其身。所以然者，阳微则恶寒，阴弱则发热。此医发其汗使阳气微，又大下之令阴气弱。五月之时，阳气在表，胃中虚冷，以阳气内微，不能胜冷，故欲着复衣。十一月之时，阳气在里，胃中烦热，以阴气内热，不能胜热，故欲裸其身。又阴脉迟涩，故知亡血也。

成无己曰：微为亡阳，涩则无血。不当汗而强与汗之者，令阳气微，阴气上入阳中，则恶寒，故曰：阳微则恶寒。不当下而强与下之者，令阴气弱，阳气下陷入阴中，则发热，故曰：阴弱则发热。气为阳，血为阴，阳脉以候气，阴脉以候血，阴脉迟涩，为荣血不足，故知亡血。经曰：尺脉迟者，不可发汗，以荣气不足，血少故也。

张令韶曰：夫血有淡渗皮毛、充肤热肉之血，有流行经络、荣周肠胃之血。阴血虚少则脉微涩，然其本病，乃医汗下失宜之病也。汗之则皮肤之血亡，下之则肠胃之血亡，亡于外则恶寒，亡于内则发热，寒热相继，无休止时也。夏月盛热之时欲着复衣，寒之极矣。冬月盛寒之时欲裸其身，热之极矣。又申言所以恶寒发热者，乃阴虚阳无所附，阳微阴弱之故也。其所以阳微阴弱者，又医汗下之故也。五月一阴生，阳在外而阴在内，故欲着复衣。十一月一阳生，阴在外而阳在内，故欲裸其身。独言胃中虚冷、胃中烦热者，四时以胃气为本也。又言六脉微涩，其人亡血，复阴脉迟涩，其亡血更可知矣。

少阴脉弱而涩，弱者微烦，涩者厥逆。

程知曰：言肾脉弱涩之病也。少阴肾动脉也，在足内踝后跟骨上陷中也。

方中行曰：弱为虚损不足脉，阴虚生内热，所以烦；然属虚烦，故虽烦亦微也。涩为少血而不滑，不能上与阳相顺接，所以厥而逆冷也。

趺阳脉不出，脾不上下，身冷肤硬。

成无己曰：脾胃为荣卫之根，脾能上下则水谷磨消，荣卫之气得以行。脾气虚衰不能上下，则荣卫之气不得通营于外，故趺阳脉不出。身冷者，卫气不温也。肤硬者，荣血不濡也。

张令韶曰：趺阳者，胃脉也。脾与胃以膜相连耳，趺阳脉不出，则脾不能为胃行其津液于上下周身肤表之间，故身冷肤硬矣。

少阴脉不至，肾气微，少精血，奔气促迫，上入胸膈，宗气反聚，血结心下，阳气退下，热归阴股，与阴相动，令身不仁，此为尸厥。当刺期门、巨阙。

张令韶曰：少阴为气血生始之源，脉不至，必肾之真气微而精血少也。真气不足，则虚奔之气反促迫而上入于胸膈矣。宗气反聚者，不能贯膈络肺出于左乳下，而反聚于胸膈矣。此不当上而上者也。精血少则血不能流行于经脉，而反结于心下，阳气不得上行而反退归于阴股，阳入于阴与阴相动，此不当下而下者也。上者自上，下者自下，上下之气血不相顺接，故令身不仁。其形若尸，故曰：此为尸厥。期门者，肝之募，巨阙者，心之募，刺之以启其退下之阳，遏其奔上之气，上下通而气血和矣。

成无己曰：尸厥者，为其从厥而生，形无所知，其状若尸，故名尸厥。不仁者，言不柔和也，为寒热痛痒俱不觉知者也。阳气外不为使，内不得通，荣卫俱不能行，身体不仁，状若尸也。《内经》曰：厥气上行，满脉去形。刺期门者以通心下结血，刺巨阙者以行胸中宗气，血气流通，厥气退则苏矣。

黄坤载曰：《史记》扁鹊传之虢太子病尸厥，即此。

按：期门二穴，属足厥阴经，在第二肋端上直两乳，肥人刺入二寸，瘦人刺入一寸半。巨阙一穴，任脉气所发，在鸠尾下一寸，刺入一寸六分，留七呼。

妊娠，脉弦数而细，少腹痛，手心热，此为热胞中。不先其时治之，必有产难。

此节言妇人妊娠，热结胞中之脉证。宜早治之，免致产难之厄也。胞中，子宫也。

产后脉洪数，按之弦急，此为浊未下。若浊已下，而脉如故者，此为魂脱，为难治。

产后亡血，脉当濡弱，而反洪数，按之弦急者，此为恶露污浊停滞未下故也。若恶露已下，而脉洪数，按之弦急如故者，正气夺，邪气盛，此为神魂已脱。补之则脉实，泻之则形虚，故为难治。

诸脉浮数，当发热而洒淅恶寒；若有痛处，饮食如常者，蓄积有脓也。

张令韶曰：诸脉者，概尺、寸、关而言也。浮则为风，数则为热，风热相搏，故发热恶寒也。若有痛处者，痛止于一处也。饮食如常者，邪逆于肉理，而不涉于胃也。经云：荣气不从，逆于肉理，乃生痈脓。故蓄积有脓也。

王肯堂曰：人身有焮肿痛楚处，曾有不自觉者；此条所言，必是内痈，故曰：蓄积有脓也。如胃脘痈、肺痈、肠痈，皆各有脓。而胃痛之脉人迎反盛,未有不误以为伤寒者,故宜察之。

张路玉曰:若有燃肿,为热雍经络;若无肿处,必邪留脏腑,随内外而发痈脓也。

问曰:人恐怖者,其脉何状? 师曰:脉形如循丝累累然,其面白脱色也。

方中行曰:恐怖,惶惧也。循,理治也。丝,言细也。累累,联络貌。脱色,犹言失色也。盖内气馁者外色夺,所以有卒然之变也。

黄坤载曰:肾主恐,《素问》举痛论:恐则气下。下之极则肾也。少阴之脉微细,恐怖,少阴之气动,故脉细如丝。累累然,惊惧不安之象也。恐主于肾,而六脉俱细,盖诸脏夺气,改而从肾也。肝藏血而主色,色者,血之华也;肝气下而荣血陷,不能华也;木虚而金气乘之,故色脱而面白,此望切之法也。

问曰:人不饮,其脉何类? 师曰:脉自涩,唇口干燥也。

程郊倩曰:不饮,如与人憋气至二三日,汤水不沾唇之类。肺失游溢精气,故脉涩而唇口干燥也。

张令韶曰:饮入于胃,游溢精气,上输于脾肺,布散于五经。今胃虚不饮,肺无以布,脾无以输,脉道不利,津液不行,故脉涩而唇口干燥也。

问曰:人愧者,其脉何类? 师曰:脉浮,而面色乍白乍赤也。

张令韶曰:愧属心,心有所惭愧则神消气阻,中无有主,故脉气外浮,面色赤白而无定也。

程郊倩曰:以上数条,不论有病无病,凡人有所负于中,辄复形之色与脉也。于此推之,以意消息,则诸病之情,无不可即外以征内矣。

寸口诸微亡阳,诸濡亡血,诸弱发热,诸紧为寒。诸乘寒者,则为厥,郁冒不仁,以胃无谷气,脾涩不通,口急不能言,战而栗也。

张令韶曰:此总结通篇寸口诸脉之义也。寸口之脉微、濡、弱、紧为病不一,然大约不外乎气、血、寒、热四者而已。故诸微为亡阳;诸濡为亡血;阴虚则热,故诸弱为发热;阳虚则寒,故诸紧为寒。诸为寒邪所乘者,则手足逆冷而厥,厥者气血为寒所乘,虚而不通于四肢也。郁冒者,虚而不行于上也。不仁者,虚而不通于外也。夫气血不自生,必藉胃腑谷精之气而生。苟胃无谷气,则不能上输于脾而脾涩不通,不能内归于心而口急不能言,不能外出于肺而战栗也。

师曰:发热则脉躁,恶寒则脉静,脉随证转者,为病疟。

此节言病疟发作时之脉象。《素问》疟论云:夫疟者之寒,汤火不能温也,及其热,冰水不能寒也。本论云:疟病,其脉弦数者,热多寒少;其脉弦迟者,寒多热少。故曰:发热则脉燥,恶寒则脉静。以阴阳更胜而脉随证转也。

师曰:伤寒,咳逆上气,其脉散者,死。谓其形损故也。

张令韶曰:此言寒伤形也。伤寒咳逆上气者,形寒伤肺也。脉散者,肺气上脱,不能统朝百脉而涣散也。咳逆,非死之证,而脉散,有死之脉,故死。又申言其所以死者,谓其形损故也。经云:两神相搏,合而成形。肺为诸经之长,外合皮毛而成形,脏真损于内则形气损于外矣。即所谓一损损于皮毛,皮聚而毛落者死也。

师曰:脉乍大乍小、乍静乍乱,见人惊恐者,为祟。发于胆气竭故也。

此节言病邪祟之脉证。《说文》:祟,神祸也。胆者中正之官,决断出焉。胆气竭则正气虚弱已极,故邪得而乘之为祟。神气失守,故脉反常,乍大乍小、乍静乍乱也。

师曰:人脉皆无病,暴发重病,不省人事者,为厉鬼。治之祝由。能言者可治,不言者死。

此节言厉鬼之为病,非针灸、药物所能疗,当求精于祝由之术者而治之。其人能言,邪未伤脏,神识尚在,故可治。不能言者,邪入伤脏,魂已离身,故死也。

师曰:脉浮而洪,身汗如油,喘而不休,水浆不下,形体不仁,乍静乍乱,此为命绝也。又未知何脏先受其灾,若汗出发润,喘不休者,此为肺先绝也;阳反独留,形体如烟熏,直视摇头者,此为心绝也;唇吻反青,四肢挚习者,此为肝绝也;环口黧黑,油汗发黄者,此为脾绝也;溲便遗失,狂言,目反直视者,此为肾绝也。又未知何脏阴阳前绝,若阳气前绝,阴气后竭者,其人死,身色必青;阴气前绝,阳气后竭者,其人死,身必赤,腋下温、心下热也。

张令韶曰:此一节论死绝之脉证也。脉浮而洪,脉气外脱也。身汗如油,真津外泄也。肺主天,喘而不休,天气绝也。脾主地,水浆不下,地气绝也。形体不仁,神去而形骸独存也。乍静乍乱,真气脱而阴阳离也。精灭神亡,大命绝矣。肺主皮毛,汗出发润,毛窍开发而阴液泄也;喘而不休,气不归元而真气上脱也;此肺先绝也。心为离火,贵下交坎水,阳反独留,火势炎炎不复下交,故形体如烟熏也;心脉上系于目,目系绝,故直视;摇头者,火性上腾之象也;此为心绝也。唇吻者脾之窍,青者肝之色,四肢者脾之主,挚习者肝之病,以肝之色、肝之病而反见于脾之位,则肝之真气绝而反乘其所胜,故为肝绝也。脾主四白,环口黧黑,土败而木侮也;油汗者,柔软而腻,脾之真液,黄者脾之真色,真液泄而真色现,故为脾绝也。肾主二便,溲便遗失,是门户不要也;肾藏志,志为气之帅,志绝无主,故狂言;目反直视者,肾气绝而目系断;故为肾绝也。此以未死之前,而先断其五脏之绝。而又当以既死之后,验其色之青赤,以辨其阴阳之先绝后竭,其至精至密也如此。

成无己曰:阳主热而色赤,阴主寒而色青,其人死也身青色,则阴未离乎体,故曰:阴气后竭。身色赤、腋下温、心下热,则阳未离乎体,故曰:阳气后绝。经曰:人有两死,而无两生。此之谓也。

程知曰:阳气前绝寒病,阴气前绝热病也。寒热之治法一误,虽死尚有征验,诚可畏也。

奇经八脉不系十二经,别有自行道路。其为病总于阳阴,其治法属十二经。

此以下论奇经八脉之证治。十二经俱有脏腑、阴阳、表里配合,而此八脉无偶,故名奇经。

假令督脉为病,脊背强,隐隐痛,脉当微浮而急,按之涩,治属太阳。

《难经》曰:督脉者,起于下极之俞,并于脊里,上至风府,入属于脑。其为病脊强而厥,故曰脊背强,隐隐痛。《脉经》曰:尺寸俱浮,直上直下,此为督脉腰背强痛不得俯仰,大人癫病,小儿风痫矣。此曰脉浮而急,按之涩者,即外中风寒而荣虚之候。以其脉两旁为足太阳经,故治属太阳也。

任脉为病,其内结痛疝瘕,脉当沉而结,治属太阴。

《难经》曰:任脉者,起于中极之下,上至毛际,循腹里,上关元,至咽喉,上颐入舌而络于目。其为病,苦内结,男子七疝,女子带下、瘕聚,故曰:内结痛疝瘕。脉当沉而结,为病在里阴血滞之候。以其脉两旁为足太阴经,故治属太阴也。

冲脉为病,气上逆而里急,脉当浮虚而数,治属太阴。

《难经》曰:冲脉者,起于气冲,并足阳明之经,夹脐上行,至胸中而散。其为病,逆气里急,故曰:气上逆而里急。脉当浮虚而数,数为热性上炎,故气上逆也。以其脉挟足太阴,故治属太阴也。

带脉为病,苦腹痛,腰间冷痛,脉当沉而细,治属少阴。

《难经》曰:带脉者,起于季肋,回身一周。其为病,腹满,腰溶溶如坐水中,故曰:苦腹痛,腰间冷痛。脉沉而细,少阴病之脉。腰者肾之府,故治属少阴也。

阳跷为病,中于侧,气行于外,脉当弦急,按之缓,治属少阳。

跷,去遥切。

《难经》曰:阳跷脉者,起于跟中,循外踝上行,入风池。其为病,阴缓而阳急,故脉当弦急,按之缓。以其脉附足少阳经,故治属少阳也。

阴跷为病,中于侧,气行于内,脉当浮缓,按之微急而弦,治属厥阴,

《难经》曰:阴跷脉者,亦起于跟中,循内踝上行,至咽喉,交贯冲脉。其为病,阳缓而阴急,故脉浮缓,按之微急而弦也。以其脉附足厥阴经,故治属厥阴也。

阳维与诸阳会,其为病在脉外,发寒热,脉当浮而虚,治属气分。

《难经》曰:阳维脉者,起于诸阳之会。阳不能维于阳,则怅然失志。其为病,苦寒热,故脉浮而虚。阳为气,故治属气分也。

阴维与诸阴交,其为病在脉中,心中痛,手心热,脉当弦而涩,治属血分。

《难经》曰：阴维脉者，起于诸阴之交。阴不能维于阴，则溶溶不能自收持也。其为病，苦心痛，故脉弦而涩。阴为血，故治属血分也。

阳维维于阳，阴维维于阴，为气血之别使，不拘一经也。

阳维维于阳，谓卫气行于脉外，在身表之阳分也。阴维维于阴，谓荣血行于脉中，在身里之阴分也。通行于周身，阴阳赖之以维持，故为气血之别使，不拘于一经也。

奇经八脉之为病，由各经受邪，久久移传，或劳伤所致，非暴发也。

《难经》曰：脉有奇经八脉，比于圣人图设沟渠，沟渠满溢，流于深湖，入而不还，十二经不能拘之，故曰：由各经受邪，久久移传，或劳伤所致也。以其为他经移传，故曰：非暴发也。

问曰：八脉内伤，何以别之？师曰：督脉伤，柔柔不欲伸，不能久立，立则隐隐而胀；任脉伤，小便多，其色白浊；冲脉伤，时咳不休，有声无物，劳则气喘；带脉伤，回身一周冷；阳跷伤，则身左不仁；阴跷伤，则身右不仁；阳维伤，则畏寒甚，皮常湿；阴维伤，则畏热甚，皮常枯。

督统诸阳脉行于背脊，故内伤则柔柔不欲伸，不能久立，立则隐隐而胀，所谓脊背强也。任统诸阴脉行于腹里，故内伤则小便多白浊也。冲脉者经脉之海，起于关元，随腹直上，至胸中而散，故内伤则时咳不休，劳则气喘也。带脉者，如人束带而前垂，故内伤则回身一周冷也。阳跷、阴跷皆起于足跟，是人行走之机要，动足之所由，故取跷捷超越之义以名之。阳跷内伤则身左不仁，阴跷内伤则身右不仁，即左瘫右痪、半身不遂之谓也。阳维内伤则卫阳虚，故畏寒。阳虚则阴盛,故皮常湿。阴维内伤则荣阴虚,故畏热。阴虚则阳盛,故皮常枯。

问曰:八脉内伤,其脉何似？师曰:督脉伤,尺脉大而涩；任脉伤,关脉大而涩；冲脉伤,寸脉短而涩；带脉伤,脉沉迟而结；阳跷伤,脉时大时弦；阴跷伤,脉时细时弦；阳维伤,脉时缓时弦；阴维伤,脉时紧时涩。

此节言八脉内伤为病之脉状,不外涩弦者,所谓残贼能为诸脉作病也。

问曰:其治奈何？师曰:督脉伤,当补髓；任脉伤,当补精；冲脉伤,当补气；带脉伤,当补肾；阳跷伤,则益胆；阴跷伤,则补肝；阳维伤,则调卫；阴维伤,则养荣。

此节言八脉内伤病之治法。督脉行脊中,故伤则补髓；任脉起于关元内之胞中,故伤则补精；冲脉起于气冲,并足阳明之经,故伤则补气；带脉绕腰,腰者肾之府,故伤则补肾；阳跷脉附足少阳经,故伤则益胆；阴跷脉附足厥阴经,故伤则补肝；阳维与诸阳会,行身之表,故伤则调卫,调卫者,益气也；阴维与诸阴交,行身之里,故伤则养荣,养荣者,滋血也。

问曰:其处方奈何？师曰:相体虚实,察病轻重,采取方法,权衡用之,则无失也。

处,上声。相,去声。

此节总结上文之意,所以补内难之亡阙,发前人之未发,学者所宜玩索也。

卷三

伤寒例

四时、八节、二十四气、七十二候决病法：

立春正月节斗指艮，雨水正月中斗指寅，

惊蛰二月节斗指甲，春分二月中斗指卯，

清明三月节斗指乙，谷雨三月中斗指辰，

立夏四月节斗指巽，小满四月中斗指巳，

芒种五月节斗指丙，夏至五月中斗指午，

小暑六月节斗指丁，大暑六月中斗指未，

立秋七月节斗指坤，处暑七月中斗指申，

白露八月节斗指庚，秋分八月中斗指酉，

寒露九月节斗指辛，霜降九月中斗指戌，

立冬十月节斗指乾，小雪十月中斗指亥，

大雪十一月节斗指壬，冬至十一月中斗指子。

小寒十二月节斗指癸，大寒十二月中斗指丑。

二十四气，节有十二，中气有十二，五日为一候，气亦同，合有七十二候。决病生死，此须洞解之也。

《素问》宝命全形论云：天履地载，万物悉备，莫贵于人；人以天地之气生，四时之法成。夫人生于地，悬命于天，天地合气，命之曰人。五运行大论云：天度者，所以制日月之行也。气数者，所以纪化生之用也。五日谓之候，三候谓之气，六气谓之时，四时谓之岁。终期之日，周而复始，时立气布，如环无端。斗谓北斗七星，在紫微垣之左。像如托酒浆之斗，为七政之枢机，阴阳之元本，普天恒星之纪纲也。一天枢，二天旋，三玑，四权，五玉衡，六开阳，七摇元。一至四为魁，五至七为杓。天枢、天旋与北辰之北极星距离五倍而相直，为正方向者之标准。斗杓直指苍龙之角宿，每岁绕天一周，故古人以逐月初昏斗柄所指地面方位之二十四向，以定四时建节气也。然因岁差之故，又当与日驱之辰次相参，方能密合也。夫人之生，处于天地气交之中，而每岁日月之运行，阴阳消息，寒暑往来，脏腑气血应时旺衰，色脉因之而生变化，此《内经》论病原诊，所以辄合天运而合也。然其文繁理赜，非殚心天文学者莫能明。伸景乃摄其纲要，以二十四气列伤寒例卷端，使人易晓，诚医者临证决病之首务也。

阴阳大论云：春气温暖，夏气暑热，秋气清凉，冬气冰冽，此则四时正气之序也。冬时严寒，万类深藏，君子固密，则不伤于寒。触冒之者，则名伤寒耳。其伤于四时之气，皆能为病。以伤寒为病者，以其最盛杀厉之气也。

冽，音列。触，尺玉切。

成无己曰：春夏为阳，春温夏热者，以阳之动，始于温，盛于暑故也。秋冬为阴，秋凉而冬寒者，以阴之动，始于清，盛于寒故也。冬三月纯阴用事，阳乃伏藏，水冰地坼，寒气严凝。当是之时，善摄生者，出处固密，去寒就温，则不伤于寒。其涉寒冷、触冒霜雪为病者，谓之伤寒也。春风、夏暑、秋湿、冬寒，谓之四时之气。热为阳，阳主生；寒为阴，阴主杀。阴寒为病，最为肃杀毒厉之气。

中而即病者，名曰伤寒。不即病者，寒毒藏于肌肤，至春变为温病，至夏变为暑病。暑病者，热极重于温也。是以辛苦之人，春

夏多温热病者,皆由冬时触寒所致,非时行之气也。

中,去声。

成无己曰:《内经》曰:先夏至日为温病,后夏至日为暑病。温暑之病,本伤于寒而得之,故大医均谓之伤寒也。

凡时行者,春时应暖而反大寒,夏时应热而反大凉,秋时应凉而反大热,冬时应寒而反大温,此非其时而有其气。是以一岁之中,长幼之病,多相似者,此则时行之气也。夫欲候知四时正气为病及时行疫气之法,皆当按斗历占之。

长,上声。夫,音扶。

成无己曰:四时气候不正为病,谓之时行之气。时气所行为病,非暴厉之气,感受必同,是以一岁之中,长幼之病,多相似也。四时正气者,春风、夏暑、秋湿、冬寒是也。时行者,时行之气是也。温者,冬时感寒,至春发者是也。疫者,暴厉之气是也。占前斗建,审其时候之寒温,察其邪气之轻重而治之。

九月霜降节后,宜渐寒,向冬大寒,至正月雨水节后,宜解也。所以谓之雨水者,以冰雪解而为雨水故也。至惊蛰二月节后,气渐和暖,向夏大热,至秋便凉。从霜降以后,至春分以前,凡有触冒霜露,体中寒即病者,谓之伤寒也。九月十月,寒气尚微,为病则轻;十一月十二月,寒冽已严,为病则重;正月二月,寒渐将解,为病亦轻。此以冬时不调,适有伤寒之人,即为病也。

成无己曰:此为四时正气,中而即病者也。

其冬有非节之暖者,名为冬温。冬温之毒,与伤寒大异。冬温复有先后,更相重沓,亦有轻重,为治不同,证如后章。从立春节后,其中无暴大寒,又不冰雪,而有人壮热为病者,此属春时阳气

发，其冬时伏寒，变为温病。从春分以后，至秋分节前，天有暴寒者，皆为时行寒疫也。三月四月，或有暴寒，其时阳气尚弱，为寒所折，病热犹轻；五月六月，阳气已盛，为寒所折，病热则重；七月八月，阳气已衰，为寒所折，病热亦微。其病与温相似，但治有殊耳。

上"重"字，平声。沓，塔大切。

成无己曰：此为温病、疫气也。是数者，以明前斗历之法，占其随时气候，发病寒热轻重不同耳。

十五日得一气，于四时之中，一时有六气，四六名为二十四气。然气候亦有应至仍不至，或有未应至而至者，或有至而太过者，皆成病气也。但天地动静，阴阳鼓击者，各正一气耳。

成无己曰：节气十二，中气十二，共二十四。《内经》曰：五日谓之候，三候谓之气，六气谓之时，四时谓之岁。《金匮要略》曰：有未至而至，有至而不至，有至而不去，有至而太过，何故也？师曰：冬至之后，甲子夜半，少阳起。少阳之时，阳始生，天得温和，以未得甲子，天因温和，此为未至而至也；以得甲子，而天未温和，此为至而至也；以得甲子，而天大寒不解，此为至而不去也；以得甲子，而天温如盛夏五六月时，此为至而太过也。《内经》曰：至而和则平，至而甚则病，至而反者病，至而不至者病，未至而至者病。即是观之，脱漏"或有至而不去"此一句明矣。《内经》曰：阴阳者，天地之道。清阳为天，动而不息；浊阴为地，静而不移。天地阴阳之气，鼓击而生，春夏秋冬，寒热温凉，各正一气也。

是以彼春之暖，为夏之暑；彼秋之忿，为冬之怒。是故冬至之后，一阳爻升，一阴爻降也。夏至之后，一阳气下，一阴气上也。斯则冬夏二至，阴阳合也；春秋二分，阴阳离也。阴阳交易，人变病焉。**此君子春夏养阳，秋冬养阴，顺天地之刚柔也。**

上，上声。

成无己曰：春暖为夏暑，从生而至长也；秋忿为冬怒，从肃而至杀也。十月六爻皆阴，坤卦为用，阴极阳来，阳生于子。冬至之后，一阳爻升，一阴爻降，于卦为复，言阳气得复也。四月六爻皆阳，乾卦为用，阳极阴来，阴生于午。夏至之后，一阳气下，一阴气上，于卦为姤，言阴得遇阳也。《内经》曰：冬至四十五日，阳气微上，阴气微下；夏至四十五日，阴气微上，阳气微下。阳生于子，阴生于午，是阴阳相接，故曰合。阳退于酉，阴退于卯，是阴阳相皆，故曰离。《内经》曰：气至之谓至，气分之谓分。至则气同，分则气异。天地阴阳之气，既交错而不正，人所以变病。《内经》曰：阴阳相错而变由生也。又曰：养生者，必顺于时，春夏养阳，以凉以寒；秋冬养阴，以温以热。所以然者，从其根故也。

小人触冒，必婴暴疹。须知毒烈之气，留在何经，必发何病，详而取之。是以春伤于风，夏必飧泄；夏伤于暑，秋必病疟；秋伤于湿，冬必咳嗽；冬伤于寒，春必病温。此必然之道，可不审明之。

疹，丑刃切，同疢。飧，音孙。

成无己曰，不能顺四时调养，触冒寒温者，必成暴病。医者当在意审详而治之。当春之时，风气大行。春伤于风，风气通于肝，肝以春适王，风虽入之，不能即发，至夏肝衰，然后始动。风淫末疾，则当发于四肢。夏以阳气外盛，风不能外发，故内攻而为飧泄。飧泄者，下利水谷不化而色黄。当夏之时，暑气大行，夏伤于暑，夏以阴为主内，暑虽入之，势未能动，及秋阴出而阳为内主，然后暑动搏阴而为痎疟。痎者二日一发，疟者一日一发。当秋之时，湿气大行,秋伤于湿,湿则干于肺,肺以秋适王,湿虽入之,不能即发,至冬肺衰,然后湿始动也。雨淫腹疾,则当发为下利。冬以阳气内固,湿气不能下行,故上逆而为咳嗽,当冬之时,寒气大行,冬伤于寒,冬以阳为主内,寒虽入之,势未能动,及春阳出而阴为内主,然后寒动搏阳而为温病。是感冒四时正气为病必然之道。

伤寒之病,逐日浅深,以施方治。今世人伤寒,或始不早治,或治不对病,或日数久淹,困乃告医。医人又不依次第而治之,则不中病。皆宜临时消息制方,无不效也。

成无己曰:《内经》曰:未满三日者,可汗而已;其满三日者,可泄而已。

按:自阴阳大论云至此,原本一章,今为笺注便览,分为九节。此下宋本有"今搜采仲景旧论,录其证候诊脉声色,对病真方,有神验者,拟防世急也。"二十八字。成无己曰:仲景之书,逮今千年而显用于世者,王叔和之力也。由是可知伤寒例全卷,皆仲景旧论。而方中行、喻嘉言乃谓为王叔和伪作,著论辩驳,肆意诋諆。其后注家多从其说,删而不论。使后学者不知风、寒、暑、湿、温病、时行之所由,岂小失哉。余前撰集注时,亦从旧说而去之。今就本书反复详审,知其所以申明伤寒外感及时行伏气诸病之原因,实不可少之论文也。爰采成注以释其义,虽本书原文少异,然大旨则不悖也。

又土地温凉,高下不同;物性刚柔,飧居亦异。是故黄帝兴四方之问,岐伯举四治之能,以训后贤,开其未悟。临病之工,宜须两审也。

飧,音餐。

成无己曰:东方地气温,南方地气热,西方地气凉,北方地气寒。西北方高,东南方下。是土地温凉,高下不同也。东方安居食鱼,西方陵居华食,南方湿处而嗜酸,北方野处而食乳。是飧居之异也。东方治宜砭石,西方治宜毒药,南方治宜微针,北方治宜灸焫。是四方医治不同也。医之治病,当审其土地所宜。

凡伤于寒,传经则为病热,热虽甚,不死。若两感于寒而病者,多死。

成无己曰:《内经》曰:风寒客于人,使人毫毛毕直,皮肤闭而为热,是伤寒为病热也。《针经》曰:多热者易已,多寒者难已,是热虽甚不死。表里俱病者,谓之两感。

高士宗曰:热病皆伤寒之类,故人之伤于寒也,则为病热。热者,人身阳热之气,阳常有余,故热虽甚不死。其两感于寒而病者,阳脉受寒,阴脉亦受寒,阴阳皆受,腑脏俱伤,故必不免于死。所以或愈,或死也。

按:自此以下数节,皆引述《素问》热论,而变通其文。通行本并无《素问》此节,无"传经"二字。夫所谓传经者,只是邪由皮肤而入传经脉之中,与正气相搏则发热。未传入经脉,则不发热耳。或以为六经之传而化热者,非也。

尺寸俱浮者,太阳受病也,当一二日发。以其脉上连风府,故头项痛,腰脊强。

强,去声。

成无己曰:太阳为三阳之长,其气浮于外,故尺寸俱浮,是邪气初入皮肤,外在表也,当一二日发。风府,穴名,在项中央。太阳之脉,从巅入络脑,还出别下项,是以上连风府。其经循肩膊内夹脊、抵腰中,故病头项痛、腰脊强。

尺寸俱长者，阳明受病也，当二三日发。以其脉夹鼻、络于目，故身热汗出、目疼、鼻干、不得卧。

成无己曰：阳明血气俱多，尺寸俱长者，邪并阳明而血气淖溢也。太阳受邪不已，传于阳明，是当二三日发。其脉夹鼻者，阳明脉起于鼻，交頞中，络于目。阳明之脉，正上頞颅，还出系目系。身热者，阳明主身之肌肉，《针经》曰：阳明气盛则身以前皆热。目疼、鼻干者，经中客邪也。不得卧者，胃气逆不得从其道也，《内经》曰：胃不和则卧不安。

尺寸俱弦者，少阳受病也，当三四日发。以其脉循胁络于耳，故胸胁痛而耳聋。此三经受病，未入于腑者，皆可汗而已。

成无己曰：《内经》曰：阳中之少阳，通于春气。春脉弦。尺寸俱弦者，知少阳受邪也。二三日阳明之邪不已，传于少阳，是当三四日发。胸胁痛而耳聋者，经壅而不利也。三阳受邪，为病在表，法当汗解。然三阳矣有便入腑者，入腑则宜下，故云：未入腑者，可汗而已。

尺寸俱沉濡者，太阴受病也，当四五日发。以其脉布胃中，络于嗌，故腹满而嗌干。

嗌，音益。

成无己曰：阳极者阴受之，邪传三阳既遍，次乃传于阴经。在阳为在表，在阴为在里。邪在表则见阳脉，邪在里则见阴脉。阳邪传阴，邪气内陷，故太阴受病而脉尺寸俱沉濡也。自三阳传于太阴，是当四五日发也。邪入于阴则渐成热，腹满而嗌干者，脾经壅而成热也。

尺寸俱沉细者，少阴受病也，当五六日发。以其脉贯肾，络于

肺,系舌本,故口燥舌干而渴。

成无己曰:少阴肾水也,性趣下。少阴受病,脉尺寸俱沉细也。四五日太阴之邪不已,至五六日则传于少阴也,是少阴病当五六日发。人伤于寒,则为病热,谓始为寒,而终成热也。少阴为病,口燥舌干而渴,邪传入里,热气渐深也。

尺寸俱弦微者,厥阴受病也,当六七日发。以其脉循阴器,络于肝,故烦满而囊缩。此三经皆受病,已入于腑者,皆可下而已。

成无己曰:弦者,风脉也。厥阴脉弦微者,邪传厥阴,热气已剧,近于风也。当六七日发,以少阴邪传于厥阴,烦满而囊缩者,热气聚于内也。三阴受邪,为病在里,于法当下。然三阴亦有在经者,在经则宜汗,故云:已入于腑者,可下而已。经曰:临病之工,宜须两审。

按:通行本作:尺寸俱沉细者太阴,尺寸俱沉者少阴,尺寸俱微缓者厥阴。成注因之,今依本书改正。

以上七节,乃仲景引述《素问》热论之伤寒病,整理其文,补出脉状及治法,论集所谓"撰用《素问》《九卷》"也。与本论六经之伤寒病,证候不同,治法亦异。学者当分别观之,庶不致误。盖《素问》所云之伤寒六经受病及两感,皆以发热而渴为主。虽兼他证,而始终不言恶寒,当是本论太阳篇上太阳发热而渴,不恶寒之温病。是以传变如斯之速,故《素问》以热论名篇,而于篇终申明之曰:凡病伤寒而成温者,先夏至日为病温,后夏至日为病暑,仲景于此篇补其治法,计十二方。首之麻黄汤者,《素问》所谓其未满三日者,可汗而已,暑当与汗皆出,勿止之意也。其余十一方,中用石膏、大黄、黄芩、黄连、黄柏等清温解热之药,可知其旨矣。章终结论云：若更感异气，变成温疟、风温、温毒、温疫，以此冬伤于寒，发为温病，脉之变化、方治如说。与《素问》之义，若合符节，其意益显明而无疑矣。自宋以后，惟王肯堂谓为六经温病，程郊倩谓为热病。其余诸家论伤寒病及注《素问》《伤寒论》者，皆混合二病而为一，以致牵强附会，胶葛莫解。今得本书证明其旨，千载疑误，一旦释然。盖《素问》所言之六经，为足三阳三阴之经脉，以温病之发在立春以后，夏至以前，适地气上升之时，故只言足之六经受病也。仲景本论之六经，以全身表里、肌肉、血脉、神经钤百病也。

伤寒传经在太阳，脉浮而急数，发热，无汗，烦躁，宜麻黄汤。

伤寒传经者，谓冬伤于寒不即病者，寒毒藏于肌肤，传伏经脉，至春阳气外散，邪随正出，发为温病，当辨其所见脉证，以法治之也。若邪在太阳经者，当一二日发，则脉浮而急数。浮为邪在表，急数则热盛。邪在表，则头项痛，腰脊强。热盛则发热，无汗而烦躁。宜麻黄汤开玄府以发汗，使太阳经之热邪外散，所谓"未入于腑者，可汗而已"也。不用清凉药者，恐致表邪内陷也。

麻黄汤方 见太阳病中

传阳明，脉大而数，发热，汗出，口渴，舌燥，宜白虎汤。不差，与承气汤。

若邪传阳明经者，当二三日发。本论云：伤寒三日，阳明脉大。此为温病，故脉大而数。大为邪实，数为热盛，里热外迫，熏蒸肌腠，故发热汗出。胃燥津枯，故目疼、鼻干、不得卧，而口渴舌燥。宜白虎汤以清内热而凉肌腠，生胃津以止燥渴。服白虎汤而不差者，必胃腑有燥结实热也。审其在胃者，与调胃承气汤；在小肠，大便难而不甚者，与小承气汤；在大肠，大便硬甚者，与大承气汤，以荡涤肠胃燥结,腑邪清而外热自解,所谓"已入于腑者,可下而已"也。

白虎汤方见太阳病上

承气汤方调胃承气汤方见太阳病上,小承气汤方、大承气汤方均见阳明病。

传少阳,脉弦而急,口苦,咽干,头晕,目眩,往来寒热,热多寒少,宜小柴胡汤。不差,与大柴胡汤。

邪传少阳经者,当三四日发。本论云:伤寒,脉弦细,头痛,发热者,属少阳。此为湿病,故脉弦而急、头晕、热多寒少也。足少阳经属胆,胆者肝之腑,故脉弦而急也。其经起于目锐眦,上抵头角,下耳后循颈下胸中,络肝属胆,循胁里。热邪由经入腑,胆气上溢,故口苦。热循经气上干,故胸胁痛、咽干、目眩、耳聋、头晕也。少阳处阴阳之交,邪正相争,温属阳邪,故往来寒热、热多寒少也。诸证与伤寒大同,故治法亦不殊也。先宜小柴胡汤清肝胆之热,以解半表之结邪。不差者,再与大柴胡汤泻胆胃之实,以和半里之余结。

小柴胡汤方见太阳病中

大柴胡汤方见太阳病中

传太阴,脉濡而大,发热,下利,口渴,腹中急痛,宜茯苓白术厚朴石膏黄芩甘草汤。

邪传太阴经者,当四五日发。足太阴经属脾,故脉濡而大。其经入腹,属脾络胃,上膈挟咽,连舌本,散舌下。邪陷入阴,热势渐深,循经入脾,故腹满发热。脾脏为热所灼,胃肠不能得其津液以消化水谷,故协热下利而腹中急痛。热邪循经上干,故嗌干口渴也。治法当健脾益津,滋阴清热,宜茯苓白术厚朴石膏黄芩甘草汤。

茯苓白术厚朴石膏黄芩甘草汤方

茯苓四两　白术三两　厚朴四两　石膏半斤　黄芩三两　甘草二两(炙)

上六味,以水一斗,煮取五升,去滓。每服一升五合余,日三服。

滓,壮士切,音第。合,葛合切,音阁。

太阴之上,湿气治之,热传太阴,则湿热相合,为肠澼下利。本方用茯苓为君,以除热渗湿。热邪内陷,原由脏虚,故取理中之半;白术以健脾,甘草以和胃。厚朴以行气止痛,石膏以解肌热,黄芩以治热利。稽之《本经》,茯苓主胸胁逆气,心下结痛,寒热烦满,口焦舌干,利小便;术主湿痹,除热消食;厚朴主寒热气血痹;石膏主寒热心下逆气,口干舌焦,腹中坚痛;黄芩主诸热肠澼泄痢;甘草主五脏六腑寒热邪气、解毒。六味相合,以之治温病邪传太阴,发热下利,口渴,腹中急痛,诚丝丝入扣之良方也。

传少阴,脉沉细而数,手足时厥时热,咽中痛,小便难,宜附子细辛黄连黄芩汤。

邪传少阴者,当五六日发。本论云:少阴之为病,脉微细。此为温病热邪入里,自气陷血,故脉沉细而数也。足少阴经属肾络膀胱,其直者从肾上贯肝膈入肺中,循喉咙挟舌本。热邪循经上干,故口燥舌干而渴,咽中痛。热邪循经入脏及腑,气逆于下,肾阳不行,故手足时厥时热,小便难也。宜附子细辛黄连黄芩汤。

附子细辛黄连黄芩汤

附子大者一枚(炮,去皮,破八片)　细辛二两　黄连四两　黄芩二两

上四味,以水六升,煮取三升,去滓。温服一升,日三服。

本方即治少阴病始得之,反发热,脉沉者之麻黄附子细辛汤去

麻黄,加黄连黄芩也。本论云:少阴病,脉细沉数,病为在里,不可发汗。故去麻黄。少阴水脏,肾阳气逆则手足时厥时热,用附子温固肾阳以为君;细辛通脉利窍以为辅;黄连清热于上,黄芩清热于下,以为佐使;温凉互用,以济厥功。允为温病邪传少阴,口燥舌干而渴,手足时厥时热,咽中痛,小便难之的方也。

传厥阴,脉沉弦而急,发热时疏,心烦呕逆,宜桂枝当归汤,吐蚘者,宜乌梅丸。

蚘,户恢切,音蛔。

邪传厥阴者,当六七日发。足厥阴经属肝,热邪陷里,入阴已尽,故脉沉弦而急也。阴极则出阳,故发热时疏也。其脉循股阴入毛中,过阴器,抵小腹,挟胃属肝络胆,上贯膈,热邪循经上干,故囊缩、心烦、呕逆也。宜桂枝当归汤和荣卫,达肝郁,清热除烦以止呕逆。若热邪干胃而吐蛔者,则宜乌梅丸以敛热杀虫而自愈。

桂枝当归汤方

桂枝三两　当归三两　芍药三两　半夏一升　黄柏二两　甘草二两(炙)

上六味,以水七升,煮取四升,去滓。分温三服。

本方即当归四逆汤去细辛、木通、大枣,加黄柏、半夏也。当归四逆汤治身痛如掣,荣卫不和,寒邪在少阴也。此汤治心烦呕逆,荣卫不和,热邪在厥阴也。桂枝益阳气,当归和阴血,芍药通痹,甘草调中,四味相济,以和荣卫。黄柏以除热烦,半夏以止呕逆。温病邪传厥阴,发热时疏、心烦、呕逆,非此莫愈。

乌梅丸方见厥阴病

以上皆传经、脉证并治之正法也。若入腑及脏,为传经变病,治列后条。

此结论以上六节,皆温病传六经脉证并治之正法,乃仲景所撰,所以补《素问》之阙佚也。

若两感于寒者,一日太阳受之,即与少阴俱病,则头痛、口干、烦满而渴,脉时浮时沉、时数时细,大青龙汤加附子主之。

成无己曰:阴阳俱病、表里俱伤者,为两感。以其阴阳两感,病则两证俱见。至于传经,则亦阴阳两经俱传也。

张景岳曰:两感者,表里同病也。足太阳与少阴为表里,故在太阳则为头痛,在少阴则为口干、烦满。

按:热邪在太阳则脉浮数,在少阴则脉沉细,今表里同病,正邪相争,故脉时浮时沉、时数时细也。凡两感病,皆阳实阴虚,故用大青龙汤以散太阳之热实,加附子以固少阴之阳虚。

大青龙加附子汤方_{大青龙汤方见太阳病中}

即大青龙汤加附子一枚(炮,去皮,破八片)。**煎服法同。**

二日阳明受之,即与太阴俱病,则腹满、身热、不欲食、谵语,脉时高时卑、时强时弱。宜大黄石膏茯苓白术枳实甘草汤。

成无己曰:至二日则太阳传于阳明,而少阴亦传于太阴,身热谵语者阳明,腹满不欲食者太阴。

张景岳曰:阳明、太阴为表里,二经同病也。

按:高卑,犹上下也。热邪在阳明则脉高强,在太阴则脉卑弱。今表里同病,正邪相争,故脉时高时卑、时强弱也。宜大黄石膏茯苓白术枳实甘草汤。

大黄石膏茯苓白术枳实甘草汤方

大黄_{四两}　石膏_{一斤}　茯苓_{三两}　白术_{四两}　枳实_{三两}　甘草

三两(炙)

上六味。以水八升,煮取五升,去滓。温分三服。

两感病邪传阳明与太阴,亦阳实阴虚,故本方取承气之半:大黄、枳实以泻阳明之实热,佐石膏以解肌,不用朴硝者,防邪内陷也;合理中之半:白术、甘草以除太阴之虚热,佐茯苓以化气,不用参姜者,恐助邪热也;攻补兼施,阴阳气和而表里之邪自解矣。

三日少阳受之,即与厥阴俱病,则耳聋、囊缩而厥,水浆不入,脉乍弦乍急、乍细乍散,宜当归附子汤。

成无己曰:至三日阳明传于少阳,而太阴又传于厥阴,耳聋者少阳,囊缩而厥者厥阴,水浆不入,胃气不通也。

陈修园曰:少阳与厥阴为表里,故见少阳之耳聋,厥阴之囊缩而厥。水浆不入,谷气绝也。

按:热邪在少阳则脉弦细,在厥阴则脉急散。今表里同病,正邪分争,故脉乍弦乍急、乍细乍散也。宜当归附子汤。

当归附子汤方

当归四两　附子大者一枚(炮,去皮,破八片)　人参三两　黄连二两　黄柏三两

上五味,以水六升,煮取三升,去滓。温服一升,日三服。

两感病热邪传至少阳与厥阴,势已极深,然仍不外阳实阴虚,而气血益虚,故本方用当归、附子、人参以补厥阴之血气,黄连、黄柏以清少阳上下二焦之邪热,寒热并用,清补相济,庶可挽救此垂危之证于十一也。

以上皆传经变病,多不可治。不知人者,六日死。若三阴三阳、五脏六腑皆受病,则荣卫不行、脏腑不通而死矣。所谓两感于

寒,不免于死者,其在斯乎!其在斯乎!

成无己曰:《内经》曰:五脏已伤,六腑不通,荣卫不行,如是之后,三日乃伤,何也?岐伯曰:阳明者,十二经脉之长也,其血气盛,故云不知人,三日其气乃尽,故死矣。谓三日六经俱病,荣卫之气不得行于内外,腑脏之气不得通于上下,至六日,腑脏之气俱尽,荣卫之气俱绝,则死矣。

张景岳曰:如此之后,三日乃死,谓两感传遍之,后复三日而死也,盖即六日之义。

若不加异气者,至七日太阳病衰,头痛少愈也;八日阳明病衰,身热少歇也;九日少阳病衰,耳聋微闻也,十日太阴病衰,腹减如故,则思饮食;十一日少阴病衰,渴止舌干,已而嚏;十二日厥阴病衰,囊纵,少腹微下,大气皆去,病人精神爽也。若过十三日以上不间,尺寸陷者,大危。

嚏,音帝。

成无己曰:六日传遍,三阴三阳之气皆和,大邪之气皆去,病人精神爽慧也。间者,瘥也。十二日传经尽,则当瘥愈。若过十三日以上不瘥,尺寸之脉沉陷者,即正气内衰,邪气独胜,故云大危。

程郊倩曰:热病传遍六经,方得从头罢去。以从前各经皆为阳热所布伏,故毒热必从头次第发得出来,真阴方从头次第复得转去。万无中止之发,亦万无越次之理也。

若更感异气,变为他病者,当依坏病证法而治之。若脉阴阳俱盛,重感于寒者,变成温疟。

重,平声。

成无己曰:异气者,为先病未已,又感别异之气也。两邪相合,变为他病。脉阴阳俱盛者,伤寒之脉也;《难经》曰:伤寒之脉,阴阳俱盛而紧涩。经曰:脉盛身寒,得之伤寒,则为前病热未已,再感于寒,寒热相搏,变为温疟。

阳脉浮滑,阴脉濡弱,更伤于风者,变为风温。

成无己曰:此前热未歇,又感于风者也。《难经》曰:中风之脉,阳浮而滑,阴濡而弱,风来乘热,故变风温。

阳脉洪数,阴脉实大,更遇温热者,变为温毒。温毒,病之最要者也。

成无己曰:此前热未已,又感温热者也。阳主表,阴主里,洪数实大皆热也,两热相合,变为温毒。以其表里俱热,故为病最重。

阳脉濡弱,阴脉弦紧,更遇温气者,变为温疫。以此冬伤于寒,发为温病,脉之变证,方治如说。

成无己曰:此前热未已,又感温气者也。温热相合,变为温疫。

按:以上四节,原书合为一节,今从成注,分之如上。

凡人有疾,不时即治,隐忍冀差,以成痼疾。小儿、女子,益以滋甚。时气不和,便当早言,寻其邪由,及在腠理,以时治之,罕有不愈者。患人忍之,数日乃说,邪气入脏,则难为制。

成无己曰:凡觉不佳,急需求治,苟延时日,则邪气入深,难可复制。《千金》曰:凡有少苦,似不如平常,即须早道;若隐忍不治,冀望自差,须臾之间,以成痼疾,此之谓也。小儿气血未全,女子血室多病,凡所受邪,易于滋蔓。腠理者,津液腠泄之所,文理缝会之中也。邪客于皮肤,则邪气浮浅,易为散发,若以时治之,罕有不愈者矣。邪在皮肤,则外属阳而易治;邪传入里,则内属阴而难治。《内经》曰:善治者,治皮毛,其次治肌肤,其次治筋脉,其次治六腑,其次治五脏。治五脏者，半死、半生也。昔桓候怠于皮肤之微疾，以至骨髓之病，家有患者，不可备虑。

凡作汤药，不可避晨夕，觉病须臾，即宜便治，不等早晚，则易愈矣。如或差迟，病即传变，虽欲除治，必难为力。服药不如方法，纵意违师，不须治之。

易，去声。

成无己曰：《千金》曰：凡始觉不佳，即须治疗，迄至于病，汤食竞进，折其毒势，自然而差。传有常也。变无常也。传为循经而传，如太阳传阳明是也。变为不常之变，如阳证变阴证是也。邪即转变，病势深也。《本草》曰：病势已成，可得半愈；病势已过，命将难全。《内经》曰：拘于鬼神者，不可与言至德；恶于针石者，不可与言至巧；病不许治者，病必不治，治之无功矣。

凡伤寒之病，多从风寒得之。始表中风寒，入里则不消矣。未有温覆而当，不消散者。不在证治，拟欲攻之，犹当先解表，乃可下之。若表未解，而内不消，非大满，犹有寒热，则不可下。若表已解，而内不消，大满大实，腹坚中有燥屎，自可下之。虽四五日，数下之，不能为祸也。若不宜下，而便攻之，则内虚热入，协热遂利，烦躁诸变，不可胜数，轻者困笃，重者必死矣。

中，去声。胜，音升。

成无己曰：凡中风与伤寒为病，自古通谓之伤寒。《千金》曰：夫伤寒病者，起自风寒，入于腠理，与精气分争，荣卫偏隔，周身不通而病。风寒初客于皮肤，便投汤药，温暖发散而当者，则无不消散之邪。先解表而后下之，则无复传之邪也。表证虽罢，里不至大坚满者，亦未可下之，是邪未收敛成实，下之则里虚而邪复不除，犹生寒热也。外无表证，里有坚满，为下证悉具。《外台》云：表和里病，下之则愈。下证既具，则不必拘于日数。下之不当，病轻者，证犹变易而难治，又矧重者乎。

夫阳盛阴虚，汗之则死，下之则愈；阳虚阴盛，汗之则愈，下之则死。如是，则神丹安可以误发，甘遂何可以妄攻？虚盛之治，相背千里，吉凶之机，应若影响，岂容易哉！况桂枝下咽，阳盛即毙；承气入胃，阴盛以亡。死生之要，在乎须臾，视身之尽，不瑕计日。此阴阳虚实之交错，其候至微；发汗吐下之相反，其祸至速。而医术浅狭，懵然不知病源，为治乃误，使病者殒殁，自谓其分，至今冤魂塞于冥路，死尸盈于旷野，仁者鉴此，岂不痛欤！

夫，音扶。懵，武互切。殒，于敏切。

成无己曰：表为阳，里为阴。阴虚者，阳必凑之，阳盛之邪，乘其里虚而入于腑者，为阳盛阴虚也。经曰：尺脉弱，名曰阴不足。阳气下陷入阴中，则发热者是矣。下之，除其内热而愈。若反汗之，则竭其津液而死。阴脉不足，阳往从之；阳脉不足，阴往乘之。阴邪乘其表虚，客于荣卫之中者，为阳虚阴盛也。经曰：假令寸口脉微，名曰阳不足。阴气上入阳中，则洒淅恶寒者是矣。汗之，散其表寒则愈。若反下之，则脱其正气而死。经曰：本发汗而复下之，此为逆也。本先下之，而反汗之为逆。神丹者，发汗之药也。甘遂者，下药也。若汗下当则吉，汗下不当则凶，其应如影随形，如响应声。桂枝汤者，发汗药也。承气汤者，下药也。《金匮玉函》曰：不当汗而强与汗之者，令人夺其津液，枯槁而死；不当下而强与下之者，令人开肠洞泄，便溺不禁而死。投汤不当，则灾祸立见，岂暇计其日数哉。

凡两感病俱作，治有先后，发表攻里，本自不同，而执迷用意者，乃云神丹、甘遂合而饮之，且解其表，又除其里，言巧似是，其理实违。夫智者之举错也，常审以慎；愚者之动作也，必果而速。安危之辨，岂可诡哉！世上之士，但务彼翕习之荣，而莫见此倾危之败，惟明者，居然能护其本，近取诸身，夫何远焉。

成无己曰：两感病俱作，欲成不治之疾，医者大宜消息，审其先后，次第而治之；若妄意攻治，以求速效者，必致倾危之败。

凡发汗，温暖汤药，其方虽言日三服，若病剧不解，当促其间，可半日中尽三服。若与病相阻，即便有所觉。病重者，一日一夜，当晬时观之。如服一剂，病证犹在，故当复作本汤服之；至有不能汗出，服三剂乃解；若汗不出者，死病也。

晬，音粹。

成无己曰：发汗药，须温暖服者，易为发散也。日三服者，药势续也。病势稍重，当促急服之，以折盛热，不可拘于本方。设药病不相对，汤入即便知之，如阴多者，投以凉药，即寒逆随生；阳多者，饮以温剂，则热毒即起，是便有所觉。晬时者，周时也。一日一夜服汤药尽剂，更看其传，如病证犹在，当复作本汤，以发其汗；若服三剂不解，汗不出者，邪气大甚，汤不能胜，必成大疾。《千金》曰：热病脉躁盛而不得汗者，此阳脉之极也，死。

凡得时气病，至五六日，而渴欲饮水，饮不能多，不当与也。何者？以腹中热尚少，不能消之，便更与人作病也。至七八日，大渴，欲饮水者，犹当依证而与之；与之时，常令不足，勿极意也，言能饮一斗，与五升。若饮而腹满，小便不利，若喘若哕，不可与之也。忽然大汗出，是为自愈也。

成无己曰：热在上焦，则为消渴，言热消津液，而上焦干燥，则生渴也。大热则能消水，热少不能消之，若强饮，则停饮变为诸病。至七八日，阳胜气温，向解之时，多生大渴也，亦须少少与之，以润胃气，不可极意饮也。若饮而腹满，小便不利，若喘若哕者，为水饮内停而不散，不可更与之。忽然阳气通，水气散，先发于外作大汗而解。

凡得病，反能饮水，此为欲愈之病。其不晓病者，但闻病欲饮水者自愈，小渴者，乃强与饮之，因成其祸，不可复救也。

强，上声，其雨切。

成无己曰：小渴者，为腹中热少，若强与水，水饮不消，复为诸饮病也。

凡得病，厥脉动数，服汤更迟，脉浮大减小，初躁后静，此皆愈证也。

厥，其也。

成无己曰：动数之脉，邪在阳也，汤入而变迟者，阳邪愈也。浮大之脉，邪在表也，而复减小者，表邪散也。病初躁乱者，邪所烦也，汤入而安静者，药胜病也。是皆为愈证。

凡治温病，可刺五十九穴。

成无己曰：五十九穴者，以泻诸经之温热。《针经》曰：热病取之诸阳五十九穴，刺以泻其热而出其汗，实其阴而补其不足。

按：《素问》水热穴论篇治热病五十九俞：头上五行行五者，以越诸阳之热逆也；大杼、膺俞、缺盆、背俞，此八者，以泻胸中之热也；气街、三里、巨虚、上下廉，此八者，以泻胃中之热也；云门、髃骨、委中、髓空，此八者，以泻四肢之热也；五脏俞旁五，此十者，以泻五脏之热也；凡此五十九穴者，皆热之左右也。其详见王启玄注。

又身之穴，三百六十有五，其三十穴，灸之有害，七十九穴，刺之为灾，并中髓也。

有，音又。中，音众。

成无己曰：穴有三百六十五，以应一岁。其灸刺之禁，皆肉薄骨鲜之处，血脉虚少之分，针灸并中髓也。

脉四损，三日死。平人一息，病人脉一至，名曰四损。脉五损，一日死。平人二息，病人脉一至，名曰五损。脉六损，一时死。平人三息，病人脉一至，名曰六损。四损经气绝，五损腑气绝，六损脏气绝。真气不行于经，曰经气绝；不行于腑，曰腑气绝；不行于脏，曰脏气绝。经气绝则四肢不举，腑气绝则不省人事，脏气绝则一身尽冷。

一呼一吸是为一息。《素问》平人气象论：人一呼脉再动，一吸脉亦再动，呼吸定息脉五动，闰以太息，命曰平人。平人者，不病也。常以不病调病人，医不病，故为病人平息以调之为法。人一呼脉一动，一吸脉一动，曰少气。《难经》云：一呼一至曰离经，二呼一至曰夺精，三呼一至曰死，四呼一至曰命绝，此损之脉也。又曰：一呼一至，一吸一至，名曰损，人虽能行，犹当着床，所以然者，血气皆不足故也。再呼一至，再吸一至，名曰无魂；无魂者，当死也。人虽能行，名曰行尸。是四损、五损、六损皆不可治之死脉。所谓经、腑、脏气绝者，非以诊病之浅深，所以验气绝之先后也。

脉盛身寒，得之伤寒；脉虚身热，得之伤暑。脉阴阳俱盛，大汗出，下之不解者死。脉阴阳俱虚，热不止者死。脉至乍数乍疏者死。脉至如转索，按之不易，其曰死。谵言妄语，身微热，脉浮大，手足温者生；逆冷，脉沉细者，不过一日死矣。此以前是伤寒热病证候也。

成无己曰:《内经》曰:脉者,血之府也。脉实血实,脉虚血虚。寒则伤血,邪并于血则血盛而气虚,故伤寒者,脉盛而身寒。热则伤气,邪并于气则气盛而血虚,故伤暑者,脉虚而身热。脉阴阳俱盛,当汗出而解;若汗出不解则邪气内胜,正气外脱,故死。《内经》曰:汗出,而脉尚躁盛者,死。《千金》曰:热病已得汗,脉尚躁盛,此阳脉之极也,死。脉阴阳俱虚者,真气弱也;热不止者,邪气胜也。《内经》曰:病温虚甚者,死。脉至乍数乍疏者死,为天真荣卫之气断绝也。脉至如转索,按之不易者,为紧急而不软,是中无胃气,故不出其日而死。谵言妄语,阳病也。身微热,脉浮大,手足温,为脉病相应;若身逆冷,脉沉细,为阳病见阴脉,脉病不相应,故不过一日而死。《难经》曰:脉不应病,病不应脉,是为死病。

脉濡而弱,弱反在关,濡反在巅;微反在上,涩反在下。微则阳气不足,涩则无血。阳气反微,中风汗出,而反躁烦。涩则无血,厥而且寒。阳微则不可下,下之则心下痞硬。

《金鉴》曰:浮而无力,濡脉也。沉而无力,弱脉也。浮中沉俱无力,似有似无,微脉也。滞而不流利,涩脉也。巅,谓浮也。上,谓寸也。下,谓尺也。脉濡而弱,弱反在关,濡反在巅,微反在上,涩反在下,谓关脉浮濡、沉弱。寸脉微,尺脉涩,阳虚则寸脉微,血少则尺脉涩,此阳虚血少,不可汗之脉也。阳虚当汗出、恶寒,血少当心烦、发热,此阳虚血少,不可汗之证也。若误认为太阳中风而发其汗,必致阴阳相失而两亡,则反烦躁不眠,厥而且寒矣。汗既不可,下亦不可,均为阳虚故也。若误下之,则寒虚内竭,心下痞硬,必成太阴误下下利之痞硬矣。

程郊倩曰：误汗，亡阳分之阳；误下，亡阴分之阳；无阳则阴独，而地气得以上居，故心下痞硬。

动气在右，不可发汗，发汗则衄而渴，心苦烦，饮水即吐。

成无己曰：动气者，筑筑然气动也。在右者，在脐之右也。《难经》曰：肺内证，脐右有动气，按之牢若痛。肺气不治，正气内虚，气动于脐之右也。发汗则动肺气，肺主气，开窍于鼻，气虚则不能卫血，血溢妄行，随气出于鼻为衄。亡津液，胃燥，则烦渴而心苦烦。肺恶寒，饮冷则伤肺，故饮即吐水。

张隐庵曰：高子曰：伤寒动气，乃经脉内虚，必内伤而兼外感也。

动气在左，不可发汗，发汗则头眩，汗不止则筋惕肉𥆧。

惕，音剔。𥆧，如匀切。

成无己曰：《难经》曰：肝内证，脐左有动气，按之牢若痛。肝气不治，正气内虚，气动于脐之左也。肝为阴之主，发汗，汗不止则亡阳外虚，故头眩、筋惕肉𥆧。《针经》曰：上虚则眩。

张隐庵曰：夫肝之血气实养筋肉，今血气两虚，故筋惕肉𥆧。

动气在上，不可发汗，发汗则气上冲，止于心下。

成无己曰：《难经》曰：心内证，脐上有动气，按之牢若痛。心气不治，正气内虚，气动于脐之上也。心为阳，发汗亡阳，则愈损心气，肾乘心虚，欲上凌心，故气上冲，止在心下。

动气在下，不可发汗，发汗则无汗可发，心中大烦，骨节疼痛，目眩，恶寒，食则吐谷，气不得前。

成无己曰：《难经》曰：肾内证，脐下有动气，按之牢若痛。肾气不治，正气内虚，动气发于脐之下也。肾者主水，发汗则无汗者，水不足也；心中大烦者，肾虚不能制心火也。骨节疼痛者，肾主骨也。

目眩者,肾病则目䀮䀮如无所见。恶寒者,肾主寒也。食则反吐,谷不得前者,肾水干也。王冰曰:病呕而吐,食久反出,是无水也。

咽中闭塞,不可发汗,发汗则吐血,气微欲绝,手足厥冷,欲得蜷卧,不能自温。

《金鉴》曰:少阴之脉,循喉咙,系舌本。咽中闭塞,少阴之气不能上通也。若强发少阴汗,阳微不能作汗,必动其血,故吐血,气微绝,蜷卧厥冷,不能自温也。

程郊倩曰:汗剂为阳,施于阴经则逆。咽中闭塞,由少阴液少,肾气不能上通也。发少阴汗,则下厥上竭,故见证如此。

诸脉得数动微弱者,不可发汗,发汗则大便难,腹中干,胃燥而烦,其形相象,根本异源。

《金鉴》曰:凡诸病得数动脉者,有余诊也,可发汗。若按之微弱者,是外假实而内真虚也,不可发汗。若误发其汗,伤其津液,则腹中干,大便难,胃燥而烦,其形似胃实热结之阳明;究其根本,实由发虚家汗,致成津枯虚燥之阳明也。故曰:其形相象,根本异源也。

脉微而弱,弱反在关,濡反在巅,弦反在上,微反在下,弦为阳运,微为阴寒,上实下虚,意欲得温。微弦为虚,不可发汗;发汗则寒栗,不能自还。

《金鉴》曰:此为关脉浮濡沉弱,寸脉弦,尺脉微也。弦为少阳热邪之诊,微为少阴寒邪之诊,故曰上实下虚也。然微弦同见,虚实未审,惟察其人意欲得温,则非恶寒在表,而是畏寒在里也,故不可发汗。若误发其汗,则阴愈盛而生寒栗,阳愈衰而不能自还矣。

咳而发汗,其咳必剧,数吐涎沫,咽中必干,小便不利,心中饥烦,晬时而发,其形似疟,有寒无热,虚而寒栗。蜷而苦满,腹中复

坚,命将难全。

张隐庵曰:此言咳剧发汗,则伤太阴脾肺之气。咳者,太阴肺病也。咳者则剧,言咳甚则病及于脾。数吐涎沫者,脾虚而不能转输其津液也。津液不布于上,故咽中必干;津液不化于下,故小便不利;津液不运于中,故心中饥烦。晬时,周时也,周时而脉大会于寸口;今肺咳为病,其气不能外达皮毛,故晬时而发,其形似疟。所谓其形似疟者,乃有寒无热、虚而寒栗之谓也。咳而发汗,致脾肺之气不能外充,故蜷而苦满,腹中复坚。身蜷卧而胸苦满,肺气虚矣;身蜷卧而腹中坚,脾气虚矣。

厥逆脉紧,不可发汗,发汗则声乱、咽嘶、舌萎、声不得前。

嘶,先稽切,音西。

成无己曰:厥而脉紧,则少阴伤寒也,法当温里,而反发汗,则损少阴之气。少阴之脉入肺中,循喉咙,挟舌本,肾为之本,肺为之标,本虚则标弱,故声乱、咽嘶、舌萎、声不得前。

魏念庭曰:厥者,凡厥有冷厥、热厥、蛔厥、寒热相胜之厥。但见紧脉,无论何厥,病皆在阴。若发汗,反攻其阳,则气散血竭。夫舌根于肾,声出于肺,声乱咽嘶,肺气欲绝也。舌萎,即萎不为用也。声不得前,本气不振也。皆由于发汗,散亡其肾、肺二脏真气也。

诸逆发汗,病微者难差,剧者必死。

《金鉴》曰:不当汗而汗,当汗而过汗,皆致逆,故曰诸逆也。发汗致逆之病,病微者难差,病剧者则死。

按:此节总结以上误汗而致逆之旨。

凡发汗,欲令遍身漐漐微似汗,不可令如水流漓。若病不解,当重发汗。若汗多者,不得重发汗,亡阳故也。

令,平声。漐,直合切,音哲。重,平音。

张令韶曰:此示人以发汗之法,而又为诫慎之词。凡发汗欲令手足俱周者,欲其血脉充溢,气机盈满,周遍于四肢而无不到也。时出似漐漐然者,汗出以时,溱溱而微注也。不可令如水流漓者,恐亡阳也。夫发汗者,所以解病,若病不解,当重发汗以解之。然又不可过多,多则必亡其阳矣。夫病不解,当重发汗;若阳已虚,病虽不解,而亦不得重发汗。此于可发汗之中而又叮咛告诫,慎之至也。魏子千问曰:汗乃阴液,汗多乃亡津液,何以又亡阳也?答曰:经云:"上焦开发,熏肤充身泽毛,若雾露之溉,是谓气。"汗虽阴液,必籍阳气之熏蒸宣发而后出,故亦亡阳。

凡服汤发汗,中病便止,不必尽剂。

张令韶曰:凡作汤药,必分温再服,一服汗,余勿服,即中病即止,不尽剂也。

诸四逆厥者,不可吐之,虚家亦然。

尤在泾曰:成氏曰:"四逆,四肢不温也。厥者,手足冷也。"然本篇云:厥者,手足逆冷是也。又云:伤寒脉促,手足厥逆者,可灸之。其他凡言厥逆之处不一,则四逆与厥本无分别,特其病有阴阳之异耳。此条盖言阴寒厥逆,法当温散温养之,故云:不可吐之。虚家,体虚不足之人也,虽非四逆与厥,亦不可吐之。经曰:毋实实,毋虚虚,而遗人夭殃。此之谓也。

凡病胸上诸实,胸中郁郁而痛,不能食,欲使人按之,而反有涎唾,下利十余行,其脉反涩,寸口脉微滑,此可吐之,吐之利则止。

成无己曰:胸上诸实,或痰食,或热郁,或寒结胸中。郁而痛,不能食,欲使人按之,反有涎唾者,邪在下,按之气下而无涎唾,此按之反有涎唾者,知邪在胸中。经曰:下利脉迟而滑者,内实也。今下利日十余行,其脉反迟,寸口脉微滑,是上实也,故可吐之。《玉函》曰:上盛不已,吐而夺之。

张路玉曰:痛不得食,按之反有涎唾者,知有寒痰在胸中也。下利脉迟,寸口微滑者,为膈上实,故吐之则利自止也。

宿食在上脘者,当吐之。

张隐庵曰:胃为水谷之海,有上脘、中脘、下脘之分,上主纳,中主化。今食在上脘,不得腐化,故成宿食,当吐之。

成无己曰:宿食在中下脘者,则宜下;宿食在上脘,则当吐。《内经》曰:其高者因而越之,其下者引而竭之。

动气在右,不可下之,下之则津液内竭,咽燥鼻干,头眩心悸也。

成无己曰:动气在右,肺之动也。下之伤胃动肺,津液内竭。咽燥鼻干者,肺属金,主燥也;头眩心悸者,肺主气而虚也。

张令韶曰:肺为水之上源,故肺虚者不可下,下之则源竭而流穷,故津液内竭。内竭则不能上滋而咽燥鼻干;不能补益脑髓而头眩;不能荣养经脉而心悸也。《灵枢》五癃津液别篇云:三焦出气,以温肌肉,充皮肤为其津,其流而不行者为液。

程郊倩曰:动气误下,是为犯脏,左右上下,随其经气而致逆,故禁同汗例。

动气在左,不可下之,下之则腹内拘急,食饮不下,动气更剧,虽有身热,卧则欲蜷。

张令韶曰:动气在左,肝虚也,不可下。下之则肝气逆而不舒,故腹内拘急。食气入胃,散精于肝,肝虚,故食不下,动气较前而更甚也。肝为阴中之绝阴,故外虽有身热,而卧则欲蜷,内真寒而外假热也。

动气在上，不可下之，下之则掌中热烦，身上浮冷，热汗自泄，欲得水自灌。

张令韶曰：动气在上，心虚也，不可下。下之则心火外浮于手掌，故掌握热烦。火气虚微，及于掌而不及于身，故身上浮冷。真火发越于外，故热汗自泄而欲得水自灌也。

动气在下，不可下之，下之则腹胀满，卒起头眩，食则下利清谷，心下痞。

张令韶曰：动气在下，肾虚也，不可下。下之则下焦火衰，无以生土，故腹胀满。生阳之气不能上循于头，故卒起头眩。肾属少阴，阴寒不杀谷，故食则下利清谷。天气升，地气降，上下不交，故心下痞也。

咽中闭塞，不可下之，下之则上轻下重，水浆不得下，卧则欲蜷，身急痛，下利日数十行。

《金鉴》曰：咽中闭塞，燥干肿痛者，少阴阳邪也，宜下之。今不燥干，不肿痛者，少阴阴邪也，不可下。下之则阳愈衰，阴愈盛，故曰上轻下重也。水浆不入，卧欲蜷，身急痛，下利日数十行，中外阳虚也。

张路玉曰：言初病咽干闭塞，以其人少阴之真阳素亏，故汗下俱禁，若下之，则少阴虚寒，诸证蜂起矣。

诸外实者，不可下之，下之则发微热，若亡脉、厥者，当齐握热。 亡，通无。齐，通脐。

方中行曰：诸外实，指一切之邪在表而言也。发微热，邪入里也。无脉，阳内陷也。

张令韶曰：外为阳，内为阴，外实则阳盛而阴虚，下之又损其阴，故发微热。脉乃血脉，阴血虚不能充肤热肉，故亡脉而厥。当脐握热者，热在当脐，如掌握之大也。盖任脉当脐中而上行，任脉虚不能上行，故当脐握热也。

诸虚者，不可下之，下之则大渴，求水者易愈，恶水者剧。

易、恶，皆去声。

方中行曰：诸虚，指凡一切汗吐下后，若亡血与精气夺、肉脱色败、脉不应者言也。

张令韶曰：虚则不可下，下之则津液亡，故大渴。求水者，阳热胜而胃气旺也，故易愈。恶水者，阴寒胜而胃气弱也，故剧。

脉濡而弱，弱反在关，濡反在巅，弦反在上，微反在下，弦为阳运，微为阴寒，上实下虚，意欲得温。微弦为虚，虚者不可下也。微弦为咳，咳则吐涎，下之则咳止而利因不休，利不休则胸中如虫啮，粥入则出，小便不利，两胁拘急，喘息为难，颈背相引，臂则不仁，极寒反汗出，身冷若冰，眼睛不慧，语言不休，而谷气多入，此为除中，口虽欲言，舌不得前。

啮，音臬。

张令韶曰：此节首段，与不可汗章词义相同，盖言胃气虚寒者，不可下也。后段言始伤太阴肺气而为微病，下之则五脏六腑俱伤而为死证也。微弦为咳者，言初起于肺，其病微也。咳则吐涎者，继及于脾，脾涎随咳而吐出也。然病虽微，不可下，下之则肺气随下而降，故咳止；脾气随下而陷，故利不休。利不休则脾伤而胃亦伤，故胸中如虫啮而痛，粥入不纳而复出也。脾胃俱伤则转输失职，故小便不利。两胁为上下之枢，上下不和则两胁不能枢转而为之拘急；呼吸之中痛在于胁，故喘息为难。此太阴脾肺俱伤，而病现于内者如此。其在外也，脾肺之气不外行于颈背，故颈背相引。引者，颈仰而后向于背也。肺脉不下肘中循臂内，故臂则不仁。此脾肺俱伤而病现于外者如此。不但此也，脾肺伤则三焦不能出气以温肌肉，故极寒；寒则不当有汗，反汗出者，三焦少阳之真阳衰也；阳衰，故身冷若冰矣。不慧者，睛定而直视也；五脏六腑之精气皆上注于目，精气绝则眼睛不慧。神明乱，故语言不休。其证如是，则脏绝倾危而反谷气多入，此胃土败而中气已除也。始则神明乱而语言不休，至此则神明去，而口虽欲言，舌不得前矣。

脉濡而弱，弱反在关，濡反在巅，浮反在上，数反在下，浮为阳虚，数为无血，浮为虚，数生热。浮为虚，自汗出而恶寒，振而寒栗；微弱在关，胸下为急，喘汗而不得呼吸；数为痛，呼吸之中，痛在于胁，振寒相搏，形如疟状。医反下之，故令脉数发热，狂走见鬼，心下为痞，小便淋沥，少腹甚硬，小便尿血也。

《金鉴》曰：此谓关脉浮濡、沉弱，寸脉浮，尺脉数也。关濡弱为中气虚乏，寸浮无力为阳虚，尺数无力为血虚。阳虚故汗自出而恶寒，血虚故身痛振寒而栗，中气虚乏故胸膈气急，喘汗而不得呼吸，呼吸之中痛引于胁也。振寒相搏，形如疟状，里邪不实，表邪未解，医反下之，虚阳未罢之表尽陷于里，故令脉虚数无伦，发热，狂走见鬼，心下为痞，少腹甚硬，小便淋漓尿血也。

张路玉曰：寸口浮濡而关弱尺数者，以其人阳气本虚，虚阳陷于阴分也。若误下伤血，必致狂走、痞满、尿血也。

魏念庭曰：前虚寒之忌下易知，此虚而兼热之忌下难知，故两条相映互言，以示禁也。

脉濡而紧，濡则卫气微，紧则荣中寒。阳微卫中风，发热而恶寒；荣紧胃气冷，微呕心内烦。医谓有大热，解肌而发汗，亡阳虚烦躁，心下苦痞坚，表里俱虚竭，卒起而头眩，客热在皮肤，怅怏不得眠。不知胃气冷，紧寒在关元，技巧无所施，汲水灌其身，客热应时罢，栗栗而振寒，重被而覆之，汗出而冒巅，体惕而又振，小便为微难。寒气因水发，清谷不容闲，呕变反肠出，颠倒不得安，手足为微逆，身冷而内烦，迟欲从后救，安可复追还。

中，音众。怅，丑亮切，音畅。怏，于亮切。

《金鉴》曰：脉濡而紧，谓浮濡而沉紧也。濡则卫表微，紧则荣里寒，外有发热、汗出、恶寒之表，内有微呕、心烦之里。医为有热，解肌发汗，表阳愈虚，而生烦躁；里寒更急，心下痞硬。表虚里冷，故卒起头眩，怅怏不眠。若徒以客热在肤，不知中寒在里，而以冷水灌身，虽客热因而时罢，但栗栗振寒，不容不重被而覆之，汗出必眩，惕振厥逆，下利清谷，烦躁不安而死。以中外之阳两亡，不能复还也。

张令韶曰：小便为微难，阳亡而气不施化也。清谷不容闲，下利清谷，无闲隙之时也。呕变者，呕出之味变也。肠出者，下利而广肠脱出也。

张隐庵曰：此节并不言下，但举发汗、水灌而为游泳唱叹之辞，所以触类引申而承上启下也。

脉浮而紧，浮则为风，紧则为寒，风则伤卫，寒则伤荣，荣卫俱病，骨节烦疼，当发其汗，而不可下也。

成无己曰：《脉经》云：风伤阳，寒伤阴，卫为阳，荣为阴，各从其类而伤也。《易》曰：水流湿、火就燥者是矣。卫得风则热，荣得寒则痛。荣卫俱病,故致骨节烦疼,当与麻黄汤,发汗则愈。

按:此节脉证已见平脉法,而于此重出,所以示人以太阳中风、伤寒之表证,慎不可下之戒也。

脉浮而大,心下反硬,有热属脏者,攻之不令发汗;属腑者,不令溲数。溲数则大便硬,汗多则热甚。脉迟者,尚未可攻也。

脉浮而大,为阳实阴虚之诊。心下反硬者,此痞气结于膈间也。审其有热属脏者,宜以泻心汤攻之,不令发汗以助其热也;属腑者,不令利小便,若利小便则亡津液而大便必硬;若发汗则热更甚。其脉迟者,知里无热,尚未可与泻心汤攻之也。

伤寒,脉阴阳俱紧,恶寒发热,则脉欲厥。厥者,脉初来大,渐渐小,更来渐大,是其候也。如此者,恶寒甚者翕翕汗出,喉中痛;若热多者,目赤脉多,睛不慧。医复发之,咽中则伤;若复下之,则两目闭,寒多便清谷,热多便脓血;若熏之,则身发黄;若熨之,则咽燥。若小便利者,可救之;若小便难者,危殆也。

《金鉴》曰:伤寒,脉阴阳俱紧,恶寒发热,太阳表证也。则脉欲厥,谓浮紧之脉,初大渐小,知为欲厥之脉也。初来大,阳为之也,故发热;渐渐小,阴为之也,故发厥。更大更热,更小更厥,是其候也。如此者,当以寒热别其厥。恶寒甚,翕翕汗出,咽中痛,是少阴寒厥也;发热多,目赤脉多,睛不了了,是阳明热厥也。寒甚热多之厥,而误发之,则咽痛似伤;而误下之,则两目多闭。凡厥者,必下利,寒厥之利,下利清谷也;热厥之利,下利脓血也;此又以利辨厥之寒热也。若以熏蒸取汗,则发身黄,湿热合也。若以火熨取汗,则咽燥,火甚伤津也。若小便利者,则阴未亡,故可救之;小便难者,则阴已亡,为危殆也。

伤寒发热，口中勃勃气出，头痛目黄，衄不可制，阴阳俱虚，贪水者必呕，恶水者厥。若下之，则咽中生疮。假令手足温者，必下重便脓血。头痛目黄者，下之则目闭。贪水者，下之则脉厥，其声嘤嘤，咽喉塞；汗之则战栗。恶水者，下之则里冷，不嗜食，大便完谷出；汗之则口中伤，舌上白苔，烦躁。脉反数，不大便六七日，后必便血，小便不利也。

嘤，音樱。嗜，音视。

程知曰：伤寒发热，热在表也；口中勃勃气出，热有里也。头痛目黄，衄不可制，所感之寒与所郁之热共蒸于上也。此当以贪水、恶水辨之。贪水者，阴虚而热胜，水入而热与之拒，故呕也；恶水者，阳虚而寒胜，水入而阳气不任，故厥也。盖热气挟寒邪上蒸，法当辨寒热多寡而用清解，设不知而妄下之，是强抑之而邪不服，必至咽疮。若手足温而不厥者，其热为胜，必以下而致便脓血也。头痛目黄者，下之则热内陷而目闭。若贪水者，阴虚为寒下所抑，其脉必厥，其声必如嘤儿竭塞不扬也；此而更发其汗，则亡阳战栗，阳亦与阴俱虚也。若恶水者，阳虚加之寒下，则有里冷，不嗜食，大便完谷出之变也；此而更发其汗，则虚阳外发，必口烂、舌白苔而烦躁也。脉数实，不大便者，至六七日后当便血，此当下之，若更发其汗，则非惟大便不行，并小便亦为之不利矣。

凡服下药，得利便止，不必尽剂。

成无己曰：得利便止者，如承气汤证云：若一服利，则止后服。又曰：若一服谵语止，更莫后服。是不尽剂也。

《金鉴》曰：不必尽剂者，恐尽剂反伤其正气也。

此以前，是汗吐下三法之大要也。若能于此例之外，更神而明

之,斯道其庶几乎!

此总结以上汗吐下诸节之义,而申言之,以致叮咛之意。

杂病例

问曰:上工治未病,何也?师曰:夫治未病者,见肝之病,知肝传脾,当先实脾。四季脾旺不受邪,即勿补之。中工不晓相传,见肝之病,不解实脾,惟治肝也。夫肝之病,补用酸,助用焦苦,益用甘味之药调之。酸入肝,焦苦入心,甘入脾。脾能伤肾,肾气微弱,则水不行;水不行,则心火气盛;心火气盛,则伤肺;肺被伤,则金气不行;金气不行,则肝气盛,肝必自愈。此治肝补脾之要妙也。肝虚则用此法,实则不可用之。经曰:"勿虚虚,勿实实,补不足,损有余。"是其义也。余脏准此。

夫,音扶。下节同。

魏念庭曰:此条乃仲景总揭诸病当预图于早,勿待病成方治,以贻悔也。篇中皆设为问答以明。问曰:上工治未病,何也?师曰:夫治未病者,见肝之病,知肝传脾,当先实脾。先言肝者,以四时之气始乎春,五脏之气始于肝,故先引肝以为之准云。五脏之气旺则资其所生,由肝生心,心生脾,脾生肺,肺生肾,肾生肝,顺则吉也。病则侮其所克,肝克脾,脾克肾,肾克心,心克肺,肺克肝,逆则凶也。故善养生者,必明乎五行顺布、四时顺行之序,而后不致倒行逆施,与天行有悖也。周子所谓"君子修之吉,小人悖之凶",即兼理气而言,则医家亦不外乎此义矣。所以肝病必传于脾,上工必先实脾,使肝病不得传而可愈也。然脏气之衰旺,与时令相流通。四季之月,每季土旺十八日,合算畸零,以应五行各旺七十二日之数。若适当其际，则脾旺自不受邪，即勿补之，而肝自不得肆其侮也。设过补脾，又犯实实之戒矣。但此衰旺消息之理，上工方知之。若中工不晓相传之义，见肝之病，不解实脾，惟治肝也。夫肝之病，必肝虚者多，虚者补之，补必用酸，正治也。若夫助其子势，即以助母之势也。焦苦入心，助心必用焦苦，此旁治也。更有益其所胜之势，即以衰其病之势矣。甘入脾，益脾必用甘味以调济之，此又反治也。明乎三治之治而预图之，何病不已乎？所以然者，脾能伤肾，肾气微弱，则水不行。此水为阴寒之水气，足以入厥阴而伤及少阳者，故水不行而心火气足，不食肝母之气而肝自安，故心火足而肝阳畅达，木得火而欣欣向荣必也。且于是而肺金畏火制而不敢来侮肝，故曰伤。然非真伤肺也，使顽燥之气不伐厥阴生意，而肺金常得温，故云和，金气乃不行也。金气不行，则肝木畅茂条达，而病自愈矣。一治肝之法，而辗转顾虑于五行之理，盖如是之周详缜密，而后可善其治肝之用也。此治肝必补脾之要妙也，非上工庸易明哉。肝之虚者，必用此法，而肝实者，则不在此例、用此治。然实邪易泄，虚病难调，知补虚之法，而泄实之法自能类推矣。师又引经以总结之，经曰：虚虚实实，补不足，损有余。盖虚者复攻之，是犯虚虚之禁也；实者复补之，是犯实实之禁也。惟虚而不足者补之，实而有余者损之，方合于经义也。师更明余脏准此，举一隅而可以三隅反矣。

程云来曰：治未病者，谓治未病之脏腑，非治未病之人也。愚谓见肝补脾则可，若谓补脾则伤肾，肾可伤乎？火盛则伤肺，肺可伤乎？然则肝病虽愈，当准此法以治肺治肾，五脏似无宁日也。"伤"字当作"制"字看，制之则五脏和平而诸病不作矣。

高士宗曰：实脾专为制水，使火盛金衰，肝不受制，则肝自愈，其理甚精微，故曰：此治肝补脾之要妙也。

唐容川曰：上段言肝实必传脾，故脾未病而先实之。中段言肝虚必受肺邪，故肺未病而先制之。末段又承发虚实之理而推及余脏，以明此为全书之通例云尔。

按：肝实之治法，详见《难经》十二难，与此节对照。

夫人秉五常，因风气而生长，风气虽能生万物，亦能害万物，如水能浮舟，亦能覆舟。若五脏元真通畅，人即安和。客气邪风，中人多死。千般疢难，不越三条：一者，经络受邪，入于脏腑，为内所因也；二者，四肢九窍，血脉相传，壅塞不通，为外皮肤所中也；三者，房室、金刃、虫兽所伤。以此详之，病由多尽。若人能养慎，不令邪风干忤经络；适中经络，未流传脏腑，即医治之。四肢才觉重滞，即导引、吐纳、针灸、膏摩，勿令九窍闭塞；更能无犯王法、禽兽灾伤，房室勿令竭乏，服食节其冷热、苦酸辛甘，不遗形体有衰，病则无由入其腠理。腠者，是三焦通会元真之处，为血气所注；理者，是皮肤脏腑之文理也。

长，上声。疢，丑刃切，音趁。难，乃旦切。

《金鉴》曰：此篇乃一书之纲领。五常者，五行也。五行之气——风、暑、湿、燥、寒也；五行之味——酸、苦、甘、辛、咸也。夫人禀此而有其形，则脏腑日与气味相通。不曰五气，而曰风气者，该他气而言也。盖风贯四气，犹仁贯四德，故曰：因风气而生长也。然风气虽能生万物，亦能害万物者，盖主气正风，从其所居之乡而来，主长养万物者也；客气邪风，从其冲后而来，主杀害万物者也。如时当东风，而来西风也。人在气交之中，其生其害，犹水能浮舟，亦能覆舟也。天之五气，人得之则为五脏真元之气，若通畅相生，虽有客气邪风，勿之能害，人自安和；如不通畅，则客气邪风乘隙而入，中人多死。然人致死之由，虽有千般疢难，大要不外三因：一者中虚，经络受邪，即入脏腑，此为内所因也；二者中实，虽感于邪，脏腑不受，惟外病躯体，四肢九窍，血脉壅塞，此为外所中也；三者房室金刃、虫兽所伤，非由中外虚实，感召其邪，是为不内外因也。以此三者详之，千般疢难，病由悉尽矣。若人能慎养形气，不令客气邪风干忤经络，即适中经络，未传脏腑，遂医治之，自可愈也。四肢九窍，才觉重滞，尚未闭塞，即导引、吐纳、针灸、按摩，亦可愈也。更能无犯王法、禽兽灾伤，房室勿令竭乏，服食节其冷热，五味各得其宜，不使形气有衰，万病疢难无由而入其腠理矣。腠者，一身气隙，血气往来之处，三焦通会真元之道路也。理者，皮肤脏腑，内外井然不乱之条理也。

尤在泾曰：按陈无择三因方，以六淫邪气所触为外因，五脏情志所感为内因，饮食、房室、跌扑、金刃所伤为不内外因。盖仲景之论，以客气邪风为主，故不从内伤外感为内外，而以经络脏腑为内外也。无择合天人表里立论，故以病从外来者为外因，从内生者为内因，其不从邪气、情志所生者为不内外因，亦最明晰，虽与仲景并传可也。

问曰：病人有气色见于面部，愿闻其说。师曰：鼻头色青，腹中痛，苦冷者死；鼻头色微黑者，有水气；色黄者，胸上有寒；色白者，亡血也。设微赤非时者，死。其目正圆者，痓，不治。又色青为痛，色黑为劳，色赤为风，色黄者便难，色鲜明者有留饮。

鲜，音仙。

《金鉴》曰：气色见于面部而知病之死生者，以五气入鼻，藏于五脏，其精外荣于面也。色者，青、赤、黄、白、黑也。气者，五色之光华也。气色相得者，有气有色，平人之色也，即经云：青如翠羽，赤如鸡冠，黄如蟹腹，白如豚膏，黑如乌羽者，生也。气色相失者，色或浅深，气或显晦，病人之色也，即经云：浮泽为外，沉浊为内，察其浮沉以知浅深，察其夭泽以观成败，察其散搏以知新故，视色无气者，色枯不泽，死人之色也，即经云：青如兰叶，黄如黄土，赤如衃血，白如枯骨，黑如炲者，死也。鼻者，明堂也，明堂光泽，则无病矣。而曰见青色为腹中痛，鼻苦冷甚者死；黑色为水为劳；黄色为上寒下热，小便难；面目鲜明，内有留饮；色白为亡血；色赤为热为风，若见于冬，为非其时者，死；目直视，正园不合，如鱼眼者，痉，不治；此气色主病之大略也，其详皆载《内经》。

魏念庭曰：鼻为肺之开窍，而主一身之元气者也。五脏之气，莫不禀受于肺，而五脏之真色，亦必随气之出入而发见于鼻头，此鼻头所以可验五脏之真色也。再由鼻头而推及于目，目虽肝之开窍，而贯五脏之精华也，故目睛必光明活泼，而脏真乃足。

师曰：语声寂寂然喜惊呼者，骨节间病；语声喑喑然不彻者，心膈间病；语声啾啾然细而长者，头中病。

寂，音籍。喑，音阴。啾，即由切。

《金鉴》曰：病人语声寂然，谓寂然不语也，若恶人语是心病也，喜惊呼者，谓不恶人语，且喜惊呼，是知其病不在心而在外也，故曰骨节间病也。病人语声喑喑然不彻者，谓声不响亮而不了彻也，此有碍于息气，故知为心膈间病也。

徐忠可曰：语声啾啾然细而长者头中病，谓头中有病则惟恐音气上攻,故抑小其语声而引长发细耳。

魏念庭曰:此亦约举其一二以该之,示人引申触类之义也。

师曰:息摇肩者,心中坚;息引胸中上气者,咳;息张口短气者,肺痿唾沫。

《金鉴》曰:息者,一呼一吸也。摇肩,谓抬肩也。心中坚,谓胸中壅满也。呼吸之息,动形抬肩,胸中壅气上逆者,喘病也。呼吸引胸中之气上逆,喉中作痒梗气者,咳病也。呼吸张口,不能续息,似喘而不抬肩者,短气病也。盖肺气壅满,邪有余之喘也;肺气不续息,正不足之短气也。然不足之喘,亦有不续息者;有余之短气,亦有胸中壅满者。肺气上逆者,必咳也。咳时唾痰,嗽也,若咳唾涎沫不已者,非咳病也,乃肺痿也。

师曰:吸而微数者,其病在中焦,实也,下之则愈;虚者不治。在上焦者,其吸促;在下焦者,其吸远;此皆难治。呼吸动摇振振者,不可治也。

魏念庭曰:师又于息之中明其吸。吸而微数,其病在中焦,实也,当下之即愈,吸数则呼必迟,吸多于呼也,吸为阴,呼为阳,阳盛而阴不足,中焦热盛而津不足,故思吸阴气以救济之也。此实乃胃实之实,下之即承气之类,去其实热,而呼吸可调矣。若吸微数,而更无实热在中焦,则虚也,虚而吸数,则中气欲绝,数吸自救,气根已铲,浮动于上,何可救援乎?故不治。此示人以辨虚实之法也。再约略明之,病在上焦,其吸必促。促,短也。吸短呼必长,以病邪盛而能使正气不舒也。病在下焦,其吸必远。远,长也。吸长呼必短,以病邪结而思得正气以开之也。此病邪可以乱其正气之呼吸,致令吸与呼长短不匀,则阴阳之正气必不和,阴阳之正气不和,而上下之病邪方盛方结,所以决其皆难治之病也。至于呼吸之间,周身筋脉动摇振振然,是阳已脱而气已散矣,又何以为治,故师言其不治也。上俱就气息以决人之生死。人之生死原乎气,就此决之,诚一定而无舛者矣。

师曰:寸口脉动者,因其王时而动,假令肝王色青,四时皆随其色。肝色青而反色白,非其时色脉,皆当病。

王,音旺。

徐忠可曰:此言医道贵因时为色为脉,其理相应。寸口,是概言两手寸关尺也。谓鼓而有力为动,因时之旺而旺宜也。色亦应之,即明堂察色之法也。此不独肝,姑假肝言之,则青为肝之旺气,值时而反色白,则因肝受肺克,不能随时之旺也。于是,色反时病也,脉反时亦病也,色反脉,脉反色,亦病也。故曰:非其时色脉,皆当病。

尤在泾曰:旺时,时至而气旺,脉乘之而动,而色亦应之。如肝旺于春,脉弦而色青,此其常也。推之四时,无不皆然。若色当青而反白,为非其时而有其色,不特肝病,肺亦当病矣,犯其旺气故也。故曰色脉皆当病。

魏念庭曰:此五条,乃明五脏元真宣见色脉、声音之间,内外有相符之理,以示人望闻问切之大略也。病之有无,视乎五脏元真之饶亏,而藏真隐微难测,非于脉色、声音、外证谛照之,无从得其消息焉。

问曰:有未至而至,有至而不至,有至而不去,有至而太过,何谓也?师曰:冬至之后,甲子夜半少阳起,少阳之时,阳始生,天得温和。以未得甲子,天因温和,此为未至而至也;以得甲子,而天犹

未温和，为至而不至也；以得甲子，而天大寒不解，此为至而不去也；以得甲子，而天温如盛夏五六月时，此为至而太过也。

徐忠可曰：此论天气之来有过不及，不言及医而随时制宜之意在其中。四时之序，成功者退，将来者进，故概曰至。然参差不齐，故有先至、不至、不去、太过之间。因言岁功之成，以冬至后甲子起少阳，六十日阳明，六十日太阳，六十日太阴，六十日少阴，六十日厥阴，旺各六十日，六六三十六而岁功成。即少阳旺时言之，则以未当温和而温和者，为先至；已当温和而不温和者，为不至；或大寒不解，为不去；温热太甚，为太过。其余他的甲子日，亦概以此法推之。若人在气交之中，有因时而顺应者，有反时而衰旺者，有即因非时异气而致病者，故须熟审时令之气机。有如少阳起，以为治病之本。故六节脏象论曰：求其至也，皆归于春。

尤在泾曰：上之至谓时至，下之至谓气至。盖时有常数而不移，气无定刻而或迁也。冬至之后甲子，谓冬至后六十日也。盖古造历者，以十一月甲子朔夜半冬至为历元，以此推之，则冬至后六十日当复得甲子，而气盈朔虚，每岁递迁，于是至日不必皆值甲子，当以冬至后六十日花甲一周，正当雨水之候为正。雨水者，冰雪解散而为雨水，天气温和之始也。云少阳起者，阳方起而出地。阳始生者，阳始盛而生物，非冬至一阳初生之谓也。

魏念庭曰：应至而至，应去而去，气之常也。未至而至等四者，气之变也。未至而至，至而太过，气之盈也。至而不至，至而不去，气之缩也。或阴胜于阳，阳胜于阴，故有盈缩之故，而与中气有诊也。天气有诊，而人之气亦乖。阳亏者，必病于天气阴独之候；阴歉者，必病于天气阳亢之时。人之气，未尝不与天之气同一气也。

由此推之，十二节、二十四气、七十二候，无不有气之中正、气之偏胜，及气之太过，而人之气应之，疾病生死寿夭，悉关乎是矣。

问曰：经曰："厥阳独行"，何谓也？师曰：**此为有阳无阴，故称厥阳。**

尤在泾曰：厥阳独行者，孤阳之气，厥而上行，阳失阴则越，犹夫无妻则荡也。《千金方》曰：阴脉且解，血脉不通，正阳遂厥，阴不往从，此即厥阳独行之旨欤。

高士宗曰：此为有阳无阴，是为厥阳也。经曰：阴气衰于下，则为热厥。帝曰：热厥何如而然也？岐伯曰：阴气虚则阳气入，阳气入则胃不和，胃不和则精气竭，精气竭则不营于四肢也。乃肾气日衰，阳气独胜，此所以为有阳无阴，而为厥阳独行也。

黄坤载曰：阳性上行，有阴以吸之，则升极而降；阴性下行，有阳以煦之，则降极而升。有阳无阴，则阳有升而无降，独行于上，故称厥阳。

陈修园曰：此举厥阳为问答，以见阴阳之不可偏也。《内经》云：阴平阳秘，精神乃治；阴阳离决，精神乃绝。阴阳之道大矣哉。

问曰：寸脉沉大而滑，沉则为实，滑则为气，实气相搏，血气入脏即死，入腑即愈，此为卒厥，何谓也？师曰：**唇口青，身冷，为入脏即死；如身和，汗自出，为入腑即愈。**

赵以德曰：沉，阴象也。滑，阳象也。阴主血，阳主气。邪在于血则血实，邪在于气则气实，故血实者脉沉，气实者脉滑，邪盛者脉大。五脏治内属阴，主藏精宅神。今血气并其邪而入，堵塞于脏，身之精气不行，神机化灭，升降出入之道皆绝，荣绝则唇口青。《灵枢》曰：足厥阴气绝则唇青。夫六腑治外属阳，主传用水谷之气充乎内外者也。今血气并邪入于腑，腑阳动不比脏之阴静，静者得其邪则因而堵塞不行，动者邪虽入终不能久闭其气道。何则，为在内之神机应乎外，主养荣卫之气则散行于表而身和，和则腠理开，邪散而汗自出，荣卫之气行，故愈矣。

按：《素问》调经论：血之与气并走于上，则为大厥，厥则暴死。气复反则生，不反则死，今西医所谓血冲脑也。

问曰：脉脱入脏即死，入腑即愈，何谓也？师曰：非为一病，百病皆然。譬如浸淫疮，从口起流向四肢者可治，从四肢流来入口者，不可治，病在外者可治，入里者即死。

赵以德曰：脱者去也。经脉乃脏腑之隧道，为邪气所逼，故绝气脱去其脉而入于内。五脏阴也，六腑阳也，阴主死而阳主生，所以入脏即死，入腑即愈而可治。非独脏腑之阴阳然也，凡内外阴阳之邪毒出入表里者皆然也。

尤在泾曰：浸淫疮，疮之浸淫不已，《外台》所谓转广有汁、流绕周身者也；从口流向四肢者，病自内而之外，故可治；从四肢流来入口者，病自外而之里，故不可治。

李玮西云：病在外二句，概指诸病而言，即上文百病皆然之意。入里者死，如痹气入腹、脚气冲心之类。

问曰：阳病十八，何谓也？师曰：头痛、项、腰、脊、臂、脚掣痛。阴病十八，何谓也？师曰：咳，上气，喘，哕，咽痛，肠鸣，胀满，心痛，拘急。五脏病各有十八，合为九十病。六腑病各有十八，合为一百八病。五劳、七伤、六极、妇人三十六病，不在其中。清邪居上，浊邪居下，大邪中表，小邪中里，馨之邪，从口入者，宿食也。

馨音心。饪，如甚切。

徐忠可曰：此段言病有阴阳脏腑之异。病在阳者，当从阳治，如头项居上，阳也。腰脊虽在中，督脉所主，亦阳也。四肢属阳，则臂与脚亦阳也。阳有太、少、阳明三经，合六处，岂非三六十八乎？病在阴，当从阴治，如咳也，上气而喘也，哕也，咽痛也，肠鸣胀满也，心痛拘急也，皆三焦以内之病，是里也，阴也。阴有太、少、厥阴三焦，合六处，岂非三六十八乎？然而阴病既有十八，则阴属脏，五脏各有十八，岂非合为九十病乎？阳病即有十八，则阳属腑，六腑各有十八，岂非合为一百八病乎？已上乃专为外至之邪中于阴阳脏腑者，约略为言。去古甚远，不能逐病而悉数之矣。其五劳七伤六极与妇人三十六病，皆非外邪深伤经络脏腑之病，故不在数。《千金》云：五劳者，久视伤血，久卧伤气，久坐伤肉，久立伤骨，久行伤筋。七伤者，大饱伤脾，忧愁思虑伤心，风雨寒暑伤形，大怒恐惧不节伤志。六极者，气极、血极、筋极、骨极、肌极、精极也。妇人十二癥、九痛、七害、五伤、三因，为三十六病。

尤在泾曰：清邪，风露之邪，故居于上。浊邪，水土之邪，故居于下。大邪漫风，虽大而力散，故中于表。小邪，户牖隙风，虽小而气锐，故中于里。䅽，饮食之属，入于口而伤于胃者也。是故邪气有清浊大小之殊，人身亦有上下表里之别，莫不各随其类以相从也。

《圣济总录》：虚劳之病，因五脏则为五劳，因七情则为七伤，劳伤之甚，身体瘦极则为六极。

问曰：病有急当救里救表者，何谓也？师曰：病，医下之，续得下利清谷不止，身体疼痛者，急当救里；后身体疼痛，清便自调者，急当救表也。

周禹载曰：先表后里者，不易之法也，乃有救里先于表者，岂不谓乎？答曰：攻表者，正以里为急也，邪在表，苟不依法治之，将延迟时日，势必内入而大患。医乃不明此理，下之或早或重，遂使下利清谷，至于不止，则里已急矣，表证虽在，法当救里。里和而表未解，仍当救表，此亦一定之法也。而四逆以佐正，桂枝以退邪，详于太阳篇中。

尤在泾曰：治实证者，以逐邪为急；治虚证者，以养正为急。盖正气不固则无以御邪而却疾，故虽身体疼痛而急当救里。表邪不去，势必入里而增患，故即清便自调则仍当救表也。

徐忠可曰：此言医当知缓急先后之序也。

夫病痼疾，加以卒病，当先治其卒病，后乃治其痼疾也。

周禹载曰：痼疾，病已沉痼，非旦夕可取效者。卒病，谓卒然而来新感之病，可取效于旦夕者。乘其所入未深，急去其邪，不使稽留而为患也。且痼疾之人，正气素虚，邪尤易传，设多瞻顾，致令两邪相合，为患不浅。故仲景立言于此，使后学者知所先后也。

陈修园曰：前言病有表里之不同，治者权缓急而分其先后。此言病有新旧之不同，治者审难易而分其先后也。

师曰：五脏病各有所得者愈，五脏病各有所恶，各随其所不喜为病。如病者素不喜食，而反暴思之，必发热也。

恶，去声。

尤在泾曰：所得、所恶、所不喜，该居处服食而言。如脏气法时论云：肝色青，宜食甘；心色赤，宜食酸；肺色白，宜食苦；肾色黑，宜食辛；脾色黄，宜食咸。又心病禁温食、热衣，脾病禁温食、饱食、湿地、濡衣，肺病禁寒饮食、寒衣，肾病禁焠㶽热食、温炙衣。宣明五气篇所云：心恶热，肺恶寒，肝恶风，脾恶湿，肾恶燥。《灵枢》五味篇所云肝病禁辛,心病禁咸,脾病禁酸,肺病禁苦,肾病禁甘之属,皆是也。五脏病有所得而愈者,谓得其所宜之气、之味、之处,足以安脏气而却病气也。各随其所不喜为病者,谓得其所禁、所恶之气、之味、之处,足以忤脏气而助病邪也。病者素不应食,而反暴思之者,谓平素所不喜之物而反暴思之,由病邪之气变其脏气使然,食之则适助病气而增发热也。

夫病在诸脏,欲攻,当随其所得而攻之。如渴者,与猪苓汤,余仿此。

唐容川曰:得者合也,古训相得为相合。《内经》云:五脏各有所合。此云病在脏者,当随其所合之腑而攻治耳。攻字,古训治,不尽训攻下。观下文如渴者与猪苓汤,即是随其所合以攻治也。渴系肾脏之病,而猪苓汤利膀胱,肾合膀胱故也。仲景举猪苓汤,以证随其所得攻治之治。又言余仿此,则知心病治小肠,肺病治大肠,肝治胆,脾治胃,其余皆不外此。总见病在脏,随其所得而攻治之耳。

按:此渴证为水积肾脏,阻遏津液上达之路所致。以猪苓汤泻其合之腑膀胱之水,水行气通,津液上达而渴自愈。

夫病者手足寒,上气脚缩,此六腑气绝于外也。下利不禁,手足不仁者,此五脏之气绝于内也。内外气绝者,死,不治。

赵以德曰:六腑主表为阳,五脏主里为阴,阳为卫,阴为荣。六腑绝,卫先不行于外,故手足寒。阳主升,在息为呼,外绝则气上出,出而不返则下绝,下绝则筋急,故脚蜷缩也。五脏绝,荣先不行于内,则阴气去,大便属阴,故下利不禁。甚则血离于外,故手足不仁。

沈明宗曰:六腑为阳,气行于外,盖胃为众腑之原,而原气衰,阳不充于四肢，则众腑之阳亦弱，故手足寒、上气脚缩，即阳虚而见诸寒收引之象也。诸脏属阴，藏而不泻，然五脏之中，肾为众阴之主，真阳所寄之地，但真阳衰微则五脏气皆不足，胃关不阖，泻而不藏，则利不禁。而下甚者，阳气脱而阴血痹着不行，故手足不仁。此仲景本意，欲人治病，以胃肾为要也。

师曰：热在上焦者，因咳为肺痿；热在中焦者，为腹坚；热在下焦者，则尿血，或为淋秘不通。大肠有寒者，多鹜溏；有热者，便肠垢。小肠有寒者，其人下重便脓血；有热者，必痔。

秘，音必。鹜，音木。垢，音苟。

徐忠可曰：肺痿因于汗多，或消渴，或呕吐，或便闭，皆从重亡津液得之。然亡津液则无不热，热则咳，咳久则肺痿矣，故曰上焦有热，久咳成肺痿。中焦者，脾胃所主也。气和则胃调脾健，热则气结而为消渴，虽水不能止；血结而为便硬，虽攻不能下，皆坚之属也。下焦属阴，荣所主也，热则血不能归经，因尿而血出，气使之也，然此但热耳；若热而加以气燥，小便滴沥而不利，则为淋；加以血枯，大便坚闭而不通，则为闭。皆以热为主。鹜即鸭也。鸭之为物，一生无干粪，必水屑相杂。大肠为传导之官，变化出焉，有寒则化气不暖而水谷不分，故杂出滓水如鹜溏也。肠垢者，如猪肠中刮出之垢，即俗所谓便脓人之肠必有垢，不热则元气为主，故传导如常，垢随便减；有热则元气消而滞，故便肠垢，言其色恶而臭秽也。小肠受盛之官，化物出焉，与心火为表里，挟火以济阴而阴不滞，挟气以化血而血归经，有寒则气不通而下重，血无主气而妄行矣。直肠者，大肠之头也，门为肛。小肠有热则大肠传导其热而气结于肛门，故痔。痔者，滞其小肠之热于此也。

问曰：三焦竭，何谓也？师曰：上焦受中焦之气，中焦未和，不能消谷，故上焦竭者，必善噫；下焦承中焦之气，中焦未和，谷气不行，故下焦竭者，必遗溺失便。

徐忠可曰：三焦者，水谷之道路，气之所终始也。上焦在胃上口，其治在膻中。中焦在胃中脘，其治在脐旁。下焦当膀胱上口，其治在脐下一寸。内病必分三焦为治。竭者，气竭也。噫者，如嗳而非馊酸，微有声如意字也。但噫乃脾家证，今入上焦竭部，故疑而问，不知中气实统乎三焦，故云上焦受气于中焦，中焦气未和，不能消谷则胃病，病则脾不能散精上输于肺，而上焦所受之气竭，病气乃上出而为噫矣。此噫病所以入上焦竭部也。因而论中焦不和，亦有累及下焦者，谓便溺虽下焦主之，其气不和，不能自禁制，亦能使失其常度，而遗溺失便。然下焦实听命于中焦，中焦气和则元气渐复而二便调，不须治下焦也。若遗溺失便果属下焦肾虚者，亟当益火之源，以消阴翳也。

问曰：病有积，有聚，有縠气，何谓也？师曰：积者，脏病也，终不移处。聚者，腑病也，发作有时，转展移痛。縠气者，胁下痛，按之则愈，愈而复发，为縠气。诸积之脉，沉细附骨。在寸口，积在胸中。微出寸口，积在喉中。在关者，积在脐旁。上关上，积在心下。微下关，积在少腹。尺中，积在气冲。脉出左，积在左。脉出右，积在右。脉左右俱出，积在中央。各以其部处之。

徐忠可曰：积，迹也，病气之属阴者也。脏属阴，两阴相得故不移。不移者，有专痛之处而无迁改也。聚则如市中之物，偶聚而已，病气之属阳者也。腑属阳，两阳相比则非如阴之凝，故寒气感则发，否则已，所谓有时也。即无定着则痛无常处，故曰展转痛移。

其根不深，故比积为易治。若槃气，槃声，谷也，乃食之气也。食伤太阴，敦阜之气抑遏肝气，故痛在胁下。病不由脏腑，故按之可愈。然病气虽轻，按之不能绝其病源，故复发。中气强自愈，积病坚久难抬，故详其脉与地，以示人辨证法。盖积属阴，细小而沉，阴象也。脉来细者，荣气结，结则为积。附骨者，状其沉之甚，非谓病在骨也。寸口属上焦，胸中为上焦，故曰积在胸中。微者，稍也，稍出寸口，则胸之上为喉，故曰积在喉中，如喉痹之类也。关主中焦，中焦之治在脐旁，故曰积在脐旁。上关上，为上焦之下，中焦之上，故曰积在心下。微下关则为下焦，少腹主之，故曰积在少腹。气冲近毛际，在两股之阴，其气与下焦通，故曰尺中积在气冲。脉出左，积在左，谓脉见左手，则积在内之左也。脉出右，积在右，谓脉见右手，则积在内之右也。脉两出两手俱见，积无两跨之理，明是中央之气两两相应，故曰积在中央。既所在不一，则处治不同，故曰：各以其部处之。

按：槃通谷，《山海经》"百槃生"、《荀子》"五槃蕃"是也。槃气，指饮食之气停着留滞者而言。气无形，故按之可愈，去其按，则气复聚而痛又发矣。若有形之宿食停滞，则按之必益痛矣。此虚实邪之辨也。

卷四

温病脉证并治

温病有三,曰春温、曰秋温、曰冬温,此皆发于伏气。夏则病暑,而不病温。

刘昆湘曰:四时之气,春温、夏热、秋凉、冬寒。气中而蓄,过时发病,病之未发,不得先见,气伏于内,故曰伏气。伏气在体,过时发病,其气温热,谓之温病。随时病异,其气则同,故发于春则曰春温,发于秋则曰秋温,发于冬则曰冬温。其气或发于上,或发于中,或发于下,皆由伏气为病也。春气温和,伤人者少。夏则暑司其令,暑者似温而甚,天地之蒸气也。春深气渐和暖,入夏大气暄热,人之肌腠则开,汗出津津,邪无由伏,故夏则病暑而不病温。

冬伤于寒,其气伏于少阴,至春发为温病,名曰春温。

刘昆湘曰:冬时寒气凛冽,将息失宜,寒客于体,伤于经络而即病者,名为伤寒。伏于所合即时不病。邪之中人,各以类召,故冬伤于寒,其气伏于少阴。少阴者,肾之经也,藏不伏邪,留于所合。肾合于骨,寒留于骨,伏而不觉至春气在经脉,阳气勃发,寒留内薄而化热,气由骨而外出于肌腠,上升于头目,伏于少阴而出于少阳,变为温病。其气温,其时春,名曰春温。

按:《素问》生气通天论:冬伤于寒,春必病温。热论:凡病伤寒而成温者,先夏至日者为病温。金匮真言论:夫精者,身之本也,故藏于精者,春不病温。李东垣曰:冬伤于寒,春必温病,盖因房室、劳伤,与辛苦之人腠理开泄,少阴不藏,肾水涸竭而得之。无水则春木无以发生,故为温病。

夏伤于湿,其气伏于太阴。至秋燥乃大行,发为温病,名曰秋温。

刘昆湘曰:长夏湿土主令,夏气在经络,长夏气在肌肉。人之腠理开而湿中之,湿邪及体伏于所合,邪之中人各以类召,故夏伤于湿,其气伏于太阴。太阴者,脾之经络也,脏不伏邪留于所合,脾合肌肉,湿留肌肉伏而不觉,至秋燥乃大行,气在皮肤。燥湿合化,其气在中。外蒸肌肉则身热,下流大肠则便脓。伏于太阴而出于阳明,变为温病。其气温,其时秋,名曰秋温。

气不当至而至,初冬乃大寒,燥以内收,其气伏于厥阴。冬至后天应寒而反温,发为温病,名曰冬温。

刘昆湘曰:初冬燥金之气未衰,气应温暖,而反大寒,寒伏其燥,束以内薄,燥邪及体伏于所合。邪之中人伤其所胜,燥金者,阳明之气也,故燥以内收,其气伏于厥阴。厥阴者,肝之经。脏不伏邪,留于所合,肝合于筋。燥伤于筋,伏而不觉。冬至后天应寒而反温,冬气在骨髓,气应藏而反泄。少腹者,宗筋之聚,冬时地气下降,故其气在下。气外蒸则发热,内迫则腹痛。气伏于厥阴而出于少阳,变为温病。其气温,其时冬,故曰冬温。

春秋病温此其常,冬时病温此其变。冬时应寒而反大温,此非其时而蓄其气,及时不病,至春乃发,名曰大温。此由冬不藏精,气失其正,春时阳气外发,二气相搏,为病则重。医又不晓病源,为治乃误,尸气流传,遂以成疫。

刘昆湘曰:春阳勃发,秋燥大行,病温者此其常也。冬时严寒,其令闭藏,地坼水冰,气潜阳伏,人当病寒乃应其候,今反为温,故曰:变也。初冬大寒,气不当至而至,寒伏其燥变为冬温。冬温复有先后,冬至后天应寒而反温,及时发为温病,其气则先。若时应寒而反大温,改易天常,冬行春令,此非其时而蓄其气,伏气及冬不发,入深留久至春乃病,名曰大温,为时则后。然其气亦伏于冬,故曰冬温,复有先后也。此由冬不藏精,气失其正,四时之气得令为常。若冬失其令,气应藏而反泄,万物浮沉于生长之门,随气交而变病。人失养脏之守,气泄皮肤阳动外扰,温气内蓄而入深,则伤其腑脏。至春阳气外发,内伏之阳与春温之气,二气相搏,为病则重,其气则温,其病尤大,故曰大温。大温之发,其气速,三焦腑脏表里俱能侵及。医又不晓病源,心迷意惑,汗下之施为治皆误。尸气毒秽流于气交,比户连城相染为病,其气杀厉若鬼行疫,其死多以一二日之间,故曰疫也。

《资生》篇:温者,热之渐也。仲景云:太阳病发热而渴,不恶寒者为温病。病源是由伏阳逼荣气之外泄,经所谓冬不藏精,春必病温也。病因是由外寒束卫气之内陷,经所谓冬伤于寒,春必病温也。名义有二,不可不明。夫冬伤于寒者,寒气外逼则卫气内陷,而荣气为所内耗也。不藏精者,荣气外泄与此殊矣。其病也,一由宣泄之太早,正伤于内。一由闭遏之太过,邪实于外。虽同为温病,而治法则有不同矣。不藏精者,宜同本而养阴;伤于寒者,宜宣郁而解表也。谚曰:不藏精即伤于寒也。以虚为实,其治法有不误而杀人者乎?然,先夏至日为病温,后复至日为病暑,温伏者,阳气;暑伏者,阴气,原有别也。若瘟,乃水火刀兵之后,烈日暴蒸尸骸之气,化为厉毒,散漫于天地之间,阖家传染,如差役然,故又谓之疫。亦有非其时而有其气,触气而病者,亦为疫。即月令所谓孟冬行春令,民多疾疫之类是也。盖温是常气,瘟是变气,二气讵可混乎哉。

病春温,其气在上,头痛、咽干、发热、目眩,甚则谵语,脉弦而急,小柴胡加黄连牡丹汤主之。

刘昆湘曰:春温伏气在冬,伏于少阴而出于少阳。春气上升,伏邪外发,冬寒外束,正阳内服之热自骨而外出于肌腠。邪自内发,故病气联贯三阳之界。头痛发热,证象太阳;咽干,目弦,证象少阳;甚则谵语,证象阳明。但太阳头痛,当连项而强痛,今温邪头痛,为热气上熏于脑,当闷痛掣疼,动作则痛甚。太阳发热,当发热恶寒,今温邪热出血分,虽身热在表而不恶寒,故知非太阳也。少阳咽干目弦,由胆气上泄,法当口苦,外见往来寒热。今温邪由伏气外发,虽目弦、咽干而不寒热、口苦,故知非少阳也。阳明谵语由胃热熏心,邪自太阳传变。今温邪谵语病起即见,盖心气热而非胃实,且不兼阳明里证,故知非阳明也。太阳脉浮,阳明脉大,少阳脉弦,今病似三阳兼证,而脉则弦而按急,外不恶寒,故知为温邪外出,血热内风之发,而非伤寒三阳合病。盖春温自血出气,荣卫俱灼,其气外发,故身热浮于皮腠之表。伏气有外出之势,当因势而导之。用小柴胡法引温邪出于肌腠,加黄连、丹皮以清血分之热。血清则气布,而诸证自解。

小柴胡加黄连牡丹汤方

柴胡半斤　黄芩三两　人参三两　栝楼根四两　黄连三两　牡丹皮四两　甘草三两(炙)　生姜三两　大枣十二枚(擘)

上九味,以水一斗二升,煮取三升,去滓。温服一升,日三服。

《活人书》春月伤寒,谓之温病。热多者,小柴胡汤主之;不渴外有微热者,小柴胡加桂枝也;嗽者,加五味子也。

病秋温，其气在中，发热口渴，腹中热痛，下利便脓血。脉大而短涩，地黄知母黄连阿胶汤主之；不便脓血者，白虎汤主之。

刘昆湘曰：秋温伏气在夏，伏于太阴而出于阳明，燥湿合化，其气在中，病似阳明太阴合病，而复连太阳之表。在伤寒则非汗下误施已成坏病，必无初起即阳经阴经迤逦错杂之证。湿性沉缓，燥性敛急，燥湿相持，偏伤血分。发热证象太阳之表，而不恶寒知为湿邪伏气之外发也。口渴、腹中热痛，证象阳明之里，阳明当外证发热汗出，内而痛满不减，今口渴不苦，知为胃津燥化，而非胆热浊升。热痛不满，知为血分伏热，而非燥矢内结。胃实者，当便秘。今复下利便脓血，下利，证象太阴；便脓血，证象厥阴。太阴当腹满而吐，厥阴当心中疼热，今不兼二经之证，故知为温邪伤血，肠液热腐。便脓血者，肠垢之下行也。证兼二阳二阴，总之，皆邪蓄血分化热之证。伤寒亦有热结下利，今温邪下利既非热结，故脉象亦异里实之候。脉大而短涩者，大为气强血热之鼓气也。按而短涩，燥湿之合邪也。秋温因夏伤于湿，气伏于内，蓄久至秋，与燥相搏，发为温病。推源由二气合化，及病之发则湿已化燥，证但见温而不见湿，故治法亦但见治温而不治湿。秋温伏于太阴而出于阳明，其能食而渴者则邪出于气分而病浅。不能食而口胶者，则邪进于血分而病深。此又学者所当辨也。便脓血为温邪下移，无时利里急后重之象，故治但清荣不佐调气之剂。用地黄知母黄连阿胶汤。知母入胃，黄连入心，气血双清，温邪自解。以病在血分，恐苦寒反生燥化，则合于地黄之润血以清血分之热，阿胶之生血而滋荣液之枯，苦甘合化，血清气行，肠垢自下。此血病累气，故但治其血。不便脓血者，则邪出阳明，偏迸气分，或下利或不下利，皆可用白虎法以清肺胃之热。

地黄知母黄连阿胶汤方

地黄八两　知母四两　黄连三两　阿胶二两

上四味,以水一斗,先煮三味取三升,去滓,内胶烊消。温服一升,日三服。

内,通纳,后仿此。烊,音阳。

《医宗必读》:黄连阿胶汤治温毒下利脓血,少阴烦躁不得卧。(方见少阴病)

白虎汤方 见太阳病上

《医学入门》:白虎汤治一切时气温疫,杂病胃热、咳嗽、发斑。

《温病条辨》:太阴温病,脉浮洪、舌黄、渴甚、大汗、面赤恶热者,辛凉重剂白虎汤主之。形似伤寒,但暑,脉洪大而数,左脉反小于右,口渴甚,面赤汗大出者,名曰暑温,在手太阴,白虎汤主之。

《寒温条辨》:白虎汤乃温病主方也。虽为阳明解利之药,实胃本内蒸之热,非经之热也。以邪热伤胃,所以必需。若在经之热,自有葛根汤等方治法,并无借于白虎也。

病冬温,其气在下,发热、腹痛引少腹,夜半咽中干痛,脉沉实时而大数,石膏黄连黄芩甘草汤主之;不大便六七日者,大黄黄芩地黄牡丹汤主之。

刘昆湘曰:冬温伏气在秋,伏于厥阴而出于少阳。冬令闭藏,其气在下,应寒反温伏邪外发,自筋脉而出于膜腠则发热。厥阴者,肝之经也。温气蓄于厥阴,则当其经之所过者病。血燥则筋急,肝病则乘脾,故腹痛引少腹也。荣卫之气,昼行于阳,夜行于阴,午后阳降,阳气渐入于阴;夜半阳升,阴气渐出之阳。夜半咽中干痛者,阴气陷下,津不上腾,阴不能出于阳,则阳失其养,厥而上灼。咽门者,津液之道路。液枯,故咽中干痛,夜半更剧,日中亦不润也。脉按之沉实,热在下也。时而大数,伏气之外发也。乃血分伏邪外燔气分,冬藏失守,气泄上干,因发于下,病趋于上。方用石膏黄连黄芩汤。石膏清其肺胃,连芩治其温热。病在血而凉气为君,发于下而治上反急,此阴病治阳,下病上取法也。不大便六七日,热蓄于内,胃肠液灼,初由血分,伏邪外出气分,郁而不达,则反并于血。宜用大黄黄芩地黄牡丹汤主之。大黄双行气血,下热除结。黄芩丹皮治其温邪,干地黄凉血滋液。证异阳明燥矢,故不用枳朴。证为液灼而非结热,故不用芒硝。

石膏黄连黄芩甘草汤

石膏半斤(碎,绵裹)　黄连三两　黄芩四两　甘草二两(湘本脱)

上四味,以水一斗,煮取三升,去滓。温服一升,日三服。

大黄黄芩地黄牡丹汤方

大黄四两　黄芩三两　地黄四两　牡丹皮三两

上四味,以水一斗二升,煮取二升,去滓,分温三服。大便利,止后服。

《外台秘要》:小品葳蕤汤,疗冬温及春月中风伤寒,发热头眩痛、咽喉干、舌强、胸内痛、心胸痞结满,腰背强方:

葳蕤　白薇　麻黄　独活　杏仁　芎䓖　甘草(炙)　青木香各二两　石膏三分(末,绵裹)

上九味切,以水八升,煮取三升。分三服,取汗。若一寒一热者,加朴硝一分、大黄三两下之。

病温,头痛、面赤、发热、手足拘急,脉浮弦而数,名曰风温,黄连黄芩栀子牡丹芍药汤主之。

刘昆湘曰：风湿者，非伏气之温也，由其人素有热，更感于风。或先伤热而后风中，或同时先后受病。乍受温热旋遇于风，二气相感搏而合化，名曰风温。春秋冬三时皆有之，法当二气兼治，与伏气之温不同。风温由二气变而成温，气行则速，传变千移不可终日，治不得法即成坏病。风温之候，外合二阳一阴之证，而内独见少阳之脉，发热头痛，证象太阳，面赤证象阳阴，手足拘急，证象厥阴。但实非数经连合为病，盖由风热二气合化温邪。风气上升，中于头脑则头痛而胀闷，非客太阳之经故痛不连项。温邪上行面为之赤，非并阳明之经，故热而不潮。二气化温则必及血分，温邪搏于荣卫，故发热而不恶寒。温邪随风伤筋，故经膜干而拘急，非证连厥阴，故无内热外厥之候。脉浮弦而按之数者，浮弦者风也，按之数者热也。宜防风黄芩栀子丹皮芍药汤。防风、黄芩散头脑之风以解温邪，栀子、丹皮清心肝之热分走气血，芍药导诸药行于经脉，以疏荣分之壅。血清而筋之拘急自愈，风去而头之疼痛自除，二气分消，发热解矣。

黄连黄芩栀子牡丹芍药汤方

黄连三两(湘本作防风)　黄芩三两　栀子十四枚(擘)　牡丹三两　芍药三两

上五味，以水六升，煮取三升，去滓。温服一升，日三服。

病温，其人素有湿，发热，唇焦，下利，腹中热痛，脉大而数，名曰湿温，猪苓加黄连牡丹汤主之。湘本作"脉大而涩"。

刘昆湘曰：湿温者亦非伏气之温，由其人中素有湿加以温热，或先伤湿后受温热。外热既侵内湿相感，搏而合化，名曰湿温。春夏秋三时皆有之,与秋温湿热证各不同。其证外连太阳之表,内合太阴之里,湿性沉滞、温性升发,温湿相持,搏结不解,法当渗湿清荣,二气兼治。发热不恶寒者,温邪之外发也。唇焦者,脾液燥化而胃津不行也。下利热者,温湿下注而肠受郁蒸也。腹中痛者,热灼血痹而腹气留止也。经曰:大肠病者,肠中切痛而雷鸣;小肠病者,少腹痛。盖寒中腹痛者,气燥寒凝。热中腹痛者,血郁热聚。湿温脉大而涩,大为燥胜,涩则湿伤。法用猪苓汤加黄连丹皮主之。猪苓汤利湿而滋液,黄连泻热而坚肠,丹皮凉血而通痹。明乎燥湿兼治之义,则比类推演其用无穷。

猪苓加黄连牡丹汤方

猪苓一两　茯苓一两　阿胶一两　泽泻一两　滑石一两　黄连一两　牡丹一两

上七味,以水四升,先煮六味取二升,去滓。纳胶烊消,分温再服。

《难经》:伤寒有五,有湿温,湿温之脉,阳濡而弱,阴小而急。

《脉经》:伤寒湿温,其人常伤于湿,因而中暍,湿热相搏则发湿温。病苦两胫逆冷,腹满叉胸,头目痛苦,妄言,治在足太阴,不可发汗。汗出必不能言,耳聋不知痛所在,身青面色变,名曰重暍。如此者死,医杀之也。

《活人书》:湿温,白虎加苍术汤主之。方出《伤寒微旨》。

《总病论》:治湿温,白虎汤主之。愚医昧于冷热之脉,见足胫冷,多行四逆辈,如此医杀者,不可胜计。湿温脉小紧,有如伤寒脉,但证候有异。数进白虎,则胫自温而差也。

《医门法律》:湿温,即暑与湿交合之温病。

《资生》篇:治湿温者,麻杏薏苡汤。

病温,舌赤,咽干,心中烦热,脉急数,上寸口者,温邪干心也,黄连黄芩阿胶甘草汤主之。

刘昆湘曰:病温者,赅诸温而言。所谓温邪干心者,以病由体变,必其人心气素有热也。心气通于舌,温邪灼荣,故舌色赤而苔少。温邪涸液,故津液竭而咽干。荣气热必内干于心。故心中烦热。脉急数者,阳迫气血则化热也。上寸口为脉势上而不下,知邪于上焦。审其化热之因,辨以入心之证。而方治从可知矣。连、芩泻心,阿胶滋血,以心为生血之脏,故泻热必佐滋液之品,与肝胆之治稍异。

黄连黄芩阿胶甘草汤方

黄连一两　黄芩一两　阿胶一两　甘草一两(湘本无)

上四味,以水一斗,先煮三味取四升,去滓,纳胶烊消,分温三服。

病温,口渴,咳嗽不止,脉浮而数大,此温邪乘肺也。黄芩石膏杏子甘草汤主之。

刘昆湘曰:病温而口渴咳嗽,温邪之乘肺也。肺为气腑,朝百脉而输精于皮毛,其德为清,其变动为咳。形寒饮冷则伤肺,肺恶寒也。热胜液涸亦伤肺,肺恶燥也。口渴咳嗽外不恶寒,故知温邪为病。当咳而辟辟燥,声急痰少。脉浮者燥胜,按之数者热也。方用黄芩石膏杏子汤主之。君黄芩以凉血,臣石膏而清气,杏子清肺下气,用为导引,则使膏、芩之性皆可入肺,此则制方之妙用也。

黄芩石膏杏子甘草汤方

黄芩三两　石膏半斤(碎)　杏仁十四枚(去皮、尖)　甘草一两(炙)(湘本无)

上四味,以水五升,煮取三升,去滓,温服一升,日三服。

病温,发热,腰以下有水气。甚则少腹热痛,小便赤数,脉急而数,下尺中者,此温邪移肾也,地黄黄柏秦皮茯苓泽泻汤主之。

刘昆湘曰:病温发热,从腰以下有水气,此病气之下趋也。腰者肾腑,少腹者,血海诸筋之聚。膀胱与肾相表里,少腹为肝肾经气之所共治。今少腹热痛,小便赤数,而无筋脉拘急气癃淋漓之象,知证不属厥阴。脉急而数,下入尺中,急数为化热之诊,入尺为下趋之象。尺以候肾而主下焦,平脉辨证,故当为温邪之移肾也。方用地黄黄柏秦皮茯苓泽泻汤主之。地黄凉血滋肾,秦皮清气泻肝,黄柏治热而走下焦,苓泽渗湿以入水府,泻心兼泻胆,治肾佐治肝也。

地黄黄柏秦皮茯苓泽泻汤方

地黄六两　黄柏三两　秦皮二两　茯苓三两　泽泻一两

上五味,以水八升,煮取三升,去滓,温服一升,日三服。

病大温,发热,头晕目眩,齿枯唇焦,谵语,不省人事,面色乍青乍赤,脉急大而数者,大黄香蒲汤主之。若喉闭难下咽者,针少商令出血;若脉乍疏乍数,目内陷者死。

省,息井切。

刘昆湘曰:大温由冬不藏精,气失其正,伏气留久至春乃发,蓄久入深,内干脏气,病发则重,故曰大温。伏气外发,故发热而不恶寒;温邪乘肝,则头晕而目眩;温邪灼肾,则液竭而齿枯;温邪入脾,则唇焦;温邪犯心,则谵语不省人事;四脏俱病,气乱于中,阳并于阴则面青,阴并于阳则面赤,二气更代变异,故面为乍青乍赤;邪胜正夺,病温虚甚则死。今脉急大而按数,是邪胜而正未夺也,脉证相应,虽危可治。方用大黄香蒲汤。大黄入脾,黄连泻心,丹皮凉肝,地黄滋肾,四脏分治以去温邪。香蒲气香味辛,调气逐秽,邪退正复其病则解。若喉痹不能下药者,肺气闭也,针少商令血出,以泄肺气之实。少商者,肺手太阴之穴,在大指爪内侧。大温邪犯四脏,气血两燔,连肺则五脏俱病,故肺气实者犹可幸生,真气虚则死矣。若脉乍疏乍数者,胃绝也;目内陷者,肝绝也。伤脏则死,故不可治。

大黄香蒲汤方

大黄四两　香蒲一两　黄连三两　地黄半斤　牡皮丹六两

上五味,以水一斗,煮取六升,去滓,温服一升,日三服。

《圣济总录》唐刺史成君绰忽腮颔肿大,喉中闭塞,三日水粒不下,甄权以三棱针刺少商穴微出血,立愈,泻脏热也。

《松心堂笔记》治大头瘟,肿过咽喉,针两少商穴。

温病,下之大便溏,当自愈。若下之利不止者,必腹满,宜茯苓白术甘草汤。

刘昆湘曰:温邪内蓄,下之大便溏则邪出于二肠,病当自愈,若医不辨中焦之虚实,诛罚太过,胃气则伤,中府气陷而为下利不止。腹满者,足太阴脾气之不行也,其证有虚有实,拒按而闭者为实,喜按自利者为虚。茯苓白术甘草汤为扶脾利水,缓中之剂,脉濡而弱者宜之。此温病误治,转而化寒之一例也。

茯苓白术甘草汤方

茯苓四两　白术三两　甘草一两(炙)

上三味,以水八升,煮取三升,去滓,温服一升,日三服。

风温者,因其人素有热,更伤于风,而为病也。脉浮弦而数,若头不痛者,桂枝去桂加黄芩牡丹汤主之。若伏气病温误发其汗,则

大热烦冤,唇焦目赤,或衄或吐,耳聋,脉大而数者,宜白虎汤;大实者,宜承气辈;若至十余日则入于里,宜黄连阿胶汤。何以知其入里,以脉沉而数,心烦不卧,故知之也。湘本作"桂枝汤加黄芩丹皮主之"。"或衄或吐"作"或吐血衄血"。

刘昆湘曰:风温者,因其人素有热,更伤于风,风性急而化燥,脉浮弦而数,头不痛,桂枝汤加黄芩、丹皮主之。此非伏气病温也,盖举太阳中风,病由体变,合化温邪之例。如同一风温之证,有由冬寒伏气至春发为风温者,有由时行之气感人而为风温者。今所举既不著伏气之因,复不详时行之变,但言体素有热更伤于风,以风性急而善行数变,与热相引触而化燥,遂成风温。外具太阳之表而不恶寒,内见少阳之脉而不头痛,故可名太阳温病。与前风温一条,脉因证象大旨相同,独头不痛一证为异者,此属邪同行异之例。邪同者,谓病邪之性用相同;行异者,指传行之道路各异。脉为气血先见,凡脉同,则所受之邪必同。如时行风温与太阳风温,脉象皆为浮弦而数,则同一风温之邪,自无疑义。乃一则头痛,一头不痛者,以风温邪上乘脑则为头痛,风温邪中太阳之经,故头不痛,此之谓邪同而行异也。夫太阳伤寒、温病悉具头痛之候,但病因不同,伤寒头痛,为气寒血涩,经气痹而不行;温热头痛,为荣热气奔,浊邪逆而上犯。气血一有郁冲,病邪皆可乘脑,在太阳但有风寒头痛,无热邪头痛,故太阳风温当头不痛者为常。以邪在太阳之经,故用桂枝法加黄芩丹皮主之,此辛凉杂合法也。桂枝汤为达荣之剂,凡热在皮毛,因荣郁不能外散者,当用此法。如火逆惊狂之类,热由外入,故仍用桂枝法助荣气以散火邪。若伏气时行温邪发自血分,或杂病血枯荣热之候,桂枝皆在禁例。今虽曰风温之证,乃外风与肌热合化,热在脉外,故可用和外清荣祛风解热二者并行不悖。假令温邪干脑,便知热已在荣,故风温头痛桂枝不可与也。风温误汗之变证,治详太阳篇。以非伏气之温,即医发其汗为逆较缓,故有一逆尚引日,再逆促命期之论。假令伏气病温邪发血分,误发其汗,必致伤阴精而动脏气,阴竭阳强而生大热。大热者,身热也。烦冤者,懊闷烦躁不可耐之状。大热烦冤,属肾热冲阳上逆。唇焦者,脾阴内灼。目赤者,肝阳上乘,或胃热迫血为吐,或肺热迫血为衄。耳聋者,浊气之上壅也。属少阳气厥者病浅,属少阴气厥者病甚。大热烦冤、唇焦目赤、吐衄、卒至温邪上蒙清道,耳聋失聪,此亦阳并于上,四脉争张者矣。病由体变,当平脉以权救逆之治。若汗后脉大而数者,大为气强,数为阳迫,气热血沸邪盛于经,法当泻之以白虎汤,清肺胃凉肌热之剂。若其人腑阳偏盛,汗后脉转坚实洪缓,见中焦燥屎满痛之证,此阴阳腑气已实,法当以承气泻热除满以荡中焦之气。三承气汤,法有轻重,临时消息用之。脉滑而疾者,属小承气;沉实洪缓者,属大承气;大而数者,属调胃承气。若其人荣气素虚,迁延失治,至十余日不解,温邪入里,内陷血分,循脉于心,当心烦不得卧寐。脉沉而数者,此邪陷少阴,故曰在里。黄连阿胶汤清荣养血、滋液除烦,佐鸡子黄引诸药行于血分。温邪内陷入阴之候甚多,若体虚病温尤当以滋养荣阴为重。制方轻重,消息在人。

桂枝去桂加黄芩牡丹汤方

芍药三两　甘草二两(炙)　生姜三两(切)　大枣十二枚(擘)　黄芩三两　牡丹皮三两

上六味,以水八升,煮取三升,去滓,温服一升,日三服。

按：桂枝为治风要药，本方主证为风温，桂枝似不可少，当从湘本作桂枝汤加黄芩牡丹为是。

黄连阿胶汤方 见少阴病

《温病条辨》：少阴温病，真阴欲竭，壮火复炽，心中烦不得卧者，黄连阿胶汤主之。

《脉经》：其人素伤于风，因复伤于热，风热相搏，则发风温。四肢不收，头痛身热，当汗出不解，治在少阴、厥阴，不可发汗，汗出谵语、独语、内烦躁忧不得卧，善惊，目乱无精，治之复发其汗，如此死者医杀之也。

《千金方》：风温之病，脉阴阳俱浮，汗出体重，其息必喘，其形状不仁，嘿嘿欲眠。下之者，小便难；发其汗者，必谵语；加烧针者，则耳聋难言；但吐、下之，则遗失便利。如此疾者，宜服葳蕤汤。（即前《外台秘要》小品方）

病温治不得法，留久移于三焦。其在上焦，则舌蹇神昏，宜栀子汤；其在中焦，则腹痛而利，利后腹痛，唇口干燥，宜白虎加地黄汤；其在下焦，从腰以下热，齿黑咽干，宜百合地黄牡丹半夏茯苓汤。

蹇，足偃切。

刘昆湘曰：此示伏气时行外感诸温坏病。邪气留连有分移上、中、下三焦之辨，异乎伤寒传经之六次第传行也。盖上焦之气主于心肺，中焦之气主于脾胃，下焦之气主于肾肝。初病在合，留久内陷，乃干脏气。所谓病温治不得法，留久移于三焦者，明邪移三焦皆由留久转坏，非初病便有分上、中、下之异。其在上焦，则舌蹇、神昏，宜栀子豉汤者，凡病留上焦之证当治责心肺。大抵伏邪外发，自血分外出气分留连不解。初以血热拂气，转致气亢燔血，终而气血两损,津枯液结,荣泣卫阻。心气内痹不能灌溉神脏,濡养外阅。舌为心苗,脾系,塞者,运动不灵之谓。心主血而司神,神昏知邪上干脑。师示栀子汤法,栀子清心而治气,黄芩凉胆而入血,半夏降浊而通液道,甘草和中缓药下行。至若邪留中焦治责脾胃,当见腹痛而利,利后复痛,唇口干燥诸证。明温邪移胃,二肠液灼,肠失泌别之用,则水谷不化下注为利,气血相搏则痛生。得利则气郁乍通,痛则暂缓。虽利而气血之搏不解,旋复聚气为痛。津液下流遂致下竭,故唇口干燥。此由热移肠腹,气血两燔。经曰:暴注下迫,皆属于热。凡温邪下利必利下暴迫,大便热或腹中热痛,利后反快,胃纳不减。用白虎汤加干地黄治之,石膏、知母双清肺胃,粳米扶中以养谷神,地黄滋液而清血热。血清气畅则脾复散津之权,水谷分行病利自止。其有邪移下焦治责肝肾,当见从腰以下热甚,齿黑咽干。齿为诸骨之所终,咽为入胃之道路。肾阴灼则齿焦且黑,水源竭则咽燥而干。宜百合地黄牡丹半夏茯苓汤。百合益肺生津,地黄滋肾化液,丹皮入肝而凉血,茯苓利水而走下,加半夏导胃浊下行。

栀子汤方

栀子十六枚(擘)　黄芩三两　半夏半升　甘草二两

上四味,以水四升,先煮栀子取二升半,去滓,内三味煮取一升,去滓,分温再服。

白虎加地黄汤方

即白虎汤加地黄六两,煎服法同。

百合地黄牡丹半夏茯苓汤方

百合七枚(擘)　地黄汁一升　牡丹皮六两　半夏一升　茯苓

四两

　　上五味,先以水洗百合渍一宿,当白沫出,去其水,别以水二升,煮取一升,去滓;别以泉水四升,煮三味取二升,去滓;内地黄汁,与百合汁,更上火令沸,温服一升,日三服。

　　吴鞠通《温病条辨》以温病证治分属上、中、下三焦立说,与此节所言病温,治不得法,留久移于三焦,其义不同。而此篇所论温病,乃天行之常气,与《素问》遗篇刺法论所云:五疫之至,皆相染易,无论大小,病状相似,其邪由五尸所化,发生于刀兵、水火、饥馑、大劫之后。乃天地恶厉之气,每由鼻口直中脏腑,而为咽喉痛吐脓血,或霍乱下血等证。其病原菌随时代人事物质之变迁而异,非可以常理论治也。然仲景明言建安纪元以来,犹未十稔,死亡者三分二,伤寒十居七,是伤寒即包括瘟疫也。盖百病之生不出六经,治法自在其中矣。苟能神而明之,变而通之,斯无不可治之病矣。

卷五

伤暑病脉证并治

伤暑,肺先受之。肺为气府,暑伤元气,寸口脉弱,口渴汗出,神昏气短,竹叶石膏汤主之。

刘昆湘曰:暑者,气交六化之一,天地之蒸气也。经曰:暑以蒸之。又曰:暑胜则地热。盖冬至之后,阳气自下而上。半升则为春,升极则为夏,至夏而日行南陆,热浮地上,蒸水化气,流于太空。暑者,气热而含水,故称郁蒸之令。肺为呼吸之府,一吐一纳,皆于气交相接。暑蒸之气最伤呼吸,故伤暑必肺先受邪。暑热入于气府,则壮火食气,元气受伤,气伤故脉象濡弱。见于寸口,以寸口为手太阴动脉故也。口渴者,热蒸液干而胃津少也。汗出者,热熏分腠而汗孔疏也。故暑气甚则汗出愈多,暑气微,但汗自微出。神昏者,气热干脑,卫微而荣缓也。气短者,荣郁迫肺,血浊则气消也。治以竹叶石膏汤主之。竹叶、石膏以清肺胃之热,麦冬、粳米以滋肺胃之津,半夏降胃浊以解气结,甘草和诸药而调中府,人参补元气之伤,救津液之竭,凉而不寒,润而不腻,补而不壅。一方备升降温凉扶正祛邪之用,此消暑生津保肺定喘之妙剂也。

竹叶石膏汤方 见差后劳复

《总病论》:竹叶汤治虚烦病,兼治中暍、渴、吐逆而脉滑数者。(即本方。呕者加生姜,不呕不用。)

《直指方》:竹叶石膏汤治伏暑,内外热炽,烦燥大渴。

《兰台轨范》:竹叶石膏汤亦治伤暑,发渴脉虚。

《温热经纬》：竹叶石膏汤治暑疟极妙。

伤暑，发热，汗出，口渴，脉浮而大，名曰中暍，白虎加人参黄连阿胶汤主之。

中，音众。暍，音谒。

刘昆湘曰：此言先有伏热，更伤于暑，新旧合邪则化热愈甚，内热外蒸，发热大汗，口渴饮水，证似阳明经证。脉浮而大，浮者暑热之伤，大者素热之变，名曰中暍。暍者热也，《说文》曰：伤暑也。中暍之候，心肺两伤，病兼伏邪，必及血分，故以白虎汤清肺胃而解肌热，黄连阿胶滋心液以凉血分，则表里两解而气血之暑热清矣。

白虎加人参黄连阿胶汤方

知母六两　石膏一斤（碎，绵裹）　甘草二两（炙）　粳米六合　人参三两　黄连三两　阿胶二两

上七味，以水一斗，先煮六味米熟汤成，去滓，内胶烊消。温服一升，日三服。

粳，音庚。

伤暑，汗出已，发热、烦躁、声嘶，脉反浮数者，此为肺液伤，百合地黄加牡蛎汤主之。

嘶，音西。

刘昆湘曰：暑为郁蒸之气，中人则腠疏汗泄，或自汗太多，或误发其汗，津液外竭，荣气内灼，病邪由气陷血。外而发热不解，内则烦躁不安。气府津液伤，喉干声嘶，嘶者，声破而不鸣也。暑伤元气脉当虚弱。今液枯化燥则阴虚阳动，气行迫促，脉转浮而按数。肺为水源而司气府。今暑热之伤，肺液先竭，受病在气，化燥在血，法当以百合地黄汤加牡蛎主之。百合地黄汤治百合病之主剂。百

脉一宗即病在心而关于肺之谓,以脉合于心,血营于脉,故百合病即荣气不清之病,而百合地黄汤清肺津滋心液之妙品也。今暑热由气陷血,故以百合地黄汤双清荣卫,牡蛎咸寒敛心阳以消痞结,导热下行水府,血清则气畅而津液自和,当汗出津津而声嘶烦躁愈矣。此亦治源之法也。地黄当生者取汁用,若干地黄则功效远逊。

百合地黄加牡蛎汤方

百合七枚(擘)　地黄汁一升　牡蛎二两

上三味,先以水洗百合渍一宿,当白沫出,去其水。另以泉水二升煮二味,取一升去滓,内地黄汁,煮取一升五合,分温再服。

另,音令。

伤暑,心下有水气,汗出,咳嗽,渴欲饮水,水入则吐,脉弱而滑,栝楼茯苓汤主之。

栝,通𦬊,古活切,音括。

刘昆湘曰:此言暑湿合邪之例也。湿之与水,异名同类。盖水散成湿,水即含于气中;湿结成水,气即凝于水内。湿气为病,上下内外皆可流行。此云心下有水气者,心下当心包之下,胃脘之上,膈膜之间,脏腑之郭,此水湿内蓄者也。外加暑热之感,水热交蒸,不能外越,则上舍于肺,饮动则气上而咳,咳则气逆外并,与暑热相合,故腠理开而汗出,其证当发作有时。水气内蓄,由中焦不能散津,故当渴欲饮水,饮水则吐。渴欲饮水者,水津不上布也。得水则吐者,入胃不能消也。暑蒸腠泄,热非外闭,与伤寒心下有水气证治不同。脉当弱而按滑,弱为气伤,滑为停饮,暑证不可发汗,宜瓜蒌茯苓汤。

栝楼茯苓汤方

栝楼大者一枚(共皮子捣)　茯苓三两　半夏三两(洗)　黄连二两

甘草一两(炙)

上五味，以水五升，煮取二升，去滓，温服一升，日再服。

本方治伤暑，心下有水气而咳。夫心下有水气则不当渴，而渴欲饮水者，以水气阻其津液上升之路故也，是以虽渴而饮水则吐也。用栝楼为君，清肺开结以止咳，茯苓利水，半夏降逆，黄连清暑热，甘草和中气，热除饮消而渴自止也。

伤暑，发热无汗，水行皮中故也。脉必浮而滑，先以热水灌之，令汗出，后以竹茹半夏汤与之。

刘昆湘曰：暑为阳邪，热熏分腠当皮肤缓而汗泄。今伤暑发热无汗者，必其皮腠素有留湿，水行皮中，暑入而水与热搏。若热胜水蒸化汗，外见烦渴汗出。今湿胜而热涵于水，故无汗而身反发热，此水湿外蓄者也。脉必浮而按滑，浮为气机外迸，滑为饮气流行。治宜以热水频灌其身，缓皮肤助卫阳以化汗，使水气得热则散，必津津有汗而解。俟表气一通，更以竹茹半夏汤治之。竹茹解经脉之湿热，栝楼根清肺燥以生津，茯苓半夏化水气而渗湿，未至多汗之变，已先顾其津液，此治暑化湿法也。

竹茹半夏汤方

竹茹二两　栝楼根二两　茯苓三两　半夏半升

上四味，以水五升，煮取三升，去滓，分温三服。

太阳中热者，暍是也。其人汗出，恶寒身热而渴，白虎加人参汤主之。

沈明宗曰：此言正暑病也。邪之伤人，无有不从皮毛而入，故曰太阳中热。

钱天来曰：暍者，盛夏暑热中人之邪气也。此条先以本证之情形如此，而以中热二字通解。暍字之义，即内经热论所谓病暑也。

王肯堂曰：中暍、中暑、中热名虽不同，实一病也。谓之暍者，暑热当令之时，其气因暑为邪耳，非即夏月暑热当令之正气也。即热论所谓：后夏至日者为病暑是也。暍乃暑热之邪，其气本热不待入里，故中人即渴也。暍为夏至已后之病。阳极阴生之后，阴气已长，当暑汗大出之时，腠理开张，卫阳空疏，表气已虚，不能胜受外气，故汗出恶寒也。是热邪乘腠理之虚而为暍证也，故以白虎加人参汤主之。用石膏以治时令暑热之邪，加人参以补汗出之表虚，添津液而治燥渴也。

成无己曰：汗出恶寒身热而不渴者，中风也。汗出恶寒身热而渴者，中暍也。

《金鉴》曰：汗出恶寒身热而渴，颇似太阳温热之病。但温热无恶寒以热从里生，故虽汗出而不恶寒也。中暍，暑邪由表而入，故汗出恶寒也。究之于脉，温热之浮，浮而实；中暍之浮，浮而虚，以暑热伤气也。究之于渴，温热之渴，初病不过欲饮。中暍之渴，初病即大引饮也。

白虎加人参汤方 见太阳病上

《本事方》：有人患头痛身热，心烦燥渴，诊其脉大而虚，予授以白虎汤，数服愈。《素问》云：脉虚身热得之伤暑。仲景云：其脉弦细芤迟，则皆虚脉可知。

《此事难知》：动而伤暑，心火盛大，肺气全亏，故身热脉洪大。动而火胜者，热伤气也，白虎加人参汤主之。辛苦多得之，不可不知也。

太阳中暍，身热疼重而脉微弱者，以夏月伤冷水，水行皮中所

致也,猪苓加人参汤主之;一物瓜蒂汤亦主之。

成无己曰:经曰脉虚身热得之伤暑,身热脉微弱者,暍也身体疼重者,水也。夏时暑热以水灌洗而得之。

刘昆湘曰:此亦暑热搏湿之例,但与上用热水灌汗之证不同。彼为湿蓄在先,暑热后感,此为暑热先受,水湿后侵。前证为热蒸搏湿于外,此证为水寒抑热于里,故前证脉浮而滑,此证脉微而弱。前证发热无汗,此证身热疼重。身热云者,不似发热之甚。疼重者,水寒之气以浴冷水而内侵皮中也。是知暑之中人,阳盛之体则从热化,阴盛之体则从寒化,半寒半热之体,则或湿为热搏,或热为湿滞,而成错杂之变。本条为水寒外侵,暑热内抑之证,故当渗热下行,导暑邪出自水府,则湿与热离而两邪俱解。暑证误汗,则致亡阴液竭之变,故治暑无汗解之法猪苓汤为育阴利水之剂,治从血分渗湿使水去而津液不伤。加人参者,以暑伤气府,必以益气生津为助,始得化气枢转之力,凡血虚而有水者宜之。若体素盛而脉不甚弱者,以一物瓜蒂汤主之。此泻上中二焦湿热之剂,胃寒者忌之。

猪苓加人参汤方

猪苓一两　茯苓一两　滑石一两　泽泻一两　阿胶一两　人参三两

上六味,以水四升,先煮五味取二升,去滓,内阿胶烊消,温服七合,日三服。

一物瓜蒂汤方

瓜蒂二十个

上剉,以水一升,煮取五合,去滓顿服。

汪双池曰:瓜类生于盛夏,以热蓄湿而生者,而夏月人又喜食之，以其能解烦渴。究竟生冷之物，遏抑暑气于中，以成暑湿相挟。惟瓜蒂则系著全瓜，是能总领暑湿。又其气味苦恶能令人涌吐。其苦能泻热，其吐能越湿，故独用之使膻中之水上越，则皮肤之水亦消，而暑热之气亦泄矣。

尤在泾曰：瓜蒂苦寒，能吐能下，取身面四肢水气。水去而水无所依，将不治而自解矣，此治暑兼湿者之法也。

凡病暑者，当汗出。不汗出者，必发热。发热者，必不汗出也。不可发汗，发汗则发热，烦躁，失声，此为肺液枯。息高气贲者，不治。

贲，音奔。

刘昆湘曰：暑病热蒸腠泄，故当有汗，非中暍。素有伏热则汗出发热当解，即见身热亦微。惟暑湿相搏，或暴寒折热，或风暑杂合，乃有无汗之候，故汗出者不发热，发热者必不汗出也。暑伤气，热灼津，邪感则肺为先受。若治暑误汗必致内伤肺津，甚者重伤心液。肺合皮毛，上通喉咙，肺津伤则发热声嘶。心液伤则烦躁不寐。若津竭而肺中液枯，气失所涵，必宗气离根，而见息高气贲之变。息高者，出多入少，呼吸动形。贲者，奔也。血枯气竭，法在不治，必补气而出息益高，滋液而胸中转结，不可为矣。

伤暑，夜卧不安，烦躁谵语，舌赤脉数，此为暑邪干心也，黄连半夏石膏甘草汤主之。

刘昆湘曰：暑邪肺为先受，逆传入心，其所以自气陷血者，必其人血分素有热也。暑邪陷血，内干于心，故心气热而神乱。心热，故烦躁夜卧不安。神乱，故谵语意识昏昧。舌赤者，心火上阅于窍也。脉数者，气热内薄于荣也，此为暑邪干心，宜黄连清荣而入心，石膏清气而入肺，半夏降逆气以导浊邪下行。病虽自气陷血，仍为血中气分。若全陷血分，则病为在里，当以黄连阿胶汤例治之。

黄连半夏石膏甘草汤方

黄连三两　半夏半升　石膏一斤（碎，绵裹）　甘草二两（炙）（湘本无）

上四味，以水五升，煮取三升，去滓，温服一升，日三服。

太阳中暍，发热恶寒，身重疼痛，其脉弦细芤迟，小便已，洒洒然毛耸，手足厥冷。小有劳，身即热，口开，前板齿燥。若发汗则恶寒甚；加温针则发热甚；数下之，则淋甚。白虎加桂枝人参芍药汤主之。

魏念庭曰：此条乃申明太阳中暍病，详叙其证脉，并列误治之禁，示人知所辨晰也。太阳主表，六淫之邪必先中之，故中暍亦为太阳病。虽所受之邪不同，而所感之分则同也。太阳中暍，暑热客皮肤之外，内热盛躯壳之里。发热者，客邪在表，恶寒者，热邪甚于里也。身重而疼痛，暍不自感，必有所挟，挟湿则身重，挟寒则身痛。暍何有于寒乎？盖暍之为病，或得于冒暑服劳，所谓动而得之者也，则暍气多而寒湿少，竟为暍所中也。或得于避暑深居，所谓静而得之者也，则寒湿多而暍气少，暍为寒中人而郁成也，均可谓之太阳中暍也。试诊之，其脉弦细，弦者紧之类，寒在表也。细者湿之征，热挟湿也。此二者，病脉也。再见芤迟，芤者中气之虚，暑月汗出气虚，故易于感外也。迟者，腹中之寒，暑月伏阴在里，故易于寒内也。此二者，又暍病由来之脉也。合脉证而谛之，而中暍之病可识矣。

再征之于余证，小便已洒洒毛耸，太阳之表有邪，则膀胱腑应之。小便时气动于膀胱，必连及于皮毛，洒洒然恶风寒之状，正绘表证如画也。再验之于手足逆冷，内热极而寒见于四末，且内热为寒湿所郁，其气格阻而不宜达，亦可逆见手足，皆内热外寒之象也。所谓阴阳气不相顺接，凡厥之证也。以致小有劳，身即热，热病阴虚动则生阳也。口开，前板齿燥，热盛于内，欲开口泄其气，气出而内热熏灼于板齿，则齿燥也。此全为内热炽盛之证。若单感暍邪者，内外俱是阳邪。若兼感寒湿者，内为阳邪而外为阴邪，非兼治其外内不为功也。若发汗以治其外，用麻黄桂枝治风寒，温辛发散之品，则内热不除而表气益虚。内热已，恶寒矣。表虚而内热，恶寒必更甚也。或加温针，则热益以热，发热不可消息也。数下之则表证未解，内热不能宜于表，反使热势不能下趋。寒湿之气亦随之入里，气化阻滞，小便必不利，而淋必甚也。是皆非治暍病之法也。

金鉴曰：凡此之证，皆中暍妄行汗下温针致变，以白虎加人参汤主之，或人参汤调辰砂六一散，亦可也。

白虎加桂枝人参芍药汤方

知母六两　石膏一斤(碎，绵裹)　甘草二两(炙)　粳米六合　桂枝一两　人参三两　芍药二两

上七味，以水一斗，煮米熟汤成，去滓，温服一升，日三服。

按：本方即白虎加人参汤，再加桂枝芍药，以解肌和荣卫也。

伤暑，脉弱，口渴，大汗出，头晕者，人参石膏汤主之。

刘昆湘曰，太阳中暍，虽发热汗出，必微恶寒，乃热并于里而表虚，亦太阳主寒水之气使然也。今伤暑之证，内舍心肺，口渴汗大出与太阳中暍同，惟不恶寒为异，此热蒸液泄，肺卫心荣气血两燔之候。暑热上熏干脑，故头晕而似胀似痛。脉弱者，暑伤气弱故也。治宜竹叶石膏双清肺胃之燥，黄连入心，半夏降逆，人参益气生津，竹叶兼可利水，气血两清，自无干心之变矣。

人参石膏汤方

人参三两　石膏一斤(碎,绵裹)　　竹叶一把　黄连一两　半夏半升(洗)

上五味,以水六升,煮取三升,去滓,温服一升,日三服。

伤暑者,头不痛。头痛者,风也;头重者,湿也。

刘昆湘曰:凡外因头痛之证,皆由气血相搏,郁冲犯脑。如伤寒则气寒束血。内风则血痹凝气。荣当外和,卫当内交;行失其度,郁则上犯。今暑邪虽为郁蒸之气,但中伤气府,卫微荣缓。气微则运血乏力而非搏激之争。荣缓则神藏失养,当见晕胀之候。故伤暑之证,以头不痛者为常。其夏令头痛,恶寒者,皆暴寒折热,非暑邪也。伤暑而兼头痛者,必杂感于风,证为暑风相搏。若兼头重者,必杂感于湿,证为暑湿合邪也。

热病脉证并治

热之为病,有外至,有内生。外至可移,内有定处,不循经序,舍于所合,与温相似,根本异源。传经化热,伏气变温,医多不晓,认为一体,如此杀人,莫可穷极。为子条记,传与后贤。

舍,赦上声。

刘昆湘曰:热邪为病,有自外至者,或由天时之加,或由地气之感,或温室炉火过暖,皆可病热,此外至之因也。有自内生者,或嗜热中之物,或过服温燥之品,以及导引失宜,喜怒无节。腑脏气有偏盛,皆可使人病热,此内生之因也。外至之热,或自外移内,或自下移上,或始为瘗痹终变疮疡,或始起溺涩,后传目赤,随经脉之上下表里,干移无定。若内生之热,则以脏腑之用各有所偏,物性之殊久而增气，故病则随体秉多热之经而发有定处。治当辨热邪所舍以施治，不可但泻肠胃转伤中府以竭津液。本论所谓阳多者热，下之则硬是也。热邪不循六经传变之序，但外合与内脏相移。五脏各有所合，如热舍于肺，则外发于皮毛。热客皮毛，亦内归于气府，余脏皆同此例，故曰舍于所合。热邪为病，虽身热必不恶寒，大与温病相似，而实则根本异源。盖温病之热源于伏气，传经化热，始自外寒，皆与热病证治相隔霄壤。此义人多不晓，或将温认热，或误热为寒，方治一差，则苦寒反生热化之虞，小汗可致谵狂之变，乃数十年来温热传经混为一体，如此杀人莫可穷极。师乃详为条记，传示后贤，当可以启举世之昏迷，拯人命于冰谷矣。

热病，面赤口烂，心中痛欲呕，脉洪而数，此热邪于心也，黄连黄芩泻心汤主之。

刘昆湘曰：热邪惟内于五脏，外舍所合，其病变但有千移，无六经循序之传变也。凡六气之感，皆可杂合为病。本篇但举热邪独发之例，分举五脏热病而以干心为首者，以心为火脏故也。举干脏之候，而外合之治亦在其中矣。热病干心面赤舌烂者，诸阳脉皆上会于面，心火性升而窍于舌，故病热则面赤而舌烂也。心合于脉，脉为血府，凡热入血分，即易循脉内陷。今热邪由脉于心，故内见心中疼痛。心不受邪而热移于胆，胆热乘胃，故痛而气上意欲作呕。心热而胃气未逆，故欲呕而实不呕。脉洪而数者，心脉洪而热则数也。辨证平脉当为热邪于心之证，宜黄连黄芩泻心汤主之。黄连泻心，黄芩泻胆，泻心而必以泻胆为佐者，以心热未有不胆热者。连芩直清心火治其源，而痛呕诸证皆随愈矣。

《素问》刺热篇：心热病者，先不乐，数日乃热，热争则卒心痛，烦闷善呕,头痛面赤无汗。

按:素问此篇,所言五脏热病,皆由内蓄而发于外,与本论所言外感热邪而内干于五脏者,根本异源。然以其所舍不殊,故证候亦多相同。今分别各节后,以资对照。

黄连黄芩泻心汤方

黄连三两　黄芩二两

上二味,以水二升,煮取一升,去滓,分温再服。

热病,身热,左胁痛,甚则狂言乱语,脉弦而数,此热邪乘肝也,黄连黄芩半夏猪胆汁汤主之。

刘昆湘曰:肝为阴尽之经,中藏相火,外合筋膜,与心同为血脏,其气行身之左,布于胁肋,故热邪乘之,则身热而左胁痛。身热者,热邪之在血也。胁痛者,血郁而气痹也。甚则狂言乱语者,肝热由络以干心也。肝藏浊气,逆而乘心乱其神志,故杂病之狂谵多属于肝者,以肝为语而藏魂故也。脉弦而数者,肝脉弦而热则数也。凡身热云者,与发热不同,病者但觉烦热在体,而不似发热外蒸之状,虽热必不恶寒,此血分之留热也。治宜黄连黄芩半夏猪胆汁汤主之。连芩清心,半夏降逆,猪胆苦寒,以胆入胆,角为引导。胆气清而肝热自解,胃浊降而心气亦和矣。

《素问》刺热篇:肝热病者,小便先黄,腹痛、多卧、身热,热争则狂言及惊,胁满痛,手足躁,不得安卧。

黄连黄芩半夏猪胆汁汤方

黄连二两　黄芩三两　半夏一升　猪胆汁大者一枚取汁

上四味,以水六升,先煮三物取三升,去滓,内胆汁,和合令相得,分温再服。

和,去声。

热病,腹中痛不可按,体重不能俯仰,大便难,脉数而大,此热邪乘脾也。大黄厚朴甘草汤主之。

刘昆湘曰:热气在脾,脾与胃以膜相连,汁输于小肠,其体则脂,其用在肠,故太阴主腹。脾热则肠液干而脂膏热胀,气壅脉满,故腹中痛而不可按。痛而拒按者,实也。脾热则三焦气阻,故体重不能俯仰。肠液枯约,故大便难。脉当数而按大,数为热盛,大为气强,脾实则同阳明之治,宜大黄厚朴甘草汤主之。大黄泻肠胃之热,厚朴降气直下,佐甘草以和中。非热实在肠胃者,故不用枳、硝也。

《素问》刺热篇:脾热病者,先头重颊痛,烦心颜青,欲呕,身热,热争则腰痛,不可用俯仰,腹满泻,两颔痛。

大黄厚朴甘草汤方

大黄四两　厚朴六两　甘草三两

上三味,以水五升,煮取二升,去滓。温服一升,得大便利勿再服。

热病,口渴,喘嗽,痛引胸中不得太息,脉短而数,此热邪乘肺也。黄连石膏半夏甘草汤主之。

刘昆湘曰:热气病肺则气府液灼,津不四布。口渴者,肺胃之津干也。肺热每至连胃,犹心热之必至移胆。喘嗽者,液涸则气失所丽,液不涵气则气逆冲,咳当声重而呛。喘息气粗痛引胸中不得太息者。肺气热则上焦不利,胸膜液结而气阻,故咳则气动,气动则痛引胸中。上焦升降气阻,故欲长呼以太息而不能。脉当短而按数,短者肺津竭而气病,数者热乘而阳迫也。治宜黄连石膏半夏甘草汤主之,黄连石膏双清气血之热,半夏降逆以散液结,甘草生用能解热毒。热气为病,法当泻以苦寒,非滋润所能治也。

《素问》刺热篇：肺热病者，先淅然厥，起毫毛，恶风寒，舌上黄，身热，热争则喘咳，痛走胸膺背，不得太息，头痛不堪，汗出而寒。

黄连石膏半夏甘草汤方 见暑病

热病，咽中干，腰痛，足下热，脉沉而数，此热邪移肾也，地黄黄柏黄连半夏汤主之。

刘昆湘曰：肾脉之直者上入肺中，循喉咙挟舌本。少阴脉又上结于廉泉，而为津液之道路，所以灌精喉咽也，故肾热则咽中干。腰为肾府，而肾脉下抵足心，故肾热则腰痛而足下热。肾之为脏，不能直与邪感，必热先入脉而内移，始及于肾，故曰：热邪之移肾也。肾为在里，故脉沉而数。治宜地黄黄柏黄连半夏汤主之。地黄滋水而凉血，黄连泻火而清荣，黄柏解下焦之热，佐半夏以降逆气，主治重在血分。凡欲导浊邪自胃下行者，必用半夏，温凉皆可佐使。治通液阻，液化而后津生，饮家水结之渴，尤非半夏莫能解也。

《素问》刺热篇：肾热病者，先腰痛，胻酸，苦渴，数饮，身热，热争则项痛而强，胻寒且酸，足下热，不欲言，其逆则项痛，员员澹澹然。

地黄黄柏黄连半夏汤方

地黄半斤　黄柏六两　黄连三两　半夏一升（洗）

上四味，以水八升，煮取三升，去滓，温服一升，日三服。

湿病脉证并治

湿气为病，内外上下，四处流行，随邪变化，各具病形。按法诊治，勿失纪纲。

刘昆湘曰：湿亦六气分化之一，经曰：湿以润之，又曰：湿胜则地泥。盖湿之与水异名同类。湿者，地气之所生也。由水化气，蒸而上腾，水含气中，其用为湿，所以柔润万物者也。湿为气中含水，故其体可上可下，可内可外，虽以下注为性，而随邪变化四处流行。外而皮里，内而腑脏，化寒化热，合暑合风，因病异形，不胜缕述。盖湿者，体犹气也，故曰湿气。湿甚则聚气成水，故为水气，亦谓之饮。饮者，未成水也，饮停则水成矣。故湿者，气而含水，饮者水而含气，湿饮与水，体一用殊。邪有浅深，病有先后，大抵缘脾湿胃虚聚而成水。脾气衰则鹜溏，胃气衰则身肿。乘脏气体秉之虚，而后邪始内袭。学者当平脉辨证以为施治，则纪纲在握，异乎泛海迷津者已。

湿气在上，中于雾露，头痛项强，两额疼痛，脉浮而涩，黄芪桂枝茯苓细辛汤主之。

刘昆湘曰：此言湿邪中上，病由外至。所谓雾露之气者，湿之流行于气交者也。因人之虚与风相合，气中头项故为头痛项强、两额疼痛之证。颇似太阳中风，乃无发热汗出、洒淅恶风之候。知非风邪伤卫，而为雾露之湿在巅也。脉当浮而按涩，浮为在表，涩为中湿。湿邪中上，必其人头部阳气素虚，治宜黄芪桂枝茯苓细辛汤主之。桂、苓、细辛解风邪以散水寒之气，君黄芪升气之品使药力上行头脑。服方当头额微汗，而风湿俱解。湿未成水，故与风水之证有浅深轻重之异。邪散而真气随复，升气即所以固表也。雾露之气在边隅，即为瘴气。

黄芪桂枝茯苓细辛汤方

黄芪三两　桂枝二两　茯苓三两　细辛一两

上四味，以水五升，煮取三升，去滓，服一升，日三服。

湿气在下,中于冰水,从腰以下重,两足肿,脉沉而涩,桂枝茯苓白术细辛汤主之。

刘昆湘曰:清湿袭虚则病起于下,若其人肾阳内衰,胫寒骨弱,偶涉冷水,玄府不秘,则水寒之气自下上袭。腰为肾府,府者脏气之所聚也。寒湿及于肾府,则腰以下重,两足跗肿。脉当沉而按涩,沉为在里,涩为中湿。治不用温肾利水之剂,而但以桂、苓、细辛加术燥土温脾以散水寒之气者,以湿聚尚未成水,邪浅犹易宣散故尔。若病进则肾气内著,水成则腹大胫冷,此邪以渐致者也。

桂枝茯苓白术细辛汤方

桂枝三两　茯苓四两　白术三两　细辛二两

上四味,以水六升,煮取二升,去滓,温服一升,日再服。

肾著之病,其人身体重,腰中冷如坐水中,形如水状,反不渴,小便自利,饮食如故,病属下焦。身劳汗出,衣里冷湿,久久得之,腰以下冷痛,腹重如带五千钱,甘姜苓术汤主之。

原文无此节,今从《金匮要略》补列于此。衣里,原注"一作表里"。

尤在泾曰:肾受冷湿,著而不去,则为肾著。身重腰中冷如坐水中,腰下冷痛腹重如带五千钱,皆冷湿著肾而阳气不化之征也。不渴,上无热也。小便自利,寒在下也。饮食如故,胃无病也。故曰:病属下焦。身劳汗出,衣里冷湿,久久得之,盖所谓清湿袭虚病起于下者也。然其病不在肾之中脏,而在肾之外府,故其治法不在温肾以散寒,而在燠土以胜水。干姜苓术辛温,甘淡本非肾药,名肾著者,原其病也。

《巢氏病源》:肾主腰脚,肾经虚则受风冷,内有积水,风水相搏,浸积于肾,肾气内著,不能宣通,故令腰痛。其痛状身重腰冷,腹重如带五千钱,如坐于水,形状如水,不渴,小便自利,饮食如故,久久变为水病,肾湿故也。

甘草干姜茯苓白术汤方见寒病

徐中可曰:药以苓术甘扶土渗湿为主,而以干姜一味温中去冷。谓肾之元不病,止在肾之外府,故治其外之寒湿自愈也。若用桂附,则反伤肾之阴矣。

《千金翼方》:肾著汤主腰以下冷痛而重,如带五千钱,小便不利方。(即本方)

《宣明论》:肾著汤治胞痹,小便不利,鼻出清涕者。(即本方)

湿气在外,因风相搏,流于经络,骨节烦痛,卧不欲食,脉浮缓按之涩,桂枝汤微发其汗,令风湿俱去。若恶寒,身体疼痛,四肢不仁,脉浮而细紧,此为寒气并,桂枝麻黄各半汤主之。

刘昆湘曰:湿气在外者,或令值湿盛之时,或居处卑湿之地,汗出而风吹之,湿邪随风入于肌腠,因与风气相搏,内流于经络骨节之间。骨节为神气游行之所,湿气留著筋膜,则气阻而血痹。气阻则痛,血痹故烦。烦者似热似酸而不可耐,以湿滞则荣涩卫阻,而神气伤出入之用故也。今所谓神经性痛是也。湿盛必涵气化水,故病湿则当少气;气沉故为多卧,湿滞则胃阳不宣,故卧而不欲食。脉当浮缓而按之涩,浮缓颇似中风,按之涩者湿也。伤风当能食,今反不能食,故知病为湿邪,宜桂枝汤疏荣气以宣胃阳。当微发其汗,令风湿俱去。若外见恶寒身体疼痛,四肢不仁,此寒束其湿而为痹。不仁者,谓皮肤麻木,非不遂与不举也。脉当浮而细紧,浮者为风,按而细紧者,寒入而荣气内束。此先病风湿未愈,更加客寒之，感而为风寒并病，故曰寒气并也。风寒杂湿三气合而为痹，宜桂枝麻黄各半汤双解荣卫之邪，仍小发汗法也。

桂枝汤方 见太阳病上

桂枝麻黄各半汤方 见太阳病上

湿气在内，与脾相搏，发为中满；胃寒相将，变为泄泻。中满，宜白术茯苓厚朴汤。泄泻，宜理中汤。若上干肺，发为肺寒，宜小青龙汤。下移肾，发为淋漓，宜五苓散。流于肌肉，发为黄肿，宜麻黄茯苓汤，若流于经络，与热气相乘，则发痈脓。脾胃素寒，与湿久留，发为水饮。与燥相搏，发为痰饮，治属饮家。

刘昆湘曰：湿气在内，变化尤多。水谷入胃，中焦如沤，全赖脾气散津上归于肺，然后水津四布，五经并行。若湿气干脾，伤脾络转输之用，胃阳虽能清水，脾气无力散津，则气滞湿凝中焦肓膜之间，自觉中脘满闷若有所阻，故曰中满。以湿性凝滞阻太阴之开也，故曰与脾相搏。此脾湿而胃不寒，故中满而不下利。若脾湿更加胃寒相合，则阳明不实而水谷之气下陷，湿流二肠变为泄泻，其势下坠。中满者，宜白术茯苓厚朴汤。苓术消水而运脾，厚朴除逆而除满，中府气行水津布而湿化中满消矣。胃寒泄泻者，宜理中汤。姜、术、参、草暖胃运脾、升气陷而生津液。若湿邪内发，中焦不病，水气郁蒸上归于肺，肺虚搏湿气不布津，外不得泄越皮肤，下不得通调水道，水气舍肺，气为水寒，故曰发为肺寒。其证则呼吸有声，咳而微喘，治宜小青龙汤。桂、麻、姜、辛、散水气于皮毛，夏、味敛肺而降逆冲，芍、甘缓中以制过汗，此水气上干之变也。若乃湿性下流移邪于肾，气停湿滞水道不行，肾合膀胱而为水府，肾阳不化斯膀胱气癃，溺涩频数，发为淋漓。少腹胀满，此湿邪之下注也,治宜五苓散。苓、泽渗湿而利水,术、桂运中以化气。若湿气在脾,外流肌肉,瘀热以行,发为黄肿。蓄于皮里不得汗泄,治宜麻黄茯苓汤主之,此温脾化水内外分消法也。麻黄得术则化水不至过汗,防己、赤豆泄肌里荣分湿热,此湿而微兼热化者也。若湿流经络,更加热气之乘,湿热相搏,脉热肉败,荣气不通,发为痈脓。治当清荣化热。以上皆湿邪在内之变,病而即发者也。若湿邪久留在内不化,随人体秉,病变各殊。其脾胃素寒者,则湿渍水停发为水饮。水饮者,饮之稀薄者也。湿聚成水,更与燥搏,燥胜则干,发为痰饮。痰饮者,饮之稠浓者也。治属饮家者,谓痰饮之候皆以渐致。宿有饮邪之在体者,谓之饮家,犹汗家、淋家是也。

白术茯苓厚朴汤方

白术三两　茯苓四两　厚朴二两去皮(炙)

上三味,以水五升,煮取一升五合,去滓,分温再服。

理中汤方见霍乱

《万病回春》:理中汤治即病太阴自利不渴、寒多而呕、腹痛下利鸭溏、蛔厥霍乱等证。

小青龙汤方见太阳病中

《和剂局方》:小青龙汤治形寒饮冷,内伤肺经,咳嗽喘急,呕吐涎沫。

五苓散方见太阳病中

《直指方》:五苓散治湿证小便不利。经云,治湿之法,不利小便,非其治也。

《济阳纲目》:五苓散治湿生于内水泻,小便不利。

《万病回春》:秋应凉而反淫雨者,冬发湿郁也,五苓散主之。

麻黄茯苓汤方

麻黄二两（去节）　茯苓三两　白术三两　防己一两　赤小豆一升

上五味，以水七升，先煮麻黄再沸，去上沫，内诸药煮取三升，去滓，温服一升，日三服。

太阳病，关节疼痛而烦，脉沉而细者，此名湿痹。湿痹之候，其人小便不利，大便反快，但当利其小便。

痹，必至切，音畀。

尤在泾曰：湿为六淫之一，故其感人亦如风寒之先在太阳。但风寒伤于肌腠，而湿则流入关节。风脉浮，寒脉紧，而湿脉则沉而细。湿性濡滞而气重著，故亦名痹。痹者，闭也。其人平日土德不及而湿动于中，由是气化不速而湿浸于外，外内合邪为关节疼痛，为小便不利，大便反快。治之者，必先逐内湿，而后可以除外湿，故曰当利其小便。东垣亦云：治湿不利小便，非其治也。然此为脉沉而小便不利者设耳。若风寒在表，与湿相搏，脉浮恶寒身重疼痛者，则必以麻黄、白术、薏苡、杏仁、桂枝、附子等，发其汗为宜矣。

张兼善曰：脉沉而细本少阴脉，今太阳病而见此脉，太阳与少阴为表里，故相似，乃太阳之变脉也。湿流关节，故疼痛；太阳气不宣，故烦；湿气痹闭而不行，故脉应其象而沉细。太阳之脉，从风则缓，从寒则紧，从湿则细，伤上则浮，伤下则沉，当因证而合脉。

陈修园曰：此言湿流关节之病也。然湿者六气之一也，但一气中犹有分别。雾露之气为湿中之清，伤人皆中于上。雨水之湿为湿中之浊，伤之皆中于下。亦称太阳者，病由荣卫而入，荣卫皆属太阳也。此条论地气之湿，乃湿之浊者，故曰但当利其小便。若雾露之邪，当以微似汗解之。

湿家之为病，一身尽疼，发热，身色如熏黄。

徐忠可曰：此言全乎湿而久郁为热者。若湿挟风者，风走空窍，故痛只在关节。今单湿为病，则浸淫遍体一身尽痛，不止关节矣。然湿久而郁郁则热，故发热。热久而气蒸于皮毛，故疼之所至即湿之所至，湿之所至即热之所至。而色如熏黄者，熏，火气也，湿为火气所熏，故发色黄带黑而不亮也。

沈尧封曰：丹溪云，如造曲然，湿热郁久则发黄色也。

陈修园曰：上节言湿邪痹于内，而不能化热。此节言湿邪郁于内而发于外，化热而为黄也。

湿家，其人但头汗出，背强，欲得被覆向火。若下之早，则哕胸满，小便不利，舌上滑苔者，以丹田有热，胸中有寒，渴欲得水而不能饮，口燥烦也。

强，上声。苔，通胎。

《金鉴》曰：湿家头汗出者，乃上湿下热蒸而使然，非阳明内实之热蒸而上越之汗也。背强者，乃湿邪重著之强，非风湿拘急之强也。欲覆被向火者，乃一时湿盛生寒，非伤寒之恶寒也。若误以阳明内实之热，上越之头汗，而逐下之，则湿从寒化，即乘虚入于上，则肺气逆而胸满；入于中，则胃不和而为哕；入于下，则膀胱气化不行为小便不利。舌上白滑如胎者，盖以误下热陷，丹田有热也，寒聚于上，胸中有寒也。所以渴欲得水而不能饮，由下有热而生口燥烦，由上有寒而不化生津液，虽口燥舌干而不能多饮也。

钱天来曰：舌上如胎者，若热邪入胃，则舌上或黄或黑，或芒刺，或干硬，或燥裂，皆胎也。此云如胎，乃湿滑而色白，似胎非胎也。此因寒湿之邪陷入于里而在胸膈，命门之真阳不得上升而在下焦。上下不通,故曰丹田有热,胸中有寒。下焦之真火既不得上达,即所谓清阳不升,是下焦无蒸腾之用,气液不得上腾而为涕唾,故渴。又以寒湿在胸,道路阻绝,故虽欲得水而不能饮,则口燥烦渴也。仲景虽不立治法,以理推之,下文之桂枝附子汤、甘草附子汤,即其治也。

王孟英曰:胸中有寒之"寒"字,当作"痰"字解。胸中有痰,故舌上如胎。其津为痰所阻,故口燥烦。而痰饮乃水之凝结,故虽渴而不能饮也。

《甲乙经》:丹田在脐下二寸,任脉气所发,三焦募也。

湿家下之,额上汗出微喘,小便利者死;若下利不止者,亦死。

尤在泾曰:湿病在表者宜汗,在里者宜利小便。苟非湿热蕴积成实,未可遽用下法。额汗出微喘,阳已离而上行。小便利下不止,阴复决而下走。阴阳离决,故死。

李玮西曰,湿家当利小便,以湿气内淤小便原自不利,宜用药利之。此下后里虚小便自利,液脱而死,不可一例概也。

唐容川曰:此总见湿证无下法也。上节言误下变证,为寒热郁结;此节言误下伤肾,则小便自利,气喘而死。误下伤脾,则大便下利不止而死。观仲景方皆是补土以治湿,则知湿家断无下法也。

问曰:风湿相搏,一身尽疼,法当汗出而解。值天阴雨不止,医云此可发汗。汗之病不愈者,何也?师曰:发其汗,汗大出者,但风气去,湿气在,是故不愈也。若治风湿者发其汗,但微微似欲出汗者,风湿俱去也。

徐忠可曰:此言风湿当汗解,而不可过也。谓风湿相搏疼痛,原当汗解,值天阴雨则湿更甚,可汗无疑,而不愈何故?盖风性急可骤驱,湿性滞当渐解,汗大出则骤风去而湿不去,故不愈。若发之微则出之缓,缓则风湿俱去矣。然则湿在人身粘滞难去,骤汗且不可,而况骤下乎？故前章曰:下之死。此但云不愈,见用法不当而非误下此也。

程云来曰:兹条为治湿汗之严律。

《活人书》:病人中湿,因而伤风,风湿相薄,一身疼重,是名风湿。

湿家病,身上疼痛,发热面黄而喘,头痛鼻塞而烦。其脉大,自能饮食,腹中和无病。病在头中寒湿,故鼻塞,内药鼻中则愈。

头中寒湿之"中",去声。内,入声。

章虚谷曰:此所谓雾露清邪中于上也。三阳经脉上头而行于身表,头中寒湿则表气不宣,故身疼发热。肺开窍于鼻而行气于皮毛,邪从鼻入湿遏其阳而上蒸,则面黄。气闭则喘,气壅则头痛鼻塞而烦。皆肺气窒滞不得下降,故脉反大。其与湿中于下,而在阴之脉沉细者,迥不同也。肺通喉,胃通咽,邪在肺不在胃,故自能饮食,腹中和无病。止头中寒湿,故鼻塞。当用辛香苦泄之药纳鼻中,使肺气通达,其湿邪化水从鼻而出则愈。

喻嘉言曰:邪在上焦,里无别病者,但纳药鼻中搐去湿热所酿黄水而已,以鼻窍为脑之门户,故即从鼻中行其宣利之法,乃最神最捷之法也。

鼻塞方

蒲灰　细辛　皂荚　麻黄

上四味等分,为末,调和。内鼻中少许,嚏则愈。

刘昆湘曰:治当散头中之寒而不动经气,渗鼻中之湿复不伤津液,乃为中病之治。于是用纳药鼻中之法,香蒲生水边似菖蒲而小,或生水中,蒲灰即香蒲烧灰存性。皂荚割去皮炒香,细辛、麻黄皆当微炒，取药力辛窜。以随时制用为佳，久留则气散也。

湿家身烦疼，可与麻黄加术汤，发其汗为宜。慎不可以火攻之。

尤在泾曰：身烦疼痛，湿兼寒而在表也。用麻黄汤以散寒，用白术以除湿。

喻氏曰：麻黄得术则虽发汗不至多汗，而术得麻黄并可以行表里之湿。不可以火攻者，恐湿与热合而反增发热也。

程云来曰，若以火攻之，则湿热相搏，血气流溢，迫而为衄，郁而为黄，非其治法。

麻黄加术汤方

黄麻三两(去节)　桂枝二两(去皮)　甘草一两(炙)　杏仁七十个(去皮尖)　白术四两

上五味，以水九升，先煮麻黄减二升，去上沫，内诸药，煮取二升半，去滓。温服八合，覆取微汗。不得汗，再服；得汗，停后服。

徐灵胎曰：此湿家发汗之主方。

陈灵石曰：身烦疼者，寒湿之邪著于肤表也。肤表实故无汗，无汗则邪无从出矣。方用麻黄发肤表之汗以散表寒，又恐大汗伤阴，寒去而湿反不去，加白术补土生液而除湿气，发汗中寓缓汗之法也。又白术补脾驱湿之功甚大，且能助脾之转输而利水，观仲景用术各方可知。今人炒燥炒黑，土蒸水飘等制，皆失经旨。

《三因方》：麻黄白术汤治寒湿身体烦疼，无汗，恶寒发热者。(即本方)

病者一身尽疼，发热日晡所剧者，此名风湿。此病伤于汗出当风，或久伤取冷所致也，可与麻黄杏仁薏苡甘草汤。

《金鉴》曰：病者谓一身尽痛之病人也。湿家一身尽痛，风湿亦一身尽痛,然湿家痛则重著不能转侧,风湿痛则轻掣不可屈伸,此痛之有别也。湿家发热蚤暮不分微甚,风湿之热日晡所必剧,盖以湿无来去,而风有休作,故名风湿。原其由来,或为汗出当风,或为久伤取冷相合面致。则麻黄杏仁薏苡甘草汤发散风湿,可与也明矣。

程林曰:一身尽痛发热,风湿在表也。日晡,申时也。阳明王于申酉戌,土恶湿,今为风湿所干,当其王时邪正相搏,则反剧也。

钱天来曰:病因汗出当风,夫汗出则腠理开,当风则风乘腠理矣。风邪既入,汗不得出,从离经之汗液,既不得外出皮毛,又不能内返经络,留于肌腠面为湿,此即人身汗液之湿也。其或暑汗当出之时,伤于纳凉太过,使欲出之汗不得外泄,留著肌腠而致病,与汗出当风无异也。

麻黄杏仁薏苡甘草汤方

麻黄四两(去节)　杏仁二两　薏苡半升　甘草二两(炙)

上四味,以水五升,煮取二升,去滓,分温再服,汗出即愈。

按:本方原书分两、煎法乖制,今据《外台秘要》改正。

尤在泾曰,此亦散寒除湿之法。湿痹无寒不作,故以麻黄散寒,薏苡除湿,杏仁利气助通泄之用,甘草补中予胜湿之权也。

风湿,脉浮,身重,汗出恶风者,防己黄芪汤主之。

赵以德曰:此证风湿,皆从表受之。其病在外,故脉浮汗出。凡身重有肌肉萎而重者。有骨萎而重者。此之身重,乃风湿在皮毛之表,故不作疼,虚其卫气而湿著为身重。故以黄芪实卫,甘草佐之;防己去湿,白术佐之。然则风湿二邪,独无散风之药何耶。盖汗多知其风已不留,以表虚而风出入其间,因之恶风尔,惟实其卫,正气壮则风自退,此不治而治者也。尤在泾曰:风湿在表法当从汗而解,乃汗不待发而自出,表尚未解而已虚,汗解之法不可守矣。故不用麻黄出之皮毛之表,而用防己驱之肌肤之里。服后如虫行皮中,及腰下如冰,皆湿下行之征也。然非芪、术、甘草焉能使卫阳复振,而驱湿下行哉。

防己黄芪汤方

防己四两　黄芪五两　白术三两　甘草二两(炙)　大枣十二枚(擘)　生姜三两

上六味,以水六升,煮取三升,去滓,分温三服。服了坐被中,欲解如虫行皮中,卧取汗。

按:本方原书分两、煎法乖制,今据《千金方》改正。

钱天来曰:脉浮汗出恶风,似乎风邪在表,应用桂枝。而仲景又侦知其卫气已虚,皮肤不密,毛孔不闭,所以汗出恶风,乃湿家之表虚者。故用防己利水,以黄芪固表,白术、甘草燥湿补中而已。皆因其表气已虚,卫阳不固,并微似汗之,桂枝亦不轻用矣,非用意渊深而能制方若是耶。

《和剂局方》:防己黄芪汤治风湿相搏,客在皮肤,一身尽重,四肢少力,关节疼痛,时自汗出,洒淅恶风,不欲去衣。及治风冷客搏,腰脚浮肿,上轻下重,不能屈伸。(即本方)

《医方集解》:防己黄芪汤治诸风诸湿,麻木身痛。

伤寒八九日,风湿相搏,不能自转侧,不呕不渴,脉浮虚而涩者,桂枝附子汤主之。大便坚,小便自利者,白术附子汤主之。

徐忠可曰:此言风湿有在伤寒后,而兼阴分虚寒者,即当顾其本元,而分别行阳燥湿之法。谓伤寒八九日正邪解之时,乃因风湿相搏身体疼烦不能自转侧,不言热不言汗,则表邪欲解而热微。使呕且渴,则里有热矣,今不呕渴,则脉浮风也,浮而虚涩,寒湿在内而外阳不行也。故以桂枝汤去芍加附以开寒痹,并行通体之风湿。然桂枝所以行荣卫而走表者,若大便坚小便自利是表里无病,病在躯壳,无取治表,即去桂加术以壮肠胃之气。使燥湿之力从内而出,则风之挟湿而在躯壳者,不从表解而从热化也。故曰其人如冒状勿怪,即是术附并走皮中云。

桂枝附子汤方

桂枝四两(去皮)　附子二枚(炮)　甘草三两(炙)　生姜三两(切)　大枣十二枚(擘)

上五味,以水六升,煮取二升,去滓,分温三服。

徐灵胎曰:此节桂枝去芍药加附子汤,但彼桂枝用三两,附子用一枚,以治下后脉促胸满之证。此桂枝加一两,附子加二枚,以治风湿身疼脉浮涩之证。一方而治病迥殊,方亦各异,细思之各当其理,分两之不可忽如此,义亦精矣。后人何得以古方,轻于加减也。

白术附子汤方

白术一两　附子一枚(炮)　甘草二两(炙)　生姜一两半　大枣六枚

上五味,以水三升,煮取一升,去滓。分温三服,一服觉身痹,半日后再服。三服都尽,其人如冒状,勿怪。即术附并走皮中,逐水气未得除耳。

冒,莫道切。

章虚谷曰:此言身如痹者,以风湿阴凝之邪初服通阳之药,其气痹结难开也,既而又如冒者,瞑眩也,药与邪争,药力不胜。若药勿瞑眩厥疾不瘳,其斯之谓欤。

按：上方用桂枝，是重在解表分之风邪。此方用白术，是重在祛脾肾之寒湿。盖小便自利为湿痹之危候，故当用附子急固其本元也。

《和剂局方》术附汤治风虚，头目眩重，甚者不知食味。此药暖肌补中，助阳气，止自汗。（即本方）

风湿相搏，骨节疼烦掣痛，不得屈伸，近之则痛剧，汗出短气，小便不利，恶风不欲去衣，或身微肿者，甘草附子汤主之。

喻嘉言曰：此条复互上条之意，而辨其证之较重者。风则上先受之。湿则下先受之，逮至两相搏聚，注经络、流关节、渗骨体躯壳之间，无处不到则无处不痛也。痛不可近，汗出短气。恶风不欲去衣，小便不利，或身微肿，正相搏之最剧处。于中短气一证，乃汗多亡阳，阳气大伤之征。故用甘草附子白术桂枝为剂以复阳，而分解外内之邪也。

尤在泾曰：此亦湿胜阳微之证，其治亦不出助阳驱湿，如上条之法也。盖风湿在表，本当从汗而解，而汗出表虚者，不宜重发其汗。恶风不欲去衣，卫虚阳弱之征。故以桂枝、附子助阳气，白术、甘草崇土气。云得微汗则解者，非正发汗也，阳胜而阴自解耳。

程郊倩曰：已上二条虽云风湿相搏，其实各夹有一"寒"字在内，即三气合而为痹之证也。邪留于筋骨之间寒多则筋挛足痛。

甘草附子汤方

甘草二两（炙）　附子二枚（炮，去皮）　白术二两　桂枝四两

上四味，以水六升，煮取三升，去滓，温服一升，日三服。初服得微汗，则解；能食汗出复烦者，服五合；恐一升多者，服六七合为佳。

柯韵伯曰：此节桂枝附子汤加白术去姜枣者也。前证得之伤

寒,有表无里;此证因于中风,故兼见汗出身肿之表,短气小便不利之里,此《内经》所谓:风气胜者为行痹之证也。然上焦之化源不清,总因在表之风湿相搏,故于前方仍重用桂枝,而少减术附去姜枣者,以其短气而辛散,湿泥之品非所宜耳。

王晋三曰:甘草附子汤,两表两里之偶药。风淫于表,湿流关节,治宜两顾。白术、附子顾里胜湿,桂枝、甘草顾表胜风。独以甘草冠其名者,病深关节,义在缓而行之。若驱之太急,风去而湿仍留,返遗后患矣。

徐忠可曰:湿有因病转者,有积渐浸淫者,有因湿传热者,有下热而胸仍寒者,有上湿而下仍寒者。总是湿性粘滞,挟风则上行,因虚或寒则偏阻,积久则痹著。性命关头在内之元气,故始终戒下忌泄。而治法唯发汗渗湿为主,外有痹著兼补之,内有积寒兼温之。

伤燥脉证并治

伤燥,肺先受之,出则大肠受之。移传五脏,病各异形。分别诊治,消息脉经。

刘昆湘曰:燥亦气交六化之一,用与湿反。经曰:燥以干之。又曰:燥胜则地干。盖脏腑经脉皆资水津为之濡润,故湿者水分之太过,而燥者水分之不及也。伤燥者,燥气涸其津液,减身形含水之量,故为燥病。肺为气府,体称娇脏,其质绵软,寒热易伤,故湿停则胀,热灼则痿,暑蒸则驰,燥敛则结。是以秋燥大行,气交不润,人病唇干皮燥,此为其常。外舍所合,内由呼吸以于于肺,肺纳燥气,液涸病生,故伤燥外致之候,肺为先受。肺者为脏,大肠属腑。以脏内而腑外,又大肠肺所合也,燥邪伤肺,移传大肠,病气自脏泄腑，故曰出，言病自内而之外也。或移或传，分干五脏，病形各异，为治不同。欲析咈吟，微妙在脉。邪不空现，效象可知，故当消息于脉经。脉经，犹言脉之常理也。

  燥病，口渴咽干，喘咳胸满痛，甚则唾血，脉浮短而急，此燥邪干肺也，柏叶石膏杏子甘草汤主之；若移于大肠，必大便难，口渴欲饮热，脉急大，在下者，麻仁白蜜煎主之。

  刘昆湘曰：燥邪涸津，首先犯肺，口渴咽干者，肺胃之津干也。病非热邪，故干而不苦，喘咳胸满痛者，液涸则气失所含而上逆，故喘而且咳，辟辟而气呛。胸满者，上焦之津枯而气痹也。气痹不通，故满而且痛。甚则唾血者，燥初在气，病甚则入血也。脉当浮短而急，短者液涸而气结，急者燥伤而热化。浮短者，燥邪之在肺也，宜主以柏叶石膏杏子甘草汤。柏叶清血而降肺气之逆，石膏凉气以泻胃浊之燥，杏子滋润利肺定喘止咳，佐甘草以缓中，则燥润津生，气和血敛，咳喘胸满诸证皆愈。其邪出而移于大肠者，浊气下行，于病为顺。肠燥则液涸，故为大便难。难者，但便出不畅，不似热结之甚。口渴欲热饮者，经云胃欲寒饮，肠欲热饮。所以然者，胃土性燥，故喜凉；肠金性寒，故喜热。虽肠枯化热欲得水以济之，仍不欲得寒水。强与寒饮则痛，痛则气上迫胃而为呕逆。脉急大在下者，此燥化见于下也。不曰尺中急大而曰在下急大，盖关半以下象皆如此，非独见于尺也。麻仁白蜜煎为和平润燥之剂，麻仁性滑微凉专润肠胃之燥，白蜜生用滑肠，熟用补中。肠润则传导如常，燥邪自下。若有兼证，可随证加味治之。

柏叶石膏杏子甘草汤方

  柏叶三两 石膏半斤 杏仁二十枚（去皮尖） 甘草二两（炙）

上四味，以水五升，煮取三升，去滓，温服一升，日三服。

麻仁白蜜煎方

麻仁一升　白蜜六合

上二味，以水四升，先煮麻仁取一升五合，去滓，内蜜微沸，和合令小冷，顿服之。

燥病，口烂，热气上逆胸中痛，脉大而涩，此燥邪乘心也，栀子连翘甘草栝楼汤主之。

刘昆湘曰：燥邪在气，内侵于脉，脉热荣溢，合心火性升而上犯，故曰乘心。所谓干乘五脏者，皆伤脏气流行之用，非脏体之内伤也。口为糜烂者，荣中之热上干于肺胃也。热气上逆者，包络之气逆冲于上焦也。脉受燥化则荣气内壅而化热，故胸中气阻而痛。邪在脉而不在肺与上焦，故但胸中痛而不满。脉大而涩者，大为心脉，涩为燥化。凡云邪乘心者，皆受邪在于包络。宜栀子连翘甘草栝楼汤，栀子连翘清上焦而解郁热，甘草栝楼生肺津而缓收引。凡治燥多用甘寒者，甘以缓燥气之劲敛也。

栀子连翘甘草栝楼汤方

栀子十四枚（擘）　连翘二两　甘草二两　栝楼根四两

上四味，以水七升，煮取三升，去滓，温服一升，日三服。

燥病，目赤，口苦，咽干，胁下痛，脉弦而数，此燥邪乘肝也，黄芩牡丹栝楼半夏枳实汤主之。

刘昆湘曰：燥邪侵体自气及血，乘心则伤荣气，乘肝则犯络血。肝窍于目，故血燥而目赤。胆热上乘，故咽干而口苦。肝脉行于胁，燥伤则经气涩阻，故胁下痛。脉弦而数者，弦为血凝其气，血凝者以燥伤而液涸也。按数者，血燥而热化也。证脉皆似少阳而不兼外发寒热,故知为燥邪乘肝之候。但宜清血燥以生津液,降浊邪而通气痹。若以柴芍和少阳,则转炽风发之势。当用黄芩丹皮栝楼半夏枳实汤,黄芩清胆气,丹皮凉肝血,栝楼实润肺津而开胸结,半夏、枳实降逆气而通液阻。不用麦冬地黄之类者,以燥性收敛治当滋液,复不可腻邪也。

黄芩牡丹栝楼半夏枳实汤方

黄芩三两　牡丹皮二两　半夏半升(洗)　栝楼实大者一枚(捣)
枳实二两

上五味,以水五升,煮取三升,去滓。温服一升,日三服。

燥病,色黄,腹中痛不可按,大便难,脉数而滑,此燥邪乘脾也,白虎汤主之。

刘昆湘曰:燥邪于肺则在气而涸津,燥邪乘肝则入血而涸液。脾为中府,外合肌肉而主脂膏,燥病乘脾者,气血之两燔也。经曰:瘀热以行脾色必黄,盖黄为脾色外见。太阴主腹,以燥气收引,瘀热内敛,气燥并血则行于腹之经脉,而挛急为痛。腹痛拒按者为实,今痛而不满,故知非内实也。大便虽难而仍能传导,故知非热结也,此肠燥液干之候。脉象数而按滑,数从浮见为燥邪在气,滑从按见为燥邪入血。此证若误攻其实,则阴津转伤,燥邪愈陷。宜白虎汤双清气血,以存津液。知母清血,石膏清气,粳米以生谷精,甘草以缓收引,治其源而诸证自解。凡热病失治,则邪蓄于腑,而转内实阳结之候。燥病迁延,则邪留脉络,而为症瘕动气之因。以燥久伤血,血凝结则气阻故也。

白虎汤方 见太阳病上

燥病,咽干喉痛,少腹急痛,小便赤,脉沉而急,此燥邪移肾也,

地黄黄柏茯苓栝楼汤主之。

刘昆湘曰：肾脏在里不与外邪直感，故病皆曰移。燥邪涸津，咽干喉痛者，津涸于上也。肝肾同主少腹之部，燥邪内移则少腹之经脉以血枯而挛急，故为少腹急痛。小便赤者，肾热之泄于膀胱也。燥伤肾者必连于肝，以燥邪伤其所胜，内及血分，则邪连厥阴故也。故燥则伤筋，肝热亦有小便先赤之证。治宜地黄黄柏茯苓栝楼汤主之，干地黄凉血以滋水，栝楼根清气而生津，黄柏、茯苓导下焦之热出自小便，滋水则肝血得养，治肾即所以治肝也。

地黄黄柏茯苓栝楼汤方

地黄六两　黄柏三两　茯苓三两　栝楼根四两

上四味，以水六升，煮取三升，去滓，温服一升，日三服。

喻嘉言曰：燥之与湿霄壤之殊，燥者天之气也，湿者地之气也。水流湿，火就燥，各从其类，此胜彼负，两不相谋。春月地气动而湿胜，斯草木畅茂。秋月天气肃而燥胜，斯草木黄落。故春分以后之湿，秋分以后之燥，各司其政。若夫深秋燥金主病，经曰：燥胜则干。夫干之为害，有干于外而皮肤皱揭者，有干于内而精血枯涸者，有干于津液而荣卫气衰，肉烁而皮著于骨者，随其大经小络，所属上下中外前后各为病所，燥之所胜亦云熯矣。至所伤则更厉，燥金所伤本摧肝本，甚则自戕肺金。盖肺金主气而治节行焉，若病起于秋而伤其燥，金受火刑，化刚为柔，方圆且随型埴，欲仍清肃之旧其可得耶。经谓咳不止而出白血者死，白血谓色浅红而似肉似肺者，非肺金自削何以有此。试观草木菁英可掬，一乘金气忽而改容，焦其上首。而燥气先伤上焦华盖，岂不明耶。详此则病机之诸气膹郁皆属于肺，诸痿喘呕皆属于上，二条明指燥病言矣。内经云,心移热于肺传为鬲消,肺燥之繇来者远矣。又云,二阳结谓之消,手阳明大肠热结而津不润,足阳明胃热结而血不荣,证成消渴,舌上赤裂,大渴引饮,与心移热于肺传为鬲消,文虽异而义则一也。治鬲消者用白虎加人参汤,专救其肺,以施于诸气膹郁,诸痿喘呕罔不合矣。燥病必渴,而渴之所属各不同,有心肺气厥而渴,有肝痹而渴,有脾热而渴,有肾热而渴,有胃与大肠结热而渴,有小肠痹热而渴。五脏部分不同,病之所遇各异,其为燥热亡液则一也。治燥病者,补肾水阴寒之虚,而泻心火阳热之实。除肠中燥热之甚,济胃中津液之衰,使道路通而不结,津液生而不枯,气血利而不涩,则病日已矣。

伤风脉证并治

风为百病之长,中于面则下阳明,甚则入脾;中于项则下太阳,甚则入肾;中于侧则下少阳,甚则入肝。病变不一,慎毋失焉。

风者天元六气之一,生于地面空气寒热调剂之动荡,每岁随四时八节之气候而转移。《灵枢》九宫八风篇云:从其所居之乡来为实风,主生长养万物;从其冲后来为虚风,伤人者主杀主害者,谨候虚风而避之。故圣人曰避虚邪之道,如避矢石然,邪弗能害,此之谓也。盖所居者,太一所居之乡也。如月建在子,风从北方来,冬气之正也。月建居卯,风从东方来,春气之正也。月建居午,风从南方来,夏气之正也。月建居酉,风从西方来,秋气之正也。四隅十二建,其气皆然。气得其正者,正气王也,故曰实风,所以能生长养万物。冲者,对冲之方也。后者,后位之方也。时已过而气方至,故为后,由正气不及,故曰虚风,所以能伤人而杀害万物者也。

六淫之邪风为首，而伤人最急，故为百病之长。邪气脏腑病形篇：诸阳之会皆在于面，中人也，方乘虚时及新用力，若饮食汗出腠理开而中于邪。中于面则下阳明，中于项则下太阳，中于颊则下少阳，其中于膺背两胁亦中其经，盖仲景此节之所本。风属阳，故伤人则中三阳经。足阳明经居身之前，故风中于面则下阳明。胃与脾相表里，故甚则入脾也。足太阳经居身之后，故风中于项则下太阳。膀胱与肾相表里，故甚则入肾也。足少阳经居身之侧，故风中于侧则下少阳。胆与肝相表里，故甚则入肝也。《素问》风论云：风之伤人也，或为寒热，或为热中，或为寒中，或为疠风，或为偏枯，或为风也。其病各异，其名不同。故曰病变不一，慎毋失焉。

夫风之为病，当半身不遂，或但臂不遂者，此为痹，脉微而数，中风使然。

此节以下八节自《金匮要略》补入。

喻嘉言曰：岐伯谓各入其门户所中，则为偏风。仲景谓风之为病，当半身不遂，或但臂不举者，此为痹。脉微而数，中风使然。门户指入络入经、入腑入脏言也。经言百病之生必先于皮毛，邪中之则腠理开，开则邪入，客于络脉。留而不去，传入于经，留而不去，传入于腑，廪于肠胃。此则风之中人以渐而深，其人之门户未至洞开，又不若急虚卒中入脏之骤也。仲景会其义，故以臂不举为痹，叙于半身不遂之下。谓风从上入，臂先受之。所入犹浅也。世传大拇一指独麻者，三年内定中风，则又其浅者矣。然风之中人必从荣卫而入，风入荣卫则荣脉改微、卫脉改数。引脉以见其人必血舍空虚而气分热炽，风之摇来匪朝伊夕也。

尤在泾曰：风彻于上下，故半身不遂。痹闭于一处，故但臂不遂。以此见风重而痹轻,风动而痹著也。风从虚入故脉微,风发而成热故脉数。曰中风使然者,谓痹病亦是风病,但以在阳者则为风,而在阴者,则为痹耳。

按:仲景于中风半身不遂未出方,今列《千金方》屡有效验者于后,以资应用。

《千金方》防风汤主偏风,甄权处,疗安平公方:

防风　芎䓖　白芷　牛膝　狗脊　萆薢　白术各一两　羌活　葛根　附子　杏仁各二两　石膏　薏苡仁　桂心各三两　麻黄四两　生姜五两

上十六味,㕮咀,以水一斗二升,煮取三升,分三服。服一剂觉好,更进一剂,即一度针。九剂九针,即差。灸亦得。

针风池一穴　肩髃一穴　曲池一穴　支沟一穴　五枢一穴　阳陵泉一穴　巨虚、下廉一穴。凡针七穴即差。(按:当加针环跳一穴　风市一穴　阳辅一穴　昆仑一穴　解谿一穴更佳)

寸口脉浮而紧,紧则为寒,浮则为虚;寒虚相搏,邪在皮肤;浮为血虚,络脉空虚;贼邪不泻,或左或右;邪气反缓,正气即急,正气引邪,喎僻不遂。邪在于络,肌肤不仁;邪在于经,即重不胜;邪入于腑,即不识人;邪入于脏,舌即难言,口吐涎。

胜,音升。

尤在泾曰:寒虚相搏者,正不足而邪乘之,为风寒初感之诊也。浮为血虚者,气行脉外而血行脉中,脉浮者,沉不足为血虚也。血虚则无以充灌皮肤而络脉空虚,并无以捍御外气而贼邪不泻,由是或左或右,随其空处而留著矣。邪气反缓正气即急者,受邪之处筋脉不用而缓,无邪之处正气独治而急,缓者为急者所引,则口目为僻，而肢体不遂。是以左㖞者邪反在右，右㖞者邪反在左。然或左或右，则有邪正缓急之殊，而为表为里亦有经络脏腑之别。经云：经脉为里，支而横者为络，络之小者为孙。是则络浅而经深，络小而经大。故络邪病于肌肤，而经邪病连筋骨，甚则入腑，又甚而入脏，则邪递深矣。盖神藏于脏而通于腑，病则神窒于内，故不识人。诸阴皆连舌本，脏气厥不至舌下则机息于上，故难言而涎自出也。

《金匮辑义》：㖞僻不遂，《内经》所谓偏风偏枯，《巢源》有口㖞候，又有风偏枯，风身体手足不随，风半身不随等候，即《外台》以降所谓瘫痪风也。肌肤不仁，《巢源》有风不仁候，云其状搔之皮肤如隔衣是也。重不胜，《巢源》有风畏退候，云四肢不收，身体疼痛，肌肉虚满，骨节懈怠，腰脚缓弱不自觉知。又有风䐜曳候，云筋肉懈惰，肢体弛缓不收摄，盖此之类也。不识人，《内经》所谓击仆，《巢源》有风癔候，云其状奄忽不知人，喉里噫噫然有声，即卒中急风是也。详见于《医说》刘子仪论。舌难言，《内经》所谓喑痱，《巢源》有风舌强不得语候，云脾脉络胃挟咽连舌本、散舌下，心之别脉系舌本，今心脾二脏受风邪，故舌强不得语也。由以上数义观之，正如此条乃是中风诸证之一大纲领也。

《张氏医通》：《金匮》云极寒伤经，极热伤络，则知经受寒而急，则络必热而缓，即《素问》大筋软短，小筋弛长之谓也。凡口之㖞，灸地仓；目之斜，灸承泣；苟不效，当灸人中。

大风，四肢烦重，心中恶寒不足者，侯氏黑散主之。 依涪古本补。

汪双池曰：四肢烦重而言中风者，有中风证如㖞僻不遂，脊不屈伸之类，仲景书简故只以中风二字该之。心中恶寒不足，见非外恶风寒，但心中怯怯觉畏寒耳。此则内虚而血气皆不足，风淫将入脏也，故《外台》用治风癫。

徐忠可曰：此为中风家挟寒而未变热者治法之准则也。谓风从外入挟寒作势，此为大风。证见四肢烦重，岂非四肢为诸阳之本，为邪所痹而阳气不运乎。然但见于四肢，不犹愈于体重不胜乎。证又见心中恶寒不足，岂渐欲凌心乎。然燥热犹未乘，不犹愈于不识人乎。

故侯氏黑散用参、苓、归、芎补其气血为君，菊花、白术、牡蛎养肝脾肾为臣，而加防风、桂枝以行痹著之气，细辛、干姜以驱内伏之寒，兼桔梗、黄芩以开提肺热为佐，矾石所至除湿解毒，收涩心气，酒力运行周身为使。庶旧风尽出，新风不受。且必为散酒服至六十日止，又常冷食使药积腹中不下。盖邪渐侵心，不恶热而寒，其由阴寒可知。若胸中之阳不治，风必不出，故先以药填塞胸中之空窍，壮其中气，而邪不内入，势必外消。此即《内经》所谓塞其空窍，是为良工之理。若专治其表里，风邪非不外出，而重门洞开，出而复入，势将莫御耳。

侯氏黑散方《金匮要略》原注"《外台》治风癫"。

菊花四十分　白术十分　防风十分　桔梗八分　黄芩五分　细辛三分　干姜三分　人参三分　茯苓三分　当归三分　芎䓖三分　牡蛎三分　桂枝三分　矾石三分（《外台秘要》：如马齿者，烧令汁尽，研。z

上十四味，杵为散，酒服方寸匕，日一服，初服二十日，温酒调服，禁一切鱼肉大蒜，常且冷食，六十日止，即药积在腹中不下也。热食即下矣，冷食自能助药力。

张路玉曰：郭雍曰：黑散本为涤除风热，方中反用牡蛎、矾石止涩之味，且令冷食使药积腹中，然后热食，则风热痰垢与药渐次而下也。

陈修园曰：此方为逐风填窍之神剂。凡中风证初患，未经变热者宜之。病后尤赖以收功，免致再患为终身之废疾。

按：昔贤有言：治风先养血，血行风自灭。此方用补气血药于驱逐风寒湿热剂中，俾脏腑坚实，荣卫调和，则风自外散也。君以菊花之轻升，清头部之风热；佐以防风祛风，白术除湿，归芎补血，参苓益气，桂、牡行痹，姜、辛驱寒，桔梗涤痰开胸，黄芩泻火解郁，矾石解毒善排血中之瘀浊，且能护心俾邪无内凌；酒运药力，直达经络以散旧风。《巢氏病源》寒食散发候云：仲景经有侯氏黑散，知其方相传已久。《外台》取治风癫者，亦以清上之力宏也。后人火气痰寒类中诸治法，皆不能出其范围。《本草纲目》载经验方，治失心颠狂，用真郁金七两，明矾三两，为末，薄糊丸，梧子大，每服五十丸，白汤下。有妇人颠狂十年，至人授此，初服心胸间有物脱去，神气洒然，再服而苏。此惊忧痰血，络聚心窍所致。郁金入心去恶血，明矾化顽痰，故也。与此方药药味繁简虽殊，而制义则同也。

风热瘫痫，风引汤主之。亦治大人风引、小儿惊痫，瘈疭，日数发，医所不疗，大能除热。

瘫，他丹切，音滩。痫，音间。瘈，音契。疭，音纵。文依涪古本，下节同。

汪双池曰：风引者，中风而牵引，即瘈疭也。此风淫在经络者，风性无恒，故时发时止，而日数十发，则风淫挟火，火性急数，故此方用石药以镇之。

徐忠可曰：风邪内并，则火热内生，五脏亢甚迸归入心，故以桂、甘、龙、牡通阳气安心肾为君。然厥阴风木与少阳相火同居，火发必风生,风生必挟木势侮其脾土,故脾气不行聚液成痰,流注四末因成瘫痪。故用大黄以荡涤风火湿热之邪为臣。随用干姜之止而不行者以补之,为反佐。又取滑石、石膏清金以伐其木,赤白石脂厚土以除其湿,寒水石以助肾水之阴,紫石英以补令神之虚,为使。故大人小儿风引惊痫皆主之。巢氏用治脚气,以石性下达,可胜湿热,不使攻心也。

徐灵胎曰:此乃脏腑之热,非草木之品所能散,故以金石重药清其里。

风引汤方

大黄　干姜　龙骨各四两　桂枝三两　甘草　牡蛎各二两　滑石　寒水石　赤石脂　白石脂　紫石英　石膏各六两

上十二味,杵粗筛,以韦囊盛之,取三指撮,井花水三升,煮三沸,温服一升。

按:古无磁瓶,故盛散药用韦囊,且便于携远,今西藏此风犹存。《儒门事亲》云:将旦首汲曰井荤。而刘河涧之天水散,用滑石六两,甘草一两,辰砂三钱,共为细末,新汲水一碗,调服三钱,为治夏时中暑,热伤元气,内外俱热,无气以动,烦渴欲饮,肠胃枯涸者之神剂。盖从此方化出。

《巢氏病源》:脚气脉微而弱,宜服风引汤。

《外台秘要》:永嘉二年,大人小儿频行风痫之病,得发例不能言;或发热半身掣缩,或五六日。或七八日死。张恩惟合此散,所疗皆愈。此本仲景《伤寒论》除热镇心紫石汤方。

《中风斠诠》:此方以石药六者为主,而合之龙牡,明明专治内热生风,风火上升之病。清热镇重,收摄浮阳,其意极显。若引《素问》气血并于上而为大厥之病理,而以此等药物降其气血,岂不针锋相对。《千金》引徐嗣伯自注,风眩之病起于心气不足,胸中蓄实,故有高风面热之所为也。痰热相感而动风,风火相乱则闷瞀,故谓之风眩。大人曰癫,小儿则为痫,其实则一。此方疗治,万无不愈。

病中风如狂状,妄行,独语不休,无热,其脉浮者,宜防己地黄汤。依涪古本。

赵以德曰:狂走谵语身热,脉大者,则阳明。若此无寒热其脉浮者,血虚从邪并于阳而然也。《内经》曰:邪入于阳则狂,此狂者谓五脏阴血虚乏,魂魄不清,昏动而然也。桂枝、防风、防己酒浸其汁用,是轻清归之于阳,以散其邪。用生地黄之凉血补阴,熟蒸以归五脏益精养神也。盖药生则散表,熟则补衰,此煎煮法也,又降阴法也。阴之不降者,须少升以提其阳,然后降之方可下。不然则气之相并,不得分解矣。

徐忠可曰:此亦风之进入于心者也。风升必气涌,气涌必滞涎,涎滞则留湿,湿留壅火邪聚于心。故以二防、桂、甘去其邪,而以生地最多,清心火,凉血热。谓如狂妄行独语不休,皆心火炽盛之证也。况无寒热则知病不在表,不在表而脉浮,其为火盛血虚不疑耳。后人地黄饮子、犀角地黄汤等,实祖于此。

防己地黄汤方

防己　甘草各一分　桂枝　防风各三分

上四味,以酒一杯渍之一宿,绞取汁。生地二斤㕮咀,蒸之,如斗米饭久,以铜器盛其汁,更绞地黄汁,和分再服。

《千金方》:风眩门防己地黄汤,治言语狂错,眼目霍霍,或言见鬼,精神昏乱。防己、甘草各二两,桂心、防风各三两,生地黄五斤别切,勿合药渍。疾小轻用二斤。上五味㕮咀,以水一升渍一宿绞汁,著一面取渖著竹簟上以地黄著药渖上,于五斗米下蒸之,以铜器承取汁,饭熟以向前药汁合绞取之,分再服。

徐灵胎曰:此方他药轻而生地独重,乃治血中之风。生渍取清汁归之于阳以散邪热,蒸取浓汁归之于阴以养血,此皆治风邪归附于心,而为癫痫惊狂之病。与中风、风痹,自当另看。又曰:凡风胜则燥,又风能发火,故治风药中,无纯用燥热之理。

中风痱,身体不能自收,口不能言,冒昧不知痛处,或拘急不得转侧,续命汤主之。依涪古本。

沈明宗曰:《灵枢》云:痱之为病,身无痛者,四肢不收,智乱不甚,其言微,甚则不能言,不可治。故后人仿此而出方也。

丹波元简曰《圣济总录》云:痱字,书病痱而废,肉非其肉者。以身体无痛,四肢不收,而无所用也。《楼氏纲目》云:痱,废也,痱即偏枯之邪深者,以其半身无气营运,故名偏枯。以其手足废而不收,或名痱。或偏废,或全废,皆曰痱也。知是痱即中风之谓。脉解篇:喑俳,即喑痱也。

续命汤方《金匮要略》附方,引《古今录验》。

麻黄　桂枝　当归　人参　石膏　干姜　甘草各三两　杏仁四十枚(去皮尖)　芎䓖一两半

上九味,以水一斗,煮取四升。温服一升,当小汗,薄覆脊凭几坐,汗出则愈,不汗,更服,无所禁,勿当风。

魏念庭曰:为中风正治也。以桂枝治卫风,以麻黄治荣风,兼治寒邪者。以当归、芎䓖补血,以人参、甘草补气,以干姜开郁化痰,杏仁降气豁痰,石膏清热生津。风寒外因,痰火气内因,一方俱兼理者也。

《千金方》：大续命汤治肝厉风，卒热喑痖。通治五脏偏枯贼风。又治大风经脏，奄忽不能言，四肢垂曳，皮肉痛痒不自知。宜产后及老小等方。（即本方）

中风，但伏不得卧，咳逆上气，面目浮肿，续命汤主之。《金匮要略》此节附于前方后，今依涪古本另列。

徐忠可曰：但伏不得卧，咳逆上气，面目浮肿，此风入而痹其胸膈之气，使肺气不得通行，独逆而上攻面目。因从外感来，故以麻黄汤行其荣卫，干姜、石膏调其寒热，而加芎、归、参、草以养其虚。必得小汗者，使邪仍从表出也。

中风，手足拘急，百节疼痛，烦热心乱，恶寒经日，不欲饮食，或心中热，或腹满，或气逆，或悸，或渴，或先有寒者，独活细辛三黄汤主之。依涪古本。

魏念庭曰：亦为中风正治，而少为变通者也。以独活代桂枝，为风入之深者设也。以细辛代干姜，为邪入于经者设也。黄芪补虚以熄风，黄芩代石膏清热，为湿郁于下，热甚于上者设也。心热加大黄，以泄热也。腹满加枳实，以开郁行气也。气逆加人参，以补中益胃也。悸加牡蛎防水邪。渴加栝楼根，以肃肺生津除热也。大约为虚而有热者，言治也。先有寒即素有寒也，素有寒则无热可知，纵有热亦内真寒外假热而已。云加附子，则方中之黄芩亦应斟酌矣，此又为虚而有寒者言治也。或云附子用以助独活，细辛驱风除湿，非温经也，亦通。

独活细辛三黄汤方《金匮要略》附方作"千金三黄汤"。

独活四分　细辛二分　黄芪二分　麻黄五分　黄芩三分

上五味，以水六升，煮取二升，去滓，分温三服。一服小汗出，二服大汗出。四分为一两，一分为六铢也。心热加大黄二分。腹满加枳实一枚。气逆加人参三分。悸加牡蛎三分。渴加栝楼根三分。先有寒者加附子一枚。

《千金翼方》：此仲景方，神秘不传。

《三因方》：三黄汤治贼风，偏风，猥退风，半身不遂，失音不言。（即本方）

头风，大附子散摩之，若剧者，头眩重，苦极，不知食味，此属风虚，煖肌补中，益精气，术附汤主之。依涪古本。

陈修园曰：此言偏头风之治法也。附子辛热以劫之，盐之咸寒以清之，内服恐助其火，火动而风愈乘其势矣。兹用外摩之法，法捷而无他弊，且躯壳之病，《内经》多用外治，如马膏桑钩及火熨法皆是。

徐忠可曰：肾气空虚，风邪乘之，漫无出路，风挟肾中浊阴之气厥逆上攻，致头中眩苦至极。兼以胃气亦虚，不知食味。此非轻扬风剂可愈，故用附子暖其水脏，白术、甘草暖其土脏，水土一暖，犹之冬月井中水土既暖，阳和之气可以立复，而浊阴之气不驱自下矣。

大附子散方《金匮要略》作"头风摩散"

大附子一枚　盐一两

上二味，为散。沐了，以方寸匕摩头上，令药力行。

张路玉曰：头风摩散，《金匮》本治中风喎僻不遂，专取附子以散经络之引急，食盐以治上盛之浮热。《千金》借此以治头面一切久伏之毒风也。

徐灵胎曰：病在缓处，故以外治必涂其缓。

《三因方》：附子摩头散治因沐头中风，多汗恶风。当先以一日而病甚头痛不可以出。至风日则少愈，名曰首风。

《张氏医通》：偏头风遇寒即痛者，属寒伏于脑，用《金匮》头风摩散，一法用川乌末醋调，涂痛处。

术附汤方《金匮要略》作"近效附术汤"。

白术二两　附子一枚半（炮，去皮）　甘草一两（炙）　生姜一两（切）　大枣一枚（擘）

上五味，以水六升，煮取三升，去滓，分温三服。

喻嘉言曰：岐伯谓中风，大法有四，一曰偏枯，半身不遂；二曰风痱，于身无痛，四肢不收；三曰风懿，奄忽不知人；四曰风痹，诸痹类风状。后世祖其说而无其治，仲景见成方中有治外感风邪，兼治内伤不足者，有合经意，取其三方，以示法程。一则曰续命汤，治荣卫素虚而风入者；再则曰三黄汤，治虚热内炽而风入者；三则术附汤治风已入脏，脾肾两虚，兼诸痹类风状者。学者当会仲景意，而入于浅深寒热之间，以三隅反矣。

按：风懿曰奄忽不知人，即该中风卒倒内，《金匮》不过举其证，意可知矣。

风病，头痛，多汗，恶风，腋下痛不可转侧，脉浮弦而数，此风邪干肝也，小柴胡汤主之；若流于腑，则口苦，呕逆，善太息，柴胡枳实芍药甘草汤主之。

按：《素问》风论载五脏风之形状而无其治，故仲景于本篇特为补出。风属阳邪，中人则上先受之，故头为之痛。阳受风气腠理外泄，故多汗。伤于风，故恶风也。风中于侧，则下少阳，少阳之脉其直者从缺盆下腋，循胸过季胁下，合髀厌中，故腋下痛不可转侧，少阳病，则脉浮弦。按之数者，里有热也。少阳之里是厥阴，其脉下颈，合缺盆以下胸中，贯膈络肝属胆，故风邪循脉下则干肝也。主之以小柴胡汤者，解少阳之郁结，兼清肝脏之风热也。足少阳是动，则病口苦，善太息，胁痛不能转侧。故流于腑，胆病则液泄，故口苦。溢于胃，故呕逆。胆郁则气不舒，故善太息。主之以柴胡枳实芍药甘草汤者，以大柴胡汤之半，清胆腑之风热，而降其气逆也。

小柴胡汤方见太阳病中

柴胡枳实芍药甘草汤方

柴胡八两　芍药三两　枳实四枚(炙)　甘草三两(炙)

上四味，以水一斗，煮取六升，去滓，再煎取三升，温服一升，日三服。

浅田栗园：此方缘大柴胡汤变方。以疏邪通气为主，今用之以治癫厥，胸胁挛急，朝剧暮安，病态不安者，往往得奇效。

风病，胸中痛，胁支满，膺背肩胛间痛，嗌干，善噫，咽肿喉痹，脉浮洪而数，此风邪乘心也，黄连黄芩麦冬桔梗甘草汤主之。

膺，于陵切。胛，音甲。

《灵枢》邪客篇云：心者五脏六腑之大主也，精神之所舍也。其脏坚固，邪弗能容也。容之则心伤，心伤则神去，神去则死矣。故诸邪之在于心者，皆在心之包络也。心包络之脉起于胸中，其支者循胸出胁下，风邪中伤其经，故胸中痛、胁支满。手少阴之标在背腧，其表手太阳之脉出肩解，绕肩胛，故膺背肩胛间痛，此著风邪中人之门户也。手少阴之脉从心系上挟咽，少阴之上君火主之，故是动则病嗌干也。心气郁结，故善噫。手少阴之正上走喉咙，风热干之故咽肿喉痹。诊其脉浮洪而按之数，知为风邪乘心而里有热也。

以黄连黄芩麦冬桔梗甘草汤主之,黄连、黄芩泻心清上焦之风热,麦冬生津以滋干,桔梗、甘草开咽喉之郁结,而诸证自愈矣。此风邪中于项,由手太阳及里之手少阴,乘犯心包之脉证治法也。

黄连黄芩麦冬桔梗甘草汤方

黄连一两半　黄芩三两　麦门冬三两　桔梗三两　甘草二两(炙)

上五味,以水六升,煮取三升,去滓,温服一升,日三服。

风病,四肢懈惰,体重不能胜衣,胁下痛引肩背,脉浮而弦涩,此风邪乘脾也,桂枝去桂加茯苓白术汤主之;若流于腑,则腹满而胀,不嗜食,枳实厚朴白术甘草汤主之。

懈,古隘切。惰,音垛。胜,音升。嗜,音视。

风病四肢懈惰体重不能胜衣者,脾主肌肉四肢,脾为风伤而太阴之气逆也。风邪中于面则下阳明,甚则入脾。肩背者,手阳明脉之所过;胁下者,脾之部,故胁下痛引肩背也,脉浮而按之弦涩,为风湿在里而血泣之诊。此风邪乘脾之脉证,以桂枝去桂加茯苓白术汤主之。桂枝汤治中风解肌和荣卫之剂,邪在于里而湿胜,故去桂枝,而加苓、术以健脾除湿也。若流于腑则滞其胃气,故腹满而胀,不嗜食,治之以枳实厚朴白术甘草汤,枳朴行气滞以消胀满,术、草健脾以和胃也。

桂枝去桂加茯苓白术汤方见太阳病上

枳实厚朴白术甘草汤方

枳实四枚(炙)　厚朴二两(去皮,炙)　白术三两　甘草一两(炙)

上四味,以水六升,煮取三升,去滓,温服一升,日三服。

风病,咳而喘息有音,甚则唾血,嗌干,肩背痛,脉浮弦而数,此风邪乘肺也,桔梗甘草枳实芍药汤主之;若流于大肠,则大便燥结,或下血，桔梗甘草枳实芍药加生地黄牡丹汤主之。

肺主气，在变动为咳，风邪迫之故咳而喘息有音也。甚则风热伤肺，故唾血而嗌干。手太阴筋结于肩，脏附于背，气盛有余则肩背痛。诊其脉浮弦而按之数者，此风邪乘肺而里有热也。桔梗甘草枳实芍药汤主之。桔、草清上焦之风热，枳实开气滞，芍药行血痹也。若流于肺腑之大肠，则津液耗竭，故大便燥结。热伤脉络则下血，所谓肠风也。于前方加地黄、丹皮以滋燥，而清血分之郁热也。此风邪中于项则下手太阳，由上及下、自表入里，乘肺及大肠之脉证治法也。

桔梗甘草枳实芍药汤方

桔梗三两　甘草二两　枳实四枚　芍药三两

上四味，以水六升，煮取三升，去滓，温服一升，日三服。

桔梗甘草枳实芍药地黄牡丹汤方

即前方加地黄三两　牡丹皮二两，煎服法同。

风病，面目浮肿，脊痛不能正立，隐曲不利，甚则骨痿，脉沉而弦，此风邪乘肾也，柴胡桂枝汤主之。

风邪入肾，则挟水气上升，故面目浮肿。肾脉贯脊，故脊痛不能正立。隐曲，谓隐蔽委曲之处，阴道是也。肾开窍于二阴，故为隐曲不利。肾主骨，甚则厥气逆于下，故骨痿也。肾脏属阴而在里，故其脉沉而弦。此风邪中于项则下大阳，甚则入肾之脉证也。足太阳与少阴相表里，主之以柴胡桂枝汤，上焦得通，津液得下，胃气因和，荣卫调皆，身濈然而汗出解也。

柴胡桂枝汤方见太阳病下

《素问》风论五脏风证候，皆有多汗恶风四字。而此篇惟于首节风邪干肝言多汗恶风，其下四节不重举，以其为风病共同证候也。此所谓风邪干乘五脏者，以其脏所主之经脉言尔，若果风邪入脏，则当舌即难言、口吐涎，非诸方所能奏效也。孙真人皆灸本脏背俞，兼用续命汤治之。又此篇风病乃大气之虚邪贼风伤人，由经脉而干乘五脏之脉证治法。与六经篇所论之中风，为天气之常，有缓急之殊、传经不传经之异，当分别观之。

寒病脉证并治

寒之为病，肾先受之，其客于五脏之间，脉引而痛；若客于八虚之室，则恶血住留，积久不去，变而成著，可不慎欤！

寒亦天元六气之一，其性凛冽，伤人最厉。由太阳外感天气伤寒之为病，其脉浮紧，其证头项强痛，发热恶寒，身疼腰痛，无汗而喘，其治法及传经变证各候，仲景于六经篇详言之，而四体为冰雪寒水所伤，致阴经血脉凝涩，寒邪由经脉干乘五脏之为病，其脉沉迟，其证无发热恶寒，乃于此篇论其脉证治法焉。冰雪寒水属阴，伤人阴经，从其类也。必其人之肾脏阳气素虚，乏抵御外寒之力，然后方为寒伤，故曰寒之为病肾先受之。五脏为阴，因受病之经脉部分而证候各异，其客于五脏之间，可以其经脉引痛之部分而辨其为邪干于何脏也。寒性凝泣，若客于四肢关节八虚之室，则恶血住留，阻塞经脉运行之道路，积久不去变而成著，为挛痹痼疾，可不慎欤。八虚之室，谓肩肘髀膝左右八处也。

寒病，骨痛，阴痹，腹胀，腰痛，大便难，肩背颈项引痛，脉沉而迟，此寒邪干肾也，桂枝加葛根汤主之；其著也，则两胭痛，甘草干姜茯苓白术汤主之。

胭，古伯切。

寒病骨痛者，肾主骨，寒伤肾故骨痛。足少阴脉起小指趋足心，循内踝后上踹内，出胭内廉，上股贯脊属肾，寒邪伤其经脉，则腿之阴部血痹不通，故曰阴痹。足少阴行腹中，血痹故腹胀也。腰者肾之府，肾病故腰痛。肾主二阴，气化不行故大便难，所谓阴结也。足少阴之标在背腧，其经循喉咙挟舌本，故肩背颈项引痛也。诊其脉沉而迟，此病在里阴，寒邪由经而干肾也。以桂枝加葛根汤主之，和荣卫，宣阳益阴，温经散寒也。其积久不去，致寒留于膝后曲节两胭中而痛，是为肾著。以甘姜苓术汤主之，温经驱寒，利水渗湿，为治肾著之专方也。此节寒病与太阳病之伤寒，适成上下表里阴阳之相反，读者当谛审其脉证焉。

桂枝加葛根汤方 见太阳病上

甘草干姜茯苓白术汤方

甘草二两(炙)　干姜四两　茯苓四两　白术二两

上四味，以水五升，煮取三升，去滓，温服一升，日三服。

《金匮要略》方后有"腰中即温"四字。

寒病，两胁中痛，寒中行善掣节，逆则头痛、耳聋，脉弦而沉迟，此寒邪乘肝也，小柴胡汤主之；其著也，则两腋急痛，不能转侧，柴胡黄芩芍药半夏甘草汤主之。

腋，夷益切。

肝居胁下脉布胁肋，而主身之筋膜，故肝中寒则病两胁中痛，寒中行善掣节也。五脏经脉惟足厥阴肝脉上巅，寒气上逆故头痛。厥阴之表为少阳，少阳之脉入耳中，里气逆则表应之故耳聋也。诊其脉浮弦而沉迟，弦为少阳病，沉迟主里寒，平脉辨证知为寒邪乘肝也。脏病当治其合,宜以小柴胡汤升清降浊,通谓经府,和其表里以转其枢机,而诸证自愈也。若寒邪积久不去,留著少阳经脉所过之腋,则两腋急痛,不能转侧,是谓肝著。以柴胡黄芩芍药半夏甘草汤主之,即人柴胡汤去枳实大黄生姜大枣加甘草也。以无里之热结,故去枳实大黄,无表之往来寒热,故去姜枣。用柴、芩以调肝胆之气,芍药以通血痹,半夏以降气逆,加甘草以益胃而调和诸药也。

小柴胡汤方 见太阳病中

柴胡黄芩芍药半夏甘草汤方

柴胡四两　黄芩三两　芍药二两　半夏二两　甘草二两(炙)

上五味,以水五升,煮取三升,去滓,分温三服。

寒病,胸胁支满,膺背肩胛间痛,甚则喜悲,时发眩仆而不知人,此寒邪乘心也,通脉四逆汤主之;其著也,则肘外痛,臂不能伸,甘草泻心汤主之。

心病在包络,故心中寒病胸胁支满,膺背肩胛间痛,证与心中风同。心脏居肺间,病甚则气并于肺,故喜悲。心者君主之官,神明出焉,脏中寒则神明失守,故时眩仆而不知人,所谓癫痫是也。两手脉当微,或无脉,故知此为寒邪乘心也。急以通脉四逆汤主之,驱寒邪以挽回绝阳。若寒留著于经脉而不去,则肘外痛,臂不能伸。手少阴脉行肘内,其表则手太阳,里病则病发于表。主之以甘草泻心汤者,内之脏腑寒热调,气血和,而外之经脉自通舒也。

通脉四逆汤方 见少阴病

《和济局方》以三生饮治卒中昏不知人,或六脉沉伏,与此节寒邪乘心,用通脉四逆汤之义相发。

甘草泻心汤方见太阳病下

寒病,腹满肠鸣,食不化,飧泄,甚则足痿不收,脉迟而涩,此寒邪乘脾也,理中汤主之;其著也,则髀枢强痛,不能屈伸,枳实白术茯苓甘草汤主之。

髀,音俾。

脾居腹里,为胃行其津液,主消化水谷,故脾中寒则病腹满肠鸣,食不化,飧泄也。脾主四肢,而经脉起于足,寒甚则阳衰于下,故足痿不收也。诊其脉浮迟而按之涩者,此寒邪乘脾之候也。以理中汤主之,脏温寒散则气化行,诸证自愈也。若其留著于经而不去,则其表阳明经脉循行之髀关枢机,强痛挛急不能屈伸矣。以枳实白术茯苓甘草汤主之,健脾和胃以除寒湿,内治而外自安也。

理中汤方见霍乱

《三因方》:附子理中汤治五脏中寒,口噤,四肢强直,失音不语。昔有武士守边,大露出帐外观瞻,忽然晕倒。时林继作随行医官,灌以此药二剂遂醒。于本方加大附子各等分。

《医学入门》:徽庙日食冰,尝苦脾疾。诸医用理中汤不效,杨介以冰煎与服立愈。

枳实白术茯苓甘草汤方

枳实四枚　　白术三两　　茯苓三两　　甘草一两(炙)

上四味,以水六升,煮取三升,去滓,分温三服。

寒病,喘咳少气,不能报息,口唾涎沫,耳聋,嗌干,此寒邪乘肺也,故其脉沉而迟,甘草干姜汤主之;其著也,则肘内痛,转侧不便,枳实橘皮桔梗半夏生姜甘草汤主之。

肺主气以司呼吸,喜温而恶寒,《内经》云:形寒饮冷则伤肺。

故肺中寒则病喘痰,少气不能报息,口唾涎沫也。手太阴脉之表阳明之别,入耳合于宗脉,里中寒则气不通于表,故耳聋。肺之上端为喉,与咽接合,肺寒则津液不能上升,故嗌干。此寒邪乘肺之证候也,肺为太阴,寒为阴邪,故其脉沉而迟。以甘草干姜汤主之,治肺中虚冷温里散寒也。若寒邪留著于经脉而不去,则太阴循行之肘内疼痛拘急,而转侧不便。以枳实橘皮桔梗半夏生姜甘草汤主之,温肺降逆,开结散寒。脏腑之气和则经脉通畅,而外邪自消矣。

甘草干姜汤方见太阳病上

枳实橘皮桔梗半夏生姜甘草汤方

枳实四枚　橘皮二两　桔梗三两　半夏半升　生姜三两(切)　甘草二两(炙)

上六味,以水八升,煮取三升,去滓,温服一升,日三服。

卷六

辨太阳病脉证并治上

太阳之为病,脉浮,头项强痛而恶寒。

强,其亮切。恶,去声。后仿此。

方中行曰:太阳者,六经之首,主皮肤而统荣卫,所以为受病之始也。《难经》曰:浮,脉在肉上行也。滑氏曰:脉在肉上行,主表也。表即皮肤,荣卫丽焉。故脉见尺寸俱浮,知为病在太阳之诊也。项,颈后也。强痛者,皮肤荣卫一有感受,经络随感而应,邪正争扰也。恶寒者,该风而言也,风寒初袭表而郁于表,故不胜,复被风寒外迕而畏恶之;及其过表而入里,则不复。恶,仇雠之义也。此揭太阳之总病,乃三篇之大纲。已下凡首称太阳病者,皆指此而言之也。

程郊倩曰:凡云太阳病,便知为皮肤受邪,病在腠理荣卫之间,而未涉乎府藏也。太阳之见证,莫确于头痛、恶寒,故首揭之。使后人一遇卒病,不问何气之交,而但兼此脉此证,便可作太阳病处治;亦必兼此脉此证,方可作太阳病处治。虽病已多日,不问其过经已未,而尚见此脉此证,仍可作太阳病处治。

柯韵伯曰:仲景立六经总纲法,与《内经》热论不同。太阳只重在表证表脉,不重在经络主病,看诸总纲,各立门户,其意可知。

《新释》:太阳者,身体表部皮肤之术语,而与空气有直接密切之关系者也。凡空气之变化失和,而为风、寒、暑、湿、燥、热六淫外感之病，必皮肤先受之。若内部及筋肉尚未失其常，未病之细胞欲排邪于外，使其仍由皮肤而出，故脉应之而浮也。皮肤者，神经之末端也。人之知觉运动，皆脑之神明主宰。头者，脑之府，表部满布血脉以滋养脑质。颈后曰项，为脑腺达末端之关，而血脉输头必由之路。神经末端皮肤全部受外邪之刺激而传于脑，脑以过剧之感触而发木强。强者，感觉失灵敏，运动不柔和也。脑之运用，需赖血液之滋养，血液受外感之变，败质菀于脑膜之外，经脉不通则发痛也。例如思想过度，而头部未有不发强痛者；但思想为有意识之刺激，而病邪之感觉为无意识之刺激不同耳。西哲牛顿曰：凡物若不受外力，则静者不自动，动者不自止。人身之细胞，固无舜时之息，若卒受外邪之刺激，失其常度，故自神经以痛，疾传于中枢主宰而求救也。夫天赋人之体质，有排毒杆邪之性能，故食伤身有毒之物必呕吐，饮醇必自汗出，小便数，必排泄其毒，尽出于体外而后已。而身被何邪所伤，则恶何邪。六淫之邪，以寒最易侵入，皮肤外伤于寒，故恶寒也。

太阳病，发热，汗出，恶风，脉缓者，名为中风。

中，音众，后皆同。

方中行曰：太阳病，上条所揭云云者是也。后皆仿此。发热，风邪干于肌肤而郁蒸也。汗出，腠理疏，玄府开而不固也。恶风，大意见上，此以风邪郁卫，故卫逆而主于恶风。缓，即下文阳浮而阴弱之谓。风性柔和，所以然也。中，当也，风，谓天之八风也。言既有如上条所揭云云之太阳病，加之发热、汗出、恶风而脉缓者，则其病乃是触犯于风而当之也。然风之为风，其性属阳，其中入也，从卫而入,卫,气道也,风之所以从卫入者,卫亦阳,从其类也。此承上条而又再揭太阳分病之纪一,乃此篇之小总。篇内凡首称太阳中风者,则又皆指此而言也。

汪苓友曰:中字与伤字同义。脉缓当作浮缓看。浮是太阳病脉,缓是中风脉。

钱天来曰:缓者紧之对,非迟脉之谓也。风为阳邪,非劲急之性,故其脉缓也。

《新释》:太阳,外感病,于脉浮、头项强痛共同脉证外,而发热一证,亦为外感必有之候。盖风邪今所谓病原菌者,菀于肌腠孙络,致废败炭气不能发散,故皮肤温度高于平常,由是发热,所谓卫气强也。若发热而汗即自出者,此经中真气素虚,内热熏蒸,荣气弱不能与卫气和谐,卫阳失御,致玄府不关,津液妄泄,泄则腠理疏,阳益虚,故出室而便恶风也。诊其脉浮而缓者,此荣弱卫强之候,其病由阳气虚,外感风邪而得,故名为中风。论云:风气虽能生万物,亦能害万物。盖生万物者,空气温度适时之和风;害万物者,空气温度反常之邪风也。

太阳病,或已发热,或未发热,必恶寒,体痛,呕逆,脉阴阳俱紧者,名曰伤寒。

方中行曰:或,未定之词。寒为阴,阴不热,以其著人而客于人之阳经,郁而与阳争,争则蒸而为热。已发热者,时之所至,郁争而蒸也;未发热者,始初之时,郁而未争也。必,定然之词,言发热早晚不一,而恶寒则必定即见也。体痛者,寒主坚凝而伤荣,则荣实而强,卫虚而弱矣;荣强则血涩,卫弱则气滞,故痛也。呕,吐也。

逆,俗谓恶心是也。胃口畏寒而寒涌也。阴谓关后,阳谓关前,俱紧,谓三部通度而急疾,寒性强劲而然也。《难经》曰:伤寒之脉,阴阳俱盛而紧涩,是也。伤,犹中也。阴寒之袭人,从荣而入,荣,血道也,寒之所以从荣入者,荣亦阴,亦从类也。此揭太阳分病之纪二。已下凡首称伤寒者,则又皆指有此云云之谓也。

刘昆湘曰:此寒邪伤荣之脉证也。中风必先发热,伤寒必先恶寒。恶寒之证,病起即见。发热之证,阳素盛者则发热速,阴素盛者则发热迟,故曰或已发热,或未发热也。恶寒为伤寒必具之候。寒伤太阳,当皮肤致密,腠理闭塞;寒束经络,当血郁气阻,身体疼痛。寒邪入胃,必气逆而呕,故曰呕逆。脉阴阳俱紧者,谓浮沉尺寸俱紧,盖外感之邪。当六脉一象也。

《金鉴》曰:此承首条言太阴病,又兼此脉此证者,名曰伤寒,以为伤寒病之提纲,后凡称伤寒者,皆指此脉证而言也。

《新释》:太阳外感之病,以脉浮、头项强痛、发热为共同必有之证候。然有时或已发热者,以其人阳气素盛,腠理致密,孙络壅邪,易酿为热也。有时或未发热者,以其人阳气素虚,腠理疏缓,孙络受邪而郁稍迟也。然发热虽有迟速之异,其居于无风处必恶寒,而身体疼痛者,此皮肤伤寒,邪由孙络,致毛脉凝滞,神经受触也。皮肤为寒拘束,致胃气不舒,则发呕逆。诊其脉阴尺阳寸俱紧者,血液因寒而劲急,故名其病曰伤寒。

按:《素问》云:春伤于风,冬伤于寒。《金匮要略》云:风中午前,寒中于暮。风令脉浮,寒令脉急。极寒伤经,极热伤络。本论云:风则伤卫,寒则伤荣。夫天气一也,受日光变化而为寒为热,热则疏散而为阳，寒则翕敛而为阴。人身之气一也，张口而呼之则温，噏几而呼之则寒，亦犹是也。卫气昼日行于阳，夜行于阴。午前皮肤外感风邪，则卫气当之，卫在脉外，风性疏散，故玄府不闭，自汗出，脉浮缓，脉中之荣气未伤，故体不痛而强。成氏谓气病者则痲，是也。暮时皮肤外感寒邪，则伤荣，荣在脉中，荣伤则卫亦伤。寒性劲急，故气门不通，经血凝泣，无汗体痛，脉阴阳俱紧。成氏谓：血病者则痛，是也。仲景于提纲不揭受病之时者，以天时人事有常有变，风寒二气无时不有，示人以审脉辨证为施治之要，所谓活泼泼地法也。此节云脉阴阳俱紧，后节云风温之为病，脉阴阳俱浮。太阳中风，阳浮而阴弱。三处对勘，则知此节脉之阴阳是指尺寸而言也。中篇云：脉浮紧者，法当身疼痛，宜以汗解之。假令尺中迟者，不可发汗，以荣气不足血少故也。此即脉阴阳不俱紧也。少阴篇云：病人脉阴阳俱紧反汗出者，亡阳也，此属少阴，则此之证无汗，不待言矣。盖太阳与少阴为表里，太阳虚即为少阴，少阴实即为太阳。而自汗出为表虚，无汗为表实也。

伤寒一日，太阳受之。脉若静者，为不传；颇欲吐，若躁烦，脉数急者，此为传也。

颇，昔火切，音叵。躁，音灶。数，音朔，入声。

沈明宗曰：此凭脉辨证，知邪传与不传也。

张隐庵曰：此太阳受邪而即可传于少阴也。伤寒一日，太阳受之，言平人六气周流，环转不息，若以天之寒邪伤人毛腠，则太阳正气受之，即以一日起太阳矣。要知伤寒者言邪，而太阳者言正，脉若静者，太阳正气自和，故为不传。颇欲吐者，即少阴之欲吐不吐也。若躁烦者，感少阴阴寒之气，则躁；感少阴君火之气，则烦。脉数急者，诸数为热，诸急为寒，寒热相持而脉不静，此太阳受邪而感少阴之气化者为传也。

张路玉曰：盖荣起中焦，以寒邪伤荣，必脉紧无汗，故欲传则欲吐。躁烦，脉数急也。若风伤卫，则自汗脉缓，故欲传则但有乾呕而无吐，亦无躁烦，脉数急之例也。

舒驰远曰：伤寒之邪，化热则传经，未化则不传。脉静者，邪未化热也，故不传；然不但一日，虽数日而终不传也。若见欲吐、躁烦、脉数，则寒邪化热之征，故为传也。

《新释》：人身表里脏府阴阳之气互相贯通，一部分伤病，余部分未有不受直接或间接之波及者；此伤寒中风及外感证，所以有传属并病之说也。兹以阴阳表里之气相传为例言之，凡人外伤于寒，其始病一日，必太阳部分先受之。其脉证若静而不变者，为邪止在太阳，而他部分体质不受其传并也。若证忽见颇欲吐，是表邪无可解之势，皮肤闭束，体中败质蓄积，排泄无由，逆触胃府上脘，而欲从内出也。若或身卧不安，手足动摇，而躁。继则心中热闷而烦，乃太阳之里，少阴经络受寒，郁而为热，致神经被灼，正气伤而邪气盛，由表传里，见先躁后烦，即少阳篇所云，其人躁烦者，此为阳去入阴之义也。其浮紧之脉，若变为数急者，此表邪不解，寒酿为热，病势将传并于里之候也。

伤寒二三日，阳明、少阳证不见者，此为不传也。

少，去声。见，音现。

张隐庵曰：此承上文，言伤寒一日，太阳受之，传则或入于阳，或入于阴。若二三日而不见阳明、少阳之证者,病气只在太阳,为不传也。

《金鉴》曰:伤寒二日,阳明受之,三日,少阳受之,此其常也。若二三日,阳明证之不恶寒,反恶热,身热,心烦,口渴,不眠等证,与少阳证之寒热往来,胸胁满,喜呕,口苦,耳聋等证不见者,此为太阳邪轻热微,不传阳明少阳也。

戴元礼曰:伤寒先犯太阳,以次而传,此特言其概耳;然其中变证不一,有发于阳,即少阴受之者。有爽食伤寒,食动脾,脾太阴之经,一得病即腹满痛者。亦有初得病径犯阳明,不皆始于太阳也。

方中行曰:不传有二:一则不传而遂自愈,一则不传而尤或不解。若阳明少阳虽不见,太阳亦不解,则始终太阳者有之。余经同推,要皆以脉证所见为准,若只蒙笼拘拘,数日以论经,则去道远矣。

张令韶曰:此二节,一论阴阳表里之气相传,一论六经之气相传。

太阳病,发热而渴,不恶寒者,为温病。若发汗已,身灼热者,名风温。风温为病,脉阴阳俱浮,自汗出,身重,多眠睡,鼻息必鼾,语言难出。若被下者,小便不利,直视失溲;若被火者,微发黄色,剧则如惊痫,时瘛疭;若火熏之,一逆尚引日,再逆促命期。

灼,音酌。鼾,音旱。下,去声。溲,音搜。痫,音间。瘛,通瘈,尺制切,音掣。疭,子用切,音纵,促,七玉切。

沈芊绿曰:此概言太阳之温病,四时有之,非专指春温也。所以名之曰温者,以内外皆热也。发热为外热,渴为内热,所以别于中风,伤寒也。

陈修园曰:太阳病之即发者,有中风、伤寒之异;至于不即发者,《内经》谓冬伤于寒,春必病温,为伏邪蕴酿成热,邪自内出,其证脉浮,头项强痛,故亦谓之太阳病。但初起即发热而渴不恶寒者,须于中风、伤寒外,区别为温病,治宜寒凉以解散,顺其性以导之,如麻杏甘石汤之类。

程郊倩曰:太阳初得之日,即发热而渴不恶寒者,因邪气早已内蓄,其外感于太阳,特其发端耳,其内蓄之热,固非一朝一夕矣。盖自冬不藏精而伤于寒时,肾阴已亏,一交春阳发动,即病未发,而周身经络已莫非阳盛阴虚之气所布护。所云至春为温病者,盖从其胚胎受之也,今则借衅于太阳病,而发热而渴不恶寒之证,遂从内转耳。温病之源头,只是阴虚而津液少,汗下温针,莫非亡阴夺津液之治,故俱属大忌。此证初治,可用辛凉治标,一经汗下后,芩连栀膏只增其热,须救肾水为主。冬时伤肾,则寒水被亏,是温病源头,误治温病而辛温发散,是风温源头。风温即温病之变证,非温病外又有风温也。未发汗,只是温,发汗已,身灼热,则温病为风药所坏,遂名风温。以内蕴之热,得辛温而益助其炎炽也。阴阳俱浮者,自里达表,数急脉中更增其洪盛也。自汗出者,火热熏蒸而透出肌表也。伤寒烦热,汗出则解。温病得之,误汗,热闷转增。身重,多眠睡、息必鼾、语言难出者,热盛于经则伤气,故气滞神昏而络脉壅也。被下者,阴虚重,泄其阴。小便不利,直视失溲者,水亏荣竭而肾气不藏也。被火者,火盛重壮其火,微发黄色者,两阳熏灼致脾阴不守而土气外见也。剧则如惊痫,时瘛疭者,阳气根于阴,静则神藏,躁则消亡,亡则精不能养神,柔不能养筋也。若火熏之者,对微发黄色言,黄而加黑,津血为火热汉枯也。凡此皆温病中之坏病，变证如此，视夫发热而渴不恶寒之初证，吉凶顺逆，何啻天渊。一逆者，若汗、若下、若火也。再逆者，汗而或下，下而或火也。温乃阳盛阴虚之病，一逆已令阴竭，况再逆乎？甚矣！温热病不同风寒治也。

浅田粟园曰：失溲，即失屎也，溲本屎尿之通称。

仓公传曰：使人不得前后溲；又曰：难于大小溲，可以证焉。

成无己曰：瘛者筋急而缩也，疭者筋缓而伸也。或伸缩而不止者，瘛疭也，俗称搐搦。

柯韵伯曰：此条不是发明《内经》冬伤于寒，春必病温之义，乃概言太阳温病之证如此，若以春温释之，失仲景之旨矣。夫太阳一经，四时俱能受病，不必于冬；人之温病，不必因于伤寒，且四时俱能病温，不必于春。推而广之，则六经俱有温病，不独太阳一经也。

此节言温病之提纲，所以别于中风、伤寒，示人以辨证之大法，并申明汗下火三禁误治之坏病。此之风温，乃温病误汗之变证，与温病篇其人素有热更伤于风之风温，名同因异。以另有温病脉证并治篇，故于此不出方，所以严界限也。

病有发热恶寒者，发于阳也；无热恶寒者，发于阴也。发于阳者，七日愈，发于阴者，六日愈。以阳数七、阴数六故也。

陈修园曰：太阳底面，即是少阴。《内经》云：太阳之上，寒气主之，以寒为本，以热为标也。少阴之上，君火主之，以热为本，以寒为标也。发热恶寒，发于太阳之标阳也。无热恶寒，发于少阴之标阴也。

山田图南曰：此章伤寒全编大纲领，所以定三阴三阳之位，辨寒热虚实之分也。盖外邪初证,有发热恶寒者,有无热恶寒者,夫邪一而已矣。人受之而生病,或为发热恶寒之阳证,或为无热恶寒之阴证者,何也？以人之脏腑形体,素有寒热虚实之异,所受之邪,每从其寒热虚实而化尔；故外邪初证,发热而恶寒者,邪气从实而化之热证,其无热而恶寒者,邪气从虚而化之寒证也。阴阳二字,指其人之寒热虚实言之。发于阳,太阳是也。发于阴,少阴是也。太阳者,三阳之始,少阴者,三阴之始,寒热虽异,为始则同,故置发字以示病发之始已。

沈芊绿曰：三阳病,俱有不发热者,便是发于阴；三阴病,俱有反发热者,便是发于阳。

柯韵伯曰：寒热者,水火之本体。水火者,阴阳之征兆。七日合火之成数,六日合水之成数,至此则阴阳自和,故愈。

《外台秘要》：王叔和曰：夫病发热而恶寒者,发于阳；无热而恶寒者,发于阴。发于阳者,可攻其外,发于阴者,宜温其内。发表以桂枝,温里宜四逆。

病有发热恶寒者,表之太阳邪气盛而实,发于阳也。无热恶寒者,里之少阴精气夺而虚,发于阴也。人身经气六日循行一周,七日来复。发于阳须解表,故七日愈。发于阴只温里,故六日愈。《素问》阴阳应象大论：水为阴,火为阳,热生火,寒生水。水火者,阴阳之征兆也。阳数七,阴数六,七者火之成数,六者水之成数,故日光七色,雪花六出,此阴阳自然之象数,可以物理证明者也。

太阳病,头痛至七日以上自愈者,以行其经尽故也；若欲作再经者,针足阳明,使经不传则愈。

黄坤戴曰：七日以上自愈者，即发于阳者七日愈之谓。六日六经俱尽，故至七日自愈。《素问》热论所谓七日太阳病衰，头痛少愈也。阳莫盛于阳明，阳明之经阳郁热盛，则六经俱偏，而郁热未衰，虽不入府而经邪犹旺，不肯外发，势必再传六经。针足阳明之经，泻其郁热，则经不再传，自然愈矣。

高示宗曰：以行其经尽，言六气之环绕于外内也，使经不传，言使经无病邪之传也。故传经者言邪，而纪日者论正，于此可见矣。

庞安常曰：补足阳明土三里穴也。

《甲乙经》：三里在膝下三寸，胻外廉，足阳明脉气所入也。为合。刺入一寸五分，留七呼。

太阳病欲解时，从巳至未上。

成无己曰：巳为正阳，则阳气得以复也。始于太阳，终于厥阴。六经各以三时为解，而太阳从巳至未，阳明从申至戌，少阳从寅至辰；至于太阴从亥至丑，少阴从子至寅，厥阴从丑至卯者，以阳行也速，阴行也缓，阳主于昼，阴主于夜。阳三经解时，从寅至戌，以阳道常饶也。阴三经解时，从亥至卯，以阴道常乏也。《内经》曰：阳中之太阳，通于夏气，则巳午未太阳乘王也。

张令韶曰：此言六经之病欲解，各随其所旺之时也。从巳至未上者，巳午二时也。日中而阳气隆，太阳之所主也。言邪欲退，正欲复，得天气之助，值旺时而解也。以是知天之六淫，能伤人之正气，而天之十二时又能助人之正气也。

《此事难知》：日午以前为阳之分，当发其汗；午后阴之分也，不当发汗。故曰汗无太早，汗不厌早，是为善攻。

章虚谷曰：邪之内传，初太阳，次阳明，次少阳者，以其由浅入深，故与人身阳气衰旺之序不同。盖浅深是经之层次，衰旺是气之流行，病之内传外解，是邪之进退也。

风家表解而不了了者，十二日愈。

庞安常曰：方言曰：南楚疾愈或谓之差，或谓之了。

魏念庭曰：所以不了了之故，不外于风邪属热，能惛人之神识，如天风初息而尘埃未净，非能遽得扩清之象，推之人身，何独不然乎？故不须妄治贻误也。

柯韵伯曰：不了了者，余邪未尽也。七日表解后，复过一候，而五脏元气始充，故十二日精神慧爽而愈。此虽举风家，伤寒概之矣。如太阳七日病衰，头痛少愈，曰衰，曰少，皆表解而不了了之谓也。

病人身大热，反欲得衣者，热在皮肤，寒在骨髓也；病人身大寒，反不欲近衣者，寒在皮肤，热在骨髓也。

张令韶曰：太阳标热而本寒，少阴标寒而本热。太阳之标即少阴之本，少阴之本即太阳之标。身大热而反欲近衣者，太阳之标热在外，而少阴之标寒在内也。身大寒而反不欲近衣者，太阳之本寒在外，而少阴之本热在内也。不曰内外，而曰皮肤骨髓者，以太阳主皮而少阴主骨也。此不以身之寒热为主，而以骨髓之寒热为主，以见阳根于阴也。此节申明太阳少阴为表里之义。

赵嗣真曰：皮肤即骨髓之上外部，浮浅之分，骨髓即皮肤之下外部，深沉之分。虚弱素寒之人，感邪发热，热邪浮浅不胜沉寒，故外怯而欲近衣，此所以为热在皮肤，寒在骨髓，药宜辛温。至于壮盛素热之人，或酒客辈，感邪之初，寒未变热，阴邪闭于伏热，阴凝于外，热郁于内，故内烦而不欲近衣，此所以为寒在皮肤，热在骨髓，药宜辛凉必也。一发之余，既散表邪，又和正气，此仲景不言之妙。若以皮肤为表，骨髓为里，则麻黄汤证骨节疼痛，其可名为有表复有里之证耶。

按：太阳与少阴为表里，其里即在太阳部分之里，如三阴各有表证之意。少阴病，恶寒而踡，时自烦，欲去衣被者，可治。与此节病人身大寒反不欲近衣之证，可以互勘。自首节至此，论太阳病提纲，及六经传并辨证之大要。

太阳中风，阳浮而阴弱。阳浮者，热自发，阴弱者，汗自出；啬啬恶寒，淅淅恶风，翕翕发热，鼻鸣干呕者，桂枝主之。

啬，音色，淅，音锡。翕，音吸。

方中行曰：太阳中风乃掇上条所揭，攒名以指称之，犹上条掇首条所揭，而以太阳病为首称，同一意也。阳浮而阴弱，乃言脉状以释缓之义也。《难经》曰：中风之脉，阳浮而滑，阴濡而弱，是也。阳浮者，热自发，阴弱者，汗自出，言外为阳，卫亦阳也。风邪中于卫则卫实，实则太过，太过则强；然卫本行脉外，又得阳邪而助之，强于外则其气愈外浮，脉所以阳浮。阳主气，气郁则蒸热。阳之性本热，风善行而数变，所以变热亦快捷，不待闭郁而自蒸发，故曰阳浮者热自发也。内为阴，荣亦阴也，荣无故，则荣比之卫为不及，不及则不足，不足则弱；然荣本行脉内，又无所助，而但自不足于内，则其气愈内弱，脉所以阴弱。阴主血，汗者血之液，阴弱不能内守，阳强不为外固，所以致汗亦直易，不待复盖而即自出泄，故曰阴弱者，汗自出也。啬啬恶寒，淅淅恶风，乃双关之句。啬啬言恶寒出于内气,馁,不足以耽当其渗逼,而恶之甚之意。淅淅言恶风由于外体疏,犹惊恨雨水,卒然淅沥其身,而恶之切之意。盖风动则寒生,寒生则肤粟,恶则皆恶也。翕翕发热,乃形容热候之轻微。翕,火炙也,翕盖温热,而不蒸蒸大热也。鼻鸣者,气息不利也。干呕者,气逆不顺也。盖阳主气而上升,气通息于鼻,阳热壅甚,故鼻窒塞而息鸣,气上逆而干呕也。

成无己曰:与桂枝汤和荣卫,而散风邪也。

沈尧封曰:《难经》脉关前为阳,关后为阴。

《明理论》:恶风则比之恶寒而轻也。恶寒者,啬啬然憎寒也。虽不当风而自然寒矣。恶风者,谓常居密室之中,帏帐之内,则舒缓而无所畏也。一或用扇,一或当风,淅淅然而恶者,此为恶风也。

《巢氏病源》:干呕者,胃气逆也。但呕而欲吐,吐无所出,故谓之干呕。

张令韶曰:肺合皮毛而开窍于鼻,脾合肌肉而连膜于胃。邪伤皮毛,则肺气不利而鼻噜;邪干肌腠,则胃气不和而干呕。

《黄炫活人大全》:《伤寒论》中一字不苟,有言可与某汤,或言不可与者,此设法御病也。言宜某汤者,此临证审决也。言某汤主之者,乃对病施药也。此三者,即方法之条目也。

桂枝汤方

桂枝三两(去皮)　芍药三两　甘草二两(炙)　生姜三两(切)　大枣十二枚(擘)

上五味,㕮咀,以水七升,微火煮取三升,去滓。适寒温服一升,服已须臾,歠热稀粥一升余,以助药力。温覆令一时许,遍身漐漐微似有汗者益佳，不可令如水流漓，病必不除。若一服汗出，病差，停后服，不必尽剂。若不汗，更服依前法。又不汗，后服小促其间，半日许，令三服尽。若病重者，一日一夜服，周时观之。服一剂尽，病证犹在者，更作服。若汗不出，乃服至二、三剂。禁生冷、粘滑、肉面、五辛、酒酪、臭恶等物。

㕮音父。咀，才与切。歠，通啜，昌悦切。

李东垣曰：㕮咀古制也。古无铁刃，以口咬细，令如麻豆煎之。今人以刀剉细尔。

方中行曰：微火者，取和缓不猛而无沸溢之患也。歠，大饮也。漐漐，和润而欲汗之貌。不可，禁止之词。如水流漓，言过当也。病必不除，决言不遵节制，则不效验也。

徐灵胎曰：温覆一时许，令遍身漐漐微似有汗者，此解肌之法也。若如水流漓，则动荣气，卫邪仍在。桂枝汤全料谓之一剂，三分之一谓之一服。一服即汗不再服，无汗服至二三剂，总以中病为主。后世见服药得效者，反令多服，无效者即疑药误，又复易方，无往不误矣。

张令韶曰：汗乃中焦水谷之津，故歠粥以助药力，谷精通而津液通矣。禁生冷等物者，恐中气虚，生冷之物能伤脾胃。

《本草纲目》：大蒜、小蒜、韭、胡荽、芸台为五辛。五辛气臭，与药畏反，故禁之。

成无己曰：《内经》曰：辛甘发散为阳。桂枝汤，辛甘之剂也，所以发散风邪。《内经》曰：风淫所胜，平以辛，佐以苦甘，以甘缓之，以酸收之。是以桂枝为主，芍药、甘草为佐也。《内经》曰：风淫于内，以甘缓之，以辛散之。是以生姜、大枣为使也。桂枝用姜枣不特专于发散，以脾主为胃行其津液，姜枣之用专行脾之津液而和荣卫者也。

陈古愚曰：桂枝辛温阳也，芍药苦平阴也。桂枝又得生姜之辛，同气相求，可恃之以调周身之阳气。芍药而得大枣、甘草之甘，苦甘合化，可恃之以滋周身之阴液。师取大补阴阳之品养其汗源，为胜邪之本，又啜粥以助之，取水谷之津以为汗，汗后毫不受伤，所谓立身于不败之地，以图万全也。

按：方名桂枝汤者，君以桂枝也。桂枝味辛气香而性温，善能杀菌，功用在皮，能引诸药达于肌腠以解寒凝驱风邪。臣以芍药之苦平，生血兼行经络之痹滞，君臣相须，以奏通经宣阳之绩。使以甘草之甘平，调和诸药，交通荣卫。佐以生姜之辛，温胃散寒以止呕。大枣之甘，健脾补虚以生津。且姜枣合则生津而不腻，桂芍均则解表兼和里。诚解肌补虚，除风散寒，调和荣卫之圣方也。

柯韵伯曰：此为仲景群方之魁，乃滋阴和阳，调和荣卫，解肌发汗之总方也。凡头痛发热，恶风恶寒，其脉浮而弱，汗自出者，不拘何经，不论中风、伤寒、杂病，咸得用此发汗；若妄汗妄下，而表不解者，仍当用此解肌。如所言头痛发热，恶寒恶风，鼻鸣干呕等病，但见一证即是，不必悉具，惟以脉弱自汗为主耳。愚常以此汤治自汗、盗汗、虚疟、虚痢，随手而愈。因知仲景方可通治百病，与后人分门证类使无下手处者，可同年而语耶。

《总病论》：凡桂枝汤证，病者常自汗出，小便不数，手足温和，或手足指稍露之则微冷，覆之则温，浑身热微烦而又憎寒，始可行之。若病者身无汗,小便数,或手足逆冷,不恶寒,反恶热,或饮酒后,慎不可行桂枝汤也。

《医醇剩义》:桂枝汤治风从外来,久客于络,留而不去,此方主之。

李东垣曰:仲景制此汤,以桂枝为君,芍药、甘草为佐。小建中汤,以芍药为君,桂枝、甘草佐之。一则治其表虚,一则治其里虚,各有主用也。后学当触类而长之。

太阳病,头痛,发热,汗出,恶风,桂枝汤主之。

柯韵伯曰:此条是桂枝本证,辨证为主,合此证即用此汤,不必问其为伤寒、中风、杂病也。今人凿分风寒,不知辨证,故仲景佳方置之疑窟。四证中头痛是太阳本证,头痛、发热、恶风与麻黄证同,本方重在汗出,汗不出者,便非桂枝证。

沈尧封曰:此于提纲中独举头痛,而不言项强者,以明中风有项不强之证。

太阳病,项背强几几,及汗出恶风者,桂枝加葛根汤主之。

几,音殊。

张令韶曰:此病太阳之经输也,太阳之经输在背,经云:邪入于输腰脊乃强。项背强者,邪入于输而经气不舒也。几几者,短羽之鸟欲飞不能之状,乃形容强急之形,欲伸而不能伸,有如几几然也。夫邪之中人始于皮肤,次及于肌络,次及于肌输。邪在于经输,则经输实而皮毛虚,故汗出而恶风也。宜桂枝汤以解肌,加葛根以宣通经络之气。干葛之根入土极深,其藤延蔓似络,故能同桂枝直入肌络之内,而外达于肤表也。

顾尚之曰：项背强几几，即痉之头面摇动，但不若口噤背反张之甚耳。桂枝汤以治风，即加葛根以润燥。《本草》：葛根起阴气。其益阴可知。盖葛根其体润泽，其味甘平。今时徽人作粉常服，谓之葛粉，可知其为和平之品，非发汗之药也。

按：经云：中于项则下太阳。盖太阳之经输在背，邪入于经输，则血凝气滞，津液不通，而脊椎神经麻痹，筋失柔和，故项背强几几然也。中风则汗出，恶风，桂枝加葛根汤主之；伤寒则无汗，恶风，葛根汤主之。《明理论》：几，音殊。几几，引颈之貌。几，短羽鸟也，短羽之鸟不能飞腾，动则先伸引其头尔。项背强者，动亦如之。《伤寒准绳》引诗：豳风狼跋赤舄几几，注云：几几绚貌，绚谓拘，著舃屦为行戒状，如刀衣鼻在屦头，言拘者，取自拘持，使低目不妄顾视。按此可以想见项背拘强之状，是则几当作本字，音几，说亦可通。

桂枝加葛根汤方

葛根四两　芍药二两　桂枝二两(去皮)　甘草二两(炙)　生姜三两(切)　大枣十二枚(擘)

上六味，以水一斗，先煮葛根，减二升，去上沫，内诸药，煮取二升，去滓，温服一升，复取微似汗，不须啜粥，余如桂枝法将息及禁忌。

《总病论》：桂枝加葛根汤通治柔痉。

《圣济总录》：桂心汤治四时伤寒初觉。(即本方)

太阳病，下之后，其气上冲者，可与桂枝汤，方用前法。若不上冲者，不可与之。

下，去声。上，上声。

黄坤载曰：下后其气上冲，是奔豚发作也。可与桂枝汤，用如前法，疏风木而降奔冲。若不上冲者，奔豚未作，不可与前汤也。

徐灵胎曰：此误下之证。误下而仍上冲，则邪气犹在阳分，故仍用桂枝发表；若不上冲，则其邪已下陷，变病不一，当随宜施治，论中误治诸法，详观自明。

按：太阳病属表，法当汗解。若误下之后其气上冲者，此因病人素有奔豚之疾，今以误下伤其肾阳，致宿疾发作故也。治奔豚原有桂枝加桂汤一法，故可仍用桂枝汤解表兼降冲气也。

太阳病三日，已发汗，若吐，若下，若温针，仍不解者，此为坏病，桂枝汤不可与也。观其脉证，知犯何逆，随证治之。

程郊倩曰：在太阳病之三日，发汗，若吐，若下，若温针，仍不解者，知病非本来之病，而已坏于法之不对矣。

柯韵伯曰：坏病，即变证也。若误汗，则有遂漏不止，心下悸，脐下悸等证；妄吐，则有饥不能食，朝食暮吐，不欲近衣等证；妄下，则有结胸，痞鞕，协热下利，胀满，清谷等证；火逆，则有发黄，圊血，亡阳，奔豚等证。是桂枝证已罢，故不可更行桂枝汤也。桂枝以五味成方，减一增一便非桂枝汤。非谓桂枝竟不可用，下文皆随证治逆法。

王肯堂曰：逆者，谓不当汗而汗，不当下而下，或汗下过甚，皆不顺于理，故云逆也。

《巢氏病源》：或已发汗吐下，而病证不解，邪热留于腑脏，致病候多变，故曰坏伤寒。

桂枝汤本为解肌，若其人脉浮紧，发热汗不出者，不可与也。常须识此，勿令误也。

为,去声。识,音志。令,平声。

程郊倩曰:邪之初中人也,浅在肌分,而肌之一字,荣卫均主。特卫主气,行于肌之经脉外;荣主血,行于肌之经脉中。二者夹肌分而行,同谓之曰表,要从表处分出阴阳表里来,则卫之为阳为表,荣又为阴为里矣。故邪中于肌之表分,卫阳不固,是曰中风,法当解之。以其脉浮缓、发热、汗自出,皆为虚邪。卫主疏泄,得风而更散故也。邪伤于肌之里分,荣阴受闭,是曰伤寒,法当发之。以其脉浮紧、发热,汗不出,皆为实邪。荣主收敛,得寒而更凝故也。唯其均属于表,故脉浮则同。唯其一虚一实,故缓、紧,汗出、不出,自异。桂枝汤乃补卫之剂,为太阳表虚而设,其云解肌者,犹云救肌也。救其肌而风围自解。若脉浮紧、发热、汗不出者,寒且中肌之血脉而伤荣矣。方将从肌之里一层驱而逐出之,岂容在肌之表一层固而护卫之。故虽与中风同属太阳病,同有浮脉,同有头项强痛、恶寒证,桂枝不可与也。识,即默而识之之识,有念兹在兹意。盖可与不可与,在毫厘疑似之间,须常时将虚实了然,方不临时令误耳。

喻嘉言曰:已见寒伤荣之脉证,即不可误用风伤卫之治法;用之则寒邪漫无出路,留连肉腠,贻患无穷,故为首禁。

按:此节言太阳表实证,不可与桂枝汤,与后脉微弱、汗出、恶风,不可与大青龙汤,遥相对照。

若酒客病,亦不可与桂枝汤,得之必呕,以酒客不喜甘故也。

喻嘉言曰,酒客平素湿与热搏结胸中,才挟外邪,必增逆满,所以辛甘之法,遇此辈即不可用。辛甘不可用,则用辛凉以彻其热,辛苦以消其满,自不待言矣。

危亦林曰：酒客不喜甘，平日蓄有湿热也。病虽中风，应与桂枝，以不喜甘而不与，正善桂枝汤之用也。言外当知有葛根芩连，以解肌之法矣。

喘家作，桂枝汤加厚朴、杏子佳。

魏念庭曰：凡病人素有喘证，每感外邪，势必作喘，谓之喘家，亦如酒客等有一定之治，不同泛常人一例也。

黄伸载曰：平素喘家，胃逆肺阻，作桂枝汤解表，宜加朴、杏降逆而破壅也。

按：此节言喘家中风之治法，与麻黄汤证不同者，以有自汗出也。

桂枝加厚朴杏子汤方 见太阳病中

凡服桂枝汤吐者，其后必吐脓血也。

成无己曰：内热者，服桂枝汤则吐，如酒客之类也。既亡津液，又为热所搏，其后必吐脓血。吐脓血谓之肺痿。《金匮要略》曰：热在上焦为肺痿。谓或从汗或从呕吐，重亡津液，故得之。

柯韵伯曰：桂枝汤不特酒客当禁用，热淫于内者，用甘温辛热以助其阳，不能解肌，反能涌越，热势所过，致伤阳络，则吐脓血可必也。所谓桂枝下咽，阳盛则毙者，以此。

徐灵胎曰：外感风热，药中误用桂枝，即可吐血、衄血。

太阳病，发汗，遂漏不止，其人恶风，小便难，四肢微急，难以屈伸者，桂枝加附子汤主之。

张令韶曰：此言太阳汗后亡阳之证也。夫汗有阳明水谷之汗，有太阳津液之汗。太阳病，发汗，遂漏不止者，太阳之阳气外虚，津液漏泄而不固也。表虚则恶风，津液不藏不能施化，故小便难。阳气者柔则养筋,液脱者骨属屈伸不利,四肢为诸阳之本,今阳亡液脱,故四肢微急而不能屈伸也。宜桂枝汤加熟附,以固补其外脱之阳。

按:太阳之里,即是少阴。太阳病本宜发汗,然发汗太过如水流漓,必致少阴血燥液竭,内则肾涸,气化不行而小便难,外则液脱,关节不利而四肢急。表邪未尽,故仍恶风。附子温经补阳,除湿化寒,为少阴虚寒证之专药。今加桂枝汤,则固表止汗之义重也。此方与真武汤以表里相对,与白虎加人参汤以寒热相对,皆治过汗之坏病。

《活人书》:凡发汗后汗不止为漏风,桂枝加附子汤主之。

桂枝加附子汤方

桂枝三两(去皮)　芍药三两　甘草二两(炙)　生姜三两(切)　大枣十二枚(擘)　附子一枚(炮,去皮,破八片)

上六味,以水七升,煮取三升,去滓。温服一升,日三服。将息如桂枝汤法。

柯韵伯曰:是方以附子加入桂枝汤,大补表阳也。表阳密则漏汗自止,恶风自罢矣。汗止津同,则小便自调,四肢自柔矣。又曰:汗漏不止,与大汗出同,而从化变病则异,大汗出后而大烦渴,是阳陷于里,急当救阴,故用白虎加人参汤;发汗遂漏不止而不烦渴,则亡阳于外,故用桂枝加附子汤。

罗紫尚曰:用附子有二义:一以壮表,一以御阴。

陈修园曰:方中取附子以固少阴之阳,固阳即所以止汗,止汗即所以救液,其理微矣。

《本事方》:有一士人得太阳病,因发汗,汗不止,恶风,小便难,足挛曲而不伸。予诊其脉,浮而大。浮为风,大为虚,用桂枝加附子汤,三啜而汗止;复佐以甘草芍药汤,足便得伸。

《千金方》中治产后风虚,汗出不止,小便难,四肢微急难以屈伸者,即本方,附子用二枚。

《叶氏录验》虚劳门:救汗汤,治阳虚自汗。(即本方)

太阳病,下之后,脉促,胸满者,桂枝去芍药汤主之。

成无己曰:脉来数,时一止复来者,名曰促。促为阳盛,则不因下后而脉促者也。此下后脉促,不得为阳盛也。太阳病下之,其脉促,不结胸者,此为欲解。此下后脉促而复胸满,则不得为欲解。由下后阳虚,表邪渐入,而客于胸中也。与桂枝汤以散客邪,通行阳气,芍药益阴,阳虚者非所宜,故去之。

程郊倩曰:气虚而满,知胸部而下阳气微矣,故见促脉,阴阳不相接续故也。且阳气不达之处,阴气从而填之,则为满;故虽胸前轻清之位,亦复变为重浊矣。

张令韶曰:太阳之气由胸而出入,今下后,阳虚不能出入于外内,以致外内之气不相交接,故脉促而胸满,宜桂枝汤调和太阳之气,使之出入于外内,芍药味苦气泄,非下后所宜,故去之。

万密斋曰:案论中下后脉促者,二证。其言脉促不结胸者,欲解之候也。脉促胸满者,不解之候,邪在里也;脉促喘而汗出者,邪在表也,此皆脉同而证异也。

桂枝去芍药汤方

桂枝三两(去皮)　甘草二两(炙)　生姜三两(切)　大枣十二枚(擘)

上四味,以水七升,煮取三升,去滓。温服一升,日三服。将息如桂枝汤法。

浅田栗园曰：太阴篇云：本太阳病，医反下之，因尔腹满时痛者，属太阴也，桂枝加芍药汤主之。由是观之，腹满则倍芍药，以专和腹中之气；胸满则去芍药，而专桂枝之力，以和胸中之气。二方相照，其义可见矣。

太阳病，下之后，其人恶寒者，桂枝去芍药加附子汤主之。

刘昆湘曰：太阳病，下之后加恶寒，此因下令寒陷于里，非在表也。肺卫之气皆根于肾间动气，肺卫气虚从寒化者，当温肾阳；恶寒知阳虚于里，脉当来促去衰，宜桂枝去芍药加附子汤，以温其下。若恶风寒而脉紧不去，虽误下，仍为在表，法当汗而解之。

陈修园曰：上节言误汗而阳亡于外，此节误下而阳衰于内。阳亡于外，宜引其阳以内入，芍药在所必用；阳衰于内，宜振其阳以自立，芍药则大非所宜也。若脉微、恶寒者，为阳虚已极，恐姜、桂之力微，必助之附子而后可。

桂枝去芍药加附子汤方

桂枝三两　甘草二两(炙)　生姜三两(切)　大枣十二枚(擘)　附子一枚(炮，去皮，破八片)

上五味，以水七升，煮取三升，去滓。温服一升，日三服。将息如桂枝汤法。

浅田栗园曰：此方与桂枝附子汤同其品味，而分量少异尔。

太阳病，得之八、九日，如疟状，发热，恶寒，热多，寒少，其人不呕，清便欲自可，一日二三度发，脉微缓者，为欲愈也；脉微而恶寒者，此阴阳俱虚，不可更发汗、更吐、更下也；面色反有热色者，未欲解也，以其不能得小汗出，身必痒，宜桂枝麻黄各半汤。

清，通圊。

黄坤载曰：如疟者，荣阴卫阳之相争，阳郁于内，则发热；阴郁于中，则恶寒。此先中于风而后伤于寒。荣泄卫闭，彼此交争，故寒热往来如疟也。太阳病，得之八九日之久，证如疟状，发热，恶寒，发热多而恶寒少，此风多于寒，卫伤颇重，而荣伤颇轻。若其人上不呕，下不泄，则中气未伤。寒热一日二三度发，则正气颇旺，频与邪争。脉微和缓，则邪气渐退，是为欲愈无用治也。若其脉微弱而又恶寒者，此卫阳荣阴之俱虚。盖荣虚则脉微，卫虚则恶寒，后章无阳即解此句。虚，故不可更以他药发汗、吐、下也。如果发热，脉浮，是后章桂枝越婢之证也。若外不恶寒而面上反有热色者，是阳气蒸发欲从外解，而表寒郁迫未欲解也，使得小汗略出，则阳气通达，面无热色矣。以其正气颇虚，不得小汗，阳郁皮腠，莫之能通，是其身必当发痒，解之以桂枝麻黄各半汤。

张路玉曰：首节颇似小柴胡证，故以不呕清便自调证之。次节虽脉微、恶寒，止宜小建中加黄芪，以温分肉司开阖，原非温经之谓。后节面色反有热色，言表邪未尽，故宜各半，不可与面合赤色比类而观也。

《伤寒论识》：清圊通。《说文》云：厕，清也。《脉经》引《四时经》云：清溲痢通。注云：清者厕也。可以征焉。自可与自调同。《活人书》注云：清便自调，便是大便如常是也。

桂枝麻黄各半汤方

即桂枝汤三合，麻黄汤三合，并为六合，顿服之，将息如桂枝汤法。麻黄汤方见太阳病中。

许宏《方议》曰：桂枝汤治表虚，麻黄汤治表实，二者均曰解表，有霄壤之异也。今此二方合而用之，乃解其表不虚不实者也。

柯韵伯曰：此因未经发汗而病日已久，故于二汤各取三合，并为六合，顿服而急汗之，犹水陆之师各有节制，两军相为表里，异道夹攻之义也。后人莫其分两合为一方，大失仲景制方之意也。

徐灵胎曰：微邪已在肤中，欲自出不得，故身痒。以此汤取其小汗，足矣。阳明篇云：身痒如虫行皮中状者，此以久虚故也。此方乃治邪退后至轻之剂，犹勿药也。

《类聚方广义》：痘疮热气如灼，表郁而见点难，或见点稠密而风疹交出，或痘迟不胀，喘咳咽痛者，宜桂枝麻黄各半汤。

《方函口诀》：此方用于发风疹而痒痛者，宜之。

太阳病，初服桂枝汤，反烦不解者，先刺风府、风池，却与桂枝汤。

柯韵伯曰：此条治中风之变，桂枝汤煮取三升，初服者，先服一升也。却与者，尽其二升也。热郁于心胸者，谓之烦；发于皮肉者，谓之热。以外感之风邪重，内之阳气亦重，风邪本自项入，必刺风池、风府，疏通来路以出其邪，仍与桂枝汤以和荣卫。《内经》曰：表里刺之，服之饮汤，此法是矣。

徐灵胎曰：此非误治，因风邪疑结于太阳之要路，则药力不能流通，故刺之以解其结。盖风邪太甚，不仅在卫而在经，刺之以泄经气。

方中行曰：烦字从"火"从"页"。《说文》："页，头也。"然则烦者，热闷而头痛之谓也。邪欲出而与正分争，作汗之兆也。

按：中篇云：欲自解者必当先烦，乃有汗而解。何以知之，脉浮故也。是此节之烦,为太阳病欲解之烦,与前第四节传里之躁烦不同,当从脉浮或效急辨之。

《甲乙经》:风府一名舌本,在项上入发际一寸。大筋内宛宛中,疾言其肉立起,言休其肉立下。督脉阳维之会,禁不可灸,灸之令人喑。刺入四分,留三呼。风池在颞颥后发际陷者中,足少阳阳维之会,刺入三分,留三呼。

按:风池在足太阳经天柱穴之外,风府在天柱穴之内,所谓表里刺之是也。

《针灸资生经》:岐伯曰:巨阳者,诸阳之属也。其脉连于风府,故为诸阳主气也。然则风府者,固伤寒所自始也;北人皆以毛裹之,南人怯弱者,亦以帛护其项。

太阳病,服桂枝汤后,大汗出,脉洪大者,与白虎汤;若形似疟,一日再发者,宜桂枝二麻黄一汤。

刘昆湘曰:曰服桂枝汤,则知初病为太阳中风。得汤而大汗出,脉转洪大者,知其人胃阳素盛,津液外越,化燥而转属之明也。宜白虎汤以清肌热,胃气凉和,大汗自止,此为胃热蒸肌,阳明经证,不可妄施补敛。

柯韵伯曰:服桂枝汤后而恶寒发热如疟者,是本当用麻黄发汗,而用桂枝则汗出不彻故也。凡太阳发汗太过,则转属阳明,不及则转属少阳,此虽寒热往来而头项强痛未罢,是太阳之表尚在。夫疟因暑邪久留而内著于募原,故发作有时,日不再作,此因风邪泊于荣卫,动静无常,故一日再发,或三度发耳。邪气稽留于皮毛肌肉之间,固非桂枝汤之可解,已经汗过,又不宜麻黄汤之峻攻,故取桂枝汤三分之二，麻黄汤三分之一，合而服之，再解其肌，微开其表，审发汗于不发之中，此又用桂枝后，更用麻黄法也。后人合为一方者，是大背仲景比较二方之轻重，偶中出奇之妙理矣。

按：下篇云伤寒脉浮，发热无汗，其表不解，不可与白虎汤，则知此节前段之证，为发汗后表证已解也。以大汗出，脉洪大为里热甚炽，用白虎以救焚。不渴，故不加人参。

白虎汤方

知母六两　石膏一斤（碎，绵裹）　甘草二两（炙）　粳米六合

上四味，以水一斗，煮米熟汤成，去滓。温服一升，日三服。

《和剂局方》：白虎汤治伤寒大汗出后，表证已解，心胸大烦，渴欲饮水。

《医方集解》：白虎汤通治阳明病，脉洪大而长，不恶寒，反恶热，头痛，自汗，口渴，舌胎，鼻干，不得卧。

桂枝二麻黄一汤方

即桂枝汤二升，麻黄汤一升，合为三升，每服一升，日三服。将息如桂枝汤法。

徐灵胎曰：此与桂枝麻黄各半汤意略同，但此因大汗出之后，故桂枝略重而麻黄略轻。

太阳病，服桂枝汤后，大汗出，大烦渴，脉洪大者，白虎加人参汤主之。

陈修园曰：太阳之气由肌腠而通于阳明，服桂枝汤当取微似有汗者佳；今逼取太过，则大汗出后，阳明之津液俱亡，胃络上通于心，故大烦；阳明之上，燥气主之，故大渴不解；阳气盛亢，诊其脉洪

大无伦者,白虎加人参汤主之。白虎为西方金神,秋金得令,而炎气自除;加人参者,以大汗之后,必救其液,以滋其燥也。

白虎加人参汤方

即白虎汤加人参三两,煎服法同。

柯韵伯曰:外邪初解,结热在里,表里俱热,脉洪大,汗大出,大烦、大渴,欲饮水数升者,是阳明无形之热。此方乃清肃气分之剂也。石膏辛寒,辛能解肌热,寒能胜胃火,寒性沉降,辛能走外,两擅内外之能,故以为君。知母苦润,苦以泻火,润以滋燥,故以为臣,用甘草、粳米调和于中宫,且能土中泻火,作甘稼穑;寒剂得之缓其寒,苦药得之平其苦,使沉降之性皆得留连于味也。得二味为佐,庶大寒之品无伤损脾胃之虑也。煮汤入胃,输脾归肺,水精四布,大烦大渴可除矣。白虎为西方金神,取以名汤,秋金得令而炎暑自解矣。更加人参以补中益气而生津,协和甘草粳米之补,承制石膏知母之寒,泻火而土不伤,乃操万全之术者。陶氏以立夏后立秋前,天时不热为拘,误人最甚。乌知方因证立,非为时用药也。

吕楘村曰:经文于白虎汤证,并无一言及渴,而加人参方中,或曰口燥渴,或曰大烦渴,或因渴欲饮水数升,此多得之汗吐下后,内热未除,胃液垂涸,故加人参于白虎汤中。是移清金涤热之功,转而为益胃滋干之用,庶几泻子实而补母虚,两收其利。

《兰室秘藏》:膈消者,舌上赤裂,大渴引饮。逆调论云:心移热于肺,传为膈消者也。白虎加人参汤主之。

太阳病,发热恶寒,热多寒少,若脉微弱者,此无阳也,不可发汗;宜桂枝二越婢一汤。

按:湘古本作:太阳病,发热恶寒,热多寒少,宜桂枝二越婢一汤。若脉微弱者,此无阳也,不可发汗,宜当归四逆汤。可从。

刘昆湘曰:此示太阳外证有气强化热与血虚生燥之异,因对举而论辨之。如病在太阳,发热恶寒,热多寒少,外证无汗,脉浮而大,此阳邪偏盛于表,宜桂枝二越婢一汤,双解荣卫而清肌热。热多者,风重于寒,故治用复方面法有轻重。假令发热恶寒,无汗,热多寒少,脉象反见微弱,盖由素秉血虚,复加外风之感,血虚化燥故热多,气不布津故无汗。荣弱卫微,故不可发汗,更虚其表。无阳较亡阳之义为轻,亦阳气衰微之意,故用当归四逆汤益气生津,养荣通脉。方中用人参、附子二味,散寒无发阳之虑,温肾免伤阴之弊。其在厥阴篇,主治脉细欲绝者,以脉细为阴气之衰,欲绝为阳气之脱。虽真气内微而客寒未解,是以补虚之中,仍佐祛邪之品,制方之妙义可深思。

徐灵胎曰:此无阳与亡阳不同,并与他处之阳虚亦别。盖其人本非壮盛而邪气亦轻,故身有寒热而脉微弱。若发其汗,必至有叉手冒心,脐下悸等证。

桂枝二越婢一汤方

桂枝(去皮) 芍药 麻黄 甘草(炙)各十八铢 大枣四枚(擘)
生姜一两二铢(切) 石膏二十四铢(碎,绵裹)

上七味,以水六升,先煮麻黄,去上沫,内诸药,煮取三升,去滓。温服一升,日三服。

林亿曰:今以算法约之,桂枝汤取四分之一,越婢汤取八分之一,合方。

刘昆湘曰:越婢,古汤名也;或古有越婢得疾以此治愈,因以名之。犹草之有寄奴也。

按:太阳病,发热恶寒,热多寒少,故用越婢汤,清热以散寒;以其脉浮大,浮为风,大为虚,故倍桂枝汤,除风而补虚。二方合用,面面周到。

太阳病,服桂枝汤,或下之,仍头项强痛,翕翕发热,无汗,心下满,微痛,小便不利者,桂枝去桂加茯苓白术汤主之。

成无己曰:头项强痛,翕翕发热,虽经汗下,为邪气仍在表也。心下满,微痛,小便利者,则欲成结胸,今外证未罢,无汗,小便不利,心下满,微痛,为停饮也。与桂枝汤以解外,加茯苓、白术利小便,行留饮也。

柯韵伯曰:汗出不彻而遽下之,心下之水气凝结,故反无汗而外不解,心下满而微痛也。然病根在心下,而病机在膀胱,若小便利,病为在表,仍当发汗,若小便不利,病为在里,是太阳之府病,而非桂枝证未罢也,故去桂枝,而君以苓术,则姜芍即散邪行水之法,佐甘枣效培土制水之功,此水结中焦,只可利而不可散,所以与小青龙五苓散不同法。但得膀胱水去,而太阳表里证悉除,所谓治病必求其本也。经曰:血之与汗,异名而同类。又曰:膀胱津液气化而后能出。此汗由血化,小便由气化也。桂枝为血分药,但能发汗,不能利水。观五苓散方末云:多服暖水出汗愈。此云小便利则愈。比类二方,可明桂枝去桂之理矣。今人不审,概用五苓以利水,岂不悖哉。

《内台方议》:问:心下满微痛,乃是欲成结胸,何缘作停饮治之？答曰：诸证皆似结胸，但小便不利一证，乃停饮也。故此条仲景只作停饮治之。

顾尚之曰：误下而水气凝结，先治其里，俟里和而后治其表，非以一方统治之也，注家并未解此。

按：此节遥申前第十七节。桂枝本为解肌，若其人脉浮紧，发热，汗不出者，不可与而与之，并误下后变病之治法；盖伤寒为实邪，反与桂枝汤解肌，则皮毛闭塞，邪无出路，故本证仍在。下之则一误再误，寒邪乘里气之虚而内陷，结于膈间而成停饮，为结胸之渐。下篇云，病发于阳而反下之，热入因作结胸。结胸者，项亦强如柔痉状，下之则和。故此用苓术以下其水饮，用桂枝汤者，以表证仍在也；去桂枝者，以桂枝长于解肌，而不长于利水，且其证无汗，是急在泄饮而缓于解外，故去桂枝则药力专于内利小便也。小便利，则停饮去，自无结胸及下利之变矣。

桂枝去桂加茯苓白术汤方

芍药三两　甘草二两(炙)　生姜三两(切)　大枣十二枚(擘)　茯苓三两　白术三两

上六味，以水八升，煮取三升，去滓，温服一升，日三服。

徐灵胎曰：头痛发热，桂枝证仍在也。以其无汗，则不宜更用桂枝；心下满，则用白术；小便不利，则用茯苓。此证乃亡津液而有停饮者也。此方专于利小便也。

唐容川曰：此与五苓散互看自明。五苓散是太阳之气不外达，故用桂枝以宣太阳之气，气外达则水自下行而小便利矣。此方是太阳之水不下行，故去桂枝，重加苓术，以行太阳之水，水下行则气自外达，而头痛发热等证自然解散，无汗者，必微汗而愈矣。然则五苓散重在桂枝以发汗，发汗即所以利水也。此方重在苓术以利水，利水即所以发汗也。实知水能化气，气能行水之故，所以左宜右有。

伤寒脉浮，自汗出，小便数，心烦，微恶寒，脚挛急，反与桂枝汤欲攻其表，此误也。得之便厥，咽中干，烦躁吐逆者，作甘草干姜汤与之，以复其阳；若厥愈足温者，更作芍药甘草汤与之，其脚即伸；若胃气不和，谵语者，少与调胃承气汤；若重发汗，复加烧针者，四逆汤主之。

数音朔。挛音恋。厥，居月切，重平声。

周禹载曰：此为真阳素虚之人，荣卫俱伤，治风遗寒，因而致变者，立法也。

张令韶曰：此言病太阳之表，而得少阴里虚之证，不可发汗也。伤寒脉浮者，浮为在表也。自汗出者，太阳之表气虚也。肾主二便，小便数者，频出而不禁，谓少阴之水虚于下也。心烦者，谓少阴之火虚于上也。微恶寒者，病太阳之本，少阴之标也。少阴之脉，斜走足心，上股内后廉，肾气微少，精血无以荣筋，故脚挛急也。此病得太阳而见少阴之里证，反与桂枝汤欲攻太阳之表，此误也。得之则太少表里阴阳之气不相顺接，便为厥。咽中干者，少阴之水不能上滋也。烦躁者，感少阴水火之气也。吐逆者，少阴之阴寒甚也。太少为水火之主，而中土为之交通，故用温中土之干姜、甘草，以复其阳；若厥愈足温者，更与芍药、甘草以复其阴，故其脚即伸。少阴上火而下水，又胃络上通于心，若君火亢极以致胃气不和，神昏气乱而谵语者，少与调胃承气汤，上承热气于下。若重发其汗，复加烧针者,阳虚已极,四逆汤主之。

赵嗣真曰:或谵语者,由自汗小便数,胃家先自津液干少,又服干姜性燥之药,以致阳明内结,谵语;然非邪实大满,故但用调胃承气以调之,仍少与之也。

成无己曰:重发汗为亡阳,加烧针则损阴。《内经》曰:荣气微者,加烧针则血不流行。重发汗,复烧针,是阴阳之气大虚,四逆汤以复阴阳之气。

王肯堂曰:伤寒脉浮,自汗出,小便数,心烦,微恶寒,脚挛急,此邪中膀胱经虚寒也。宜桂枝加附子汤则愈。

按:此节为太阳与少阴合病,表虚里寒之桂枝加附子汤证。脉浮,自汗出,是太阳桂枝证。小便数,心烦,微恶寒,脚挛急,皆是少阴附子证。专用桂枝汤,则攻其表而遗其里,故太阳证虽罢而少阴证转增也。

甘草干姜汤方

甘草四两(炙)　干姜二两(炮)

上二味,以水三升,煮取一升五合,去滓,分温再服。

吴遵程曰:甘草干姜汤,即四逆汤去附子也。辛甘合用,专复脾中之阳气。其夹实夹阴,面赤足冷,发热喘咳,腹痛便滑,外内合邪,难于发散;或寒药伤胃,合用理中不便参术者,并宜服之,真胃虚挟寒之圣剂也。

陈古愚曰:误服桂枝汤而厥,其为热厥无疑。此方以甘草为主,取大甘以化姜桂之辛热,干姜为佐,妙在炮黑变辛为苦,合甘草又能守中以复阳也。论中干姜俱生用,而惟此一方用炮。仲景又以此汤治肺痿,更为神妙。后贤取治吐血,盖学古而大有所得也。

《外台秘要》:备急疗吐逆水米不下,干姜甘草汤。(即本方)

《直指方》:甘草干姜汤治男女诸处出血,胃寒不能引气归元,无以收约其血。(即本方)

《朱氏集验方》:二神汤治吐血极妙。(即本方)

《传信适用方》治头目旋晕、吐逆、胃寒生痰。(即本方)

芍药甘草汤方

芍药四两　甘草四两(炙)

上二味,以水三升,煮取一升五合,去滓,分温再服。

陈古愚曰:芍药味苦,甘草味甘,苦甘合用,有人参之气味,所以大补阴血。血得补则筋有所养而舒,安有拘挛之患哉。凡病人素溏与中虚者,忌服。

张寿甫曰:方中芍药与甘草同用,取其苦味与甘草相合,有甘苦化阴之妙,故能滋阴分,此取其化出之性,以为用也。

《魏氏家藏方》:六半汤治热湿脚气,不能行步。即芍药甘草汤入无灰酒少许,再煎服。

《朱氏集验方》:去杖汤治脚弱无力,行步艰难。(即本方)

《传信适用方》:中岳汤治湿气,腿脚赤肿疼痛,及胸膈痞满,气不升降,遍身疼痛,并治脚气。(即本方)

《圣济总录》:木舌肿满,塞口杀人,红芍药甘草煎水热漱。

《玉机微意》:芍药甘草汤治小肠咳而失气,气与咳俱失。

调胃承气汤方

甘草二两(炙)　芒硝半斤　大黄四两(酒洗)

上三味,以水三升,煮二物,取一升,去滓,内芒硝,更上微火一两沸,顿服之。芒硝宋本作半升,方氏及全书同此作半斤,以煎法征之,作半升为是。

成无己曰:《内经》曰:热淫于内,治以咸寒,佐以苦甘。芒硝咸寒以除热,大黄苦寒以荡实,甘草甘平,助二物推陈而缓中。

王海藏曰:实热尚在胃中,用调胃承气,以甘草缓其下行而祛胃热也。仲景调胃承气汤证八方中,并无干燥;不过曰胃气不和,曰胃实,曰腹满,则知此汤专主表邪悉罢,初入腑而欲结之证也。故仲景以调胃承气收入太阳阳明,而大黄注曰酒浸,是太阳阳明去表未远,其病在上,不当攻下,故宜缓剂以调和之。

徐灵胎曰:芒硝善解结热之邪,大承气用之解已结之热邪,此方用之以解将结之热邪,其能调胃则全赖甘草也。

《内经拾遗方论》:平人气象论曰:已食如饥者曰胃疸。以其胃热消谷,面色痿黄,故曰疸,黄病也,调胃承气汤。

《试效方》:调胃承气汤,治消中渴而饮食多。

《卫生宝鉴》:调胃承气汤治胃中实热而不满。

《医垒元戎》:涤毒散治时气疙瘩、五发疮疡、喉闭、雷头。于本方加当归。

《经验良方》:调胃承气汤治热留胃中,发斑;及服热药过多,亦发斑。此药主之。

《济阳纲目》:调胃承气汤治腹中常觉有热,而暴痛暴止者,此谓积热。

《口齿类要》:调胃承气汤治中热,大便不通,咽喉肿痛,或口舌生疮。

《类聚方广义》：牙齿疼痛，齿龈肿痛，龋齿枯折，口臭等，其人平日多大便秘闭而冲逆，宜调胃承气汤。

四逆汤方

人参二两　甘草二两（炙）　干姜一两半　附子一枚（生用去皮，破八片）

上四味，以水三升，煮取一升二合，去滓。分温再服。强人可大附子一枚，干姜三两。

刘昆湘曰：四逆汤通行本缺人参。观于茯苓四逆汤，但云加茯苓，不云加参；知本方固当有人参，非人参合姜附，不足以救阴阳之两亡也。

成无己曰：《内经》曰：寒淫于内，治以甘热。又曰：寒淫所胜，平以辛热。甘草姜附相合，为甘温大热之剂，乃可发散阴阳之气。

庞安常曰：凡厥通用四逆汤，谓其脉浮迟，或微，或细，或沉，皆属里有寒也。

喻嘉言曰：四逆汤治三阴经证，四肢厥冷，虚寒下利，急温其里之总方。

张路玉曰：此汤通治三阴脉沉、恶寒、手足逆冷之证，故取附子之生者，上行头项，外彻肌表，以温经散寒。干姜亦用生者，以内温脏腑。甘草独用炙者，以外温荣卫，内补中焦也。

钱天来曰：四逆汤者，所以治四肢厥逆而名之也。以甘草为君者，以甘而性缓，可缓阴气之上逆。干姜温中，可以救胃阳而温脾土；即所谓四肢皆禀气于胃而不得至经，必因于脾乃得禀焉，此所以脾主四肢也。附子辛热，直走下焦，大补命门之真阳，故能治下焦逆上之寒邪，助清阳之升发而腾达于四肢，则阳回气暖，而四肢无厥逆之患矣。

《三因方》：四逆汤治少阴伤寒，自利不渴，呕哕不止；或吐利俱发，小便或涩或利，或汗出过多，脉微欲绝，腹痛胀满，手足逆冷，及一切虚寒厥冷。凡病伤寒有此证，皆由阳气虚，里有寒；虽更觉头痛体疼，发热恶寒，四肢拘急，表里悉具者，不可攻表，宜先服此药，以助阳救里。又治寒厥，或表热里寒，下利清谷，食入即吐；或干呕，或大汗、大吐、大下之后，四肢冰冷，五脏拘急，举体疼痛，不渴，脉沉伏者。

《增补内经拾遗方论》：《灵枢》癫狂曰：厥逆为病也，足暴清，胸若将裂，肠若以刀切之，烦而不能食，脉大小皆涩。夫厥者尽也，尽两足而皆冷也。逆，不顺也。四肢本温，此其顺也，今反冷，故曰逆也。足暴然冷，胸前痛若裂，肠中痛若刀切，皆寒气侵然，其人烦闷而不能进饮食，其脉毋论人之大小皆涩。涩，阴脉也。四逆汤主之。

问曰：太阳病，其证备，按桂枝法治之而增剧，厥逆，咽中干，烦躁，吐逆，谵语，其故何也？师曰：此阳旦证，不可攻也。寸口脉浮，浮为风，亦为虚，风则生热，虚则挛急；误攻其表，则汗出亡阳，汗多则液枯，液枯则筋挛，阳明内结，则烦躁谵语。用甘草干姜以复其阳，芍药甘草以救液，调胃承气以止其谵语，此坏病之治，必随脉证也。

按：此节设为问答，以申明上节之义。太阳病，其证备，谓太阳与少阴表里同病也。按桂枝法治之，表证虽罢而里证增剧，加以厥逆，咽中干，烦躁，吐逆，谵语，其故何也？师曰：此阳旦证，治当解表兼温里，不可专攻表也。寸口脉浮为表，中风，亦为里阳虚，风则生热，故证见自汗出，心烦。虚则阳衰，故证见小便数，微恶寒，脚挛急。今误攻其表，则汗出亡阳。汗多则津竭液枯，液枯则筋失所养而急挛。阳明之内胃腑热结，则烦躁谵语。诸证寒热错杂，阴阳两亏，当权其缓急先后，以复阳为急，救液次之，滋阴为后。故用甘草干姜以复其阳，俟厥愈足温，更作芍药甘草以救液，则其脚即伸。然后以调胃承气清胃结热止其谵语。由是诸证以次渐愈，此坏病之治，必随脉证以救之也。

程郊倩曰：此证之阳明内结，得之自汗出，小便数，上部之津液外越，而下部之阴分更无阳以化气也。故阳回而结未破，不妨少从胃实例，一去其燥。一证中亡阳、阳结互具，故以厥逆，咽中干，烦躁，吐逆，谵语，阳明内结并举，而治法之层次，因出其中。

阳旦病，发热不潮，汗出，咽干，昏睡不安，夜半反静者，宜地黄半夏牡蛎酸枣仁汤主之；若口渴，烦躁，小便赤，谵语者，竹叶石膏黄芩泽泻半夏甘草汤主之。

刘昆湘曰：此正示阳旦之证治也。阳旦之证虽发热有汗，而不似阳明外证潮热之甚，故曰发热不潮。潮者，湿之意，形容发热有汗，时时不干。潮热，即蒸蒸发热之谓。汗出，咽干者，阴虚而荣气外泄，令胃津不能上布。昏睡不安者，血虚生燥，心气浮越之候。夜半反静者，昼则卫气行阳，夜则卫气行阴，夜半而阴生阳潜，病气得天时之助，和其偏胜故也。治宜地黄半夏牡蛎酸枣仁汤主之。地黄滋水以养肝，半夏通液而降胃，枣仁、牡蛎敛精气以安神魂，除虚烦而定惊悸。若加口渴，烦躁，小便赤，谵语者，此胆胃俱热，气血之两燔也，治宜竹叶石膏黄芩泽泻半夏甘草汤主之。竹叶、石膏双清肺胃以解肌热，黄芩泻肝阳之上犯，泽泻导心火以下行，半夏降胃逆,甘草和中府。病因由血热并气,故清气即所以清荣也。

地黄半夏牡蛎酸枣仁汤方

地黄六两　半夏半升　牡蛎二两　酸枣仁三两

上四味,以水四升,煮取二升,去滓。分温再服。

竹叶石膏黄芩泽泻半夏甘草汤方

竹叶两把　石膏半斤(碎,绵裹)　黄芩三两　泽泻二两　半夏半升　甘草二两

上六味,以水五升,煮取三升,去滓。温服一升,日三服。

按:此节阳旦病,其证候与前节不符。《金匮要略》妇人病篇云:产后风续之,数十日不解,头微痛,恶寒,时时有热,心下闷,干呕,汗出。虽久,阳旦证续在耳,可与阳旦汤。原注即桂枝汤。《脉经》九引此云方在伤寒中,桂枝是也。《千金方》卷九,阳旦汤治伤寒中风,脉浮,发热往来,汗出,恶风,头项强,鼻鸣,干呕,桂枝汤主之,即桂枝汤五味,以泉水一斗,煮取四升,分服一升,日三。如汗者,去桂枝,加附子一枚。庞氏、成氏皆谓阳旦即桂枝汤之别名,皆与此节不同,俟夫知者辨焉。

卷七

辨太阳病脉证并治中

太阳病,项背强几几,无汗恶寒者,葛根汤主之。

张令韶曰:此病太阳之表,而涉于经输也。项背强几几者,邪入于输而经气不舒,欲伸而不能伸也。邪在于表,表气实,故无汗。邪入于经,经气虚,故恶风。葛根汤主之,葛根宣通经输以治内,麻黄开发毛窍以达外,桂枝和解肌腠以调中。内而经输,外而毛窍,中而肌腠,无所留滞,病自愈矣。

顾尚之曰:此亦痉证之轻者。上汗出恶风用桂枝汤加葛根,此以无汗而更加麻黄,仍不外表实、表虚两治法也。

葛根汤方

葛根四两　麻黄三两(去节)　桂枝三两(去皮)　芍药二两　甘草二两(炙)　生姜三两(切)　大枣十二枚(擘)

上七味,以水一斗,先煮麻黄、葛根减二升,去上沫,内诸药煮取三升,去滓。温服一升,覆取微似汗。余如桂枝汤法将息及禁忌。诸汤皆仿此。

柯韵伯曰:此开表逐邪之轻剂也。几几更甚于项强,而无汗不失为表实。脉浮不紧数,是中于鼓动之阳风,故以桂枝汤为主,而加麻黄以攻其表实也。葛根味甘气凉,能起阴气而生津液,滋筋脉而舒其牵引,故以为君;麻黄、生姜能开玄府腠理之闭塞,祛风而去汗,故以为臣;寒热俱轻,故少佐桂芍同甘枣以和里。此于麻桂二汤之间,冲其轻重,而为调和表里之剂也。葛根与桂枝同为解肌和里之剂,故有汗无汗,下利不下利,皆可用,与麻黄专于治表者不同。葛根为阳明经药,能佐麻黄而发表,佐桂枝以解肌。不须啜粥者,开其腠理而汗自出,凉其肌肉而汗自止。是凉散以驱风,不必温中以逐邪矣。

《类聚方广义》:葛根汤治麻疹初起,恶寒发热,头项强痛,无汗,脉浮数,或干呕下利者。又疫痢初起,发热恶寒,脉数者,当先用本方汤复发汗。若呕者,以加半夏汤取汗。

太阳与阳明合病者,必自下利,葛根汤主之。若不下利,但呕者,葛根加半夏汤主之。

庞安常曰:二阳合病,脉必浮大而长,外证必头痛、腰疼、肌热、目疼、鼻干也。浮大者,太阳受病也。长者,阳明也。头腰,太阳也。肌、目、鼻,阳明也。凡阳明证俱宜下,唯中寒恶寒为病在经,与太阳合病属表,可发其汗。

成无己曰:伤寒有合病,有并病。本太阳病不解,并于阳明者,谓之并病。二经俱受邪,相合病者,谓之合病。合病者,邪气甚也。太阳阳明合病,与太阳少阳合病,阳明少阳合病,皆言必自下利者,以邪气并于阴则阴实而阳虚,邪气并于阳则阳实而阴虚,寒邪气甚客于二阳,二阳方外实而不主里,则里气虚故必下利。与葛根汤,以散经中甚邪,邪气外甚阳不主里,里气不和,气下而不上者,但下利而不呕。里气上逆而不下者,但呕而不下利。与葛根汤以散其邪,加半夏以下逆气。

陆九芝曰:两阳合病、三阳合病之自下利,则皆协热利也。

徐灵胎曰:因下利而知太阳阳明合病,今既不下利,则合病从何而知,必须从两经本证一一对勘,即不下利,而亦可定为合病矣。

《明理论》:太阳与阳明合病,必自下利,葛根汤主之;太阳与少阳合病,必自下利,黄芩汤主之;阳明与少阳合病,必自下利,大承气汤主之。三者皆合病下利,一者发表,一者攻里,一者和解,所以不同也。下利家,何以明其寒热邪,且自利不渴属太阴,以其脏有寒故也;下利欲饮水者,以有热也。故大便溏,小便自利者,此为有热;自利,小便色白者,少阴病形悉具,此为有寒;恶寒,脉微,自利清谷,此为有寒;发热,后重,泄色黄赤,此为有热。皆可理其寒热也。

《方舆輗》曰:痢疾初起,脉浮而有表证者,宜发汗。当以此条及太阴病脉浮者,当发汗,宜桂枝汤二条为治利之准则。

《伤寒论识》:此与后世用仓廪散等以治疫利,正同其辙也。

葛根加半夏汤方

即葛根汤加半夏半升(洗),煎服法同。

太阳病桂枝证,医反下之,利遂不止,脉促者,热未解也。喘而汗出者,葛根黄连黄芩甘草汤主之。

成无己曰:经曰不宜下而便攻之,内虚热入,协热遂利。桂枝证者邪在表也,而反下之虚其肠胃,为热所乘遂利不止。邪在表则见阳脉,邪在里则见阴脉。下利脉微迟,邪在里也。促为阳盛,虽下利而脉促,知表未解也。病有汗出而喘者,为自汗出而喘也,即里热气逆所致。与葛根黄芩黄连汤,散表邪,除里热。

顾尚之曰:热邪内陷而表不解,则表里俱热矣。热壅于膈则喘,热越于外则汗。

舒驰远曰:必恶热,不恶寒,心烦口渴,则芩连方可用。

葛根黄连黄芩甘草汤方

葛根半斤　黄连三两　黄芩三两　甘草二两(炙)

上四味,以水八升,先煮葛根减二升,去上沫,内诸药煮取二升,去滓,分温再服。

许宏方议曰:此方亦能治阳明大热下利者,又能治嗜酒之人热喘者,取用不穷也。

徐灵胎曰:因表未解,故用葛根;因喘、汗而利,故用芩、连之苦以泄之、坚之。芩、连、甘草为治痢之主药。

陈古愚曰:方主葛根,从里以达于表,从下以腾于上;辅以芩、连之苦,苦以坚之,坚毛窍而止汗,坚肠胃以止泻;辅以甘草之甘,妙得苦甘相合,与人参同味同功,所以能补中土而调脉道,真神方也。

《方函口诀》:此方用于小儿疫痢,屡有效。

太阳病,头痛发热,身疼腰痛,骨节疼痛,恶风,无汗而喘者,麻黄汤主之。

成无己曰:此太阳伤寒也。寒则伤荣,头痛、身疼、腰痛,以致牵连骨节疼痛者,太阳经荣血不利也。《内经》曰:风寒客于人,使人毫毛毕直,皮肤闭而为热者,寒在表也。风并于卫,卫实而荣虚者,自汗出而恶风寒也。寒并于荣,荣实而卫虚者,无汗而恶风也。以荣强卫弱,故气逆而喘,与麻黄汤以发其汗。

柯韵伯曰:太阳主一身之表,风寒外袭,阳气不伸,故一身尽疼。太阳脉抵腰中,故腰痛。太阳主筋所生病,诸筋者皆属于节,故骨节疼痛。从风寒得,故恶风。风寒客于人则皮毛闭,故无汗。太阳为诸阳主气,阳气郁于内,故喘。太阳主开,立麻黄汤以开之,诸证悉除也。

《总病论》:华佗治法云:伤寒病,起自风寒,起于腠理,与精气分争,荣卫痞鬲,周身不通。病一日至二日,气在孔窍、皮肤之间,故病者头痛恶寒,身热,腰背强重,此邪在表,随证发汗则愈。

麻黄汤方

麻黄三两(去节)　桂枝二两(去皮)　甘草一两(炙)　杏仁七十个(去皮尖)

上四味,以水九升,先煮麻黄减二升,去上沫,内诸药,煮取二升半,去滓,温服八合。覆取微似汗,不须啜粥,余如桂枝汤法将息。

徐灵胎:麻黄须多煮,取其力专,不仅为去上沫,止煮一二沸矣。

李时珍曰:仲景治伤寒无汗用麻黄,有汗用桂枝,未有究其精微者。津液为汗,汗即血也,在荣则为血,在卫为汗。夫寒伤荣,荣血内涩不能外通于卫,卫气闭固,津液不行,故无汗,发热而憎恶。夫风伤卫,卫气受邪,不能内护于荣,荣气虚弱,津液不固,故有汗发热而恶风。然风寒之邪皆由皮毛而入,皮毛者,肺之合也,肺主卫气,包络一身,天之象也。证虽属乎太阳,而肺实受邪气,其证时兼面赤怫郁,咳嗽痰喘,胸满诸证者,非肺病乎。盖皮毛外闭,则邪热内攻,而肺气膹郁。故用麻黄、甘草同桂枝引出荣分之邪,达之肌表;佐以杏仁泄肺而利气。是则麻黄汤虽太阳发汗重剂,实为发散肺经火郁之药也。

柯韵伯曰:此方治风寒在表,头痛项强,发热,身疼腰痛,骨节烦痛,恶风,恶寒,无汗,胸满而喘,其脉浮紧,浮数者。此为开表逐邪,发汗之峻剂也。古人用药,取法象之义。麻黄中空外直,宛如毛窍骨节,故能去骨节之风寒从毛窍而出,为卫分发散风寒之品;桂枝之条纵横,宛如经脉系络,能入心化液,通经络而出汗,为荣分散解风寒之品;杏仁为心果,温能助心散寒,苦能清肺下气,为上焦逐邪定喘之品;甘草甘平,外拒风寒,内和气血,为中宫安内攘外之品。此汤入胃,行气于玄府,输精于皮毛,斯毛脉合精而溱溱汗出,在表之邪尽去而不留,痛止喘平,寒热顿解。不须啜粥,而藉汗于谷也。不用姜枣者,以生姜之性横散解肌,碍麻黄之上升;大枣之性滞泥于膈,碍杏仁之速降。此欲急于直达,稍缓则不迅,横散则不峻也。若脉浮弱,自汗出者,或尺脉微迟者,是桂枝汤所主,非此方所宜也。予治冷风哮与风寒湿三气成痹等证,用此辄效,非伤寒一证可拘也。

徐灵胎曰:此痛处比桂枝证尤多而重,因荣卫俱伤故也。恶风无汗而喘者,乃肺气不舒之故。麻黄治无汗,杏仁治喘,桂枝、甘草治太阳诸证。无一味不紧切,所以谓之经方。

《舒氏女科要诀》:曾治一产妇,发动六日,儿已出胎,头已向下而产、不产。医用催产诸方,俱无效。延予视之,其身壮热无汗,头项腰背疼痛,此太阳寒伤荣也。法主麻黄汤,作一大剂投之,令温覆少顷,得汗热退身安,乃素食,食讫豁然而生。此治其病而产自顺,上乘法也。

《肘后方》:治卒乏气,气不复报,肩息方。(即本方)

《小儿药证真诀》:麻黄汤治伤风发热,咳嗽喘急无汗者,宜服之。(即本方,分两量儿大小加减)

《玉机微义》:麻黄汤治肺脏发咳,咳而喘息有声,甚则唾血。

《眼科锦囊》:麻黄汤治为风热所侵,而眼目赤肿,生障翳。

《类聚方广义》:初生儿有时时发热,鼻塞不通,不能哺乳者,用此方即愈。又治痘疮现点时,身热如灼,表郁难发,及大热烦躁而喘,不起胀者。

太阳与阳明合病,喘而胸满者,不可下也,宜麻黄汤。

王朴庄曰:合病之外证,如《内经》热论所指太阳则头项痛,腰脊强，阳明则目疼，鼻干不得眠，合成一病也。太阳不开则喘，阳明不降则胸满。邪不在胃不可下也。太阳病一开，阳明病之气亦从而俱开矣。

汪友苓曰：喘而胸满，则肺气必实而胀。所以李东璧云：麻黄汤虽太阳发汗重剂，实为发散肺经火郁之药。彼盖以喘而胸满为肺有火邪实热之证，方中有麻黄、杏仁专泄肺利气，肺气泄利，则喘逆自平，又何有于阳明之胸满耶。

《本事方》：有人病伤寒，脉浮而长，喘而胸满，身热头痛，腰脊强，鼻干不得卧。予曰：太阳阳明合病，治以麻黄汤解。

太阳病，十日已去，脉浮细而嗜卧者，外已解也。设胸满胁痛，与小柴胡汤；脉但浮者，与麻黄汤。

程郊倩曰：太阳病十日已去，脉浮细而嗜卧者，较之少阴为病之嗜卧，脉浮则别之；较之阳明中风之嗜卧，脉细又别之。脉静神恬，解证无疑矣。但解则均解，必无外证之未罢。设于解后尚见胸满胁痛一证，则浮细自是少阳本脉，嗜卧为胆热入而神昏，宜与小柴胡汤。脉但浮者，与麻黄汤。彼已见麻黄汤脉，自应有麻黄汤证符合之，纵嗜卧依然，必不胸满胁痛可知。

《伤寒论识》：阳明篇云：外不解，病过十日脉续浮者，与小柴胡汤。脉但浮，无余证者，与麻黄汤。与此只同，乃柴胡汤、麻黄汤之例也。

按：此节遥申上篇第四节传属之义，详辨其脉证以出其治方也。脉浮细而嗜卧者。表邪衰而正气亦虚也。

小柴胡汤方见后

太阳伤寒，脉浮，发热，恶寒，身疼痛，不汗出而烦躁者，大青龙

汤主之。若脉微弱，汗出恶风者，不可服之，服之则厥逆，筋惕肉瞤，此为逆也。

瞤，音舜。

沈尧封曰：此外伤风寒，而内伏暍热也。

黄坤载曰：脉浮紧，身痛发热，恶寒无汗，脉证悉同伤寒，此卫阳素旺，气郁而血不泄也。卫气遏闭，荣郁热甚，故见烦躁。异日之白虎、承气诸证，皆以经热之内传者也。早以大青龙发之，则内热不生矣。

尤在经曰：表实之人不易得邪，设得之则不能泄卫气而反以实阳气，阳气既实，表不得通，闭热于经，则脉紧身痛，不汗出而烦躁也。是当以麻黄、桂、姜之属以发汗而泄表实，加石膏以除里热而止烦躁。若脉微弱，汗出恶风，则表虚不实，设与大青龙汤发越阳气，必致厥逆，筋惕肉瞤，甚则多汗而阳亡矣。故曰：此为逆。逆者，虚以实治，于理不顾，所以谓之逆也。

朱肱曰：《类纂》云：凡发汗过多，筋惕肉瞤，振摇动人，或虚羸之人微汗出，便有必证，俱宜服真武汤以救之。

陶节庵曰：伤寒烦躁有阴阳虚实之别，心热则烦，阳实阴虚；肾热则躁，阴实阳虚。烦乃热轻，躁乃热重也。所谓烦躁者，先发烦而渐至躁。所谓躁烦者，先发躁而后发烦也。

《明理论》：《内经》曰：阳气者，精则养神，柔则养筋。发汗过多，津液枯少，阳气大虚，筋肉失所养，故惕惕然而跳，瞤瞤然而动也。

大青龙汤方

麻黄六两(去节)　桂枝二两(去皮)　甘草二两(炙)　杏仁四十枚(去皮尖)　生姜三两(切)　大枣十二枚(擘)　石膏如鸡子黄大(碎)

上七味，以水九升，先煮麻黄减二升，去上沫，内诸药，煮取三升，去滓，温服一升。取微似汗。汗多者，温粉粉之。一服汗出，停后服。若复服，汗多亡阳，遂虚，恶风，烦躁不得眠也。

《肘后方》：姚大夫辟温病粉身方：芎䓖、白芷、藁本三物等分，下筛内粉中。以涂粉于身，大良。

《孝慈备览》：扑身止汗法：麸皮、糯米粉二合，牡蛎、龙骨二两，共为极细末，以陈绢包裹，周身扑之，其汗自止。

吴绶曰：大青龙汤，仲景治伤寒，发热恶寒，烦躁者用之。夫伤寒，邪气在表，不得汗出，其人烦躁不安，身心无如之奈何，如脉浮紧，或浮数者，急用此汤发汗则愈。乃仲景之妙法也。譬若亢热已极，一雨而凉，其理可见也。若不晓此理，见其躁热，投以寒凉之药，其害可胜言哉。

王文禄曰：大青龙，麻黄汤之变。治风寒外壅而闭热于经者，故加石膏于发汗药中，尤为峻剂。

舒驰远曰：此汤麻、桂合用，是使桂因麻而入荣，麻亦藉桂而走卫，正合行其力，而非合施其用；甘草、杏仁缓阳热而利膈气；生姜、大枣调荣卫而生津液；尤妙在石膏之辛甘大寒，解热生津，除烦躁而救里，达肌表而助汗，安内攘外胥赖之矣。

王晋三曰：麻黄、桂枝、越婢，互复成方。辛热之剂复以石膏变成辛凉，正如龙为阳体而变其用为阴雨也。方义专主泄卫，故不用芍药。欲其直达下焦，故倍加铢两。从卫分根本上泄邪，庶表里郁热之气倾刻致和。《内经》治远用奇方大制，故称大青龙。

汪友苓曰：或问病人同是服此汤，而汗多亡阳，一则厥逆筋惕肉瞤，一则恶风烦躁不得眠，二者之寒热迥然不同何也？余答曰：一则病人脉微弱,汗出恶风,是阳气本虚也,故服之则厥逆而虚冷之证生焉;一则病人脉浮紧,发热汗不出而烦躁,是邪热本甚也,故服之则正气虽虚而邪热未除。且也厥逆之逆为重,以其人本不当服而误服之也;烦躁不得眠为轻,以其人本当服而过服之也。

《济阳纲目》:大青龙加黄芩汤治寒疫,头痛身热,无汗恶风,烦躁者,此方主之。(即本方加黄芩)

太阳中风,脉浮缓,身不疼,但重,乍有轻时,无少阴证者,大青龙汤发之。

刘昆湘曰:此示素秉阳盛多湿之体,中风而兼内热之证治也。大青龙之异于麻黄汤者,在加入石膏以清里热,其所主治即以不汗出而烦躁为证谛。所以与少阴证有疑似虚实之辨者,亦因烦躁故也。本条当具上条无汗烦躁之证,经文不重出者,以既有无少阴一语则义可隅反。中风之证,脉象浮缓,法当腠理开泄,发热自汗。今中风而身无汗者,乃证兼湿邪,风为湿滞,致皮毛闭塞,故反令无汗。身不疼者,以湿滞则风性弛缓,气血无郁冲之争,无争故身不痛。身重者,以湿性凝重,湿滞则经气不举故也。但重仍乍有轻时者,以风性疏泄,虽湿阻气痹,复间以时通故也。凡发热脉浮缓者,法当自汗,假令无汗,即风为湿滞之证。宜大青龙汤发汗以清里热,令风湿俱去。曰发之者,谓泄风湿于外以发其表也。

徐灵胎曰:脉不沉紧,身有轻时,为无少阴外证。不厥利吐逆,为无少阴里证。此邪气俱在外也,故以大青龙发其汗。

伤寒表不解,心下有水气,干呕,发热而咳,或渴,或利,或噎,或小便不利,少腹满,或喘者,小青龙汤主之。

噎,乌结切,音咽。

成无己曰：伤寒表不解，心下有水饮，则水寒相搏，肺寒气逆，故干呕发热而咳。《针经》曰：形寒饮冷则伤肺，以其两寒相感，中外皆伤，故气逆而上行，此之谓也。与小青龙汤发汗散水。水气内渍则所传不一，故有或为之证，随证增损以解化之。

张令韶曰：此寒伤太阳之表，而动其里之水气也。伤寒表不解者，表之邪不解也。心下有水气者，里之水气发动也。太阳主寒水之气，运行于肤表，出入于心胸。今不能运行出入，以致寒水之气逆于肤表而不解，逆于心胸而为水气。水停于胃，则干呕。表寒不解，则发热。或射于肺，则咳。或聚而不流，则渴。或溜于肠，则利。或聚于上焦，则噎。或三焦不能施其决渎，则小便不利而少腹满。或水气上凌，则喘。以上诸证不必悉具，见一即是也。

柯韵伯曰：小青龙以两解表里之邪，复立加减法以治或然之证。此为太阳枢机之剂，水气蓄于心下尚未固结，故有或然之证。若误下，则硬满而成结胸矣。

按：此节承上节，言伤寒表不解，水气结于心下，而有少阴证之治法。干呕，即欲吐不吐之互词。发热而咳，及渴而下利，皆少阴之本证。故小青龙中有麻黄、附子、细辛、甘草，仍不离少阴表证之治法也。

舒驰远曰：大青龙为表寒里热者设，小青龙为表里俱寒者设。韩祗和曰：小青龙所以主为水饮与表寒相合而咳者，真武汤所主为水饮与里寒相合而咳者。或表寒，或里寒，协水饮则必动肺，以形寒寒饮则伤肺故也。

小青龙汤方

麻黄三两（去节）　芍药三两　细辛三两　桂枝三两　干姜三两

甘草三两(炙)　　五味子半斤　　半夏半斤(洗)

上八味,以水一斗,先煮麻黄减二升,去上沫,内诸药,煮取三升,去滓。温服一升,日三服。若渴,去半夏,加栝楼根三两,若微利,若噎者,去麻黄,加附子一枚。若小便不利,少腹满者,去麻黄,加茯苓四两。若喘者,加杏仁半升(去皮尖)。

陈古愚曰:此寒伤太阳之表而不解,动其里水也。麻、桂从太阳以祛表邪;细辛入少阴而行里水;干姜散胸前之满;半夏降上逆之气;合五味子之酸,芍药之苦,取酸苦涌泻而下行;既欲下行而仍用甘草以缓之者,合药性不暴则药力周到,能入邪气水饮互结之处而攻之。凡无形之邪气从肌表出,有形之水饮从水道出,而邪气水饮一并廓清矣。

张令韶曰:若渴者,水蓄于下,火郁于上,去半夏之燥,加栝蒌根引水液上升。利者,水寒在下,火不得下交,水得寒气冷必相搏,其人即噎,故加附子。小便不利,少腹满者,土虚而不能制水,故加茯苓以补中土。水逆于里而不逆于表,故去麻黄。喘者,水气上逆而射肺,故加杏仁以疏肺气。

陈修园曰:干姜以司肺之关,五味以司肺之阖,细辛以发动其阖辟活动之机。小青龙汤中,当以此三味为主。故他药皆可加减,此三味则缺一不可。

费晋卿曰:此方全为外有风,内有蓄水而设。所以不用石膏者,因水停胃中,不得复用石膏以益胃之寒。故一变而为辛散,外去风而内行水。亦名青龙者,亦取发汗,天气下为雨之义也。

《和剂局方》:小青龙汤治形寒饮冷,内伤肺经,咳嗽喘急,呕吐涎沫。(即本方)

《御药院方》：细辛五味子汤治肺气不利，咳嗽喘满，胸膈烦闷，痰涎多，喉中有声，鼻塞清涕，头痛目眩，肢体倦怠，咽嗌不利，呕逆恶心。（即本方）

《张氏医通》：冬月嗽而发寒热，谓之寒嗽，小青龙汤加杏仁。

伤寒，心下有水气，咳而微喘，发热不渴，服汤已渴者，此寒去欲解也，小青龙汤主之。

周禹载曰：其人痰饮素积，一感风寒挟之上逆，水停心下，肺受邪而喘咳。外邪即盛，势必发热。然未入腑，寒饮内溢，故为咳而不为渴。服小青龙反渴者，寒饮与热邪未散，津液未复也，更宜以小青龙汤治之。

张路玉曰：世言半夏辛燥，烦渴非所宜。因小青龙汤后服汤已渴，寒去欲解之语。不知痰去则气通火升，觉渴不过暂时，少顷津回气润，烦渴自除。先哲复有服二陈汤能大便润而小便长，痰去则津液流通之明验也。

《活人书》：脉浮而渴属太阳，伤寒表不解，心下有水气而渴者，小青龙汤去半夏加栝楼根。

太阳病，外证未解，脉浮弱者，当以汗解，宜桂枝汤。

方中行曰：外证未解，谓头痛、项强、恶寒等犹在也。浮弱，即阳浮而阴弱，此言太阳中风凡在未传变者，仍当从于解肌，盖严不得下早之义。

张隐庵曰：皮毛为表，肌腠为外。太阳病外证未解，肌腠之邪未解也。浮为气虚，弱为血弱。脉浮弱者，充肤热肉之血气两虚，宜桂枝汤以助肌腠之血气而为汗。

太阳病，下之微喘者，表未解故也，桂枝加厚朴杏仁汤主之。

庞安常曰：此则中风自汗，用桂枝汤证也。

成无己曰：下后大喘，则为里气大虚，邪气传里，正气将脱也；下后微喘，则为里气上逆，邪气不能传里，犹在表也。与桂枝汤以解外，加厚朴杏仁以下逆气。

方中行曰：喘者，气夺于下而上行不利，故呼吸不顺而声息不续也。盖表既未罢，下则里虚，表邪入里而上冲，里气适虚而下夺，上争下夺，所以喘也。以表尚在，不解其表则邪传内攻而喘不可定。故用桂枝解表，加厚朴利气，杏仁有下气之能，所以为定喘当加之要药。

王肯堂曰：凡称表不解者，皆谓太阳病发热恶寒，头痛项强，脉浮也。

《本事方》：戊申正月，有一武臣为寇所执，致舟中艞板下，数日得脱归。乘饥恣食，良久解衣扪虱。次日遂作伤寒，自汗而胸膈不利。一医作伤寒而下之，一医作解衣中邪而汗之，杂治数日，渐觉昏困，上喘息高，医者怆惶失措。予诊之曰：太阳病下之，表未解，微喘者，桂枝加厚朴杏仁汤，此仲景之法也。指令医者急治药，一啜喘定，再啜漐漐微汗，至晚身凉，而脉已和矣。

桂枝加厚朴杏仁汤方

桂枝三两　芍药三两　甘草二两(炙)　生姜三两(切)　大枣十二枚(擘)　厚朴二两　杏仁五十枚(去皮尖)

上七味，以水七升，微火煮取三升，去滓，温服一升。覆取微似汗。

太阳病，外证未解，不可下也，下之为逆。欲解外者，宜桂枝汤。

钱天来曰：太阳中风，其头痛项强，发热恶寒，自汗等表证未除，理宜汗解，慎不可下。下之则于理为不顺，于法为逆。逆则变生,而邪气乘虚内陷,结胸痞硬,下利喘汗,脉促胸满等证作矣,故必先解外邪。欲解外者,宜以桂枝汤主之,无他法也。

王肯堂曰:但有一毫头痛恶寒,即为表证未解,不可下也。

张路玉曰:下之为逆,不独指变结胸等证而言,即三阴坏病,多由误下所致也。

徐灵胎曰:此禁下总诀。言虽有当下之证,而外证未除,亦不可下,仍宜解外而后下也。

太阳病,先发汗不解,而复下之,脉浮者,不愈。浮为在外,而反下之,故令不愈。今脉浮,故知在外,当须解外则愈,宜桂枝汤。

徐灵胎曰:脉浮而下,此为误下。下后仍浮,则邪不因误下而陷入,仍在太阳。不得因已汗下,而不复用桂枝也。

周禹载曰:此条虽汗下两误,桂枝证仍在,不为坏证。

成无己曰:经曰:柴胡证具而以他药下之,柴胡证仍在者,复与柴胡汤。此虽已下之,不为逆,则其类矣。

太阳病,脉浮紧,无汗,发热,身疼痛,八九日不解,表证仍在,此当发其汗。服药已微除,其人发烦,目瞑,剧者必衄,衄乃解,所以然者,阳气重故也。麻黄汤主之。

瞑,音溟。

成无己曰:脉浮紧,无汗,发热身痛,太阳伤寒也,虽至八九日,表证仍在,亦当发其汗,既服温暖发散汤药,虽未作大汗,亦微除也。烦者身热也,邪气不与汗解,郁而变热,蒸于经络,发于肌表,故生热烦。肝受血而能视,始者寒气伤荣,寒既变热,则血为热搏,肝气不治,故目瞑也。剧者,热甚于经,迫血妄行而为衄,得衄则热随血散而解。阳气重者,热气重也。与麻黄汤以解前太阳伤寒之邪也。

程郊倩曰：阳气重，由八九日所郁而然。得衄则解者，阳气解也，无复发烦、目瞑证耳。究竟汗仍不出，而发热身疼痛，太阳证尚未除，故仍主麻黄。

按：此节之证但言发热，而不言恶寒者，以阳气重故也。论曰：阳盛则欲衄。又曰：热极伤络。盖寒邪郁而为热，上迫越于头部，伤其阳络，由鼻窍而泄出，则邪热亦随之而泄矣，所谓红汗出也。否则血积于脑部，而为头风、癫痫。或血结于胸腹，而为善忘狂疾之本。此与阳明病，口燥，但欲漱水，不欲咽，其衄由胃络上越于鼻而出者不同。当从烦瞑、口燥以别之。

《集韵》：瞑，目不明也。

《晋书山涛传》：臣耳目聋瞑，不能自励。

《活人书》：伤寒太阳证，衄血者乃解，盖阳气重故也。仲景所谓阳盛则衄。若脉浮紧无汗，服麻黄汤不中病，其人发烦目瞑，剧者必衄。小衄而脉尚浮紧者，宜再与麻黄汤也。衄后服已微者，不可行麻黄汤也。大抵伤寒衄血不可发汗者，为脉微故也。

太阳病，脉浮紧，发热，身无汗，自衄者愈。

成无己曰：风寒在经不得汗解，郁而变热，衄则热随血散，故云：自衄者愈。

方中行曰：此承上条，复以其更较轻者言。得衄自愈者，汗本血之液，北人谓衄为红汗，达此义也。

陈古愚曰：发热无汗则热郁于内，热极络伤，阴络伤，血并冲任而出，则为吐血；阳络伤，血并督脉而出，则为衄血。此脉与太阳同起目内眦，循膂络肾，太阳之标热借督脉作衄为出路而解。

二阳并病，太阳初得病时，发其汗，汗先出不彻，因转属阳明，续

自微汗出,不恶寒。若太阳病证不罢者,不可下,下之为逆,如此可小发其汗。设面色缘正赤者,阳气怫郁在表也,当解之、熏之。若发汗不彻,彻不足言,阳气怫郁不得越,当汗之。不汗则其人烦躁,不知痛处,乍在腹中,乍在四肢,按之不可得,更发汗则愈。若其人短气但坐者,以汗出不彻故也。何以知汗出不彻,以脉涩故知之也。

怫,音佛。

成无己曰:太阳病未解,传并于阳明,而太阳证未罢者,名曰并病。续自微汗出,不恶寒者,为太阳证罢,阳明证具也,法当下之。若太阳证未罢者,为表未解,则不可下,当小发其汗,先解表也。阳明之经循面,色缘缘正赤者,阳气怫郁在表也,当解之、熏之,以取其汗。若发汗不彻者,不足言阳气怫郁,止是当汗不汗,阳气不得越散,邪无从出,拥甚于经,故躁烦也。邪循经行,则痛无常处,或在腹中,或在四肢,按之不可得而短气,但责以汗出不彻,更发汗则愈。《内经》曰:诸过者切之,涩者,阳气有余,为身热无汗。是以脉涩,知阳气拥郁而汗出不彻。

陶节庵曰:怫郁者,阳气蒸越,行于头面、体肤之间,聚赤而不散。

黄坤载曰:熏法以盆盛滚水,入被热熏,取汗最捷,宜于下部用之。

汪苓友曰:不彻者,不透也。不足言者,犹言势必所至不须说也。

周禹载曰:躁烦以下种种证候,不过形容躁烦二字,非真有痛,故曰按之不可得也。

顾尚之曰:面色赤者,当从麻桂各半之例,即上文所谓小发汗也。其人短气但坐,谓不得卧也。短气脉涩多属于虚,若外因短气必气粗,是汗出不彻,邪气壅促胸中不能布息之短气,非过汗阳气虚乏不足续息之短气也。外因脉涩必有力，是汗出不彻，邪气阻滞荣卫不能流通之脉涩，非过汗伤液，液少不滋脉道之脉涩也。须细别之。

脉浮紧者，法当汗出而解。若身重心悸者，不可发汗，须自汗出乃愈。所以然者，尺中脉微，此里虚也，须里实，津液自和，便自汗出愈。

成无己曰：经曰：诸脉浮数，当发热而洒淅恶寒，言邪气在表也，是当汗出愈。若下之，身重心悸者，损其津液，虚其胃气。若身重心悸而尺脉实者，则下后里虚，邪气乘虚转里也。今尺脉微，身重心悸，知下后里虚，津液不足，邪气不转里，但在表也。然以津液不足，则不可发汗，须里气实、津液足，便自汗出而愈。

钱天来曰：身重者，因邪入里，误下而胃中阳气虚损也。凡阳气盛则身轻，阴气盛则身重。故童子纯阳未杂，而轻儇跳跃；老人阴盛阳衰，而肢体龙钟，是其验也。误下阳虚，与误汗阳虚无异。此条心悸，与发汗过多叉手冒心之心下悸，同一里虚之所致也。

顾尚之曰：不可发汗者，言不可用麻黄以大发其汗，非坐视而待其自愈也，用小建中以和其津液，则自汗而解矣。

按：此节通行本及湘古本作脉浮数，故成注云然。

《金鉴》曰：伤寒未发热，脉多浮紧，寒盛也；已发热，脉多浮数，热盛也。均宜麻黄汤发汗则愈。

脉浮紧者，法当身疼痛，宜以汗解之。假令尺中迟者，不可发汗。所以然者，以荣气不足，血弱故也。

钱天来曰：浮紧，伤寒之脉也，法当身疼腰痛，宜以麻黄汤汗解之为是。假若按其脉而尺中迟者，不可发汗。何以知之？夫尺主下焦，迟则为寒，尺中迟，是以知下焦命门真阳不足，不能蒸谷气而为荣为卫也。盖汗者，荣中之血液也，为热气所蒸，由荣达卫而为汗。若不量其虚实而妄发之，则亡阳损卫，固不待言。此以寒气伤荣，汗由荣出，以尺中脉迟，则知肾脏真元衰弱，荣气不足，血少之故，未可以汗夺血也。

张路玉曰：尺中脉迟，不可用麻黄发汗，当频与小建中和之。和之而邪解，不须发汗。设不解，不妨多与，俟尺中有力，乃与麻黄汗之可也。

《本事方》：昔有乡人邱生者，病伤寒。予为诊视，发热，头疼，烦渴，脉虽浮数而无力，尺以下迟而弱。予曰：虽属麻黄证，而尺迟弱，仲景云：尺中迟者，荣气不足，血气微少，未可发汗。予于建中汤加当归、黄芪令饮，翌日脉尚尔。其家煎迫，日夜督与发汗药，几不逊矣，予忍之，但只用建中调荣而已。至五日尺脉方应，遂投麻黄汤，啜至第二服，发狂，须臾稍定，略睡，已得中汗矣。

脉浮者，病在表，可发汗，宜麻黄汤。

成无己曰：浮为轻手得之，以候皮肤之气。《内经》曰：其在皮者，汗而发之。

方中行曰：表，太阳也。伤寒脉本紧，不紧而浮，则邪现还表而欲散，可知矣。发，拓而出之也。麻黄汤者，乘其欲散而拓出之之谓也。

刘宏璧曰：但脉浮不紧，何以知其表寒实也？必然无汗，始可发也。

《金鉴》曰：不曰以麻黄汤发之主之，而曰可发汗，则有商量斟酌之意也。

脉浮而紧者，可发汗，宜麻黄汤。

庞安常曰：脉浮而紧，浮为风，紧为寒，风伤卫，寒伤荣，荣卫俱病，骨节烦疼，外证必发热，无汗，或喘，其人但憎寒，手足指末必微厥，久而复温，掌心不厥，此伤寒无汗，用麻黄汤。又曰：凡脉浮紧，无汗，小便不数，病虽十余日，尚宜麻黄汤也。

张隐庵曰：此反结上文两节之意，言里气不虚而病在表者，皆可麻黄汤发其汗也。

病人常自汗出者，此为荣气和，卫气不谐也。所以然者。荣行脉中，卫行脉外，卫气不共荣气谐和故也。复发其汗则愈，宜桂枝汤。

谐，户皆切，音骸。

柯韵伯曰：发热时汗便出者，其荣气不足，因阳邪下陷，阴不胜阳，故汗自出也。此无热而常自汗者，其荣气本足，因阳气不固，不能卫外，故汗自出，当乘其汗正出时，用桂枝汤啜稀热粥，是阳不足者，温之以气，食入于阴，气长于阳也。阳气普遍，便能卫外而为固，汗不复出矣。和者，平也。谐者，合也。不和见卫强，不谐见荣弱。一则属阳虚，一则属阴虚，皆令自汗。但以有热、无热别之，以时出、常出辨之。总以桂枝汤啜热粥汗之，下条发热汗出便可用桂枝汤，见不必头痛、恶风俱备，只此自汗一证，即不发热者亦用之，更见桂枝方于自汗为亲切耳。

张令韶曰：卫气者，所以肥腠理，司开阖，卫外而为固也。今不能卫外，故常自汗出，此为荣气和而卫不和也。卫为阳，荣为阴，阴阳贵乎和合，今荣自和，而卫气不与之和谐，故荣自行于脉中，卫自行于脉外，两不相合，如夫妇之不调也。宜桂枝汤发其汗，调和荣卫之气则愈。

张隐庵曰：此言桂枝汤能宣发荣卫之气血而为汗，又能调和荣卫之气血而止汗也。

病人脏无他病,时发热,自汗出,而不愈者,此卫气不和也。先其时发汗则愈,宜桂枝汤。

成无己曰:脏无他病,里和也;卫气不和,表病也。《外台》云:里和表病,汗之则愈。所谓先其时者,先其发热汗出之时,发汗则愈。

张隐庵曰:上节自汗出,言荣气自和于内,致卫气不与相谐,而其病在荣;此节自汗出,言卫气不和于外,致荣气不与相将,故时发热自汗出,而其病在卫。时发热者,发热有时也。先其时发汗者,先其未热之时,而以桂枝汤发其汗也。

程郊倩曰:凡脏病,亦有发热汗自出连绵不愈,骨蒸劳热类是也。桂枝汤能解肌而有时云发汗者,助卫气升腾、虚回而正气得宣之汗,与麻黄汤逐邪使外泄之汗不同。

伤寒脉浮紧,不发汗,因致衄者,麻黄汤主之。

张路玉曰:脉浮紧,当以汗解,失汗则邪郁于经不散而致衄,衄必点滴不成流,此邪热不得大泄,病必不解,急宜麻黄汤汗之。夺汗,则无血也。仲景云:衄家不可发汗,亡血家不可发汗,以久衄亡血已多,故不可发汗复夺其血也。此因当汗不汗,热毒蕴结而成衄,故宜发其汗,则热得泄而衄自止矣。

程郊倩曰:大抵伤寒见衄者,由其人荣分素热,一被寒闭,荣不堪遏,从而上升矣。

徐灵胎曰:前段衄后而解,则不必复用麻黄。衄后尚未解,则仍用此汤。

江瓘《名医类案》:陶尚文治一人,伤寒四五日,吐衄不止。医以犀角地黄汤等,治而反剧。陶切其脉,浮紧而数,若不汗出,邪何由解？遂用麻黄汤，一服汗出而愈。瑾曰：久衄之家，亡血已多，故不可汗。今缘当汗不汗，热毒蕴结而成吐血，盖发其汗则热越而出，血自止也。

伤寒不大便六七日，头痛有热者，与承气汤；其小便清者，知不在里，仍在表也，当须发汗，宜桂枝汤。

程郊倩曰：伤寒不大便六七日，宜属里也，而其人却头痛，欲攻里则有头痛之表证可疑，欲解表则有不大便之里证可疑，表里之间何从辨之，以热辨之而已。热之有无，何从辨之，以小便辨之而已，有热者，小便必短赤，热已入里，头痛只属热壅，可以攻里；其小便清者，无热可知，热未入里，不大便只属风秘，仍须发汗。

汪苓友曰：若头痛不已者，为风寒之邪上壅，热甚于经，势必致衄，须乘其未衄之时，宜用桂枝汤以汗解之。

张令韶曰：此明头痛有在里、在表、在经之不同也。不大便六七日，热在里也。头痛有热者，热甚于里，而上承于头也。与承气汤，上承热气于下以泄其里热。其头痛而小便清者，知热不在里而在表也，当须发汗以泄其表热。

伤寒发汗已解，半日许复烦，脉浮紧者，可更发汗，宜桂枝汤。

程郊倩曰：伤寒服麻黄汤发汗，已经热退身凉而解矣，半日许复烦，脉见浮紧，终是寒邪退而复集，与自汗脉浮缓之中风无涉。然汗后见此，则阳虚便防阴弱，盖烦因心扰，浮属阴虚，此际宁堪再任麻黄？改前发汗之法为解肌，则虽主桂枝，不为犯伤寒之禁也。

柯韵伯曰：桂枝汤本治烦，服后外热不解而内热更甚，故曰反烦。麻黄证本不烦，服汤汗出，外热初解而内热又发，故曰复烦。凡曰麻黄汤主之、桂枝汤主之者，定法也。服桂枝汤不解仍与桂枝汤,汗解复发烦更用桂枝汤者,活法也。服麻黄汤后烦可更用桂枝,服桂枝汤复烦者不得更用麻黄,且麻黄脉证但可用桂枝汤更汗,不可先用桂枝汤发汗,此又活法中定法也。

凡病若发汗,若吐,若下,若亡血,亡津液,阴阳自和者,必自愈。

张令韶曰:此论汗吐下三法,不可误用也。盖汗吐下三法,皆所以亡血,亡津液者也。用之不当,不惟亡血亡津液,而亡阴亡阳也。用之得宜,虽亡血亡津,而亦能和阴和阳也,故曰:阴阳自和者,必自愈。

张隐庵曰:凡风寒暑湿燥火之病皆然,不独伤寒已也。

方中行曰:阴阳以脉言,此示人持脉之大法。

程知曰:脉以左右三部匀停为无病,故汗吐下后阴阳和者必自愈。不须过治也。

大汗之后,复下之,小便不利者,亡津液故也;勿治之,久久小便必自利。

成无己曰:因亡津液而小便不利者,不可以药利之,俟津液足,小便利,必自愈也。

章虚谷曰:下多亡阴液,汗多亡阳津,故小便不利,勿妄治之,以饮食调理,得津液生而小便利,必自愈也。

张景岳曰:凡伤寒表证未除,病在阳分者,不可即利小便。盖走其津液,取汗难愈,且恐大便于结也。

大下之后,复发汗,其人必振寒,脉微细。所以然者,内外俱虚也。

张隐庵曰:下后复发汗,必振寒者,太阳阳气虚于外也;脉微细者,少阴阴血虚于内也。所以然者,以阴阳血气内外俱虚故也。

方中行曰:内谓反下则亡阴而里虚,所以脉微细也;外谓复汗则亡阳而表虚，所以振寒也。

王肯堂曰：下后复发汗，必振寒，脉微细者，此内外俱虚也，当归四逆汤、真武汤。

下之后，复发汗，昼日烦躁不得眠，夜而安静，不呕不渴，无表证，脉沉而微，身无大热者，干姜附子汤主之。

成无己曰：下之虚其里，汗之虚其表，既下又汗则表里俱虚。阳旺于昼，阳欲复，虚不胜邪，正邪交争，故昼日烦躁不得眠；夜阴为主，阳虚不能与之争，是夜则安静。不呕不渴者，里无热也；身无大热者，表无热也。又无表证而脉沉微，知阳气大虚，阴寒气胜，与干姜附子汤退阴复阳。

张路玉曰：日多躁扰，夜间安静，则阴不病而阳病可知也。无表证而脉沉微，则太阳之邪已尽也。以下后复发汗扰其虚阳，故用附子干姜以温补其阳。不用四逆者，恐甘草恋胃故也。

顾尚之曰：烦而兼呕，是少阳证，烦而兼渴是白虎证，故辨之。又恐外邪袭入而烦躁，再以脉证审之。

柯云：此太阳坏病，转属少阳者也。凡太阳病，阳盛则入阳明，阳虚则入少阴。

徐灵胎曰：阳虚有二证，有喜阳者，有畏阳者，大抵阴亦虚者畏阳，阴不虚者喜阳。此因下后阴亦虚，故反畏阳也。邪已退而阳气衰弱，故止用姜附回阳。

按：大青龙汤方后云：汗多亡阳遂虚，恶风烦躁不得眠也。此节烦躁见于下之后复发汗，而所重尤在发汗多亡阳也。

张隐庵曰：莫氏曰：上节言阴阳血气皆虚，此节言阳气虚，下节言阴血虚。

干姜附子汤方

干姜一两(炮)　附子一枚(炮,破八片)

上二味,以水三升,煮取一升,去滓,顿服。宋本姜附皆生用。

徐忠可曰:脉微无大热,是外无邪袭,而更烦躁,非阳虚发躁之渐乎。故以生附、干姜急温其经。比四逆不用甘草者,彼重在厥,故以甘草先调其中而壮四肢之本;此重在虚阳上泛,寒极发躁,故用直捣之师,而无取扶中为治耳。

按:干姜辛温,气味浓厚,散而能守,性善祛湿驱寒,和血通气,得附子则回阳之功宏,而温经之力峻。二味生用,非少阴诚虚寒者不可服也。故仲景以脉沉微,不呕不渴,身无大热,审其烦躁,实因亡阳寒盛而发,非由表及里伏热,重为叮咛也。此方与茯苓四逆汤同治下汗后烦躁,而彼为表证者设也。

《和剂局方》:干姜附子汤治暴中风冷,久积痰水,心腹冷痛,霍乱转筋,一切虚寒,并皆治之。(即本方)

《三因方》:干姜附子汤治中寒,卒然晕倒。或吐逆涎沫,状如暗风,手脚挛搐,口噤,四肢厥冷。或复躁热。(即本方)

《易简方》:姜附汤治阴证伤寒,大便自利而发热者,尤宜。

发汗后,身疼痛,脉沉迟者,桂枝去芍药加人参生姜汤主之。

刘昆湘曰:此示发汗后经气内虚之证。发汗所以解外,今汗后表证已罢,而身体疼痛未和,脉象沉部迟滞者,迟为阴阻,沉为气陷,此荣涩卫沉之候,非沉在里而迟在脏也。故不用姜附之救里,而仍假桂枝以和外,以沉迟为荣气之寒,去芍药之苦酸微寒,加生姜以宣胃阳,重人参以转大气。病在外,而阴阳俱虚者宜之。

顾尚之曰:此遥承前文尺中迟者不可发汗,而发之则六脉尽变为沉迟矣。身疼痛者,表未解也。故仍用桂枝汤法,一散一收,以和荣卫。

唐容川曰:仲景脉法散见各条,须加钩考乃能会通。如此处论脉,曰微细、曰沉微、曰沉迟,粗工遇此不过一虚字了之,而仲景则大有分别。

桂枝去芍药加人参生姜汤方

桂枝三两(去皮)　　甘草二两(炙)　　大枣十二枚(擘)　　生姜四两(切)　　人参三两

上五味。以水一斗二升,煮取三升,去滓。温服一升,日三服。

徐灵胎曰:此以多煎为妙,取其味厚入阴也。

按:本论霍乱篇云:吐利止而身痛不休者,当消息和解其外,宜桂枝汤小和之。此节因发汗后而身痛不休,故亦取桂枝汤;以脉沉迟为阳虚里寒,故去芍药而加生姜;以荣虚,故加人参以滋补血液生始之源。

发汗若下后,不可更行桂枝汤。汗出而喘,无大热者,可与麻黄杏仁甘草石膏汤。

方中行曰:更行扰言再用。不可再用桂枝汤,则是已经用过,所以禁止也。

《金鉴》曰:发汗若下后,汗出而喘,身无大热而不恶寒者,知邪已不在太阳之表;且汗出而不恶热,知邪亦不在阳明之里;是邪独在肺中,肺气满而喘矣,故不可更行桂枝汤。

秦皇士曰:汗出而喘,身无大热,且见于汗下后,乃是肺家内有积热,外冒寒邪。内有积热,外攻皮毛,故汗出。外有表邪,故发喘。此方妙在杏仁利肺气,借麻黄以散外寒,借石膏以清内热,从越婢汤中化出辛温变辛凉之法,并开后人双解肺经表里之法也。

麻黄杏仁甘草石膏汤方

麻黄四两(去节)　杏仁五十个(去皮尖)　甘草二两(炙)　石膏半斤(碎、绵裹)

上四味,以水七升,先煮麻黄减二升,去上沫,内诸药,煮取二升,去滓,温服一升。日再服。

《千金方》:四物甘草汤,治伤寒发热,汗出而喘,无大热。(即本方)

《张氏医通》:冬月咳嗽,寒痰结于咽喉,语声不出者,此寒气客于会厌,故卒然而喑也,麻杏石甘汤。

《类聚方广义》:麻杏石甘汤,治喘咳不止,面目浮肿,咽干口渴,或胸满者。又治哮喘胸中如火,气逆涎潮,大息呻吟,声如拽锯,鼻流清涕。

《衷中参西录》:麻杏石甘汤为治温病初得之的方。凡新受外感,作喘嗽,由于风热者,皆可用之。

《仁斋直指附遗》:五虎汤,治喘急痰气,于本方加细茶。

发汗过多,其人叉手自冒心、心下悸欲得按者,桂枝甘草汤主之。

叉,音差。冒,莫到切。

钱天来曰:阳本受气于胸中,故膻中为气之海,上通于肺而为呼吸,位处心胸之间。发汗过多则阳气散亡,气海空虚,所以叉手自冒覆其心胸,而心下觉惕惕然悸动也。凡病之实者皆不可按,按之则或满或痛,而不欲也;此以误汗亡阳,真气空虚而悸动,故欲得按也。

张隐庵曰:此因发汗而虚其心气也。发汗过多则伤其心液矣。

其人叉手自冒心者,心主之气虚也。心下悸欲得按者,下焦之气乘虚上奔,故悸而欲按也。宜桂枝保固心神,甘草和中以防御其上逆。

汪苓友曰:冒字作覆字解。

桂枝甘草汤方

桂枝四两(去皮) 甘草二两(炙)

上二味,以水三升,煮取一升,去滓,顿服。

柯韵伯曰:此补心之峻剂也。发汗过多则心液虚,心气馁,故心下悸。叉手冒心则外有所卫,得按则内有所依,如此不堪之状,望之而知其虚矣。桂枝本荣分药,得甘草则内补荣气而养血从甘也。此方用桂枝为君,独任甘草为佐,以补心之阳,则汗出多者不至于亡阳矣。

徐灵胎曰:此以一剂为一服者。二味扶阳补中,此乃阳虚之轻者,甚而振振欲擗地,则用真武汤矣。一证而轻重不同,用方迥异,其义精矣。

《证治大还》:桂枝汤治生产不快,或死腹中。桂枝一握,甘草三钱,水煎服。

《精神病广义》:友人陈莲夫曾治一心悸重证,日夜叉手按心,恐怖震栗,失其常度。病家疑为邪祟,医家以为精神错乱。陈君投以桂枝甘草汤,一剂而愈。可知此汤确为养液补心气之妙方。

发汗后,其人脐下悸者,欲作奔豚也,茯苓桂枝甘草大枣汤主之。

豚,音屯。

成无己曰:汗者心之液,发汗后脐下悸者,心气虚而肾气发动也。肾之积名曰奔豚,发则从少腹上至心下,为肾气逆,欲上凌心,今脐下悸为肾气发动,故云欲作奔豚,与茯苓桂枝甘草大枣汤以降肾气。

徐灵胎曰：心下悸，是扰胸中之阳。脐下悸，则因发汗太过，上焦干涸，肾水上救。故重用茯苓以制肾水，桂枝以治奔豚。

茯苓桂枝甘草大枣汤方

茯苓半斤　桂枝四两　甘草二两(炙)　大枣十五枚(擘)

上四味，以甘澜水一斗，先煮茯苓，减二升，内诸药，煮取三升，去滓。温服一升，日三服。

作甘澜水法：取水二斗，置大盆内，以杓扬之，水上有珠子五六千颗相逐，取用之。

澜，音烂。

成无己曰：茯苓以伐肾邪，桂枝能泄奔豚，甘草、大枣之甘滋助脾土以平肾气。煎用甘澜水者，扬之无力，取不助肾气也。

吴遵程曰：汗后余邪挟下焦邪水为患，故取桂枝汤中之三以和表，五苓散中之二以利水。

《伤寒论识》：甘烂水之烂与炼同，所谓以杓扬之是也。《灵枢》半夏汤，以流水千里之外者八升，扬之万遍，取其清五升，亦同谓之甘烂者，言炼之使甘也。甘烂水，一名劳水。

孙思邈曰：治五劳七伤羸弱之病，煎水宜陈芦劳水，取其水不强，火不盛也。盖此方及《金匮》治胃反呕吐半夏用之者，皆取和缓之义。

陈古愚曰：欲速诸药下行。按诗云：扬之水不流束薪，盖其力劳乏则性柔弱，不能浮木。此取其速泄下焦之水邪，而不动上焦之津液也。

《证治摘要》：苓桂甘枣汤治脐下悸者，欲作奔豚，按之腹痛冲胸者,累用累验。

《时还读我书续录》:苓桂甘枣汤治瘠囊累年不愈,应如桴鼓,妙不可言。

奔豚病,从少腹上冲咽喉,发作欲死,复还止者,皆从惊恐得之。

张路玉曰:惊则伤心,恐则伤肾。心伤气虚而肾邪乘之,从少腹起上冲咽喉,肾脉所循之处也。其水邪逆上凌心,故发作欲死,少顷邪退还止也。

柯韵伯曰:豚为水畜,奔则昂首疾驰,酷肖水势上攻之象,此证因以为名。

张子和曰:惊者为自不知故也,恐者为自知也。

奔豚,气上冲胸,腹痛,往来寒热,奔豚汤主之。

张路玉曰:气上冲胸腹痛者,阴邪上逆也。往来寒热者,邪正交争也。奔豚虽曰肾积,而实冲脉为患。冲主血,故以芎、归、芍、草、芩、半、生姜散其坚积之淤,葛根以通津液,李根以降逆气,并未尝用少阴药也。设泥奔豚为肾积,而用伐肾之剂,则谬矣。

陈修园曰:此言奔豚之由肝邪而发者,当以奔豚汤畅肝气而去客邪也。厥阴之为病,气上冲心,今奔豚而见往来寒热腹痛,是肝脏有邪而气通于少阳也。

奔豚汤方

甘草二两(炙)　芎䓖二两　当归二两　黄芩二两　芍药二两
半夏四两　生姜四两　葛根五两　桂枝三两《金匮要略》作甘李根白皮一升

上九味,以水二斗,煮取五升。温服一升,日三服,夜二服。

周禹载曰:凡发于惊者,皆本汤主治,故即以病名汤。

徐忠可曰：此方合桂枝、小柴胡二汤去桂去柴，以太少合病治法解内外相合之客邪，肝气不调而加辛温之芎、归，热气上冲而加苦泄之生李、葛根，不治奔豚正所以深于治也。

丹波元简曰：《本草别录》云：李根皮大寒无毒，治消渴，止心烦逆奔豚气。知是李根皮乃本方之主药。

发汗后，腹胀满者，厚朴生姜半夏甘草人参汤主之。

成无己曰：吐后腹胀与下后腹满，皆为实，言邪气乘虚入里为实。发汗后，外已解也。腹胀满，知非里实，由脾胃津液不足，气涩不通，壅而为满。与此汤和脾胃而降气。

张令韶曰：此言发汗而伤其脾气也。脾主腹，太阴之为病腹满。汗乃中焦水谷之津，汗后则津液亡而脾气虚则为之胀满。厚朴色赤性温而味苦泄，助天气之下降也；半夏感一阴而生，能启达阴气，助地气之上升也；生姜宣通滞气；甘草、人参所以补中而滋生津液者也，津液足而上下交，则腹满自消矣。

厚朴生姜半夏甘草人参汤方

厚朴半斤（炙，去皮）　生姜半斤（切）　半夏半斤（洗）　甘草二两（炙）　人参一两

上五味，以水一斗，煮取三升，去滓。温服一升，日三服。

成无己曰：脾欲缓，急食甘以缓之，用苦泄之。厚朴之苦以泄腹满，人参甘草之甘以益脾胃，半夏生姜之辛以散滞气。

钱天来曰：此虽阳气已伤，因未经误下，故虚中有实。以胃气未平，故以厚朴为君，生姜宣通阳气，半夏蠲饮利膈，故以为臣，参、甘补中和胃，所以益汗后之虚耳。

喻嘉言曰：移此治泄后腹胀，果验。

《张氏医通》：厚朴生姜甘草半夏人参汤，治胃虚呕逆，痞满不食。（即本方）

《类聚方广义》：厚朴生姜半夏甘草人参汤，治霍乱吐泻之后，腹扰满痛，有呕气者。所谓腹满者，非实满也。

伤寒若吐若下后，心下逆满，气上冲胸，起则头眩，脉沉紧，发汗则动经，身为振振摇者，茯苓桂枝白术甘草汤主之。

张令韶曰：此言发汗吐下而伤其肝气也。若吐若下后，则中气伤矣。中气伤，故心下逆满。《金匮》云：知肝之病，当先传脾。土虚而风木乘之，故气上冲胸，即厥阴之为病，气上撞心是也。起则头眩者，诸风掉眩，皆属于木也。脉沉紧者，肝之脉也。发汗则动经，身为振振摇者，经脉空虚而风木动摇之象也。此虚肝之气，实脾则肝自愈。故用茯苓、白术、甘草以补脾，桂枝以助肝。

《伤寒辑义》：逆满者，上虚而气逆不降，以为中满。气上冲胸者，时时气撞抢于胸胁间也。二证迥别。《金匮》云：心下有痰饮，胸胁支满，目眩，苓桂术甘汤主之。乃知此条心下逆满，气上冲胸，起则头眩者，阳虚淡饮所至也。

《伤寒准绳》：凡伤寒头眩者，莫不因汗吐下虚其上焦元气之所致也。眩者，目无常主。头眩者，俗谓头旋眼花是也。《针经》曰：上虚则眩，下虚则厥。

《伤寒论识》：身振振摇，亦属水饮。《金匮》云：其人振振身瞤动，必有伏饮是也。此汤与真武汤其机最相近，惟有阴阳之别尔。

茯苓桂枝白术甘草汤方

茯苓四两　桂枝三两　白术二两　甘草二两（炙）

上四味，以水六升，煮取三升，去滓，分温三服。

沈亮宸曰：满用术甘，非石山立斋谁与言此。茯苓松根气所结，故降逆气，虚者尤宜。

吕搽村曰：《金匮》用此方以治痰饮。其一曰：心下有痰饮，胸胁支满，目眩，苓桂术甘汤主之。又曰：短气有微饮，当从小便去之，苓桂术甘汤主之。盖治痰饮大法，当以温药和之。温则脾阳易于健运，而阴寒自化。白术、茯苓虽能理脾而胜湿，必合桂枝化太阳之气，以伐肾邪而通水道，方能有效。

浅田栗园曰：此方与苓桂甘枣汤仅异一味，而证不相近，彼云脐下悸欲作奔豚，乃其证轻而饮停下焦者也；此云心下逆满起则头眩，乃其证稍重而饮停中焦者也。足以见其别矣。

《眼科锦囊》：苓桂术甘汤治胸膈支饮上冲，目眩，睑浮肿。

《生生堂治验》：一男子腰痛，大便每下血合余，面色鲜明，立则昏眩。先生处茯苓桂枝白术甘草加五灵脂汤，顿愈。

发汗病不解，反恶寒者，虚故也，芍药甘草附子汤主之。

成无己曰：发汗病解，则不恶寒；发汗病不解，表实者亦不恶寒。今发汗病且不解，又反恶寒者，荣卫俱虚也。汗出则荣虚，恶寒则卫虚。与芍药甘草附子汤以补荣卫。

喻嘉言曰：未汗而恶寒，邪盛而表实。已汗而恶寒，邪退而表虚。阳虚则恶寒，宜用附子固矣，然既发汗不解，可知其热犹在。热在而别无他证，自是阴虚之热，又当用芍药以收阴。此荣卫两虚之救法也。

程郊倩曰：凡伤寒发汗一法，原为去寒而设。若病不解较前反恶寒者，非复表邪可知，缘阳外泄而里遂虚，故主之以芍药甘草附子汤。芍药得桂枝则走表，得附子则走里，甘草和中，从阴分敛戢其阳,阳回而虚者不虚矣。

顾尚之曰:此亦转属少阴之证。

芍药甘草附子汤

芍药三两　甘草三两(炙)　附子一枚(炮,去皮,破八片)

上三味,以水五升,煮取一升五合,去滓,分温三服。

周禹载曰:汗多为阳虚,而阴则素弱。补阴当用芍药,回阳当用附子,又惧一阴一阳两不相合也,于是以甘草和之。庶几阴阳谐,而能事毕矣。

柯韵伯曰:少阴亡阳之证未曾立方,本方恰与此证相合。芍药止汗收肌表之余津,甘草和中除咽痛而止吐利,附子固少阴而招失散之阳,温经络而缓脉中之紧,此又仲景隐而未发之旨欤。作芍药甘草汤治脚挛急因其阴虚,此阴阳两虚故加附子,皆治里不治表之义。

《张氏医通》:芍药甘草附子汤,治疮家发汗成痉。(即本方)

发汗,若下之,病仍不解,烦躁者,茯苓四逆汤主之。

成无己曰:发汗若下,病宜解也,若病仍不解,则发汗外虚阳气,下之内虚阴气,阴阳俱虚,邪独不解,故生烦躁,与茯苓四逆汤以复阴阳之气。

张令韶曰:此汗下而虚其少阴水火之气也。汗下之后,心肾之精液两虚,以致病仍不解,阴阳水火离隔而烦躁也。烦者,阳不得通阴,躁者,阴不得遇阳也。茯苓人参助心主以止阳烦,四逆补肾脏以定阴躁。

顾尚之曰:此亦转属少阴,故与干姜附子汤证同一烦躁,而病不解,则有表热矣。前以无表证,故用四逆去甘草,破阴以行阳也;

此以病不解，故用四逆加参、苓，固阴以救阳也。

陈平伯云：其脉非沉迟微弱，即浮大无根，故急于温里，不暇顾表热耳。

《金鉴》曰：大青龙证不汗出之烦躁，乃未经汗下之烦躁，属实；此条病不解之烦躁，乃汗下后之烦躁，属虚。然脉之浮紧沉微，自当别之。

茯苓四逆汤方

茯苓四两　人参二两　附子一枚（生用，去皮，破八片）　甘草二两（炙）　干姜一两半

上五味，以水五升，煮取二升，去滓。温服七合，日三服。

成无己曰：四逆汤以补阳，加茯苓人参以益阴。

《伤寒点睛》：证中必有厥逆句，故名之茯苓四逆汤。

《圣济总录》：治霍乱，脐上筑悸，平胃汤。（即本方）

《类聚方广义》：茯苓四逆汤，治四逆加人参汤证而心下悸，小便不利，身𥆙动，烦躁者。又治霍乱重证，吐泻后厥冷筋惕，烦躁，不热不渴，心下痞硬，小便不利，脉微细者，可用此方，服后小便利者，得救。又治诸久病，精气衰惫，干呕不食，腹痛溏泻而恶寒，面部四肢微肿者。

发汗后，恶寒者，虚故也；不恶寒，但恶热者，实也。当和胃气，与调胃承气汤。

黄坤载曰：阳虚之人，汗则亡阳；阴虚之人，汗则亡阴。汗后恶寒者，气泄而阳虚也，故防入少阴；不恶寒反恶热者，津伤而阳实也，是已入阳明，将成大承气证，宜早以调胃承气和其胃气，预夺其实也。

柯韵伯曰：虚实俱指胃言。汗后正气夺则胃虚，故用附子芍药；邪气盛则胃实，故用大黄芒硝。此自用甘草，是和胃之义。此见调胃承气是和剂，而非下剂也。

陈修园曰：此一节总结上文数节之意，太阳病从微盛而转属，阳微则转属少阴为虚证，以太阳与少阴相表里也；阳盛则转属阳明为实证，以太阳与阳明递相传也。

《伤寒辑义》：阳明篇太阳病三日，发汗不解，蒸蒸发热者，属胃也，调胃承气汤主之，正与此条发矣。

太阳病，发汗后，大汗出，胃中干，烦躁不得眠，欲得饮水，少少与之，令胃气和则愈。若脉浮，小便不利，微热消渴者，五苓散主之。

令，平声。

刘昆湘曰：太阳病，发汗后，大汗出，胃中干，烦躁不得眠者，明多阳之体过汗，即伤阴化燥，津液竭，令胃中干，则运化失，不能淫精于脉，水不入经，令血汁浊而荣气枯燥，则心气化热，故烦躁不得眠。病象见于心，而病因本于胃。故经曰：胃不和则卧不安也。欲得饮水者，胃干故渴欲索水。水指冷水，夏饮水，冬饮汤是也。胃燥得水饮而液渗于络，和合于血，津液四布，脉络复渗荣灌溉之用，胃和而烦躁不眠解矣。证属燥化而非热实，故宜少少与水饮之，令胃气平和则愈。消渴者，谓渴饮消水，而无中满水逆之象，当小便频数者为常，饮一溲二为变，以水入而频消也。今本证非消渴正病，小便不利亦非消渴正象，故特举之。脉浮为气机在表。证由胃阳内弱，中腑乏散纳水精之功，下焦失分注决渎之用。太阳阳明阻其开阖，故令气窒不泻，水道不行。微热者，谓身有微热。消渴者，见胃中燥化。此因发汗使胃津外越，水气停蓄于三焦腠理之间，虽汗出仍彻不足言。气郁津凝，故身热消渴而小便不利，宜五苓散。茯苓、白术化水气以运脾阳，泽泻、猪苓走下焦而通水道，桂枝温达荣气条畅脉络。血海温则膀化气化，表里和，津液布，汗自出而身热去，小便利，消渴止矣。本方变汤为散，散者散也，并渣入胃，且多饮暖水助中焦如沤之化，使药力缓缓发作。非专恃渗利之剂，亦治源之法也。

陈修园曰：此一节言发汗后胃之津液有干竭与不行之分别也。太阳病至胃气和则愈，言津液干竭；若脉浮至末，言津液不行。当作两截看。

徐灵胎曰：胃中干而欲饮，此无水也，与水则愈；小便不利而欲饮，此蓄水也，利水则愈。同一渴而治法不同，盖由渴之象，及渴之余证不同也。

五苓散方

猪苓十八铢（去皮）　泽泻一两六铢　白术十八铢　茯苓十八铢　桂枝半两

上五味，捣为散。以白饮和服方寸匕，日三服，多饮暖水，汗出愈。如法将息。

张令韶曰：散者，取散之意也。茯苓、泽泻、猪苓，淡味而渗泄者也，白术助脾气以转输，桂枝从肌达表，外窍通而内窍利矣，故曰：多饮暖水汗出愈也。

徐灵胎曰：服散，取其停留胸中。多饮暖水，取其气散荣卫。此乃散方，近人用作汤，往往鲜效。此方治太阳表里未清之证，所谓表里者经与腑也。故此方为利膀胱水道之主药。

丹波元简曰：白饮，诸家无注，《医垒元戎》作白米饮，始为明晰。

《千金方》:五苓散主时行热病,但狂言烦躁不安,精彩言语不与人相主当者。

陶节庵曰:以新汲水调服。

《总病论》:五苓散,治病人水药入口则吐,或渴而呕者,或汗后脉尚浮而烦渴者,或下利渴而小便不利者,或因渴停水心下(短息者难治)。呕而小便不利者,皆主之。

《和剂局方》:五苓散,治伤寒温热病,表里未解,头痛发热,口燥咽干,烦渴饮水;或水入即吐;或小便不利,及汗出表解烦渴不止。又治霍乱吐利,烦渴引饮。

《三因方》:己未年京师大疫,汗之死,下之死,服五苓散遂愈。此无他,温疫也。

《朱氏集验方》:治偏坠吊疝方。即本方煎萝卜子汤调下。

《博闻类纂》:春夏之交,或夏秋之交,霖雨乍歇,地气蒸郁,令人骤病头痛壮热,呕逆,有举家皆病者,谓之风湿气。不知服药渐成温疫,宜用五苓散半贴,入姜钱三片,大枣一枚,同煎服一碗立效。

《万病回春》:一妇人病愈后,小便出屎,此阴盛失于传送,名大小肠交也。先用五苓散二剂而愈,又用补中益气而安。秋应凉而反淫雨者,冬发湿郁也,五苓散主之。

《寿世保元》:伤暑身热,口干烦渴,心神恍惚,小便赤涩,大便泻泄者,此脾胃虚而阴阳不分也,宜服五苓散。

《济阳纲目》:五苓散治湿生于内,水泻小便不利。

太阳病,发汗已,脉浮弦,烦渴者,五苓散主之。

方中行曰:已者言发汗毕,非谓表病罢也。烦渴者,膀胱水蓄不化津液,故用四苓以利之。浮弦者,外邪未除,故凭一桂以和之。

所以谓五苓能两解表里也。

顾尚之曰：此无小便不利，且有烦渴，而仍用五苓，即地气上为云，天气下为雨，雨出地气，云出天气之理也。须知此渴必喜热饮，而脉浮弦，则必有恶寒之表证，故与白虎不同。

按：二注从通行本作浮数，今依本论改正。

伤寒汗出而渴，小便不利者，五苓散主之；不渴者，茯苓甘草汤主之。

程郊倩曰：夫水气作渴与热蒸作渴不同其治者，以寒温各别也。伤寒汗出而渴，为膀胱蓄热挟水气上升，非肺胃郁蒸之热也，主从五苓散。若不渴者，则阳虚便防阴盛，此汗近于魄汗，其中伏有厥逆筋惕肉瞤之证，故用茯苓、甘草之甘，以益津液而补心；以桂枝、生姜之辛，助阳气而行卫。二证俱有小便不利证，而热蓄膀胱与寒蓄膀胱虚实不同，则又从渴与不渴处辨之。观厥阴条厥而心下悸者，用茯苓甘草汤治水，则知此条之渴与不渴有阳水阴水之别。有水而渴，汗属阳气升腾；有水不渴，而汗属阴液失统。茯苓甘草汤用桂、姜者，行阳以统阴也。阴即水也。

茯苓甘草汤方

茯苓二两　桂枝二两　甘草一两（炙）　生姜三两（切）

上四味，以水四升，煮取二升，去滓，分温三服。

费晋卿曰：茯苓宜于独重，以其能渗湿安神也；姜、桂性温，开解腠理，能逐水气从毛窍而出；用甘草以补土和中，方法特妙。

柯韵伯曰：此厥阴伤寒发散内邪之汗剂也。凡伤寒厥而心下悸者，宜先治水，后治其厥，不尔水渍入胃，必作利也。此方本欲利水，反取表药为里证用，故虽重用姜、桂而以里药名方耳。

《玉机微意》：茯苓甘草汤，治膀胱腑发咳，咳而遗溺。

中风发热，六七日不解而烦，有表里证，渴欲饮水，水入则吐者，名曰水逆，五苓散主之。

方中行曰：此太阳中风失于未治，久而入里之证。盖中风发热必自汗出，六七日不解，出汗过多可知也。烦者汗出过多，亡津液而内燥也。表以外证未罢言，里以烦渴属腑言。欲饮水者，燥甚而渴希救故也。吐，伏饮内作，故外者不得入也。盖饮亦水也，以水得水涌溢而为格柜，所以谓之曰水逆也。

徐灵胎曰：胸中有水，则不能客水矣。桂枝治表，余四味治里，多饮暖水汗出愈，表里俱到。

吴遵程曰：五苓散逐内外水饮之首剂。凡太阳表证未解，头痛发热，口燥咽干，烦渴饮水，或水入即吐，或小便不利者，宜服之。又治霍乱吐利，燥渴引饮，及瘦人脐下有动悸，吐涎沫而颠眩者。咸属水饮停蓄，津液固结，便宜取用。若津液损伤，阴血亏损之人，作渴而小便不利者，再用五苓利水劫阴之药，则祸不旋踵矣。

《伤寒论识》：余每移此以治妊娠及诸证之为水逆者，数奏效。

未持脉时，病人叉手自冒心，师因试教令咳，而不咳者，此必两耳聋无所闻也。所以然者，以重发汗，虚故也。

喻嘉言曰：此示人推测阳虚之一端也。阳虚耳聋，宜亟固其阳，与少阳传经邪盛之耳聋迥别矣。

程郊倩曰：诸阳受气于胸中，而精气则上通于耳，今以重发汗而虚其阳，阳气所不到之处，精气亦不复注而通之，故聋以此验。叉手自冒心之为悸，而其悸为心虚之悸，非水乘之悸也。所以用桂枝甘草汤载还上焦之阳者，并欲卫住上焦之精气，不令走散耳。

柯韵伯曰：汗出多则心液虚，故叉手外卫，此望而知之。心寄窍乎耳，心虚故耳聋，此问而知之。

顾尚之曰：此即前桂枝甘草汤证，而明其增重者必至耳聋也。

钱天来曰：误汗亡阳，则肾家之真阳败泄，所以肾窍之两耳无闻，犹老年肾惫阳衰亦两耳无闻，其义一也。治法宜固其阳。

张路玉曰：尝见汗后阳虚耳聋，诸医施治不出小柴胡汤加减，屡服愈甚。必大剂参附，庶可挽回。

发汗后，饮水多，必喘。以水灌之，亦喘。

张令韶曰：此言汗后伤其肺气也。饮水多者，饮冷伤肺也。以水灌之，形寒伤肺也。肺主皮毛而司降令，今发汗后，肺气已虚，复饮水以伤其脏，灌水以伤其形，形脏俱伤，则肺金失其降下之令，而必喘矣。

顾尚之曰：汗后肺虚，饮水多则水气由胃而射肺，以水灌洗则水气由皮毛而入肺，故皆足致喘也。

发汗后，水药不得入口为逆。若更发汗，必吐下不止。

张令韶曰：此言汗后伤其三焦之气也。上焦出胃上口，而主水谷，发汗则伤其上焦之阳气，故水药不得入口，此为逆也。若更发汗又伤其中下二焦之气，必中焦伤而吐不止，下焦伤而利不止也。

顾尚之曰：此水逆之证，小便必不利，故叙于五苓散后，以类相从也。

发汗后及吐下后，虚烦不得眠，若剧者，必反复颠倒，心中懊𢙐。栀子干姜汤主之。若少气者，栀子甘草豉汤主之。若呕者，栀子生姜豉汤主之。

倒，音到。懊，音袄。𢙐，奴刀切。

刘昆湘曰：此示误治转坏，热结上焦之候。因其人胸中素热而胃家不实，汗发其阳则亡肌腠之津，下亡其阴复泄腹肠之液，吐越胃阳更伤中气。发汗吐下之后，表邪解而胃肠之糟粕空矣。表里俱无留邪，宜其人已自爽慧。乃病人仍虚烦不得眠，甚且反覆颠倒，心中懊恼，此由汗以发之令气机外并，吐以涌之令气机上越，下以抑之复令气机下陷。一逆再逆，乱其升降出入之用，肌腠之津既伤，而在脉之津亦竭。遂令津干气郁，化燥并荣，但觉虚烦不得安眠。虚烦者，心烦身亦微热，郁闷而不至躁扰之象。剧者必反复颠倒，坐卧不安。懊恼谓心中愦闷，似热似烦，难以明其所苦之状。盖先伤肌腠之津液，而后三焦之腑失其濡养，无以司决渎之转输，即无以御真气之开阖。脉道闭其渗荣，浊邪因而内犯。虽热乘心包，而病因由脉外膜气之郁，故责血中气热，病机仍在阳而未入阴。用栀子干姜汤主之。栀子形象心包，体质轻清，解上焦血中气热；佐干姜苦辛合化，温敛胃阳，当身热去，而虚烦自止。若少气者，栀子甘草豉汤主之。少气者，似气短而喘息自平，似胸中郁结而实非痞满，但觉气少时欲长太息以助呼出之用，心肺之气不能开也。此由胃中不和，令中焦之气不能宣发上合上焦，与气虚下陷之证不同。栀子解上焦之虚烦，香豉畅心肺之郁结，佐甘草缓急和中，俾肺胃气交而少气之候自解。若呕者，栀子生姜豉汤主之，盖由肺寒移胃，使中焦之气不能宣发，郁而内迫，气逆为呕。与太阳伤寒呕逆之因正同，非胃家之自病也。栀、豉解上焦虚烦郁结，生姜荡胃中水寒积气，兼入肺胃为止呕圣药。

沈芊绿曰：因虚烦故不得眠，因不得眠故反覆颠倒，因反覆颠倒，故心中益觉懊恼，数语形容尽致，当作一读，总由阳明火热之邪上炎,摇动心君也。

《伤寒直格》:懊恼者,烦心热燥,闷乱不宁也。

栀子干姜汤方

栀子十四枚(擘)　干姜二两

上二味,以水三升半,煮取一升半,去滓,分温二服。进一服得吐者,止后服。

陈古愚曰:栀子性寒,干姜性热,二者相反,何以同用之。而不知心病而烦,非栀子不能清之;脾病而寒,非干姜不能温之。有是病则用是药,有何不可。

张令韶曰:栀子导阳热以下行,干姜温中土以上达,上下交而烦热止矣。

刘河间曰:凡诸栀子汤,皆非吐人之药,以其燥郁结之甚,而药顿攻之,不能开通,则郁发而吐。因其呕吐发开郁结,则气通津液宣行而已,不须再服也。

《杨氏家藏方》:二气散治阴阳痞结,咽膈噎塞,状若梅核,妨碍饮食,久而不愈,即成反胃。(即本方)

《内经拾遗方论》:一笑散,治心疝寒痛,如神之剂。干姜炒黑,山栀子姜汁拌炒,上用酒二钟,煎八分,不拘时服。

《成迹录》:己未之秋,疫痢流行,其证多相似,大抵胸满烦躁,身热殊甚,头汗如流,腹痛下痢,色如尘煤,行数无度。取桃仁承气汤,栀子干姜汤,以互相进,无一不救者。

栀子甘草豉汤方

栀子十四枚(擘)　甘草二两(炙)　香豉四合(绵裹)

上三味,以水四升,先煮栀子、甘草取二升半,内豉煮取一升半,去滓,分温二服。得吐者,止后服。

张令韶曰:少气者,中气虚不能交通上下,加甘草以补之。

《千金方》:栀子豉汤,治食宿饭、陈臭肉及羹、宿菜发者方。(即本方)

《时还读我书续录》:栀子甘草豉汤,治膈噎,食不下者。

栀子生姜豉汤方

栀子十四枚(擘)　生姜五两　香豉四合(绵裹)

上三味,以水四升,先煮栀子、生姜取二升半,内豉煮取一升半,去滓,分温二服。得吐者,止后服。

陈古愚曰:呕者,汗吐下后胃阳已伤,中气不和而上逆。故加生姜,暖胃解秽而止逆也。

《肘后方》:卒客忤死,张仲景诸要方,桂枝一两,生姜三两,栀子十四枚,豉五合捣,以酒三升搅微煮之,沫出去滓,顿服取差。

发汗若下之,而烦热胸中窒者,栀子豉汤主之。

程郊倩曰:烦热二字互言,烦在内,热在外也。火郁于胸,乘其虚而客之,凡氤氲布气于胸中者,皆火为之,而无复津液为之枯,液不得布,遂有窒痛等证。此汤以宣郁为主,宣去其火气,津液自回也。

张令韶曰:窒,窒碍而不通也。热不为汗下而解,故烦热。热不解而留于胸中,故窒塞而不通也。宜栀子豉汤升降上下,而胸中自通矣。

栀子豉汤方

栀子十四枚(擘)　香豉四合(绵裹)

上二味,以水四升,先煮栀子取二升半,内豉煮取一升半,去滓,分温二服。得吐者,止后服。

张令韶曰:栀子色赤象心,味苦属火,而性寒,导火热之下行也。豆为水之谷,色黑性沉,顛熟而复轻浮,引水液之上升也。阴阳合而水火济,烦自解矣。

张隐庵曰:栀子豉汤生用不炒,有交娠水火,调和心肾之功。若炒黑,则径下而不上矣。

徐灵胎曰:此剂分量最小,凡治上焦之药皆然。

《肘后方》:治心腹俱胀痛,短气欲死,已绝方。即本方先煮豉去滓,再内栀子。治霍乱吐下后,心腹烦满。(即本为)

《千金方》:栀子汤治大下后,虚烦不得眠,剧者颠倒懊恼欲死方。(即本方)又治少年房多,短气方。(即本方)

《小儿药证真诀》:栀子饮子,治小儿蓄热在中,身热狂躁,昏迷不食。(即本方小其剂)

《圣济总录》:豉栀汤治蝦蟆黄,舌上起青脉,昼夜不睡。(即本方)

《资生》篇:栀子豆豉汤交心肾,和脾胃,败毒清温,功难尽述。

伤寒五六日,大下之后,身热不去,心中结痛者,未欲解也,栀子豉汤主之。

柯韵伯曰:病发于阳而反下,外热未除,心中结痛,虽轻于结胸而甚于懊恼矣。结胸是水结胸胁,用陷胸汤,水郁则折之也。此乃热结心中,用栀豉汤,火郁则发之也。

程郊倩曰:痛而云结,殊类结胸,但结胸身无大热,知热已尽归于里为实邪。此则身热不去,则所结者因下而结,邪仍在于表,故云未欲解也。

张令韶曰:此言栀子豉汤不特升降上下,而亦能和解表里也。伤寒五六日,一经已周也。大下之后表仍不解,故身热不去。里仍不解，故心中结痛。此表里俱未欲解也，宜栀子豉汤以清解其表里之热。

《肘后方》：用淡豆豉治伤寒主发汗，是豉能解表明矣。

《伤寒蕴要》：香豉味苦甘平，发汗必用之。

伤寒下后，心烦腹满，卧起不安者，栀子厚朴枳实汤主之。

成无己曰：下后但腹满而不心烦，即邪气入里为里实。但心烦而不腹满，即邪气在胸中为虚烦。既烦且满，则邪气壅于胸腹之间也。满则不能坐，烦则不能卧，故卧起不安。与栀子之苦以清虚烦，厚朴枳实之苦以泄腹满。

张令韶曰：此言伤寒下后多属虚寒，然亦有邪热留于心腹胃，而为实热证者。热乘于心，则心恶热而烦。热陷于腹，则腹不通而满。热留于胃，则胃不和而卧起不安。用栀子以清热而解烦，厚朴之苦温以消腹满，枳实之苦寒以和胃气。

栀子厚朴枳实汤方

栀子十四枚（擘）　厚朴四两（炙、去皮）　枳实四枚（水浸、炙令黄）

上三味，以水三升半，煮取一升半，去滓，分温二服。进一服得吐者，止后服。

柯韵伯曰：妄下后而心烦腹满，起卧不安者，是热已入胃。用栀子以除烦，佐枳朴以泄满，此两解心腹之妙剂，是小承气之变局也。

《伤寒直格》：枳实不去穰，为效甚速。

伤寒，医以丸药大下之，身热不去，微烦者，栀子干姜汤主之。

王肯堂曰：丸药所谓神丹，甘遂也；或作巴豆。

钱天来曰：以峻厉丸药大下之，宜乎陷入而为痞结矣。而身热不去，是邪未全陷，尚有留于表者。微觉烦闷，乃下后之虚邪陷膈，将结未结之征也。

喻嘉言曰：丸药大下，徒伤其中而不能荡涤其邪，故栀子合干姜用之，亦温中散邪之法也。

凡用栀子汤，若病人大便旧微溏者，不可与之。

程郊倩曰：凡治上焦之病者，辄当顾中下。栀子为苦寒之品，病人今受燥邪，不必其溏否，但旧微溏者，便知中禀素寒，三焦不足。栀子之苦虽去得上焦之邪，而寒气攻动脏腑，坐生他变，困辄难支。凡用栀子汤者，俱不可不守此禁，非独虚烦一证也。

按：此与太阴为病，脉弱自利，不可与大黄芍药意同。

太阳病发汗，汗出不解，其人仍发热，心下悸，头眩，身𥆧动，振振欲擗地者，真武汤主之。

钱天来曰：汗出不解，仍发热者，非仍前表邪发热，乃汗后亡阳，虚阳浮散于外也。心下悸者，非心悸也，盖心之下，胃脘之上，鸠尾之间，气海之中，《灵枢》谓膻中为气之海也。误汗亡阳则膻中之阳气不充，所以筑筑然动也。振振欲擗地者，即所谓发汗则动经，身为振振摇摇之意。言头眩而身体𥆧动，振振然不能自持而欲仆地，因卫分之真阳丧失于外，周身经脉总无定主也。乃用真武汤者，非行水导湿，乃补其虚而复其阳也。

章虚谷曰：禁汗条内有太阳伤寒证具，而云尺脉迟者不可发汗，以荣气不足血少故也。然尺属肾，即是肾虚。若发其汗，汗出亡阳，邪仍不解而发热，以元气不胜发散，遂现心悸、头眩、身𥆧动、振振欲擗地等证，皆肾中阴阳之气失守外越，而身心莫能主持也。急用真武汤镇摄北方阴阳之气，藉生姜辛温达表，庶补正攘邪之功并建矣。

《伤寒辑义》：擗字与躃通，倒也。见唐慧琳藏经音义。

《活人书》：太阳证合行桂枝，却用麻黄之类发汗多亡阳，仍发热者，真武汤主之。大凡发汗过多，即身瞤动振摇，虚羸之人微发汗，便有此证，俱宜服真武汤。

《本事方》：乡里有京姓子，年三十，初得病，身微汗，脉弱恶风。医以麻黄汤与之，汗遂不止，发热，心多惊悸，夜不得眠，谵语不识人，筋惕肉瞤，振振动摇。医者又进惊风药。予曰，此强汗之过也，惟真武汤可救。连进三服，继以清心丸、竹叶汤送下，数日遂愈。

真武汤方见少阴篇

咽喉干燥者，不可发汗。

张令韶曰：脾足太阴之脉挟咽，肾足少阴之脉循喉咙，肝足厥阴之脉循喉咙之后。是咽喉者，皆三阴经脉所循之处也。三阴精血虚少，不能上滋于咽喉，故干燥，所以不可发汗。夫止言不可发汗，而不言发汗以后之变证，盖谓三阴俱伤，命将难全，治亦无及，又遑论其变乎。

淋家不可发汗，发汗必便血。

陈修园曰：素有淋病，名曰淋家。其精液久虚，不可发汗更走其津液。若发汗则津液竭于外，而血动于内，干及于胞中，必患便血。何以言之，《内经》云：膀胱者，津液藏焉。又曰：膀胱者，胞之室。是胞为血海，居于膀胱之外，而包膀胱虽藏血、藏津液有别，而气自相通。参看太阳热结膀胱血自下证，则恍然悟矣。淋家病为膀胱气化不能行于皮毛，津液但从下走而为淋。膀胱已枯，若再发其汗，必动胞中之血，非谓便血自膀胱出也。

沈芊绿曰：此条便血，是小便尿血也。

《活人书》：太阳证宜汗，假如淋家，衄血家，法不可汗，亦可以小柴胡之类和解之。

疮家虽身疼痛，不可发汗。汗出则痉。

钱天来曰：疮家，非谓疥癣之疾也，盖指大脓大血，痈疽溃疡，杨梅结毒，臁疮，痘疹，马刀挟瘿之属也。身疼痛，伤寒之表证也。言疮家气虚血少，荣卫衰薄，虽或有伤寒身疼痛等表证，亦慎不可发汗。若误发其汗，则阳气鼓动，阴液外泄，阳亡则不能柔养，血虚则无以滋灌，所以筋脉劲急而成痉也。

张令韶曰：亡血则痉，是以产后及跌扑损伤多病痉。

汪苓友曰：常器之云：误汗成痉，桂枝加葛根汤。不若王日休云小建中汤加归芪更妙。

衄家不可发汗，汗出必额上陷，脉急紧，直视不能眴，不得眠。

眴，音县。

陈修园曰：血从阳经并督脉而出者为衄。汗为血液，凡素患衄血之人，名曰衄家。三阳之经血俱虚，故不可发汗。所以然者，以太阳之脉起于目内眦，上额交巅，阳明之脉，起于鼻，交頞中，旁约太阳之脉，少阳之脉起于目锐眦，三经互相贯通，俱在于额上鼻目之间，三阳之血不荣于脉，故额上陷，脉紧急也；三阳之血不贯于目，故目直视不得眴也；阴血虚少，则卫气不能行于阴，故不得眠也。此三阳之危证也。

尤在泾曰：额上陷，脉紧急者，额上之两旁之动脉陷伏不起，或紧急不柔也。

《说文》：眴，目摇也。

亡血家，不可发汗，发汗则寒栗而振。

成无己曰:《针经》曰:夺血者无汗,夺汗者无血。亡血发汗则阴阳俱虚,故寒栗而振摇。

陈修园曰:血从阴经并冲任而出,为吐为下,多则为脱。凡一切脱血之人,名曰亡血家。血属阴,亡血即亡阴,故不可发汗。若发其汗,是阴亡而阳无所附,阳从外脱,其人则寒栗而振。《内经》云;涩则无血,厥而且寒是也。

《活人书》:太阳证宜汗,而其人适失血及下利,则频频少与桂枝汤,使体润漐漐,连日当自解。

《伤寒辑义》:汗后寒栗而振,非余药可议,宜芍药甘草附子汤、人参四逆汤之属。

《医垒元戎》:若咽中闭塞、咽喉干燥、亡血、衄家、淋家、疮家,不可发汗。以上六证,并宜小柴胡汤。

汗家重发汗,必恍惚心乱,小便已阴痛,与禹余粮丸。

重,平声。恍,火广切。惚,呼骨切。

舒驰远曰:平日汗多者,表阳素亏,若重发其汗,则阳从外亡,胸中神魂无主,故心神恍惚而内乱也。小便已阴疼者,阳气大虚,便出则气愈泄而化源伤,故疼,便前疼为实,便后疼为虚。从来皆云汗者心之液,汗多者重汗则心血伤,小肠之血亦伤,宜生心血通水道,愚谓不然,如果血虚,曷为不生内烦诸证,此病在气分,宜于涩以固脱之外,大补阳气则当矣。

程郊倩曰:恍惚心乱,便有亡阳见鬼之象。

禹余粮丸方

禹余粮四两　人参三两　附子二枚　五味子三合　茯苓三两　干姜三两

上六味，蜜为丸，如梧子大。每服二十丸。

刘昆湘曰：丸剂，所以缓调之也。方以余粮为君，甘寒性敛，清浮热以镇纳虚阳，敛脾阴而交通心肾；人参、五味敛气生津；附子、干姜温脾固肾；茯苓利水，且可导心气下行，俾肾阳下温则心气自降。故不用敛心之品，复不参泻热之法。

病人有寒，复发汗，胃中冷，必吐逆。逆，通行本作蚘。

张令韶曰：病人有寒者，中气素寒者也。汗乃中焦之汁，发汗更虚其中焦之阳气，而胃中必冷。胃无阳热之化，则阴寒固结而阴类顿生，故必吐蚘也。蚘者，化生之虫，阴类也。

方中行曰：复，反也。

顾尚之曰：此为三阴经示禁。

伤寒，未发汗，而复下之，此为逆也；若先发汗，治不为逆。本先下之，而反汗之为逆；若先下之，治不为逆。

成无己曰：病在表者，汗之为宜，下之为逆；病在里者，下之为宜，汗之为逆。

黄坤载曰：风寒外闭，宜辛温发散而不宜下；燥热内结，宜苦寒攻下而不宜汗。若表邪未解，里邪复胜，则宜先汗而后下；若是邪急迫，表邪轻微，则宜先下而后汗。错则成逆矣。若治法得宜，先后不失，不为逆也。

程知曰：言汗下有先后缓急，不得倒行逆施。

伤寒，医下之，续得下利，清谷不止，身疼痛者，急当救里；后身疼痛，清便自调者，急当救表。救里宜四逆汤，救表宜桂枝汤。清便之清同圊。

张令韶曰：此反应上文先下而后汗之之意，以见下之而表里俱虚，又当救里救表，不必拘于先下而复汗之说也。言伤寒下之而正气内陷，续得里虚之证，下利清谷不止者，虽身疼痛表证仍在，急当救里。救里之后，身疼痛而清便自调者，知不在里仍在表也，急当救表。救里宜四逆汤以复其阳；救表宜桂枝汤以解其肌。生阳复而肌腠解，表里和矣。凡曰急者，急不容待，缓则无及矣。

喻嘉言曰：下利清谷者，脾中之阳气微而饮食不腐化也。身体疼痛者，在里之阴邪盛而筋脉为其阻滞也。阳微阴盛凶危立至，当急救其在里之微阳，俾利与痛而俱止。救后小便清、大便调，则在里之阳已复，而身痛不止，明是表邪未尽，荣卫不利所致，又当救其表，俾外邪仍从外解，而表里之辨始为明且尽耳。救里与攻表天渊，若攻里必须先表后里，必无倒行逆施之法。惟在里之阴寒极盛，恐阳气暴脱，不得不救其里，俟里阳少定，仍救其表，初不敢以一时之权宜，更一定之正法也。厥阴篇下利腹胀满，身体疼痛者，先温其里，乃攻其表。曰先温，曰乃攻，乃形容不得已之次第，足互此意。

万密斋曰：此太阳误下传太阴证也。此证协寒而利，以寒为本。挟寒利为传太阴，挟热者以传少阴也。

徐灵胎曰：凡病皆当先表后里，惟下利清谷则以扶阳为急，而表证为缓也。表里分治而序不乱，后人欲以一方治数病，必至两误。

病发热头痛，脉反沉，若不差，身体疼痛，当救其里，宜四逆汤。

差，钗去声。原本无此节，今依宋本补。

程郊倩曰：病发热头痛，太阳表证也。脉反沉，阴经里脉也。阳病见阴脉，由其人里气素虚素寒，邪虽外侵，正难内御，切不可妄从表治，须静自候其自差。若不差而更加身体疼痛，知寒从内转。此时不温其里，六七日传之少阴经时，必成厥逆亡阳之变，温之无及矣。故舍证从脉，用四逆汤救里。不当因发热头痛，迟疑瞻顾也。此证乃太阳中之少阴，麻黄附子细辛汤条乃少阴中之太阳。究竟二证皆是发于阳而病在阴，故皆阳病见阴脉。

屠俊夫曰：沉为在里，非表剂所能解，必用四逆以温中助阳，通关节，宣脉络，则救里之中即寓解表之意，而发热恶寒，身体疼痛自除矣，非专治内而不治外也。

按：此节乃表里皆寒之证，然反不恶寒何也？盖恶寒者，以素本不寒，面外伤于寒，气不相投，故恶之也。若素内寒，复外伤于寒，气自相合，故反不恶寒。故四逆汤证，除霍乱为卒病外，皆不言恶寒也。

太阳病，先下之而不愈，因复发汗，以此表里俱虚，其人因致冒，冒家汗自出愈。所以然者，表和故也。里未和，然后复下之。

程郊倩曰：太阳病先下之而不愈，阴液先亡矣。因复发汗，荣从卫泄，阳津亦耗，以此表里两虚。虽无邪气扰乱，而虚阳戴上，无津液之升以和之，所以怫郁而致冒。冒者，清阳不彻，昏蔽于头目也。必得汗出津液到，而怫郁始去。所以然者，汗出表和故也。汗者，阳气之所酿，汗出知阳气复于表，故愈。则非用发表之剂，而和表之剂可知。里未和者，阳气虽返于内，阴气尚未滋而复。盖大便由溏而燥，由燥而硬，至此不得不斟酌下之，以助津液矣。和表药，桂枝加附子汤，或大建中汤类也。汗出亦是得汗，非发汗也。

成无己曰：冒者，郁也。下之则里虚而亡血，汗之则表虚而亡阳，表里俱虚，寒气怫郁，其人因致冒。《金匮要略》曰：亡血复汗寒多,故令郁冒。汗出则怫郁之邪得解则冒愈。又曰:冒家欲解必大汗出,汗出表和而里未和者,然后复下之。

陈亮师曰:有邪盛而冒者,太阳少阳并病,眩冒是也。有虚脱而冒者,少阴病下利止,而时时自冒是也。此节之冒不若并病之实,亦不若少阴之危,南表里俱虚,故邪覆于表而不散,气郁于里而难伸。但用轻解之法,则汗出而表邪自去矣。

《明理论》:冒为昏冒而神不清,世为之昏迷者是也。

王肯堂曰:《说文》冒字从曰、从目。曰即小儿及蛮夷头衣也。此致冒者,谓若物蒙蔽其目也,是昏迷之义。

《总病论》:人将大汗必冒昧者,若早久天将时雨,六合皆至昏昧。雨降之后,草木皆苏,庶物明净。玉册所谓换阳之吉证也。

太阳病未解,脉阴阳俱微者,必先振栗,汗出而解。但阳脉微者,先汗出而解;若阴脉实者,下之而解。若欲下之,宜调胃承气汤。

周禹载曰:此条经文仲景曲体病情,言邪气虽衰而正气大虚,非振栗则不能汗出也。阴阳两字,犹云浮取沉取。邪气虽微,尚留表里之半,其或入于阴,或出于阳,未可定也。但阳脉微者,则里气安和而阳亦不复盛,汗出而解更无疑也。然复加一先字,即里有微结,其津回肠润又在言外也。

刘昆湘曰:但阴脉实者,下之而解,若欲下之宜调胃承气汤。此言师到切脉,见浮取阳脉已和,惟秉取沉部脉实。知外解,而邪已入里,治当从下而解。但据阴实之脉,不言痞满燥实之证,故亦不可峻下。曰若欲下之者,自具迟回审慎之意。且调胃承气,亦下剂中之缓剂也。

太阳病,发热汗出者,此为荣弱卫强,故使汗出。欲救邪风者,

宜桂枝汤。

方中行曰：上条言阳浮而阴弱，此言荣弱卫强。卫强即阳浮，荣弱即阴弱，互相发明也。救者，解救救护之谓。不曰风邪，而曰邪风者，以本体言也。

黄坤载曰：邪风者，经所谓虚邪贼风也。

徐灵胎曰：提出邪风二字，见桂枝为驱风圣药。

伤寒五六日中风，往来寒热，胸胁苦满，嘿嘿不欲食饮，心烦喜呕，或胸中烦而不呕，或渴，或腹中痛，或胁下痞硬，或心下悸，小便不利，或不渴，身有微热而咳者，小柴胡汤主之。

嘿，通默，音墨。硬，牛更切。

方中行曰：伤寒五六日中风，往来寒热，互文也。言伤寒与中风当五六日之时，皆有此往来寒热已下之证也。五六日，大约言之。往来寒热者，邪入躯壳之里，脏腑之外，两夹界之隙地，所谓半表半里少阳所主之部位，故入而并于阴则寒，出而并于阳则热，出入无常，所以寒热间作也。胸胁苦满者，少阳之脉循胸络胁，邪凑其经，伏饮搏聚也。默，静也。胸胁既满，谷不化消，所以静默不言，不需饮食也。心烦喜呕者，邪热伏饮搏于胸胁者，涌而上溢也。或为诸证者，邪之出入不常，所以变动不一也。又曰：太阳一经有荣卫之不同，所以风寒异治。阳明切近太阳，荣卫之道在迩，风寒之辨尚严。少阳一经，越阳明，去太阳远矣，风寒无异治。经以伤寒中风五六日，往来寒热交互为文者，发明风寒至此，同归于一致也。

程郊倩曰：少阳无自受之邪，俱从太阳逼蒸而起，故曰伤寒中风，非寒伤少阳，风中少阳也。职属中枢，去表稍远，邪必逗延而后界此，故曰五六日。少阳脉循胁肋，在腹阳背阴两岐间，在表之邪欲入里，为里气所拒,故寒往而热来;表里相拒而留于岐分,故胁肋苦满;神识以拒而昏困,故嘿嘿;木受邪则妨土,故不欲食。胆为阳木而居清道,为邪所郁,火无从泄,逼炎心分,故心烦;清气郁而为浊,则所痰滞,故喜呕。呕则木火两舒,故喜之也。此则少阳定有之证。

魏念庭曰:或为诸证者,因其人平素气血偏胜,各有所兼挟以为病也。

尤在泾曰:或者,未定之辞,以少阳为半表半里,其气有乍进、乍退之机,故其病有或然、或不然之异。而少阳之病,但见有往来寒热、胸胁苦满之证,便当以小柴胡和解表里为主。所谓伤寒中风有柴胡证,但见一证便是,不必悉具是也。

小柴胡汤方

柴胡半斤　　黄芩三两　　人参三两　　半夏半升(洗)　　甘草三两(炙)
生姜三两(切)　　大枣十二枚(擘)

上七味,以水一斗二升,煮取六升,去滓,再煎服三升。温服一升,日三服。若胸中烦而不呕者,去半夏、人参,加栝楼实一枚。若渴,去半夏加人参,合前成四两半,栝楼根四两。若腹中痛者,去黄芩加芍药三两。若胁下痞硬,去大枣加牡蛎四两。若心下悸,小便不利者,去黄芩加茯苓四两。若不渴,外有微热者,去人参,加桂枝三两,温服微汗愈。若咳者,去人参、大枣、生姜,加五味子半升、干姜二两。

成无己曰:伤寒邪气在表者,以渍形以为汗;邪气在里者,必荡涤以为利;其于不外不内,半表半里,既非发汗之所宜,又非吐下之所对,是当和解则可矣。小柴胡为和解表里之剂也。

柯韵伯曰:此为少阳枢机之剂,和解表里之总方也。少阳之气游行三焦,而司一身腠理之开阖。血弱气虚,腠理开发,邪气因入与正气相搏,邪正分争,故往来寒热。与伤寒头疼发热而脉弦细中风两无关者,皆是虚火游行于半表,故取柴胡之轻清微苦微寒者,以解表邪,即以人参之微甘微温者,预补其正气,使里气和而外邪勿得入也。其口苦、咽干、目弦、目赤、头汗、心烦、舌苔等证,皆虚火游行于半里,故用黄芩之苦寒以清之,即用甘枣之甘以缓之,亦以堤防三阴之受邪也。太阳伤寒则呕逆,中风则干呕,此欲呕者,邪正相搏于半里,故欲呕而不逆。胁居一身之半,为少阳之枢,邪结于胁,则枢机不利,所以胸胁苦满,默默不欲食也。引用姜、夏之辛散,一以佐柴、芩以逐邪,一以行甘、枣之泥滞,可以止呕者,即可以泄满矣。夫邪在半表势已向里,未有定居,故有或为之证。所以方有加减,药无定品之可拘也。本方七味,柴胡主表邪不解,甘草主里气不调,五物皆在进退之列。本方若去甘草,便名大柴胡。若去柴胡,便名泻心、黄芩、黄连等汤矣。本方为脾家虚热,四时疟疾之圣药。

张令韶曰:若胸中烦者,邪热内浸君主,故去半夏之燥。不呕者,中胃和而不虚,故去人参之补,加栝楼实之苦寒,导火热之下降。若渴者,阳明燥金之气甚也,又当去半夏倍人参以生津,加栝楼根引津液而上升。若腹中痛者,邪干中土也,故去黄芩之苦寒,加芍药以通脾络。若胁下痞硬者,厥阴肝气不舒也。牡蛎气味盐寒,纯雄无雌,肝为牝脏,牡为破之,故能解厥阴之气,盐能软坚,又能清胁下之痞;大枣甘缓,故去之。若心下悸,小便不利者,肾气上乘而积水在下也,加茯苓保心气以制水邪;黄芩苦寒,恐伤君火,故去之。若不渴,外有微热,仍在太阳,故不必补中之人参,宜加解外之桂枝，覆取微汗也。若咳者，肺气逆也，五味之酸以救逆气；形寒伤肺，干姜之热以温肺寒；人参、大枣所以调补中胃，而生姜又宣通胃气者也，无关于肺，故去之。

程郊倩曰：邪在少阳，是表寒里热，两郁而不得升之故。小柴胡汤之治，所谓升降浮沉则顺之也。至于制方之旨及加减法，则所云上焦得通，津液得下，胃气因和尽之矣。

章虚谷曰：小柴胡汤升清降浊，通调经府，是和其表里以转枢机，故为少阳之主方。

徐灵胎曰：去滓再煎者，此方乃和解之剂，再煎则药性和合，能使经气相融，不复往来出入，古圣不但用药之妙，其煎法俱有精义。

《伤寒考》：大小柴胡、半夏泻心、生姜泻心、甘草泻心、旋覆代赭诸方皆去滓再煎，以渚汤皆有呕噫等证，呕家不欲溷浊之物，强与之必吐，故半煮去滓再煎以投，取其气全而不溷浊。可谓和羹调鼎之手段矣。

《资生》篇：和解者，合汗下之法而缓用之者也。伤寒以小柴胡为和解之方，凡用和解之法者，必其邪气之极杂者也。寒者热者，燥者湿者，结合于一处而不得通，则宜开其结以解之；升者降者，敛者散者，积于一偏而不相治，则宜平其积而和之。故方中往往寒热并用、燥湿并用、升降敛散并用，非杂乱而无法也，正法之至妙也。又曰：杂合之邪，交纽而不已，其气必郁而多逆。故开郁降逆即是和解，无汗下之用而隐寓汗下之旨矣。

《苏沈良方》：此药《伤寒论》虽主数十证，大要其间有五证最的当，服之必愈。一者身热心中逆，或呕吐者可服。若因渴饮水而呕者不可服。身体不温热者不可服。二者寒热往来者可服。三者发潮热者可服。四者心烦胁下满,或渴或不渴皆可服。五者伤寒已差后,更发热者可服。此五证但有一证,更勿疑便可服。若有两三证以上,更的当也。世人但知小柴胡汤治伤寒,不问何证便服之,不徒无效,兼有所害,缘此药差寒故也。元祐二年,时行,无少长皆咳。本方去人参、大枣、生姜,加五味子、干姜各半两,服此皆愈。常时上壅痰实,只依本方食后卧时服,甚妙。赤白痢尤效,痢药中无如此妙,盖痢多因伏暑,此药极解暑毒。

《肘后方》:治伤寒时气温病,三日已上至七八日不解者,可服小柴胡汤。(即本方)

《千金方》:黄龙汤治伤寒瘥后,更头痛壮热烦闷方。仲景名小柴胡汤。

《得效方》:小柴胡汤治挟岚嶂溪源蒸毒之气,自岭以南地毒苦炎,燥湿不常,人多患此状。血乘上集,病欲来时令人迷困,甚则发燥狂妄,亦有哑不能言者,皆由败毒淤心,毒涎聚于脾所致。于此药中加大黄、枳壳各五钱。

《此事难知》:少阳证,胸胁痛,往来寒热而呕,或咳而耳聋,脉尺寸俱弦,小柴胡汤主之。

《海藏癍论萃英》:小儿壮热昏睡,伤风风热,疮疹伤食,皆相似,未能辨认。间服升麻葛根汤、小柴胡汤,甚验。

《玉机微意》:小柴胡汤治肝脏发咳,两胁下痛,甚则不可以转,转则两胠下满。

《济阳纲目》:小柴胡汤治瘟疫,内虚发热,胸胁痞闷,及在半表半里,非汗非下之证。又治疟疾,热多寒少,或但热头疼,口干胸满。

血弱气虚,腠理开,邪气因入,与正气相搏,结于胁下。正邪分

争,休作有时,嘿嘿不欲饮食。脏腑相连,其痛必下,邪高痛下,故使呕也。小柴胡汤主之。服柴胡汤已,渴者属阳明也,以法治之。

成无己曰:人之气血随时盛衰,当月郭空之时,则为血弱气尽,腠理开疏之时也。邪气乘虚,伤人则深。《针经》曰:月郭空,则海水东盛,人血气虚,卫气去,形独居,肌肉减,皮肤缓,腠理开,毛发残,瞧理薄,烟垢落,当是时遇贼风,则其入深者是矣。邪因正虚,自表之里,而结于胁下,与正分争,作往来寒热,默默不欲饮食。下为自外之内,经络与脏腑相连,气随经必传于里,故曰其痛下。邪在上焦为邪高,邪渐传里为痛下。里气与邪气相搏,逆而上行,故使呕也。与小柴胡汤,以解半表半里之邪。服小柴胡汤表邪已解而渴,里邪传于阳明也,以阳明治之。

顾尚之曰:胆附于肝而在膈下,故云:脏腑相连,其痛必下。邪高,口苦、咽干、目眩也。痛下,腹中痛也。阳逆于上,阴滞于下,中焦阻塞不通,故呕。

徐灵胎曰:此条申明所以往来寒热,及不欲食,下痛上呕之故。皆由正衰邪入,脏腑相牵所致,则立方之意可推而知矣。

柯韵伯曰:柴胡汤有芩、参、甘、枣,皆生津之品,服之反渴者,必胃家已实,津液不足以和胃也,当行白虎承气等法。仍用柴胡加减,非其治矣,此少阳将转属阳明之证。

郑在辛曰:少阳、明阳之病,在渴、呕中分,渴则转属阳明,呕则仍在少阳。如呕多,虽有阳明证,不可攻之,因病未离少阳也。服柴胡汤渴当止,若服柴胡已加渴者,是热入胃腑,耗津消水,此属阳明胃病也。

太阳病六七日,脉迟浮弱,恶风寒,手足温。医二三下之,不能

食，胁下满痛，面目及身黄，颈项强，小便难者，与柴胡汤，后必下重。本渴而饮水呕者，柴胡不中与也。食谷者哕。

章虚谷曰：脉迟浮弱，恶风寒者，其人阳虚，表邪未罢也。手足温者，脾胃本和。二三下之，气伤不能食，表邪陷入少阳，而胁下满痛，颈项强也。小便难者，三焦气窒，水道不行，故郁而发黄。只可与柴胡汤转少阳之枢，其枢虽转而水气下坠，则必后重，皆因二三下之之故也。若本渴而饮水呕者，是为水逆，故令小便不利，当用五苓散，柴胡汤不中与也。其脾胃大伤，故食谷者哕。哕者，空呕也，后世或以呃逆为哕。如暴病气阻尚无害，若久病呃逆是胃气欲绝之候也。

程知曰：后言柴胡证但见一证便是，此更言胁下满痛，亦有不宜柴胡者，以为戒也。

伤寒四五日，身热恶风，颈项强，胁下满，手足温而渴者，小柴胡汤主之。

钱天来曰：身热恶风，项强，皆太阳表证也。胁下满，邪传少阳也。手足温而渴，知其邪未入阴也。以太阳表证言之，似当汗解，然胁下已满，是邪气已入少阳。仲景原云：伤寒中风有柴胡证，但见一证便是，不必悉具。故虽有太阳未罢之证，汗之则犯禁例，故仍以小柴胡汤主之。但小柴胡汤，当从加减例用之。太阳表证未除，宜去人参加桂枝。胁下满，当加牡蛎。渴则去半夏，加栝楼根为是。

伤寒阳脉涩，阴脉弦，法当腹中急痛，先与小建中汤；不差者，与小柴胡汤。

汪苓友曰：此条乃少阳病兼挟证之证。伤寒脉弦者，弦本少阳之脉，宜与小柴胡汤。兹但阴脉弦而阳脉则涩。此阴阳以浮沉言，脉浮取之则涩而不流利，沉取之亦弦而不和缓。涩主气血虚少，弦又主痛，法当腹中急痛。与建中汤者，温中补虚，缓其痛而兼散其邪也。先温补矣而弦脉不除，痛犹未止者为不差，此为少阳经有留邪也。后与小柴胡汤去黄芩加芍药以和解之。盖腹中痛亦柴胡证中之一候也。愚以先补后解，乃仲景神妙之法。

魏念庭曰：此条亦即太阳阳明诸篇里虚先治里之义也。

按：此节揭以伤寒，则必有头项强痛，发热恶寒、身疼痛等证。以其人素脏虚弱，故卒伤外寒，则阳脉涩阴脉弦，腹中急痛。治法以补虚温里建中为先，而不同于常人也。

小建中汤方

桂枝三两　芍药六两　甘草二两(炙)　生姜三两(切)　大枣十二枚(擘)　胶饴一升

上六味，以水七升，先煮五味，煮三升，去滓，内饴更上微火消解。温服一升，日三服。呕家不可用，以甜故也。

饴，音移。

成无己曰：脾者土也，应中央，处四脏之中，为中州，治中焦，生育荣卫，通行津液；一有不调，则荣卫失所育，津液失所行，必以此汤温建中脏，是以建中名焉。胶饴味甘温，甘草味甘平，脾欲缓，急食甘以缓之，建脾必以甘为主，故以胶饴为君，甘草为臣；桂味辛热，辛，散也，润也，荣卫不足，润而散之；芍药味酸微寒，酸，收也，泄也，津液不逮，收而行之，是以桂、芍为佐；生姜味辛温，大枣味甘温，胃者卫之源，脾者荣之本，《黄帝针经》曰荣出中焦，卫出上焦是矣，卫为阳，不足者益之必以辛，荣为阴，不足者补之必以甘，辛甘相合，脾胃建而荣卫通，是以姜、枣为使。

张令韶曰：桂枝辛走气，芍药苦走血，故易芍药为君，加胶饴以建中胃。建中者，建立其中也。以经隧之血脉，皆中胃之所生也。

《伤寒辑义》：药力和缓，故曰小尔。

《内台方议》：桂枝汤中桂枝、芍药等分，以芍药佐桂枝而治卫气也；建中汤芍药多半而桂枝减少，以桂枝佐芍药而益其荣气也。

《千金方》：坚中汤治虚劳内伤，寒热呕逆，吐血方。（即本方加半夏三两）

《苏沈良方》：此药治腹痛如神。然腹痛按之便痛，重按却不甚痛，此止是气痛；重按愈痛而坚者，当自有积也。气痛不可下，下之愈甚，此虚寒证也。此药偏治腹中虚寒，补血尤止腹痛。

《证治准绳》：建中汤治痢，不分赤白久新，但腹中大痛者，神效。其脉弦急，或涩，浮大按之空虚，或举按皆无力者是也。（即本方）

《证治大还》：凡膈气病，由脾胃不足，阳气在下，浊气在上，故痰气壅塞膈上，而饮食难入也。若脉弦，宜建中汤。

《张氏医通》：虚劳而至亡血失精，消耗津液，枯槁四出，难为力矣。《内经》于针药莫制者，调以甘药。《金匮》遵之而用小建中汤以急建其中气，俾饮食增而津液旺也。形寒饮冷，咳嗽兼腹痛，脉弦者，小建中汤加桔梗以提肺气之陷。寒热自汗，加黄芪。

伤寒与中风，有柴胡证，但见一证便是，不必悉具。

汪苓友：伤寒中风者，谓或伤寒或中风，不必拘也。柴胡证者，谓邪入少阳，在半表半里之间也。但见一证，谓或口苦，或咽干目弦，或耳聋无闻，或胁下痞硬，或呕不能食，往来寒热等，便宜与柴胡汤。故曰呕而发热者，小柴胡汤主之，不必待其证候全具也。

柯韵伯曰：柴胡为枢机之剂，风寒不全在表，未全入里者，皆可用。故证不必悉具，而方有加减也。

凡柴胡汤病证而误下之，若柴胡证不罢者，复与柴胡汤，必蒸蒸而振，却复发热，汗出而解。

成无己曰：邪在半表半里之间，为柴胡证，即未作里实，医便以药下之，若柴胡证仍在者，虽下之不为逆，可复与柴胡汤以和解之。得汤邪气还表者，外作蒸蒸而热。先经下里虚，邪气欲出内，则振振然也。正气盛，阳气生，却复发热汗出而解也。

钱天来曰：蒸蒸者，热气从内达外，如蒸炊之状也。邪在半里不易达表，必得气蒸肤润，振战鼓栗，而后发热汗出而解也。

伤寒二三日，心中悸而烦者，小建中汤主之。

《金鉴》曰：伤寒二三日，未经汗下，即心悸而烦，必其人中气素虚，虽有表证，亦不可汗之。盖心悸阳已微，心烦阴已弱，故以小建中汤先建其中，兼调荣卫也。

程扶生曰：此为阴阳两虚之人，而立以养正驱邪法也。

徐灵胎曰：悸而烦，其为虚烦可知，故用建中汤以补心脾之气。盖栀子汤治有热之虚烦，此治无热之虚烦也。

王肯堂曰：此与伤寒脉弦细，头痛发热者属少阳不可汗，汗之则谵语，胃不和则烦而悸者有别。大抵先烦而后悸者是热，悸而后烦者是虚。治病必求其本者，此也。

太阳病，过经十余日，反二三下之，后四五日，柴胡证仍在者，先与小柴胡汤。呕不止，心下急，郁郁微烦者，为未解也，与大柴胡汤下之则愈。

过,平声。下同。

汪苓友曰:此条系太阳病传入少阳,复入于胃之证。太阳病过经十余日,知其时已传入少阳矣,故以二三日下之为反也。下之而四五日后更无他变,前此之柴胡证仍在者,其时纵有可下之证,须先与小柴胡汤以和解半表半里之邪。如和解之而呕止者,表里气和为已解也。若呕不止,兼之心下急,郁郁微烦,心下者,正当胃脘之中,急则满闷已极,郁烦热结于里,此为未解也,后与大柴胡汤,以下其里热则愈。

柯韵伯曰:病从外来者,当先治外而后治其内。此屡经妄下,半月余,柴胡证仍在,因其人不虚,故枢机有主而不为坏病。与小柴胡和之,表证虽除,内尚不解,以前此妄下之药,但去肠胃有形之物,而未泄胸膈气分之结热也。急者,满也,但满而不痛即痞也。姜、夏以除呕,柴、芩以去烦,大枣和里,枳芍舒急。而曰下之则愈者,见大柴胡为下剂,非和剂也。

林澜曰:呕不止,则半表里证犹在。然心下急,郁郁微烦,必中有燥屎也,非下除之不可,故以大柴胡兼而行之。

按:上节言心中悸而烦者虚也,此节言心下急而烦者实也;上言不可以病日浅而为实,此言不可以病日久而为虚也。论云:伤寒呕多,虽有阳明证,不可下之。而此云下之者,以大柴胡汤下其少阳半里之郁热,非下其阳明肠胃之燥屎也。盖小柴胡汤为少阳从半表以达于外之方,大柴胡汤为少阳从半里以通于内之方。

大柴胡汤方

柴胡半斤　黄芩三两　芍药三两　半夏半升(洗)　生姜五两(切)
枳实四枚(炙)　大枣十二枚(擘)　大黄二两

上八味，以水一斗二升，煮取六升，去滓，再煎取三升。温服一升，日三服。

吴遵程曰：此汤治少阳经邪渐入阳明之腑，或误下引邪内犯而过经不解之证。故于小柴胡汤中除去人参、甘草助阳恋胃之味，而加芍药、枳实、大黄之沉降，以涤除热滞也。与桂枝大黄汤同意，彼以桂枝、甘草兼大黄两解太阳误下之邪，此以柴胡、黄芩、半夏兼大黄两解少阳误下之邪，两不移易之定法也。

柯韵伯曰：大小柴胡俱是两解表里之剂，大柴胡主降气，小柴胡主调气。调气无定法，故小柴胡除柴胡、甘草外，皆可进退；降气有定局，故大柴胡无加减法也。

汪切庵曰：此乃少阳阳明，故加减小柴胡、小承气而为一方。少阳固不可下，然兼阳明腑证则当下，宜大柴胡汤。

陈素中曰：大柴胡本为里证已急，而表证未除者立方。若用之以治温热病，最为稳当，百无一失。双解散为双解之重剂，大柴胡为双解之轻剂。

《肘后方》：治伤寒时气温病，三日以上至七八日，若有实热，得汗不解，腹满痛，烦躁欲谵语者，可服大柴胡汤。（即本方）

《直指方》：大柴胡汤治疟热多寒少，目痛多汗，脉大，以此汤微利为度。

《此事难知》：大柴胡汤治表里内外俱热之证，治有表复有里。有表者，脉浮，或恶风，或恶寒头痛。四证中或有一二尚在者乃是，十三日过经不解是也。有里者，谵言妄语，掷手扬视，此皆里之急者也。欲汗之则里已急，欲下之则表证仍在，故以小柴胡中药调和三阳，是不犯诸阳之禁，以芍药安太阴，使邪气不纳，以大黄去地道不通，以枳实去心下痞闷。

《万病回春》：春应温而反清凉者，夏发燥郁也，大柴胡汤主之。

《医宗必读》：大柴胡汤治身热，不恶寒反恶热，大便秘秘。（即本方）

《伤寒绪论》：伤寒斑发已尽，外势已退，内实不大便，谵语者，大柴胡汤下之。

《类聚方广义》：大柴胡汤治麻疹，胸胁苦满，心下硬塞，呕吐，腹满痛，脉沉者。又治狂证，胸胁苦满，心下硬塞，膻中动甚者，加铁粉奇效。

《汉药神效方》：森立之曰：余壮年尝患阴萎，每用大柴胡，其效如神。后用于少壮阴萎，心腹弦急之证极验。

伤寒十三日不解，胸胁满而呕，日晡所发潮热，已而微利，此本柴胡证，下之以不得利，今反利者，知医以丸药下之，非其治也。潮热者实也，宜先服小柴胡汤以解外，后以柴胡加芒硝汤主之。

成无己曰：伤寒十三日，再传经尽当解之时也，若不解，胸胁满而呕者，邪气犹在表里之间，此为柴胡汤证，若以柴胡汤下之，则更无潮热自利。医反以丸药下之，虚其肠胃，邪热乘虚入腑，日晡所发潮热，热已而利也。潮热虽为热实，然胸胁之邪未已，故先与小柴胡汤以解外，后以柴胡加芒硝，以下胃热。

程郊倩曰：胸胁满而呕，日晡所发潮热，此伤寒十三日不解之本证也。微利者，已而之证也。本证经而兼腑，自是大柴胡，能以大柴胡下之，本证且罢，何有于已而之下利！乃医不以柴胡之辛寒下，而以丸药之毒热下，虽有所去，而热以益热，遂复留中而为实，所以下利自下利，而热潮仍潮热。盖邪热不杀谷而逼液下行，谓云热利是也。潮热者实也，恐人疑攻后之下利为虚，故复指潮热以证之。此实得之攻后，究竟非胃实，不过邪热搏结而成，只须于小柴胡解外后，但加芒硝一洗涤之。以从前已有所去，大黄并可不用，盖节制之兵也。

柯韵伯曰：此少阳阳明并病，先服小柴胡二升以解少阳之表，其一升加芒硝以除阳明之里。

《明理论》：潮热，若潮水之潮，其来不失其时也，一日一发指时而发者，谓之潮热。若日三五发者，即是发热，非潮热也。潮热属阳明，必于日晡时发，阳明者胃，属土，应时则旺于四季，应日则旺于未申。邪气入于胃而不复传，郁而为实热，随旺而潮，是以日晡所发潮热者，属阳明也。

张隐庵曰：胃为水谷之海，而外合海水。是胃气昼夜升降，如潮往来。但平人有潮，而不为热也。如有邪病留于脉肉筋骨间，随潮而出则为发热，是潮热为阳明胃实之征也。

柴胡加芒硝汤方

柴胡二两十六铢　黄芩一两　人参一两　甘草一两(炙)　芒硝二两　生姜一两(切)　大枣四枚(擘)　半夏二十铢(洗)

上八味，以水四升，煮取二升，去滓，内芒硝更煮微沸，分温再服。不解，更作。

章虚谷曰：此方以小柴胡三分之一，而重加芒硝者，因其少阳之证误用丸药下之，余热留于阳明而发潮热。故仍用小柴胡和少阳，而加芒硝咸寒润下，以清阳明之热，不取苦重之药峻攻也。

按：大柴胡汤用大黄、枳实，乃合小承气也；此方用芒硝，乃合调胃承气也。皆少阳、阳明同治之方。

伤寒十三日,过经谵语者,以有热也,当以汤下之。若小便利者,大便当硬,而反下利,知医以丸药下之,非其治也。若自下利者,脉当微厥,今反和者,此为内实也,调胃承气汤主之。

成无己曰:伤寒十三日,再传经尽,谓之过经。谵语者,阳明胃实也,当以诸承气汤下之。若小便利者,津液偏渗,大便当硬,反下利者,知医以丸药下之也。下利脉微而厥者,虚寒也,今脉调和,则非虚寒,由肠虚胃热,协热而利也,与调胃承气汤,以下胃热。

汪苓友曰:谵语者,自言也。寒邪郁里,胃中有热,热气薰膈,则神昏而自言也。谵语有热,法当以汤荡涤之。据仲景法,下利谵语者,有燥屎也,宜小承气汤。今改用调胃者,以医误下之,故内实不去,胃气徒伤,故于小承气汤去厚朴、枳实,而加甘草以调和之也。因大便坚实,以故复加芒硝。

王肯堂曰:经文内实之实,当作热。此段有五反一对:热与厥反,汤与丸反、便硬与下利反、脉微与脉和反、药下与自利反。小便利与大便硬为一对。读者宜细详之。

按:厥亦脉象,初来大渐渐小,更来渐渐大,是其候也。

太阳病不解,热结膀胱,其人如狂,血自下,下者愈。其外不解者,尚未可攻,当先解外;外解已,但少腹急结者,乃可攻之,宜桃核承气汤。

成无己曰:太阳经邪热不解,随经入腑,为热结膀胱。其人如狂者,为未至于狂,但不宁尔。经曰:其人如狂者,以热在下焦。太阳多热,热在膀胱,必与血相搏,若血不为蓄,为热迫之,则血自下,血下,则热随血出而愈。若血不下者,则血为热搏,蓄积于下,而少腹急结,乃可攻之,与桃核承气汤,下热散血。《内经》曰:从外之内而盛于内者，先治其外后调其内，此之谓也。

庞安常曰：不恶寒，为外解。

方中行曰：热结膀胱，即下文太阳随经淤热在里之互词。少腹急结者，有形之血蓄积也。然则桃仁承气者，太阳随经入腑之轻剂也。

程郊倩曰：热结膀胱而小便不利者，是气分受邪；小便自利者，是血分受邪。此条不及小便者，以有血自下三字也。然少腹急结，包有小便自利句。桃核承气汤与五苓散，虽同为太阳犯本之药，而一从前利，一从后攻，气分与血分主治各不同矣。

柯韵伯曰：太阳随经之阳热淤于里，致气流不行，气者血之用，气行则血濡，气结则血蓄，小腹者膀胱所居也，冲任之血会于小腹，阳气结而不化，则阴血蓄而不行，故少腹急结。气血交并则魂魄不藏，故其人如狂。用桃核承气汤，气行血濡，则小腹自舒，神气自安矣。

沈芊绿曰：此小便尿血也，缘阳气太重，标本俱病，血得热则行，故尿血。若热极则血反结，少腹为膀胱之室，故膀胱之热结，少腹必急结。用桃仁承气汤以攻其里之结血，所以解之也。又曰：此条少腹虽急结尚未硬满，故不用抵挡只须承气。

桃核承气汤方

桃仁五十个(去皮尖)　大黄四两　桂枝二两　甘草二两(炙)　芒硝二两

上五味，以水七升，煮四味取二升，去滓，内芒硝，更上火微沸，下火，先食温服五合，日三服。当微利。

钱天来曰：《神农本经》：桃仁主淤血血闭。洁古云：治血结血秘，通润大肠，破蓄血。大黄下淤血积聚，荡涤肠胃，推陈致新；芒硝走血软坚，热淫于内治以咸寒之义也；桂之为用，通血脉消淤血，尤其所长也；甘草所以保脾胃，和大黄、芒硝之寒峻耳。

顾尚之曰：调胃承气为荡热除秽之剂，未能直入血分，故加桃仁之甘平以破之，桂枝之辛温以行之。

陈修园曰：先食，言服药在未食之前也。

《本草序例》云：病在胸膈以上者，先食后服药；病在心腹以下者，先服药而后食。

徐灵胎曰：微利则仅通大便，不必定下血也。

《医方考》：伤寒外证已解，小腹急，大便黑，小便利，其人如狂者，有蓄血也，此方主之。无头痛发热恶寒者，为外证已解。

柯韵伯曰：此方治女子月事不调，先期作痛，与经不行者，最佳。

《总病论》：桃仁承气汤治产后恶露不下，喘胀欲死，服之十差十。

《脉因证治》：桃仁承气汤治血热夜发热者。又治便痈。

《传信尤易方》：治淋血，桃仁承气汤空心服效。

《证治大还》：吐血势不可遏，胸中气塞，上吐紫黑血，此淤血内热盛也。桃仁承气汤加减下之。打扑内损，有淤血者必用。

《伤寒准绳》：血结胸中，头痛身热，漱水不欲咽者衄。无热胸满，漱水不欲咽者，喜忘昏迷，其人如狂，心下手不可近者，血在中也，桃仁承气汤主之。

《济阳纲目》：桃仁承气汤，下痢紫黑色者，热积淤血也，腹痛后重异常，以此下之。又治夜疟，有实热者。

《古方便览》：一妇阴门肿痛如剜，上冲头痛，日夜号哭者数日。腹硬满少腹急结，用桃仁承气汤三剂，其夜痛益甚，及晓忽然出脓血，疾顿愈。

《汉药神效方》：齿痛难堪者，宜用桃核承气汤。齲齿，断疽，骨槽,诸肿齿痛难堪者,用之屡效,多属血气冲逆故也。

　　伤寒八九日,下之,胸满烦惊,小便不利,谵语,一身尽重,不可转侧,柴胡加龙骨牡蛎汤主之。

　　吕搽村曰:此证全属误下,阴阳扰乱,浊邪填膈。膈中之气不能四布而使道绝,则君主孤危,因而神明内乱,治节不行,百骸无主。以致胸满烦惊,小便不利,谵语,一身尽重不可转侧。种种皆表里虚实,正邪错杂之证。但病属表邪陷入,则阴阳出入之界全藉少阳为枢纽,故以柴胡名汤。而阴邪之上僭者,用桂枝、生姜、半夏以开之;阳邪之下陷者,用黄芩、大黄以降之。使上下分解其邪,邪不内扰。而兼以人参、大枣扶中气之虚,龙骨、牡蛎、铅丹镇心气之逆。且柴胡、大黄之攻伐,得人参扶正以逐邪而邪自解,龙骨、牡蛎之顽顿,得桂枝助阳以载神而神自返。其处方之极错杂处,正其处方之极周到处。

　　陈修园曰:此节言太阳之气因庸医误下,以致三阳同病,特立三阳并治之方,滋阳明之燥,助少阳之枢,而太阳不失其主开之职,其病仍从少阳之枢而外出矣。

柴胡加龙骨牡蛎汤方

柴胡四两　黄芩一两半　半夏二合半　人参一两半　大黄二两　生姜一两半　大枣六枚(擘)　桂枝一两半　茯苓一两半　龙骨一两半　牡蛎一两半　铅丹一两半

　　上十二味,以水八升,煮取四升,内大黄,切如棋子,更煮一二沸,去滓。温服一升。日三服,夜一服。

　　秦皇士曰:下后变证,仲景立小柴胡汤,加桂枝治身重,加大黄治谵语,加龙骨、牡蛎敛神收摄,制使大黄清里热而不下脱,制柴胡、桂枝散表邪而不外越。以下后危证,外越下脱又所当慎。

章虚谷曰:大黄仅煎二沸,止取其气,随姜、桂、人参行阳之药以泄浮越之邪热,不取其味以通腑也。

徐灵胎曰:此乃正气虚耗,邪已入里,而复外扰三阳,故现证错杂。药亦随证施治,真神化无方者也。此方能治肝胆之惊痰,以之治癫痫必效。

《伤寒论识》:此汤治痫证,夜不得安眠,喜笑不止,或痰喘壅塞,精神不爽者。又加铁砂,治妇女发狂疾,歌唱无时,逾墙上屋,或骂詈不避亲疏,弃衣而走等证。

按:少阳篇少阳中风,两耳无所闻,目赤,胸中满而烦者,不可吐下,吐下则悸而惊。伤寒脉弦细,头痛发热者,属少阳,不可发汗,发汗则谵语烦躁。二节误治之坏病,师未出方,此方是可通用。

伤寒腹满谵语,寸口脉浮而紧,关上脉弦者,此肝乘脾也,名曰纵,刺期门。

张隐庵曰:伤寒腹满,病在脾也。谵语者,脾是动病上走于心,心气烦乱,故谵语也。辨脉篇:脉浮而紧者,名曰弦也。以脾土之病证,而见肝木之弦脉,此肝乘脾也。平脉篇曰:水行乘火,木行乘土,名曰纵。谓乘所不胜于己者,放纵而自如也。当刺肝之期门,以泻肝经之热。盖邪留于有形之脏腑者,当以经取之也。

《金鉴》曰:伤寒脉浮紧,太阳表寒证也。腹满谵语,太阴阳明里热也。欲从太阳而发汗,则有太阴阳明之里,欲从太阴阳明而下之,又有太阳之表,主治诚为两难。故不药而用刺法也。虽然太阴论中太阳表不解,太阴腹满痛,而用桂枝加大黄汤亦可法也。

《总病论》:期门穴,直乳下,当腹傍近胁骨是穴,针入一寸。刺期门之法，须待脉弦或浮紧，刺之必愈。余刺之不差，以正取肝之邪故也。

伤寒发热，啬啬恶寒，大渴欲饮水，其腹必满，自汗出，小便不利，寸口脉浮而涩，关上弦急者，此肝乘肺也，名曰横，刺期门。

刘昆湘曰：发热，啬啬恶寒者，太阳伤寒之外证也。加大渴欲饮水，似已转属阳明。但转阳明则胃阳自盛，法当消水，今饮水而腹满者，乃胃弱水停，中见太阴之证，且转阳明当太阳已罢，今发热恶寒表证仍在，益知非阳明也。伤寒恶寒外当无汗，今乃自汗出，汗出者表寒当解，今复外恶寒。综上诸证，即非传经之邪，亦异合并之例，更参脉象，寸口浮而涩者，表有风而里有湿，关上弦急者，肝脉之效象也。平脉辨证，当为肝邪乘肺之候，肝热灼肺，故肺燥而大渴，渴暴多饮，因水停而腹满，此亦肝气实而肺脾两虚之候。独谓之乘肺者，以脾病腹满由于多饮，多饮由于肺燥，肺燥由于肝乘故也。用针法则但泻经热，不伤中腑。假令汤液施治，宜补脾肺以泻肝实。

顾尚之曰：肺主皮毛，肝火乘之则为寒热。而大渴，其腹满者，由饮水多而肺不能通调水道，下输膀胱也。平脉篇：木行乘金，名曰横。

成无己曰：刺期门以泻肝之盛气。肝肺气平，水散而津液得通，外自作汗出，内为小便不利而解也。

章虚谷曰：以上两条皆外邪而兼内脏之病，酷似阳明实证，最易误认，必当详审细辨也。

太阳病二日，烦躁，反熨其背而大汗出，火热入胃，胃中水竭，躁烦，必发谵语。十余日振栗自下利者，此为欲解也。若其汗从腰以下不得汗，欲小便不得，反呕，欲失溲，足下恶风，大便硬，小便当

数而反不数，又不多，大便已，头卓然而痛，其人足心必热，谷气下流故也。

　　黄坤载曰：太阳病，皮毛被感，表郁为热，内尚无热，俟其表热传胃，日久失清，乃见烦躁。今二日之内，方入阳明，不应烦躁而烦躁，其胃阳素盛可知，乃不用清凉，反熨其背而大汗出，火炎就燥，邪热入胃，胃中水竭，乃生躁烦，燥热熏心，必发谵语。若十余日后，微阴内复，忽振栗而自下利，则胃热下泄，此为欲解也。方其熨取汗，火热蒸腾，上虽热而下则寒，故从腰以下绝无汗意。外寒郁其内热，故膀胱闭涩，欲小便而不得，阳气升泄，不根于水，膀胱无约，时欲失溲，如此则小便当数，而反不数者，津液枯也。水枯则大便干硬，便干肠结，胃热不得下达，故气逆作呕，火热上逆，故足下逆冷而恶风寒及振栗下利。大便已行则谷气宣畅四达，头痛而火从上散，足热而阳从下达，胃中燥热解散无余，缘谷气以便通而下流故也。便通而头痛者，如炉底壅塞，火焰不升，一通则火即上炎也。

　　程郊倩曰：此条病源在火热入胃，胃中水竭。邪已入腑，故以通大便去之，从来未经指出。必欲待小便自利，大便自多，岂有邪火炽盛之时而能使小便自利，大便自多也哉。谷气下流，照著腰已下不得汗言。前此上下气成阻绝，大便一通，上气从下降，而下气从上升矣，故头卓然痛而足心热。经所谓天气下降，气流于地；地气上升，气腾于天地。

　　高士宗曰：此节分两段看。太阳至此为欲解也一段，育阳明得少阴之气而自解；下段言少阴得阳明之气相济，而释所不解之义。

　　张隐庵曰：振栗自下利者，阳明之燥热得少阴阴之津以和，阴阳上下自相交合为欲解也。此言阳亢于上，得少阴之阴气而自解也。所谓振栗自下利者,乃大便已,头卓然而痛之谓也。盖阳明之气在上,足心乃少阴肾脏之涌泉,其人足心必热,以阳明谷神之气下流,而交于阴故也。此言少阴得阳明之气两相交济,而释所以解之意也。

太阳病中风,以火劫发汗,邪风被火热,血气流溢,失其常度,两阳相熏灼,其身发黄。阳盛则欲衄,阴虚小便难,阴阳俱虚竭,身体则枯燥,但头汗出,剂项而还,腹满而喘,口干咽烂,或不大便,久则谵语,甚者至哕,手足躁扰,捻衣摸床。小便利者,其人可治,宜人参地黄龙骨牡蛎茯苓汤主之。

劫,居怯切。捻,音聂。

成无己曰:风为阳邪,因火热之气则邪风愈甚,迫于血气,使血气流溢,失其常度。风与火气,谓之两阳,两阳相熏灼,热发于外,必发身黄。若热搏于经络为阳盛外热,迫血上行必衄。热搏于内者,为阴虚内热,必小便难。若热消血气,血少为阴阳俱虚,血气虚少不能荣于身体,为之枯燥。三阳经络至颈,三阴至胸中而还。但头汗出,剂颈而还者,热气炎上,搏阳而不搏于阴也。《内经》曰:诸胀腹大,皆属于热。腹满微喘者,热气内郁也。《内经》曰:火气内发,上为口干。咽烂者,火热上熏也。热气上而不下者,则大便不硬;若热气下,入胃消耗津液,则大便硬,故云或不大便,久则胃中燥热,必发谵语。《内经》曰:病深者其声哕。火气大甚,正气逆乱则哕。《内经》曰:四肢者,诸阳之本也。阳盛则四肢实,火热大甚,故手足躁扰,捻衣摸床扰乱也。小便利者,为火未剧,津液未竭而犹可治也。

张隐庵曰:通节皆危险之证,重在小便利者其人可治。所谓自和者,勿治之,得小便利必自愈。

柯韵伯曰:凡伤寒之病以阳为主,故最畏亡阳。而火逆之病以阴为主,故最怕阴竭。小便利者为可治,是阴不虚,津液未亡,太阳膀胱之气化犹在也。阳盛阴虚,是火逆一证之纲领。阳盛则伤血。阴虚则亡津,又是伤寒一书之大纲领。

刘昆湘曰:中风被火劫,伤津液,误治迁延变生诸证,愈转愈剧,至此已成半死半生之候。若小便利者,膀胱尚能化气,知肾水之未涸,虽危犹有生机,故曰可治。宜人参地黄龙骨牡蛎茯苓汤救之。人参、地黄滋津液之枯竭,龙骨、牡蛎敛神气之虚浮,佐茯苓导心气下行而利水。虽曰可治,亦未能十全也。

人参地黄龙骨牡蛎茯苓汤方

人参三两　地黄半斤　龙骨三两　牡蛎四两　茯苓四两

上五味,以水一斗,煮取三升,去滓,分温三服。

伤寒脉浮,医以火迫劫之,亡阳,必惊狂,卧起不安者,桂枝去芍药加牡蛎龙骨救逆汤主之。

章虚谷曰:伤寒脉浮,其邪在表,应以麻黄发汗,妄用火迫劫,亡其阳津,外既不解,火邪内攻,肝风动则惊,心火乱则狂。肝藏魄,心藏神,神魂不宁则起卧不安也。故以桂枝去芍药之酸敛,加龙骨牡蛎镇摄心肝之气以止惊狂;而龙、牡皆钝滞,仍藉桂枝之轻扬色赤入心者为佐使;甘草、姜、枣和中调荣卫,合桂枝以去余邪。其阴阳之气乖逆,故名救逆汤。

钱天来曰:火迫者,或熏或熨或烧针皆是。劫者,要挟逼胁之称也。以火劫而强逼其汗,阳气随汗而泄,致卫阳丧亡而真阳飞越矣。

方中行曰:亡阳者,阳以气言。火能助气,甚则反耗气也。惊狂,起卧不安者,神者,阳之灵,阳亡则神散乱,所以动皆不安,阳主动也。

柯韵伯曰:惊狂者,神明扰乱也。阴不藏精,惊发于内;阳不能固,狂发于外。起卧不安者,起则狂,卧则惊也。

徐灵胎曰:此与少阴汗出之亡阳迥别,盖少阴之亡阳,乃亡阴中之阳,故用四逆辈回其阳于肾中;今乃以火逼汗,亡其阳中之阳,故用安神之品镇其阳于心中。各有至理,不可易也。去芍药,因阳虚不复助阴也。龙骨牡蛎治惊痫热气。

陈修园曰:前条中风火劫其汗,证见亡阴,故小便利者为可治;此条伤寒火劫其汗,证见亡阳,难俟阳之自复,故以此汤从手厥阴以复之。凡亡阴中之阳,必用附子以救之;此亡阳中之阳,因火迫劫又非附子之所宜。

桂枝去芍药加龙骨牡蛎救逆汤方

桂枝三两　甘草二两(炙)　生姜三两(切)　大枣十二枚(擘)　龙骨四两　牡蛎五两(熬)

上六味,以水一斗二升,煮取三升,去滓。温服一升,日三服。

按:伤寒汗出不解,继之以桂枝汤者,此固仲景之法也。去芍药者,以其益阴非亡阳所宜,且恐妄动少阴也。龙骨生于陆而性动不居,牡蛎生于海而性静不移,二味合用,能固精敛神而镇惊治狂,故加之。凡治伤寒者,服以麻桂汤药,温覆取微似汗,则阳气自内蒸发,排邪外出。若以火劫取汗,则火热之气反迫邪自外而入内,故为逆也。乃用此汤以救之。

《伤寒论识》:此方治伤寒误灸及汤泼火伤,甚验。

形似伤寒,其脉不弦紧而弱。弱者必渴,被火必谵语。弱而发

热脉浮者,解之,当汗出愈。

柯韵伯曰:形作伤寒,见恶寒体痛呕逆,脉当弦紧,而反浮弱,其本虚可知。此东垣所云劳倦内伤证也。夫脉弱者,阴不足,阳气陷于阴分,必渴。渴者,液虚故也。若以恶寒而用火攻,津液亡,必胃实而谵语。然脉虽弱而发热,身痛不休,宜消息和解其外,必桂枝汤啜热稀粥,汗出则愈矣。此为夹虚伤寒之证。

顾尚之曰:形作伤寒,无汗可知。乃脉不紧而弱,则又似桂枝证。况弱脉不渴者多矣,而云弱者必渴,则必另有液亏之证,而不可过劫其阴,故被火而谵语也。发热脉浮,当以汗解,借用桂枝二越婢一汤,庶乎近之。

钱氏云:此温病之似伤寒者也。然则合之前二条之中风伤寒,是申凡太阳病皆不可以火劫其汗也。

太阳病,以火熏之,不得汗,其人必躁,到经不解,必清血,名为火邪。

清通圊。

成无己曰:此火邪迫血,而血下行者也。太阳病用火熏之,不得汗,则热无从出,阴虚被火,必发躁也。六日传经尽,至七日再到太阳经,则热气当解,若不解,热气迫血下行,必清血。清,厕也。

程郊倩曰:阴虚被火,热无从出,故其人必躁扰不宁。到经者,随经入里也。火邪内攻,由浅及深,循行一周,经既尽矣,若不解,则热邪且陷入血室矣,必当圊血。缘阳邪不从汗解,因火袭入阴络,故逼血下行,名为火邪。苟火邪不尽,血圊必不止,故申其名,示人以治火邪而不治其血也。

方中行云:熏亦劫汗法,烧炕铺陈洒水取气,卧病人以熏蒸之。

今俗有以温汤沐浴取汗，其误与火薰同。盖仲景取汗之法，必先以汤液滋培其汗源，然后温覆俾津液由肠胃而外达于皮毛，则邪却而正气不伤，此法之尽善者也。苟用水火等法从外以劫取其汗，则邪未去而正气先伤，斯变证从生矣。

脉浮热甚，反以火灸之，此为实。实以虚治，因火而动，必咽燥唾血。

成天己曰：此火邪迫血，而血上行者也。脉浮热甚为表实，医以脉浮为虚，用火灸之，因火气动血，迫血上行，故咽燥唾血。

陈修园曰：手少阴之脉上膈夹咽，火气循经出于阳络，经云阳络伤则血外溢是也。大黄泻心汤可用，或加黄芩，即《金匮》之正法。

微数之脉，慎不可灸。因火为邪，则为烦逆，追虚逐实，血散脉中，火气虽微，内攻有力，焦骨伤筋，血难复也。

攻，音公。

方中行曰：微数，虚热也，故戒慎不可灸。逐，亦追也。实，谓热也。血散脉中，言追逐之余必至迫血，血为荣而行脉中，故谓散于脉中也。火气虽微已下，甚言追逐之害大。盖骨赖血以濡，既失其所濡，必枯而焦。筋赖血以荣，既亡以为荣，必衰而伤残，伐其本源故也。

喻嘉言曰，微数者，阴虚多热也，此而灸之，则虚者益虚，热者益热。凡病皆然，不独伤寒宜戒。

《千金方》：泻心汤，其病形不可攻，不可灸。因火为邪，血散脉中，伤脉尚可，伤脏则剧。井输益肿黄汁出，经合外烂肉腐为痈脓，此为火疽，医所伤也。夫脉数者不可灸，因火为邪，则为烦。因虚逐实，血走脉中，火气虽微，内攻有力，焦骨伤筋，血难复也，应在泻心。

脉浮,宜以汗解,用火灸之,邪无从出,因火而盛,病从腰以下必重而痹,名火逆也。欲自解者,必当先烦,烦乃有汗而解。何以知之,脉浮故也。

张令韶曰:本论曰:脉浮者,病在表,可发汗。故宜以汗解。用火灸之,伤其阴血,无以作汗,故邪无从出,反因火势而加盛。火性炎上,阳气俱从火而上腾,不复下行,故病从腰以下必重而痹也。经曰:真气不能周,命曰痹。此因火为逆,以致气不能周而为痹,非气之为逆,而火之为逆也。欲自解者,欲自汗出而解也。在心为汗,心之血液欲化而为汗,必当先烦,乃能有汗而解也,何以知之,以脉浮气机仍欲外达,故知汗出而解也。

喻嘉言曰:天地郁蒸而雨作,人身烦闷而汗作,气机之动也。气机一动,其脉必与证相应,故脉浮而邪还于表,才得有汗而外邪尽从外解。设脉不以浮应,则不能作汗,其烦即为内入之候,又在言外矣。

程郊倩曰:痹证属阴湿者居多,此亦阴气盛于下体,由火灸而和,汗无从出之,故因以火逆二字推原之。

烧针令其汗,针处被寒,核起而赤者,必发奔豚。气从少腹上冲心者,灸其核上各一壮,与桂枝加桂汤。

成无己曰:烧针发汗,损阴血而惊动心气,针处被寒气聚而成核。心气因惊而虚,肾气乘寒气而动,发为奔豚。《金匮要略》曰:病有奔豚,从惊发得之。肾气欲上乘心,故其气从少腹上冲心也。先灸核上以散其寒,与桂枝加桂汤以泄奔豚之气。

程郊倩曰:汗者心之液,病虽起于下焦,而心虚实有以来之。

柯韵伯曰:寒气外来,火邪不散,发为赤核,是将作奔豚之兆。

从少腹上冲心,是奔豚已发之象也。此因当汗不发汗,阳气不舒,阴气上逆,必灸其核以散寒。仍用桂枝以解外,更加桂者,补心气以益火之阳,而阴自平也。

汪苓友曰:此太阳病未发热之时,误用烧针开发腠理,以引寒气入脏,故用此法。若内有郁热,必见烦躁等证,又不在此例矣。

桂枝加桂汤方

桂枝五两　芍药三两　生姜三两(切)　甘草二两(炙)　大枣十二枚(擘)

上五味,以水七升,煮取三升,去滓。温服一升,日三服。

周禹载曰:各灸核上者,因寒而肿,惟灸消之也。用桂加入桂枝汤中,一以外解风邪,一以内泄阴气也。

陈古愚曰:少阴上火而下水,太阳病以烧针令其汗,汗多伤心,火衰而水乘之,故发奔豚。用桂枝加桂,使桂枝得尽其量,上能保少阴之火脏,下能温少阴之水脏,一物而两扼其要也。核起而赤者,针处被寒,灸已除其外寒,并以助其心火也。

火逆下之,因烧针烦躁者,桂枝甘草龙骨牡蛎汤主之。

张令韶曰:火逆者,因火而逆也。火逆则启其阳,下之则陷其阴,复因烧针则阴阳愈相乖离,阳在上不得遇阴而烦,阴在下不得遇阳而躁。用龙骨以保心气,牡蛎以益肾精,桂枝甘草所以资助中焦而交通上下阴阳之气者也。

顾尚之曰:此虽未至惊狂亡阳之变,而心君不安已见烦躁,故用救逆汤之半以救之。

按:火逆即上脉浮,用火灸之,邪无从出,因火而盛,病从腰以下必重而痹之证。

桂枝甘草龙骨牡蛎汤方

桂枝一两　甘草二两(炙)　龙骨二两　牡蛎二两(熬)

上四味,以水五升,煮取三升,去滓。温服一升,日三服。甚者,加人参三两。

陈修园曰:此为火逆烦躁者,立交通心肾之方也。

刘昆湘曰:此示火逆误下,复加烧针,一逆再逆,因转阴陷阳浮,使病人烦躁。宜桂甘龙牡汤加人参,以救精气之竭,心肾交则阴升阳降,烦躁自除。

太阳伤寒者,加温针必惊也。

章虚谷曰:太阳伤寒,邪闭荣卫,阳气已郁,用药发汗,则外解而阳伸,妄用温针,不能解表,反使火气入荣,内扰于心,则必惊,甚则狂也。

王肯堂曰:心属火,火先入心,心主血而藏神,血如水也,神如鱼也,两阳相薰灼,水热汤沸,则鱼惊跃不能安矣。

陈修园曰,病在肌表不宜针刺,伤其经脉,神气外浮,故必惊。《内经》所谓起居如惊,神气乃浮是也。

张令韶曰:自此以上十一节,历言火攻之害,今人于伤寒病动辄便灸,草菅人命,可胜悼哉。

太阳病,当恶寒发热,今自汗出,反不恶寒发热,关上脉细数者,以医吐之过也。一二日吐之者,腹中饥,口不能食;三四日吐之者,不喜糜粥,欲食冷食,朝食暮吐,此为小逆。若不恶寒,又不欲近衣者,此为内烦。皆医吐之所致也。

糜,音靡。冷食之食,音嗣。

钱天来曰:病在太阳,自当恶寒发热,今自汗出而不恶寒,已属阳明。然阳明当身热汗出,不恶寒而反恶热,今不发热,及关上脉见细数,则又非阳明之脉证矣。其所以脉证不相符合者,以医误吐而致变也。夫太阳表证当以汗解,自非邪在胸中,岂宜用吐,若妄用吐法,必伤胃气,然因吐得汗,有发散之义寓焉,故不恶寒发热也。关上,脾胃之部位也。细则为虚,数则为热。误吐之后,胃气既伤,津液耗亡,虚邪误入阳明,胃脘之阳虚燥,故细数也。一二日邪在太阳之经,因吐而散,故表证皆去。虽误伤胃中之阳气,而胃未大损,所以腹中犹饥。然阳气已伤,胃中虚冷,故口不能食。三四日则邪已深入,若误吐之损胃尤甚。胃气虚冷,状如阳明中寒不能食,故不喜糜粥也。及胃阳虚燥,故反欲食冷食。及至冷食入胃,胃中虚冷不化,故上逆而吐也。此虽因误吐致变,然表邪既解,无内陷之患,不过当温中和胃而已,此为变逆之小者也。

《金鉴》曰:太阳病吐之,表解者当不恶寒,里解者亦不恶热。今反不恶寒不欲近衣者,是恶热也。此由吐之后,表解里不解,内生烦热也,是为气液已伤之虚烦,宜用竹叶石膏汤,于益气生津中,清热宁烦可也。

陈修园曰:此节言吐之不特伤中焦脾胃之气,亦能伤上焦心主之气也。

柯韵伯曰:三阳皆受气于胸中。在阳明以胸为表,吐之阳气得宜,故吐中寓发散之意。太阳以胸为里,故有干呕呕逆之证而不可吐,吐之则伤胃而为逆。少阳得胸中之表,故亦有喜呕证,吐之则悸而惊矣。

按:食已即吐属胃热,朝食暮吐属胃寒,二证以此分别。

病人脉数,数为热,当消谷。今引食而反吐者,此以发汗,令阳气

微,膈气虚,脉乃数也。数为客热,故不能消谷,以胃中虚冷,故吐也。

钱天来曰:此条之义盖以发热汗自出之中风,而又误发其汗,致令卫外之阳与胃之阳气皆微,膈间之宗气大虚,故虚阳浮动而脉乃数也。若胃脘之阳气盛,则能消谷引食矣。然此数非胃中之热气盛而数也,乃误汗之后阳气衰微,膈气突虚,其外越之虚阳所致也。以其非胃脘之真阳,故为客热。其所以不能消谷者,以胃中虚冷,非惟不能消谷,抑且不能容纳,故吐也。

张子和曰:此节言当察理而消息其虚实,不是据脉而论证。盖未发汗而脉浮数者,胃气实;发汗后而脉浮数,是胃气虚。

张令韶曰:上二节之吐,言以吐而致吐;此节之吐,言不以吐而致吐也。

太阳病,过经十余日,心中温温欲吐,胸中痛,大便反溏,腹微满,郁郁微烦。先其时自极吐下者,与调胃承气汤。若不尔者,不可与之。若但欲呕,胸中痛,微溏者,此非柴胡证。所以然者,以呕,故知极吐下也。

钱天来曰:此辨证似少阳,而实非柴胡证也。言邪在太阳过一经而至十余日,已过经矣,而有心下温温欲吐,胸中痛,大便反溏,腹微满,郁郁微烦之证。若先此未有诸证之时,已自极其吐下之者,则知胃气为误吐误下所伤,致温温欲吐而大便反溏。邪气乘虚入里,故胸中痛而腹微满。热邪在里,所以郁郁微烦,乃邪气内陷胃实之证也。胃实则当用攻下之治,以胃气既为吐下所虚,不宜峻下,惟当和其胃气而已,故与调胃承气汤。阳明篇所谓胃和则愈也。若不尔者,谓先此时未曾极吐下也。若未因吐下而见此诸证者,此非由邪陷所致。盖胸为太阳之分,邪在胸膈,故温温欲吐而胸中痛也。大便反溏,热部未结于里也。腹满郁烦,邪将入里而烦满也。若此者邪气犹在太阳,为将次入里之征。若以承气汤下之,必致邪热陷入而为结胸矣,故曰不可与也。但前所谓欲呕,胸中痛,微溏者,虽有似乎少阳之心烦喜呕,胸胁苦满,腹中痛之证,然此非柴胡证也。更何以知其为先此时极吐下乎?以欲呕乃胃气受伤之见证,故知极吐下也。

张令韶曰:欲呕者,即温温欲吐也。欲吐而不得吐,故呕。

周禹载曰:此文始终只是一意,反复明其呕为吐下所致之呕也。

《伤寒辑义》:温温与愠愠同。《素问》玉机真脏论:背痛愠愠。马氏注:愠愠,不舒畅也。《脉经》作温温。少阳篇第三十九条:心中温温。《千金》作愠愠,可以证矣。

太阳病六七日,表证仍在,脉微而沉,反不结胸,其人发狂者,以热在下焦,少腹当硬满,小便自利者,下血乃愈。所以然者,以太阳随经,瘀热在里故也,抵当汤主之。

瘀,予豫切。

王肯堂曰:凡称太阳病脉沉者,皆谓发热恶寒,头项强痛而脉反沉也。其证兼发狂,小腹硬者,为蓄血,此条抵当汤是也。

钱天来曰:太阳病至六七日,乃邪当入里之候,不应衰证仍在。若表证仍在者,法当脉浮,今反脉微而沉,又非邪在表之脉矣。邪气既不在表,则太阳之邪当陷入而为结胸矣。今又反不结胸,而其人发狂者,何也?盖以邪不在阳分气分,故脉微。邪不在上焦胸膈,而在下,故脉沉。热在下焦者,即桃核承气所谓热结膀胱也。热邪煎迫,血沸妄溢,留于少腹,故少腹当硬满。热在阴分血分,无伤于阳分气分,则三焦之气化仍得运行,故小便自利也。若此者,当下其血乃愈。

其所以然者,太阳以膀胱为腑,其太阳在经之表邪随经内入于腑,其郁热之邪淤蓄于里故也。热淤膀胱,逼血妄行,溢入回肠,所以少腹当硬满也。桃核承气条不言脉,此言脉微而沉;彼言如狂,此言发狂;彼云少腹急结,此言少腹硬满;彼条之血尚有自下而愈者,其不下者,方以桃仁承气下之;此条之血,必下之乃愈。证之轻重迥然不同,故不用桃仁承气汤,而以攻坚破淤之抵当汤主之。

柯韵伯曰:太阳病六七日,而表证仍在,阳气重可知。阳极则扰阴,故血燥而蓄于中耳。血病则知觉昏昧,故发狂。此经病传腑,表病传里,气病传血,上焦病而传下焦也。少腹居下焦,为膀胱之室,厥阴经脉所聚,冲任血海所由,淤血留结故硬满,然下其血而气自舒,攻其里而衰自解矣。《难经》云:气结而不行者为气先病,血滞而不濡者为血后病。深合此证之义。

陈平伯曰:微者举之不足,沉者按之有余,故曰微而沉。不得作沉微解。

唐容川曰:狂为实证,微为虚脉,何以脉微反主狂哉,盖狂虽是实,乃阴分血实,非阳分气实也。《金匮》言:阳气虚者为狂。谓狂为阴分之血实,而阳分之气反形其虚。此脉之微亦正是阳分气虚,知病不在气分也。《内经》云:血在下如狂,当攻下其结血,使从大肠浊道而出乃愈。

按:淤热在里有二证:小便不利者,淤热系于太阴之气分,则发黄;小便自利者,淤热结于少阴之血分,则发狂。故下节及阳明篇抵当证二条,皆以此辨之。

抵当汤方

水蛭三十个(熬)　　虻虫三十个(去翅足,熬)　　桃仁二十个(去皮尖)

大黄三两(酒洗)

上四味,以水五升,煮取三升,去滓,温服一升。不下更服。

张令韶曰:太阳之表热,随经而淤于少腹之里,抵当汤主之。虻虫、水蛭一飞一潜,吮血之虫也,在上之热随经而入,飞者抵之;在下之血为热所淤,潜者当之。配桃核之仁,将军之威,一鼓而下抵拒大敌,四物当之,故曰抵当。

章虚谷曰:经言:阳络伤则血外溢,阴络伤则血内溢。外溢则吐衄,内溢则便血。盖阴阳手足十二经交接皆由络贯通,接连细络分布周身,而血随气行,必由经络流注,表里循环。是故络伤则血不能循行,随阴阳之部而溢出,其伤处即淤阻,阻久而蓄积,无阳气以化之乃成死血矣。故仲景用飞走虫药,引桃仁专攻络结之血。大黄本入血分,再用酒浸使其气浮,随虫药循行表里,以导死血归肠腑而出。岂非为至妙至当之法哉。由是类推,失血诸证,要必以化淤调经络为主矣。

陈修园曰:此与桃核承气证不同,彼轻而此重;彼热结膀胱,乃太阳肌腠之邪从背膂而下结于膀胱;此淤热在里,乃太阳肤表之邪从胸中而下结于少腹也。

李东坦曰:仲景抵当汤用之以治伤寒八九日内有蓄血,发热如狂,小腹满痛,小便自利者。又有当汗失汗,热毒深入,吐血及结胸烦躁谵语者,亦以此汤主之。

《精神病广义》:太阳、阳明皆有抵当汤证,抵当汤攻淤血已成后之峻剂也。太阳淤血,小便自利,可知淤血不在膀胱;阳明淤血,大便色黑,可知其淤血必在直肠。总而言之,其为下焦有蓄血可知也。太阳蓄血,其人如狂;阳明蓄血,其人喜忘。如狂、喜忘,皆似神经之病,而不知此乃淤血郁而为热扰乱神经之证,非神经自得之病也。近人治神经之病,虚者议补,寒者议攻。而攻剂之中,大致以开痰通便为主,对淤血一层反弃置而不讲。而桃仁承气下淤血汤等方,惟仅于受癫狗毒者或借用之,使仲景之度世金针,反如礼失而求之野,甚可惜也。

《类聚方广义》:堕扑折伤,淤血凝滞,心腹胀满,二便不通者;经闭少腹硬满,或眼目赤肿疼痛,不能瞻视者;经水闭滞,腹底有淤,腹皮见青筋者,并宜此方。若不能煮服者,为丸以温酒送下亦佳。

太阳病身黄,脉沉结,少腹硬,小便不利者,为无血也。小便自利,其人如狂者,血证谛也,抵当汤主之。

谛,音帝。

钱天来曰:此又以小便之利与不利,以别血证之是与非也。身黄,遍身俱黄也。沉为在里而主下焦,结则脉来动而中止,气血凝不相接续之脉也。前云少腹当硬满,此则竟云少腹硬,腹证如此,若犹小便不利,终是胃中淤热郁蒸之发黄,非血证发黄也,故为无血。若小便自利而如狂,则知热邪与气分无涉,故气分无乖,其邪则阴血矣,此乃为蓄血发黄。

柯韵伯曰:湿热留于皮肤而发黄,卫气不行之故也;燥血结于膀胱而发黄,荣气不敷之故也。水结、血结俱是膀胱病,故皆少腹硬满。小便不利是水结,小便自利是血结。如字助语辞。若以如字实讲,与发狂分轻重则谬矣。

浅田栗园曰:此条论太阳之变,或归于淤血,或归于淤热者也。盖热之并液者是为淤热,热之并血者是为淤血,其候法亦不无差别。今脉沉结少腹硬,虽互于两岐,主身黄与小便不利,则其属淤热可知矣,故曰为无血也,此乃茵陈蒿汤之所主也。小便自利,其人如狂者,此带脉沉结小腹硬言之,谛审其果是血证,方可用抵当也。

娄全善曰:此蓄血在下焦而发黄者也。

《生生堂治验》:有妇人年约四十,全身发黄,医者误为黄疸。先生按之至于脐下,即疼痛不可忍。与桃仁承气汤,十余日而全已。

伤寒有热,小腹满,应小便不利,今反利者,为有血也,当下之,不可余药,宜抵当丸。

柯韵伯曰:有热,即表证仍在。少腹满而未硬,其人未发狂,只以小便自利,预知其为有蓄血,故小其制而丸以缓之。

喻嘉言曰:伤寒蓄血较中风蓄血更为凝滞,故变汤为丸煮而连滓服之。与结胸项强似柔痉,用大陷胸丸同意。盖汤者荡也,阳邪入阴一荡涤之即散。丸者缓也,阴邪入阴恐荡涤而不尽,故缓而攻之,所以求功于必胜也。

浅田栗园曰:不可余药,其示须必用也。余药即他药。

张隐庵曰:夫热结膀胱,必小便利而后为有血者何也? 盖膀胱者乃胞之室,胞中有血,膀胱无血。小便不利者,热结膀胱也。小便利则膀胱气分之邪,散入于胞中之血分,故必下血乃愈。盖膀胱通小便,胞中又通大便矣。

抵当丸方

水蛭二十个(熬)　虻虫二十个(去翅足,熬)　桃仁二十五个(去皮尖)　大黄三两(酒洗)

上四味,捣分四丸,以水一升煮一丸,取七合,服之。晬时当下血。若不下者,更服。

陶隐居曰:晬时者,周时也,从今旦至明旦。

《本事方》：有人病伤寒七八日，脉微而沉，身黄发狂，小腹胀满，脐下冷，小便利。予投以抵当丸，下黑血数升，狂止得汗解。经云：血在上则忘，在下则狂。太阳淤热随经而蓄于膀胱，故脐下臌胀，由淤血阑门渗入大肠，若大便黑者，此其验也。

《资生》篇：抵当丸治肝有死血。

《济阳纲目》：桃仁丸治淤血不利，发热作渴，心腹急满，或肚腹中作痛。（即本方）

《类聚方广义》：产后恶露不尽，凝结为块，为宿患者，平素虽用药难收其效，当须再妊分娩后，用此方不过十日其块尽消。

太阳病，小便利者，以饮水多，必心下悸；小便少者，必苦里急也。

成无己曰：饮水多而小便自利者，则水不内蓄，但腹中水多令心下悸。《金匮要略》曰：食少饮多，水停心下，甚者则悸。饮水多而小便不利，则水蓄于内而不行，必苦里急也。

顾尚之曰：上条并以小便利一证，断为蓄血而非蓄水；此言小便利者，亦有蓄水之证也。

陶节庵曰：太阳病小便利者，以饮水多必心下悸，茯苓桂枝白术甘草汤；小便少者必苦里急，猪苓汤。

卷八

辨太阳病脉证并治下

问曰：病有脏结，有结胸，其状何如？师曰：寸脉浮，关脉小细沉紧者，名曰脏结也。按之痛，寸脉浮，关脉沉，名曰结胸也。

成无己曰：结胸者，邪结在胸；脏结者，邪结在脏。二者皆下后邪气乘虚入里所致。下后邪气入里，与阳相结者为结胸，以阳受气于胸中故尔；与阴相结者为脏结，以阴受之，则入五脏故尔。气宜通而塞，故痛。邪结阳分，则胡气不得上通；邪结阴分，则阳气不得下通。是二者，皆心下硬痛。寸脉浮，关脉沉，知邪结在阳也；寸脉浮，关脉小细沉紧，知邪结在阴也。

张隐庵曰：结胸者，病发于太阳而结于胸也。脏结者，病发于少阴而结于脏也。

何为脏结？师曰：脏结者，五脏各具，寒热攸分，宜求血分，虽有气结，皆血为之。假令肝脏结，则两胁痛而呕，脉沉弦而结者，宜吴茱萸汤。若发热不呕者，此为实，脉当沉弦而急，桂枝当归牡丹桃核枳实汤主之。

刘昆湘曰：何谓脏结者，沿古说以设问。答曰：脏结者，五脏各具，寒热攸分，宜求血分，血凝结而气阻，虽有气结，皆血为之。此师演纳，外于府脏，以示气血失平，为内伤病变之本。假令肝脏结，必在两胁下痛而呕，脉沉弦而结，宜吴茱萸汤者，此举肝脏结，虚从寒化之例。盖以脏气偏胜，有余不足，随体异秉。血气之性，逢寒则结，遇热则散。肝为藏血之脏，血结而气痹不通，正邪分争、相搏为痛,此则痛由内生,非同结胸之按之始痛也。肝胆脏腑相连,升降相因。肝气温升,则胆汁下注,助脾司纳精之功。络塞寒凝,则胆阳上格,迫胃反降浊之令。故肝气郁结,乘胃为呕,胁下痛则呕作,痛乍缓而呕止。脉沉弦则病在于肝,按之结塞知气为血阻,宜吴茱萸汤。吴茱萸温肝、降逆、化血分之寒凝。人参补肺、生精,助真气以流转。生姜、大枣,宣胃和中。气畅血融,脏结解矣。更举肝脏结实,从热化之例。若发热不呕者,此为实,谓胁下痛处发热也。胃虚则逆,胃实则降。证实则脉象亦实,沉弦而急者,血阻而气欲强通之象。宜桂枝当归丹皮桃核枳实汤。桂枝、当归和荣通脉,佐丹皮清血瘀化热之邪,以桃仁通血分有形之结,加枳实开降气结直达下焦为使,则发热胁痛诸证皆愈。凡此,皆治源之法也。

吴茱萸汤方 见阳明病

桂枝当归丹皮桃核枳实汤方

桂枝三两(去皮)　当归二两　牡丹皮三两　桃仁二十枚(去皮尖)　枳实二两

上五味,以水八升,煮取三升,去滓。温服一升,日三服。

心脏结,则心中痛,或在心下,郁郁不乐,脉大而涩,连翘阿胶半夏赤小豆汤主之。若心中热痛而烦,脉大而弦急者,此为实也,黄连阿胶半夏桃核茯苓汤主之。

乐,音洛。

刘昆湘曰:此承上举心脏结证治之例。虚实对举,五脏皆同。心部于表,其气居中,外通包络以为宫城。心脏结,则心中痛,郁郁不乐者,以膻中为臣使之官,喜乐出焉。膻中为气之海,位在两乳之间,心主之所治也。五脏皆司神志,而心为藏神之主。故心气和适,则喜乐由生,心气郁结,则意竟萧索。血涩而气行中阻,使神伤为痛。郁郁不乐者,反心神喜悦之令,故知心气之结塞不舒。心脉洪大而长为平,但大不洪则血弱,举大按涩则血痹,宜连翘阿胶半夏赤小豆汤主之。连翘清心气之浮热,阿胶滋荣阴之枯燥,半夏通液以降气,赤小豆利湿而行血,血濡气畅,经隧无阻,心气四布,脏结和矣。若心中热痛而烦,脉大而弦急,此为实。血郁化热,心阳偏盛,故心中热痛而烦。大为气充其血,弦则血凝其气。既大复按之弦急,知气盛而血分更实,有持实击强之象。宜黄连阿胶半夏桃核茯苓汤主之,黄连、阿胶泻心火以育荣阴,半夏、桃仁降逆气而通血结,茯苓利水,导心气下行。以心为生血之脏,故通结皆佐补血之品也。

连翘阿胶半夏赤小豆汤方

连翘二两　阿胶一两半　半夏半升(洗)　赤小豆三两

上四味,以水四升,先煮三物取二升,去滓,内胶烊消,温服一升,日再服。

黄连阿胶半夏桃核茯苓汤方

黄连三两　阿胶二两　半夏半升(洗)　桃核二十枚(去皮尖)　茯苓三两

上五味,以水五升,先煮四味取二升,去滓,内胶烊消,温服一升,日再服。

肺脏结,胸中闭塞,喘咳善悲,脉短而涩,百合贝母茯苓桔梗汤主之。若咳而唾血,胸中痛,此为实,葶苈栝楼桔梗牡丹汤主之。

刘昆湘曰:肺气外布于胸,司上焦之开阖,主真气之运转,故肺脏结则胸中闭塞,喘咳、善悲,悲者肺之神志。气结则志悒,神伤而气消。喘咳者，肺家自病之象。因胸中闭塞，令上焦不通，使肺气不能外布，呼吸促而为喘，逆气上而为喘，逆气上而为咳，故知为肺气结塞之候。脉短而涩者，短则气结，涩则血滞，宜百合见母茯苓桔梗汤主之。百合解肺中浊气、热毒，贝母利肺中郁结、痰涎，茯苓利水而除痰，桔梗排浊而通窍，除肺家蓄积之腐秽，脏气清而诸证解矣。若咳而唾血、胸中痛，此为实者，言肺气郁结之甚，则不但胸中闭塞，而至于结痛；不但喘咳，而至于咳血。此气血两郁，气动则迫血上行，故为是证。独论证不言脉者，以肺为气府，气结则肺伤，其变或虚、或实，皆当短而按涩也。宜葶苈栝楼桔梗丹皮汤主之。葶苈破肺中之腐脓，栝楼实开肺中之痰结，丹皮行血而清荣热，桔梗通气而排淤浊，则邪退而正自安。

按：湘本作葶苈栝楼半夏丹皮大枣汤，今依本书改正。

百合贝母茯苓桔梗汤方

百合七枚（洗，去沫）　贝母三两　茯苓三两　桔梗二两

上四味，以水七升，煮取三升，去滓。温服一升，日三服。

葶苈栝楼桔梗牡丹汤方

葶苈三两（熬）　栝楼实大者一枚（捣）　桔梗三两　牡丹皮二两

上四味，以水六升，煮取三升，去滓。温服一升，日三服。

脾脏结，腹中满痛，按之如覆杯，甚则腹大而坚，脉沉而紧，白术枳实桃核干姜汤主之。若腹中胀痛不可按，大便初溏后硬，转失气者，此为实，大黄厚朴枳实半夏甘草汤主之。

刘昆湘曰：脾气主中而司运化，外合于大腹，故脾脏结，则腹中满痛，按之有形如覆杯者，胃气阻于中焦，谷精结于脾络，津液凝结，气痹不通，正邪相搏，痛有缓急。脉象当沉而紧，沉者中气结

塞,升降失常,气血俱结,故按之紧实,宜白术枳实桃仁干姜汤主之。干姜、白术,温运脾阳,枳实、桃仁通利气血,以脏结必达血分,故佐桃仁使达病所。若腹中胀痛,不可按者,此为胃实,大便必初溏后硬。凡粪下初硬后溏者为虚,大肠枯约,胃气虚寒也,初溏后硬者为实,腐秽先行,而燥化后胜也。必粪前后失气极臭,痛胀随减。此谷气内实,气血俱盛,宜大黄厚朴枳实半夏甘草汤。厚朴、枳实双解气血之结,半夏降水液之阻,君大黄以攻坚,和甘草而缓下,邪退正复则愈矣。

按:湘本作大黄丹皮厚朴半夏茯苓甘草汤,今依本书改正。

白术枳实桃核干姜汤方

白术二两　枳实二两　桃仁二十枚(去皮尖)　干姜一两

上四味,以水五升,煮取二升,去滓,分温再服。

大黄厚朴枳实半夏甘草汤方

大黄三两　厚朴三两　枳实三两　半夏一升　甘草一两(炙)

上五味,以水六升,煮取三升,去滓,温服一升,日三服。

肾脏结,少腹硬,隐隐痛,按之如有核,小便乍清乍浊,脉沉细而结,宜茯苓桂枝甘草大枣汤。若小腹急痛,小便赤数者,此为实,宜桂枝茯苓枳实芍药甘草汤。

刘昆湘曰:肾主藏精而司动气,位居少腹。肾脏结则少腹硬,隐隐痛,按之有核。小便时清时浊者,此示虚从寒化之变,血海寒则下焦少气以温分肉,故令少腹按之结硬。血痹气微,抗拒不甚,故但隐隐而痛。按之有核者,脾络津液之凝泣也。相火不能循络上肝,泄于膀胱,故小便色浊,亦有时不泄,故小便时清。脉沉细者,属肾;按之结者,血凝而气阻也。宜茯苓桂枝甘草大枣汤,温肾气以利州都。若小腹急痛，小便赤数者，此为实。急痛者，拘急而痛，气强与血郁相搏，故为急痛。小便亦数者，相火之下行也。宜桂枝茯苓枳实芍药甘草汤。

按：肾者，水脏，司泌尿，而膀胱为其腑。肾脏结，则下焦之气化不行，故其证如此。虚则主之以茯苓桂枝甘草大枣汤者，与治发汗后，脐下悸之意同也；实则主之以桂枝茯苓枳实芍药甘草汤者，所以助下焦之气化，通淤结，止急痛也。湘本作宜桂枝附子茯苓丹皮汤及附子桂枝黄柏丹皮茯苓汤。

茯苓桂枝甘草大枣汤方 见太阳病中

桂枝茯苓枳实芍药甘草汤方

桂枝三两(去皮)　茯苓二两　枳实二两　芍药三两　甘草一两(炙)

上五味，以水六升，煮取三升，去滓，温服一升，日三服。

脏结，无阳证，不往来寒热，其人反静，舌上苔滑者，不可攻也；饮食如故，时时下利，舌上白苔滑者，为难治。

成无己曰：脏结于法当下，无阳证，为表无热；不往来寒热，为半表半里无热；其人反静，为里无热。经曰：舌上如苔者，以丹田有热、胸中有寒，邪气以表里皆寒，故不可攻。阴结而阳不结，虽心下结痛，饮食亦自如故，阴气乘肠虚而下，故时时自下利。阴得阳则解，脏结得热证多，则易治，舌上白苔滑者，邪气结胸中亦寒，故云难治。

程知曰：经于脏结白苔滑者，只言难治，未尝言不可治也，只言脏结无热，舌苔滑者，不可攻，未尝言脏结有热，舌苔不滑者，亦不可攻也。意者丹田有热，胸中有寒之证，必有和解其热，温散其寒之法。俾内邪潜消，外邪渐解者，斯则良工之苦心乎。

何谓结胸？师曰，病发于阳，而反下之，热入于里，因作结胸。病发于阴，而早下之，因作痞。所以成结胸者，误下故也。

痞，部鄙切，音否。

成无己曰：发热恶寒者，发于阳也，而反下之，则表中阳邪入里，结于胸中为结胸；无热恶寒者，发于阴也，而反下之，则表中阴邪入里，结于心下为痞。

方中行曰：此原结胸与痞之因。结胸，大抵以结硬、高当于胸为名。痞者，痞塞于中，而以天地不交之否为义。

程郊倩曰：病发于阳者，从发热恶寒而来，否则，热多寒少者，下则表热陷入，为膻中之阳所格，两阳相搏，是为结胸。结胸为实邪，故硬而痛。病发于阴者，从无热恶寒而来，否亦寒多热少者，下则虚邪上逆，亦为膻中之阳所拒，阴阳互结是为痞。痞为虚邪，故或硬、或不硬，而总不痛。然痞气虽属阴邪，亦有表里之分，属表者，紧反入里之谓，属里者，无阳独阴之谓。故痞证阳陷则有之，无热入也。虽有干呕、烦燥证，总因阳邪之扰，非实热也。以其人津液本虚也。结胸则热因阳陷而入，入则热结而实矣。以其人津液素盛也。痞证误在下，结胸误在下之早，阴阳二字，从虚实而分者，经曰：阳道实，阴道虚也。实不与热期，而热自至，虚不与寒期，而寒自至。故结胸未下之来路，曰脉浮而动数。痞证未下之来路，曰脉浮而紧。然阴阳二字，亦可从气血分。结胸属气分，故汤名陷胸。痞属血分，故汤名泻心。所以风寒皆有二证，视邪之虚实如何，不可执也。

《活人书》：伤寒本无结胸，应身热，下之早，热气乘虚而入，痞结不散，便成结胸。然结胸有三种，有大结胸，有小结胸，有水结在胸胁间，亦名结胸。又有寒热二证，有热实结胸，有寒实结胸。伤寒本无痞，应身冷，医反下之，遂成痞。

《万病回春》：伤寒结胸者，热痰结也。

《直指方》：乾上，坤下，其卦为否，阳隔阴而不降，阴无阳而不升。此否之所以痞而不通也。

《伤寒百问经络图》：但满而不痛者为痞，任人揉按，手不占护，按之且快意。

结胸病，头项强，如柔痉状者，下之则和，宜大陷胸丸。

成无己曰：结胸病，项强者，为邪结胸中，胸膈结满，心下紧实，但能仰而不能俯，是项强如柔痉之状也。与大陷胸丸，下结泄满。

柯韵伯曰：头不痛而项犹强，不恶寒而头汗出，故如柔痉状。此表未尽除而里症又急。丸以缓之，是以攻剂为和剂也。

《活人书》：其证心下紧满，按之石硬而痛，项强如柔痉状，发热、汗出、不恶寒，名曰柔痉，其脉寸口浮，关尺皆沉，或沉紧，名曰结胸也。治结胸大率当下，仲景云：下之则和，然脉浮与大，皆不可下，下之则死，尚宜发汗也。

大陷胸丸

大黄半斤　葶苈半斤(熬)　芒硝半斤　杏仁半斤(去皮尖，熬)

上四味，捣筛二味，内杏仁、芒硝，合研如脂，和散，取如弹丸一枚，别捣甘遂末一钱匕，白蜜二合，水二升，煮取一升，去滓，温顿服之。一宿乃下。如不下，更服，取下为度。禁忌如药法。

张令韶曰：太阳之脉，上循头项，今气结于内，不外行于经脉，以致经输不利，而颈项强急，有如柔痉反张之状也。下之则内之结气通，外之经输和矣。太阳主皮毛，而肺亦主皮毛，故用葶苈、杏仁利肺金,以解太阳之结气;大黄、芒硝泻邪热以下行,佐甘遂之毒直达胸所以破坚,甘遂性能行水,加蜜用丸者,使留中之邪从缓而下也。

秦皇士曰:结胸而至颈项亦强,胸邪十分紧实。用大陷胸汤恐过而不留,陷胸丸恐滞而愈结。今煮汁服之,则婉转逐邪。

费晋卿曰:变汤为丸,加葶苈、杏仁以泻肺气,是专为上焦喘满而设。

《医宗金鉴》:大陷胸丸治水肿肠澼初起,形气俱实者。

《类聚方广义》:大陷胸丸治痰饮疝症,心胸痞塞结痛,痛连项臂膊者。

结胸证,其脉浮大者,不可下,下之则死。

方中行曰:此示人凭脉不凭证之要旨,戒人勿猛浪之意。夫结胸之为阳邪内陷,法固当下。下必待实,浮为在表,大则为虚,浮虚相搏,则表犹有未尽入,而里未全实可知。下则尚虚之里气必脱,未尽之表邪皆陷,祸可立至。

张兼善曰:脉浮大,心下虽结,其表邪尚多,未全结也。若辄下之,重虚其里,外邪复聚而必死矣。柴胡加桂枝干姜汤以和解之。

按:凡当下之证,其关尺二部脉沉实者,方可下之。若浮大而沉分及尺脉微弱无根者,皆不可下。非独结胸一证然也。

结胸证悉具,烦躁者亦死。

张隐庵曰:结胸证悉具者,在外之如柔痉状,在内之膈内拒痛,外内之证悉具也。烦躁者,上下之阴阳不相交济也。故上节外内相离者死,此上下不交者亦死。

程郊倩曰:结胸证悉具,无复浮大之脉,此时急宜下之以存津液,再复迁延,津液亡尽,必至烦躁,正虚邪盛故也。此时下之则死，不下亦死，唯从前失下，至于如此。经曰：热已入里，更不攻之，以至结实。名曰三死一生。谓失下也。须玩一悉字。

魏念庭曰：此条乃承上条脉见浮大而言。心结胸证具，脉见浮大而加烦躁，方可卜其死。不然烦躁亦结胸证中之一也，何遽云死耶？

太阳病，脉浮而动数，浮则为风，数则为热，动则为痛，头痛发热，微盗汗出，而反恶寒者，表未解也。医反下之，动数变迟，膈内拒痛，胃中空虚，客气动膈，短气躁烦，心中懊恼，阳气内陷，心下因硬，则为结胸，大陷胸汤主之。若不结胸，但头汗出，余处无汗，剂颈而还，小便不利，身必发黄。五苓散主之。

张令韶曰：此论中风因下而成结胸也。风性浮越，故浮则为风；风乃阳邪，故数则为热；阴阳相搏，故动则为痛；邪盛则正虚，故数则为虚。病太阳之高表则头痛，得标阳之热化则发热。微盗汗出者，邪伤阴分也；恶寒者，邪伤表阳也。邪及于阴则不复在表，今微盗汗出而反恶寒者，此表未解也。医反下之，表邪乘虚内入，故动数之脉变迟。邪气内入，膈气拒之，邪正相持，故拒痛也。邪气入，正气虚，故胃中空虚。客气者，外入之邪气也。膈之上为心肺，膈之下为肝肾，呼出心与肺，吸入肾与肝。客气动膈，则呼吸之气不相接续，故短气。上下水火之气不交，故躁烦。心中懊恼者，躁烦之极也。阳气内陷者，太阳之气随邪而内陷也。内陷于心，则心下因硬，此为结胸，故用大黄、芒硝、甘遂，大苦咸寒之剂直达胸所，一鼓而下。若不结胸，而陷于太阴湿土之分，则湿热相搏，上蒸于头，故但头汗出，津液不能旁达，故余处无汗，剂颈而还，水道不行，则湿热内郁，必外熏于皮肤，故小便不利，身必发黄也。治当利小便，以泻其湿热。

汪苓友曰：夫曰膈内，曰心中，曰心下，皆胸之分也。名曰结胸，其邪实陷于胃，胃中真气虚，斯阳邪从而陷入于胸，作结硬之形也。

《补亡论》常器之云：发黄者与茵陈蒿汤。煎茵陈浓汁，调五苓散亦可。

沈芊绿曰：西晋崔行功云：伤寒结胸欲绝，心膈高起，手不得近，用大陷胸汤不差者，此是下后虚逆，气已不理而毒复上攻。气毒相搏结于胸中。当用枳实理中丸与之，服之先理其气，次疗诸疾。古今用之如神，应手而愈。

张隐庵曰：合下四节，皆为大陷胸汤之证，而有风结、寒结、水结、燥结之不同。

大陷胸汤方

大黄六两　芒硝一升　甘遂一钱匕

上三味，以水六升，先煮大黄取二升，去滓，内芒硝，煮二沸，内甘遂末，温服一升。得快利，止后服。

成无己曰：大黄谓之将军，以苦荡涤；芒硝一名硝石，以其咸能软硬；夫间有甘遂以通水也。甘遂若夫间之，遂其气，可以直达透结，陷胸三物为允。

《明理论》曰：胸为高，邪陷下以平之，故治结胸曰陷胸汤。利药中此为驶剂。伤寒错恶，结胸为甚，非此汤则不能通利。大而数少，取其迅疾分解结邪也。

尤在泾曰：大陷胸与大承气，其用有心下与胃中之分。此节仲景所云心下者，正胃之谓。所云胃中者，正大小肠之谓也。胃为都会，水谷并居，清浊未分，邪气入之，夹痰杂食，相结不解，则成结胸。大小肠者，精华已去，糟粕独居，邪气入之，但与秽物结成燥粪而已。大承气专主肠中燥粪,大陷胸并主心下水食。燥粪在肠,必藉推逐之力,故须枳、朴;水食在胃,必兼破饮之长,故用甘遂。且大承气先煮枳、朴而后内大黄,大陷胸先煮大黄而后内诸药。夫治上者,制宜缓;治下者,制宜急。而大黄生则行速,熟则行迟也。

柯韵伯曰:二方比大承气更峻,治水肿、痢疾之初起者甚捷。然必视其人之壮实者施之,平素虚弱,或病后不任攻伐者,当念虚虚之祸。

五苓散方见太阳病中

发黄者,加茵陈蒿十分

伤寒六七日,结胸热实,脉沉紧而实,心下痛,按之石硬者,大陷胸汤主之。

张令韶曰:此论伤寒不因下,而亦成结胸也。伤寒六七日,一经已周,又当来复于太阳,不从表解而结于胸,则伤寒之邪郁而为热实矣。热实于内,故脉沉紧,而心下痛,按之如石之硬也。故宜大陷胸汤主之。

魏念庭曰:六七日之久,表寒不解而内热大盛,于是寒邪能变热于里,在胃则传阳明,在胸则为结胸矣。入胃则为胃实,入胸则为胸实。实者,邪热已盛而实也。

程郊倩曰:不因下而成结胸者,必其人胸有燥邪,以失汗而表邪合之。遂成里实。此处之紧脉从痛得之,不作寒断。

伤寒十余日,热结在里,复往来寒热者,与大柴胡汤。但结胸,无大热者,此为水结在胸胁也。但头微汗出者,大陷胸汤主之。

成无己曰:伤寒十余日,热结在里,是可下之证,复往来寒热,为正邪分争,未全敛结,与大柴胡汤下之。但结胸无大热者,非热结也，是水饮结于胸胁，谓之水结胸。周身汗出者，是水饮外散，则愈；若但头微汗出，余处无汗，是水饮不得外泄，停蓄而不行也，与大陷胸汤以逐其水。

舒驰远曰：热结在里，必大便闭结，舌苔干燥，渴欲饮冷也。而复往来寒热，大柴胡汤可用。

程郊倩曰：大柴胡与大陷胸皆能破结，大柴胡之破使表分无留邪。大陷胸之破使高分无留邪。热尽入里，表无大热矣。无大热更无复来之寒可知。

张隐庵曰：此节言水邪结于胸胁，亦不因下而成结胸者也。

按：热邪入里，在肠胃则结于糟粕，在胸胁则结于水饮，各随其所有而为病耳。大柴胡治热结在里，病于下也。大陷胸治水结胸胁，病于上也。大柴胡证亦有心下急，心中痞硬之候，故此节以头汗出辨其热结之上下也。

陆九芝曰：头汗出乃阳郁于表，非阳虚于上也，饮酒而头汗出者，多由血郁，头汗出而额上偏多者，心血之郁也，皆属血热。

太阳病，重发汗，而复下之，不大便五六日，舌上燥而渴，日晡所小有潮热，从心下至少腹硬满而痛，不可近者，大陷胸汤主之。

张令韶曰：此言汗下亡其津液，而成燥结胸之证也。太阳病，重发汗而复下之，则津液亡矣。津液亡于下，故不大便五六日。津液亡于上，故舌上燥而渴。阳明之上，燥气治之。日晡所小有潮热者，微动阳明燥金之气也。太阳之气不能从胸以外出，故从心下至少腹硬满而痛不可近也。痛不可近，非阳明承气之证，乃结胸大陷胸之证也。

喻嘉言曰：不大便，燥渴，日晡潮热，少腹硬满，证与阳明颇同，但小有潮热,则不似阳明大热。从心下至少腹,手不可近。则阳明又不似此大痛,因是辨其为太阳结胸,兼阳明内实也。缘误汗,复误下,重伤津液,不大便而燥渴潮热,虽太阳阳明亦属下证。但痰饮内结,必用陷胸汤。由胸胁以及胃肠,荡涤无余。若但下肠胃结热,反遗胸上痰饮,则非法矣。

钱天来曰:日晡,未申之时也。所者,即书云多历年所之所也。

《伤寒辑义》:舌上燥干而渴,与脏结之舌上滑白,大分别处。

小结胸病,正在心下,按之则痛,脉浮滑者,小陷胸汤主之。

张兼善曰:从心下至少腹石硬而痛,不可近者,大结胸也。正在心下,未及腹胁。按之痛未至石硬,小结胸也。形证之分如此。盖大结胸者,是水结在胸腹,故其脉沉紧;小结胸者,是痰结于心下,故其脉浮滑。水结宜下,故用甘遂、葶、杏、硝、黄等。痰结宜消,故用栝楼、半夏等。

喻嘉言曰:其人外邪陷入原微,但痰饮素盛,挟热邪而内结,所以脉见浮滑也。

唐容川曰:心下是指膈膜言,心火下交于血室,要从此膈中行。膀胱水中元气上于肺为呼吸,亦从此膈中行,水火交结于膈中,即为结胸,无分大小结胸,皆是水火结于膈间。小结胸止在心下,不连腹胁,是水火之结较轻。故攻水不用甘遂,而只用半夏。攻火不用硝黄,而只用栝楼、黄连,且栝楼格瓤似膜,故入膈膜。

小陷胸汤方

黄连一两　半夏半升　栝楼实大者一枚

上三味,以水六升,先煮栝楼取三升,内诸药煮取二升,去滓,分温三服。

钱天来曰：夫邪结虽小，同是热结，故以黄连之苦寒以解热开结，非比大黄之苦寒荡涤也。邪结胸中则胃气不行，痰饮留聚，故以半夏之辛温滑利，化痰蠲饮而散其滞结也。栝楼实之甘寒能降下焦之火，使痰气下降也。此方之制，病小则制方亦小，即内经所云：有毒无毒，所治为主，大小为制也。

汪苓友曰：大抵此汤病人痰热内结者，正宜用之。

《内台方议》：小陷胸汤治心下结痛，气喘而闷者。

《医学纲目》：工部郎中郑忠厚因患伤寒，胸腹满，面黄如金色。孙兆服之以小陷胸汤，寻利，明日面色改白，其病遂良愈。

《张氏医通》：凡咳嗽面赤，胸腹胁常热，惟手足有凉时，其脉洪者，热痰在胸下也。小陷胸汤。（即本方）

太阳病，二三日，不能卧，但欲起，心下必结。脉微弱者，此本有寒分也。反下之，若利止，必作结胸。未止者，此作协热利也。

程郊倩曰：太阳病，二三日，邪尚在表之时，而其人不能卧，但欲起，表证不应有此，心下必有邪聚结而不散，故气壅盛而不能卧也。但心下痞满而属里者，脉必沉实，今脉则微弱，不但无沉实之里脉，并非浮缓之表脉。此其人平素本有寒气，积于胸膈之分，一见外邪，本病随作，心下结而不能卧，但欲起者，职此故也。与阳邪陷入于里而结者大相径庭。医不知从脉微弱及前二三日上认证，而以攻法下之，表邪乘虚入里，与本分之寒相搏。利止者，邪不下行必结而益上，乃作寒实结胸。利未止者，里寒夹表热而利下不止。结胸与协热利皆有寒分之本邪在内，故下其寒，非下其热，二证同一治也。

王肯堂曰：太阳病，二三日，不得卧，但欲起，心下必结，脉微弱者,此有寒分也,桂枝加厚朴杏仁汤。

蔡茗庄曰:反下之,利止必作结胸,复下之,作协热利,黄芩汤。

太阳病,下之后,其脉促,不结胸者,此为欲解也;脉浮者,必结胸;脉紧者,必咽痛;脉弦者,必两胁拘急;脉细数者,头痛未止;脉沉紧者,必欲呕;脉沉滑者,协热利;脉浮滑者,必下血。

章虚谷曰:太阳病,邪在表而误下之,人之禀质有强弱,故其变证有不同。

喻嘉言曰:脉促为阳邪上盛,反不结聚于胸,则阳邪未陷,可勃勃从表出矣。故为欲解也。脉浮者,必结胸,即指促脉而申之,见脉促而加之以浮,邪气弥满于阳位,故必结胸也。浮字贯下四句,见浮而促必结胸;浮而紧必咽痛,浮而弦必两胁拘急;浮而细数必头痛未止。皆太阳本病之脉。故主病亦在太阳本位。设脉见沉紧,则阳邪已入于阴分。但入而未深,仍欲上冲作呕,其无结胸咽痛等证从可知矣。沉滑则阳邪入阴,而主下利。浮滑则阳邪正在荣分,扰动其血,而主下血也。夫太阳误下之脉,主病皆在阳、在表,即有沉紧、沉滑之殊,亦不得以里阴名之也。

病在阳,应以汗解之,反以冷水潠之,若灌之,其热被劫不得去,弥更益烦,肉上粟起,意欲饮水反不渴者,服文蛤散;若不差者,与五苓散。寒实结胸,无热证者,与三物小陷胸汤,白散亦可服。

潠,音巽。弥,音迷。蛤,葛合切,音鸽。

汪苓友曰:病在阳者,为邪热在表也,法当以汗解之,医反以冷水潠之,潠者,口含水喷也。若灌之,灌,浇也,灌则更甚于潠矣。表热被水止劫而不去,阳邪无出路,其烦热必更甚于未用水之前矣。弥更益者,犹言甚之极也。水寒之气融于皮肤,则汗孔闭,故肉上起粒如粟也。意欲饮水不渴者，邪热虽甚，反为水寒所制也。先与文蛤散，以解烦导水。若不差者，水寒与热相搏，下传太阳之府，与五苓散内以消之，外以散之，乃表里两解之法也。

程郊倩曰：文蛤散行水，五苓散两解，犹仅散之于无形，若水寒不散，结实在胸，则心阳被拒，自非细故，小陷胸汤之逐水而攻里，白散之下寒而破结，皆不得之兵矣。

张隐庵曰：寒实结胸，无表热之证者，与三物小陷胸汤以治胸中之实，以通脉之邪。白散治寒结，故亦可服。

《医方考》：此证或由表解里热之时，过食冷物，故令寒实结胸。然必无热证者为是。

文蛤散方

文蛤五两　麻黄三两　甘草三两　生姜三两　石膏五两　杏仁五十个（去皮尖）　大枣十二枚（擘）

上七味为散，以沸汤和一方寸匕，汤用五合，渊服。假令汗出已，腹中痛者与芍药三两。

柯韵伯曰：病发于阳，应以汗解，庸工用水攻之法，热被水劫而不得散，外则肉上粟起，因湿气凝结于玄府也；内则烦热，意欲饮水，是阳邪内郁也。当渴而反不渴者，皮毛之水气入肺也。夫皮肉之水气，非五苓散之可任。而小青龙之温散，又非内烦者之所宜，故制文蛤汤。文蛤生于海中而不畏水，其能制水可知，咸能补心、寒能胜热，其壳能利皮肤之水、其肉能止胸中之烦，故以为君。然阳为阴郁，非汗不解，而湿在皮肤，又不当动其经络，热淫于内，亦不可发以大温，故于麻黄汤去桂枝，而加石膏、姜、枣，此亦大青龙之变局也。若汗出已而腹中痛者，更与芍药汤以利肝脾之气。

唐容川曰：文蛤壳上起纹有疙瘩者，今之蚶子是矣。用其壳以治人身躯壳外之粟粒，渗水利热形象皆合。

白散方

桔梗三分　巴豆一分　贝母三分

上三味为散，更于臼中杵之，以白饮和服。强人半钱匕，羸者减之。病在膈上必吐，在膈下必利。不利，进热粥一杯。利不止，进冷粥一杯。

柯韵伯曰：以三物皆白，故以白名之。贝母善开心胸郁结之气，桔梗能提胸中陷下之气，然皆微寒之品，不足以胜结硬之阴邪。非巴豆之辛热斩关而入，何以使胸中之阴气流行也？故用三分之贝、桔，必得一分之巴豆以佐之，则清阳升而浊阻降，结硬斯可得而除矣。白饮和服者，甘以缓之，取其留恋于胃，不使速下。散者，散其结塞，比汤以荡之更精。

钱天来曰：寒实结于胸中，水寒伤肺，必有喘咳气逆，故以苦梗开之，贝母入肺散结，又以巴豆之辛热有毒，斩关夺门之将，以破胸中之坚结，当非热不足以开其水寒，非峻不足以破其实结耳。

张令韶曰：巴豆性大热，进热粥者，助其热性以行之也。进冷粥者，制其热势以止之也。俱用粥者，助胃气也。

《外台秘要》：仲景桔梗白散治咳而胸满，振寒脉数，咽干不渴，时出浊唾腥臭，久久吐脓如米粥者，为肺痈。

《古方便览》：一男子，咽喉肿痛，不能言语，汤水不下，有痰，咳痛不可忍，余饮以白散一撮，吐稠痰数升，痛忽愈。

太阳与少阳并病，头项强痛，或眩冒，时如结胸，心下痞硬者，当刺大椎第一间、肺俞、肝俞，慎不可发汗，发汗则谵语，脉弦大，五

日谵语不止,当刺期门。

椎,音槌。俞,通腧。输,音庶。

张令韶曰:此言太少并病,涉于经脉而如结胸,宜刺以泻其气也。太阳与少阳并病者,言太阳之病并入于少阳之经也。太阳、少阳之经脉交会于头项,二阳经脉受邪,故头项强痛也。眩,晕也。冒,首如有复戴,戴阳于上,二阳经虚,故或眩冒也。夫在太阳则结胸,在少阳则胁下痞硬,今两阳并病,故时如结胸而实非结胸,心下痞硬,而不胁下痞硬也。大椎第一间,乃督脉之经穴,又太阳、少阳经脉所过之处。肺俞、肝俞又太阳之所循历。厥阴又与少阳为表里,故刺之以泻太少并病之邪也。慎不可发汗竭其经脉之血液,经脉燥热,必发谵语,脉弦,少阳之气盛也。五日谵语不止,至六日时值厥阴主气,恐少阳之火与厥阴之风相合,则火愈炽矣。故先刺肝之期门,迎其气而夺之,使邪不传则愈。

《甲乙经》:大椎一穴,在第一椎陷者中,三阳督脉之会,刺入五分。肺俞在第三椎下,两傍各一寸五分,刺入三分,留七呼。肝俞在第九椎下,两傍各一寸五分,刺入三分,留六呼。

(林注):气府论注云;五脏俞并足太阳之会。

妇人中风,发热恶风,经水适来,得之七八日,热除而脉迟身凉,胸胁下满,如结胸状,谵语者,此为热入血室也,当刺期门,随其实而泻之。

成无己曰:中风发热恶寒,表病也。若经水不来,表邪传里,则入府而不入血室也。因经水适来,血室空虚,至七八日邪气传里之时,更不入府,乘虚而入于血室。热除脉迟身凉者,邪气内陷而表证罢也。胸胁下满,如结胸状、谵语者,热入血室而里实。期门者,肝之募,肝主血,刺期门者,泻血室之热。

方中行曰:血室,荣血停留之所,经脉集会之处,即冲脉所谓血海是也。其脉起于气街,并少阴之经,夹脐上行至胸中而散,故热入而病作,其证则如是也。刺期门所以泻血分之实热也。

《本事方》:一妇患热入血室证,医者不识,用补血调气药迁延数日,遂成血结胸。或劝用小柴胡汤,余曰:小柴胡用已迟,不可行也,刺期门穴斯可矣。如言而愈。

《活人书》:海蛤散治血结胸:海蛤、滑石、甘草(炙)各一两,芒硝半两,右为细末,每服二钱,鸡子清调下,小肠通利则胸膈血散。膈中血聚则小肠壅,小肠壅则膻中血不流行,宜此方。若小便血数行,更宜桂枝红花汤发其汗则愈。

《卫生宝鉴》:血室者,《素问》所谓女子胞,即产肠也,子宫也。

妇人中风,七八日,续得寒热,发作有时,经水适断者,此为热入血室,其血必结,故使如疟状,小柴胡汤主之。

成无己曰:中风七八日,邪气传里之时,本无寒热,而续得寒热,经水适断者,此为表邪乘血室虚,入于血室,与血相搏而血结不行,经水所以断也。血气与邪分争,致寒热如疟而发作有时,与小柴胡汤,以解传经之邪。

方中行曰:适来者,因热入室,迫使血来,血出而热遂遗也。适断者,热乘血来而遂入之,与后血相搏,俱留而不出。故曰:其血必结也。

柯韵伯曰:凡诊妇人,必问月事,经水适断于寒热时,是不当止而止也。必其月事下而血室虚,热血乘虚而入,其余血未下者干结于内,故适断耳。用小柴胡和之,使结血散,则寒热自除矣。

钱天来曰：小柴胡中应量加血药，如牛膝、桃仁、丹皮之类，其脉迟身凉者，或少加姜、桂及酒制大黄少许，取效尤速，所谓随其实而泻之也。若不应补者，人参亦当取去，尤未可执方以为治也。

《伤寒辑义》：热入血室，许叔微小柴胡汤加地黄；张璧加牡丹皮。

杨土瀛云：小柴胡汤力不及者，于内加五灵脂。

妇人伤寒，发热，经水适来，昼日明了，暮则谵语，如见鬼状者，此为热血入室，无犯胃气及上下焦，必自愈。

无通毋。

张令韶曰：上二节言中风之入于血室，此言伤寒之入于血室也。妇人伤寒发热，则寒邪在气分也。经水适来则气分之邪入于血室矣。昼为阳而主气，暮为阴而主血，昼日明了者，无关于阳气也；暮则谵语如见鬼状者，有伤阴血也，此亦为热入血室。

方中行曰：无，禁止之辞。犯胃气，言下也，必自愈者，言伺其经行血下，则邪热得以随血而俱出，犹之鼻衄红汗，故自愈也。盖警人勿妄攻，以致变乱之意。

唐容川曰：如见鬼状，男子伤寒亦有此证（见阳明篇），皆是热入血室，阳明证只谵语，不见鬼也。鬼者，魄也。人之魂属气，魄属血，血死即为死魄，魄掩其魂，故如见鬼。

尤在泾曰：热入血室三条，其旨不同，第一条是血舍空而热乃入者，空则热不得聚而游其部，故胸胁满；第二条是热邪与血俱结于血室者，血结亦能作寒热，柴胡亦能去血结不独和解之谓矣；第三条是热邪入而结经尚行者，经行则热亦行而不得留，故必自愈。

伤寒六七日，发热微恶寒，肢节烦疼，微呕，心下支结，外证未

去者，柴胡桂枝汤主之。

柯韵伯曰：伤寒六七日，正寒热当退之时，尚见发热、恶寒诸表证，更兼心下支结诸里证，表里不解，法当双解之，然恶寒微，则发热亦微可知，支节烦痛，则一身骨节不痛可知。微呕心下亦微结，故谓之支结。表证虽不去而已轻，里证虽已，见而未甚，此太阳、少阳并病之轻者，故取桂枝之半，以解太阳未尽之邪，取柴胡之半以解少阳之微结。凡口不渴，身有微热者，当去人参，此以六七日来邪虽不解而正气已虚，故用人参以和之也。外证虽在而病机已见于里，故方以柴胡冠桂枝之前，为双解两阳之轻剂。

《明理论》：烦疼即热疼。

《素问》六元正纪大论，厥阴所至为支痛。王注：支，拄妨也。

程郊倩曰：结，即结胸之结。支者，撑也，若有物撑搁在胸胁间，即下条之微结也。

《活人书》：外证未解，心下妨闷者，非痞也，谓之支结，柴胡桂枝汤主之。

柴胡桂枝汤方

桂枝一两半　黄芩一两半　人参一两半　甘草一两（炙）　芍药一两半　大枣六枚　生姜一两半（切）　柴胡四两　半夏二合半

上九味，以水七升，煮取三升，去滓。温服一升，日三服。

按：此方即小柴胡汤二分之一，加桂枝汤二分之一之合方。甘草、姜、枣为二方之公共品，故不增其分量，以重在外证未去，故不再煎也。

《脉经》：发汗多，亡阳谵语者，不可下，与柴胡桂枝汤和其荣卫，以通津液，后自愈。

《外台秘要》:疗寒疝腹中痛者,柴胡桂枝汤。(即本方)

《三因方》:柴胡加桂枝汤治少阳伤风,四五日身热,恶风,颈项强,胁下满,手足温,口苦而渴,其脉阳浮阴弦。(即本方)

《伤寒六书》:阳明病,脉浮而紧,必潮热发作有时,但脉浮者必盗汗出,柴胡桂枝汤。

《证治准绳》:柴胡桂枝汤治疟,身热、汗多。

伤寒五六日,已发汗而复下之,胸胁满微结,小便不利,渴而不呕,。但头汗出,往来寒热,心烦者,此为未解也。柴胡桂枝干姜汤主之。

章虚谷曰:已发汗而复下之,胸胁满微结,余邪在少阳也。小便不利,渴而不呕者,津液伤而经络闭,故身无汗,但头汗出,邪热上蒸也。往来寒热,心烦者,皆少阳之邪未解也。故以柴胡转少阳之枢,桂枝通荣,干姜、黄芩调其阴阳,栝楼滋津液,牡蛎镇肝,合姜、桂消胸胁之痞满,而以甘草和中。因其邪正错杂,清浊混淆,故初服则药病相格而微烦,复服则表里气通,汗出而愈。

柯韶伯曰:汗下后面柴胡证仍在者,仍用柴胡汤加减。此因增微结一证,故变其方名耳,此微结与阳微结不同,阳微结对纯阴结而言,是指大便硬,病在胃,此微结对大结胸而言,是指心下痞,其病在胸胁,与心下痞硬、心下支结同义。

柴胡桂枝干姜汤方

柴胡半斤　桂枝三两　干姜二两　栝楼根四两　黄芩三两　牡蛎二两(熬)　甘草二两(炙)

上七味,以水一斗二升,煮取六升,去滓,再煎取三升。温服一升,日三服。初服微烦,复服汗出便愈。

汪苓友曰：即小柴胡加减方也。据原方加减法云,胸中烦而不呕者,去半夏、人参加栝楼实；若渴者,去半夏,兹者心烦渴而不呕,故去半夏、人参,加栝楼根四两。若胁下痞硬,去大枣,加牡蛎,兹者胸胁满微结,即痞硬也,故去大枣加牡蛎二两。若心悸小便不利者,去黄芩加茯苓,兹者小便不利,心不悸而但烦,是为津液少而燥热,非水蓄也,故留黄芩不加茯苓。又云若咳者,去人参、大枣、生姜,加五味子、干姜,兹不因咳,而以干姜易生姜者何也？盖干姜味辛而气热,其用有二,一以辛散胸胁之微结,一以热济黄芩,栝楼根之苦寒,使阴阳和而寒热已焉。

《金匮要略》附方:《外台》柴胡桂姜汤治疟寒多微有热,或但寒不热,服一剂如神。

《金匮辑义》:今外台无所考。

《活人书》:干姜柴胡汤治妇人伤寒,经脉方来,初断,寒热如疟,狂言见鬼。(即本方无黄芩。)

《张氏医通》:汤子端,恶寒发热,面赤足冷,六脉弦细而数,自言不谨后受寒,以为伤寒阴证,余曰:阴证无寒热例,与柴胡桂枝汤二服而痊。

伤寒五六日,头汗出,微恶寒,手足冷,心下满,口不欲食,大便硬,脉细者,此为阳微结,必有表,复有里也。脉沉者,亦在里也。汗出为阳微,假令纯阴结,不得复有外证,悉入在里。此为半在里,半在外也。脉虽沉细,不得为少阴病,所以然者,阴不得有汗,今头汗出,故知非少阴也。可与小柴胡汤。设不了了者,得屎而解。

成无己曰:伤寒五六日,邪当传里之时,头汗出,微恶寒者,表仍未解也；手足冷,心下满,口不欲食,大便硬,脉细者,邪结于里也。大便硬为阳结，此邪热虽传于里，然以外带表邪，则热结犹浅，故曰阳微结。脉沉虽为在里，若纯阴结，则更无头汗恶寒之表证。诸阴脉皆至颈、胸中而还，不上循头，今头汗出，知非少阴也。与小柴胡汤以除半表半里之邪。服汤已，外证罢而不了了者，为里热未除，与汤取其微利则愈，故云得屎而解。

柯韵伯曰：大便硬谓之结，脉浮数能食曰阳结，沉迟不能食曰阴结。此条俱是少阴脉，谓五六日又少阴发病之期，若谓阴，不得有汗，则少阴亡阳脉紧汗出者有矣。然亡阳与阴结有别，亡阳咽痛吐利，阴结不能食而大便反硬也。亡阳与阳结亦有别，三阴脉不至头，其汗在身；三阳脉盛于头，阳结则汗在头也。邪在阳明，阳盛故能食，此谓纯阳结；邪在少阳，阳微故不欲食，此谓阳微结，宜属小柴胡矣。然欲与柴胡汤，必究其病在半表而微恶寒，亦可属少阴，但头汗，始可属之少阳而勿疑也。上焦得通则心下不满而欲食，津液得下，则大便自软而得便矣。此为少阴、少阳之疑似证。

徐灵胎曰：此为阳微结者，阳气不能随经而散，故郁结不舒，非药误，即迁延所致，亦坏证之轻者。以上诸证，有表有里，柴胡汤兼治表里，得汤而不了了者，以有里证故大便难，必通其大便，而后其病可愈，其通便之法，即加芒硝及大柴胡等方是也。

吴人驹曰：此证尝见有作阴寒而施温热，以致大逆者，盖因其恶寒，手足冷，脉细而沉，不究其证之始末由来也。

伤寒五六日，呕而发热者，柴胡汤证具，而以它药下之，柴胡证仍在者，复与柴胡汤。此虽已下之，不为逆，必蒸蒸而振，却发热汗出而解。若心下满而硬痛者，此为结胸也，大陷胸汤主之，但满而不痛者，此为痞，柴胡不中与之，宜半夏泻心汤。

万密斋曰:此太阳之邪传于少阳,法当和解而反下之逆也。五六日,邪传里之时也,呕而发热,邪在半表半里,乃少阳柴胡证也。当和解之,医反下之,设使下后,柴胡证乃在者,复与柴胡汤和解之,下之不为逆者,有里证也。若下后柴胡证罢,心下满而硬痛者,此太阳在表之邪多,所谓病发于阳而反下之,热入因作结胸也。但满而不痛者,此少阳半表半里之邪,所谓病发于阴而反下之,因作痞也。当从结胸与痞论,故曰柴胡不中与之。观心下满而硬痛,与满而不痛,而结胸痞气别矣。

柯韵伯曰:呕而发热者,小柴胡证也,呕多,虽有阳明证,不可攻之,若有下证亦宜大柴胡,而以它药下之,误矣!误下后有二证者,少阳为半表半里之经,不全发阳,不全发阴,故误下之变,亦因偏于半表者成结胸,偏于半里者,心下痞耳。此条本为半夏泻心而发,故只以痛不痛分结胸与痞,未及它证。

张隐庵曰:此节分三段,上段言柴胡证具,虽下不为逆,复可与柴胡汤;中段言下之而结胸,大陷胸汤;下段言痞证,但满不痛,不可与柴胡,面宜半夏泻心汤。

唐容川曰:柴胡是透膈膜,而外达腠理;陷胸是攻膈膜而下通大肠;泻心等汤则只和膈膜,以运行之。皆主膈膜间病,而有内外虚实之分。

黄仲理曰:此则柴胡汤之坏证也。

半夏泻心汤方

半夏半升(洗)　黄芩三两　干姜三两　人参三两　甘草三两(炙)　黄连一两　大枣十二枚(擘)

上七味,以水一斗,煮取六升,去滓、再煎取三升,温服一升,日三服。

柯韵伯曰:即小柴胡去柴胡加黄连干姜汤也。不往来寒热是无半表证,故不用柴胡。痞因寒热之气互结而成,用黄连干姜之大寒大热者为之两解,宜取其苦先入心,辛以散邪耳。此痞本干呕,故君以半夏。

尤在泾曰:痞者,满而不实之谓,夫客邪内陷,既不可以汗泄,而满而不实,又不可从下夺,故唯半夏、干姜之辛能散其结;黄连、黄芩之苦能泄其满,而其所以泄与散者,虽药之能而实胃气之使也;用参、草、枣者,以下后中虚,故以之益气而助其药之能也。

《伤寒蕴要》:泻心非泻心中之热,乃泻心下之痞满也。

《千金方》:半夏泻心汤治老少下利,水谷不消,肠中雷鸣,心下痞满,干呕不安。(即本方。)

《三因方》:泻心汤治心实热,心下痞满,身重发热,干呕不安,腹中雷鸣,泾溲不利,水谷不消,欲吐不吐,烦闷喘急。(即本方。)

《类聚方广义》:半夏泻心汤治疝瘕积聚,痛侵心胸,心下痞硬,恶心呕吐,肠鸣或下利者。

《方函口诀》:此方主饮邪并结,心下痞硬者,故支饮或澼饮之痞硬者不效,因饮邪并结致呕吐,或哕逆,或下利者,皆运用之有特效。

太阳、少阳并病,而反下之,成结胸,心下必硬,若下利不止,水浆不下,其人必烦。

成无己曰:太阳、少阳并病,为邪气在半表半里也,而反下之,二经之邪乘虚而入,太阳表邪入里,结于胸中为结胸,心下硬;少阳里邪乘虚下干肠胃,遂利不止。若邪结阴分,则饮食如故,而为脏结。此为阳邪内结，故水浆不下而心烦。

柯韵伯曰：并病无结胸证，但阳气怫郁于内，时时若结胸状耳。并病在两阳，而反下之如结胸者，成真结胸矣。结胸法当下，今下利不止，水浆不下，是阳明之阖病于下，太阳之开病于上，少阳之枢机无主，其人心烦是结胸证具，烦燥者死也。

张令韶曰：此并病之剧证，凡遇此病宜重用温补，即小陷胸亦不可与也。

脉浮而紧，而复下之，紧反入里，则成痞；按之自濡，但气痞耳，小青龙汤主之。

濡，通软，音耎。

刘昆湘曰：此示表寒误下，因成气痞之证。脉浮而紧，证象在表，而反下之，表邪内陷，紧反入里，水寒气结，因成寒痞之变。紧入里者，谓浮紧变为沉紧，虽痞面按之自濡，中无结硬，此非水饮有形之结，故知但气痞耳。宜小青龙汤者，化水气散外寒之剂也。邪由外陷，治之仍令外解。

按：濡者，软而兼湿之谓也。小青龙汤治伤寒心下有水气，故主之。

太阳中风，下利呕逆，表解者，乃可攻之。若其人漐漐汗出，发作有时，头痛、心下痞满，引胁下痛，干呕短气，汗出不恶寒者，此表解里未和也，十枣汤主之。

尤在泾曰：此外中风寒，内有悬饮之证，下利呕逆，饮之上攻而复下注也。然必风邪已解，而后可攻其饮。若其人漐漐汗出而不恶寒，为表已解；心下痞、硬满，引胁下痛，干呕短气，为里未和；虽头痛而发作有时，知非风邪在经，而是饮气上攻也。故宜十枣汤下气逐饮。

程郊倩曰：水饮内停而风鼓之，则中气乖张，故有下利呕逆证似乎霍乱者，徒是水而无风，必不见此，故攻里必先解表。此处之痞，不甚异于水结胸，无形之水不复流动，已经胶固为有形矣。其不用陷胸用十枣者，从胸与胁分也。

十枣汤方

芫花（熬） 甘遂 大戟

上三味，各等分，别捣为散，以水一升半，先煮大枣肥者十枚，取八合，去滓，内药末，强人服一钱匕，羸者服半钱匕，温服之。平旦服，若下少，病不除者，明日更服加半钱，得快下利后，糜粥自养。

《宣明论》：芫花慢炒变色。仲景乡语云炒作熬，下凡言熬者，皆干炒也。

《千金方》：钱匕者，以大钱上全抄之。若云半钱匕者，则是一钱抄取一边尔。并用五铢钱也。

吴遵程曰：一钱匕者，匕者匙也。谓钱大之匙也。

《伤寒论识》：平旦服者，不过于空心恣利之意。陶氏曰：毒利药皆需空服。孙氏曰：凡服利药，欲得侵早。并可征焉。

《伤寒考》：伤寒论有青龙、白虎、真武三方，而无朱雀汤，近检《外台秘要》适见朱雀汤名。因考其方，即十枣汤也，此知朱雀是十枣之别称。

尤在泾曰：金匮云：饮后水流在胁下，咳唾引痛谓之悬饮，病悬饮者，十枣汤主之。此心下痞，硬满，引胁下痛，所以知其悬饮也。悬饮非攻不去，芫花、甘遂、大戟并逐饮之峻药，而欲攻其饮必顾其正，大枣甘温以益中气，使不受药毒也。

柯韵伯曰：仲景利水之剂种种不同，此其最峻者也。凡水气为患，或喘、或咳、或利、或吐、或吐利而无汗，病一处而已，此则外走皮毛而汗出，内走咽喉而呕逆，下走肠胃而下利，水邪之泛滥者，既浩浩莫御矣。且头痛短气，心腹、胁下皆痞硬满痛，是水邪尚留结于中，三焦升降之气隔拒而难通也。表邪已罢，非汗散所宜，里邪充斥，又非渗泄之品所能治，非选利水之至锐者以直折之，中气不支亡可立待矣。甘遂、芫花、大戟皆辛苦气寒而秉性最毒，并举而任之，气同味合，相须相济，决渎而大下，一举而水患可平矣。然邪之所凑，其气必虚，而毒药攻邪，脾胃必弱，使无健脾调胃之品主宰其间，邪气尽而元气亦随之尽。故选枣之大肥者为君，预培脾土之虚，且制水势之横，又和诸药之毒，既不使邪气之盛而不制，又不使元气之虚而不支，此仲景立方之尽善也。

李时珍曰：张仲景治伤寒太阳证表不解，心下有水气，干呕发热而咳，或喘、或利者，小青龙汤主之。若表已解，有时头痛出汗，不恶寒，心下有水气，干呕痛引两胁，或呕或咳者，十枣汤主之。盖小青龙治未发散表邪，使水气自毛窍而出，乃《内经》所谓开鬼门法也。十枣汤驱逐里邪，使水气自大小便而泄，乃《内经》所谓洁净府、去菀陈莝法也。

《金匮要略》：病悬饮者，十枣汤主之；咳家其脉弦，为有水，十枣汤主之；支饮家咳烦，胸中痛者，不卒死，至一百日或一岁，宜十枣汤。

《外台秘要》：深师朱雀汤，疗久病癖饮，停痰不消，在胸膈上液液，时头弦痛、苦挛、眼暗、身体、手足、十指甲尽黄，亦疗胁下支满，咳辄引胁下痛。（即本方。）

《总病论》：咳而胁下痛，此为有饮，宜十枣汤。

《活人书》：身体凉，表证罢，咳而胁下痛，为里有水，十枣汤主之。用此汤合下不下，令人胀满，通身浮肿而死。

《宣明论》：此汤兼下水肿腹胀，并酒食积，肠垢积滞，痃癖坚积，蓄热暴痛，疟气久不已，或表之正气与邪热并甚于里，热极似阴，反寒战，表气入里，阳厥极深，脉微而绝。并风热燥甚，结于下焦，大小便不通，实热腰痛，及小儿热结，乳癖，积热作，发风潮搐，斑疹热毒不能了绝者。

《资生》篇：十枣汤治胃聚支饮。

《嘉定县志》：唐呆，字德明，善医。太仓武指挥妻，起立如常，卧则气绝欲死，呆言是为悬饮，饮在喉间，坐之则坠，故无害，卧则壅塞诸窍，不得出入而欲死也。投以十枣汤而平。

《类聚方广义》：十枣汤治支饮咳嗽，胸胁掣痛，及肩背、手脚走痛者。又治痛风，肢体走注，手足微肿者。

按：陈无择控涎丹，王洪绪子龙丸，盖从本方化出，为治水饮、痰核之圣剂。

太阳病，医发汗，遂发热恶寒。因复下之，心下痞。表里俱虚，阴阳气并竭，无阳则阴独。复加烧针，因胸烦。面色青黄，肤瞤者，难治；今色微黄，手足温者，易愈。

成无己曰：太阳病，因发汗，遂发热恶寒者，外虚阳气，邪复不除也。因复下之，又虚其里，表中虚邪内陷，传于心下为痞。发汗表虚为竭阳，下之里虚为竭阴；表证罢为无阳，里有痞为阴独。又加烧针，虚不胜火，火气内攻，致胸烦也。伤寒之病，以阳为主，其人面色青，肤肉瞤动者，阳气大虚，故云难治；若面色微黄，手足温者,即阳气得复,故云易愈。

王肯堂曰:色微黄,非病也,所以验其病之易愈也。

舒驰远曰:心下痞硬之证,无论由误下,或不由误下而来者,皆为阴气痞塞也。其所谓手足温者易愈,是教人当用扶阳御阴之法也。

陈修园曰:此一节言汗下伤阴阳之气而成痞者,不可更用烧针也。

心下痞,按之濡,其脉关上浮大者,大黄黄连黄芩泻心汤主之。

钱天来曰:心下者,心之下,中脘之上,胃之上脘也。胃居心之下,故曰心下也。其脉关上浮者,浮为阳邪,浮主在上,关为中焦,寸为上焦,因邪在中焦,故关上浮也。按之濡,乃无形之邪热也。热虽无形,然非苦寒以泄之。不能去也,故以此汤主之。

尤在泾曰:热邪入里,与糟粕相结,则为实热,不与糟粕相结,即为虚热。本方以大黄、黄连为剂,而不用枳、朴、芒、硝者,盖以泄热,非以荡实也。

大黄黄连黄芩泻心汤

大黄二两　黄连一两　黄芩一两

上三味,以麻沸汤二升,渍之,须臾绞去滓,分温再服。

汪苓友曰:麻沸汤者,熟汤也。汤将熟时,其面沸泡如麻,以故云麻。痞病者,邪热聚于心下,不比结胸之大实大坚,故用沸汤渍绞大黄、连、芩之汁温服,取其气味皆薄,则性缓恋膈,能泄心下痞热之气。此为邪热稍轻之证。

徐灵胎曰:此又法之最奇者,不取煎而取泡,欲其轻扬清淡以涤上焦之邪。又曰:凡治下焦之补剂,当多煎以熟为主。治上焦之泻剂当不煎,以生为主。此亦治至高之热邪,故亦用生药。

《金匮要略》：心气不足，吐血、衄血，泻心汤主之。（即本方三味，以水三升，煮取一升，顿服。）

《宣明方论》：大黄黄连泻心汤，治伤寒成病痞不已，心腹亦实热烦满，或谵妄而脉沉无他证者。（即本方三味各一分，水煎温服。）

十枣汤治水痞，此汤治火痞，余四泻心汤治水火交痞。

心下痞而复恶寒者，附子泻心汤主之。宋本、湘古本"恶寒"下有"汗出"二字。

钱天来曰：伤寒郁热之邪误入而为痞，原非大实，而复见恶寒汗出者，其人真阳已虚，以致卫气不密，故玄府不得紧闭而汗出，阳虚不任外气而恶寒也。

徐灵胎曰：伤寒大下后，复发汗，心下痞，恶寒者，表未解也条，发汗之后，恶寒则用桂枝，此条汗出、恶寒则用附子。盖发汗之后，汗已止而犹恶寒，乃表邪未尽，故先用桂枝以去表邪，此恶寒而仍汗出则亡阳在即，故加入附子以回阳气。又彼先后分二方，此并为一方者，何也？盖彼有表，复有里，此则只有里病，故有分有合也。

吕梂村曰：大凡恶寒汗不出者，属表实。恶寒汗自出者，属表虚，若但汗出恶寒，仲景自有芍药甘草附子汤之制，今心下痞而复恶寒汗出，则表虚而里实，但同表则里邪愈壅，但清里则表阳将亡。故以三黄附子合而用之，附子自能固表，三黄自能清里，且三黄得附子其苦寒不致留滞阴邪，附子得三黄其剽悍不致劫伤阴液。此正善用反佐之法，故能以一方而全收复阳驱邪之效。

附子泻心汤方

大黄二两　黄连一两　黄芩一两　附子一枚（炮，去皮，破，别煮取

汁)

上四味,切三味,以麻沸汤二升渍之,须臾绞去滓,内附子汁,分温再服。

尤在泾曰:此证邪热有余而正阳不足,设治邪而遗正则恶寒益甚,或补阳而遗热则痞满愈增,此方寒热补泻并投互治,诚不得已之苦心。然使无法以制之,鲜不混而无功矣。方以麻沸汤渍寒药别煮附子取汁,合和与服,则寒热异其气,生熟异其性,药虽同行而功则各奏,乃先圣之妙用也。

舒驰远曰:此汤治上热下寒之证确乎有理。三黄略浸即绞去滓,但取轻清之气以去上焦之热,附子煮取浓汁,以治下焦之寒,是上用凉而下用温,上行泻而下行补。泻取轻而补取重,制度之妙全在神明运用之中,是必阳热结于上,阴寒结于下,乃为的对。若阴气上逆之痞证,不可用也。

徐灵胎曰:此法更精,附子用煎,三味用泡。扶阳欲其熟而性重,开痞欲其生而性轻也。附子能回阳止汗。

《此事难知》:其人病身热而烦躁不宁,大小便自利,其脉浮洪而无力,按之全无者,附子泻心汤主之。

《张氏医通》:附子泻心汤治寒热不和,胁下痞结。

《类聚方广义》:老人停食瞀闷,晕倒不省人事,心下满,四肢厥冷,面无血色,额上冷汗,脉伏如绝,其状仿佛中风者,谓之饮郁食厥,宜附子泻心汤。

本以下之,故心下痞,与泻心汤痞不解,其人渴而口燥烦,小便不利者,五苓散主之。

成无己曰:本因下后成痞,当与泻心汤除之。若服之痞不解,其人渴而口燥烦，小便不利者，为水饮内蓄，津液不行，非热痞也。与五苓散，发汗散水则愈。

方中行曰：泻心汤治痞而痞不解，则非气聚之痞可知，渴而口燥烦，小便不利者，津液涩而不行，伏饮凝结也。五苓散利水生津，津生而渴烦止，水利而痞自除，所以又为消痞满之一法也。

程郊倩曰：五苓散有降有升，最能交通上下，兼行表里之邪。心邪不必从心泻而从小肠泻，又其法也。此证渴者，切忌饮冷，须服姜汤妙。

唐容川曰：痞是水火虚气，然亦有单水痞之实证，十枣汤是也；又有单水痞之虚证，五苓散是也。

伤寒汗出，解之后，胃中不和，心下痞硬，干噫食臭，胁下有水气，腹中雷鸣下利者，生姜泻心汤主之。

成无己曰：胃为津液之主，阳气之根，大汗出后，外亡津液，胃中空虚，客气上逆，心下痞硬。

《金匮要略》曰：中焦气未和不能消谷，故令噫。干噫食臭者，胃虚而不杀谷也。胁下有水气，腹中雷鸣，土弱不能胜水也。与泻心汤以攻痞，加生姜以益胃。

钱天来曰：伤寒汗出解之后，言表邪俱从汗出而悉解也。胃中不和以下，皆言里证未除也。

《伤寒论识》：噫，音隘。《说文》：饱食息也。盖饱食者，或吐出酸苦水，此则不然，故曰干噫食臭，嗳食气也。

方有执曰：食臭孵气也。是也。

生姜泻心汤方

生姜四两　甘草三两(炙)　人参三两　干姜一两　黄芩三两

半夏半升(洗)　黄连一两　大枣十二枚(擘)

上八味，以水一斗，煮取六升，去滓，再煎取三升，温服一升，日三服。

徐灵胎曰：汗后而邪未尽，必有留饮在心下，其证甚杂，而方中诸药一一对证，内中有一药治两证者，亦有两药合治一证者，错综变化，攻补兼施，寒热互用，皆本《内经》立方诸法，其药性与神农本草所载无处不合。又曰：凡诸泻心汤法，皆已汗、已下、已吐之余疾。此方生姜、干姜同用，取辛以开之。

按：此方即小柴胡汤去柴胡，增生姜加干姜、黄连也。君以生姜者，以其善解食臭，而有和胃散水之长也；半夏止呕降逆；芩连涤热泻痞；参枣补虚以生津；干姜温里而祛寒；甘草补中以和胃。去滓再煎者，邪在少阳之半里，仍不离和解之正法也。

《施氏续易简方》：生姜泻心汤治大病新差，脾胃尚弱，谷气未复，强食过多，停积不化，心下痞硬，干噫食臭，胁下有水，腹中雷鸣，下利，发热，名曰食复，最宜服之。

伤寒中风，医反下之，其人下利，日数十行，谷不化，腹中雷鸣，心下痞硬而满，干呕，心烦不得安。医见心下痞，谓病不尽，复下之，其痞亦甚。此非结热，但以胃中虚，客气上逆，故使硬也，甘草泻心汤主之。

张令韶曰：夫人身中火在上而水在下，火为热，水为寒，一定之理也。今或伤寒，或中风，此病在表阳也。医反下之，虚其肠胃，则水寒在下而不得上交，故其人下利，日数十行，谷不化而腹中雷鸣也。火热在上而不得下济，故心下痞硬而满，干呕，心烦，不得安也。医不知上下水火不交之理，反见心下痞，谓病邪不尽，复下之，则下者益下,上者益上,而痞益甚。此非结热,但以下之虚其中,胃客气乘虚上逆,故使硬也,宜甘草泻心汤调剂上下,交媾水火,而痞自解矣。

甘草泻心汤方

甘草四两(炙)　黄芩三两　干姜三两　人参三两　半夏半升(洗)　黄连一两　大枣十二枚(擘)

上七味,以水一斗,煮取六升,去滓,再煎取三升,温服一升,日三服。

王晋三曰:甘草泻心,非泻结热,因胃虚不能调剂上下,致水寒上逆,火热不得下降,结为痞。故君以甘草、大枣和胃之阴;干姜、半夏启胃之阳,坐镇下焦客气,使不上逆;仍用芩连将已逆为痞之气轻轻泻却,而痞乃成泰矣。

陈平伯曰:心下痞本非可下之实热,但以妄下胃虚,客热内陷,上逆心下耳。是以胃气愈虚,痞结愈甚。夫虚者宜补,故用甘温以补虚;客者宜除,必藉苦寒以泄热。方中倍用甘草者,下利不止,完谷不化。此非禀九土之精者,不能和胃而缓中。方名甘草泻心,见泄热之品,得补中之力,而其用始神也。

徐灵胎曰:两次误下,故用甘草以补胃而痞自除。俗医以甘草满中,为痞呕禁用之药,盖不知虚实之义也。又曰:此治上焦不和之痢。

《伤寒六书》:动气在上,下之则腹满心痞,头眩,宜甘草泻心汤。

《张氏医通》:痢不纳食,俗名噤口。如因邪留胃中,胃气伏而不宜,脾气因而涩滞者,香、连、枳、朴、桔红、茯苓之属;热毒冲心,头痛,心烦,呕而不食,手足温暖者,甘草汤心汤去大枣易生姜。此证胃口有热,不可用温药。

邹润庵曰:泻心汤三方,有来自三阳之别,曰柴胡汤证具,以它药下之,心下遂满而不痛者,从少阳来者也。曰汗出解后,心下痞硬,干噫下利者,从太阳来者也。曰医反下之。下利日数十行,心下痞硬而满,干呕,心烦不得安,从阳明来者也。又曰:余治疟发时先呕者用半夏泻心,吐泻交作者用生姜泻心;胸痞下利者用甘草泻心,皆应如桴鼓。

沈亮宸曰:半夏泻心、甘草泻心,皆下后伤真气之过也。生姜泻心因于食,大黄泻心因于热,附子泻心因于寒。

徐灵胎曰:三泻心之药,大半皆本于柴胡汤,故其所治之证多与柴胡证相同,而加治虚、治痞之药耳。

唐容川曰:诸泻心证皆是痞结膈膜之间。隔膜有管窍通于胃中,故各泻心汤治膈间皆用和胃之药,借胃气以运行其膈间也。

伤寒服汤药下之,利不止,心下痞硬,服泻心汤不已,复以它药下之,利益甚。医以理中与之,利仍不止;理中者,理中焦,此利在下焦故也,赤石脂禹余粮汤主之;复不止者,当利其小便。

成无己曰:伤寒服汤药下后利不止,而心下痞硬者,气虚而客气上逆也。与泻心汤攻之则痞已,医复以它药下之,又虚其里,致利不止也。理中丸脾胃虚寒下利者服之愈,此以下焦虚,故与之其利益甚。

《圣济》经曰:滑则气脱,欲其收也。如开肠洞泄,便溺遗失,涩剂所以收之,此利由下焦不约,与赤石脂禹余粮汤以涩洞泄。下焦主分清浊,下利者,水谷不分也。若服涩剂而利不止,当利小便以分其气。

孟承意曰：此复利不止者，非从前下焦滑脱之谓，是收涩闷水，水无去路，膀胱渗化力微，分溢大便而复利耳。故当利其小便也。

庞安常曰：复利不止，当以五苓散利小便。

方中行曰：利在下焦者，膀胱不渗，而大肠滑脱也。

赤石脂禹余粮汤方

赤石脂一斤（碎）　太乙禹余粮一斤（碎）

上二味，以水六升，煮取三升，去滓，分温三服。

成无己曰：《本草》云；涩可去脱，石脂之涩以收敛之。重可去怯，余粮之重以镇固之。

柯韵伯曰：干姜、参、术可以补中宫火气之虚，而不足固下焦脂膏之脱。此利在下焦，未可以理中之剂收功也。然大肠之不固，仍责在胃，关门之不闭，仍责在脾，此二味皆土之精气所结，能实胃而涩肠。盖急以治下焦之标者，实以培中宫之本也。要之此证是土虚而非火虚，故不宜干姜、附。若水不利而湿甚，复利不止者，则又当利其小便矣。凡下焦虚脱者，以二物为末，参汤调服最效。

《洁古家珍》：治大肠咳嗽，咳则遗矢者，赤石脂禹余粮汤主之。

《类聚方广义》：赤石脂禹余粮汤治肠澼滑脱，脉弱无力，大便粘稠如脓者，若腹痛干呕者，宜桃花汤。又二方合用亦妙。

伤寒吐下后，发汗，虚烦，脉甚微，八九日心下痞硬，胁下痛，气上冲咽喉，眩冒，经脉动惕者，久而成痿。

成无己曰：伤寒吐下后发汗，则表里之气俱虚，虚烦，脉甚微，为正气内虚，邪气独在，至七八日正气当复，邪气当罢，而心下痞，胁下痛，气上冲咽喉，眩冒者，正气内虚而不复，邪气留结而不去；经脉动惕者，经络之气虚极，久则热气还经，必成痿弱。

张令韶曰：痿者，肢体痿废而不为我用也。久而成痿者，经血不外行于四末也。

伤寒发汗，若吐，若下，解后，心下痞硬，噫气不除者，旋复代赭汤主之。

张路玉曰：汗吐下法备而后表解，则中气必虚，虚则浊气不降而痰饮上逆，故作痞硬，逆气上冲而正气不续，故噫气不除，所以用代赭领人参下行以镇安其逆气，微加解邪涤饮而开其痞，则噫自除耳。

汪苓友曰：此噫气，比前生姜泻心汤之干噫不同，是虽噫而不至食臭，故知其为中气虚也。

《灵枢·口问》篇：寒气客于胃，厥逆从下上散，复出于胃，故为噫。

旋复代赭汤方

旋复花三两　人参二两　生姜五两　代赭石一两　甘草三两（炙）　半夏半升（洗）　大枣十二枚

上七味，以水一斗，煮取六升，去滓，再煎取三升。温服一升，日三服。

周禹载曰：旋复花能消痰结软痞，治噫气；代赭石止反胃，除五脏血脉中热，健脾，乃痞而噫气者用之；佐以生姜之辛以开结，半夏逐饮，人参补正，甘草、大枣益胃。予每借之以治反胃噎食，气逆不降者，靡不神效。

《活人书》：有旋复代赭石汤证，其人或咳逆气虚者，先服四逆汤；胃寒者，先服理中丸；次服旋复代赭汤为良。

《汉药神效方》：北山友松曰：呕逆诸治无效者，及不能服诸呕吐药者,投以旋复代赭石汤有效。

太阳病,外证未除而数下之,遂邪热而利,利下不止,心下痞硬,表里不解者,桂枝人参汤主之。

程郊倩曰:太阳病,外证未除而数下之,表热不去而里虚作利,是曰邪热,利下不止,心下痞硬者,里气虚而土来心下也;表里不解者,阳因痞而被格于外也。桂枝行阳于外以解表,理中助阳于内以止利,阴阳两治,总是补正今邪自却。缘此痞无客气上逆动膈之阳邪,辄防阳欲入阴,故不但泻心中芩连不可用,并桂枝中芍药不可用也。协热而利,向来俱作阳邪陷入下焦,果尔安得用理中耶! 利有寒热二证,但表热不罢者,皆为协热利也。

舒驰远曰:协热利者,是里寒协表热而利也,故用桂枝以解表热,合用理中以温其中而驱里寒,则利自止而痞自开也。

方中行曰:数言失于急遽下之太早,所以原反而为反之互词也,利即俗谓泄泻是也。

沈丹彩曰:此与葛根黄连汤同一误下而利不止之证,而寒热各别,虚实对待,可于此互参之。彼因实热而用清邪,此因虚邪而从补正。彼得芩连而喘汗安,此得理中而痞热解;彼得葛根以升下陷而利止,此藉桂枝以解表邪而利亦止矣。

陈修园曰:此一节合下节,皆言表里不解而成痞也。

桂枝人参汤方

桂枝四两　甘草四两(炙)　白术三两　人参三两　干姜三两

上五味,以水九升,先煮四味取五升,内桂枝更煮取三升,去滓,温服一升,日再服,夜一服。

喻嘉言曰:以表未除故用桂枝以解之,以里适虚故用理中以和之。此方即理中加桂枝而易其名,亦治虚痞下利之圣法也。

徐灵胎曰:桂独后煎,欲其于治里证药中越出于表,以散其邪也。

《类聚方广义》:头痛发热,汗出恶风,支体倦怠,心下支撑,水泻如倾者,夏秋之间多有之,宜此方。

伤寒,大下后,复发汗,心下痞,恶寒者,表未解也。不可攻痞,当先解表,后攻其痞;解表宜桂枝汤,攻痞宜大黄黄连黄芩泻心汤。

柯韵伯曰:心下痞是误下后里证;恶寒是汗后未解证。里实表虚,内外俱病者,因汗下倒施所致,表里交持,仍当尊先表后里,先汗后下正法。盖恶寒之表甚于身疼,心下之痞轻于清谷,与救急之法不同。

成无己曰:《内经》曰:从外之内而盛于内者,先治其外,而后调其内。

《活人书》:大抵结胸、痞皆应下,然表未解者,不可攻也。

伤寒发热,汗出不解,心下痞硬,呕吐而不利者,大柴胡汤主之。

刘昆湘曰:此示痞呕交作,膈胃两实之证,伤寒发热,汗出应解,今汗出而发热不解,非复太阳在表之证,不因吐下而心下痞硬者,膈气之上结也。呕吐而大便不利者,胃家之内实也。膈实郁胃阳之上宣,便秘阻传道之下降,上下不利而胃气中结,当见心下急郁烦之象。此少阳、阳明,胆胃两实之证,宜大柴胡法上疏膈气之郁,下通府气之闭,又表里两解之治例也。

病如桂枝证,头不痛,项不强,寸脉微浮,胸中痞硬,气上冲咽喉,不得息者,此为胸有寒也,当吐之,宜瓜蒂散。

尤在泾曰:此痰饮类伤寒证,寒为寒饮,非寒邪也。《活人书》云:痰饮之为病,能令人憎寒发热,状如伤寒,但头不痛,项不强为异,正此之谓。脉浮者,病在膈间而非客邪,故不盛而微也。胸有寒饮,足以阻清阳而碍肺气,故胸中痞硬,气上冲咽喉,不得息也。经曰:其高者,因而越之。《千金》云:气浮上部,顿塞心胸,胸中满者,吐之则愈,瓜蒂散能吐胸中与邪相结之饮也。

喻嘉言曰:寒者,痰也。痰饮内动,身必有汗,加以发热,恶寒,全似中风,但头不痛,项不强,此非外入之风,乃内蕴之痰窒塞胸间,宜用瓜蒂散以涌出其痰也。

程郊倩曰:气上冲咽喉者,从胸至咽也。不得息者,呼吸不能布气,似喘而短气也。邪气蕴蓄于膈间,以为胸有寒也。痞硬一证,因吐下者为虚,不因吐下者为实。实邪填塞心胸,中下二焦为之阻绝,自不得不从上焦为出路,所谓在上者因而越之也。

瓜蒂散方

瓜蒂一分(熬)　赤小豆一分

上二味,各别捣筛为散已,合治之。取一钱匕,以香豉一合,用热汤七合,煮作稀糜,去滓,取汁,和散,温顿服之。不吐者,少少加,得快吐乃止。诸亡血虚家不可与。

庞安常曰:凡病可吐者,皆宜此方。

张令韶曰:瓜性蔓延直上,瓜甜而蒂苦,豆乃水谷,一取其色赤,一取其色黑,乃从下而上,由阴而阳之义也。用为吐剂宜矣。

《玉机微义》:凡取吐,须天气清明,午时已前,先令病人隔夜不食。卒暴者,不拘此。

《肘后方》:治胸中多痰,头痛不欲食、及饮酒则淤阻痰方。(即本方)

《总病论》:病三日以上,气浮上部填塞胃心,故头痛胸中满,或多痰涎，当吐之则愈。又曰：胸膈痞闷，痰壅塞碍，脉得浮或滑，并宜瓜蒂散吐之。产后六七日内下泻，诸药不效，得此脉与吐之，泻立止。下利日数十行，其脉反迟，寸口微滑，吐之则止。

《内外伤辨惑论》：上部有脉，下部无脉，其人当吐，不吐者死，何谓也？下部无脉，此所谓木郁也。饮食过饱，填塞胸中，胸中太阳之分野。经云：气口反大于人迎三倍，食伤太阴。故曰：木郁则达之，吐者是也。瓜蒂散取吐为度，若非两手尺脉绝无，不宜便用此药，恐损元气，令人胃气不复。

《万病回春》：瓜蒂散治伤寒四五日，病在胸膈，痰气紧满于上，不得息者，以此吐之。

《寿世保元》：一人癫狂乱打，走叫上房，用瓜蒂散吐出其痰数升，又以承气汤下之，即愈。

《张氏医通》：瓜蒂散治寒痰结于膈上，及湿热头重鼻塞。

《怪疾奇方》：人忽头面肿大如斗，视人小如三寸。饮食不进，呻吟思睡，此痰证也。用瓜蒂散吐之，头面肿即消，再吐之，见人如故。后用六君子汤水煎服，三剂全愈。

病胁下素有痞，连在脐旁，痛引少腹入阴筋者，此名脏结，死。

刘昆湘曰：此示脏结不治之证，病胁下素有痞，肝脏结也；连在脐旁，脾脏结也；痛引少腹入阴筋，肾脏结也；阴筋即宗筋，肝肾与足阳明共主之部，病连三脏而成脏结，故为不治之证。曰素有痞者，明先有宿恙以渐转变。初以气瘕转致血结，肝邪独发，以次乘脾，脾气既传下干于肾。又胁在上部，脐在中部，少腹在下部，三焦皆结则生气绝其化源，攻补无施，死期近矣。

苏颂曰：病人素有痞气，再加伤寒与宿积相合，使真脏之气闭塞不通，亦名脏结，切不可下，止宜小柴胡加生姜以和表，灸关元以回阳解阴结，危哉！

伤寒，若吐若下后，七八日不解，热结在里，表里俱热，时时恶风，大渴，舌上干燥而烦，欲饮水数升者，白虎加人参汤主之。

成无己曰：若吐、若下后，七八日则当解，复不解，而热结在里，表热者，身热也；里热者，内热也。本因吐下后，邪气乘虚内陷为结热，若无表热而纯为里热，则邪热结而为实。此以表热未罢，时时恶风。若邪气纯在表，则恶风无时；若邪气纯在里，则更不恶风。以时时恶风，知表里俱有热也。邪热结而为实者，则无大渴；邪热散漫则渴。今虽热结在里，表里俱热，未为结实，邪气散漫，熏蒸焦膈，故大渴，舌上干燥而烦，欲饮水数升，与白虎加人参汤，散热生津。

钱天来曰：大渴，舌上干燥而烦，欲饮水数升，则里热甚于表热矣。谓之表热者，乃热邪已结于里，非尚有表邪也。因里热太甚，其气腾达于外，故表间亦热，即阳明篇所谓蒸蒸发热，自内达外之热也。

汪苓友曰：时时恶风者，乃热极汗多不能收摄，腠理疏，以故时时恶风也。里热则胃府中燥热，以故大渴，舌上干燥而烦，欲饮水数升，此因吐下之后胃气虚，内亡津液，以故燥渴甚极也。

周禹载曰：口至于，舌至燥，无津液极矣。能生津液而神速者，莫若人参，故加之。

尤在泾曰：白虎、承气，并为阳明腑病之方。而承气苦寒逐热荡实，为热而且实者设。白虎甘寒，逐热生津液，为热而不实者设。乃阳明邪热入腑之两大法门也。

按：大青龙治太阳表里俱热，而表热盛于里，故不渴；白虎加人参治阳明表里俱热，而里热盛于表，故大渴。

伤寒，无大热，口燥渴，心烦，背微恶寒者，白虎加人参汤主之。

尤在泾曰：无大热，表无大热也。口燥、心烦，里热极盛也。背微恶寒，与时时恶风同意，盖亦太阳经邪传入阳明胃腑，熏蒸焦膈之证，故宜白虎加人参以彻热而生津也。

钱天来曰：此条之背恶寒，口燥渴而心烦者，乃内热生外寒也，非口中和之背恶寒可比拟而论也。

万密斋曰：上节言大渴，舌上干燥而烦，下节言口燥渴心烦，皆里热太甚证也。恶风曰时时，恶寒曰微在背，则表邪轻矣。所以用白虎，不得谓表不解也。大抵表未解而渴五苓散；表已罢而渴白虎汤；半表半里而渴小柴胡去半夏加栝楼根汤。

伤寒，脉浮，发热无汗，其表不解，当发汗，不可与白虎汤；渴欲饮水，无表证者，白虎加人参汤主之。

尤在泾曰：前二条既著白虎之用，此条复亦白虎之戒，谓邪气虽入阳明之腑而脉证犹带太阳之经者，则不可便与白虎汤，与之则适以留表邪而伤胃气也。而又申之曰：渴欲饮水，无表证者，白虎加人参汤主之。其叮咛反复之意可谓至矣。

张子和曰：白虎汤但能解热，不能解表，必恶寒、身疼、头痛之表证皆除，但渴而求救于水者、方可与之。

程郊倩曰：渴欲饮水，无表证者，太阳证罢，转属阳明也。转属阳明而未入里，只为白虎证，而非承气证，以其燥热在膈耳。膈者，太阳之里而阳明之表也。

太阳少阳并病，心下硬，颈项强而眩者，当刺大椎、肺俞、肝俞，慎不可下也，下之则痉。

成无己曰：心下痞硬而弦者，少阳也；颈项强者，太阳也。刺大椎、肺俞，以泻太阳之邪，而以太阳脉下项夹脊故尔。肝俞以泻少阳之邪，以胆为肝之府故尔。太阳为在表，少阳为在里，即是半表半里证。前云不可发汗，发汗则谵语，是发汗攻太阳之邪，少阳之邪益甚于胃，以发谵语，此云慎勿下之，攻少阳之邪，太阳之邪乘虚入里，必作结胸。经曰：太阳、少阳并病，而反下之，成结胸。

按：宋本、湘古本此节末无"下之则痉"四字。据成注则下之成结胸者为是。此篇言太阳与少阳并病者，三节皆叙于结胸、痞证之间。所以明结胸、痞、脏结，皆太阳之病并于少阳也，若汇于一处，反成死板文矣。

太阳与少阳合病，自下利者，与黄芩汤；若呕者，黄芩加半夏生姜汤主之。

朱肱曰：下利而头疼、胸满，或口苦、咽干，或往来寒热而呕，其脉浮大而弦者，是其证也。

成无己曰：太阳、阳明合病，自下利为在表，当与葛根汤发汗。阳明、少阳合病，自下利，为在里，可与承气汤下之。此太阳、少阳合病，自下利，为在半表半里，非汗下所宜，故与黄芩汤以和解半表半里之邪。呕者，胃气逆也，故加半夏、生姜，以散逆气。

汪苓友曰：太少合病而至自利，则在表之寒邪悉郁而为里热矣。里热不实，故与黄芩汤以清热益阴，使里热清而阴气得复，斯在表之阳热自解。所以此条病不但太阳桂枝在所当禁，并少阳柴胡亦不须用也。

黄芩汤方

黄芩三两　芍药二两　甘草二两（炙）　大枣十二枚（擘）

上四味，以水一斗，煮取三升，去滓，温服一升，日再服，夜一服。

黄芩加半夏生姜汤方

即黄芩汤加半夏半升（洗）　生姜一两半　煎服法同。

柯韵伯曰：太阳、少阳合病，是热邪陷入少阳之里，胆火肆逆，移热于脾，故自下利，此阳盛阴虚，与黄芩汤苦甘相淆以存阴也。凡太少合病，邪在半表者，法当从柴胡桂枝加减。此则热淫于内，不须更顾表邪，故用黄芩以泄大肠之热，配芍药以补太阴之虚，用甘、枣以调中州之气。虽非胃实，亦非胃虚，故不必人参以补中也。若呕是上焦之邪未散，故仍加姜、夏，此柴胡桂枝汤去柴、桂、人参方也。

张隐庵曰：黄芩一名腐肠，能清肠胃之邪热，而外达于太阳，芍药亦能清肠热之下利；甘草、大枣主助中土而达太阳之气于外；若呕者，少阳枢转欲从太阳之开而上达，故加生姜、半夏以助其开而使之上达焉。

《伤寒绪论》：合病多由冬时过温，少阴不藏，温气乘虚先入于里，然后更感寒，寒闭郁于外，寒热错杂，遂至合病。其邪内攻，必自下利；不下利，即上呕，邪势之充斥奔迫，从可识矣。其黄芩汤虽主太阳、少阳合病，白虎汤虽主三阳合病，而实温病热病主方。

《拔萃方》：芍药黄芩汤治泄利腹痛，或里急后重，身热久不愈，脉洪疾，及下痢脓血稠粘。（即黄芩汤）

《张氏医通》：黄芩加半夏汤治伏气发温，内挟痰饮，痞满咳逆。

《医方集解》：此方亦单治下利。机要用之治热痢腹痛。又加大黄、黄连、当归、官桂更名芍药汤，治下痢。仲景此方遂为万世治痢之祖矣。本方除大枣名黄芩芍药汤，治火升鼻衄，及热痢，出《活人书》。黄芩加半夏生姜汤，亦治胆腑发咳、呕苦水如胆汁。

伤寒,胸中有热,胃中有邪气,腹中痛,欲呕者,黄连汤主之。

成无己曰:湿家下后,舌上如胎者,以丹田有热,胸上有寒,是邪气入里,而为下热上寒也。此伤寒邪气传里而为下寒上热也。胃中有邪气,使阴阳不交,阴不得升而独治于下,为下寒腹中痛;阳不得降而独治于上,为胸中热,欲呕吐。与黄连汤升降阴阳之气。

《宣明论》:腹痛、欲呕吐者,上热下寒也。以阳不得降而胸热欲呕,阴不得升而下寒腹痛,是升降失常也。

柯韵伯曰:欲呕而不得呕,腹痛而不下利,似乎今人所谓干霍乱、绞肠痧等证。

黄连汤方

黄连三两　甘草三两(炙)　干姜三两　桂枝三两　人参二两　半夏半升(洗)　大枣十二枚(擘)

上七味,以水一斗,煮取六升,去滓,温服一升,日三服,夜三服。

柯韵伯曰:此亦柴胡加减法也。表无热,腹中痛,故不用柴、芩。君黄连以泻胸中积热,姜、桂以驱胃中寒邪,佐甘、枣以缓腹痛,半夏除呕,人参补虚,虽无寒热往来于外,而有寒热相持于中,仍不离少阳之治法耳。此与泻心汤大同,而不名泻心者,以胸中素有之热,而非寒热相结于心下也。看其君臣更换处,大有分寸。

徐忠可曰:黄连合半夏清热而降逆,干姜同桂枝温胃而散寒,参、枣、甘草为维持调护之主。

费晋卿曰:变姜连泻心之法而为升降阴阳之法。寒热并用,补散兼行,和法之最佳者。

《张氏医通》:黄连汤治胃中寒热不和,心下痞满。(即本方)

《保赤全书》:黄连汤治痘疮热毒在胃中以致腹痛甚则欲呕吐。

《类聚方广义》：黄连汤治霍乱、疝瘕攻心腹痛，发热上逆，心悸，欲呕吐，及妇人血气痛，呕而心烦，发热头痛者。

伤寒，脉浮滑，此以里有热，表无寒也，白虎汤主之。

按：此节云伤寒则必有头项强痛、发热等表证，诊其脉浮而按之滑，滑则过于流利无至数之象，其为非常之热证脉矣，故曰此以里有热，与厥阴篇"伤寒脉滑而厥者，里有热也"之意同。然必审其表无寒，知邪热尽入于里，乃与白虎汤主之以急救其焚。要知此节与下节皆救伤寒病危脉之权变法也。

程知曰：滑则里热，云浮滑则表里俱热矣，大热之气得辛凉而解，犹之暑暍之令得金风而爽，故清凉之剂以白虎名之。

柯韵伯曰：此论脉而不及证，因有白虎汤证而推及其脉，只据脉而不审其证，虽表里并言而重在里热，所谓热结在里，表里俱热者也。

沈芊绿曰：发热无汗，口燥渴，心烦，舌上干燥，欲饮水数升，大便秘，皆白虎汤证也，皆应得此脉。

白虎汤方 见太阳病上

伤寒，脉结促，心动悸者，炙甘草汤主之。

刘昆湘曰：本条冠伤寒者，此示病由外感而起，必曾经医汗、吐，或下，今转脉象结促，心中动悸。结为其象结塞，促为其势上击。乍结则脉血凝泣而阴枯，乍促则脉气逆冲而阳动，此心肾不交之正象也。交通心肾，责在脾土，脾阴伤而内急，遂致中枢不转，湿土燥化，令肾水无以上升，肺津不能下布，阴伤水亏，阳越失下挤之用，故效象如此。本方君炙草缓脾阴之急，重地黄滋肾水之枯，麦冬、麻仁清肺而润肠，桂枝、阿胶通脉以生血，人参以补真精，生姜以宣胃气，大枣调合中府。用清酒和水同煎，开闭塞，通经络，助药力运行不滞。一名复脉汤者，明治效，在复脉道之流转也。

高士宗曰：因内伤而伤寒者，病之至重者也，有性命之虞。治法一以温补元气为主，毋发散虚其经脉，毋消导耗其中土，毋寒凉损其阳和。虽有外证，必察其内；察内者，探本澄源之大道，舍轻从重之至理也。

炙甘草汤方

甘草四两(炙)　生姜三两(切)　人参二两　地黄半斤　桂枝三两　麦门冬半升　阿胶二两　麻仁半升　大枣十二枚(擘)

上九味，以清酒七升，水八升，先煮八味取三升，去滓，内胶，烊消尽。温服一升，日三服。

尤在泾曰：脉结代者，邪气阻滞而荣卫涩少也；心动悸者，神气不振而都城震动也。是虽有邪气而攻取之，法无所施矣。故宜人参、姜、桂以益卫气，胶、麦、麻、地、甘、枣以益荣气，荣卫既充，脉复神完而后从而取之，则无有不服者矣。此又扩建中之制，为阴阳并调之法如此。

张路玉曰：津液枯槁之人，宜预防二便秘涩之虞。麦冬、生地薄滋膀胱之化源；麻仁、阿胶专主大肠之枯约，免致阴虚泉竭，火燥血枯，此仲景救阴退阳之特识也。

《伤寒辑义·名医别录》：甘草通经脉，利血气。《证类本草·伤寒类要》治伤寒心悸，脉结代者，甘草二两，水三升，煮一半，服七合，日一服。由是观之，心悸、脉结代，专主甘草，乃是取乎通经脉、利血气，此所以命方曰炙甘草汤也。

《千金方》：炙甘草汤治肺痿，涎唾多出血，心中温温液液者。

（即本方）

《千金翼方》：复脉汤治虚劳不足，汗出而闷、脉结、心悸、行动如常、不出百日，危急者二十一日死。越公杨素，因患失脉，七日服五剂而复。（即本方）

《济阳纲目》：《宝鉴》炙甘草汤，治许伯威中气本弱，病伤寒八九日，医见其热甚，以凉药下之，又食梨三枚，冷伤脾胃，四肢冷时发昏愦，其脉动而中止，有时自还，乃结脉也，心亦悸动，呃逆不绝，色变青黄，精神减少，目不欲开，蜷卧，恶人语，以此药治之。（即本方）

《张氏医通》：酒色过度，虚劳少血液，液内耗，心火自炎，致令燥热乘肺，咯唾脓血，上气涎潮，其嗽连续不已；以邪客皮毛，入伤于肺，而自背得之尤速，当炙甘草汤。

卷九

辨阳明病脉证并治

问曰：病有太阳阳明，有正阳阳明，有少阳阳明，何谓也？答曰：太阳阳明者，脾约是也；正阳阳明者，胃家实是也；少阳阳明者，发汗利小便已，胃中燥烦实，大便难是也。

成无己曰：阳明胃也。邪自太阳经传之入腑者，谓之太阳阳明；邪自阳明经传入腑者，谓之正阳阳明；邪自少阳传之入腑者，谓之少阳阳明。

章虚谷曰：太阳阳明者，谓邪由太阳传入阳明，即化为热则不恶寒而反恶热也。脾主为胃行津液者也，胃家邪热盛，反约制其脾不得为胃行津液，故致燥渴便硬。如白虎汤滋其燥渴也，脾约丸通其燥结也。正阳阳明者，《内经》言：邪中于面则下阳明，是阳明本经受邪，内及于腑，故名胃家实也。其邪初感，亦必有脉浮紧、恶寒等证。如下各条所叙者，但以阳明阳气盛而邪易化热，旋即不恶寒而反恶热，不同太阳之常恶寒、少阳之往来寒热也。少阳止宜和解，若发汗、利小便则徒伤津液而邪不解，因之转入阳明。津液伤则胃燥而烦，邪热内实则大便难也。此总名三阳经邪所以入胃之证，以下各条由此而生发也。

《新释》：问曰：阳明之为病，有太阳阳明，有正阳阳明，有少阳阳明。三者之因不同，致病亦异，请问何谓也？答曰：太阳阳明者，以太阳病汗出不彻，或发汗，或吐，或下、或利小便，此皆亡阳明水谷之津液，致淋巴腺及脾脏膏膜燥灼，不能输小肠以胰液，其糟粕燥结，形小而硬，故不更衣无所苦，所谓脾约是也。正阳阳明者，消化系统之直接自病。《内经》曰：阳明之上，燥气主之。燥气太过，则不大便，内实，腹满硬而痛，所谓胃家之邪气盛则实是也。少阳阳明者，以伏邪郁于少阳，失其和解，误发汗，或误利小便，致脏腑外之网膜干燥，不能输肠胃襞以血液，致肠胃中燥气太过，而少阳之郁热不解则烦，胃家邪气盛则实，其邪由少阳之半里排泄于阳明，故大便涩而难出是也。此节言阳明病有自病及太少二阳转属之三因，为一篇之提纲，以下乃分疏之。

阳明之为病，胃家实是也。

柯韵伯曰：阳明为传化之腑，当更实更虚，食入，胃实而肠虚，食下，肠实而胃虚，若但实不虚，斯为阳明之病根矣。胃实不是阳明病，而阳明之为病，悉从胃实上得来，故以胃家实为阳明一经之总纲也。然致实之由，最宜详审，有实于未病之先者；有实于得病之后者；有风寒外束热不得越而实者；有妄汗、吐、下，重亡津液而实者；有从本经热盛而实者；有从它经转属而实者。此只举其病根在实，而勿得以胃实即为可下之证。

尤在泾曰：胃者汇也，水谷之海，为阳明之腑也。胃家实者，邪热入胃与糟粕相结而成实，非胃气自盛也。凡伤寒腹满，便闭，潮热，转失气，手足濈濈汗出等证，皆是阳明胃实之证也。

程郊倩曰：太阳之为病，多从外入，风寒等是病根；阳明之为病，多从内受，胃家实是病根。而燥之一字，则又胃家实之病根也。

沈尧封曰：此是阳明证之提纲。后称阳明病三字，俱有胃家实在内。

《新释》：阳明者，消化系统之符语，自口腔至肛门为广狭不同之长管，水谷入出之道路，于饮食有直接密切之关系者也。其致病之因，虽有太、正、少之殊，然其为燥气太过而致病，可一言以蔽之，曰胃家实是也。此一节为阳明受病之总提纲，后凡言阳明病者，无论传属及自病，俱指胃家实言之。上节"胃家实"三字，指正阳阳明之一因而言；此节"胃家实"三字，统太、正、少之三因而言也。胃家，括胃、小肠、大肠、胆、膀胱在内。犹《难经》云：小肠谓赤肠，大肠谓白肠，胆者谓青肠，胃者谓黄肠，膀胱者谓黑肠之义也。胃实，谓有宿食；肠实，谓有燥屎；胆实，为发黄；膀胱实，为小便不利。故诸证治法皆见此篇。

问曰：何缘得阳明病？答曰：**太阳病，若发汗，若下，若利小便，此亡津液，胃中干燥，因转属阳明。不更衣，内实，大便难者，此名阳明也。**

张令韶曰：此承上章太阳阳明病而言也。盖太阳之津液生于胃腑水谷之津，太阳病若发汗，若下，若利小便，皆所以亡胃腑之津液也。津液亡，故胃中干燥，因而转属于阳明，遂不更衣。阳明内实大便难者，此太阳转属阳明而名阳明也。古人大便必更衣，故不更衣为不大便也。

尤在泾曰：胃者，津液之腑也。汗、下、利小便，津液外亡，胃中干燥，此时寒邪已变为热，热犹火也，火必就燥，皆以邪气转属阳明也。而太阳转属阳明，其端有二，太阳初得病时，发其汗，汗先出不彻，因转属阳明也，为邪气未尽而传，其病在经；此太阳病若汗，若下，若利小便，亡津液，胃中干燥，因转属阳明者，为邪气变热而传，其病在腑也。此阳明受病之因也。

陆九芝曰：阳明主津液所生病，病至阳明，未有不伤津液者，汗多亡阳,下多亡阴,皆谓亡津液,而欲保津液,仍在汗下之得其当。

问曰:阳明病,外证云何?答曰:身热,汗自出,不恶寒,反恶热也。

柯韵伯曰:阳明主里,而亦有外证者,有诸中而形诸外,非另有外证也。胃实之外见者,其身则蒸蒸热,里热炽而达于外,与太阳表邪发热者不同。其汗则濈濈然,从内溢而无止息,与太阳风邪为汗者不同。表寒已散,故不恶寒。里热闭结,故反恶热。只因有胃家实之病根,即见身热自汗之外证,不恶寒反恶热之病情。四证是阳明外证之提纲,故胃中虚冷,亦得称阳明病者,因其外证如此也。

问曰:病有得之一日,不发热而恶寒者,何也?答曰:虽得之一日,恶寒将自罢,即自汗出而恶热也。

柯韵伯曰:阳明受病,当二三日发,上条是指其已发热言,此追究一日前未发热时也,初受风寒之日,尚在阳明之表,与太阳初受时同,故阳明亦有麻黄桂枝证。二自来表邪自罢,故不恶寒;寒止热炽,故汗自出而反恶热。两阳合明之象见矣。阳明病多从他经转属,此因本经自受寒邪,胃阳中发,寒邪即退,反从热化故耳。若因亡津液而转属,必在六七日来,不在一二日间。本经受病之初,其恶寒虽与太阳同,而无项强痛为可辨。即发热汗出,亦同太阳桂枝证,但不恶寒反恶热之病情,是阳明一经之枢纽。

陈修园曰:此承上文不恶寒反恶热而言也。但上文言阳明自内达外之表证,此言风寒外入之表证。

问曰:恶寒何故自罢?答曰:阳明居中,主土也,万物所归,无所复传,始虽恶寒,二日自止,此为阳明病也。

成无己曰:胃为水谷之海,主养四旁。四旁有病,皆能传入于胃,入胃则更不复传。如太阳病传之入胃,则更不传阳明;阳明病传之入胃则更不传少阳；少阳病传之入胃，则更不传于三阴也。

张令韶曰：阳明位居中土，为万物之所归，凡内外之邪，皆可入于阳明，一归中土，无复出理，故无所复传于别经也。始虽恶寒者，以一日在表，表气通于太阳也。二日阳明主气，正邪之气俱归阳明，故恶寒自止。此为阳明病也。

柯韵伯曰：太阳病八九日，尚有恶寒证，若少阳寒热往来，三阴恶寒转甚，非发汗、温中，何能自罢？唯阳明恶寒，未经表散即能自止，与它经不同。

合信氏曰：各物不论五色、五味，胃津化后则色味俱无，总归一物，无区别矣。此万物所归之证。

黄坤载曰：感伤三阳则为热，传之三阴则为寒，以阳盛于腑，阴盛于脏，腑病则热，脏病则寒也。感证一传胃腑则胃热日增，不复再传三阴而为寒。缘阴盛之人，三阳方病于外，三阴即应于中，传阴则后之恶寒无有止期。此但入三阴为寒，不入胃腑为热者也。阳盛之人，太阳被感，腑热郁生，其始热未极盛，犹见恶寒，俟至二日热盛之极，气蒸汗泄，则恶寒自止。此但入胃腑为热，不入三阴为寒者也。阳盛则生，阴盛则死，阴莫胜于少阴，阳莫盛于阳明。病入三阴，死多生少，虽用姜附回阳，难保十全无失，最可虑也。一传胃腑，则正阳司气，三阴无权，万不一死，至为吉兆。俟其胃热盛实，一用承气攻下，自无余事。阳贵阴贱，正为此也。

本太阳病，初得病时，发其汗，汗先出不彻，因转属阳明也。

张令韶曰：上文言亡津液而转属，此言汗出不彻是不必亡津液而亦能转属也。

程郊倩曰：彻者，尽也，透也。汗出不透，则邪未尽出，而辛热之药性，反内留而助动燥邪，因转属阳明。辨脉篇所云"汗多则热愈，汗少则便难"者是也。

按：太阳中篇云：二阳并病，太阳初得病时发其汗，汗先出不彻，因转属阳明。与此节之义同。

伤寒发热无汗，呕不能食，而反汗出濈濈然者，是转属阳明也。

张令韶曰：伤寒发热无汗者，病在太阳也。呕不能食者，胃气不和也。不因发汗而反汗出濈濈然者，动其水谷之津也。水津外泄则阳明内虚，是以转属于阳明也。

程郊倩曰：濈濈，连绵之意，俗云汗一身不了又一身也。

陈修园曰：上文历言阳明本经之自为病，此复申明太阳转属阳明之义。除过汗亡津液外，又有此汗出不彻而转属、不因发汗而转属，合常变而并言之也。

伤寒三日，阳明脉大者，此为不传也。

方中行曰：伤寒三日，该中风面大约言也。脉大者，阳明气血俱多也。

程郊倩曰：大为阳盛之诊，伤寒三日见此，邪已去表入里，而脉从阳热化气，知三阳当令，无复阳去入阴之虑矣。不言阴阳者。该及浮沉，具有实字之意。

尤在泾曰：阳明之脉，人迎、跌阳皆是，伤寒三日，邪入阳明，则是二脉当大，不得独诊于右手之附上也。

按：此节承上文而补申其转属之脉。犹云太阳病三日脉大者，为传属阳明之候也。此倒叙笔法。《素问》脉要精微论云：大则病进。既传阳明，无所复传，故曰：此为不传也。太阳篇云：伤寒二三日，阳明、少阳证不见者，为不传。与此节互相发。

伤寒脉浮而缓,手足自温者,是为系在太阴。太阴者,身当发黄,若小便自利者,不能发黄;至七八日,大便硬者,为阳明病也。

程郊倩曰:阳明为病,本于胃家实,则凡胃家之实,不特三阳受邪,能致其转属阳明,即三阴受邪,亦能致其转属阳明,聊举太阴一经例之。脉浮而缓,是为表脉,然无头痛、发热、恶寒等外证,而只手足温,是邪不在表而在里。但入里有阴阳之分,须以小便别之。小便不利者,湿蒸淤热而发黄,以其人胃中原先燥气也。小便自利者,胃干便硬而成实,以其人胃中本来有燥气也。病虽成于七八日,而其始证却脉浮而缓,手足自温,则实太阴病转属来也。既已转系阳明,其脉之浮缓者转为沉大不必言矣。而手足之温不止温已也,必濈然微汗出。盖阴证无汗,汗出者,必阳气充于内而后溢于外,其大便之实可知。唯其从阴经转来,故汗虽出而仍微耳,是之谓太阴阳明。则推之少阴三大承气证,厥阴一小承气证,何非转属阳明之病哉。凡三阴转属阳明,自是三阴证罢。故太阴则濈然微汗出,少阴则口干燥、腹胀不大便,厥阴自谵语也。

秦皇士曰:此承明上条阳明之热内传太阴,而为燥热脾约者,当用脾约丸。

陈修园曰:此节合下节,明阳明与太阴相表里之义也。

伤寒转属阳明者,其人濈然微汗出也。

汪苓友曰:此承上文而申言之。上言伤寒系在太阴,要之既转而系于阳阴,其人外证不但小便利,当濈然微汗出。盖热蒸于内,汗润于外,汗虽微,而腑实之证的矣。

阳明中风,口苦,咽干,腹满微喘,发热恶风,脉浮而缓;若下之,则腹满、小便难也。

刘昆湘曰：此示阳明经证亦有中风伤寒之辨。曰阳明中风者，言胃家本燥，外中于风。口苦咽干，证类少阳；腹满、脉浮而缓，证象太阴；发热、恶风、微喘，证似太阳。所以属阳明者，以胃实、大便难、脉大故也。以无头项、身体强痛，故不属太阳；以无目眩、往来寒热，故不属少阳；以无自利而复能食，故不属太阴。盖以胃气外布三焦，内溉腑脏，胃热浊升，津干燥化，咽路内焦，胆阳受灼，亦可见口苦、咽干之候。胃实而阳明内阖，津焦气阻，亦令腹满而兼微喘。以胃逆令肺失肃降，上迫为喘。但发热恶风，为在表之诊。脉浮而缓，举浮知风邪外鼓，按缓为胃气有余。不言汗出者，以阳明中风，法当无汗，与太阳中风自汗者不同。但宜从少阳阳枢以和表里，自漐然微汗而解。宜小柴胡汤加厚朴、杏仁，和其津液，降其逆气。若误认里实而早下之，则胃阳内陷，转系太阴，必腹满加甚。外邪陷而太阳之气随抑，膀胱无气以化，故小便难也。推此例以隅反，知阳明中风，法当治从少阳；少阴中风，法当从厥阴；太阴中风，法当治从太阳。又为活法中之定法矣。

王肯堂曰：发热恶寒，表未解也，而误下之，则亡阴，亡阴则阳无以化，故腹满、小便难也。

许学士云：宜小柴胡汤。

程知曰：此言阳明兼有太阳、少阳表邪，即不可攻也。

陈修园曰：此言阳明之气不特与太阴为表里，抑且中合于少阳，外合于太阳也。

阳明病，若能食，名中风；不能食，名中寒。

成无己曰，阳明病，以饮食别受风寒者，以胃为水谷之海，风为阳邪，阳邪杀谷，故中风者能食；寒为阴邪，阴邪不杀谷，故中寒者不能食。

柯韵伯曰：此不特以能食不能食别风寒，更以能食不能食审胃家虚实也。要知风寒本一体，随入胃气而别。

王朴庄曰：风之中面及膺者，中风也。风之从鼻入胃者，中寒也。其证皆胃家实，故曰阳明病也。不曰伤寒而曰中寒，明寒之不自表入也。

阳明病，若中寒者，不能食，小便不利，手足濈然汗出，此欲作固瘕，必大便初硬后溏；所以然者，以胃中冷，水谷不别故也。

瘕，音贾。

黄坤载曰：阳明病，若中寒不能食，土湿而小便不利，手足阳泄而濈然汗出，此寒气凝结，欲作坚固癥瘕，大便必初硬后溏。所以然者，胃中寒冷，不能蒸化水谷、水谷不别，俱入二肠而泄利故也。凡水寒土湿，阴气凝结，瘕块坚硬，多病溏泄，服暖水温土之剂，阳回泄止，寒消块化，续从大便而出滑白粘联状如痰涕，是即固瘕之泮解而后行者也，五十七难所谓大瘕泄者，即此。

王肯堂曰：此欲作同瘕，厚朴生姜甘草半夏人参汤。理中汤。

阳明病，初欲食，小便不利，大便自调，其人骨节疼，翕翕然如有热状，奄然发狂，濈然汗出而解者，此水不胜谷气，与汗共并，脉小则愈。

成无己曰：阳病客热初传入胃，胃热则消谷而欲食。阳明病热为实者，则小便当数，大便当硬，今小便反不利，大便自调者，热气散漫，不为实也。欲食，则胃中谷多。《内经》曰：食入于阴，长气于阳。谷多则阳气胜，热消津液则水少。经曰：水入于经，其血乃成，水少则阴血弱。《金匮要略》曰：阴气不通，即骨疼。其人骨节疼者,阴气不足也。热甚于表者,翕翕发热,热甚于里者,蒸蒸发热,此热气散漫,不专著于表里,故翕翕如有热状。奄,忽也。忽热发狂者,阴不胜阳也。《内经》曰:阴不胜其阳者,则脉流薄疾,并乃狂。阳明蕴热为实者,须下之愈;热气散漫,不为实者,必待汗出而愈,故云濈然汗出而解也。水谷之气等者,阴阳气平也;水不胜谷气,是阴不胜阳也。汗出则阳气衰,脉紧则阴气生,阴阳气平,两无偏胜则愈,故云与汗共并,脉紧则愈。

张隐庵曰:此言阳明中风也。

按:阳明病,脉大为病进,汗出则邪退,故脉小则愈。

《素问》阳明脉解篇:四支者,诸阳之本也。阳盛则四支实,实则能登高也。热盛于身,故弃衣欲走也。阳盛则使人妄言骂詈,不避亲疏,而不欲食,不欲食,故妄走也。

阳明病,欲解时,从申至戌下。

尤在泾曰:申酉戌时,日晡时也。阳明潮热,发于日晡,阳明病解,亦于日晡;则申酉戌为阳明之时,其病者邪气于是发,其解者正气于是复也。

舒驰远曰:凡病欲解之时,必从其经气之旺,以正气得所旺之时则能胜邪,故病解。乃阳明之潮热,独作于申、酉、戌者,又以腑热实盛,正不能胜,惟乘旺时,而仅与一争耳。是以一从旺时而病解,一从旺时而热潮,各有自然之理也。

阳明病,不能食,攻其热必哕。所以然者,其人本虚,胃中冷故也。

张隐庵曰:阳明病者,病阳明胃腑之气也。不能食,胃气虚也。哕,呃逆也。胃气虚而复攻其热,故哕。所以然者,阳明以胃气为本,以其人本虚,攻其热则胃中虚冷而必哕。

柯韵伯曰：初受病便不能食，知其人本来胃虚，与中有燥屎而反不能食者有别也。哕为胃病，病深者，其声哕矣。

秦皇士曰：阳明不能食，有寒热二条，胃热不能食，攻其热则愈；胃寒不能食，攻其热必哕呃。

阳明病，脉迟，食难用饱，饱则微烦头眩，必小便难，此欲作谷疸，虽下之，腹满如故。所以然者，脉迟故也。

尤在泾曰：脉迟者，气弱而行不利也。气弱不行则谷化不速，谷化不速则谷气郁而生热，其热上冲，则作头眩。气上冲者不下走，则小便难。而热之郁于中者，不得下行浊道，必将蒸积为黄，故曰：欲作谷疸。然以谷气郁而成热，而非胃有实热，故虽下之而腹满不去，不得与脉数胃实者同论也。

魏念庭曰：谷疸一证，喻嘉言注谓胃寒，愚谓谷疸既胃中谷气作霉，如仓中谷霉，必因湿起，必因热变。谓之胃寒，则冬月何以仓庚无糜朽之虞，必俟冰清风暖以后哉。就仓谷而言，可知人胃中之谷气作疸，是热非寒矣。二麦将收，或遇细雨数日，则穗色黯黄，名曰黄疸，此时，时已仲夏，无寒候也，乃梅雨将罢之期，特地气作霉，南北少异耳，此正湿热合而成者。又小儿病名火疸，亦无寒理。余注谷疸，为胃中虚热，似为有据也。

按：头眩与目眩不同，目眩属少阳，而合目即止；头眩属阳明，虽闭目而仍晕转，凡人饮酒饱食后，多见此候。

阳明病，法多汗，反无汗，其身如虫行皮中状者，此以久虚故也。

张隐庵曰：本篇云：阳明外证，身热，汗自出，故法多汗。今反无汗，其身如虫行皮中状者，由于胃腑经脉之虚，故曰此久虚故也。由是知经脉皮腠之血气，本于胃腑所生矣。

赵嗣真曰：虫行皮中状者，即经言身痒是也。久虚者，以表气不足，津液不充于皮肤，使腠理枯涩，汗难出也。借用各半汤，或柴胡桂枝汤，以和其荣卫，通行津液。

程郊倩曰："虚"字指胃言，胃主肌肉，实则为痛，虚则为痒、为麻。

按：太阳以无汗为邪实，阳明以无汗为正虚。

阳明病，反无汗而小便利，二三日，呕而咳，手足厥者，必苦头痛；若不咳，不呕，手足不厥者，头不痛。

张令韶曰：阳明病，反无汗而小便利者，津液不得外达而唯下泄也。津液泄于下，则虚气逆于上，故二三日呕而咳。四肢不得禀水谷气，故手足厥。夫呕而咳，手足厥者，阳明之气不能扩充，唯逆于上，故必苦头痛。若不咳，不呕，手足不厥，阳明之气扩充而四达，不逆于上，故头不痛。呕者，胃病也。咳者，肺病也。肺脘与胃脘相连，故咳论曰：聚于胃，关于肺。阳明燥金也，肺寒金也，皆主秋金之气，故此二节皆咳。

方中行曰：此亦寒胜，故小便利、呕、手足厥。手足为诸阳之本，三阳皆上头，故手足厥者，必苦头痛也。

林澜曰：须识阳明亦有手足厥证，胃主四肢，中虚气寒所致也。然苦头痛而咳，自与阴寒但厥者异矣。

万密斋曰：此阳明本经伤寒，而寒气内攻之证也。

阳明病，但头眩，不恶寒，故能食。若咳者，其人必咽痛；不咳者，咽不痛。

章虚谷曰：阳明中风故能食，风邪上冒而头眩，其邪化热则不恶寒。《内经》言胃中悍气直上冲头者，循咽上走空窍，其风邪入胃，随气上冲，故咳而咽必痛。咽与肺喉相连，邪循咽必及肺，故咳也。若不咳者，可知邪在经而不入胃循咽，则咽不痛矣。此为阳明中风之变证，故与太阳之有头痛者异也。

程郊倩曰：阳明以下行为顺，逆则上行，故中寒则有头痛证，中风则有头眩证。以不恶寒而能食，知其郁热在里也。寒上攻能令咳，其咳兼呕，故不能食而手足厥；热上攻亦令咳，其咳不呕，故能食而咽痛，以胃气上通于肺，而咽为胃腑之门也。夫咽痛唯少阴有之，今此以咳伤致痛，若不咳则咽不痛，况更有头眩、不恶寒以证之，不难辨其为阳明之郁热也。

钱天来曰：此条纯是热邪，当前条两相对待，示人以风寒之辨也。

《内经》咳论历举五脏六腑之咳证，而归纳之总诀曰：此皆聚于胃，关于肺。上节为寒聚于胃，而上逆干肺之咳；此节为热聚于胃，而上逆干肺之咳。

阳明病，无汗，小便不利，心中懊憹者，身必发黄。

尤在泾曰：邪入阳明，寒已变热，无汗则热不外越；小便不利则热不下泄；蕴蓄不解，集于心下而聚于脾间，必恶热为懊憹不安；脾以湿应与热相合，势必蒸郁为黄矣。

按：此节言阳明病淤热在里而发黄之候。本第十四节、十五节言小便不利而汗出，二十节言无汗而小便利，此节言无汗而小便不利，可谓曲尽病情矣。而皮肤与膀胱之气化关系于阳明可见矣。

阳明病，脉浮而大者，必潮热，发作有时；但浮者，必自汗出。

按：阳明病，脉浮而按之大者，知大肠中有燥屎已结实。里实则潮热发作有时，故脉应之浮而大也。若脉但浮者，则阳盛而气机外出，故必自汗。此皆阳明之本证也。

王肯堂曰：潮热者，若潮汐之来不失其时。阳明旺于未申，必于日晡时发乃为潮热。

张隐庵曰:金氏曰:无病之病,虽日有潮而不觉,病则随潮外现矣。

阳明病,口燥,但欲漱水不欲咽者,此必衄。

漱,音瘦。

成无己曰:阳明之脉起于鼻,络于口,阳明里热,则渴欲饮水,此口燥,但欲漱水不欲咽者,是热在经而里无热也。阳明气血俱多,经中热甚,迫血妄行,必作衄也。

魏念庭曰:漱水非渴也;口中粘也。

尤在泾曰:阳明口燥欲饮水者,热在气而属腑。口燥但欲漱水不欲咽者,热在血而属经。

柯韵伯曰:太阳、阳明皆多血之经,故皆有血证。太阳脉当上行,荣气逆,不循其道,反循巅而下至目内眦,假道于阳明,自鼻颏而出鼻孔,故先目瞑头痛。阳明脉当下行,荣气逆而不下,反循齿环唇而上循鼻外,至鼻颏而入鼻,故先口燥鼻干。异源向流者,以阳明经脉起于鼻之交颏中,旁纳太阳之脉故也。

阳明病,本自汗出,医更重发汗,病已差,尚微烦不了了者,此必大便硬故也。以亡津液,胃中干燥,故令大便硬。当问其小便日几行,若本小便日三四行,今日再行,则知大便不久必出。所以然者,以小便数少,津液当还入胃中,故知不久必大便也。

令,平声。为,去声。

张令韶曰:阳明病,本自汗出,津液外泄也。医更重发汗,津液竭矣。病已差者,外已除也。尚微烦不了了者,内未解故大便必硬也。夫以亡津液干燥之故而令大便硬,是不必问其大便,而当问其小便日几行矣,若小便由多而少,故知大便不久出,盖以大小便皆胃腑津液之所施也。今小便数少,则津液当复还入于胃中,故知不久必大便也。

尤在泾曰:阳明病不大便,有热结与津竭两端:热结者,可以寒下,可以咸软;津竭者,必津回燥释,而后便可行也。兹已汗复汗,重亡津液,胃燥便硬,是当求之津液,而不可复行攻逐矣。小便本多,而今数少。则肺中所有之水精,不直输于膀胱,而还入于胃腑,于是燥者得润,硬者得软,结者得通,故曰不久必大便出。而不可攻之意,隐然言外矣。

汪苓友曰:病家如欲用药,宜少与麻仁丸。

伤寒呕多,虽有阳明证,不可攻之。

成无己曰:呕者,热在上焦,未全入腑,故不可下。

章虚谷曰:胃寒则呕多,兼少阳之邪则喜呕,故虽有阳明证,不可攻下也。若胃寒而攻之,必下利清谷;兼少阳而攻之,必挟热下利矣。

喻嘉言曰:呕多诸病,不可攻下,不特伤寒也。

柯韵伯曰:呕多是水气在上焦,虽有胃实证,只宜小柴胡以通液,攻之,恐有利遂不止之祸。

阳明证,心下硬满者,不可攻之;攻之利遂不止者死,利止者愈。

张令韶曰:心下者,胃腑之所居也。胃为水谷之海,阳明病,心下硬满者,胃中水谷空虚,胃无所仰,虚气上逆,反硬满也。故太阳篇曰:此非结热,但以胃中虚,客气上逆,故使硬也,不可攻之。攻之而利遂不止者,水谷尽,胃气败,故死。利止者,水谷未尽,胃气未败,故愈。

魏念庭曰:言阳明,则发热汗出之证具。若胃实者,硬满在中焦,今阳明病,而见心下硬满,非胃实可知矣。虽阳明亦可以痞论也。主治者,仍当察其虚实寒热,于泻心诸方求治法。

阳明证,眼合色赤,不可攻之;攻之必发热,色黄者,小便不利也。

按:《灵枢》动输篇云:胃气上注于肺,其悍气上冲头者,循咽,上走空窍,循眼系,入络脑。阳明证,眼合色赤者,合,通也,眼通色赤,是胃中有热,随悍气上冲。薰其目也。宜以竹叶石膏之类,以清上焦之风热。若妄下之,则热陷于里,与湿相蒸,必发热而身见黄色。盖由攻下致膀胱之气化不行,小便不利,湿热无以下泄之故也。

阳明病,不吐不下,心烦者,可与调胃承气汤。

成无已曰:吐后心烦,谓之内烦;下后心烦,谓之虚烦。今阳明病不吐不下心烦,则是胃有郁热也,与调胃承气汤以下郁热。

张令韶曰:阳明病者,胃气不和之病也。不吐不下,胃不虚也。胃络上通于心,阳明之燥火与少阴之君火相合,故心烦。可与调胃承气汤。胃气不和,以此调之。承者,以下承上也,热气在上,以水承之。芒硝出于卤地,感水阴之气,故能上承热气;大黄苦寒,主推陈致新,荡涤胃中之热垢;甘草所以调中也。

柯韵伯曰:言阳明病则身热汗出,不恶寒,反恶热矣。若吐下后而烦为虚烦,宜栀子豉汤。

调胃承气汤方 见太阳病上

阳明病,脉实,虽汗出而不恶热者,其身必重,短气,腹满而喘,有潮热者,此外欲解,可攻里也。手足濈然汗出者,此大便已硬也,大承气汤主之;若汗多,微发热恶寒者,外未解也,其热不潮者,未可与承气汤;若腹大满不通者,可与小承气汤微和胃气,勿令大泄下。

按:此节乃正阳阳明,本经病入于腑之证治。阳明病脉实者,可下之候也。虽汗出而不恶热者，乃胃家初实未至亢热之征，表里邪盛，经脉有所阻，故其身必重。胃家糟粕燥结，阻其气息升降之道路，故短气腹满而喘。阳明旺于申酉戌，胃为水谷之海，正气乘旺时而与邪相争，如潮之有信，此胃实之征，故曰有潮热者，此外欲解，可攻里也。

成无己曰：身重短气、腹满而喘，有潮热者，热入腑也。四肢诸阳之本，津液足为热蒸之，则周身汗出；津液不足为热蒸之，其手足濈然而汗出，知大便已硬也，与大承气汤以下胃热。经曰：潮热者，实也。其热不潮，是热未成实，故不可便与大承气汤；虽有腹大满不通之急，亦不可与大承气汤；与小承气汤微和胃气。

徐灵胎曰：四肢为诸阳之本，濈然汗出，阳气已盛于土中矣。以此验大便之硬又一法。腹满不通，虽外未解，亦可用小承气，此方乃和胃之品，非大下之峻剂故也。

钱天来曰：热邪归胃，邪气依附于宿食粕滓而郁蒸煎迫，致胃中之津液枯竭，故发潮热而大便硬也。若不以大承气汤下之，必至热邪败胃，谵语狂乱，循衣摸床等变而至不救。

大承气汤方

大黄四两(酒洗)　厚朴半斤(去皮，炙)　枳实五枚(炙)　芒硝三合

上四味，以水一斗，先煮二物，取五升，去滓，内大黄，更煮，取二升，去滓，内芒硝，更上微火一两沸，分温再服。得下，余勿服。

成无己曰：《内经》曰：燥淫所胜，以苦下之。大黄、枳实之苦，以润燥除热。又曰：燥淫于内，治以苦温，厚朴之苦以下燥。又曰：热淫所胜，治以咸寒。芒硝之咸以攻蕴热。承，顺也。伤寒邪气入

胃者,谓之入腑,腑之为言聚也。胃为水谷之海,荣卫之源,水谷会聚于胃,变化而为荣卫,邪气入于胃也,胃中气郁滞,糟粕秘结,壅而为实,正气不得舒顺也。本草曰:通可去滞,泄可取邪。塞而不利,闭而不通,以汤荡涤,便塞者利而闭者通,正气得以舒顾,是以承气名之。

舒弛远曰:大黄荡实热,厚朴通气壅,枳实破气结,硝芒软坚而兼能润肠中之干涩也。

柯韵伯曰:夫诸病皆因于气,秽物之不去,由于气之不顺,故攻积之剂必用行气之药以主之。亢则害,承乃制,此承气之所由。又病去而元气不伤,此承气之义也。夫方分大小,有二义焉,厚朴倍大黄是气药为君,名大承气;大黄倍厚朴是气药为臣,名小承气。味多性猛,制大其服,欲令泄下也,因名曰大;味少性缓,制小其服,欲微和胃气也,故名曰小。二方煎法不同,更有妙义,大承气用水一斗,先煮枳朴,煮取五升,入大黄煮取二升,内硝者,以药之为性,生者锐而先行,熟者气钝而和缓,仲景欲使芒硝先化燥屎,大黄继通地道,而后枳朴除其痞满,缓于制剂者,正以急于攻下也;若小承气则三物同煎,不分次节,而服只四合,此求地道之通,故不用芒硝之峻,且远于大黄之锐矣,故称为微和之剂。

程知曰:调胃承气大黄用酒浸,大承气大黄用酒洗,皆为芒硝之咸寒而以酒制之。若小承气不用芒硝,则亦不事酒浸洗矣。

《内台方议》:仲景所用大承气者二十五证,虽曰各异,然即下泄之法也,其法虽多,不出大满、大热、大实,其脉沉实滑者之所当用也。

《千金方》:大承气治正阳阳明病,潮热,不大便六七日,短气,腹满而喘,手足濈然汗出方。

《总病论》:凡脉沉细数为热在里,又兼肠满咽干,或口燥舌干而渴者,或六七日不大便,小便自如,或目中瞳子不明,无外证者,或汗后脉沉实者,或下利,三部脉皆平,心下坚者,或连发汗已,不恶寒者,或已经下,其脉浮沉,按之有力者,宜大承气汤。

《伤寒蕴要》:大抵下药必切脉沉实,或沉滑,沉疾有力者,可下也。再以手按脐腹硬者,或叫痛不可按者,则下之无疑也。凡下后不解者,再按脐腹有无硬处,如有手不可按下,未尽也,复再下之。若下后腹中虚软,脉无力者,此为虚也。

《古今医统》:大承汤治癫狂热壅,大便秘结。

《伤寒绪论》:治病人热甚,脉来数实,欲登高弃衣,狂言骂詈,不避亲疏。盖阳盛则四肢实,实则能登高也。大承气汤。

《直指方》:热厥者,初病身热,然后发厥,其人畏热,扬手掷足,烦躁饮水,头汗,大便秘,小便赤,怫郁昏愦。盖当下失下,气血不通,故四肢逆冷,所谓热深则厥深。所谓下证悉俱见厥逆者,此也,与大承气汤。

小承气汤方

大黄四两(酒洗) 厚朴二两(去皮,炙) 枳实三枚(炙)

上三味,以水四升,煮取一升二合,去滓,分温再服。初服更衣者,停后服;不尔者,尽饮之。

成无己曰:大热结实者,与大承气汤;小热微结实者,与小承气汤。以热不甚大,故于大承气汤中去芒硝;又以结不至坚,故亦减厚朴、枳实也。

张令韶曰:胃与大肠、小肠交相贯通者也,胃接小肠,小肠接大肠，胃主消磨水谷，化其津微，内灌溉其脏腑，外充溢于皮毛，其糟粕下入于小肠，小肠受其糟粕，复加运化，传入于大肠，大肠方变化，传道于直肠而出，故曰：小肠者，受盛之官，化物出焉。大肠者传道之官，变化出焉。是大承气者，所以通泄大肠而上承热气者也。故用枳朴以去留滞，大黄以涤腐秽，芒硝上承热气。小承气者，所以通泄小肠，而上承胃气者也。故曰微和胃气者，是承制胃腑太过之气者也，不用芒硝而亦名承气者，以此。若调胃承气，乃调和胃气而上承君火之热者也。以未成糟粕，故无用枳朴之消留滞。此三承气之义也。承者制也，谓制其太过之气也。故曰：亢则害，承乃制。

《保命集》：顺气散治消中，热在胃而能食，小便赤黄，微利之，至不欲食为效，不可多利。(即本方)

《入门良方》：小承气汤，治痢初发，精气甚盛，腹痛难忍，或作胀闷，里急后重，数至圊而不能通，窘迫甚者。

《伤寒绪论》：少阴病，手足厥冷，大便秘，小便赤，脉沉而滑者，小承气汤。

阳明病，潮热，大便微硬者，可与大承气汤；不硬者，不可与之。若不大便六七日，恐有燥屎，欲知之法，少与小承气汤，汤入腹中，转失气者，此有燥屎也，乃可攻之；若不转失气者，此但初头硬，后必溏，不可攻之，攻之必胀满不能食也。欲饮水者，与水则哕。其后发热者，必大便复硬而少也，以小承气汤和之。不转失气者，慎不可攻也。

尤在泾曰：阳明病有潮热者，为胃实；热不潮者，为胃未实。而大承气汤有燥屎者，可与；初硬后溏者，则不可与。故欲与大承气，必先与小承气，恐胃无燥屎，邪气未聚，攻之则病未必去而正已大伤也。服汤后转失气者，便坚药缓，屎未能出而气先下趋也，故可更以大承气攻之；不转失气者，胃未及实，但初头硬，后必溏，虽小承气已过其病，况可以大承气攻之哉？胃虚无气，胀满不食所必至矣。又阳明病能饮水者为实，不能饮水者为虚，如虽欲饮而与水则哕，所谓胃中虚冷欲饮水者与水则哕也。其后却发热者，知热气还入于胃，则大便硬，而病从虚冷所变，故虽硬而仍少也，亦不可与大承气汤，但与小承气微和胃气而已。盖大承气为下药之峻剂，仲景恐人不当下而误下，或虽当下而过下，故反复辨论如此，而又申之曰：不转失气者，慎不可攻也。呜呼仁人之心，可谓至矣。

汪苓友曰：转失气，则知其人大便已硬，肠胃中燥热亢甚，故其气不外宣时转而下；不转失气，则肠胃中虽有热而渗孔未至于燥，此但初头硬，后必溏也。

万密斋曰：此一条乃伤寒里证用下药之密法也。

《伤寒辑义》：转失气，《伤寒直格》谓动转失泄之气也，为是。《条辨》曰：矢，《汉书》作屎，古屎矢通，失传写误。《续医说》医学全书曰：是下焦泄气，俗云去屁也，考之韵篇屎矢通用，窃恐传写之误矢为失耳，宜从转矢气为是。

阳明病，实则谵语，虚则郑声。郑声者，重语也。直视谵语，喘满者死，下利者亦死。

张隐庵曰：此统论谵语之有虚实也。夫言主于心，实则谵语者，邪气实而语言昏乱也；虚则郑声者，心气虚而语言重复也。直视，瞋目也。阳热盛而目瞋，心气昏而谵语。夫直视谵语，若邪逆于上，而肺气喘满者死。津泄于下，而肾虚下利者亦死。盖言主于心,出于肺,而发于肾也。郑声,即谵语之重复,若因虚而致谵语者,即郑声也。

《活人书》:病人有谵语,有郑声,二证,郑声为虚,当用温药,白通汤主之;谵语为实,当须谓胃承气汤主之。然谵语、郑声亦相似难辨,须更用外证与脉别之,若大小便利,手足冷,脉微细者,必郑声也;大便秘,小便赤,手足温,脉洪数者,必谵语也。以此相参,然后用药万全矣。

阳明病,发汗多,若重发汗以亡其阳,谵语,脉短者死,脉自和者不死。

汪苓友曰:此系太阳病转属阳明谵语之证。本太阳经得病时发汗多,转属阳明,重发其汗,汗多亡阳。汗本血之液,阳亡则阴亦亏,津血耗竭,胃中燥实而谵语。谵语者脉当弦实,或洪滑,为自和。自和者,言脉与病不相背也,是病虽甚不死。若谵语脉短者,为邪热盛,正气衰,乃阳证见阴脉也,以故主死。

《难经》:病若谵言妄语,身当有热,脉当洪大。而反手足厥冷,脉沉细而微者,死也。

发汗多,亡阳谵语者,不可下,与柴胡桂枝汤,和其荣卫,以通津液,后自愈。此节见《伤寒论》辨发汗后病篇,《脉经》《千金翼方》皆载其文,知为本论脱简,今附列此。

成无己曰:胃为水谷之海,津液之主,发汗多,亡津液,胃中燥必发谵语。此非实热,则不可下,与柴胡桂枝汤,和其荣卫,通行津液,津液生则胃润,谵语自止。

柴胡桂枝汤方见太阳病下

伤寒,若吐若下后不解,不大便五六日,上至十余日,日晡所发

潮热,不恶寒,独语如见鬼状。若剧者,发则不识人,循衣摸床,惕而不安,微喘直视,脉弦者生,涩者死。微者,但发热谵语者,大承气汤主之。

张令韶曰:此言亡阴谵语也。伤寒,若吐若下后不解,则阴液亡矣。阴液亡,故不大便五六日,而上至十余日也。日晡所发潮热者,随阳明所旺之时而热也。不恶寒者,阳明燥气甚也。独语如见鬼状者,自言自语,妄有所见也,此阳热甚而神气昏也。剧甚也。发则不识人者,神明乱而或混或清,时发时止也。阳气实于四肢,故循衣摸床,惕而不安也。孤阳脱于上,故微喘。精不灌于目而目系急,故直视,此阳热甚而阴液亡也。弦为阴脉,若脉弦者阴气未绝,故生。涩则无血,故死。微者,无以上之剧证,而但发热谵语,此阳明内实也,大承气汤主之。

程郊倩曰:亡阳必多汗,此证偏无汗,故为亡阴。

赵以德曰:胃之支脉上络于心,才有壅闭,即堵其神气出入之窍,故不识人。

徐忠可曰:试将颈间两人迎脉按住,即壅遏不识人。人迎者,胃脉也。故《金匮》云:邪入于腑,即不识人。

徐灵胎曰:以上皆阳明危证,因吐下之后竭其中气,津液已耗,孤阳独存,胃中干燥,或有燥屎,故现此等恶证。弦则阴气尚存,且能克制胃实。涩则气血已枯矣。然弦者,尚有可生之理,未必尽生,涩则断无不死者也。

阳明病,其人多汗,以津液外出,胃中燥,大便必硬,硬则谵语,小承气汤主之。

程郊倩曰:阳明病法多汗,其人又属汗家,则不必发其汗而津液外出，自致胃燥便硬而谵语。证在虚实之间，故虽小承气汤亦只一服为率，谵语止，更莫复服，虽燥硬未全除，辄于实处防虚也。

徐灵胎曰：谵语由便硬，便硬由胃燥，胃燥由汗出津液少，层层相因，病情显著。

阳明病，谵语发潮热，脉滑而疾者，小承气汤主之。阳明病服承气汤后，不转失气，明日又不大便，脉反微涩者，里虚也，为难治，不可更与承气汤也。

成无己曰：阳明病，谵语发潮热，若脉沉实者，内实也则可下。若脉滑疾为里热未实，则未可下，先与小承气汤和之。汤入腹中转失气者，中有燥屎，可更与小承气汤一升以除之；若不转失气者，是无燥屎，不可更与承气汤。至明日邪气传时，脉得沉实紧牢之类，是里实也；反得微涩者，里气大虚也。若大便利后脉微涩者，止为里虚而犹可，此不曾大便脉反微涩，是正气内衰，为邪所胜，故云难治。

方中行曰：滑以候食，故为大便硬之诊；疾者，属里热也。然滑疾有不宁之意，不可不知。微者，阳气不充，无以运行；涩者，阴血不足，无以润送。故曰：阳微不可下，无血不可下，此之谓也。

陈修园曰：此以脉而辨谵语之虚实也。

阳明病，谵语有潮热，反不能食者，胃中必有燥屎五六枚也；若能食者，但硬尔。宜大承气汤下之。

张路玉曰：此以能食不能食，辨燥结之微甚也。详仲景言，病人潮热谵语，皆胃中热盛所致。胃热则能消谷，今反不能食，此必热伤胃中津液，气化不能下行，燥屎逆攻于胃之故，宜大承气汤急祛亢极之阳，以救垂绝之阴。若能食者，胃中气化自行，热邪原不为盛,津液不致大伤,大便虽硬,不久自行,不必用药反伤其气也。若以能食便硬而用承气,殊失仲景平昔顾虑津液之旨。

汪苓友曰:《补亡论》"宜大承气汤下之"句在"若能食者"之前,盖能食既异,治法必不相同,仲景法宜另以调胃承气汤主之也。

徐灵胎曰:胃中非存燥屎之所,此言胃中者,指阳明言,乃肠胃之总名也。盖邪气结成糟粕,未下则在胃中,欲下则在肠中。已结者,即谓之燥屎,言胃则肠已该矣。

阳明病,下血谵语者,此为热入血室,但头汗出者,刺期门,随其实而泻之,濈然汗出则愈。

张令韶曰:此言下血谵语也。夫冲任二脉皆起于胞中,而冲任为经脉之海,与阳明合,而阳明为之长,故阳明亦有热入血室之证,无分于男妇也。阳明多气多血,热迫于经,故必下血。血者,神气也。血脱神昏,故必谵语,此血室空虚而热邪内入也。夫血即汗,汗即血,血失于下,汗自不能周遍,故但头汗出。肝统诸经之血,故刺肝之期门以泻其热。濈然汗出者,热从血室而外出于皮肤,故愈也。男女俱有此血室,在男子络唇口而为髭须,在女子月事以时下。

张路玉曰:妇人经水适来适断,则邪热乘之而入于血室。男子阳明经下血而谵语者,亦为热入血室。总是邪热乘虚而入也。尝见大吐血后,停食感寒发热,至夜谵语者,亦以热入血室治之而愈。

《明理论》曰:冲是血室,妇人则随经而入,男子由阳明而入也。

阳明病,汗出谵语者,以有燥屎在胃中,此为实也,须过经乃可下之。下之若早,语言必乱,以表虚里实故也。下之,宜大承气汤。

刘昆湘曰:此示汗出谵语为燥屎内结之证,所以明汗出为荣气之和,辨腑热分血气之异。曰汗出谵语者,以有燥屎在胃中,此为实也。谓病在阳明,若血结谵语之证,但有头汗。今周身汗出而谵语者,自为糟粕内结,胃热外蒸,病在气分之象,故知已为内实,应须下之。又须待其过经,过经必不恶风寒,内实当续自汗出。下之若早,指微恶风寒仍在。下早则燥屎虽除,荣卫必陷,荣卫陷则气血必乱,气血乱则神乱而语言亦乱。所以然者,表虚里实故也。表虚谓自汗不止,里实谓热邪内结。必复下之始愈,宜大承气汤。不言主之者,仍有较量之意。

《活人书》:以过经其人气稍虚,当下者,用大柴胡汤则稳,盖恐承气汤太紧,病人不禁也。

伤寒四五日,脉沉而喘满,沉为在里,而反发其汗,津液越出,大便为难,表虚里实,久则谵语。

张路玉曰:伤寒四五日,正热邪传里之时,况见脉沉喘满,里证已具,而反汗之,必致燥结谵语矣。盖燥结谵语,颇似大承气证,此以过汗伤津,而不致大实、大满腹痛,止宜小承气为允当耳。

黄坤载曰:热在里则脉沉,胃气壅遏则肺阻而为喘,气滞而为满。误汗亡津,表阳虚而里热实,久则神气烦乱而为谵语。

方中行曰:越出,谓枉道而出也。

张隐庵曰:合上两节,同是表虚里实,汗出谵语之证,一言过经乃下,一言久则谵语,其虑终谋始之意为何如耶。

秦皇士曰:仲景虽不立方,然微和胃气跃然言内。

三阳合病,腹满身重,难以转侧,口不仁,面垢。若发汗则谵语遗尿,下之则手足逆冷,额上出汗。若自汗者,宜白虎汤。自利者,宜葛根黄连黄芩甘草汤。

张令韶曰:此言三阳合病而为谵语也。三阳合病者,太阳、阳明、少阳相合而为病也。经曰：阳明病则贲响腹胀。又曰：浊气出于胃，走唇舌而为味，是腹满、口不仁者，病阳明之气也。少阳枢转不利，则身重不能转侧，甚则面有微尘，是难以转侧，面垢者，病少阳之气也。膀胱不约为遗溺，是遗尿者，病太阳之气也。谵语者，合三阳之病而言也，若发汗则谵语不止。下之则下者益下、上者益上，两不相交，故额上生汗。四肢为诸阳之本，三阳不能旁达于四肢，故手足逆冷。若不经汗下而惟自汗出者，三阳热甚，熏蒸津液而外出也，宜白虎汤以清三阳之热。

《金鉴》曰：三阳合病，证虽属于三阳，而热则聚于胃，故当从阳明证治。白虎汤大清胃热，急救津液以存其阴也。

按：三阳合病之自利，盖协热利也。故宜葛根黄连黄芩甘草汤以清表里之热，治从阳明犹白虎汤之意也。

汪苓友曰：或问白虎汤何以能解三阳之热。答曰：病至自汗出，则太少之邪总归阳明矣，安得不从阳明而专治之耶。

柯韵伯曰：里热而非里实，故当用白虎而不当用承气。

白虎汤方见太阳病上

葛根黄连黄芩甘草汤方见太阳病中

二阳并病，太阳证罢，但发潮热，手足漐漐汗出，大便难而谵语者，下之则愈，宜大承气汤。

成无己曰：本太阳病，并于阳明，名曰并病。太阳证罢，是无表证；但发潮热，是热并阳明。一身汗出为热越，今手足漐漐汗出，是热聚于胃也，必大便难而谵语。经曰：手足漐然而汗出者，必大便已硬也。与大承气汤，以下胃中实热。

程郊倩曰：病有只据目下，不据从前者，必从前证尽罢，转属例同此。

阳明病,脉浮而大,咽燥口苦,腹满而喘,发热汗出,不恶寒,反恶热,身重。若发汗则躁,心愦愦,反谵语;若加温针,必怵惕烦躁不得眠;若下之,则胃中空虚,客气动膈,心中懊憹,舌上苔者,栀子豉汤主之。

刘昆湘曰:此示阳明伤寒之证。曰阳明病,脉浮而大,咽燥口苦,腹满而喘者,颇似阳明中风,但以发热汗出、脉大不缓,知为阳明中寒。寒邪在脉络肌肉之间,分腠寒凝,必迫令卫反泄荣,外出为汗。假令续自汗出,濈濈不止,不恶寒而反恶热,则已过太阳之经,转属阳明外证。惟身重,知经热而腑气未实,不可遽下,此白虎汤所宜与也。以下三变,皆直承首节加以误治之逆。若以脉浮与喘认为表邪未解,竟发其汗,则汗出过多,津液外越,胃枯而转内躁,必心中愦愦无奈,反神昏而谵语。若以脉浮与喘认为肺寒气逆,径与温针,温针伤荣,邪循脉陷,热灼血分,必至怵然惊惕,烦躁不眠,此热邪之干心也。若以腹满而喘为热实在里,便与峻下,则腑热未实,必糟粕去而胃中空虚,正气陷而客气上逆,筑动膈间,懊憹烦热,若舌上有白苔者,此邪结上焦,宜栀子豉汤,清浮热而解郁结。

钱天来曰:舌上苔,当是邪初入里,胃邪未实,其色犹未至于黄黑焦紫,必是白中微黄耳。

沉尧封曰:此条当与风温证及三阳合病参看,皆无形之燥热为病,而胃无宿食也。故未经误治之时,本是白虎汤主治。

程郊倩曰:据脉可汗证则不可汗,据证可下脉则不可下。加以咽燥口苦,腹满而喘,依稀三阳合病。温针益壮火而消阴矣,故三治俱为犯经。

柯韵伯曰:"舌上苔"句顶上四段来,"栀子豉汤主之"是总结上四段。要知本汤是胃家初受双解表里之方,外而自汗、恶热、身重可除,内而喘满、咽干、口苦自解,不只为误下后立法。

栀子豉汤方见太阳病中

阳明病,渴欲饮水,口干舌燥者,白虎加人参汤主之。

刘昆湘曰:凡证属阳明,若渴欲饮水,即为胃热。口干舌燥,便属津枯。盖饮水指思饮冷水,口干舌燥乃津干而非热亢,此为虚候,故宜白虎汤加人参以救真精之竭。

白虎加人参汤方见太阳病上

阳明病,脉浮发热,渴欲饮水,小便不利者,猪苓汤主之。

刘昆湘曰:此亦承上推论之辞。若证象阳明,脉浮发热,渴饮冷水而小便不利者,乃血虚化燥,水气内停,以脉浮知热浮经合之间,以溺涩知浊留经脉之内,宜以猪苓汤滋阴渗湿,导热邪出自水腑。

张兼善曰:邪热客于下焦则津液不得上升,故亦有作渴者,泻下焦之热,热不得阻塞中焦,肺与膀胱津液流通而病自愈矣。

程郊倩曰:热在上焦,故用栀子豉汤。热在中焦,故用白虎加人参汤。热在下焦,故用猪苓汤。

猪苓汤方

猪苓—两(去皮) 茯苓—两 泽泻—两 阿胶—两 滑石—两(碎)

上五味,以水四升,先煮四味取二升,去滓,内阿胶烊消。温服七合,日三服。

赵羽皇曰:仲景制猪苓汤以行阳明、少阴二经水热,然其旨全在益阴,不专利水。盖伤寒表虚最忌亡阳,而里虚又患亡阴,亡阴者,亡肾中之阴与胃家之津液也,故阴虚之人,不但大便不可轻动,即小水亦忌下通,倘阴虚过于渗利,则津液反致耗竭。方中阿胶质膏养阴而滋燥,滑石性滑,去热而利水。佐以二苓之渗泻,既疏浊热而不留其壅淤,亦润真阴而不苦其枯燥,是利水而不伤阴之善剂也。

《医方集解》:猪苓汤通治湿热黄疸,口渴,溺赤。

《类聚方广义》:猪苓汤治淋疾点滴不通,阴头肿痛,少腹膨胀作痛者。若茎中痛出脓血者,兼用滑石矾石散。

阳明病,汗出多而渴者,不可与猪苓汤,以汗多胃中燥,猪苓汤复利其小便故也。

成无己曰:《针经》曰:水谷入于口,输于肠胃,其液别为五,天寒衣薄则为溺,天热衣厚则为汗,是汗溺一液也。汗多为津液外泄,胃中干燥,故不可与猪苓汤利小便也。

喻嘉言曰:阳明主津液者也,津液充则不渴,津液少则渴矣。故热邪传入阳明,必先耗其津液,加以汗多夺之于外,则津液有立亡而已,故示戒也。

柯韵伯曰:汗多而渴当白虎汤,胃中燥当承气汤,具在言外。

阳明病,脉浮而迟,表热里寒,下利清谷者,四逆汤主之。

张隐庵曰:此论阳明之有虚寒也。脉浮而迟,浮为表虚,迟为里寒,乃下焦生气不上合于阳明,故表有阳明之热,里有少阴之寒。生气不升,故下利清谷。宜四逆汤启少阴之生阳,助阳明之土气。

程郊倩曰:脉浮而迟,浮为阳,知邪热之蒸发在表。迟为阴,知虚冷之伏阴在里,但见下利清谷一证,虽病在阳明,不妨从三阴例,温之以四逆汤矣。

按：此节言阳明病，则必有汗出恶热之阳明外证也。其脉举浮而按之迟，故曰表热里寒。下利清谷，不谓阴证者，以阴不得有汗。今自汗出而下利清谷，故用四逆汤，不特温里以止利，而且固表以止汗也。

四逆汤方见太阳病上

阳明病，胃中虚冷，不能食者，不可与水饮之；饮则必哕。

张令韶曰：此论阳明中焦虚冷也。夫胃气壮则谷消而水化，若胃中虚冷则谷不消而不能食。夫既不能食则水必不化，两寒相得，是以发哕。

程郊倩曰：无根失守之火游于咽嗌间，故欲饮水。胃阳未复故哕。

阳明病，脉浮发热，口干鼻燥，能食者，衄。

张隐庵曰：阳明胃脉，起于鼻交頞中，夹口环唇，脉浮发热，阳明之表热也。口干鼻燥，经脉之里热也。能食则阳明胃气自和，故经脉充溢而为衄。

魏念庭曰：热盛则上逆，上逆则引血，血上则衄，热邪亦随之而泄。

阳明病下之，其外有热，手足温，不结胸，心中懊憹，饥不能食，但头汗出者，栀子豉汤主之。

张令韶曰：阳明病下之者，外证未解而下之也。故其外有热而手足温，热在外故不结胸。胃络不能上通于心，故心中懊憹，下后胃虚，故饥不能食。阳明之津液主灌溉于上下，今阳明气虚，津液不能流通周遍，唯上蒸于头，故但头汗出也。宜栀子豉汤以清虚热而交通上下也。

阳明病，发潮热，大便溏，小便自可，胸胁满不去者，与小柴胡汤。

王肯堂曰：阳明为病，胃家实也，今便溏而言阳明病者，谓阳明外证，身热汗出，不恶寒，反恶热也。

张云岐曰：此是邪从少阳而入阳明者，何以见之，潮热者，阳明证也。然阳明扰未实也，又何以见之，曰大便溏，小便自可，岂有胃已实而二便如此者乎？胸胁苦满而用小柴胡和之，使热邪仍自少阳而解，可不复入阳明也。

钱天来曰：盖阳明虽属主病，而仲景已云伤寒中风有柴胡证，但见一证便是，不必悉具。故凡见少阳一证，便不可汗下，唯宜以小柴胡汤和解之也。

小柴胡汤方 见太阳病中

阳明病，胁下硬满，不大便而呕，舌上白苔者，可与小柴胡汤。上焦得通，津液得下，胃气因和，身濈然汗出而解也。

张令韶曰：阳明之气，由下而上，由内而外，出入于心胸，游行于腹胃，靡不借于少阳之枢。今阳明病，胁下硬满者，不得由枢以出也。不得由枢以出，遂致三焦相混，内外不通矣。不大便者，下焦不通，津液不得下也。呕者，中焦不治，胃气不和也。舌上白苔者，上焦不通，火郁于上也。可与小柴胡汤，调合三焦之气。上焦得通，而白苔去，津液得下而大便利，胃气因和而呕止。三焦通畅，气机旋转，身濈然汗出而解也。

钱天来曰：不大便为阳明里热，然呕则又少阳证也。若热邪实于胃，则舌苔非黄即黑，或干硬，或芒刺矣。舌上白苔，为舌苔之初现，若夫邪初在表，舌尚无苔，既有白苔，邪虽未必全在于表，然犹未尽入于里,故仍为半表半里之证。

程郊倩曰:胁下硬痛,不大便而呕,自是大柴胡汤证,其用小柴胡汤者,以舌白苔犹带表寒故也。

阳明中风,脉弦浮大,而短气,腹都满,胁下及心痛,久按之气不通,鼻干不得汗,嗜卧,一身及目悉黄,小便难,有潮热,时时哕,耳前后肿,刺之小差,外不解,病过十日,脉续浮者,与小柴胡汤。脉但浮,无余证者,与麻黄汤。若不尿,腹满加哕者不治。

尤在泾曰:此条虽系阳明而已兼少阳,虽名中风而实为表实,乃阳明、少阳邪气闭郁于经之证也。阳明闭郁,故短气腹满,鼻干不得汗,嗜卧,一身及面目悉黄,小便难,有潮热。少阳闭郁,故胁下及心痛,久按之气不通,时时哕,耳前后肿。刺之小差,外不解者,脉证少平而大邪不去也。病过十日而脉续浮,知其邪犹在经,故与小柴胡和解邪气。若脉但浮而无少阳证兼见者,则但与麻黄汤发散邪气而已。盖以其病兼少阳,故不与葛根而与柴胡。以其气实无汗,故虽中风而亦用麻黄。若不得尿,故腹加满,哕加甚者,正气不化而邪气独盛,虽欲攻之,神不为使,亦无益矣,故曰不治。

柯韵伯曰:弦为少阳脉,耳前后、胁下为少阳部。阳明中风而脉证兼少阳者,以胆为风腑故也。若不兼太阳、少阳脉证,只是阳明病而不名中风矣。参看口苦咽干,知阳明中风从少阳转属者居多。

张隐庵曰:耳前后肿,即伤寒中风之发颐证。

《伤寒准绳》:凡伤寒腮颊红肿,并咽喉肿痛者,刺少商、委中出血愈。

《伤寒绪论》:伤寒汗出不彻,热遗少阳,结于耳后或耳下,其形硬肿者,名曰发颐。见之速宜消散,缓则成脓为害也。外用赤小豆末,鸡子清调敷。慎不可用寒凉敷药。

麻黄汤方见太阳病中

动作头痛,短气,有潮热者,属阳明也。原本"属阳明也"下有"白蜜煎主之"五字,今从湘古本移列下节

三阳经脉,皆上于头,头项强痛,发热恶寒者,属太阳也。头角掣痛,往来寒热者,属少阳也。阳明之经,起于头维,位在额前,胃中悍气逆上冲脑,以致动作头痛,短气,有潮热者,属阳明也。

阳明病,津液竭者,虽不大便,不可下,人参干地黄麻仁白蜜煎与之。腹中痛者,加厚朴与之。此节原本脱阙,其方则附上节后,名白蜜煎,今从湘古本补正。

刘昆湘曰:此示阳明病津竭化燥之治例也。阳明病津液竭者,盖燥胜而非热实。经云:燥以干之。胃燥则肠液内枯,便难不下,虽不更衣,不可荡实,故曰:不可下也,宜人参干地黄麻仁白蜜煎与之。人参益气以生精,地黄养阴而滋液,麻仁、白蜜润燥滑肠,津液内濡,便秘自畅。凡大便不通,脉虚大而微涩者,皆为合剂。若腹中痛者,此气结也,汤中加厚朴以降气。

人参干地黄麻仁白蜜煎方

人参一两　干地黄六两　麻仁一升　白蜜八合

上四味,以水一斗,先煮三味取五升,去滓,内蜜再煎一二沸。每服一升,日三夜二。腹中痛者,加厚朴二两先煎。

阳明病,自汗出,若发汗,小便自利者,此为津液内竭,便虽硬,不可攻之,当须自欲大便,宜蜜煎导而通之,若王瓜根及大猪胆汁,皆可为导。

成无己曰:津液内竭,肠胃干燥,大便因硬,此非结热,故不可

攻,宜以药外治而导引之。

汪苓友曰:胃无热证,屎已近肛门之上,直肠之中,故云因其势而导之也。

王肯堂曰:凡多汗伤津,或屡汗不解,或尺中脉迟弱,元气素虚人,便欲下而不能出者,并宜导法,但须分津液枯者用蜜导,邪热盛者用胆导,湿热痰饮固结,姜汁麻油浸栝楼根导。唯下旁流水者,导之无益,非诸承气汤攻之不效,以实结在内而不在下也。至于阴结便闭者,宜于蜜煎中加姜汁生附子末,或削陈酱姜导之。凡此皆善于推广仲景之法者也。

蜜煎导方

食蜜七合

上一味,内铜器中,微火煎之,稍凝如饴状,搅之勿令焦着,可丸时,并手捻作挺,令头锐,大如指,长二寸许,当热时急作,冷则硬,内谷道中,以手紧抱,欲大便时乃去之。

王晋三曰:蜜煎外导者,胃无实邪,津液枯涸,气道结涩,燥矢不下乃用之。虽曰外润魄门,实导引大肠之气下行也。

李时珍曰:仲景治阳明结燥,大便不通,蜜煎导法,诚千古神方也。

汪苓友曰:土瓜根方缺,肘后方治大便不通,采土瓜根捣汁,筒吹入肛门内取通,此与猪胆汁方同义。

猪胆汁方

大猪胆一枚

上一味,泻汁,和醋少许,灌谷道中。如一食顷,当大便出,宿**食甚多**。今用注射器颇便。

汪苓友曰：内台方不用醋，以小竹管插入胆口，留一头，用油润，内入谷道中，以手将胆捻之，其汁自入内，此方用之甚便。

《衷中参西录》：或当冷时，可将猪胆水中温之。

王晋三曰：猪胆导者，热结于下，肠满胃虚，承气等汤恐重伤胃气，乃用猪胆之寒，苦酒之酸，收引上入肠中，非但导去有形之垢，并能涤尽无形之热。

《千金方》：猪胆苦酒汤主热病有䘌，上下攻移杀人方。猪胆一具，苦酒半升，和之火上煎令沸，三上三下，药成放温，空腹饮三满口，虫死便愈。

阳明病，脉迟，汗出多，微恶寒者，表未解也，可发汗，宜桂枝汤。

汪苓友曰：此条言阳明病非胃家实之证，乃太阳病初传阳明经中有风邪也。脉迟者，太阳中风缓脉之所变，传至阳明，邪将入里，故脉变迟。汗出多者，阳明热而肌腠疏也。微恶寒者，太阳在表之风邪未尽解也。治宜桂枝汤以解肌发汗，以其病从太阳经来，故乃从太阳经例治之。

阳明病，脉浮，无汗而喘者，发汗则愈，宜麻黄汤。

尤在泾曰：此二条乃风寒初中阳明之证，其见证与太阳中风、伤寒相类，而阳明比太阳稍深，故中风之脉不浮而迟，伤寒之脉不紧而浮，以风寒之气入肌肉之分，则闭同之力少，而壅遏之力多也。而其治法则必与太阳少异，见有汗而恶寒者必桂枝可解，无汗而喘者非麻黄不发矣。

程郊倩曰：条中无一阳明证，云阳明病者，胃已实而不更衣也。

柯韵伯曰：此阳明之表证表脉也。二证全同太阳，而属之阳明者，不头项强痛故也。

阳明病,发热汗出者,此为热越,不能发黄也;但头汗出,身无汗,剂颈而还,小便不利,渴引水浆者,此为瘀热在里,身必发黄,茵陈蒿汤主之。

章虚谷曰:此条详叙阳明发黄之证也。阳明本证发热,汗出不恶寒而渴,则其热从外越,水由汗泄矣。若三焦气闭,经络不通而身无汗,小便不利则湿热淤滞,随胃气上蒸而头汗出,其经气不通,故颈以下无汗,湿火郁蒸,身必发黄,此亦属胃之阳黄证,故以茵陈蒿汤主之。

程郊倩曰:发热汗出,此为热越,有二证:一则病人烦热,汗出则解是也;一则津液越出,大便为难是也。俱非发黄证。今则头汗出,身无汗,剂颈而还,足征阳热之气郁结于内而不得越,故但上蒸于头,头为诸阳之首故也。气不下达,故小便不利。腑热过燥,故渴饮水浆。瘀热在里指无汗言,无汗而小便利者属寒。无汗而小便不利属湿热。两邪交郁,不能宣泄,故窨而发黄,解热除郁无如茵陈、栀子清上,大黄涤下,通身之热得泄,何黄之不散也。

柯韵伯曰:但头汗则身黄,而面目不黄,若中风不得汗,则一身及面目悉黄,以见发黄是津液所生病。

茵陈蒿汤方

茵陈蒿六两　栀子十四枚(擘)　大黄二两(去皮)

上三味,以水一斗二升,先煮茵陈,减六升,内二味,煮取三升,去滓,分温三服。小便当利,尿如皂荚汁状,色正赤。一宿病减,黄从小便去也。

《宣明论》:温服以利为度,甚者再作。当下如烂鱼肚及脓血、胶膘等物。

钱天来曰：茵陈性虽微寒而能治湿热黄疸,及伤寒滞热通身发黄,小便不利；栀子苦寒,泻三焦火,除胃热、时疾黄病,通小便,解消渴、心烦懊恼,郁热结气更入血分；大黄苦寒下泄,逐邪热,通肠胃。三者皆能蠲湿热,去郁滞,故为阳明发黄之首剂云。

徐灵胎曰：茵陈为主药,先煮茵陈则大黄从小便出,此秘法也。

《本事方》：茵陈蒿汤治胃中有热、有湿、有宿谷相搏发黄。

《济阳纲目》：茵陈汤治时行淤热在里郁蒸,通身发黄。

阳明病,其人善忘者,必有蓄血。所以然者,本有久瘀血,故令善忘。屎虽硬,大便反易,其色必黑,宜抵当汤下之。

尤在泾曰：善忘即喜忘。蓄血者,热与血蓄于血室也。以冲任之脉并阳明之经,而其人又本有淤血久留不去,适与邪得,即蓄积而不解也。蓄血之证,其大便必硬,然虽硬,其出反易者,热结在血而不在粪也。其色必黑者,血淤久而色变黑也。是宜入血破结之剂,下其淤血,血去则热亦不留矣。

王肯堂曰：邪热燥结,色未当不黑,但淤血则溏而黑粘如漆,燥结则硬而黑晦如煤,此为明辨也。

海藏云：初便褐色者重,再便黑褐色者愈重,三变黑色者为尤重。色变者,以其火燥也。如羊血在日色中,须臾变褐色,久则渐变而为黑色,即此意也。

陈修园曰：此言热郁血分,而为抵当汤证也。师辨太阳蓄血证,必验其小便利,辨阳明蓄血证,必验其大便易,亦各从其腑而言之。

《灵枢》大惑论：人之善忘者,何气使然？曰：上气不足,下气有余,肠胃实而心肺虚,虚则荣卫留于下,久之不以时上,故善忘也。

《素问》调经论:血气未并,五脏安定。血并于下,气并于上,乱而善忘。

《活人书》:大抵伤寒当汗不汗,热蓄在里,热化为血,其人喜忘而如狂。血上逆则喜忘,血下蓄则内争,甚者抵当汤、抵当丸,轻者,桃仁承气汤。

抵当汤方见太阳病中

阳明病,下之,心中懊𢙞而烦,胃中有燥屎者,可攻。腹微满,大便初硬后溏者,不可攻之。若有燥屎者,宜大承气汤。

尤在泾曰:阳明下后,心中懊𢙞而烦,胃中有燥屎者,与刚明下后心中懊𢙞,饥不能食者,有别矣。彼为邪扰于上,此为热实于中也。热实则可攻,故宜大承气。若腹微满,初头硬,后必溏者,热而不实,邪未及结则不可攻,攻之,必胀满不能食也。

方中行曰:可攻以上,以转失气言。懊𢙞,悔依痛恨之意。盖药力不足以胜病,燥硬欲行而不能,故曰可攻,言当更服汤以促之也。腹微满以下,以不能失气言。头硬后溏,里热轻也,故曰不可攻之,言当止汤勿服也。

《本事方》:有人病伤寒八九日,身热无汗,时时谵语,时因下后,大便不通三日矣。非燥非烦,非寒非痛,终夜不得卧,但心中没晓会处,或时发一声,如叹息之状。医者不知作何证。予诊之曰:此懊𢙞、怫郁二证俱作也。胃中有燥屎者,服承气汤。下燥屎二十余枚,得利而解。

病人不大便五六日,绕脐痛,烦躁,发作有时者,此有燥屎,故使不大便也。

张令韶曰:此承上文"胃中有燥屎者,可攻"而言也。言何以知其有燥屎必也,病人不大便五六日,绕脐痛,烦躁,发作有时,则非若微满初硬后溏之证矣,此有燥屎故使然也。

按:脐者,腹之中央,内居大肠,绕脐而痛,乃燥屎绕于肠中,欲出不能之状。躁者,烦之极,即卧不安之貌。

柯韵伯曰:发作有时,是日晡潮热之时。二肠附脐,故绕痛,痛则不通矣。

病人烦热,汗出则解,又如疟状。日晡所发热者,属阳明也。脉实者,宜下之;脉浮大者,宜发汗。下之与大承气汤,发汗宜桂枝汤。

喻嘉言曰:病人得汗后,烦热解,太阳经之邪将尽未尽,其人复如疟状,日晡时发热,乃邪入阳明审矣。盖日晡者,申酉时,乃阳明之旺时也;发热即潮热,乃阳明之本候也。热虽已入阳明,尚恐未离太阳,故必重辨其脉。脉实者,方为正阳阳明,宜下之;若脉浮大者,仍是阳明而兼太阳,更宜汗而不宜下矣。发汗宜桂枝汤,宜字最妙,见前既得汗而烦热解,此番只宜用桂枝和荣卫以尽阳明兼带之邪,断不可用麻黄汤矣。

徐灵胎曰:一证而治法迥别,全以脉为凭,此亦从脉而不从证之法。

按:本论云:伤寒差已后,更发热者,小柴胡汤主之。脉浮者,以汗解之。脉沉实者,以下解之。与此节相发。此节证如疟状而但热无寒,有似疸疟。汗之当与小柴胡加桂枝,或柴胡桂枝汤。下之当与柴胡加芒硝,或大柴胡汤。

大下后,六七日不大便,烦不解,腹满痛者,此有燥屎也,所以然者,本有宿食故也,宜大承气汤。

程郊倩曰:烦不解,指大下后之证。腹满痛,指六七日不大便后之证。从前宿食经大下而栖泊于回肠曲折之处，胃中尚有此，故烦不解。久则宿食结成燥屎挡住去路，新食之浊秽总蓄于腹，故满痛。下后亡津液亦能令不大便，然烦有解时，腹满不痛可验。

章虚谷曰：大下后，六七日不大便，其人本元强而津液伤也。又烦而腹满，知其有宿食与邪热结成燥屎，热不得泄，故烦，宜大承气汤以下燥屎也。

张令韶曰：此证着眼，全在六七日上，以六七日不大便，则六七日内所食之物又为宿食，所以用得大承气。

病人小便不利，大便乍难乍易，时有微热，喘息不能卧者，有燥屎也，宜大承气汤。

钱天来曰：凡小便不利，皆由三焦不运，气化不行所致。唯此条小便不利则又不然，因肠胃壅塞，大气不行，热邪内淤，津液枯燥，故清道皆涸也。乍难，大便燥结也；乍易，旁流时出也。时有微热，潮热之余也。喘息者，中满而气急也。胃邪实满，喘息不宁，故不得卧，经所谓"胃不和则卧不安"也。若验其舌苔黄黑，按之痛而脉实大者，有燥屎在内故也，宜大承气汤。

黄坤载曰：土燥水枯，则小便不利。气有通塞，则大便乍难乍易。胃热内燔，则肌表时有微热。胃气郁遏，则喘息不得寝卧。此有燥屎堵塞之故也。《素问》逆调论：不得卧而息有音者，是阳明之逆也。足三阳者下行，今逆而上行，故息有音也。阳明者胃脉也，胃者六腑之海，其脉以下行，阳明逆不得从其道，故不得卧也。

程郊倩曰：易者，新屎得润而流利。难者，燥屎不动而阻留。燥屎为病，见证多端，故历历叙之。

食谷欲呕者，属阳明也，吴茱萸汤主之；得汤反剧者，属上焦

也，小半夏汤主之。

按：胃司消化水谷，其气以下行为顺，今食谷而反上逆欲呕者，以中焦虚寒，气化不行，属阳明胃病也，以吴茱萸汤主之；得汤反剧者，必其人心下有支饮停蓄胸膈，吴茱萸汤只能温胃补虚，不能消饮燥湿，此病属上焦也，宜以小半夏汤主之。

徐灵胎曰：必食谷而呕，受病在纳谷之处，与干呕迥别。上焦指胸中，阳明乃中焦也。

吴茱萸汤方

吴茱萸一升　人参三两　生姜六两（切）　大枣十二枚（擘）

上四味，以水七升，煮取二升，去滓。温服七合，日三服。

汪苓友曰：呕为气逆，气逆者必散之。吴茱萸辛苦味重下泄，治呕为最；兼以生姜又治呕圣药，非若四逆中干姜守而不走也。

武陵陈氏云：其所以致呕之故，因胃中虚生寒，使温而不补，呕终不愈，故用人参补中，合大枣以为和脾之剂焉。

陈古愚曰：此阳明之正方也。或谓吴茱萸降浊阴之气，为厥阴专药，然温中散寒，又为三阴并用之药，而佐以人参、姜、枣，又为胃阳衰败之神方。

《伤寒辑义》：吴茱萸汤之用有三：阳明食谷欲呕用之，少阴吐利用之，厥阴干呕吐涎沫者用之。要皆以呕吐逆气为主。

《金匮要略》：呕而胸满者，吴茱萸汤主之。

《肘后方》：治人食毕噫醋及醋心。（即本方）

《兰室秘藏》：厥阴头顶痛，或吐痰沫，厥冷，其脉浮缓，吴茱萸汤主之。

《医方集解》：治肝气上逆，呕涎、头痛。

小半夏汤方

半夏一升　生姜半斤

上二味，以水七升，煮取一升半，去滓，分温再服。

沈明宗曰：此支饮上溢而呕之方也。

张路玉曰：呕本有痰，故用半夏散结胜湿，生姜散气止呕。

《千金方》：有人常积气结而死，其心上暖，以此汤少许汁入口遂活。出伤寒发黄门。

《杨氏家藏方》：水玉汤治眉棱骨痛，不可忍者，此痰厥也。（即本方）

太阳病，寸缓、关浮、尺弱，其人发热汗出后，恶寒，不呕，但心下痞者，此以医下之。如其未下，病人不恶寒而渴者，此转属阳明也。小便数者，大便必硬，不更衣十日，无所苦也。渴欲饮水者，少少与之，以法救之。渴而饮水多，小便不利者，宜五苓散。

张隐庵曰：太阳病，尺寸缓弱而关脉浮，则病在心胸。其人发热汗出者，阳明也。复恶寒不呕者，太阳也。太阳之气，从胸出入，心下者，胸之部也，但心下痞者，此以医下之，邪气内陷于胸，故心下痞也。如其不下者，则邪不内陷，病人不恶寒则邪去太阳，渴则属于阳明，故曰此转属阳明，而为太阳阳明也。夫病属阳明胃家则实，小便频数则津液下泄，故大便必硬，此实在肠胃，虽不更衣，十日无所苦也。若津液不行而渴欲饮水者，须少少与之以滋阴液。但以法救之者，或滋其燥渴，或行其津液。夫五苓散既行津液，复滋燥渴，故又曰渴者宜五苓散。

刘昆湘曰：病人不大便至十日之久，其间渴欲饮水，但宜少少频与，勿令恣饮。若饮水过多，胃虽消而脾不能纳，则水湿停蓄，津凝不化，由小便频数转为小便不利。法当与五苓散温脾利水，使气化津生则传导自畅，所谓但以法救之者即此。

张兼善曰：十日不更衣而不用攻伐，何也？曰：此非结热，乃津液不足，虽不大便，而无潮热、谵语可下之证，当须审慎，勿以日数久而辄为攻下也。

五苓散方 见太阳病中

脉阳微而汗出少者，为自和；汗出多者，为太过。阳脉实，因发其汗，出多者，亦为太过。太过者，为阳绝于里，亡津液，大便因硬也。

成无己曰：脉阳微者，邪气少，汗出少者为适当，故自和；汗出多者，反损正气，是汗出太过也。阳脉实者，表热甚也。因发汗，热乘虚蒸津液外泄，致汗出太过。汗出多者，亡其阳，阳绝于里，肠胃干燥，大便因硬也。

危亦林曰：此虽指太阳转属，然阳明表证亦有之。

程郊倩曰：阳绝于里，孤阳独治，无阴液以和之，大便因硬而成内实证，咎在过亡津液也。

汪苓友曰：总于后条用麻仁丸以主之。

脉浮而芤，浮为阳，芤为阴，浮芤相搏，胃气生热，其阳则绝。

沈明宗曰：此辨阳明津竭之脉也。浮为邪气强，芤为阴血虚，阳邪盛而阴血虚，为浮芤相搏。胃气生热，故曰：其阳则绝，即亡津液之互词也。若见此脉，当养津液，不可便攻也。

赵以德曰：胃中阳热亢甚，脾无阴气以和之，不至燔灼竭绝不止耳。

钱天来曰：其阳则绝者，言阳邪独治，阴气虚竭，阴阳不相为用，故阴阳阻绝而不相流通也。即生气通天论所谓"阴阳离决，精气乃绝"之义也。

趺阳脉浮而涩,浮则胃气强,涩则小便数,浮数相搏,大便因硬,其脾为约,麻子仁丸主之。

成无己曰:趺阳者,脾胃之脉诊。浮为阳,知胃气强;涩为阴,知脾为约。约者,俭约之约,又约束之约。《内经》曰:饮入于胃,游溢精气,上输于脾,脾气散精,上归于肺,通调水道,下输于膀胱,水精四布,五经并行,是脾主为胃行其津液者也。今胃强脾弱,约束津液,不得四布,但输膀胱,致小便数,大便难,与脾约丸通肠润燥。

汪苓友曰:趺阳者,胃脉也,在足趺上五寸骨间,去陷骨三寸。成注以胃强脾弱为脾约作解,推其意,以胃中之邪热盛为阳强,故见脉浮,脾家之津液少为阴弱,故见脉涩。

程郊倩曰:脾约者,脾阴外渗,无液以滋,脾家先自干槁了,何能以余阴荫及肠胃,所以胃火盛而肠枯,大肠坚而粪粒小也。麻仁丸宽肠润燥,以软其坚,欲使脾阴从内转耳。

徐灵胎曰:此即论中所云,太阳阳明者脾约是也。太阳正传,阳明不复再传,故可以缓法治之。

麻子仁丸方

麻子仁二升　芍药半斤　枳实半斤(炙)　大黄一斤(去皮)　厚朴一尺(炙)　杏仁一升(去皮尖)

上六味,蜜为丸,如梧桐子大。饮服十丸,日三服。渐加,以知为度。

《医心方》引《小品方》云:厚朴一尺及数寸者,厚三分,广一寸半,为准。

《三因方》:本方厚朴当用六钱。

陈灵石曰：脾为胃行其津液也，今胃热而津液枯，脾无所行而为之穷约。故取麻仁、杏仁多脂之物以润燥，大黄、芍药苦泄之药以破结，枳实、厚朴顺气之药以行滞。以蜜为丸者，治在脾而取缓，欲脾不下泄其津液而小便数已，还津液于胃中而大便难已也。

张隐庵曰：大便利，腹中和为知。

徐灵胎曰：此润肠之主方。

《活人书》：脾约丸治老人津液少，大便涩。又脚气有风，大便结燥者。

《济生方》：脾约麻仁丸虽不言治肿，然水肿人肾肿，水光不可行者，三服神验。

太阳病二日，发汗不解，蒸蒸发热者，属阳明也，调胃承气汤主之。

程郊倩曰：何以发汗不解，便属胃，盖以胃燥素盛，故他表证虽罢，而汗与热不解也。第征其热如炊笼蒸蒸而盛，则知汗必连绵溅溅而来，此即大便已硬之征，故曰属胃也。热虽聚于胃，而未见潮热谵语等证，主以调胃承气汤者，于下法内从乎中治，以其为日未深故也。表热未除而里热已待，病势久蕴于前矣，只从发汗后一交替耳。凡本篇中云太阳病，云伤寒，而无"阳明病"字者，皆同此病机也。要之脉已不浮而大可知。

伤寒吐后，腹胀满者，与调胃承气汤。

成无己曰：《内经》曰：诸胀腹大，皆属于热。热在上焦则吐，吐后不解，复腹胀满者，邪热入胃也。与调胃承气汤下胃热。

徐灵胎曰：已吐而胃中仍满，则非上越所能愈，复当下行矣。

尤在泾曰：吐后腹胀满者，邪气不从吐而外散，反因吐而内陷也。然胀形已具，自必攻之使去，而吐后气伤，又不可以大下，故亦宜大黄甘草芒硝调之，俾反于利而已。设遇庸工见其胀满，必以枳朴为急矣。

太阳病，若吐、若下、若发汗后，微烦，小便数，大便因硬者，与小承气汤和之愈。

成无己曰：吐下发汗，皆损津液，表邪乘虚传里。大烦者，邪在表也；微烦者，邪入里也。小便数，大便因硬者，其脾为约也。小承气汤和之愈。

程郊倩曰：吐下汗后而见烦证，征之于大便硬，固非虚烦者比。然烦既微而小便数，当由胃家失润，燥气客之使然，胃虽实，非大实也。和以小承气汤，取其滋液以润肠胃，和也，非攻也。

按：吐下则胃及大肠中之实已去，而微烦者，知其小肠尚遗有热邪，而上冲与其合之心也。此与不经吐下而烦属胃者殊矣。

得病二三日，脉弱，无太阳柴胡证，烦躁，心下硬，至四五日，虽能食，以小承气汤少少与，微和之，令小安，至六日，与小承气汤一升。若不大便六七日，小便少者，虽不大便，但初头硬，后必溏，未定成硬，攻之必溏，须小便利，屎定硬，乃可攻之，宜大承气汤。

柯韵伯曰：得病二三日，尚在三阳之界，其脉弱，恐为无阳之征。无太阳桂枝证，无少阳柴胡证，则病不在表，而烦燥心下硬，是阳邪入阴，病在阳明之里矣，辨阳明之虚实，在能食不能食。若病至四五日，尚能食，则胃中无寒而便硬可知，少与小承气汤微和其胃，令烦躁少安。不竟除之者，以其人脉弱，恐大便之易动故也，扰太阴脉弱，当行大黄、芍药者减之之意。至六日，复与小承气一升。至七日仍不大便，胃家实也。欲知大便之燥硬，既审其能食不能食，又当问其小便之利不利。而能食必大便硬，后不能食，是有燥屎。小便少者,恐津液还入胃中,故虽不能食,初头硬,后必溏。小便利者,胃必实,屎定硬,乃可攻之。所以然者,脉弱是太阳中风,能食是阳明中风,非七日后不敢下者,以此为风也,须过经乃可下之,下之若早,语言必乱,正谓此也。

章虚谷曰:此条总因脉弱,恐元气不胜药力,故再四详审,左右回顾,必俟其邪气结实而后攻之,则病当其药,便通可愈,否则,邪不去而正先萎,病即危矣。

伤寒六七日,目中不了了,睛不和,无表里证,大便难,身微热者,此为实也,急下之,宜大承气汤。

张令韶曰:此言阳明悍热为病,是当急下,又不可拘于小便利而后下之也。《灵枢》动输篇云:胃气上注于肺,其悍气上冲头者,循咽上走空窍,循眼系入络脑,出颜下客主人,循牙车合阳明,并下人迎。此卫气别走于阳明,故阴阳上下,其动若一。伤寒六七日,一经已周也。目中不了了,睛不和者,悍热之气别走阳明,上循空窍,不在表而亦不在里也。唯其无里证,故大便难而不硬。唯其无表证,故身微热而不大热。此悍气为病,故为实也。急以大承气下之,以救其阴,缓则水津竭,阴津亡,下亦无及矣。

莫氏曰:筋之精为黑眼,目中不了了者,木火之气盛也。骨之精为瞳子,睛不和,水精之气竭也。急下之,所以救阴也。

钱天来曰:六七日,邪气在里之时也。外既无发热恶寒之表证,内又无谵语腹满等里证,且非不大便而曰大便难,又非发大热而身仅微热,势非甚亟也。然目中不了了,是邪热伏于里而耗竭其津液也。经云:五脏六府之精,皆上注于目。故目中不了了,睛不和也。

汪苓友曰:不了了者,病人之目视物不明了也。睛不和者,乃医者视病人之睛光或昏暗、或散乱,是为不和。

阳明病,发热汗多者,急下之,宜大承汤。

张令韶曰:此言悍热之气,迫其津液外出者,急下之。阳明病发热者,悍气为热也。汗多者,热势炎炎而液尽泄也。亢阳无阴,缓则不及矣,故急下之。

魏子千曰:此病止发热汗多,无燥渴、硬实之证而亦急下之者,病在悍气愈明矣。

张隐庵曰:此病无白虎汤之渴证,无肠胃实之腑证,止发热汗出多者,病阳明之别气,非阳明之本气也。

程郊倩曰:发热而复汗多,阳气大蒸于外,虑阳液暴亡于中,虽无内实之兼证,宜急下之以大承气汤矣。此等之下,皆为救阴而设,不在夺实,夺实之下可缓,救阴之下不可缓。不急下防成五实,经曰:五实者死。

发汗不解,腹满痛者,急下之,宜大承气汤。

张隐庵曰:此言悍气之在腹者,急下之。《灵枢》卫气篇曰:气在头者,止之于脑,气在腹者,止之背俞。与冲脉于脐左右之动脉,言胃之悍气上从头脑,而下至于脐腹,复从气街而外出于皮肤。发汗不解,腹满痛者,言悍热之邪不从皮肤之汗解,而留于脐腹之间,不能下出于气街而满痛者,急下之,若不急下,脐筑湫痛,命将难全矣。

程郊倩曰:不急下之,热毒熏蒸,糜烂速及肠胃矣,阴处不任阳填也。

黄坤载曰:发汗不解,是非表证,乃胃阳之实也。汗之愈亡其阴,燥屎阻其胃火,伤及太阴,故腹满而痛。阳亢阴亡,则成死证,故当急下之。此与少阴病六七日,腹胀不大便章义同。

喻嘉言曰：少阴经有急下三法以救肾水，一本经水竭，一木邪涌水，一土邪凌水。而阳明经亦有急下三法以救津液，一汗多津越于外，一腹满津结于内，一目睛不慧，津沽于中。合两经下法以观病情生理，恍觉身在冰壶腹饮上池矣。

腹满不减，减不足言，当下之，宜大承气汤。

张令韶曰：承上文而言腹满痛者，固宜急下，若不痛而满，即满亦不减，即减亦不足言其减者，虽不甚急，亦当下之。以其病阳明之悍气，而非病阳明之本气，非下不足以济之也。又曰：阳明有胃气，有燥气，有悍气。悍气者，别走阳明，而下循于脐腹。《素问》痹论云：卫气者，水谷之悍气也。其气慓疾滑利，不入于脉，循皮肤之中，分肉之间，熏于肓膜，散于胸腹。目中不了了，睛不和者，上走空窍也。发热汗多者，循皮肤分肉之间也。腹满痛者，熏肓膜而散胸腹也。慓悍之气伤人甚捷，非若阳明燥实之证内归中上，无所复传，可以缓治也。故下一急字，有急不容待之意焉。

伤寒腹满，按之不痛者，为虚；痛者为实，当下之，舌黄未下者，下之黄自去，宜大承气汤。

按：原本无此节，今从《玉函经》补入。《金匮要略》"伤寒"作"病者"。

沈明宗曰：此以手按辨腹满虚实也。按之不痛，内无痰食，燥屎壅滞，即知虚寒而满，当以温药。若按之痛，乃以外手而就内结食痰燥屎，则知内实，是可下之。而又以舌黄验定虚实，若舌有黄苔，即是湿热内蒸，为未经下过，必须下之则黄自去，而胀满自除；舌无黄苔，是近虚寒又非下法矣。

魏念庭曰：无形之虚气作痞塞，则按之无物，何痛之有。倘夹有形之实物为患，如宿食在胃，疝气在少腹等是也，按之有物阻碍于脏腑之侧，焉有不痛者乎？是于按之痛否，以决其虚实之法也。

王肯堂曰：若热聚于胃，则为之舌黄，是热已深矣，下之黄自去。

阳明少阳合病，必下利，其脉不负者为顺也；负者，失也。互相克贼，名为负也。脉滑而数者，有宿食也，当下之，宜大承气汤。宋本、湘古本作"互相克贼"。

程郊倩曰：阳明少明合病之证，必见下利，以土中乘木疏泄之令，妄行于阳明也。见滑数之脉，为不负为顺；见弦直之脉，为负为失。以证已下利而脉中更见木邪，证脉互相克贼，胃气虚而土败，故名为负。若见滑数，是为水谷有余之诊，缘食入于胃，散精于肝，淫气于筋，土邪盛而无木制，反不能输化水谷，以致宿食留中。通因通用，宜大承气汤平其敦阜矣。

张兼善曰：凡合病，皆下利，各从外证以别焉。然两经但各见一二证便是，不必悉具。

刘昆洲曰：此热利也。

《活人书》：下利而身热，胸胁痞满，干呕，或往来寒热，其脉长大而弦者，是其证也。盖阳明者土，其脉长大，少阳木，其脉弦。若合病，土被木贼，更下利，为胃已困，若脉不弦者，顺也，为土不负。负者死。

病人无表里证，发热七八日，虽脉浮数者，可下之。假令已下，脉数不解，合热则消谷善饥，至六七日不大便者，有淤血也，宜抵当汤。若脉数不解，而下利不止，必协热便脓血也。

尤在泾曰：无表里证，无头痛恶寒，而又无腹满谵语等证也。发热七八日，而无太阳表证，知其热盛于内，而气蒸于外也。脉虽浮数，亦可下之，以除其热，令身热去，脉数解则愈。假令已下，脉浮去而数不解，知其热不在气而在血也；热在血则必病于血，其变亦有二。合犹并也，言热气并于胃为消谷善饥。至六七日不大便者，其血必蓄于中。若不并于胃而下利不止者，其血必走于下。蓄于中者，为有淤血，宜抵当汤。结者散之，亦留者攻之也。走于下者，为协热而便脓血，则但宜入血清热而已。

徐灵胎曰：脉虽浮数而无表里证，则其发热竟属里实矣，七八日故可下。脉数不解，邪本不在大便也。消谷善饥，蓄血本不在水谷之路，故能食。至六七日，蓄血更久，协热便脓血，指服汤后之变证，热邪不因下而去，又动其血，则血与便合为一而为便脓血之证，当别有治法。

伤寒发汗已，身目为黄，所以然者，以寒湿在里，不解故也。不可汗也，当于寒湿中求之。宋本，湘古本作"不可下"也。

汪苓友曰：伤寒发汗已，热气外越，何由发黄！今者发汗已，身目为黄，所以然者，以其人在里素有寒湿，在表又中寒邪，发汗已，在表之寒邪虽去，在里之寒湿未除，故云不解也。且汗为阳液，乃中焦阴气所化，汗后中气愈虚，寒湿愈滞，脾胃受寒湿所伤而色见于外。此与湿热发黄不同，故云不可下。或问云：湿夹热则郁蒸，故发黄，今夹寒，何以发黄？余答云：寒湿发黄，譬之秋冬阴雨，草木不应黄者亦黄，此冷黄也。

王海藏云：阴黄其证身冷汗出，脉沉，身如熏表，色黯，终不阳黄之明如桔子色。治法：小便利者，术附汤；小便不利，大便反快者，五苓散。

喻嘉言曰：阴疸一证，仲景之方论已亡，千古之下，唯罗谦甫茵陈四逆汤一方,治过用寒凉阳疸变阴之证,有合往辙,此外无有也。

《卫生宝鉴补遗》:阴证皮肤凉,又烦热欲卧水中,喘呕,脉沈细迟无力,而发黄者,治用茵陈四逆汤(即四逆汤方内加茵陈蒿六两,水煎凉服)。又皮肤冷,心下硬,按之痛,身体重,背恶寒,目不欲开,懒言语,自汗,小便利,大便了而不了,脉紧细而发黄者,治用茵陈四逆汤。

陈修园曰:此章论阳明之热合太阴之湿,而为发黄证。

伤寒七八日,身黄如桔子色,小便不利,腹微满者,茵陈蒿汤主之。

成无己曰:当热甚之时,身黄如桔子色,是热毒发泄于外。《内经》曰:膀胱者,津液藏焉,气化则能出。小便不利,小腹满者,热气甚于外,而津液不得下行也。与茵陈汤,利小便,退黄逐热。

喻嘉言曰:黄色鲜明,其为三阳之热邪无疑。小便不利,腹微满,乃湿家之本证,不得因此指为伤寒之里证也。方中用大黄者,取佐茵陈、栀子,建驱湿除热之功以利小便,非用下也。

伤寒身黄发热者,栀子柏皮汤主之。

吕楘村曰:身黄发热,热已有外泄之机。从内之外者治其内,故用栀子、柏皮直清其热,则热清而黄自除。用甘草者,正引药逗留中焦,以清热而导湿也。

尤在泾曰:此热淤而未实之证,热淤故身黄,热未实故发热而腹不满。栀子彻热于上,柏皮清热于下,而中未实,故须甘草以和之耳。

《金鉴》曰:伤寒身黄发热者,设有无汗之表,宜用麻黄连轺赤小豆汤汗之可也;若有成实之里,宜用茵陈蒿汤下之可也。今外无可汗之表证,内无可下之里证,故唯宜以栀子柏皮汤清之也。

栀子柏皮汤方

栀子十五枚(擘)　甘草一两(炙)　黄柏二两

上三味，以水四升，煮取一升半，去滓，分温再服。

钱天来曰：栀子苦寒，泻三焦火，除胃热，时疾黄病，通小便，治心烦懊恼，郁热结气；柏皮苦寒，治五脏肠胃中结热黄疸，故用之以泻热邪；又恐苦寒伤胃，故以甘草和胃保脾，而为调剂之妙也。

柯韵伯曰：栀、柏、甘草皆色黄而质润，栀子以治内烦，柏皮以治外热，甘草以和中气，形色之病，仍假形色以通之。神乎神矣。

《肘后方》：此药亦治温病发黄。

《宣明论》：栀子柏皮汤，治头微汗，小便利而微发黄者。湿热相搏微者，宜服。

《类聚方广义》：栀子柏皮汤，洗眼球黄赤，热痛甚者效。又胞睑糜烂痒痛，及痘疮落痂以后，眼犹不开者，加枯矾少许洗之皆妙。

伤寒瘀热在里，其身必黄，麻黄连轺赤小豆汤主之。

程郊倩曰：凡伤寒瘀热在里者，由湿蒸而来，故身必发黄。此之瘀热未深，只从表一边开其郁滞，而散热除湿佐以获效，麻黄连轺赤小豆汤是其主也。

魏念庭曰：此三条虽皆外寒夹湿之邪，瘀而成热之证，然在表在里，湿胜热胜，尤当加意也。

张令韶曰：太阳之发黄，乃太阳之标热下合太阴之湿气。阳明之发黄，亦阳明之燥热内合太阴之湿化。若止病本气而不合太阴，俱不发黄。故曰：太阴者，身当发黄，若小便自利者，不能发黄也。

麻黄连轺赤小豆汤方

麻黄二两　连轺二两　杏仁四十个(去皮尖)　赤小豆一升　大枣

十二枚(擘)　生梓白皮一斤(切)　生姜一两(切)　甘草二两(炙)

上八味，以潦水一斗，先煮麻黄再沸，去上沫，内诸药，煮取三升，去滓。分温三服，半日服尽。

徐灵胎曰：连轺即连翘根，气味相近，今人不采，即以连翘代可也。

李时珍曰：潦水乃雨水所积，韩退之诗云：潢潦无根源，朝灌夕已除。盖谓其无根而易涸，故成氏谓其味薄，不助湿气而利热也。

周禹载曰：此亦两解表里之法也，故用外汗之药，必兼渗湿之味。伤寒发黄者，必其人脾家素有湿热，兼寒邪未散，两热相合，遂使蒸身为黄。故必利小便以去湿热，表汗以散寒湿。

张路玉云：《伤寒论》淤热在里而发黄有二方，茵陈蒿汤治淤热在里不得发越，而头汗身黄，故用茵陈、栀子、大黄引之下泄。此治伤寒之邪失于表散，或汗之不彻，淤热在里而身发黄，故借用麻黄汤法，于中减却桂枝，增入连翘、梓皮、赤小豆清热利水，生姜、大枣开发肌腠，使湿热之气半从元府而解，半从渗道而解。不可泥词害义，以为淤热在里，反用表药致惑也。

唐容川曰：麻黄、杏仁发皮毛以散水于外，用梓白皮以利水于内，此三味是去水分之淤热也。连翘散血分之热，赤豆疏血分之结，此二味是去血分之淤热也。尤必用甘、枣、生姜宣胃气，协诸药使达于肌肉。妙在潦水是云雨既解之水，用以解水火之蒸郁，为切当也。

《类聚方广义》：麻黄连轺赤小豆汤治疥癣内陷，一身瘙痒，发热喘咳。肿满者，加反鼻奇效。

尤在泾曰：茵陈蒿汤是下热之剂，栀子柏皮汤是清热之剂，麻黄连轺赤小豆汤是散热之剂。

阳明病,身热不能食,食则头眩,心胸不安,久久发黄,此名谷疸,茵陈蒿汤主之。

程云来曰:湿热与宿谷相搏,留于胃中,因作谷疸。

尤在泾曰:谷疸为阳明湿热淤郁之证。阳明既郁,荣卫之源壅而不利则作寒热,健运之机窒而不用,则为不食。食入则适以助湿热而增逆满,为头眩心胸不安而已。

魏念庭曰:谷疸之为病,寒热不食,此寒热因内发外,与表邪无涉也。故食即头眩,心胸不安,知为内伤,非外感也。久久内蕴酿而热与湿相搏,面目身体发黄,又不同于风寒外袭内涸,因变热之速而发黄之捷也。主之以茵陈蒿汤,湿盛则除,热盛则清之义也。服后以小便利,溺如皂角汁状,色正赤,腹减黄退为度也。

《金匮辑义》:疸,热也,故有消疸、疸疟等之称。而热郁发黄,谓之黄疸,字书省文作疸,非。

《巢氏病源》:谷疸之状,食毕头眩,心忪怫郁不安而发黄,由失饥大食,胃气冲熏所致也。

按:此本肘后方。

阳明病,身热发黄,心中懊恼,或热痛,因于酒食者,此各酒疸,栀子大黄汤主之。

赵以德曰:酒热内结,心神昏乱作懊恼,甚则热痛。栀子、香豉皆能治心中懊恼,大黄荡涤实热,枳实破结逐停去宿积也。《伤寒论》:阳明病无汗,小便不利,心中懊恼者,身必发黄。是知热甚于内者,皆能成是病,非独酒也。

汤本求真曰:酒黄疸者,为嗜酒者患黄疸之意。热痛,谓肝脏或胆囊部有热、有疼痛之义。

《巢氏病源》:酒疸候,虚劳之人饮酒多,进谷少,则胃内生热,因大醉当风入水则身目发黄,心中懊恼痛,足胫烦,小便黄,面发赤斑。(亦本肘后方)

栀子大黄汤方

栀子十四枚　大黄一两　枳实五枚　豉一升

上四味,以水六升,煮取三升,去滓。温服一升,日三服。

魏念庭曰:此为实热之邪立法也。酒家积郁成热,非此不除也。

尤在泾曰:栀子、淡豉彻热于上,枳实、大黄除实于中,亦上下分消之法也。

张路玉曰:此即枳实栀子豉汤之变名也。大病后劳复发热,服枳实栀子豉三味复令微汗,使余热从外而解。若有宿食则加大黄,从内而解。此治酒疸之脉沉弦者,用此以下之。其脉浮当先吐者,则用栀子豉汤,可不言而喻矣。

《肘后方》:酒疸者,心懊痛,足胫满,小便黄,饮酒发赤斑黄黑,由大醉当风入水所致。治之方。(即本方)

《千金方》,枳实大黄栀子豉汤治伤寒饮酒,食少饮多,痰结发黄,酒疸心中懊恼,而不甚热,或干呕方。(即本方)

《医醇剩义》:大黄栀子汤治黄疸热甚脉实者。(即本方)

酒疸心中热,欲吐者,吐之愈。此节从《金匮要略》补入。

黄坤载曰:酒疸心中烦热,欲作呕吐者,吐之则愈。缘其湿热郁蒸,化生败浊,浊气熏心故欲作吐,吐其腐败则恶心呕哕止矣。

赵以德曰:酒停胃上脘,则心中热而欲呕,必吐之乃愈。

酒黄疸者,或无热,靖言了了,腹满欲吐,鼻燥;其脉浮者先吐之,沉弦者先下之。此节亦从《金匮要略》补入。

尤在泾曰：酒黄疸者，心中必热，或亦有不热，靖言了了者，则其热不聚于心中，而或从下积为腹满，或从上冲为欲吐、鼻燥也。腹满者可下之，欲吐，者可因其势而越之，既腹满且欲吐，则可下亦可吐。热必审其脉浮者，邪近上宜先吐；脉沉弦者则邪近下，宜先下也。

沈明宗曰：详"先"字，要知吐下之后，再以清解余热，不待言矣。

阳明病，身黄，津液枯燥，色暗不明者，此热入于血分也，猪膏发煎主之。

赵以德曰：《伤寒类要》云：男子、女人黄疸，饮食不消，胃中胀热生黄衣、胃中有燥屎使然，猪脂煎服则愈。因明此方乃治血燥者也。诸黄所感之邪、所变之脏虽不同，然至郁成湿热则悉干于脾胃。胃之阳明经更属于肺金，金主燥，若湿热胜则愈变枯涩，血愈耗干，故诸黄起于血燥者皆得用之。考之本草，猪脂利血脉，解风热，润肺痿热毒，五疸身肿不得卧者，非燥之在上欤？胃中黄衣干屎，非燥之在中欤？小腹满，小便难，非燥之在下欤？三焦之燥，皆将猪脂润之。而燥在下，小便难者，又须乱发消淤开关格，利水道，故用为佐。此与消石矾石散同治膀胱小腹满之血病，然一以除热去淤，一以润燥。矾石之性燥走血，安可治血燥乎。又太阳证，身尽黄，脉沉结，小便自利，其人如狂者，血证谛也，抵当汤主之，乃重剂也；此则治血燥之轻剂也。

猪膏发煎方

猪膏半斤　　乱发如鸡子大三枚

上二味，和膏煎之，发消药成，分再服。病从小便出。

沈明宗曰：此黄疸血分通治之方也。寒湿入于血分，久而生热,郁蒸气血不利,证显津枯血燥,皮肤黄而暗晦,即为阴黄。当以猪脂润燥,发灰入血和阴,俾脾胃之阴得其和,则气血不滞而湿热自小便去矣。

徐忠可曰:此为黄疸之谷气实者设也。仲景于妇人胃气下泄,阴吹而正结者,亦用此方,注曰:此谷气之实也。予友骆天游,黄疸,腹如大鼓,百药不效,用猪膏四两,发灰四两,一剂而愈,仲景岂欺我哉!

《肘后方》:女劳黄疸,因大热大劳交接后入水所致。身目俱黄,发热,恶寒,小腹满急,小便难,用膏发煎治之。

《千金方》:太医校尉史脱家婢黄病,服此胃中燥粪下便差。

诸黄,瓜蒂散主之此节依涪古本补,《金匮要略》附方作"瓜蒂汤,治诸黄"。

赵以德曰:古方多用此治黄,或作散,或吹鼻,皆取黄水为效。此治水饮郁热在膈上者,何也?盖瓜蒂吐剂也。《内经》曰:在上者因而越之。仲景云:湿家,身上疼而黄,内药鼻中。是亦邪浅之故也。

尤在泾曰:《删繁方》云:服讫吐出黄汁。亦治脉浮欲吐者之法也。

徐灵胎曰:疸之重者,有囊在腹中包裹黄水,药不能入,非决破其囊,或提其黄水出净,必不除根。

瓜蒂散方见太阳病下

《千金翼方》:黄疸目黄不除,瓜丁散方:瓜丁细末如一大豆许,内鼻中,令病人深吸取入,鼻中黄水出差。

《外台秘要》:《删繁》疗天行毒热,通贯脏腑,沉鼓骨髓之间,或为黄疸、黑疸、赤疸、白疸、谷疸,马黄等疾,喘急须臾而绝方:瓜蒂二七枚,以水一升,煮取五合,作一服。

《北史》麦铁杖传:瓜蒂喷鼻,疗黄不差。

《本事方》:一舟艄病伤寒发黄,鼻内酸痛,身与目如金,小便赤而数,大便如金。或者欲行茵陈五苓,予曰:非其治也。小便和,大便如常,则知病不在脏腑。今眼睛疼,鼻颊痛,是病在清道中,华盖肺之经也,若下大黄则必腹胀为逆。用瓜蒂散,先饮水,次搐之,鼻中黄水尽乃愈。

黄疸腹满,小便不利而赤,自汗出,此为表和里实,当下之,宜大黄硝石汤。

李珥臣曰:腹满小便不利而赤,里病也。自汗出,表和也。里病者,湿热内甚,用栀子清上焦湿热,大黄泻中焦湿热,黄柏消下焦湿热,硝石则于苦寒泻热之中而有燥烈发散之意,使药力无所不至而湿热悉清散矣。

张路玉曰:黄疸最难得汗,自汗则从汗解,故曰此为表和里实。方用大黄、硝石解散在里结血,黄柏专去下焦湿热,栀子轻浮,能使里热从渗道而泄。

大黄硝石汤方

大黄四两　黄柏四两　硝石四两　栀子十五枚

上四味,以水六升,先煮三味取二升,去滓,内硝,更煮取一升,顿服。

《金匮辑义》:硝石即火硝,时珍辨之详矣。

魏念庭曰:大黄硝石汤,为实热内盛者主治也。大黄、黄柏、栀子之苦寒兼用不害,加以硝石引从小便得出。服法,煮后去滓,内硝,更煮者,所以化苦寒之烈性为柔顺,清热邪而不致伤胃阳也。

内硝顿服,治湿热必尽除其根,防其复作增剧也。前言下之不出方,此乃宜下者之方也。

徐灵胎曰:黄疸变腹满者最多,此方乃下法也。

诸黄腹痛而呕者,宜大柴胡汤。

徐忠可曰:邪高痛下,此少阳证也。是黄虽脾胃之伤,实少阳郁热,故以柴胡汤仍去其本经之邪,此必黄之不甚而未久者也。

《金鉴》曰:呕而腹痛,胃实热也。然必有潮热、便硬,始宜大柴胡汤两解之。若无潮热,便软,则当用小柴胡汤去黄芩加芍药和之可也。

《医醇剩义》:小柴胡加栀子汤治邪热留于半表半里而发黄者,仍以和其表里为法,于小柴胡汤内加栀子。

大柴胡汤方见太阳病中

黄病,小便色不变,自利,腹满而喘者,不可除热;除热必哕,哕者,小半夏汤主之。

赵以德曰:此言黄疸中有真寒假热者,谓内实小便必赤,今色不变加自利,虚寒也。虽腹热能满,虚亦满,实证有喘虚亦喘,误以为热而攻除之,则虚其胃而哕,哕由胃虚而气逆,逆则痰壅,故曰:小半夏汤主之。谓哕非小故,唯姜、半能行痰下逆而调胃,胃调然后消息治之,非小半夏即能治黄疸也。

尤在泾曰:哕,呃逆也。魏氏谓阳为寒药所坠,欲升而不能者是也。

陈灵石曰:若中虚发黄者,余每用理中汤、真武汤等,加茵陈蒿多效。

诸黄家,但利其小便,五苓散加茵陈蒿主之。假令脉浮,当以

汗解者，宜桂枝加黄芪汤。

赵以德曰：黄家大约从水湿得之，经云：治湿不利小便非其治也。本草茵陈治热结黄疸、小便不利，故主之也。茵陈五苓散非徒治湿而已，亦润剂也，此用五苓散佐者，因湿热郁成燥也。然脉浮者，湿不在里而在表，表热乘虚入里，亦作癃闭，故须以脉别之，汗解、攻下，各有所宜也。而攻下之法既有浅深轻重，利小便与发汗之方何独不然乎。是方所主，唯和荣卫，非有发汗峻剂，必表之虚者用之。麻黄连翘赤小豆汤，又是里之虚者用之。

五苓散加茵陈蒿方

即五苓散，加茵陈蒿十分，同末。

陈灵石曰：五苓散攻专发汗利水，助脾转输，茵陈蒿功专治湿退黄，合五苓散为解郁利湿之用也。盖黄疸病由湿热淤郁熏蒸成黄，非茵陈蒿推陈致新不足以除热退黄；非五苓散转输利湿不足以发汗利水。二者之用取其表里两解，为治黄之良剂也。

《三因方》：五苓散治伏暑郁发黄，小便不利，烦渴，用茵陈煎汤调下。

《本事方》：有一人病伤寒七八日，身体洞黄，鼻目皆痛，两髀及项颈腰脊强急，大便涩，小便如金。予曰：脉紧且数，脾元受湿，暑热蕴蓄于太阳之经，宿谷相搏，郁蒸而不得散，故使头面有汗，至颈以下无之，若鼻中气冷，寸口近掌无脉则不疗。急用茵陈汤调五苓散，数服而差。

《玉机微意》：茵陈五苓散，治湿热胜，发热黄疸。

《眼科锦囊》：茵陈五苓散治小儿雀目。

桂枝加黄芪汤方

桂枝三两　芍药三两　甘草二两(炙)　生姜三两(切)　大枣十二枚(擘)　黄芪二两

上六味，以水八升，煮取三升，去滓。温服一服，日三服。

王肯堂曰：桂枝加黄芪汤治黄疸脉浮，而腹中和者宜汗之。若腹满欲呕吐，懊恼而不和者，宜吐之，不宜汗。

诸黄，小便自利者，当以虚劳法，小建中汤主之。

尤在泾曰：小便利者，不能发黄，以热从小便去也。今小便利而黄不去，知非热病，乃土虚而色外见，宜补中而不可除热者也。不热而寒，不实而虚，则变攻为补，变寒为温，如小建中之法也。

《金鉴》曰：妇人产后，经崩发黄色者，乃脱血之黄色，非黄疸也。男子黄而小便自利，则知非湿热发黄也。询知其人，必有失血、亡血之故，以致虚黄之色外现。斯时汗下渗利之法，俱不可施，唯当与虚劳失血同治，故以小建中汤调养荣卫，黄自愈矣。

《阴证略例》：内感伤寒，劳役形体，饮食失节，中州变寒之病生黄，非伤寒坏之而得，只用建中，不必用茵陈也。

小建中汤方见太阳病中

黄疸病，麻黄醇酒汤主之。依涪古本补，《金匮要略》附方引《千金》。

沈明宗曰：外感风寒湿热，在表郁盫成黄，或脉自浮，当以汗解者，用此一味煮酒，使其彻上彻下，行阳开腠而驱荣分之邪，则黄从表解矣。

陈灵石曰：麻黄轻清走表，乃气分之药，主无汗表实证。黄疸病不离湿热之邪，用麻黄醇酒汤者，以黄在肌表荣卫之间，非麻黄不能走肌表，非美酒不能通荣卫，故用酒煮，以助麻黄发汗，汗出则荣卫通，而内蕴之邪悉从外解耳。

魏念庭曰：麻黄醇酒汤治黄疸，为宜汗者补开鬼门之法也。冬月用酒，春月用水，防其春温助热也。然要不外仲景除湿清热之旨。

麻黄醇酒汤方

《外台秘要》引仲景《伤寒论》云：《小品》《古今录验》《经心录》同。

麻黄三两（去节）

上一味，以美清酒五升，煮取二升半，顿服尽。冬月用酒、春月用水煮之。

《千金方》：治伤寒热出表发黄疸方：麻黄三两，以醇酒五升，煮取一升半，尽服之。温复汗出即愈。冬月寒时用清酒，春月宜用水。

《三因方》：麻黄醇酒治伤寒瘀血不解，郁发于表为黄疸。其脉浮紧者，以汗解之。（即本方）。

阳明病腹满，小便不利，舌萎黄燥，不得眠者，此属黄家。

赵以德曰：瘀热内积，为腹满。舌痿黄燥者，心脾脉络舌上下，凡舌本黄燥即是内热，况舌痿乎。湿热结积虽不行于肌表，然已见于舌。身热气烦，血少荣微，夜不入阴，故不睡。属黄家者，似其虽不以黄疸之黄，亦由积渐所致也。

《金匮辑义》：痿黄即萎黄，谓身黄不明润。

黄疸病，当以十八日为期，治之十日以上差，反剧者为难治。

尤在泾曰：土无定位，寄旺于四季之末各十八日。黄者，土气也，内伤于脾，故即以土旺之数为黄病之期，盖谓十八日脾气至而虚者当复，即实者亦当通也。治之十日以上差者，邪浅而正胜之则易治，否则邪反胜正而增剧，所谓病胜脏者也，故难治。

夫病脉沉,渴欲饮水,小便不利者,后必发黄。

尤在泾曰:脉沉者,热难外泄。小便不利者,热不下出。而渴饮之水与热相得,适足以蒸郁成黄而已。

《金鉴》曰:脉沉主里也。渴欲饮水,热淤也。小便不利,湿郁也。热淤湿郁于里,故发黄也。脉浮,发黄是得之于外因也;脉沉,发黄是得之于内因也。故治黄有汗、下二法也。

疸而渴者,其疸难治;疸而不渴者,其疸可治。发于阴部,其人必呕;阳部,其人振寒而发热也。 此节依《金匮要略》补。

沈明宗曰:此言表病易治,里病难治也。胃中湿热蒸越皮肤则一身尽黄,虽发于外,当以表里阴阳辨证,则知可治与难治。若疸而渴者,邪虽外越,胃中湿热半居于内,耗竭津液则渴,津枯血燥,阳火亢极,表里皆邪,故曰难治。不渴者,热邪一发,尽越于表,里无余蕴,一解表而即散,故曰可治。然邪在胸膈胃腑之里为发阴部,内逆上冲,其人必呕。其邪尽发皮壳之表为阳部,乃太阳所主,故振寒而发热也。

张路玉曰:疸为湿热固结,阻其津液往来之道,故以渴与不渴证津液之通与不通也。呕为肠胃受病,振寒发热为经络受伤,于此可证其阴阳表里而治也。

陈修园曰:此以渴不渴别疸之难治可治。以呕与寒热辨黄之在表在里也。

趺阳脉微而弦,法当腹满,若不满者,必大便难,两胠疼痛,此为虚寒,当温之,宜吴茱萸汤。

胠,去鱼切。

俞嘉言曰:趺阳脾胃之脉而见微弦,为厥阴肝木所侵侮,其阴气横聚于腹,法当胀满有加。设其不满,阴邪必转攻而决无轻散之理。盖阴邪既聚,不温必不散,阴邪不散,其阴窍必不通,故知其便必难,势必逆攻两胠,而致疼痛,较腹满更进一步也。虚寒之气从下而上,由腹而胠,才见一斑,亟以温药服之,俾阴气仍从阴窍走散,而不至上攻则善矣。

唐容川曰:脉弦属肝,两胠亦是肝之部位,虚寒欲从下而上者,肝气之逆也。肝主疏泄大便,肝气既逆则不疏泄,故大便难也。

按:吴茱萸汤不特温胃散寒,且平肝气之上逆也。

《素问》五脏生成篇:王注:胠,胁上也。

《说文》:胠,腋下也。

夫病人腹痛绕脐,此为阳明风冷,谷气不行,若反下之,其气必冲;若不冲者,心下则痞,当温之,宜理中汤。

周禹载曰:脐位乎阴,绕之而痛,必有所闷而不通者,或风或冷,其有袭之者矣。风冷既入,则必阳不盛,阳既不盛,孰为消腐水谷治之者,必以辛温之味鼓散其邪,庶几可也。乃反以寒药下之,则其邪必不服,犹之太阳反下其气上冲也。经谓气上冲胸,邪在大肠;若不上冲,则其邪尚在于胃。经又谓客气上逆,而心下痞也。

理中汤方见霍乱

阳明病,发热十余日,脉浮而数,腹满,饮食如故者,厚朴七物汤主之。

周禹载曰:此有里复有表之证也。腹满而能饮食,亦热邪杀谷之义,发热,脉浮数,此表邪正炽之时,故以小承气治其里,桂枝去芍药以解其表,内外两解,涣然冰释,即大柴胡之意也。以表见太阳,故用桂枝耳。

陈修园曰:此言腹满发热而出表里两解之方也。但发热疑是中风证,风能消谷,论云:能食为中风,可以参看。

厚朴七物汤方

厚朴半斤　甘草三两(炙)　大黄三两　枳实五枚　桂枝二两　生姜五两　大枣十枚

上七味,以水一斗,煮取四升,去滓。温服八合,日三服。

张路玉曰:腹满者,邪气入于里也。发热者,阳气达于外也。虽病经十日而脉浮数,邪犹未全入里,况能食,以证胃气之有权,故用小承气合桂枝去芍药汤两解表里之法,较之桂枝加大黄汤多枳朴而少芍药,以枳朴专泄壅滞之气故用之,芍药专收耗散之阴,此腹但满而不痛,与阴血无预故去之。

《千金方》:厚朴七物汤治腹满气胀方。(即本方)

《三因方》:七物厚朴汤治腹满发热,以阳并阴则阳实而阴虚,阳盛生外热,阴虚生内热。脉必浮数,浮则为虚,数则为热。阴虚不能宣导,饮食如故致胀满者,为热胀。

痛而闭者,厚朴三物汤主之。此节从《金匮要略》补。《脉经》作"腹满痛"。

魏念庭曰:闭者,即胃胀便难之证。

尤在泾曰:痛而闭,六腑之气不行矣。厚朴三物汤与小承气同,但承气意在荡实,故君大黄,三物意在行气,故君厚朴。

《素问》举痛论:热气留于小肠,肠中痛,瘅热焦渴,则干不得出,故痛而闭不通矣。

厚朴三物汤方

厚朴八两　大黄四两　枳实五枚

上三味，以水一斗二升，先煮二味取五升，内大黄煮取三升，去滓，温服一升。以利为度。

张路玉曰：痛而闭塞，无雷鸣、呕逆之证者，为实当下之。即用小承气倍厚朴而易其名，以其无亢极之火，故不用承气二字，与理中汤之易名人参汤一义。

陈灵石曰：此方不减大黄者，以行气必先通便，便通则肠胃畅而腑脏气通，通则不痛也。

《千金翼方》：厚朴汤主腹中热，大便不利。（即本方）

按之心下满痛，有潮热者，此为实也，当下之，宜大柴胡汤。 此节依涪古本补。《金匮要略》脱"有潮热"三字。

魏念庭曰：此为邪实而且夹热者言也。按之心下满痛，邪犹盛在上焦之阳分，即有便闭，故当大柴胡以两解。

尤在泾曰：按之而满痛者，为有形之实邪，实则可下。而心下满痛则结处尚高，与腹中满痛不同，故不宜大承气而宜大柴胡。承气独主里实，柴胡兼通阳痹也。

阳明病，腹中切痛雷鸣，逆满呕吐者，此虚寒也，附子粳米汤主之。

喻嘉言曰：腹中阴寒奔迫，上攻胸胁，以及于胃而增呕逆，顷之胃气空虚，邪无所砥，辄入阳位则殆矣。是其除患之机，所重全在胃气，乘其邪初犯胃，尚自能食，而用附子粳米之法温饱其胃，胃气温饱则土厚而邪难上越，胸胁逆满之浊阴，得温无敢留恋，必还从下窍而出，旷然无余，此持危扶颠之手眼也。

陈修园曰：此言寒气之自下而上僭，中上之阳必虚，唯恐胃阳随其呕吐而脱，故于温暖胃阳方中，而兼补肾阳也。

《素问》举痛论:寒气客于肠胃,厥逆上出,故痛而呕也。

《灵枢》五邪篇:邪在脾胃,阳气不足,阴气有余,则寒中肠鸣肠痛。

附子粳米汤方

附子一枚(炮) 半夏半升 甘草一两 大枣十枚 粳米半升

上五味,以水八升,煮米熟汤成,去滓。温服一升,日三服。

尤在泾曰:下焦独阴之气,不特肆于阴部,而且逆于阳位,中土虚而堤防撤矣。故以附子辅阳驱阴,半夏降逆止呕,而尤赖粳米、甘、枣培令土厚而使敛阴气也。

徐忠可曰:此方妙在粳米。鸣而且痛,腹中有寒气也。乃满不在腹而在胸胁,是邪高痛下,寒实从下上,所谓肾虚则寒动于中也,故兼呕逆而不发热。以附子温肾散寒,半夏去呕逆,只用粳米合甘枣调胃建立中气。不用术,恐壅气也。

《千金方》:附子粳米汤治霍乱四逆,吐少呕多者。(即本方有干姜一两)

《三因方》:附子粳米汤,治忧怒相乘,神志不守,思虑兼并,扰乱脏气,不主传导,使诸阳不舒,反顺为逆,中寒气胀,肠鸣切痛,胸胁逆满,呕吐不食。(于本方加干姜)

阳明病,腹中寒痛,呕不能食,有物突起,如见头足,痛不可近者,大建中汤主之。

尤在泾曰:心腹寒痛,呕不能食者,阴寒气盛而中土无权也。上冲皮起,出现有头足,上下痛而不可触近者,阴凝成象,腹中虫物乘之而动也。是宜大建中脏之阳以胜上逆之阴,故以蜀椒、干姜温胃下虫,人参、饴糖安中益气也。

《灵枢》厥病篇：肠中有虫瘕及蛟蛕，心肠痛，恼作痛肿聚，往来上下行，痛有休止，腹热喜渴涎出者，是蛟蛕也。

按：此节虽未言虫痛，然饬治蛟蛕病，用大建中意可知也。

大建中汤方

蜀椒二合（去目、汗）　干姜四两　人参一两　胶饴一升

上四味，以水四升，先煮三味，取二升，去滓，内胶饴，微火煮取一升半，分温再服。如一炊顷可饮粥二升，后更服，当一日食糜粥，温覆之。

魏念庭曰：经云：阳气出于中焦，建其中气，气血调和，百脉通畅，诸证自痊。

费晋卿曰：非人参不能大补心脾，非姜椒不能大祛寒气，故名曰大建中。又有饴糖之甘缓以杀姜椒之辛燥，非圣于医者，不辨有此。

阳明病，腹满、胁下偏痛，发热，其脉弦紧者，当以温药下之，宜大黄附子细辛汤。

尤在泾曰：胁下偏痛，而脉紧弦，阴寒成聚，偏著一处，虽有发热，亦是阳气被郁所致。是以非温不能已其寒，非下不能去其结，故曰：宜以温药下之。

程氏曰：大黄苦寒，走而不守，得附子细辛之大热，则寒性散而走泄之性存是也。

魏念庭曰：经云肝主司泄，开窍于两阴，胁下痛而便闭，其脉紧弦者，乃肝家寒热之邪结不通也，故用大黄附子细辛等，寒热并济以和之。此发热或有形之物积在肠胃，而皮肤热作，故在可下之例，未必为假热之证。

徐忠可曰：附子、细辛与大黄合用，并行而不悖，此即大黄附子

泻心汤之法也。

唐容川曰：当温者不可下，当下者不可温，上数方，一寒一热，反观互证，所以明其有别也。然又有当温复当下，当下复当温者，是又宜温下并行，不可执著。故特出大黄附子汤之证治，以见温之与下，或分或合，总随证而转移，而不可拘泥也。

大黄附子细辛汤方

大黄三两　　附子三两(炮)　　细辛二两

上三味，以水五升，煮取二升，去滓。分温三服，一服后，如人行四五里，再进一服。

《衷中参西录》：大黄附子细辛汤为开结良方，愚尝用之，以治肠结腹疼而甚效。

问曰：阳明宿食，何以别之？师曰：寸口脉浮而大，按之反涩，尺中亦微而涩，故知其有宿食也。大承气汤主之。

章虚谷曰：脉浮而大，本阳明之病脉也，以兼宿食里结，故按之反涩。尺中者，下焦之气也，食滞肠胃，下焦气不宣通，故脉微涩。

《灵枢》云：水谷者常并居胃中，成糟粕而俱下于大肠，而成下焦，渗而俱下。以宿食不行则下焦气闭，故当用大承气通肠胃，去宿食也。

徐灵胎曰：有食而反微涩，此气结不通之故。

《巢氏病源》：宿食不消候：宿谷未消，新谷又入，脾气既弱，故不能磨之，则经宿而不消也，令人腹胀气急，噫气醋臭，时复憎寒壮热是也。

寸口脉数而滑者，此为有宿食也。

李珥臣曰：滑者，水谷之气胜也。若滑而兼数，则湿热已入胃腑也,故云有宿食可下之。

魏念庭曰:滑与涩相反,何以俱为实宜下? 滑者涩之浅而实邪欲成未成者,涩者滑之深而实邪已成者,故不沦为滑为涩,兼大而见,则有物积聚,宜施攻治无二理也。

下利不欲食者,此为有宿食也。

程郊倩曰:伤食恶食,故不欲食,与不能食者自别。下利有此,更无别样虚证,知非三阴之下利,而为宿食之下利也,故当下之。

徐灵胎曰:伤食恶食,凡禁口利,亦必因宿食之故。

脉紧如转索,此为有宿食也。

尤在泾曰:脉紧如转索者,紧中兼有滑象,不似风寒外感之紧为紧而带弦也。故寒气所束者,紧而不移;食气所发者,乍紧乍滑,如以指转索之状。

魏念庭曰:转索,宿食中阻,气道艰于顺行,曲屈傍行之象。

脉紧,腹中痛,恶风寒者,此为有宿食也。

李珥臣曰:此脉与证似伤寒,而非伤寒者,以身不痛,腰脊不强故也。然脉紧亦有辨浮而紧者为伤寒,沉而紧者为伤食。

《甲乙经》曰:人迎紧甚伤于寒,气口紧甚伤于食,则寒与食又以左右手为辨已。

宿食在上脘者,法当吐之,宜瓜蒂散。

脘,音管。

《金鉴》曰:胃有三脘,宿食在上脘者,膈间痛而吐,可吐不可下也;在中脘者,心中痛而吐,或痛不吐,可吐可下也;在下脘者,脐上痛而不吐,不可吐可下也。今食在上脘,故当以瓜蒂散吐之也。

周禹载曰:食既云宿,决非上脘,既非上脘,何以用吐? 今言上脘又言宿食，则必有痰载物不使得下，则为喘为满，不能具见，故一吐而痰与食俱出矣。

《东坦试效方》：若有宿食而烦者，仲景以栀子大黄汤主之。气口三盛，则食伤太阴，填塞闷乱，极则心胃大疼，兀兀欲吐，得吐则已，俗呼食迷风是也。

《难经》云：上部有脉，下部无脉，其人当吐，不吐者死，宜瓜蒂散之类吐之。经云：高者因而越之，此之谓也。

中医典籍丛刊

黄竹斋医书全集

(第四册)

黄竹斋　撰

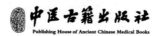

第四册

卷十

辨少阳病脉证并治 …………………… 1529

辨太阴病脉证并治 …………………… 1535

卷十一

辨少阴病脉证并治 …………………… 1545

辨厥阴病脉证并治 …………………… 1581

卷十二

辨霍乱吐利病脉证并治 ……………… 1638

辨痉阴阳易差后劳复病脉证并治 …… 1652

卷十三

辨百合狐惑阴阳毒病脉证并治 ……… 1666

辨疟病脉证并治 ……………………… 1677

辨血痹虚劳病脉证并治 ……………… 1684

卷十四

辨咳嗽水饮黄汗历节病脉证并治 …… 1702

卷十五

辨瘀血下血疮痈病脉证并治 ………… 1762

辨胸痹病脉证并治 …………………… 1775

卷十六

辨妇人各病脉证并治 …………… 1783

书后

米伯让 …………………………… 1811

附录

本书所引医家简介 ……………… 1817

本书主要参考书目简介 ………… 1827

全集四　难经会通

序 ………………………………… 1844

白云阁原本难经序 ……………… 1845

难经会通（八十一难）…………… 1846

　第一难 ………………………… 1846

　第二难 ………………………… 1849

　第三难 ………………………… 1851

　第四难 ………………………… 1854

　第五难 ………………………… 1856

　第六难 ………………………… 1857

　第七难 ………………………… 1858

　第八难 ………………………… 1860

　第九难 ………………………… 1861

　第十难 ………………………… 1862

　第十一难 ……………………… 1863

　第十二难 ……………………… 1864

第十三难 …………………………… 1865

第十四难 …………………………… 1867

第十五难 …………………………… 1871

第十六难 …………………………… 1876

第十七难 …………………………… 1878

第十八难 …………………………… 1879

第十九难 …………………………… 1880

第二十难 …………………………… 1881

第二十一难 ………………………… 1883

第二十二难 ………………………… 1883

第二十三难 ………………………… 1884

第二十四难 ………………………… 1887

第二十五难 ………………………… 1889

第二十六难 ………………………… 1890

第二十七难 ………………………… 1890

第二十八难 ………………………… 1891

第二十九难 ………………………… 1893

第三十难 …………………………… 1894

第三十一难 ………………………… 1895

第三十二难 ………………………… 1896

第三十三难 ………………………… 1897

第三十四难 ………………………… 1899

第三十五难 ………………………… 1899

第三十六难 ………………………… 1900

第三十七难	1900
第三十八难	1902
第三十九难	1903
第四十难	1904
第四十一难	1906
第四十二难	1906
第四十三难	1907
第四十四难	1908
第四十五难	1908
第四十六难	1910
第四十七难	1911
第四十八难	1912
第四十九难	1913
第五十难	1916
第五十一难	1916
第五十二难	1917
第五十三难	1918
第五十四难	1918
第五十五难	1919
第五十六难	1920
第五十七难	1922
第五十八难	1923
第五十九难	1925
第六十难	1928

第六十一难 …… 1928
第六十二难 …… 1929
第六十三难 …… 1929
第六十四难 …… 1930
第六十五难 …… 1930
第六十六难 …… 1931
第六十七难 …… 1932
第六十八难 …… 1933
第六十九难 …… 1934
第七十难 …… 1935
第七十一难 …… 1936
第七十二难 …… 1936
第七十三难 …… 1937
第七十四难 …… 1937
第七十五难 …… 1939
第七十六难 …… 1939
第七十七难 …… 1940
第七十八难 …… 1941
第七十九难 …… 1942
第八十难 …… 1943
第八十一难 …… 1943
秦越人事迹考 …… 1944
难经注家考 …… 1953
跋 …… 1962

全集五　医事丛刊

卷上

提　案 ·················· 1966
　　中央国医馆第二届全国医药界代表大会提案
　　·················· 1966
　　提议募捐重修南阳医圣祠享殿以崇先圣而扬国光案 ············ 1966
　　重修南阳医圣祠董事会章程 ········ 1967
　　请规定祭祀医圣日期以报功德而资纪念案 ·················· 1968
　　拟编纂国医妇儿内疡各科证治全书案 ····· 1968
　　附拟证治全书编纂条例 ·········· 1969
　　中央国医馆第二届第二次理事会提案 ····· 1971
　　拟定中医教学方案以备采择案 ········ 1971
　　提议成立募捐重修南阳医圣祠董事会并推举常务董事以专责成而利进行案 ········ 1978
　　行政院卫生署中医委员会第一次会议提案
　　·················· 1978
　　卫生署中医委员会第二次会议提案 ········ 1979
　　拟请征集全国医界名宿编纂中医教学规程俾臻妥善以利进行案 ············· 1979
　　行政部卫生署中医委员会第三次会议提案
　　·················· 1980

请设立中医伤科医院以宏救护而增抗战力量案
………………………………………… 1980
拟请本会呈请内政部咨河南省政府拨还南阳
医圣祠祀田案………………………… 1981
审察意见书………………………………… 1982
审察统一病名草案意见书………………… 1982
审察病理学意见书………………………… 1983

卷下

书　序………………………………………… 1985
伤寒杂病论集注序………………………… 1985
校订《伤寒杂病论》绪言 ………………… 1986
仲景十二稿《伤寒杂病论》序 …………… 1987
经方药性辨序……………………………… 1989
针灸经穴图考序…………………………… 1990
灸法辑要序………………………………… 1991
《内经》类编序 …………………………… 1992
白云阁原本《难经》序 …………………… 1993
中国医学集成序…………………………… 1995
曹氏医藏类目序…………………………… 1996
中国医学约编序…………………………… 1997
论　说………………………………………… 1997
中华医药学术发明于三皇说……………… 1997
西医谓伤寒为肠窒扶斯之讨论…………… 1999
疟病原因中西不同之讨论………………… 2000

纪　游 …………………………………… 2001
　　谒南阳医圣张仲景祠墓记 ………… 2001
　　致南阳县县长王幼侨函 …………… 2004
　　宁波访求仲景遗书记 ……………… 2005
演　讲 …………………………………… 2008
　　西京药业公会演讲词 ……………… 2008
　　无锡中国针灸专门学校演讲词 …… 2010

附录
　　医仙妙应孙真人传 ………………… 2012
医学源流歌 ……………………………… 2025

卷十

辨少阳病脉证并治

少阳之为病，口苦、咽干、目眩是也。

陈修园曰：此节为少阳证之提纲，主少阳之气化而言也。《内经》云：少阳之上，相火主之，苦从火化，火胜则干，故口苦咽干。

《金鉴》曰：口苦者，热蒸胆气上溢也。咽干者，热耗其津液也。目弦者，热熏眼发黑也，此揭中风伤寒邪传少阳之总纲。凡篇称少阳中风伤寒者，即具此证之谓也。

章虚谷曰：阳明中风，亦有口苦咽干，以热由胃上咽而至口，不涉于肝，故无目弦，以此为辨。

柯韵伯曰：太阳主表，头项强痛为提纲，阳明主里，胃家实为提纲，少阳居半表半里之位，仲景特揭口苦、咽干、目眩为提纲。盖口、咽、目三者，不可谓之表，又不可谓之里，是表之入里，里之出表处。所谓半表半里也。三者能开能合，恰合枢机之象，故两耳为少阳经络出入之地。苦、干、眩者，皆相火上走空窍而为病也。此病自内之外，人所不知，唯病人独知，诊家所以不可无问法，三证为少阳一经病机，兼风寒杂病而言，但见一证即是，不必悉具。

《新释》：少阳者，皮腠里，脏腑外，连网三焦之符语，满布全身之空隙，而司半表半里者也。其致病之因，必间接于太阳或阳明之转属；或由口鼻直接之传入。然邪之至少阳，无不郁而化热，致三焦腠理干燥者。其为病郁热于阳明之里，致肝气不舒，热蒸胆液随胃气而上逆，故口苦；津液受灼，不达于上，则咽干；脏腑郁热，致元真不荣于目，而虚火上熏，故目眩。《内经》云：少阳为枢。又云，少阳之上，相火主之。三证皆少阳之气化太过，虚火上炎而枢机失和之病也。

少阳中风，两耳无所闻，目赤，胸中满而烦者，不可吐下，吐下则悸而惊。

尤在泾曰：此少阳自中风邪之证，不从太阳传来者也。少阳之脉，起于目锐眦，其支从目后入耳中，以下胸中，少阳受邪，壅热于经，故耳聋、目赤，胸中满而烦也，是不在表，故不可吐，复不在里，故不可下，吐则伤阳，阳虚而气弱则悸，下则伤阴，阴虚而火动则惊。

程郊倩曰：风伤气，气则为热，气壅而热，故耳聋，目赤、胸满而烦。此与伤寒脉弦细条皆是表邪直犯少阳，不从太阳透迤来者，故总无四五日，六七日字。

唐容川曰：胸中满句，最是少阳关键处。胸前有膈，膈膜上循腔子为胸中，此膈膜连于心包而附近胃中。邪在膈膜中，故胸中满；僭入心包故心烦。此在膜中，不在胃中，故不可吐下。若吐下伤胃之阳，则膀胱水气上凌而悸；伤胃之阴，则心包之火，飞越而惊。

魏念庭曰：此条论，仲景不出方，小柴胡条中有心烦、心下悸之证，想可无事他求也。

伤寒，脉弦细，头痛发热者，属少阳，不可发汗；发汗则谵语，烦躁，此属胃不和也，和之则愈。

尤在泾曰：经曰少阳之至，其脉弦。故头痛，发热者，三阳表证所同，而脉弦细则少阳所独也。少阳经兼半里，热气已动，是以不可发汗；发汗则津液外亡，胃中干燥，必发谵语。云此属胃者，谓少阳邪气并于阳明胃府也。若邪去而胃和则愈。

王肯堂曰：凡头痛、发热俱为在表，唯此头痛、发热为少阳者，以其脉弦细故知邪入少阳之界也。可汗不可汗，当以此为法。又曰:此少阳阳明,宜重则小承气,轻则大柴胡。盖少阳不可下,阳明不可不下,故与小承气,少少与之,取微利也。成氏以调胃承气主之,误矣。调胃承气,太阳阳明药也。不可不审。

陈修园曰:此言少阳自受之寒邪,戒其不可发汗也。合上节所谓少阳有汗、吐、下三禁是也。汉文辞短意长,读者当以互文见意。

吴绶曰:少阳经头痛,头角或耳中痛,脉弦数,口苦,发热,往来寒热者,不分有汗无汗,并用小柴胡汤和之。

本太阳病,不解,转入少阳者,胁下硬满,干呕不能食,往来寒热,脉沉弦者,不可吐下,与小柴胡汤。

张隐庵曰:此太阳受病,而转入少阳也。胁下者,少阳所主之分部,病入少阳,枢转不得,故胁下硬满。干呕、不能食者,上下之气不和也。往来寒热者,开阖之机不利也。如吐下而脉沉紧则病入于阴,今尚未吐下,中土不虚,脉沉弦者,乃太阳本寒,内与少阳火热相搏,故与小柴胡汤从枢转而达太阳之气于外也。

柯韵伯曰:少阳为枢,太阳外证不解,风寒从枢而入少阳矣,若见胁下硬满,干呕不能食,往来寒热之一,便是柴胡证未罢。

徐灵胎曰:此为传经之邪也。以上皆少阳本证,少阳已渐入里,故不浮而沉弦亦少阳本脉。

按:少阳证所以胁下硬满者,胁下为肝脾二脏,其中为腹,肠胃在焉。邪在府则行,在脏则留故也。以上三节,首节胸中满,邪在上焦也;次节胃不和,邪在中焦也;本节胁下硬满,脉沉弦,邪在下焦也。而小柴胡汤可以通治之者,以上焦得通,津液得下,胃气因和,是其效用也。

小柴胡汤方 见太阳病中

少阳病,气上逆,令胁下痛,甚则呕逆,此为胆气不降也。柴胡

芍药枳实甘草汤主之。

刘昆湘曰：亦示少阳腑邪上逆之证，曰：少阳病，气上逆，令胁下痛，痛甚则呕逆者，明胆阳以两胁为升降之道路，其气则布于三焦，其液则游于络脉。凡脏腑之生化皆以气为用，以液为体。气无质则无所生，质无气则无所用；质以生气，气以使质。六腑之气，行于脉外，为五脏之外卫，故曰：六腑者，传化物而不藏。唯胆藏精汁，是为奇恒之府。故其气内畅心荣，外疏肝络，常并脉而行。卫气逆则荣郁而不通，不通则真邪相攻。神伤为痛，胆气不得通降，必内陷而上溢于胃，故令呕逆不止。所以然者，以少阳气上逆，胆腑不降故也。经曰：胆气溢则口苦，胃气逆则呕苦，名曰呕胆，宜柴胡芍药枳实甘草汤主之。柴胡疏胆，芍药平肝，枳实下气，甘草和中也。

柴胡芍药枳实甘草汤方见伤风

若已吐、下、发汗、温针，谵语，柴胡汤证罢者，此为坏证。知犯何逆，以法救之，柴胡汤不中与也。

张隐庵曰：此总结上文之意。夫少阳不可吐下，吐下则悸而惊；少阳不可发汗，发汗则谵语。若已吐、下、发汗，则温针谵语，夫温针者，惊也。本论云：太阳伤寒，加温针必惊。夫惊而谵语，病非少阳。如柴胡汤证罢者，此为里虚自败之病。知犯何逆，随其病之所在而以法治之。又不可与小柴胡汤。所以结上文三节之意也。

陈修园曰：此言已犯吐、下、发汗之禁，当审其救治之法也。补出温针，见温针虽不常用，而其为祸更烈也。时医辄用火灸，更以人命为戏矣。

三阳合病，脉浮大，上关上，但欲眠睡，目合则汗，此上焦不通故也，宜小柴胡汤。

成无己曰:关脉已候少阳之气,太阳之脉浮,阳明之脉大,脉浮大,上关上,知三阳合病。胆热则睡,少阴病但欲眠睡,目合则无汗,以阴不得有汗。但欲眠睡,目合则汗,知三阳合病,胆有热也。

舒驰远曰:脉浮大,上关上,阳盛之诊也。欲眠睡者,热盛神昏之意也。寒中少阴,但欲寐者,其人恶寒。热盛神昏者,不恶寒,反恶热也。

程郊倩曰:大为阳明主脉,太阳以其脉合,故浮大上关上,从关部连上寸口也。少阳以其证合,故但欲眠睡,目合则汗。但欲眠为胆热,盗汗为半表里也。当是有汗则主白虎,无汗则主小柴胡汤也。

伤寒四五日,无大热,其人烦躁者,此为阳去入阴故也。

按:伤寒三日,三阳为尽,至四五日,正当太阴、少阴主气之期,外无大热,其人烦躁者,是邪由表传里,涉于少阴之候。故曰:此为阳去阴故也。

方中行曰:去,往也。言表邪往而入于里,所以外无大热,而内则烦躁也。

柯韵伯曰:阴者,主里而言。或入太阳之本而热结膀胱;或入阳明之本而胃中干燥;或入少阳之本而胁下硬满,或入太阴而暴烦下利;或入少阴而口燥舌干;或入厥阴而心中疼热。皆入阴之谓。

伤寒三日,三阳为尽,三阴当受邪。其人反能食而不呕者,此为三阴不受邪也。

汪苓友曰:伤寒三日者,即素问相传日数。邪在少阳,原呕而不能食。今反能食而不呕,可征里气之和而少阳之邪自解也。既里和而少阳邪解则其不传三阴,断断可必,故云:三阴不受邪也。

柯韵伯曰:三阴受邪病为在里,故邪入太阴则腹满而吐,食不下。邪入少阴,欲吐不吐,邪入厥阴,饥而不欲食,食则吐蛔。所以然者,邪自阴经入脏,脏气实而不能容,则流于腑。腑者胃也。入胃则无所复传,故三阴受邪已入于腑者可下也。若胃阳有余,则能食不呕,可预知三阴之不受邪矣。

陈修园曰:此言少阳亦有以次而传,与上文互相发明,此当与太阳篇至七日以上自愈者以行其经尽合看,则传经了然。

喻嘉言曰:能食不呕,与胃和则愈之义互发。

伤寒三日,少阳脉小者,为欲已也。

成无己曰:《内经》曰:大则邪至,小则平。伤寒三日,邪传少阳,脉当弦紧,今脉小者,邪气微而欲已也。

张隐庵曰:此承上文而言,伤寒三日,乃少阳主气之期,若少阳脉小者,小则病退,其病欲已。不但三阴不受邪也。

少阳病,欲解时,从寅至辰上。

张隐庵曰:日出而阳气微,少阳之所主也。少阳乃阴中之初阳,秉阳春之木气,从寅至辰上,乃寅卯属木,又得少阳气旺之时而病解也。

魏念庭曰:病在少阳,乘正旺时如法治之。何病不已。

按:三阳病欲解时,皆在日间,魏氏谓乘正旺时如法治之者,如小柴胡汤云,日三服,从寅至戌也。桂枝汤云,半日许令三服尽,从巳至未也。大承气汤云,得下余勿服,不下明日更服,从申至戌也。然证有并合之殊,故诸方之例不必尽同也。少阳居太阳阳明之间,故日三服,历二阳之王时解。

唐容川曰:少阳之界,出则为阳明太阳,入则为少阴、太阴、厥阴,皆从膜中相通,故各经皆有少阳证。

辨太阴病脉证并治

太阴之为病，腹满而吐，食不下，自利益甚，时腹自痛，若下之，必胸下结硬。

张隐庵曰：太阳之气若天日，太阴之气犹地土。此言太阴受病地气不升，而自利自满也。太阴为病腹满者，腹为脾土太阴之所居也。脾气不能上交于胃，故腹满；胃气不能下交于脾，故吐；脾胃之气不相通贯，故食不下；自利益甚者，湿气下注也。时腹自痛者，脾络不通也。若下之则伤阳明胃土之气，故必胸下结硬。

张兼善曰：夫病自阳经发者，为外感风寒，邪从表入，故太阳先受之也。病自阴经起者，为内伤生冷，饮食过多，故从太阴入也。太阴者脾也，以饮食生冷则伤脾，故腹满而吐食，食不下，自利不渴。手足自温等证也。

程郊倩曰：腹满而吐，食不下，则满为寒胀，吐与食不下总为寒格也。

尤在泾曰：太阴之脉入腹，属脾，络胃，上膈夹咽。故其病有腹满而吐，食不下，自利腹痛等证。然太阴为病，不特传经如是，即直中亦如是。且不特伤寒如是，即杂病亦如是。但有属阴属阳，为盛为虚之分耳。

《金鉴》曰：此太阴病全篇之提纲，后凡称太阴病者，皆指此证而言之。

《新释》：太阴者，淋巴系之符语，为身躯最大且多之体质，在阳明之里乳糜腺，在太阳之里。脂肪腺，在少阳之部曰淋巴腺。夫肠胃所消化水谷之营养液，由乳糜腺吸收于淋巴腺，而渐次变化输入脂肪腺。其作用全在于湿气之滋，而原动力则主于脾，在少阴为白血球，在阳明为膵液，《内经》曰：太阴之上，湿气主之。若湿气太过之为病，则肠胃及腹皮里之淋巴腺蓄湿不行而腹满。《内经》曰：太阴为开，又曰：脾主为胃行其津液者也。今胃之津液不能由开而达于太阳，反逆行于阳明，排泄于胃则为吐。脾气不舒，升降失常。幽门结闭，故食不下。腐秽排泄于肠则自利。此为伏邪慢发，故利初微而后益甚。寒湿滞于血分，故时腹自痛。此病为少阳半里之寒湿，非肠胃之燥热，故不可下。若误下之，则脾气为寒药所伤，滞于脾部胸下，不唯腹满不消，而且胸下结硬，论所谓病发于阴，而反下之，因作痞是也。

按：太阴与阳明为表里，皆有腹满证，然阳明之腹满为肠胃中有宿食、燥屎，故下之大便利则腹满去。而太阴之腹满为肠胃外郁寒湿，故下利而满仍不除也。此证与霍乱相似，而以腹满别之，盖霍乱为阳明之卒中，此则太阴之慢发也。

《伤寒蕴要》：凡自利者，不因攻下而自泻利，俗言漏底伤寒者也。大抵泻利，小便清白不涩，完谷不化，其色不变，有如鹜溏，或吐利腥秽，小便澄彻清冷，口无燥渴。其脉多沉，或细、或迟、或微而无力，或身虽发热，手足逆冷，或恶寒蜷卧，此皆属寒也。

《伤寒辨要》：本篇曰：下之必胸下结硬。朱肱曰：近人多不识阴证，才见胸膈不快，便投食药，非其治也，大抵阴证者，由冷物伤脾胃，寒中太阴也。主胸填满，面色及唇皆无色泽，手足冷，脉沉细，少情绪。近世此证颇多。余与增损理中丸，救活夥。

太阴中风，四肢烦疼，阳微阴涩而长者，为欲愈。

张令韶曰：太阴中风者，风邪直中于太阴也。四肢烦疼，风淫末疾也。微涩阴脉也；长阳脉也。太阴内主腹而外主四肢，由内而外，转阴为阳，故为欲愈之候也。

柯韵伯曰：风为阳邪，四肢为诸阳之本，脾主四肢，阴气衰少则两阳相搏，故烦疼。脉涩与长不是并见，涩本病脉而转长，病始愈耳。风脉本浮，今而微，知风邪当去。涩则少气、少血，今而长则气治，故愈。四肢烦疼，是中风未愈，前证微涩而长是中风将愈之脉，作两截看。

按：此节四肢烦疼之证，与风湿相搏二节相类。阳微而涩，即浮虚而涩之互词。下文云：大便硬，知上自利也。此不言湿，太阴本气也。

太阴病，脉浮者，可发汗，宜桂枝汤。

唐容川曰：太阴病，是指腹满湿气为病也。湿在内，脉当沉，今脉浮者，是湿从外至，仍欲外出之象。故用桂枝汤从中外托，使自油网中而托出肌外以为汗也。

方中行曰：浮为在表，太阴之脉，尺寸俱沉细，今见浮则邪现还表可知。然浮为风，宜桂枝汤者，以太阴之中风言也。

王肯堂曰：病在太阳，脉浮无汗，宜麻黄汤。此脉浮，盖亦无汗而不言者，谓阴不得有汗，不必言也，不用麻黄汤，而用桂枝汤，盖以三阴兼表病者，俱不当大发汗也。须识无汗，亦有用桂枝汤也。

徐灵胎曰：太阴本无汗法，脉独浮则邪在表，故用桂枝，从脉不从证也。

桂枝汤方 见太阳病上

自利不渴者，属太阴，以其脏有寒故也。当温之，宜服理中、四逆辈。

成无己曰：自利而渴者，属少阴，为寒在下焦。自利不渴者属太阴，为寒在中焦，与四逆等汤以温其脏。

魏念庭曰：以其人脾脏之阳平素不足，寒湿凝滞，则斡运之令不行，所以胃肠水谷不分而下泄益甚。自利二字，乃未经误下、误汗、吐而成者，故知其脏本有寒也。

陆九芝曰：三阴皆有自利，自利不皆属寒，少厥之自利多口渴，太阴之自利则不渴，不可见太阴之独有寒邪。其曰手足自温者，正谓其一身无热而但有手足之尚温。故即未成厥逆，亦有取乎四逆之治。

陈修园曰：以不渴一证认太阴，是辨寒热利之金针，脾不输津于上，亦有渴证，然却不在太阴提纲之内。

伤寒脉浮而缓，手足自温者，系在太阴，太阴当发身黄；若小便自利者，不能发黄，至七八日，虽暴烦下利日十余行，必自止，以脾家实，腐秽当去故也。

张令韶曰：经云：太阴之上，湿气主之，中见阳明。是以不得中见之化，则为脏寒之病。中见太过，湿热相并，又为发黄之证。此太阴之有寒有热也。伤寒脉浮而缓，手足自温者，系在太阴，而中见阳明之化者也。阳明之热合太阴之湿，当发身黄；若小便自利者，湿热得以下泄，不能发黄，至七八日，骤得阳热之化，故暴烦。阴湿在内，故下利。然虽下利日十余行，必当自止。所以然者，以太阴中见热化，脾家实，仓廪之腐秽当去故也。

秦皇士曰：脉浮阳脉也，脉缓太阴也。上章以自利不渴，定其太阴寒证下利；此章以脉浮手足自温，定其太阴湿热下利。太阴湿热当发身黄，若小便自利不发黄，至七八日，大便结硬，此外传阳明，湿热变燥而为脾约等证。若不外传，而发暴烦下利。虽每日十余行。湿热去尽，必自止而愈。以脾热腐秽当去者也。同一太阴热邪，以湿热系在太阴下利，则入太阴篇；以外传阳明，湿热变燥，大便干结，则入阳明篇，此千古未白。

本太阳病，医反下之，因尔腹满时痛者，属太阴也，桂枝加芍药

汤主之；大实痛者，桂枝加大黄汤主之。

张令韶曰：此言太阳转属太阴也。本太阳病，医反下之，太阳之气陷入太阴之地中，因尔腹满时痛者，乃太阳转属太阴也。宜桂枝汤以启陷下之太阳，加芍药以通在里之脾络。大实痛者，脾家实也。又宜加大黄以去脾家之腐秽。

柯韵伯曰：妄下后，外不解而腹满时痛，是太阳太阴并病。若大实痛，是太阳阳明并病。此皆因妄下而转属，非太阴阳明之本证也。脾胃同处中宫，位同而职异，太阴主出，太阴病则秽腐气凝不利，故腹时痛，阳明主纳，阳明病则秽腐燥结而不行。故大实而痛。仍主桂枝汤者，因表证未罢而阳邪已陷入太阴，故倍芍药以滋脾阴而除满痛，此用阴和阳法也。若表邪未解而阳邪陷入阳明，则加大黄以润胃燥而除其大实痛，此双解表里法也。凡妄下必伤胃气，胃肠虚即阳邪袭阴，故转属太阴，胃液涸则两阳相搏，故转属阳明。属太阴则腹满时痛而不实，阴道虚也，属阳明则腹大实而痛，阳道实也。满而时痛，下利之兆。大实之痛，是燥屎之征，桂枝加芍药小变建中之剂；桂枝加大黄，微示调胃之方也。

桂枝加芍药汤方

桂枝三两　芍药六两　甘草二两（炙）　生姜三两（切）　大枣十二枚（擘）

上五味，以水七升，煮取三升，去滓。温分三服。

《方极》：桂枝加芍药汤治桂枝汤证，而腹拘挛剧者。

方舆輗云：其人宿有癥瘕痼癖，因痢疾引起固有之毒作腹痛者，此方为之主剂。假令因宿食而腹痛，吐泻已后腹痛尚不止者，此固有之毒所为也。

桂枝加大黄汤方

桂枝三两　大黄二两　芍药六两　甘草二两(炙)　生姜三两(切)　大枣十二枚(擘)

上六味,以水七升,煮取三升,去滓,温服一升,日三服。

汪苓友曰:桂枝加大黄汤仲景虽入太阴例,实则治太阳阳明之药也,与大柴胡汤治少阳阳明证义同。

《活人书》:关脉实,腹满、大便秘,按之而痛者,实痛也,桂枝加大黄汤。

《济阳纲目》:桂枝加大黄汤治腹中寒热不调而大痛。

太阴病,脉弱,其人续自便利,设当行大黄、芍药者,宜减之,以其人胃气弱,易动故也。

程郊倩曰:前条之行大黄、芍药者,以其病为太阳误下之病,自有浮脉验之,非太阴为病也。若太阴自家为病,则脉不浮而弱矣。纵有腹满、大实痛等证,其来路自是不同,中气虚寒必无阳结之虑,目前虽不便利,只好静以俟之。大黄、芍药之宜行者减之,况其不宜行者乎!诚恐胃阳伤动,则泻泄不止。而心下痞硬之证成,虽复从事于温,所失良多矣。胃气弱对脉弱言,易动对续自便利言。太阴者,至阴也。全凭胃气鼓动为之生化。胃气不衰,脾阴自无邪入,故从太阴为病指出胃气弱来。

喻嘉言曰:此段叮咛与阳明篇中互发。阳明曰不转失气;曰先硬后溏;曰未定成硬,皆是恐伤太阴脾气。此太阴证而脉弱便利,减用大黄、芍药,又是恐伤阳明胃气也。

太阴病,大便反硬,腹中胀满者,此脾气不转也,宜白术枳实干姜白蜜汤。若不胀满,反短气者,黄芪五物汤加干姜半夏主之。

刘昆湘曰:此示阴结便硬之证,复有津凝气结,气虚津陷之异。

曰太阴病,大便反硬,腹中胀满,颇似胃实之象,但满而不痛,实而不热,且非伤寒传变之证。此脾家之自病也。胃气虚逆,则津不下行,脾气不濡,则肠结不润。此由气郁不能散津,宜白术枳实干姜白蜜汤主之。白术以散脾精,干姜以温胃阳,枳实以降气结,白蜜以滋肠燥,胃阳转运,气布津行,脾复转输之常,则胀满自和。而大便之硬亦解。若不胀满短气,此为脾气陷脉,当下坠,宜黄芪五物汤加干姜半夏主之。虽云脾气下陷,实手足太阴之气俱陷,故上则气短、下则便硬。此由气虚津陷,脾阳不能上运,肺气失于下交。肺与大肠相表里,气陷则糟粕不转,故见短气便难之候。黄芪五物汤即桂枝汤去甘草,加黄芪。黄芪以升气陷,桂芍以建荣郁,生姜、大枣宣胃补中。干姜、半夏温脾降逆,大气一转,液道自通,而短气便硬诸证解矣。假令津枯肠燥而脾约便难,又非本方所宜也。

白术枳实干姜白蜜汤方

白术三两　枳实一两半　干姜一两　白蜜二两

上四味,以水六升,先煮三味取三升,去滓,内白蜜烊消。温服一升,日三服。

黄芪五物加干姜半夏汤方

黄芪三两　桂枝三两　芍药三两　生姜六两(切)　大枣十二枚(擘)　干姜三两　半夏半升(洗)

上七味,以水一斗,煮取五升,去滓,再煎取三升,分温三服。

太阴病,渴欲饮水,饮水即吐者,此为水在膈上,宜半夏茯苓汤。

刘昆湘曰:此手足太阴俱病,肺燥脾寒之证,脾寒则津不输,肺燥则渴欲饮水。证由胃阳内衰,中焦失如沤之化,水下入肠不纳,故令饮水即吐。以纳精之用在脾,化气之功在胃,胃不消水,由于脾不纳津;太阴不开,因令阳明不降;脾精不上散于肺,则肺燥而津干;肺气不下通于肾,则气停而水积。方用干姜半夏温脾降逆,泽泻茯苓清燥利水,寒热并行而上燥下寒俱解,水能化气而渴亦自愈。

按:湘古木泽泻作竹茹,今依本论改正。

半夏茯苓汤方

半夏一升　茯苓四两　泽泻二两　干姜一两

上四味,以水四升,煮取二升,去滓,分温再服,小便利则愈。

太阴病,下利口渴,脉虚而微数者,此津液伤也,宜人参白术芍药甘草汤。

刘昆湘曰:此示脾津内竭之证。太阴为病,当自利不渴,今下利口渴,故知脾阴之内亡也。脉虚而微数者,此津液伤也。阴竭则阳不内秘,气泄则精不上散,故口渴下利。方用人参白术救精气之脱,以运脾阳;芍药甘草缓中府之急专滋脾液。不用辛温燥烈之剂者,恐阴尽而阳亦随亡也。

按:湘古本证有发热汗出,方作人参白术生姜大枣甘草饴胶汤。今依本论改正。

人参白术芍药甘草汤方

人参三两　白术三两　芍药二两　甘草二两(炙)

上四味,以水五升,煮取三升,去滓,温服一升,日三服。

太阴病,不下利吐逆,但苦腹大而胀者,此脾气实也,厚朴四物汤主之。

刘昆湘曰:此示脾实气结之证。不下利,则为病不在二肠;不吐逆,则病不在胃脘。大腹为太阴脾气运化之所,但苦腹大而胀,无痛满拒按,燥屎内结极欲吐下之情,知非胃实,乃脾络横塞而气结也。故主治皆用攻邪之剂,枳、朴以降气结,桔、夏通液道之阻。

按:湘古本桔皮作知母,今依本论改正。

厚朴四物汤方

厚朴二两(炙)　枳实三枚(炙)　半夏半升(洗)　桔皮一两

上四味,以水五升,煮取三升,去滓,温服一服,日三服。

太阴病,不吐、不满,但遗矢无度者,虚故也。理中加黄芪汤主之。

此节言脾阳内衰,中气下陷之证治。邪不逆于胃府,故不吐;气不郁于中焦,故不满。但遗矢无度者,乃脾阳内衰,中气下陷之故。用理中汤以补脾阳之虚,加黄芪以升中气之陷。

理中加黄芪汤方

人参三两　白术三两　干姜三两　甘草三两(炙)　黄芪三两

上五味,以水八升,煮取三升,去滓,温服一升,日三服。

太阳病,欲吐不吐,下利时甚时疏,脉浮涩者,桂枝去芍药加茯苓白术汤主之。

此节言太阴中风,以致下利之证治。病在脾,不在胃,故欲吐不吐,本气之湿挟风下注二肠,故下利时甚时疏。用桂枝汤者,以脉浮为风邪外鼓之象。去芍药者,以按之涩,为血少而湿气内郁;故加苓术,健脾渗湿止利也。

桂枝去芍药加茯苓白术汤方

桂枝三两　甘草二两(炙)　茯苓三两　白术三两　生姜三两(切)　大枣十二枚(擘)

上六味,以水八升,煮取三升,去滓,温服一升,日三服。

太阴病,吐逆,腹中冷痛,雷鸣下利,脉沉紧者,小柴胡加茯苓白术汤主之。

此节言太阴中寒,以致三焦不和之证治。吐逆者,上焦不和也;腹中冷痛,中焦不和也;雷鸣下利,下焦不和也。以脉沉紧,有弦象,知里不虚。故用小柴胡汤以调和三焦之气,加茯苓白术,温脾除湿,以止下利。此与甘草泻心汤证,其人下利日数十行,谷不化,腹中雷鸣,干呕相似。唯心下不痞硬,故用柴胡汤而不用泻心也。

小柴胡加茯苓白术汤方

柴胡半斤　黄芩三两　人参三两　半夏半升(洗)　甘草三两(炙)　生姜三两(切)　大枣十二枚(擘)　茯苓三两　白术三两

上九味,以水一斗二升,煮取六升,去滓,再煎取三升,温服一升,日三服。

太阴病,有宿食,脉滑而实者,可下之,宜承气辈；若大便溏者,宜厚朴枳实白术甘草汤。

宿食之病,本属阳明,然阳明与太阴相表里。胃有宿食原由脾阳气弱,失健运之常,致气滞而为腹满之太阴病。脉滑而实者,为宿食之候,可以阳明病治法,随证微甚,以小承气或大承气下之。若大便溏者,知胃气素弱,宜厚朴枳实白术甘草汤,清导和平之剂。枳朴以行宿食而消腹满,术草以除湿滞而止便溏。诚良方也。

厚朴枳实白术甘草汤方

厚朴三两　枳实二两　白术二两　甘草二两

上四味,以水六升,煮取三升,去滓,温服一升,日三服。

太阴病,欲解时,从亥至丑上。

张令韶曰:太阴为阴中之至阴,阴极于亥,阳生于子。从亥至丑上,阴尽阳生也。阴得生阳之气,故解也。

卷十一

辨少阴病脉证并治

少阴之为病,脉微细,但欲寐也。

张令韶曰:经云:少阴之上,君火主之。又云:阴中之阴,肾也。是少阴本热而标寒,上火而下水,神之变精之处也。精与神合而脉生焉,病则精气衰,神气少,故脉微细也。少阴主枢转,出入于外内,病则入而不出,内而不外,气行于阴,故但欲寐也。此先论少阴标本、水火、阴阳之气,其见脉证有如是也。

沈尧封曰:微,薄也,属阳虚。细,小也,属阴虚。但欲寐者,卫气行于阴而不行于阳也。此是少阴病之提纲。凡称少阴病,必见但欲寐之证据,而其脉或微或细,见一即是,不必并见。

程郊倩曰:前太阴,后厥阴,俱不出脉象,以少阴一经可以该之也。少阴病六七日前,多与人以不觉,但起病喜厚衣近火、善瞌睡,凡后面亡阳发躁诸剧证,便伏于此处矣,最要堤防。

丹波元简曰:太阳篇曰:太阳病,十日以去,脉浮细而嗜卧者,外已解也。此当以脉浮沉而别阴阳也。

《新释》:少阴者,血脉经络荣卫循环系统之符语。在上焦曰心、曰肺,心为循环原动力之中枢,肺为吐故纳新、滤清血液之器。在中焦曰肝、曰脾,肝为发生赤血球及分泌胆液之器,脾为发生白血球及分泌膵液之器。在下焦曰肾、曰胞,肾为排泄血液败质、泌溺之器,胞为血液化精生殖之器。《内经》云:少阴之上,热气治之。又云:少阴与太阳为表里。盖人身之体温,发生于血液循环之养化,而体温之保护及调节,端赖于皮肤也。若荣卫衰弱热气不足之为病,卫阳气衰则脉薄而微,荣阴血少则脉窄而细,阴阳两虚则精神志意昏愦、怠倦不振而但欲寐也。盖少阴与厥阴,如辅车之相依,以脑体神经之作用,全藉血液之滋养,是以血旺则精神爽,血衰则志意昏也。少阴病以虚证为提纲,而实证之衄及淤热在里下血等治法,则详见于太阳篇也。

少阴病,欲吐不吐,心烦,但欲寐,五六日,自利而渴者,属少阴也,虚故饮水自救。若小便色白者,少阴病形悉具。小便白者,以下焦虚寒,不能制水,故令色白也。

陈修园曰:少阴上火而下水,水火济则阴阳交而枢机转矣。少阴病,其脉从肺出,络心注胸中,胸中不爽,欲吐而不能吐,心中热烦,不能寐而但欲寐,此水火不济,阴阳不交,机枢不转之象也。五日,正少阴主气之期,至六日,其数已足,火不下交而自利,水不上交而作渴者,此属少阴之水火虚也。水虚无以沃焚,火虚无以致水,虚故引水自救,此少阴病寒热俱有之证也。若少阴热则小便必赤,若小便色白者,白为阴寒,少阴阴寒之病形悉具,此确切不移之诊法也,原其小便之所以白者,以下焦虚而有寒,全失上焦君火之热化,不能制水,故令色白。此言少阴上火下水之病也。

舒驰远曰:《经络考》云:舌下有二隐窍,名曰廉泉,运动开张,津液涌出。然必藉肾中真阳为之熏腾,乃是以上供。若寒邪侵到少阴,则真阳受困,津液不得上潮,故曰口渴。与三阳经之邪热烁干津液者,大相反也。

按:小便白,疑是白浊。每用真武汤洁白浊,颇著奇效。

病人脉阴阳俱紧,反汗出者,亡阳也,此属少阴,法当咽痛而复吐利。

尤在泾曰:阴阳俱紧,太阳伤寒之脉也,法当无汗,而反汗出者,表虚亡阳,其病不属太阳而属少阴矣。少阴之脉,上膈循喉咙,少阴之脏,为胃之关,为二阴之司,寒邪直入,经脏俱受,故当咽痛而吐利也。此为寒伤太阳,阳虚不任,因遂转入少阴之证。盖太阳者,少阴之表,犹唇齿也,唇亡则齿寒,阳亡则阴及,故曰少阴之邪从太阳飞渡者多也。

方中行曰:亡与无同,古字通用,无阳者,汗乃血之液,阴主血,寒为阴而伤血,阴邪凑于少阴,阴盛矣,故谓无阳以为之卫护,而汗所以反得自出也。

按:少阴以水火既济为用者也,水火不交则成病。阳亡于外,则火上炎而咽痛,及欲吐不吐;阴盛于里,则水下趋而下利。故此节为总冒,其义直贯至篇终。

少阴病,咳而下利谵语者,被火气劫故也,小便必难,以强责少阴汗也。

柯韵伯曰:上咳下利,津液丧亡而谵语,非转属阳明。肾主五液,入心为汗,少阴受病,液不上升,所以阴不得有汗也。少阴发热,不得已用麻黄发汗,即用附子以固里,岂可以火气劫之而强发汗也。少阴脉入肺,出络心,肺主声,心主言,火气迫心肺,故咳而谵语也。肾主二便,治下焦,济泌别汁,渗入膀胱,今少阴受邪,复受火侮,枢机无主,大肠清浊不分,膀胱水道不利,故下利而小便难也。小便利者,其人可治,此阴虚,故小便难。

陈修园曰:少阴原有灸法,而少阴之热证又以火为仇。少阴咳而下利,治有两法,寒剂猪苓汤,热剂真武汤之类,皆可按脉证而神明之。

张隐庵曰:此下三节,皆言少阴不可发汗之意。

少阴病,脉细沉数,病为在里,不可发汗。

尤在泾曰：少阴与太阳为表里，而少阴亦自有表里，经病为在表，脏病为在里也。脉沉而身发热为病在表，脉细沉数、身不发热为病在里。病在表者可发汗，如麻黄附子细辛汤之例是也；病在里而汗之，是竭其阴而动其血也，故曰：不可发汗。

唐容川曰：细是脉中血少，沉是气不上升，数则兼沉细二者言之。数脉不忌发汗，见于沉细之中则为少阴在里之病，故不可发汗。

《素问》脉要精微论：有脉俱沉细数者，少阴厥也。

《医垒元戎》：少阴病，脉细沉数，病在里，不可发汗，宜当归四逆汤。

少阴病，脉微，不可发汗，亡阳故也；阳已虚，尺脉弱涩者，复不可下之。

张隐庵曰：平脉篇曰：寸口诸微亡阳。故少阴病脉微，不可发汗者，以亡阳故也，夫阳亡阴已虚，尺脉弱涩者，乃下焦精血不足，故复不可下之。

按：寸为阳，尺为阴，阳已虚，言寸脉已虚，以脉微之在寸口。观尺脉弱涩而复不可下之句，其义明矣。

章虚谷曰：少阴病有麻附细辛汤发汗者，又有承气汤下之者。如其脉微为亡阳，尺又弱涩者则阳阴两虚矣，虽有汗下之证，要当以脉为凭，不可用汗下之法，必须权宜施治也。

《医垒元戎》：少阴脉微不可发汗，亡阳故也，宜附子汤。若阳已虚，尺脉弱涩者，复不可下之，宜小柴胡汤。

少阴病脉紧，至七八日，自下利，脉暴微，手足反温，脉紧反去者，为欲解也，虽烦下利，必自愈。

钱天来曰：脉紧见于太阳，则发热恶寒而为寒邪在表；见于少阴，则无热恶寒而为寒邪在里。至七八日，则阴阳相持已久，而始下利，则阳气耐久，足以自守矣。虽至下利，而以绞索之紧忽变而为轻细软弱之微脉，微则恐又为上文不可发汗之亡阳脉矣。为之奈何，不知少阴病，其脉自微，方可谓之无阳，若以寒邪极盛之紧脉忽见暴微，则紧峭化而为宽缓矣，乃寒邪弛解之兆也。曰手足反温，则知脉紧下利之时，手足已寒，若寒邪不解，则手足不当温，脉紧不当去，因脉本不微，而忽见暴微，故手足得温，脉紧得去，是以谓之反也。反温反去，寒气已弛，故为欲解也。虽其人心烦，然烦属阳而为暖气已回，故阴寒之利必自愈也。

尤在泾曰：虽烦下利，必自止者，邪气转从下出，与太阴之秽腐当去而下利者同意。设邪气尽，则烦与利亦必自止耳。

少阴病，下利，若利自止，恶寒而踡卧，手足温者，可治。

踡，具员切。

张隐庵曰：此病少阴而得火土之生气者，可治也。下利者，病少阴阴寒在下，若利自止，下焦之火气自生矣。恶寒而踡卧者，病少阴阴寒在外。手足温者，中焦之土气自和矣。火土相生，故为可治。

钱天来曰：大凡热者偃卧而手足弛散，寒则踡卧而手足敛缩。下文恶寒踡卧而手足逆冷者，即为真阳败绝而成不治矣。若手足温，则知阳气未败，尚能湿暖四肢，故曰可治。

《素问》通评虚实论：从则生，逆则死。所谓从者，手足温也；所谓逆者，手足寒也。

王肯堂曰：少阳病，下利，恶寒而踡，四逆汤，真武汤。

少阴病，恶寒而踡，时自烦，欲去衣被者，可治。

张令韶曰：此论少阴得君火之气者，为可治也。少阴病恶寒而踡，阴盛于外也。时自烦，欲去衣被者，君火在上也。阴寒之气见火而消，故为可治。

钱天来曰：但恶寒而不发热，为寒邪所中也。蜷卧者，蜷曲而卧，诸寒收引，恶寒之甚也。

黄坤载曰：自烦而去衣被，阳气之复也，是以可治。

少阴中风，脉阳微阴浮者，为欲愈。

钱天来曰：少阴中风者，风邪中少阴之经也。脉法浮则为风，风为阳邪，中则伤卫，卫受风邪，则寸口阳脉当浮，今阳脉已微，则知风邪欲解。邪入少阴，惟恐尺部脉沉，沉则邪气入里，今阴脉反浮，则邪不入里。故为欲愈也。

章虚谷曰：阳微者，寸微也；阴浮者，尺浮也。少阴在里，故其脉本微细，今尺浮者，邪从阴出阳之象，故为欲愈也。

少阴病欲解时，从子至寅上。

成无己曰：阳生于子。子为一阳，丑为二阳，寅为三阳，少阳解于此者，阴得阳则解也。

喻嘉言曰：各经皆解于所旺之时，而少阴独解于阳生之时，阳进则阴退，阳长则阴消，正所谓阴得阳则解也。少阴所重在真阳，可知也。

少阴病，吐利，手足不逆冷，反发热者，不死。脉不至者，灸少阴七壮。

程郊倩曰：少阴病吐而且利，里阴胜矣，以胃阳不衰，故手足不逆冷。夫手足逆冷之发热为肾阳外脱，手足不逆冷之发热为卫阳外持。前不发热，今发反热，自非死候，人多以其脉之不至而委弃之，失仁人之心与术矣；不知脉之不至，由吐利而阴阳不相接续，非脉绝之比。灸少阴七壮，治从急也。嗣是而用药，自当从事于温。

柯韵伯曰：少阴动脉在太豀，取川流不息之义也。其穴在足内踝，从跟骨上动脉中，主手足厥冷寒至节。是少阴之原，此脉绝则死。伏留在足内踝骨上二寸动脉陷中,灸之能还大脉是。

张寿甫曰:灸时宜两脚一时同灸。

《医门法律》:《内经》曰:下利发热者死。此论其常也。仲景曰:下利,手足不逆冷,反发热者,不死。此论其暴也。盖暴病有阳则生,无阳则死。故虚寒下利、手足不逆冷反发热者,或其人脏中真阳未漓,或得温补药后其阳随返,皆是美征。此但可收拾其阳,协和其阴。若虑其发热,反如常法行清解之药,鲜有不杀人者矣。

少阴病八九日,一身手足尽热者,以热在膀胱,必便血也。

喻嘉言曰:少阴病难于得热,热则阴病见阳,故前条谓手足不逆冷反发热者不死。然病至八九日,阴邪内解之时,反一身手足尽热,则少阴必无此候,当是脏邪传腑,肾移热于膀胱之证也。以膀胱主表,一身及手足,正躯壳之道,故尔尽热也。膀胱之血为少阴之热所逼,其出必趋二阴之窍,以阴主降故也。

柯韵伯曰:与太阳热结膀胱血自下者证同,而来因则异。少阴传阳证者有二:六七日腹胀不大便者,是传阳明;八九日一身手足尽热者,是传太阳。下利便脓血,指大便言。热在膀胱而便血,是指小便言。轻则猪苓汤,重则黄连阿胶汤可治。

少阴病,但厥无汗,而强发之,必动其血,未知从何道而出,或从口鼻,或从耳出者,是名下厥上竭,为难治。

张隐庵曰:此言强发少阴之汗,而动胞中之血也。少阴病,但四肢厥冷,则无汗矣,若强发之,则血液内伤,故必动其血。胞中者,血海也。经云:冲脉、任脉,皆起于胞中。未知从何道出者,未知从冲脉而出,从任脉而出也。冲脉会于咽喉,别而络唇口,出于颃颡,颃颡乃口鼻交通之窍,或从口鼻者,从冲脉而出也。任脉从少腹之内上行,系两目之下中央,至目下之承泣,或从目出者,从任脉而出也。此生气厥于下,血出竭于上,是名下厥上竭,经脉内伤,为难治。

喻嘉言曰:强发少阴汗而动其血,势必逆行而上出阳窍。以诸发汗药皆阳经药也。或口鼻,或耳目,较前证血从阴窍出者,则倍甚矣。

程郊倩曰:五液皆主于肾,故太阳当汗之证,尺中一迟,辄不可汗,曰荣气不足,血少故也,况强发少阴汗乎!周身之气皆逆,血随奔气之促逼而见,故不知从何道出。难治者,下厥非温不可,而上竭则不能用湿,故为逆中之逆耳。

《伤寒九十论》:一妇人得伤寒数日,咽干烦渴,脉弦细。医者汗之,其始衄血,继而脐中出血。医者惊骇而遁。予曰:少阴强汗之所致也。盖少阴不当发汗,仲景云:少阴强发汗,必动其血,未知从道而出,或从口鼻,或从耳目,是为下厥上竭。仲景云无治法。予投以姜附汤,数服血止,后得微汗愈。

陶节庵曰:当归四逆汤,仍灸太谿、三阴交、涌泉。

少阴病,恶寒身蜷而利,手足厥冷者,不治。

柯韵伯曰:伤寒以阳为主,不特阴证见阳脉者生,又阴病见阳证者亦可治。背为阳,腹为阴,阳盛则作痓,阴盛则蜷卧。若利而手足仍温,是阳回,故可治;若利不止而手足逆冷,是纯阴无阳,所谓六腑气绝于外者,手足寒,五脏气绝于内者,下利不禁矣。

程郊倩曰:阳受气于四肢,虽主于脾,实肾中生阳之气所奉,故手足之温与逆,关于少阴者最重。

舒驰远曰:此证尚未至汗出息高,犹为可治,急投四逆汤加人参,或者不死。

少阴病,吐利躁烦,四逆者死。

程郊倩曰:由吐利而躁烦,阴阳离绝而扰乱可知,加之四逆,胃阳绝矣,不知何待。使早知温中而暖土也,宁有此乎！此与吴茱萸汤证,只从躁逆先后上辨,一则阴中尚现阳神,一则阳尽唯存阴魄耳。

陈修园曰:此言少阴藉中土之气,交上下而达四旁。若胃气绝则阴阳离,故主死也。

少阴病,下利止而头眩,时时自冒者,死。

喻嘉言曰:下利既止,其人自可得生,乃头眩时时自冒者,复为死候。盖人身阴阳相为依附者也,阴亡于下,则诸阳之上聚于头者纷然而动,所以头眩时时自冒,阳脱于上而主死也。可见阳回利止则生,阴尽利止则死矣。

章虚谷曰:下利止者,非气固也,是气竭也。阳既下竭,如残灯余焰上腾,则头眩时时自冒而死。自冒者,倏忽瞑眩之状,虚阳上脱也。

钱天来曰:头眩者,头目眩晕也。时时自冒,冒者蒙冒昏晕也。

程郊倩曰:下利止而头眩时自冒者,肾气通于脑也,阴津竭于下,知髓海枯于上也。前此非无当温其上之法,惜乎用之不早也,无及矣。

万密斋曰:阳病冒者,为欲汗解,阴病冒者死。

陈修园曰:时时自冒下一自字,见病非外来,气脱时自呈之危象。

少阴病,四逆,恶寒而身蜷,脉不至,心烦而躁者,死。

黄坤载曰:四逆恶寒而身蜷,阴盛极矣,脉又不至,则阳气已绝,如是则心烦而躁者,死。盖阳升则烦,阳脱则躁。《素问》云:阴气者,静则神藏,躁则消亡。盖神发于阳而根藏于阴,精者神之宅也,水冷精寒,阳根欲脱,神魂失藏,是以反静而为躁也。

陈修园曰:此言少阴有阴无阳者死也。少阴病,阳气不行于四肢,故四逆;阳气不布于周身,故恶寒而身蜷;阳气不运于经脉,故脉不至。且见心烦躁扰者,纯阴无阳之中忽呈阴证似阳,为火将绝而暴张之状,主死。

按:宋本湘古本作"不烦而躁者,死。"今依本论改正。

少阴病六七日,息高者,死。

柯韵伯曰:气息者,乃肾间动气,脏腑之本,经脉之根,呼吸之蒂,三焦生气之原也。息高者,但出心与肺,不能入肝与肾,生气已绝于内也。六经中,独少阴历言死证,他经无死证,甚者但曰难治耳,知少阴是生死关。

喻嘉言曰:诸阳主气,息高则真气上迸于胸中,本实先拨而不能复归于气海,故主死也。

《脉经》:病人肺绝,三日死。何以知之?口张但气出而不还。

《伤寒论识》:后世所谓鼻煽,亦息高之类也。

少阴病,脉微细沉,但欲卧,汗出不烦,自欲吐。至五六日,自利,复烦躁不得卧寐者,死。

喻嘉言曰:脉微细沉,但欲卧,少阴之本证也。汗出不烦,则阳证悉罢,而当顾虑其阴矣。乃于中兼带欲吐一证,欲吐明系阴邪上逆,正当急温之时,失此不图,至五六日,自利有加,复烦躁不得卧寐,非外邪至此转增,正少阴肾中真阳扰乱,顷刻奔散,即温之亦无及,故主死也。

程郊倩曰:少阴本病,只算阴盛,阴不已而汗出,是为亡阳,亦少阴一经表里之分也。阳亡必见烦躁等证者,鬼气欲成磷也。病此者,多昼隐夜现,故不得卧寐。

少阴病,始得之,反发热,脉沉者,麻黄附子细辛汤主之。

尤在泾曰:此寒中少阴之经,而复外连太阳之证,以少阴与太阳为表里,其气相通故也。少阴始得本无热,而外连太阳则反发热,阳病脉当浮,而仍系少阴则脉不浮而沉,故与附子、细辛专温少阴之经，麻黄兼发太阳之表，乃少阴经温经散寒，表里兼治之法也。

喻嘉言曰：脉沉为在里，证见少阴，不当复有外热，若发热者，乃是少阴之表邪，即当行表散之法者也。但三阴之表法，与阳迥异，三阴必以温经之药为表，而少阴尤为紧关，故麻黄与附子合用，俾外邪出而真阳不出，才是少阴表法之正也。

《寒温条辨》：病发于阴者当无热，今少阴始病，何以反发热？此乃太阳、少阴之两感病也。盖太阳与少阴相为表里，寒邪感于少阴，故里有脉沉，由络连于太阳，故表有发热。有太阳之表热，故用麻黄以发汗；有少阴之里寒，故用附子、细辛以温中。

麻黄附子细辛汤方

麻黄二两　附子一枚（炮，去皮，破八片）　　细辛二两

上三味，以水一斗，先煮麻黄，减二升，去上沫，内诸药，煮取三升，去滓。温服一升，日三服。

钱天来曰：麻黄发太阳之汗，以解在表之寒邪；以附子温少阴之里，以补命之真阳；又以细辛之辛温味辛专走少阴者，以助其辛温发散。三者合用，温散兼施，虽发微汗，无损于阳气矣，故为温经散寒之神剂云。

戴元礼曰：若初得病，便见少阴证，其人发热恶寒，身疼头不痛者，宜麻黄细辛附子汤微汗之。

《医贯》：有头痛连脑者，此系少阴伤寒。宜本方，不可不知。

《医经会解》：若少阴证脉沉欲寐，始得之发热，肢厥无汗，为表病里和，当用本方，缓以汗之。房欲后伤寒，多患此。

《证治准绳》：麻黄附子细辛汤治肾脏发咳，咳则腰背相引而痛，甚则咳涎。又治寒邪犯齿，致脑齿痛，宜急用之，缓则不救。

《兰室秘藏》：少阴经头痛，三阴三阳经不流行，而足寒气逆为

寒厥，其脉沉细，麻黄附子细辛汤为主。

《张氏医通》：暴哑声不出，咽痛异常，卒然而起，或欲咳而不能咳，或无痰，或清痰上溢，脉多弦紧，或数疾无伦，此大寒犯肾也，麻黄附子细辛汤温之，并以蜜制附子噙之，慎不可经用寒凉之剂。

少阴病，得之二三日，麻黄附子甘草汤微发汗。以二三日无里证，故微发汗也。

万密斋曰：此承上证而言，若得之二三日，只发热，脉沉无他证者，病还在经，不可用前汤发汗，当改此汤以微发汗也。

《金鉴》曰：此二证，皆未日无汗，非仲景略之也，以阴不得有汗不须言也。

周禹载曰：此条当与前条合看，补出"无里证"三字，知前条原无吐利躁渴里证也。前条已有"反发热"三字，知此条亦有发热表证也。

麻黄附子甘草汤方

麻黄二两　附子一枚(炮,去皮,破八片)　甘草二两(炙)

上三味，以水七升，先煮麻黄一二沸，去上沫，内诸药，煮取三升，去滓。温服一升，日三服。

张隐庵曰：上节麻黄附子细辛汤主助太阳之阳内归于少阴，少阴之阴外通于太阳，非为汗也。此麻黄附子甘草汤主开通心肾之精血，合于中土而为汗。故此则曰微发汗，而上文不言也。

《金匮要略》：水之为病，其脉沉小属少阴，浮者为风无水，虚胀者为气水。发其汗即已。脉沉者，宜麻黄附子汤。(即本方)

《卫生宝鉴补遗》：病人寒热而厥，面色不泽，冒昧，两手忽无脉，或一手无脉，此时将有好汗，宜用麻黄附子甘草汤以助其汗，汗出则愈。

陆九芝曰:唐君春龄,盛夏畏冷,大父以麻黄附子甘草汤强之服,一服解一裘,两服而重裘皆弛矣。

少阴病,得之二三日以上,心中烦,不得卧者,黄连阿胶汤主之。

尤在泾曰:少阴之热,有从阳经传入者,亦有自受寒邪,久而变热者。曰二三日以上,谓自二三日至五六日,或八九日,寒极而变热也。至心中烦不得卧,则热气内动,尽入血中,而诸阴蒙其害矣。盖阳经之寒变,则热归于气,或入于血;阴经之寒变,则热入于血,而不归于气。此余历试之验也。故用黄连、黄芩之苦,合阿胶、芍药、鸡子黄之甘,并入血中以生阴气而除邪热。成氏谓"阳有余,以苦除之;阴不足,以甘补之"是也。

黄连阿胶汤方

黄连_{四两}　黄芩_{二两}　芍药_{二两}　阿胶_{三两}　鸡子黄_{二枚}

上五味,以水六升,先煮三味,取二升,去滓,内胶烊尽,小冷,内鸡子黄,搅令相得。温服七合,日三服。

柯韵伯曰:此少阴之泻心汤也。凡泻心必借芩、连,而导引有阴阳之别。病在三阳,胃中不和而心下痞硬者,虚则加参、甘补之,实则加大黄下之。病在少阴而心中烦不得卧者,既不得用参、甘以助阳,亦不得用大黄以伤胃也,故用芩、连以折心火,用阿胶以补肾阴,鸡子黄佐芩、连于泻心中补心血,芍药佐阿胶于补阴中敛阴气,斯则心肾交合,水升火降,是以扶阴泻阳之方,而变为滋阴和阳之剂也。

吴遵程曰:此汤本治少阴温热之证,以其阳邪暴虐,伤犯真阴,故二三日已上便见心烦不得卧,所以始病之际,即用芩、连大寒之药,兼芍药、阿胶、鸡子黄以滋养阴血也。然伤寒六七日后,热传少阴,伤其阴血者,亦可取用。与阳明腑实用承气汤,法虽虚实补泻悬殊，而祛热救阴之意则一耳。

《肘后方》：时气差后，虚烦不得眠，眼中痛疼，懊恼。（即用本方）

《医宗必读》：黄连阿胶汤，治温毒下利脓血，少阴烦躁不得卧。

《榕堂疗指示录》：淋沥证，小便如热汤，茎中焮痛而血多者，黄连阿胶汤奇效。

《张氏医通》：黄连阿胶汤，治热伤阴血，便红。

《类聚方广义》：黄连阿胶汤，治久痢腹中热痛，心中烦而不得眠，或便脓血者。

《精神病广义》：此养心液、清虚火之主方，一切心虚失眠之病多可用之。若挟有痰气者，可酌加茯神、枣仁、龟甲、竹黄之类。

少阴病，脉浮而弱，弱则血不足，浮则为风，风血相搏，则疼痛如掣，宜桂枝加当归汤主之。此节依湘古本补。

此节言少阴中风之证治。少阴为太阳之里而主血，夫风邪之中人，未有不因气血之虚。气虚则太阳受之，血虚则少阴受之。今脉浮而按之弱，此血虚而中风之诊也。风入血分，与荣相搏，故周身疼痛如掣。是以用桂枝汤以驱风，加当归以补血。

桂枝加当归汤方

即桂枝汤加当归二两，煎服法同。

少阴病，得之一二日，口中和，其背恶寒者，当灸之，附子汤主之。

魏念庭曰："少阴病"三字中该脉沉细而微之诊，见但欲寐之证，却不发热而单背恶寒，此少阴里证之确据也。

成无己曰：少阴客热，则口燥舌干而渴。口中和者，不苦不燥，是无热也。背为阳，背恶寒者，阳气弱，阴气胜也。经曰：无热恶寒者，发于阴也。灸之，助阳消阴；与附子汤，温经散寒。

徐灵胎曰：但背恶寒，则寒邪聚于一处，故用灸法。白虎加人参汤亦有背微恶寒之证，乃彼用寒凉，此用温热，何也？盖寒既有微甚之不同，而其相反处全在口中和与口燥渴之迥别。故欲知里证之寒热，全在渴不渴辨之，此伤寒之要诀也。

汪苓友曰：《补亡论》常器之云：当灸膈俞、关元穴、背俞第三行。按：第三行者，当是膈关，非膈俞也。《图经》云：膈关二穴，在第七椎下，两傍相去各三寸陷中，正坐取之，足太阳脉气所发，专治背恶寒，脊强，俯仰难，可灸五壮。盖少阴中寒，必由太阳而入，故宜灸其穴也。又关元一穴，在腹部中行脐下三寸，足三阴任脉之会，灸之者，是温其里以助其元气也。

附子汤方

附子二枚（炮，去皮，破八片）　茯苓三两　人参二两　白术四两
芍药三两

上五味，以水八升，煮取三升，去滓。温服一升，日三服。

柯韵伯曰：此大温大补之方，乃正治伤寒之药，为少阴固本御邪第一之剂也。与真武汤似同而实异，倍术、附去姜加参，是温补以壮元阳，真武汤还是温散而利肾水也。

汪苓友曰：武陵陈氏曰：四逆诸方皆有附子，于此独名附子汤，其义重在附子，他方皆附子一枚，此方两枚可见也。附子之用不多，则其力岂能兼散表里之寒哉！邪之所凑，其气必虚，参、术、茯苓皆甘温益气，补卫气之虚；辛热与温补相合，则气可益而邪可散矣。既用附子之辛烈，而又用芍药者，以敛阴气，使卫中之邪，不遽全入于阴耳。

陈古愚曰：此方一以治阳虚，一以治阴虚。时医开口辄言此四字，其亦知阳指太阳，阴指少阴，一方统治之理乎。

《类聚方广义》：附子汤，治水病，遍身肿满，小便不利，心下痞硬，下利腹痛，身体痛，或麻痹，或恶风寒者。

少阴病，身体痛，手足寒，骨节痛，脉沉者，附子汤主之。

万密斋曰：此阴寒直中少阴真阴证也。若脉浮则属太阳麻黄汤证，今脉沉，知属少阴也。盖少阴与太阳为表里，证同脉异也。

钱天来曰：身体骨节痛，乃太阳寒伤荣之表证也。然在太阳，则脉紧而无手足寒之证，故有麻黄汤发汗之治；此以脉沉而手足寒，则知寒邪过盛，阳气不治，荣阴滞涩，故身体骨节皆痛耳。且四肢为诸阳之本，阳虚不能充实于四肢，所以手足寒，此皆沉脉之见证也，故以附子汤主之，以温补其虚寒也。

程郊倩曰：此属少阴之表一层病，经脉上受寒也。以在阴经则亦属里，故温外无法。

汪双池曰：此证今所谓夹阴伤寒者。

少阴病，脉微而弱，身痛如掣者，此荣卫不和故也，当归四逆汤主之。

少阴病者，但欲寐也。脉微而弱，微为阳气衰，弱为阴血虚。证见身痛如掣者，此太阳之里少阴荣卫不和，气凝血滞之所致也。当归四逆汤主之，补血通脉，温经散寒，而身痛自愈矣。

当归四逆汤方

当归三两　芍药三两　桂枝三两　细辛三两　木通三两　甘草二两(炙)　大枣二十五枚(枚)

上七味，以水八升，煮取三升，去滓。温服一升，日三服。

尤在泾曰：夫脉为血之腑，而阳为阴之先，故欲续其脉必益其血，欲益其血必温其经。方用当归、芍药之润以滋之，甘草、大枣之甘草以养之，桂枝、细辛之温以行之，而尤借通草之入经通脉，以续其绝而止其厥。

《脉经》：下利，其脉浮大，此为虚，以强下之故也。设脉浮革，因而肠鸣者，属当归四逆汤。

《伤寒六书》：少阴病，但厥无汗，而强发之，必动其血，或从口鼻耳目中出，名下厥上竭，难治。又咽喉闭塞者，不可发汗，发汗则吐血，气欲绝，手足厥冷蜷卧不能自温。又脉弱者不可发汗，发之则寒栗不能自还。并当归四逆汤。

《医宗必读》：骆元宾十年患疝，形容枯槁。余诊之左胁有形，其大如臂，以热手握之沥沥有声，甚至上攻于心，闷绝者久之，以热醋熏灸方苏。余曰：此经所谓厥疝。用当归四逆汤，半月积形衰小。更以八味丸间服，半载积魂尽消，后不复患。

刘廷实曰：一友患腰痛，医以杜仲、补骨脂等治之弗瘳，诊其脉浮细缓止，知为风伤血脉耳。定当归四逆汤，剂尽病除。

《医学从众录》：经云：肝，足厥阴也，是动则病腰痛，不可以俯仰。宜当归四逆汤治之。方中细辛能遂肝性，木通能通络脉，以久痛必入络。

《验方新编》：脐下二三寸关元、丹田二穴，冷结膀胱小腹有形作痛，手足厥冷，此厥阴伤寒重证，宜当归四逆汤。又惊风眼目翻上，俗名天吊风，男妇大小皆有此证，或言见鬼，或不知人，或头足往后反扯如弓，此戴眼反张之证，非风非火，乃血虚不能养筋受寒所致，若作风治，为害不浅，用当归四逆汤，屡试如神。

《百疢一贯》：休息痢来自疝者，当归四逆汤所主也。黑便与血交下，与当归四逆汤有效。

少阴病，下利便脓血者，桃花汤主之。

成无己曰：阳病下利便脓血者，协热也；少阴病下利便脓血者，下焦不约而里寒也。与桃花汤,固下散寒。《要略》云:阳证内热则溢出鲜血,阴证内寒则紫黑如豚肝也。

刘田良曰:下利便脓血者,即赤白下利也。

汪苓友曰:此条乃少阴中寒,即成下利之证。下利便脓血,协热者多。今言少阴病下利,必脉微细,但欲寐,而复下利也;下利日久,至便脓血,乃里寒而滑脱也。

钱天来曰:见少阴证而下利,为阴寒之邪在里,湿滞下焦,大肠受伤,故皮坼血滞,变为脓血。滑利下脱,故以温中固脱之桃花汤主之。

桃花汤方

赤石脂一斤(一半全用,一半筛末)　干姜一两　粳米一升

上三味,以水七升,煮米令熟,去滓。温服七合,内赤石脂末方寸匕,日三服。若一服愈,余勿服。

成无己曰:涩可去脱,赤石脂之涩,以固肠胃;辛以散之,干姜之辛,以散里寒;粳米之甘,以补正气。

李时珍曰:取赤石脂之重涩,入下焦血分而固脱;干姜之辛温,暖下焦气分而补虚;粳米之甘温,佐石脂、干姜而润肠胃也。

张隐庵曰:石脂色如桃花,故名桃花汤。

徐灵胎曰:兼末服,取其留滞收涩。《别录》:赤石脂,大温无毒,治肠澼下利赤白。

《肘后方》:天行毒病,若下脓血不止者方。(即本方)

《外台秘要》:崔氏疗伤寒后赤白滞下无度,阮氏桃花汤。(即本方)

少阴病,二三日至四五日,腹痛,小便不利,下利不止便脓血者,桃花汤主之。

万密斋曰:此少阴自受寒邪,而下利之证也。为病在里属脏。

钱天来曰：二三日至四五日，阴邪在里，气滞肠间，故腹痛也。下焦无火，气化不行，故小便不利。且下利不止，则小便随大便而频去，不得潴蓄于膀胱而小便不得分利也。下利不止，气虚不固而大肠滑脱也。便脓血者，邪在下焦，气滞不流，而大肠伤损也。此属阴寒虚利，故以涩滑固脱、温中补虚之桃花汤主之。

汪苓友曰：少阴里寒便脓血，所下之物，其色必黯而不鲜，乃肾受寒湿之邪，水谷之津液为其凝泣，酝酿于肠胃之中而为脓血，非若火性急速而色鲜。盖水伏已久，其色黯黑，其气不臭，其人必脉微细，神气静而腹不甚痛，喜就温暖，欲得手按之腹痛即止，斯为少阴寒利之征。

柯韵伯曰：少阴病腹痛下利，是坎中阳虚，故真武有附子，桃花用干姜。不可以小便不利作热治。真武是引火归原法，桃花是升阳散火法。

少阴病，下利便脓血者，可刺足阳明。

张令韶曰：此复言下利便脓血者可刺，所以申明便脓血之在经脉也。

钱天来曰：邪入少阴而下利，则下焦壅滞而不流行，气血腐化而未来脓血，故可刺之以泄其邪，通行其脉络，则其病可已。

唐容川曰：下利不止，无后重之文，知是虚利。盖此证是脾土有寒，心经有热，热化脓血，寒为利不止。桃花汤专止利，刺法专治脓血，泻经脉而不动脏寒，温脏寒而不犯经脉，此分治之为至妙也。

《甲乙经》：气在于肠胃者，取之足太阴阳明。不下者，取之三里。少腹痛，泄出糜，内有热，不欲动摇，泄脓血，腰引少腹痛，巨虚、下廉主之。按：巨虚、下廉，足阳明与小肠合，在三里下六寸。《明堂》云：针六分，得气即泻。

少阴病,吐利,手足逆冷,烦躁欲死者,吴茱萸汤主之。

陈修园曰:此一节言少阴水火之气,皆本阳明之水谷以资生,而复交会于中土。若上吐下利则中土虚矣。中土虚则气不行于四末,故手足逆冷。中土虚不能导手少阴之气而下交则为烦,不能引足少阴之气而上交则为躁,甚则烦躁欲死。方用吴茱萸之大辛大温以救欲绝之阳,佐人参之冲和以安中气,姜、枣和胃以行四末。师于不治之证不忍坐视,专求阳明是得绝处逢生之妙。所以与通脉四逆汤、白通加猪胆汁汤,三方鼎峙也。

柯韵伯曰:少阴病,吐利烦躁,四逆者死。四逆者,四肢厥冷,兼臂胫而言。此云手足,是指手足掌而言,四肢之阳犹在。故用吴茱萸汤以温之,吐利止而烦躁除,阴邪入于合者,更得从阳而出乎井矣。

《资生》篇:吴茱萸汤,治阳虚血分有寒。

吴茱萸汤方 见阳明病。

少阴病,下利,咽痛,胸满心烦者,猪肤汤主之。

柯韵伯曰:少阴病多下利,以下焦之虚也。阴虚则阳无所附,故下焦虚寒者,反见上焦之实热。少阴脉循喉咙,挟舌本,其支者,出络心,注胸中。凡肾精不足,肾火不藏,必循经上走于阳分也。咽痛,胸满心烦者,因阴并于下而阳并于上,水不上承于心,火不下交于肾,此未济之象。猪为水畜而津液在肤,取其肤以治上焦虚浮之火,和白蜜、花粉之甘泻心润肺和脾,滋化源,培母气。水升火降,上热不行,虚阳得归其部,不治利而利自止矣。

徐灵胎曰:此亦中焦气虚,阴火上炎之证。以甘咸纳之,引少阴之虚火下达。

猪肤汤方

猪肤一斤

上一味，以水一斗，煮取五升，去滓，加白蜜一升，白粉五合，熬香，和令相得，分温六服。

《礼运疏》：肤是革外之薄皮，革是肤内之厚皮革也。

《本经逢原》：猪肤者，皮上白膏是也。取其咸寒入肾，用以调阴散热。故仲景"少阴病，下利，咽痛，胸满心烦"有猪肤汤。予尝用之，其效最捷。

王海藏曰：仲景猪肤汤用白粉，即白米粉也。猪皮味甘寒，猪，水畜也，其气先入肾，解少阴客热。加白蜜以润燥除烦，白粉以益气断痢。

《张氏医通》：徐君育素禀阴虚多火，且有脾约便血证。十月间患冬温，发热咽痛。里医用麻仁、杏仁、半夏、枳橘之属，遂喘逆倚息不得卧，声飒如哑，头面赤热，手足逆冷，右手寸关虚大微数。此热伤手太阴气分也。为制猪肤汤一瓯，令隔汤顿热，不时挑服。三日声清，终剂而痛如失。

唐容川曰：白喉，书言其咽白烂，不可发汗，亦不可下，当一意清润，猪肤汤则清润之极品也。

少阴病，二三日，咽中痛者，可与甘草汤；不差，与桔梗汤。

柯韵伯曰：少阴之脉，循喉咙，挟舌本，故有咽痛证。若因于他证而咽痛者，不必治其咽。如脉阴阳俱紧，反汗出而吐利者，此亡阳也，汗回其阳，则吐利止而咽痛自除。如下利而胸满心烦者，是下焦虚而上焦热也，升水降火，上下和调，而痛自止。若无他证而但咽痛者，又有寒热之别，见于二三日是虚火上冲，可与甘草汤，甘凉泻火以缓其热；不瘥者，配以桔梗，兼辛以散之。所谓奇之不去，而偶之也。二方为正治之轻剂，以少阴为阴中之阴，脉微细而但欲寐，不得用苦寒之剂也。

邹润庵曰：二三日，邪热未盛，故可以甘草泻火而愈。若不愈，是肺窍不利，气不宜泄也。以桔梗开之，肺窍既通，气遂宜泄，热自透达矣。

唐容川曰：此咽痛，当作红肿论，故宜泻火以润利。以甘草缓缓引之，使泻上焦之火而生中焦之火，则火气退矣。脉之不差，恐壅塞未易去，加桔梗开利之。

甘草汤方

甘草二两

上一味，以水三升，煮取一升半，去滓。温服七合，日二服。

张隐庵曰：本论汤方甘草俱炙，炙则助脾土而守中；惟比生用，生则和经脉而流通。学者不可以其近而忽之也。

徐忠可曰：甘草一味单行，最能和阴而清冲任之热。每见生便痈者，骤煎四两，顿服立愈。则其能清少阴客热可知，所以为咽痛专方也。

《玉函经附遗》：治小儿撮口发噤。即本方煎服，令吐痰涎后，以乳汁点儿口中。又治小儿中蛊欲死者。

《千金方》：甘草汤，治肺痿涎唾多，心中温温液液者。

《伤寒类要》：治伤寒心悸，脉结代者。（即本方）

《危氏得效方》：治小儿遗尿，大甘草头煎汤，夜夜服之。

《姚和众至宝方》：治小儿尿血。（即本方）

《圣济总录》：治舌肿塞口，不治杀人。即本方，热漱频吐。

桔梗汤方

桔梗一两　甘草二两

上二味，以水三升，煮取一升，去滓，温分再服。

徐灵胎曰：夫甘为土之正昧，能制肾水越上之火；佐以苦辛开散之品。《别录》云:桔梗疗咽喉痛。此方制少阴在上之火。

李时珍曰:仲景治肺痈唾脓用桔梗、甘草,取其苦辛清肺,甘温泻火,又能排脓血、补内漏也。其治少阴证,二三日,咽痛,亦用桔梗、甘草,取其苦辛散寒,甘平除热,合而用之能调寒热也。后人易名甘桔汤,通治咽喉、口舌诸痛。

《肘后方》:喉痹传用神效方,即本方取服即消,有脓即出。

《圣惠方》:治喉痹肿痛,饮食不下,宜服此方,有脓出即消。

《玉机微意》:桔梗汤治心脏发咳,咳则心痛,喉中介介如梗状,甚则咽肿喉痹。

《济阴纲目》:甘桔汤,治冬温咽喉肿痛。

少阴病,咽中伤,生疮,痛引喉旁,不能语言,声不出者,苦酒汤主之。

方中行曰:咽伤而生疮,比痛为差重也。不能语言者,少阴之脉,入肺络心,心通窍于舌,心热则舌不掉也。声不出者,肺主声而属金,金清则鸣,热昏而塞也。半夏主咽而开痰结,苦酒消肿而敛咽疮,鸡子甘寒而除伏热。

程郊倩曰:足少阴之有咽痛,皆下寒上热,津液搏结使然。无厥气撞气,故不成痹。但视气势之微甚,或润、或解、或温,总不用着凉剂。

徐灵胎曰:疑即阴火喉癣之类。咽中生疮,此必迁延病久,咽喉为火所蒸腐。此非汤剂之所能疗,用此药敛火降气,内治而兼外治法也。

唐容川曰:此生疮即今之喉癣、喉蛾,肿塞不得出声,今有刀针破之者,有用巴豆烧焦烙之者,皆是攻破之使不壅塞也。仲景用生半夏,正是破之也。予亲见治重舌,敷生半夏立即消破,即知咽喉肿闭亦能消而破之也。

苦酒汤方

半夏(洗,破如枣核)十四枚　鸡子一枚(去黄,内上苦酒着鸡子壳中)

　　上二味,内半夏着苦酒中,以鸡子壳置刀环中,安火上,令三沸,去滓。少少含咽之。不差,更作三剂。

陈古愚曰:半夏洗,破十四枚,谓取半夏一枚,洗去其涎,而破为十四枚也。

《活人书》:苦酒,米醋是也。

王晋三曰:苦酒汤治少阴水亏,不能上济君火,而咽生疮,声不出者。疮者,疳也。半夏之辛滑,佐以鸡子清之甘润,有利窍通声之功,无燥津涸液之虞。然半夏之功能,全赖苦酒摄入阴分,劫涎敛疮;即阴火沸腾,亦可因苦酒而降矣,故以名其汤。

柯韵伯曰:置刀环中,放火上,只三沸即去滓,此略见火气,不欲尽出其味,意可知矣,鸡子黄走血分,故心烦不卧者宜之;其白走气分,故声不出者宜也。

《千金方》:治舌卒肿满口,溢出如吹猪胞,气息不得通,须臾不治杀人方:半夏十二枚,洗熟,以醋一升,煮取八合,稍稍含漱之,吐出。加生姜一两佳。(《千金翼方》:半夏戟人咽,须熟洗,去滑尽,用之,勿咽汁也。)

　　少阴病,咽中痛,脉反浮者,半夏散及汤主之。

成无己曰:甘草汤主少阴客热咽痛,桔梗汤主少阴寒热相搏咽痛,半夏散及汤主少阴客寒咽痛也。

《金鉴》曰:少阴病,咽痛者,谓或左、或右,一处痛也。咽中痛者,谓咽中皆痛也,较之咽痛而有甚焉。甚则涎缠于咽中,故主以半夏散,散风邪以逐涎也。

唐容川曰：此言外感风寒客于会厌，干少阴经而咽痛。此证予见多矣，喉间兼发红色，并有痰涎声音嘶破，咽喉颇痛。四川此病多有，皆知用人参败毒散即愈，盖即仲景半夏散及汤之意也。

半夏散方

半夏(洗)　桂枝　甘草(炙)

上三味，等分，各别捣筛之，合治之。白饮和服方寸匕，日三服。若不能散服者，以水一升，煎七沸，内散两方寸匕，更煎三沸，下火令小冷，少少咽之。

王晋三曰：半夏散，咽痛能咽者用散，不能咽者用汤。少阴之邪，逆于经脉，不得由枢而出，用半夏入阴散郁热，桂枝、甘草达肌表，则少阴之邪由经脉而出肌表，悉从太阳开发。半夏治咽痛，可无劫液之虞。

徐灵胎曰：治上之药，当小其剂。《本草》半夏治咽肿痛，桂枝治喉痹，此乃咽喉之主药，后人以二味为禁药，何也？

《总病论》：伏气之病，谓非时有暴寒而中人，伏毒气于少阴经，始虽不病，旬月乃发，便脉微弱，先发喉痛似伤寒，次则下利喉痛，半夏桂枝甘草汤主之；下利有诸证，用通脉四逆汤主之。此病三二日便差，古方谓肾伤寒是也。（即本方加生姜等分作汤）

《类方准绳》：半夏桂枝甘草汤，治暴寒中人咽痛。（即前方）

少阴病，下利，白通汤主之。

钱天来曰：下利已多，皆属寒在少阴，下焦清阳不升，胃中阳气不守之病，而未有用白通汤者。此条但云下利而用白通汤者，以上有"少阴病"三字，则知有脉微细、但欲寐、手足厥之少阴证，观下文"下利脉微者，与白通汤"则知之矣。利不止而厥逆无脉，又加猪胆人尿，则尤知非平常下利矣。盖白通汤即四逆汤而以葱易甘草；甘草所以缓阴气之逆,和姜附而调护中州;葱则辛滑行气,可以通行阳气而解散寒邪;二者相较,一缓一速,故其治亦顺有缓急之殊也。

白通汤方

葱白四茎　　干姜一两　　附子一枚(生用,去皮,破八片)

上三味,以水三升,煮取一升,去滓,分温再服。

方中行曰:用葱白而曰"白通"者,通其阳则阴自消也。

柯韵伯曰:白通者,通下焦之阴气以达于上焦也。少阴病,自利而渴,小便色白者,是下焦之阳虚而阴不生,少火不能蒸动其水气而上输于肺,故渴;不能生土,故有利耳。法当用姜附以振元阳,而不得升腾之品,则利止而渴不能止,故佐葱白以通之。葱白禀西方之色味,入通于肺,则水出高源而渴自止矣。凡阴虚则小便难,下利而渴者小便必不利,或出涩而难,是厥阴火旺,宜猪苓、白头翁辈。此小便色白属少阴火虚,故曰下焦虚,又曰虚故引水自救。自救者,自病人之意,非医家之正法也。若厥阴病欲饮水者,少少与之矣。

《活人书》:自利而渴,属少阴白通汤。

《医门法律》:白通汤,治少阴病但见下利脏寒阴盛,用此以通其阳,胜其阴。

少阴病,下利,脉微者,与白通汤。利不止,厥逆无脉,干呕烦者,白通加猪胆汁汤主之。服汤后,脉暴出者死,微续者生。

万密斋曰:此寒直中少阴本脏,为真阴证也。肾主水为胃之关,开窍于二阴,寒气中之,不能开藏出纳,故少阴证多吐利也。

柯韵伯曰:下利脉微,是下焦虚寒,不能制水故也,与白通汤以通其阳,补虚却寒而制水。服之利仍不止,更厥逆,反无服,是阴盛格阳也。如干呕而烦,是阳欲通而不得通也。法当取猪胆汁之苦寒为反佐,加入白通汤中,从阴引阳,则阴盛格阳者,当成水火既济矣。论中不及人尿，而方后又云无猪胆汁亦可服者，以人尿成寒，直达下焦，亦能止烦除呕矣。脉暴出者，孤阳独行也，故死；微续者，少阳初生也，故生。

徐灵胎曰：无脉厥逆，呕而且烦，则上下俱不通，阴阳相格，故加猪胆、人尿，引阳药达于至阴而通之。《内经》云：反佐以取之。是也。服汤脉暴出者，乃药力所迫，药力尽则气仍绝。微续乃正气自复，故可生也。

白通加猪胆汁汤方

葱白四茎　干姜一两　附子一枚（生用，去皮，破八片）　人尿五合　胆汁一合

上五味，以水五升，先煮三物，取一升，去滓，内人尿、猪胆汁，和令相得，分温再服。若无胆汁，亦可用。

成无己曰：《内经》曰：若调寒热之逆，令热必行。则热物冷服，下嗌之后，冷体既消，热性便发，由是病气随愈，呕哕皆除，情且不违，而致大益，此和人尿、猪胆汁咸苦物于白通汤热剂中，要其气相从，则可以去格拒之寒也。

张隐庵曰：始焉下利，继则利不止，始焉脉微，继则厥逆无脉，更兼干呕、心烦者，乃阴阳水火并竭，不相交济。故以白通加猪胆汁汤。夫猪乃水畜，胆具精汁，可以滋少阴而济其烦呕。人尿乃入胃之饮，水精四布，五精并行，可以资中土而和其厥逆，中土相济烦呕自除。

《济阳纲目》：白通加人尿、猪胆汁汤，治久坐湿地伤肾，肾伤则短气，腰痛，厥逆下冷，阴脉微者，宜此方主之。

少阴病，二三日不已，至四五日，腹痛，小便不利，四肢沉重疼痛，自下利者者，此为有水气，其人或咳，或小便不利，或下利，或呕

者，真武汤主之。

秦皇士曰：此少阴经寒湿传变太阴腹痛，用真武汤补土中之火，以制水气下利。

方中行曰：腹痛、小便不利，阴寒内甚，湿甚而水不行也。四肢沉重疼痛，寒湿内渗，又复外薄也。自下利者，湿既甚而水不行，则与谷不分清，故曰"此为有水气"也。或为诸证，大约水性泛滥，无所不之之故也。

柯韵伯曰：为有水气，是立真武汤本意。小便不利是病根，腹痛下利、四肢沉重疼痛皆水气为患，因小便不利所致。然小便不利，实由坎中无阳，坎中火用不宣，故肾家水体失职，是下焦虚寒不能制水故也。法当壮元阳以消阴翳，逐留垢以清水道，因立此汤。末句语意，直接有水气来。后三项是真武汤加减证，不是主证。若虽有水气而不属少阴，不得以真武主之也。

万密斋曰：太阳表证有水气者小青龙汤，少阴里证有水气者真武汤，六经中惟肾、膀胱主水，故二经有水气之证也。

按：真武汤之用在温肾以行少阴之水，与小青龙汤为一表一里、一上一下之对子。

真武汤方

茯苓三两　芍药三两　白术二两　生姜三两（切）　附子一枚（炮，去皮，破八片）

上五味，以水八升，煮取三升，去滓。温服七合，日三服。若咳者，加五味子半升，细辛、干姜各一两。若小便不利者，加茯苓一两，若下利者，去芍药，加干姜二两。若呕者，去附子，加生姜足前成半斤。

方中行曰：真武者，北方阴精之宿，职专司水之神，以之名汤义取之水,然阴寒甚而水泛滥,由阳困弱而土不能制伏也。是故术与茯苓燥土胜湿,芍药、附子利气助阳,生姜健脾以燠土,则水有制而阴寒退。药与病宜,理至必愈。水寒相搏则咳,细辛、干姜之辛散水寒也,既散矣,肺主咳而欲收,五味子者酸以收之也。茯苓淡渗而利窍,芍药收阴而停滞,非下利者所宜,故去之;干姜散寒而燠土,土燠则水有制,故加之。呕,气逆也,去附子以其固气也,加生姜以其散气也。

张路玉曰:此方本治少阴病水饮内结,所以首推术、附,兼茯苓、生姜,运脾渗湿为要务,此人所易明也。至用芍药之微旨,非圣人不能。盖此证虽曰少阴本病,而实缘水饮内结,所以腹痛自利,四肢疼重,而小便反不利也。若极虚极寒,则小便必清白无禁矣,安有反不利之理哉!则知其人不但真阳不足,真阴亦已素亏,若不用芍药固护其阴,岂能胜附子之雄烈乎!即如附子汤、桂枝加附子汤、芍药甘草附子汤,皆芍药与附子并用,其温经护荣之法,与保阴回阳不殊,后世用药,能获仲景心法者几人哉!

程郊倩曰:真武汤之治咳,以停饮与里寒合也;小青龙之治咳,以停饮与表寒合也。

《活人书》类纂云:凡发汗过多,筋惕肉瞤,振摇动人,或虚羸之人微汗出,便有此证,俱宜服真武汤以救之。

王氏《易简方》:此药不惟阴证伤寒可服,若虚劳人憎寒壮热,咳嗽下利,皆宜服之,因宜名固阳汤,增损如前法。

《医学入门》:滑伯仁治一妇,暑月身冷自汗,口干烦躁,欲卧泥水中,脉浮而数,按之豁然虚散。公曰:脉至而从,按之不鼓,为阴盛格阳,得之饮食生冷、坐卧风露,乃与真武汤冷饮,三服而愈。

少阴病,下利清谷,里寒外热,手足厥逆,脉微欲绝,身反不恶

寒，其人面色赤，或腹痛，或干呕，或咽痛，或利止脉不出者，通脉四逆汤主之。

成无己曰：下利清谷，手足厥逆，脉微欲绝，为里寒；身热不恶寒，面色赤，为外热。此阴甚于内，格阳于外，不相通也，与通脉四逆汤散阴通阳。

柯韵伯曰：下利清谷，里寒外热，手足厥逆，脉微欲绝，此太阴坏证转属少阴之证，四逆汤所主也。而但欲寐是系在少阴，若反不恶寒，或咽痛干呕，是为亡阳。其人面赤色，是为戴阳，此下焦虚极矣，恐四逆之剂不足以起下焦之元阳，而续欲绝之脉，故倍加其味作为大剂，更加葱以通之。葱体空味辛，能入肺以行荣卫之气。姜、附、参、甘得此以奏捷于经络之间，而脉自通矣。脉通则虚阳得归其部，外热自解而里寒自除，诸证无虞矣。

喻嘉言曰：下利里寒，种种危殆，其外反热，其面反赤，其身反不恶寒，而手足厥逆，脉微欲绝，明系群阴格阳于外，不能内返也。故仿白通之法，加葱入四逆汤中，以入阴迎阳而复其脉也。前条云"脉暴出者死"，此条云"脉即出者愈"，其辨最细。盖暴出则脉已离根，即出则阳已返舍。繇其外反发热，反不恶寒，真阳尚在躯壳，然必通其脉，而脉即出，始为休征。设脉出艰迟，恐其阳已随热势外散，又主死矣。

秦皇士曰：此申明里真寒，外假热，咽中痛，虚阳上浮也。

通脉四逆汤方

甘草二两（炙）　附子大者一枚（生用，去皮，破八片）　干姜三两　人参一两

上四味，以水三升，煮取一升二合，去滓，分温再服。其脉即出者愈。面色赤者，加葱九茎；腹中痛者，去葱，加芍药二两；呕者，加

生姜二两；咽痛者，去芍药，加桔梗一两；利止脉不出者，去桔梗，加人参二两。

陈修园曰：阳气不能运行，宜四逆汤；元阳虚甚，宜附子汤；阴盛于下，格阳于上，宜白通汤；阴盛于内，格阳于外，宜通脉四逆汤。盖以生气既离，亡在顷刻，若以柔缓之甘草为君，岂能疾呼散阳而使返耶！故倍用干姜，而仍不减甘草者，恐散涣之余，不能当姜、附之猛，还借甘草以收全功也。若面赤者，虚阳上浮也，加葱白引阳气以下行；腹中痛者，脾络不和也，去葱，加芍药以通脾络；呕者，胃气逆也，加生姜以宣逆气；咽痛者，少阴循经上逆也，去芍药之苦泄，加桔梗之开提；利止脉不出者，谷气内虚，脉无所禀而生，去桔梗，加人参以生脉。

娄全善曰：《外台》云：阴盛发躁，名曰阴躁，欲坐井中，宜以热药治之。故仲景少阴证面赤者，四逆汤加葱白治之。

《寓意草》：徐国祯伤寒六七日，身热目赤，索水到前，复置不饮，异常大躁，将门牖洞启，身卧地上，辗转不快，更求入井。一医汹汹，急以承气与服。余诊其脉洪大无伦，重按无力。余曰：阳欲暴脱，外显假热，内有真寒，以姜附投子，尚恐不胜回阳之任，况敢纯阴之药重劫其阳乎！观其得水不欲咽，情已大露。岂水尚不欲咽，而反可咽大黄、芒硝乎？于是以附子、干姜各五钱，人参三钱，甘草二钱，煎成冷服。服后寒战，戛齿有声，以重绵和头覆之，缩手不肯与诊。阳微之状始著，再与前药一剂，微汗热退而安。

《伤寒摘锦》：凡初病便无热，恶寒，四肢厥冷，头痛面青，身如被杖，小腹绞痛，囊缩，口吐涎沫，或下利小便清白，脉沉迟微弱，寻之似有，按之全无，此厥阴本经受寒之真阴证也。在经在脏，俱用通脉四逆汤治之。

少阴病,四逆,其人或咳,或悸,或小便不利,或腹中痛,或泄利下重者,四逆散主之。

刘昆湘曰:此示少阴纯属水寒之证。少阴病至于四逆,则胃肾之阳俱亡,法当呕吐下利,因三焦尽属寒证,水隔在上,得汤不受而吐,故改汤为散,脉当沉滑而微。四逆散即四逆汤四味为散,白水和煎数沸,并渣服之。则虽呕而不得尽出,药力达胃,必呕吐渐疏,仍可以汤法继之。其随证加减之例,如咳者加五味子、干姜、并主下利,敛肺则大肠自收摄也。悸者加桂,降冲气且导心阳使下行也。小便不利者加茯苓,淡味以渗泄也。腹中痛者加附子,温肾寒以启胃阳也。泄利下重者,以薤白煮汤下散,通肺与大肠之气痹也。

四逆散方

甘草二两(炙)　附子大者一枚　干姜一两半　人参二两

上四味,捣筛,白饮和服方寸匕。咳者,去人参,加五味子、干姜各五分,并主下利。悸者,加桂枝五分。小便不利者,加茯苓五分。泄利下重者,先以水五升,煮薤白三两,取三升,去滓;以散三方寸匕内汤中,煮取一升半,分温再服。

少阴病,下利六七日,咳而呕渴,心烦不得眠者,猪苓汤主之。

柯韵伯曰:少阴病,得之二三日,心烦不得卧,是上焦实热,宜黄连阿胶汤清之;少阴病,欲吐不吐,心烦但欲寐,至五六日,自利而渴者,是下焦虚寒,宜白通汤以温之;此少阴初病而下利,似为阴寒,至六七日,反见咳而呕渴,心烦不得眠者,此岂上焦实热乎?!是因下多亡阴,精虚不能化气,真阳不藏,致上焦之虚阳扰攘,而致变证见也。下焦阴虚而不寒,非姜附所宜;上焦虚而非实热,非苓连之任。故制此方,二苓不根不苗,成于太空元气,用以交合心肾,通虚无氤氲之气也;阿胶味厚,乃气血之属,是精不足者,补之以味也;泽泻气味轻清,能引水气上升;滑石体质重坠,能引火气下降,水升火降,得既济之理矣。以此滋阴利水而升津液,斯上焦如雾而咳渴除,中焦如沤而烦呕静,下焦如渎而利自止矣。

汪苓友曰:下利咳而呕渴,心烦不得眠,焉知非少阳阳明之病,然少阳阳明若见此证,为里实,脉心弦大而长。此病脉必微细,故知其为少阴之病无疑也。此方乃治阳明病热渴引饮,小便不利之剂,此条病亦借用之,何也?盖阳明病发热,渴欲饮水,小便不利者,乃水热相结而不行。兹者少阴病,下利,咳而呕渴,心烦不得眠者,亦水热搏结而不行也。病名虽异而病源则同,故仲景用猪苓汤主之,不过是清热利水,兼润燥滋阴之义。

唐容川曰:此方主下利,全是引水复行故道入三焦膜中,使从小便出而不流走肠间而利自止矣。凡利不止者,仲景言皆当利其小便,此必小便不利,水入于膜中,则膜中少阳之火上逆为咳之为呕。膜中无水则不能化气升津,是为口渴。阴津不上交于心,则烦不得眠也。

猪苓汤方方见阳明病

少阴病,得之二三日,口燥咽干者,急下之,宜大承气汤。

张路玉曰:伏气之发于少阴,其势最急,与伤寒之传经热证不同。得病才二三日,即口燥咽干,延至五六日始下,必枯槁难为矣,故宜急下以救肾水之燔灼也。

柯韵伯曰:热淫于内,肾水枯涸,因转属阳明,胃火上炎,故口燥咽干。急下之,火归于坎水,津液自升矣。此必有不大便证,若非本有宿食,何得二三日便当急下。

《活人书》:少阴主肾,系舌本,伤寒热气入脏,流于少阴之经,肾汁干,咽路焦,故口燥咽干而渴,须宜急下之。非若阳明证宜下,而可缓也。虽然阳明亦有一证,发热汗出多急下之,阳明属胃,汗多则胃汁干,亦须急下之。

大承气汤方 见阳明病

少阴病,白利清水,色纯青,心下必痛,口干燥者,可下之,宜大承气汤。

徐灵胎曰:纯青则非寒邪,乃肝邪入肾也。《难经》曰:从前来者,为实邪。心下必痛,口干燥二证,尤见非寒邪。二条俱重口渴,知为热邪无疑。

唐容川曰:肝气有余,则生胆汁太多,呕苦不食,大便青色。心下是指胸前之膈膜言,膈连于肝而通于胆系,胆火盛汁多从肝系而注入膈中,至心下,将膈中所行之水阻遏,使返还入胃中,从下而泄,是为清水,其色纯青也。盖膈膜是行水之道,水要从胃而入膈,胆之火汁要从膈而入胃,逆拒于心中下之膈,故心下必痛。胆汁泄入胃,而水不得入于膈,反随胆汁下泄为下利清水,其色纯青也。水既从胃中下泄,而隔膜中反无水,不能化气升津,故口干燥也。

秦皇士曰:此明凡用急下,必要见下证者,质请而无渣滓相杂,色青而无黄赤相间,热极假阴之候。然必得心下硬痛,口燥咽干而渴,方是里实下证的据。

程郊倩曰:自利清水无谷渣,色纯青无谷色,谷留故也。

汤本求真曰:自利清水,色纯青者,《温疫论》之所谓热结旁流者是也。不急下之,则忽变为死证之剧证也。

按:方书所谓之黑水泻,疑即此证。

少阴病六七日,腹胀不大便者,急下之,宜大承气汤。

钱天来曰:少阴病而至六七日,邪已入深。然少阴每多自利,而反腹胀不大便者,此少阴之邪复还阳明也。所谓阳明中土,万物所归，无所复传之地，故当急下，与阳明篇"腹满痛者，急下之"无异也。以阴经之邪，而能复归阳明之腑者，即《灵枢》邪气脏腑病形篇所谓"邪入于阴经，则其脏气实，邪气入而不能客，故还之于腑。故中阳则溜于经，中阴则溜于腑"之义也。然必验其舌，察其脉，有不得不下之势，方以大承气下之耳。

舒驰远曰：少阴复传阳明之证，腹胀不大便者，然必兼见舌苔干燥，恶热饮冷，方为实证。

柯韵伯曰：三阳惟少阳无承气证，三阴惟少阴有承气证。盖少阳为阳枢，阳精虚，邪便入于阴，故不可妄下以虚其阳；少阴为阴枢，阳有余，邪便伤其阴，故宜急下以存其阴。

少阴病，脉沉者，急温之，宜四逆汤。

汪苓友曰：少阴病，本脉微细、但欲寐，今者轻取之微脉不见，重取之细脉几亡，伏匿而至于沉，此寒邪深中于里，殆将入脏，温之不容以不急也。少迟则恶寒身蜷，吐利躁烦，不得卧寐，手足逆冷，脉不至等死证立至矣。四逆汤之用，其可缓乎。

成无己曰：既吐且利，小便复利，而大汗出，下利清谷，内寒外热，脉微欲绝者，不云急温；此少阴病沉而云急温者，彼虽寒甚，然而证已形见于外，治之则有成法；此初头脉沉，未有形证，不知邪气所之，将发何病，是急与四逆汤温之。

《活人书》：少阴病，若不渴、不口燥舌干，而脉沉者，急温之，宜四逆汤。以口燥而渴者，知其热；脉沉而迟者，别其寒也。

四逆汤方 见太阳病上

少阴病，饮食入口即吐，心中温温欲吐，复不能吐，始得之，手足寒，脉弦迟者，此胸中实，不可下也，当吐之。若膈上有寒饮，干呕者，不可吐也，当温之，宜四逆汤。

尤在泾曰：肾者，胃之关也，关门受邪，上逆于胃，则饮食入口即吐，或心中温温欲吐而复不能吐也。夫下气上逆而为吐者，原有可下之例，如《金匮》之食已即吐者，大黄甘草汤主之是也。若始得之，手足寒，脉弦迟者，胸中邪实而阳气不布也，则其病不在下而在上，其治法不可下而可吐，所谓因其高者而越之也。若膈上有寒饮而致干呕者，则复不可吐而可温，所谓病痰饮者，当以温药和之也。故实可下，而胸中实则不可下；饮可吐，而寒饮则不可吐。仲景立法，明辨详审如此。

《金鉴》曰：饮食入口即吐，且心中温温欲吐，复不能吐，恶心不已，非少阴寒虚吐也，乃胸中寒实吐也。故始得之，脉弦迟。弦者饮也，迟者寒也。而手足寒者，乃胸中阳气为寒饮所阻，不能通于四肢也。寒实在胸，当因而越之，故不可下也。若膈上有寒饮，但干呕有声而无物出，此为少阴寒虚之饮，非胸中寒实之饮也，故不可吐，惟急温之，宜四逆汤。

柯韵伯曰：当吐之，宜瓜蒂散。

少阴病，下利，脉微涩，呕而汗出，必数更衣，反少者，当温其上，灸之。

方中行曰：微，阳虚也；涩，血少也。汗出，阳虚不能外固，阴弱不能内守也。更衣反少者，阳虚则气下坠，血少所以勤努责，而多空坐也。上，谓顶，百会是也，灸，升举其阳，以调养夫阴也。

按：百会穴，《图经》曰：原治小儿脱肛久不差。盖升举其阳，以调养夫阴也。

程郊倩曰：汗出已亡阳，利呕更亡津液，全赖数更衣反少，气滞下焦，不至或脱，惟恐脱及上焦耳，故温其上。温字内亦可兼温药升阳，大补心肺。

《甲乙经》：百会，一名三阳五会，在前顶后一寸五分旋毛巾，陷可容指。督脉、足太阳之会。刺入三分，灸五壮。

《外台秘要》：《肘后》疗卒大便脱肛方，灸顶上回发中百壮。

舒驰远曰：此证阳虚气坠，阴弱津衰，故数更衣而出弓反少也。曾治一妇人，腹中急痛，恶寒厥逆，呕而下利，脉见微涩，予以四逆汤投之无效。其夫告曰，昨夜依然作泻无度，然多空坐，酢胀异常。尤可奇者，前阴酢出一物，大如柚子，想是尿脬，老妇尚可生乎？予即商之仲远，仲远踌躇曰：是证不可温其下，以逼迫其阴，当用灸法温其上，以升其阳，而病可愈。予然其言而依其法。用生姜一片，贴头顶白会穴上，灸艾火三壮，其脬即收。仍服四逆汤加芪、术、一剂而愈。

按：酢，音炸。脬，音抛。

辨厥阴病脉证并治

厥阴之为病，消渴，气上撞心，心中疼热，饥而不欲食，食则吐蛔，下之，利不止。

撞，陟降切。蛔，音回。

沈尧封曰：此厥阴病之提纲也。然消渴，气上撞心，心中疼热，饥不欲食，食则吐蛔之外，更有厥热往来，或呕，或利等证，犹之阳明病胃家实之外，更有身热汗出，不恶寒反恶热等证。故阳明病必须内外证合见，乃是真阳明；厥阴病亦必内外证合见，乃是真厥阴。其余或厥、或利、或呕，而内无气上撞心，心中疼热等证，皆似厥阴而实非厥阴也。

张隐庵曰：厥阴者，阴之极也。夫两阴交尽，是为厥阴，阴极而阳生，故厥阴不从标本，从中见少阳之气化也。厥阴之为病，消渴者,经云:厥阴之上,风气从之,所谓本也。病于本气,故风消而渴也。气上撞心,下焦之气不和也。心中疼热,中焦之气不和也。饥而不欲食,上焦之气不和也。夫三焦者,少阳也,经云本之下中之见也,厥阴中风少阳,故有三焦之病也。食则吐蛔,下之利不止者,乃厥阴标阴为病,经云见之下气之标也,厥阴以阴寒为标,蛔乃阴类,不得阳热之化,则顿生而吐;下之则阴极而阳不生,故利不止。

按:此节乃厥阴为病之总纲。

舒驰远曰:此条阴阳错杂之证也。消渴者,膈有热也。厥阴邪气上逆,故上撞心。疼热者,热甚也;心中疼热,阳热在上也。饥而不欲食者,阴寒在胃也。强与食之,亦不能纳,必与蛔俱出,故食即吐蛔。此证上热下寒,若因上热误下之,则上热未必即去,而下寒必更加甚,故利不止也。

《金鉴》曰:厥阴者,为阴尽阳生之脏,邪至其经,从阴化寒,从阳化热,故其为病,阴阳错杂,寒热混淆也。

《灵枢》大惑论:人之善饥而不嗜食者,何气使然?曰:精气并于脾,热气留于胃,胃热则消谷,谷消故善饥。胃气逆上,则胃脘寒,故不嗜食也。

《医门法律》:杀虫方,治消渴有虫,苦楝根取新白皮一握,切焙,入麝香少许,水二碗煎至一碗,空心饮之。虽困顿不妨。自后下虫三四条,类蛔虫而色红,其渴顿止。乃知消渴一证,有虫耗其津液。(出夷坚志)

《新释》:厥阴者,神经系统之符语,满布身体内外,以脑为中枢,可知觉运动,主节制诸器官之总轴也。在太阳部分者,知觉最敏,能随意运动。在少阳及阳明部分者,除九窍外,皆知觉迟钝,不能随意运动,名曰自和神经。如心之波动,肺之气息,肝脾之分泌胆膵液,肾之排尿,胃之消化,肠之传渣滓是也。《内经》曰:厥阴受少阳为表里。又曰:厥阴之上,风气治之。若少阳部分之自和神经,因受风邪,微生虫寄脏腑之为病,其发于胃则消渴。消渴者,饮水能消,小便数而渴不止。盖由饮食生冷,含有微生虫之遗卵,因人脾胃之虚,故遗卵得伏于胃襞,孵化变蛔,盘据寄于其间,致胃之消化神经衰弱,饮食之精微只供蛔虫之荣养,久则胃膜坚强不能吸收水分,蛔饥求食而动则病作,胃中客气动膈上撞击于心,蛔啮胃襞,致心中疼而烦热,方书所谓心胃虫疾作痛也。小肠无病能消化水谷,故腹中饥。胃气为风邪所乱,故不欲食。食则蛔闻食臭出,既出则不能复归于原巢,故吐蛔也。胃不能消水而上输于肺,致水悉自小肠,而下输于肾,故小便多而胃阴之燥仍不解,此消渴之病所由成也。此病本在少阳中焦之半表半里及胃上脘,若不可下;故误下之,反致未病之小肠为苦寒药侵伤而下利不止矣。

厥阴中风,脉微浮,为欲愈;不浮,为未愈。

尤在泾曰:此厥阴自受风邪之证,脉微为邪气少,浮为病在经,经病而邪少,故为欲愈。或始先脉不微浮,继乃转前为浮者,为自阴之阳之候,亦为欲愈,所谓阴病得阳脉者生是也。然必兼有发热微汗等证候,仲景不言者,以脉该证也。若不浮,则邪着阴中,漫无出路,其愈正未可期,故曰:不浮,为未愈。

按:杂病例云:寸脉大而滑,沉则为实,滑则为气,实气相搏,血气入脏即死,入腑即愈。此节之脉浮不浮,盖验其入脏入腑之诊。《素问》阳明脉解篇所谓"厥逆连脏则死,连腑则生"也。

厥阴病,欲解时,从丑至卯上。

方中行曰,厥阴属木,旺于丑、寅、卯之三时,正气得其旺时,邪退而病解。在六经皆然。夫以六经各解于三时,而三阳解自寅至亥,三阴解自亥至卯。厥阴之解,至寅卯而终。少阳之解,自寅卯而始。何也?曰:寅为阳初动,阴尚强,卯为天地辟,阴阳分,所以二经同旺,其病之解,由此而终始也。然则三阳之旺时九,各不相袭,三阴之旺时五,太阴与少阴同子丑,少阴与厥阴同丑寅。何也?曰:阳行健,其道长,故不相及,阴行纯,其道促,故皆相蹑也。

徐旭升曰:三阳解时,在三阳旺时而解,三阴解时,亦从三阳旺时而解,伤寒以生阳为主也。

厥阴病,渴欲饮水者,少少与之愈。

尤在泾曰:厥阴之病本自消渴,虽得水未必即愈,此云渴欲饮水,少少与之愈者,必热邪还返阳明之候也。热还阳明,津液暴竭,求救于水,少少与之,胃气则知,其病乃愈。若系厥阴,则热足以消水,而水岂能消其热哉!

章虚谷曰:渴欲饮水,阳胜而邪热盛也。水为天一之精,少少与饮,济阴以清热,其病可愈;若多饮,反致停水之病矣。

张令韶曰:厥阴篇自提纲后止此三节提出厥阴病,其余则曰伤寒,曰病,曰厥,曰下利,而不明言厥阴病者,以厥阴从中治而不从标本也。

万密斋曰:厥阴证异于六经者,以厥逆吐利也。所以别经则称某经病,而厥阴不称经者,以有厥逆吐利可识也。

诸四逆厥者,不可下之,虚家亦然。

尤在泾曰:成氏曰:四逆,四肢不温也;厥者,手足冷也。然本篇云:厥者,手足逆冷是也。又云:伤寒脉促,手足厥逆,可灸之。其他凡言厥逆之处不一,则四逆与厥本无分别,特其病有阴阳之异耳。此条盖言阴寒厥逆,法当温散养之,故云不可下之。后条云:厥应下之者,则言邪热内陷之厥逆也。学者辨之。虚家,体虚不足之人。虽非四逆与厥,亦不可下之。经曰:毋实实,毋虚虚,前遗人夭殃。此之谓也。

徐灵胎曰:以下所论诸条,皆指伤寒证手足逆冷而言,非气逆不知人之厥也。又曰:凡厥者,阴阳气不相顺接便为厥,此致厥之由。厥者,手足逆冷是也,此厥之象。

按:四肢以温和为顺,故以冷为逆,以失知觉为厥,厥在四肢则为麻木不仁,在头则为不省人事。盖冷者血脉病,逆者神经病,故少阴与厥阴皆有厥逆证。

伤寒先厥,后发热,而利者必自止,见厥复利。

成无己曰:阴气胜,则厥逆而利;阳气复,则发热,利必自止;见厥,则阴气还胜而复利也。

尤在泾曰:伤寒先厥者,阴先受邪也。后热者,邪从阴而出阳也。阴受邪而利,及邪出而之阳,故利必止。设复厥,则邪还入而之阴,故必复利。盖邪气在阳热则生热,在阴则为厥与利,自然之道也。

张隐庵曰:此节首论厥热,乃论厥阴,阴阳环转次递传变之意。夫病在厥阴,即以一日起厥阴者,从一而三,从阴而阳,先天之气始也;病在太阳,即以一日起太阳者,从三而一,从阳而阴,后天之气始也。

按:此节为厥阴直中寒邪之证,故得病之初即厥而不省人事,今俗所谓鹘突伤寒是也,较少阴伤寒之但欲寐则病深势重矣。

伤寒始发热六日,厥反九日而利。凡厥利者,当不能食,今反能食者,恐为除中,食以索饼,不发热者,知胃气尚在,必愈,恐暴热来出而复去也。后日脉之,其热续在者,期之旦日夜半愈。所以然者,本发热六日,厥反九日,复发热三日,并前六日,亦为九日,与厥

相应,故期之旦日夜半愈。后三日脉之,而脉数,其热不罢者,此为热气有余,必发痈脓也。

食以之食同饲。数,同朔。

尤在泾曰:伤寒始发热六日,厥反九日而又下利者,邪气从阳之阴,而盛于阴也。阴盛则当不能食,而反能食者,恐为除中。中者,胃中之阳气也。除者,去而尽之也。言胃气为邪气所迫,尽情发露,不留余蕴也。不发热,不字当作若,谓试以索饼食之,若果胃气无余,必不能蒸郁成热。今反热者,知胃气尚在,非除中之谓矣。而又恐暴热暂来而复去,仍是胃阳发露之凶征也。后三日脉之,而其热仍在,则其能食者,乃为胃附复振无疑,故期至旦日夜半,其病当愈。所以然者,本发热六日,厥反九日,热少厥多,其病当进。兹复发热三日,并前六日,亦为九日,适与厥日相应,故知其旦日夜半,其病当愈。旦日,犹明日也。然厥与热者,阴阳胜负之机,不可偏也,偏于厥则阴胜而碍阳矣,偏于热则阳胜而碍阴矣。后三日脉之,而脉反加数,热复不止,则阳气偏胜,必致伤及营血,而发为痈脓也。

钱天来曰:大凡厥冷下利者,因寒邪伤胃,脾不能散精以达于四肢,四肢不能禀气于胃而厥。厥则中气已寒,当不能食,今反能食者,似乎胃气已回,但恐为下文之除中,姑且食以索饼,索饼者,疑即今之条子面及馓子之类,取其易化也,食后不停滞而发热,则知已能消谷,胃气无损而尚在,其病为必愈也。期之旦日半阴极阳回之候,其病当愈,所谓厥阴病欲解时,自丑至卯上也。

柯韵伯曰:除中,如中空无阳,反见善食之状,今俗云食禄将尽者是也。发痈脓,是阳郁外溢于形身,俗所云伤寒留毒者是也。

按:此节当分三段看,首段言厥多则防盛而下利,食以索饼,验其是否为除中。中段言厥热相应,为阴阳平均而自愈。末段言热多则阳盛而发痈脓也。

伤寒六七日,脉迟,而反与黄芩汤彻其热,脉迟为寒,今与黄芩汤,复除其热,腹中应冷,当不能食,今反能食,此名除中,必死。

汪苓友曰:脉迟为寒,不待智者而后知也。六七日反与黄芩汤者,必其病初起,便发厥而利,至六七日阳气回复,乃乍发热而利未止之时,粗工不知,但见其发热下利,误认以为太少合病,因与黄芩汤彻其热。彻即除也。又脉迟云云者,申明除其热之误也。

刘完素曰:除者,除去也,与除夕之除同意。夫脉迟为寒,胃中真阳已薄,不可更与凉药。盖胃暖乃能纳食,今胃冷而反能食,则是胃之真气发露无余,而胃阳亦必渐去而不能久存,故必死。

柯韵伯曰:除中者,胃阳不支,假谷气以自救,凡人将死而反强食者是也。

程郊倩曰:上条脉数,此条脉迟,是题中二眼目。

伤寒先厥后发热,下利必自止,而反汗出,咽中痛者,其喉为痹。发热无汗,而利必自止,若不止,必便脓血,便脓血者,其喉不痹。

张隐庵曰:伤寒先厥者,始于厥阴也。后发热者,交于太阳也。下利必自止者,阳气上升也。夫先厥后热,下利且止,阴阳似和,其病当愈;而反汗出,咽中痛者,阴液虚而火气盛也。其喉为痹者,经云:一阴一阳结,谓之喉痹。一阴者,厥阴也;一阳者,少阳也。今厥阴为病,而见少阳之火热咽痛,故其喉为痹。夫始之下利必自止者,乃发热无汗而利必自止也。若发热无汗而利不止,则太阳阳热之气不能上升,必阴津下竭、热气内伤而便脓血。夫便脓血则火热下行,故其喉不痹。此明火热下行则便脓血,火热上升而为喉痹者如此。

汪苓友曰：先厥后发热，下利必自止。阳回变热，热邪太过而反汗出咽中痛者，此热伤上焦气分也。其喉为痹，痹者闭也。此以解咽中痛甚，其喉必闭而不通，以厥阴经循喉咙之后，上入颃颡故也。又热邪太过，无汗而利不止，便脓血者，此热伤下焦血分也。热邪泄于下，则不干于上，故云：其喉不痹。

常器之曰：喉痹，可桔梗汤。余疑此条证或于发厥之时，过服热药而至于此。学者临证，宜细辨之。

张路玉曰：便脓血者，白头翁汤。

伤寒一二日至四五日，厥者必发热。前热者后必厥，厥深者热亦深，厥微者热亦微。厥应下之，而反发汗者，必口伤烂赤。

应，平声，音膺。

黄坤载曰：伤寒一二日以至四五日而见厥者，此后必发热。既已发热，则此后必又厥。前之厥深者，后之热亦热；前之厥微者，后之热亦微。盖前之阴盛而为厥，后必阳复而发热，阴阳之胜复不偏，则厥热之浅深相等也。阳胜而热则病退，阴胜而厥则病进。是热本吉兆，然不可太过，厥将终而热将作，应当下之以救营血而息肝风，而反发汗者，亡其血液，风动火炎，必口伤烂赤。上章诸四逆厥者，不可下之，此曰厥应下之者，以其将发热也。缘今之厥深者，后之热亦必深，俟其热盛亡阴，所丧多亦。于其热未发时，应当下之，使阳与阴平，则热可不作，热去则厥亦不来，是至善之法也。不然，热来则伤肝臂之阴，厥来又伤心肺之阳，厥热之胜负不已，则正气之损伤为重，养虎贻患，非计之得者也。

方中行曰：厥者必发热，寒极而热复也。前热者后必厥，阳极而内陷也。厥深热亦深，厥微热亦微，以大概言也。厥应下之，谓邪在里也。口伤烂赤,厥阴之脉上与督脉会于巅,其支者,从目系下颊里环唇内,所以误汗则热乱而唇口伤也。

喻嘉言曰:前云诸四逆厥者不可下,此云厥应下之者,其辨甚微。盖先四逆而后厥与先发热而后厥者,其来迥异,故彼云不可下,此云应下之也。以其热深厥深,当用苦寒之药清解其在里之热,即名为下。如下利谵语,但用小承气汤止耳,从未闻有峻下之法也。若不用苦寒,反用辛甘发汗,宁不引热势上攻?口伤烂赤,与喉痹互意。

《阴证略例》:夫厥有阴有阳,初得病身热,三四日后热气渐深,大便秘结,小便黄赤,或语言谵妄而反发热者,阳厥也。初得病身不热,三四日后阳气渐消,大便软利,小便清白,或语言低微而不发热者,阴厥也。二证人多疑之,以脉皆沉故也。然阳厥而沉者,脉当有力;阴厥而沉者,脉当无力也。若阳厥爪指有时而温,若阴厥爪指时时常冷也。

陶节庵曰:先发热而后厥者,扬手掷足,烦躁饮水,畏热,头汗,大便闭,小便赤,佛郁昏悸。当下失下,血气不通,所以谓热深则厥者此也。大柴胡汤、小承气汤选而用之。

伤寒病,厥五日,热亦五日,设六日当复厥,不厥者自愈。厥终不过五日,以热五日,知自愈。

张令韶曰:此言厥热相应,阴阳平,病当愈也。

黄坤载曰:阴胜而厥者五日,阳复而热者亦五日,设至六日,则阴当又胜而复厥,阴胜则病进,复厥者病必不愈。若不厥者,则阴不偏胜,必自愈也。盖天地之数,五日以后则气化为之一变,是以阴胜而厥,终不过乎五日,阴胜而阳不能复,则病不愈;以阳复而热者,亦是五日,阴不偏胜而阳不偏负,故知自愈。

《金鉴》曰：伤寒邪传厥阴，阴阳错杂为病，若阳交于阴，是阴中有阳，则不厥冷，阴交于阳，是阳中有阴，则不发热。惟阴盛不交于阳，阴自为阴，则厥冷也；阳亢不交于阴，阳自为阳，则发热也。盖厥热相胜则逆，逆则病进；厥热相平则顺，顺则病愈。今厥与热日相等，气自平，故知阴阳和而病自愈也。

凡厥者，阴阳气不相顺接，便为厥。厥者，手足厥冷者是也。

方中行曰：此揭厥而明其义，以申其状。按脉经流注，手之三阴，从腹走至手；手之三阳，从手走至头；足之三阳，从头下走至足；足之三阴，从足上走入腹。然则手之三阴与手之三阳相接于手，足之三阴与足之三阳相接于足。阴主寒，阳主热，故阻气内陷，不与阴气相顺接，则手足厥冷也。然手足为四肢，主之者脾也，脾为阴，阳不与阴相顺接，而手足逆冷又可知也。

黄坤载曰：平人阳降而交阴，阴升而交阳，两相顺接，乃不厥冷；阳上而不下，阴下而不上，不相顺接，则生逆冷。不顺而逆，故曰厥逆。足三阳以下行为顺，足三阴以上行为顺，顺行则接，逆行则阴阳离析，两不相接。其所以逆行而不接者，中气之不运也。足之三阳随阳明而下降，足之三阴随太阴而上升，中气转运，胃降脾升，则阴阳顺接；中气不运，胃逆脾陷，此阴阳不接之原也。中气之所以不转运者，阴盛而阳虚也。四肢秉气于脾胃，脾胃阳旺，行气于四肢，则四肢暖而手足温，《素问》所谓阳盛而四肢实也。缘土旺于四季，故阳受气于四末，四末温暖，是之谓顺。水盛火负，阳虚土败，脾胃寒湿不能温养四肢，是以厥冷。四肢阳盛之地，而阴反居之，变温为冷，是反顺而为逆也，因名厥逆。

陈平伯曰：本条推原所以致厥之故，不专指寒厥言也。看用"凡"字冠首，则知不独言三阴之厥，并赅寒热二厥在内矣。盖阳受气于四肢，阴受气于五脏，阴阳之气相贯，如环无端，若寒厥则阳不与阴相顺接，热厥则阴不与阳相顺接也。或曰：阴不与阳相顺接，当四肢烦热，何反逆冷也？而不知热邪深入，阳气壅遏于里，不能外达于四肢，亦为厥冷，岂非阴与阳不相顺接之谓乎！仲景立言之妙如此。

王肯堂曰：凡言四逆，或言厥、言逆者，皆为重证。若举四肢而言耳。言指头寒，言手足厥，与逆与冷者，皆为厥微。盖手之上为腕，腕上为臂；足之上为踝，踝之上为胫也。其病之轻重浅深，皆寓于书法之中，不可不审。

陆九芝曰：厥阴篇中，凡有厥而复有热者，其厥也定为热厥。惟有厥无热，甚则一厥不复热者，其厥也，方是寒厥。以此为辨。

按：寒厥者，寒伤神经也。热厥者，热伤神经也。

《灵枢》五乱篇：清气在阴，浊气在阳，荣气顺脉，卫气逆行，清浊相干，乱于臂胫则为四厥；乱于头，则为厥逆，头重眩仆。

《素问》厥论篇：阳气衰于下，则为寒厥；阴气衰于下，则为热厥。阳气起于足五指之表，阴脉者，集于足下而聚于足心，故阳气胜，则足下热也。阴气起于足五指之里，集于膝下而聚于膝上，故阴气胜，则从五指至膝上寒，其寒也，不从外，皆从内也。

解精微论篇；厥则目无所见。夫人厥则阳气并于上，阴气并于下，阳并于上则火独光也；阴并于下则足寒，足寒则胀也。

伤寒，脉微而厥，至七八日肤冷，其人躁无暂安时者，此为脏厥，非蛔厥也。蛔厥者，其人当吐蛔。今病者静而复时烦，此为脏寒，蛔上入其膈，故烦，须臾复止，得食而呕又烦者，蛔闻食臭出，其人当自吐蛔。蛔厥者，乌梅丸主之。又主久利。

尤在泾曰：伤寒脉微而厥，寒邪中于阴也。至七八日，身不热而肤冷，则其寒邪未变可知。乃其人躁无暂安时者，此为脏厥发躁,阳气欲绝,非为蛔厥也。蛔厥者,蛔动而厥,其人亦躁,但蛔静则躁亦自止,蛔动则时复自烦,非若脏寒之躁无有暂安时也。然蛔之所以时动而时静者,何也？蛔性喜温,脏寒则蛔不安而上膈,蛔喜得食,脏虚则蛔复上而求食,甚则呕吐,涎液从口中出。古云:蛔得甘则动,得苦则安。又曰:蛔闻酸则静,得辛热则止。故以乌梅丸安蛔温脏,而止其厥逆。

柯韵伯曰:伤寒脉微厥冷烦躁者,在六七日,急灸厥阴以救之。此至七八日而肤冷,不烦而躁,是纯阴无阳,因脏寒而厥,不治之证矣。然蛔厥之证,亦有脉微肤冷者,是内热而外寒,勿遽认为脏厥而不治也。其显证在吐蛔,而细辨在烦躁,脏寒则躁而不烦,内热则烦而不躁,其人静而时烦,与躁而无暂安时者迥殊矣。此与气上撞心,心中疼热,饥不能食,食即吐蛔者,互文以见意也。夫蛔者,虫也,因所食生冷之物,与胃中湿热之气相结而成。今风木为患,相火上攻,故不下行谷道而上出咽喉。故用药亦寒热相须也。看厥阴诸证,与本方相符,下之利不止,与又主久利句合,则乌梅丸为厥阴主方,非只为蛔厥之剂矣。

乌梅丸方

乌梅三百枚　细辛六两　干姜十两　黄连十六两　当归四两　人参六两　附子六两(炮,去皮)　蜀椒四两(出汗)　桂枝六两(去皮)　黄柏六两

上十味,异捣筛,合治之。以苦酒渍乌梅一宿,去核,蒸之五斗米下,饭熟捣成泥,和药令相得,内臼中,与蜜杵二千下,丸如梧桐子大。先食饮服十丸,日三服,稍加至二十丸。禁生冷、滑物、臭食等。

吕楘村曰:此主治蛔厥,其妙处全在米饭和蜜,先诱蛔喜,及蛔得之,而乌梅及醋之酸,椒姜桂附及细辛之辛,黄连黄柏之苦,则蛔不堪

而伏矣。但厥后气血不免扰乱,故加个参当归奠安气血。此方虽寒热错杂,但温脏之力居多,又得乌梅之酸涩以固脱,故又主久利。

喻嘉言曰:乌梅丸中酸苦辛温互用,以安蛔温胃益虚。久利而便脓血亦主此者,能解阴阳错杂之邪故也。

《千金方》:治冷痢久下,乌梅丸。(即本方)

《圣济总录》:乌梅丸,治产后冷热利,久下不止。

《证治准绳》:乌梅丸,治胃腑发咳,咳而呕,呕甚则长虫出。

《寿世保元》:胃冷,蛔虫上攻,心痛,呕吐,四肢冷,乌梅丸。

雉间焕曰:反胃之证,世医难其治,此方治之实奇剂也。

伤寒,热少微厥,指头寒,嘿嘿不欲食,烦躁,数日,小便利,色白者,此热除也,欲得食,其病为愈;若厥而呕,胸胁烦满者,其后必便血。

成无己曰:指头寒者,是厥微热少也。嘿嘿不欲食,烦躁者,邪热初传里也。数日之后,小便色白,里热去,欲得食,为胃气已和,其病为愈。厥阴之脉,挟胃贯膈,布胁肋,厥而呕,胸胁烦满者,传邪之热甚于里也。厥阴肝主血,后数日热不去,又不得外泄,迫血下行,必致便血。

王肯堂曰:设未欲食,宜干姜甘草汤。呕而胸胁烦满者,少阳证也。少阳与厥阴为表里,邪干其腑,故呕而胸胁烦满也。

万密斋曰:厥而呕,胸胁烦满者,大柴胡汤证也。厥应下之,亦宜此汤。便血者,桃仁承气汤。

病者手足厥冷,不结胸,小腹满,按之痛者,此冷结在膀胱关元也。

尤在泾曰:手足厥冷,原有阴阳虚实之别。若其人结胸,则邪结于上而阳不得通,如后所云,病人手足厥冷,脉乍紧,邪结在胸中,当须吐之,以通其阳者也。若不结胸,但少腹按之痛者,则是阴冷内结，元阳不振，病在膀胱关元之间，必以甘辛温药，如四逆、白通之属，以救阳气而驱阴邪也。

唐容川曰：关元即胞宫也，又名血室，又名血海。冷结膀胱，与寒疝症瘕可会通。

汪苓友曰：《补亡论》庞安时云：宜灸关元穴。据《图经》云，关元一穴，系腹部中行，在脐下三寸，足三阴任脉之会，治脐下疼痛，灸之良，可百壮。愚以灸关元，而膀胱之冷结自解矣。

伤寒发热四日，厥反三日，复热四日，厥少热多者，其病当愈；四日至七日，热不除者，必便脓血。

尤在泾曰：热已而厥者，邪气自表而至里也。乃厥未已，而热之日又多于厥之日，则邪复传而之表矣，故病当愈，其热则除。乃四日至七日而不除者，其热必侵入营中，而便脓血，所谓热气有余，必发痈脓也。

万密斋曰：凡阳厥热不除，在表者必发痈脓，在里者必便脓血者，以肝主血而风木易动也。其脉皆数，便脓血，黄芩汤。

吴人驹曰：《内经》言人之伤于寒也，则为病热，热虽甚不死，是伤寒以热为贵也。然热不及者病，太过者亦病，故此二节论寒热之多少，以明不可太过与不及也。

伤寒厥四日，热反三日，复厥五日，其病为进。寒多热少，阳气退，故为进也。

尤在泾曰：厥已而热者，阳气复而阴邪退也。乃热未已而复厥，而厥又多于热之日，则其病为进。所以然者，寒多热少，阳气不振，则阴邪复胜也。要之热已而厥者，传经之证，虑其阳邪递深也；厥已而热者，直中之证，虑其阳气不振也。故传经之厥热，以邪气之出入言；直中之厥热，以阴阳之胜复言，病证则同，而其故有不同如此。

陆九芝曰：厥阴与少阳相表里，厥阴厥热之胜复，犹少阳寒热之往来。少阳之寒因乎热，故厥阴之厥亦因乎热，热为阳邪向外，厥为阳邪向内，厥之与热总是阳邪出入阴分。热多厥少而热胜于厥者，其伤阴也犹缓；厥多热少而厥胜于热者，其伤阴也更急。盖外寒客热化为阳邪，深入厥阴之脏，本以向外为吉，向内为凶。阳而向外则外热，阳而向内则外寒，故仲景以厥多为病进，热多为病愈。而复申之曰阳气退，故为进，盖谓阳之退伏于内，非阳之脱绝于外也。

陈修园曰：上节言热胜于厥而伤阴，此节言厥胜于热而伤阳也。

伤寒六七日，脉微，手足厥冷，烦躁，灸厥阴，厥不还者，死。

尤在泾曰：伤寒六七日，阳气当复，阴邪当解之时，乃脉不浮而微，手足不烦而厥冷，是阴气反进，而阳气反退也。烦躁者，阳与阴争，而阳不能胜之也。灸厥阴，所以散阴邪而复阳气，阳复则厥自还。设不还，则阳有绝而死耳。是故传经之邪至厥阴者，阴气不绝则不死；直中之邪入厥阴者，阳气不复则不生也。

程郊倩曰：脉微厥冷而烦躁，即是前条中所引脏厥之证，六七日前无是证也。

张令韶曰：灸厥阴，宜灸荥穴、会穴、关元、百会等处。荥者，行间穴也，在足大指中缝间。会者，章门穴也，在季肋之端，乃厥阴、少阳之会。关元，在脐下三寸，足三阴经之会。百会，在顶上中央，厥阴、督脉之会也。

伤寒发热，下利厥逆，躁不得卧者，死。

尤在泾曰：伤寒发热，下利厥逆者，邪气从外之内，而盛于内也；至躁不得卧，则阳气有立亡之象，故死。此传经之邪，阴气先竭，而阳气后绝者也。

喻嘉言曰：厥证，但发热则不死，以发热则邪出于表，而里证自除，下利自止也。若发热下利厥逆，烦躁有加，则其发热又为阳气外散之候，阴阳两绝，亦主死也。又曰：肾主躁，躁不得卧，肾中阳气越绝之象也。

张路玉曰：大抵下利而手足厥冷者，皆为危候，以四肢为诸阳之本故也。加以发热，躁不得卧，不但虚阳发露，而真阴亦烁尽无余，安得不死。

伤寒发热，下利至甚，厥不止者，死。

成无己曰：《金匮要略》曰：六腑气绝于外者，手足寒；五脏气绝于内者，利下不禁。伤寒发热，为邪气独甚；下利至甚，厥不止，为腑脏气绝，故死。

钱天来曰：发热则阳气已回，利当自止，而反下利至甚，厥冷不止者，是阴盛极于里，逼阳外出，乃虚阳浮越于外之热，非阳回之发热，故必死矣。

伤寒六七日不利，便发热而利，其人汗出不止者，死，有阴无阳故也。

尤在泾曰：寒伤于阴，至六七日发热者，阳复而阴解，虽下利犹当自止，所谓伤寒先厥后发热而利者，必自止也。乃伤寒六七日本不利，而忽热与利俱见，此非阳复而热也，阴内盛而阳外亡也。若其人汗出不止，则不特不能内守，亦并无为外护矣，是谓有阴无阳，其死必矣。

方中行曰：发热而利，里虚邪入也，故曰有阴；汗出不止，表阳外绝也，故曰无阳。

张令韶曰：王元成曰：厥阴病发热不死，此三节热亦死者，首节在躁不得卧，次节在厥不止，三节在汗出不止。

伤寒五六日,不结胸,腹濡,脉虚复厥者,不可下也。此为亡血,下之则死。

濡,音软。亡,通无。

尤在泾曰:伤寒五六日,邪气传里,在上则为结胸,在下则为腹满而实。若不结胸,腹濡而脉复虚,则表里上下都无结聚,其邪为已解矣。解则其人不当复厥,而反厥者,非阳热深入也,乃血不足而不荣于四末也。是宜补而不可下,下之是虚其虚也。《玉函》云:虚者重泻,其气乃绝。故死。

方中行曰:亡音无,古字通用。此肝虚则不能生血,故曰无血,非谓失血之亡血也。

柯韵伯曰:其脉空虚,此无血也。

程郊倩曰:世多血厥证,此亡血之厥又不同,则挟淤不挟淤之分也。

《医垒元戎》:宜当归四逆汤。下之则死,宜四逆加人参汤。

伤寒,发热而厥,七日下利者,为难治。

尤在泾曰:发热而厥者,身发热而手足厥,病属阳而里适虚也。至七日,正渐复而邪欲退,则当厥先已而热后除,乃厥如故,而反加下利,是正不复而里益虚矣。夫病非阴寒,则不可以辛甘温其里;而内虚不足,复不可以苦寒坚其下,此其所以为难治也。

章虚谷曰:七日为阳复之期,先发热后厥,七日而下利不复热,其阳随邪陷而不出,故为难治也。

伤寒脉促,手足厥逆,不可灸之。

陈修园曰:阳盛则促,虽手足厥逆,亦是热厥,总用火攻。然有阴盛之极,反假见数中一止之促脉。但阳盛者,重按之指下有力;阴盛者,重按之指下无力。

伤寒脉滑而厥者，里有热也，白虎汤主之。

尤在泾曰：伤寒脉微而厥者，阴邪所中，寒在里也。脉滑而厥者，阳邪所伤，热在里也，阳热在里，阴气被格，阳反在内，阴反在外，设身热不除，则其厥不已，故主白虎汤，以清里而除热也。

钱天来曰：滑者，动数流利之象，无沉细微涩之形，故为阳脉。乃伤寒郁热之邪在里，阻绝阳气，不得畅达于四肢而厥，所谓厥深热亦深也。

柯韵伯曰：此条明热厥之脉，并热厥之方。脉弱以滑，是有胃气；缓而滑，名热中；与寒厥之脉微欲绝者，大相径庭矣。当知有口燥舌干之证，与口伤烂赤者照应焉。

白虎汤方 见太阳病上

伤寒，手足厥逆，脉细欲绝者，当归四逆加人参附子汤主之；若其人内有久寒者，当归四逆加吴茱萸生姜附子汤主之。

刘昆湘曰：此示阴乘阳陷，荣寒卫郁之例，乃阴经之阴厥也。手足厥逆，较厥冷四逆之证为轻，但厥至手足而止，谓病人手足冷而自感四末寒侵者是也。此由三阴之邪外乘三阳，阴束阳郁，致表里失其顺接，令阳为阴阖，入而不出，故为手足厥逆之变。所以经系厥阴者，由络寒而经气始陷，亦厥阴病机内合少阴者也。脉细为荣气内束，细而欲绝乃形容应指萦萦如丝，而三部显然举按皆有之象，非应指乍见，绝而不至之谓。以证为邪乘而非正夺，故宜当归四逆法主之。桂、芍、当归和荣疏络，人参、附子温肾生精，细辛助荣气旁充而散脉内之寒，通草疏血脉阻滞且行经络之水，甘草、大枣和中，具通脉散寒之用，故以四逆名汤。通行本阙人参、附子，则散多补少，非脉细欲绝者所宜与矣。内有久寒，知病因已久，或其人素为寒中，或见小腹关元冷结之类，脉当细紧而迟。加吴茱萸以暖肝气,生姜以宣胃阳,用清酒和水煎服者,所以助药气之流传,此又法中法也。

陆九芝曰:手足厥逆,脉细欲绝者,为厥阴之表证。当归四逆汤即厥阴之表药。

沈尧封曰:微者,薄也,属阳气虚。细者,小也,属阴血虚。故少阴论中脉微欲绝用通脉四逆主治,回阳之剂也;此之脉细欲绝用当归四逆主治,补血之剂也。

陈修园曰:此言经脉内虚,不能荣贯于手足,而为厥寒之证也。

当归四逆加人参附子汤方

当归三两　桂枝三两(去皮)　芍药三两　细辛三两　甘草二两(炙)　木通三两　大枣二十五枚(擘)　人参三两　附子一枚(炮,去皮,破八片)

上九味,以水八升,煮取三升,去滓。温服一升,日三服。

当归四逆加吴茱萸生姜附子汤方

当归三两　桂枝三两(去皮)　芍药三两　细辛三两　木通三两　甘草二两(炙)　大枣二十五枚(擘)　吴茱萸二升　生姜半斤　附子一枚(炮,去皮,破八片)

上十味,以水六升,清酒六升和,煮取三升,去滓。温服一升,日三服。

柯韵伯曰:此厥阴伤寒发散表邪之剂也。厥阴居两阴之交尽,名曰阴之绝阳。外伤于寒,则阴阳之气不相顺接,故手足厥逆,脉细欲绝。然相火居于厥阴之脏,脏气实热则寒邪不能侵,只外伤于经而内不伤脏,故先厥者,后必发热。凡伤寒初起,内无寒证,而外寒极盛者,但当温散其表,勿遽温补其里。此方用桂枝汤以解外,而以当归为君者,因厥阴主肝为血室也。肝苦急,甘以缓之,故倍加大枣,犹小建中加饴糖法。肝欲散,当以辛散之,细辛甚辛,能通三阴之气血外达于毫端,比麻黄更猛,可以散在表之严寒。不用生姜,不取其横散也。木通能通九窍而通关节,用以开厥阴之阖而行气于肝。夫阴寒如此,而仍用芍药者,须防补火之为患也。是方桂枝得归芍,生血于荣,细辛同木通,行气于卫,甘草得枣,气血以和,且缓中以调肝,则荣气得至于手太阴,而脉自不绝;温表以逐邪,则卫气行四末而手足自温矣。若其人内有久寒者,其相火亦不足,加吴萸之辛热,直达厥阴之脏;生姜之辛散,淫气于筋;清酒以温经络,经脉不沮驰;则气血如故,而四肢自温,脉息自至矣。此又治厥阴内外两伤于寒之剂也,冷结膀胱而少腹满痛,手足厥冷者宜之。

孟承意曰:四逆之名多矣,此名当归四逆者,因风寒中于血脉而逆,当云血中之邪。故用当归通脉散逆;桂枝、细辛散太阳、少阴血分之风寒;未有荣卫不和而脉道能通者,故以甘草、大枣、芍药调和荣卫;木通利九窍通关节。合而用之,破阻滞,散厥寒,诚为劲敌。前贤云:四逆汤全从回阳起见,当归四逆全从养血通脉起见。不入辛热之味者,恐灼阴也。厥阴职司藏血,不养血则脉不起。少阴重在真阳,阳不回则邪不退。成氏曰:手足厥寒者,阳气外虚,不温四末;脉细欲绝者,阴血内弱,脉行不利。与此汤复脉生阴。

《千金方》:当归四逆加吴茱萸生姜汤,治阳邪陷阴,手足厥冷,脉细欲绝。霍乱四逆,加半夏一合、附子小者一枚,若恶寒,乃与大附子。

《严氏济生方》:通脉四逆汤,治霍乱多寒,肉冷脉绝。(即当归四逆加吴茱萸生姜附子汤)

《医学入门》:当归四逆汤,治厥阴病气弱,手足厥逆,小腹疼痛,或呕哕,或囊缩,血虚则脉细欲绝。亦阴毒要药也。如素有寒气,加吴茱萸、生姜。寒甚,加附子。脉不至,加人参。

大汗出,热不去,内拘急,四肢疼,复下利厥逆而恶寒者,四逆汤主之。

尤在泾曰:此过汗伤阳,病本热而变为寒之证。大汗出,热不去者,邪气不从汗解,而阳气反从汗亡也。阳气外亡,则寒冷内生,内冷则脉拘急而不舒也。四肢者,诸阳之本,阳虚不足,不能实气于四肢,则为之疼痛也。甚至下利厥逆而恶寒,则不特无与内守,亦并不为外护矣。故必四逆汤救阳驱阴为主。余谓传经之热,久亦成阴者,此类是也。

汪苓友曰:内拘急,此寒气深入于里,寒主收引,当是腹以内拘急。

徐灵胎曰:此条诸证皆属阴寒,固为易辨。惟热不去三字,则安知非表邪未尽即恶寒,亦安知非太阳未罢之恶寒。惟下利厥逆则所谓急当救里,不论其有表无表,而扶阳不可缓矣。

四逆汤方 见太阳病上

大汗,若大下利而厥逆冷者,四逆汤主之。

尤在泾曰:此亦阳病误治而变阴寒之证。成氏所谓大汗,若大下利,表里虽殊,其亡津液、损阳气一也。阳虚阴胜,则生厥逆,虽无里急下利等证,亦必以救阳驱阴为急。《易》曰:履霜坚冰至。阴盛之戒,不可不凛也。

喻嘉言曰:此证无外热相错,其为阴寒易明。然既云大汗、大下,则阴津亦亡,但此际不得不以救阳为急,俟阳回乃可除救其阴也。

病人手足厥冷,脉乍紧者,邪结在胸中,心下满而烦,饥不能食者,病在胸中,当须吐之,宜瓜蒂散。

柯韵伯曰:手足为诸阳之本,厥冷则胃阳不达于四肢。紧则为寒,乍紧者,不厥时不紧,言紧与厥相应也,此寒结胸中之脉证。心下者，胃口也。满者，胃气逆。烦者，胃火盛。火能消物，故饥。寒结胸中，故不能食。此阴并于上，阳并于下，故寒伤形，热伤气也。非汗下温补之法所能治，必瓜蒂散吐之。

陈修园曰：此言痰之为厥也。厥虽不同，究竟统属于厥阴证内。

《活人书》：病在胸中，亦能令人手足厥，但认脉乍结是也。

瓜蒂散方 见太阳病下

伤寒厥而心下悸者，宜先治水，当服茯苓甘草汤，却治其厥；不尔，水渍入胃，必作利也。

渍，资四切。

钱天来曰：《金匮》曰"水停心下，甚者则厥"，太阳篇中有"饮水多者，心下必悸"，此二语，虽皆仲景本文，然此条并不言饮水，盖以伤寒见厥则阴寒在里，里寒则胃气不行，水液不布，必停蓄于心下，阻绝气道，所以筑筑然而悸动，故宜先治其水，当服茯苓甘草汤以渗利之，然后却与治厥之药。不尔，则水液既不流行，必渐渍入胃，寒厥之邪在里，胃阳不守，必下走而作利也。

魏念庭曰：此厥阴预防下利之法。盖病至厥阴，以阳升为欲愈，邪陷为危机。若夫厥而下利，则病邪有陷无升，所以先治下利为第一义，无论其厥之为寒为热，而俱以下利为不可犯之证。

程郊倩曰：此寒因水停而作厥者，其证以心下悸为验，厥阴有此，多因消渴得之。水其本也，寒其标也。

茯苓甘草汤方 见太阳病中

伤寒六七日，大下后，寸脉沉而迟，手足厥逆，下部脉不至，喉咽不利，唾脓血，泄利不止者，为难治，人参附子汤主之。不差，复以人参干姜汤主之。

刘昆湘曰：此示厥阴坏病，阴阳两竭，喉痹、厥利并见之候。曰伤寒六七日大下后者,明本为热厥当下之证,医虽知热深厥深,乃不辨腑脏之料度、热邪之轻重,辄与承气大下,伤其中腑,糟粕虽去,而阴精随之内竭,所谓下则亡阴者是也。假令寒厥更下,必致一厥不还,脉绝不至。今以本为热厥,但诛罚过当,不中病所,故因大下后寸脉沉而按迟,手足厥逆,阳气以误攻而下陷也。经气下陷而相火循络上冲,热深内郁之阳浮寄上乘于肺,以厥阴之脉贯膈上注肺,循喉咙故尔。脉热荣郁,内灼气道以侵咽门,故为咽喉不利,上唾脓血之变,此亦喉痹之类证也。阳浮于上,而阴寒独治于下,故见泄利不止。病至此,而升降出入之机皆乱其常,下部脉不至者,谓尺部应指不至。寸脉沉迟,知上焦亦非有余之热,故宜人参附子汤主之。干姜、附子温脾肾以回阳,人参、阿胶滋真精而救肺,半夏降逆以通液阻,柏叶清荣而止血溢。得汤厥还利减者生。若服汤病仍不差,则证为危殆,复以人参干姜汤救之,亦十全一二而已。

人参附子汤方

人参二两　附子一枚　干姜二两(炮)　半夏半升　阿胶二两　柏叶三两

上六味,以水六升,煮取二升,去滓,内胶烊消。温服一升,日再服。

咽喉不利,唾脓血,阳热在上也。泄利不止,阴寒在下也。阴阳不相交接,故下部脉不至而手足厥逆。此方回阳滋阴,水升火降则上下交而寒热错杂之证自愈也。

人参干姜汤方

人参二两　附子一枚　干姜三两　桂枝二两(去皮)　甘草二两(炙)

上五味,以水二升,煮取一升,去滓。温顿服之。

本方即四逆汤倍干姜加桂枝也。寸脉沉迟,手足厥逆,下部脉不至,泄利不止,皆四逆汤之本证。以咽喉不利,唾脓血,故加桂枝倍干姜也。

伤寒四五日,腹中痛,若转气下趋少腹者,此欲自利也。

尤在泾曰:伤寒四五日,正邪气传里之时,若腹中痛而满者,热聚而实,将成可下之证。兹腹中痛而不满,但时时转气下趋少腹者,然不得聚而从下注,将成下利之候也。而下利有阴阳之分,先发热而后下利者,传经之热邪内陷,此为热利,必有内烦脉数等证;不发热而下利者,直中之阴邪下注,此为寒利,必有厥冷脉微等证。要在审问明白也。

方中行曰:腹中痛,厥阴之脉抵小腹挟胃也。转气下趋者,里虚不能守而寒邪下迫也。

张路玉曰:腹痛亦有属火者,其痛必自下逆攻而上。若痛自上而下趋者,定属寒痛无疑。

伤寒本自寒下,医复吐下之,寒格,更逆吐下,麻黄升麻汤主之。若食入口即吐,干姜黄芩黄连人参汤主之。

按:此节方中行以"伤寒本自寒"为句,"下医复吐下之"为句。言伤寒本自感寒邪而成病,下工见其发热不食,误以为宿食所致,复以苦寒涌泄之剂,吐之、下之。因伤胃阳,寒格在中,阻其阴阳升降之机,更逆吐下,而成上热下寒之证。宜麻黄升麻汤主之。麻桂治其本寒,知母、黄芩清上焦之热,白术、甘草补中土之虚,而其用全借升麻以交通表里,启在下之阴以上通于阳,俾阳气下行,阴气上升,阴阳和而吐利止,故以之为君而名方也。

张隐庵曰:若食入口即吐,即客格之谓也。平脉篇曰:格则吐逆。干姜黄芩黄连人参汤主之者,厥阴风气在上,火热在中,标阴在下,故以芩连清中上之风热,干姜温下利之阴寒,人参补中土而调和其上下。

麻黄升麻汤方

麻黄二两半(去节)　升麻一两　知母一两　黄芩一两半　桂枝二两　白术一两　甘草一两(炙)

上七味,以水一斗,先煮麻黄去上沫,内诸药,煮取三升,去滓。温服一升,日三服。

干姜黄芩黄连人参汤方

干姜三两　黄芩三两　黄连三两　人参三两

上四味,以水六升,煮取二升,去滓。分温再服。

柯韵伯曰:伤寒吐下后,食入口即吐,此寒邪格热于上焦也。虽不痞硬而病本于心,故用泻心之半调其寒热,以至和平。去生姜、半夏者,心下无水气也。不用甘草、大枣者,呕不宜甘也。

徐灵胎曰:寒格自用干姜,吐下自用芩、连,因误治而虚其正气则用人参。分途而治,无所不包,又各不相碍。古方之所以入化也。此痢疾之正方也。

陈修园曰:凡呕家挟热,不利于橘、半者,服此而晏如。若汤水不得入口,去干姜,加生姜汁少许,徐徐呷之。此少变古法,屡验。

黄仲理曰:翻胃之初,亦可用,止呕而和中也。

《活人书》:曾经汗下,关脉迟,胃中虚冷而吐,干姜黄芩黄连人参汤主之。

《保幼大全》:四味人参汤,治伤寒脉迟,胃冷呕吐。(即本方)

《医学从众录》:昔涨石顽借治脾胃虚寒,肠有积热之泄,甚效。

《方函口诀》:此方治膈有热,呕逆不受食者。又治噤口痢。

下利有微热而渴,脉弱者,令自愈。

魏念庭曰:下利之证,无论为飧泄、为滞下,俱以胃阳为宗主,此有颓靡，则难于援救矣。所以下利有微热，知阳气未绝也；兼渴，阳气尚有余也；脉虽弱，正虽虚而邪热亦不盛，故知其人必自愈。

方中行曰：脉热，邪退也。令自愈，言不须治也。

下利脉数有微热，汗出者，为欲愈；脉紧者，为未解。

成无己曰：下利，阴病也；脉数，阳脉也。阴病见阳脉者生。微热汗出，阳气得通也，利必自愈。诸紧为寒，设复脉紧，阴气犹胜，故云未解。

程郊倩曰：下利脉数，寒邪已化热也。微热而汗出，邪从热化而出表也。故令自愈。设复紧者，未尽之邪复入于里，故为未解。盖阴病得阳则解，故数与紧，可以定愈不愈。即阴阳胜复之下利，亦当以此为断。

下利手足厥冷，无脉者，灸之。不温，若脉不还，反微喘者，死；少阴负趺阳者，为顺也。

钱天来曰：阴寒下利而手足厥冷，至于无脉，是真阳已竭，已成死证，故虽灸之，亦不温也。若脉不还，反见微喘，乃阳气已绝，其未尽之虚阳随呼吸而上脱，其气有出无入，故似喘非喘而死矣。少阴，肾也，水中有火，先天之阳也；趺阳，胃脉也，火生之土，后天之阳也。此承上文下利而言。凡少阴证中诸阳虚阴盛之证，而至于下利及下利清谷之证，皆由寒邪太盛，非惟少阴命门真火衰微，且火不能生土，中焦胃脘之阳不守，故亦败泄而为下利，少阴脉虽微细欲绝，而为阴寒所胜，则为少阴之真阳负也。若趺阳脉尚无亏损，则是先天之阳虽为寒邪之所郁伏，而后天胃脘之阳尚在，为真阳犹未磨灭，所谓有胃气者生，故为顺也。若趺阳亦负，则为无胃气而死矣。

汪苓友曰：常器之云：当灸关元、气海二穴。

《总病论》：少阴脉在足内踝后，跟骨上动脉陷中，是足少阴肾脉也,名太谿穴。趺阳在足大指、次指间上行五寸,是足阳明胃脉也,名冲阳穴。

按:《灵枢》动输篇所谓动脉,足少阴挟冲脉下行至跗上,与足阳明胃经冲阳皆在跗,是足少阴所行与足阳明所行,至跗则合于一处也。此云少阴负趺阳者为顺,盖于冲阳轻按之以候胃气,重按以候肾气。负,承戴也,浮沉皆有而若负也。

陈修园曰:脉之源始于少阴,生于趺阳,少阴脉不至,则趺阳脉不出,是处有脉,其证为顺也。

下利,寸脉反浮数,尺中自涩者,必圊脓血,柏叶阿胶汤主之。

圊,音清。

魏念庭曰:下利,寸脉反浮数,尺中自涩者,热在下也。寸脉浮数,阳欲升也,尺脉自涩,为阴所陷而不能升也。浮数者,热之浅而易数者也。涩者,阴虚热盛,伤其下焦之血,血室中有胶凝之象,故尺脉见涩。人之肾水不足则尺脉见涩,不知血室中血胶凝则亦不足,故亦如水不足之涩也。因而熏灼肠胃,变为脓血,此又热入之深,急宜清其下焦之实热也。

秦皇士曰:寸脉主气,尺脉主血。今寸脉浮数,气中有热;尺中自涩,血分受伤。热盛于血,故必圊脓血。

刘昆湘曰:此示传经化热,余邪下陷厥阴之证。盖由体秉上盛,因见下虚,热乘虚凑内燔阴络,令荣气枯燥,转圊脓血之变,乃上病之下移也。宜柏叶阿胶汤主之。炮姜温脾而止血,阿胶滋水以润燥,柏叶敛荣气之溢,丹皮通血痹之阻。

柏叶阿胶汤方

柏叶三两　阿胶二两　干姜二两(炮)　牡丹皮三两

上四味,以水三升,先煮三味,取二升,去滓,内胶烊消。温服一升,日再服。

下利清谷,不可攻表,汗出必胀满。

张令韶曰:厥阴内合脏气,而中见少阳,不在于里,即在于中,故无表证。下利清谷,厥阴脏气虚寒也。脏气虚寒,当温其里,不可攻表。攻表汗出则表阳外虚,里阴内结,故必胀满。经曰"脏寒生满病"是也。

程郊倩曰:下利清谷,此为里虚,反攻其表,则汗出而阳从外泄,浊阴得以内填,胀满所由来也。汗剂所以发阳邪之在表也,表若无邪,必拔及里阳而外泄,遂生内寒。

按:下利赤白为湿热下注里实之证,有表邪者,当先发汗,以解其外,外解已,方可清其里之淤热。若下利清谷,为阴寒内积里虚之证,虽有表邪,急当温里,俟利止后外证不解者,方可攻其表。是二证寒热虚实不同,而治法则大相径庭也。

下利,脉沉弦者,下重也;脉大者,为未止;脉微弱数者,为欲自止,虽发热,不死。

汪苓友曰:此辨热利之脉也,脉沉弦者,沉主里,弦主急,故为里急重,如滞下之证也。脉大者,邪热甚也。经云"大则病进",故为利未止也。脉微弱数者,此阳邪之热已退,真阴之气将复,故为利自止也。下利一候,大忌发热,兹者脉微弱而带数,所存邪气有限,故虽发热,不至死耳。

程郊倩曰:反而言之,脉大身热者死,可知矣。

下利,脉沉而迟,其人面少赤,身有微热,下利清谷者,必郁冒,汗出而解,病人必微厥。所以然者,其面戴阳,下虚故也。

汪苓友曰:下利脉沉而迟,里寒也;所下者清谷,里寒甚也;面少赤,身微热,下焦虚寒,无根失守之火浮于上,越于表也。以少赤微热之故，其人阳气虽虚，犹能与阴寒相争，必作郁冒，汗出而解。郁冒者，头目之际郁然昏冒，乃真阳之气能胜寒邪，里阳回而表和顺，故能解也。病人必微厥者，此指未汗出郁冒之时而言。面戴阳系下虚，此申言面少赤之故。下虚，即下焦元气虚。仲景虽云汗出而解，然于未解之时，当用何药？郭白云云：不解，宜通脉四逆汤。

按：此节先言下利，后言下利清谷，盖谓下利鹜溏，或下利赤白，失治久而阳虚，皆可转为清谷也。

《明理论》：郁为郁结而气不舒，冒为昏冒而神不清，俗谓之昏迷是也。

《伤寒绪论》：戴阳者，面赤如微酣之状，阴证冷极，发躁面赤，脉沉细，为浮火上冲，水极似火也。凡下元虚惫之人，阳浮于上，与在表之邪相合，则为戴阳，阳已戴于头面，而不知者更行发散，则孤阳飞越，危殆之至矣。大抵阳邪在表之怫郁，必面合赤色，而手足自温；若阴证虚阳上泛而戴阳，面虽赤，足胫必冷。不可但见面赤便以为热也。

下利脉数而渴者，令自愈；设不差，必清脓血，以有热故也。

尤在泾曰：此亦阴邪下利，而阳气已复之证。脉数而渴，与下利有微热而渴同意。然脉不弱而数，则阳之复者已过，阴寒虽解，热气旋增，将更伤阴而圊脓血也。

程郊倩曰：脉数而渴，阳胜阴矣，亦令自愈。若不差，则阴虚热甚，经所云"脉数不解，而下利不止，必协热而便脓血"是也。有热，指经中实邪言。

汪苓友曰：常器之云：可用黄芩汤。

下利后脉绝，手足厥冷，晬时脉还，手足温者生，脉不还者死。

晬，音最。

成无己曰：晬时，周时也。

钱天来曰：寒邪下利而六脉已绝，手足厥冷，万无更生之理，而仲景犹云周时脉还、手足温者生，何也？夫利有新久，若久利脉绝而至手足厥冷，则阳气以渐而虚，直至水穷山尽，阳气磨灭殆尽，脉气方绝，岂有复还之时；惟暴注下泄，忽得之骤利而厥冷脉绝者，则真阳未至徒绝，一时为暴寒所中，致厥利脉伏，故阳气尚有还期。此条乃寒中厥阴，非久利也，故云："晬时脉还，手足温者生"。若脉不见还，是孤阳已绝而死也。

喻嘉言曰：脉绝不惟无阳，而阴亦无矣。阳气破散，岂有阴气不消亡者。晬时脉还，乃脉之伏者出耳。仲景用灸法，正所以通气而观其脉之绝与伏耳。故其方即名通脉四逆汤，服后利止脉出，则加人参以补其亡血。若服药晬时，脉仍不出，是药已不应，其为脉绝可知。

陈修园曰：此言生死之机，全凭于脉，而脉之根，又借于中土也。夫脉生于中焦，从中焦而注于手太阴，终于足厥阴，行阳二十五度，行阴二十五度，水下百刻，一周循环，至五卜度而复大会于手太阴，故脉还与不还，必视乎晬时也。前皆青下利，此复言利后须当分别。

伤寒下利，日十余行，脉反实者死。

成无己曰：下利者，里虚也。脉当微弱，反实者，病胜脏也，故死。《难经》曰：脉不应病，病不应脉，是为死病。

钱天来曰：所谓实者，乃阴寒下利，真阳已败，中气已伤，胃阳绝而真脏脉现也。

下利清谷，里寒外热，汗出而厥者，通脉四逆汤主之。

张令韶曰：夫谷入于胃，借中土之气，变化而黄，以成糟粕，犹奉心化赤而为血之义也。若寒伤厥、少二阴，则阴寒气甚，谷虽入胃，不能变化其精微，蒸津液而泌糟粕，清浊不分，完谷而出，故下利清谷也。在少阴则下利清谷，里寒外热，手足厥逆。脉微欲绝，身反不恶寒；在厥阴则下利清谷，里寒外热，汗出而厥。俱宜通脉四逆汤，启生阳之气而通心主之脉也。

喻嘉言曰：下利里寒，加以外热，是有里复有表也。热在阳虚之人，虽有表证，其汗仍出，其手足必厥，才用表药，立至亡阳，不用表药，终是外邪不服，故于四逆汤中加葱为治，丝丝必贯，为万世法程。

陈修园曰：此为下利阴内盛而阳外亡者出其方治也。里不通于外而阴寒内拒，外不通于里而孤阳外越，非急用大温之剂，必不能通阴阳之气于顷刻。此言里寒下利而为清谷，下言里热下利者为下重，二节以寒热作对子。

通脉四逆汤方 见少阴病

热利下重者，白头翁汤主之。

尤在泾曰：伤寒热邪入里，因而作利者，谓热利。下重即后重，热邪下注，虽利而不得出也。

陈修园曰：此节言里热下利而为下重，即《内经》所谓"暴注下迫，皆属于热"之旨也。《条辨》云：厥阴经邪热下入于大肠之间，肝性急速，邪热甚则气滞壅塞，其恶浊之物急于出而不得，故下重也。

徐灵胎曰：凡下重，皆属于热。

《伤寒论识》：热利与协热利，相似而异。里有热而下利欲饮水者，谓之热利；里有寒协合外热而下利者，谓之协热利。热利则脉数有力，协热利则脉微弱，此为其别也。

白头翁汤方

白头翁二两　黄连三两　黄柏三两　秦皮三两

上四味,以水七升,煮取二升,去滓。温服一升,不愈,更服一升。

尤在泾曰:此治湿热下注,及伤寒热邪入里作利者之法。白头翁汤,苦以除湿,寒以胜热也。

张隐庵曰:白头翁气味苦温,有风则静,无风独摇,其体能立,其用能行,性从下而上达者也。连苗柏叶经冬不凋,皆得冬冷寒水之气,能启水阴之气上滋火热,复能导火热以下衍。秦皮气味苦寒,渍水和墨,其色青碧,亦得水阴之气而上行下泄者也。取白头翁之升,用二之偶;秦皮、连、柏之降,用三之奇;陷下之气上升,协热之邪下泄,则热利解而下重除矣。

吴绶曰:热毒下痢,紫血、鲜血者宜之。

尾台氏曰:赤利每欲大便,则肛门热而火烧者,为白头翁汤证也。

《三因方》:白头翁汤治热痢滞下,下血连月不差。(即本方)

陶节庵曰:胃热利白肠垢,脐下必热,便下垢腻赤黄,或渴,黄芩汤、白头翁汤通用之。

下利,其人虚极者,白头翁加阿胶甘草汤主之。

魏念庭曰:下利虚极者,自当大补其气血矣,不知其人虽极虚,而下利者乃挟热之利,补之则热邪无出。其利必不能止也。主之以白头翁加甘草阿胶汤,清热燥湿,补中理气,使热去而利自止。亦治虚热下利之妙方。

徐忠可曰:虚极不可无补,但非他味参、术所宜,恶其壅而燥也。亦非苓、泽淡渗可治,恐伤液也。惟甘草之甘凉,清中即所以补中,阿胶之滋润,去风即所以和血,以此治病,即以此为大补。方知凡治痢者,湿热非苦寒不除,故类聚四味之苦寒不为过。若和血安中,只一味甘草及阿胶而有余。治痢好用参、术者,正由未悉此理耳。

白头翁加阿胶甘草汤方

白头翁二两　黄连三两　黄柏三两　秦皮三两　甘草二两　阿胶二两

上六味,以水七升,煮取二升半,去滓,内胶烊消,分温三服。

下利腹胀满,身体疼痛者,先温其里,乃攻其表,温里宜四逆汤,攻表宜桂枝汤。

张景岳曰:此一条乃言表里俱病而下利者,虽有表证,所急在里,盖里有不实,则表邪愈陷,即欲表之,而中气无力亦不能散。故凡见下利中虚者,速当先温其里,里实气强则表邪自解,温中可以散寒,即此谓也。

喻嘉言曰:此与太阳中篇——下利身疼,用先里后表之法大同。彼因误下而致下利,此因下利而致腹胀,总以温里为急者,见晛曰消之义也。身疼痛有里有表,必清便已调其痛仍不减,方属于表。

尤在泾曰:四逆用生附,则寓发散于温补之中;桂枝有甘芍,则兼固里于散邪之内。仲景用法之精,如此。

陶节庵曰:胃寒,利白鸭溏,脐下必冷,腹胀满,便中清白或清谷,四逆汤、理中汤。

下利欲饮水者,以有热故也,白头翁汤主之。

钱天来曰:此又申上文热利之见证,以证其为果有热者,必若此治法也。夫渴与不渴,乃有热无热之大分别也。里无热邪,口必不渴,设或口干,乃下焦无火,气液不得蒸腾,致口无津液耳,然虽渴亦不能多饮,若胃果热燥,自当渴欲饮水,此必然之理也。宁有里无热邪,而能饮水者乎?仲景恐人之不能辨也,故又设此条以晓之。

张令韶曰:此申明白头翁汤能清火热下利之义也。下利欲饮水者,少阳火热在中,阴液下泄而不得上滋也。故以白头翁汤清火热以下降,而引阴液以上升。

罗谦甫曰:少阴自利而渴,乃下焦虚寒,而用四逆者,恐不可以渴不渴分热寒也,正当以小便黄白别之耳。

下利谵语者,有燥屎也,宜小承气汤。

《金鉴》曰:下利里虚,谵语里实,若脉滑大,证兼里急,知其中必有宿食也。其下利之物,又必稠粘臭秽,知热与宿食合而为之也,此可决其有燥屎也,宜以小承气汤下之。于此推之,可知燥屎不在大便硬与不硬,而在里之急与不急,便之臭与不臭也。

庞安常曰:初一服,谵语下,若更衣者,停服;不尔,尽与之。

汪苓友曰:要之,此证须以手按脐腹,当必坚痛,方为有燥屎之证。

小承气汤方 见阳明病

下利后更烦,按之心下濡者,为虚烦也,宜栀子豉汤。

徐忠可曰:虚实皆有烦,在下利已属虚边,云"后",是利已止则下无病。更按之心下濡,则非痞结痛满之比。故以栀豉汤涌之以彻其热。盖香豉主烦闷,亦能调中下气;而栀子更能清心、肺、胃、大小肠郁火也。

张令韶曰:此言下利后水液竭,火热上盛不得相济,复更有此烦,乃更端而复起之证也。然按之心下濡者,非上焦君火亢盛之烦,乃下焦水饮不得上济之虚烦也,宜栀子豉汤以交济水火之气。

栀子豉汤方 见太阳病中

下利腹痛,若胸痛者,紫参汤主之。《金匮要略》作"下利肺痛"。

程云来曰:或云肺痛,当是腹痛。

赵以德曰:下利,肠胃病也,乃云肺痛何哉?此大肠与肺合故也。大抵肠中积聚则肺气不行,肺有所积,大肠亦不固,二害互为病。大肠病而气塞于肺者痛,肺有积者亦痛,痛必通。用紫参,《本草》谓主心腹积聚,疗胃中热积,通九窍,利大小肠,逐其陈,开其道。佐以甘草,和其中外。气通则痛愈,积去则利止。

徐忠可曰:下利肺痛,此气滞也。紫参性苦寒,能通血肺,《本草》主心腹积聚,寒热邪气;而好古谓治血痢;故以此散淤止痛耳。然太苦寒,故以甘草调之,即补虚益气矣。

紫参汤方

紫参半斤　甘草三两

上二味,以水五升,先煮紫参,取二升,内甘草,煮取一升半,分温再服。

气利,诃黎勒散主之。

诃,虎何切,音呵。

尤在泾曰:气利,气与屎俱失也。诃黎勒涩肠而利气,粥饮安中益肠胃。顿服者,补下治下,制以急也。

诃黎勒散方

诃黎勒十枚(煨)

上一味,为散,粥饮和,顿服之。

赵以德曰:诃黎勒有通有涩,通以下涎液、消宿食、破结气,涩以固肠脱,佐以粥饮,引肠胃更补虚也。

程云来曰:寇宗奭曰:诃黎勒能涩便而又宽肠,涩能治利,宽肠能治气,故气利宜之。调以粥饮者,借谷气以助肠胃也。杜任方言气利里急后重,诃黎勒用以调气。盖有形之伤则便垢而后重,无形之伤则气坠而后重;便肠垢者得诸实,气下坠者得诸虚。故用诃黎勒温涩之剂也。唐贞观中,太宗苦气利,众医不效,金吾长宝藏以牛乳煎荜拨进服之,立差。荜拨,温脾药也。大都气利得之虚寒气下陷者多，其用温涩之药可见矣。

《杨氏直指方》：牛乳汤，治气利，泄如蟹渤。荜拨末二钱，牛乳半升，同煎减半，空腹服。

呕家有痈脓者，不可治呕，脓尽自愈。

张路玉曰：呕有胃中虚寒而呕，有肝气逆上而呕，皆当辛温治其逆气。此则热聚于胃，结成痈脓而呕，即《内经》所谓热聚于胃口不行，胃脘为痈之候。恐人误用辛热止呕之药，所以特申"不可治呕"，但俟"脓尽自愈"。言热邪既有出路，不必用药以伐其胃气也。

赵以德曰：经云：热聚于胃口而不行，胃脘为痈。胃脘属阳明经，阳明气逆则呕，故脓不自咳出，从呕而出，此痈之在胃脘上口者也。若过半中，在肺之下者，脓则不从呕出，而从大便出矣。

陈修园曰：此以痈脓之呕撒开，以起下文诸呕也。

合信氏曰：胃痈，其痛甚剧而热，多生于胃之上下两口。食时则痛，食后痛止，痈在上口也。食时不痛，食后则痛者，是痈在下口也。

按：阳明肠胃之消化热力，生于血液循环之养化，而节制于厥阴所司之神经。若一部分之神经阻痹，则血淤不行，惟积腐化而为痈脓，在肠则为便脓血，在胃则为呕痈脓。此仲景以二证属厥阴之义也。

呕而胸满者，吴茱萸汤主之。

徐忠可曰：胸乃阳位，呕为阴邪，使胸之阳气足以御之，则未必呕，呕亦胸中无恙也。乃呕而胸满，是中有邪乘虚袭胸，不但胃不和矣。虚邪属阴，故以茱萸之苦温善驱浊阴者为君，人参补虚为佐，而以姜枣宣发上焦之正气也。

魏念庭曰：呕家多热，而胸满之呕非热也。热气必散而寒气斯凝，故凡胸满而呕，知非热呕而为寒呕必矣。

吴茱萸汤方见阳明病

干呕，吐涎沫，头痛者，吴茱萸汤主之。

徐忠可曰：干呕者，有声无物也。物虽无而吐涎沫，仲景曰"上焦有寒，其口多涎"。上焦既有寒，寒为阴邪格阳在上，故头痛。比胸满而呕，似有轻重表里不同。然邪必乘虚，故亦用茱萸汤兼补以驱浊阴。谓呕有不同，寒则一也。

张路玉曰：凡用吴茱萸汤有三证：一为阳明食谷欲呕；一为少阴呕利，手足厥冷，烦躁欲死；此则干呕，吐涎沫，头痛。经络证候各殊，而治则一者。总之，下焦浊阴之气上乘于胸中清阳之界，真气反郁在下，不得安其本位，有时欲上不能，但冲动浊气，所以"干呕，吐涎沫"也。头痛者，厥阴之经与督脉会于巅也。食谷欲呕者，浊气在上也。吐利者，清气在下也。手足厥冷，阴寒内盛也。烦躁欲死者，虚阳扰乱也。故主吴茱萸汤，以茱萸专开豁胸中逆气，兼人参姜枣以助胃中之清阳，共襄祛浊之功。由是清阳得以上升，而浊阴自必下降矣。

《溯洄集》：仲景以声物兼出而名为呕，以物独出而名为吐，以声独出而名为干呕。干，犹空也，仲景于"呕"字加一"干"字，所以别夫呕，为声物兼出者耳。

呕而发热者，小柴胡汤主之。

钱天来曰：邪在厥阴，惟恐其厥逆下利。若见呕而发热，是厥阴与少阳脏腑相连，乃脏邪还腑，自阴出阳，无阴邪变逆之患矣，故当从少阳法治之，而以小柴胡汤和解其半表半里之邪也。

成无己曰：经曰：呕而发热者，柴胡证具。

《金鉴》曰：呕而腹满，是有里也，主之大柴胡汤攻里以止呕也；今呕而发热，是有表也，主之小柴胡汤和表以止呕也。

呕而脉弱，小便复利，身有微热，见厥者，难治，四逆汤主之。

黄坤载曰：呕而脉弱，胃气之虚。小便复利，肾气之虚。肾司二便，寒则膀胱不约，故小便自利。里阳虚败，加以身热而见厥逆者，阴盛于内而微阳外格，故为难治。宜四逆汤以回里阳也。

唐容川曰：呕者小便不利，身热者不见厥，今两者俱见，则是上下俱脱之形，故难治。

汪苓友曰：诸条厥利证皆大便利，此条以呕为主病，独小便利而见厥，前后不能关锁，用四逆汤，以附子散寒下逆气，助命门之火，上以除呕，下以止小便，外以回厥逆也。

干呕、吐逆、吐涎沫，半夏干姜散主之。

魏念庭曰：干呕、吐逆、吐涎沫者，以胃中虚寒，津液变为涎沫，随逆气上冲作呕也。干呕无物，止有涎沫，虚邪非实邪可知矣，主之以半夏干姜散。

尤在泾曰：干呕、吐逆，胃中气逆也。吐涎沫者，上焦有寒，其口多涎也。以半夏止逆消涎，干姜温中和胃，浆水甘酸调中，引气止呕哕也。

半夏干姜散方

半夏 干姜各等分

上二味，杵为散，取方寸匕，浆水一升半，煮取七合，顿服之。

程云来曰：脾寒则涎不摄，胃寒则气上逆，故干呕、吐涎沫也。半夏之辛以散逆，干姜之热以温脾，煎以浆水者，借其酸温以通阳利膈也。此证与茱萸汤迥别，以不头痛也。

《三因方》：干姜散，治悬痈壅热，卒暴肿大。干姜、半夏洗去滑，等分，右为末，以少许着舌上，咽津。

伤寒大吐大下之，极虚，复极汗者，以其人外气怫郁，复与之水，以发其汗，因得哕。所以然者，胃中寒冷故也。

尤在泾曰：伤寒大吐大下之，既损其上，复伤其下，极为虚矣。纵有外气怫郁不解，亦必先固其里，而后疏其表。乃复饮水，以发其汗，遂极汗出，胃气重虚，水冷复加，冷虚相搏，则必作哕。哕，呃逆也。此阳病误治而变为寒冷者，非厥阴本病也。

张令韶曰：辨脉篇曰：水得寒气，冷必相搏，其人即餦。餦即哕也。故曰：所以致哕者，以水寒入胃，胃中寒冷故也。

钱天来曰：其所以哕者，盖固吐下后，阳气极虚，胃中寒冷，不能运行其水耳，非水冷难消也。水壅胃中，中气遏绝，气逆而作呃忒也。治法当选用五苓散、理中汤，甚者四逆汤可耳。

《活人书》：若服药不差者，灸之必愈。其法：妇人屈乳头向下尽处骨间，灸三壮。丈夫及乳小者，以一指为率正，以男左女右。艾炷如小豆许。与乳相宜间陷中动脉处是。

伤寒哕而腹满，视其前后，知何部不利，利之则愈。

张令韶曰：夫伤寒至哕，非中土败绝，即胃中寒冷，然亦有里实不通，气不得下泄，反上逆而为哕者，玉机真脏论曰：脉盛，皮热，腹胀，前后不通，闷瞀，此为五实。身汗得后利，则实则活。今哕而腹满，前后不利，五实中之二实也，实者泻之。前后，大小便也。视其前后二部之中，何部不利，利之则气得通，下泄而不上逆，哕即愈矣。夫以至虚至寒之哕证，而亦有实者存焉；则凡系实热之证，而亦有虚者存焉。医者能审其寒热虚实，而为之温凉补泻于其间，则人无夭扎之患矣。

《活人书》：前部宜猪苓汤，后部宜调胃承气汤。

病人胸中似喘不喘，似呕不呕，似哕不哕，彻心中愦愦然无奈者，生姜半夏汤主之。

愦，古对切。

尤在泾曰：寒邪搏饮，结于胸中而不得出，则气之呼吸往来、出入升降者阻矣。似喘不喘、似呕不呕、似哕不哕，皆寒饮与气相搏，互击之证也。且饮，水邪也。心，阳脏也。以水邪而逼处心脏，欲却不能，欲受不可，则彻心中愦愦然无奈也。生姜半夏汤，即小半夏汤，而生姜用汁，则降逆之力少，而散结之力多，乃正治饮气相搏，欲出不出者之良法也。

沈明宗曰：彻者，通也。通心中愦愦然无奈，即泛泛恶心之义也。

生姜半夏汤方

生姜汁一升　　半夏半升

上二味，以水三升，先煮半夏，取二升，内生姜汁，煮取一升。小冷，分四服，日三夜一。呕止，停后服。

李珥臣曰：生姜、半夏辛温之气，足以散水饮而舒阳气。然待小冷服者，恐寒饮同结于中，拒热药而不纳，反致呕逆。今热药冷饮，下嗌之后，冷体即消，热性便发，情且不违而致大益，此《内经》之旨也。此方与前半夏干姜汤略同，但前温中气，故用干姜，此散停饮，故用生姜。前因呕吐上逆，顿服之则药力猛峻，足以止逆降气，呕吐立除；此心中无奈，寒饮内结，难以猝消，故分四服，使胸中邪气徐徐散也。

汪双池曰：此治寒痰之积于胃，而上逆于膻中者。

《外台秘要》：必效疗脚气方，大半夏三两，净削去皮，生姜汁三升，右二味，水五升，煮取二升，去滓，空腹一服尽。每日一剂，三剂必好。又文仲疗脚气入心，闷绝欲死者，半夏三两洗切，生姜汁一升半，右二味，内半夏煮取一升八合，分四服，极效。

干呕哕，若手足厥者，橘皮汤主之。

程云来曰：干呕哕，则气逆于胸膈而不行于四末，故手足为之厥。橘皮能降逆气，生姜为呕家圣药，小剂以和之也。然干呕非反胃，厥非无阳，故下咽气行即愈。

陈修园曰：此为哕之不虚者，而出其方治也。

橘皮汤方

橘皮四两　生姜半斤

上二味，以水七升，煮取三升，去滓，温服一升。下咽即愈。

徐灵胎曰：此治胃气不通之吐。

东洞翁曰：橘皮汤，治胸中痹，呕哕者。顾与小半夏证所异者，以本方有胸痹之证，彼则无之；又本方以呃逆为主，以呕为付，彼则以呕吐为主，以呃逆为付，此可判别之。

《肘后方》：治卒呕哕，又厥逆方。（即本方）

《千金翼方》：主心下痞坚，不能饮食，胸中喘而呕哕，微寒热方。（即本方）

《传信适用方》：冻死人已救活，宜与此药一两服。（即本方）

哕逆，其人虚者，橘皮竹茹汤主之。

赵以德曰：中焦者，脾胃也。土虚则下之木得以乘之，而谷气因之不宣，变为秽逆。用橘皮理中气而升降之，人参、甘草补土之不足，生姜、大枣宣发谷气更散其逆，竹茹性凉得金正，用之以降胆木之风热耳。

魏念庭曰：哕逆者，胃气虚寒固矣；亦有少挟虚热作哕者，将何以为治？仲景主之橘皮竹茹汤。橘皮、竹茹行气清胃，而毫不犯攻伐寒凉之忌，佐以补中益气温胃之品，而胃气足，胃阳生，浮热不必留意也。

橘皮竹茹汤方

橘皮二斤　竹茹二升　人参一两　甘草五两　生姜半斤　大枣

三十枚

上六味,以水一斗,煮取三升,去滓,温服一升,日三服。

费晋卿曰:此则治胃痰火之呃,而不可以治胃寒之呃,若误用之,则轻者增剧。

《三因方》:橘皮竹茹汤,治咳逆呕哕,胃中虚冷,每一哕至八九声相连,收气不回,至于惊人者。《即本方》

《医林纂要》:橘皮竹茹汤,治吐利后,胃虚膈热哕逆。亦治久病虚羸,呕逆不止。(即本方)

诸呕,谷不得下者,小半夏汤主之。

赵以德曰:呕吐,谷不得下者,有寒有热,不可概论也。食入即吐,热也;朝食暮吐,寒也。此则非寒非热,由中焦停饮,气结而逆,故用小半夏汤。

沈明宗曰:此痰饮多而致呕之方也。外邪内入而呕,必自饮食稍进;此疾饮多,而外邪少,拒格胸胃之间,气逆而谷不得入。故用生姜散邪,半夏以消痰饮而止呕逆。

小半夏汤方见阳明病

《外治秘要》伤寒呕哕门:仲景《伤寒论》疗呕哕心下悸,痞硬不能食,小半夏汤。又呕哕心中痞硬者,以膈间有水,头眩悸,小半夏加茯苓汤。

呕而肠鸣,心下痞者。半夏泻心汤主之。此以下五节,从《金匮要略》补。

赵以德曰:是证由阴阳不分,塞而不通,留结心下为痞,于是胃中空虚,客气上逆为呕,下走则为肠鸣。故用是汤分阴阳,水升火降而留者去、虚者实也。

尤在泾曰:邪气乘虚陷入心下,中气则痞,中气既痞,升降失常，于是阳独上逆而呕，阴独下走而肠鸣。是虽三焦俱病，而中气为上下之枢，故不必治其上下，而但治其中。黄连、黄芩苦以降阳，半夏、干姜辛以升阴，阴升阳降，痞将自解；人参、甘草则补养中气，以为交阴阳、通上下之用也。

半夏泻心汤方见太阳病下

干呕而利者，黄芩加半夏生姜汤主之。

尤在泾曰：此伤寒热邪入里作利，而复上行为呕者之法。而杂病肝胃之火上冲下注者，亦复有之。半夏、生姜散逆于上，黄芩、芍药除热于里、上下俱病，中气必困，甘草、大枣合芍药、生姜以安中而正气也。

魏念庭曰：干呕而利者，邪又在中而不在上下也。呕为热逆之呕，利为挟热之利。主之以黄芩加半夏生姜汤，乃治中有实热，作上下呕利之善计也。

黄芩加半夏生姜汤方见太阳病中

呕吐而病在膈上，后思水者解，急与之。思水者，猪苓散主之。

徐忠可曰：呕吐而病在膈上，大约邪热搏饮。至于思水，则饮邪去，故曰解。急与之，恐燥邪不堪也。然元阳未复正，须防停饮再发，故以猪苓去水为君，茯苓、白术以培其正气。不用姜、半，其呕已止，恐宣之则正气虚，即降逆消痰亦非急务也。

尤在泾曰：呕吐之余，中气未复，不能胜水，设过与之，则旧饮方去，新饮复生，故宜猪苓散以崇土而逐水也。

猪苓散方

猪苓　茯苓　白术各等分

上三味，杵为散。饮方寸匕，日三服。

《外台秘要》：时气病，若得病无热，但狂言，烦躁不安，精神语言与人不相主当者,勿以火迫,但以猪苓散一方匕已上,饮之以一升,若升半水,可至二升,益佳。当以新汲井水强令饮之,以指刺喉中吐之,随手愈。

《千金方》:猪苓散,治呕而膈上寒。(即本方)

《图经》:黄疸病及狐惑病,并猪苓散主之。(即本方)

胃反呕吐者,大半夏汤主之。

高士宗曰,朝食暮吐,宿谷不化,名曰胃反。胃反但吐不呕,然吐不离乎呕,故曰胃反呕吐者。用半夏助燥气以消谷,人参补元气以安胃,白蜜入水扬之,使甘味散于水中,水得蜜而和缓,蜜得水而淡渗,庶胃反平而呕吐愈矣。

唐容川曰:此反胃,即脾阴不濡,胃气独逆,今之隔食病是矣。或粪如羊屎,或吐后微带血水。用半夏降冲逆即是降胃,用参、蜜滋脾液以濡化水谷,则肠润谷下。

陈修园曰:此为胃反证出其正方也。

大半夏汤方

半夏二升(洗完用)　人参三两　白蜜一升

上三味,以水一斗二升,和蜜扬之二百四十遍,煮药取二升半,温服一升,余分再服。

魏念庭曰:方以半夏为君,开散寒邪,降伏逆气,洵圣药也。佐以人参补胃益气,白蜜和中润燥。服法多煎白蜜,去其寒而用其润,使粘腻之性流连于胃底不速下行,而半夏、人参之力,亦可徐斡旋于中,其意固微矣哉。

李升玺曰:呕家不宜甘味,此用白蜜何也?不知此胃反自属脾虚,经所谓甘味入脾,归其所喜是也。况君以半夏,味辛而止呕,佐以人参,温气而补中,胃反自立止矣。

赵以德曰：蜜润燥，以水扬之者，《内经》云，清上补下，治之以缓。水性走下，故扬以缓之。佐蜜以润上脘之燥也。

《外台秘要》曰：本论治反胃支饮，即本方，水用泉水。

《肘后附方》引张仲景方云，亦治膈间痰饮。（即本方）

《三因方》痰呕门：大半夏汤，治心气不行，郁生涎饮，聚结不散，心下痞硬，肠中沥沥有声，食入即吐。（即本方）

食已即吐者，大黄甘草汤主之。

徐可忠曰：食已即吐，非复呕病矣，亦非胃弱不能消，乃胃不容谷，食已即出者也。明是有物伤胃，荣气闭而不纳，故以大黄通荣分已闭之谷气，而兼以甘草调其胃耳。《外台》治吐水，大黄亦能开脾气之闭，而使散精于肺，通调水道，下输膀胱也。

魏念庭曰：经云：食入反出者，是有火也。主之以大黄甘草汤，为实热在胃者立法也。

大黄甘草汤方

大黄四两　甘草二两

上二味，以水三升，煮取一升，分温再服。

《肘后方》：治人胃反不受食，食毕辄吐出。（即本方）

《外台秘要》：必效疗胃反吐水及吐食。（即本方。方后云：如得可，则隔两日更服一剂，神验，千金不传，此本仲景《伤寒论》方。）

便脓血，相传为病，此名疫利。其原因于夏，而发于秋，热燥相搏，逐伤气血，流于肠间，其后乃重，脉洪变数。黄连茯苓汤主之。

此节言疫利便脓血之治法。其原因于夏时热令过食冷食，伏热于内，至秋乃发。热燥相搏，遂伤气血，流于肠间，乃便脓血，里急后重，所谓滞下者是也。因积热而得，故脉洪变数。治当清热润燥，宜黄连茯苓汤主之。黄连清脏热，坚肠而止利，故以为君；茯苓利水道以通三焦之气；黄芩、阿胶清少阳而滋血燥；芍药疏厥阴而行血痹，半夏通液而降胃逆。胸中热甚者，心火甚也，加黄连以泻心。腹满，脾气结也，加厚朴以行气滞。虚者，正气亏也，加甘草以补中益气。渴者，津液耗也，去半夏之燥，加栝楼根以生津止渴。此治疫利之大法也。

黄连茯苓汤方

黄连二两　茯苓三两　阿胶一两半　芍药三两　半夏一升

上六味，以水一斗，先煮五味，取三升，去滓，内胶烊消，分温三服。

若胸中热甚者，加黄连一两，合前成三两。腹满者，加厚朴二两。虚者，加甘草二两。渴者，去半夏，加栝楼根二两。

病人呕吐涎沫，心痛，若腹痛，发作有时，其脉反洪大者，此虫之为病也，甘草粉蜜汤主之。

程云来曰：巢元方曰：蛔虫长五寸至一尺，发则心腹作痛，口喜唾涎及清水，贯伤心则死。《灵枢经》曰：虫动则胃缓，胃缓则廉泉开，故涎下。是以令人吐涎也。心痛者，非蛔虫贯心，乃蛔虫上入胃脘即痛，下入胃中即止，是以发作有时也。用甘草粉蜜汤，从其性以治之。

徐忠可曰：腹痛不必皆有虫，因虫而痛亦有之。其初时当必凭脉以别之，故谓腹痛概南寒触其正，所谓邪正相搏，即为寒疝也。寒则为阴，脉必沉；卫气必结，故弦。反洪大，是反得阳脉，脉不应病，非因外矣，故曰有蛔虫。

《灵枢》厥病篇：肠中有虫瘕及蛟蛔，心肠痛，恼作痛，肿聚，上下行，痛有休止，腹热喜渴涎出者，是蛟蛔也。

甘草粉蜜汤方

甘草二两　白粉一两(即铅粉)　蜜四两

上三味，以水三升，先煮甘草，取二升，去滓，内粉、蜜，搅令和，煎如薄粥，温服一升。差，止后服。

魏念庭曰：虫之下行为腹痛，虫之上行为吐涎、心痛，其根皆出于胃虚，蛔不安耳。主之以甘草粉蜜汤。甘草、蜜，甘以养胃治其虚也；佐以粉者，取其体重以镇奠之也。煎如薄粥，温服，理胃安蛔之义晓然矣。此胃中虚而微热之治。

按：赵以德曰：蛔之化生有若蜓蚰，生长极速，东方朔《神异经》云，肝瞧可以节蛔虫。今取蚯蚓置白糖中，顷刻即化为水。本方用甘草、蜜是取杀虫。白粉，原注即铅粉，亦取其杀虫也。

《外台秘要》：张文肿备急方：治寸白蛔虫。胡粉炒燥，方寸匕入肉臑中，空心服，大效。

按：胡粉即铅粉，《汤液本草》名白粉。

寒气厥逆，赤丸主之。此节依《金匮要略》补。

徐忠可曰：此即伤寒直中之类也。胸腹无所苦而止厥逆，盖四肢乃阳气所起，寒气格之，故阳气不顺接而厥，阴气冲满而逆。故以乌头、细辛伐内寒，苓、半以下其逆上之痰气。真朱为色者，寒则气浮，故重以镇之，且以护其心也。真朱即朱砂也。

张路玉曰：寒气逆于上下，则阴阳之气不相顺接，是以厥逆而不知也。乌头驱上逆之寒，茯苓导心气下降，细辛发肾气上升，半夏散寒饮结聚，真朱为色，有坎离相生之义。世俗以乌半相反，失矣。

赤丸方

茯苓四两　半夏四两　乌头二两（炮）　细辛一两

上四味，末之，内真朱为色，炼蜜，丸如麻子大，先食，酒饮下三丸，日再夜一服。不知，稍增之，以知为度。

《资生》篇：赤丸，治胃有沉寒痼冷。（即本方）

厥阴病，脉弦而紧，弦则卫气不行，紧则不欲食，邪正相搏，即为

寒疝。绕脐而痛，手足厥冷，是其候也。脉沉紧者，大乌头煎主之。

徐忠可曰：此寒疝之总脉证也。其初亦止腹痛，脉独弦紧，弦则表中之卫气不行而恶寒，紧则寒气痹胃而不饮食。因而风冷注脐，邪正相搏而绕脐痛，是卫外之阳、胃中之阳、下焦之阳皆为寒所痹，因寒脐痛，故曰寒疝。寒重，故手足厥冷。其脉沉紧，是寒已直入于内也。故以乌头一味，合蜜顿服之。此攻寒峻烈之剂，后人所谓霹雳散也。

陈修园曰：寒结腹中，因病又叠聚如山，犯寒即发，谓之寒疝。

《素问》长刺节论：病在少腹，腹痛不得大小便，病名曰疝，得之寒。

大奇论王注：疝者，寒气结聚之所为也。

大乌头煎方

乌头大者五枚（熬，去皮）

上一味，以水三升，煮取一升，去滓，内蜜二升，煎令水气尽，取二升。强人服七合，弱人服五合。不差，明日更服。

程云来曰：乌头大热大毒，破积聚寒热，治脐间痛不可俯仰，故用之以治绕脐寒疝痛苦。治下焦之药味不宜多，多则气不专，此沉寒痼冷，故以一味单行，则其力大而厚。甘能解药毒，故内蜜以制乌头之大热大毒。

邹润庵曰：大乌头煎治寒疝，只用乌头一味，令其气味尽入蜜中，重用、专用，变辛为甘，变急为缓，实寒疝之主方矣。

寒疝腹中痛，若胁痛里急者，当归生姜羊肉汤主之。

李珥臣曰：疝属肝病，肝藏血，其经布胁，腹胁并痛者，血气寒而凝注也。当归通经活血；生姜温中散寒；里急者，内虚也，用羊肉补之。《内经》云：形不足者，温之以气；精不足者，补之以味是也。

当归生姜羊肉汤方

当归三两　生姜五两　羊肉一斤

上三味，以水八升，煮取三升。温服七合，日三服。寒多者，加生姜成一斤。痛多而呕者，加橘皮二两，白术一两。加生姜者，亦加水五升，煮取三升，分温三服。

《古方选注》：寒疝，为沉寒在下，由阴虚得之。阴虚则不得用辛热燥烈之药重劫其阴，故仲景另立一法，以当归、羊肉辛甘重浊，温暖下元而不伤阴，佐以生姜五两，加至一觔，随血肉有情之品引入下焦温散冱寒。若痛多而呕，加陈皮、白术奠安中气以卸寒逆。本方三味非但治疝气冲逆，移治产后下焦虚寒，亦称神剂。

寒疝腹中痛，手足不仁，若逆冷，若身疼痛，灸刺诸药不能治者，乌头桂枝汤主之。

徐忠可曰：起于寒疝腹痛而至逆冷、手足不仁，则阳气大痹，加以身疼痛，荣卫俱不和，更灸刺诸药不能治，是或攻其内，或攻其外，邪气牵制不服，故以乌头攻寒为主，而合桂枝汤以和荣卫，所谓七分治里，三分治表也。如醉状，则荣卫得温而气胜，故曰知。得吐则阴邪不为阳所容，故上出而为中病。

程云来曰：寒淫于内，则腹中痛，痛胜于外，则手足逆冷，甚则至于不仁而身疼痛，此内外有寒也。

张路玉曰：乌头煎治寒疝，其力专矣，设见手足不仁、一身尽痛，又为木郁风生，风淫末疾，肝风内动之象，故以乌头煎解桂枝汤中，使内风仍从内散。即有外风，亦不出是方之神妙也。

乌头桂枝汤方

乌头五枚

上一味，以蜜二升，煮减半，去滓，以桂枝汤五合解之，令得一升。初服二合；不知，即服三合；又不知，加至五合。其知者，如醉状。得吐者，为中病。

程云来曰：乌头煎，热药也，能散腹中寒痛；桂枝汤，表药也，能解外证身疼；二方相合，则能达脏腑而利荣卫，和血气而播阴阳。其药势翕翕行于肌肉之间，恍如醉状，如此则外之凝寒已行。得吐则内之冷结将去，故为中病。

周禹载曰：寒气非乌头不治，此则全以蜜熬，熬成即膏矣。乃复以桂枝汤解之者，正以桂枝主手足也，况味甘正以扶脾，蜜与桂合，又得建中之意欤，以逆冷、不仁、身痛，及诸治不效者，似皆中州之愆为之也。

寒疝腹中绞痛，贼风入攻五脏，拘急不得转侧，发作有时，令人阴缩，手足厥逆，乌头汤主之。即上大乌头煎。此节及下二节依涪古本补。《金匮要略》附方三节，同引《外台》。

徐忠可曰：云贼风入攻五脏，则知此为外邪内犯至急，然未至邪藏肾中，但刻欲犯肾，故肾不为其所犯则不发，稍一犯之即发，发则阴缩，寒气敛切故也。肾阳不发，诸阳皆微，故手足厥逆。

魏念庭曰：据注阴缩、手足厥逆二证，为阳衰阴独之故无疑，在腹满寒疝中，原可检用也。然凡下寒厥而上有寒热杂合之邪，又当变通也。

按：乌头汤，涪古本及徐、沈、魏、尤诸注，皆以为大乌头煎，《金匮要略》附方引作"《外台》乌头汤"，注云"方见上"，今检之《外台秘要》，引《千金》，即乌头桂枝汤也，与证适合，用之必有效也。

心腹卒中痛者，柴胡桂枝汤主之。方见太阳病下。《外台秘要》引仲景《伤寒论》。

魏念庭曰：有表邪而挟内寒者，乌头桂枝汤证也；有表邪而挟内热者，柴胡桂枝汤证也。以柴胡、桂枝、生姜升阳透表，人参、半夏、甘草、大枣补中开郁，黄芩、芍药治寒中有热杂合，此表里两解，寒热兼除之法也。

陈修园曰：此证由风邪乘侮脾胃者多，然风气通于肝，此方提肝木之气驱邪外出，能补中消痰化热，宣通荣卫次之。

沈明宗曰：予以此方每于四时加减，治胃脘心腹疼痛，功效如神。

中恶，心痛腹胀，大便不通，走马汤主之。

沈明宗曰：中恶之证，俗渭绞肠乌痧。即臭秽恶毒之气直从口鼻入于心胸肠胃，脏腑壅塞，正气不行，故心痛、腹胀。大便不通，是为实证，非似六淫侵入，而有表里虚实清浊之分。故用巴豆极热大毒峻猛之剂，急攻其邪；佐杏仁以利肺与大肠之气，使邪从后阴一扫尽除，则病得愈，若缓须臾，正气不通，荣卫阴阳机息则死，是取通则不痛之义也。

魏念庭曰：此方似亦以温药下之之义。

走马汤方

巴豆二粒（去皮心，熬）　杏仁二枚

上二味，以绵缠槌令碎，热汤二合，捻取白汁，饮之，当下，老小量之。通治飞尸鬼击病。

尾台氏曰：此方与备急丸，其用大抵相似，惟病专于胸臆者，宜此方。

《肘后方》：飞尸者，五尸之一，其病游走皮肤，洞穿脏腑，每发刺痛，变作无常也。鬼击之病，得之无渐，卒着，如人力刺状，胸胁腹内绞急切痛，不可抑按，或即吐血，或鼻中出血，或下血。一名鬼排。

《外台秘要》：文仲疗卒得诸疝，少腹及阴中相引绞痛，白汗出，欲死，此名寒疝，亦名阴疝，张仲景飞尸走马汤。

《三因方》：走马汤治卒疝，无故心腹痛，阴缩，手足厥逆，并治飞尸鬼击。（即本方）

病人睾丸偏有小大，时有上下，此为狐疝，宜先刺厥阴之俞，后与蜘蛛散。

睾，古劳切，音高。

赵以德曰：此厥阴之筋病也。狐，阴兽，善变化而藏，睾丸上下，有若狐之出入无时也。足厥阴之筋上循阴股，结于阴器，筋结，故偏有大小；气病，故时时上下也。蜘蛛布网取物，其丝右绕，从外而内，大风不坏，得乾金旋转之义，故主治风木之妖狐，配桂枝以宣散厥阴之气结。

尤在泾曰：狐疝者，寒湿袭阴而睾丸受病，或左或右，大小不同，或上或下，出没无时，故名狐疝。蜘蛛有毒，服之能令人利，合桂枝辛温入阴，而逐其寒湿之气也。

《灵枢》经脉篇：肝足厥阴所生病者，狐疝。

《甲乙经》：太冲，在足大指本节后二寸陷者中，足厥阴脉之所注也，为俞，刺入三分，留十呼，灸三壮。狐疝，太冲主之。

蜘蛛散方

蜘蛛十四枚（熬）　桂枝一两

上二味，为散，以白饮和服方寸匕，日再服。蜜丸亦可。

程云来曰：《别录》云：蜘蛛治大人小儿㿗（癫，疝也），其性有毒，服之能使人利，得桂枝引入厥阴肝经而治狐疝。

陆九芝曰：道光二年壬午，值天行时疫，其证吐泻腹痛，脚麻转筋，一泻之后，大肉暴脱，毙者不可胜数。先祖少游公，乃取《金匮》方中蜘蛛散一法，另制汤液，全获无算。

按：此即近时所称之虎列拉病，初传入中华者。

寸口脉浮而迟，浮则为虚，迟则为劳；虚则卫气不足，劳则荣气竭。趺阳脉浮而数，浮则为气，数则消谷而大便坚；气盛则溲数，溲数则坚，坚数相搏，即为消渴。

魏念庭曰：浮者，浮取大而无力也。迟者，沉取涩而不滑也。寸口主肺属气，浮弱之诊，中气不足，而卫气何有于足乎。寸口又主膻中属血，涩迟之诊，心血不足，而荣气何得不竭乎。一言虚，阳虚气病也；一言劳，阴虚血病也。合言之，则虚劳内热，消渴之证甚明也。此其一诊也。再诊趺阳，阳明胃气也。脉浮而数，浮则气散而不收也，数者热盛而不熄也。气散不收则流注多而漫无检制，热盛不熄则谷虽消而津液日亡，所以气盛而小便常苦多，故溲数。溲数而津液日益耗，大便愈坚。以大便坚与小便数相搏，而正津亏竭，邪热炽盛，胸膈燥烦，口舌干裂，求救于水，水入气不足运，随波逐流，直趋而下，饮多溲多，无补于渴。此消渴之热，发于肾，冲于肝，而归结于胃，受害于肺也。

《素问》阴阳别论：二阳结，谓之消。

按：二阳，谓胃及大肠也。

消渴，小便多，饮一斗，小便亦一斗者，肾气丸主之。

赵以德曰：《医和》云：女子，阴物也，晦淫则生内热惑蛊之疾。肾者主水主志，藏精以施化，若感女色以丧志，则泄精无度，火扇不已，所主之水、所藏之精无几矣，水无几，何以抵相火，精无几，何以承君火，二火乌得不炽而为内热惑蛊之病耶？二火炽则肺金伤，肺金伤则燥液竭，内外腠理因之干涩而思饮也。且肾乃胃之关，通调水道，肺病则水不复上归下输，肾病则不复关键，不能调布五经，岂不饮一斗而出一斗乎？用八味补肾之经，救其本也，不避桂附之热，为非辛不能开腠理，致五脏精输之于肾，与其施化四布，以润燥也。又曰：肾气丸内有桂附治消渴，恐有水未生而火反盛之患，不思《内经》王注：火自肾起为龙火，当以火逐火，则火了灭，以水治之，则火愈炽。如是则桂附亦可从治者矣。

程云来曰：肾中之气，犹水中之火，地中之阳，蒸其精微之气达于上焦，则云升而雨降，上焦得以如雾露之溉，肺金滋润，得以水精四布，五经并行，斯无消渴之患。今其人也，摄养失宜，肾本衰竭，龙雷之火，不安于下，但炎于上而刑肺金，肺热叶焦则消渴引饮。其饮入于胃，下无火化，直入膀胱，则饮一斗，溺亦一斗也。此属下消，故与肾气丸治之。

《外台秘要》近效祠部李郎中论云：消渴者，原其发动，此则肾虚所致，每发即小便至甜。按洪范稼穑作甘，以物理推之，淋饧醋酒作脯法，须臾即皆能甜也。足明人食之后，滋味皆甜，流在膀胱，若腰肾气盛则上蒸精气，气则下入骨髓，其次以为脂膏，其次为血肉也，其余则为小便。故小便色黄，血之余也。臊气者，五脏之气。咸润者，则下味也。腰肾既虚冷，则不能蒸于上，谷气则尽下为小便者也，故甘味不变，其色清冷，则肌肤枯槁也。又肺为五脏之华盖，若下有暖气蒸即肺润，若下冷极，即阳气不能升，故肺干则热。譬如釜中有水，以火暖之，其釜若以板盖之，则暖气上腾，故板能润也；若无火力，水气则不上，此板终不可得润也。火力者，则为腰肾强盛也，常须暖将息。其水气即为食气，食气若得暖气，即润上而易消下，亦免干渴也。是故张仲景云，宜服此八味肾气丸。又张仲景云：足太阳者，是膀胱之经也，膀胱者，是肾之腑也。而小便数，此为气盛，气盛则消谷、大便硬，衰则为消渴也，男子消渴，饮一斗，小便亦得一斗，宜八味肾气丸主之。神方，消渴人宜常服之。

肾气丸方_{见虚劳}

消渴脉浮，有微热，小便不利者，五苓散主之。

魏念庭曰：有证亦消渴而因不同者，又不可概以虚劳目之也。如脉浮而小便不利，则非水无制而火衰，火升上而津耗之证矣。其脉亦浮者，必风湿外感之邪也。表外中风脉必浮。内有湿热，故小便不利。正津为湿邪所格，不能上于胸咽，故消渴。是饮多而而不小便，水为内热所消，非同于虚劳之饮一斗，溲一斗，以小便为消也。主之以五苓散，导水清热滋干，且用桂枝驱风邪于表，表里兼治之道。为外感风湿、内生湿热者治消渴，与虚劳之消渴迥不同也。

张路玉曰：此言水气不化之渴，与渴欲饮水，水入即吐，名曰水逆之渴，证虽稍异而水气阻碍津液则一，故并宜五苓散以输散之。水散则津液灌溉，而渴自已耳。

消渴欲饮水，胃反而吐者，茯苓泽泻汤主之。

赵以德曰：胃反吐，津液竭而渴矣，斯欲饮水以润之，更无小便不利，而用此汤何哉？盖阳绝者，水虽入而不散于脉，何以滋润表里，解其燥郁乎。惟茯苓之淡行其上，泽泻之咸行其下，白术、甘草之甘和其中，桂枝、生姜之辛通其气，用布水精于诸经，开阳存阴而洽荣卫也。

李珥臣曰：吐而渴者，津液亡而胃虚燥也。饮水则水停心下，茯苓、泽泻降气行饮，白术补脾生津，此五苓散原方之义也。然胃反因脾气虚逆，故加生姜散逆，甘草和脾。又五苓散治外有微热，故用桂枝，此胃反无表热而赤用之者，桂枝非一于攻表药也，乃彻上彻下达表里，为通行津液，和阳治水之剂也。

茯苓泽泻汤方

茯苓_{半斤}　泽泻_{四两}　甘草_{二两}　桂枝_{二两}　白术_{三两}　生姜

四两

上六味，以水一斗，煮取三升，去滓。温服一升，日三服。

程云来曰：此方乃五苓散去猪苓，加甘草、生姜。以猪苓过于制水，故去之；甘草、生姜长于和胃止呕，故加之。茯苓、白术、泽泻、桂枝相须，宣导、补脾而利水饮。

《千金方》：治消渴、胃反而吐食者方。（即本方）六味㕮咀，以水一斗，煮小麦三升，取三升，去麦下药，煮取二升半，每服八合，日再服。

《外台秘要》：用此汤治消渴脉绝胃反者，用小麦一升。

消渴欲得水，而贪饮不休者，文蛤汤主之。

程云来曰：夫贪饮者，饮水必多，多则淫溢上焦，必有溢饮之患。故用此汤以散水饮。

尤在泾曰：有麻黄、杏仁等发表之药者，必兼有客邪郁热于肺不解故也。观方下云"汗出即愈"，可以知矣。

文蛤汤方

文蛤五两　麻黄三两　甘草三两　生姜三两　石膏五两　杏仁五十枚　大枣十二枚

上七味，以水六升，煮取二升，去滓。温服一升，汗出即愈。若不汗，再服。

程云来曰：此大青龙汤去桂枝，加文蛤。水停于里，文蛤之咸寒可以利水而消饮；水溢于外，青龙之辛热可以胜湿而解表。此汤与茯苓泽泻汤，皆预防水饮之剂。

陈灵石曰：水虽随吐而去，而热不与水俱去，故食饮不休。方中麻黄与石膏并用，能深入伏热之中，顷刻透出于外，从汗而解，热解则渴亦解，故不用止渴之品。

小便痛闵,下如粟状,少腹弦急,痛引脐中,其名曰淋,此热在下焦也,小柴胡加茯苓汤主之。

闵,音闭。

魏念庭曰:淋病者,亦津液病也。热在上焦,耗其津液则为消渴;热在下焦,耗其津液则为淋。淋者,气不足而邪热乘之,所化之溺,重浊而有渣滓,故溺道癃闭阻塞而不能畅利也。所以淋之为病,小便如粟状,乃邪热煎熬于膀胱之腑,致溺结成有形之块,如卤水煎熬而成盐块之理也。所结之块,有坚如金石,不可碎破者。大凡阳盛则软,阴盛则坚。膀胱气化不足,何非命门正阳有亏乎?肾阳亏者,肾水必先枯竭,所以火不能深藏而多焰,寒水之源先热矣,膀胱之中焉能不煎熬为块,成淋病之根也。其证应小腹弦急,痛引脐中。热邪癃闭于膀胱,故小腹之痛引脐中。其实火衰水竭于少阴,故腑有虚热而溺少气化耳。非大补其肾,如前方肾气丸之治,不足言通利也;又岂可专事利导,俾肾中水枯者愈枯,膀胱结者愈结,成不可救治之证乎?是淋家治淋,不全在导利明矣。此证亦有湿热合邪在于太阳而成者,导水清热为治,非肾气丸可用也。

赵以德曰:脐中者,两肾间膀胱之上口也。

按:淋病,盖下焦少阳部分泌尿系统之神经痹,致气化失常之病。仲景列于厥阴篇之终,主之以小柴胡加茯苓汤者,以厥阴与少阳相表里,魏氏所谓导水清热之治法也。

小柴胡加茯苓汤方

即小柴胡汤加茯苓四两,煎服法同。

卷十二

辨霍乱吐利病脉证并治

问曰：病有霍乱者何？答曰：呕吐而利，此名霍乱。

成无己曰：三焦者，水谷之道路。邪在上焦，则吐而不利；邪在下焦，则利而不吐；邪在中焦，则既吐且利。以饮食不节，寒热不调，清浊相干，阴阳乖隔，遂成霍乱。轻者，止曰吐利；重者，挥霍撩乱，名曰霍乱。

张令韶曰：霍者，忽也，谓邪气忽然而至，防备不及，正气为之仓忙错乱也。胃居中土，为万物之所归，故必伤胃，邪气与水谷之气交乱于中，上呕吐而下利也。吐利齐作，正邪纷争，是名霍乱。

张隐庵曰：夫以霍乱接于六篇之后者，霍乱为病，从内而外，以证伤寒从外而内也。

《灵枢》五乱篇：清气在阴，浊气在阳，荣气顺脉，卫气逆行，清浊相干，乱于肠胃，则为霍乱。

《千金方》：原夫霍乱之为病也，皆因食饮，非关鬼神。夫饱食肥脍，复餐乳酪，海陆百品，无所不啖，眠卧冷席，多饮寒浆，胃中诸食结而不消，阴阳二气拥而反戾，阳气欲升，阴气欲降，阴阳乖隔，变成吐利，头痛如破，百节如解，遍体诸筋皆为回转。论时虽小，卒病之中，最为可畏。

师曰：霍乱属太阴。霍乱必吐利，吐利不必尽霍乱。霍乱者，由寒热杂合混乱于中也。热气上逆故吐，寒气下注故利。其有饮食不节，壅滞于中，上者竟上则吐，下者竟下则利，此名吐利，非霍乱也。

刘昆湘曰：此承上推论霍乱证治之详。师曰：霍乱属太阴者，太阴、阳明之所治也。霍乱之气乱于肠胃,必上吐而下利,故曰:霍乱必吐利。然吐利之因不一,故又曰:吐利不必尽霍乱。霍乱由寒热杂合混乱于中,热气上逆故吐,寒气下注故利,故曰霍乱。至若宿食,谷气不行,而失升降之职,胃寒脾湿,亦令吐利,非霍乱也。不属霍乱,当自无撩乱挥霍之情,则其治详于太阴、阳明之内,料度腑脏之辨,固不待本篇之烦言已。

病有发热、头痛、身痛、恶寒、吐利者,此属何病?答曰:此非霍乱。霍乱自吐下,今恶寒、身痛,复更发热,故知非霍乱也。

刘昆湘曰:此明辨霍乱不兼太阳之义。盖霍乱之邪由口鼻而入,乱于肠胃之间。其寒热杂合,而混乱于中者,由乱气阻于出入之分,外不得泄于皮毛,内不得通于经隧。经所谓荣气顺脉,卫气逆行者,即清气在阴,浊气在阳之义。脉内为阴,脉外为阳,荣不外交,卫不内入,二气相离,始为大悗撩乱之象。太阳主开,位列皮腠之表,若乱气得外通于皮毛,斯府邪已外溜于经合,则在中断无霍乱之变,故霍乱正病,必不经连太阳。师因设问曰:病发热、头痛、身疼、恶寒、吐利者,此属何病?答曰:此非霍乱。霍乱自吐下,今恶寒、身疼,复更发热,故知非霍乱也。论旨最为明显,以发热、头痛、身疼、恶寒证属太阳之表,不当复兼吐利。今其人竟吐利者,乃伤寒表里两急之候,非中发霍乱之为病也。脉象浮实者,当仿太阳、阳明之例,解其表而里证自和。脉象沉弱者,法当先救其里,后攻其表。或疫气流行而发为吐利,亦当但治其疫气而吐利自止。总皆外兼太阳,便非霍乱正病之象。因霍乱之证当自吐下,兼少阴但恶寒,兼阳明但发热者,有之,必不兼太阳恶寒发热之表。今恶寒、身疼,复更与发热并见,故知病属伤寒,而决非霍乱也。

霍乱呕吐下利,无寒热,脉濡弱者,理中汤主之。

刘昆湘曰：此示纯寒霍乱之例。冠霍乱，则病情瞀乱，不言可知；外无寒热，脉又濡弱，脾寒之为病明甚。理中者，理中焦。参、术、姜、草，温运脾阳，升转大气之妙剂也。升降后则吐利止，而霍乱愈矣。

理中汤方

人参三两　白术三两　甘草三两　干姜三两

上四味，以水八升，煮取三升，去滓。温服一升，日三服。

程郊倩曰：阳之动，始于温，温气得而谷精运，谷气升而中气赡，故名曰理中，实以燮理之动予中焦之阳也。盖谓阳虚即中气失守，膻中无发宣之用，六腑无洒陈之功，犹如釜薪失焰，故下至清谷，上失滋味，五脏凌夺，诸证所由来也。参、术、炙甘所以守中州，干姜辛以温中，必假之以燃釜薪而腾阳气，是以谷入于阴，长气于阳，上输华盖，下摄州都，五脏六腑皆受气矣，此理中之旨也。

王晋三曰：人参、甘草，甘以和阴，白术、干姜，辛以和阳；辛甘相辅以处中，则阴阳自然和顺矣。

《千金方》：治中汤，治霍乱吐下，胀满食不消化，心腹痛。（即本方）

《三因方》：病者因饮食过度伤胃，或胃虚不能消化，致翻胃呕吐，逆物与气上冲，胃口决裂，所伤吐出，其色鲜红，心腹绞痛，白汗自流，名曰伤胃吐血。理中汤能止伤胃吐血者，以其功最理中脘，分利阴阳，安定血脉。

《万病回春》：理中汤治即病太阴自利不渴，寒多而呕，腹痛下利，鸭溏，蛔厥，霍乱等证。

先吐后利，腹中满痛，无寒热，脉濡弱而涩者，此宿食也。白术茯苓半夏枳实汤主之。

刘昆湘曰：先吐后利，知邪始于胃气之逆。即吐利，复腹中满痛,知脾气结而谷气之不行也。吐利之后,宜谷气空虚,仍满痛不去,故知此伤于食。无寒热者,明其无外邪也。脉濡弱,为太阴本象,按之而涩,故知谷气之阻。治以白术茯苓半夏枳实汤,仍不外转运脾阳,兼解气结,复其升降运化之常,必客气无所容而病解。

白术茯苓半夏枳实汤

白术三两　茯苓四两　半夏一升　枳实一两半

上四味,以水六升,煮取三升,去滓,分温三服。

胸中满,欲吐不吐,下利时疏,无寒热,腹中绞痛,寸口脉弱而结者,此宿食在上故也。宜瓜蒂散。湘古本作"宜烧盐汤吐之,令谷气空虚,自愈。"

刘昆湘曰:此亦宿食霍乱之证。胸中满而欲吐不吐,乃中焦气结,令上焦闭塞之证。胃气郁而不能上达,阻其升降之用,则浊升而清陷。下利时疏者,脾气之下陷也。无寒热,知不关客邪之感。得利则传导,犹行腹中之糟粕,当有腐秽自去之意。乃既利,仍腹中绞痛,知中焦寒凝气滞,虽下利而太阴实不开也。脉象关尺俱弱,惟寸口上见结塞之象,此为食停上脘。邪实在上,虽用药亦力难下达,其高者,当因而越之,法宜用吐,以宣胃脘之阳。烧盐汤,古法也,引吐不伤胃气,得馆食吐出,则胃中谷气空虚,必悗乱之邪自愈。

此节之证,宋元以后方书所谓干霍乱、绞肠痧,而治法惟烧盐汤为宜,故录于此。

《寿世保元》:干霍乱者,俗名绞肠痧,其证因宿食不消,肠绞痛,欲吐不吐,欲泻不泻,挥霍撩乱,所伤之物不得出泄故也。死在倾臾,急宜多灌盐汤探吐之,令物出尽。却服理中汤或理中丸亦可。

瓜蒂散方见太阳病下

霍乱,往来寒热,胁下痛,下利,吐胆汁,此为兼少阳。脉弱而

弦者，小柴胡加白术茯苓汤主之。此节依湘古本补。

刘昆湘曰：霍乱者，病之正因，兼少阳者，以其人胆气素郁故也。往来寒热，为邪气外郁腠理。胁下痛满，为邪气内郁膈膜。吐利者，霍乱之正象。以下利而上吐胆汁，故知为胆气上乘之证。盖胆汁上溢于胃，必呕不止，而吐出色似微绿之汁，经名之曰呕胆，此胆阳偏盛之为病也。兼少阳，当利少而呕多。脉弱而弦者，谓弱见于举而弦见于按，乃土虚木乘之候，宜小柴胡汤和少阳之邪，加苓、术以运脾利水。

小柴胡加白术茯苓汤方 方见太阴病

霍乱呕吐，下利清谷，手足厥冷，脉沉而迟者，四逆汤主之。

刘昆湘曰：霍乱吐利，病之正象。清谷、手足厥冷，肾寒而胃阳内馁，土失命火之温，少阴水寒之气胜也。脉沉而迟，阳微阴阻之象。宜四逆汤峻温其下，救少阴即以治霍乱也。

四逆汤方 见太阳病上

吐利发热，脉濡弱而大者，白术石膏半夏干姜汤主之。

刘昆湘曰：霍乱吐下而复发热，外不恶寒，口渴，汗出，脉濡热而按之实大者，此外证象阳明，内证象太阴，必其人体秉异常，脾湿胃燥。脾湿则下寒而利，胃燥故上热而吐。所以然者，本霍乱且证兼阳明故也。白术石膏半夏干姜汤，姜、术温脾以化湿，膏、夏降逆而清燥。化裁之妙至奇，亦复至庸。许学士温脾一方，后贤已叹难及，但温凉并用而已。

白术石膏半夏干姜汤方

白术三两　　石膏半斤　　半夏半升　　干姜二两

上四味，以水六升，煮取三升，去滓，分温三服。口渴者，加人参二两、黄连一两。

呕吐甚则蛔出,下利时密时疏,身微热,手足厥冷,面色青,脉沉弦而紧者,四逆加吴茱萸黄连汤主之。

刘昆湘曰:霍乱吐下,病之本象。吐甚蛔出,知病兼厥阴。利而时密时疏,肝气乍泄乍郁也。身微热,手足厥冷,厥热并见更为厥阴证谛。面色青者,肝气内寒,络色外见,此为霍乱病兼厥阴之候。脉沉弦而紧者,沉弦为肝气内郁,紧者肾寒而气结也。凡厥阴厥热并见,且兼吐蛔,当为寒热错杂之邪。故以四逆峻温其下,加吴茱萸以暖肝阳,佐黄连而清心火。

四逆加吴茱萸黄连汤方

附子一枚(生用,去皮,破八片)　干姜一两半　甘草二两(炙)　人参二两　吴茱萸半升　黄连一两

上六味,以水六升,煮取二升,去滓。温服一升,日再服。

霍乱吐利,口渴,汗出短气,脉弱而濡者,理中加人参栝楼根汤主之。"短气"下,湘古本有"此为兼暑气"五字。

刘昆湘曰:暑气霍乱,惟发于夏秋,他令无伤暑之候。暑熏分腠,壮火食气,故见吐利、口渴、汗出气短之象。以外无厥冷,脉不沉微,应指势弱而象濡,故知为兼暑气。

按:本书此节兼暑气,所以寓活法也。总之,见是证则用是药,不论其暑不暑也。理中者,理中焦、和阴阳之剂,治霍乱吐利之专药也。以口渴、汗出短气,故加人参以益气滋阴,栝楼根以清肺生津。

理中加人参栝楼根汤方

人参四两　白术三两　甘草三两　干姜三两　栝楼根二两

上五味,以水八升,煮取三升,去滓。温服一升,日三服。

霍乱兼疫气,必霍乱死后,尸气流传,相染为病。当按法治之。但剂中宜加香气之品以逐之,沉香、丁香、香蒲入汤佳。此节依湘古

本补。

刘昆湘曰：霍乱不必定属疫气，但兼疫气而发霍乱者为多。疫气之发，比户连城，老幼相染，病状若一，其死皆以数日之间。疫为天地疠气，中于人必内作吐利，外发寒热，故曰：兼疫气，必霍乱也。死后尸气流传，气交毒秽，由此传彼相染为病。病之暴烈，莫此为甚。所谓按法治之者，谓天地之变，无以脉诊，有寒疫、温疫、寒温杂合之殊，其发或夏或秋，证治之法，详疫论附温病之末，但治其疫气则霍乱自止。疫为秽毒之气，香以辟秽，故剂，故剂中宜香气之品逐之。沉香、丁香、香蒲，示例云尔。疫疠之发，居处宜燃苍术、雄黄之类可以逐疫，病室多蘸香龙佳。

按：疫气霍乱证治，除湘古本所载此节外，古书甚少概见，惟王清任《医林改错》，始详记其证候。盖自清道光元年后方盛流行，西人谓之亚细亚霍乱，日人谓之虎列拉，中医或称为瘪螺痧。最近于民国壬申夏，曾发现一次，伤人之速且多，实可畏怖。是"必霍乱"三字，宜属下句。盖谓其原因起于病霍乱者，死后尸气流传，相染为病也。

饮水即吐，食谷则利，脉迟而弱者，理中加附子汤主之。<small>"食谷则利"下，湘古本有"此为胃寒，非霍乱也"八字。</small>

刘昆湘曰：霍乱之吐下，由寒热二气混乱于中，热气上逆故吐，寒气下注故利，不必待纳谷饮水，亦自作吐利不休。今病者，饮水即吐，食谷则利，知不饮则吐亦不作，不食则利亦自疏，且无挥霍撩乱之情，此为胃中寒冷，非霍乱之为病也。脉来迟而按弱，无两邪格拒之象，病为胃中寒，主之以理中以附子汤宜矣。

理中加附子汤方

即理中汤加附子一两，煎服法同。

《三因方》：附子理中汤，治五脏中寒，口噤，四肢强直，失音不语。昔有武王守边，大雪出帐外观瞻，忽然晕倒，时林继作随行医官，灌以此药，二剂遂醒，于理中汤加大附子，各等分。

《寿世保元》：下焦虚寒，手足冷，肚腹痛，不便不实，饮食少思而作口舌生疮者，以附子理中汤。虚弱之人，上吐下泻，霍乱，手足厥冷，腹痛，脉微者，乃阴证也，若为寒湿气所感者，理中汤加附子。一人夏月入房，食水果腹痛，余用附子理中汤而愈。

《医学入门》：戴原礼治一人，六月患大热，谵语发斑，六脉浮虚无力，用附子理中汤冷饮，大汗而愈。

腹中胀满，而痛时时上下，痛气上则吐，痛气下则利，脉濡而涩者，理中汤主之。"痛气下则利"下，湘古本有"此为脾湿，非霍乱也"八字。

刘昆湘曰：此示脾寒吐利，证似霍乱之候。霍乱自吐利而无腹痛胀满，今腹中胀满而痛，此为脾湿中寒，谷气不化，脾结而升降失常，故痛气时时上下。胃欲降而下格，则反而上逆，痛气上则胃逆为吐；脾欲升而上阻，则却而下趋，痛气下则脾陷而利。痛气者，因痛作而气上下行也。吐利，腹痛胀满而无愧乱之象，此为脾湿，非霍乱也。

按：理中汤，白术除脾湿，干姜温脾寒，人参益气以止痛，甘草和中以安胃，乃本证之正治法也。湘古本作茯苓白术泽泻干姜厚朴汤主之，亦可取用也。

霍乱证有虚实，因其人本有虚实，证随本变故也。虚者脉濡而弱，宜理中汤；实者脉急而促，宜葛根黄连黄芩甘草汤。湘古本作："实者，宜黄连黄芩干姜半夏汤主之。"

刘昆湘曰：此辨霍乱证有虚实之异，因其人本有虚实，证随本转。盖病由体变，固百病之通例也。虚者脉濡弱，太阴脏寒之正象也。实者脉急促,邪实脉势之上击也。虚则化寒,实者多热。但霍乱为寒热二气相杂,有纯寒之证,无但热之因,故虚以理中温运脾阳,实宜姜夏连芩温清并进。宜寒格吐下之治例也。

葛根黄连黄芩甘草汤方 见太阳病中

霍乱转筋,必先其时已有寒邪留于筋间,伤其荣气,随证而发。脉当濡弱,时一弦急,厥逆者,理中加附子汤主之。

《巢氏病源》曰:霍乱而转筋者,由冷气入于筋故也。冷入于足之三阴三阳,则脚转筋;入于手之三阴三阳,则手转筋。随冷入之筋,筋则转。转者,皆由邪冷之气击动其筋而移转也。

按:此云必先其时已有寒邪留于筋间,伤其荣气,随霍乱证之吐利而发,即诸寒收引之义也。脉当濡弱,乃吐利后,正气虚之本象。时一弦急,厥逆者,寒邪盛之候。故用理中以治霍乱之吐利,加附子以温散转筋厥逆之寒邪。

《总病论》:理中丸,兼治霍乱吐利。有寒,腹满痛,或四肢拘急,或下利转筋,加生附子二枚,作汤服之。(《活人书》同)

转筋之为病,其人臂脚直,脉上下行,微弦。转筋入腹者,鸡屎白散主之。 此节依《金匮要略》补。《脉经》载霍乱篇后。

魏念庭曰:转筋之为病,风寒外袭而下部虚热也。诊其人,臂脚直,脉上下行,微弦。弦者,即紧也,风寒入而隧道空虚也。直上下行,全无和柔之象,亦同于痉病中直上下行之意也,风寒入而变热,热耗其荣血而脉遂直劲也。转筋本在腨中,乃有上连少腹入腹中者,邪热上行,由肢股而入腹里,病之甚者也。主之以鸡屎白散。鸡屎白性微寒,且善走下焦,入至阴之分,单用力专。《本草》谓其利便破淋,以之瘳转筋,大约不出泄热之意耳。然此治其标病,转筋止而其本病又当图补虚清热之方矣。

陈修园曰：此为转筋入腹者出其方治也。

鸡屎白散方

鸡屎白

上一味，取方寸匕，以水六合，和温服。

《肘后方》：食诸菜中毒，发狂烦闷，吐下欲死方。取鸡屎烧末，服方寸匕。不解更服。

《千金方》：治小儿大小便不通方：末鸡屎白，服一钱匕。

《产宝方》：治乳痈肿，鸡屎末服方寸匕，须臾三服愈。

霍乱已，头痛，发热，身疼痛，热多欲饮水者，五苓散主之；寒多不饮水者，理中丸主之。

章虚谷曰：霍乱吐利，病属脾胃，虽有发热、头痛、身疼之表证，必当治里为主，若攻表则内气不振，表气徒伤，而邪不解。故伤寒条云：下利清谷，不可攻表，汗出必胀满。同属一理也。此以吐利伤津液，而有邪热欲饮水，故主以五苓散。中有白术助脾以生津，桂枝解表以退热，使气化而水道行，则吐利止而津气升，表邪解而热自除矣。若寒邪多而不用水者，但以理中丸温中助脾胃，则寒邪去而吐利，身热亦止矣。

徐灵胎曰：霍乱之证，皆由寒热之气不和，阴阳拒格，上下不通，水火不济之所致。五苓所以分其清浊，理中所以壮其阳气，皆中焦之治法也。

五苓散方见太阳病中

理中丸方

人参三两　干姜三两　白术三两　甘草二两（炙）

上四味，捣筛，蜜和为丸，如鸡子黄大。以沸汤数合和一丸，研碎温服，日三服，夜二服。腹中未热，可益至三四丸。

徐灵胎曰：理中丸与汤，本属一方，急则用汤。

《外台秘要》：崔氏理中丸，疗三焦不通，呕吐不食，并霍乱吐逆下痢及不得痢。（即本方）

《总病论》：伤寒呕吐不止，恶寒，脉细，或浮迟，宜理中丸。兼治霍乱吐利及伤寒后发热，水停喜唾者。

《寿世保元》：转筋霍乱，上吐下泻，腹内疼痛，及干霍乱，俗名绞肠痧，真阴证也，手足厥冷，宜服理中丸一钱，细嚼，淡姜汤下，忌食米汤。若用煎汤则不效。

伤寒，其脉微涩者，本是霍乱，今是伤寒，却四五日至阴经上，若转入阴者，必利；若欲似大便而反失气，仍不利者，此属阳阴也，便必硬，十三日愈。所以然者，经尽故也。

《金鉴》曰：此承上条辨发热、头痛、身疼、恶寒、吐利等证，为类伤寒之义也。若有前证而脉浮紧，是伤寒也。今脉微涩，本是霍乱也。然霍乱初病，即有吐利；伤寒吐利，却在四五日后邪传入阴经之时，始吐利也。此本是霍乱之即呕吐、即下利，故不可作伤寒治之，俟之自止也。若止后似欲大便，而去空气，仍不大便，此属阳明也。然属阳明者，大便必硬，虽大便硬，乃伤津液之硬，未可下也，当俟至十三日经尽，胃和津回，便利自可愈矣。若过十三日大便不利，为之过经不解，下之可也。

章虚谷曰：微涩，非伤寒之脉，本是霍乱，先伤中气故也。

按：此节承上节之义，言吐利止而表邪未解，其传入里，随其人虚实而有入脏入腑之异。以大便之利硬，验其证之阴阳也。

下利后，便当硬，硬则能食者愈。今反不能食，到后经中颇能食，复过一经亦能食，过之一日当愈。不愈者，不属阳明也。

成无己曰：下利后，亡津液，当便硬。能食为胃和，必自愈；不能食者,为末和。到后经中,为复过一经,言七日后再经也。颇能食者,胃气方和,过一日当愈。不愈者,暴热使之能食,非阳明气和也。

伤寒脉微而复利,利自止者,亡血也,四逆加人参汤主之。

刘昆湘曰:此统论霍乱、伤寒病后,亡血救逆之治。盖脉微复利,少阴肾气已衰,即外证恶寒,亦卫阳内陷,而邪非在表,法当以救里为急。若利遂不止,则纯阴无阳,证为不治。假令下利虽止,仍脉微,恶寒不去,此非胃阳内复而下焦自开,乃津液已竭,而利无可利,故曰:利止亡血也。血者,精液之总名,后贤所谓利久亡阴者,正此亡血之证。恐四逆救里过于温烈,故加人参以救真精之竭。

四逆加人参汤方

甘草二两(炙)　附子一枚(生用,去皮,破八片)　干姜一两半　人参三两

上四味,以水三升,煮取一升二合,去滓,分温再服。

刘昆湘曰:四逆汤原有人参一两,通脉四逆汤加参至二两,此云四逆加人参汤,人参重至三两,亦犹桂枝加桂之例。

魏念庭曰:于温中之中,佐以补虚生津之品,凡病后亡血津枯者,皆可用也,不止霍乱也,不止伤寒吐下后也。

《卫生宝鉴补遗》:四逆加人参汤,治伤寒阴证,身凉而额上、手背有冷汗者。

《景岳全书》:四味回阳饮,治元阳虚脱,危在顷刻。(即本方)

吐利止,而身痛不休者,当消息和解其外,宜桂枝汤。

成无己曰:吐利止,里和也;身痛不休,表未解。与桂枝汤小和之。《外台》云:里和表病,汗之则愈。

方中行曰:消息,犹斟酌也。

桂枝汤方见太阳病上

吐利汗出,发热恶寒,四肢拘急,手足厥冷者,四逆汤主之。

张隐庵曰:吐利汗出,乃中焦津液外泄。发热恶寒,表气虚也。四肢拘急,津液竭也。手足厥冷者,生阳之气不达于四肢。故主四逆汤,启下焦之真阳,温中焦之土气。

张令韶曰:此言四逆汤能滋阴液也。夫中焦之津液,内灌溉于脏腑,外濡养于筋脉。吐则津液亡于上矣;利则津液亡于下矣;汗出则津液亡于外矣。亡于外则表虚而发热恶寒;亡于上下则无以荣筋而四肢拘急,无以顺接而手足厥冷也。宜四逆汤助阳气以生阴液,盖无阳则阴无以生也。

陈修园曰:此证尚可治者在发热一证,为阳未尽亡。

既吐且利,小便复利而大汗出,下利清谷,内寒外热,脉微欲绝者,四逆汤主之。

成无己曰:吐利亡津液,则小便当少。小便复利而大汗出,津液不禁,阳气大虚也。脉微为亡阳。若无外热,但内寒下利清谷,为纯阴;此以外热为阳未绝,犹可与四逆汤救之。

张令韶曰:此言四逆汤能助阳气也。既吐且利,则阳气亡于上下矣。小便复利而大汗出,则阳气亡于表里矣。下利清谷,里寒甚也。里寒甚而格阳于外,故内寒而外热也。惟阴无阳,而生阳不升,故脉微欲绝也。宜四逆汤以回阳气。

张路玉曰:设四逆不足以杀其势,其用通脉四逆具见言外矣。

吕楘村曰:此二条乃寒邪直中三阴,而成霍乱之证。

吐已下断,汗出而厥,四肢拘急不解,脉微欲绝者,通脉四逆加猪胆汁汤主之。

张令韶曰：此合上两节之证而言也。上节以四逆汤滋阴液，次节以四逆汤助阳气，此节气血两虚，又宜通脉四逆加猪胆汁汤生气而补血也。吐已下断者，阴阳气血俱虚，水谷津液俱竭，无有可吐而自已，无有可下而自断也。故汗出而厥，四肢拘急之亡阴证，与脉微欲绝之亡阳证仍然不解，更已通脉四逆加猪胆汁汤，启下焦之生阳，而助中焦之津液。

通脉四逆加猪胆汁汤方

甘草二两(炙)　干姜三两　附子大者一枚(生，去皮，破八片)　人参二两　猪胆汁半合

上五味，以水三升，先取四味，取一升，去滓，内猪胆汁搅匀，分温再服。

吴遵程曰：汗出而厥，阳微欲绝，而四肢拘急全然不解，又兼无血以柔其筋，脉微欲绝固为阳之欲亡，亦兼阴气亏损，故用通脉四逆以回阳，而加猪胆汁以益阴，庶几将绝之阴，不致为阳药所劫夺也。注认阳极虚，阴极盛，故用反佐之法以通其格拒，误矣。

《肘后方》：治霍乱心腹胀痛，烦满短气，未得吐下。(即本方)

吐利后汗出，脉平，小烦者，以新虚不胜谷气故也。

张令韶曰：夫人以胃气为本，经曰：得谷气者昌，失谷者亡。霍乱吐利，胃气先伤，尤当固其胃气。故结此一条以终霍乱之义。吐利发汗者，言病在内而先从外以解之，恐伤胃气也。脉平者，外解而内亦和，外内相通也。小烦者，食气入胃，浊气归心，一时不能淫精于脉也。所以然者，以食气入胃，五脏六腑皆以受气，吐利者，脏腑新虚，不能胜受胃中之谷气，故小烦也。谷气足，经脉充，胃气复，烦自止矣。

辨痓阴阳易差后劳复病脉证并治

太阳病,发热无汗,而恶寒者,若脉沉迟,名刚痓。
太阳病,发热汗出,不恶寒者,若脉浮数,名柔痓。

尤在泾曰:成氏曰:《千金》云:"太阳中风,重感寒湿,则变痓"。大阳病,发热无汗,为表实,则不当恶寒,今反恶寒者,则太阳中风,重感于寒,为痓病也。以其表实有寒,故曰刚痓。太阳病,发热汗出为表虚,则当恶寒,今不恶寒者,风邪变热,外伤筋脉为痓病也,以其表虚无寒,故曰柔痓。然痓者强也,其病在筋,故必兼有颈项强急,头热足寒,目赤头摇,口噤背反等症,仲景不言者,以痓字该之也。《活人书》亦云:痓证发热恶寒,与伤寒相似,但其脉沉迟弦细,而项背反张为异耳。

陈修园曰:此言太阳病有刚、柔二痓。其病皆由血枯津少,不能养筋所致,燥之为病也。然《内经》谓"诸经强直,皆属于湿",何其相反若是乎?而不知湿为六淫之一,若中于太阴,则从阴化为寒湿,其病流于关节而为痹。若中于阳明,则从阳化为湿热,热甚而阳明燥化之气愈烈,其病燥,筋强直而为痓。是言湿者,言其未成痓之前;言燥者,言其将成痓之际也。经又云:赫曦之纪上羽,其病痓。言热为寒抑,无汗之痓也。又云:肺移热于肾,传为柔痓。言湿蒸为热,有汗之痓也。《千金》谓温病热入肾中则为痓,小儿痫热盛亦为痓。圣经肾训可据,其为亡阴筋燥无疑。

按:《难经》云:督脉起于下极之俞,并于脊里,上至风府,入属于脑。《素问》骨空论云:督脉为病,脊强反折,即痓证也。西医谓之脑脊髓膜炎。其致病之原因,多由亡血筋燥,脊髓失所荣养,外为风寒湿热之邪所袭,致脊筋强直而不柔和也。所以伤寒汗下过多,与夫病疮人及产后破伤风,致斯疾者,概可见矣。而《活人书》谓刚痉属阳痉,柔痉属阴痉,然此节云:脉沉迟名刚痉,脉浮数名柔痉。是不必以阴阳分刚柔也。平脉法云:督脉为病,脊背强,治属太阳。此仲景以太阳病冠痉病之义也。

太阳病,发热,脉沉而细者,名曰痉。为难治。

钱天来曰:邪在太阳,若中风之脉,则当浮缓;伤寒之脉,则当浮紧。此则同是太阳发热之表证,而其脉与中风、伤寒特异,反见沉细者,因邪不独在太阳之表也。则表里皆有风寒邪气浸淫于皮肤筋骨脏腑经络之间,非中风、伤寒之邪,先表后里,以次传变之可比,乃邪之甚而病之至者,乃难治危恶之证也。

方中行曰:发热,太阳未除也。沉,寒也;细,湿也。中风、伤寒,病犹在太阳,而脉变如此者,则是重感寒湿而变痉,不可仍以中风、伤寒称也。

章虚谷曰:太阳伤风寒,其脉浮,以邪浅在荣卫也。痉病邪深伤筋,故脉沉紧弦,直上下行也。其不紧弦而沉细,则邪入深而气血大虚,正不胜邪,邪何能出,故为难治。在伤寒条中,则曰阳病见阴脉者死,其理一也。

太阳病,发汗太多,因致痉。

风家,下之则痉;复发汗,必拘急。

疮家,不可发汗,汗出则痉。

尤在泾曰:此原痉病之由,有此三者之异。其为脱液伤津则一也。盖病有太阳风寒不解,重感寒湿而成痉者;亦有亡血竭气,损伤阴阳而病变成痉者。经云:气主煦之,血主濡之。又云:阳气者,精则养神，柔则养筋。阴阳既衰，筋脉失其濡养，而强直不柔矣。此痉病标本虚实之异，不可不辨也。

刘昆湘曰：发汗太多，则经筋外湿而内燥，当为柔痉。若其人奇经不病，虽过汗，亦不成痉也。风为阳邪，性急，易于化燥，法当助达荣气使从外解，而反下之，风邪随陷，外湿内郁，筋脉转燥，成外燥内湿之变，必证见刚痉，若奇经不病，亦不成痉。疮家，赅一切痈脓之证，发汗则液亡，风动血枯，筋急而痉病成矣。凡素秉血虚，及亡血扑损，妇人产后，皆当禁汗，举疮家者示例尔。

病者身热足寒，颈项强急，恶寒，时头热面赤，目赤，独头动摇，卒口噤，背反张者，痉病也。

钱天来曰：上文有脉无证，此条有证无脉，合而观之，痉病之脉证备矣。身热者，风寒在表也。足寒者，阴邪在下也。颈项急、背反张者，太阳之经脉四行，自巅下项夹背脊而行于两旁，寒邪在经，诸寒收引，其性劲急，邪发则筋脉抽掣，故颈项强急，背如角弓之反张，所谓筋所生病也。恶寒者，寒邪在表财当恶寒，在下焦而阳气虚衰，亦所当恶也，时头热面赤，目脉赤者，头为诸阳之会，阳邪独盛于上，所以足寒于下也。时者，时或热炎于上，而作止有时也。头面为诸阳之所聚，乃元首也，不宜动摇，因风火煽动于上，故独头面动摇，卒然口噤而不言也。

方中行曰：此以痉之具证言，身热，头热面赤，目脉赤，阳邪发于阳也。足寒，阴邪逆于阴也。独头面摇者，风行阳而动于上也。卒，忽然也。噤，寒而口闭也。盖口者脾之窍，胃为脾之合，而脉挟口环唇，脾虚胃寒，故忽然唇口吻合，噤急而饮食不通也。背反张者，太阳之脉挟背，故寒则筋急而拘挛，热则筋缓而纵弛也。然刚柔二痉，则各见证之一偏，惟风寒俱有而致变者，则具见也。

程郊倩曰：痉病多端，或寒湿为拘，或火热为燥，或亡血失津而不得滋养，皆能病筋而成痉。身热足寒，项颈强急，恶寒，时头热面赤，目脉赤，由下虚而上盛，中枯而外炽也。

若发其汗，寒湿相得，其表益虚，则恶寒甚。发其汗已，其脉如蛇。暴腹胀大者，为未解。其脉如故乃伏弦者，痉。

刘昆湘曰：此承上痉病，论误汗转逆之变。

尤在泾曰：寒湿相得者，汗液之湿与外寒之气相得不解，而表气以汗而益虚，寒气得湿而转增，则恶寒甚也。其脉如蛇者，脉伏而曲，如蛇行也。痉脉本直，汗之则风去而湿存，故脉不直而曲也。风去不与湿相丽，则湿邪无所依着，必顺其下坠之性，而入腹作胀矣。乃其脉如故，而反加伏弦，知其邪内连太阴，里病转增而表病不除，乃痉病诸证中之一变也。

刘纯曰：发汗已如蛇，亡津液而无胃气之象也。

陈修园曰：师不出方，余于《伤寒论》发汗后腹胀条，悟出厚朴生姜甘草人参半夏汤。俟其胀稍愈，再以法治之。

夫痉脉，按之紧而弦，直上下行。

赵以德曰：痉病由风寒互为之，重感于邪，寒脉则紧，风脉则弦，是本脉也。《脉经》谓直上下者，督脉也，见之则大人癫、小儿痫，二者尽为背反张，由督脉与太阳合行于脊里，相引而急，故显出督脉之象也。今痉强无异于癫痫之背反张者，是亦相干于督脉，而见其上下行之象矣。

章虚谷曰：此明痉病之脉也，按之者，脉沉而不浮也。紧者，如绞索之状，阴邪凝敛故也。条长如弓弦，名弦，如弦之直而上下行者,有升降而无出入也。盖人身气血表里周流,故脉有升降出入之象。自尺而上于寸为升,自寸而下于尺为降;自沉而浮为出,自浮而沉为入。因邪闭于筋,经络之气不得外达周流,故其脉在沉部上下行;有升降,而无出入也。

陈修园曰:夫痉为劲急强直之病,其脉亦劲急强直。按之紧如弦,谓其自寸至尺,直上下行;与督病之脉相似,但督浮,而此沉耳。

痉病有灸疮者,难治。

尤在泾曰:有灸疮者,脓血久渍,穴俞不闭,楼全善云:即破伤风之意,盖阴伤而不胜风热,阳伤而不任攻伐也,故曰难治。

徐忠可曰:治痉,终以清表为主,有灸疮者,经穴洞达,火热内盛,阴气素亏。即后栝楼桂枝汤、葛根汤嫌不远热,大承气汤更意虑伤阴,故曰难治。

陈修园曰:火逆诸方,恐其过温。余用风引汤去桂枝、干姜一半,研末煮取,往往获效。

太阳病。其证备,身体强几几然,脉反沉迟,此为痉。栝楼桂枝汤主之。

魏念庭曰:此条此申明痉病中柔痉之治法,因详举其脉证示人知所辨也。

徐忠可曰:此为痉证有汗,不恶寒者主方,大阳病,其证备者,身热,头痛,汗出也。身体强,即背反张之互辞。几几然,即颈项强之形状。脉反沉迟,谓阳证得阴脉,此痉脉之异于正伤寒也。其原由筋素失养而湿复挟风以燥之,故以桂枝汤为风伤卫主治,加栝楼根以清气分之热,而大润其太阳经既耗之液。则经气流通,风邪自解,湿气自行,筋不燥而痉愈矣。

尤在泾曰，沉本痉之脉，迟非内寒，乃津液少而荣卫之行不利也。伤寒项背强几几，汗出恶风，脉必浮数，为邪风盛于表；此证身体强几几然，脉反沉迟者，为风淫于外而津伤于内。故用桂枝则同，而一加葛根以助其数，一加栝楼根兼滋其内，则不同也。

栝楼桂枝汤方

栝楼根三两　桂枝三两(去皮)　甘草二两(炙)　芍药三两　生姜三两(切)　大枣十二枚(擘)

上六味，以水七升，微火煮取三升，去滓。适寒温服一升，日三服。

喻嘉言曰：栝楼根味苦入阴，擅生津彻热之长者为君，合之桂枝汤和荣卫、养筋脉而治其痉，乃变表法为和法也。

《神农本经》：栝楼根治消渴身热，烦满大热。

太阳病，无汗而小便反少，气上冲胸，口噤不得语，欲作刚痉者，葛根汤主之。

喻嘉言曰：太阳篇中，项背几几，无汗恶风者，用葛根汤；此证亦用之者，以其邪在太阳、阳明两经之界。两经之热并于胸中，必延伤肺金清肃之气，故水道不行而小便少，津液不布而无汗也。阳明之筋脉内结胃口，过人迎环口，热并阳明，斯筋脉牵引，口噤不得语也。然刚痉无汗，必从汗解，况湿邪内郁，必以汗出如故而止。故用此汤合解两经之湿热，与风寒之表法，无害其同也。

《甲乙经》：刚痉，太阳中风，感于寒湿者也。其脉往来进退，以沉迟细异于伤寒热病。其治不宜发汗、针灸。治之以药者，可服葛根汤。

葛根汤方 见太阳病中

痉病，手足厥冷，发热间作，唇青目陷，脉沉弦者，风邪入厥阴

也。桂枝加附子当归细辛人参干姜汤主之。

刘昆湘曰：痉病，外因之发起于太阳，内因之发属于血脏。以外风伤筋，内风动脏，外内合邪，故病发，即见厥阴直中之象。手足厥冷，发热间作，唇青目陷者，皆厥阴脏气外应之候。脉沉弦者，宜桂枝加附子当归细辛人参干姜汤，温脾固肾，以御病邪之传；益气养荣，而启风木之陷。桂枝佐当归，便入厥阴，参细辛，可以展荣气旁充之力，此与当归四逆法大旨相同。

桂枝加附子当归细辛人参干姜汤方

桂枝三两　芍药三两　甘草二两(炙)　生姜三两(切)　大枣十二枚(擘)　附子一枚(炮)　当归四两　细辛一两　人参二两　干姜一两半

上十味，以水一斗二升，煮取四升，去滓。温服一升，日三服，夜一服。

痉病本属太阳，若发热汗出，脉弦而实者，转属阳明也。宜承气辈与之。

刘昆湘曰：此示外因成痉，必始太阳之义。明痉邪内发于督，督脉外合太阳，故曰：痉病本属太阳。若其人胃腑阳盛，转阳明发热汗出，不恶寒之外证者，便知邪已过经，转属阳明之腑。脉弦而实者，举弦为风发之诊，按实为胃实之象，邪即入腑，于法当下，此言先具痉状，再加阳明外证之谓，非阳明本经之自发痉也。曰宜承气汤与之者，示当于三承气中随证消息焉。

痉病，胸满，口噤，卧不着席，脚挛急，必龂齿。宜大承气汤。

徐忠可曰：前用葛根汤，正防其寒邪内入，转而为阳明也。若不早图，至背项强直，外攻不已，内入而胸满，太阳之邪仍不解，气闭而口噤，角弓反张，而卧不着席，于是邪入内必热，阳热内攻而脚挛龂齿。盖太阳之邪并于阳明,阳明脉起于脚而络于齿也。故直攻其胃,而以硝、黄、枳、朴清其热,下其气,使太阳、阳明之邪,由中土而散,此下其热,非下其食也。

陈修园曰:此一节为痉之既成出一救治之正方。大旨在泻阳明之燥气而救其津液,清少阴之热气而复其元阴,大有起死回生之神妙。龂牙,药不能进,以此汤从鼻中灌之。

大承气汤方见阳明病

徐灵胎曰:痉病乃伤寒坏证,小儿得之,犹有愈者,其余则百难疗一。其实者,或有因下而得生;虚者,竟无治法。

伤寒,阴阳易之为病,其人身体重,少气,少腹里急,或引阴中拘挛,热上冲胸,头重不欲举,眼中生花,膝胫拘急者,烧裈散主之。

张令韶曰:此论伤寒余热未尽,男女交媾,毒从前阴而入,伤奇经冲、任督三脉,而为阴阳易之病也。成氏云:男子病新差未平复,而妇人与之交得病,名曰阳易;妇人病新差未平,复而男子与之交得病,名曰阴易。言男女互相换易而为病也。其形相交,其气相感。形交则形伤而身体重,气感则气伤而少气也。夫奇经冲、任、督三脉,皆行少腹前阴之间。冲脉起于气街,并少阴之经挟脐上;任脉起于少腹以下骨中央,女子入系廷孔,男子循茎下至篡。今邪毒入于阴中,三脉受伤,故少腹里急,或引阴中拘挛也。热上冲胸,热邪循三经而上冲于胸也。脑为髓之海,精之窠为眼,膝胫者,筋之会也。经云:髓海不足,则脑转胫酸,眩冒,目无所见。又曰:入房太甚,宗筋驰纵,发为筋痿。今房劳失精,髓海不足,故头重不欲举也。精不灌目,故眼中生花也。精不荣筋,故膝胫拘急也,烧裈散主之,裈裆乃前阴气出之处,精气之所注也,取其所出之余气,引伤寒之余毒还从故道而出，使从阴而入者，即从阴而出也，故曰小便利，阴头微肿即愈。

按：眼中生花，《千金方》作"眼中生眵臀"，成注谓"感动之毒、所易之气熏蒸于上也"。张隐庵云：眼中生花者，任脉为病也。夫任脉起于中极之下，上颐循面入耳是也。

烧裈散方

上，剪取妇人中裈近隐处，烧灰。以水和服方寸匕，日三服。小便即利，阴头微肿则愈。妇人病，取男子裈裆烧，和服如法。

王晋三曰：裈裆穿之日久者，久烧以洁其污，灰取其色黑下行。

《千金方》：妇人温病虽瘥，若未平复，血脉未和，尚有热毒，而与之交接得病者，名为阴易之病。其人身体重，热上冲胸，头重不能举，眼中生眵臀，四肢拘急，小腹绞痛，手足拳者，即死。其亦有不即死者，病苦小腹里急，热上冲胸，头重不欲举，百节解离，经脉缓弱，血气虚，骨髓竭，便嘘嘘吸吸，气力转少，着床不能动摇，起止仰人，或引岁月方死。医者张苗说，有婢得病，瘥后数日，有六人奸之，皆死。

《肘后方》：治交接劳复，阴卵肿，或缩入腹，腹中绞痛，或便绝方。烧妇人月经灰，服方寸匕。

《证治准绳》：伤寒病未平复，犯房室，命在须臾，用独参汤调烧裈散。

大病差后劳复者，枳实栀子豉汤主之；若有宿食者，加大黄如博棋子大五六枚。

成无己曰：病有劳复，有食复。伤寒新差，血气未平，余热未尽，早作劳动，病者，名曰劳复。病热少愈，而强食之，热有所藏，因其谷气留搏,两阳相合而病者,名曰食复。劳复,则热气淫越,与枳实栀子豉汤以解之;食复,则胃有宿积,加大黄以下之。

王肯堂曰:伤寒之邪自外入,劳复之邪自内发。

陈修园曰:此言新差后有劳复、食复之证也。劳复者,病后无大劳,如因言语思虑、梳澡迎送之类,复生余热也;食复者,《内经》所谓多食则复,食肉则遗是也。若犯房而复者,名女劳复,华元化谓为必死,愚随证以大剂调入烧裈散救之。

《总病论》:新差,强人足两月,虚弱人足百日,则无复病矣。

枳实栀子豉汤方

枳实三枚(炙)　栀子十四枚(擘)　香豉一升(绵裹)

上三味,以清浆水七升,空煮取四升,内枳实、栀子,煮取二升,内香豉,更煮五六沸,去滓。温分再服,覆令微似汗。

王晋三曰:枳实栀子豉汤,微汗、微下方也。大都瘥复,必虚实相兼,故汗之不欲其大汗,下之不欲其大下。栀、豉上焦药也,复以枳实宣通小焦,再用清浆水空煮减三升,则水性熟而沉,栀豉轻而清,不吐不下,必发于表,故覆之必有微汗。若欲微下,再加大黄,佐枳实下泄,助熟水下沉。则栀豉认上泻下,三焦通畅,荣卫得和,而劳复愈,故云微下。

徐灵胎曰:浆水,即淘米泔水,久贮味酸为佳。

《伤寒蕴要》:枳实栀子豉汤,治食复、劳复,身热,心下痞闷。如有宿食不下,大便秘实,脉中有力者,可加大黄。

《内外伤辨惑论》:食膏粱之物过多,烦热闷乱者,亦宜服之。

伤寒差已后,更发热者,小柴胡汤主之。脉浮者,以汗解之;脉沉实者,以下解之。

张令韶曰：此下五节，论伤寒差后，余邪未尽，有虚实，有寒热，有水气，有在表者，有在里者，有在表里之间者，皆宜随证而施治之也。伤寒差已后，更发热者，余邪未尽，而在表里之间也。宜小柴胡汤以转枢。脉浮者，仍在表也，以汗解之。脉沉实者，犹在里也，以下解之。以汗解之，小柴胡汤和桂枝，以下解之，小柴胡汤加芒硝。

小柴胡汤方 见太阳病中

大病差后，从腰以下有水气者，牡蛎泽泻散主之。

钱天来曰：大病后，若气虚则头面皆浮肿；脾虚则胸腹胀满。此因大病之后，下焦之气化失常，湿热壅滞，膀胱不泻，水性下流，故但从腰以下水气壅积。膝胫足跗皆肿重也。以未犯中上二焦，中气未虚，为有余之邪，脉必沉数有力，故但用排决之法，而以牡蛎泽泻散主之。

喻嘉言曰：腰下有水气者，水渍为肿也。《金匮》曰：腰以下肿，当利小便。此定法也。乃大病后脾土告困，不能摄水，以致水气泛溢，用本方峻攻，何反不顾其虚耶？正因水势未犯身半以上，急逐其水，所全甚大，设用轻剂，则阴水必袭入阳界，驱之无及矣。庸工遇大病后，采用温补，自以为善，熟知其大谬哉。

牡蛎泽泻散方

牡蛎　泽泻　栝楼根　蜀漆(洗去腥)　葶苈(熬)　商陆根(熬)　海藻(洗去腥)

上七味，等分，异捣，下筛为散，更入臼中治之。白饮和服方寸匕，日三服。小便利，止后服。

尤在泾曰：大病新差，而腰以下肿满者，此必病中饮水过多，热邪虽解，水气不行，浸渍于下而肌肉肿满也。是当以急逐水邪为法,牡蛎泽泻散咸降之力居多,饮服方寸匕,不用汤药者,急药缓用,且不使助水气也。若骤用补脾之法,恐脾转滞而水气转盛,宁不泛滥为患。

陈修园曰:牡蛎、海藻生于水,故能行水,亦咸以软坚之义也,葶苈利肺气而导水之源;商陆攻水积而疏水之流;泽泻一茎直上,栝楼生而蔓延,二物皆引水液而上升,可升而后可降也;蜀漆乃常山苗,自内而出外,自阴而出阳,所以引诸药而达于病所。又散以散之,欲其散布而行速也。但其性甚烈,不可多服,故曰:小便利,止后服。又曰:此方用散,不可作汤,以商陆根水煎服杀人。

大病差后,喜唾,久不了了,胸上有寒也。当以丸药温之,宜理中丸。

尤在泾曰:大病差后,胃阴虚者,津液不生则口干欲饮;胃阳弱者,津液不摄则口不渴而喜唾。至久之而尚不了了,则必以补益其虚,以温益其阳矣,曰胃上有寒者,非必有寒气也,虚则自生寒耳。理中丸,补虚温中之良剂。不用汤者,不欲以水资吐也。

张令韶曰:脾之津为唾,而开窍于口。脾虚不能摄津,故反喜从外窍而出也。

浅田栗园曰:此条论差后胃气虚寒,饮聚而成唾也。唾,口液也。寒,以饮言。不了了,谓无已时也。《金匮》云:上焦有寒,其口多涎。又云:肺中冷,多涎唾。曰寒、曰冷,皆指痰饮而言。故用理中丸以治胃口寒饮也。

理中丸方见霍乱

伤寒解后,虚羸少气,气逆欲吐者,竹叶石膏汤主之。

张令韶曰:上节论虚寒证,此节论虚热证。伤寒解后,血气虚少,不能充肌肉,渗皮肤,故形体虚羸而消瘦也。少气者,中气虚也。胃上有寒则喜唾,胃中有热则气逆而欲吐,此虚热也。宜竹叶石膏汤主之。

方中行曰:羸,病而瘦也。少气,谓短气不足以息也。气逆欲吐,饮作恶阻也。盖寒伤形,故寒解则肌肉消削而羸瘦。热伤气,故热退则气衰耗而不足。病后虚羸,脾胃未强,饮食难化而痰易生,痰涌气逆,故欲吐也。竹叶清热,麦冬除烦,人参益气,甘草生肉,半夏豁痰而止吐,粳米病后之补剂,石膏有彻上彻下之功,故能佐诸品而成补益也。

竹叶石膏汤方

竹叶二把　石膏一斤　半夏半升(洗)　人参三两　麦门冬一升　甘草二两(炙)　粳米半升

七味上,以水一斗,先煮六味,取六升,去滓,内粳米,煮米熟,汤成,去米。温服一升,日三服。

张路玉曰:此汤即人参白虎去知母,而益半夏、麦冬、竹叶也。病后虚烦少气,为余热未尽,故加麦冬、竹叶于人参、甘草之甘温益气药中,以清热生津。加半夏者,痰饮上逆欲吐故也。

徐灵胎曰:此仲景治伤寒愈后调养之方也。其法专于滋养肺胃之阴气,以复津液。盖伤寒虽六经传遍,而汗吐下三者皆肺胃当之。又《内经》云:人之伤于寒也,则为病热。故滋养肺胃,岐黄以至仲景不易之法也。后之庸医则用温热之药峻补脾肾,而千圣相传之精义消亡尽矣。《集验》载此方加生姜,治呕最良。

《和剂局方》:竹叶石膏汤,治伤寒时气,表里俱虚,遍身发热,心胸烦闷;或得汗已解,内无津液,虚羸少气,胸中烦满,气逆欲吐;

及诸虚烦热,与伤寒相似,但不恶寒,身不疼,头不痛,脉不紧数,即不可汗下,宜服此药。(即本方)

《总病论》:竹叶汤治虚烦病,兼治中暍渴、吐逆而脉滑数者。(即本方)呕者加生姜。

《直指方》:本方治伏暑内外热炽,烦躁大渴。

《张氏医通》:上半日嗽,多属胃中有火,竹叶石膏汤降泄之。

大病已解,而日暮微烦者,以病新差,人强与谷,脾胃之气尚弱,不能消谷,故令微烦。损谷则愈。

喻嘉言曰:脉已解者,阴阳和适,其无表里之邪可知也。日暮微烦者,日中卫气行阳,其不烦可知也,乃因胸胃气弱,不能消谷所致。损谷则脾胃渐趋于旺而自愈矣。注家牵扯日暮为阳明之旺时,故以损谷为当小下,不知此论差后之证,非论六经转阳明之证也。日暮,即《内经》日西而阳气已衰之意,所以不能消谷也。损谷,当是减损谷食以休养脾胃,不可引前条宿食例,轻用大黄过伤脾胃也。

陈修园曰:此又结谷气一条,以明病后尤当以胃气为本,胃气又以谷气为本也。

卷十三

辨百合狐惑阴阳毒病脉证并治

百合病者，百脉一宗，悉致其病也，意欲食，复不能食，常默默，欲卧不能卧，欲行不能行，饮食或有美时，或有不欲闻食臭时，如寒无寒，如热无热，口苦，小便赤，诸药不能治，得药则剧吐利，如有神灵者，身形如和，其脉微数。每溺时头痛者，六十日乃愈；若溺时头不痛，淅淅然者，四十日愈；若溺时快然，但头眩者，二十日愈。其证或未病而预见，或病四、五日始见，或病至二十日，或一月后见者，各随其证，依法治之。

李珥臣曰：《活人书》云：伤寒大病后，血气未得平复，变成百合病。今由百脉一宗悉致其病观之，当是心肺二经之病也。如行卧、饮食、寒热等证，皆有莫可形容之状，在《内经》解㑊病似之。观篇中有如神灵者，岂非以心藏神、肺藏魄。人生神魂夫守，斯有恍惚错妄之情乎。又曰，《内经》云：凡伤于寒则为病热，热气遗留不去。伏于脉中则昏昏默默，凡行卧饮食寒热皆有一种虚烦不耐之象矣。

程云来曰：经脉十二，络脉三百六十五。此缘大病后真阳已虚，余热未尽，周身百脉俱病，是为百脉一宗，悉致其病也，以其中外上下皆病，故饮食行卧不安，寒热无定，而诸药不能治，得之则吐利，如有神灵也。常默然则身形如和，余热不尽故脉微数，热在上则口苦，热在下则小便赤也。《伤寒续论》曰：溺者，人之津液也，注于膀胱，得阳气施化则溺出。故《内经》曰：膀胱者，州都之宫，津液藏焉，气化则能出矣。是溺与阳气相依而为用者也。头者，诸阳之首。溺则阳气下施。头必为之摇功。曷不以老人小儿观之，小儿元气未足，血气未定，脑髓不满，溺将出，头为之摇而身为之动，此阳气不充故耳。老人气血衰，肌肉涩，脑髓清，故溺出时不能射远，将完必湿衣而头亦为之动者，此阳气已衰不能施射故耳。由此观之，溺出，头之痛与不痛，可以观邪之浅与深矣。故百合病溺出头痛者，言邪舍深而阳气衰也。内衰则入于脏腑，上则牵连脑髓，是以六十日愈。若溺出头不痛，淅淅然者，淅淅如水洒淅皮毛，外舍于皮肤肌肉，尚未入脏腑之内，但阳气微耳，是以四十日愈。若溺出快然，但头眩者，言邪犹浅，快则阴阳和畅、荣卫通利，脏腑不受邪。外不淅淅然则阳气尚是完固，但头眩者是邪在阳分，阳实则不为邪所牵，故头不疼而眩，是以二十日愈也。或未病而预见者，皆元气空虚之故。

陈修园曰：此详言百合病之证脉也。此证多见于伤寒大病前后，或为汗、吐、下失法而变；或素多思不断、情志不遂；或偶触惊疑、猝临异遇，以致行住、坐卧、饮食等，皆若不能自主之势。此病最多，而医者不识耳。

按：百合病者，精神病之一。《金鉴》云：百合瓣一蒂，如人百脉一宗，命名取治，皆此义也。盖血海为百脉所归宗，乃化精补髓之源，而脑为髓海，若经络淤有热毒，则脑神失灵而志意昏愦，西医所谓神经衰弱也。百合质类脑髓，性善清热解郁，而气味甘平微苦，最宜於元气虚弱之证，而为此病之主药，犹伤寒中所谓桂枝证、柴胡证例也。此病与狂，均为血室淤热，上干及脑之病，而阴阳虚实不同。《内经》云：邪入于阳则狂，邪入于阴则痹。痹盖脑髓神经不仁，知觉运动失常之谓，即百合病也。观其以溺出头痛及眩，验病势之轻重，可以知矣。赵氏以为血病，魏氏以为气病，皆非也。

百合病，见于发汗之后者，百合知母汤主之。

赵以德曰：日华子谓：百合安心定胆、益志养五脏，为能补阴也。治产后血眩晕，能去血中热也；除痞满、利大小便，为能导涤血之淤塞也。而是证用之为主，益可见淤积者矣。若汗之而失者，是涸其上焦津液，而上焦阳也，阳宜体轻之药，故用知母佐以救之。知母泻火、生津液、润心肺。

陈载安曰：得之汗后者，其阳分之津液必伤，余热留连而不去。和阳必以阴，百合同知母、泉水以清其余热，而阳邪自化也。

百合知母汤方

百合七枚(擘)　知母三两(切)

上二味，先以水洗百合，渍一宿，当白沫出，去其水，另以泉水二升，煮取一升，去滓；别以泉水二升煮知母，取一升，去滓；后合煎，取一升五合，分温再服。

百合根质似人之脑，其花昼开夜合，乃草木之有情者，性能清热消郁，解脑髓之痹、补元气之虚，故用为百合病之主药。过汗则耗津血燥，故佐以知母之滋阴解毒。分煎合服，俾二性各致其功，以奏清上滋下之效也。《易》曰：山下出泉。是泉者水之源，故取以煎，清脑之药也。

百合病，见于下之后者，百合滑石代赭汤主之。

赵以德曰：若下之而失者，损其阴，淤血下积。而下焦阴也。阴宜重镇之剂，故用滑石代赭佐以救之。滑石开结利窍，代赭除脉中风痹淤血。

陈载安曰：其得之于下后者，下多伤阴，阴虚则阳往乘之，所以有下焦之热象。百合汤内加滑石代赭，取其镇逆和窍以通阳也，是谓用阳和阴法。

百合滑石代赭汤

百合七枚(擘)　滑石三两(碎,绵裹)　代赭石如弹丸大一枚(碎,绵裹)

上三味,以水先洗,煮百合如前法,别以泉水二升,煮二味,取一升,去滓,合和,重煎,取一升五合,分温再服。

既云下后所得,则必有大便下利、小便不通之见证。故佐以代赭之固肠止脱,以治大便之下利;滑石之泄热利水,以治小便之赤涩。

百合病,见于吐之后者,百合鸡子黄汤主之。

陈载安曰:其得之吐后者,吐从上逆,较发汗更伤元气,阴火得以上乘,清窍为之蒙蔽矣。故以鸡子黄之纯阴养血者,佐百合以谓和心肺,是亦用阴和阳矣。

百合鸡子黄汤方

百合七枚(擘)　鸡子黄一枚

上二味,先洗煮百合如前法,去滓,内鸡子黄,搅匀,顿服之。

尤在泾曰:《本草》:鸡子安五脏,治热疾。吐后脏气伤而病不去,用之不特安内,亦且攘外也。

百合病,不经发汗、吐、下,病形如初者,百合地黄汤主之。

陈载安曰:不经吐、下、发汗,正虽未伤,而邪热之袭于阴阳者,未必透解,所以致有百合病之变也。病形如初,指百合病首节而言。地黄取汁,下血分之瘀热,故云大便当如漆,非取其补也。百合以清气分之余热,为阴阳和解法。

尤在泾曰:此则百合病正治之法也。服后大便如漆,则热除之验也。(《外台》云:大便当出黑沫。)

百合地黄汤方

百合七枚(擘)　地黄汁一升

上二味,先洗煮百合如上法,去滓,内地黄汁,煎取一升五合,分温再服。中病,勿更服。大便当如漆。

《金匮辑义》:地黄汁服之必泻利,故云中病勿更服。

百合病一月不解,变成渴者,百合洗方主之。不差,栝楼牡蛎散主之。

赵以德曰:其一月不解,百脉壅塞,津液不化,而成渴者,故用百合洗,则一身之脉皆得通畅,而津液行,其渴自止。勿食盐豉,以味咸能凝血,且走之也。若渴不差,是中无津液,则以栝楼牡蛎主之。

徐忠可曰:渴有阳渴,有阴渴,若百合病一月不解而变成渴,其为阴虚火炽无疑矣。阴虚而邪气蔓延,阳不随之两病乎!故以百合洗其皮毛,使皮毛阳分得其平而通气于阴。即是肺朝百脉,输精皮毛,使毛脉合精,行气于府之理。食煮饼,假麦气以养心液也。勿食盐豉,恐伤阴血也。渴不差,是虽百合汤洗而无益矣。明是内之阴气未复,阴气未复由于阳亢也。故以栝楼根清胸中之热,牡蛎清下焦之热,与上平阳以救阴同法。但此从其内治耳,故不用百合而作散。

尤在泾曰:病变或渴,与百合洗而不差者,热盛而津液伤也。栝楼根苦寒,生津止渴;牡蛎咸寒,引热下行,不使上灼也。

百合洗方

百合一升

上一味,以水一斗,渍之一宿,以洗身。洗已,食煮饼,勿以盐豉也。

《活人书》：煮饼，即淡熟面条也。

栝楼牡蛎散方

栝楼根　牡蛎(熬)各等分

上二味，捣为散，白饮和服方寸匕，日三服。

百合病变发热者，百合滑石散主之。

尤在泾曰：病变发热者，邪聚于里而见于外也。滑石甘寒，能除六腑之热，得微利则里热除而表热自退。

《金鉴》曰：百合病，如寒无寒，如热无热，本不发热，今变发热者，其内热可知也。故以百合滑石散主之，使其微利，热从小便而除矣。

按：以上诸节之证，均以脉微数、口苦、小便赤为主。诸方之治，虽有上下内外之殊，皆兼清热利小便也。

百合滑石散方

百合一两(炙)　滑石二两

上二味，为散，饮服方寸匕，日三服。当微利。热除则止后服。

《千金方》：一本云：治百合病小便赤涩，脐下紧急。

百合病，见于阴者，以阳法救之；见于阳者，以阴法救之。见阳攻阴，复发其汗，此为逆；见阴攻阳，乃复下之，此亦为逆。

徐忠可曰：此段总结全篇，谓百合病同是内气与伤寒余邪相并，留连无已，不患增益而患因循，故病在下后及变渴，渴不止，所谓见于阴也，势必及阳，至阳亦病，则无可为矣。故以滑石通彻其毛窍之阳，百合利其皮毛之阳。在内之阳燥，栝楼牡蛎养其腹内之阳，阳得其平，阴邪欲传之而不受，则阴中之邪渐消矣，所谓以阳法救之也。病在汗后及吐后，及病形如初，及变发热，皆所谓见于阳也,势必及阴,至阴亦病而无可为矣。故以知母固其肺胃之阴,鸡子养其血分之阴,生地壮其心中之阴,热发于肌表者,滑石以和其肠胃之阴,阴得所养,阳邪欲传之而不受,则阳中之邪渐消矣,所谓以阴法救之也。

唐容川曰:仲景论脉,所谓阴阳,多指寸尺而言;仲景论证,所谓阴阳,多指表里而言。观见于阴、见于阳二"于"字,是确指其界,谓血分与气分,表里之间也。见于阴,如上文变渴而在里也,以阳法救之,如洗方从表救之是,见于阳,如上文变发热而在表也,以阴法救之,如滑石散从里治之是。故见阳之表证,攻治其阴乃正法也,若发其汗则为逆;见阴而攻治其阳,亦正法也,乃复下之,此亦为逆。

郭白云曰:仲景以药之百合治百合病,与《神农本草经》主治不相当,千古难晓其义。是以孙真人言伤寒杂病自古有之,前古名贤,多所防御,至于仲景,时有神功,寻思旨趣,莫测其致,所以医人不能钻仰万一也。然百合之为物,岂因治百合之病而后得名哉?或是病须百合可治,因名曰百合乎!

《小品文》:百合病,腹满作痛者,用百合炒为末,每服方寸匕,日二。

《内经拾遗方论》:平人气象论曰:尺脉缓涩,谓之解㑊。王太仆曰:寒不寒,热不热,弱不弱,壮不壮,宁不可名,谓之解㑊也。张少谷曰:宁,困弱也。百合汤,解㑊之神剂也,百合一味,用水二钟,煎八分,不拘时服。

狐惑之为病,状如伤寒,默默欲眠,目不得闭,卧起不安,蚀于喉为惑,蚀于阴为狐,不欲饮食,恶闻食臭,其面目乍赤、乍黑、乍

白。蚀于上部则声嗄,甘草泻心汤主之。蚀于下部用咽干,苦参汤洗之。蚀于肛者,雄黄熏之。

嗄,先齐切,音西。

尤在泾曰:狐惑虫病,即巢氏所谓䘌病也。默默欲眠,目不得闭,卧起不安,其躁扰之象有似伤寒少阴热证,而实为䘌之乱其心也。不欲饮食,恶闻食臭,有似伤寒阳明实证,而实为虫之扰其胃也。其面目乍赤、乍黑、乍白者,虫之上下,聚散无时,故其色变更不一,甚者脉也大小无定也。盖虽虫病而能使人惑乱而狐疑,故名曰狐惑。徐氏曰:蚀于喉为惑,谓热淫于上,如惑乱之气感而生蜮;蚀于阴为狐,谓热淫于下,柔害而幽隐如狐性之阴也。亦通。蚀于上部,即蚀于喉之谓,故声嗄;蚀于下部,即蚀于阴之谓,阴内属于肝,而咽门为肝胆之候,病自下而冲上,则咽干也。至生虫之由,则赵氏所谓湿热停久,蒸腐气血而成淤浊,于是风化所腐而成虫者,当矣。甘草泻心不特使中气运而湿热自化,抑亦苦辛杂用足胜杀虫之任。其苦参、雄黄,则皆清燥杀虫之品,洗之、熏之,就其近而治之耳。

《金鉴》曰:狐惑,牙疳、下疳等疮之古名也。近时惟以疳呼之。下疳即狐也,蚀烂肛阴;牙疳即惑也,蚀咽腐龈,脱牙穿腮,破唇。每因伤寒病后,余毒与湿䘌之为害也。或生斑疹之后,或生癖疾下利之后,其为患亦同也。

嗄音啥,声破曰嗄。

甘草泻心汤方 见太阳病下

苦参汤方

苦参一斤

上一味,以水一斗,煮取七升,去滓,熏洗,日三服。

《金匮辑义》:用苦参一味治龋齿,见于《史记》仓公传,亦取乎清热杀虫。

《外合秘要》:小儿身热,苦参煎汤浴之良。

《直指方》:下部漏疮,苦参煎汤,日日洗之。

雄黄散方

雄黄一两

上一味,为末,筒瓦二枚合之,内药于中,以火烧烟,向肛熏之。

徐忠可曰:下部毒盛,所伤在血而咽干,喉属阳,咽属阴也。药用苦参薰洗,以去风清热而杀虫也。蚀于肛,则不独随经而上侵咽,湿热甚而糜烂于下矣。故以雄黄薰之,雄黄之杀虫去风解毒更力也。

《圣惠方》:治伤寒狐惑,毒蚀下部,肛外如蜃,痛痒不止,雄黄半两,先用瓶子一个口大者内入灰上,如装香火,将雄黄烧之,候烟出,当病处薰之。

《十便良方》:百虫入耳,雄黄烧燃薰之,自出。

《笔峰杂兴》:治臁疮日久方:雄黄二钱、陈皮五钱,青布卷作大燃,烧烟薰之,热水流出,数次愈。

《寿世保元》:治下部生虫蜃食肛,烂,见五脏便死。艾叶入雄黄末,入管中,薰下部,令烟入即愈。

《经脉》:病人或从呼吸上蚀其咽,或从下焦蚀其肛阴,蚀上为惑,蚀下为狐。狐惑病者,猪苓散主之,方见厥阴。

病者脉数,无热,微烦,默默但欲卧,汗出。初得之三、四日,目赤如鸠眼;七、八日,目四眦黑。若能食者,脓已成也,赤豆当归散主之。

尤在泾曰：脉数微烦，默默但欲卧，热盛于里也；无热汗出，病不在表也；三四日目赤如鸠眼者，肝藏血中之热，随经上注于目也。经热如此，脏热可知，其为蓄热不去，将成痈脓无疑。至七、八日目四眦黑，赤色极而变黑，则痈尤甚矣。夫肝与胃互为胜负者也，肝方有热，势必以其热侵及于胃，而肝既成痈，胃即以其热并之于肝。故曰若能食者，知脓已成也。且脓成则毒化，毒化则不特胃和而肝亦和矣。赤豆当归，乃排脓血，除湿热之良剂也。

按：此一条注家有目为狐惑病者，有目为阴阳毒者，要之亦是湿热蕴毒之病。其不腐而为虫者，则积而为痈；不发于身面者，则发于肠脏，亦病机自然之势也。仲景意谓与狐惑、阴阳毒同源而异流者，故特论列于此欤。

李玾臣曰：经云：脉数不止而热不解，则生恶疮。今脓成何处？大率在喉与阴肛。盖积热生虫，亦积热成脓，是亦恶疮之类也。

赤豆当归散方

赤小豆三升（浸令芽出，曝干）　当归十两

上二味，杵为散，浆水服方寸匕，日三服。

程云来曰：当归主恶疮疡；赤小豆主排痈脓；浆水，炊粟米熟，投冷水中浸五、六日，生白花，色类浆者，能调理脏腑。三味为治痈脓已成之剂。此方蚀于肛门者当用之。

按：后文先血后便，此近血也，亦用此汤。以大肠、肛门本是一源，病虽不同，其解脏毒则一也。

唐容川曰：赤豆发出芽则能排脓。盖脓乃血从气而化者也。赤豆属血分，而既发出芽则血从气而外出矣，故以治血从气化之脓。其治先血后便，亦是治痔漏之有脓者也。

《张氏医通》：赤小豆当归散治小肠热毒流于大肠，先便后血，及狐惑、蓄血、肠痈、便脓等证。如无酸浆水，以醋和沸汤代之。

阳毒之为病，面赤斑斑如锦纹，咽喉痛，唾脓血。五日可治，七日不可治，升麻鳖甲汤主之。

阴毒之为病，面目青，身痛如被杖，咽喉痛。五日可治，七日不可治。升麻鳖甲汤去雄黄、蜀椒主之。

陈修园曰：此言阴阳二毒治之不可姑缓也。仲师所论阴毒、阳毒，言天地之疠气中人之阳气、阴气，非阴寒极、阳热极之谓也。盖天地灾疠之气便为毒气，人之血气昼行于阳、夜行于阴，疠气之毒值人身行阳之度而中人，则为阳毒。面者诸阳之会，阳毒上干阳位，故面赤斑斑如锦纹；阳毒上迫胸膈，故吐脓血，以阳气法天，本乎天者亲上也。值人身行阴之度而中人，则为阴毒。邪入于阴，则血凝泣，血不上荣于面而面目青；血不环周于一身而身痛如被杖，以阴气主静，凝而不流之象也。夫阴阳二毒皆从口毒而下入咽喉。咽喉者，阴阳之要会也，感非时之疠气，则真气出入之道路不无妨碍，故二毒俱有咽喉痛之证。要之异气中人，流毒最猛，五日经气未遍，尚可速治，若至七日，阴阳经气已周，而作再经，则不可治矣。方用升麻鳖甲汤以解之。

《金鉴》曰：此证即今世俗所谓痧证是也。中此气之人，不止咽喉痛、身痛，甚至有心腹绞痛，大满大胀，通身络脉青紫暴出，手足指甲色如靛叶，口噤牙紧，心中忙乱，死在旦夕者。若谓必从皮而入，未有为病如是之速者也。是必从口鼻而下入咽喉无疑。治是证者，不必问其阴阳，但刺其尺泽、委中、手足十指脉络暴出之处出血，轻则用刮痧法，随即用紫金锭，或吐、或下、或汗出而愈者不少。

升麻鳖甲汤方

升麻二两　蜀椒一两(去汗)　雄黄半两(研)　当归一两　甘草二两　鳖甲一片(炙)

上六味，以水四升，煮取一升，顿服之。不差，再服取汗。

升麻鳖甲去雄黄蜀椒汤方

升麻二两　当归一两　甘草二两　鳖甲一片(炙)

上四味，以水二升，煮取一升，去滓，顿服之。不差，再服。

陈修园曰：升麻，《本经》云气味甘平，苦微寒，无毒，主解百毒，辟瘟疫邪气，入口皆吐出，中恶腹痛，时气毒疠，诸毒喉痛、口疮云云。君以升麻者，以能排气分解百毒，能吐能升，俾邪从口鼻入者，仍从口鼻而出，鳖甲气味酸平，无毒，佐当归而入肝，肝藏血，血为邪气所凝，鳖甲禀坚刚之性，当归具辛香之气，直入厥阴而通气血，使邪毒之侵于营卫者，得此二味而并解；甘草气味甘平，解百毒，甘能入脾，使中土健旺，逐邪以外出；妙在使以蜀椒辛温，雄黄苦寒，禀纯阳之色，领诸药以解阳毒。其阴毒去雄黄、蜀椒者，以邪毒不在阳分，不若当归、鳖甲直入阴分之为得也。

《济阳纲目》：阴毒升麻鳖甲汤治阴瘢，即本方水煎，调雄黄末服。

辨疟病脉证并治

师曰：疟病，其脉弦数者，热多寒少；其脉弦迟者，寒多热少。脉弦而小紧者，可下之；弦迟者，可温之；弦紧者，可汗之、针之、灸之；浮大者，可吐之；弦数者，风发也，当于少阳中求之。

徐忠可曰：疟者，半表半里病，而非骤发之外病也。故《内经》

曰：夏伤于暑，秋必痎疟。又曰：先伤于寒，后伤于风为寒疟；先伤于风，后伤于寒为温疟。又曰：在皮肤之内，肠胃之外，唯其半表半里，则脉必出于弦。盖弦者，东方甲木之气，经属少阳，乃伤寒之阴脉而杂证之阳脉也。证在表里之界，脉亦在阴阳之间，而兼数为热，兼迟为寒，此其大纲也。若治之法，紧亦寒脉也，小紧则内入矣。盖脉以大者为阳，则小紧而内入者为阴，阴不可从表散，故曰下之愈。迟既为寒，温之无疑。弦紧不沉，寒脉而非阴脉，非阴故可发汗、针灸也。疟脉概弦而忽浮大，知邪高而浅，高者越之，故曰可吐。虽然半表半里者，少阳之分也，少阳病禁汗、吐、下，而疟何独不然？乃仲景亦出汗、吐、下三法，谓邪有不同，略傍三法以为驱邪之出路，非真如伤寒之大汗、吐、下也。仲景既曰弦数者多热，又申一义曰弦数者风发也。见多热不已必至极热，热极生风，风生则肝木侮土而传热于胃，坐耗津液，阳愈偏而不返。须以梨汁蔗浆生津止渴。正《内经》风淫于内，治以甘寒之旨也。

周禹载曰：人之疟证，由外邪之入，每伏于半表半里，入而与阴争则寒，出而与阳争则热，故寒热往来主少阳，谓兼他经证则有之，谓全不涉少阳则无是理也。仲景以脉之数、迟、小、紧、浮、大未皆可定，要必兼弦，弦为少阳脉也。夫邪纪少阳，与卫气并居，卫气昼行于阳，夜行于阴，故邪得阳而外出，得阴而内薄，内外相薄，是以日作。若气之舍深，内薄于阴，阳气独发，阴气内著，阴与阳争不得出，是以间日而作也。然则偏阴多寒，偏阳多热，其为疸、为温、为牝，莫不自少阳而造其极，补偏救弊，必从少阳之界使邪去，而阴阳适归于和而后愈也。

按：近世西医考察疟疾，由一种腐草败禾之毒菌，藉蚊虫之媒介,中人皮肤、传播血脉而致斯疾。与《素问》所云:夏伤于暑,秋为痎疟,夫痎疟皆生于风,疟之始发也,先起于毫毛之说暗合。然《素问》疟论又云:以秋病者寒甚,以冬病者寒不甚,以春病者恶风,以夏病者多汗。盖蚊咙特致疟之一因,而寒热湿温之邪,伏于少阳,皆能成疟。其治法自当审阴阳之偏盛,以施汗、吐、下、和解之治法也。

问曰:疟病以月一日发者,当以十五日愈,甚者当月尽解,如其不差,当云何? 师曰:此结为癥瘕,必有疟母,急治之,宜鳖甲煎丸。

尤在泾曰:天气十五日一更,人之气亦十五日一更,气更则邪当解也。否则三十日天人之气再更,而邪自不能留矣,设更不愈,其邪必假血依痰结为癥瘕,僻处胁下,将成负同不服之势,故宜急治,鳖甲煎丸行气逐血不嫌其峻,一日三服不嫌其急,所谓乘其未集而击之也。

魏念庭曰:寒热杂合之邪在少阳,而上下格阻之气结厥阴,聚肝下之血分,而实为疟病之母气,足于生疟而不已。此所以阴阳互盛,历月经年而病不除也,盖有物以作患于里,如草树之有根荄,必须急为拔去,不然旋伐旋生,有母在焉,未有不滋蔓难图者矣。

《难经》:肝之积名曰肥气,在左胁下,如覆杯,有头足,久不愈,令人发咳逆痎疟,连岁不已。

《万病回春》:腹中有块者,疟母也。凡疟发时不可带热饮食,恐不消而成痞块。痞散成鼓者,有之矣。

合信氏曰:人有疟疾,脾每胀大。盖身体发冷,血脉不行于外即缩于内,无所归藏则聚于脾,所以脾大耳。

鳖甲煎丸方

鳖甲　柴胡　黄芩　大黄　牡丹皮　䗪虫　阿胶

上七味，各等分，捣筛，炼蜜为丸，如梧桐子大。每服七丸，日三服，清酒下，不能饮者，白饮亦可。

程云来曰：疟母者，邪气内搏于脏腑，血气羁留而不行，息而成积，故内结症瘕，而外作往来寒热。《内经》曰：坚者削之，结者行之。以鳖甲主症瘕寒热，故以为君；邪结于血分，用大黄、䗪虫、牡丹皮攻逐血结为臣；调寒热，和阴阳，通荣卫，则有柴胡、黄芩，和气血则有阿胶以为使。

《良方集腋》：疟久，胁下成块疼痛者，名曰疟母。用核桃壳煅灰，研细末三钱，木香研细八分，好酒调服，三、五次即消。

师曰：阴气孤绝，阳气独发，则热而少气烦冤，手足热而欲呕，此名瘅疟，白虎加桂枝人参汤主之。

悦，母官切，音瞒。

赵以德曰：《内经》云：但热而不寒者，阴气先绝，阳气独发，则热而少气烦冤，手足热而欲呕，名曰瘅疟。又云：肺素有热，气盛于身，因而用力，风寒舍于分肉之间而发，发则阳气盛，盛而不衰，其气不及于阴，故但热而不寒，气内藏于心而外舍于分肉之间，令人消烁肌肉，故命曰瘅疟。此二者，一为先伤于风，一为肺素有热，所感之邪虽不一，然病是阳盛。又《内经》之阳盛逢风，两阳相得而阴气虚少，少水不能制盛火而阳独治，此热如火当灼肉也。由是观之，疟之寒热更作，因阳阴之气互为争并，若阴衰少，则离绝真阳，先自退处不与之并，而阳亦不并于阴，故阳独发，但热而已。此总论二者之瘅疟。其少气烦冤，肺主气，肺受火抑故也；手足热者，阳主四肢，阳盛则四肢热也；欲呕者，火邪上冲胃气逆也。白虎汤退热药也，分肉、四肢，内属脾胃，非切于其所舍者乎！又泻肺火非救其少气烦冤,肺主气,肺受火抑故也;手足热者,阳主四肢,阳盛则四肢热也;欲呕者,火邪上冲胃气逆也。白虎汤退热药也,分肉、四肢、内属脾胃,非切于其所舍者乎!又泻肺火非救其少气烦冤者乎!设其别有兼证,岂不可推加桂之例以加别药乎!

白虎加桂枝人参汤方

知母六两　石膏一斤　甘草二两(炙)　粳米六合　桂枝三两　人参三两

上六味,以水一斗,煮米熟汤成,去滓,温服一升,日三服。

陈修园曰:白虎清心救肺以除里热,加桂枝调和荣卫以驱外邪,诚一方而两扼其要也。即先热后寒,名为热疟,亦以白虎清其先,桂枝却其后,极为对证,此法外之法也。

疟病,其脉如平,身无寒但热,骨节疼烦,时作呕,此名温疟,宜白虎加桂枝汤方。

赵以德曰:《内经》名温疟,亦有二:一者谓先伤风后伤寒,风阳也,故先热后寒;一者为冬感风寒,藏于骨髓之中,至春夏邪与汗出,故病藏于肾,先从内出之外,寒则气复反入,是以先热后寒。二者之温疟,则皆有阴阳往来寒热之证,而此之无寒但热,亦谓之温疟,似与《内经》不侔,然绎其义,一皆以邪疟为重而名之。夫阴不与阳争,故无寒;骨节皆痹,不与阳通则疼痛;火上逆则时呕。用白虎治其阳盛也,加桂疗骨节痹痛、通血脉、散疟邪、和阴阳以取汗也。

尤在泾曰:此与《内经》论温疟文不同。《内经》言其因,此详其脉与证也。瘅疟、温疟俱无寒但热,俱呕,而其因不同。瘅疟者,肺素有热而加外感,为表寒里热之证,缘阴气内虚不能与阳相争,故不作寒也。温疟者,邪气内藏少阴,至春夏而始发,为伏气外出之证,寒蓄久而变热,故亦不作寒也。脉如平者,病非乍感,故脉如平时也。骨节烦痛时呕者,热以少阴出外,舍于其合,而上并于阳明也。白虎甘寒除热,桂枝则因其势而达之耳。

白虎加桂枝汤方

即前方(白虎加桂枝人参汤)去人参一味。

唐容川曰:身无寒但热,为白虎汤之正证。加桂枝者,以有骨节烦痛,则有伏寒在于筋节,故加桂枝以逐之也。

《三因方》:白虎加桂枝汤治温疟,先热后寒,恶风多汗。

《资生》篇:桂枝白虎汤治风温。(即本方)

疟病多寒,或但寒不热者,此名牝疟,蜀漆散主之;柴胡桂姜汤亦主之。

徐忠可曰:先寒后热既为寒疟,乃有心气素虚,外邪袭之,挟有形之涎为依傍,邪困心胞,气不能透肌表而多寒者,盖先伤无形之寒,邪复内入并涎为有形之寒,寒实伤心,故名牝疟,心为牝脏故也。后人以单寒为牝,误也。唯无形之寒挟有形之涎,则心胞内之邪为外所困而不能出,故以蜀漆劫去其有形之涎。盖常山能吐疟,而蜀漆为常山之苗,性尤轻虚,为功于上也。云母甘平能内除邪气,外治死肌,有通达心脾之用。龙骨收湿安神,能固心气安五藏。故主以蜀漆,而以二药为佐也。又曰:胸中之阳气散行乎分肉之间,今以邪气痹之,则卫外之阳郁伏于内守之阴,而血之痹者既寒凝而不散,遇卫气行阳二十五度而病发,其邪之入荣者既无外出之势,而荣之素痹者亦不出而与阳争,所以多寒少热或但寒不热也。小柴胡本阴阳两停之方,寒多故加桂枝、干姜,则进而从阳,痹著之邪可以开矣。更加牡蛎,以软其坚垒,则阴阳豁然贯通而大汗解矣。

蜀漆散方

蜀漆(洗去腥)　云母(烧二日夜)　龙骨各等分

上三味,杵为散。未发前,以浆水和服半钱匕。

程云来曰:蜀漆,常山苗也,得浆水能吐疟之顽痰;云母、龙骨取云龙属阳之义,入足三阴经可以驱残疟之阴,入手少阴心、太阴肺可以越酷热之阳。三阴者,其道远,故于未发之先服,令药入阴分以驱其邪。此方乃吐顽痰、和阴阳之剂。

《素问》刺疟篇:凡治疟,先发如食顷乃可以治,过之则失时也。

《仁斋直指》,凡疟方来与正发不可服药,服药在于未发时之先,否则药病交争,转为深害。

柴胡桂姜汤方见太阳病下

疟病发渴者,柴胡去半夏加栝楼根汤主之。亦治劳疟。此节依涪古本补,《金匮要略》附方引《外台秘要》。

张路玉曰:渴者,阳明津竭。而所以致阳明津竭者,本少阳木火之势劫夺胃津而然。故疟邪进退于少阳,则以小柴胡汤进退而施治也。至于劳疟之由,亦木火盛而津衰致渴,故亦不外是方也。

《巢氏病源》劳疟候:凡疟积久不差者,则表里俱虚,客邪未散,真气不复,故疾虽暂间,小劳便发。

柴胡去半夏加栝楼根汤方

柴胡八两　人参三两　黄芩三两　生姜三两　甘草三两(炙)
大枣十二枚(擘)　栝楼根四两

上七味,以水一斗二升,煮取六升,去滓,再煎取三升。温服一升,日三服。

《本草纲目》:庞元英谈薮云:张知阁久病疟,热时如火,年余骨立。医用茸附诸药，热益甚。召医官孙琳诊之，琳投小柴胡汤一帖，热减十之九，三服脱然。琳曰：此名劳疟，热从髓出，加以刚剂气血愈亏。盖热有在皮肤、在脏腑、在骨髓，在骨髓者，非柴胡不可。若得银柴胡，只须一服。南方者力减，故三服乃效也。

辨血痹虚劳病脉证并治

问曰：血痹之病，从何得之？师曰：夫尊荣之人，骨弱肌肤盛，重因疲劳汗出，卧不时动摇，加被微风，遂得之。但以脉寸口微涩，关上小紧，宜针引阳气，令脉和紧去则愈。

周禹载曰：阳所以统夫阴者也，统阴则血必随气行矣。乃经言血痹而不言气，何哉？不知血之痹，由于气之伤也。经曰：入于脉则血凝而不流，夫所以不流者，气为邪阻也。然邪之足以伤者，必因于作劳，则卫气不能固外，而后邪得以入之。故仲景发其不流之故，以明得病之由。言天下惟尊荣人为形乐志苦，形乐故肌肤盛，志苦故骨弱；骨弱则不耐劳，肌盛则气不固。稍有劳困汗易出也。夫汗者血之液也，卫不固斯汗出，汗出斯阳气虚，虽微风且得以袭之，则血为之痹。故一见脉微则知阳之不足，一见脉涩则知其阴之多阻，此血痹之本脉也。而其邪入之处则自形其小紧，小为正气拘抑之象；紧为寒邪入中之征。然仲景明言微风，何以反得寒脉耶？盖邪隋血脉上下，阻滞汁沫，未有不痛者，故痛为脉紧也。针以泄之，引阳外出，则邪去而正自伸也。

陈修园曰：此言血痹之证由于质虚劳倦，列于虚劳之上，与他痹须当分别也。

《金匮辑义》：《素问》五脏生成篇曰：卧出而风吹之，血凝于肤者为痹。王注：痹谓瘖痹也。（广韵瘖音顽，《巢源》《千金》有顽痹之文，知顽麻之顽，原是瘖字。）此即血痹也。而《易通卦验》曰：太阳脉虚，多病血痹。郑玄注：痹者气不达，未当至为病。盖血痹之称，方见于此。《千金》云：风痹游走无定处，名曰血痹。后世呼麻木者，即是。《活人书》云：痹者闭也，闭而不仁，故曰痹也。本出于《中藏经》。

血痹阴阳俱微，或寸口关上微，尺中小紧，外证身体不仁，如风痹状，黄芪桂枝五物汤主之。

周禹载曰：此条是申上条，既痹之后未能针引以愈，遂令寸口微者今则阴阳俱微，且寸关俱微矣，且尺中小紧矣。夫小紧既见于尺，则邪之入也愈深，而愈不得出，何也？正虚之处，便是容邪之处也。《脉经》：内外谓之阴阳，上下亦谓之阴。今尺既小紧则微属内外也明矣。若言证以不仁概之，盖身为我身则体为我体，而或为疼痛、或为麻木，每于我相阻，其为不仁甚矣。故以风痹象之，非真风痹也。经曰风寒湿三者合而成痹，然何以单言风痹也？邪有兼中，人之受者必有所偏，如多于风者，则其痛流行不常，淫于四末。盖血以养筋，血不通行则筋节为之阻塞。且血藏于肝，肝为肾子，肾既受邪，则血无不壅滞。于是以黄芪固卫，芍药养荣，桂枝调和荣卫，托实表里、驱邪外出，佐以生姜宜胃，大枣益脾，岂非至当不易者乎！

尤在泾曰：不仁者，肌肤顽痹、痛痒不觉，如风痹状而实非风也。以脉阴阳俱微，故不可针而可药。经所谓阴阳形气俱不足者，勿刺以针而调以甘药也。

《金匮辑义》：风痹，乃顽麻疼痛兼有；而血痹，则唯顽麻而无疼痛；历节，则唯疼痛而不顽麻。

黄芪桂枝五物汤方

黄芪三两　桂枝三两　芍药三两　生姜六两　大枣十二枚

上五味,以水六升,煮取二升。温服七合,日三服。

魏念庭曰:黄芪桂枝五物汤在风痹可治,在血痹亦可治也。以黄芪为主,固表补中,佐以大枣;以桂枝治卫升阳,佐以生姜;以芍药入荣理血,共成厥美。五物而荣卫兼理,且表荣卫里胃肠亦兼理矣。推之中风于皮肤肌肉者,亦兼理矣,固不必多求他法也。

徐灵胎曰:此即桂枝汤以黄芪易甘草,乃卫虚荣弱之方。固卫即以护荣。

《时病论》:黄芪五物汤治风痱,身无痛,半身不遂,手足无力,不能动履者。久久服之,自见其功。(即本方)

男子平人,脉大为劳,极虚亦为劳。

魏念庭曰:虚劳者,因劳而虚,因虚而病也。人之气通于呼吸,根于脏腑,静则生阴,动则生阳。阴阳本气之动静所生,而动静能生气之阴阳,此二神两化之道也。故一静一动互为其根,在天在人俱贵和平,而无取于偏胜。偏则在天之阳愆,阴伏而化育乖;在人则阳亢阴独而疾病作。然则虚劳者,过于动而阳烦,失于静而阴扰,阴日益耗而阳日益盛也,是为因劳而虚,因虚而病之由然也。虚劳必起于内热,终于骨蒸。有热者十有七八,其一二虚寒者,必邪热先见,而其后日久随正气俱衰也。夫脉大者,邪气盛也;极虚者,精气夺也。以二句揭虚劳之总,而未尝言其大在何脉,虚在何经,是在主治者随五劳七伤之故而谛审之,岂数言可尽者乎。

李珥臣曰:平人者,形如无病之人。经云脉病人不病者是也。劳则体疲于外,气耗于中。脉大非气盛也,重按必空濡,乃外有余而内不足之象,脉极虚则精气耗矣。盖大者,劳脉外暴者也;极虚者,劳脉之内衰者也。

黄坤载曰:脉大者,表阳离根而外浮,所谓大则为芤也;极虚者,里阳亏乏而内空,所谓芤则为虚也。或大或芤,皆以劳伤元气也。

按:仲景此篇之虚劳,即《内经》之寒热病也。

男子面色薄者,主渴及亡血。卒喘悸,脉浮者,里虚也。

魏念庭曰:仲景再为验辨之于色、于证、于脉以决之。男子面色薄,即不泽也,此五藏之精夺而面色失其光润也。然光必在面皮内蕴,润必在面皮内敷,方为至厚,若大见呈耀,则亦非正厚色矣。今言薄,则就无光润者言也。其人必患消渴,及诸失亡其血之疾,因而喘于胸而悸于心。卒者,忽见忽已之谓,此俱为邪盛之实,精夺之虚也。诊之必浮大者,邪盛也;大而浮,邪盛兼精夺也,故总归之于里虚而已。

尤在泾曰:渴者热伤阴气,亡血者不华于色,故面色薄者,知其渴及亡血也。李氏曰:劳者气血俱耗,气虚则喘,血虚则悸。卒者,猝然见此病也。脉浮为里虚,以劳则真阴失守,孤阳无根,气散于外而精夺于内也。

按:呼出心与肺,吸入肝与肾,四脏之气不调则病喘,卫上贯心肺,荣下输肝肾,四脏之血不和则病悸。然气血阴阳之不调和者,盖由脾之健运失常,故主治者当急健其中也,又此喘悸系下焦精亏所致,与肺胀之喘,停水之悸,虚实迥别。

男子脉虚沉弦,无寒热,短气里急,小便不利,面色白,时目瞑兼衄,少腹满,此为劳使之然。

魏念庭曰:仲景再为叙其脉证,诊之大而浮,必浮取盛而沉取衰之脉也。其言里虚可也,若浮诊之脉浮大为虚矣,沉诊之脉沉弦者,无乃非虚乎!不知此正所谓邪盛也。弦脉见于沉分,应身发寒热,今无寒热,则此弦乃血虚于肝之象。血虚于肝则热生于里、短气者,壮火食之而损也;小便不利,津液消也,面色白,荣气竭也;时目瞑,肝虚风动也;兼衄,血虚火动也;里急、少腹满,肾肝之火上盛,则下阳必虚,阴凝于下焦也。凡此脉证皆劳而虚,虚而病之征也。所以明之曰此为劳使之然。

程云来曰:沉弦为阴,病属里虚,故无寒热。便溺者,气化乃能出,肺虚则气短,气短则不能通调水道,故里急、小便不利而少腹满也。白为肺色,鼻为肺窍,气既不能下化则上逆于头,故目为之瞑,迫于血而鼻为之衄也。《内经》曰:劳则气耗。其是类欤!

劳之为病,其脉浮大,手足烦,春夏剧,秋冬差,阴寒精自出,酸削不能行。

李珥臣曰:脉浮大者,里虚而气暴于外也。四肢者,诸阳之本。劳则阳耗阴虚而生内热,故手足烦。凡劳伤多属阴虚,当春夏木火盛炎之际,气浮于外则里愈虚,故剧。秋冬金水相生之候,气敛于内则外不扰,故瘥也。肾藏精,精自出者,肾水不藏也。肾主骨,故酸削而不能行也。

《金鉴》曰:此言浮大为劳,以详其证也。手足烦,即今之虚劳五心烦热,阴虚不能藏阳也。阴寒精自出,即今之虚劳遗精,阴虚不能固守也。酸削不能行,即今日虚劳膝酸削瘦,骨酸不能起于床也。夫春夏阳也,阴虚不胜其阳,故剧;秋冬阴也,阴虚得位自起,故瘥。

《金匮辑义》:阴寒者,阴冷也,乃七伤之一。巢源云:肾主精髓,开窍于阴,今阴虚阳弱,血气不能相荣,故使阴冷也。久不已,则阴萎弱是也。

男子脉浮弱涩,为无子,精气清冷。

沈明宗曰:此以脉断无子也。男精女血,盛而成胎。然精盛脉亦当盛,若浮弱而涩者,浮乃阴虚,弱为真阳不足,涩为精衰。阴阳精气皆为不足,故为精气清冷,则知不能成胎,为无子也。盖有生而不育者,亦是精气清冷所致。乏嗣者可不知之而守养精气者乎。

《巢氏病源》虚劳无子候:丈夫无子者,其精清如水,冷如冰铁,皆为无子之候。

失精家,少阴脉弦急,阴头寒,目眩,发落。脉极虚芤迟者,为清谷、亡血、失精;脉得诸芤动微紧者,男子则失精,女子则梦交。桂枝龙骨牡蛎汤主之;天雄散亦主之。

周禹载曰:经曰肾主水,受五脏六腑之精而藏之。又曰厥气接于阴器,则梦接内。盖阴器,宗筋之所系也,而脾胃肝胆之筋亦皆聚焉。故厥阴主筋则诸筋统于肝也。肾为阴,主藏精;肝为阳,主疏泄。故肾之阴虚则精不藏;肝之阳强则气不固。若遇阴邪客之,与所强之阳相感,则或梦或不梦而精脱矣。是肾虚则无有不虚者也。膀胱与肾为表里,故少腹弦急,为阴结而气不化者可知。水不生木,则血不养筋,致宗筋惫而阴头寒,以致虚风生则目眩,血不会则发脱。种种虚状,悉本诸此,而其脉则为虚、为芤、为迟,可想而知也。夫阳虚则水谷不化,阴虚则亡血失精。故芤为阴虚,复阴阳相搏而为动;微则阳微,又微紧相搏而为邪,皆《脉经》所云至虚者也。然则男子失精,女子梦交,皆起于肾之不固,遂令三焦皆底于极虚矣。于法必以固精为主治也。于是以桂枝和荣卫,芍药收阴,生姜散寒,甘草、胶、枣益脾补气,更用龙骨以涩其阳,牡蛎以涩其阴,庶肾肝既固,荣卫调和而诸证自愈。

魏念庭曰:天雄散一方,纯以温补中阳为主,以收涩肾精为佐。想为下阳虚甚而上热较轻者设也。

按:少阴脉诊于太谿,弦急者,肾脏阳衰阴盛之候。通行本作少腹弦急,故注家释之如上云。

桂枝龙骨牡蛎汤方

桂枝三两　芍药三两　甘草二两(炙)　生姜三两(切)　大枣十二枚(擘)　龙骨三两　牡蛎三两

上七味,以水七升,煮取三升,去滓,分温三服。

张路玉曰:夫亡血失精,皆虚劳内因之证,举世皆用滋补气血之药,而仲景独与桂枝汤,其义何居？盖人身之气血,全赖后天水谷以资生,水谷入胃,其清者为荣,浊者为卫;荣气不荣则上热而血溢,卫气不卫则下寒而精亡,是以调和荣卫为主。荣卫和则三焦各司其职。而火自归根。热者不热,寒者不寒,水谷之精微输化而精血之源有赖矣。以其亡脱既惯,恐下焦虚滑不禁,乃加龙骨、牡蛎以固敛之。

陈修园曰:此为阴虚者出其方也。其方看似失精梦交之专方,而实为以上诸证之总方也。

《外台秘要》:《小品》龙骨汤疗梦失精,诸脉浮动、心悸、少腹急、隐处寒、目眶疼、头发脱者,常七日许一剂至良。(即本方)又深氏桂心汤,疗虚喜梦与女邪交接,精为自出。一名喜汤。(即本方)

《万病回春》:白龙汤治男子失精,女子梦交,自汗、盗汗等证。(即本方)

《张氏医通》:小腹急痛,便溺失精,溲出白液,桂枝加龙骨牡蛎汤。

《汉药神效方》：桂枝加龙骨牡蛎汤本为治失精之方，一老医用此治愈老宫女之屡小遗者。用此治遗尿，屡效。

天雄散方

天雄三两(炮)　白术八两　桂枝六两　龙骨三两

上四味，杵为散，酒服半钱匕，日三服。不知稍增，以知为度。

尤在泾曰：此为补阳摄阴之用也。

按：《千金方》天雄散治五劳七伤，阴痿不起，衰损方。其方药品虽异而服法则同。本方后云不知稍增，以知为度，盖指阴痿言也。

《医醇剩义》：天雄散治阳虚、亡血、失精。（即本方）

男子平人，脉虚弱细微者，喜盗汗也。

张路玉曰：平人脉虚弱细微，是卫虚不能鼓其脉气于外，所以不能约束津液。当卫气行阴目瞑之时，血气无以固其表，腠理开则汗。醒则行阳之气复行于表，则汗止矣。名曰盗汗，亦名寝汗。此属本虚，与伤寒邪在半表不同。

按：卫气昼行于阳，夜行于阴，阴虚无以维阳，故卫阳妄泄。盖自汗者，太阳之里虚也；盗汗者，阳明之里虚也，虚则生血之源竭，故能致劳。桂枝汤能治自汗。加龙骨、牡蛎以治盗汗，固不必他求也。

《巢氏病源》虚劳盗汗候：盗汗者，因睡眠而身体流汗也。此由阳虚所致，久不已，令人羸瘠枯瘦，心气不足，亡津液故也。诊其脉，男子平人脉虚弱微细，皆为盗汗脉也。

人年五、六十，其脉大者，痹痹侠背行，若肠鸣，马刀侠瘿者，皆为劳得之也。其脉小沉迟者，病脱气，疾行则喘喝，手足逆寒者，亦劳之为病也。

周禹载曰：人生五十始衰，六十天癸竭，则已精少肾衰矣。使复有动作,遂令阳虚而邪得以客之,痹太阳经道。盖太阳行于背者也,经谓:阳气者,精以养神,柔以养筋,开阖不得,寒气从之,乃生大偻,故病痹侠背行也。又云:中气不足,肠为之苦鸣,至陷脉为瘘,留连肉腠为马刀侠瘿。瘿者,即瘰疬也。以其形长如蛤为马刀,或在耳前后连及颐颔颈下,或下连缺盆以及胸胁,皆谓之马刀,此手足少阳经主之也。总以动作忿怒,忧恚气郁过甚,而为风邪内腠,故其脉则大而举按不实,其因则劳而元气不足。仲景言之,恐后人复疑为有余而误攻其邪耳。人之所以运动无苦、四肢温和,食入自化者,皆吾身之真阳为之也。故阳固则流行于脉中者各安其部,而无阳衰阴见之象。今沉,少阴脉也,以其所处之位至下也。若寸关皆见,则各腑脏之阳何在乎!况其兼者曰小、曰迟。《脉经》云:小者气血俱少。又云:迟为荣中寒。彼此俱阴绝不见阳,则其气已大泄矣,故名脱也。夫尺虚之人,行走框然,象其步履之不正也,而况于气脱者乎!故行稍疾则喘喝。虽曰呼出心肺,吸入肾肝,自非宗气行其呼吸则升降出入且无以安于自然矣,况勉强以动其气乎!是故人之阳盛于中焦者也,脾之阳不固则四肢上逆而冷矣。

李珥臣曰:此脾、肺、肾三经俱病也。肺主气,气为阳,沉、小、迟皆阳气虚衰之脉,故为脱气。疾行则喘喝,以肺主出气而肾主纳气,为生气之源、呼吸之门,若真元耗损则气虚不能续息,肺无所出、肾无所纳,故喘喝,此肺肾病也。又脾主四肢,四肢者,诸阳之本,逆寒者,阳虚不温四末也。

虚劳里急,悸,衄,腹中痛,梦失精,四肢酸疼,手足烦然,咽干口燥者,小建中汤主之。

程云来曰:里急腹中痛,四肢酸疼,手足烦热,脾虚也;悸,心虚也;衄,肝虚也;失精,肾虚也;咽干口燥,肺虚也。此五脏皆虚,而土为万物之母,故先健其脾土。《内经》曰:脾为中央土以灌四旁,故能生万物而法天地,失其职则不能为胃行其津液,五脏失所养亦从而病也。建中者必以甘,甘草、大枣、胶饴之甘所以建中而缓诸急;通行卫气者必以辛,姜桂之辛用以走表而通卫;收敛荣血者必以酸,芍药之酸用以走里而收荣。荣卫流行,则五脏不失权衡,而中气始建矣。

《巢氏病源》虚劳里急候:劳伤内损,故腹里拘急也。

《灵枢》终始篇:阴阳俱不足,补阳则阴竭,泻阴则阳脱,如是者可将以甘药,不可饮以至剂。

小建中汤方 见太阳病中

虚劳里急,诸不足,黄芪建中汤主之。

尤在泾曰:里急者,里虚脉急,腹中当引痛也;诸不足者,阴阳诸脉并俱不足,而眩悸、喘喝、失精、亡血等证,相因而至也。急者缓之必以甘,不足考补之必以温,而充虚塞空则黄芪尤有专长也。

魏念庭曰:气虚甚加黄芪,津枯甚加人参,以治虚劳里急。此言里急非里急后重之谓也,乃虚歉无主之谓也。故名其方为建中,正所以扶持其中气,使渐生阴阳,达于荣卫,布于肢骸,而消其独亢也。学者顾名思义,斯得之矣。

黄芪建中汤方

即小建中汤内加黄芪一两半,煎服法同。

气短胸满者加生姜一两;腹满者去大枣,加茯苓一两半;大便秘结者去大枣,加枳实一两;肺气虚损者加半夏三两。

汪双池曰:虚劳不足,谓气血枯竭也。此方之意,主于补脾胃而达气血。

徐忠可曰：若气短胸满加生姜，谓饮气滞阳，故生姜以宣之。腹满去枣加茯苓，蠲饮而正脾气也。气不顺加半夏，去逆即所以补正也。

《外台秘要》：《古今录验》黄芪汤主虚劳里急，引少腹绞痛极挛，卵肿缩疼痛。（即本方）

《类方准绳》：黄芪建中汤治血气不足，体常自汗。

《济阳纲目》：黄芪建中汤治脉弦气弱，毛枯槁，发脱落。

虚劳腰痛，少腹拘急，小便不利者，肾气丸主之。

程云来曰，腰者肾之外候，肾虚则腰痛。肾与膀胱为表里，不得三焦之阳以决渎，则小便不利而少腹拘急矣。与是方以益肾间之气，气强则便溺行而少腹拘急亦愈矣。

魏念庭曰：仲景出建中汤，为自上而损，脱气者主治也。其有自下而损，失精者，则又立一法主之，为八味肾气丸。虚劳腰痛，少腹拘急，小便不利，纯是肾中水火俱不足之证也。失精之故显然矣。以六味丸壮水之本，加桂附益火之原，水火兼理于肾。凡上无热而下虚者，建中汤为宜；上有热而下虚者，八味肾气丸为宜也。

肾气丸方

地黄八两　薯蓣四两　山茱萸四两　泽泻三两　牡丹皮三两　茯苓三两　桂枝一两　附子一枚（炮）

上八味，捣筛，炼蜜和丸，如梧桐子大。酒下十五丸，渐加至二十五丸，日再服。不能饮者，白饮下之。

李珥臣曰：方名肾气丸者，气属阳，补肾中真阳之气也。内具六味丸，壮肾水以滋小便之源；桂附益命门火以化膀胱之气，则薰蒸津液,水道以通而小便自利。

尤在泾曰:是方补阴之虚,可以生气;助阳之弱,可以化水,乃补下治下之良剂也。

徐灵胎曰:此方专利小便,水去而阴不伤,扶阳而火不升。制方之妙,固非一端,但近人以此一方治天下之病,则有大失此方之义也。此方亦治脚气,乃驱邪水以益正水之法也。

《和剂局方》:八味丸治肾气虚乏,下元冷惫,脐腹疼痛,夜多旋溺,脚膝缓弱,肢体倦怠,面色黎黑,不思饮食。又脚气上冲,少腹不仁。及虚劳不足,渴欲饮水,腰重疼痛,少腹拘急,小便不利。或男子消渴,小便反多,妇人转脆,小便不通。久服壮元阳,益精髓,活血驻颜,强志轻身。

《薛氏医案》:八味丸治命门火衰不能生土,以致脾胃虚寒而患流注、鹤膝等证,不能消溃收敛;或饮食少思,或食而不化;或脐腹疼痛,夜多旋溺。经云:益火之源,以消阴翳。即此方也。

《吴氏方考》:今人入房盛而阳事愈举者,阴虚火动也;阳事先萎者,命门火衰也。是方于六味中加桂附以益门之火,使作强之官得其职矣。

虚劳虚烦不得眠,酸枣仁汤主之。

程云来曰:烦则卫气不行于阴,常留于阳,故不眠。

李珥臣曰:虚烦不得眠者,血虚生内热而阴气不敛也。《内经》曰:气行于阳,阳气满不得入于阴,阴气虚,故目不得瞑。酸枣仁汤养血虚,而敛阴气也。

尤在泾曰:人寤则魂寓于目,寐则魂藏于肝。虚劳之人肝气不荣,则魂不得藏,魂不藏故不得眠。酸枣仁补肝敛气,宜以为君;而魂既不归，容必有浊痰燥火乘间而袭其舍者，烦之所由作也，故以知母、甘草清热滋燥，茯苓、川芎行气除痰，皆所以求肝之治而宅其魂也。

《三因方》：外热曰燥，内热曰烦。虚烦之证，内烦身不觉热，头目昏疼，口干咽燥不渴，清清不寐，皆虚烦也。

《叶氏统旨》：虚烦，心中扰乱郁郁而不宁也。良由津液去多，五内枯燥，或荣血不足，阳盛阴微。

《金匮辑义》：虚烦，空烦也。无热而烦之谓。

酸枣仁汤方

酸枣仁二升　甘草一两　知母二两　茯苓二两　芎䓖二两

上五味，以水八升，煮酸枣仁得六升，内诸药，煮取三升，去滓。温服一升，日三服。

喻嘉言曰：虚劳虚烦，为心肾不交之病。肾水不上交心火，心火无制，故烦而不得眠。方用酸枣仁为君，而兼知母之滋肾为佐，茯苓、甘草调和其间，芎䓖入血分而解心火之燥烦也。

尾台氏曰：诸病久久不愈，尪羸困惫，身热寝汗，怔忡不寐，口干、喘嗽，大便溏，小便涩。饮啖无味者，宜酸枣仁汤。

五劳虚极羸瘦，腹满不能饮食，食伤、忧伤、饮伤、房室伤、饥伤、劳伤、经络营卫气伤，内有干血，肌肤甲错，两目黯黑。缓中补虚，大黄䗪虫丸主之。

黄坤载曰：五劳，五脏之病劳也。《素问》宣明五气论：久视伤血，久卧伤气，久坐伤肉，久立伤骨，久行伤筋。是谓五劳所伤。心主血，肺主气，脾主肉，肾主骨，肝主筋。五劳不同，其病各异，而总以脾胃为主，以其为四维之中气也。故五劳之病，至于虚极，必羸瘦腹满不能饮食，缘其中气之败也。五劳之外，又有七伤；饱食而伤，忧郁而伤，过饮而伤，房室而伤，饥馑而伤，劳苦而伤，经络荣卫气伤。其伤在气而病则在血，血随气滞则血淤，血所以润身而华色，血淤而干则肌胀甲错而不润，两目黯黑而不华。肝开窍于目，《灵枢》五阅五使篇：肝病者眦青。正此义也。血枯木燥，筋脉短缩，故中急而不缓也。大黄䗪虫丸养中而滋木，行血而清风，劳伤必需之清也。

程云来曰：此条单指内有干血而言。夫人或因七情，或因房劳，皆令正气内伤，血脉凝积，致有干血于中而虚羸见于外也。血积则不能以濡肌肤，故肌肤甲错；不能以荣于目，则两目黯黑。与大黄䗪虫丸以下干血，干血去则邪除正旺。是以谓之缓中补虚，非大黄䗪虫丸能缓中补虚也。

喻嘉言曰：此世俗所谓干血劳之良治也。血淤于内，手足脉相失者，宜之。

《金匮辑义》：甲错，谓皮皱如鳞甲也。

大黄䗪虫丸方

大黄十两　黄芩二两　甘草三两　桃仁一升　杏仁一升　芍药四两　地黄十两　干漆一两　虻虫一升　水蛭百枚　蛴螬一升　䗪虫半升

上十二味，末之，炼蜜和丸，如小豆大。酒饮服五丸，日三服。

王晋三曰，五劳虚极，痹而内成干血者，悉由伤而血淤，由血淤而为干血。本文云：腹满不能食，肌肤甲错，两目黯黑。明是不能内谷以通流荣卫，则荣卫凝泣，淤积之血，牢不可破，即有新生之血，亦不得畅茂条达，惟有日渐羸瘦而成内伤干血劳，其有不死者几希矣!仲景乃出佛心仙手,治以大黄䗪虫丸,君以大黄,从胃络中宣淤润燥;佐以黄芩清肺卫;杏仁润心荣;桃仁补肝虚;生地滋肾燥,干漆性急飞窜,破脾胃关节之淤血,虻虫性升,入阳分,破血;水蛭性下,入阴分,逐淤;蛴螬去两胁下之坚血;䗪虫破坚通络行阳,却有神功,故方名标而出之。芍药、甘草扶脾胃、解药毒。缓中补虚者,缓,舒也,绰也。指方中宽舒润之品而言也。

魏念庭曰:此为诸劳中血枯经闭之劳立法。

《济阳纲目》:大黄䗪虫丸治腹胀有形块,按之而痛不移,口不恶食,小便自利,大便黑色,面黄肌销者,血证谛也,此丸与之。

虚劳不足,汗出而闷,脉结心悸,行动如常,不出百日。危急者,二十一日死。炙甘草汤主之。此节依涪古本补,《金匮要略》附方引《千金翼方》。

徐忠可曰:此虚劳中润燥复脉之神方也。谓虚劳不足者,使阴阳不至睽隔,荣卫稍能顺序,则元气或可渐复。若汗出由荣强卫弱,乃不因汗而爽,反得闷,是阴不与阳和也。脉者,所谓壅遏荣气,令无所避是为脉,言其行之健也。今脉结是荣气不行,悸则血亏而心失所养。荣气既滞而更外汗,岂不立槁乎!故虽内外之脏腑未绝,而行动如常,断云不出百日,知其阴亡而阳自绝也。若危急则心先绝,故二十一日死。故以桂、甘行身之阳;姜、枣宣其内之阳;而类聚参、胶、麻、麦、生地润养之物,以滋五脏之燥,使阳得复行于荣中,则脉自复。名曰炙甘草汤者,土为万物之母,故既以生地主心、麦冬主肺、阿胶主肝肾、麻仁主肝、人参主元气,而复以炙草为和中之总司。后人只喜用胶、麦而畏姜、桂,岂知阴凝燥气,非阳不能化耶。

炙甘草汤方 见太阳病下

《千金翼方》：名复脉汤。越心杨素因患失脉，七日服五剂而复。

冷劳，獭肝散主之。又主鬼疰，一门相染。 此节依涪古本补，《金匮要略》附方引《肘后方》。

徐忠可曰：劳无不热而独言冷者，阴寒之气与邪为类，故邪挟寒入肝而搏其魂气，使少阳无权，生生气绝，故无不死。又邪气依正气而为病，药力不易及，故难愈。獭者，阴兽也，其肝独应月而增减，是得太阴之正。肝与肝为类，故以此治冷劳，邪遇正而化也。獭肉皆寒，惟肝性独温，故尤宜冷劳。又主鬼疰，一门相染，总属阴邪，须以正阳化之耳。

张路玉曰：獭肝专杀瘵虫，兼疗殗殜。

《肘后方》：鬼疰者，是五尸之中一疰，又挟诸鬼邪为害也。其病变动乃有三十六种，至九十九种。大略令人寒热，淋沥，沉沉默默不的知其所苦，而无处不恶，累年积月，渐就顿滞，以至于死。死后复注易傍人，乃至灭门。觉如此候者，宜急疗之。

獭肝散方

獭肝一具，炙干，末之。水服方寸匕，日三服。

《本草纲目》：颂曰：张仲景治冷劳，有獭肝丸。

《内科简效方》：劳疰，俗呼传尸劳。（即本方）

《千金方》：治百邪鬼魅方：水服獭肝末日三。

《汉药神效方》：骨蒸劳瘵之证，煎獭肝服之。

女劳，膀胱急，少腹满，身尽黄，额上黑，足下热，其腹胀如水状，大便溏而黑。腹满者难治。硝石矾石散主之。

尤在泾曰：女劳肾热所致。膀胱急，额上黑，足下热，大便黑，皆肾热之徵。虽少腹满胀有如水状，而实为肾热而气内畜，非脾湿而水不行也。惟是证兼腹满则阳气并伤，而其治为难耳。硝石咸寒除热；矾石除痼热在骨髓，骨与肾合，用以清肾热也；大麦粥和服，恐伤胃也。

唐容川曰：女劳疸是男女交媾，欲火结聚在胞宫精室之中，不在肾与膀胱，故曰非水病也。硝咸寒软坚速降，直达精室以攻其结热，矾能逐浊，有澄清之力，佐之以除其浊，令结污之邪从大小便出，故曰小便正黄，大便正黑。

《肘后方》：女劳疸者，身目皆黄，发热恶寒，小腹满急，小便难。由大劳大热，交接后入水所致，治之方(即本方)。又治交接劳复，阴卵肿，或缩入腹，腹中绞痛或便绝。

硝石矾石散

硝石(熬黄)　矾石(烧)各等分

上二味，为散。大麦粥汁和服方寸匕，日三服。大便黑，小便黄，是其候也。

喻嘉言曰：此治女劳疸之要方也。夫男子血化为精，精动则一身之血俱动，以女劳而倾其精，血必继之。故因女劳而溺血者，其血尚行，犹易治也。因女劳而成疸者，血淤不行，为难治也。因女劳而成疸者，血淤不行，为难治矣。甚者血淤之久，大腹尽满而成血蛊，尤为极重而难治矣。味仲景之文及制方之意，女劳疸非亟去膀胱少腹之淤血，万无生理。在伤寒热淤膀胱之证，其人下血乃愈，血不下者，用抵当汤下之，亦因其血之暂结可峻攻也。此女劳疸蓄积之血，必非朝夕，峻攻无益，但取石药之悍，得以疾趋而下达病所。硝石咸寒走血，可消逐其热淤之血，故以为君；矾石《本草》

谓其能除锢热在骨髓,用以清肾及膀胱脏腑之热,并建消淤除浊之功,此方之极妙者也。

《金匮辑义》:硝石即火硝,时珍辨之详矣。

《衷中参西录》:矾石,即染黑色所需之皂矾。盖黄疸之证,中法谓由脾中蕴蓄湿热;西法谓由胆汁溢于血中。皂矾能去脾湿热,其色绿而且青,能兼入胆经,藉其酸攻之昧以敛胆汁之妄行。此物化学家原可用硫强水化铁而成,是知矿中所产之皂矾亦必多含铁质,尤可藉金铁之余气以镇肝胆之木也。硝石性寒能解脏腑之实热,味咸入血分又善解血分之热,且其性善消,遇火即燃。又多含氧气,人身之血得氧气则赤,又藉硝之消力以消融血中之渣滓,则血之因胆汁而色变者,不难复于正矣。矧此证大便难者甚多,得硝石以软坚开结,湿热可以大便而解。而其咸寒之性,善清水府之热,即兼能使湿热自小便解也。至用大麦粥送服者,取其补助脾胃之土以胜湿,而其甘平之性兼能缓硝矾之猛峻,犹白虎汤中之用粳米也。

《千金翼方》:泻肾散主男女诸虚不足,肾气乏方,即本方不用大麦粥,用粳米粥。

卷十四

辨咳嗽水饮黄汗历节病脉证并治

师曰：咳嗽发于肺，不专属于肺病也。五脏六腑感受客邪，皆能致咳。所以然者，邪气上逆，必干于肺，肺为气动，发声为咳。欲知其源，必察脉息。为子条记，传与后贤。

刘昆湘曰：咳者，肺气逆冲之为病也。论病舍皆在肺部；论病因则腑脏皆可干移，六气皆可为病。所以然者，以肺司气府，人身之真气内藏于肺，人身之真精内藏于肾。十二经之气皆肺气之所布散也，五脏受邪皆可动气，令肺气逆冲，咳病以作。但脏气之体用不同，则脉变之效象可验。故同一外证为咳，乃能分其受气，决其病因，独见若神之功，悉假脉诊之变。师乃条记其法传示后贤，兹先明咳病之纲，后乃分列五脏而备论之。

肺咳，脉短而涩。假令浮短而涩，知受风邪；紧短而涩，知受寒邪；数短而涩，知受热邪；急短而涩，知受燥邪；濡短而涩，知受湿邪。此肺咳之因也。其状则喘息有音，甚则唾血。

刘昆湘曰：肺咳脉短涩者，短为气伤，涩则血瘀，肺司气府，气伤则脉为之短，气为血帅，血瘀则脉为之涩，故以短涩为肺病效象之诊。若脉浮短而涩者，知肺受风邪也。短涩为肺咳本象，兼浮故知属风。如紧短而涩，紧则为寒，寒邪在肺，当温而散之。数短而涩，数则为热，热邪在肺，当凉而清之。急短而涩，急则为燥，燥邪在肺，当滋而润之。濡短而涩，濡则为湿，湿邪在肺，当燥而渗之。《内经》述肺咳之状：咳而喘息有音，甚则唾血。此肺络内伤之候，当治血分。

张景岳曰：肺主气而司呼吸，故喘息有音，唾血者。随咳而出，其病在肺，与呕血者不同。

心咳，脉大而散。假令浮大而散，知受风邪；紧大而散，知受寒邪；数大而散，知受热邪；急大而散，知受燥邪；濡大而散，知受湿邪。此心咳之因也。其状则心痛，喉中介介如梗。甚则咽肿喉痹。

刘昆湘曰：心咳脉大散者，以南方心脉，其象洪大而悠长，洪为气血俱盛，大则仅为气强。今心邪干肺为咳，咳则气动，气动则脉散，故心咳之脉必大而散。假令浮大而散，知受风邪者，大而散者属心，兼浮为风邪之感。假令紧大而散，知受寒邪者，大而散者属心，兼紧为寒邪之感。假令数大而散，知受热邪者，数为化热之诊，大、散为心邪之象，此心气热而干肺。假令急大而散，知受燥邪者，大、散在心，急则化燥。假令濡大而散，知受湿邪者，兼湿必濡而微滞。经曰：心咳之状，咳则心痛，喉中介介如梗状，甚则咽肿喉痹。所谓心咳者，乃心气乘肺，证属热化，但有虚实之别。介介如梗，似炙脔而中无痰气之阻。甚则咽肿喉痹者，心火之上干也。

张景岳曰：心脉起于心中，出属心系，上挟于咽，故病喉中梗介、咽肿喉痹也。介介如有所梗，妨碍之意。

肝咳，脉弦而涩。假令浮弦而涩，知受风邪；弦紧而涩，知受寒邪；弦数而涩，知受热邪；弦急而涩，知受燥邪；弦濡而涩，知受湿邪。此肝咳之因也。其状则两胁下痛，甚则不可以转，转则两胠下满。

刘昆湘曰：东方肝脉，应象为弦，弦涩者，血郁而气痹也。假令浮而弦，知受风邪，兼风故脉为之浮。假令弦而紧，知受寒邪，兼寒故脉象为紧。假令弦而数，知受热邪，化热故弦而按数。假令弦而急,知受燥邪,急则化燥,弦为在肝。假令弦而濡,知受湿邪,濡而微滞者为湿。经曰:肝咳之状,咳而两胁下痛,甚则不可以转,转则两胠下满。盖肝郁缘络血之内阻,络阻则经气不畅,郁而乘肺,乘肺则气动为咳。两胁为肝胆经气外布之所,故病则经气内痹而胁下痛甚,则不可以转侧。

张景岳曰:肝脉布于胁肋,故病如是。胠,腋下胁也。

脾咳,脉濡而涩。假令浮濡而涩,知受风邪;沉濡而涩,知受寒邪;数濡而涩,知受热邪;急濡而涩,知受燥邪;迟濡而涩,知受湿邪。此脾咳之因也。其状右胁下痛,隐隐引背,甚则不可以动,动则咳剧。

剧,音极。

刘昆湘曰:脾咳脉濡涩者,濡涩为湿化之诊,脉为湿滞,则经气不畅,而小络迟缓,故成濡涩之象。假令浮濡而涩,知受风邪者,濡涩在脾,浮为风邪之感。假令濡涩而紧,知受寒邪者,濡涩以分太阴之经,兼紧故治寒中于里。假令濡而数,知受热邪者,濡属太阴,数为化热。假令濡而急,知受燥邪者,脉濡属脾,兼急则为燥化。假令濡而滞,知受湿邪者,濡而按滞,正属脾湿之象,此湿痰干肺为咳,经曰:脾咳之状,咳则右胁下痛,阴阴引肩背,甚则不可以动,动则咳剧。此言脾气左行,上归于肺,故咳则右胁下痛引肩背,阴阴然深慢而痛。脾主中府,咳则动气,身动则气动,故动则咳剧。

张景岳曰:脾脉上膈挟咽,其支者复从胃别上膈,故为胠下痛而阴阴然,痛引肩背。脾应土,其性静,故甚者不可以动,动则增剧也。

肾咳,脉沉而濡。假令沉弦而濡,知受风邪;沉紧而濡,知受寒

邪；沉数而濡，知受热邪；沉急而濡，知受燥邪；沉滞而濡，知受湿邪。此肾咳之因也。其状则腰背相引而痛，甚则咳涎。

刘昆湘曰：肾咳脉沉濡者，肾居下焦，主蛰，封藏之本，脉象当下沉。濡属湿邪，肾为水脏，湿者水气之散，因咳动气变石为濡，故知沉而濡者，治属肾咳之诊。假令沉弦而濡，知受风邪，沉濡在肾，弦为风邪内动。假令沉濡，时一紧，知受寒邪，时紧亦间至异象法也。假令沉而数，知受热邪，沉而按数，知热为在里。假令沉而急，知受燥邪，燥伤于里，故沉而按急。假令沉濡而滞，知受湿邪，湿中于肾，当温下焦。经曰：肾咳之状，咳则腰背相引痛，甚则咳涎。凡具肾病之候而咳者，皆可属之肾咳。

张景岳曰：肾脉贯脊，系于腰背，故相引而痛，其直者入肺中，循喉咙，故甚则咳涎。盖肾为水脏，主涎饮也。

肺咳不已，则流于大肠，脉与肺同。其状则咳而遗矢也。

高士宗曰：大肠者，肺之腑，故肺咳不已则大肠受之。咳而遗失，大肠失职也。

刘昆湘曰：凡病皆由腑及脏，自阳入阴，为病邪浅深之次。乃咳病独云先脏后腑，以入腑为剧者，明五脏主血，六腑主气，外感之咳虽动气而气分未伤，入脏则气分之邪已伤血分，既成五脏之咳，久之乃二气交争，复自血分外出气分，气动为咳，气动斯邪随气动而外攻，脏邪出腑，因成气血两伤之证。经曰：五脏之久咳乃移于六腑。故咳病以入腑为剧也。

心咳不已，则流于小肠，脉与心同。其状则咳而失气，气与咳俱失也。

高士宗曰：小肠者，心之腑，故心咳不已则小肠受之。咳而失气。下气泄也,下气泄则咳平,故气与咳俱失。失犹散也。

肝咳不已,则流于胆,脉与肝同。其状则呕苦汁也。

高士宗曰:胆者,肝之腑,故肝咳不已,则胆受之。咳呕胆汁,胆气上逆,呕出苦涎也。

脾咳不已,则流于胃,脉与脾同。其状则呕,呕甚则长虫出也。

高士宗曰:胃者,脾之腑,故脾咳不已,则胃受之。咳而呕,胃气逆也,呕甚则长虫出,胃中冷则吐蛔也。

肾咳不已,则流于膀胱,脉与肾同。其状则咳而遗溺也。

高士宗曰:膀胱者,肾之腑,故肾咳不已则膀胱受之。咳而遗弱,膀胱不约、水气泄也。

久咳不已,则移于三焦,脉随证易。其状则咳而腹满,不欲食饮也。

高士宗曰:《灵枢》本输篇云:三焦者,中渎之腑也,属膀胱。故肾咳不已,始则膀胱受之;久咳不已,则三焦受之。三焦之气不能自下而中,故咳而腹满;不能从中而上,故不欲食饮也。

咳而有饮者,咳不得卧,卧则气急,此为实;咳不能言,言则气短,此为虚。咳病多端,治各异法,谨守其道,庶可万全。

刘昆湘曰:本论举痰饮为咳者,以痰饮为致咳之因,论治有虚实之辨。所谓痰饮之为咳,不得卧,卧则气急,此为实;不能言,言则气短,此为虚者,亦聊示辨证权衡之概。大抵肺胃俱逆则不得偃卧,卧则气急。若气短难以报息,声断续不能成言者,自为气虚之象。师示咳病多端,治无定法,邪异脉变,以意揣之,随证处方,自可万全。

按:以上各节,湘古本列于本阴病后。

咳家，其脉弦者，此为有水，十枣汤主之。

魏念庭曰：咳嗽者，因水饮而咳嗽也。有因外感风寒而咳嗽者，所谓形寒饮冷则伤肺也，此伤风感寒之咳嗽也；有因内伤劳倦而咳嗽者，所谓阴虚内热，火刑肺金也，此虚劳之咳嗽也。与此俱无涉也。仲景命之曰咳家，颛为水饮在内，逆气上冲之咳嗽言也。故其脉必弦，无外感家之浮，无虚劳家之数。但见弦者，知有水饮在中为患也，主之以十枣汤，使水邪有所折制，斯下注而免于上厥也。

尤在泾曰：脉弦为水，咳而脉弦知为水饮渍入肺也。十枣汤逐水气自大小便去，水去则肺宁而咳愈。

按：许仁则论饮气咳者，由所饮之物停澄在胸，水气上冲，肺得此气便成咳嗽，经久不已，渐成水病，其状不限四时昼夜，遇诸动嗽物即剧。乃至双眼突出，气如欲断，汗出，大小便不利，吐痰饮涎沫无限，上气喘急肩息，每且眼肿不得平眠。此即咳家有水之证也。

十枣汤方 见太阳病下

咳而气逆，喉中作水鸡声者，射干麻黄汤主之。

张路玉曰：上气而作水鸡声，乃是痰碍其气，气触其痰，风寒入肺之一验。故于小青龙方中除桂心之热、芍药之收、甘草之缓，而加射干、紫苑、款冬、大枣。专以麻黄、细辛发表；射干、五味下气；款冬、紫苑润燥；半夏、生姜开痰，四法萃于一方。分解其邪；大枣运行脾津，以和药性也。

徐忠可曰：凡咳之上气者，皆有邪也。其喉中水鸡声，乃痰为火所吸不能下，然火所风所生，水从风战而作声耳。故以麻黄、细辛驱其外邪为主；以射干开结热气、行水湿毒，尤善清肺气者为臣，而余皆降逆消痰、宣散药。惟五味一品，以收其既耗之气，令正气自敛,邪气自去,恐肺气久虚,不堪劫散也。

《金匮辑义》:《本草》苏颂云:蛙即今水鸡是也。此云水鸡。盖指蛙而言,取其鸣声连连不绝耳。

射干麻黄汤方

射干三两　麻黄三两　半夏半升　五味子半升　生姜四两　细辛三两　大枣七枚

上七味,以水一斗二升,先煮麻黄去上沫,内诸药,煮敢三升。分温三服。《金量要略》《千金方》《外合秘要》本方有紫苑三两、款冬花三两,似不可少。

咳逆上气,时唾浊痰,但坐不得眠者,皂荚丸主之。

魏念庭曰:咳逆上气,时时吐浊,但坐不得眠,则较重于喉中水鸡声者矣。声滞者挟外感之因,唾浊则内伤之故,但坐不得卧。而肺痈之证将成矣。是上焦有热,痰血包裹,结聚成患,不可不急为宣通其结聚,而后可津液徐生、枯干获润也,皂荚丸主之。皂荚驱风理痹,正为其有除痰涤垢之能也。咳逆上气,时时唾浊,胸膈恶臭之痰血已结,可不急为涤荡,使之湔洗不留乎。如今用皂荚澡浴以除垢腻,即此理也。用丸俾徐徐润化,自上而下,而上部方清。若用汤直泻无余,不能治上部之胶凝矣。古人立法诚善哉!此为预治肺痈将成者主治也。

尤在泾曰:浊,浊痰也。时唾浊痰者,肺中之痰随上气而时出也。然痰虽出而满不减,则其本有固而不拔之势,不迅而扫之不去也。皂荚味辛,除痰之力最猛,饮以枣膏,安其正也。

皂荚丸方

皂荚八两(刮去皮,酥炙)

上一味,末之,蜜丸如梧桐子大。以枣膏和汤,服三丸,日三服,夜一服。

张路玉曰:此肺痈涤除痰垢之的方。皂荚辛咸,力专去风拔毒,通关利窍,破积攻坚之峻药。酥炙蜜丸,润其燥烈;服用枣膏,通达脾津。然惟肥盛之人,肥痰支塞于窍络,始萌可救者为宜。若溃后过泄脓血,及元气瘠薄之人,难胜搜剔者,未可轻试。

徐灵胎曰:稠痰粘肺,不能清涤,非此不可。

《外台秘要》:《必效》疗病喘气急,喉中如水鸡声者,无问年月远近方:肥皂荚两挺,好酥一两。上二味,于火上炙,去火高一尺许,以酥油细涂之,数翻复,令得所酥尽止;以刀轻刮去黑皮,然后破之,去子皮筋脉,捣筛,蜜和为丸。每日食后服一丸,如熟豆,日一服讫。取一行微利。如不利,时细细量加,以微利为度,日止一服。

咳而脉浮者,厚朴麻黄汤主之。

徐忠可曰:咳而脉浮,则表邪居多,但此非在经之表,乃邪在肺家气分之表也,故于小青龙去桂、芍、草、姜、半,而加厚朴以下气,石膏以清热。

厚朴麻黄汤方

厚朴五两　麻黄四两　石膏如鸡子大　杏仁半升　半夏半升　五味子半升

上六味,以水一斗,先煮麻黄去沫,内诸药,煮取三升,去滓。分温三服。

按:此方即小青龙之变方。治表邪不除而水寒射肺,乃表里寒水两解之剂也。《内经》咳论历举五脏六腑之咳而总结之曰:此皆聚于胃,关于肺。盖土能制水,地通壅塞则水不行,故君厚朴以疏敦阜之土，俾脾气健运而水自下泄；麻黄开皮毛之结以散表寒；杏仁、半夏、五味子以化痰涤饮而降逆；石膏反佐，领诸温药入寒饮之中，使水饮得遂就下之性，而防上逆水火相击之患，俾清升浊降而咳自息也。

咳而脉沉者，泽漆汤主之。

徐忠可曰：咳而脉沉，则里邪居多，但此非在腹之里，乃邪在肺家荣分之里也。故以泽漆之下水，功类大戟者为君，且邪在荣，泽漆兼能破血也；紫参能保肺；若余药即小柴胡去柴、芩、大枣，和解其膈气而已。

泽漆汤方

半夏半升　紫参五两　泽漆三升　生姜五两　人参三两　甘草三两(炙)

上六味，以东流水五斗，先煮泽漆取一斗五升，内诸药，煮取五升。温服五合，日夜服尽。

按：此方即小柴胡之变方。治痰饮内盛，表证已罢，乃因势利导，以逐内饮之方也。论云脉得诸沉，当责有水。然水所以停留上焦而为饮者，以脾土衰不能节制，肺气逆不能通调也。故用生姜、半夏以安胃降逆；紫参以开肺散结；人参、甘草以护元真。君以泽漆而先煮者，取其气味浓厚，领诸药直达病所，以奏其消痰行水之功也。一日夜十服，俾药力继续，攻邪无余，免其复集也。

咳而上气，咽喉不利，脉数者，麦门冬汤主之。

《金鉴》曰：咳而上气，咽喉有水鸡声而连连者，是寒饮上逆也。今咳而上气，咽喉无水鸡声而不利者，是火气上逆也。不利者，谓咽喉若有物相碍，不爽利也。主之以麦门冬汤，止其火逆，下其上气也。

张路玉曰：此胃中津液干枯，虚火上炎之候。凡肺病有胃气则生，无胃气则死。胃气者，肺之母气也。故于竹叶石膏汤中，偏除方名二味，而加麦门冬效倍为君；人参、甘草、粳米以滋肺母，使水谷之精微皆得上注于肺，自然沃泽无虞；当知火逆上气，皆是胃中痰气不清，上溢肺隧，占据津液流行之道而然，是以倍用半夏，更加大枣通津涤饮为先，奥义全在乎此。若浊饮不除，津液不致，虽曰用润肺生津之剂，乌能建止逆下气之勋哉！俗以半夏性燥不用，殊失仲景立方之旨。

麦门冬汤方

麦门冬七升　半夏一升　人参二两　甘草二两炙　粳米三合　大枣十二枚

上六味，以水一斗二升，煮取六升，去滓。温服一升，日三服，夜三服。

魏念庭曰：火逆上气，挟热气冲也，咽喉不利，肺燥津干也。主之以麦冬生津润燥；佐以半夏开其结聚；人参、甘草、粳米、大枣，概施补益于胃土，以资肺金之助，是为肺虚有热，津液短者立法也。亦所以预救乎肺虚而有热之痿也。

费晋卿曰：半夏之性，用入温燥药中则燥，用入清润药中则下气而化痰。胃气开通，逆火自降，与徒用清寒者真有霄壤之别。

《玉函经》：伤寒病后，劳复发热者，麦门冬汤主之。（即本方）

《肘后方》麦门冬汤治肺痿，咳唾涎沫不止，咽燥而渴。

《圣济总录》：麦门冬汤治肺胃气壅，风客传咽喉妨闷。

《汉药神效方》：喘息剧者，于麻杏甘石汤，或麦门冬汤加没食子有效。盖没食于能祛胸中胶痰，世医知者甚鲜。

咳逆倚息不得卧，脉浮弦者，小青龙汤主之。

沈明宗曰：此表里合邪之治也。肺主声，变动为咳。胸中素积支饮，招邪内入，壅逆肺气，则咳逆倚息不得卧，是形容喘逆不能撑持体驱，难舒呼吸之状也。故用小青龙之麻、桂、甘草开发腠理以驱外邪从表而出；半夏、细辛温散内伏之风寒，而逐痰饮下行；干姜温肺行阳而散里寒；五味、芍药以收肺气之逆，使表风内饮一齐而解。此乃寒风挟饮咳嗽者主方也。

尤在泾曰：倚息，倚几而息、能俯而不能仰也。

《素问》逆调论：夫起居如故而息有音者，此肺之络脉逆也。夫不得卧，卧则喘者，是水气之客也。夫水者，循津液而流也。肾者水脏，主津液，主卧与喘也。

小青龙汤方 见太阳病中

问曰：热在上焦者，因咳为肺痿。肺痿之病，从何得之？师曰：或从汗出，或从呕吐，或从消渴，小便利数，或从便难，又被快药下利，重亡津液，故得之。

曰：寸口脉数，其人咳，口中反有浊唾涎沫者何？师曰：为肺痿之病。若口中辟辟燥，咳即胸中隐隐痛，脉反滑数，此为肺痈，咳唾脓血。

脉数虚者为肺痿，数实者为肺痈。 此节及下节依《金匮要略》补。

黄坤载曰：热在上焦者，因咳嗽而为肺痿，肺痿之病由于津亡而金燥也。溯其由来，或从汗出而津亡于表；或从呕吐而津亡于里；或从消渴便数而亡于前；或从胃燥便难，津液原亏，又被快药下利，重亡津液而津亡于后，故得之也。寸脉虚数，咳而口中反有浊唾痰沫者,此为肺痿。若口中辟辟然干燥,咳即隐隐胸中作痛,脉又滑数,此为肺痈。脉数而虚者为肺痿,脉数而实者,为肺痈。肺痿因于燥热,故脉数而无脓。肺痈因于湿热,故脉实而有脓也。

周禹载曰:喻嘉言云:人身之气,禀命于肺,肺气清肃,则周身之气莫不服从而顺行也。肺气壅浊,则周身之气易致横逆而犯上。故肺痈者,肺气壅而不通也;肺痿者,肺气痿而不振也。才见久咳,先须防此两证。肺痈属在有形之血,血结宜骤攻;肺痿属在无形之气,气伤宜徐理。故痈为实,误以肺痿治之,是为实实;痿为虚,误以肺痈治之,是为虚虚。此辨证用药之大略也。

《金匮辑义》:肺痿,即后世所谓劳嗽耳。

问曰:病咳逆,脉之何以知此为肺痈?当有脓血,吐之则死,其脉何类?师曰:寸口脉微而数,微则为风,数则为热;微则汗出,数则恶寒。风中于卫,呼气不入;热过于荣,吸而不出。风伤皮毛,热伤血脉。风舍于肺,其人则咳,口干喘满,咽燥不渴,多唾浊沫,时时振寒。热之所过,血为之凝滞,蓄结痈脓,吐如米粥。始萌可救,脓成则死。

尤在泾曰,此原肺痈之由,为风热蓄结不解也。凡言风脉多浮或缓,此云微者,风入荣而增热,故脉不浮而反微,且与数俱见也。微则汗出者,气伤于热也,数则恶寒者,阴反在外也。呼气不入者,气得风则浮,利出而艰入也。吸而不出者,血得热而壅,气亦为之不伸也。肺热而壅,故口干而喘满;热在血中,故咽燥而不渴,且肺被热迫而反从热化为多唾浊沫,热盛于里而外反无气为时时振寒,由是热蓄不解,血凝不通,而痈脓成矣。吐如米粥,未必便是死证,至浸淫不已,肺叶腐败,则不可治矣。故曰:始萌可救,脓成则死。

《难经》：肺之积名曰息贲，在右胁下，覆大如杯，久不已，令人洒淅寒热，喘咳，发肺痈。

《潘氏续焰》：试肺痈法：凡人觉胸中隐隐痛，咳嗽有臭痰，吐在水内沉者是痈脓，浮者是痰。（按，今验果如其言。又以双箸断之，其断为两段者是脓，其粘著不断者是痰。亦一试法也。）

咳而胸满，振寒脉数，咽干不渴，时出浊唾腥臭，久久吐脓如米粥者，此为肺痈。桔梗汤主之。

周禹载曰：肺痈由热结而成，其浊唾腥臭因热淤而致，故咳而胸满，是肺不利也；振寒，阳郁于里也；咽干不渴，阻滞津液也。彼邪热搏聚、固结难解之势，用桔梗开之，以散其毒；甘草解之，以消其毒，庶几可图无使滋蔓。即至久久吐脓之时，亦仍可用此汤者，一以桔梗可开之使下行，亦可托之俾吐出；一以甘草可以长血肉，更可以益金母也。

徐忠可曰：此乃肺痈已成，所谓热过于荣，吸而不出，邪热结于肺之荣分，故以苦梗下其结热，开提肺气；生甘草以清热解毒。此亦开痹之法，故又注曰：再服则吐脓血也。

桔梗汤方 见少阴病

邹润庵曰：肺痈非气停即饮停，饮停即热生，气血为之溃腐耶。主以桔梗汤，注其效曰：再服则吐脓血。岂非火清则热行，气宣则腐去也。

肺痈，喘不得卧，葶苈大枣泻肺汤主之。 此节依《金匮要略》补。

张路玉曰：肺痈已成，吐如米粥，浊垢壅遏清气之道，所以喘不得卧，鼻塞不闻香臭。故用葶苈破水泻肺，大枣护脾通津，乃泻肺而不伤脾之法。保全母气，以为向后复长肺叶之根本。然肺胃素虚者,葶苈亦难轻试,不可不慎。

赵以德曰:此治肺痈吃紧之方也。肺中生痈,不泻何待？恐日久痈脓已成,泻之无益,日久肺气已索,泻之转伤。惟血结而脓未成,当急以泻肺之法夺之。况喘不得卧,不亦甚乎。

咳有微热,烦满,胸中甲错,是为肺痈。苇茎汤主之。此节以涪古本补,《金匮要略》附方引《千金方》。

徐忠可曰:此治肺痈之阳剂也。盖咳而有微热,是邪在阳分也;烦满则挟湿矣。至胸中甲错,是内之邪郁为病,故甲错独见于胸中,乃胸上之气血两病也。故以苇茎之轻浮而甘寒者,解阳分之气热;桃仁泻血分之结热;薏苡下气分之湿;瓜瓣清结热而吐其败浊,所谓在上者越之耳。

王孟英曰,邹氏《续疏》云:苇茎形如肺管,甘淳清肺,且有节之物生于水中,能不为津液阂隔者,于津液之阂隔而生患害者,尤能使之通行。薏苡色白味淡,气凉性降,秉秋金之全体,养肺气以肃清,凡湿热之邪客于肺者,非此不为功也。瓜瓣即冬瓜子,依于瓤内,瓤易溃烂,子能不浥,则其能于腐败之中,自全生气,即善于气血凝败之中全人生气,故善治腹内结聚诸痈,而涤脓血浊痰也。桃仁入血分而通气。合而或剂,不仅为肺痈之妙药,竟可瘳肺痹之危疴。

苇茎汤方

苇茎二升　薏苡仁半升　桃仁五十枚　瓜瓣半升

上四味,以水一斗,先煮苇茎得五升,去滓,内诸药,煮取二升。服一升,再服当吐如脓。

张路玉曰:肺痈初起,用苇茎汤。此方大疏肺气,服之使湿淤悉趋溺孔而去,一二服即应。

咳而气喘,目如脱状,脉浮大者,此为肺胀,越婢加半夏汤主之。小青龙加石膏汤亦主之。

尤在泾曰:外邪内饮,填塞肺中,为胀,为喘,为咳而上气。目勿脱状者,目睛胀突如欲脱落之状,壅气使然也。以脉浮且大,病属阳热,故利辛寒,不利辛热。越婢汤散邪之力多而蠲饮之力少,故以半夏辅其未逮。而心下寒饮,则非温药不能开而去之,用小青龙加石膏温寒并进,水热俱捐,于法尤为密矣。

越婢加半夏汤方

麻黄六两　石膏半斤　甘草二两　生姜三两　大枣十五枚　半夏半升

上六味,以水六升,先煮麻黄去上沫,内诸药,煮取三升,分温三服。

陈灵石曰:此肺胀原风水相搏,热气奔腾,上蒸华盖,走入空窍,故咳而上气喘,目如脱状证。脉浮大者,风为阳邪,鼓荡于其间故也。方用麻黄、生姜直攻外邪;石膏以清内热;甘草、大枣以补中气;加半夏以开其闭塞之路,俾肺窍中之痰涎净尽,终无肺痈之患也。

《医宗必读》:孙芳其令爱,久嗽而喘,凡顺气化痰、清金降火之剂,几于遍尝,绝不取效。一日喘甚烦躁,余视其目则胀出,鼻则鼓扇,脉则浮而且大,肺胀无疑矣,遂以越婢加半夏汤投之,一剂而减,再剂而愈。

小青龙加石膏汤方

麻黄三两　芍药三两　桂枝三两　细辛三两　甘草三两　干姜三两　五味子半升　半夏洗,半升　石膏二两

上九味,以水一斗,先煮麻黄,去上沫,内诸药,煮取三升。强

人服一升,羸者减之,日三服。小儿服四合。

《衷中参西录》:他方中石膏皆用生者,而此独用煅者何也?曰:此方所主之证,外感甚轻,原无大热。方中用麻黄以祛肺邪,嫌其性热,故少加石膏以佐之,且更取煅者收敛之力,能将肺中痰涎凝结成块,易于吐出。此理从煅石膏点豆腐者悟出,试之果甚效验。后遇此等证,无论痰涎如何壅盛,如何杜塞,投以此汤,须臾药力行后,莫不将痰涎凝结成小块,连连吐出,此皆煅石膏与麻黄并用之效也。若以治寒温大热,财断不可煅。若更多用,则更不可煅也。

《千金方》:咳而上气,肺胀,其脉浮,心下有水气,胁下痛引缺盆。设若有热者必躁,其人常倚伏。小青龙加石膏汤主之。

咳而气逆,喘鸣迫塞,胸满而胀,一身面目浮肿,鼻出清涕,不闻香臭,此为肺胀,葶苈大枣泻肺汤主之。

程云来曰:痈在肺则胸胀满。肺朝百脉而主皮毛,肺病则一身面目浮肿也。肺开窍于鼻,肺壅滞则畜门不开,但清涕渗出,而浊脓犹塞于鼻肺之间,故不向香臭酸辛也。以其气逆于上焦,则有喘鸣迫塞之证,与葶苈大枣汤以泻肺。

徐忠可曰:前葶苈大枣汤治肺痈喘不得卧,其壅气仅攻于内也。此则壅急走于经而缘一身面目浮肿;攻于肺窍而为鼻塞清涕出不闻香臭酸辛。则表里均平,故先用小青龙一剂,而后专泻肺家之实,亦拯危之巧思也。

葶苈大枣泻肺汤方

葶苈(熬令黄色,捣丸如弹子大)　大枣十二枚

上二味,以水三升,先煮大枣取二升,去枣,内葶苈,煮取一升,顿服。

尤在泾曰：葶苈苦寒入肺，泄气闭，加大枣甘温以和药力。亦犹皂荚丸之饮以枣膏也。

《楼氏纲目》：孙兆视雷道矩病吐痰，顷间已及一升，喘咳不已，面色郁黯，精神不快。兆与服仲景葶苈大枣汤，一服讫，已觉胸中快利，略无痰唾矣。

似咳非咳，唾多涎沫，其人不渴，此为肺冷，甘草干姜汤主之。

尤在泾曰：经云：上焦有寒，其口多涎。不渴者，非下虚即肺冷也。甘草、干姜，甘辛合用，为温肺复气之剂。

程云来曰：但吐涎沫而不咳者，上焦无热也，无热则不渴。唯其上焦无热，则肺中虚冷，不能宣摄五液，但郁于肺经而为涎唾。肺冷者温以干姜，肺虚者补以甘草。

《金匮要略》：肺痿，吐涎沫而不咳者，其人不渴，必遗尿，小便数。所以然者，以上虚不能制下故也。此方肺中冷，必眩，多涎唾，甘草干姜汤以温之。

甘草干姜汤方 见太阳病上

咳而唾涎沫不止，咽燥口渴，其脉浮细而数者，此为肺痿，炙甘草汤主之。

汪双池曰：肺痿者，肺虚气急而肺叶枯萎。肺枯而反多唾者，肺燥之甚，不能复受津液，则胃气之上蒸，皆化痰涎而已。咽燥口渴，此乃清燥之甚如秋树之枯叶，非由火热，与肺痈大不相似。纵有热而咳血者，亦属燥淫所郁之阴火，非实火也。故仲景治肺痿用此汤。

徐忠可曰：肺痿证概属津枯热燥。此方乃桂枝汤去芍药，加参、地、阿胶、麻仁、麦冬也。不急于去热而以生津润燥为主。盖虚回而津生,津生而热自化也。至桂枝乃热剂而不嫌峻者,桂枝得甘草,正所以行其热也。

炙甘草汤方见太阳病下

肺痿,涎唾多,出血,心中温温液液者,甘草温液汤主之。此节依涪古本补,《金匮要略》附方引《千金方》。下二节同。

徐忠可曰:肺痿之热由于虚,则不可直攻,故以生甘草之甘寒,频频呷之,热自渐化也。余妾病此,初时涎沫成碗,服过半月,痰少而愈。但最难吃,三四日内,猝无捷效耳。

汪双池曰:痰涎积于膻中,津液不复流布,故心中温温液液。

沈明宗曰:温温液液,即泛泛恶心之意也。

甘草温液汤方《千金方》名甘草汤,《千金翼方》名温液汤。

甘草三两

上一味,以水三升,煮取一升半,分温三服。

喻嘉言曰:本方甘草一味,乃从长桑君以后相传之神方也。历代内府御院莫不珍之。盖和其偏,缓其急,化其毒,卓然奉之为先务,然后以他药匡辅其不逮,可得受功敏捷耳。

《时后方》:治肺痿咳嗽吐涎沫,心中温温烦燥而不渴者。(即本方)

肺痿,咳唾涎沫不止,咽燥而渴,生姜甘草汤主之。

喻嘉言曰:此方即从前甘草一味方中而广其法,以治肺痿,胃中津液上竭,肺燥已极,胸咽之间干槁无耐之证。以生姜之辛润,上行为君;合之人参、大枣、甘草入胃,而大生其津液,于以回枯泽槁,润咽快膈,真神方也。

徐忠可曰:亦非一二剂,可以期效。

生姜甘草汤方

生姜五两　人参三两　甘草四两　大枣十二枚

上四味,以水七升,煮取三升,分温三服。

《肘后方》:治肺痿咳嗽吐涎沫,心中温温烦燥而不渴者。(即本方)

肺痿,吐涎沫,桂枝去芍药加皂荚汤主之。

汪双池曰:此证多吐涎沫而无脓,甚者毛悴色焦,自汗,盗汗,气息奄奄不振,嗽时必忍气须臾,轻轻吐痰,始觉膈上不痛,否则膈痛不止。其与肺痈大异,彼生于内热,此得于劳役;彼属实热,此属虚寒。劳役内虚,或多言伤肺,或乍卧乍起,腠理不密,而风寒清冷乘之。其始汗出恶风,咳嗽短气,鼻塞项强,胸膈胀满,久而不治则成痿矣。故仲景治法,始用生姜甘草汤,继用此方。

桂枝去芍药加皂荚汤方

桂枝三两　生姜三两　甘草二两(炙)　大枣十二枚　皂荚一枚(去皮子,炙焦)

上五味,以水七升。微火煮取三升,分温三服。

沈明宗曰:用桂枝汤嫌芍药酸收,故去之。加皂荚利涎通窍,不令涎沫壅遏肺气而致喘痿。桂枝和调营卫,俾营卫宣行,则肺气振而涎沫止矣。

徐忠可曰:此治肺痿中之有壅闭者,故加皂荚以行桂、甘、姜、枣之势。此方必略兼上气不得眠者宜之。

《张氏医通》:桂枝去芍药加皂荚汤治肺痈吐涎沫,初起有表邪者。(即本方)

尤在泾曰:以上诸方俱用辛甘温药,以肺既枯萎,非湿剂可滋者,必生气行气,以致其津。盖津生于气,气至则津亦至也。又方下俱亏吐涎沫多不止,则非无津液也,乃有津液,而不能收摄分布也,故非辛甘温药不可。加皂荚者,兼有浊痰也。

问曰:饮病奈何？师曰:饮病有四,曰痰饮,曰悬饮,曰溢饮,曰支饮。其人素盛今瘦,水走肠间,沥沥有声,为痰饮。水流胁下,咳唾引痛,为悬饮。水归四肢,当汗不汗,身体疼重,为溢饮。水停膈下,咳逆倚息,短气不得卧,其形如肿,为支饮。

程云来曰:《圣济总录》曰:三焦者,水谷之道路,气之所终始也。三焦调适,气脉平匀,则能宣通水液,行入于经,化而为血,灌溉周身。若三焦气塞,脉道壅闭,则水饮停滞,不得宣行,聚成痰饮,为病多端。又因脾土不能宣达,致水饮流溢于中,布散于外,甚则五脏受病也。故《内经》曰:土郁之发,饮发于中。以其性流于不常,治法亦有汗、下、温、利之异。痰饮者何？以平人水谷之气入于胃,变化精微以充肌肉则形盛,今不能变化精微,但化而为痰饮,此其人所以素盛今瘦,故走肠间沥沥作声也。悬饮者,以饮水后水偏流于胁下,悬于肝经部分,肝脉入肺中,故一咳一唾必相引而痛也。溢饮者,以饮入于胃,当上输于脾,脾当散精,上归于肺,则能通调水道。今脾失宣化之令,水竟留溢于四肢,在四肢可汗而泄,以其当汗不汗,则水饮留于肌肤脉络之中,故身体疼重也。支饮者,支散于上焦心肺之间,寒饮之气薄于肺则咳逆倚息,薄于心则短气不得卧,其形若肿则水饮又支散于外,故谓之支饮也。

《金鉴》曰:痰饮者,水饮走肠间不泻,水精留膈间不输,得阳煎熬成痰,得阴凝聚为饮,凡所在处有声,故在上则喉中有漉漉之声,在下则肠间有沥沥之声,即今之遇秋冬则发,至春夏则止,久咳嗽痰喘病也。悬饮者，饮后水流在胁下，不上不下，悬结不散，咳唾引痛，即今之胁下有水气，停饮胁痛病也。溢饮者，饮后水流行归于四肢，当汗出而不汗出，壅塞经表，身体疼重，即今之风水水肿病也。支饮者，饮后水停于胸，咳逆倚息，短气不得卧，其形如水肿状，即今之停饮，喘满不得卧之病也。

徐灵胎曰：全部《内经》无一痰字，然世间痰饮之病最多。惟仲景大创厥论，而后万世治痰之法始备。

《金匮辑义》：痰字始见于《神农本经》巴豆条，而饮字则见于《内经》刺志论。痰饮即津液为病之总称。《巢源》支饮谓饮水过多，停积于胸膈之间，支乘于心，故云支饮，谓支撑于心胸之间。支满、支结，义皆同。

水在心，则心下坚筑，短气，恶水不欲饮；水在肺，则吐涎沫，欲饮水。水在脾，则少气身重。水在肝，则胁下支满，嚏则胁痛。水在肾，则心下悸。

徐忠可曰：前辨四饮现证，既已划然，但人之五脏或有偏虚，虚则病邪乘之，故皆曰在，自当随证分别为治，不得胶柱也。水既所在不定，言脏不及腑者，腑属阳，在腑则行矣；脏属阴，水与阴为类，故久滞也。

程云来曰：水停心下，甚者则悸，微者短气。坚筑，悸状也。火恶水，故恶水不欲饮。联绵不断曰涎，轻浮而白曰沫；涎者津液所化，沫者水饮所成。酿于肺经则吐，吐多则津液亦干，故欲饮水，脾恶湿，水饮，湿类也，湿胜则土不能生金，故少气；脾主身之肌肉，故身重也。肝脉布胁肋，故胁下支满。水在肝则条达之性为水郁，其气上走颃颡至畜门而出鼻孔，因作嚏也，嚏则痛引胁肋，故嚏而痛。

水在肾则水气凌心,故筑筑然悸也。

心下有留饮,其人必背寒,冷如掌大,则肋下痛引缺盆。

尤在泾曰:留饮,即痰饮之留而不去者也。背寒冷如掌大者,饮留之处,阳气所不入也。

魏氏曰:背为太阳,在易为艮止之象。一身皆动,背独常静,静处阴邪常客之,所以风寒自外入多中于背,而阴寒自内生亦多踞于背也。胁下痛引缺盆,饮留于肝而气连于肺也。

胸中有留饮,其人必短气而渴,四肢历节痛。

程云来曰:胸中者,属上焦也,今为留饮隔碍,则气为之短;津液不能上潮,则口为之渴。饮者,湿类也,流于关节,故四肢历节痛也。

尤在泾曰:四肢历节痛为风寒湿在关节,若脉不浮而沉,而又短气而渴,则知是留饮为病,而非外入之邪矣。

夫平人食少饮多,水停心下,久久成病,甚者则悸,微者短气;脉双弦者寒也,脉偏弦者饮也。

程云来曰:凡人食少饮多,则胃土不能游溢精气,甚者必停于心下而为悸,微者则填于胸膈而为短气也。

尤在径曰:双弦者,两手皆弦,寒气周体也;偏弦者,一手独弦,饮气偏注也。

夫短气有微饮者,当从小便去之。

徐忠句曰:短气有微饮,即上文微者短气也。然支饮、留饮、水在心皆短气,总是水停心下,故曰当从小便去之。

病者脉伏,其人欲自利,利反快,虽利,心下续坚满,此为留饮,甘遂半夏汤主之。

徐忠可曰:仲景谓脉得诸沉,当责有水,又曰脉沉者为留饮,又曰脉沉弦者为悬饮。伏者,亦即沉之意。然有饮而痛者为胸痹,彼云寸口脉沉而迟,则知此脉字指寸口矣。欲自利者,不由外感内伤,亦非药误;利反快,饮减人爽也。然病根未拔,外饮加之,仍复坚满,故曰续坚满。虽坚满而去者自去,续者自续,其势已动。甘遂能达水所而去水,半夏燥水兼下逆气,故以为君,乘其欲去而攻之也;甘草反甘遂而加之,取其战克之力也;蜜能通三焦、调脾胃,又制其不和之毒,故加之;利则伤脾,故以芍药协甘草以补脾阴,固其本气也。

甘遂半夏汤方

甘遂大者三枚　半夏十二枚　芍药五枚　甘草如指大一枚(炙)

上四味,以水二升,煮取半升,去滓,以蜜半升和药汁,煎取八合,顿服。

程云来曰:留者行之,用甘遂以决水饮;结者散之,用半夏以散痰饮。甘逐之性直达,恐其过于行水,缓以甘草、白蜜之甘,收以芍药之酸,虽甘草、甘遂相反,而实有以相使,此酸收甘缓,约之之法也。《灵枢经》曰:约方犹约囊。其斯之谓欤!

心下有痰饮,胸胁支满,目眩,脉沉弦者,茯苓桂枝白术甘草汤主之。

赵以德曰:心胞络循胁出胸下,《灵枢》曰胞络是动则胸胁支满,此痰饮积其处而为病也。目者心之使,心下有痰,水精不上注于目,故眩。《本草》茯苓能治痰水伐肾邪。痰,水类也,治水必自小便出之,然其水淡渗手太阴,引入膀胱,故用为君。桂枝乃手少阴经药,能通阳气开经络,况痰水得温则行,用之为臣。白术除风眩,燥痰水、除胀满,以佐茯苓。然中满勿食甘,用甘草何也?盖桂枝之辛得甘则佐其发散,和其热而使不僭也。复益土以制水,甘草有茯苓则不支满而反渗泄,《本草》曰甘草能下气除烦满也。

程云来曰:心下有痰饮,即支饮也。散于上焦则胸胁支满,支满则隔碍清气不得上达于头目,故目眩也,经曰心下有支饮,其苦眩冒。用苓桂术甘汤利水饮。脾胃虚则水谷化为痰饮,白术去湿健脾以为君,甘草和胃下气以为臣,茯苓淡渗以为佐,桂枝宣导以为使,使小便利而痰饮去。

茯苓桂枝白术甘草汤方见太阳病中

悬饮内痛,脉沉而弦者,十枣汤主之。

赵以德曰:脉沉病在里也,凡弦者为痛、为饮、为癖。悬饮结积在内作痛,故脉见沉弦。

程云来曰:沉为水饮,弦为肝脉。此饮留于胁下而成悬饮。悬饮者咳唾引痛,故曰悬饮内痛。《本草》云:通可以去滞。芫花、甘遂、大戟之类是也,以三味过于利水,佐大枣之甘以缓之,则土有堤防而无崩溃暴决之祸。

病溢饮者,当发其汗,大青龙汤主之;小青龙汤亦主之。

尤在泾曰:水气流行,归于四肢,当汗出而不汗出,身体疼重,谓之溢饮。夫四肢阳也,水在阴者宜利,在阳者宜汗,故以大青龙发汗去水;小青龙则兼内饮而治之者耳。

徐氏曰:大青龙合桂麻而去芍药加石膏,则水气不甚而挟热者宜之;倘饮多而寒伏,则必小青龙为当也。

徐灵胎曰:水在中当利小便,水在四肢当发汗,此亦总诀。

大青龙汤方见太阳病中

膈间支饮,其人喘满,心下痞坚,面色黧黑,其脉沉紧,得之数十日,医吐下之不愈者,木防己汤主之。不差,木防己去石膏加茯

苓芒硝汤主之。

赵以德曰：心肺在隔上，肺主气，心主血。今支饮在膈间，气血皆不通利，气不利则与水同逆于肺而发喘满；血不利则与水杂揉结于心下而为痞坚。肾气上应水饮，肾水之色黑，血凝之色亦黑，故黧黑之色见于面也。脉沉为水，紧为寒，非别有寒邪，即水气之寒也。医虽以吐下之法治，然药不切于病，故不愈。用木防己者，味辛温能散留饮结气，又主肺气喘满，所以为主治。石膏味辛、甘、微寒，主心下逆气，清肺定喘。人参味甘、温，补心肺气不足，皆为防己之佐。桂枝辛、热，通血脉，开结气，且支饮得温则行，又宣导诸药，用之为使。若邪客之浅在气分多而虚者，服之即愈，若邪客之深在血分多而实者，则愈后必再发，以石膏为气分之药，故去之。芒硝味咸、寒，为血分药，能治痰实结，去坚消血癖；茯苓伐肾邪，治心下坚满，佐芒硝则行水之力益倍，故加之。

唐容川曰：隔，即心下之膜膈，正当心下，属三焦少阳，少阳无下、吐法，正以其在隔膜间，吐下不能愈之也。三焦膈膜，通气行水之道也，故主防己之通有孔者，以行膈膜中之水。

木防己汤方

木防己三两　石膏鸡子大二枚　桂枝二两　人参四两

上四味，以水六升，煮取二升，去滓，分温再服。

陈灵石曰：防己纹如车辐，运上焦之气，气化而水自行；桂枝蒸动水源，使决渎无壅塞之患，水行而气自化矣。二药并用，辛苦相需，所以行其水气，而散其结气也。水行结散，则心下痞坚可除矣。然病得数十日之久，又经吐下，可知胃阴伤而虚气逆，故人参以生既伤之阴，石膏以镇虚逆之气，阴复逆平，则喘满、面黧自愈矣。此方治其本来,救其失误,面面俱到。

木防己去石膏加茯苓芒硝汤方

木防己三两　桂枝二两　茯苓四两　人参四两　芒硝三合

上五味,以水六升,煮取二升,去滓,内芒硝,再微煎,分温再服,微利则愈。

魏念庭曰:后方去石膏加芒硝者,以其邪既散而复聚,则有坚定之物留作包囊,故以坚投坚而不破者,即以软投坚而即破也。加茯苓者,亦引饮下行之用耳。

心下有支饮,其人苦冒弦,泽泻汤主之。

《金鉴》曰:心下,膈下也。水在膈上则喘满,水在膈间则痞悸,水在膈下则惟苦眩晕。以泽泻汤之平和小剂主之,治支饮之轻者也。

尤在泾曰:水饮之邪,上乘清阳之位,则为冒眩。冒者,昏冒而神不清,如有物冒蔽之也;眩者,目眩转而乍见眩黑也。泽泻泻水气,白术补土气,以胜水也。

高鼓峰云:心下有水饮,格其心火不能下行,而但上冲头目也。亦通。

徐灵胎曰:此亦从小便去之法也。

泽泻汤方

泽泻五两　白术二两

上二味,以水二升,煮取一升,分温再服。

林礼丰曰:心者,阳中之阳;头者,诸阳之会。人之有阳气,犹天之有日也。天以日而光明,犹人之阳气会于头而目能明视也。夫心下有支饮则饮邪上蒙于心,心阳被遏,不能上会于巅,故有头冒目眩之病。仲师特下一苦字,是水阴之气荡漾于内,而冒眩之苦有莫可言传者,故主以泽泻汤。泽泻气味甘寒,生于水中,得水阴之气而能利水;一茎直上,能以下而上,同气相求,领水阴之气以下走。然犹恐水气下而复上,故用白术之甘温崇土制水者以堵之,犹治水者,必筑堤防也。古圣用方之妙,有如此者。

尾台氏曰:支饮冒眩证,其剧者昏昏摇摇如居暗室,如坐舟中,如步雾里,如冒空中,居室床蓐如迥转而走,虽瞑目敛神,亦复此然,是非此方不能治。

《时后方》:治心下有水方。(即本方)

支饮胸满者,厚朴大黄汤主之。

魏念庭曰:支饮而胸满者,实邪也。饮有何实?饮之所停必裹痰涎,涎沫结久为窝囊,所以为有形之邪。以厚朴大黄汤主之以治实邪,为有物无殒之义也。

陈修园曰:上节言心下支饮,用补土镇水法,不使水气凌心则眩冒自平。此节指支饮在胸,进一层立论,云胸满者胸为阳位,停于下,下焦不通,逆行渐高,充满于胸故也。主以厚朴大黄汤者,是调其气分,开其下口,使上焦之饮顺流而下。厚朴性温味苦,苦主降,温主散,能调上焦之气,使气行而水亦行也。继以大黄之推荡直通地道,领支饮以下行,有何胸满之足患哉。

厚朴大黄汤方

厚朴八两　　大黄四两

上二味,以水五升,煮取二升,去滓,温服一升,不差再服。

支饮不得息,葶苈大枣泻肺汤主之。

徐忠可曰:支饮不得息,是肺因支饮满而气闭也。一呼一吸曰息,不得息是气既闭而肺气之布不能如常度也。葶苈苦寒,体轻象阳,故能泄阳分肺中之闭,惟其泄闭故善逐水,今气水相扰,肺为邪实,以葶苈泄之,故曰泻肺。大枣取其甘能补脾胃,且以制葶苈之苦,使不伤胃也。

支饮口不渴,作呕者,或吐水者,小半夏汤主之。

尤在泾曰:此为饮多而呕者言。渴者饮从呕去,故欲解;若不渴,则知其支饮仍在,而呕亦未止。半夏味辛性燥,辛可散结,燥能蠲饮,生姜制半夏之悍,且以散逆止呕也。

沈明宗曰:此支饮上溢而呕之方也。凡外邪上逆作呕必伤津液,应当作渴,渴则病从呕去,谓之欲解。若心下有支饮,停蓄胸膈致燥,故呕而不渴,则当治饮。

小半夏汤方见阳明病

夫有支饮家,咳烦胸中痛者,不卒死,至一百日或一岁,宜十枣汤。此节同下节,依《金匮要略》补。

《金鉴》曰:支饮,水在膈之上下也。水乘肺则咳,水乘心则烦,水结胸则痛。其人形气俱实,以十枣汤攻之可也。然病此卒不死,或至百日,或延至一年者,以饮阴邪,阴性迟,故不卒死也。

久咳数岁,其脉弱者可治;实大数者死;其脉虚者必苦冒。其人本有支饮在胸中故也,治属饮家。

尤在泾曰:久咳数岁不已者,支饮渍肺而咳,饮久不已,则咳久不愈也。咳久者,其气必虚,而脉反实大数者,则其邪犹盛,以犹盛之邪,而临已虚之气,其能久持乎?故死。若脉虚者正气固虚而饮气亦衰,故可治。然饮虽衰而正不能御,亦足以上蔽清阳之气,故其人必苦冒也。此病为支饮所致,去其饮则病自愈,故曰:治属饮家。

腹满,口舌干燥,肠间有水气者,防己椒目葶苈大黄丸主之。

程云来曰：痰饮留于中则腹满，水谷入于胃，但为痰饮而不为津液，故口舌干燥也。上证曰水走肠间沥沥有声，故谓之痰饮，此肠间有水气，亦与痰饮不殊，故用此汤以分消水饮。

尤在泾曰：水既聚于下则无润于上，是以肠间有水气而口舌反干燥也，后虽有水饮之入，只足以益下趋之势，口燥不除而腹满益甚矣。防己疗水湿，利大小便；椒目治腹满，去十二种水气；葶苈、大黄泄以去其闭也。

防己椒目葶苈大黄丸方

防己　椒目　葶苈(熬)　大黄各一两

上四味，捣筛，炼蜜为丸，如梧桐子大。先食饮服一丸，日三服，不知稍增。

陈修园曰：大抵可渐增至五丸及十丸。

程云来曰：此水气在小肠也。防己、椒目导饮于前，清者得从小便而出；大黄、葶苈推饮于后，浊者得从大便而下也。此前后分消，腹满减而水饮行，脾气转而津液生矣。

《金鉴》曰，小服而频，示缓治之意。稍增者，稍稍增服之。

膈间有水气，呕吐眩悸者，小半夏加茯苓汤主之。

尤在泾曰：饮气逆于胃则呕吐，凌于心则悸，蔽于阳则眩。半夏、生姜止呕降逆，加茯苓去其水也。

陈修园曰：此言膈间有水之治法。

小半夏加茯苓汤方

半夏一升　生姜半斤　茯苓四两

上三味，以水七升，煮取二升，分温再服。

陈灵石曰：方用半夏降逆，生姜利气，茯苓导水，合之为涤痰定呕之良方。

《和剂局方》：茯苓半夏汤治停痰留饮，胸膈满闷，咳嗽呕吐，气短恶心，以致饮食不下。（即本方）

《圣济总录》半夏加茯苓汤治三焦不顺，心下痞满，膈间有水，目眩悸动。（即本方）

先渴后呕，为水停心下，此属饮家，小半夏加茯苓汤主之。此节依《金匮要略》补。

张路玉曰：先渴者，因痰饮占据中宫，津液不得灌注于上，肺失其润而然。后呕者，胃中所积之饮随气逆而上泛也。故用姜、半以涤饮，茯苓以渗湿，湿去则呕止，津通则渴自已。

尤在泾曰：先渴后呕者，本无呕病，因渴饮水，水多不下而反上逆也，故曰：此属饮家。小半夏止呕降逆，加茯苓去其停水。盖始虽渴而终为饮，但当治饮而不必治其渴也。

病人脐下悸，吐涎沫而头弦者，此有水也，五苓散主之。

《金鉴》曰：悸者，筑筑然跳动病也。上条心下有悸，是水停心下为病也；此条脐下有悸，是水停脐下为病也。若欲作奔豚，则为阳虚，当以茯苓桂枝甘草大枣汤主之。今吐涎沫，水逆胃也；头眩，水阻阳也，则为水盛，故以五苓散主之也。

尤在泾曰：脐下悸，则水动于下矣；吐涎沫，则水逆于中矣；甚则头眩，则水且犯于上矣。苓、术、猪、泽甘淡渗泄，使肠间之水从小便出；用桂者，下焦水气非阳不化也。曰多饮暖水汗出者，盖欲使表里分消其水，非挟有表邪而欲两解之谓。

五苓散方见太阳病中

胸中有停痰宿水，自吐出水后，心胸间虚，气满不能食，茯苓汤

主之。消痰气，令能食。此节依涪古本补，《金匮要略》附方作外台茯苓饮。

沈明宗曰：脾虚不与胃行津液，水蓄为饮，贮于胸膈之间，满而上溢故自吐出水后，邪去正虚，虚气上逆，满而不能食也。所以参、术大健脾气，使新饮不聚；姜、橘、枳实以驱胃家未尽之饮，曰：消痰气令能食耳。

茯苓汤方

茯苓　人参　白术各三两　枳实二两　橘皮二两半　生姜四两

上六味，以水六升，煮取一升八合，去滓，分温三服，如人行八、九里进之。

徐忠可曰：此为治痰饮善后最稳当之方。心胸之间，因大吐而虚，故加参；设非大吐，无参减枳实亦可。俗医谓用陈皮即减参之力，此不惟用陈皮且加枳实二两，补泻并行，何其妙也。

《外台秘要》：延年茯苓饮主风痰气，吐呕水者。（即本方）云仲景《伤寒论》同。

尾台氏曰：茯苓饮治胃反吞酸、嘈杂等；心下痞硬，小便不利；或心胸痛者，又洽每朝恶心，吐苦酸水或痰沫。

师曰：病有风水、有皮水、有正水、有石水、有黄汗。风水其脉自浮，其证骨节疼痛，恶风。皮水其脉亦浮，其证胕肿，按之没指，不恶风，腹如鼓，不渴，当发其汗；正水其脉沉迟，其证为喘；石水其脉自沉，其证腹满不喘，当利其小便；黄汗其脉沉迟，其证发热，胸满，四肢头面肿，久不愈，必致痈脓。

《金鉴》曰：风水得之内有水气，外感风邪。风则从上肿，故面浮肿，骨节疼痛恶风，风在经表也，皮水得之内有水气，皮受湿邪。

湿则从下肿,故跗浮肿,其腹如鼓,按之没指,水在皮里也。非风邪,故不恶风,因水湿故不渴也。其邪俱在外,故均脉浮,皆当从汗从散而解也。正水,水之在上病也;石水,水之在下病也。故在上则胸满自喘,在下则腹满不喘也。其邪俱在内,故均脉沉迟,皆当从下从温解也。黄汗者,汗出柏汁色也。其脉沉迟,脏内有寒饮;身发热者,经外有伏热、寒饮,故胸满,四肢头面浮肿;伏热若久不愈,故必致痈脓也。同此推之,可知黄汗是内饮外热,蒸郁于中,从土化而成也。以黄汗而列水病之门者,亦因水之为病而肿也。

程云来曰:风水与皮水相类属表,正水与石水相类属里。但风水恶风,皮水不恶风;正水自喘,石水不自喘为异耳!皆由肾不主五液,脾不能行水,致津液充郭,上下溢于皮肤,则水病生矣。黄汗者脉亦沉,虽与正水相似,但其汗粘衣,色正黄如柏汁为异耳!

《金匮辑义》:胕,程读为跗,误矣。徐云腑者浮也。近是。

脉浮而洪,浮则为风,洪则为气,风气相搏,风强则为瘾疹,身体为痒,痒者为泄风,久为痂癞;气强则为水,难以俯仰,身体洪肿,汗出乃愈。恶风则虚,此为风水;不恶风者,小便通利,上焦有寒,其口多涎,此为黄汗。

徐忠可曰:此段详风之所以成水,并与黄汗分别之因,谓脉得浮而洪,浮为风是矣,洪乃气之盛也,风气相搏,是风与气两不相下也。其有风稍强者,则风主其病,故侵于血为瘾疹,因火动则痒。然风稍得疏泄,故曰泄风。久则荣气并风而生虫,为痂癞疠风之属,不成水也。若气强则风为气所使,不得泄于皮肤,逆其邪乘阴分以致阴络受伤而为水。难以俯仰者,成水后肿胀之状也。风气无所不到,故身体洪肿。洪肿者,大肿也。汗出则风与气皆泻,故愈。恶风为风家本证,既汗而仍恶风,则当从虚而不当从风,故补注一句曰恶风则虚,而总结之曰:此为风水。谓水之成,虽由于气,而实原于风也。其有不恶风者,表无风也,小便通利者,非三阴结也;更口多涎,是水寒之气缠绵上焦也。此唯黄汗之病因汗出而伤水,则内入胸膈,故即别之曰:上焦有寒,其口多涎,此为黄汗。不脱前黄汗证中胸满之意也。

《金鉴》曰:泄风即今之风燥疮是也。

成无己注平脉法云:疠癞者,眉少发稀,身有干疮而腥臭。《内经》曰:脉风成疠。

寸口脉沉滑者,中有水气,面目肿大,有热,名曰风水。其人之目窠上微肿,如蚕新卧起状,其颈脉动,时时咳,按其手足上,陷而不起者,亦曰风水。

赵以德曰:《内经》云:脉沉曰水,脉滑曰风。面肿曰风,目肿如新卧起之状曰水。颈脉动,喘咳曰水。又肾风者,面胕庞然,少气时热。其有胕肿者,亦曰本于肾,名风水。皆出《内经》也。

徐忠可曰:此一段从风水中之变异者,而仍正其名以示别也。谓风水脉本浮,今沉滑,是中有水气相结,似属正水,然而面目肿大有热。高巅之上,唯风可到,风为阳邪,故热。是脉虽沉不得外风而言之,故仍正其名曰风水。若目窠微擁如蚕,而且颈脉动咳,此正水之征也。乃按手足上陷而不起,则随手而起者,水也,今不起,知非正水,而为气水矣。风气必相系,故亦正其名曰风水。

唐容川曰:浮主表,寸亦主表,沉滑见于寸部;即是水犯于表之诊,故亦断为风水。与浮洪、浮紧之断为风水,同一在表之义也。且浮脉但断为风,必兼洪紧,乃为风而兼水。沉滑亦当但断为水,因见于寸脉,乃水犯于表而兼风也。仲景文法细密如是,学者当玩焉。

太阳病,脉浮而紧,法当骨节疼痛,今反不痛,体重而酸,其人不渴,此为风水,汗出即愈。恶寒者,此为极虚发汗得之。

渴而不恶寒者,此为皮水。

身肿而冷,状如周痹,胸中窒,不能食,反聚痛,躁不得眠,此为黄汗。

痛在骨节,咳而喘,不渴者,此为正水。其状如肿,发汗则愈。

然诸病此者,若渴而下利,小便数者,皆不可发汗,但当利其小便。

徐忠可曰:此一段言风水中有类太阳脉而不出太阳证者,又有相似而实为皮水者,有相似而实为黄汗者,有相似而并非皮水、黄汗、实为正水者。如太阳病脉浮紧,在法当骨节疼痛,所以前叙风水亦曰外证骨节疼痛。此反不疼,又太阳病不重,今得太阳寒脉,身体反重而酸,却不渴,汗出即愈,明是风为水所柔,故不疼而重。风本有汗,乃因自汗而解,故正其名曰:此为风水。然既汗不宜恶寒,复恶寒,明是人为汗虚,故曰:此为极虚发汗得之。若前证更有渴而不恶寒者,渴似风水,然不恶寒则非风水矣!故又别之曰:此为皮水。但皮水身不热,故又注其证曰:身肿而冷,状如周痹。周痹者,寒凝汁沫,排分肉而痛,通身皮肤受邪而不用,即前所谓外证胕肿,按之没指也。若前证更有胸中窒不能食,反聚痛,暮躁不得眠者,明是水入以伤心,致胸中受邪而窒,邪高妨食,又邪聚而痛,又心烦而暮躁不得眠,此惟黄汗证都在胸,故曰:此为黄汗。若前证之脉浮紧而骨节仍痛,且咳而喘,但不渴,则类于皮水,然而不甚胕肿。又非皮水,故曰:此为正水。乃肺主气,受邪而咳,其状如肿,实非肿也,此亦风之淫于肺者,故总曰发汗则愈,其证异而治宜同也。诸病此者四句,谓证虽不同似皆可发汗,然遇有渴者、下利者、小便效者,即为邪气内入,即非一汗所能愈,故曰:皆不可发汗。

尤在泾曰:或问前二条云风水外证骨节疼,此云骨节反不疼身体反重而酸;前条云皮水不渴,此云渴何也?曰:风与水合而成病,其流注关节者,则为骨节疼痛;其侵淫肌体者,则骨节不疼而身体酸重,由所伤之处不同故也。前所云皮水不渴者,非言皮水本不渴也;谓腹如鼓而不渴者,病方外盛,而未入里,犹可发其汗也;此所谓渴而不恶寒者,所以别于风水之不渴而恶风也。程氏曰,水气外留于皮,内薄于肺,故令人渴。是也。

《灵枢》周痹篇:风寒湿气,客于外分肉之间,迫切而为沫,沫得寒则聚,聚则排分肉而分裂也,分裂则痛,痛则神归之,神归之则热。热则痛解,痛解则厥,厥则他痹发,发则如是……此内不在脏,而外发于皮,独居分肉之间,真气不能周,故命曰周痹。

心水为病,其身重而少气,不得卧,烦躁,阴肿。

魏念庭曰:仲景既明五水之专兼,又为明水气附于五脏,而另成一五水之证。盖水邪亦积聚之类也,切近于其处则伏留于是脏,即可以脏而名证。水附于心,则心水也。心经有水,四肢百骸皆可灌注,故身重;气为水邪所阻,故少气,水邪逼处,神魂不安,故不得卧;神明扰乱,故烦而躁;心与小肠表里,水邪随心气下注于小肠、膀胱,故其人阴肿。见此知心经有水,当于心经治之也。

徐忠可曰:阴肿即势肿也。

肝水为病,其腹大,不能自转侧,胁下痛,津液微生,小便续通。

魏念庭曰:肝水者,水附肝则肝水也。肝经有水,必存两胁,故腹大而胁下痛；少阳，阴阳往来之道路，有邪窒碍，故不能自转侧；肝有水，邪必上冲胸咽，故时时津液微生，口中有淡水之证也；及上升而下降，小便不利者又续通，此水邪随肝木往来，升降之气上下为患也。见此知肝经有水，当于肝脏治之也。

徐忠可曰：小便续通以肝主疏泄，此其独异于肺、脾、肾者也。

肺水为病，其身肿，小便难，时时鸭溏。

魏念庭曰：肺水者，水附于肺则肺水也。肺主气，气引水行亦能周身使之浮肿；肺不肃则气化壅，故小便难；小便难则清浊不分，故时便鸭溏。见此知为有水在肺，当于肺脏治之也。

赵以德曰：肺主皮毛，行荣卫，与大肠合。今有水病，则水充满皮肤。肺本通调水道，下输膀胱为尿溺，今既不通，水不得自小便出，反从其合，与糟粕混成鸭溏也。

脾水为病，其腹大，四肢苦重，津液不生，但苦少气，小便难。

魏念庭曰：脾水者，水附于脾则脾水也。脾专主腹，故腹大；脾主旋运，又主四肢，旋运不利故四肢苦重，津液不生；气不行于上下则阻碍不通，故上则苦少气，下则小便难。见此知有水在脾，当于脾脏治水也。

赵以德曰：脾与胃合，胃之贲门不化，则宗气虚而少气；胃之幽关不通，则水积而小便难。

肾水为病，其腹大，脐肿，腰痛，不得溺，阴下湿如牛鼻上汗，其足逆冷，面反瘦。

魏念庭曰：肾水者，水附于肾则肾水也。肾主少腹，水湿固冱，故腹大、脐肿、腰痛；腰以下俱肾主之也，水湿在下焦，膀胱之气反塞，故不惟小便难而且竟不得溺；阴寒下盛，故阴下湿如牛鼻上汗，冷而且粘,其足皆逆冷也;面乃阳之部位,下阴盛,上阳衰,故面必瘦。见此知水在肾,当于肾脏治水也。

程云来曰:夫肾为水脏,又被水邪,则上焦之气血随水性而下趋,故其人面反瘦,非若风水,里水之面目洪肿也。

诸有水者,腰以下肿,当利小便;腰以上肿,当发汗乃愈。

沈明宗曰:此以腰之上下分阴阳,即风皮正水之两大法门也。腰以下主阴,水亦属阴,以阴从阴,故正水势必从于下部先肿,即腰以下肿。然阳衰气郁,决渎无权,水逆横流,疏瀹难缓,利小便则愈,经谓洁净府是也。腰以上主阳,而风寒袭于皮毛,阳气被郁,风皮二水势必起于上部先肿,即腰以上肿。当开其腠理,取汗通阳则愈,经谓开鬼门是也。

尤在泾曰:发汗利小便,因其势而利导之也。

寸口脉沉而迟,沉则为水,迟则为寒,寒水相搏,脾气衰则鹜溏,胃气衰则身肿,名曰水分。

赵以德曰:此条寸口沉为水、迟为寒者,非外入之邪,即脾胃冲脉二海之病。因水谷之阳不布则五阳虚竭,虚竭则生寒;下焦血海之阴不生化则阴内结,内结则生水,水寒相搏,十二经脉尽从所禀而变见于寸口也。脾与胃为表里,脾气衰则不能与胃行其津液,致清浊不分于里而为鹜溏。胃气衰则不能行气于三阳,致阳气不行于表,则身体分肉皆肿矣。

程云来曰:沉为水,迟为寒,水寒相搏则土败矣。是以脾衰则寒内著而为鹜溏;胃衰则水外溢而为身肿也。

《巢氏病源》水分候:水分者,言肾气虚弱不能制水,令水气分散流布四肢,故云水分,但四肢皮肤虚肿,聂聂而动者,名水分也。

按:即后皮水,防己茯苓汤之证也。

少阳脉卑,少阴脉细,男子则小便不利;妇人则经水不利,名曰血分。

程云来曰:少阳者,三焦也。《内经》曰:三焦者,决渎之宫,水道出焉。今少阳脉卑,则不能决渎矣,在男子则小便不利。少阴者,肾也。《中藏经》曰:肾者,女子以包血,以其与冲脉并行。今少阴脉细,则寒气客于胞门矣,在妇人则经水不通。经虽为血,其体则水,况水病而血不行,其血亦化为水,名曰血分。

《金鉴》曰:少阳右尺脉陷下,少阴左尺脉细小,亦因寒水太甚,命火受制,故男子水精不化,小便为之不利;女子血化为水,经水为之不通也。经血而曰经水者,以水为血之体也,女子以血为主,故曰血分。

《金匮辑义》:沈云:卑者即沉而弱,平脉法:荣气弱名曰卑。王宇泰云:荣主血为阴,如按之沉而无力,故谓之卑也。血分诸家无解。盖分,散也,血为水分散流布肢体也。

按:《金鉴》谓少阳三焦脉诊于右尺,少阴肾脉诊于左尺,本之《难经》也。

妇人经水,前断后病水者,名曰血分;此病难治;先病水,后经水断,名曰水分,此病易治,水去则经自下也。

魏念庭曰:血分经水前断,正气虚也;水分先病水,邪气盛也。邪气盛者祛邪可为,正气虚者养正不足,故治有难易。去水其经自下,因先病水致经断,此澄源以清其流也。

王肯堂曰:妇人血分病,大、小产后多有之。惟产前脚肿不同(产前脚肿名皱脚),产后皆败血所致,当于血上治之。

尤在泾曰：血分者，因血而病为水也；水分者，因水而病及血也。血病深而难通，故曰难治；水病浅而易行，故曰易治。

寸口脉沉而数多，数则为出，沉则为入；出为阳实，入为阴结。趺阳脉微而弦，微则无胃气，弦则不得息。少阴脉沉而滑，沉则在里，滑则为实，沉滑相搏，血结胞门，其瘕不泻，经络不通，名曰血分。

魏念庭曰：寸口，肺脉也。肺主气，气行则血行，气滞则血亦滞。出入，作内外二字解。阳实，身形胀满也。阴结，血结胞门也。趺阳，胃脉也：胃多气多血，微则气血两虚，故无胃气。一呼一吸为息，不得息者，弦脉肝木侮土，胃气虚少不足以息，气不统血也。少阴肾脉也，肾藏精，精血同为一类。沉为在里，血结于内也；滑则为实，淤血停留也。此血所由结而血分所由成也。（按：脐下三寸为关元穴，关元左二寸为胞门，右二寸为子户，瘕者，石瘕也。石瘕生于胞中，寒气客于子门，子门闭塞，气不得通，恶血不泻，血以留止，状如怀子，月事不以时下。皆生于女子，可导而下。）

尤在泾曰，此合诊寸口、趺阳、少阴，而知气壅于阳、胃虚于中、而血结于阴也。出则为阳实者，肺被热而治不行也。弦则不得息者，胃受制而气不利也。夫血结在阴，惟阳可以通之；而胃虚受制，肺窒不行，更何恃而开其结，行其血耶？惟有凝聚癃闭，结成水病而已。故曰：血结胞门，其瘕不泻，经络不通，名曰血分。亦如上条所云也。但上条之结为血气虚少而行之不利也；此条之结为阴阳壅郁而欲行不能也。仲景并列于此，以见血分之病虚实不同如此。

按：血分病虚者宜滑石乱发白鱼散、茯苓白术戎盐汤；实者宜大黄甘遂阿胶汤。

《本事续方》：治妇人经脉不通，即化黄水，水流四肢则遍身皆肿，名曰血分，其候与水肿相类。一等庸医不问源流，便作水疾治之，非唯无效，又恐丧命，此乃医杀之耳；宜用此方：人参、当归、瞿麦穗、大黄、桂枝、茯苓各半两，苦葶苈炒二分。上为细末，炼蜜丸如梧桐子大，每服十五丸，空心米饮下，渐加至三十丸，名无不效者。

问曰：病者苦水，面目身体皆肿，四肢亦肿，小便不利，脉之不言水，反言胸中痛，气上冲咽，状如炙肉，当微咳喘，审如师言，其脉何类？

师曰：寸口脉沉而紧，沉为水，紧为寒，沉紧相搏，结在关元，始时尚微，年盛不觉，阳衰之后，荣卫相干，阳损阴盛，结寒微动，肾气上冲，咽喉塞噎，胁下急痛。医以为留饮而大下之，沉紧不去，其病不除，复重吐之，胃家虚烦，咽燥欲饮水，小便不利，水谷不化，面目手足浮肿。又与葶苈下水，当时如小差，食饮过度，肿复如前，胸胁苦痛，象若奔豚，其水扬溢，则咳喘逆。当先攻其冲气令止，乃治其咳，咳止，喘自差。先治新病，水当在后。

徐忠可曰：此言正水之成，有真元太虚，因误治成水，又误治而变生新病，然当先治其新病者。谓水病至面目、身体、四肢皆肿，而小便不利，水势亦甚矣；乃病者似不苦水，反苦胸痛气冲，疑水病中所主有之变证，故问脉形何类。不知水气中原不得有此证，其先寸口脉必沉而紧，沉主有微水，紧主有积寒。但紧而沉是积寒挟微水搏结在关元。初时水与寒皆微，壮年气盛，邪不胜正，故不觉；阳衰则所伏之邪稍稍干于荣卫，阳日就损，阴日加盛，而所结之寒微动，能挟肾气上冲，不独相干已也。唯其挟肾，于是肾脉之直者，上贯膈入肺，中循喉咙挟舌本，其支者，从肺出、络心、注胸中，乃咽喉塞噎，胁下急痛。彼时温肾泻寒，病无不去；乃以为留饮而大下之，不治其本，病气不服，故相系不去。重复吐之，是诛伐无过，伤其中气矣，胃家乃虚而烦。吐伤上焦之阳而阴火乘之，故咽燥欲饮水，因而脾胃气衰，邪留血分，故小便不利，水谷不化。胃气不强，水气乘肺，面目手足浮肿。又以葶苈下水，虽非治本之剂，然标病既盛，先治其标，故亦能小差。小差者，肿退也。食饮不节而复肿，又加胸胁痛如奔豚，则肾邪大肆，且水气扬溢，咳且喘逆矣。然咳非病之本也，病本在肾，故曰当先攻其冲气令止，如痰饮门苓桂味甘汤是也。咳止，喘虽不治而自愈矣；此乃病根甚深不能骤除，故须先去暴病则原病可治，故曰先治新病，水当在后。要知冲气咳喘等，皆新病也。然关元结寒，则又为水病之本矣。

《医宗必读》：武林钱赏之酒色无度，秋初腹胀，冬抄遍体肿急，脐突背平，在法不治。用金匮肾气丸料大剂煎服，兼进理中汤，五日无效，勉用人参一两，生附子三钱，牛膝、茯苓各五钱，三日之间，小便解下约有四十余碗，腹有皱纹，约服人参四斤、附子一斤、姜桂各一斤余，半载而瘥。此水肿之虚者。

水之为病，其脉沉小者，属少阴，为石水；沉迟者，属少阴，为正水；浮而恶风者，为风水，属太阳；浮而不恶风者，为皮水，属太阳；虚肿者，属气分，发其汗即已。脉沉者，麻黄附子甘草汤主之；脉浮者，麻黄加术汤主之。

少阴，肾也，为水脏。太阳，膀胱也，为水腑。二者皆居下焦，相为表里。因命火衰微，气化不行，致下流壅塞而水邪泛滥，乘人表里上下正气之虚，袭于内外皮膜之间，停蓄不散，而为石水、正水、风水、皮水四者之病。此外，又有无水而虚肿者，乃属气分之病，与水病相似而不同，所谓风气相搏，气强则为水也。当发其汗，使停蓄之气由皮毛而外散,则肿自已。若脉沉者,知少阴之正气虚,宜麻黄附子甘草汤主之,而石水、正水亦可服也。若脉浮者,知太阳之邪气盛,宜麻黄加术汤主之,而风水、皮水亦可服也。

麻黄附子甘草汤方见少阴病

程云来曰:肾主水,少阴能聚水而生病,故脉沉小属少阴。而水之性本寒,非附子不足以逐其寒,非麻黄不足以散其水;佐甘草以益脾,令土能胜水也。

徐忠可曰:仲景于风水、皮水、里水兼出方,独所云石水不出方。此揭言水之为病,脉沉小者属少阴,后即承之曰:脉沉者,宜麻黄附子甘草汤。然则此方或即所谓石水之主方耶。

徐灵胎曰:发汗为治水要诀,此乃发肾水之汗也。

麻黄加术汤方见湿病

风水脉浮,身重,汗出恶风者,防己黄芪汤主之。

《金匮》曰:此承上条风水,详申其证,以明其治也。

程云来曰:风胜则脉浮,水胜则身肿。风水搏于皮肤之间,开其玄府,是以汗出而恶风也。《上经》曰:恶风则虚。此为风水,与黄芪、甘草以固表;防己以疗风水肿;白术以逐皮间风水结肿,为治风水表虚之剂。

徐忠可曰:首节论风水有骨节疼痛,此处出方反无骨节疼而有身重汗出何也!前为风字辨,与他水不同,故言骨节痛,谓正水、皮水、石水皆不能骨节疼也。然骨节疼痛,实非水之证也,故前推广风水,一曰风气相系,身体洪肿,一曰面目肿大有热;一曰目窠微肿,颈脉动咳,按手足上陷而不起;一曰骨节反不疼,身体反重而酸,不渴,汗出。总不若身重为确,而合之脉浮汗出、恶风,其为风水无疑。前所推广之证,式兼或不兼,正听人自消息耳。

尤在泾曰:此条义详湿病篇。虽有风水、风湿之异,然而水与湿非二也。

防己黄芪汤方见湿病

风水恶风,一身悉肿,脉浮不渴,续自汗出,无大热者,越婢汤主之。

徐忠可曰:前证身重则湿多,此独一身悉肿,则风多气强矣。风为阳邪,脉浮为热;又汗非骤出,续自汗出,若有气蒸之者。然又外无大热,则外表少而内热多,故以越婢汤主之。麻黄发其阳,石膏清其热,甘草和其中,姜枣以通荣卫而宣阳气也。此方剂独重,盖比前风多气多,则热多,且属急风,故欲一剂剂之。

尤在泾曰:脉浮不渴句,或作脉浮而渴,渴者,热之内炽;汗为热逼,与表虚出汗不同。故得以石膏清热,麻黄散肿,而无事兼同其表邪。

魏念庭曰:此在表则风寒杂合,而在里则湿热杂合之证也。主之以越婢汤,方中无治水之药者,散邪清热,补中益胃无非治水也。外感寒、内伤水之风水证,亦此法治之。

越婢汤方

麻黄六两　石膏半斤　甘草二两　生姜三两　大枣十五枚

上五味,以水六升,先煮麻黄去上沫,内诸药,煮取三升,分温三服。

《证治大还》:越婢汤治脉浮在表,及腰以上肿,宜此发汗,兼治勇而劳甚肾汗出,汗出遇风,内不得入脏腑,外不得越皮肤,客于玄府,行于皮里,俱为腑肿,本之于肾,名曰风水。其证恶风,一身悉肿,脉浮不渴,续自汗出。风水证少气时热,从肩背上至头汗出,苦渴,小便黄,目下肿,腹中鸣,身肿难行,正卧则咳,烦而不能食。

皮水,四肢肿,水气在皮肤中,四肢聂聂动者,防己茯苓汤主之。

《金鉴》曰:此承皮水,互详其证,以明其治也。

沈明宗曰:此邪在皮肤而肿也。风入于卫,阳气虚滞,则四肢肿。经谓结阳者肿四肢,即皮水也。皮毛受风,气虚而肿,所谓水气在皮肤中,邪正相搏,风虚内鼓,故四肢聂聂而动,是因表虚也。盖三焦之气,同入膀胱,而行决渎,今水不行,则当使小便利而病得除。故防己、茯苓除湿而利水;以黄芪补卫而实表,表实则邪不能客;甘草安土而制水邪;桂枝以和荣卫,又行阳化气而实四末,俾风以外出,水从内泄矣。

防己茯苓汤方

防己三两　黄芪三两　桂枝三两　茯苓六两　甘草二两(炙)

上五味,以水六升,煮取三升,分温三服。

程云来曰:《本草》云:通可以去滞。防己之属是也。以防己能利九窍、血脉、关节,故以为君;桂枝能通血脉发汗,故以为臣;肺合皮毛,皮有水则气耗于外,故用黄芪、甘草益气以为佐,茯苓淡渗以为使。

《汉药神效方》:一男子头并两手振掉不已,得此已二、三年,腹中和,饮食如故。是即仲师所谓四肢聂聂之类,投以防己茯苓汤而愈。

王晋三曰:余治太阳腰髀痛,备用此方,如鼓之应桴。

厥而皮水者,蒲灰散主之。此节依《金匮要略》补。

赵以德曰:厥者逆也。由少阴经肾气逆上入肺,肺与皮毛合,故逆气溢出经络,经络之血泣与肾气合化而为水。充满于皮肤,故曰皮水。用蒲黄消经络之滞,利小便为君;滑石开窍通水道以佐之。小便利则下行,逆气降,与首章皮水二条有气血虚实之不同。只此可见仲景随机应用之治矣。

程云来曰:皮水在皮肤中,厥则水气浸淫于里,故用蒲灰散以利小便。

蒲灰散方

蒲灰七分　滑石三分

上二味,杵为散,饮服方寸匕,日三服。

《楼氏纲目》:蒲灰即蒲黄粉。

按:皮水主之以蒲灰散者,即所谓腰以下肿当利小便之法也。厥谓水邪上逆而蔽其阳,故用以决其下流之壅塞,则滔天之祸可免也。

《济阳纲目》蒲黄汤:《内经》曰:大怒则形气绝,而血苑于上,使人薄厥。宜此方主之;蒲黄一两炒黄色,左用清酒十爵沃之,温服愈。

里水,一身面目黄肿,其脉沉,小便不利,甘草麻黄汤主之;越婢加术汤亦主之。

赵以德曰:《内经》三阴结谓之水。三阴乃脾、肺、少阴肾也。盖胃为五脏六腑之海,十二经皆受气焉。脾为之行津液者,脏腑经络必因脾乃得禀水谷气。今脾之阴不与胃之阳和,则阴气结伏,津液凝聚不行而关门闭矣。关闭则小便不利,不利则水积,积则溢面目一身。水从脾气所结不与胃和,遂从土色发黄肿。结自三阴,故曰里水,其脉沉也。

魏念庭曰:里水者,即正水也。腹里有水,一身面色尽黄,皮肿；诊之脉沉，水积于中而形著于外矣；其人小便应不利，盖利则不致病水。今既里有水而漫无出路，所以为水病，用甘草麻黄汤益中气、散风湿也。为水气在内。无热可挟，而风寒之亦郁于表者出治也。夫正水原无发汗之治，所以用越婢加术汤者，以正水而脉沉为正水正病，一身面目黄肿为正水而兼风水之兼病也。

甘草麻黄汤方

甘草二两　麻黄四两

上二味，以水五升，先煮麻黄去上沫，内甘草，煮取三升，去滓，温服一升，覆令汗出，不汗再服。

尤在泾曰：甘草麻黄亦内助土气，外行水气之法也。麻黄能上宣肺气，下伐肾邪；外发皮毛之汗，内祛脏腑之湿，故仲景于水饮病用之为主药。

《肘后方》：治卒乏气，气不复报，肩息方。（即本方）

《千金方》：有人患气虚损，久不瘥，遂成水肿，如此者众。诸皮中浮，水攻面目、身体，以腰以上肿，皆以此汤发汗悉愈方。（即本方）

《千金翼方》：麻黄汤主风湿水疾，身体面目肿，不仁而重方。（即本方）

《医垒元戎》：寒客皮肤，令人肤胀，麻黄甘草汤主之。

越婢加术汤方

即越婢汤加白术四两，煎服法同。

按：仲景用越婢加半夏汤治肺胀，则知此方为治正水之主方也。加半夏者，以水饮聚于胃，关于肺，降胃逆所以治本也；加白术者，水气郁于脾、渍于肺，除脾湿亦以治本也。

《巢氏病源》妇人脚气候：若风盛者，宜作越婢汤加术四两。

问曰：黄汗之为病，身体肿若重，汗出而发热，口渴，状如风水，汗粘衣，色正黄如柏汁，脉自沉，从何得之？师曰：以汗出入水中浴，水从汗孔入得之，宜黄芪芍药桂枝汤。

《金鉴》曰：此承黄汗互详其证，以明其治也。黄汗属湿，故身体肿；属风，故发热、汗出而渴。状如风水，谓面目浮肿也。汗粘衣，色正黄如柏汁，谓汗出粘黄也。脉自沉者，谓从水得之也。究其得之之由，以汗出入冷水中浴，则悽怜之寒内入，遏郁汗液于肌腠，以土蒸化而出，故色黄也。宜黄芪、桂枝解肌邪以固卫气；芍药、苦酒止汗液以摄荣气。荣卫调和，其病已矣。

尤在泾曰：黄汗之病与风水相似。但风水脉浮而黄汗脉沉；风水恶风，黄汗不恶风为异。其汗粘衣，色正黄如柏汁，则黄汗之所独也。风水为风气外合水气；黄汗为水气内遏热气，热被水遏，水与热得，交蒸互郁，汗液则黄。前条云小便通利，上焦有寒，其口多涎，此为黄汗；又云身肿而冷，状如周痹；此云黄汗之病，身体肿，发热汗出而渴；后又云剧者不能食，身疼重，小便不利。何前后之不侔也？岂新久微甚之辨欤！夫病邪初受其未郁为热者，则身冷，小便利，口多涎；其郁久而热甚者，则身热而渴，小便不利，亦自然之道也。

魏念庭曰：黄汗者，汗出之色黄而身不黄，与发黄之证不同也。

黄芪芍药桂枝汤方

黄芪五两　芍药三两　桂枝三两

上三味，以苦酒一升，水七升，相合煮取三升，去滓，温服一升，当心烦，服至六七日乃解。若心烦不止者，苦酒阻故也，从美酒醯易之。

魏念庭曰：黄汗之证，专在血分，故汗出之色黄而身不黄，与发黄之证不同也，更与风水、皮水、风寒外感之气分大不同也。仲景主之以芪芍桂酒汤，用黄芪补气同表；芍药、苦酒治在血分：引桂枝入荣驱其水湿之邪。一方而专血分，兼表里，其义备矣。服后心烦，仍服勿疑，以苦酒湿热，未免与湿邪相阻，然非此无以入血分而驱邪，所谓从治之法也。至六、七日湿邪渐除，苦酒之湿无所阻而心烦自止矣，此又用方之神理也。古人称醋曰苦酒，美酒醯即人家家制社醋是也。

《药徵》：美酒醯者，盖以美酒所造之醋矣。

黄汗之病，两胫自冷；假令发热，此属历节。食已汗出，暮盗汗，此荣气热也。若汗出已反发热者，久久身必甲错；若发热不止者，久久必生恶疮；若身重，汗出已，辄轻者，久久身必瞤，瞤即胸痛。又从腰以上汗出，以下无汗，腰髋弛痛，如有物在皮中状，剧则不能食，身疼重，烦躁，小便不利，此为黄汗，桂枝加黄芪汤主之。

尤在泾曰：两胫自冷者，阳被郁而不下通也。黄汗本发热，此云假冷发热，便为历节者，谓胫热非谓身热也。盖历节、黄汗病形相似，而历节一身尽热，黄汗则身热而胫冷也。食已汗出，又身尝暮卧盗汗出者，荣中之热因气之动而外浮，或乘阳之间而潜出也。然黄汗郁证也，汗出则有外达之机，若汗出已反发热者，是热与汗俱出于外，久而肌肤甲错，或生恶疮，所谓自内之外而盛于外也。若汗出已身重辄轻者，是湿与汗俱出也。然湿虽出而阳亦伤，久必身瞤而胸中痛。若从腰以上汗出下无汗者，是阳上通而不下通也，故腰髋弛痛，如有物在皮中状。其病之剧而未经得汗者，则窒于胸中而不能食，壅于肉理而身体重，郁于心而烦燥，闭于下而小便通利也。此其进退微甚之机不同如此，而要皆水气伤心之所致，故曰此为黄汗。桂枝黄芪亦行阳散邪之法，而尤顿饮热稀粥取汗，以发交郁之邪也。

桂枝加黄芪汤方<small>见阳明病</small>

陈灵石曰：黄本于郁热，得汗不能透彻，则郁热不能外达。桂枝汤虽调和荣卫，啜粥可令作汗；然恐其力量不及，故又加黄芪以助之。黄芪善走皮肤，故前方得苦酒之酸而能收，此方得姜、桂之辛而能发也。前方止汗是治黄汗之正病法，此方令微汗，是治黄汗之变证法。

寸口脉沉而弱，沉即主骨，弱即主筋，沉即为肾，弱即为肝。汗出入水中，如水伤心。历节痛，黄汗出，故曰历节。

程云来曰：《圣济总录》曰：历节风者，由血气衰弱为风寒所侵，血气凝涩不得流通，关节诸筋无以滋养，真邪相搏，所历之节悉皆疼痛，或昼静夜发，痛彻骨髓，谓之历节风也。节之交三百六十五、十二筋皆结于骨节之间，筋骨为肝肾所主，今肝肾并虚则脉沉弱；风邪乘虚淫于骨节之间，致腠理疏而汗易出；汗者心之液，汗出而入水浴则水气伤心，又从流于关节交会之处，风与湿相搏，故令历节黄汗而疼痛也。

尤在泾曰：此为肝肾先虚而心阳复郁，为历节黄汗之本也。心气化液为汗，汗出入水中，水寒之气从汗孔侵入心脏，外水内火，郁为湿热，汗液则黄；侵淫筋骨，历节乃痛。历节者，遇节皆痛也。盖非肝肾先虚，则虽得水气，未必便入筋骨；非水湿内侵，则肝肾虽虚未必便成历节。仲景欲举其标而先究其本。以为历节多从虚得之也。前云黄汗之病以汗出入水中浴，水从汗孔入得之，合观二条，知历节、黄汗为同源异流之病。其淤郁上焦者则为黄汗，其并伤筋骨者则为历节也。

《千金方》：历节风著人，久不治者令人骨节蹉跌，变成癫病，不可不知。此是风之毒害者也。

味酸则伤筋，筋伤则缓，名曰泄。咸则伤骨，骨伤则痿，名曰枯。枯泄相搏，名曰断泄。荣气不通，卫气独行，荣卫俱微，三焦无御，四属断绝，身体羸瘦，独足肿大，黄汗出，两胫热，便为历节。

魏念庭曰：历节风病固为筋骨间之邪矣。然其病又有得之嗜味，病从口入于先，然后风从之也。饮食大欲，过嗜则伤，五味皆然。而就筋骨言之，则味酸伤筋也，酸能收阴而敛血，血常敛则筋常弛而无力，故缓，名之曰泄，泄者血亡也。咸能软坚而下气，气常下则骨常弱而不强，故痿，名之曰枯，枯者精败也。血亡则阴虚而热生，精败则阳虚而风入，风与热相煽，即枯与泄相搏也，名曰断泄。阳败风入则正气断，阴亡热生则正血泄，就其阴阳气血疏纵柔弱处形容病情也。再推之于荣卫，血既亡则荣气必不通，荣不通则卫必不独行，荣气涩滞于脉内，卫气疏散于脉外，则在表之气两微矣！三焦在内，更何所籍以为藩篱，此四属荣卫之气断绝，而股肱手足置若身外之物。若或身体羸瘦，独足肿大，兼黄汗出，胫发热，便为历节也。

徐忠可曰：历节与黄汗最难辨，观仲景两言假令发热，便为历节，似历节有热而黄汗无热；然仲景叙黄汗，又每日身热，则知黄汗亦可有热，总无不热之历节耳！若黄汗由汗出，入水中浴，历节亦有由汗出入水，而水伤心，故黄汗汗黄，历节或亦汗黄，则知历节之汗亦有不黄，总无汗不黄之黄汗耳！若历节言肢节痛，言疼痛如掣，黄汗不言疼痛，则知肢节痛历节所独也。黄汗重在肿，历节重在痛。但黄汗之肿及头面,而历节独在足;历节之痛遍关节,而黄汗之痛或单在胸。若黄汗言渴、言四肢头面肿。言上焦有寒其口多涎、言胸中窒、不能食,反聚痛、暮躁不得眠,而历节但有足肿、黄汗,则知以上证皆黄汗所独也。若是者何也？黄汗、历节皆是湿郁成热,逡巡不已,但历节之湿即流关节,黄汗之湿邪聚膈间,故黄汗无肢节痛,而历节无上焦证也。

少阴脉浮而弱,弱则血不足,浮则为风,风血相搏,即疼痛如掣。

按:湘古本列此节于少阴病,宜桂枝汤加当归主之。

程云来曰:少阴,肾脉也,诊在太谿。若脉浮而弱,弱则血虚,虚则邪从之,故令浮弱。风血相搏则邪正交争于筋骨之间,则疼痛如掣。

徐忠可曰:疼痛如掣,有似抽掣也。

李珥臣曰:风在血中,则慓悍劲切,无所不至,为风血相搏。盖血主荣养筋骨者也,若风以操之,则血愈耗而筋骨失其所养,故疼痛如掣。昔人云:治风先养血,血生风自灭。此其治也。

肥盛之人脉涩小,短气,自汗出,历节疼不可屈伸,此皆饮酒汗出当风所致也。

黄坤载曰:肥盛之人荣卫本盛旺,忽然脉涩小,短气自汗,历节疼痛不可屈伸,此皆饮酒汗出当风,感袭皮毛所致。风性疏泄,故自汗出;风泄而卫闭,故脉涩小;经脉闭塞,肺气不得下达,故气道短促。《素问》饮酒中风邪则为漏风,以酒行经络,血蒸汗出,盖以风邪疏泄,自汗常流是为漏风。汗孔不合,水湿易入,此历节伤痛之根也。

尤在泾曰:缘酒客湿本内积,而汗出当风则湿复外郁,内外相召,流入关节,故历节痛不可屈伸也。合三条观之;汗出入水者,热为湿郁也;风血相搏者,血为风动也;饮酒汗出当风者,风湿相合也。历节病因有是三者不同,其为从虚所得则一也。

诸肢节疼痛,身体羸瘦,脚肿如脱,头眩短气,温温欲吐者,桂枝芍药知母甘草汤主之。

尤在泾曰:诸肢节疼痛,即历节也;身体羸瘦,脚肿如脱,形气不足而湿热下甚也;头眩短气,温温欲吐,湿热且从下而上冲矣,与脚气冲心之候颇同。桂枝、麻黄、防风散湿于表;芍药、知母、甘草除热于中;白术、附子驱湿于下;而用生姜最多,以止呕降逆。为湿热外伤肢节,而复上冲心胃之治法也。

《金匮辑义》:历节即痹论所谓行痹、痛痹之类,后世呼为痛风。

桂枝芍药知母甘草汤方

桂枝三两　芍药三两　知母二两　甘草二两

上四味,以水六升,煮取四升,去滓,温服一升,日三服。

按:本方只四味,《金匮要略》此方共九味,前人历用有效,谨附列后。

桂枝芍药知母汤方

桂枝四两　芍药三两　甘草二两　麻黄二两　生姜五两　白术五两　知母四两　附子二枚炮　防风四两

上九味,以水一斗,煮取二升,温服七合,日三服。《金匮要略》作"以水七升",今依《千金方》《外台秘要》改正。

徐忠可曰:桂枝行阳,知、芍养阴,方中药品颇多,独挚此三味以名方者,以此证阴阳俱痹也。又云:欲制其寒,则上之郁热已甚;欲治其热,则下之肝肾已痹,故桂、芍、知、附寒热辛苦并用而各当也。

病历节疼痛,不可屈伸,脉沉弱者,乌头麻黄黄芪芍药甘草汤主之。

沈明宗曰:此寒湿历节之方也。经谓风寒湿三气合而为痹,此风少寒湿居多,痹于筋脉、关节、肌肉之间,以故疼痛不可屈伸,即寒气胜者为痛痹是也。所以麻黄通阳出汗散邪而开闭着;乌头驱寒而燥风湿;芍药收阴之正;以蜜润燥,兼制乌头之毒;黄芪、甘草故表培中,使痹着开而病自愈。谓治脚气疼痛,亦风寒湿邪所致也。

乌头麻黄黄芪芍药甘草汤方

乌头五枚切　麻黄三两　黄芪三两　芍药三两　甘草三两

上五味,先以蜜二升煮乌头,取一升,去滓;别以水三升煮四味,取一升,去滓,内蜜,再煮一、二沸,服七合,不知尽服之。

尤在泾曰:此治寒湿历节之正法也。寒湿之邪,非麻黄、乌头不能去,而病在筋节,又非如皮毛之邪可一汗而散者。故以黄芪之补、白芍之收、甘草之缓,牵制二物,俾得深入而去留邪,如卫灌监钟邓入蜀,使其成功而不及于乱,乃制方之要妙也。

徐灵胎曰:其煎法精妙可师。风寒入节,非此不能通达阳气。

病历节疼痛,两足肿,大、小便不利,脉沉紧者,甘草麻黄汤主之;脉沉而细数者,越婢加术汤主之。

按:此节之历节证两足肿大,与前里水面目黄肿,其肿虽有上下之殊,而治法相同者,以皆脉沉而小便不利也。论云脉得诸沉,当责有水,沉紧者,湿寒之邪,宜甘草麻黄汤;沉而细数者,湿热之邪,宜越婢加术汤。

《千金方》:越婢汤治风痹脚弱方;于本方中加白术四两,大附子一枚。

病如伤寒证,先发热恶寒,肢疼痛,独足肿大者,此非历节,名曰脚气,于寒湿中求之。若胫不肿而重弱者,湿热也,当责其虚。或痹、或痛、或挛急、或缓纵,以意消息调之。依涪古本补。

孙思邈曰:夫人有五脏,心肺二脏经络所起在手十指,肝肾与脾三脏经络所起在足十趾。夫风毒之气皆起于地,地之寒暑风湿皆作蒸气。足常履之,所以风毒之中人也,必先中脚,久而不瘥,遍及四肢、腹背、头项也。微时不觉,痼滞乃知,经云次传、间传是也。夫脚气之病,先起岭南,稍来江东,得之无渐,或微觉痛痹,或两胫肿满,或行起涩弱,或上入腹不仁,或时冷热,小便秘涩,喘息,气冲喉,气急欲死,食呕不下,气上逆者,皆其候也。

病脚气,疼痛不可屈伸者,乌头汤主之;服汤已,其气冲心者,复与矾石汤浸之。此节依涪古本及《金匮要略》补。乌头汤即乌头麻黄黄芪芍药甘草汤。

陈修园曰:脚气疼痛不可屈伸,以乌头汤主之。至于冲心,是肾水挟脚气以凌心,而矾能却水兼能护心,所以为妙。

魏念庭曰:药性矾石善收湿,能解毒,澄清降浊。

矾石汤方

矾石二两

上一味。以浆水一斗五升,煎三、五沸,浸脚良。

前云脚肿如脱,又云独足肿大,俱可以此汤浸脚从外治之。煎用浆水者,俾内湿得消而外水不入也。

病脚气上冲,少腹不仁者,八味肾气丸主之。若上气喘急者危;加呕吐者死。此节依涪古本补,《金匮要略》附方引崔氏八味丸,即肾气丸。方见虚劳。

尤在泾曰：肾之脉起于足而入于腹，肾气不治，湿寒之气随经上入，聚于少腹为之不仁，是非驱湿散寒之所可治者，须以肾气丸补肾中之气，以为生阳化湿之用也。

徐灵胎曰：此方治脚气，乃驱邪水以益正水之方也。又曰：此方专治小便，去水而阴不伤，扶阳而火不升。

徐忠可曰：历节病源与脚气相通，故前治历节乌头方兼治脚气，此方主治脚气可与历节相参。谓历节之因，概多足肿胫冷，是病在下焦，下焦属阴，阴虚而邪乘之正未可知。但脚气上入少腹不仁，以八味丸为主，盖脚气不必兼风，行阳去湿，治正相类。

师曰：寸口脉迟而涩，迟则为寒，涩为血不足。趺阳脉微而迟，微则为气，迟则为寒。胃气不足，则手足逆冷；荣卫不利，则腹满肠鸣相遂；气转膀胱，荣卫俱劳；阳气不通即身冷，阴气不通即骨疼；阳前通则恶寒，阴前痛则痹不仁；阴阳相得，其气乃行，大气一转，寒气乃散；实则失气，虚则遗溺，名曰气分。

赵以德曰：人之血气荣卫皆主于谷，谷入于胃，化为精微。脾与胃以膜相连主四肢，脾输谷气于三阴，胃输谷气于三阳，六经皆起于手足，故内外悉借谷气温养之也。寸口以候荣卫，趺阳以候脾胃，脾胃之脉虚寒，则手足不得禀水谷气，故逆冷也。手足逆冷则荣卫之运行于阴阳六经者皆不利，荣卫不利则逆冷之气入积于中而不泻，不泻则内之温气去，寒独留，寒独留则宗气不行而腹满。脾之募在季胁章门，寒气入于募。正当少阳经脉所过，且少阳为枢，主十二宫行气之使，少阳之府三焦也，既不得行升发之气于三焦以化荣卫，必引留募之寒相逐于三焦之下输。下输，属膀胱也。

当其时卫微荣衰,卫气不得行其阳于表,即身冷;荣气不得行其阴于里,即骨痛。阳虽暂得前通,身冷不能即温,斯恶寒也。阴既前通,痛应少愈,然荣气未与卫之阳合,孤阴独至,故痹而不仁。必从膻中气海之宗气通转,然后阴阳和,荣卫布,邪气乃从下焦而散也。下焦者,决渎之官,水道出焉,前后二窍皆属之。前窍属阳,后窍属阴,阳道实则前窍固,邪从后窍失气而出;阳道虚则从窍遗尿而去矣。为大气一转而邪散,故曰气分。

《金鉴》曰:此气血俱虚,寒气内客之气胀,故曰气分。

尤在泾曰:气分者,谓寒气乘阳之虚而病于气也。

陈修园曰:水与气虽分有形无形,而其源则非二也;肿与胀虽分在外在内,而其病则相因也。腹胀而四肢不肿,名曰单鼓胀。《内经》明胀病之旨而无其治,仲景于此节虽未明言胀病单鼓,而所以致此之由、所以治此之法,无不包括其中。下节两出其方,一主一宾,略露出鼓胀之机倪,令人寻绎其旨于言外。

徐灵胎曰:气分非水病,但此病无所附,因血分而类及之也。

气分,心下坚,大如盘,边如旋杯,桂枝麻黄生姜大枣细辛附子汤主之。

徐忠可曰:此言气分病而大气不转,心下坚,大如盘者。盖心下属胃口之上,宜责上焦,然肾为胃关,假使肾家之龙火无亏,则客邪焉能凝结胃上,而坚且大耶!边如旋杯,乃形容坚结而气不得通,状如此也。惟真火不足,君火又亏,故上不能降,下不能升,所以药既用桂、甘、姜、枣以和其上,而复用麻黄、附子、细辛少阳的剂以治其下,庶上下交通而病愈。所谓大气一转,其气乃散也

尤在泾曰:气分,即寒气乘阳之虚而结于气者。心下坚,大如

盘,边如旋杯,其势亦已甚矣。然不直攻其气,而以辛、甘、温药行阳以化气,视后人之袭用枳、朴、香、砂者,工拙悬殊矣。

桂枝甘草麻黄生姜大枣细辛附子汤方

桂枝三两　甘草二两(炙)　麻黄二两　生姜三两(切)　大枣十二枚　细辛三两　附子一枚(炮)

上七味,以水七升,先煮麻黄去沫,内诸药,煮取三升,分温三服,汗出即愈。

邹润庵曰:桂甘姜枣麻辛附子汤所治之气分,在内者曰心下坚,大如盘,边如旋杯;其在外者曰手足逆冷,腹满肠鸣,身冷骨痛。其脉在寸口曰迟涩,在趺阳微迟,则其寒为与胸腹之津液相搏矣。是病也,上则心阳不纾,下则肾阳难达。是故桂枝汤畅心阳之剂也,麻黄附子细辛汤鼓肾阳之剂也,二方诸味分数无异,惟细辛则多用一两。夫补上治上制以缓,补下治下制以急,则此汤其治在下可知矣!且肾主分布五液于五脏,寒邪之依津液者虽在上在下不同,然其本莫不根于肾,细辛本入肾,能提散依附津液之邪,安得不重之耶。

《总病论》:夫邪逆阴阳之气,非汗不能全其天真。《素问》云:辛甘发散为阳。谓桂枝、甘草、细辛、姜、枣、附子之类能复阳气也。

水饮,心下坚,大如盘,边如旋杯,枳实白术汤主之。

赵以德曰:心下,胃上脘也。胃气弱则所饮之水入而不消,痞结而坚。必强其胃,乃可消痞。白术健脾强胃,枳实善消心下痞,逐停水、散滞血。

尤在泾曰:证与上同曰水饮者,所以别于气分也。气无形,以辛甘散之;水有形,以苦泄之也。

枳实白术汤方

枳实七枚　白术二两

上二味，以水五升，煮取三升，去滓，分温三服。

张路玉曰：枳术二味开其痰结，健其脾胃，而阳分之邪解之自易易耳；人但知枳实太过而用白术和之，不知痰饮所积，皆由脾不健运之故，苟非白术豁痰利水，则徒用枳实无益耳。

《全生指迷方》：若心下盘旋，欲吐不吐，由饮癖停留不散，枳术汤主之。

小便不利，其人有水气，若渴者，栝楼瞿麦薯蓣丸主之。

《金鉴》曰：小便不利，水畜于膀胱也；其人苦渴，水不化气生津液也。

尤在泾曰：此下焦阳弱气冷，而水气不行之证，故以附子益阳气，茯苓、瞿麦行水气。观方后云：腹中温为知，可以推矣。其人苦渴，则是水气偏结于下，而燥火独聚于上。夫上浮之焰，非滋不熄；下积之寒，非暖不消；而寒润辛温，并行不悖，此方为良法也。

栝楼瞿麦薯蓣丸方

栝楼根二两　瞿麦一两　薯蓣三两　附子一枚(炮)　茯苓三两

上五味，末之，炼蜜为丸，如梧子大，饮服二丸，日三服；不知，可增至七、八丸，以小便利、腹中温为知。

程云来曰：薯蓣、栝楼润剂也，用以止渴生津；茯苓、瞿麦利剂也，用以渗泄水气。膀胱者，州都之官，津液藏焉，气化则能出矣。佐附子之纯阳，则水气宣行而小便自利，亦肾气丸之变制也。

沈明宗曰：本经肿论腰以下肿者当利其小便，而不见其方，观此方后云小便利、腹中温为知，似乎在水肿、腹冷、小便不利之方。

小便不利，其人有水气，在血分者，滑石乱发白鱼散主之；茯苓白术戎盐汤亦主之。

赵以德曰：小便不利，为膀胱气不化也。气不化，由阴阳不和。阴阳有上下，下焦之阴阳，肝为阳，肾为阴；肾亦有阴阳，左为阳，右为阴；膀胱亦有阴阳，气为阳，血为阴。一有不和，气即不化。自三分观之，悉为膀胱血病涩滞，致气不化而小便不利也。滑石乱发白鱼者，滑石《本草》谓其利小便，消淤血；发乃血之余，能消淤血、通关便，《本草》治妇人小便不利，又治妇人无故溺血；白鱼去水气，理血脉，可见皆血剂也。茯苓戎盐者，即北海盐，膀胱乃水之海，以气相从，故咸味润下，佐茯苓利小便，然盐亦走血，白术亦利腰脐间血，故亦治血也。

滑石乱发白鱼散方

滑石　乱发(烧)　白鱼各等分

上三味，杵为散，饮服方寸匕，日三服。

《金匮辑义》：《尔雅》：蟫，白鱼。《本经》：衣鱼一名白鱼，主妇人疝瘕，小便不利。《南齐书》：明帝寝疾甚久，数台省府署文薄求白鱼以为治，是也。

《金鉴》曰：滑石、白鱼利水药也，然必是水郁于血分，故主是方也。

《张氏医通》：滑石白鱼散治消渴，小便不利，小腹胀痛有淤血。(即本方)

按：此方及下方，盖仲景为前水分、血分之治出其方也。

茯苓白术戎盐汤方

茯苓半斤　白术二两　戎盐弹丸大二枚

上三味,先以水一斗煮二味,取三升,去滓,内戎盐,更上微火一、二沸化之,分温三服。

《金鉴》曰:茯苓淡渗,白术燥湿,戎盐润下,必是水湿郁于下也。盐为渴者之大戒,观用戎盐,则不渴可知也。

《张氏医通》:茯苓戎盐汤治胞中精枯血滞,小便不利(即本方)

卷十五

辨淤血下血疮痈病脉证并治

病人胸满,唇痿舌青,口燥,但欲漱水不欲咽,无寒热,脉微大来迟,腹不满,其人言我满,为有淤血。

赵以德曰:是证淤血,何邪致之耶?《内经》有堕恐恶血留内,腹中满胀不得前后;又谓大怒则血菀于上。是知内外诸邪,凡有所搏积而不行者,即为淤血也。唇者脾之外候,舌者心之苗;脾脉散舌下,胃脉环口旁;心主血,脾养血,积则津液不布,是以唇痿舌青也。口燥但欲漱水不欲咽者,热不在内,故但欲漱以润其燥耳。脉大为热,迟为寒,今无寒热之病而微大者,乃气并于上,故胸满也。迟者血积膈下也,积在阴经之隧道,不似气积于阳之盲膜,然阳道显,阴道隐,气在盲膜者则壅胀显于外,血积隧道闭塞而已,故腹不满。因闭塞自觉其满,所以知淤血使然也。

魏念庭曰:唇痿者,色白而不泽也。

《药征》:按诊血证,其法有三焉:一曰少腹硬满而小便利者,此为有血,而不利者,为无血也;二曰病人不腹满而言腹满也;三曰病人喜忘,屎虽硬,大便反易,其色必黑,此为有血也。仲景诊血证之法,不外于兹矣。

病人如有热状,烦满,口干燥而渴,其脉反无热,此为阴伏,是淤血也,当下之,宜下淤血汤。

赵以德曰:血阴也,配于阳,神得之以安,气得之以和,咽得之以润,经脉得之以行,身形之中不可须臾离也。今因血积,神无以养则烦,气无以和则满,口无以润则燥,脾胃无以泽则渴,是皆阳生所配,荣卫不行,津液不化,而为是病也。非阳之自强而生热者,故曰如热状。

尤在泾曰:如有热状,即下所谓烦满,口干燥而渴也。脉无热,不数大也,有热证而无热脉,知为血淤不流,不能充泽所致,故曰此为阴伏。阴伏者,阴邪结而伏于内也,故曰当下。

徐忠可曰:仲景论妇人有淤血。以其证唇口干燥故知之,则此所谓唇痿口燥,即口干燥,足证淤血无疑矣。然前一证言漱水不欲咽,后一证又言渴,可知淤血证不甚则但漱水,甚则亦有渴者,盖淤久而热郁也。

下淤血汤方

大黄三两　桃仁二十枚　䗪虫二十枚(去足)

上三味,末之,炼蜜和丸,以酒一升,水一升,煮取八合,顿服之,血下如豚肝愈。

尤在泾曰:大黄、桃仁、䗪虫下血之力颇猛,用蜜丸者,缓其性不使骤发,恐伤上二焦也。酒煎顿服者,补下治下制以急,且去疾惟恐不尽也。

《医林改错》:下淤血汤治血臌腹大,腹皮上有青筋是。

膈间停留淤血,若吐血色黑者,桔梗汤主之。

膈间停留淤血,即首节所谓病人胸满,唇痿舌青,口燥之证也。李时珍云:仲景治肺痈唾脓用桔梗、甘草,取其苦辛清肺,甘温泻火,又能排脓血,补内漏。故此用之以治胸膈淤血,及吐血色黑之病也。

桔梗汤方见少阴病

吐血不止者,柏叶汤主之;黄土汤亦主之。

程云来曰：中焦受气取汁，变化而赤是谓血。血者内溉脏腑，外行肌肤，周流一身，如源泉之混混。得热则迫血妄行而作吐衄，即后泻心汤之证是也。得寒则不与气俱行，渗于胃中而作吐，故有随渗随出而令不止。《内经》曰：太阳司天，寒淫所胜，血变于中，民病呕血。则寒亦令吐血也。柏叶汤者，皆辛温之剂，《神农经》曰：柏叶主吐血，干姜止唾血，艾叶止吐血。马通者，白马屎也，凡屎必达洞肠乃出，故曰通。亦微温，止吐血。四味皆辛温行阳之品，使血归经，遵行隧道而血自止。黄土汤者，灶中黄土得火气则性温，用以止血为君；附子辛热，主血瘕为臣，地黄、阿胶益阴血为佐；黄芩之苦以坚之，甘草、白术之甘以缓之为使。

陈修园曰：吐血无止法，强止之则停淤而变证百出，惟导其旧经，是第一法。

合信氏曰：吐血之原由于胃，其血棕黑而臭秽，多至一斤或半斤者。盖胃中回管多过脉管，迴管之血色紫，泄出在胃，胃之酸汁能令血色变黑故也。

柏叶汤方

柏叶三两　　干姜三两　　艾叶三把

上三味，以水五升，取马通汁一升，合煮，取一升，分温再服。

陈修园曰：马粪用水化开，以布滤，澄清，为马通水。如无，以童便代之。

魏念庭曰：柏叶性轻质清，气香味甘，治上部滞腻之圣药也。血凝于胸肺方吐，开斯行，行斯下注不上越矣。佐以姜、艾之辛温，恐遇寒而又凝也。合以马通汁破宿血，养新血，止吐衄有专功也。

《千金方》：治吐血内崩、面色如土方。（即本方）

黄土汤方

灶中黄土半斤　甘草三两　地黄三两　白术三两　附子三两（炮）　阿胶三两　黄芩三两

上七味，以水八升，煮取三升，去滓，内胶令烊，分温三服。

尤在泾曰：黄土温燥入脾，合白术、附子以复健行之气；阿胶、生地黄、甘草以益脱竭之血；而又虑辛温之品转为血病之后，故又以黄芩之苦寒防其太过，所谓有制之师也。

《张氏医通》：黄土汤治阴络受伤，血从内溢，先血后便；及吐血、衄血色淤晦者；并主产后下痢。（即本方）

心气不足，吐血，衄血者，泻心汤主之。

尤在泾曰：心气不足者，心中之阴气不足也。阴不足则阳独盛，血为热迫而妄行不止矣。大黄、黄连泻其心之热，而血自宁。

徐忠可曰：吐血有因病久上热烦咳而致者，有因极饮过度者。若因心虚，虚则热收于内，而火盛烁阴，涌血上逆，出于清道为衄，出于浊道为吐，则主心气不足论治。故以黄连清其热，大黄下其淤。而曰泻心汤，谓病既浸心恐因循则酿祸也。

程云来曰：心主血，心气不足而邪热乘之，则迫血妄行，故有吐衄之患。夫炎上作苦，故《内经》曰：苦先入心。大黄、黄连之苦，以泻心之邪热。盖古人之法，阴虚则泻其阳，阳虚则泻其阴。今心气不足，是荣卫之气有余也，故大泻其气以平之。《难经》十四难曰：损其心者，调其荣卫；《内经》曰：调其气使其平也。今心气不足乃泻其有余者，则脏气和平。诸疾不作矣。

泻心汤方

大黄二两　黄连一两

上二味，以水三升，煮取一升，去滓，顿服之。

陈修园曰：此为吐衄之神方也。妙在以黄连之苦寒泻心之邪热，即所以补心之不足；尤妙在大黄之通止其血而不使稍停余淤，致血愈后酿成咳嗽虚劳之根，且釜下抽薪，而釜中之水自无沸腾之患。

下血，先便而后血者，此远血也，黄土汤主之。

程云来曰：先便后血，以当便之时血亦随便而下行。《内经》曰：结阴者便血一升，再结二升，三结三升。以阴气内结，不得外行，血无所禀，渗入肠间，故《上经》曰：小肠有寒者，其人下重、便血。夫肠有夹层，其中脂膜联络，当其和平则行气血，及其节养先宜，则血以夹层渗入肠中，非从肠外而渗入肠中，渗而即下则色鲜，渗而留结则色黯。《内经》曰：阴脉不和，则血留之。用黄土、附子之气厚者，血得温即循经而行也。结阴之属，宜于温补者如此。

尤在泾曰：下血先便后血者，由脾虚气寒，失其统御之权，而血为之不守也。脾去肛门远，故曰远血。

《金鉴》曰：远血即古之所谓结阴，今之所谓便血也。

下血，先血而后便者，此近血也，赤豆当归散主之。

程云来曰：先血后便，此《内经》所谓饮食不节，起居不时，则阴受之，阴受之则入五脏，为肠澼下血之属。故用当归以和血脉，赤豆以清脏毒。

尤在泾曰：下血先血后便者，由大肠伤于湿热，而血渗于下也。大肠与肛门近，故曰近血。赤小豆能行水湿，解热毒；当归引血归经，且举血中陷下之气也。

《金鉴》曰：近血即古之所谓肠澼为痔下血，今之所谓脏毒、肠风下血也。

赤豆当归散方见狐惑病

师曰：病人面无色，无寒热，脉沉弦者，必衄血；脉浮而弱，按之则绝者，必下血，烦咳者，必吐血。

赵以德曰：面色者，血之华也，血充则华鲜。若有寒热，则损其血，致面无色也。今无寒热，则自上下去血而然矣。夫脉浮以候阳，沉以候阴，只见沉弦，浮之绝不见者，是无阳也，无阳知血之上脱。脉止见浮弱，按之绝无者，是无阴也，无阴知血之下脱。烦咳吐血者，心以血安其神，若火扰乱，则血涌神烦，上动于膈则咳，所涌之血因咳而上越也。然则沉之无浮，浮之无沉，何便见脱血之证乎？以其面无色而脉弦弱也。衄血阳固脱矣，然阴亦损，所以浮之亦弱。经曰弱者血虚。脉者血之府，宜其脱血之处则无脉，血损之处则脉弦弱也。

尤在泾曰：面无色血脱者，色白不泽也；无寒热，病非外感也。衄因外感者，其脉必浮大，阳气重也；衄因内伤者，其脉当沉弦，阴气厉也。虽与尺脉浮不同，其为阴之不靖一也。若脉浮弱、按之绝者，血下过多而阴脉不充也。烦咳者，血从上溢而心肺焦燥也。此皆病成而后见之诊也。

从春至夏衄血者，属太阳也；从秋至冬衄血者，属阳明也。

李玳臣曰：衄血出于鼻，手太阳经上颅抵鼻，目下为颐，足太阳经从巅入络脑，鼻与脑通。手阳明经挟鼻孔，足阳明经起鼻交頞中，四经皆循鼻分，故皆能致衄。太阳行身之表，经云太阳为开，是春生夏长。阳气在外有开之义，故春夏衄者太阳。阳明行身之里，经云阳明为阖，是秋敛冬藏，阳气在内，有藏之义，故秋冬衄者阳明。

尤在泾曰：血从阴经并冲任而出者，则为吐；从阳经并督脉而出者，则为衄。故衄病皆在阳经，但春夏阳气浮则属太阳，秋冬阳气伏则属阳明为异耳。少阳之脉不入鼻颊，故不主衄也。

按：论云太阳病脉浮紧，不发汗，其人发烦、目瞑，头痛则衄。此衄从太阳部分，自督脉循脑膜而下，排泄于鼻之候也。又云：阳明病口燥，但欲漱水不欲咽者，此必衄。此衄从阳明部分，自胃脉循颈咽而上，排泄于鼻之候也。

尺脉浮，目睛晕黄者，衄未止也。黄去，睛慧了者，知衄已止。

尤在泾曰：尺脉浮，知肾有游火；目睛晕黄，知肝有畜热。衄病得此，则未欲止。盖血为阴类，为肾肝之火热所逼而不守也。若晕黄去，目睛且慧了，知不独肝热除，肾热亦除矣，故其衄今当止。

徐忠可曰：慧了者，清爽也。

夫吐血，咳逆上气，其脉数而有热，不得卧者，死。

按：此节及下节依《金匮要略》补。

徐忠可曰：凡吐血先由阳虚，后乃阴虚，至阴虚而火日以盛，有灼阴之火，无生阴之阳。咳则肺气耗散，逆而上气则肝挟相火上乘。脉效有热则无阴；不得卧则夜卧血不归肝，而木枯火燃，君火变为燥火。阴阳俱亏，凶证相并，有立尽之势，故曰死。

夫酒客咳者，必致吐血，此因极饮过度所致也。

徐忠可曰：此言吐血不必由于气不摄血，亦不必由于阴火炽盛。其有酒客而致咳，则肺伤已极，又为咳所击动，必致吐血。故曰极饮过度所致，则治之者，当以清酒热为主也。

问曰：寸口脉微浮而涩，法当亡血，若汗出，设不汗出者云何？师曰：若身有疮，被刀斧所伤，亡血故也，此名金疮。无脓者，王不

留行散主之；有脓者，排脓散主之，排脓汤亦主之。

尤在泾曰：血与汗皆阴也，阴亡则血流不行而气亦无辅，故脉浮微而涩。经云：夺血者无汗，夺汗者无血。兹不汗出而身有疮，则知其被刀斧所伤而亡其血，与汗出不至者，迹虽异而理则同也。金疮，金刃所伤而成疮者。经脉斩绝，荣卫沮弛。治之者必使经脉复行，荣卫相贯而后已。王不留行散则行气血、和阴阳之良剂也。排脓散、排脓汤，亦行气血、和荣卫之剂。

王不留行散方

王不留行十分(烧)　蒴藋细叶十分(烧)　桑根白皮十分(烧)　黄芩二分　甘草十八分　蜀椒三分(去目)　厚朴二分　干姜二分　芍药二分

上九味，为散，饮服方寸匕，小疮即粉之，大疮但服之，产后亦可服。

魏念庭曰：金疮虽不原于脏腑而有伤于荣卫，则脏腑亦受病也。主之以王不留行散，以王不留行为君，专走血分，止血收痛而且除风散痹，是收而兼行之药，于血分最宜也；佐以蒴藋叶与王不留行性共甘平，入血分、清火毒、祛恶气，倍用甘草以益胃解毒，芍药、黄芩助清血热、川椒、干姜助行血淤，厚朴行中带破，惟恐血乃凝滞之物，故不惮周详也；桑根白皮性寒，同王不留行、蒴藋细叶烧灰存性者，灰能入血分止血也，为金疮血流不止者设也。小疮则合诸药为粉以敷之，大疮则服之，治内以安外也。产后亦可服者，行淤血也。

排脓散方

枳实十六枚　芍药六分　桔梗二分

上三味，杵为散，取鸡子黄一枚，以药散与鸡子黄相等，揉和令相得,饮和服之,日一服。

魏念庭曰:排脓散一方,为疮痈将成未成治理之法也。枳实为君,用在开痰破滞,佐以芍药凉血息热,桔梗降气宽胸,济以鸡子黄滋阴消火邪之毒。火郁于内,应远苦寒,而又善具开解调济之用,诚良法也。

按:是方芍药行血分之滞而不伤阴,桔梗开气分之结而不损阳,枳实导水以消肿,鸡黄调胃以护心安神,允为排脓化毒之良剂也。

《张氏医通》:排脓散治内痈,脓从便出。(即本方)

排脓汤方

甘草二两　桔梗三两　生姜一两　大枣十枚

上四味,以水三升,煮取一升,去滓,温服五合,日再服。

魏念庭曰:排脓汤一方,尤为缓治。盖上部胸喉之间,有欲成疮痈之机,即当急服也。甘草、桔梗,即桔梗汤也,已见用肺痈病中;加生姜、大枣以固胃气,正盛而邪火斯易为解散也。疮痈未成者服之则可开解,已成者服之,则可吐脓血而愈矣。

《张氏医道》:排脓汤治内痈,脓从呕出。(即本方)

诸脉浮数,法当发热,而反洒淅恶寒,若有痛处,当发其痈。

周禹载曰:病之将发,脉必兆之。夫浮数阳也、热也,浮数兼见为阳中之阳,是其热必尽显于外矣。而反洒淅恶寒,证不相应何哉?必其气血凝滞,荣卫不和,如经所谓荣气不从,逆于肉理,乃生痈肿;阳气有余,荣气不行,乃发为痈是也。况其身已有痛处乎!夫脉之见者阳也,其将发而痛者,亦属阳,故曰:当发其痈。

《金鉴》曰:诸脉浮效,谓寸关尺六脉俱浮数也。

唐容川曰:当发其痈,不但托之起,并言消之去也。盖起发是发，发散亦是发。仲景留此一字，开千古法门。

脉滑而数，数则为热，滑则为实；滑即属荣，数即属卫，荣卫相逆，则结为痈；热之所过，则为脓也。排脓散主之；排脓汤亦主之。
此节依涪古本补。

邹润庵曰：排脓散即枳实、芍药加桔梗、鸡子黄；排脓汤即桔梗汤加姜、枣也。排脓何必取桔梗？盖皮毛者，肺之合，桔梗入肺畅达皮毛，脓自当以出皮毛为顺也。散之所至者深，汤之所至者浅。枳实芍药散本治产后淤血腹痛，加桔梗鸡子黄为排脓散、是知所排者结于阴分、血分之脓。桔梗汤本治肺痈，吐脓喉痛，加姜、枣为排脓汤，是知所排者，阳分、气分之脓矣。

师曰：诸痈肿者，欲知有脓无脓，以手掩肿上，热者为脓；不热者，为无脓也。

周禹载曰：邪客经络则血必至于泣，泣则卫气归之，不得反复，于是寒郁则化热，热胜则肉腐而为脓。欲知成与否，以手掩其上，热则透出，否则未也。师之所以教人者，盖已成欲其溃，未成托之起也。

魏念庭曰：师又就疮痈病机深浅以示之，曰诸痈肿以有脓者为热盛，然脓出而热外泄，则热钱而病轻；以无脓者为热伏，致脓不成而热内攻，反热深而病重。此即经言痈疽之分类也。

肠痈之为病，其身甲错，腹皮急，按之濡，如肿状，腹无积聚，身无热，脉数，此为肠内有痈也，薏苡附子败酱散主之。

黄坤载曰：夫肠痈者，痈之内及六腑者也。血气凝涩，外不华肤，故其身甲错；肠胃痞胀，故腹皮紧急；壅肿在内；故按之濡，塌形如肿状，其实肌肤未尝肿硬也；病因肠间痈肿，腹内原无积聚，淤热在里，故身上无热，而脉却甚数，此为肠内有痈也。《灵枢》痈疽篇：

寒邪客于经络之中则血涩,血涩则不通,不通则甲错,卫气归之,不得复反,故痈肿;寒气化为热,热甚则腐肉,肉腐则为脓。是痈成为热而其先则寒也。寒非得湿则不凝,薏苡附子败酱散。薏苡去湿而消滞,败酱破血而消脓,附子温寒而散结也。

陈修园曰:此为小肠痈而出其方治也。

薏苡附子败酱散方

薏苡仁十分　附子二分　败酱五分

上三味,杵为末,取方寸匕,以水二升,煮减半,去滓,顿服,小便当下血。

魏念庭曰:内热生痈,痈在肠间,主之以薏苡附子败酱散。薏苡下气则能泄脓、附子微用,意在直走肠中。屈曲之处可达;加以败酱之咸寒以清积热。服后以小便下为度者,小便者,气化也,气通则痈脓结者可开,滞者可行,而大便必泄污秽脓血,肠痈可已矣。顿服者,取其快捷之力也。

《圣惠方》:治肠痈,皮肉状如蛇皮,及如错,小腹坚,心腹急方。(即本方)

少腹肿痞,按之即痛如淋,小便自调,时时发热,自汗出,复恶寒,此为肠外有痈也。其脉沉紧者,脓未成也,下之当有血;脉洪数者,脓已成也,可下之,大黄牡丹汤主之。

尤在泾曰:前之痈在小肠,而此之痈在大肠也。大肠居小肠之下,逼处膀胱,致小腹肿痞,按之即痛如淋,而实非膀胱为害,故仍小便自调也。小肠为心之合而气通于血脉,大肠为肺之合而气通于皮毛,故彼脉数身无热,而此时时发热自汗出复恶寒也。脉沉紧者,邪暴遏而荣未变;脉洪数者,毒已聚而荣气腐,大黄牡丹汤肠痈已成未成皆得主之,故曰有脓者当下脓。无脓者当下血。

周禹载曰:《内经》曰:肠痈为病不可惊,惊则肠断而死。故患此者,坐卧转侧,理宜徐缓,少饮稀粥,毋失调养斯善。

《千金方》,凡肠痈,其状两耳轮文理甲错,初患腹中苦痛,或绕脐有疮如粟,皮热便脓血出,似赤白下,不治必死。

大黄牡丹汤方

大黄四两　牡丹一两　桃仁五十个　冬瓜子半升　芍硝三合

上五味,以水六升,煮取一升,去滓,顿服之。有脓者当下脓,无脓者当下血。

程云来曰:上证痈在小肠,以小肠在上,痛近于腹则位深,但腹皮急而按之有如肿形,故用前汤导其毒从小便而出。此证痈在大肠,以大肠在下,痛隐少腹其位浅则有痞肿之形,其迹易按,故用大黄牡丹汤排其脓血,从大便而下也。诸疮疡痛,皆属心火,大黄、芒硝用以下实热;血败肉腐则为脓,牡丹、桃仁用以下脓血;瓜子味甘寒,雷公云,血泛经过饮调瓜子,则瓜子亦肠胃中血分药也,故《别录》主溃脓血,为脾胃中内壅要药,想亦本诸此方。

《张氏医通》:肠痈下血,腹中疠痛,其始发热恶寒。欲验其证,必小腹满痛,小便淋涩,反侧不便,即为肠痈之确候。无论已成未成,俱用大黄牡丹汤加犀角急服之。

浸淫疮,从口流向四肢者可治;从四肢流来入口者,不可治。

黄坤载曰:《素问》玉机真藏论:夏脉太过,则令人身热而肤痛,为浸淫。气交变大论:岁火太过,身热骨痛而为浸淫。《灵枢》痈疽篇:发于手足上下名曰四淫。四淫者,疮之淫溢于四肢,即浸淫疮之谓也。热毒浸淫,从口流向四肢者,毒散于外,故可治;从四肢流来入口者,毒结于内,故不可治。

魏念庭曰:浸淫疮者,热邪而兼湿邪,客于皮肤,浸淫传染也。虽表分之病,而其人里分湿热可知矣。湿则阳气必不旺,热则阴血必受亏,所以治疗之间,亦必细审疮势衰盛开聚之故,而后可施医药之方。如浸淫疮从口流向四肢者,热开而湿散也,可以清其热,除其湿而治之;如先起四肢,渐上头面,及于口里,是湿热二邪相涸,上甚之极热无能开而结,湿无能散而聚耳,所以决其不可治也。不可治者,难治之义,非当委之不治也。

浸淫疮,黄连粉主之。

尤在泾曰:大意以此为湿热浸淫之病,故取黄连为粉粉之。苦以燥湿,寒以除热也。

《巢氏病源》浸淫疮候:浸淫疮是心家有风热发于肌肤,初生甚小,先痒后痛而成疮,汁出侵溃肌肉,浸淫渐阔乃遍体。其疮若从口出流散四肢者轻,若从四肢生,然后入口者则重。以其渐渐增长,因名浸淫也。

《千金方》:浸淫疮者,浅搔之蔓延长不止搔痒者,初如疥,搔之转生汁相连者是也。疮表里相当,名浸淫疮。

黄连粉方

黄连十分　甘草十分

上二味,捣为末,饮服方寸匕,并粉其疮上。

陈修园曰:黄连为粉外敷之,甚者亦内服之。诸疮痛痒,皆属心火,黄连苦寒泻心火,所以主之。

按:甘草能清热解毒,祛湿扶正,为疮家要药,故加之。

辨胸痹病脉证并治

师曰：夫脉当取太过不及，阳微阴弦，即胸痹而痛，所以然者，责其极虚也。今阳虚，知在上焦，胸痹而痛者，以其阴弦故也。"阳虚"，涪古本作"阳微"。

徐忠可曰：此言治病当知虚之所在，故欲知病脉当先审脉中太过不及之形，谓最虚之处，即是容邪之处也。假令关前为阳，阳脉主阳，阳而微虚也；关后为阴，阴脉主阴，阴而弦虚邪也。然弦脉为阴之所有，虽云弦则为减，虚未甚也。阳宜洪大而微，则虚之甚矣，虚则邪乘之，即胸痹而痛。痹者，胸中之阳气不用也；痛者，阳不用则阴火刺痛也。然则不虚，阴火何能乘之，故曰：所以然者，责其极虚，然单虚不能为痛，今阳微而知虚在上焦。其所以胸痹心痛，以尺中之弦，乃阴中寒邪乘上焦之虚，则为痹、为痛，是知虚为致邪之因，而弦乃袭虚之邪也。但虽有邪亦同归于虚，阳微故也。

周禹载曰：痹者，痞闷而不通也。经云通则不痛，故惟痛为痹。而所以为痹者，邪入之，其所以为邪入者，正先虚也。故曰脉取太过不及，不及为阳微，太过即阴弦；阳虚故邪痹于胸，阴盛故心痛。乃知此证总因阳虚，故防得以乘之。设或不弦，则阳虽虚而阴不上干可知也。然胸痹有微甚之不同，则为治因亦异，微者但通上焦不足之阳，甚者且驱其下焦厥逆之阴。通阳者，以薤白、白酒、半夏、桂枝、人参、杏仁之属，不但苦寒不入，即清凉尽屏，盖以阳通阳，阴分之药不得予也。甚者用附子、乌头、蜀椒大辛热以驱下焦之阴，惟阴退而阳可以渐复耳，可不留意乎！

《金鉴》曰：胸痹之病，轻者即今之胸满，重者即今之胸痛也。

《灵枢》本脏篇：胸大则多饮，善病胸痹。

徐灵胎曰：近人患心胃痛者甚多，十人之中必有二三，皆系痰饮留于心下，久成饮囊，发作轻重疏数虽各不同，而病因一辙，治法以涤饮降气为主。

平人无寒热，胸痹短气不足以患者，实也。

程云来曰：经曰趺阳脉微而紧，紧则为寒，微则为虚，微紧相搏则为气短，此因于虚寒而短气也。经曰短气腹满而喘，有潮热者，此外欲解，可攻里也，是因于实热而短气也。若平人无以上寒热二证，但短气不足以息，则胸中有邪阻隔，为上焦实也。

李玡臣曰：上节云责其极虚，此又云实何也！经云邪之所凑，其气必虚，留而不去，其病为实是也。

《伤寒明理论》：短气者，呼吸虽数而不能相续，似喘不摇肩，似呻吟而无痛者是也。

胸痹，喘息咳唾，胸背痛，寸脉沉迟，关上小紧数者，栝楼薤白白酒汤主之。

周禹载曰：寒浊之邪滞于上焦，则阻其上下往来之气，塞其前后阴阳之位，遂令为喘息，为咳唾，为痛，为短气也。阴寒凝泣，阳气不复自舒，故沉迟见于寸口，理自然也。乃小紧数复显于关上者何耶？邪之所聚，自见小紧，而阴寒所积，正足以遏抑阳气，故反形数。然阳遏则从而通之，栝楼实最足开结豁痰，得薤白白酒佐之，既辛散而复下达，则所痹之阳自通矣。

按：程云"数"字误；沈云岂有迟数二脉。同见之理，存参。

栝楼薤白白酒汤方

栝楼实一枚（捣）　薤白半斤　白酒七升

上三味,同煮,取二升,分温再服。

赵以德曰:栝楼性润,专以涤垢腻之痰,薤白臭秽,用以通秽浊之气,同气相求也。白酒,熟谷之液,色白上通于胸中。使佐药力上行极而下耳。

按:白酒是酒之酢久面生白华而味酸者,故用之以散胸痹之淤结。

胸痹不得卧,心痛彻背者,栝楼薤白半夏汤主之。

尤在泾曰:胸痹不得卧,是肺气上而不下;心痛彻背,是心气塞而不和也。其痹为尤甚矣!所以然者,有痰饮以为之援也。故于胸痹药中,加半夏以逐痰饮。

栝楼薤白半夏汤方

栝楼实一枚(捣)　薤白三两　半夏半升　白酒一斗

上四味,同煮,取四升,去滓,温服一升,日三服。

周禹载曰:经云昼行于阳则寤,夜行于阴则寐,然则不得卧,以气之行于阳而不行于阴故也。经以小半夏汤覆杯即卧,非半夏为得寐药也,特以草生于夏,夏半为一阴初生,由阳入阳,使气归于肝而血亦入焉。故于本汤增此一味而能事毕矣,可不谓神乎!

胸痹心中痞,留气结在胸,胸满,胁下逆抢心者,枳实薤白桂枝厚朴栝楼汤主之;桂枝人参汤亦主之。

魏念庭曰:胸痹自是阳微阴盛矣,心中痞气,气结在胸,正胸痹之病状也。再连胁下之气俱逆而抢心,则痰饮水气俱乘阳寒之邪动而上逆,胸胃之阳气断难支拒矣。故南枳实薤白桂枝汤,行阳开郁、温中降气,犹必先后煮治以融和其气味,俾缓缓荡除其结聚之邪也。再或虚寒已甚,无敢恣为开破者,故桂枝人参汤亦主之,以温补其阳,使正气旺而邪气自消也。

张路玉曰：二汤一治胸中实痰外溢，用薤白桂枝以解散之；一以治胸中虚痰内结，即用人参理中以清理之。一病二治，因人素禀而施，两不移易之法也。

枳实薤白桂枝厚朴栝楼汤方

枳实四枚　薤白半斤　桂枝一两　厚朴四两　栝楼实一枚(捣)

上五味，以水五升，先煮枳实厚朴取二升，去滓，内诸药，煮数沸，分温三服。

陈灵石曰：枳实、厚朴泄其痞满，行其留结，降其抢逆；得桂枝化太阳之气而胸中之滞自开。以此三药与薤白、栝楼之专疗胸痹者而同用之，亦去疾莫如尽之旨也。

桂枝人参汤方见太阳病下

程云来曰：此即理中汤也。中气强则痞气能散，胸满能消，胁气能下。人参、白术所以益脾；甘草、干姜所以温胃，脾胃得其和，则中焦之气开发而胸痹亦愈。加桂枝者，所以助心之阳，而散其上焦阴霾之邪也。

胸痹者，胸中气塞或短气者，此胸中有水气也，茯苓杏仁甘草汤主之；橘皮枳实生姜汤亦主之。

《金鉴》曰：胸痹胸中急痛，胸痹之重者也；胸中气塞，胸痹之轻者也。胸为气海，一有其隙，若阳邪干之则化火，火性气开，不病痹也。若阴邪干之则化水，水性气阖，故令胸中气塞，短气不足以息，而为胸痹也。水盛气者，则息促，主以茯苓杏仁甘草汤，以利其水，水利则气顺矣。气盛水者，则痞塞，主以橘皮枳实生姜汤，以开其气，气开则痹通矣。

唐容川曰：气塞者，谓胸胃中先有积气阻塞，而水不得下，有如空瓶中全是气,欲纳水入,则气反冲出,不肯容水之入,此为气塞之形也。以泄其气为主,气利则水利,故主枳橘以行气,短气者,谓胸中先有积本停滞,而气不得通,肺主通调水道,又司气之出入,水道不通则碍其呼吸之路,故短气也。当以利水为主,水行则气通,故主苓杏以利水。

茯苓杏仁甘草汤方

茯苓二两　杏仁五十个　甘草一两(炙)

上三味,以水一斗,煮取五升,去滓,温服一升,日三服。不差,更服。

程云来曰:膻中为气之海,痹在胸中则气塞短气也。《神农经》曰:茯苓主胸胁逆气,杏仁主下气,甘草主寒热邪气。为治胸痹之轻剂。

《肘后方》:治胸中痞塞,短气幅者。(即本方)

《千金方》:治有淤血者,其人善忘,不欲闻人声,胸中气塞短气方。(即本方)

橘皮枳实生姜汤方

橘皮一斤　枳实三两　生姜半斤

上三味,以水五升,煮取二升,去滓,分温再服。

魏念庭曰:再或塞阻之甚,方用橘皮为君开郁行气,枳实除坚破积,生姜温中散邪。较前法从急治其标,亦未失治本之意也。

《肘后方》:治胸痹,胸中幅幅如满噎塞,习习如痒,喉中涩燥唾沫。(即本方)

胸痹时缓时急者,薏苡附子散主之。

程云来曰:寒邪客于上焦则痛急;痛极则神归之,神归之则气聚,气聚则寒邪散,寒邪散则痛缓。此胸痹之所以有缓急者,亦心痛去来之义也。薏苡仁以除痹下气,大附子以温中散寒。

薏苡附子散方

薏苡仁十五两　　大附子十枚(炮)

上二味,杵为散,日饮服方寸匕,日三服。

魏念庭曰:薏苡下气宽胸,附子温中散邪为邪盛甚而阳微亦甚者立法也。

胸痹心中悬痛者,桂枝生姜枳实汤主之。

魏念庭曰:胸痹气塞则逆,逆则诸气随之上逼于心,心为邪气所侵,斯悬而痛,俱为阳微而邪痞之故也。主之以桂枝生姜枳实汤,无非升阳散邪、开郁行气之治也,为胸痹而心痛者立法也。

桂枝生姜枳实汤方

桂枝五两　　生姜三两　　枳实五枚

上三味,以水六升,煮取三升,去滓,分温三服。

尤在泾曰:心悬痛,谓如悬物动摇而痛,逆气使然也。桂枝、枳实、生姜,辛以散逆,苦以泄痞,温以祛寒也。

《肘后方》:治心下牵急懊痛方。(即本方)

胸痹,胸痛彻背,背痛彻胸者,乌头赤石脂丸主之。

尤在泾曰:心痛彻背,阴寒之气遍满阳位,故前后牵引作痛。沈氏云,邪感心包,气应外俞,则心痛彻背;邪袭背俞,气从内走,则背痛彻心;俞脏相通,内外之气相引,则心痛彻背,背痛彻心。即经所谓寒气客于背俞之脉,其俞注于心,故相引而痛是也。乌、附、椒、姜同小协济,以振阳气而逐阴邪;取赤石脂者,所以安心气也。

《金鉴》曰:上条心痛彻背尚有休止之时。故栝楼薤白白酒加半夏汤平剂治之；此条心痛彻背、背痛彻心，是连连痛而不休，则为阴寒邪甚，浸浸乎阳光欲熄，故以乌头赤石脂丸主之。方中乌、附、椒、姜一派大辛大热，别无他顾，峻逐阴邪而已。

乌头赤石脂丸方

乌头一两　蜀椒一两　附子半两　干姜一两　赤石脂一两

上五味，末之，蜜为丸，如梧子大，先食服一丸，日三服。不知稍增，以知为度。

程云来曰：上证必有沉寒在胃而虫动于膈，故用乌、附、石脂以温胃，干姜、蜀椒以杀虫。

《外台秘要》：此方丹阳有隐士出山，云得华佗法，若久心痛，每旦服三丸，稍加至十丸，尽一剂，遂终身不发。

九种心痛，九痛丸主之。兼治卒中恶，腹胀痛，口不能言；又治连年积冷，流注，心胸间，并冷冲上气；亦治落马、坠车、淤血等疾。
此节依涪古本及《金匮要略》补。

程云来曰：九痛者，一虫心痛、二注心痛、三风心痛、四悸心痛、五食心痛、六饮心痛、七冷心痛、八热心痛、九去来心痛。虽分九种，不外积聚、痰饮、结血、虫注、寒冷而成。附子、巴豆散寒冷而破坚积；狼牙、茱萸杀虫注而除痰饮；干姜、人参理中气而和胃脘，相将治九种之心痛。巴豆除邪杀鬼，故治中恶，腹胀痛，口不能言；连年积冷，流注心胸痛，冷气上冲，皆宜于辛热。辛热能行血破血，落马、坠车、凝血积者，故并宜之。

九痛丸方

附子三两(炮)　生狼牙一两(炙香)(《千金方》用生狼毒四两)　巴豆一两(去皮心，熬，研如脂)　人参一两　干姜一两　吴茱萸一两上六味，末之，炼蜜丸如梧子大，酒下，强人初服三丸，日三服，弱者二丸。忌口如常法。

胸痹其人常欲蹈其胸上，先未苦时，但欲饮热者，旋覆花汤主之。

尤在泾曰：其人常欲蹈其胸上，胸者肺之位，蹈之欲使气内鼓而出。以肺犹橐龠，抑之则气反出也。先未苦时但欲饮热者，欲痹着之气得热则行，迨既痹则亦无益矣。旋覆花咸温下气散结，新绛和其血，葱叶通其阳。结散阳通，气血以和，而痹愈肺亦和矣。

旋覆花汤方

旋覆花三两　葱十四茎　新绛少许

上三味，以水三升，煮取一升，顿服。

《别录》：绛，茜草也。

胸痹，心下悸者，责其有痰也，半夏麻黄丸主之。

赵以德曰：悸者，心中惕惕然动，怔忡而不安也。或因形寒饮冷得之。夫心主脉，寒伤荣则脉不利，饮冷则水停，水停则中气不宣，脉不利，由是心火郁而致动。用麻黄以散荣中寒，半夏以散心下水耳。

半夏麻黄丸方

半夏　麻黄各等分

上二味，末之，炼蜜和丸，如小豆大，饮服三丸，日三服。

徐忠可曰：悸则为阴邪所困而心气不足。阴邪者，痰饮也，故以半夏主之，而合麻黄，老痰非麻黄不去也。每服三丸，日三服，以渐去之。静伏之痰，非可骤却耳。

《肘后方》：治人心下虚悸方。（即本方）

《张氏医通》：半夏麻黄丸治寒饮停蓄作悸，脉浮紧者。（即本方）

卷十六

辨妇人各病脉证并治

师曰：妇人得平脉，阴脉小弱，其人呕，不能食，无寒热，此为妊娠，桂枝汤主之。于法六十日当有此证，设有医治逆者，却一月加吐下者，则绝之。

妊音壬。娠音申。

魏念庭曰：妇人男子同其脏腑而气血分主不同，故妇人三十六病，不列于凡病一百九十八证之内。此三十六病大约皆经血通闭，胎孕生产之故，悉男子所无者也，所以另立妇人病为一卷，而首言妊娠。妇人经血应乎月，故三十日一至；男子精气应乎日，故随时可得。男阳物也，阳静专而动直；妇人阴物也，阴静翕而动辟。妇人二十九日经血不至，静翕也；每月一至，动辟也。辟则能受矣。男子澹然无欲，则精气不知在何所以存，精专也；欲动情盛则精气不知自何而来，动直也。《易》云：天地絪缊，万物化醇，男女媾精，万物化生，此妊娠之所由成也。

李玥臣曰：此节病证即妊娠恶阻是也。寸为阳脉主气，尺为阴脉主血，阴脉小弱者，血不足也。

尤在泾曰：平脉，脉无病也，即《内经》身有病而无邪脉之意。阴脉小弱者，初时胎气未盛而阴方受蚀，故阴脉比阳脉小弱。至三四月经血久蓄，阴脉始强，《内经》所谓手少阴脉动者妊子，《千金》所谓三月尺脉数是也。其人呕，妊子者内多热也，今妊妇二三月往往恶阻不能食是也。无寒热者，无邪气也，夫脉无故而身有病，而又非寒热邪气,则无可施治,惟宜桂枝汤和调阴阳而已。

徐氏云:桂枝汤外证得之为解肌和荣卫,内证得之为化气调阴阳也。六十日当有此证者,谓妊娠两月正当恶阻之时,设不知而妄治,则病气反增,正气反损,而呕泻有加矣。绝之,谓禁绝其医药也。

娄全善云:尝治一妇恶阻病吐,前医愈治愈吐,因思仲景绝之之旨,以炒糯米汤代茶,止药月余渐安。

桂枝汤方 见太阳病上

妇人宿有癥病,经断未及三月,而得漏下不止,胎动在脐上者,此为癥痼害。妊娠六月动者,前三月经水利时,胎也。下血者,断后三月衃也。所以血不止者,其癥不去故也,当下其癥,桂枝茯苓丸主之。

痼,音顾。衃音坏。

徐忠可曰:妇人行经时遇冷,则余血留而为癥。癥者,谓有形可征。然癥病女人恒有之,或不在子宫则仍行经而受孕,经断即是孕矣。未及三月,将三月也。既孕而仍见血,谓之漏下。今未及三月而漏下不止,则养胎之血伤,故胎动。假使动在脐下,则真欲落矣。今在脐上,是每月凑集之新血,因癥气相妨而为漏下,实非胎病,故曰癥痼害。宿疾难愈,曰痼。无端而累之,曰害。至六月胎动,此宜动之时矣,但较前三月经水利时胎动下血则已断血三月不行,乃复血不止是前之漏下新血去而癥反坚牢不去,故须下之为安。药用桂枝茯苓丸者,桂枝、芍药一阳一阴,茯苓、丹皮一气一血,调其寒温,扶其正气;桃仁以之破恶血,消癥癖,而不嫌伤胎血者,所谓有病则病当之也。每服甚少,而频更巧,要知癥不碍胎其结原微,故以渐磨之。

《楼氏纲目》：凡胎动多在当脐，今动在脐上，故知是癥也。

按：妊娠六月，婴儿形体生成略具，故胎动在六月也。

桂枝茯苓丸方

桂枝　　茯苓　　牡丹皮　　桃仁　　芍药各等分

上五味，末之，炼蜜为丸，如兔屎大。每日食前服一丸。不知，可渐加至二丸。

赵一德曰：桂枝、桃仁、丹皮、芍药能去恶血，茯苓亦利腰脐间血，即是破血。

程云来曰：牡丹、桃仁以攻癥痼，桂枝以和卫，芍药以和荣，茯苓以和中，五物相需为治妊娠有癥痼之小剂。

《妇人良方》：夺命丸专治妇人小产下血至多，子死腹中，其人憎寒，手指唇口爪甲青白，面色黄黑；或胎上抢心，则闷绝欲死，冷汗自出，喘满不食；或食毒物，或误服草药伤动胎气，下血不止。胎尚未损，服之可安；已死，服之可下。此方的系异人传授至妙。（《准绳》云：此即仲景桂枝茯苓丸。又治胞衣不下，淤血上冲，危险等证。）

《济阴纲目》催生汤，候产母腹痛腰痛，见胞浆下，方服。（即本方水煎热服）

妇人怀孕六七月，脉弦发热，其胎愈胀，腹痛，恶寒，少腹如扇，所以然者，子脏开故也，当以附子汤温之。

徐忠可曰：怀孕至六月七月，此胃与肺养胎之时也。脉弦者，卫气结则脉弦。发热者，内中寒亦作热也。寒固主张，弦脉使人胃胀。六七月胃肺养胎而气为寒所滞，故始胀尚可，至此则胎愈胀也。寒在内则腹痛恶寒，然恶寒有属表者，此连腹痛则知寒伤内矣。少腹如扇,阵阵作冷若或扇之也,此状其恶之特异者;且独在少腹,盖因子脏受寒不能阖,故少腹独甚。子脏者,子宫也。开者,不敛也。附子能入肾温下焦,故曰宜以附子汤温其脏。

程云来曰:胎胀腹痛亦令人发热、恶寒。少腹如扇,阴寒胜也。妊娠阴阳调和则胎气安,今阳虚阴盛不能约束胞胎,故子脏为之开也。附子汤用以温经。

附子汤方见少阴病

师曰:妇人有漏下者,有半产后续下血都不绝者,假令妊娠腹中痛者,此为胞阻,胶艾汤主之。

徐忠可曰:此段概言妇人下血宜以胶艾汤温补其血,而妊娠亦其一。但致病有不同,无端漏下者,此平日血虚而加客邪;半产后续下血不绝,此因失血血虚而正气难复;若妊娠下血如前之因癥者,固有之,而兼腹中痛,则是因胞阻。阻者,阻其欲行之血而气不相顺,非癥痼害也,故同以胶艾汤主之。盖芎、归、地、芍,此四物汤也,养阴补血莫出其上。血妄行必挟风而为痰浊,阿胶能去风澄浊,艾性温而善行,能导血归经,甘草以和之使四物不偏于阴,三味之力也。而运用之巧,实在胶艾。

程云来曰:妊娠经来,《脉经》以阳不足谓之激经。

唐容川曰:胞阻是阻胞中之血,恶阻是阻胃中之水。

胶艾汤方

地黄六两　芎䓖二两　阿胶二两　艾叶三两　当归三两　芍药四两　甘草二两

上七味,以水五升,清酒三升,煮六味取三升,去滓,内胶烊消。温服一升,日三服。

程云来曰：胶艾主乎安胎，四物主乎养血，和以甘草，行以酒势，血能循经养胎，则无漏下之患。

赵一德曰：调经止崩，安胎养血，妙理无出此方。

陈修园曰：此为胞阻者出其方治也。然此方为经水不调，胎产前后之总方。

《千金方》：胶艾汤治妊娠二三月上至七八月，其人顿仆失据，胎动不安。伤损腰腹痛欲死，若有所见及胎奔上抢心短气方。（即本方干地黄四两，艾叶三两，余各二两）

《和剂局方》：胶艾汤治劳伤血气，冲任虚损，月水过多，淋沥漏下，连日不断，脐腹疼痛。及妊娠将摄失宜，胎动不安，腹满下堕；或劳伤胞络。胞阻漏血，腰痛闷乱；或因损动胎，上抢心，奔冲短气；及因产乳冲任气虚，不能约制经血。淋沥不断，延引日月，渐成羸瘦。（即本方）。

东洞翁曰：芎归胶艾汤治吐血下血诸血证者，不别男子妇人矣。

妇人怀妊，腹中疠痛，当归芍药散主之。

疠，音绞。

尤在泾曰：《说文》：疠，腹中急也。乃血不足，而水反侵之也。血不足而水侵，则胎失其所养，而反得其所害矣，腹中能无疠痛乎？芎、归、芍药益血之虚，苓、术、泽泻除水之气。赵氏曰：此因脾土为木邪所客，谷气不举，湿气不流，抟于阴血而痛。故用芍药多他药数倍，以泻肝木，亦通。

当归芍药散方

当归三两　芍药一斤　茯苓四两　白术四两　泽泻半斤　芎䓖三两

上六味,杵为散。取方寸匕,温酒和,日三服。

陈灵石曰:怀妊腹痛多属血虚,而血生于中气,中者,土也,土过燥不生物,故以归、芎、芍药滋之;土过湿亦不生物,故以苓、术、泽泻渗之。燥湿得宜,则中气治而血自生,其痛自止。

程云来曰:和以酒服者,籍其势以行药力。日三服,则药力相续而腹痛自止也。

《和剂局方》:当归芍药散,治妊娠腹中绞痛,心下急满,及产后血晕,内虚气乏,崩中久痢,常服通畅血脉,不生痈疡,消痰养胃,明目益津。(即本方)

妊娠呕吐不止,干姜人参半夏丸主之。

赵以德曰:此即后世所谓恶阻病也。先因脾胃虚弱,津液留滞蓄为痰饮,至妊娠二月之后,胚化成胎,浊气上冲,中焦不胜其逆,痰饮逐涌,呕吐而已,中寒乃起。故用干姜止寒,人参补虚,半夏、生姜治痰饮散逆也。

魏念庭曰:妊娠呕吐不止者,下实上必虚,上虚胸胃必痰饮凝滞而作呕吐,且下实气必逆而上冲,亦能动痰饮而为呕吐。方用干姜温益脾胃,半夏开降逆气,人参补中益气,为丸缓以收益补之功,用治虚寒妊娠家至善之法也。

干姜人参半夏丸方

干姜二两　人参一两　半夏二两

上三味,末之,以生姜汁糊为丸,如梧子大,每服饮下五丸,日三服。

程云来曰:寒在胃脘则令呕吐不止,故用干姜散寒,半夏生姜止呕,人参和胃。

陈修园曰：半夏得人参不惟不碍胎，且能固胎。

黄坤载曰：此方以生姜汁炼蜜为丸，治反胃呕吐；甚则加茯苓更妙。

妊娠小便难，饮食如故，当归贝母苦参丸主之。

赵以德曰：小便难者，膀胱热郁气结成燥，病在下焦不在中焦，所以饮食如故。用当归和血润燥；《本草》贝母治热淋，以仲景陷胸汤观之，乃治肺金燥郁之剂，肺是肾水之母，水之燥郁由母气不化也，贝母非治热，郁解则热散，非淡渗利水也，结通则水行；苦参长于治热利窍逐水，佐贝母入行膀胱以除热结也。

当归贝母苦参丸方

当归四两　贝母四两　苦参四两

上三味，末之，炼蜜为丸，如小豆大。饮服三丸，日三服。

《验方新编》：孕妇小便不通，此胎压尿胞不得小便，心烦不卧，名曰转胞方。（即本方）

妊娠有水气，小便不利，洒淅恶寒，起即头眩，葵子茯苓散主之。

沈明宗曰：此胎压卫气不利致水也。

尤在泾曰：妊娠小便不利与上条同，而身理、恶寒、头弦，则全是水气为病，视虚热液少者，霄壤悬殊矣。葵子茯苓散滑窍行水，水气既行，不淫肌体，身不重矣；不侵卫阳，不恶寒矣；不犯清道，不头眩矣。经曰："有者求之，无者求之"，盛虚之变，不可不审也。

陈无择曰：凡妇人宿有风寒冷湿，妊娠喜脚肿，俗为皱脚。亦有通身肿满，心腹急胀，名曰胎水。

葵子茯苓散方

葵子一斤　茯苓三两

上二味,杵为散。饮服方寸匕,日三服。小便利则愈。

程云来曰:葵子之滑可以利窍,茯苓之淡用以渗泄,二物为利水之轻剂。

《千金翼方》:治妊娠得热病,五六日小便不利,热入五脏方。(即本方二味各一两)

《妇人良方》:葵子散治妊娠小便不利,身重恶寒,起则头眩晕,及水肿者。(葵子五两,茯苓三两,共为末,每服二钱)

妇人妊娠,身无他病,宜常服当归散,则临产不难,产后亦免生他病。

徐忠可曰:宜常服者,虽无病亦宜服之也。盖生物者土也,而土之所以生物者,湿也,血为湿化,胎尤赖之。故以当归养血;芍药敛阴;肝主血而以芎藭通肝气;脾统血而以白术健脾土;安胎之法,唯以凉血利气为主,黄芩能清肺而利气之源,白术佐之则湿无热而不滞,故白术佐黄芩有安胎之能,胎产之难,皆由热郁而燥,机关不利,养血健脾君以黄芩,自无燥热之患。故曰:常服则临产不难,产后亦免生他病也。

当归散方

当归一斤　黄芩一斤　芍药一斤　芎藭一斤　白术半斤

上五味,杵为散。酒服方寸匕,日再服。

《方氏丹溪心法附余》:此方养血清热之剂也。瘦人血少有热,胎动不安,素曾半产者,皆宜服之,以清其源而无患也。

妊娠身有寒湿,或腹痛,或心烦心痛,不能饮食,其胎跃跃动者,宜养之,白术散主之。

尤在泾曰:妊娠伤胎,有因湿热者,亦有因湿寒者,随人脏气之阴阳而各异也。当归散正治湿热之剂；白术散白术、牡蛎燥湿，川芎温血，蜀椒去寒，则正治湿寒之剂也。仲景并列于此，其所以诏示后人者深矣。

程云来曰：痰饮在心膈，故令人心烦、吐痛，不能食饮。白术主安胎为君，芎藭主养胎为臣，蜀椒主温胎为佐，牡蛎主固胎为使。按瘦而多火者，宜用当归散；肥而有寒者，宜用白术散。不可混施也。

白术散方

白术　芎藭　蜀椒(去目、汗)　牡蛎各等分

上四味，杵为散。酒服一钱匕，日三服，夜一服。

魏念庭曰：白术散为妊娠胃气虚寒，水湿痰饮逆于上而阴寒凝滞血气阻闭于下通治之方也。

《和剂局方分》：白术散调补冲任，扶养胎气。治妊娠宿有风冷，胎痿不长；或失于将理，动伤胎气，多致损堕。怀孕常服，壮气益血，保护胎脏。(即本方。三因方同，方后云：亦治室女带下诸疾。)

妇人怀身七月，腹满不得小便，从腰以下如有水状，此太阴当养不养，心气实也，宜泻劳宫、关元，小便利则愈。

尤在泾曰：腹满不得小便，从腰以下重如有水气而实，非水也。所以然者，心气实故也。心君火也，为肺所畏，而妊娠七月，肺当养胎，心气实，则肺不敢降而胎失其养，所谓太阴当养不养也。夫肺主气化者也，肺不养胎则胞中之气化阻而水乃不行矣，腹满、便难、身重职是故也。是不可治其肺，当利劳宫以泻心气，刺关元以行水气，使小便微利则心气降，心降而脾自行矣。

程云来曰：七月手太阴肺经养胎，金为火乘则肺金受伤而胎失所养，又不能通调水道，故有腹满不得小便，从腰。下如有水气状

也。劳宫穴在手心，厥阴心主穴也，泻之则火不乘金矣。关元穴在脐下三寸，为小肠之募，泻之则小便通利矣。此穴不可妄用，刺之能落胎。

《脉经》：妇人怀胎，一月之时足厥阴脉养，二月足少阳脉养，三月手心主脉养，四月手少阳脉养，五月足太阴脉养，六月足阳明脉养，七月手太阴脉养，八月手阳明脉养，九月足少阴脉养，十月足太阳脉养。诸阴阳各养三十日，活儿。手太阳、少阴不养者，下主月水，上为乳汁，活儿养母。怀妊者，不可灸刺其经，必坠胎。

《千金方》：妇人门有徐子才逐月养胎方。

问曰：新产妇人有三病，一者病痉，二者郁冒，三者大便难，何谓也。师曰：新产血虚，多汗出，喜中风，故令病痉；亡血复汗，寒多，故令郁冒；亡津液，胃燥，故大便难。

程云来曰：产后颈项拘急，口噤，背反张者，为痉。以新产荣虚，卫气慓悍，但开其腠理，则汗易出而风寒易入，故令病痉。产后血晕者为郁冒，又名血厥。经曰：诸乘寒者则为厥，郁冒不仁，以亡血复汗则阳又虚，阳虚则寒，故令郁冒。大便难者，亡血则虚其阴，汗出则虚其阳，阴阳俱虚则津液内竭，肠胃干燥，故大便难。此新产妇人有三病也。

尤在泾曰：痉，筋病也；郁冒，神病也；大便难，液病也。三者不同，其为亡血伤津则一，故皆为产后所有之病。

陈修园曰：此为产后提出三病以为纲，非谓产后止此三病也。

产妇郁冒，其脉微弱，呕不能食，大便反坚，但头汗出。所以然者，血虚而厥，厥则必冒。冒家欲解，必大汗出，以血虚下厥，孤阳上出，故头汗出。所以产妇喜汗出者，亡阴血虚，阴气独盛，故当汗

出，阴阳乃复。大便坚，呕不能食者，小柴胡汤主之。**

尤在泾曰：郁冒虽有客邪，而其本则为里虚，故其脉微弱也。呕不能食，大便反坚，但头汗出，津气上行而不下逮之象。所以然者，亡阴血虚，孤阳上厥而津气从之也。厥者必冒，冒家欲解，必大汗出者，阴阳乍离，故厥而冒，及阴阳复通，汗乃大出而解也。产妇新虚不宜多汗，而此反喜汗出者，血去阴虚，阳受邪气而独盛，汗出则邪去，阳弱而后与阴相合，所谓损阳而就阴是也。小柴胡主之者，以邪气不可不散，而正虚不可不顾，惟此法为解散客邪而和利阴阳耳。

徐忠可曰：此为郁冒与大便难之相兼者详其病因与治法也。大便坚，非热多，乃虚燥也。呕非寒，乃胆气逆也。不能食，非实邪，乃胃有虚热也。故以柴胡、参、甘、芩、半、姜、枣和之。

《脉经》：问曰：妇人病经水不通，而发其汗，则郁冒不知人，何也？师曰：经水下，故为里虚，而发其汗，为表复虚，此为表里俱虚，故令郁冒也。

《医说》：人平居无苦疾，忽如死人，身不动摇，目闭口噤，但如眩冒，移时方寤。此由已汗过多，血少气并于血，阳独上而不下，气壅塞而不行，故身如死。气过血还，阴阳复通，故移时方寤。名曰郁冒，亦名血厥，妇人多有之。

《金匮辑义》：产后血晕有两端：其去血过多而晕者，属气脱，其证眼闭口开，手撒手冷，六脉微细或浮是也；下血极少而晕者，属血逆，其证胸腹胀痛，气粗，两手握拳，牙关紧闭是也。二者证治霄壤，服药一差，生死立判，宜审辨焉。而本条所论小柴胡汤，是专治妇人草蓐伤风，呕而不能食者。若以为产后郁冒之的方，则误人殆多矣。

小柴胡汤方见太阳病中

病解能食,七八日更发热者,此为胃实,大承气汤主之。

沈明宗曰:此即大便坚,呕不能食,用小柴胡汤而病解能食也,病解者,谓郁冒已解。能食者,乃余邪隐伏胃中,风热炽盛而消谷,但食入于胃,助起余邪复盛,所以七八日而更发热,故为胃实。是当荡涤胃邪为主,故用大承气峻攻胃中坚垒,俾无形邪相随有形之滞一扫尽出,则病如失。仲景本意发明产后气血虽虚,然有实证即当治实,不可顾虑其虚,反致病剧也。

大承气汤方见阳明病

产后腹中疠痛,若虚寒不足者,当归生姜羊肉汤主之。

魏念庭曰:妊娠腹中疠痛,胞阻于血寒也。产后腹中疠痛者,里虚而血寒也。一阻一虚而治法异矣,阻则用通而虚则用塞。主之以当归生姜羊肉汤,大约为血虚里虚者主治也。

程云来曰:产后血虚有寒,则腹中急痛。《内经》曰:味厚者为阴,当归羊肉味厚者也,用以补产后之阴,佐生姜以散腹中之寒,则疠痛自止。夫辛能散寒,补能去弱,三味辛温补剂也,故并主虚劳寒疝。

当归生姜羊肉汤方见厥阴病

《丹溪心法》:当产寒月,脐下胀满,手不可犯,寒入产门故也。服仲景羊肉汤,二服愈。

产后腹痛,烦满不得卧,不可下也,宜枳实芍药散和之。

《金鉴》曰:产后腹痛,不烦不满,里虚也。今腹痛烦满不得卧,里实也。气结血凝而痛,故用枳实破气结,芍药调腹痛,佐以麦粥,恐伤产妇之胃也。

枳实芍药散方

枳实　芍药 等分

上二味,杵为散。服方寸匕,日三服,麦粥下之。

师曰:产后腹痛,法当以枳实芍药散,假令不愈,必腹中有淤血著脐下也,下淤血汤主之。

尤在泾曰:腹痛服枳实芍药散,假令不愈者,以有淤血在脐下著而不去,是非攻坚破积之剂不除矣。大黄、桃仁、䗪虫下血之力颇猛,用蜜丸者缓其性,不使骤发,恐伤上、中二焦也。酒煎顿服,治下制以急,去疾惟恐不尽也。

下淤血汤方 见淤血病

产后七八日,无太阳证,少腹坚痛,此恶露不尽也;若不大便,烦躁发热,脉微实者,宜和之;若日晡所烦躁,食则谵语,至夜即愈者,大承气汤方主之。

徐忠可曰:此条言产后恶露不尽,有血淤而病实不在血,因腹内有热致血结膀胱,其辨尤在"至夜即愈"四字。谓产后七八日则本虚稍可矣,无太阳证则非头痛发热恶寒之表证矣。乃少腹坚痛,非恶露不尽而何。然而不大便,则为肠胃中燥热,烦躁发热则为实热上攻;脉微实则又非虚比,日晡烦躁则为脾胃郁热证,更食则谵语胃热尤确,诸皆热结肠胃之证,而非恶露不尽本证也。况至夜即愈,病果在阴则宜夜重,而夜反愈,岂非实热内结乎?故以大承气汤主之,意在通其热结以承接其元气,则恶露自行。不必如前之单下淤血,恐单去血而热不除,则并血亦未必能去也。

尤在泾曰:大承气汤中大黄、枳实均为血药,仲景取之者,盖将一举而两得之欤。

合信氏曰：产后四五日内略见血露初红，六七日后渐变而黄而白。血露之用洗涤之宫，与平日经水不同。或二十日，或十余日不妨。

产后中风，数十日不解，头痛，恶寒发热，心下满，干呕，续自微汗出，小柴胡汤主之。

按此节中风，头痛，恶寒发热，干呕，汗出诸证皆是桂枝汤证，惟得之数十日之久不解，而心下满则邪已入少阳之半表半里矣，故以小柴胡汤主之也。

产后中风，发热面赤，头痛而喘，脉弦数者，竹叶汤主之。

魏念庭曰：产后中风，即伤风也。发热面赤，喘而头痛，似是阴虚阳盛之感风矣，不知热之所上灸者，携风势也，标也；而风之所以不能去者，无正阳气也，本也。主之以竹叶汤，竹叶、葛根、桔梗清热解其表热之风邪，人参、甘草、大枣、生姜补助其本虚之元气。

尤在泾曰：此产后表有邪而里适虚之证。

竹叶汤乃表里兼济之法。

竹叶汤方

竹叶一把　葛根三两　桔梗一两　人参一两　甘草一两　生姜五两　大枣十五枚

上七味，以水八升，煮取三升，去滓。温服一升，日三服。

产后烦乱呕逆，无外证者，此乳中虚也，竹皮大丸主之。

唐容川曰：中焦受气取汁，上入心以变血，下安胃以和气。乳汁去名则中焦虚乏，上不能入心以化血，则心神无依而烦乱；下不能安胃以和气，则冲气上逆而为呕逆。其方君甘草、枣肉以填补中宫，化生津液；而又用桂枝、竹茹达心通脉络，以助生心血，则神得凭依而烦乱止；用石膏、白薇以清胃降逆，则气得安养而呕逆除。然此四药相辅而行，不可分论，必合致其用乃能调阴和阳，成其为大补中虚之妙剂也。

竹皮大丸方

竹茹二分　石膏二分　桂枝一分　甘草七分　白薇一分

上五味，末之，枣肉和丸，如弹子大。饮服一丸，日三服，夜二服。有热倍白薇。

程云来曰：竹茹甘寒以除呕哕；石膏辛寒以除烦逆；白薇咸以治狂惑邪气；夫寒则泥膈，佐桂枝以宜导；寒则伤胃，佐甘草以和中。有热倍白薇，白薇能除热也。用枣肉为丸者，统和诸药以安中益气也。

《济阴纲目》：中虚不可用石膏，烦乱不可用桂枝，此方以甘草七分，配众药六分，又以枣肉为丸，仍以一丸饮下。可想其立方之微，用药之难，审虚实之不易也。

产后下利，脉虚极者，白头翁加甘草阿胶汤主之。

魏念庭曰：产后下利虚极者，自当大补其气血矣。不知其人虽极虚，而下利者，乃挟热之利，补之则热邪无出，其利必不能止也。主之以白头翁加甘草阿胶汤，清热燥湿，补中理气，使热去而利止。亦治虚热下利之妙方，不止为产后论治矣。

唐容川曰：此下利是言痢疾便脓血也。

白头翁加甘草阿胶汤方 见厥阴病

妇人在草蓐，自发露得风，四肢苦烦热，头痛，与小柴胡汤。头不痛但烦者，三物黄芩汤主之。 此节同下节依涪古本补，《金匮要略》附方引《千金方》。

徐忠可曰：此言产妇有暂感微风，或在半表半里，或在下焦，风湿合或生虫，皆能见四肢烦热证，但以头之痛不痛为别耳，故为在草蓐，是未离产所也。自发露得风，是揭盖衣被稍有不慎而暂感也。产后阴虚，四肢在亡血之后，阳气独盛又得微风则苦烦热。然表多则上入而头痛，当以上焦为重，故主小柴胡和解。若从下受之，而湿热结于下，则必生虫，而头不痛。故以黄芩清热为君，苦参去风杀虫为臣，而以地黄补其元阴为佐。曰：多吐下虫，谓虫得苦参必不安，其上出下出政未可知也。

三物黄芩汤方

黄芩一两　苦参二两　干地黄四两

上三味，以水六升，煮取二升，去滓。温服一升，多吐下虫。

苦参、地黄皆能杀三虫，下蠤虫，而虫之生多因肠热，故用黄芩以清之也。

产后虚羸不足，腹中疞痛，吸吸少气，或苦少腹拘急，痛引腰背，不食。产后一月，日得服四、五剂为善，令人强壮。宜内补当归建中汤主之。

沈明宗曰：产后体虽无病，血海必虚，若中气充实，气血虽虚，易能恢复。或后天不能生血充于血海，则见虚羸不足。但血海虚而经络之虚是不待言，因气血不利而淤，则腹中疞痛。冲任督带内虚，则苦少腹拘急，痛引腰背。脾胃气虚，则吸吸少气不能食。故用桂枝汤调和荣卫，加当归欲补血之功居多。若大虚加胶饴，峻补脾胃而生气血。若去血过多，崩伤内衄，乃血海真阴大亏，故加地黄、阿胶汤以培之。方后云：无生姜以干姜代之，乃温补之中兼引血药入血分生血，其义更妙。

徐忠可曰：产后虚羸不足，先因阴虚后并阳虚，补阴则寒凝，补阳则气壅。后天以中气为主，故治法亦出于建中，但加当归即偏于内，故曰内补当归建中汤。曰产后一月，日得服四五剂为善，谓宜急于此调之，庶无后时之叹。然药味和平，可以治疾，可以调补，故又曰令人强壮宜。

内补当归建中汤方

当归四两　桂枝三两　芍药六两　生姜三两　甘草二两（炙）
大枣十二枚

上六味，以水一斗，煮取三升，去滓。分温三服，一日令尽。若大虚，加饴糖六两，汤成内之，于火上暖令饴消。若去血过多，崩伤内衄不止，加地黄六两，阿胶二两，合八味，汤成内阿胶。若无当归，以芎䓖代之。若无生姜，以干姜代之。

《巢氏病源》：吐血有三种，一曰内衄，出血如鼻血，但不从鼻孔出，或去数升乃至一斛是也。

妇人咽中如有炙脔者，半夏厚朴茯苓生姜汤主之。

赵一德：上焦阳也，卫气所治，贵通利而恶闭郁，郁则津液不行，而积为涎。胆以咽为使，胆主决断，气属相火，遇七情至而不决，则火亦郁而不发，不发则焰不达，不达则气如咽，与痰涎结聚胸中，故若炙脔。用半夏等药散郁化痰而已。

尤在泾曰：凝痰结气阻塞咽嗌之间，《千金》所谓"咽中帖帖如有炙肉，吞之不下，吐之不出者"是也。

《金鉴》曰：即今之梅核气病也。此病得于七情郁气，凝涎而生。故用半夏、厚朴、生姜辛以散结，苦以降逆，茯苓佐半夏以利饮行涎，紫苏香芳以宣通郁气，俾气舒涎去，病自愈矣。此证男子亦有，不独妇人也。

半夏厚朴茯苓生姜汤方

半夏一升　厚朴三两　茯苓四两　生姜五两

上四味,以水一斗,煮取四升,去滓,温服一升,日三服,夜一服,痛者,加桔梗一两。《金匮要略》本方有干苏叶二两。

《三因方》:大七气汤治喜怒不节,忧思兼并,多生悲恐,或时振惊,致脏气不平,憎寒发热,心腹胀满,傍冲两胁,上塞咽喉,有如炙脔,吐咽不下,皆七气所生。(方同《金匮》)

《全生指迷方》:若咽中如炙肉脔,咽之不下,吐之不出,由胃寒乘肺;肺胃寒则津液聚而成痰,致肺管不利,气与痰相搏,其脉涩,半夏厚朴汤主之。(即《金匮》本方)

妇人脏燥,悲伤欲哭,数欠伸,象如神灵所作者,甘草小麦大枣汤主之。

尤在泾曰:脏躁,沈氏所谓子宫血虚,受风化热者是也。血虚脏躁,则内火扰而神不宁,悲伤欲哭,使魂魄不安者,血气少而属于心也。数欠伸者,经云:肾为欠、为嚏。又肾病者善伸数欠、颜黑。盖五志生火,动必关心,脏阴既伤,窃必及肾也。小麦为肝之谷而善养心气,甘草、大枣甘润生阴,所以滋脏气而止其燥也。

唐容川曰:妇人子宫,古亦名于脏,子脏之血液本于胃中,胃中汁液多则化乳化血,下达与催乳相似。肺散津而主悲,肺津虚则悲伤欲哭。心藏血而主神,心血虚则神乱而如有神灵所凭。津血两虚则不能下润子脏,故统以滋补汁液者化生津血。

《汉药神效方》:妇人脏躁,西医谓之子宫痫,即今舞蹈病。

甘草小麦大枣汤方

甘草三两　小麦一升　大枣十枚(擘)

上三味，以水六升，煮取三升，去滓，分温三服。

程云来曰：悲则心系急，甘草、大枣甘以缓诸急也。小麦谷之苦者，《灵枢经》曰：心病者，宜食麦，是谷先入心矣。

《本事方》：乡里有一妇人，数欠伸，无故悲泣不止。或谓之有祟，祈禳请祷备至，终不应。用麦甘大枣汤。尽剂而愈。

《妇人良方》：程虎卿内人妊娠四五个月，遇昼则惨戚悲伤泪下，数欠如有所凭。医巫兼治，皆无益。与大枣汤一投而愈。（即本方）

方舆輗曰：此方虽云治妇人脏躁，然不拘男女老少，凡妄悲伤啼哭者，一切用之有效。近有一妇人笑不止，诸药罔效，以甘麦大枣汤与之愈。后用治小儿啼哭，亦效。

妇人吐涎沫，医反下之，心下即痞，当先治其涎沫，后治其痞。治吐涎沫，宜桔梗甘草茯苓泽泻汤；治痞，宜泻心汤。

程云来曰：经曰：水在肺，吐涎沫。此水饮在上而医反下之，伤其阴血，心下即痞也。

尤在泾曰：吐涎沫，上焦有寒也，不与温散而反下之，则寒内入而成痞，如伤寒下早例也。然虽痞而犹吐涎沫，则上寒未已，不可治痞，当先治其上寒，而后治其中痞。亦如伤寒例，表解乃可攻痞也。

桔梗甘草茯苓泽泻汤方

桔梗三两　甘草二两　茯苓三两　泽泻二两

上四味，以水五升，煮取三升，去滓。温服一升，日三服。

水饮结于上焦胸肺之间则吐涎沫。仲景用桔梗、甘草治肺痈时出浊唾，本方再加以茯苓、泽泻，俾上溢之水饮由小便而去也。

泻心汤方见吐衄病　《金匮辑义》：据《千金》，当是甘草泻心汤。

妇人之病，因虚积冷结，为诸经水断绝，血结胞门。或绕脐疼

痛,状如寒疝;或痛在关元,肌若鱼鳞;或阴中掣,少腹恶寒;或引腰脊,或下气街。此皆带下,万病一言。察其寒热,虚实紧弦,行其针药,各探其源。子当辨记,勿谓不然。

徐忠可曰:此段叙妇人诸病之由,所以异于男子,全从经起,舍此则与男子等也。因虚积冷结,为诸经水断绝,血结胞门数句,为一篇纲领。谓人不虚则邪不能乘之,因虚故偶感之冷不化而积。气热则行,冷则凝,冷气凝滞久则结。结者,不散也。血遇冷气而不行则经水断绝,然有微甚不同,故曰诸。胞门,即子宫所通阴中之门也,为经水孔道,冷则淤积而碍其月水之来矣。上焦之元气或盛,而无客邪并之,则寒邪不能上侵,盘结在中。脐主中焦,故绕脐寒疝。寒疝,寒痛也。若其人中气素热,下邪并之即为热中病,而关元之寒,客热不能消之,故痛仍在。而客热所至,荣气作燥,故肌若鱼鳞。鱼鳞者,肌粗不滑之状也。关元以下,寒冷或多,则冷低而经不全妨,但期候不调匀。冷近于阴,故阴痛掣抽痛,于是少腹阳气少则恶寒矣。或引腰脊,谓病侵下之经络,则自腰脊气冲膝胫无往不痛者有之。此皆带脉已下为病。其病之初发,各因形体之寒热为寒热,变虽万端,总不出乎阴阳虚实。而独以紧弦为言者,盖经阻之始大概属寒,故气结则为弦,寒甚则为紧耳。示人以二脉为主,而参之兼脉也。针药者,各有相宜也。然病形虽同,脉有各异,所异之部即为病源。此段为妇科辨证论治之最要语,故令辨记且戒之耳。

按:《史记》扁鹊传:过邯郸闻贵妇人,即为带下医。知古称带下,乃妇科经血诸疾之通名也。

问曰:妇人年五十所,病下血数十日不止,暮即发热,少腹里急,腹满,手掌烦热,唇口干燥,何也?师曰:此病属带下。何以知之？曾经半产，淤血在少腹不去，故唇口干燥也。温经汤主之。

程云来曰：妇人年逾七七则任脉虚，太冲脉衰少，天癸竭，地道不通。今病下血数十日不止，下多则亡阴，阴虚则暮发热也。任冲之脉皆起于少腹，任冲虚则少腹急，有淤血则少腹满也。阴虚不能济火，故手掌烦热。血虚不足以荣唇口，故唇口干燥也。妇人五十而有此病，则属带下。以其人曾经半产，犹有淤血著于少腹不去。故《内经》曰：任脉为病，女子则带下瘕聚也。既已经半产则任冲伤，年逾七七则任冲竭，任冲之脉不能以荣唇口，则唇口干燥，知有淤血也。故以温经汤治之。

陈修园曰：此承上节历年血寒积结胞门之重证，而出其方治也。

温经汤方

吴茱萸三两　当归二两　芎䓖二两　芍药二两　人参二两　桂枝二两　阿胶二两　牡丹皮二两　甘草二两　生姜二两　半夏半斤　麦门冬一升

上十二味，以水一斗，煮取三升，去滓。日三服，每服一升，温饮之。原本无半夏、麦门冬，作上十味，今依《金匮要略》补。

程云来曰：妇人有淤血，当用前证下淤血汤，今妇人年五十，当天癸竭之时，又非下药所宜，故以温药治之，以血得温即行也。经寒者，温以茱萸、姜、桂；血虚者，益以芍药、归、芎；气虚者，补以人参、甘草；血枯者，润以阿胶、麦冬；半夏用以止带下，牡丹用以逐坚瘕。十二味为养血温经之剂，则淤血自行而新血自生矣。故亦主不孕、崩中而调月水。

徐灵胎曰：此调经总方。

《脉经》：妇人经断，一月血为闭，二月若有若无，三月为血积。

小腹寒,手掌反逆,当与温经汤。

《张氏医通》:温经汤并治经阻不通,咳嗽便血。

妇人少腹寒,久不受胎,或崩中去血,或月水来过多,或至期不来。温经汤主之。此节依涪古本及《金匮要略》补。

《金鉴》曰:曾经半产崩中,新血难生,淤血未尽,风寒客于胞中,为带下,为崩中,为经水愆期,为胞寒不孕。均用温经汤主之者,以此方生新去淤,暖子宫补冲任也。

《千金方》:治崩中下血,出血一斛,服之即断。(即本方)

经水不利,少腹满痛,或一月再经者,王瓜根散主之。阴肿者,亦主之。

程云来曰:胞中有寒,则血不行而经水不利,积于少腹则满痛也。妇人经水上应太阴之盈亏,下应海潮之朝夕,故月月经行相符而不失其常轨。今经一月再见,则经停积一月不行矣,故用王瓜根散以下积血。癥疝亦凝血所成,故此方亦主之。

徐灵胎曰:此治淤血伏留在冲脉之方。

王瓜根散方

王瓜根三分　芍药三分　桂枝三分　䗪虫三枚

上四味,杵为散。酒服方寸匕,日三服。

赵以德曰:此亦因淤血而病者,王瓜根能通月水,消淤血,生津液,津生则化血也;芍药主邪气腹痛,除血痹,开阴寒;桂枝通血脉,引阳气;䗪虫破血积,以酒行之。非独血积冲任者有是证,肝藏血主化生之气,与冲任同病而脉循阴器,任督脉亦结阴下,淤血流入作痛,下坠出阴户,故皆用是汤主之。

妇人半产若漏下者,旋覆花汤主之;黄芪当归汤亦主之。

徐忠可曰：半产或下血而为漏下，此因虚而寒气结也，结则气不摄血，而为漏下矣。故以旋覆开结气而通其虚中之滞，加葱行其气也，加绛少许为血分引经耳。

按黄芪当归汤，《兰室秘藏》名为当归补血汤，《济阳纲目》取治一切去血过多之证。此用之以治半产漏下，其旨符合也。

旋覆花汤方 见胸痹病

黄芪当归汤方

黄芪二两半　当归半两

上二味，以水五升，煮取三升，去滓。温服一升，日三服。

黄芪补益气分药也，当归补益血分药也。血无气则不行，故用五倍之黄芪以为当归之徒卒以引血归经，自元气不摄血漏下之患矣。

妇人陷经漏下，色黑如块者，胶姜汤主之。

李珥臣曰：陷经漏下，谓经脉下陷而血漏下不止，乃气不摄血也。黑不解者，淤血不去则新血不生，荣气腐败也。然气血喜温恶寒，用胶姜汤温养气血，则气盛血充，推陈致新而经自调矣。

《金鉴》曰：陷经者，谓经血下陷，即今之漏下崩中病也。

程云来曰：血与气俱行则活而红，血不行则死，死则黑也。此血凝于下焦，故下黑不解。胶姜汤，其亦温经行血剂欤。

胶姜汤方

阿胶三两　地黄六两　芎劳二两　生姜三两　当归三两　芍药三两　甘草二两

上七味，以水五升，清酒一升，先煮六味取三升，去滓，内胶烊消，温服一升，日三服。

按：本方即胶艾汤，以生姜易艾叶。

陈修园曰:阿胶养血平肝,去淤生新,生姜散寒升气。亦陷者举之,郁者散之,伤者补之、育之之义也。

妇人少腹满如敦状,小便微难而不渴,或经后产后者,此为水与血俱结在血室也,大黄甘遂阿胶汤主之。

尤在泾曰:《周礼》注:敦,以盛食,盖古器也。少腹满如敦状者,言少腹有形高起如敦之状。小便难,病不独在血矣。不渴,知非上焦气热不化。产后得此,乃是水血并结而病属下焦也。故以大黄下血,甘遂逐水,加阿胶者,所以去淤浊而兼安养也。

大黄甘遂阿胶汤方

大黄四两　甘遂二两　阿胶三两

上三味,以水三升,煮取一升,去滓。顿服之。

程云来曰:苦以下结,大黄之苦以下淤血,甘遂之苦以逐留饮;滑以利窍,阿胶之滑以利小便。为行水下结血之剂。

魏念庭曰:大黄下血,甘遂逐水,入阿胶者,就阴分下水血二邪而不至于伤阴也。

妇人时腹痛,经水时行时止,止而复行者,抵当汤主之。

魏念庭曰:妇人经水不利快而下,有淤血在血室也。非得之新产后,则血之积于血室坚而成疬必矣。不同生后之积血易为开散也,必用攻坚破积之治,舍抵当不足以驱逐矣。

抵当汤方 见太阳病中

妇人经水闭,脏坚癖,下白物不止,此中有干血也,矾石丸主之。

尤在泾曰:脏坚癖者,于脏干血坚凝,成癖而不去也,干血不去,则新血不荣,而经闭不利矣。由是蓄泄不时,胞宫生湿,湿复生热,所积之血转为湿热所腐,而成白物,时时白下,是宜先去其脏之湿热,矾石却水除热,合杏仁破结润干血也。

程云来曰:《内经》曰:任脉为病,女子带下瘕聚。又曰:脾传之肾病名曰疝瘕,少腹冤而痛出白,一名曰蛊。今此证脏坚癖,岂非瘕聚与疝瘕乎？下白物,岂非带下与出白乎？

矾石丸方

矾石三分(烧) 杏仁一分

上二味,末之,炼蜜为丸,枣核大,内脏中,剧者再内之。

程云来曰:矾石酸涩,烧则质枯,枯涩之品故《神农经》以能止白沃,非涩以固脱之意也。杏仁者非以止带,以矾石质枯,佐杏仁一分以润之,使其同蜜易以为丸,滑润易以内阴中也。此方专治下白物而设,未能攻坚癖下干血也。

魏念庭曰:脏坚之脏,指子宫也。脏中之脏,指阴中也。

赵以德曰:设干血在冲任之海者,必服药以下之,内之不能去也。

合信氏曰:妇人流白带,用白矾贮水节,自阴户射入。

《汉方解说》:治带球,治白带下,阴中瘙痒证。子宫膣部及膣粘膜之小溃疡,有奇效。明矾、蛇床子仁六分,樟脑三分,杏仁二分,白粉一分,上为末,以蜂蜜为膣球状,白粉为衣。隔日一个,插入膣中。

妇人六十二种风证,腹中气血如刺痛者,红蓝花酒主之。

尤在泾曰:妇人经尽、产后,风邪最易袭入腹中,与血气相搏而作刺痛,刺痛,痛如刺也。六十二种未详。红蓝花苦辛温,活血止痛,得酒尤良。不更用风药者,血行而风自去耳。

红蓝花酒方

红蓝花一两

上一味，以酒一斗，煎减半，去滓，分温再服。

张隐庵曰：红花色赤多汁，生血行血之品也。陶隐居主治胎产血晕，恶血不尽绞痛，胎死腹中。《金匮》红蓝花酒治妇人六十二种风。临川先生曰：治风先治血，血行风自灭。盖风为阳邪，血为阴液，妇人有余于气，不足于血，所不足者，乃冲任之血月事以时下，故多不足也。红花性上行开散，主生皮肤间散血，能资妇人之不足，故主治妇人之风。用酒煎以助药性，能引其外出，主生脉外之血者也。

《外台秘要》：近效疗血晕绝不识人、烦闷方。（即本方）

《熊氏补遗》：热病胎死腹中。（即本方）

《产乳方》：治胎衣不下。

妇人腹中诸病痛者，当归芍药散主之；小建中汤亦主之。

魏念庭曰：妇人腹中诸病，血气凝聚而痛作，以当归芍药散主之，生新血之中寓行宿血之义。再有妇人腹中痛，非养血行淤所可愈者，则中虚之故也，中虚气自运行不快，气运不快则血行多滞，宜补其中生胃阳，而气旺血行痛不作矣，此建中汤之所以主中虚腹痛也。

小建中汤方 见太阳病中

问曰：妇人病饮食如故，烦热不得卧，而反倚息者，何也？师曰：此名转胞，不得溺也。以胞系了戾，故致此病，但利小便则愈，肾气丸主之。

尤在泾曰：饮食如故，病不由中焦也。了戾及缭戾同，胞系缭戾而不顺，则胞为之转。胞转则不得溺也。由是下气上逆而倚息，上气不能下通，而烦热不得卧。治以肾气者，下焦之气肾主之，肾气得理，庶缭者顺、戾者平而闭乃通耳。

唐容川曰：胞字即脬字，脬，膀胱也。《史记》仓公传正义曰：脬通作胞。此转胞，或胎压其脬，或忍溺入房，以致膀胱之系缭戾而不得小便，水因反上冲肺则倚息不得卧。烦热者，膀胱太阳之气乱也。凡逆转者，当顺举之，而后得返其正。故用肾气丸振动肾气以举之，举之则所以利之也。

《舒氏女科要诀》：了戾者，绞纽也。

《巢氏病源》：胞转之病，由胞为热所迫，或忍小便，俱令水气还迫于胞，屈辟不得充张，外水应入不得入，内溲应出不得出，内外壅胀不通，故为胞转。其状小腹急痛，不得小便，甚者至死。张仲景云：妇人本肥盛且举自满，今羸瘦且举空减，胞系了戾，亦致胞转。

肾气丸方 见虚劳病

妇人阴寒，蛇床子散主之。

沈明宗曰：此治阴挚痛，少腹恶寒之方也。胞门阳虚受寒现证不一，非惟少腹恶寒之一证也。但寒从阴户所受，当温其受邪之处则病得愈。故以蛇床子一味大热助其阳，纳入阴中俾子宫得暖，邪去而病自愈矣。

蛇床子散方

蛇床子一两

上一味，末之，以白粉少许，和合相得，如枣大。绵裹内阴中，自温。

赵以德曰：白粉即米粉，藉之以和合也。

《汉药神效方》：妇人阴中痒痛，或白带，或子宫下垂，交合时发痛者，用蛇床子末，和熟艾，置绢袋中，其形如蕃椒，插入阴中，以尖头插入子宫为佳。

《集简方》：妇人阴痒，蛇床子一两，白矾二钱，煎汤频洗。

少阴病脉滑而数者,阴中疮也。蚀烂者,狼牙汤主之。

尤在泾曰:脉滑者湿也,脉数者热也,湿热相合而系在少阴,故阴中即生疮,甚则蚀烂不已。狼牙味酸苦,除邪热气、疥瘙恶疮,去白虫,故取治是病。

李珥臣曰:少阴属肾,阴中肾之窍也。

狼牙汤方

狼牙三两

上一味,以水四升,煮取半升,去滓。以绵缠箸如茧大,浸汤沥阴中洗之,日四遍。

《汉药神效方》:狼牙即野蜀葵或木兰。

《金鉴》曰:阴中,即前阴也。生疮蚀烂,乃湿热不洁而生䘌也。用狼牙汤洗之,除湿热杀䘌也。狼牙非狼之牙,乃狼牙草也,如不得,以狼毒代之亦可。其疮深,洗不可及,则用后法也。

《金匮辑义》:阴蚀乃霉疮之属。

胃气下泄,阴吹而喧如失气者,此谷道实也,猪膏发煎主之。

赵以德曰:阳明脉属于宗筋,会于气街,若阳明不能升发谷气上行,变为浊邪,反泄下利,子宫受抑,气不上通,故从阴户作声而吹出。猪脂补下焦生血,润腠理;乱发通关格。腠理开,关格通,则中焦各得升降,而气归故道已。

尤在泾曰:阴吹,阴中出声如大便失气之状,连续不绝,故曰喧。谷道实者,大便结而不通。是以阳明下行之气不得从其故道,而乃别走旁窍也。猪膏发煎润导大便,便通气自归矣。

猪膏发煎方见阳明病

书后

米伯让

朱子曰："谈天下事易，做天下事难。"诚千古不易之至理。吾人今日致学，多能口言，鲜能实践，辄为世俗所嗤诋，良由是耳。即或有能实践者，未必能澈始至终。然能澈始至终者，非有困知勉行之精神，澹泊宁静之功夫者，莫能为之。吾师长安黄竹斋夫子幼贫失学，至十四岁，太夫子永才公远游谋生始归。乃从庭训肄炮工，迫于生计，不能入塾就读，乃发愤立志，于工余自修。字有不识者，从塾童而问焉。虽铸冶钻错之际，苦读不倦。年逾弱冠，遂通经史理数。犹未敢自信，乃执贽于临潼王敬如先生，由是所学益精。于经史子集，天算地舆，历象兵农，医药理化等学，靡不穷究其极。年及不惑，所著已闻于世，为当时名宿所称许。登其所著伤寒于《陕西通志》。近年约计所撰之书，出版与未印者，有五十余种。可称会天人之通，探造化之奥，博大精深，得未曾有。吾师尝谓，以庶士而能行利人济世之志者，惟医为然。故尤殚心医学，毅然以发扬中国医学为己任。夫吾国医学，自农、黄、伊、扁，代有传人。至汉张仲景为《伤寒杂病论》，实集其大成。立医家之圭臬，方书之正宗。惟汉文简奥，义理宏深。承其绪者历晋迄唐，仅有王叔和、孙思邈二人遥相祖述。然皆传述其文，而少所发明。赵宋以后注释渐众，迄于清季盖已无虑百十家矣。然多承讹袭谬，穿凿附会，鲜能阐六经之真，综合群注折衷一是者。吾师乃搜辑中西学理，撰解三阴三阳经提纲六篇，注成《伤寒杂病论新释》十六卷，可谓自辟蹊径，务去陈言,发前人之所未发,为注《伤寒论》者开一新纪元。吾师又谓历代注家有不可没灭者,复选集诸注之精华,发挥南阳之本旨。凡古今中外医书,有关于仲景学说之发明者,无不详稽博考,删繁去芜,折衷至当。稿经四易,时历八载,于癸亥冬斯书告成,名曰《伤寒杂病论集注》。《中国医学大辞典》主编谢利恒先生为之序云:"西安黄竹斋先生重订《伤寒杂病论集注》,十八卷,都七十余万言,据生理之新说,释六经之病源,贯穿中西,精纯渊博,可谓集伤寒学说之大完,诚医林之鸿宝也。"又于所著《中国医学源流论》中,称为"近今之杰作。"吾师又取经方所载之药,逐条考证,于各药之性质,诸方之制义,莫不推阐尽致,辨别精确。书成四卷,名曰《经方药性辨》。又撰《伤寒杂病论类编》八卷、《类证录》三卷、《经方类编》一卷,又取宋本《伤寒论》《金匮要略方论》二书合为一帙。以各家不同版本、注本,为之校正,增订《伤寒杂病论读本》十六卷,分订四册,以供学者诵习之用。吾师毕生致力仲景之学,诚不愧为集伤寒学说之大成,衍南阳之正宗者也。于癸酉冬亲诣南阳,瞻拜仲景祠墓,考索遗迹。辞神出祠,获见冯应鳌于明崇祯间所刊,失佚三百年之灵应碑于道傍,亲为移置祠内,并将祠墓全景,摄影制版。访询祠产被县师范学校所夺,特函南阳县长;继呈请内政部,暨中央国医馆函咨河南省政府令饬南阳县,使将该校所夺医圣祠墓田查办归还。在中央国医馆第二届全国国医药界代表大会提议,募捐重修南阳医圣祠享殿。遂发愿搜罗仲景遗著,拟辑成全书,贡献医林。是时任中央国医馆编审委员,偶于南京书肆购得国医图书专号一册,载有张仲景《疗妇人方》二卷,《五脏卫营论》一卷,均注存宁波天一阁抄本字样。考此二书其目见于梁《七录》及《宋史》艺文志,而《明志》及清《四库全书总目》皆未著录,知其佚失已久。遂即往鄞访阅。过沪,谢利恒、盛心如邀集医界名流十余人设宴欢迎,并筹组重修南阳医圣祠筹备会。首将自著《伤寒杂病论集注》并读本各捐百部以资提倡,鄞名医周岐隐先生与吾师神交颇厚,吾师至鄞往访,述及来意,周君极表欢迎。设宴款待陪席者有当地名士王宇高、吴涵秋,暨宁波广济施医局主任桂林罗哲初先生与吾师谈颇欢洽。饭后同周君至图书馆,检查天一阁藏书目录,并无《五脏营卫论》《疗妇人方》之目。盖为该阁主人早行出售也。吾师为之怅然,遂欲告别往游普陀。罗君挚意挽留,云其家藏有古本《伤寒杂病论》抄本,较浏阳刘昆湘所得者多三分之一。务邀临伊庐一观,吾师闻之感而且喜。默念到此邂逅罗先生,得见古本《伤寒杂病论》,莫非仲师之灵冥冥中有以感召耶。翌午同周君至罗第。宴毕,罗君出示所藏古本《伤寒杂病论》首一册。云:全书十六卷,共计四册,余三册存桂林。吾师披阅一过,其卷端序为清光绪二十年桂林左盛德撰,是书传授渊源序之颇详。云:清道光时,左公随父宦游岭南,同僚有张公学正字绍祖者,仲圣四十六世孙也,言仲景之书,当日稿本原有十三。王叔和所得,相传为第七次稿。伊家现有第十二稿,历代珍藏,未尝轻以示人。左公之父亟令左公师事之,乃克手抄一部。由是诵研,遂精于医。后旋桂林,罗先生从之学,因得手抄其书。四十年来,从未出以示人。虽与周先生交谊最挚,亦未曾寓目。今感吾师远访之诚,特公开一览。按民国初年,浏阳刘昆湘以母丧求葬地于江西山谷中,遇异人张隐君得古本《伤寒杂病论》十六卷。后以授其宗人刘仲迈。壬申春,湘省何芸樵为之手写付印,始公于世。今观罗先生所藏之古本,首册较刘仲迈之古本"伤寒例"后多"杂病例"，一篇。"伤燥脉证并治"后有伤风、寒病二篇。其余文字亦有小异。罗先生言：后三册六经篇后无可与不可与各条，而有金匮诸篇。则此本是较刘本为胜。盖举杂病而名书，则金匮诸篇实不可缺也。吾师感此书关系国医学术，甚为重要，亟怂恿公世，并嘱周君促成，俾仲师遗文勿再沉晦。吾师至普陀，乃书"宁波访求仲景遗书记。"返沪，并将左盛德序文及目录，登于当时中医各刊以公海内。翌岁罗先生至南京，吾师遂荐任中央国医馆编审委员。罗君方将所藏全部见示，吾师得抄录一通。遂即旋陕，张公伯英闻之，叹为奇缘，乃欣然捐资付梓，由是久湮人间之秘籍，始克公世。逮至世界二次大战告终，交通恢复后，周君在沪从邮，始克获睹全书。来函称赞，嘱印百部运沪以广其传。时距吾师至鄞访书之年，已经十四春秋矣。想罗君与周君以十余年之知交，终未以此见示，与吾师一面之识，竟能出蕴藏四十余年之珍本，共为欣尝，可为一奇也。况周君素研仲景之书，著有《精神病广义》。于癸酉岁得见湖南古本，以为长沙遗文重光于世。曾取古本与通行本比类互参，录其佚文佚方集为《伤寒汲古》。闻是时曾与罗君磋商，而罗君终以缄默不露，可为二奇也。罗君文章医术久为江南人士所推重。及门生徒，大江南北不下千余。无锡针灸学校校长承澹庵所著《中国针灸治疗学》载有伊伯父谈其师罗哲初先生，治一南京某氏子，全身痿疾，颈项四肢皆软瘫。为针大包一穴，与黄芪、白术、甘草煎服而愈。澹庵为罗君再传弟子，然罗君终未以此授之，可谓三奇也。此书由仲景四十六世裔孙张绍祖，于清道光间授与桂林左盛德。左公获此书秘藏三十余年，广授生徒经史而外独不及医。虽有请益，俱不轻授，而竟授与罗哲初，足见左公受授之严谨，必知罗君为不负所授者方授之也。罗君受此书蕴椟四十余年，未尝表彰一字，虽遇挚交知己，亦未以此出示，且与吾师非有平生之素，萍水相逢，竟以全书授之。想罗君必知吾师为不负所授，而能光大其学者也，否则必不授矣。吾师获此书，以为序而表彰公之天下，并怂恿张公捐资刊印以传不朽，可谓不负罗君授书得人之盛意者矣。国难作，南京陷，罗君返桂，不一年遽归道山，诚可慨叹，幸此书授与吾师得以发扬光大，则罗君不负左公授书之盛意。如罗君不遇吾师，则终藏笥箧，或付劫灰，岂不有负左公授书之盛意耶。呜呼！物之隐显，殆有数存焉。昔朱子注四书，稿经七易，而圣道益彰。讵知仲圣撰著《伤寒杂病论》乃稿至十三纂，其惨淡经营终使学理颠扑不破，为百世奉为圭臬之医典，厥功伟矣。夫叔和所抄行世者相传系第七次稿。今吾师得罗君所珍藏者乃第十二次稿。不知江西张隐君所授刘昆湘者，涪陵刘熔经得于垫江某洞石柜者，是为第几稿。千余年来，零缣碎锦之十三稿，究不知仍藏之名山，传之其人否也。夫仲圣《伤寒杂病论》成于炎汉建安纪年，迄今千有七百余岁，经历代之兵燹，宗室之迁徙，卒能为仲圣四十六世裔孙绍祖所保存，再经左、罗师生蕴椟珍藏，俾长沙遗文终显于世。非仲圣之灵默相之无以臻此，非吾师之诚感格之无以致此。吾师谓此书发现经过有不可思议者，故于丁亥冬备文率锡礼再诣南阳谒告仲圣，欲致此书远播海外，得以发扬光大。讵为时途梗阻，未能如愿。乃复取此十二稿，采集古今诸注为之详释，参以湘古本、涪古本，相互考核，严加订正，补其脱佚。字栉句比，纲举目张，务期无疑不释，无义不晰。未几一年，脱稿卒成，命名《伤寒杂病论会通》，共计十有八卷，分订八巨册，吾师今已六旬有四，尚能不辞劳瘁，自撰自书,成此巨业,生平志学之诚,律身之敬,信道之笃,执德之弘,有非常人所能及,故能卒成羽翼仲景之功,刊布其书而光大其学也。锡礼从师游学有年,幸睹是书于危乱艰难之时而印成。爰述颠末,以冀读者得悉其发现经历之梗概,并明传授之渊源云尔。

公元一九四九年,己丑仲夏,
门人泾阳米锡礼敬识于樊川止园

附录

本书所引医家简介

三画

山田正珍　日本宽政中医家。字宗俊,号图南。著有《伤寒考》(1779年)、《伤寒论集成》(1789年)等。

山田图南　即山田正珍。

万密斋　即万全,字密斋。湖北罗田县人。明代医家。撰有《幼科发挥》《育婴秘诀》《广嗣纪要》等书。对后世儿科医家有较大的影响。

四画

王海藏　即王好古,字进之,号海藏。元代著名医家。赵州(今河北赵县)人。平生著述很多,主要有《医垒元戎》《仲景详论》《伤寒辨惑论》等。

王启玄　即王冰,自号启玄子。唐代医家。撰《重广补注黄帝内经素问》。

王肯堂　字宇泰,号损庵,自号念西居士。金坛(今江苏金坛)人。明代著名医家。著有《证治准绳》(又称《六科证治准绳》)四十四卷。

王孟英　即王士雄,字孟英。浙江宁海人,清代医家。著有《霍乱论》《温热经纬》等。

王朴庄　即王丙,字朴庄。清代医家。江苏吴县人。撰有《时节气候决病法》《脉诀引方论证》《校正王朴庄伤寒论注》《考正古方权量说》等。

王文禄　字世廉，明代医家，海盐人。著有《医先》一卷、《胎息经疏略》等。

王晋三　即王子接，字晋三。清代医家。撰《伤寒方法》《伤寒古方通》《古方选注》等。

王宇泰　即王肯堂。

方仲行　即方有执，字仲行。明代医家。歙县（今安徽歙县）人。著《伤寒论条辨》八卷，对《伤寒论》六经篇文的注释，相当精当。

尤在泾　即尤怡，字在泾，号拙吾，晚号饲鹤山人。清代医家。长洲（今江苏呈县）人。著有《伤寒贯珠集》，《金匮要略心典》等。

丹波元简　日本汉医学家。一名丹波廉夫。著述甚多，主要有《素问汇考》《素问识》《素问解题》《灵枢识》《黄帝八十一难经解题》《伤寒论辑义》《金匮要略辑义》（1806年）等。

五　画

东洞翁　即日本医家吉益为则，一名吉益公言，又称东洞先生。著《东洞全集》十三种。刊于1918年。

六　画

孙思邈　唐代著名医学家。京兆华原（今陕西耀县）人。所著《千金要方》《千金翼方》各三十卷，被称为我国现存最早的临床实用医学百科全书。

孙真人　即孙思邈，因孙氏曾被宋徽宗封为"妙应真人"，故名。

成无己 金代医学家。聊摄(今山东聊城西)人。著《注解伤寒论》十卷,为现存全面注解《伤寒论》最早的著作。此外还著有《伤寒明理论》三卷、《伤寒论方》一卷等。

刘河间 即刘元素,字守真,自号通玄处士。金代著名医家,金元四大家之一。河间(今河北河间)人,又称刘河间。著《素问玄机原病式》《素问病机气宜保命集》《宣明论方》《三消论》以及《伤寒直格》《伤寒标本心法类萃》等。

刘昆湘 即刘世桢,字昆湘,湖南浏阳人。发现湘古本《伤寒杂病论》。著有《伤寒杂病论义疏》刊于1934年,《医理探源》等。

刘宏璧 字廷实,清代医家。曾删补周扬俊所辑《伤寒论三注》一书。

朱丹溪 即朱震亨,字彦修,又称丹溪。元代著名医家,金元四大家之一,婺州义乌(今浙江义乌)人。著有《格致余论》《丹溪心法》《局方发挥》等。

朱 肱 字翼中,宋代医家。乌程(今浙江吴兴)人。著有《伤寒百问》《南阳活人书》等。

许鲁斋 未详待考。

许 宏 字宗道,明代医家。建安(今福建建瓯)人。撰有《金镜内台方议》等。

吕楘村 即吕震名,字楘村。清代医家,浙江钱塘人。著《内经要论》《伤寒寻源》等。

江 瓘 字民莹,明代医家,歙县(今安徽歙县)人。历时二十年,编成《名医类案》一书,后由其子江应宿于1591年增辑问世。

合信氏　英国传教士兼医生,鸦片战争以后来中国。著《西医五种》(现存咸丰年间刻本)、《全体新论》等。

七　画

李东垣　即李杲,字明之,号东垣先生。金代著名医家,金元四大家之一,真定(今河北正定)人。著有《脾胃论》《内外伤辨惑论》《兰室秘藏》《医学发明》《药象论》等。

李　梴　字健斋。明代医家,南丰(今江西南丰)人。著有《医学入门》。

李玮西　未详待考。

李时珍　明代杰出的医药科学家。字东璧,号濒湖。蕲州(今湖北蕲春)人,著有《本草纲目》《濒湖脉学》《奇经八脉考》等。

李东璧　即李时珍。

李珥臣　未详待考。

陈修园　即陈念祖,字修园,号慎修,另字良有。清代著名医家,福建长乐人。著述甚多,比较著名的有《灵素节要浅注》《伤寒论浅注》《金匮要略浅注》《医学从众录》《医学实在易》等。

陈无择　即陈言,字无择,南宋医家,青田(今浙江青田)人。著《三因极一病证方论》六卷。

陈古愚　未详待考。

陈灵石　未详待考。

陈载安　未详待考。

陈藏器　唐代本草学家,四明(今浙江鄞县)人。著《本草拾遗》十卷。

张子和　即张从正,字子和,自号戴人。金代著名医家,金元四大家之一。睢州考城(今河南睢县、兰考一带)人。著有《儒门事亲》四十卷。

张令韶　即张锡驹,字令韶。清代医家,浙江钱塘人。撰有《伤寒论直解》等。

张飞畴　即张倬,字飞畴。清代医家,江苏吴县人。为名医张璐的次子。撰有《伤寒兼证析义》。

张景岳　即张介宾,字景岳,又字会卿,明代著名医家。山阴(今浙江绍兴)人。著有《类经》《景岳全书》等。

张路玉　即张璐,字路玉,号石顽。清代医家,长州(今江苏吴县)人。著有《伤寒缵论》《伤寒绪论》《张氏医通》等。

张兼善　明代医家。著有《伤寒发明》二卷。

张隐庵　即张志聪,字隐庵。清代医家。浙江钱塘(今杭州市西)人。撰有《素问集注》《灵枢集注》《伤寒论集注》等。

沈芊绿　即沈金鳌,字芊绿,号汲门,晚号尊生老人。清代医家,江苏无锡人。著有《沈氏尊生书》等。

沈明宗　字目南,号秋湄,清代医家。携李(今浙江嘉兴西南)人。编注有《伤寒六经辨证治法》《张仲景金匮要略》二十四卷。

沈尧封　即沈文彭,字尧封,清代医家,嘉善人。著《医经读》《伤寒论读》《女科辑要》等。

沈亮宸　即沈晋垣,字亮宸。清初医家。著《伤寒选方解》二卷。

沈丹彩　清代医家。著有《医谱》。

陆九芝　即陆懋修,字九芝。清代著名医家。元和(原属江苏吴县)人。撰《世补斋医书》三十三卷。

汪双池 即汪绂,字双池。清代医家。安徽婺源(今属江西)人。辑有《医林纂要探源》一书。

汪苓友 即汪琥,字苓友。清代医家。长州(今江苏苏州)人。撰有《伤寒论辨证广注》《痘疹广金镜录》《养生君主编》等。

汪䒺庵 即汪昂,字䒺庵。清代著名医家。安徽休宁人。撰述较多,主要有《医方集解》《素问灵枢类纂约注》《汤头歌诀》《本草备要》等。

吴遵程 即吴仪洛,字遵程。清代医家。浙江海盐人。著《本草从新》《伤寒分经》《成方切用》等。

吴 绶 元代医家。钱塘(今浙江杭州)人。撰《伤寒蕴要全书》。

吴人驹 字灵樨。清代医家。著有《医宗承启》六卷,刊于1702年。

邹润庵 即邹澍,字润安。清代医家。江苏武进人。著述有《伤寒通解》《伤寒金匮方解》《医理摘要》等。刊行流传的有《本经疏证》《续疏证》《本经序疏要》等。

苏 颂 字子容,北宋官吏,兼通医术,曾编成《图经本草》一书,现已佚,该书内容在后世本草书中有所利用。

苏 恭 即苏敬,宋人以避讳故改称苏恭。唐代人,生平居里不详。曾主编《新修本草》世称《唐本草》,又与唐临、徐思恭同撰《三家脚气论》一卷。

八 画

尾台榕堂 日本近代汉方医家。著有《类聚方广义》(1762

年)等。

尾台氏　即尾台榕堂。

庞安常　即庞安时,字安常。北宋医家。蕲州蕲水(今湖北浠水)人。著有《伤寒总病论》等。

周禹载　即周扬俊,字禹载。清代医家。江苏苏州人。撰有《伤寒论三注》《金匮玉函经二注》等。

林　亿　北宋医家。先后参与并完成《素问》《灵枢》《难经》《伤寒论》《金匮要略》《脉经》《诸病源候论》《千金要方》《千金翼方》《外台秘要》等古医书的校订工作。对保存古代医学文献和促进医药学术的传播作出了重大贡献。

林礼丰　未详待考。

郑在辛　即郑重元,字在辛。清代医家。撰《郑素同医书五种》《伤寒论条辨续注》等。

抱朴子　即葛洪。葛洪字稚川,自号抱朴子。

九　画

费伯雄　字晋卿。清代医家,江苏武进人。著有《医醇剩义》《医方论》等书。

费晋卿　即费伯雄。

皇甫士安　即皇甫谧,字士安,幼年名静,自号玄晏先生。魏晋间医家,安定朝那(今甘肃灵台)人。所著《针灸甲乙经》一书,是我国现存最早的一部针灸学专著。

赵以德　字良仁。元代医家。撰《金匮玉函经衍义》。该书后经清·周扬俊补注为《金匮玉函经二注》。

赵嗣真　元代医家。著有《活人释疑》。

赵羽皇　未详待考。

柯韵伯　即柯琴,字韵伯,号似峰。清初医家。原籍浙江慈溪,后迁居江苏常熟。著《伤寒论注》《伤寒论翼》《伤寒附翼》,合称《伤寒来苏集》。

娄全善　即楼英,字全善。明代医家。辑《医学纲目》四十卷。

十　画

陶弘景　字通明,晚号华阳隐居。南北朝时期宋梁间丹阳秣陵(今江苏镇江附近)人。著《本草经集注》《补阙肘后百一方》等。

陶节庵　即陶华,字尚文,号节庵。明代医家。浙江余杭人。撰《伤寒六书》,流行较广。

陶隐居　即陶弘景。

徐灵胎　即徐大椿,字灵胎,又名大业,晚号洄溪。清代著名医家。江苏吴江人。著述甚多,主要有《难经经释》《医贯砭》《医学源流论》《伤寒论类方》《慎疾刍言》《兰台轨范》等。

徐忠可　即徐彬,字忠可,清代医家。浙江嘉兴人。为名医喻昌的弟子。著有《伤寒图论》《伤寒一百十三方发明》《金匮要略论注》等书。

徐旭升　未详待考。

钱天来　即钱潢,字天来。清代医家。虞山(今江苏常熟附近)人。著有《重编张仲景伤寒证治发明溯源集》。

唐容川　即唐宗海,字容川。晚清医家,四川彭县人。著有《中西汇通医书五种》,包括《金匮要略浅注补正》《伤寒论浅注补正》等。

顾尚之　即顾观光,字尚之,又字漱泉。晚清医家,江苏金山人。所辑《神农本草经》,为流传至今之本草经辑本之一。

秦皇士　即秦之桢,字皇士。清代医家。云间(上海松江)人。撰有《伤寒大白》,辑有《女科切要》及其祖父秦景明之《症因脉治》等。

高士宗　即高世栻,字士宗。浙江钱塘人。清代医家。撰《素问直解》《医学真传》等。并曾纂集其师张志聪所注解的《伤寒论集注》一书。

高鼓峰　即高斗魁,字旦中,又号鼓峰,浙江鄞县人。清代医家。著有《医家心法》《四明心法》《四明医案》(均刊于1725年),后两书曾收入杨乘六(以行、云峰)所辑《医宗己任编》中。

莫　氏　即莫枚士。字文泉。清代医家。撰《研经言》。

郭白云　即郭雍,字子和,号白云先生。宋代医家。河南洛阳人。著《伤寒补亡论》二十卷。

海　藏　即王海藏。

十一画

浅田粟园　日本医家。又名浅田宗伯、惟常、识此。著《日本汉医伤寒名著合刻》(1881年)、《伤寒辨要》(1881年)、《伤寒论识》(1894年?)等。

黄坤载　即黄元御,一名玉路,字坤载,号研农,别号玉楸子。清代医家。山东昌邑人。

著有《四圣心源》《伤寒悬解》《金匮悬解》《素灵微蕴》等书。

黄　炫　生平居里不详。著《本草发明》《活人大全》等。

黄仲理　明代医家。乡溪马鞍山人。著《伤寒类证》十卷。已佚。

章虚谷　即章楠,字虚谷。清末医家。浙江会稽人,著《医门棒喝》等。

十二画

程郊倩　即程应旄,字郊倩。清初医家。新安人。著有《伤寒论后条辨直解》十五卷、《医经句测》等。

程　知　字扶生。清代医家。海阳人。著《伤寒经注》(1669年)、《医经理解》《医解》等。

程云来　即程林,字云来。清代医家。安徽休宁人,编《圣济总录纂要》、撰《金匮要略直解》等。

舒驰远　即舒诏,字弛远。清代医家。安徽进贤人。撰有《伤寒集注》《辨脉》篇《女科要诀》等。

喻嘉言　即喻昌,字嘉言。清代医家。江西新建(今江西南昌)人。著《尚论张仲景伤寒论重编三百九十七法》(简称《尚论》篇)。

十三画　以上

管象黄　即管鼎,字象黄,号凝斋,又号佛客。清代医家。著述见《吴医汇讲》。

缪希雍　字仲淳,号慕台。明代医家。江苏常熟人。著有《本草经疏》《先醒斋医学广笔记》等。

魏念庭　即魏荔彤,字念庭。清代医家。柏乡(河北赵县)人。撰有《伤寒论本义》《金匮要略本义》。

魏子千　未详待考。

蔡茗庄　即蔡宗玉,字茗庄。清代医家。泉州府人。著有《医书汇参》《伤寒六经辨证》等。

雉间焕　日本医家。注《类聚方集览》二卷,刊于1803年。

本书主要参考书目简介

二　画

十便良方　即《近时十便良方》,又名《新编近时十便良方》《备全古今十便良方》。四十卷。宋、郭坦撰,刊于1195年。

三　画

千　金　即《千金要方》。唐、孙思邈撰。

山海经　古代地理著作,十八篇。一般认为是先秦作品,作者不详。

万病回春　综合性医书,八卷。明·龚廷贤撰于1587年。

三因方　即《三因极一病证方论》。宋·陈言(无择)撰于1174年。对研究中医病因学说和各科临床治疗有一定参考价值。

卫生宝鉴　综合性医书,二十四卷。元·罗天益撰。

卫生宝鉴附遗　即《卫生宝鉴》中补遗部分,一卷。系后人增订。

卫生方　即《卫生易简方》,方书。明·胡濙撰,约刊于1410年。

口齿类要　一卷。明·薛已撰。书中记载了十二类口齿科疾病的验案与方剂。

小儿药证真诀　即《小儿药证直诀》,又名《钱氏小儿药证直诀)。宋·钱乙撰、阎孝忠编集,书成于1119年。书中简要记述了小儿病的诊断与治疗,具有较高的实用价值。

小品方　方书,十二卷。东晋·陈延之撰于公元四世纪初。

原书已佚,其佚文散见于《外台秘要》《医心方》等书中。

四 画

中风斠诠　张山雷(寿颐)撰,初刊于1922年。是一部中西合璧论述中风的专书。

方函口诀　即《勿误药室方函口诀》。日本·浅田宗伯氏著。见《皇汉医学》。

方舆輗　日本·有持桂里氏著。见《皇汉医学》。

方　极　《皇汉医学丛书》之一。日本·吉益为则(东洞)、品丘明著于1755年。

方氏丹溪心法附余　即《丹溪心法附余》,二十四卷。明·方广(约之、古庵)撰于1347年。

方　议　即《金镜内台方议》。系明·许宏根据成无己的《注解伤寒论》对张仲景方剂加以注释所编。

内合方议　即《金镜内台方议》。

内经拾遗方论　八卷,宋·骆龙吉撰,该书为《内经》中六十二种病证拟定了处方。

内外伤辨惑论　又名《内外伤辨》,三卷,金·李杲撰,刊于1247年。

内科简效方　方书,清·王士雄撰于1854年,刊于1885年。

仁斋直指附遗　即《仁斋直指》一书每条之后的"附遗"部分。系明·嘉靖年间朱崇正所续增。

五行大义　五卷,隋·萧吉撰。现存知不足斋本、日本国佚存丛书本、许刊本,四库未收。

王氏易简方　即《易简方》。

丹溪心法　元·朱震亨述，明·程充校订，刊于1481年。本书系朱氏的学生根据据其学术经验和平素所述纂辑而成。

五　画

本　论　指《伤寒杂病论》。

本事方　方书，即《普济本事方》，又名《类证普济本事方》，宋·徐叔微撰。

本草纲目　明·李时珍撰。刊于1590年。全书共五十二卷，收载药物1892种，附方一万余首，插图一千多幅。本书不仅是一部中药学著作，而且是一部具有世界性影响的博物学著作。

本经逢源　药物学著作。四卷。清·张璐撰，刊于1695年，全书共分32部，收载药物约700余种。

本事续方　即《本事方续集》，又名《续本事方》。十卷。宋·许叔微撰，约刊于十二世纪中期。本书收载300余方，为补充《本事方》而作。

本草拾遗　药物学著作。唐·陈藏器撰。原书已佚，但佚文可见于《证类本草》中。

礼　指《礼记》，十三经之一。

礼运疏　礼运，《礼记》篇名；"礼运疏"见于宋·卫湜所撰，《礼记集说》，是集录东汉·郑玄《礼记注》以后的各家注疏而成。

玉　函　指《金匮玉函经》，是《伤寒论》一种较早的古传本。

玉函经　脉学著作。又名《广成先生玉函经》。三卷。原题唐·杜光庭撰。后世的流通本系宋·崔嘉彦引述古典医籍结合个人见解的注释本。

玉函经附遗　未详待考。

玉机微意　综合性医学书籍,五十卷。明·徐彦纯撰,刘宗厚续增,书成于1396年。

圣济总录　方书。又名《政和圣济总录》。二百卷,录方近二万首。宋徽宗时由朝廷组织人员编撰,成书于宋、政和(公元1111—1117年)年间。

圣惠方　全称《太平圣惠方》,一百卷,刊于公元992年,北宋、王怀隐等编。本书所辑方剂达一万余首,是总结公元十世纪以前的大型临床方书。

外台秘要　四十卷。唐·王焘撰于公元752年。全书共一千一百零四门,载医方约六千余首,书中引录各书均附出处,是研究我国唐以前医学的一部重要参考著作。

甲乙经　即《针灸甲乙经》。魏晋间,皇甫谧撰于259年左右。

叶氏录验　即《叶氏录验方》,三卷。宋·叶大廉辑。原刊于1186年,现有日本抄本。

叶氏避暑录话　叶氏,即叶梦得,字少蕴,号石林。宋·绍圣进士,善文词。《避暑录话》为其所著之一。

兰室秘藏　综合性医书。三卷。金·李杲(东垣)撰,约刊于公元1336年。

兰台轨范　综合性医书。八卷。清·徐大椿撰于1764年。徐氏认为该书所辑内容足为治疗典范,故名。

汉药神效方　方书。日本·石原保秀著于1929年,沈乾一编泽于1935年。

汉方解说　日本汉方医书,余未详。

古方便览　日本·六角重任氏著。见《皇汉医学》。

古今一统　综合性医书。又名《古今一统大全》。一百卷。明·徐春甫辑于1556年。

古方选注　方书。清·王子接撰,一名《绛雪园古方选注》,刊于1575年。

北　史　史书。唐·李延寿撰,一百卷。记载从北魏到隋的历史。

东垣试效方　即《东垣先生试效方》,九卷。元·李杲原著,明·倪维德校订,刊于1266年。

史　记　原名《太史公书》。西汉司马迁撰。一百三十篇。为我国第一部纪传体通史。

平脉法　即《伤寒杂病论》卷一～卷二"平脉法"篇。

生生堂治验　《皇汉医学丛书》之一。日本·中神琴溪著,小野逊辑于1803年。

六　画

此事难知　元·王好古(海藏)撰于1308年。该书系王氏编集其老师李杲的医学论述,在一定程度上反映了李杲的学术思想。

伤寒论识　六卷。日本·浅田惟常撰于1894年。

伤寒辑义　即《伤寒论辑义》。《聿修堂医学丛书》之一,七卷。日本·丹波元简撰于1801年。

伤寒点睛　二卷。清·孟承意撰于1788年。

伤寒直格　又名《刘河间伤寒直格方论》。旧题金·刘元素撰；又有南宋·刘开撰《伤寒直格》五卷，书未见。

伤寒薀要　一名《伤寒薀要全书》。元·吴绶撰。

伤寒考　一卷。日本·山田正珍撰。(见《四部总录》)。

伤寒绪论　二卷。清·张璐撰，刊于1667年。

伤寒准绳　《六科证治准绳》之一。明·王肯堂撰。

伤寒六书　又名《陶氏伤寒全书》。明·陶华撰于十五世纪中期。内容包括：《伤寒琐言》《伤寒家秘的本》《伤寒杀车锤法》《伤寒一提金》《伤寒截江网》《伤寒明理绪论》。

伤寒辨要　日本·浅田惟常著于1881年。

伤寒九十论　一卷。宋·许叔微撰。主要记载了作者治疗伤寒病的九十个医案。

伤寒类要　一卷。元·平晓卿著。又四卷，高若讷著（见《宋以前医籍考》）。

伤寒摘锦　全称《万氏家传伤寒摘锦》。二卷，明·万全编撰。后收入《万密斋医学全书》中。

朱氏集验方　即《朱氏集验医方》。宋·朱佐(君辅)编。

传信适用方　方书。宋·吴彦夔编。刊于1180年。

传信尤易方　方书。八卷。明·曹金辑于1570年。

名医类案　明·江瓘撰。该书为我国第一部比较系统和完备的医案著述。

成绩录　日本·吉益南涯氏著。见《皇汉医学》。

成方集验　未详待考。

阴证略例　一卷。元·王好古撰于1236年。该书主要为伤寒阴证而设，亦可作为内科杂病阴证的参考。

百疢一贯　日本·和田东郭氏著。（见《皇汉医学》）

产　宝　一卷。清·倪枝维撰、许琏校订。书成于1728年。又有唐·昝殷《产宝》三卷，现传本作《经效产宝》，是我国现存最早的妇产科专书。

产乳方　即《产乳备要》方。该书为《妇人产育保庆集》下卷，内容论妇产科杂病，原撰人不详。

全生指迷方　方书。又名《济世全生指迷方》。宋·王贶撰于十二世纪初。明代以后原书散佚，今本四卷，系编《四库全书》时自《永乐大典》中辑出后改编而成。

妇人良方　又名《妇人良方大全》《妇人大全良方》《妇人良方集要》。二十四卷。宋·陈自明撰于1237年。

后汉书　南朝·宋·范晔撰。今本一百二十篇，分一百三十卷。为纪传体东汉史。

七　画

吴医汇讲　十一卷。清·唐大烈辑，刊于1792—1801年间。是我国早期具有医学刊物性质的著作，共发表了江浙地区四十多位医家的文章一百篇左右。

吴氏方考　即明、吴昆所撰《医方考》一书。

医　原　医论著作。三卷。清·石寿棠撰，刊于1861年，共载医论二十篇。

医宗必读　明·李士材撰。十卷。在中医门径书中卓有影响。

医学入门　综合性医学门径书。明·李梴编撰,刊于1575年。

医门法律　综合性医书。清·喻昌撰于1658年。

医方集解　医方著作。清·汪昂撰,刊于1682年。三卷。选解古今医籍中常用方剂约六,七百首。

医醇剩义　四卷。清·费伯雄撰于1863年。

医垒元戎　十二卷。元·王好古撰。初撰于1291年,复刊于1279年。

医方考　明·吴昆撰。刊于1584年。该书选录历代常用医方700余首,详加解释。属明代著名方书之一。

医学纲目　明·楼英(一名公爽,字全善)著。

医心方　综合性医著,三十卷。日本·丹波康赖撰于公元982年。该书征引资料比较丰富,是研究我国唐代以前医学文献的重要著作。

医经会解　八卷。邓星仪著。见《皇汉医学丛书。》

医学从众录　医学门经书。八卷。清·陈念祖编撰。刊于1820年。

医贯　医论著作。明·赵献可撰于1617年,全书以保养"命门之火"贯串处理养生、治病及有关疾病的一切问题,故题名为"医贯"。

医林纂要　即《医林纂要探源》。综合性医书。明·李梴编撰,刊于1575年。

医林改错　清·王清任撰于1830年。该书所载之脏腑图纠正了前人在脏腑论述方面的一些错误,所载活血化淤诸方,至今仍为临床所沿用。

医说　十卷,宋·张杲撰,刊于1224年。为南宋以前有关医学典故、医史资料的类编。

诊家正眼　脉学著作。明·李中梓撰于1642年。

针经　即《灵枢》。

针灸资生经　针灸著作。七卷。宋·王执中撰,刊于1220年。

张氏医通　综合性医书。清·张璐撰于1695年,全书共十六卷,主要论述内、外、儿、妇、五官各科疾病的防治。

肘后方　方书。即《肘后备急方》,晋·葛洪撰于三世纪。主要记述各种急性疾病的简便治法。

肘后附方　金·杨用道在葛洪《肘后方》及梁、陶弘景《补阙肘后百一方》的基础上,摘取《证类本草》中的单方作为附方而成。一名《附广肘后方》,即现存的《肘后备急方》。

证治大还　医学丛书。清·陈治撰于1697年。内容包括《医学近编》《伤寒近编》《幼幼新编》《济阴近编》《诊视近纂》《药理近考》等六种。

证治摘要　日本·中川成章辑于1862年,后收入《皇汉医学丛书》。

证治准绳　一名《六科证治准绳》,明·王肯堂撰,刊于1602年。其内容主要以阐述临床各科证治为主。

时还读我书　日本·富士川游等编。见《杏林丛书》。

时病论　八卷。清·雷丰撰于1882年。阐述四时"伏气"、"新感"等急性热病,为有关温热病重要著作之一。

杨氏家藏方　方书。二十卷。宋、杨倓撰。刊于1178年。全书共分49类，载方1111首。

杨氏直指方　即《仁斋直指方》。宋·杨士瀛撰。

苏沈良方　方书。系后人将宋·苏轼《苏学士方》和沈括《良方》二书合编而成。

宋　本　即宋·林亿等据开宝时节度使高继冲所献的王叔和撰《伤寒论十卷》加以校正，于宋、治平二年（公元1065年）出版的《伤寒论》第一次印刷本。已佚。现存为明、万历二十七年（1599年）赵开美复刻本的影印本。

良方集腋　又名《良方集腋合璧》，清、谢元庆编集，刊于1842年。属民间验方的汇编。

酉阳杂俎　二十卷，续集十卷。唐、段成式撰。《新唐书·艺文志》列入子录小说家类。对研究晚唐传奇文学及古代矿物、生物、医药等学科。有一定参考价值。

谷梁范注　即《春秋谷梁传注疏》。周、谷梁赤所述；晋、范宁注；唐·杨士勋疏。《谷梁传》《公羊传》《左传》同为解释《春秋》的"三传"。

八　画

易　即《易经》，"五经"之一。

易简方　方书。宋·王硕撰。约刊于十二世纪末期。

金　鉴　即《医宗金鉴》。凡九十卷，十五种。是清·乾隆年间由政府组织、吴谦主编的大型医学丛书。

金匮辑义　日本·丹波元简撰于1806年。全书共六卷，乃采辑徐彬、程林、沈明宗魏荔彤、吴谦等诸家之说，结合个人心得体会编辑而成,对研究《金匮要略》有一定的参考价值。

松心堂笔记　即《松心医案笔记》。二卷。清·缪松心著。

拔萃方　即《集验良方拔萃》,又名《集验良方》《拔萃良方》。二卷,清·恬素辑,刊于1841年。该书选收以外科疾病为首的验方近200首。

抱朴子　指《抱朴子·内外》篇。东晋·葛洪著。其内篇专讲炼丹术,外篇则为道教著作。又葛洪自号抱朴子。

直指方　即《仁斋直指》,又名《仁斋直指方论》《仁斋直指方》。二十六卷。宋·杨士瀛撰于1264年。是一部以介绍内科杂病为重点的临床综合性医书。

和剂局方　一名《太平惠民和剂局方》。宋·太医局编。初刊于1078年以后,是宋代太医局所属药局的一种成药处方配本,属流传较广、影响较大的临床方书之一。

明理论　即《伤寒明理论》。三卷。金·成无己撰。

试效方　即《东垣先生试效方》。九卷。元·李杲撰于1226年。

经验良方　清·陆画邨辑,刊于1786年。该书属民间验方汇编,其中收了载《孙真人海上方》等书的方药。

寿世保元　综合性临床医著。十卷。明·龚廷贤撰,约成书于公元十七世纪初期。

怪疾奇方　《古愚山房方书三种》之一。清·海阳竹林人辑。刊于1801年。其余二种为《解毒编》《汇集经验方》。

图　经　即《图经本草》。宋·苏颂撰。书成于公元1061年。

疡医大全　四十卷。清·顾世澄撰。是一部资料比较丰富的外科参考书。

周　书　《尚书》组成部分。相传是记载周代史事之书。本书所引当指唐·令孤德棻等撰的《周书》,系纪传体北周史,成书于贞观十年(公元636年),五十卷。

国　语　传为春秋时左丘明著。二十一卷。以记西周末年和春秋时期周鲁等国贵族的言论为主。

明皇杂录　二卷,别录一卷。唐·郑处海撰。所记多为唐玄宗轶事,故名。

九　画

脉　经　西晋·王叔和撰于公元三世纪。是我国现存最早的脉学专著。

保命集　即《素问病机气宜保命集》。三卷,金·刘元素撰于1186年。系作者于晚年总结其临床心得之作。

保幼大全　即《小儿卫生总微论方》。二十卷。不著撰者。刊于1156年。

说　文　即《说文解字》。东汉·许慎编纂。是我国最早的一部字典。

活人书　即《伤寒活人书》、宋·朱肱著。

活人大全　黄炫撰。日本·丹波元简《伤寒论辑义》所引书目之一。见《皇汉医学丛书》。

济阳纲目　综合性医书。一百零八卷。明武之望撰于1626年。其内容包括内科杂病、外科、伤科、五官、口齿等病证。

济生方　方书。又名《严氏济生方》。十卷。宋、严用和撰于

1253年。共收载450余方。选方多经作者试用，切于实用。

济阴纲目　妇科医著。五卷。明·武之望撰，刊于1620年。该书采撷丰富、分类详细、选方实用，对后世有一定影响。

洁古家诊　综合性医书。金·张元素撰。

洗冤录　即《洗冤集录》。法医学著作。宋·宋慈撰。刊于1247年。

总病论　即《伤寒总病论》。宋·庞安时约撰于1100年。是一部研究《伤寒论》较早而有相当影响的著作。

前汉书　即《汉书》。东汉·班固撰。一百篇，分一百二十卷。是我国第一部纪传体断代史。

类聚方广义　日本·尾台榕堂撰于1762年。

类方准绳　又名《杂病证治类方》《类方》《王损庵先生类方》。八卷。明·王肯堂辑。该书是《证治准绳》的一种。

宣明论　即《黄帝素问宣明论方》，又名《宣明论方》。金·刘元素撰于1172年。

施氏续易简方　方书。即《续易简方论》。六卷。宋·施发撰于1243年。是王硕《易简方》的续编。

神农本经　即《神农本草经》，简称《本草经》《本经》，是我国最早的药物学专著，约成书于秦汉时期。

姚和众至宝　即《众童延令至宝方》。唐·姚和撰，见《宋以前医籍考》。

药　徵　三卷。又称《药征全书》。日本，吉益为则撰于1771年。李启贤校订。见《皇汉医学丛书》。

十 画

莫氏研经言 即《研经言》。医论著作。清·莫枚士（文泉）撰于1856年。主要内容为研究《内经》《伤寒论》《金匮要略》《神农本草经》的心得体会。

难 经 即《黄帝八十一难经》、原题秦越人撰。成书约在秦汉之际，是医经名著之一。

资生篇 疑为《资生集》。一卷。清·董熿辑于1763年。

准 绳 即《证治准绳》

衷中参西录 即《医学衷中参西录)。三十卷。张锡纯著。初刊于1918～1934年间。

晋 书 纪传体晋代史。一百三十卷。唐·房玄龄等撰。

验方新编 十六卷。清·鲍相璈（云韶）辑于1846年。另有清·梅启照辑《验方新编》七卷，现存为1937年铅印本。

笔峰杂兴 即邓笔峰所着《卫生杂兴》。见《本草纲目》引用书目。

十一画

巢氏病源 即《诸病源候论》，又名《诸病源候总论》。隋·巢元方等撰于610年。全书共五十卷，分六十七门，载列证候论1720条。是我国现存第一部论述病因和证候学专书。

涪古本 民国以来发现的《伤寒杂病论》古本之一。系四川刘熔经得于涪陵张齐五。1934年石印。

眼科锦囊 眼科医著。日本·本庆俊笃撰于1829年。

御药院方 方书。今存本为1938年经许国祯等人修订的元代宫廷中药局成方配本,共 14 门,1068 方;其方多不见于其他方书。

得效方　即《世医得效方》。元·危亦林撰,刊于 1345 年。

梅氏方　即《梅氏验方新编》。八卷。梅启照辑于 1934 年。

续医说　十卷。明·俞弁撰。刊于 1522 年。是《医说》的续集。

十二画

温病条辨　六卷。清·吴鞠通撰于 1798 年。是一部切于实用,流传较广的温病著作。

温热经纬　清·王孟英撰于 1852 年。是一部较有影响的温热病专著。

寒温条辨　即《伤寒温疫条辨》。六卷。清·杨浚撰于 1784 年。

舒氏女科要诀　即《女科要诀》。清·舒驰远著。

集韵　韵书。十卷。宋·丁度等奉诏修订。收字 53,525,是研究文字训诂和宋代语音的重要资料。

集简方　即《集验简易良方》。四卷。清·德丰(怀庭)辑于 1827 年。

博闻类纂　《伤寒论辑义》所引书目之一。见《皇汉医学丛书》。

博物志　笔记。西晋·张华撰。多取材于古书,分类记载异境奇物及古代琐闻杂事。

湘古本　即湖南浏阳刘昆湘所得之古本《伤寒杂病论》十六卷。1933 年于长沙印行。

寓意草　医案著作。清·喻昌撰于 1643 年。全书收集以内科杂病为主的疑难治案 60 余则。

景岳全书　综合性医著。六十四卷。明·张景岳(介宾)撰于

1624年。

  普济方 即《普济本事方》。宋·许叔微撰。

十三画以上

  新 释 即《伤寒杂病论新释》。十六卷。黄竹斋撰于1914年,未刊行。

  癍论萃英 元·王好古(海藏)等撰于1237年。

  精神病广义 二卷。周利川(岐隐)著,刊于1931年。

  溯洄集 即《内经溯洄集》。医论著作。元·王履撰于1368年。

  潘氏续焰 即明·潘辑所增注的王绍隆所著的《医灯续焰》一书。

  魏氏家藏方 方书。十卷。宋·魏岘撰,刊于1227年。

  熊氏补遗 即《黄帝内经素问灵枢运气音释补遗》。明·熊宗立撰。

  懒真子 五卷。宋·马永卿撰。

  增补内经拾遗方论 明·刘浴德、朱练在《内经拾遗方论》的基础上续补88种病症而成。

  榕堂疗指示录 包括《榕堂疗指示前录》《榕堂疗指示后录》。日本·尾堂榕堂氏著。见《皇汉医学》。

  薛氏医案 丛书。又名《薛氏医案二十四种》。明·薛己等撰,吴琯辑。初刊于明·万历年间。

  楼氏纲目 即明·楼英(名公爽,字全善)所撰《医学纲目》一书,刊于1565年。

全集四

难经会通

序

丁丑夏，余在南京，得罗哲初所藏白云阁秘本《难经》。己卯年为之序刊公世。顾其书，辞简意赅，非注莫明，因不揣谫陋，爰采群注，间摅鄙臆。以其继余所撰《周易会通》而成书，因亦命名《难经会通》焉。其书原文与丁锦阐注之《古本难经》，章次咸同而字句多异。丹波元胤《医籍考》载，吴澄曰："昔之神医秦越人，撰八十一难，后人分其八十一为十三篇。予尝慊其分篇之未当，釐而正之。其篇凡六：一至二十二论脉；二十三至二十九论经络；三十至四十七论脏腑；四十八至六十一论病；六十二至六十八论穴道；六十九至八十一论针法。秦越人之书与《内经》素灵相表里，而论脉论经络居初，岂非医之道所当先明此者欤？予喜读医书，以其书比他书最古也。"吴澄，字幼清，学者称草庐先生，抚州、崇仁人。《元史》有传，称其于《易》《春秋》《礼记》，各有纂言，尽破传注穿凿，条归纪叙，精明简洁，卓然成一家言。又校定《皇极经世书》《老子》《庄子》《太玄经》《乐律》《八阵图》、郭璞《葬书》。《四库全书总目提要<易纂言>》下云："澄于诸经，好臆为点窜，惟此书所改则有根据者为多……其解释经义，词简理明，融贯旧闻，亦颇赅洽"据此则知是书为吴草庐所校定，未刊，为医家所秘而佚其名者也。丁氏所得之古本，盖为草庐仅依原文分类，釐定其章次，而未及修正其辞句之初稿也。今既为之注，爰掇辑"秦越人事迹考"、"历代难经注家考"附列卷后，因稽其书之所自如右，以质正当世博雅君子云。

乙酉年孟夏，黄维翰竹斋识于樊川乐素洞，时年六十。

白云阁原本难经序

吾国先秦医典，相传迄今而完全无阙者，《神农本草经》而外，惟秦越人《难经》而已。然考《史记》扁鹊列传，不言其著书，而《前汉书》艺文志有扁鹊《内经》九卷、《外经》十二卷，未列《难经》之目。张仲景《伤寒杂病论集》云：撰用《素问》九卷，《八十一难》。皇甫谧《帝王世纪》云：黄帝命雷公、岐伯论经脉，旁通问难八十一为《难经》。《隋书》经籍志有《黄帝八十一难》二卷。王勃"黄帝八十一难经序"云：《黄帝八十一难》是医经之秘录也。昔者岐伯以授黄帝，黄帝历九师以授伊尹，伊尹以授汤，汤历六师以授太公，太公以授文王，文王历九师以授医和，医和历六师以授秦越人，越人始定立章句，历九师以授华佗，佗历六师以授黄公，黄公以授曹夫子。夫子讳元字真道，自云京兆人也云云。《唐书》经籍志有《黄帝八十一难经》一卷，秦越人著。《新唐书》艺文志作秦越人《黄帝八十一难经》二卷。据此，则《黄帝八十一难》与秦越人《难经》同为一书也无疑。盖《难经》乃撷灵素之精要，阐轩岐之奥秘，经文有引端未发而疑者，设为问答之辞，以畅明厥旨，探颐索隐，辨析精微，词简而义博，理深而旨远，洵医家之宝典也。自吴·吕广注后，唐有杨玄操，宋有丁德用、虞庶、周与权、王宗正，金有纪天锡、张元素，元有袁坤厚、谢缙孙、陈瑞孙、滑伯仁诸家注解。今世仅存滑氏《难经本义》，余书尽佚，惜哉！明·王九思辑吕广、杨玄操、丁德用、虞庶、杨康候五家为《难经集注》。张世贤又广采十二家注，演绎图表，撰《难经图注》。至清乾隆时，徐灵胎以诸家注解多违经旨，乃取灵素本文，以经解经，撰《难经经释》，刊落陈言，直探本源，为注

《难经》者独开生面。同时，松江丁锦游武昌，客参政朱公所，得古本《难经》，其章节次序，分类编纂，纲举目张，脉通络贯，较滑氏以下诸本不同者三十余条。乃采吕广至明十七家之注，撰为《古本难经阐注》，上下二卷。于是，《难经》乃有古文一派之学。近人南通司树屏《难经编正》、鄞县陈颐寿阐注校正，皆以是为兰本。丁丑岁孟夏，余在南京罗哲初先生处，获睹其珍藏《白云阁原本难经》一册，云得诸先师桂林左修之先生传授。余持归，校阅其书，章次虽不异丁氏古本，而文辞简洁晓畅，订正古本讹衍错脱者，不遑枚举。原文晦涩支蔓，有经前人注释千百言尚不克了解者，兹乃不烦费辞而义理昭然，较诸丁氏古本，实为优胜。余爱不忍释，因手抄一册，并请罗君公之于世。旋余应承淡庵先生之邀，至无锡中国针灸专门学校演讲，该校同学百余人，多有不远数千里负笈而来，其好学之心，诚堪嘉许。愧余谫陋，无以为赠，因将本书分期登刊于该校出版之针灸杂志，以供同仁先睹为快。仅登三期而国难作，无锡、南京相继沦陷，承君逃难于湘，罗氏不知去向。幸兹副本尚存余家，张公伯英捐资，将余获罗氏之仲景十二稿《伤寒杂病论》锓版，并刻此经，以广流传。因考其渊源如右云。

己卯年仲夏黄维翰竹斋甫识于西安中医救济医院

难经会通(八十一难)

第一难

难曰：十二经中皆有动脉，独取寸口，可决五脏六腑生死吉凶，何也？

本书乃越人阐发《黄帝内经》之微言奥旨,辨论疑难而作。此为书之首章,故称一难。曰者,设为问辞以发之也。

十二经者,手足三阴三阳,合为十二经也。动脉者,经脉之动见于外,按之应手也。

十二经中皆有动脉,谓手太阴脉动云门、中府、天府、侠白、尺泽、经渠、太渊;手阳明脉动合谷、阳溪、禾髎;足阳明脉动地仓、下关、大迎、人迎、气冲、冲阳;足太阴脉动箕门、冲门;手少阴脉动极泉、少海、阴郄、神门;手太阳脉动天窗;足太阳脉动委中、昆仑、仆参;足少阴脉动大钟、太溪、复溜、阴谷;手厥阴脉动劳宫;手少阳脉动曲垣、听会、和髎;足少阳脉动悬钟;足厥阴脉动行间、五里、阴廉之类是也。

寸口,《内经》所谓气口,以其在手太阴经鱼际上一寸,太渊、经渠穴之分,故曰寸口。决,断也。五脏,肝、心、脾、肺、肾也。六腑,胆、胃、小肠、大肠、三焦、膀胱也。生死吉凶、病之情状也。

然:寸口者,脉之大会,手太阴之动脉也。人以呼吸为一息,脉行六寸。一呼脉行三寸,一吸脉行三寸。平人一日夜一万三千五百息,脉行五十度,水下百刻,周于一身。营卫行阳二十五度,行阴亦二十五度,复会于寸口。故寸口者,为五脏六腑之始终,生死吉凶,皆可决之也。

然者,设为答辞,以详释其义也。会,聚也。手太阴,肺之经也。《灵枢》本输云:肺脉注于太渊。太渊,鱼后一寸陷者中也,为俞。四十五难曰:脉会太渊。故曰:寸口者,脉之大会,手太阴之动脉也。呼出气也,吸内气也。一呼一吸,是为一息。

盖人居气交之中,借呼吸以营运气血,而为生活之原动力。

《灵枢》脉度云:手之六阳,从手至头,长五尺,五六三丈。手之六阴,从手至胸中,三尺五寸,三六一丈八尺,五六三尺,合二丈一尺。足之六阳,从足至头,八尺,六八四丈八尺。足之六阴,从足至胸中,六尺五寸,六六三丈六尺,五六三尺,合三丈九尺。跷脉从足至目,七尺五寸,二七一丈四尺,二五一尺,合一丈五尺。督脉、任脉各四尺五寸,二四八尺,二五一尺,合九尺。凡都合一十六丈二尺,此气之大经隧也。五十营篇云:人经脉上下、左右、前后二十八脉,周身十六丈二尺,以应二十八宿,漏水下百刻,以分昼夜。故人一呼,脉再动,气行三寸,一吸,脉再动,气行三寸,呼吸定息,气行六寸。二百七十息,气行十六丈二尺,气行交通于中,一周于身,下水二刻,日行二十五分。一万三千五百息,气行五十营于身,水下百刻,日行二十八宿,漏水皆尽,脉终矣。

平人,不病之人也。度者,过也,犹言过一次也。一呼脉行三寸,一吸脉行三寸,则一息脉行六寸。一日夜,凡一万三千五百息,脉行八百一十丈,计五十度周于身,适符大衍之数也。

隋志云:刻漏始于黄帝,一昼一夜,定为百刻。浮箭于壶内,以水减刻出分昼夜之长短。水下百刻,则一昼一夜之周时也。至梁天监时,以一昼夜分为九十六刻,后世因之。

《灵枢》营卫生会云:人受气于谷,谷入于胃,以传与肺。五脏六腑,皆以受气,其清者为营,浊者为卫,营在脉中,卫在脉外,营周不休,五十而复大会,阴阳相贯,如环无端。卫气行于阴二十五度,行于阳二十五度,分为昼夜。

《素问》痹论云:营者,水谷之精气也。卫者,水谷之悍气也。盖营者,经脉中赤血之清气,今世化学所谓氧气也。卫者,络脉中紫血之浊气,化学所谓碳气也。

行阳二十五度,谓从寅至申也。行阴亦二十五度,谓申至寅也。盖营卫之运行,始于中焦,注手太阴肺,从肺注手阳明大肠,大肠注足阳明胃,从胃注足太阴脾,从脾注手少阴心,从心注手太阳小肠,小肠注足太阳膀胱,膀胱注足少阴肾,从肾注手厥阴包络,包络注手少阳三焦,三焦注足少阳胆,胆注足厥阴肝。

计呼吸二百七十息,脉行一十六丈二尺,漏水下二刻,为一周身。于是从肝复还注于肺,升降出入,无少间断。昼行于阳二十五度,夜行于阴亦二十五度。适当漏水下百刻为一晬时,又至明日之平旦矣。起于手太阴,止于手太阴,故曰,为五脏六腑之终始。

盖肺居脏腑之最上而为之盖。以呼吸作用而运阴阳,为百脉之朝会。脏腑有病,其气上熏于肺。有诸内,则必形诸外,而脉变见于其经之寸口。故诊寸口之脉象,而病之生死吉凶,皆可决之也。

《素问》五脏别论,帝曰:气口何以独为五脏主?岐伯曰:胃者,水谷之海,六腑之大源也。五味入口,藏于胃以养五脏气,气口亦太阴也。是以五脏六腑之气味,皆出于胃,而变见于气口。经脉别论云:食气入胃,浊气归心,淫精于脉。脉气流经,经气归于肺,肺朝百脉,输精于皮毛。毛脉合精,行气于府,府精神明,留于四脏,气归于权衡。权衡以平,气口成寸,以决死生。此越人独取寸口,以决脏腑生死吉凶之所本也。

第二难

难曰:脉有尺寸,何谓也?

《说文》:尺,十寸也。人手却十分动脉方寸口。十寸为尺,尺所以指尺,规矩事也。周制寸尺呎。寻常仞诸度量,皆以人之体为法。寸,十分也。人手却一寸动脉,谓之寸口。

按:尺字,象张手大指四指度物之形。掌后高骨至尺泽,是为一尺。此以大指及无名指张开之端度之,所谓指尺也。寸,象手腕下至高骨,为一寸之形。古人里制、亩制、皆以步度,史称禹声为律身为度,是度法本于人体之征也。

然:尺寸者,脉之大要会也。从关至尺是尺内,阴之所居也。从关至鱼为寸内,阳之所治也。分寸为尺,分尺为寸。故阴得尺中一寸,阳得寸内九分,尺寸终始一寸九分,故曰尺寸也。

手太阴之脉起于中焦,上膈属肺,横出腋下,循臑内,下肘中,循臂内,上骨下廉,入寸口,循鱼际,出大指之端。

自鱼际,却行一寸九分,通谓之寸口。于一寸九分之中,曰尺、曰寸。尺阴分,寸阳分也。

人之一身,经络营卫,五脏六腑,莫不本于阴阳。阴阳之气失其平,则为病。而过与不及,皆于尺寸见焉,故尺寸为脉之大要会也。

关者,尺寸之中,阴阳之界,《脉诀》所谓掌后高骨,号为关是也。从关至尺泽,谓之尺内,属下焦,阴脏之部位。故曰,尺内,阴之所居也。大指本节后内廉,大白肉名鱼,其赤白肉分界,即鱼际也。从关至鱼际,是寸内,属上焦,阳脏之部位。故曰,阳之所治也。治,犹属也。

从鱼际至尺泽,共一尺九分,由关前分去一寸,则余者为尺。由关后分去一尺,则余者为寸。故曰,分寸为尺,分尺为寸也。分,犹别也。

从关至尺泽,皆谓之尺。而诊脉,则止候关后一寸,从关至鱼际,皆谓之寸。而诊脉,则止候关前九分。故曰,阴得尺中一寸,阳得寸内九分。华佗。《脉诀》云:寸尺部各八分,关位三分,合一寸九分也。终始,起止也。然得一寸,不名曰寸,得九分,不名曰分者,以其在尺之中,寸之中,终始一寸九分,故曰,尺寸也。

第三难

难曰:脉有三部,部有四经,手之太阴、阳明,足之太阳、少阴,为上下部,何也?

脉有三部者,寸关尺也。部有四经者,一手每部,各候一脏一腑相为表里之二经。左右两手,合有四经也。手之太阴、阳明,肺与大肠,皆诊于右寸。足之太阳、少阴,膀胱与肾,皆诊于左尺。上部寸也,下部尺也。以四经上下之脏腑问者,以起下文定十二经之脉位于两手六部也。

然:手太阴、阳明,金也,足少阴、太阳,水也。金生水,水流下行而不能上,故在下部也。

足厥阴、少阳,木也,生手太阳、少阴火,火炎上行而不能下,故在上部。

手心主、少阳火,生足太阴、阳明土,土主中宫,故在中部也。**此皆五行子母更相生养者也**。

两手寸口,统属太阴,所以脉位从太阴起,手太阴肺经也,手阳明,大肠经也。肺与大肠,相为表里。大肠属庚金,肺属辛金,庚辛一气,位居西方。肺脏最上,大肠虽居下而经气则在上,所当诊在右寸也。

足少阴,肾经也。足太阳,膀胱经也。肾与膀胱相为表里。膀胱属壬水,肾属癸水。壬癸一气,位居北方。肾位居下,肺金生之。水性流下而不能上,故居下部。所以当诊在左尺也。

足厥阴,肝经也。足少阳,胆经也。肝与胆相为表里。胆属甲木,肝属乙木。甲乙一气,同位东方。肝位在左,肾水生之。木不能远水,所以当诊在左关也。

手太阳,小肠经也。手少阴,心经也。心与小肠,相为表里。小肠属丙火,心属丁火,丙丁一气,同居南方。心位在上,肝木生之。火性炎上而不能下。小肠之经气,亦在上,所以当诊在左寸也。

手心主,即手厥阴包络经也。手少阳,三焦经也。包络与三焦相为表里,俱属相火。其经脉虽在手,而相火之功用则在下。且君火在上,而臣火宜下,所以当诊在右尺也。如相火盛,则便秘、溺赤。相火衰,则溏泻、遗溺,皆可于右尺候之也。

足太阴,脾经也。足阳明,胃经也。脾与胃相为表里。胃属戊土,脾属己土,相火代君行令生之,戊己一气,位居中宫,所以当诊在右关也。

右寸金生左尺水,水生左关木,木生左寸君火,君火生右尺相火,相火生右关土,土复生右寸金。此皆五行母生子,子为母而复生子,左右手循环,更相生养之次序。

以脏腑十二经,分配左右三部之脉位,以释三部四经、上下之义也。列表如下:

	大肠	胃	三焦
右手寸部	肺	关部 脾	尺部 包络

	小肠	胆	膀胱
左手寸部	心	关部 肝	尺部 肾

脏候于阴分，腑候于阳分，各以其类也。

脉有三部九候，各何所主之？

上以十二经分配三部，此又以人身之上、中、下分配三三部，二者之义，互相发也。

然：三部者，寸关尺也。九候者，浮中沉也。上部法天，主胸以上至头之有疾也。中部法人，主膈以下至脐之有疾也。下部法地，主脐以下至足之有疾也。审而刺之，可也。

浮者，轻手按于皮肤而得之，阳也。中者，按于肌肉而得之，阴阳之间也。沉者，重手按于筋骨而得之，阴也。

寸关尺之三部，俱有浮、中、沉之三候，三而三之，合为九候也。两手寸部，皆为上部而法天，主胸以上至头之有疾。关部为中部而法人，主膈以下至脐之有疾。尺部为下部而法地，主脐下至足之有疾。

审而刺之者，审详其三部九候之脉，而知其病之所在，各依其经而用针以刺之，庶不误施也。

按：《素问》脉要精微论：尺内两傍，则季胁也，尺外以候肾，尺里以候腹。中附上，左外以候肝，内以候膈；右外以候胃，内以候脾。上附上，右外以候肺，内以候胸中；左外以候心，内以候膻中。前以候前，后以候后。上竟上者，胸喉中事也；下竟下者，少腹腰股膝胫足中事也。此节惟列五脏及胃之脉位，而越人乃据血气形志篇（足太阳与少阴为表里，少阳与厥阴为表里，阳明与太阴为表里，是为足阴阳也。手太阳与少阴为表里，少阳与心主为表里，阳明与太阴为表里，是为手之阴阳也。）之义，而补列小肠、大肠、胆、膀胱、包络、三焦五腑之脉位，然后十二经之证候皆可诊察。乃越人独得之秘,可谓发前人之所未发也。其三部九候法,惟取寸口,与《素问》三部九候论遍切法不同,亦越人之创论也。

第四难

难曰:脉有阴阳之法,何谓也?

脉有阴阳之法,谓脉之属阴属阳也。

然:呼出心与肺,吸入肾与肝。呼吸之间,脾受谷味,其脉在中。浮者阳也,沉者阴也,故曰阴阳也。

呼出为阳,吸入为阴。心肺浮而居膈上为阳,浮者主出,故气之呼出必由心与肺也。肾肝沉而居膈下为阴,沉者主入,故气之吸入,必归肾与肝也。一呼脉再动,心肺主之。一吸脉再动,肾肝主之。

呼吸定息,脉五动闰以太息,脾之候也,故曰呼吸之间,脾受谷味。以脾位中宫,受纳谷味,灌溉诸脏,不专主呼吸,而呼吸无不因之也。

其脉在中者谓中,介乎阴阳之间也。浮谓脉循行皮肤之间,如水漂木,按之不足,举之有余,在表阳之分,故曰浮者,阳也。沉谓脉循行筋骨之间,如石投水,按之有余,举之不足,在里阴之分,故曰沉者,阴也。

脉位之阴阳在尺寸,而脉体之阴阳在浮沉,此不易之定理,故曰阴阳也。《素问》五常政大论云:根于中者命曰神机,神去则机息。根于外者命曰气立,气止则化绝。六微旨大论云:出入废则神机化灭,升降息则气立孤危。故非出入则无以生长壮老已,非升降则无以生长化收藏,是人身气之呼吸出入,血之循环升降之原动力,内外阴阳互为其根也。

心肺俱浮,何以别之?

然:浮大而散者,心也;浮短而涩者,肺也。

肝肾俱沉,何以别之?

然:沉而弦者,肝也;沉而实者,肾也。脾主中州,故其脉在中。是阴阳之法也。

心属火,性炎上,为阳中之阳,故其脉浮大而散。大者指下宽阔,散者有表无里涣漫不收。浮为阳,大散亦阳也。

肺属金,位最高,为阳中之阴,故其脉浮短而涩。短者,缩缩不及本位,涩者,迟滞往来难也。浮为阳,短涩皆阴也。

肝属木,根生于地,枝干条直,为阴中之阳,故其脉沉而弦。弦者,直劲如弓弦也。沉为阴,弦为阳也。

肾属水,性润下,为阴中之阴,故其脉沉而实。实者,按之有力也。沉为阴,实亦阴也。

脾属土,而位居中,旺于四季,主养四脏,故其脉在浮沉之中。是以浮中沉,按取脉所属五脏阴阳之法也。

脉有一阴一阳,一阴二阳,一阴三阳,一阳一阴,一阳二阴,一阳三阴。如此之言,寸口有六脉俱动耶?

然:此言者,非有六脉俱动也,谓浮、沉、长、短、滑、涩也。浮、滑、长,阳也;沉、短、涩,阴也。

所谓一阴一阳者,脉来沉而滑也;一阴二阳者,脉来沉滑而长也;一阴三阳者,脉来浮滑而长,时一沉也。

所谓一阳一阴者,脉来浮而涩也;一阳二阴者,脉来长而沉涩也;一阳三阴者,脉来沉涩而短,时一浮也。各以其经所在,名病之顺逆也。

前言五脏之脉象,以应五行。此言三阴三阳之六脉,以应十二经候病之顺逆也。浮、滑、长三阳脉也;沉、短、涩三阴脉也。浮者轻手得之,沉者重手得之,长者过于本位,短者不及本位,四脉以形言也。滑者往来流利,涩者往来凝滞,二脉以质言也。

六脉浮沉,可以相兼。而长、短、滑、涩不能并见也。各以其经所在,谓十二经病之所在也。顺者,将愈之候。逆者,危殆之诊也。假如一阴一阳之脉沉而滑,见于左尺肾与膀胱之部为顺,见于左寸心与小肠之部为逆,水克火也。一阴二阳之脉沉滑而长,见于左关肝胆之部为顺,见于右关脾胃之位为逆,以阳下乘于阴也。一阴三阳之脉浮滑而长时一沉,见于左寸心小肠之部为顺,见于右尺包络三焦之部为逆,阳状于阴也。一阳一阴之脉浮而涩,见于右寸肺大肠之部为顺,见于左关肝胆之部为逆,金克木也。一阳二阴之脉长而沉涩,见于左关肝胆之部为顺,见于右关脾胃之位为逆,木克土也。一阳三阴之脉,沉涩而短时一浮,见于左尺肾膀胱之部为顺,见于右寸肺大肠之位为逆,阴伏阳也。此六脉阴阳,见于十二经,各有顺逆之义也。盖心肺脉宜浮,肝肾脉宜沉,反之为逆也。

第五难

难曰:脉有轻重,何谓也?

此承上章浮中沉之诊法,自皮至骨分为五部,以按力之轻重,候五脏之气也。

然:初持脉,如三菽之重,与皮毛相得者,肺部也。如六菽之重,与血脉相得者,心部也。如九菽之重,与肌肉相得者,脾部也。

如十二菽之重,与筋相得者,肝部也。按之至骨,举之来疾者,肾部也。此轻重也。

持,犹按也。菽者,众豆之总名。以菽之多寡定按力之轻重,三菽为一分,自皮至骨计五分,此盖假设之辞,以意度之也。《素问》痹论云:肺主身之皮毛,心主身之血脉,脾主身之肌肉,肝主身之筋膜,肾主身之骨髓。五脏生成篇云:肺之合皮毛,心之合脉也,脾之合肉也,肝之合筋也,肾之合骨也。

凡持脉之法,先轻手取浮,而后渐重手取沉。肺最居上,主皮毛,故其脉最轻,如三菽之重,与皮毛之分相得者,肺部也。心在肺下,主血脉,故其脉如六菽之重,与血脉之分相得者,心部也。脾在心下,主肌肉,故其脉如九菽之重,与肌肉之分相得者,脾部也。肝在脾下,主筋,故其脉如十二菽之重,与筋之分相得者,肝部也。肾在肝下,主骨,故其脉沉,按之至骨,举之来急,言其有力而急迫,四难所谓沉而实者,肾部也。此以五脏所主之合部分,定按力之轻重,候其脏气之盛衰,故曰轻重也。此亦越人之创论也。

第六难

难曰:脉有阴盛阳虚,阳盛阴虚,何谓也?

此章以浮沉大小之脉象,候阴阳盛虚之法也。

然:浮之损小,按之实大者,为阴盛阳虚;沉之损小,浮之实大者,为阳盛阴虚,是阴阳虚实之意也。

浮为阳分之候,沉为阴分之候。损小者,气血不足而虚之脉象。实大者,气血太过而实之脉象。人身阴阳之气失其平,则为病。凡诊脉,轻手取之浮分而见减小,重手取之沉分而见实大者,知其为阴盛阳虚之证也。若重手取之沉分而见损小，轻手取之浮分而见实大者，知其为阳盛阴虚之证也。此诊阴阳偏胜之大法，故曰是阴阳虚实之意也。

第七难

难曰：经言，少阳之至，乍大乍小，乍短乍长；阳明之至，浮大而短；太阳之至，洪大而长；太阴之至，紧大而长；少阴之至，紧细而微；厥阴之至，沉短而敦。此六者，是平脉耶？将病脉也？

然：皆王脉也。

经，谓《内经》。三阳脉至之文，今见《素问》平人气象论。而三阴脉至，其文未见，盖脱佚矣。冬至，阴极生阳，阳长则阴消。少阳之至，阳气尚微，离阴未远而气有畅未畅，故其脉象无定，乍大乍小，乍短乍长也。乍者，暂也。阳明之至，则阳虽渐盛而犹有阴，故其脉浮大而短也。太阳之至，为阳盛之极，故其脉洪大而长也。夏至，阳极生阴，阴长则阳消。太阴之至，阴气未盛，阳气尚多，故其脉紧大而长也。少阴之至，则阴气渐盛，故其脉紧细而微也。厥阴之至，则阴气盛极，水凝如石，故其脉沉短而敦也。敦，谓沉重也。平，谓不病之脉。病，谓气失其平之脉。王，谓当令之脉。此三阳三阴之脉，随一岁六气阴阳之消长，气至而脉应，从微而渐盛，当令旺脉之序也。苟明乎此，当其时而得此脉，则知其非平脉，亦非病脉，而为旺脉也。

其气以何月，各王几日？

然：冬至后，已得甲子少阳王，复得甲子阳明王，复得甲子太阳王，复得甲子厥阴王，复得甲子少阴王，复得甲子太阴王。王各六十日,六六三百六十日,以成一岁。此三阴三阳之王时日大要也。

上文言三阳三阴之旺脉,此言三阳三阴之旺时。时至则气应,乃天人合一之理也。盖古造历者,以十一月朔冬至为历元。每岁甲子六周,计三百六十日。然岁实一周三百六十五日四分日之一。每年十二月除小建,约三百五十四日。而气盈朔虚,每岁递迁,于是至日不必皆值甲子矣。越人谓冬至后已得甲子者,以时有常数而不移,气无定刻而或迁,故言甲子以代中气也。冬至后已得甲子少阳旺,谓每岁十一月中气冬至之日,一阳始生,少阳之旺从此始也。复,再也。复得甲子阳明旺,谓再六十日余当正月中气雨水,三阳生之时也。复得甲子太阳旺,谓再六十日余当三月中气谷雨,五阳生之时也。复得甲子太阴旺,谓再六十日余当五月中气夏至,一阴始生之时也。复得甲子少阴旺,谓再六十日余当七月中气处暑,三阴生之时也。复得甲子厥阴旺,谓再六十日余当九月中气霜降,五阴生之时也。旺各六十日,六六三百六十日以成一岁者,以六气之时长短不齐,而以成数大概言之也。故云,此三阴三阳之王时日大要也,与易传凡三百有六十当期之日之意同。

《脉经》引扁鹊阴阳脉法云:少阳之脉,乍小乍大,乍长乍短,动摇六分,王十一月甲子夜半,正月二月甲子王。太阳之脉,洪大以长,其来浮于筋上,动摇九分,三月四月甲子王。阳明之脉,浮大以短,动摇三分,大前小后,状如蝌蚪其至跳,五月六月甲子王。少阴之脉紧细,动摇六分,王五月甲子中,七月八月甲子王,太阴之脉,紧细以长乘于筋上,动摇九分,九月十月甲子王。厥阴之脉,沉短以紧,动摇三分,十一月十二月申子王。

《素问》至真要大论云:六气之胜,其脉至何如?曰:厥阴之至其脉弦，少阴之至其脉钩，太阴之至其脉沉，少阳之至大而浮，阳明之至短而涩，太阳之至大而长。至而和则平，至而甚则病，至而反者病，至而不至者病，未至而至者病，阴阳易者危。此二条六气之序及脉象与本书不同，录之以备参考。

第八难

难曰：寸口脉平而死者，何谓也？

寸口脉平而死者，如《素问》缪刺论云：邪客于手足少阴太阴足阳明之络，此五络皆会于耳中，上络左角，五络俱竭，令人身脉皆动，而形无知也，其状若尸，或曰尸厥。《史记》扁鹊传，越人诊虢太子之疾即此。而痿痹之证亦脉动如故而身体不仁。故下文以根绝则茎叶枯为喻，盖人性根伤则形无知，命蒂损则体不遂，上下俱绝则死矣。

然：诸十二经脉者，皆系于生气之原，即肾间动气也，此五脏六腑之本，十二经之根，呼吸之门，三焦之原，一名守邪之神。故气者，人之根本也，根绝则茎叶枯矣。寸口脉平而死者，生气独绝于内也。

十二经脉，谓两手六部脉也。系，连属也。生气，人所恃以生之气也。原，通源，谓水泉之所始也。《说文》：根，木株也。木下曰木，从木一在其下，草木之根柢也。人之性命禀于天，而此元气则受之父母，为生之本，故曰生气之原也。肾间动气，谓内肾之下，外肾之上，中间之动气。《黄庭经》所谓上有黄庭，下有关元，前有幽阙，后有命门，呼吸虚无，出入丹田，审能行之可长存。乃人身之大中极，在子方坎位，命蒂所系之处也。五脏六腑位于内，十二经脉见于外,内外之气皆从此生,故曰五脏六腑之本,十二经之根。呼则气出于斯,吸则气内于斯,故曰呼吸之门。门者,出入之所由也。三焦之功用在相火,而相火则生于肾间之动气,故为三焦之原。人能守此元气以建中立本,则诸邪不能侵其身,故一名守邪之神。《素问》五常政大论所谓中根也。故此元气者,人之根本也。若此原气绝,犹草本之根伤,则生气绝于内而茎叶即萎枯于外矣,故曰寸口脉平而死者,生气独绝于内也。

第九难

难曰:何以别知脏腑之病耶? 抑将在脉耶?

此章言脏腑之病,以迟数之脉别之也。

然:数者,腑也;迟者,脏也。数则为热,迟则为寒。诸阳为热,诸阴为寒。故以别知脏腑之病也。

一呼一吸为一息,其脉动五至,此平人无病之诊也。若动至有增减者,则其人阴阳之气失平而为病脉矣。阳气太过则生热,经水沸溢而血行速,故一息六至为数脉,属阳,为病在腑之诊。以邪尚浅,正气未伤,抵抗力强,故曰数者,腑也。阴气太过则生寒,经水凝滞而血行慢,故一息三至为迟脉,属阴,为病在脏之诊。以邪已深,正气衰微,抵抗力弱,故曰迟者,脏也。热则脉数,寒则脉迟,此理之显而易见者也,故曰数则为热,迟则为寒。以此类推,凡浮、滑、长诸阳脉皆为热,沉、涩、短诸阴脉皆为寒。故以此分别,知脏腑之病也。然此只以脏腑阴阳之大要言之,实则脏亦有热病,腑亦有寒病也。

第十难

难曰：人有三虚三实，何谓也？

然：有脉之虚实，有病之虚实，有证之虚实也。

脉之虚实者，濡者为虚，紧牢者为实。

病之虚实者，出者为虚，入者为实；言者为虚，不言者为实；缓者为虚，急者为实。

证之虚实者，痒者为虚，痛者为实；外痛内快为外实内虚，内痛外快为内实外虚。故曰三实三虚也。

精气夺则虚，邪气盛则实。脉，谓两手六部之脉也。病，并也，邪与正相并也，又合并诸证之名也。证，征也，分析病状各征之名也。濡者，脉浮而柔软，气血两虚也，紧者，脉弦而劲，牢者，脉沉而坚实，皆邪盛之诊。此脉之虚实也。出，谓从内而之外，如汗、吐、泄泻、亡血、失精之类。此五脏自病，由内而之外，故为虚，东垣所谓内伤是也。入，谓从外而之内，如六淫外感及饮食结滞，此外邪所伤，由外而之内，故为实，东垣所谓外伤是也。言，谓病而能言也，以五脏自病不由外邪，则神气自清，惺惺而不妨于言，故为虚。不言者，病不能言也，以邪气内郁，神智昏乱，故为实。缓，谓病势之来也渐，由精气夺，故为虚。急，谓病势之来也骤，由邪气盛，故为实。此病之虚实也。痒者，皮腠郁结而欲搔为虚。痛者，气血壅滞而作疼为实。快，爽适也。邪在外而不在内，轻手按之则痛，重手按之则快，为外实内虚。邪在内而不在外，重手按之则痛，轻手按之则快，为内实外虚。凡病按之痛者皆为实，按之快者，皆为虚，此证之虚实也。以此三者合而诊之，则病之属虚属实，自无遁情矣。故曰三虚三实也。

第十一难

难曰：经言脉不满五十动而一止，一脏气绝者，果何脏也？

《灵枢》根结篇云：一日一夜五十营，以营五脏之精。不应数者，名曰狂生。所谓五十营者，五脏皆受气，持其脉口，数其至也。五十动而不代者，五脏皆受气。四十动一代者，一脏无气。三十动一代者，二脏无气。二十动一代者，三脏无气。十动一代者，四脏无气。不满十动一代者，五脏无气。所谓五十动而不一代者，以为常也。予之短期者，乍数、乍疏也。此章引经文而约言之。动，谓脉至也。止，谓按之觉于指而中止也。一脏气绝，谓其脏之气已断，故脉行至此则断而不续也。

然：吸者随阴入，呼者随阳出。今吸不能至肾，至肝而还，故知一脏气绝者，肾气先尽也。

呼出心与肺，吸入肾与肝，呼吸之间，则脾受之。人一呼，脉再动，一吸，脉再动，呼吸定息，脉五动，而肺心脾肝肾五脏周遍矣。十息，则五十动而不见止脉，则五脏皆和，故息数与脉数相应，为无病之平人也。盖一之十，乃天地生成之数，而五十乃合大衍之数也。若不满五十而动见一止者，以吸则阳随阴入，呼则阴随阳出，今吸不能至肾至肝而还，则阳不能荣于下，故知一脏气绝，而为肾气先尽者，以肾居最下，而道远也。尽，衰竭也。肾气衰竭，则不能随诸脏之气而上，亦不能内受吸入之气，故脉应之而止也。

第十二难

难曰：经言东方实、西方虚，泻南方，补北方，何谓也？

所引经言，今《内经》未见，盖佚文也。东方实，西方虚，泻南方，补北方，即六十九难实则泻其子，虚则补其母之义。

然：东方木也，西方金也。木欲实，金当平之；火欲实，水当平之；土欲实，木当平之；金欲实，火当平之；水欲实，土当平之；东方者，肝也，西方者，肺也，肝实则肺虚矣。

南方者，火也，木之子也；北方者，水也，木之母也，金之子也。子能令母实，母能令子虚。泻南方，补北方者，欲令金能平木也。

经曰：不能治其虚，何问其余，此之谓也。

四方者，五行之正位也。其旺应四时，即春应东方木，夏应南方火，秋应西方金，冬应北方水，长夏应中央土。其在人，则东方木为肝，南方火为心，西方金为肺，北方水为肾，中央土为脾，五脏之气当互相平。或一脏有所偏胜，则虚实见而为病矣。实，谓有余之为患也。平者，去其有余也。五行以胜相克，故曰木欲实，金当平之；火欲实，水当平之；土欲实，木当平之；金欲实，火当平之；水欲实，土当平之，此五行相克之理也。

夫东方之实，则因于西方虚也。而南方火，为木之子，北方水，为木之母，而金之子也。子能令母实，母能令子虚，故泻南方之火，以抑其木，补北方之水，以济其金。如此，则实者平而虚者复，而东西自无偏胜偏亏之患矣。故曰，欲令金能平木也。

夫东实西虚，而设泻南补北之法，乃求虚实之源，而治其本也。盖肾水足，则金不耗而肺不虚，木得养而肝不燥，肝不燥，则木不侮土而脾和。此补肾一法,所以为平肝、益肺、泻心、和脾之要妙也。苟不明乎此,即经曰不能治其虚,何必更问其余施治之法乎,此之谓也。

此章论治肝实之法,见《金匮要略》:夫肝之病,补用酸,助用焦苦,益用甘味之药调之。酸入肝,焦苦入心,甘入脾,脾能伤肾,肾气微弱,则水不行,水不行,则心水气盛,则伤肺,肺被伤,则金气不行,金气不行,则肝气盛,则肝自愈,此治肝补脾之要妙也。肝虚则用此法,实则不在用之。与此章之义互相发明,合而观之,则肝实当补其先天之肾水,肾水足,则四脏循环滋生。而肝虚,当补后天之脾土,脾土健,则四脏交相受益。此开治肝病之两大法门也。

第十三难

难曰:经言见其色而不得其脉,反得相胜之脉者死,得相生之脉者病即自已。色之与脉,当参相应,为之奈何?

经言,今见《灵枢》邪气脏腑病形篇。已,愈也。参,合也。此引经而言诊视之法也。

然:五脏有五色,皆见于面,亦当与寸口尺内相应,假令色青,其脉当弦而急;色赤,其脉当浮大而散;色黄,其脉当中缓而大;色白,其脉当浮短而涩;色黑,其脉当沉濡而滑。此谓五色之与脉,当相参应者也。假令色青,其脉浮短而涩,若中缓而大,此为相胜,死不治。其脉浮大而散,若沉濡而滑,此为相生,虽病不死也。

五脏之脉亦当与皮肤相应,假令脉急,则人之皮肤亦急;脉散则人之皮肤亦散;脉缓则人之皮肤亦缓;脉涩则人之皮肤亦涩;脉滑则人之皮肤亦滑,其不相应者病。

经言知一为下工,知二为中工,知三为上工。上工者十全九,中工者十全八,下工者十全六,此之谓也。

五脏有五色者,《灵枢》五色篇云:青为肝,赤为心,白为肺,黄为脾,黑为肾也。皆见于面者,《灵枢》五阅五使篇云:鼻者,肺之官也;目者,肝之官也,口唇者,脾之官也;舌者,心之官也;耳者,肾之官也,五官以候五脏是也。

寸口,谓两手六部脉也。尺内,谓关部至尺泽臂内之皮肤也。假令色青,其脉当弦而急;色赤,其脉当浮大而散;色黄,其脉当沉濡而滑,此谓五色之与脉相参应,五脏之气和而无病之诊也。

假令色青,其脉浮短而涩,此金克木也。若或得中缓而大之脉,此木克土也。二者乃色与脉相胜,故其病必死而不可治也。若或得脉浮大而散,此木生火也。若其脉沉濡而滑,此水生木也。二者乃色与脉相生,故虽病剧而不死也。此举肝为例,余脏可以类推。五脏之脉亦当与尺内臂里之皮肤相应。假令脉急,则尺内之皮肤亦急;脉散,则尺内之皮肤亦散;脉缓,则尺内之皮肤亦缓;脉涩,则尺内之皮肤亦涩;脉滑,尺内之皮肤亦滑,其不相应者,亦病之征验也。急者,肝脉;散者,心脉;缓者,脾脉;涩者,肺脉;滑者,肾脉,此五脏之脉也。知一,谓色、脉、皮肤,三者之中,能明其中一也。全,谓诊断不误也。兹节录经文于后,以备参考。

《灵枢》邪气脏腑病形篇云:见其色,知其病,命曰明;按其脉,知其病,命曰神;问其病,知其处,命曰工。夫色脉与尺之相应也,如桴鼓影响之相应也,不得相失也,此亦本末根叶之出候也,故根死则叶枯矣。色脉形肉不得相失也,故知一则为工,知二则为神,知三则神且明矣。色青者,其脉弦也;赤者,其脉钩也;黄者,其脉代也;白者,其脉毛;黑者,其脉实。见其色而不得其脉,反得其相胜之脉则死矣,得其相生之脉,则病已矣。色脉已定,调其脉之缓、急、小、大、滑、涩,而病变定矣。脉急者,尺之皮肤亦急;脉缓者,尺之皮肤亦缓;脉小者,尺之皮肤亦减而少气;脉大者,尺之皮肤亦贲而起,脉滑者,尺之皮肤亦滑;脉涩者,尺之皮肤亦涩。凡此变者,有微有甚。故善调尺者,不待于寸,善调脉者,不待于色。能参合而行之者,可以为上工,上工十全九。行二者为中工,中工十全七。行一者,为下工,下工十全六。

第十四难

难曰:脉有损至,何谓也?

然:至之脉,一呼再至曰平,三至曰离经,四至曰夺精,五至曰死,六至曰命绝,此至之脉也。

一呼一至曰离经,二呼一至曰夺精,三呼一至曰死,四呼一至曰命绝,此损之脉也。

至脉从下上,损脉从上下。

损者,阳气不足,而脉动之数减少也。至者,阳气太过,而脉动之数加多也。诊损至之脉法,当以医者之息数,定病者之至数。一呼再至,则一息四至,脉之常也,故曰平,谓阴阳之气和平也;一呼三至,则一息六至,阳初胜阴,故曰离经,谓离其经常之度数也;一呼四至,则一息八至,阳胜于阴,故曰夺精,谓精气夺削也;一呼五至,则一息十至,而阳胜阴亡,故曰死,谓其必死也;一呼六至,则一息十二至,阳亢已极,故曰命绝,谓其生气已绝,仅有脉之动而已也。此皆阳盛阴虚,至之脉也。一呼一至,则一息二至,阴始胜阳,故亦曰离经;二呼一至,则一息一至,阴胜于阳,故亦曰夺精;三呼一至,则一息半一至,而阴胜阳亡,故亦曰死;四呼一至,则二息一至,阴胜已极,故亦曰命绝。

此皆阴胜阳衰,损之脉也。至脉从下上者,肾先病而渐之肺也。损脉从上下者,肺先病而渐之肾也。陈廷芝曰:至,进也。阳独盛而至数多也。损,减也。阴独盛而至数少也。至脉从下上,谓无阴而阳独至于上,则阳亦绝而死矣。损脉从上下,谓无阳而阴独行至于下,则阴亦尽而死矣。

损脉之为病,奈何?

然:一损损于皮毛,皮聚而毛落;二损损于血脉,血脉虚少,不能营于五藏六腑也;三损损于肌肉,肌肉消瘦,饮食不能为肌肤;四损损于筋,筋缓不能自收持;五损损于骨,骨痿不能起于床。反此者,至之脉也。从上下者,骨痿不能起于床者死;从下上者,皮聚而毛落者死。

肺主身之皮毛,心主身之血脉,脾主身之肌肉,肝主身之筋膜,肾主身之骨髓。五脏损于内,则所主之合见于外,由是察其外而可知其内也。故皮聚毛落者,为肺损之候。皮聚,谓皮枯而缩也。毛落,谓毛脱也。血脉虚少者,为心损之候。肌肉消瘦者,为脾损之验。筋缓不能自收持者,为肝损之应。骨痿不能起于床者,为肾损之诊。五脏肺居最上,而心次之,脾次之,肝次之,肾在最下。故从上下者,一损肺,二损心,三损脾,四损肝,五损肾。损之已极,五脏俱损,故死。从下上者,自肾先病,再至肝,三至脾,四至心,五至肺。至之已极,五脏皆伤,故亦死也。肺居最上之阳位,阳损则寒,故损脉类于迟脉也。肾居最下之阴部,阴损则热,故至脉类于数脉也。

治损之法奈何？

然：损其肺者，益其气；损其心者，调其营卫；损其脾者，调其饮食，适其寒温；损其肝者，缓其中；损其肾者，益其精，此治损之法也。

损，犹伤也。肺主气，故治肺损者，当益其气也。心主血脉。营卫者，血之所充。清者为营，浊者为卫。营在脉中，卫在脉外。故治心损者，调其营卫也。脾主化水谷饮食。寒温者，肌肉之所由生。故治脾损者，当调其饮食，适其寒温。如春凉食、夏冷食、秋温食、冬热食及衣服起居，各当其时是也。肝主怒，其气急，故治肝损者，当缓其中。《素问》所谓肝苦急，急食甘以缓之之义也。肾主精，故治肾损者，当益其精也。曰益、曰调、曰适、曰缓，此治五脏虚损之法也。不言治至者，虽有从上从下之殊，而五脏之病状则一。故言治损而治至之法，亦不外斯矣。

脉有一呼再至，一吸再至；有一呼三至，一吸三至；有一呼四至，一吸四至；有一呼五至，一吸五至；有一呼六至，一吸六至；有一呼一至，一吸一至；有再呼一至，再吸一至，有呼吸不至。脉来如此，何以别知其病也？

然：脉来一呼再至，一吸再至，不大不小曰平。一呼三至，一吸三至，为适得病，前大后小，即头痛目弦；前小后大，即胸满短气。一呼四至，一吸四至，病欲甚，脉洪大者，苦烦满；沉细者，腹中痛，滑者伤热；涩者中雾露。一呼五至，一吸五至，其人当困，脉沉细者夜加，浮大者昼加，不大不小，虽困可治，其有大小者为难治。一呼六至，一吸六至，死脉也，沉细夜死，浮大昼死，一呼一至，一吸一至，名曰损，人虽能行，犹当着床，所以然者，血气皆不足故也。再

呼一至，再吸一至，名曰无魂，无魂者，当死也，人虽能行，名曰行尸。上部有脉，下部无脉，其人当吐，不吐者死。上部无脉，下部有脉，虽困无能为害。所以然者，人之有尺，譬如树之有根，枝叶虽枯槁，根本将自生，脉有根本，人有原气，故知不死。

此再举损至之脉，而详发其未尽之义。一呼再至，一吸再至，谓一息四至也。不大不小，言不洪大，亦不沉细。平者，阴阳之气平，无病之脉也。一呼三至，一吸三至，谓一息六至也。适，初也。适得病，犹言初得病而未甚，即上文离经之义，仅为有病之脉也。前为寸部，后为尺部。大脉属阳而热，小脉属阴而寒。寸部脉大，尺部脉小，乃病气在阳，升而不降，故头痛目眩也。寸部脉小，尺部脉大，乃病气在阴，降而不升，故胸满气短也。

一呼四至，一吸四至，则一息八至。较之适得病加二至矣，故曰病欲甚，即上文夺精之义，言其病将深也。洪大为阳，邪外越，病在胸膈，故苦烦满。烦者，内热而不安；满者，胀闷而不舒也。沉细为阴，邪内陷，病在腹中，故腹痛。滑为血实，热伤气而不伤血，血自有余，故脉滑。八至而滑，故为伤热。涩为湿滞，雾露之寒伤人营血，血受寒则脉涩。八至而涩，为中雾露也。

一呼五至，一吸五至，则一息十至也。困者，势危而近于死也。十至之脉若见沉细，此阳将竭而见阴，阴旺于夜，故夜时病加甚。十至之脉若见浮大，此阴将竭而见阳，阳旺于昼，故昼时病加甚。不大、不小，言不浮大不沉细，虽见十至而困危，犹为可治也。若十至而见洪大、沉细则阴阳偏胜已极，故为难治。

一呼六至，一吸六至，则一息十二至。为阳极阴亡，故曰死脉，即上文命绝之义。沉细为阴脉，夜则阴盛之时，以阴遇阴，故夜死，阳绝故也。浮大为阳脉，昼则阳盛之时，以阳遇阳，故昼死，阴绝故也。

一呼一至，一吸一至，则一息二至，名曰损脉，以血气皆不足也。损脉从上下，人虽能行，犹当着床，谓病初损肺，人必能行。因其能行而不治，则必渐及于心脾肝肾，血气俱损而着床不能起也。

再呼一至，再吸一至，则一息一至也。魂，阳之灵也。阳已败绝，则魂去魄存，故曰无魂当死也。其人虽能行动，但游气未散，尸魄蠢动而已，所以谓之行尸。

上部，寸也；下部，尺也。寸部有脉，尺部无脉者，乃邪实在上，阻碍生气不得通达，当吐其邪而升其气。东垣所谓，饮食过饱，填塞于胸中太阴之分，而春阳之令不得上行，是谓木郁，木郁则达之，谓吐之是也。当吐不得吐，其人壅塞而死，故曰不吐者死。一说，若无吐证，则是其人原气之根已绝于下，故知必死，亦通。若寸部无脉而尺部有脉者，阴气盛而阳气微，故病虽困危，犹为可治，无能为害也。所以然者，人犹树也，尺犹根也，人无寸脉而有尺脉，犹树无枝叶而有根本。原气者，肾间动气也，为人生命之根本。人有是气，故知不死。此言呼吸不至之脉也。

第十五难

难曰：经言春脉弦，夏脉钩，秋脉毛，冬脉石，是王脉耶？将病脉也？

然：春脉弦者肝，东方木也，万物始生，未有枝叶，故其脉之来，濡弱而长，故曰弦。

夏脉钩者心，南方火也，万物之所茂，垂枝布叶，皆下曲如钩，故其脉之来,来疾去迟,故曰钩。

秋脉毛者肺,西方金也,万物之所终,草木华叶,皆经秋而落,其枝独在,若毫毛也,故其脉之来,轻虚以浮,故曰毛。

冬脉石者肾,北方水也,万物之所藏也,极冬之时,水凝如石,故其脉之来,沉濡而滑,故曰石。此四时之脉也。

此引《素问》平人气象论及玉机真脏论所言四时之脉象,以起下文平脉、病脉、死脉之义。

春脉弦者,肝旺于春,而脉应之也。东方木,万物之所以始生,未有枝叶,端直以长,故其脉气之来,亦濡弱而长,如弦而柔和也。

夏脉钩者,心旺于夏,而脉应之也。南方火,万物之所以长茂,垂枝布叶,皆下曲如钩,乃阳盛阴衰之象也。

秋脉毛者,肺旺于秋,而脉应之也。西方金,万物之所终收,草木华叶皆落,其枝独在,若毫毛。肺虚在上,主皮毛,故其脉气之来,轻虚以浮,如毛也。

冬脉石者,肾旺于冬,而脉应之也。北方水,万物之所以合藏,其气歛聚,水凝如石,故其脉气之来,沉濡而滑,如石也。

此四时之旺脉,以木为喻者,盖唯木为因时迁变也。

其变奈何?

然:春脉弦,反者为病。其气来实而强,是谓太过,病在外;气来虚微,是谓不及,病在内。软弱招招,如揭长竿末梢曰平;盈实而滑,如循长杆曰病;急而益劲,如新张弓弦曰死。故春脉微弦曰平,弦多胃气少曰病,但弦无胃气曰死。春以胃气为本。

夏脉钩,反者为病。其气来盛去盛,是谓太过,病在外;来不盛去反盛;是谓不及,病在内。累累如连珠,如循琅玕曰平;喘喘连属,其中微曲曰病;前曲后居,如操带钩曰死。故夏脉微钩曰平,钩多胃气少曰病,但钩无胃气曰死。夏以胃气为本。

秋脉毛,反者为病。毛而中央坚,两旁虚,是谓太过,病在外;毛而微,是谓不及,病在内。厌厌聂聂,如落榆荚曰平;不上不下,如循鸡羽曰病;如物之浮,如风吹毛曰死。故秋脉微毛曰平,毛多胃气少曰病,但毛无胃气曰死。秋以胃气为本。

冬脉石,反者为病。来如弹石,是谓太过,病在外;去如数,是谓不及,病在内。喘喘累累如钩,按之而坚曰平;来如引葛,按之益坚曰病;发如夺索,辟辟如弹石曰死。故冬脉微石曰平,石多胃气少曰病,但石无胃气曰死。冬以胃气为本。

此总言四时之变脉。变,谓失常也。

春三月,脉当微弦,反是者,则为肝病。气者,脉之力也。脉因气行,气来即脉来也。少阳之至,脉当微弱,其气来实而强,此阳气盛,是谓太过。太过属阳,邪自外入而发于表,故病在外。气来虚微,是谓不及。不及属阴,而怯于中,故病在内,由中出也。招招,犹迢迢也。揭,高举也。高揭长竿,梢必柔软。软弱招招,如揭长竿末梢,即濡弱而长弦,而有胃气之脉,故曰平。循,抚也。按也,盈实而滑,如循长竿者,长而不软,乃弦多胃气少之脉,故曰病。劲,强急也。急而益劲,如新张弓弦,乃但弦无胃气之脉,故曰死。

夏三月,脉当微钩,反是者,则为心病。其气来盛去盛,钩而实强,是谓太过,病在外。其气来不盛,去反盛,钩而虚微,是谓不及,病在内。连珠者,盛满滑利之象。琅玕,乃玉之似珠者。累累如连珠,如循琅玕,言其光滑柔润,乃来疾去迟,钩而有胃气之脉,故曰平。喘喘连属,急促相仍也。曲,谓伸手而偃曲也。喘喘连属,其中微曲,乃钩多胃气少之脉,故曰病。前,谓寸。后,谓尺。居,不动也,操,持也。带钩者,革带之钩,前曲后直而坚也。前曲后居,如操带钩,乃但钩无胃气之脉,故曰死。

秋三月,脉当微毛,反是者,则为肺病。毛而中央坚,两旁虚,其气来实强,是谓太过,病在外。毛而微,是谓不及,病在内。厌厌聂聂,浮薄而虚之象,如落榆荚,此轻虚以浮,毛而有胃气之脉,故曰平。不上不下,往来涩滞也。如循鸡羽,即中央实,两旁虚之象,此毛多胃气少之脉,故曰病。如物之浮,如风吹毛,轻虚以浮,散乱无根,此但毛无胃气之脉,故曰死。

冬三月,脉当微石,反是者,则为肾病。其气来如弹石之实强,是谓太过,病在外。其气去如数,乃石而虚微,是谓不及,病在内。冬脉沉石,故按之而坚,若过于石,则沉伏不振矣,故必喘喘累累,如心之钩,按之而坚,阴中藏阳,此沉濡而滑石而有胃气之脉,故曰平。其气之来,如引葛蔓,坚搏牵连,按之益坚,此石多胃气少之脉,故曰病。其气之来,发如夺索,其劲过甚,辟辟如弹石,其坚过甚,此但石无胃气之脉,故曰死。

此言四时之脉,皆以胃气为本,故有胃气则生,胃气少则病,无胃气则死。于弦、钩、毛、石中,有和缓柔软之体,为胃气也。

长夏之脉何如?

然:脾脉浮,反者为病。其来如水之流,是谓太过,病在外;如乌之喙,是谓不及,病在内。和柔相离,如鸡践地曰平;实而盈数,如鸡举足曰病;锐坚如乌之喙、如鸟之距曰死,故长夏脉微缓曰平,缓多胃气少曰病,但代无胃气曰死。长夏以胃气为本。

长夏之时,脉当浮缓,反是者,则为脾病。其气之来,混混如水之流,是谓太过,病在外。如乌之喙而坚锐,是谓不及,病在内。和柔,雍容不迫也。相离,匀净分明也。如鸡践地,从容轻缓也。此微缓而有胃气之脉,故曰平。实而盈数,强迫不和也。如鸡举足,轻疾不缓也。此缓多胃气少之脉,故曰病。锐坚不柔,如乌之喙,如鸟之距,此但代无胃之脉,故曰死。

无胃气奈何?

然:脏之真脉见也。春脉不弦,中外急,如循刀刃责责然,如按琴瑟弦;夏脉不钩,坚而搏,如循薏苡子累累然;秋脉不毛,大而虚,如以毛羽中人肤;冬脉不石,搏而绝,如指弹石辟辟然;长夏之脉不代,弱而乍疏乍数也。

《素问》平人气象论云:平人之常气,禀于胃,胃者,平人之常气也。人无胃气曰逆,逆者死。真脏脉者,但见本脏之脉而无胃气也。杨上善曰:无余物相杂,故名真也。五脏之气,皆胃气和之,不得独用。如至刚不得独用,独用则折,和柔用之即同也。平人之常气,五脏之气和于胃气则生,若真脏独见而无胃气,则脏气之本源绝,故必死也。

春脉不弦,中外急,如循刀刃责责然,如按琴瑟弦者,言细急坚搏,此肝之真脏脉见也。夏脉不钩,坚而搏如循薏苡子累累然者,言短实坚强,此心之真脏脉见也。秋脉不毛,大而虚,如以毛羽中人肤者,浮虚无力之甚,此肺之真脏脉见也。冬脉不石,搏而绝,如指弹石,辟辟然者,沉而坚搏之甚,此肾之真脏脉见也。长夏之脉不代,弱而乍疏乍数者,则和缓全无,此脾之真脏脉见也。

按:通行本之错误,此章尤甚,而注家皆顺文敷衍曲为之解,本书所言各脏脉,悉与经合,可正千古之谬。

第十六难

难曰：脉有三部九候，有阴阳，有轻重，有六十首，有一脉变为四时，离圣久远，各守一法，各是其是，何以别之？

脉有三部九候、阴阳、轻重，俱见于前。六十首者，《素问》方盛衰论云：圣人持诊之道，先后阴阳而持之，奇恒之势乃六十首。王启玄云：奇恒势六十首，今世不传，或谓即四十八难一脉十变，亦通。一脉，谓胃气也。变为四时者，遇春夏秋冬而变见弦钩毛石也。诊法有是数者，皆出于轩岐，而后人各守一法，不能会通，故设问以发其义。

然：皆是也，持其脉须别其证。假令得肝脉，其外证善清，面青善怒，其内证脐左有动气，按之牢若痛，其病四肢满闭，淋溲便难，转筋，有是者肝也，无是者非也。

假令得心脉，其外证面赤，口干，善笑，其内证脐上有动气，按之牢若痛，其病烦心，心痛，掌中热而啘，有是者心也，无是者非也。

假令得脾脉，其外证面黄，善噫、善思、善味，其内证当脐有动气，按之牢若痛，其病腹胀满，食不消，体重节痛，怠惰嗜卧，四肢不收，有是者脾也，无是者非也。

假令得肺脉，其外证面白，善嚏，悲愁不乐，欲哭，其内证脐右有动气，按之牢若痛，其病喘咳，洒淅寒热，有是者肺也，无是者非也。

假令得肾脉，其外证面黑，善恐、善欠，其内证脐下有动气，按之牢若痛，其病逆气，小腹急痛，泄利下重，足胫寒而逆，有是者肾也，无是者非也。

言诊法固有不同，而证候可以考验，见是脉得是证，则可断为是病，则庶乎其不差矣。假令诊得肝脉，肝与胆合，为清净之府，故其外证善洁。善，犹喜好也。肝在色为青，在志为怒，故面青善怒也。其内证脐左有动气，按之牢若痛者，肝之积，名肥气，在脐之左也。牢者，气结而坚，痛者，气郁而滞，故按之坚牢不移而痛也。肝气䐜郁则四肢满闭，左传所谓风淫末疾也。足厥阴脉循阴股，结于阴器。肝病则气逆而不行于下，故淋溲不得小便，而大便亦难也。肝主筋，病则转筋也。见肝之脉，得肝之证，则是肝病，否则非肝病也。

假令诊得心脉，心在色为赤，故其外证面赤。心气通于舌，火上炎故口干。心在声为笑，故喜笑。其内证脐上有动气，按之牢若痛者，心之积名伏梁，在脐上也。心中热，故烦心。病在本脏，故心痛。手少阴之脉入掌内，故掌中热。哕，干呕也。心病则火盛而上冲，故哕也。见心之脉，得心之证，则是心病，否则非心病也。

假令诊得脾脉，脾在色为黄，故其外证面黄。《灵枢》口问篇云：寒气客于胃，厥逆从下上散，复出于胃，故为噫。胃者，脾之府，脾气不顺，在变动为噫，故善噫。脾在志为思，故善思。脾受谷味，在窍为口，故善味。其内证当脐有动气，按之牢若痛者，脾之积名痞气，当脐之中也。脾病不运，故腹胀满。不能化谷，故食不消。脾主身之肌肉，故病则体重节痛、怠惰嗜卧也。四肢，手足也。不收，少气力也。脾主四肢，故病四肢不收。见脾之脉，得脾之证，则是脾病，否则非脾病也。

假令诊得肺脉，肺在色为白，故其外证面白。《灵枢》口问篇云：阳气和利，满于心，出于鼻，故嚏。肺气通于鼻，故善嚏。肺在志为忧，在声为哭，故悲愁不乐欲哭也。其内证脐右有动气，按之牢若痛者，肺之积，名息贲，在右胁下也。肺主气，邪在肺则气道涩而不顺,故病喘咳。肺主皮毛,风寒所伤,故洒淅寒热。见肺之脉,得肺之证,则是肺病,否则非肺病也。

假令诊得肾脉,肾在色为黑,在志为恐,故其外证面黑善恐。《灵枢》口问篇云:阴气积于下,阳气未尽,阳引而上,阴引而下,阴阳相引故数欠。肾主欠、故善欠。其内证脐下有动气,按之牢若痛者,肾之积,名贲豚,在脐下也。生气根于肾,病则下气不藏而上逆,故病气逆。肾居近于小腹,故小腹急痛。泄利下重,即大瘕泄,而里急后重也。下重者,气下坠不收也。肾主骨,足少阴之脉循内踝之后,别入根中,以上踹内,故肾病则足胫寒而逆。见肾之脉,得肾之证,则是肾病,否则非肾病也。

第十七难

难曰:经言病或有死,或有不治自愈,或连年月不已,其生死存亡,可切脉而知之耶?

所引经言,错见各章。病或有死者,谓不可治也,即下文之相克脉。不治自愈者,不待针灸医药而病自愈也,即十三难之相生脉。连年月不已者,久病也,即五十五难之积聚痼疾。人之受病轻重浅深,有是三者之别,其生死存亡,诊其脉可以知也。

然:可尽知也。病若闭目不欲见人者,当得肝脉弦急而长,其反得肺脉浮短而涩者,死也。

病若吐血,若衄衄者,脉当浮细,其反得沉紧脉者,死也。

病若谵言妄语者,大便当结,脉当浮大,其反得沉细脉,手足厥冷者,死也。

病若腹大泄者,脉当沉细而微,反得紧大脉者,死也。

其病之不治自愈者,得相生之脉也。其连年月不已者,虚故也。

肝开窍于目,闭目不欲见人者,肝病也。脉病欲相应,故当得肝脉弦急而长,则病易治。若肝病而反得肺脉浮短而涩,是金来克木,故曰死也。肺主气,血为气配,凡吐血衄血皆由于肺,必伤其气,血脱则脉虚,故当浮细。若反得沉紧脉者,病虚脉实,故曰死。《素问》玉机真脏论所谓脱血而脉实,难治也。谵言妄语,胃家实之证,大便当结,脉当浮大。若反得沉细脉,为阳病见阴脉,病实脉虚,兼之手足厥冷者,脾主四肢,其气败绝,故曰死也。腹大泄者,腹胀而泄也,证属于阴,脉当沉细而微,脉证相应为可治。反得紧大脉者,病虚脉实,故曰死也。《素问》玉机真脏论所谓泄而脉大,难治是也。凡此五者,病脉相反,故为必死。相生之脉,谓脉证相应,故不治可以自愈。虚谓精气夺,故连年月不已也。

第十八难

难曰:脉有太过,有不及,有阴阳相乘,有覆有溢,并有关有格,何谓也?

太过不及者,脉见本位而言病脉也。阴阳相乘者,脉越本位而言。阴乘阳,则阴过而犯阳;阳乘阴,则阳过而犯阴,此太过不及之甚。复溢关格又相乘之甚,皆死脉也。义详于下。

然:关之前者,阳之动也,脉当九分而浮。过者,法曰太过,减者,法曰不及,遂上鱼为溢,此为外关,阴乘阳之脉也。

关以后者,阴之动也,脉当一寸而沉。过者,法曰太过,减者,法曰不及。遂入尺为覆,此为内格,阳乘阴之脉也。

故曰:覆溢者是其真脏之脉,得之者不病而死也。

关前为阳,寸脉所动之位,当见九分而浮。九为天之成数,浮为阳脉,此其常也。过,谓浮出九分,过于本位也。减,谓浮不至九分,不及本位也。法,谓诊脉之准则。遂,谓径行而直前。鱼,即鱼际。上鱼,谓浮至鱼际之分,太过之甚也。溢,如水之溢,由内而出乎外。关者,闭绝交通之义。此阴气太盛,则阳气不能荣,故曰外关。乃阴乘于阳位,以致孤阳上越之脉也。关后为阴,尺脉所动之位,当见一寸而沉。一寸者,十分,为地之成数。沉为阴脉,是其常也。过,谓沉过一寸也。减,谓沉不及一寸也。尺,谓一寸后至尺泽之内也。入尺,谓沉至尺内之分,太过之甚也。覆,如物之覆,自上而倾于下。格者,捍格相离之义。此阳气太盛,则阴气弗能荣,故曰内格。乃阳乘于阴位,以致独阴下陷之脉也。阴乘阳则溢,为外关。阳乘阴则覆为内格。故曰覆溢,此皆阴阳偏胜之极,离绝而不相荣,是其真脏之脉,虽不病而必死也。关格之义见三十七难,当合观之。

第十九难

难曰:脉有逆顺,男女有恒,而反者,何谓也?

逆,反也。顺,从也。恒,常也。男脉在关上,女脉在关下,男子尺脉恒弱,女子尺脉恒盛,此阴阳之理,男女之常,各有一定之法也。反,谓上下之强弱相反,而变其常也。

然:男子生于寅,寅为木,阳也;女子生于申,申为金,阴也。故男子脉在关上,女子脉在关下。是以男子尺脉恒弱,女子尺脉恒盛,是其常也。反者,男得女脉为逆,女得男脉亦为逆。

此推本天地始生男女之理,以明脉之阴阳所以不同也。男子生于寅者,一阳生于子,二阳长于丑,三阳至寅则乾道成而为男也。女子生于申者,一阴生于午,二阴长于未,三阴至申则坤道成而为女也。一说三阳始生于立春建寅之日,故曰男子生于寅木阳也;三阴生于立秋建申之日,故曰女子生于申金阴也。男子阳气盛故脉在关上,而尺脉恒弱;女子阴气盛故脉在关下,而尺脉恒盛。是其所禀之常性也。反,谓当盛反弱、当弱反盛,男女相易,故为逆也。

其为病也,何如?

然:男得女脉为不足,病在内,左得之病在左,右得之病在右;女得男脉为太过,病在外,左得之病在左,右得之病在右。随脉言之,此之谓也。

此言男女脉之阴阳反常而为病也。男为阳,女为阴。男子之阳常胜于女,而女子之阴亦常胜于男。故男子之寸脉当盛于尺,而女子之尺脉当盛于寸也。男得女脉为不足者,寸脉弱,为阳气不足,故病在内之心腹也。左寸脉弱病在左,右寸脉弱病在右也。女得男脉为太过者,寸脉盛为阳气有余,故病在外之四肢也。左寸脉盛病在左,右寸脉盛病在右也。不言尺脉者,人之有尺,犹树之有根,欲其盛而不可得。若男得女脉而尺盛,岂可谓之不足乎!女得男脉而尺弱,岂可谓之太过乎!故不足太过皆随男女之寸脉言之。此之谓也。

第二十难

难曰:经言脉有伏匿,何谓也?

此所引经言,亦佚文也。伏,隐也。匿,藏也。脉有伏匿,谓不见于本位,反隐藏于他部而见也。

然:谓阴阳更相乘、更相伏也。脉居阴部而反阳脉见者,为阳乘阴也。脉虽时沉,若涩、若短,此为阳中伏阴也。

脉居阳部而反阴脉见者,为阴乘阳也。脉虽时浮,若滑、若长,此为阴中伏阳也。

故重阳者狂,重阴者癫。脱阳者见鬼,脱阴者目盲。

此言阴阳相乘之中,又有相伏之义。乘,犹乘车之乘,出于其上也。伏,犹伏兵之伏,隐于其中也。更相乘者,阴胜则乘阳,阳胜则乘阴也。更相伏者,阴胜则阳伏,阳胜则阴伏也。居,犹在也。阴部,尺部也。阳脉,谓浮、滑、长之类。尺部而见阳脉,乃阳乘于阴也。而阳脉之中,偶杂沉、涩、短之脉,此乃阳中伏阴也。阳部,寸部也。阴脉,谓沉、涩、短之类。寸部而见阴脉,乃阴乘于阳也。而阴脉之中,偶杂浮、滑、长之脉,此乃阴中伏阳也。

夫阳部而见阳脉,宜也。设阴部亦见阳脉,尺寸皆阳,谓之重阳。重阳则阴部失滋燥之权,阳邪飞越而为狂。其状自高贤智,登高而歌,弃衣而走,骂詈不避亲疏,皆自有余而主动。阴部而见阴脉,宜也。设阳部亦见阴脉,尺寸皆阴,谓之重阴,重阴则阳部失宣和之令,阴邪郁结而为癫。其状僵仆于地,闭目不醒,阴极阳复,良久却甦,皆自不足而主静。此皆邪气既盛,至伤其神,故其病若斯,由阴阳偏盛而然也。若偏极而至于纯阴、纯阳,并无伏匿之机,必至脱阳则见鬼,脱阴则目盲也。脱,犹离也。鬼者,幽阴之物。脱阳则纯乎阴矣,故见之也。目者,五脏精华之所聚,阴脱则五脏之气不荣于目,故目盲无所见也。

第二十一难

难曰:经言人形病脉不病,曰生;脉病形不病,曰死。何谓也?

此发明形脉先后受病之义。形病脉不病,乃邪之受伤犹浅,不能变乱气血,故曰生。脉病形不病,则邪气已深伏而未发,气血先乱,故曰死。所谓经言,今亦无考。

《伤寒论》平脉法云:脉病人不病,名曰行尸,以无王气,卒眩仆不省人事,短命则死;人病脉不病,名曰内虚,以无谷神,虽困无苦。与此章之义互相发也。

然:形病脉不病者,非真不病也,谓息数不应脉数也。脉病形不病者,亦非真不病也,谓脉数不应息数也。

夫气者血之帅,脉者气之充。气先病,脉即应之;血后病,脉可验之。脉之与形若合符节。息,谓气之呼吸定息。数,谓常人之脉,一息五至也。形病脉不病者,非脉不病也,因病人之息数不与其脉数相符也。假令邪入于气,气属阳而应于表,则形先病而息先乱,脉必随后应之,非脉不病也,谓形先病而息数不应脉数也。假令邪入于血,血属阴而隐于里,则形后病而息后乱,然脉已病也,非形能不病,谓脉先病而脉数不应息数也。不言气血而云形脉者,气属于形,血属于脉也。

第二十二难

难曰:经言脉有是动病,有所生病,一脉辄变为二病者,何也?

所引经言,见《灵枢》经脉篇。脉有是动病,谓所由发之因也;有所生病,谓病所成之果也。此"脉"字,指经脉而言。合气血而成经脉,故十二经脉每一经脉中,辄有在气在血之二病也。

然:经言是动者,气也;所生病者,血也。邪在气,为是动病;邪在血,为所生病。气主呴之,血主濡之。气留而不行者,谓气先病也;血滞而不濡者,谓血后病也。故先为是动,后为所生也。

呴,香句反。音嘘。

夫人身所禀者,气血也。血为营,气为卫。营行脉中,卫行脉外。邪由外入,先气而后血。血为气配,血之升降,依气之升降。是以脉之动者,气为之,故邪在气,气为是而动。气受邪必传之血,血之病由气所生,而血为之也。

呴,熏蒸也。气主呴之,谓煦嘘往来,熏蒸于皮肤分肉也。濡,滋润也。血之濡之,谓血濡润筋骨,滑利关节,荣养脏腑也。人身经络,气呴之则不闭,血濡之则不枯,乃能周流而不息。气被血侵,则留止而不行,谓气先病也。而血之行资乎气,气脱不行,则血壅滞而不濡,亦从而病焉。故气先病为是动于脉,而后为血所生病。此一脉辄变为二病也。

第二十三难

难曰:手足三阴三阳,脉之度数,可晓不?

不,俯九反,通否。

然:手三阳之脉,从手至头,合三丈。

手三阴之,从胸中至手,合二丈一尺。

足三阳之脉,从头至足,合四丈八尺。

足三阴之脉,从足至胸,合三丈九尺。

两足蹻脉,从足至目,合一丈五尺。

督任二脉,各长四尺五寸,合九尺。

共长一十六丈二尺,此经脉之度数也。

此节取《灵枢》脉度篇之文,而约言之,其详附见一难后。

人身经脉之流注,手三阳之脉,从手指端走至头;手三阴之脉,从胸中走至手指端;足三阳之脉,从头下走至足指端;足三阴之脉,从足指足心上走至胸。三阳三阴,手足各十二脉,皆足长于手,阳长于阴,并两跷、督、任,合为二十八脉,以应二十八宿,日长一十六丈二尺,此经脉之度数也。脉度篇黄帝曰:跷脉有阴阳,何脉当其数?岐伯答曰:男子数其阳,女子数其阴,当数者为经,其不当数者为络也。

经脉十二,络脉十五,何始何穷也?

然:经络者,行气血,通阴阳,以荣于身者也。其始从中焦注手太阴、阳明,次注足阳明、太阴,次注手少阴、太阳,次注足太阳、少阴,次注手厥阴、少阳、次注足少阳、厥阴,次复还注手太阴。如环无端,转相灌溉,朝于寸口、人迎,以处百病而决死生也。

络脉十五者,谓列缺、偏历、丰隆、公孙、通里、支正、飞阳。大钟、内关、外关、光明、蠡沟及督之长强,任之屏翳,脾之大包也。

经曰:明知终始,阴阳定矣,此之谓也。

此承上文经脉之尺度,而推言经脉循行之次序,及别走之络穴也。直行者谓之经,傍出者谓之络。由正经傍出以联络于十二经也。始,犹起也。穷,犹终也。朝,如朝觐之朝,谓会聚于此,复禀气以出也。以,用也。处,揆度也。十二经之流注,其始从中焦者,以营出于中焦也。《灵枢》营气篇云:营气之道,内谷为宝。谷入于胃,乃传之肺,流溢于中,布散于外,精专者行于经隧,常营无已,终而复始,是谓天地之纪。故气从太阴出,注手阳明,上行注足阳明,下行至跗上,注大指间,与太阴合,二行抵髀。从脾注心中,循手少阴出腋下臂,注小指,合手太阳,上行乘腋出颊内,注目内眦,上巅下项,合足太阳,循脊下尻,下行注小指之端,循足心注足少阴,上行注肾,从肾注心,外散于胸中。循心主脉出腋下臂,出两筋之间,入掌中,出中指之端,还注小指、次指之端,合手少阳,上行注膻中,散于三焦,从三焦注胆,出胁注足少阳,下行至跗上,复从跗注大指间,合足厥阴,上行至肝,从肝上注肺,上循喉咙,入颃颡之窍,究于畜门。其支别者,上额循巅下项中,循脊入骶,是督脉也,络阴器,上过毛中,入脐中,上循腹里,入缺盆,下注肺中,复出太阴。此营气之所行也。

夫营气之行,即脉之行,如环无端,周流不息,而朝会于两手太渊穴之寸口,及侠喉两旁动脉之人迎,用此揆度百病,而决其死生。盖寸口为手太阴肺经,朝百脉而平权衡者也。人迎为足阳明胃经,受谷气而养五脏者也。

络脉十五者,十二经有十二络,并督、任及脾之大络,为十五络也。络脉十五,不与十二经直行,而注脏腑,乃各因十二经之原穴傍行于十二经脉之外,流注于诸经也。《甲乙经》云:列缺,手太阴之络,去腕上一寸五分,别走阳明者。偏历,手阳明络,在腕后三寸,别走太阴者。丰隆,足阳明络,在外踝上八寸,下廉胕外廉陷者中,别走太阴者。公孙,在足大指本节后一寸,别走阳明,太阴络也。通里,手少阴络,在腕后一寸,别走太阳。支正,手太阳络,在肘后五寸,别赴少阴者。飞阳,在足外踝上七寸,足太阳络,别走少阴者。大钟,在足跟后冲中,别走太阳,足少阴络。内关,手心主络,在掌后去腕二寸,别走少阳。外关,手少阳络,在腕后二寸陷者中,别走心主。光明,足少阳络,在足外踝上五寸,别走厥阴者。蠡沟,足厥阴之络,在足内踝上五寸,别走少阳。长强,督脉别络,在脊骶端少阴所结。鸠尾,一名尾翳,在臆前蔽骨下五分,任脉之别。大包,在渊腋下三寸,脾之大络,布胸胁中,出九肋间,及季胁端,别走诸阴者。《灵枢》经脉篇亦云:任脉之别,名曰尾翳。据此,则屏翳即尾翳也。

终始篇谓:寸口人迎,阴阳之气,循环不已,阳经取决于人迎,阴经取决于寸口。人之生机皆始于此,故曰始。若三阴三阳之脉绝,人之生机亦终于此,故曰终。终始篇又云:明知终始,五脏为纪,阴阳定矣。阴者主脏,阳者主腑。终始者,经脉为纪,持其脉口、人迎,以知阴阳有余不足,平与不平,天道毕矣。此之谓也。

第二十四难

难曰:手足三阴三阳之气绝,何以为候,可知之不?

此章言经脉气绝之证候。其文与《灵枢》经脉篇大同小异。候,谓以证验之也。以下皆言其候也。

然:足少阴气绝,则骨枯。少阴者,冬脉也,伏行而温于骨髓者也。故骨髓不温,即肉不着骨,骨肉不相亲,即肉濡而却,肉濡而却,故齿长而枯,发无润泽,无润泽者,骨先死。戊日笃,已日死。

足少阴属肾,肾主身之骨髓,故其气绝则骨枯。枯,不泽也。肾脉应冬,其气敛藏于内,故其脉当着骨潜伏而行,温于骨髓也。着,粘合也。濡,软也。却,结缩也。肉濡而却,谓骨肉不相亲,而肉软缩也。齿者,骨之余。骨枯则齿本长而枯燥矣。肾为津液之主,其华在发,肾气绝则津液不荣于发,故发无润泽。戊已土日,土胜水,故笃于戊而死于已。笃,谓病甚也。

足太阴气绝,则脉不荣于唇口。唇口者,肌肉之本也,脉不荣,则肌肉不滑泽,肌肉不滑泽,则肉满,肉满则唇反,唇反则肉先死。甲日笃,乙日死。

足太阴属脾。脾主身之肌肉,而开窍于口,其华在唇四白。脾绝则气不荣于肌肉,肌肉无所养,故不滑泽。满,浮肿也。肉肿则唇亦肿,而反出于外矣。《灵枢》经脉篇作:人中满则唇反。甲乙木日也。木克土而土不胜木,故甲日笃而乙日死。

足厥阴气绝,则筋缩引卵与舌卷。厥阴者,肝脉也,肝者,筋之合也,筋者,聚于阴器而络于舌本,故脉不荣,则筋缩急,筋缩急则引卵与舌,故舌卷卵缩则筋先死。庚日笃,辛日死。

足厥阴属肝,肝主身之筋膜。厥阴脉循阴器,又循喉咙之后。《素问》痹论云:前阴者,宗筋之所聚。故曰:筋者,聚于阴器而络于舌本。引,牵引也。肝绝气不荣于筋,筋失所养则缩急,而引卵舌卷之证见矣。庚辛,金日也。金克木,故庚日笃,而辛日死。

手太阴气绝,则皮毛焦。太阴者,肺也,行气温于皮毛者也。气不荣,则皮毛焦,皮毛焦,则津液去,津液去,则皮节伤,皮节伤则皮枯毛折,毛折者,毛先死也。丙日笃,丁日死。

手太阴属肺,肺主身之皮毛,津液赖肺气运用以滋皮节。肺绝则气不荣于皮毛,津液去则皮节伤,故皮枯毛折。丙丁,火日也。火克金,故丙日笃,丁日死。

手少阴气绝,则脉不通,脉不通则血不流,血不流则色泽去。故面黑如漆柴者,血先死也。壬日笃,癸日死。

手少阴属心,心主身之血脉,其荣色也,其华在面,心绝则脉不通,血不流,而色泽去。面黑如漆者,血先死也。《集注》云:漆柴者,恒山苗也,其草色黄黑无润泽,故以为喻。壬癸,水日也。水克火。故壬日笃,癸日死。

五阴气俱绝,则目系转,转则目运,目运者志先死,死则目瞑也。

六阳气俱绝,则阴与阳离,离则腠理泄,绝汗乃出,大如贯珠,出而不流,旦占夕死,夕占旦死。

五阴,谓五脏也。五脏之精华皆上注于目而为之睛,五脏阴气俱绝,则其志丧于内,故精气不注于目,则目系转而运也。转者,瞳反也。目运,犹眩晕也。志,谓肝怒、心喜、脾思、肺忧、肾恐,五志皆属于阴也。志死,则不知喜、怒、思、忧、恐矣。目瞑,即所谓脱阴者。目盲,此又其甚者也。六阳,谓六腑也。腠者,是三焦通会元真之处,为血气所注;理者,是皮肤脏腑之文理也。阳气卫外则腠理密,六腑阳气俱绝则腠理不固,阴不得独留,故津液从腠理而外泄,汗出如贯珠而不流,气败于外,津液脱而死。其占在旦夕之间也。

第二十五难

难曰:经有十二,五脏六腑但十一耳,其一经者,何等经也?

然:此一经者,手少阴与心主之别脉也。心主与三焦为表里,俱有经而无形,故言经有十二也。

此发明手心主配三焦,合成十二经之义。

手少阴,心经也。心主,心包络也。《灵枢》邪客篇云:少阴,心脉也。心者,五脏六腑之大主也,精神之所舍也。其脏坚固,邪弗能容也。容之则心伤,心伤则神去,神去则死矣。故诸邪之在于心者,皆在于心之包络。包络者,心主之脉也。盖包络者,为包护心脏之脂膜,为君主之宫城。心为君火,包络为相火,代君火行事者也。以用言曰心主,以体言曰包络。以经脉言曰手厥阴,乃心之别脉,与手少阳三焦经脉相为表里。三焦有位而无形,心主有名而无藏;三焦主行气而属阳,心主行血而属阴。故取以配合以足十二经之数。

第二十六难

难曰:经有十二,络有十五,凡二十七,其气相随上下,何独不拘于经也?

此遥承二十二难,而详发其未尽之义。《灵枢》九针十二原篇云:经脉十二,络脉十五,凡二十七,气以上下,即此所本。脉度篇云:经脉为里,支而横者为络,络之别者为孙。

然:络有十五,所以沟通阴阳者也。太阴之络别走阳明,阳明之络别走太阴;少阴之络别走太阳,太阳之络别走少阴;厥阴之络别走少阳,少阳之络别走厥阴;阳督之络别走阴任,阴任之络别走阳督;脾之大络别走诸阳。

故阴络不独拘于阴经,阳络不独拘于阳经也。

此总论经络阴阳表里交通之义,本文自明。沟,构也,纵横相交构也。《说文》:拘止也。

第二十七难

难曰:脉有奇经八脉,不拘于十二经,何谓也?

十二经俱有脏腑、阴阳、表里配合,而此八脉无偶,故名奇经。

其不拘于十二经,与络之义同。

然:有阳维,有阴维,有阳跷,有阴跷,有冲,有任,有督,有带。比于圣人图设沟渠,沟渠满溢,流于深湖,入而不还。十二经不能拘之,故脉奇经八脉。其受邪气畜,则肿热,宜砭而泻之也。

维,持也。跷,捷也。冲,直通也。任,任也。督,都也。带,束也。比,譬喻也。图,计也。沟者,田间之水道,渠水所居也。畜,聚也。砭者,古之针石,今以磁锋代之。人身经络,相依流行上下,而奇经八脉则不拘于常经以相从,故以圣人图设沟渠为喻,以见血脉充盛十二经不足以容之,则满溢而为此奇经,故奇经为十二经之别脉也。深湖,喻八脉,言十二经之气血盛则入于八脉,而不能复令八脉之气血返于十二经。犹夫沟渠之水满溢,入于深湖,不能复令深湖之水返于沟渠。故曰:入而不远。而八脉受邪,不能通于诸经,所以畜聚而为肿热,宜用砭石出其所畜之血,以泻其热也。

第二十八难

难曰:奇经八脉,何起何止,可以晓不?

然:督脉者,起于下极之俞,并于脊里,上至风府,入属于脑。

督之为言,都也。统诸阳脉行于背,为之都纲也。俞,穴也。下极之俞,即长强穴,在脊髓骨端。风府穴,在顶上,入发际,大筋内宛宛中。《素问》骨空论云:督脉者,起于少腹以下骨中央,女子入系廷孔,其孔,溺孔之端也。其络循阴器,合篡间,绕篡后,别绕臀,至少阴与巨阴中络者合。少阴上股内后廉,贯脊属肾,与太阳起于目内眦,上额交巅、上入络脑,还出,别下项,循肩髆内,夹脊抵腰中,入循膂络肾。其男子循茎下至篡,与女子等。其少腹直上者,贯脐中央,上贯心,入喉上颐,环唇,上系两目之中央。

任脉者,起于中极之下,上至毛际,循腹里,上关元,至咽喉,上颐入舌,而络于目。

任之为言,妊也,统诸阴脉行于腹里,为人生养之本也。中极,穴名,在脐下四寸。中极之下,谓会阴穴,为任脉之所起。毛际者,前阴之上,毛之际也。关元穴在脐下三寸。至咽喉,谓天突穴。《素问》骨空论云:任脉者,起于中极之下,以上毛际,循腹里,上关元,至咽喉,上颐循面入目。滑伯仁曰:任督二脉,一源而二歧。一行于身之前,一行于身之后。人身之有任督,犹天地之有子午,可以分,可以合。分之以见阴阳之不离,合之以见浑沦之无间。一而二,二而一者也。

冲脉者,起于气冲,并足阳明之经,夹脐上行,至胸中而散。

冲者,通也。此脉下至于足。上至于头,通受十二经之气血。故《灵枢》海论云:冲脉者,为十二经之海。气冲穴,一名气冲,在毛际两傍,鼠蹊上一寸。《素问》举痛论云:冲脉起于关元,随腹直上。

带脉者,起于季胁,回身一周。

带之为言,束也。总束诸脉,使不妄行,如人束带而前垂,故名。季胁,谓章门穴,在季胁下一寸八分。回,绕也。绕身一周,犹如束带也。《素问》痿论云:阳明冲脉皆属于带脉,而络于督脉。《灵枢》经别篇云:足少阴之正,至腘中,别走太阳而合,上至肾,当十四颗出属带脉。

阳跷脉者,起于跟中,循外踝上行,入风池。

阴跷脉者,亦起于跟中,循内踝上行,至咽喉,交贯冲脉。

跷,疾捷也。以二脉皆起于足,是人行走之机要,动足之所由,故取跷捷超越之义以名之。外踝,谓踝骨下申脉穴也。风池穴,在耳后一寸半,发际陷中,内踝,谓踝骨下照海穴也。《灵枢》脉度篇云:跷脉者,少阴之别,起于然骨之后,上内踝之上,直上循阴股入阴,上循胸里入缺盆,上出入迎之前,入頄属目内眦,合于太阳阳跷而上行。跷脉有阴阳,男子数其阳,女子数其阴,当数者为经,不当数者为络也。《灵枢》寒热病篇云:阴跷,阴跷,阴阳相交,阳入阴,阴出阳,交于目锐眦。尚御公曰:阴跷乃是足少阴之别。阳跷乃足太阳之别。

阳维脉者,起于诸阳之会。阴维脉者,起于诸阴之交。维络于身,溢畜不能环流灌溢诸经者也。阳不能维于阳,则怅然失志;阴不能维于阴,则溶溶不能自收持也。

维,持也。维持经络,而为阴阳之纲维也。诸阳之会,谓金门穴,在足外踝骨下陷中。诸阴之交,谓筑宾穴,在足内踝上三寸骨陷中。阳,阳经,身之表也。阴,阴经,身之里也。怅然,失望貌。溶溶,浮荡貌,二脉盈溢积畜,不能循环周流灌溉诸经。阳不能维于阳,则神思不爽,怅然失志;阴不能维于阴,则身体懈怠,溶溶不能自收持也。

第二十九难

难曰:奇经之为病,何如?

然:阴跷为病,阳缓而阴急。

阳跷为病,阴缓而阳急。

冲脉为病,逆气里急。

任脉为病,苦内结,男子七疝,女子带下瘕聚。

督脉为病，脊强而厥。

带脉为病，腹满，腰溶溶如坐水中。

阳维为病，苦寒热。

阴维为病，苦心痛。

此奇经八脉之为病也。

此言奇经八脉之病，以总结上文数章之义。诸阴脉盛，散入于阴跷，阴跷受邪，病在阴分而不在阳。故阳经之部和缓，而阴经之部结急也。诸阳脉盛，散入于阳跷，阳跷受邪，病在阳分而不在阴，故阴经之部和缓而阳经之部结急也。

冲脉起气于至咽喉，故病则气逆不上行，腹里胀急绞痛也。

任脉起胞门行于腹，故病则苦腹内结滞不通。男子为七疝，七疝者，谓厥疝、盘疝、寒疝、癥疝、附疝、狼疝、气疝。或云：寒、水、筋、血、气、狐癞也。女子为带下瘕聚。瘕者，假物成形，其各有八：谓青瘕、黄瘕、燥瘕、血瘕、狐瘕、蛇瘕、鳖瘕、脂瘕也。聚者，凝聚不散也。

督脉行于背，故病则脊强不柔和而厥逆不知人也。

带脉回身一周，在腹腰间，故病则腹胀满，腰缓无力，溶溶然如坐水中。《金匮要略》所谓肾著之病也。

阳维不能维于阳，则病在表之气分，故苦寒热，谓恶寒发热也。阴维不能维于阴，则病在里之血分，故苦心痛，谓心腹疼痛也。

第三十难

难曰：五脏俱等，而心肺独在膈上者，何也？

然：心者血，肺者气，血为营，气为卫，相随上下，谓之营卫，通

行经络，营周于身，故令心肺在膈上也。

此言心肺为血气之主，而独在膈上之义。

《素问》五脏生成篇云：诸血者，皆属于心。诸气者，皆属于肺，故曰：心者血，肺者气。《灵枢》营卫生会篇云：人受气于谷，谷入于胃，以传与肺，五肺六腑，皆以受气，其清者为营，浊者为卫，营在脉中，卫在脉外，营周不休，五十而复大会，阴阳相贯，如环无端。营卫者，精气也。血者，神气也。故血之与气，异名同类焉。《素问》痹论云：营者，水谷之精气也。卫者，水谷之悍气也。故曰：血为营，气为卫，相随上下，谓之营卫也。上下，谓升降循环也。通行经络，营周于身，谓十二经无所不通，而周行于脏腑之间也。营卫为一身之统摄，而心肺主之，故令其独在膈上以宰之也。膈者，膈膜也。在心肺二脏之下，前连于胸之鸠尾，傍连于腹胁，后连于脊之十一椎，周回相著，所以界上下，遮隔浊气不使上熏于心肺也。心肺以血气育养人身，此身之父母也。为脏腑之尊，故在膈上。《素问》刺禁论云：鬲肓之上，中有父母。此之谓也。

第三十一难

难曰：营气之行，常与卫气相随不？

然：经言人受气于谷，谷入于胃，乃传于五脏六腑，皆受气于胃。其清者为营，浊者为卫，营行脉中，卫行脉外，营周不息，五十而复大会，阴阳相贯，如环无端，故知营卫相随也。

此承上章而言营卫相随不息，以周行于身，其源起于胃之谷气之义。经言今见《灵枢》营卫生会篇作：谷入于胃，以传与肺，五脏六腑，皆以受气。义较本书为长。营者，水谷之精气，其体清而属阳中之阴，入心化血为营，而行于脉中，人之百骸九窍，所以得荣华者，由此血气以养之也。卫者，水谷之悍气，其体浊而属阴中之阳；入肺化气为卫，而行于脉外。昼行于阳，夜行于阴，以卫护人身者也。统而言之，所谓气是也。析而言之，则血为营，其原动力发于心脏之开合。气为卫，其原动力发于肺脏之吐纳，血流资气，气动依血，二者相随而行，营周不休，一日一夜五十度周于身。寅时复大会于手太阴，阴阳之气，更相贯串，流行于十二经，如环之无端，故知营卫相随而行也。

第三十二难

难曰：三焦者，何禀何生？何始何终？其治何在？可晓以不？

禀，受也。生，发也。始，起也。终，止也。人身脏腑，有形有状，有禀有生。如肝禀气于木，生于水，心禀气于火，生于木；脾禀气于土，生于火；肺禀气于金，生于土；肾禀气于水，生于金。唯三焦有位而无正脏，而所禀所生者，原气与胃气也。

然：三焦者，水谷之道路，气之所终始也。

上焦者，在心下之膈，及胃上口，主纳而不出，其治在膻中，玉堂下一寸六分。

中焦者，在胃中脘，不上不下，主腐熟水谷，其治在脐旁。

下焦者，在脐下，当膀胱上口，主分别清浊，主出而不纳，其治在脐下一寸。故曰：三焦者，传导之府也。

《素问》灵兰秘典论云。三焦者，决渎之官，水道出焉。盖水谷由上焦入，自下焦出，故为水谷之道路。禀肾间之原气以资始，借胃中之谷气以资生，以相火为功用，是为气之所终始也。心下之膈,谓横膈膜也。胃上口,即上脘穴,在鸠尾下二寸五分。纳,谓饮食也。治,犹县治之治,谓其所居之处也。膻中,在玉堂下一寸六分,直两乳间陷中。中脘穴,在鸠尾下四寸,脐旁,谓脐之左右天枢穴也。膀胱上口,谓阑门。清者入于膀胱而为溺,浊者入于大肠而为滓秽。出,谓大小便也。脐下一寸,阴交穴也。《灵枢》营卫生会篇云:上焦出于胃上口,并咽以上贯膈而布胸中,走腋,循太阴之分而行,还至阳明,上至舌,下足阳明。中焦亦并胃中,出上焦之后,此所受气者,泌糟粕,蒸津液,化其精微,上注于肺脉,乃化而为血,以奉生身、莫贵于此,故独得行经隧,命曰营气。下焦者,别回肠,注于膀胱而渗入焉。故水谷者,常并居于胃中,或糟粕,而俱下于大肠,而成下焦,渗而俱下,济泌别汁,循下焦而渗入膀胱焉。上焦如雾,中焦如沤,下焦如渎,故曰传导之腑也。

第三十三难

难曰:肝青属木,肺白属金。肝得水而沉,木得水而浮;肺得水而浮,金得水而沉。其故何也?

此言人身脏腑阴阳互根,五行配合以相生之理。特举肝肺而言者,心火上,脾土中,肾水下,皆当其位也。肝色青,属木而居膈下,故曰得水而沉;肺色白,属金而居膈上,故曰得水而浮。与金木之本体不类,故设问以明之。

然:肝者,非真木也,乙、角也。庚之柔也,大言阴与阳,小言夫妇也。释其微阳,吸其微阴,其意乐金。又行阴道多,故令肝得水而沉也。

肺者,非纯金也,辛、商也。丙之柔也,大言阴与阳,小言夫妇也。

释其微阴，吸其微阳，其意乐火。又行阳道多，故肺得水而浮也。

肺熟而后沉者，辛归庚也；肝熟而后浮者，乙归甲也。各归其类也。

以十干五行言，则甲乙木，丙丁火，戊己土，庚辛金，壬癸水。以十干阴阳言，则甲丙戊庚壬为刚，乙丁己辛癸为柔。以十干阴阳配合言，则甲与乙合，乙与庚合，丙与辛合，丁与壬合，戊与癸合。纯不杂也。角，木音也。商，金音也。释，犹开也。吸，收也。微，谓脏腑阴阳五行精微之气，非人目所能量，故曰微。木属阳，肝为乙木，而属阴，志在从金，故曰非纯木也。应角音而重浊。乙与庚合，刚柔相配，故为庚之柔也。大而言之，即天地之阴阳，小而言之，即人伦之夫妇，开乙木之微阳，吸收庚金之微阴，妇有从夫之义，故其意乐从乎金。木之性本浮，以其受金之气，又其经为足厥阴之脉，行阴道多，故令肝得水而沉也。金属阴，肺为辛金，志在从火，故曰非纯金也。应商音而轻清。辛与丙合，刚柔相配，故为丙之柔也。大而言之，即天地之阴阳，小而言之，即人伦之夫妇。开辛金之微阴，吸收丙火之微阳，其意乐从乎火。金之性本沉，以其受火之气炎上，而其经为手太阴之脉，又行阳道多，故令肺得水而浮也。乙与庚合，辛与丙合，犹夫妇也。故皆暂舍其本性而随夫之性以见阴阳相意如磁针之吸引也。肺熟则所受火之气去，辛复归之庚而成纯金，其本体自然还沉也。肝熟则所受金之气去，乙复归之甲而成纯木，其本体自然还浮也。《白虎通》云：木所以浮，金所以沉，何？子生于母之义。肝所以沉，肺所以浮，何？有知者尊其母也。与此章义相发。

第三十四难

难曰：脏惟有五，腑独有六者，何也？

然：腑独有六者，谓三焦也，有原气之别焉，主持诸气，有名而无形，其经属手少阳，此外腑也。故言腑有六焉。

三焦合气于肾，肾为原气之主，三焦为原气之别使，以原气赖其导引，潜行默运于一身之中，周布上、中、下，包括脏与腑。外有经，内无体，非若五腑之形各自成体，故谓有名而无形。其经属少阳，在诸腑之外，故曰外腑。《灵枢》本输篇云：三焦者，中渎之腑也，水道出焉，属膀胱，是孤之腑也。以其不附于脏故曰孤腑，即外腑之义。

第三十五难

难曰：经言腑有五，脏有六者，何也？

然：言六脏者，肾有两脏也，左为肾，右为命门。

命门者，精神之所舍也，男子以藏精，女子以系胞，其气与肾通，故言脏有六焉。

五脏各有一腑，三焦不属于五脏，故言腑有五焉。

所引经今亦佚。腑有五：谓胆、胃、大肠、小肠、膀胱也。脏有六：谓肝、心、脾、肺、肾、命门也。肝藏魂，心藏神，脾藏意，肺藏魄、肾藏志，命门藏元气，为生命之根，故称六脏。云命门者，精神之所舍也。男子以藏精，女子以系胞者，实指两肾中间动气之处，为人生命之所由，故曰命门，其气与肾通者，言命门之原气，与右肾相通也。故言脏者有六焉。五脏各有一腑，命门气虽通于肾，而实则非肾,故不得与肾同为一脏也。三焦亦是一腑。其经手少阳脉与手厥阴脉相表里。故与心包络相配,以其非正腑,不属于五脏,所以言腑有五焉。

第三十六难

难曰:经言血独荣于五藏,气独荣于六腑者,何也?

然:阴脉荣于五脏,阳脉荣于六腑,内温于脏腑,外濡于腠理,如环无端,莫知其纪,终而复始,而不复溢也。

此所引经言,今亦无考。人身气血,分言之,则血属阴,气属阳。而其运行则相辅相依,如水之流,不舍昼夜。行于三阴之经脉,则荣于五脏。行于三阳之经脉,则荣于六腑,内温于脏腑,外润于腠理,周流不息,如环之无端,莫知其纪。终于足厥阴,始于手太阴。而不复溢者,谓其不倾满也。

第三十七难

难曰:五脏之气,于何发起,通于何许,可晓不?

然:五脏者,上关于九窍者也。故肺气通于鼻,鼻和则知香臭矣;肝气通于目,目和则,知黑白矣;脾气通于口,口和则知谷味矣;心气通于舌,舌和则知五味矣;肾气通于耳,耳和则知五音矣;三焦之气通于喉,喉和则声鸣矣。

此承上章,言阴脉荣于五脏,其原气又上关于九窍,而知臭,色,味,声也。发起,言其本之所出。通,言其气之所注也。张洁古曰:九窍者,耳二,目二,鼻孔二,口一,舌一,喉一,共九窍也。五脏在下,九窍在上,故曰上关于九窍,谓其气与九窍通也。口纳五谷,故和则辨五谷。舌主辨味,故和则能知五味。五味者,酸、苦、甘、辛、咸也。五音者,宫、商、角、徵、羽也。《灵枢》脉度篇云:五脏常内阅于上七窍也。故肺气通于鼻,肺和则鼻能知臭香矣;心气通于舌,心和则舌能知五味矣;肝气通于目,肝和则目能辨五色矣;脾气通于口,脾和则口能知五谷矣;肾气通于耳,肾和则耳能闻五音矣。五脏不知,则七窍不通。其文义较本书为优。而越人添三焦之气通喉,所以补内经之缺。

其中邪奈何?

然:邪在五脏,则阴脉不和,阴脉不和,则血留之,血留之,则阴脉盛矣。阴气太盛,则阳气不得相荣也,故曰关。

邪在六腑,则阳脉不和,阳脉不和,则气留之,阳气太盛,则阴气不得相荣也,故曰格。

阴阳俱盛,不得相荣,名曰关格。不得尽其命而死也。

此节文亦见《灵枢》脉度篇。五脏属阴,邪在五脏,则手足三阴之经脉不和。阴脉之所以不和者,则以血为邪滞,停留于阴脉也。血留之,则阴脉于是而偏盛矣。阴气太盛,则阳气不能相荣于阴脉,故曰关,关者,闭绝之义。此阴邪盛而乘阳也。六腑属阳,邪在六腑则手足三阳之经脉不和。阳脉之所以不和者,则以气为邪壅,停留于阳脉也。气留之,则阳脉于是而偏盛矣。阳气太盛,则阴气不能相荣于阳脉,故曰格。格者,捍拒之义。此阳邪盛而乘阴也。荣,犹容也。不得相荣,谓其气强盛,不能相容也。若阴阳俱偏盛之极,二者不得相荣,则孤阳不生,独阴不长,荣卫否塞,气血不相济,名曰关格。而阴阳之气相睽,虽元气未尽,亦不得尽其天年而死也。十八难所言者,关格之脉象,而此则论其关格之病理也。

第三十八难

难曰：五脏各有声、色、臭、味，皆可晓不？

然：《十变》言：肝色青，其臭臊，其味酸，其声呼，其液泣。

心色赤，其臭焦，其味苦，其声言，其液汗。

脾色黄，其臭香，其味甘，其声歌，其液涎。

肺色白，其臭腥，其味辛，其声哭，其液涕。

肾色黑，其臭腐，其味咸，其声呻，其液唾。

是五脏声、色、臭、味也。

此言五脏之声、色、臭、味，本乎五行也。十变，疑古经名。肝属木，故色青。其臭臊，木化也。凡气因木变则为臊，故食草木之禽兽皆有臊臭，秉木之气也。木性曲直作酸，凡物之味酸者皆木气之所生也。肝在志为怒，故其声，呼呼叫啸也。肝开窍于目，故其液为泣。心属火，故色赤。其臭焦，火化也。凡气因火变则为焦。故物经火灼，其气皆焦也。火性炎上作苦，凡物之味苦者，皆火气之所生也。心在志为喜，故其声言，喜则多言也。心主身之血脉，汗为血之标，故其液为汗。脾属土，故色黄，其臭香，土化也。凡气因土变则为香，故甘味所发其气香。土爱稼穑作甘，凡物之味甘者，皆土气之所生也。脾在志为思，故其声歌，歌长言咏叹也。脾开窍于口，故其液为涎。涎，咽之液也。肺属金，故色白。其臭腥，金化也。凡气因金变则为刖置饮食铜铁器，经宿则腥，是其验也。金从革作辛，凡物之味辛者，皆金气之所生也。肺在志为忧，故其声哭。哭，悲哀也。肺开窍于鼻，故其液为涕。肾属水，故色黑，其臭腐，水化也。凡气因水变则为腐，故物入水或受潮湿则腐朽也。

肾在志为恐,故其声呻。呻,吟也。肾主骨,其脉通于舌下之廉泉。齿者,骨之余。故其液为唾。唾者,舌下及齿傍之液也。

第三十九难

难曰:经言肝主色,心主臭,脾主味,肺主声,肾主液。鼻者肺之候,而反和香臭;耳者肾之候,而反闻声。其意何也?

然:肺者西方金也,金生于巳,巳者南方火,火者心,心主臭,故令鼻知香臭;肾者北方水也,水生于申,申者西方金,金者肺,肺主声,故令耳闻声。

此所引经文,今亦无考。肝气通于目,故主色。心属火,火之化物,五臭出焉,故主臭。脾气通于口,故主味。肺属金,司呼吸,故主声。肾水脏,故主液。此五脏之所主也。而鼻者,肺之窍,不能听声,反受心之应而知香臭;耳者,肾之窍,不主液,反受肺之应而闻声。二者皆失其位,故设问以发其义。与三十三难之义同也。以十二支,四经,三合言,则亥卯未木,寅午戌火,巳酉丑金,申水辰水。木长生于亥,火长生于寅,金长生于巳,水长生于申,肺属西方酉金,酉金长生于巳,巳者,南方火位,火属心。心主臭,是以鼻虽属肺,而肺生于心火之位,故令鼻能知香臭。乃不从本藏之气,而从长生之气化也。肾属北方子水,子水长生于申,申者,西方金位,金属肺,肺主声,是以耳虽属肾,肾水生于肺金之位,故令耳能闻声。亦不从本藏之气而从长生之气化也。陈廷芝曰:臭者,心所主,鼻者,肺之窍,心之脉上肺,故令鼻能知香臭也。耳者,肾之窍,声者,肺所主,肾之脉上肺,故令耳能闻声也。此解颇平实,但与经旨不合,存之以备一说。

五脏有七神，各何所藏耶？

然：脏者，人之神气所舍藏也。故肝藏魂，肺藏魄，心藏神，脾藏意与智，肾藏精与志也。

脏者，藏也，舍者，宅也。《灵枢》本神篇云：生之来谓之精，两精相搏谓之神。随神往来谓之魂，并精而出入者谓之魄，所以任物者谓之心，心有所忆，谓之意，意之所存谓之志，因志而存变谓之思，因思而远慕谓之虑，因虑而处物谓之智。九针论云：五藏：心藏神，肺藏魄，肝藏魂，脾藏意，肾藏精志也。此祇有六神而无智，故越人补之。盖魂者，阳之灵而主知觉，魄者，阴之灵而主运动；神者，阴阳合体而不测之妙用，为生命之主宰。意，谓记而不忘。智，谓悟而能辨。精，谓清明而不昧。志，谓专一而不移。七者皆无形而灵妙不测，故统谓之神，引此以明五脏神气相应，而结上文之意。

第四十难

难曰：五脏各有腑，腑皆相近，而心肺独去大肠、小肠远者，何也？

然：经言心荣肺卫，通行阳气，故居在上；大肠小肠传阴气而下，故居在下，所以相去远也。

五脏各有腑，腑皆相近。谓肝之腑胆，脾之腑胃，肾之腑膀胱，其位皆相近。而心之腑小肠，肺之腑大肠，皆上下相去甚远，故设问以发其义。

人之水谷入胃，其气之精者为营，悍者为卫，其滓秽分清浊而传于小肠、大肠与膀胱。精悍之气，阳也；滓秽之质，阴也。阳气上升，心主营，肺主卫，皆有通行清阳之职，理当在上；阴气下降，大小肠皆有传泻浊阴之职，理当居下。故脏腑阴阳之气虽相通，而其位置所以相去不得不远也。

诸腑者，皆阳也，清净之处也。今胃与小肠、大肠、胱膀，皆受不净，其故何也？

然：经言，胃者，水谷之腑；小肠者，受盛之腑也；大肠者，传泻行道之腑也；膀胱者，津液之腑也；胆者，清净之腑也。诸腑者，皆非能清净者也，小肠者，心之腑；大肠者，肺之腑；胆者，肝之腑；胃者，脾之腑；膀胱者，肾之腑。小肠为赤肠，大肠为白肠，胆为青肠，胃为黄肠，膀胱为黑肠，下焦之所治也。

六腑之经脉皆属阳，阳为气，气宜清净。而胃与小肠、大肠、膀胱，皆受秽浊，而为不净之所聚，故设问以明其理。

《灵枢》本输篇云：肺合大肠，大肠者，传道之腑也。心令小肠，小肠者，受盛之腑。肝合胆，胆者，中精之腑。脾合胃，胃者，五谷之腑。肾合膀胱，膀胱者，津液之腑也？盖胃主受纳水谷，故为水谷之腑。小肠承胃受盛糟粕，故为受盛之腑。大肠受小肠传入之滓秽，排泄而出，故为传泻行道之腑。膀胱受肾分泌津液之所聚，故为津液之腑。而胆之为腑，与诸腑不同，祗盛精汁三合，由微丝管灌注于胃以助消化，位居清道，介乎膈间，阴阳所辖，中上所治，故为清净之腑者，惟胆耳。其余诸腑，所属之经虽阳而其所处之位则阴，皆非能清净者也。《素问》五脏别论云：五脏者，藏精气而不泄也，故满而不能实。六腑者，传化物而不藏，故实而不能满也。《灵枢》本脏篇云：五脏者，所以藏精神血气魂魄者也。六腑者，所以化水谷而行津液者也。此脏腑之定义也。肠者，取其传导秽浊之意，五脏之色皆类。其藏者以其所禀五行之气同也。均谓之肠者，所以明其不净也。《灵枢》营卫生会篇云：水谷者，常并居于胃中，成糟粕，而俱下于大肠，而成下焦，渗而俱下，济泌别汁，循下焦而渗入膀胱焉。故曰下焦之所治也。

第四十一难

难曰：老人卧而不寐，少壮寐而不寤者，何也？

《曲礼》云：七十曰老，三十曰壮。卧，寐也。寐之言，迷也，不明之意，谓安寐目闭而藏神也。少，幼也。《说文》云：寐觉而有信曰寤。谓心有所忆，不能成寐也。老人血气衰，精神短，卧应当寐；少壮血气盛，精神强，卧应当寤。而事实则适得其反，故设问以发其义。

然：经言少壮者，血气盛，肌肉滑，气道通，营卫之行不失于常，故昼日精，夜不寤也。老人血气衰，肌肉不滑，营卫之道涩，故昼日不精，夜不寐也。

盛，旺也。滑，泽也。营卫之行不失于常，谓昼行于阳二十五度，夜行于阴二十五度，不失其常也。精，谓神志清明也；涩，不利也。《灵枢》营卫生会篇黄帝曰：老人之不夜瞑者，何气使然？岐伯答曰：壮者之气血盛，其肌肉滑，气道通，营卫之行，不失其常，故昼精而夜瞑。老者之气血衰，其肌肉枯，气道涩，五脏之气相搏，其营气衰少，而卫气内伐，故昼不精夜不瞑。文义较本书显豁。然则老人之寤寐，系乎营卫血气之盛衰也。

第四十二难

难曰：人面独能耐寒者，何也？

然：头者，诸阳之会也。诸阴脉皆至颈，及胸中而还，独诸阳脉皆上至头，故令面耐寒也。

耐,忍也。《灵枢》邪气脏腑病形篇云:诸阳之会,皆在于面。又曰:十二经脉,三百六十五络,其血气皆上于面而走空窍。其精阳气上走于目为睛,其别气走于耳为听,其宗气上出于鼻为嗅,其浊气出于胃,走唇舌为味。其气之津液皆上熏于面,而皮又厚,其肉坚,故天热甚寒不能胜之也。逆顺肥瘦篇云:手之三阴,从脏走手,手之三阳,从手走头;足之三阳,从头走足,足之三阴,从足走腹。故曰:诸阴脉皆至颈及胸中而还,独诸阳脉皆上至头也。然经脉篇云:足厥阴之脉,循喉咙之后,上入颃颡,连目系,上出额,与督脉会于巅。而此举诸阴脉,大概言之也,犹《灵枢》云:十二经脉,三百六十五络,其血气皆上于面。统阴阳而言也。盖五脏之经穴虽不至头,而其精华之气,无不上于面。如肝气通于目,肺气通于鼻,心气通于舌,脾气通于口,肾气通于耳。读者不以辞害意可也。

第四十三难

难曰:肝独有两叶,以应何也?

然:肝者,东方木也,木者,春也,万物之始生,其尚幼小,意无所亲,去太阴尚近,离太阳不远,犹有两心,故令有两叶,亦应木叶也。

五十九难云:肝左三叶,右四叶,凡七叶。此云两叶者,左三叶为一大叶,右四叶为一大叶也。意无所亲,谓不专属也。自此至彼谓之去,自彼至此谓之离。犹有两心,言如有两仪也。以五脏方位五行言,则肝者,东方木也。木王于春,万物之始生,草木甲拆,其时尚幼小,去隆冬太阴之时尚近,离首夏太阳之时不远,介乎阴阳之间,不专属乎阴阳而不离乎阴阳,故令有左右两叶。左三,奇数而为阳,右四,偶数而为阴。凡木之初生,甲拆皆两叶,此乃木之本体,故肝与之相应也。

第四十四难

难曰:七冲门何在?

然:唇为飞门,齿为户门,会厌为吸门,胃为贲门,太仓下口为幽门,大肠小肠会为阑门,下极为魄门,故曰七冲门也。

冲,通道之要会也。入出开合有时谓之门。人身食物所行之道路,开合之所共七处,皆为要冲,故曰七冲门。

唇者,口之外部。飞,动也。两唇上下运动,如物之飞,故曰飞门。户,独扇门也。凡物之大者,必齿而碎之,然后得入,故曰户门。会,合也。厌,掩也。谓咽喉会合之处。当咽物时合掩喉咙,不使食物误入,以阻其气之呼吸出入,故曰吸门。贲,犹奔也。食物入咽,即疾奔于胃,故胃之上口名贲门。太仓,胃也。以其聚谷如仓廪,故曰太仓。胃之下口为幽门,在脐上二寸,下脘之分。谓其居乎幽隐之处,与小肠上口相接也,故曰幽门。阑,遮拦也。大肠、小肠之会,在脐上一寸,水分穴之分,主分别清浊,故曰阑门。下极,肛门也。魄者,阴之灵而藏于肺,大肠为肺之腑,食物至此,精华已去,祗存形质,浊气由此而生,故曰魄门。此皆冲要之所,故曰七冲门也。

第四十五难

难曰:经言八会者,何也?

然:腑会太仓,脏会季胁,筋会阳陵泉,髓会绝骨,血会鬲俞,骨会大椎,脉会太渊,气会三焦外一筋直两乳间也。热病在内者,取

其会之气穴也。

所引经今亦佚。

人身脏腑、筋骨、血气、脉髓八者,俱有交会之穴,故曰八会。会,谓气之所聚也。腑,六腑也。太仓,穴名,属任脉,在心蔽骨与脐之中,手太阳、少阳、足阳明所生,任脉之会,即中脘穴也。《脉经》云:胃募在太仓。胃纳水谷,化气以养六腑,故腑会太仓。脏,五脏也。季胁,谓章门穴,在大横外直脐季胁端,足厥阴、少阳之会,脾之募也。脾受谷气,五脏皆取禀于脾,故脏会季胁。筋,《说文》:肉之力也。阳陵泉,在膝下一寸,胻外廉陷中者,足少阳之合,众筋结聚之所。肝主筋,少阳乃肝之腑,故筋会阳陵泉。髓,《说文》:骨中脂也。绝骨穴,在外踝上三寸,当骨尖前动脉中,足三阳络,按之阳明脉绝。《灵枢》脉度篇云:足少阳之脉,是主骨,诸髓皆属于骨,故髓会绝骨。人能健步,以髓会绝骨也。中焦受气取汁,变化而赤,是谓血。膈俞穴,在背第七椎下,两傍各一寸五分,足太阳脉气所发。心统血,肝藏血,膈俞居心俞下,肝俞上,二者之中。诸经之血皆从膈膜而上下,故血会膈俞。骨者,身之干也。大椎穴,在第一椎上陷中,三阳督脉之会。骨者髓所养,髓自脑下注于大椎,渗入脊心,下贯尾骶,渗诸骨节。诸骨自大椎檠架往下支生,故骨会大椎。肩能任重,以骨会大椎也。壅遏营气,令无所避,是谓脉。太渊穴,在掌后内侧横纹头动脉中,近寸口处,手太阴之俞。肺朝百脉,寸口者,脉之大会,故脉会太渊。上焦开发,宣五谷味,熏肤、充身、泽毛,若雾露之溉,是谓气。三焦,上焦、中焦、下焦也。外一筋直两乳间,谓外从下气海一筋直上,至两乳中间膻中穴也。《灵枢》海论云:膻中者,为气之海,故气会膻中。热病在内者,谓在八者之内，则邪气已深，故必审其热之所，取其所会之要穴，以刺灸之法治之也。

第四十六难

难曰：狂癫之病，何以别之？

然：狂之始发，少卧而不饥，自高贤也，自辨智也，自贵倨也，妄笑，好歌乐，妄行不休是也。癫病始发，意不乐，直视，僵仆，其脉三部阴阳俱盛是也。

此遥承二十难，"重阳者狂，重阴者癫"二句，而详言其证候脉象也。

狂疾发于阳，故其状皆自有余而主动。阳气盛，不入于阴，故少卧。胃实而不和，故不饥。阳性动而扬，故自高贤、自辨智、自贵倨。倨，傲也。阳火炽盛冲及心，故妄笑、好歌乐、妄行不休，皆阳邪盛之候。

癫疾发于阴，故其状皆自不足而主静。七情之阴邪结于心，阴性静而郁，故病始发意不乐。郁火内燔而不得泄，故直视、僵仆、不能立而颠蹶也。此阴邪盛之候也。

其脉三部，寸、关、尺也。阳脉，浮、滑、长也。阴脉，沉、涩、短也。盛，谓带数、实之意。狂则三部皆见阳脉俱盛，所谓重阳，病属腑也。癫则三部皆见阴脉俱盛，所谓重阴，病属脏也。此狂癫之分别也。

第四十七难

难曰:头心之病,有厥痛,有真痛,何谓也?

然:手三阳之脉,受风寒,伏留而不去者,名厥头痛;入连在脑者,名真头痛;五脏之气相干,名厥心痛;痛虽甚,但在心,手足青者,名真心痛。真心痛者,旦发夕死,夕发旦死。

厥,逆也。厥痛,气逆而痛也。真,无他杂也。手三阳之经脉,从手至头,风寒客于经,则壅逆而不得流通,上干于头作痛者,谓之厥头痛。其证有六。《灵枢》厥病篇云:厥头痛,面若肿起而烦心,一也;头脉痛,心悲善泣,视头动脉反盛者,二也;贞贞头重而痛,三也;意善忘,按之不得,四也;项先痛,腰脊为应,五也;头痛甚,耳前后脉涌有热,六也。真头痛,头痛甚,脑尽痛,手足寒至节,死不治。

盖脑为髓海,真气之所聚,卒不受邪,受邪则死。本书不言,是遗脱也。

心者,君主之官,主一身之血脉。诸阴经受邪,则五脏相干而痛,谓之厥心痛,其证有五。《灵枢》厥病篇云:厥心痛,与背相控,善瘛,如从后触其心,伛偻者,肾心痛也。腹胀胸满,心尤痛甚,胃心痛也。痛如以锥针刺其心,心痛甚者,脾心痛也。色苍苍如死状,终日不得太息,肝心痛也。卧若徒居,心痛间,动作痛益甚,色不变,肺心痛也。真心痛,手足清至节,心痛甚,旦发夕死,夕发旦死。邪客篇云:心者,五脏六腑之大主也,精神之所舍也,其脏坚固,邪弗能容也。容之则心伤,心伤则神去,神去则死矣。故诸邪之在于心者,皆在于心之包络者,此之谓也。

第四十八难

难曰:一脉十变者,何谓也?

此遥承十六难:"脉有六十首"之言,举心脉以发其义。一脉十变者,谓两手六部之脉,每一部之脉其变有十也。

然:五邪刚柔相逢之意也。假令心脉急甚者,肝邪干心也;心脉微急者,胆邪干小肠也;心脉大甚者,心邪自干心也;心脉微大者,小肠邪自干小肠也;心脉缓甚者,脾邪干心也;心脉微缓者,胃邪干小肠也;心脉涩甚者,肺邪干心也;心脉微涩者,大肠邪干小肠也;心脉沉甚者,肾邪干心也;心脉微沉者,膀胱邪干小肠也。五脏各有刚柔邪,故令一脉辄变为十也。

五邪,谓五脏五腑之气,失其正而为邪也。刚,阳之性也。柔,阴之性也。五脏为柔,六府为刚。逢,犹干也。刚柔相逢,谓脏邪干脏,腑邪干腑,阴阳各以类相应也。干,犯也。急,肝脉;大,心;缓,脾脉;涩,肺脉;沉,肾脉。此五脏之本脉也。脏邪干脏则脉甚,腑邪干腑则脉微。见何脏之脉,则知何脏之邪相干。五脏各有刚柔,故云令一脉辄变为十也。

凡两手六部之脉,各有五邪十变,六部共六十变,为六十首。只举心部为例,余可依次类推。《素问》方盛衰论云:圣人持诊之道,先后阴阳而持之,奇恒之势,乃六十首。诊合微之事,追阴阳之变,章五中之情,其中之论,取虚实之要,定五度之事,知此乃足以诊。此之谓欤。

第四十九难

难曰：有正经自病，有五邪所伤，何以别之？

然：忧愁思虑则伤心；形寒饮冷则伤肺；恚怒气逆，上而不下则伤肝；饮食劳倦财伤脾；久坐湿地，强力入房则伤肾，是正经自病也。

心藏神，养心莫善于寡欲，忧愁思虑过度则神疲而心受伤矣。肺主气，外合于皮毛。形寒于外，饮冷于内，则气不利而肺受伤矣。肝在志为怒。恚，恨也。恚怒则气于上，血蕴不行，甚则呕血而肝受伤矣。脾为仓廪之官，纳谷味，以养四脏而主四肢。饮食不节，劳倦过度，则脾受伤矣，以劳倦必由四肢也。肾属水而恶湿，久坐湿地而湿伤于下。强力者，力不能胜而强胜之也。入房，男女交合也。肾主精，强力入房则精竭而肾受伤矣。此皆五脏本经之自病也。

五邪奈何？

然：有中风，有伤暑，有饮食劳倦，有伤寒，有中湿，此之谓五邪。

五邪，木、火、土、金、水之邪也。

假令心病，何以知中风得之？

然：其色当赤也。经言肝主色，自入为青，入心为赤，入脾为黄，入肺为白，入肾为黑。肝为心邪，故知色当赤也。其病身热，胁下满痛，其脉浮大而弦。

此言心得中风之病，其色当赤也。盖中风之病，肝先受邪，肝气通于目而主色。自入为青，谓肝中风邪，本经自病也。入心为赤，谓心中风则色赤也。入脾为黄，谓脾中风则色黄也。入肺为白，谓肺中风则色白也。入肾为黑，谓肾中风则色黑也。肝为心邪，谓肝风入于心而为邪，故知色当赤也。身热，心病也。凡外感之邪先伤营卫,故身皆发热。热为火邪故属心病。胁下满痛,肝病也。浮大,心脉也。弦,肝脉也。肝邪干心,故色脉与证二经并见也。此举心病中风为例,余可类推。

何以知伤暑得之?

然:当恶臭也。经言心主臭,自入为焦臭,入脾为香臭,入肝为臊臭,入肾为腐臭,入肺为腥臭,故知心病伤暑得之,当恶臭也。其病身热而烦,心痛,其脉浮大而散。

此言伤暑之病,心先受邪,其证当恶臭也。心属火,火之化物,五臭出焉,故心主臭。自入为焦臭,谓心伤暑则生焦臭。为本经之自病也。入脾为香臭,谓脾伤暑邪则臭香也。入肝为臊臭,谓肝伤暑则臭臊也。入肾为腐臭,谓肾伤暑则臭腐。入肺为腥臭,谓肺伤暑则臭腥也。心主暑,今伤暑,此本经之自病,得之当恶臭也。其病,身热而烦,心痛,皆心病也。烦者,火郁而瞀乱也。浮大者,心之本脉。散,则浮大而空虚无神,为心之病脉也。此亦举心病为例,余可类推,下皆仿此。

何以知饮食劳倦得之?

然:当喜苦味也。虚为不欲食,实为欲食。经言脾主味,入肝为酸,入心为苦,入肺为辛,入肾为咸,自入为甘,故知脾邪入心,当喜苦味也。其病身热而体重嗜卧,四肢不收,其脉浮大而缓。

此言饮食劳倦之脾病,传入于心之脉证也。饮食不节则伤胃,劳役过度则病四肢。脾者胃之脏而主四肢,故饮食劳倦之病,脾先得之。脾虚不能化谷,故为不欲食。实则尚能化谷,故为欲食。脾气通于口,故主味。入肝为酸,谓肝受饮食劳倦之病则喜酸也。入肺为辛,谓肺受饮食劳倦之病则喜辛也。入肾为咸,谓肾受饮食劳倦之病则喜咸也。自入为甘,谓脾受饮食劳倦之病则喜甘也。故知脾邪入心,当喜苦味也。身热,心病也。体重嗜卧,四肢不收,脾病也。浮大,心脉。缓,脾脉。脾邪入心,故二脏之证脉并见也。

何以知伤寒得之?

然:当谵言妄语也。经言肺主声,入肝为呼,入脾为歌,入心为言,入肾为呻,入肺为哭,故知肺邪入心为谵言妄语也。其病身热,洒洒恶寒,甚则喘咳,其脉浮大而涩。

此言伤寒之病,肺先受邪,传入于心之证候也。自言曰言。答述曰语。谵言,睡中发无意识之言也。妄语,人问之,妄答也。肺属金而司呼吸,故主声。入肝为呼,谓肝伤寒则喜呼也。入脾主歌,谓脾伤寒则喜歌也。入中为言,谓心伤寒喜言也。入肾为呻,谓肾伤寒则喜呻也。入肺为哭,谓肺伤寒则喜哭也。由是推之,故知肺邪入心,则为谵言妄语也。身热,心病也。肺主皮毛,故伤寒则洒洒然。恶寒甚,则肺气上逆喘咳也。浮大,心脉。涩,肺脉。肺邪入心,故二经之证脉并见也。

何以知中湿得之?

然:当喜汗出不可止也。经言肾主液,入肝为泣,入心为汗,入脾为涎,入肺为涕,入肾为唾,故知肾邪入心为汗不可止也。其病身热小腹痛,足胫寒而逆,其脉沉濡而大,此五邪之法也。

此言中湿之病肾先受邪,传入于心之证候也。《素问》逆调论云:肾者水脏,主津液。入肝为泣,谓中湿则目喜泪出也。入心为汗,为心中湿,身喜汗出也。入脾为涎,谓脾中湿,则口喜涎也。入肺为涕,谓肺中湿则鼻喜流涕也。入肾为唾,谓肾中湿则喜唾也。由是故知肾邪入心则为汗不可止也。身热,心病也。小腹痛,足胫寒而逆,肾病也。沉,肾脉。濡而大,心脉。肾中湿邪入心,故二经之证脉并见也。以上大旨谓肝病见于色,心病见于臭,脾病见于味,肺病见于声,肾病见于液。以本脏之脉为主,而兼受邪之脏脉。由此类推,乃诊五邪之大法也。

第五十难

难曰:病有虚邪,有实邪,有贼邪,有微邪,有正邪,何以别之?

此以五脏之五行生克为五邪,其义与上章所论之五邪互相发也。

然:从后来者为虚邪,从前来者为实邪,从所不胜来者为贼邪,从所胜来者为微邪,自病为正邪。假令心病,中风得之为虚邪,伤暑得之为正邪,饮食劳倦得之为实邪,伤寒得之为微邪,中湿得之为贼邪。

五行之次序,春木、夏火、长夏土、秋金、冬水。从后来者谓生我者也,邪挟生气而来,则虽进而易退,子能令母虚,故为虚邪。从前来谓我生者也,受我之气其力方旺,母能令子实,故为实邪,从所不胜来谓克我者,故为贼邪。贼,伤害也。从所胜来谓我所克也,虽病不能为害,故为微邪。自病谓本脏自感之病,无他脏之邪相杂,故为正邪。中风,肝木先病也。伤暑,心火先病也。饮食劳倦,脾土先病也。伤寒,肺先病也。中湿,肾先病也。假令心病因是五者而得,则有虚、实、贼、微、正之五邪。以此为例,余脏可仿此类推也。

第五十一难

难曰:经言七传者死,间脏者生,何谓也?

此言五脏传变生克之义。所引经,今亦佚,以五行木、火、土、金、水之次序言，七传则传其所胜而受克，故死。间脏则间其所胜之脏，依次相传而得生，故生。

然：七传者，传其所胜也。间脏者，传其子也，假令心病传肺，肺传肝，肝传脾，脾传肾，肾传心，一脏不再伤，故言七传者死也。假令心病传脾，脾传肺，肺传肾，肾传肝，肝传心，子母相传，周而复始，故言间脏者生也。

七传传其所胜者，谓传于所受克之脏也。如心病传肺，火克金也。肺病传肝，金克木也。肝病传脾，木克土也。脾病传肾，土克水也。肾病传心，水克火也。一脏不得再伤，故言七传者死也。间脏者，间其所胜之脏，而传其所生之子也。如心病传脾，火生土也。脾病传肺，土生金也。肺病传肾，金生水也。肾病传肝，水生木也。肝病传心，木生火也。此皆母子相传，故言间脏者生也。《素问》玉机真藏论云：五脏受气于其所生，传之于其所胜，气舍于其所生，死于其所不胜。病之且死，必先传行，至其所不胜，病乃死。此言气之逆行也，故死。此盖越人之所本欤？

第五十二难

难曰：脏病难治，腑病易治，何谓也？

然：脏病难治者，传其所胜也；腑病易治者，传其子也，与七传间脏同法也。

此承上文而发其未尽之义。五脏属阴，七神内守则邪之微者不易入。若大气之入，则神亦失守而病深，则传其所胜，故难治。六腑属阳，为水谷传输传化之道路，其气常通，邪虽入之其病尚浅，则传其所生，故易治。《素问》阴阳应象大论云："善治者，治皮毛，其次治肌肤,其次治筋脉,其次治六腑,其次治五脏。治五脏者,半死半生也"此脏腑病有深浅,治有难易之别也。然脏病若传其子亦易治,腑病若传其所胜亦难治,故曰:与七传间脏同法也。

第五十三难

难曰:经言上工治未病,中工治已病,何谓也?

然:见肝之病,知当传脾,故先实其脾,无令受肝之邪,此治未病也,故曰上工;中工见肝之病,不晓相传,但治其肝,故曰治已病也。

此言七传间脏之治法,以结上文数章之义。五脏得病有余者皆传其所胜,而不足者则受邪。假令见肝之病,则知其当传脾,以木旺侮土也。邪之所凑,其气必虚。故先补其脾气,脾实则能御肝之邪而不受其克贼,此治未病也,故曰上工。中工见肝之病不晓相传之理,但治其肝之本脏,不知肝邪入脾而脾又病矣。故病未已,新病复起,故曰治已病也。《金匮要略》云:上工治未病,何也?师曰:夫治未病者,见肝之病,知肝传脾,当先实脾,四季脾旺不受邪,即勿补之。中工不晓相传,见肝之病不解实脾,惟治肝也。论集所谓撰用八十一难也。

第五十四难

难曰:脏腑病发,根本等不?

然:不等也。脏病者,止而不移,其痛不离其处;腑病者,仿佛贲响,上下流行,居处无常,故以知脏腑根本不等也。

此言脏腑有形质之病,以起下章积聚之义。五脏属阴而主静,藏而不泻,故病则止而不移,其痛不离其处也。仿佛,无形质也。贲响,贲动有声也。六腑属阳而主动,泻而不藏,故病则仿佛贲响,忽上忽下而流行,居处无常也。故以知脏腑发病,其证状根本不同也。

第五十五难

难曰:病有积,有聚,何以别之?

然:积者,阴气也;聚者,阳气也。故积者,五脏所生,其始发有常处,其痛不离其部,上下有所终始,左右有所穷处也;聚者,六腑所成,其始发无根本,上下无所留止,左右无有穷处,其痛常移易也。

此章发明积聚之病源,证候之分别。积者,五脏血脉不行,蓄积于内而成病。脏属阴,故曰阴气也。聚者,六腑阳气不运,结聚于外而成病。腑属阳,故曰阳气也。积之病,肝左胁,肺右胁,心脐上,肾脐下,脾居中,各有常处,其痛不越其部。其形之长短大小可循按,故曰上下有所终始,左右有所穷处也。聚之病似有若无而无定位,往来上下忽聚忽散,其痛亦无一定之处,而常移易也。因其病之或动或静,知其名之为积为聚也。

人病有沉滞,有积聚,可切脉而知之耶?

然:诊病在右胁有积气,当得肺脉结,脉结甚则积甚,结微则积微。

此言积聚之脉。如右胁有积气,应当右寸肺部得结脉《素问》平人气象论云:结而横,有积矣。是结为积病之脉。可以结之微甚,推积之微甚也。

诊不得肺脉,而右胁有积气者,何也?

然:肺脉虽不见,右手脉当沉伏也。

此承上文,言积病亦有右寸肺部不见结脉,而右手三部之脉,当见沉伏脉。盖沉伏亦为积脉,右手肺之所治也。

其外痼疾同法耶？将异也？

然：结者,脉来去时一止,无常数也；伏者,脉行筋下也；浮者,脉行肉上也。左右表里,法皆如此。假令脉伏结者,内无积聚；脉浮结者,外无痼疾。或有积聚,脉不伏结；有痼疾,脉不浮结,是为脉不应病,病不应脉,皆死证也。

此言结伏之脉象及痼疾积聚,脉病不相应之死证也。痼疾谓瘰疬、瘿瘤、疮瘘之类。凡肌肉筋骨间久留不去之病,以其不在脏腑故曰外。脉来去时一止,无常数者名结,以血积在内,脉道不通,故其象如此。有定数者名代脉,主死也。伏脉行筋下主里,故伏结则病在里。浮脉行肉上主表,故浮结则病在表,结在左病亦在左,结在右病亦在右。以此推之,则内外左右积气痼疾,其结同而伏浮异也,故曰左右表里法皆如此。假如有是脉无是病,有是病无是脉,脉病不相应,此乃脏已败而真气不应于脉,所以皆为死证也。

第五十六难

难曰：五脏之积,各有名乎？以何月何日得之,可晓以不？

此承上章言五积之名状及五邪之相传,所得之月日。

然：肝之积,名曰肥气,在左胁下,如覆杯,久不愈,令人发咳逆、痎疟,连岁不已,以季夏戊己日得之。因肺病传肝,肝当传脾,适季夏土王,脾不受邪,肝复欲还肺,肺不肯受,故留结为积,故知肥气以季夏戊己日得之也。

肥气者如肉肥盛之状也。其形本大末小,如覆杯而突起。足厥阴之别贯膈上注肺,肝病久则正衰邪盛而上干,故令人发咳逆。

厥阴与少阳相表里,邪结少阳故病瘖疟也。间日一发日瘖,连日而发曰疟。连岁不已,《金匮要略》所谓此结为症瘕,名曰疟母是也。季夏土旺之月。戊己土日。五脏受病则传其所胜,故肺病传肝,肝当传脾。适当季夏土旺之月,脾土得令,气实则不受邪。而肺金亦得土之生气而能拒邪,故邪因无道可行,于是仍留结于肝为积,而肥气成矣。乃见虚处受邪,旺处不容,故知肥气以季夏戊己日得之也。

心之积,名曰伏梁,起脐上,大如臂,上至心下,久不愈,令人烦心,以秋庚辛日得之。因肾病传心,心当传肺,适秋金王,肺不受邪,心复欲还肾,肾不肯受,留结为积,故知伏梁以秋庚辛日得之也。

伏梁谓积自脐上至心下,其大如臂,伏而不动,横亘如屋之梁也。秋者金旺之月。庚辛,金日也。肺金得秋金之旺令而能拒邪,故不受邪。肾水亦得秋金之生气亦能拒邪,故不肯受邪也。

脾之积,名曰痞气,在胃脘,覆大如盘。久不愈,令人四肢不收,发黄疸,饮食不为肌肤,以冬壬癸日得之。因肝病传脾,脾当传肾,适冬水王,肾不受邪,脾复欲还肝,肝不肯受,留结为积,故知痞气以冬壬癸日得之也。

痞者否塞而不通也。脾衰故四肢不收。脾瘀湿热则身体面目皆黄为黄疸。脾气不通则食多而羸瘦,故饮食不为肌肤也。冬,水旺之月。壬癸,水日也。肾水旺于冬令而能拒邪,故不受邪。肝木亦得水之生气亦能拒邪,故不肯受邪也。

肺之积,名曰息贲,在右胁下,覆大如杯。久不愈,令人洒淅寒热,喘咳,发肺痈,以春甲乙日得之。因心病传肺,肺当传肝,适春木王,肝不受邪,肺复欲还心,心不肯受,留结为积,故知息贲以春甲乙日得之也。

息贲者,肺有积则气不通,而息时迫促也。积久不愈,则正虚邪盛。肺主皮毛,故洒淅寒热,肺气逆故喘咳,阳气盛故发肺痈。春,木旺之时。甲乙,木日也。肝木旺于春令故不受邪。心火亦得木之生气故不肯受邪。

肾之积,名曰贲豚,发于少腹,上至心下,若豚状,上下不时。久不愈,令人喘逆,骨痿而少气,以夏丙丁日得之。因脾病传肾,肾当传心,适夏火王,心不受邪,肾复欲还脾,脾不肯受,留结为积,故知贲豚以夏丙丁日得之也。此是五积之要法也。

贲豚者,肾之积,发于少腹上冲心,其状若豚之奔突也。肾气上冲,故喘逆,骨痿则不能起于床也,下焦不能纳气故少气。夏,火旺之时。丙丁,火日也。心火旺于夏令故不受邪,脾土亦得火之生气,故不肯受邪。

以上时令生克病情传变之理,是推候五积之要法也。

第五十七难

难曰:泄凡有几?皆有名不?

然:泄凡有五,其名不同,有胃泄,有脾泄,大肠泄,小肠泄与大瘕泄。

泄者,下利也,乃泄泻痢疾之总名。其名有五,详见下文。

胃泄者,饮食不化,色黄。

脾泄者,腹胀满,注泻,食即吐逆。

大肠泄者,食已窘迫,大便色白,肠鸣切痛。

小肠泄者,溲而便脓血,少腹痛。

大瘕泄者,里急后重,数至圊而不能便,腹中痛。此五泄之要

法也。

胃泄者,胃阳不足而伤于寒湿,致胃之下口不同。饮食入内不待脾气运化即径传入大肠而出,完谷不化。所泄之色即胃之色,故色黄。所谓飧泄也。脾泄者,脾虚受邪,不能消化水谷并散胃之精气于五脏六腑。水谷停留于胃中,故腹胀满而注泻。注者,无节度也,言利下犹如注水也。气不化必逆,故食即吐逆。所谓濡泻也。大肠泄者,大肠虚而受邪,食讫即欲利,窘迫不可止也。窘迫,急也。大肠肺之腑,故大便之色白。肠鸣切痛,虚寒相搏也,所谓洞泄也。小肠泄者,邪客小肠而泄也。小肠主泌别清浊,为心之腑,故其证溲而便脓血,少腹痛。溲,小便也。便,大便也。欲溲小便而大便必同至。心主血脉,故便脓血。所谓赤白痢也。大瘕泄者,因瘕而泄也。瘕,结也,邪结小腹也。里急者,腹内痛急迫欲去之甚也。后重者,腰下沉重肛门下坠也。圊,厕也。里急故数至厕,后重故不能便。肠中结滞,故腹中痛。所谓肠澼也。此辨五泄之要法也。

第五十八难

难曰:伤寒有几?其脉有变不?

然:伤寒有五,有中风,有伤寒,有湿温,有热病,有温病,其所苦各不同。

伤寒者,外感病之总称。《素问》热论云:今夫热病者,皆伤寒之类是也。其下所列之伤寒乃外感病之一种也。外感八节之虚邪,谓之中风。中风之候,头项强痛,发热汗出,恶风。外感冬令阴寒之邪,谓之伤寒。伤寒之候,头项强痛,发热恶寒,体痛无汗。外感长夏湿热之邪,谓之湿温。湿温之候,一身尽痛,发热,身色如熏黄也。外感盛夏之热邪,谓之热病。热病之候,汗出恶寒,身热而渴。外感春温之邪,谓之温病。温病之候,头项强痛,发热而渴,不恶寒。此五邪之所苦不同也。

中风之脉,阳浮而滑,阴濡而弱;伤寒之脉,阴阳俱盛而紧涩;湿温之脉,阳濡而弱,阴小而急;热病之脉,阴阳俱浮,浮之而滑,沉之散涩;温病之脉,行在诸经,不拘何经之动,各随其经之所在而取之。

此言五种外感病之脉象也。阴阳皆指尺寸而言也。风为阳邪,其中人则在上部之表,故其脉寸部浮而滑,邪盛也。尺部濡而弱,正虚也。寒为阴邪,营卫俱伤,故其脉尺寸俱盛。因寒郁而为热,故见紧涩也。湿温为阴阳混淆之邪,而伤阴。其脉寸部濡而弱,阳气虚也。尺部小而急,阴邪盛也。热者,阳盛之极,故其脉尺寸俱浮。轻取之浮滑者,阳盛于外,热之本脉也。重取之散涩者,阴衰于内,津液虚少也。温者阳邪,其性散,行诸经。动者,脉盛也。当各随其经之动脉所在而取之也。

伤寒有汗出而愈,下之而死者;有汗之则死,下之即愈者,何也?

然:阳虚阴盛,汗出而愈,下之即死;阳盛阴虚,汗之则死,下之即愈也。

此伤寒亦统指外感病而言。此阴阳则指表里而言,表为阳,里为阴也。受病者为虚,唯其虚也,是以邪凑之。不受病者为盛,唯其盛也,是以邪不入。阳虚者邪实于表,而表之阳气虚也。寒邪在外为阴盛。阳虚阴盛,《外台》所谓表病里和也。表病宜汗,故汗出则病愈。若误下之,则表邪内陷,正气下脱即死,"伤寒例"所谓承气入胃阴盛以亡是也。阴虚者邪实于里,而里之阴气虚也。热邪内炽为阳盛。阳盛阴虚，《外台》所谓里病表和也。里病宜下，故下之则病愈。若误汗之，则津液外越，亡阳而死，"伤寒例"所谓桂枝下咽，阳盛则毙是也。所以然者，汗能亡阳，下能损阴。经曰：诛伐无过命曰大惑，此之谓也。

寒热之病，候之奈何？

然：皮寒热者，皮不可近席，毛发焦，鼻槁不得汗；肌寒热者，皮肤痛，唇舌齿槁，无汗；骨寒热者，病无所安，汗注不休，齿本槁痛。

寒热病者，由伤寒外感病失治，久则传变。其人汗下失宜致阴阳两虚，外邪虽退而正气乃伤，阳虚则生寒，阴虚则发热，成为劳瘵之病，故附于伤寒汗下之后。《灵枢》五变篇云：百疾之始期也，必生于风雨寒暑，循毫毛而入腠理，或复还，或留止，或为风肿汗出，或为消瘅，或为寒热，或为留痹，或为积聚，奇邪淫溢，不可胜数是也。皮寒热者，其邪尚浅，肺病也。肺主皮毛开窍于鼻，肺受邪则皮痛不可近席，毛发焦而鼻枯槁也。汗从毛孔而出，邪居之则毛孔闭而不得汗矣。肌寒热者，邪入渐深，脾病也。脾主肌肉开窍于口，脾受邪则气不运，故皮肤作痛。津液不能温于肉理以荣唇口，故唇口干燥而齿槁无汗也。骨寒热者，邪入最深，肾病也。肾主骨又主液，骨发寒热则身无所安。肾液外泄，故汗注不休。内无所养则齿根槁痛。所谓骨蒸潮热也。三病治法，详见《灵枢》寒热病篇。

第五十九难

难曰：人肠胃长短，受水谷多少，各几何？

然：胃大一尺五寸，径五寸，长二尺六寸，横屈受水谷三斗五升，其中常留谷二斗，水一斗五升。

小肠大二寸半,径八分分之小半,长三丈二尺。受谷二斗四升,水六升三合合之大半。

回肠大四寸,径一寸半,长二丈一尺,受谷一斗,水七升半。

广肠大八寸,径二寸半,长二尺八寸,受谷九升三合八分合之一。

故肠胃凡长五丈八尺四寸,受水谷八斗七升六合八分合之一,此肠胃长短,受水谷之数也。

胃,会也,水谷之所会也。大以周园言,径以直径言,圆形略率径一则周三有余,故园大一尺五寸则径五寸也。

胃在腹中其形盘曲,故曰横屈。留者存于中不使出也。出即胃虚,饥而思食,故一日必再食也。肠,畅也,通畅胃中水谷也。小半,三分之一也。大半,三分之二也。回肠即大肠也,因其回曲故名回肠。广肠即直肠也,以其最广故曰广肠。胃留谷二斗,水一斗五升,传入小肠则谷剩四升,水少八升六合合之小半,又传入大肠,水谷之数比之在胃各减一半。至此则水分入膀胱,谷传入广肠,故广肠止受谷九升三合八分合之一,而不及水也。《灵枢》肠胃篇云:肠胃所入至所出,长六丈四尺四寸,以唇至肛门合计也。平人绝谷篇云:肠胃之长凡五丈八尺四寸,受水谷九斗二升一合合之大半,与上文之数符合。此云受水谷八斗七升六合八分合之一者,传写之讹也。

脏腑之重量各几何?其形状奚若?

然:肝重二斤四两,左三叶,右四叶,凡七叶。主藏魂。

心重十二两,中有七孔三毛,盛精汁三合。主藏神。

脾重二斤三两,扁广三寸,长五寸,有散膏半斤。主裹血,温五脏,主藏意。

肺重三斤三两,六叶两耳,凡八叶。主藏魄。

肾有两枚,重一斤二两,主藏志。

胆在肝之短叶间,重三两三铢,盛精汁三合。

胃重二斤十四两。

小肠重二斤十四两,左回叠积十六曲。

大肠重三斤十二两,当脐右回叠积十六曲。

膀胱重九两二铢,纵广九寸,盛溺九升九合。

口广二寸半,唇至齿长九分,齿以后至会厌深三寸半,大容五合。

舌重十两,长七寸,广二寸半。

咽门重十两,广二寸半,至胃长一尺六寸。

喉重十二两,广二寸,长一尺二寸,九节。

肛门重十二两。

此藏府各部之重量数及形状也。

肝,干也。体状有似枝干也。左三右四,阴多阳少也。心,任也,言能任物也。孔,窍也。盛精汁三合,谓孔中所藏之精血也。脾,裨也,裨助胃气主化水谷也。散膏,津液之不凝者。裹血,谓统之使不散也。五脏皆禀气于脾胃,故受其气以温暖也。肺,勃也,言其气勃郁也。垂下为叶,旁出为耳,共凡八叶。肾,引也,引水气灌注诸脉也。胆,敢也,有果敢决断也。舌,泄也,可舒泄言语也。咽,嚥也,通于胃可嚥物也。喉,空也,为肺之系,其中空虚可通气之呼吸也。肛门,广肠之下口也。以上所言脏腑之形状,度量衡之数,唐·张守节引其文附列《史记》扁鹊传后。学者当参合近世之解剖生理学,庶不致失实也。古者二十四铢为一两,十六两为一斤。其斗升合法,当以口内大容五合推之。尺寸之法,当以同身寸取之。

第六十难

难曰：人不食饮，七日而死者，何也？

然：人胃中常存留谷二斗，水一斗五升，故平人日再至圊，一行二升半，日行五升，七日五七三斗五升，而水谷尽矣。平人不饮食七日而死者，水谷津液俱尽故也。

平人，无病之人也。行，谓水谷化糟粕行去也。人以饮食为养命之本，胃为水谷之海，所受水谷常存三斗五升。平人胃满则肠虚，肠满则胃虚，更虚更满，气得上下，五脏安定，血脉和利，精神乃居。故神者，水谷之精气也，所谓水入于经其血乃成，谷入于胃脉道乃行。平人日再至圊，不饮食七日而水谷津液俱尽，水去则营散，谷消则卫亡。胃无气以生，神失所依，故死也。详见《灵枢》平人绝谷篇。

第六十一难

难曰：经言望而知之谓之神，闻而知之谓之圣，问而知之谓之工，切脉而知之谓之巧，何谓也？

此章以望、闻、问、切为神圣工巧，判术业之高下。所引经言，今亦佚。难而易者谓之巧，得其精者谓之工，大而化之之谓圣，圣而不可知之之谓神。

然：望而知之者，望见其五色以知其病。闻而知之者也，闻其五音以别其病。问而知之者，问其所欲五味，以察其病。切而知之者，诊其寒热，视其虚实，以知其病。经言以外知之曰圣，以内知之曰神,此之谓也。

五色,谓五脏所见之色也。五音,谓五脏所发之音也。五味,谓五脏所喜之味也。切,按也,谓按寸口之脉也。寒热虚实者,百病之纲领也。脉合五色,色合五味,味合五音,故有望、闻、问、切之法。外,谓有症见于外而可视验也。内,谓内有病而未见外也。外则显而易知,内则隐而难见。症见于外,而知其内病者,谓之圣。病在于内,外无可验,而能知之者,谓之神。如越人望齐侯之色是也。

第六十二难

难曰:脏之井荥有五,腑独有六者,何也?

然:腑者,阳也,三焦行于诸阳,故置一俞,名曰原。所以腑之井荥有六者,与三焦共一气也。

脏,谓五脏之经脉。井荥有五,谓诸经皆以所出为井,所流为荥,所注为俞,所行为经,所入为合,一经各有井、荥、俞、经、合之五穴也。腑,谓六腑之经脉。有六者,谓诸经亦并以所出为井,所流为荥,所注为俞,所过为原,所行为经,所入为合,一经各有井、荥、俞、原、经、合之六穴也。俞,穴也。原,元也。原气为人之根本,基于命门,发于三焦。三焦之气行于诸阳,以象天之原气运行于五方。六府之经,多一原穴者,以三焦统摄诸阳,六府皆阳,三焦亦是阳,故云共一气也。详见《灵枢》本输篇。

第六十三难

难曰:《十变》言,五脏六府荥合,皆以井为始者,何谓也?

然:井者,东方春也,万物之始生也。诸蚑行喘息,蜎飞蠕动,当生之物，莫不以春生。故岁数始于春，月数始于甲，荥合始于井也。

此章发明手足十二经所出井穴之名义。井，谓山谷之中泉水初出之处，在人身则为经气之所始，犹东为四方之始，春为四时之首也。蚑，虫行貌。息，嘘吸气也。蜎，井中虫也。蠕，动也。万物初生，皆由于春气之化育，春至则蛰虫始振，所以蚑虫行、喘虫息、蜎虫飞、蠕虫动也。四时春为之始，十干甲为之首，十二经皆以井为始，犹岁之春，月之甲也。古者十干以纪日，则月字当是日字之误。《本义》《集注》《经释》均作日，当从之。

第六十四难

难曰：《十变》言，阴井木，阳井金；阴荥火，阳荥水；阴俞土，阳俞木；阴经金，阳经火；阴合水，阳合土。阴阳皆不同，其意何也？

然：是刚柔之事也。阴井乙木，阳井庚金。庚者，乙之刚也；乙者，庚之柔也。乙为木，故言阴井木也；庚为金，故言阳井金也。余皆仿此。

阴，谓手足诸阴经。井乙木，荥丁水，俞己土，经辛金，合癸水，皆为柔。阳，谓手足诸阳经。井庚金，荥壬水，俞甲木、经丙火、合戊土，皆为刚。甲与己合；丙与辛合；戊与癸合；庚与乙合；壬与丁合，即三十三难所谓大言阴与阳，小言夫与妇之义也。《易》曰：分阴分阳，迭用柔刚。其是之谓与欤。

第六十五难

难曰：经言所出为井，所入为合，其法奈何？

然：井者，东方春也，万物始生，故言所出为井也；合者，北方冬也,阳气入藏,故言所入为合也。

此承上章言经穴流注始终之义。东为四方之始,春乃四时之始,井乃荥俞经合之始,故曰:井者,东方春也。万物当春而始生,经水始出,所以谓之井也。北为四方之终,冬乃四时之终,合乃井、荥、俞、经之终,故曰:合者,北方冬也。阳气于冬而伏藏,经水所入,所以谓之合也。夫人之阳气随四时而出入,故春气在井,夏气在荥,秋气在经,冬气在合,其所取气穴皆随四时而刺之也。

第六十六难

难曰:经言肺之原,出于太渊;心之原,出于大陵;肝之原,出于太冲;脾之原,出于太白;肾之原,出于太豁;少阴之原,出于兑骨;胆之原,出于邱墟;胃之原,出于冲阳;三焦之原,出于阳池;膀胱之原,出于京骨;大肠之原,出于合谷;小肠之原,出于腕骨。五脏皆以俞为原者,何也?

然:五脏俞者,三焦之所行,气之所留止也。三焦者,原气之别使,主通行三气,经历于五脏六腑。故原者,三焦之尊号也,所止为原。凡五脏六腑之有病者,皆取之也。

此承上章言五脏六腑之原穴及五脏皆以俞为原之义。肺,手太阴经也,太渊在掌后陷中。心,手心主,厥阴经也,大陵在掌后两筋间陷中。肝,足厥阴经也,太冲在足大指本节后二寸陷中。脾,足太阴经也,太白在足内侧核骨下陷中。肾,足少阴经也,太豁在足内踝后跟骨上动脉陷中。少阴心经也,兑骨即神门,在掌后兑骨之端陷中。胆,足少阳经也,邱墟在足外廉踝下如前陷中。胃,足阳明经也。冲阳在足跗上五寸骨间动脉。三焦,手少阳经也,阳池在手表腕上陷中。膀胱，足太阳经也，京骨在足外侧大骨下赤白肉际陷中。大肠，手阳明经也，合谷在手大指次指间。小肠，手太阳经也，腕骨在手外侧腕前起骨下陷中。以上十二经而五脏皆以俞为原者，三焦由此以行气所留止之处也。盖三焦乃原气之别使，包括脏腑，主通行上、中、下之三气，经历于五脏六腑之俞穴。因其经历所留止之处，故俞亦可名原也。盖原者指脐下三寸肾间动气，所谓下焦禀真元之气，为人生命之本，十二经之根，三焦之所资生。自下焦上达于中焦，受水谷精悍之气化为营卫。营卫与真元之气通行达于上焦。分言之则曰三焦，从其本言则曰原，所以原为三焦之尊号。而所留止之处为原，犹警跸所至称行在所也。凡五脏六腑之有病，皆取其十二经之原穴以治之，所谓治病必求其本也。《灵枢》九针十二原篇以五脏之原左右十穴，并膏之原鸠尾一穴，肓之原脖胦一穴，凡十二穴。而越人引经以十二经为说，盖别有所本欤。

第六十七难

难曰：五脏募皆在阴，俞皆在阳者，何也？

此章言五脏募俞所以在阴在阳之义。募，结募也，为经气之所聚。俞，犹输也，经气由此而输于彼也。五脏募，谓肺之募中府二穴，在云门下一寸，乳上三肋间。心之募巨阙一穴，在鸠尾下一寸。脾之募章门二穴，在季胁下直齐。肝之募期门二穴，在不容两傍一寸五分。肾之募京门二穴，在腰中季胁。以上诸穴皆在腹侧，腹属阴，故曰皆在阴。五脏俞谓：肺俞二穴，在第三椎下；心俞二穴，在第五椎下；肝俞二穴，在第九椎下；脾俞二穴，在十一椎下；肾俞二穴,在十四椎下。皆侠脊两傍各一寸五分。均在背部,背属阳,故曰皆在阳。

然:阴病行阳,阳病行阴,故令募在阴而俞在阳也。

阴病行阳,谓内脏有病则出行于阳,阳俞在背也。阳病行阴,谓外体有病则入行于阴,阴募在腹也。以阴阳经络,气相通应,募俞为气血阴阳周行顿节之所,而病邪亦无不从此而出入。凡病在阴则当刺俞,病在阳则当刺募。故针法云:从阳引阴,从阴引阳也。

第六十八难

难曰:五脏六腑,各有井、荥、俞、经、合,皆何所主?

自六十二难至此,皆发明井、荥、俞、经、合之义。以下俱言针刺之法也。五脏六腑各有井、荥、俞、经、合者,肝井大敦,荥行间,俞太冲,经中封,合曲泉。肺井少商,荥鱼际,俞太渊,经经渠,合尺泽。心井少冲,荥少府,俞神门,经灵道,合少海。肾井涌泉,荥然谷,俞太谿,经复溜,合阴谷。脾井隐白,荥大都,俞太白,经商丘,合阴陵泉。心包络井中冲,荥劳宫,俞大陵,经间使,合曲泽。胆井窍阴,荥侠谿,俞临泣,原邱墟,经阳辅,合阳陵泉。大肠井商阳,荥二间,俞二间,原合谷,经阳谿,合曲池。小肠井少泽,荥前谷,俞后谿,原腕骨,经阳谷,合小海。胃井厉兑,荥内庭,俞陷谷,原冲阳,经解谿,合三里。膀胱井至阴,荥通谷,俞束骨,原京骨,经昆仑,合委中。三焦井关冲,荥液门,俞中渚,原阳池,经支沟,合天井。详见《灵枢》本输篇。何所主,诸穴刺之主治何病也。

然:经言所出为井,所流为荥,所注为俞,所行为经,所入为合。井主心下满,荥主身热,俞主体重节痛,经主喘咳、寒热,合主逆气

而泄。此井荥俞经合之所主病也。

出,始发源也。井,水源之所出也。流,渐盛能流动也。荥,绝小水也。水始出源流之尚微,故谓之荥。注,流所向注也。俞,输也。水上而注下,下复承而流之,故谓之俞。行,通达条贯也。水行经历而过,故谓之经。入,藏纳归宿也。合,会也。经过于此,乃入于脏腑,与众经相会,故谓之合。五句见《灵枢》九针十二原篇。《素问》阴阳应象大论云：六经为川。故井、荥、俞、经、合,皆以水为喻也。由五脏井荥、俞、经、合五行所属推之,则心下满为肝木之病,当取诸井以主之；身热为心火之病,当取诸荥以主之；体重节痛为脾土之病,当取诸俞以主之；喘咳寒热为肺金之病,当取诸经以主之；逆气而泄为肾水之病,当取诸合以主之。

第六十九难

难曰：经言虚者补之,实者泻之,不虚不实,以经取之,何谓也？

此章发明针法补泻之义。所引经言见《灵枢》经脉篇。虚,血气虚也。实,血气实也。补之,谓行针用补法,补其虚而复其正也。泻之,谓行针用泻法,泻其实而返于平也。以经取之,言循其本经所宜刺之穴也。

然：虚者补其母,实者泻其子,当先补之,然后泻之,不实不虚以经取之者,是正经自生病,不中他邪,当自取其经也。

子母以五行配脏腑而推之,母,生我之经也；子,我生之经也。虚者补其母,如肝虚则补肾经是也。母气实,则生之益力。实则泻其子,如肝实则泻心经是也。子气衰,则食其母益甚。当先补之,然后泻之者,言欲泻其子而必先补其母以固本,则正气充,邪自易出也。不实不虚,是诸脏不相乘也。故云:正经自病,不中他邪,当自取其本经所当刺之穴而补泻之,不必补母泻子也。

第七十难

难曰:经言春夏刺浅,秋冬刺深者,何也?

然:春夏者,阳气在上,人气亦在上,故当浅取之;秋冬者,阳气在下,人气亦在下,故当深取之也。

此言用针之法当随四时阳气之浮沉,而浅深刺之也。《灵枢》终始篇云:春气在毛,夏气在皮肤,秋气在分肉,冬气在筋骨。刺此病者,各以其时为齐。故曰:春夏刺浅,秋冬刺深。阳气,谓天地之气。人气,谓营卫之气。四时受病各随正气之浅深,故用针治病,亦当依四时气之浅深而取之,必以得气为主。得气者,《素问》四时刺逆从论所谓,邪气者,常随四时之气血而入客也,然必从其经气辟除其邪,除其邪则乱气不生。王注云:得气而调,故不乱是也。春夏之时,阳气浮而在上,人之气亦在皮肉之上,故刺之当浅,欲其无太过也。秋冬之时,阳气沉而在下,人之气亦在筋骨之中,故刺之当深,欲其无不及也。

春夏必致一阴,秋冬必致一阳者,何也?

然:春夏温,必致二阴者,初下针沉之至肾肝之部,得气引持之阴也。秋冬寒,必致一阳者,初内针浅而浮之至心肺之部,得气推而内之阳也。

上文言用针得气之理,此言用针致气之法,以顺四时阴阳之义。致,取也,谓用针以取其气也。内之肌肉谓之脾部。肌肉上属心肺而为阳,下属肝肾而为阴。春夏之时气温,必致一阴者,阳盛则阴不足，故取阴气以补阳，春夏养阳之义也。初下针即沉之至肾肝之部，俟针得其一阴之气，乃引针提之至心肺之分而留之，使阴气以和于阳也。秋冬之时气寒，必致一阳者，阴盛则阳不足，故取阳气以补阴，秋冬养阴之义也。初内针，浅而浮之当心肺之部，俟针得其一阳之气，然后推针内之，以达于肾肝之分而留之，使阳气以和于阴也。此《素问》阴阳应象大论所谓，善用针者，从阴引阳，从阳引阴之义。阴阳协和，而营卫自然通行矣。

第七十一难

难曰：经言刺卫无伤营，刺营无伤卫，何也？

此言用针浅深之法。营为阴而行于脉中，卫为阳而行于脉外，二者为之表里。无，毋通，禁止辞。

然：刺阳者，卧针而刺之；刺阴者，先以左手摄按所针荥俞之处，气散乃内针，是谓刺卫无伤营，刺营无伤卫也。

刺阳者，邪在卫气表阳之分。阳气轻浮，宜浅刺，故卧其针而刺之，则浅而不伤营血也。刺阴者，邪在营血当刺里阴之分也。先以左手摄按所刺之穴良久，使卫气暂散乃内针，则深而不伤卫气也。病在卫则当刺浅，故有卧针之法。病在营则当刺深，故有摄按之法，浅深得宜两不相伤，斯为善针者也。

第七十二难

难曰：经言有见始入，有见始出者，何谓也？

此言刺法，下针出针之候。所引经今亦佚。用针之妙，随气而施，候气至而内针，候气尽而出针。

然：所谓有见始入者，谓见气来至，乃内针也。有见始出者，谓见气行尽，乃出针也。

有见始入者，谓左手压按所针之穴，弹而努之，爪而下之，使其该刺之所，气至若动脉之状，而方下针也。有见始出者，针入留之良久，乃候其针下气尽，而后出针也。气尽者，《灵枢》所谓已补而实，已泻而虚之顷也。否则无益，而反害之矣。

第七十三难

难曰：诸井者，肌肉浅薄，气少不足使也，刺之奈何？

此言刺井穴之法。诸经之井，皆在手足指端，肌肉浅薄之处。气藏于肌肉之内，肌肉少则气亦微。不足使，谓补泻不能相应也。故设问以发其义。

然：诸井者，木也，荥者火，火者木之子，当刺井者，以荥泻之。故经言补者不可以为泻，泻者不可以为补，此之谓也。

井属木，为火之母，营属火，为木之子。以实者泻其子之法推之，当泻井者只泻其荥，泻子则母虚，井虽不泻气亦虚焉。以此推之，虚者补其母，则当补其井者，只补其合水也。经言：补者不可以为泻，泻者不可以为补，各有攸当不可误施也。所引经言，今亦无考。六十九难以别经为子母，此则以经之俞穴为子母也。

第七十四难

难曰：经言春刺井，夏刺荥，季夏刺俞，秋刺经，冬刺合者，何也？

然：春刺井者，邪在肝。夏刺荥者，邪在心。季夏刺俞者，邪在脾。秋刺经者，邪在肺。冬刺合者，邪在肾也。

此言应四时刺五俞,治五邪之法。所引经言,今亦无考。

井属木,春旺肝木而应井,肝木有邪井能主之。荥属火,夏旺心火而应荥,心火有邪荥能主之。俞属土,夏季旺脾土而应俞,脾土有邪俞能主之。经属金,秋旺肺金而应经,肺金有邪经能主之。合属水,冬旺肾水而应合,肾水有邪合能主之。以四时有病则脏气与之相应,故刺法亦从时随邪之所在而取之也。《灵枢》顺气一日分为四时篇云:藏主冬,冬刺井。色主春,春刺荥。时主夏,夏刺俞。音主长夏,长夏刺经。味主秋,秋刺合。是谓五变,以主五俞。病在脏者取之井,病变于色者取之荥,病时间时甚者取之俞,病变于音者取之经,经满而血者病在胃及以饮食不节得病者取之于合,故命曰味主合,是谓五变也。本章所引经言与此不同,盖越人刺法谓正经自病,《灵枢》所云实者泻其子之法欤。

五脏之系于春夏秋冬者,何也?

然:五脏一病,辄有五也。假令肝病,色青者肝也,臭臊者,肝也,喜酸者肝也,喜呼者肝也,喜泣者肝也,其病众多,不可尽言也。四时有数,而并系于春夏秋冬者也。此针之要妙,在于秋毫也。

此承上文,言人之五脏系于四时,一脏有病,辄有色、臭、味、声、液五者之证见于外,特举肝病为例,以明色、臭、味、声、液为辨万病之目的,病虽众多,言莫能尽,然四时有一定之数,而井、荥、俞、经、合并系于春、夏、秋、冬之所属。针者能断其五邪所在,令中病源,其要妙之理,若察秋毫之微也。

第七十五难

难曰：病有欲得温者，有欲得寒者，有欲见人者，有不欲见人者，证各不同，病在何脏何腑也？

此言临病人问所欲，而知邪之在腑在脏，属阳属阴，然后刺之，庶无错误也。

然：欲得寒而欲见人者，病在腑也。腑者阳也。欲得温而不欲见人者，病在脏也。脏者阴也。阳欲得寒，阴欲得温故也。

六腑属阳，诸阳为病则热盛，欲得寒以济之，故饮食衣服居处，皆喜寒而恶热也。欲见人者，阳性动而散，好为烦扰也。

五脏属阴，诸阴为病则寒胜，欲得热以济之，故饮食衣服居处，皆喜温而恶寒也。不欲见人者，闭户独处，恶闻人声，以阴性静而藏，好安静也。

第七十六难

难曰：针有补泻，何谓也？

然：补泻之法，非必呼吸出内针也。知为针者，信其左；不知为针者，信其右。当刺之时，先以左手厌按所针荣俞之处，弹而努之，爪而下之，其气之来，如动脉之状，顺针而刺之，得气推而内之，是谓补，动而伸之，是谓泻。不得气，乃与男外女内。又不得气，是谓十死不治也。

此章发明针法之补泻。补泻之法，非必呼吸出内针者。补者呼内吸出，泻者吸内呼出，此乃补泻法之一端耳，而其要妙在于得气出内之微也。信其左，谓其法全在善用其左手也。信其有，谓惟知右手持针以刺之也。善针者，当刺之时，必先审穴准确，以左手压按所针俞穴之处，弹击努揉，使气血活动而阳聚，以爪掐至肉下，其气之来若动脉之状应于手，然后以右手持针，循顺其穴而刺之。停针良久，得气应于针下而针动，是得气也。因而推针至当止之分，气亦从之入，此之谓补。若得气即将针推动伸提而引出其气，此之谓泻。若久留针而气不至，则浮针于卫分，左转以待其气。如不至，又沉内于营分，右转以待其气。如气又不应于针，为营卫已脱，阴阳之气俱尽，如此之候，十人十死，不可复针也，卫为阳，阳为外，故曰男外。营为阴，阴为内，故曰女内。此术士之隐辞，所以明其为补泻之秘法也。详见《素问》离合真邪论。

第七十七难

难曰：当补之时，何所取气？当泻之时，何所置气？可晓以不？

上章言补泻之针法，而此发明其义理也。言取何所之气以为补，而其所泻之气置之何处也。

然：当补之时，从卫取气；当泻之时，从营置气。其阳气不足，阴气有余，当先补其阳，后泻其阴；阴气不足，阳气有余，当先补其阴，后泻其阳，营卫通行，此其要也。

《灵枢》卫气篇云：其浮气之不循经者，为卫气。其精气之行于经者，为营气。阴阳相随，外内相贯，如环之无端，是以当补之时浅针之，俟得气，乃推内针于所虚之处，是谓从卫取气也。当泻之时深针之于所实之处，俟得气，即引针泻之，是谓从营置气也。置者，弃置其气而不用也。然人之虚实不一，补泻之时亦当变通。其阳气不足而阴气有余，当先补其阳，后泻其阴以和之。其阴气不足而阳气有余，当先补其阴，后泻其阳以和之。如此则阴阳之气和平，而营卫自然通畅流行矣。阴阳，即营卫也。《灵枢》终始篇云：阴盛而阳虚,先补其阳,后泻其阴而和之。阴虚而阳盛,先补其阴,后泻其阳而和之。此乃持针之要妙,勿先其泻而后其补也。

第七十八难

难曰:经言五脏脉已绝于内,用针者反实其外;五脏脉已绝于外,用针者反实其内。内外之绝,何以别之?

然:五脏脉已绝于内者,肝肾之脉绝于内也,而医者反实其心肺;五脏脉已绝于外者,心肺之脉绝于外也,而医者反实其肾肝。阳绝补阴,阴绝补阳,是谓实实虚虚,损不足而益有余,如此死者,医杀之耳。

此承上章,言补泻之法反用之害。经文四句,见《灵枢》九针十二原篇。五脏脉指针刺脉络之经气言,非寸关尺之脉也。绝,谓气不至也。外内,即营卫、阴阳、上下也。皮脉在外,心肺主之,为阳。筋骨在内,肝肾主之,为阴。反实,谓误补之也。肝肾所主筋骨之分之脉气绝于内,是阳虚不能荣于下而阴绝也。反实其心肺所主之皮脉,是阴绝误补其阳也。心肺所主皮脉之分之脉气绝于外,是阴虚不能荣于上而阳绝也。反实其肾肝所主之筋骨,是阳绝误补其阴也。虚虚实实,损不足而益有余,如此死者,乃医者误用补泻杀之耳。《灵枢》九针十二原篇云:五脏之气、已绝于内,而用针者反实其外,是谓重竭,重竭必死,其死也静,治之者,辄反其气,取腋与膺。五脏之气已绝于外,而用针者反实其内,是谓逆厥,逆厥则必死,其死也躁,治之者,反取四末。小针解篇云:所谓五脏之气已绝于内者,脉口气内绝不至,反取其外之病处与阳经之合,有留针以致阳气,阳气至则内重竭,重竭则死矣,其死也,无气以动,故静。所谓五脏之气已绝于外者,脉口气外绝不至,反取其四末之俞,有留针以致其阴气,阴气至则阳气反入,入则逆,逆则死矣,其死也,阴气有余,故躁。

第七十九难

难曰:经言迎而夺之,安得无虚?随而济之,安得无实?虚之与实,若得若失;实之与虚,若有若无,何谓也?

此承上章,言补泻之义。《灵枢》九针十二原篇云:逆而夺之,恶得无虚,追而济之,恶得无实,迎之随之,以意和之,针道毕矣。言实与虚,若有若无。为虚与实,若得若失。小针解篇云:迎而夺之者,泻也;追而济之者,补也。言实与虚,若有若无者,言实者有气,虚者无气也。为虚与实,若得若失者,言补者必然若有得也,泻则恍然若有失也。此越人之所本,而下文乃其独得之秘也。

然:迎而夺之者,泻其子也;随而济之者,补其母也。假令心病泻手心主俞,所谓迎而夺之也;补手心主井,所谓随而济之也。虚之与实,实之与虚者,濡牢之意也。气来实牢者,为得为有;气来濡虚者,为失为无。故曰,若得若失,若有若无也。

迎者,迎于前。迎而夺之者,迎其气而泻其邪也。随者,随其后。随而济之者,随其气而补其正也。《内经》迎随之义,是以经气之顺逆往来,而用针者侯其气之呼吸出入及针锋之所向,以为补泻之法。而越人乃针本经来处之穴为迎为泻,针去处之穴为随为补,故有泻子补母之说也。假令心病,心属火,《灵枢》邪客篇云:诸邪之在心者,皆在心之包络。而手心主荥,亦属火,是心之本穴。俞属土,而为火之子,心实则泻心主俞穴大陵,是谓迎于前而夺之也。井属木,而为火之母,心虚则补心主井穴中冲,是谓随于后而济之也。牢,硬也,实也,濡,软也,虚也。欲行补泻,须先候其气之虚实也。此假心病为例,余可类推。此章所言泻子补母,即以本经俞穴言。

第八十难

难曰:经言,能知迎随之气,可令调之。调气之方,必在阴阳,何谓也?

此承上章发明迎随之义。《灵枢》终始篇云:阳受气于四末,阴受气于五脏,故泻者迎之,补者随之。知迎知随,气可令和,和气之方,必通阴阳。此越人之所本。盖阳经主外,故从四末始。阴经主内,故从五脏始。迎者,针锋迎其来处而夺之,故曰泻。随者,针锋随其去处而济之,故曰补。通阴阳者,察其阴阳之虚实,不得误施补泻也。

然:迎随者,必知营卫之流行,经脉之往来也。从其逆顺而取之,故曰迎随。调气者,必知病之内外表里,随其阴阳而调之,故曰必在阴阳也。

补泻之要妙,在乎迎随。欲行迎随之法,必须知营卫之流行,经脉之往来。手足三阳,手走头而头走足;手足三阴,足走胸而胸走手。迎者,逆也,逆其气之方来而未盛以泻之也。随者,顺也,随其气之方往而未虚以补之也。在,察也。内为阴,外为阳。表为阻,里为阴。察其病在阳、在阴、为实、为虚,随其逆顺而施补泻以调之也。

第八十一难

难曰:经言无实实,无虚虚,无损不足,无益有余,是脉耶?抑病也?

此言补泻之法不可妄施,以结上数章之义,而为全书之终,其示人叮咛之意切矣。经言,见《灵枢》九针十二原篇。无,毋通,禁止辞。抑,反语辞。

然:谓病也,非谓脉也。假令肝实而肺虚,肝者木也,肺者金也,金木当更相平,当知金平木也。假令肺实,故知肝虚,用针不补其肝,反实其肺,此为实实虚虚,损不足而益有余也。中工之所害也。

病,谓治病之法也。治病之法,以平为期,虚者补之,实者泻之,不足者益之,有余者损之。然必明乎五脏相制之理。假令肝实而肺虚,肝木受制于肺金者也。因肺虚不能制肝,所以谓之肝实。若治肝之实,非矣,医当补肺金之虚,则肝之实,肺自能制之也。假令肺实肝虚,肺乃制肝者也。肺既实,则制肝太过,若徒补肝之虚,而不治其致虚之源,亦非矣。医当泻肺金之实,则肝木自能条达也。若不能治其致虚之源,苟能知实知虚,犹不至于大谬。更有不知相制之虚实,反补其实而泻其虚,损不足而益有余,使轻证必重,重证必死,所谓中工之害也。举肝肺则它脏俱可类推,以此总结全书,学者能不惕然知警乎。

秦越人事迹考

《史记》:扁鹊者,《正义》:《黄帝八十一难》序云:秦越人与轩辕时扁鹊相类,仍号之为扁鹊。勃海郡郑人也,徐广曰:郑,当为鄚。鄚,县名,今属河间。《陕西古迹志》:扁鹊城,在城固县西南四十里,相传扁鹊尝居此,本《雍胜略》,即南郑地,姓秦氏,名越人。少时为人舍长。守舍以待宾客。舍客长桑君过,按:宋·张杲《医说》称秦长桑君,必有所据,是长桑君亦秦人也,扁鹊独奇之,常谨遇之。长桑君亦知扁鹊非常人也。出入十余年,乃呼扁鹊私坐,间与语曰:间,音闲。"我有禁方,年老欲传与公,公毋泄。"非秘密其术以专利也,盖尊重其道不得不尔。**扁鹊曰:"敬诺"。乃出其怀中药予扁鹊:"饮是以上池之水,三十日当知物矣。"**《索隐》:旧说云:上池水,谓水未至地,盖承取露及竹木上水,取之以和药,服之三十日当见鬼物也。《战国策》云:长桑君饮扁鹊以上池之水,能洞见脏腑。注云:上池水,半天河也。**乃悉取其禁方书尽与扁鹊。忽然不见,殆非人也。**道传而身隐,神龙见首不见尾,长桑君诚高上人也。**扁鹊以其言饮药三十日,视见垣一方人。**《索隐》:方,犹边也,言能隔墙见彼边人,则眼通神也。**以此视病,尽见五脏症结,**此即佛书所谓天眼通,近世英人栾琴发明一种光线能透视肉体,可证此言非虚。**特以诊脉为名耳。**

　　为医或在齐,《正义》:号卢医,今济州卢县。**或在赵。在赵者名扁鹊。**按:周威烈王二十三年,始命魏斯、赵籍、韩虔为诸侯,《鹖冠子》所载魏文侯问扁鹊事,当在其后周安王之世。

　　当晋昭公时,诸大夫强而公族弱。《史记》十二诸侯年表:周景王十九年,晋昭公卒,公卿强公室卑矣。**赵简子名鞅为大夫,专国事。**《索隐》按左氏:简子专国在顷、定二公之时,非当昭公之世。且《赵世家》叙此事亦在定公之初。**简子疾,五日不知人。大夫皆惧,于是召扁鹊。扁鹊入视病,出,董安于问扁鹊,**《赵世家》注:韦昭曰:安于,简子家臣。**扁鹊曰:"血脉治也,而何怪!**按:此亦尸厥之类,《甲乙经》所谓尸厥者,死不知人,脉动如故。**昔秦穆公尝如此,七日而寤。**赵简子疾,在晋定公十一年,即周敬王九年,上距周惠王十八年秦穆公立疾,一百四十九年。**寤之日,告公孙支与子舆,**《索隐》:皆秦大夫,公孙支,子桑也,子舆未详。**曰:'我之帝所甚乐,吾所以久者,适有所学也。**《索隐》:适,音释。言我适来有所受教命,故云学也。**帝告我:晋国且大乱,五世不安。其后将霸,未老而死。霸者之子且令而国男女无别。'公孙支书而藏之，秦策于是出。《赵世家》作秦谶于是出矣。**夫献公之乱，文公之霸，而襄公败秦师于殽而归纵淫，此子之所闻。**《封禅书》：秦穆公立；病卧五日不寤，寤乃言梦见上帝，上帝命穆公平晋乱。史书而记藏之府。而后世皆曰：秦穆公上天。按：秦穆公事又见《韩非子》。今主君之病与之同，不出三日必间，间必有言也。"

居二日半，简子寤，语诸大夫曰："我之帝所甚乐，与百神游于钧天，广乐九奏万舞，不类三代之乐，其声动心。有一熊欲援我，帝命我射之，中熊，熊死。有罴来，我又射之，中罴，罴死。帝甚喜，赐我二笥，皆有副。吾见儿在帝侧，帝属我一翟犬，曰：'及而子之壮也以赐之。'帝告我：'晋国且世衰，七世而亡。《正义》晋定公、出公、哀公、幽公、烈公、孝公、静公为七世。静公二年为三晋所灭。据此及《赵世家》并年表，简子疾在定公之十一年。**嬴姓将大败周人于范魁之西**，《正义》：嬴，赵氏本姓也。周人，谓卫也。晋亡之后，赵成侯三年伐卫，取乡邑七十三是也。贾逵云：小阜曰魁也。**而亦不能有也。'**"《史记菁华录》：嬴姓指秦，此则赵亡之谶，指秦二世而亡亦可。**董安于受言，书而藏之。以扁鹊言与简子，简子赐扁鹊田四十亩。**以上事，又见《赵世家》。按：此段事，当叙于望齐桓侯病之后。

其后扁鹊过虢。《正义》：陕州城，古虢国，又陕州河北县东北下阳故城。古虢，即晋献公灭者。又洛州汜水县古东虢国。而未知扁鹊过何者，盖虢至此并灭也。按：周惠王二十二年，晋献公灭虢。扁鹊过虢之时当在惠王元年后，虢太子死，《说苑》辨物篇作赵太子死。**扁鹊至虢宫门下，问中庶子喜方者，**《正义》：中庶子，古官号也。喜方，好方术，不书姓名也。**曰："太子何病，国中治穰过于**

众事?"穰,通禳。《韩诗外传》作吾闻国中卒有土壤之事,得无有急乎？**中庶子曰："太子病血气不时,交错而不得泄,暴发于外,则为中害。精神不能止邪气,邪气畜积而不得泄,是以阳缓而阴急,故暴蹶而死。"**蹶,音厥。《正义》:释名云:蹶,气从下蹶起上行,外及心胁也。按:中庶子之言亦自明白,故称喜方者。**扁鹊曰："其死何如时?"曰："鸡鸣至今。"曰："收乎？"**《集解》:收,谓棺敛。**曰："未也,其死未能半日也。"**《金匮要略》:救自缢死,旦至暮虽已冷,必可以治;暮至旦,小难也。恐此当言阴气盛故也。与此节相发。**"言臣齐勃海秦越人也,家在于郑,**按:此犹言东西南北之人也。《雍胜略》:城固县西南四十里有扁鹊城。**未尝得望精光,侍谒于前也。闻太子不幸而死,臣能生之。"中庶子曰："先生得无诞之乎？何以言太子可生也！臣闻上古之时,医有俞跗,**《正义》:应劭云:黄帝时将也。**治病不以汤液、醴洒、镵石、挢引、按扤、毒熨,**《索隐》:镵,士咸反,谓石针也。挢,九兆反,谓为按摩之法,夭挢引身如熊顾鸟伸也。扤,音玩,亦谓按摩而玩弄身体使调也。毒熨,谓毒病之处以药物熨帖也。**一拨见病之应,因五脏之输,乃割皮、解肌、诀脉、结筋、搦髓脑、揲荒爪幕、湔浣肠胃、漱涤五脏、练精易形。**搦,女角反。揲,音舌。幕,音漠。湔,子钱反。浣,胡管反。按:此盖三国时华佗之术所本,而近世西法割证之滥觞也。《说苑》:中古之为医者曰俞跗,俞跗之为医也,搦脑髓,束肓莫,坎灼九窍,而定经络,死人复为生人,故曰俞跗。《韩诗外传》:逾跗之为医也,搦木为脑,芷草为躯,吹窍定脑,死者后生。**先生之方能若是,则太子可生也;不能若是而欲生之,曾不可以告咳婴之儿！"**终日,扁鹊仰天叹曰："夫子之为方也,若以管窥天,以郄视文。越人之为方也,不待切脉、望色、听声、写形,言病之所在。闻病之阳,论得其阴;闻病之阴,论得其阳。病应见于大表,不出千里,决者至众,不可曲止也。苟田氏曰:言病应至近,非若千里之遥远难征,不可以偏曲之见泥也。越人论病,只宗主阴阳二字,便是超绝一世之解,详味其理,即可通于《太极图说》及箕畴律历之文也,勿仅以方伎目之。**子以吾言为不诚,试入诊太子,当闻其耳鸣而鼻张,循其两股以至于阴,当尚温也。**张,音涨。**中庶子闻扁鹊言,目眩然而不瞚,舌挢然而不下,**眩,音县。瞚,音舜。挢,纪兆反。举也。**乃以扁鹊言入报虢君。虢君闻之大惊,出见扁鹊于中阙,曰:"窃闻高义之日久矣,然未尝得拜谒于前也。先生过小国,幸而举之,偏国寡臣幸甚。有先生则活,无先生则弃捐填沟壑,长终而不得反。"言未卒,因嘘唏服臆,魂精泄横,流涕长潸,忽忽承映,悲不能自止,容貌变更。**潸,音山。映,音挟。《索隐》:长潸谓长垂泪也。映即睫也。承映,言泪恒垂以承睫也。**扁鹊曰:"若太子病,所谓'尸厥'者也。**《素问》缪刺论:邪客于手足少阴、太阴、足阳明之络,此五络皆会于耳中,上络左角。五络俱竭,令人脉皆动而形无知也,其状若尸,或曰"尸厥"。**夫以阳入阴中,动胃缠缘,**缠,直延反。《正义》:《八十一难》云:脉居阴部反阳脉见者,为阳入阴中,是阳乘阴也。脉虽沉涩而短,此谓阳中伏阴也。脉居阳部而阴脉见者,是阴乘阳也。脉虽时沉滑而长,此谓阴中伏阳也。胃,水谷之海也。缠缘,谓脉缠绕胃也。**中经维络、**徐广曰:维,一作结。**别下于三焦、膀胱,**《正义》言:经络下于三焦及膀胱也。**是以阳脉下遂,**徐广曰:一作队。**阴脉上争,**《正义》:遂,直类反。《素问》云:阳脉下遂难反,阴脉上争如弦也。**会气闭而不通。**《正义》:《八十一难》云:腑会太仓,脏会季胁,筋会阳陵泉,髓会绝骨,血会膈俞,骨会大杼,脉会太渊,气会三焦,此谓八会也。**阴上而阳内行,下内鼓而不起,上外绝而不为使,上有绝阳之络，下有破阴之纽。《正义》：纽，女九反。《素问》云：纽，赤脉也。破阴绝阳之色已废，徐广曰：一作发。脉乱，故形静如死状。太子未死也。夫以阳入阴支兰脏者生，《正义》：《素问》云：支者，顺节。兰者，横节。阴支兰胆脏也。以阴入阳支兰脏者死。凡此数事，皆五脏蹶中之时暴作也。良工取之，拙者疑殆。"

扁鹊乃使弟子子阳厉针砥石，厉，磨也。砥，音脂。以取外三阳五会。《甲乙经》：百会，一名三阳五会，在前顶后一寸五分，顶中央旋毛中，陷可容豆，督脉足太阳之会。《千金方》：凡尸厥而死，脉动如故，此阳脉上争，气闭故也。针百会入三分，补之。有间，太子苏。乃使子豹为五分之熨，以八减之齐和煮之，以更熨两胁下。齐，通剂。更，格彭反。《索隐》言：五分之熨者，谓熨之令温暖之气入五分也。八减之剂者，谓药之剂和所减有八，并越人当时有此方也。《韩诗外传》：扁鹊入，砥针厉石，取三阳五输，为先轩之灶，八拭之阳，子同药，子明灸，阳子游按摩，子仪皮神，子越扶形，于是世子复生。《说苑》：作轩光之灶，八成之汤，子容捣药，子明吹耳。《周礼疏》：刘向云：扁鹊治赵太子暴疾尸厥之病，使子明炊汤，子仪脉神，子术按摩。太子起坐。更适阴阳，但服汤二旬而复故。故天下尽以扁鹊为能生死人。扁鹊曰："越人非能生死人也，此自当生者，越人能使之起耳。"

扁鹊过齐，齐桓侯客之。入朝见，曰："君有疾在腠理，《正义》腠，音凑。谓皮肤。不治将深。"桓侯曰："寡人无疾。"扁鹊出，桓侯谓左右曰："医之好利也，欲以不疾者为功。"后五日，扁鹊复见，曰："君有疾在血脉，不治恐深。"桓侯曰："寡人无疾。"扁鹊出，桓侯不悦。后五日，扁鹊复见，曰："君有疾在肠胃间，不治将深。"桓侯不应。扁鹊出，桓侯不悦。后五日，扁鹊复见，望见桓侯而退走。桓侯使人间其故。扁鹊曰："疾之居腠理也，汤熨之所及也；在血脉，针石之所及也；其在肠胃，酒醪之所及也；其在骨髓，虽司命无奈之何。今在骨髓，臣是以无请也。"《素问》阴阳应象大论：故善治者治皮毛，其次治肌肤，其次治筋脉，其次治六腑，其次治五脏。治五脏者，半生半死也。**后五日，桓侯体病，使人召扁鹊，扁鹊已逃去。桓侯遂死。**周襄王九年，齐桓公卒，先周敬王九年，即晋定公十一年，赵简子疾，一百三十三年。此段事又见《韩非子》喻老，作蔡桓侯。

使圣人预知微，能使良医得蚤从事，则疾可已，身可活也。人之所病，病疾多；而医之所病，病道少。董份曰：医之所病，盖借以前病字而言，言医之所短也。病道少，言治病之道少也。**故病有六不治：骄恣不论于理，一不治也；轻身重财，二不治也；衣食不能适，三不治也；阴阳并，脏气不定，四不治也；形羸不能服药，五不治也；信巫不信医，六不治也。有此一者，则重难治也。**

扁鹊名闻天下，过邯郸，闻贵妇人，即为带下医；过洛阳，闻周人爱老人，即为耳目痹医；来入咸阳，闻秦人爱小儿，即为小儿医；随俗为变。秦太医令李醯同醯，音僖。**自知其伎不如扁鹊也，使人刺杀之。**《战国策》：医扁鹊见秦武王，武王示之病，扁鹊清除。左右曰：君之病在耳之前、目之下，除之未必已也。将使耳不聪、目不明。君以告扁鹊。扁鹊怒而投其石。曰：君与知之者谋之，而与不知者败之。使此知秦国之政也，则君一举而亡国矣。按：扁鹊入秦而遇害，当在此时。盖触秦武王之怒，兼李醯之嫉也。周赧王五年，秦武王立，上距周惠王十八年，秦穆公立，三百五十年。然则扁鹊卒时四百余岁矣，《陕西通志》：神医扁鹊墓，在临潼县东北三十里。**至今天下言脉者，由扁鹊也。**欧阳圭斋曰：切脉于手之寸口，其法自秦越人始，盖为医者之祖也，《难经》，先秦古文，汉以来答客难等作,皆出其后,又文字相质难之祖也。

《列子》汤问篇:鲁公扈、赵齐婴二人有疾,同请扁鹊求治,扁鹊治之,既同愈。谓公扈、齐婴曰:汝曩之所疾,自外而干腑脏者,固药石之所已。今有偕生之疾与体偕长,今为汝攻之,何如？二人曰:愿先闻其验。扁鹊谓公扈曰:汝志强而气弱,故足于谋而寡于断。齐婴志弱而气强,故少于虑而伤于专。若换汝之心,则均于善矣。扁鹊遂饮二人毒酒,迷死三日,剖胸探心,易而置之,投以神药,既悟如初。二人辞归,于是公扈反齐婴之室,而有其妻子,妻子弗识。齐婴亦反公扈之室,有其妻子,妻子亦弗识。二室因相与讼,求辨于扁鹊。扁鹊辨其所由,讼乃已。

《鹖冠子》:魏文侯问扁鹊曰:子昆弟三人,其孰最善为医？扁鹊曰:长兄最善,中兄次之,扁鹊最为下。魏文侯曰:可得闻耶？扁鹊曰:长兄于病视神,未有形而除之。故名不出于家。中兄治病,其在毫毛,故名不出于闾。若扁鹊者,镵血脉、投毒药、副肌肤间,而名出闻于诸侯。魏文侯曰:善。按:周威烈王二十三年,王命魏断为诸侯。先赧王五年秦武王立,九十四年。

《酉阳杂俎》:卢城之东,有扁鹊冢。《范成大揽辔录》:伏道有扁鹊墓,墓上有幡竿,人传云:四旁土可以为药,或于土中得小圆黑褐色,可以治病。《楼玫瑰北行日录》:乾道五年,过伏道,望扁鹊墓前多生艾,功倍于他艾《王兆云挥尘新谈》:扁鹊墓在河间任丘县,其祠,名药王祠,前有地数亩,病者祷神乃以珓卜之,许则云从其方取药,如言掘土,果得药,服者无弗愈者。其色味不一,四方来者日掘千窟,越宿即平壤矣。《河间府志》:扁鹊墓在任丘鄚城东北,盖扁鹊故里也。《明一统志》《张德府志》:扁鹊墓在汤阴伏道社。《针灸大成》杨继州曰:予曾往磁州,道经汤阴伏道,路旁有先师扁鹊墓焉。鹊乃河间人也，针术擅天下，被秦医令李醯刺死于道路之旁，故名曰伏道。《周石芑东京考》：扁鹊墓在间阖门外西北菩提东，原在子城内。唐元和十五年，宣武节度使张弘靖徙葬于此。相传四旁土可以药，祷而求之，或得丸如丹剂。《神仙通鉴》：扁鹊死于商都之阴，时年九十七，阳厉趋至死所，哀哭殓葬于路旁。有病者至墓祷求，撮土煎汤服之即愈。或得小丸如丹，虽危证可救。墓旁多生艾草，能灸百病，后人为之立庙。《吴震芳述异记》：山西潞城县民病不服药，亦无医。县南十余里有卢医山，上有卢医庙，皆石壁、石柱、石瓦，远近病者持香烛楮钱诣庙，通籍贯，述病缘，用黄纸空包压香炉下。祷毕，纸包角开，视得红丸者，入口病即愈。白丸者，淹缠数日可愈。病不起者无药，再四渎焉，即与黑丸，服之亦死无益也。庙门夜有二黑虎守之，傍晚即相戒不敢上山矣。按：山西虞乡县东十里故市镇。山东长清县鹊山、陕西城固县均有扁鹊墓。

张仲景曰余每览越人入虢之诊，望齐侯之色，未尝不慨然叹其才秀也。又曰：中世有长桑、扁鹊。

《李濂医史》：秦越人医术之神如此，其于明哲保身之道宜无不悉矣，而乃为醯所害。夫醯之娼嫉不仁，固弗俟言，亦不足责矣。越人罹其毒而炳其几先，得无于大智之道，亦有所未周乎。噫！秦法甚严，而使典医者擅杀神医，未闻罪之，则秦之纪纲律令抑可知已。悲夫！

丁福保曰：扁鹊，上古神医也。周秦间凡称良医，皆谓之扁鹊。犹释氏呼良医为耆婆，其人非一人也。司马迁泛摭古书，称扁鹊者而为之传，其传中载医验三条，文体各异，可以证焉。其受术于长桑君，治虢太子病，及著《难经》者，秦越人之扁鹊也。其诊赵简子者,见齐桓侯者,国策所谓骂秦武王者,《鹖冠子》所谓对魏文侯者,又为李醯所杀者,皆别一扁鹊也。后世笺注家反疑年代龃龉。曲为之说陋矣。

按:史传扁鹊姓秦氏,是其先世出于秦也。故诊赵简子之疾,对董安于而言秦穆公之事特详,其足迹遍禹域,而名初噪于越,故自号曰越人。其徙居无常,或在齐,或在郑,或在赵,晚乃归秦入咸阳,盖欲终老于故乡,不幸干秦武之怒,遭李醯之嫉,而为所害。考传其受术长桑君时,盖在周桓王之世,则其生当平王中年也。至赧王五年,秦武王立,盖四百余岁矣。史称孙思邈,周宣帝隐居太白山,历隋至唐高宗永淳元年卒,一百六十八岁,而《仙传拾遗》谓咸通末,尚有人见,则三百五十九岁矣。然扁鹊四百余岁亦无足怪,太史公摭拾事实,用倒叙法,信手拈来,以见文章变化不拘一格。丁氏乃竞析为六人,殊失考矣。至于墓所之多,乃后人感其德而墓祀者,未可便据为实也。本传不言其著书。汉志有《扁鹊内经》九卷,《外经》十二卷,今佚。隋、唐志载《难经》二卷,秦越人著,吴太医令吕广注。唐·张守节注本传尝引之。今世所传之《难经》,以元·滑寿著《本义》为最古云。此外,遗论药方,于《脉经》《肘后》《千金》《外台》诸书所引,尚可得其厓略。

难经注家考

《黄帝八十一难经》二卷《隋书》经籍志。

《旧唐书》经籍志:《黄帝八十一难经》一卷,秦越人撰。

《新唐书》艺文志:秦越人《黄帝八十一难经》二卷。

《通志略》:《黄帝八十一难经》二卷,唐志注秦越人。

《宋史》艺文志:《扁鹊注黄帝八十一难经》二卷,秦越人撰。

《文苑英华》：王勃序曰：《黄帝八十一难经》是医经之秘录也。昔者岐伯以授黄帝。黄帝历九师以授伊尹。伊尹以授汤。汤历六师以授太公。太公授文王。文王历九师以授医和。医和历六师以授秦越人。秦越人始定章句，历九师以授华佗。华佗历六师以授黄公。黄公以授曹夫子。夫子讳元字真道，自云京兆人也。

杨玄操序曰：黄帝有《内经》二帙，其意幽赜，殆难究览。越人乃采摘二部经内精要，凡八十一章，伸演其道，名《八十一难经》。以其理趣深远，非卒易了故也。

纪天锡进《难经集注》表曰：秦越人将《黄帝素问》疑难之义八十一篇，重而明之，故曰《八十一难经》

滑伯仁《难经汇考》曰：《史记》越人传载赵简子、虢太子、齐桓侯三疾之治，而无著《难经》之说。《隋书》经籍志、《唐书》艺文志，俱有秦越人《黄帝八十一难经》二卷之目。又唐诸王侍读张守节作《史记正义》，于《扁鹊仓公传》则全引《难经》文以释其义，传后全载四十二难与第一难、三十七难全文。由此则知古传以为秦越人所作者，不诬也。详其设问之辞，称经言者出于《素问》《灵枢》之文，在《灵枢》者尤多。亦有二经无所见者，岂越人别有摭于古经，或自设为问答也耶。圭斋欧阳公曰：切脉于手之寸口，其法自越人始。盖为医者之祖也。《难经》，先秦古文，汉以来答客难等作皆出其后，又文字相质难之祖也。

《中国医学源流论》：八十一难之名，亦见仲景《伤寒杂病论》集。皇甫谧《帝王世纪》云：黄帝命雷公、岐伯论脉经，旁通问难八十一为《难经》。隋·肖吉《五行大义》、唐·李善《文选》七发注引此书文，并称《黄帝八十一难经》。《隋书》经籍志亦载《黄帝八十一难经》二卷，其以为秦越人作者，实唐·杨玄操。其言曰：黄帝有

《内经》二帙,帙九卷,而其义幽赜,殆难穷览。越人乃采摘华钞撮精要二部,经内凡八十一章,勒成卷轴,即弘畅圣言,故首称黄帝。按:《史记》扁鹊列传称天下至今言脉者由扁鹊。则素女脉诀之学,扁鹊实传之。玄操所言,必非无据。王勃云云,其说自不可信。然亦可见此书,自唐以前确有授受源流。

《黄帝众难经》二卷《通志略》:吕博望注。

《隋书》经籍志注云:梁有《黄帝众难经》一卷,吕博望注。亡。

《难经注解》一卷《晁公武郡斋读书志》

《难经本义》:吴·太医令吕广撰。

《难经通沦》:医经之有注,莫先于此书焉。杨玄操云:吴·太医令吕广为之注解,惜今不传。而宋·王惟一集注颇收其说,则几乎所谓名亡而实不亡者,亦幸哉。熊均《医学源流》云:按《名医图》有吕博无吕广,予疑博即广也。简按《隋志》云:梁有《黄帝众难经》一卷,吕博望注。亡。《太平御览》载:《玉匮针经》序云:吕博,少以医术知名,善诊脉论疾,多所著述。吴赤乌二年为太医令,撰《玉匮针经》及注《八十一难》,大行于世。疑吕博望,即吕博也。魏·张揖作《广雅》、隋·曹应为之音解,避炀帝讳,名《博雅》。以此推之,其人本名广,其作博者,盖系隋人所易,岂甘氏《名医图》偶不及改之乎。其所注本佚于隋,而见于唐,并杨氏疏以传于宋,至于惟一兼数家之义以作集注,其功伟矣。

《医学大辞典》:《难经注解》,孙吴时吕博撰。

《难经注释》一卷《晁公武郡斋读书志》

《难经本义》:吴歙县尉杨玄操撰《难经注解》。

《吕杨注八十一难经》五卷

《文献通考》:晁氏曰:秦越人撰,吴·吕广注,唐·杨元操演。

越人，勃海人，家于卢，受长桑君秘术，明洞医道。世以其与黄帝扁鹊相类，乃号之为扁鹊。采《黄帝内经》精要之说，凡八十一章，以其为趣深远未易了，故名《难经》。元操编次为十三类。

《难经疏》十三卷《通志略》：侯自然撰。

《宋史》艺文志：秦越人《难经疏》十三卷。

《难经补注》二卷《通志略》：丁德甫（"甫"疑"用"字之讹）。

《文献通考》：丁德用注《难经》五卷。晁氏曰：德用以杨元操所演甚失大义，因改正之。经文隐奥者，绘为图。德用济阳人，嘉祐末，其书始成。陈氏曰：序言太医令吕广重编此经，而杨元操复为之注，览者难明，故为补之，且间为之图。首篇为诊候最详，凡二十四难，盖脉学自扁鹊始也。

《难经本义》：宋·嘉祐间济阳丁德用著《难经补注》。

《虞庶注难经》五卷

《文献通考》：晁氏曰：皇朝虞庶注。庶，仁寿人，寓居汉嘉，少为儒，已而弃其业习医。为此书以补吕、杨所未尽，黎泰辰治平间为之序。

《难经本义》：宋·治平间陵阳虞庶著《难经注》。

《难经辨正释疑》

《难经本义》：宋·临川周与权字仲立著。

《医学大辞典》：《难经辨正释疑》，宋·周与权（一作周季明）撰。

《难经解》

《难经汇考》：蕲水庞安常有《难经解》数万言，惜乎无传。

《医学大辞典》：《难经辨》，宋·庞安时撰。

《难经注义》

《难经本义》:宋·绍兴将仕郎试将作监主簿王宗正字诚叔著。

《难经图篡句解》七卷《道藏,古本医学丛书》:宋·王翿句解。

《杨注难经》二卷 宋·杨康侯撰,兄林天瀑跋,在虞庶后。

《难经集注》五卷《王圻续经籍考》:金·纪天锡撰。

《难经本义》金·大定间,岱麓纪天锡字齐卿撰,阐注云泰安人。

《难经引经主药》一卷《国医图书专号》

《难经本义》:金·明昌大定间,易水张元素号洁古著《药注难经》。

《难经汇考》:洁古氏《药汪》,疑其草稿,姑立章指义例,未及成书也。今所见者,往往言论于经不相涉,且无文理。洁古平日著述极醇正,此绝不相似,不知何自遂乃板行,反为先生之累。岂好事者为之,而托为先生之名耶。要之后来东垣、海藏、罗谦甫辈皆不及见,苦见必当与足成其说,不然亦回护之,不使轻易流传也。

《难经本旨》

《难经本义》:元·古益成都医学官袁坤厚字淳甫撰。

《难经汇考》:袁氏古益人,著《难经本旨》,佳处甚多。然其因袭处未免踵前人之非,且失之冗尔。

《难经说》

《难经本义》:元·元统间,医候郎辽阳路官医提举谢缙孙字坚白撰。

《难经汇考》:诸家经解,冯氏、丁氏伤于凿;虞氏伤于巧;李氏、周氏伤于任,王吕晦而舛;杨氏、纪氏大醇而小疵。唯近世谢氏说,殊有理致源委。

《难经辨疑》

《难经本义》:元·广元温州路医学正陈瑞孙字廷芝与其子宅

之同撰。

《难经本义》上、下二卷《医统正脉全书》

《薛氏医按全书》:《难经本义》二卷,元·至正间许昌滑寿字伯仁著。

《图书集成医部全录》:扁鹊《难经》,滑寿注二卷。

《难经汇考》:滑氏曰:此书固有类例,但当如《大学》,朱子分章以见记者之意则可。不当以己之立类,统经之篇章也。今观一难至二十一难,皆言脉。二十二难至二十九难,论经络流注、始终、长短、度数、奇经之行,及病之吉凶也。其间有云脉者,非为尺寸之脉,乃经隧之脉也。三十难至四十三难,言营卫、三焦、脏腑、肠胃之详。四十四、五难,言七冲门,乃人身资生之用,八会为热病在内之气穴也。四十六、七难,言老幼寐寤,以明气血之盛衰,言人面耐寒以见阴阳之走会。四十八难至六十一难,言诊候病能,脏腑积聚、泄利、伤寒杂病之别,而继之以望、闻、问、切,医之能事毕矣。六十二难至八十一难,言脏腑荥俞,用针补泻之法,又全体之学所不可无者。此记者以类相从,始终之意备矣。

《四库全书总目提要》:《难经本义》二卷,周·秦越人撰,元·滑寿注。越人即扁鹊,事迹具《史记》本传。寿,字伯仁,《明史》方技传称为许州人,寄居鄞县。寿卒,于明·洪武中,故《明史》列之方技传。隋、唐志始载《难经》二卷,秦越人著,吴·太医令吕广尝注之,则其文当出三国前。其文辨析精微,词致简远,读者不能遽晓,故历代医家多有注释。寿所采撷凡十一家,今惟寿书传于世。其书首列《汇考》一篇,论书之名义源流。次列《阙误总类》一篇,记脱文误字。又次《图说》一篇,皆不入卷数,其注则融会诸家之说,而以己意折衷之,辨论精核,考证亦极详审。寿本儒者,能通解古书文义,故其所注,视他家所得为多云。

《周氏医学丛书》:《难经本义》二卷。

《医学源流论》:清·周学海,字澄之,又有增辑本,仍以滑氏书为主,名《增辑难经本义》。

《难经图注》《国医图书专号》,元·李晞范撰。

《难经集注》五卷《佚存丛书》

《守山阁丛书》:《难经集注》五卷,明·王九思撰。集吕广、杨玄操、丁德用、虞庶、杨康侯五家之说而成。

《图注难经》四卷

《明史》艺文志:张世贤《图注难经》八卷。

《四库全书总目提要》:《图注难经》八卷,明·张世贤撰。世贤,字天成,宁波人,正德中名医也。《难经》旧有吴·吕广,唐·杨玄操诸家注。宋·嘉祐中,丁德用始于文义隐奥者,各为之图。元·滑寿作本义,亦有数图,然皆不备。世贤是编于八十一篇,篇篇有图,凡注所累言不尽者,可以披图而解。惟其中有文义显然,不必待图始解者,亦强足其数,稍为冗赘。其注亦循文敷衍,未造深微。

《中国医学大成》:《图注难经辨真》四卷,明·张世贤静斋图注,清初顺治庚寅武林马之骥校定。

《难经考误》《医学大辞典》:明·姚濬撰。

《难经直解》《医学大辞典》:明·张景皋撰。

《难经附说》《医学大辞典》:明·吕复撰。

《难经补注》《医学大辞典》:明·徐述撰。

《国医图书专号》:明·武进徐孟鲁撰。

《难经广说》《国医图书专号》:明·天启间,山阴王三重撰,

《难经笺释》二卷《国医图书专号》:明·余姚王渊撰,

《八十一难经注解》二卷《国医图书专号》:明·熊宗立撰,建阳人,号道轩。

《图注八十一难经大全》三卷《国医图书专》:号:明·盱江吴文炳图解。

《图注八十一难经定本》一卷《医图书专号》:明·瓯宁童养学图注。

《难经悬解》二卷《黄氏医书三种》

《四库全书总目提要》:《难经悬解》二卷,国朝黄无御撰。《难经》之出在《素问》之后、《灵枢》之前,故其中所引经文有今本所不载者。然其文自三国以来,不闻有所窜乱。元御亦谓旧本有伪,复多所更定,均所谓我用我法也。

《古本医学丛书》:《难经悬解》二卷。

《难经经释》二卷《徐氏医书十七种》清·雍正中,吴江徐大椿灵胎撰。

《四库全书总目提要》:《难经经释》二卷,国朝徐大椿撰。大椿有《神农本草经百种录》,已著录。是书以秦越人《八十一难经》有不合《内经》之旨者,援引经文以驳正之。考《难验》,《汉书》艺文志不载,隋志始著于录。虽未必越人之书,然三国已有吕博望注本,而张机《伤寒论》平脉篇所称经说,今在第五难中。则赤后汉良医之所为。历代以来与《灵枢》《素问》并尊,绝无异论。大椿虽研究《内经》,未必学出古人上,遽相排斥,未见其然。况大椿所据者《内经》,而《素问》全元起本已佚其第七篇,唐·王冰始称得旧本补之。宋·林亿等校正,已称其《天元纪大论》以下,与《素问》余篇绝不相通,疑冰取《阴阳大论》以补其亡。至《刺法》,《病本》,二论,则冰本亦阙,其间字句异同,亿等又复有校改,注中题曰新校正皆是。则《素问》已为后人所乱,而《难经》反为古本。又滑寿《难经本义》列是书所引《内经》,而今本无之者不止一条,则当时所见之本，与今本亦不甚同。即有舛互，亦宜两存。遽执以驳《难经》之误，是何异谈六经者，执开元改隶之本，以驳汉博士耶。

《难经经释补证》二卷、《总论》一卷《中国医学大成》：清·廖平补义。

《古本难经阐注》二卷

《古本医学丛书》：清·嘉庆间，丁锦字履中著。集吕广、杨云操、庞安常、陈瑞孙、虞庶、丁德用、宋廷臣、谢晋翁、王宗正、张元素、滑伯仁、熊宗立、纪天锡、周与权、张世贤、马莳、吴鹤皋等十七家之注而成书。

《医学源流论》：丁锦字履中，号适庐老人，乾隆时松江人。尝著《古本难经阐注》二卷。自序谓游于武昌客参政朱公所，得读《古本难经》。以校今本，误者有三十余条，因而为之阐注云云。丁氏听见之本，岂能古于滑伯仁？则亦明人之意为窜乱者耳。

《难经疏证解题》：吴文正曰：昔之神医秦越人撰《八十一难》，后人分其八十一为十三篇。予尝慊其分篇之未当，厘而正之，其篇凡六。一至二十二论脉，二十三至二十九论经络，三十至三十七论脏腑，三十八至六十一论病，六十二至六十八论穴道，六十九至八十一论针法。夫秦氏之书与《内经》素灵相表里，而诊脉、论经络居初，岂非医之道所当先明此者欤。予喜读医书，以其书之比他书最古也。(赠医士章伯明序)按吴氏六篇视之于杨氏十三类，条理区别，甚为的当。元以后注《难经》者未有表章者也。本义、汇考亦论分篇之义与此略约相类，不及吴氏甄别之精也。据此则丁氏所得古本《难经》，当是吴文正公所厘正之本，流传而佚其名耶。文正，名澄，字幼清，号草庐，抚州崇仁人，《元史》有传。

《古本难经阐注补正》二卷，民国十八年鄞县陈颐寿君诒撰。

《难经疏证》二卷《聿修堂医学丛书》：日本丹波元胤撰。

《难经古义》二卷《中医丛刊》：日本藤万邦撰。

《难经开委》一卷日本出云广贞注《国医图书专号》（以下九种同）。

《难经真本说约》四卷晋·王叔和辑，清·上海沈王修校刊。

《难经本义摘注》清·雍正间郭大铭撰。

《难经直解》二卷清·武林莫熺撰。

《难经摘钞》一卷清·王寿芝撰。

《难经正义》清·叶子雨撰。

《难经本义疏》二卷滑寿注，吕复校，日本小田业广明治七年写。

《难经解题》一卷日本玄医撰。

《难经注疏》一卷日本玄医撰。

《图注八十一难经评林捷径统宗》六卷王文洁注。

《难经汇注笺正》四卷清末张山雷撰，兰溪中医学校刊。

《难经编正》二卷民国七年，南通司树屏建侯撰。章次同丁氏古本，分荟疏二十一篇。

《难经章句》三卷《孙氏医学丛书》：民国湘潭孙鼎宜撰。

校勘《难经》应考书目：

《灵枢》《素问》《伤寒论》《金匮要略》《脉经》《甲乙经》《五行大义》《千金要方》《千金翼方》《外台秘要》《史记正义》扁鹊传、李善《文选》七发注、《素问新校正》。

跋

《难经》者，何为而作也？秦越人阐发灵素之微言奥旨，辨论疑难而作也。盖自吾华医学道统之传有自来矣。而其书见于历代史典，以及经籍，艺文各志。授受渊源，详于《文苑英华》王勃序中。

是书为医家之宝典,灵素之阶梯。吾人业斯学者,欲启灵素之蕴,必先明斯经之旨,方能深造精诣,而登于堂奥。圭斋欧阳公曰:切脉于手之寸口,其法自秦越人始。盖为医者之祖也。惟其书文简意奥,非注莫明。自吴·吕广迄今,注者五十余家。皆据通行本,多不免承讹袭谬,曲解失真。

吾师长安黄竹斋夫子,于十年前往鄞访求仲景遗书,并得桂林罗哲初秘本《难经》,较诸通行本,条理区别,甚为的当。喜其数千年之讹谬有所订正,越人之活人书得以重光。遂为之序刊,以大其传。乙酉岁,于著成《周易会通》《老子道德经会通》《针灸治疗会通》《本草考证》等书,脱稿之余,复取此秘本《难经》,为之注释,详稽而博考,援古以证今,独抒心得之秘,阐发是经之蕴,谬误疑义无不尽晰。诚医林之鸿宝,当代之杰作也。又以越人道衍农黄,仁被万世,不能不考索事迹而彰诸天下,遂纂辑《秦越人事迹考》《难经注家考》,附于卷尾,以集是书之全。其先生用意精微,古往今来注此经者未能有若是之备,可谓集《难经》之大成者矣。此稿于立春日着手,至春分日告成,命名《难经会通》。

先生为吾关中博学有道之士,素甘淡泊,不鹜名利,隐居樊川,专事著述。于民初著有《伤寒杂病论集注》《六经提纲》《针灸经穴图考》《竹斋性理丛刊》等书,早已风行海内,久为医林所重。脱稿未印者,有《伤寒杂病论新释》《人体生理略说》《经方药性辨》《伤寒杂病论类编》《类证录》及歌括数种。其外有《各科证治全书》,已脱稿者十余卷。关于天文、地舆、算数、兵、农、经、史各学,均有专著,其稿盈积数尺,皆洋洋大观。近岁犹有《伤寒杂病论会通》之撰,尚未刊行。先生今已六旬有三,而精神矍烁,健步如飞,终日正襟危坐,手不停披。其庄敬康强,为人所欣慕宾服者也。

尝见今世之士，假医名而鬻文书局，恃才华而疏注医籍者甚伙，临证则瞠目咋舌，无术可施，所谓著述虽有千言，治病实无一方。先生则不然，不特专于著述，而犹精于治疗，凡遇沉疴痼疾，着手莫不立愈。病者辄以"扁鹊复生"誉之。

先生之学，可称体用赅备，乃非一般著述者所能及也。所以社会人士，每求先生大著公世，以利人群。礼亦辄请之。先生尝谓商订之处尚多，不宜早印，待他日斧正妥当，再行公世，未为晚也。

今春世局突变，陕境频于阽危。礼虑先生数十年之心血，倘付劫灰，殊为可惜，极怂恿付印存稿。先生意果，遂同印局酌商。不意物价狂涨，竟为经济所限，弗能随欲。乃购置石印机一部，在家觅工印刷，工具已备，书家尤难。礼应分负此劳，以襄伟业。自恨体力薄弱，不克胜任。而先生竟不畏难，援笔亲书。先生素重大业，不屑小技，所以字迹虽不秀丽，而笔力刚劲丰润，颇有鲁公之风韵。《周易会通》已印讫，刻拟书印《难经会通》。

礼抱疾兴起，窃念先生于世局阽危、物价狂涨、金融波动、经济掣肘之下，完此巨工，令人实有望尘莫及之感。而先生志学之坚苦，撰著之劳瘁，经营之恬淡，书印之艰辛，皆有不可没灭者也。礼追骥先生之后，自分庸愚，不能宏扬先生之丰德伟业，增愧益甚。谨将先生志学之苦行，公诸海内；以勉后之学者，且以自勉焉。

岁在戊子暑月，泾阳门人米锡礼伯让敬跋于樊川止园之定性洞。

全集五

医事丛刊

卷上

提　案

中央国医馆第二届全国医药界代表大会提案

中华民国二十四年三月十七日

提议募捐重修南阳医圣祠
享殿以崇先圣而扬国光案

窃以表彰先哲，增国际之光荣，报德追功，见民风之敦厚，我国医药学术创始于神农，发明于黄帝，三代及汉渐臻完备，至张仲景撰《伤寒杂病论》而集其大成，尚论者推为方书之鼻祖，医宗之亚圣，历代医家莫不奉为圭臬，教泽久被东瀛，仁术渐及西欧，不仅为我国千有七百余年民族疾病所托命，亦现代国际医药学术莫大之光荣。兹查南阳医圣祠在仲景墓后，仅殿宇三楹，屋敝垣颓，湫隘殊甚，而祠田六顷，余尽为该县师范学校所占有，不惟无以表示国人崇德报功之诚，抑且致贻外邦数典忘祖之诮，（同仁）等服务国医药界不忍漠视，爰集众议除呈请。

中央国医馆行文河南省政府，饬南阳县将该县师范学校所占医圣祠田地全数归还外，拟于仲景墓前建筑享殿五楹，中祀医圣张仲景，左配祀王叔和，右配祀孙思邈，东西庑各五楹，祀注《伤寒论》、《金匮要略》、朱肱、成无己、许叔微、赵以德、方中行、王肯堂、喻嘉言、程郊倩、魏念庭、程云来、徐忠可、柯韵伯、尤在泾、汪苓友、周禹载、张令韶、张隐庵、钱天来、吴谦、徐灵胎、黄坤载、陈修园诸大家，并建门楼三间，藏书阁一座，搜罗仲景遗著及古今中外诸家《伤寒》《金匮》注释皮藏其中，以资学者研究。所需款项拟具捐册千份，向海内外好善君子、医药界同仁募集，襄兹盛举。并由各地医药界联合组织董事会，详订章程负监修保管之责，以昭大公而垂永久。以上所陈是否有当，理合呈请大会公决。

谨呈

中央国医馆全国代表大会

附赍章程一份

重修南阳医圣祠董事会章程

第一条、本会由全国医药界共同组织之，负经修南阳医圣祠事务之全责。

第二条、本会设董事二十一人，由全国医药界推举并由董事互推；常务董事七人，由常务董事互推；董事长、副董事长各一人，均名誉职，不得支薪，俟经修事务报告成时任务即为终了。

第三条、本会事务之进行以董事会议决议行之，董事会议须得过半数董事之出席方为有效。

第四条、董事会议每年举行一次，开会时由董事长招集，并以董事长为主席，董事长因故不能执行职务时由副董事长代理。

第五条、常务董事每月须开常务会议一次，商决进行事项，每年须将经办情形、款项、收支报告于董事会议。

第六条、修祠项款之收集以募捐方法行之，由董事会印发募捐公启及捐册，委托各地医药公会或医药界著名人士办理之。

第七条、各地负募捐之责者应于接到捐册后每二月结算一次，将已募捐册捐款汇缴本会保管，俟集有成数即行举办修建事宜。

第八条、本会收到各地汇缴、捐款后随时登报公布外，并于办理葳事时一面印布总收支报告以昭大公，一面将认捐、经捐人姓名勒石立碑于祠内以垂不朽。

第九条、本会因办事之必要得设置会计、文牍、庶务工程等主任，由董事长于常务董事中指派轮流担任，期各为一年。

第十条、本会设首都长生祠，中央国医馆内必要时得在南阳设办事处经办招工监修等事。

第十一条、本章程如有未尽事宜得由董事五人以上之提议，经董事会议决议修改之。

请规定祭祀医圣日期以报功德而资纪念案

《礼》云：有功德于民者则祀之，能为民捍灾御患者则祀之。尝考上古伏羲画卦爻以明阴阳之理，制婚姻以奠人伦之基，神农尝草木以疗民疾而本草乃兴，黄帝咨岐伯发明经俞而《内经》以作，张仲景撰《伤寒杂病论》而集方书之大成，孙思邈著《千金备急方》详列证治以分科。兹数圣哲建医药学术之圭臬，树人群卫生之保障，不唯功德普及东亚，而且仁术被于万世。

等念兹，在兹数典，何能忘祖，实事求是，崇德思所报功敢请依照祭祀孔子、关、岳之例，规定祭祀医圣日期，并于是日，医业界一体休业，以昭信仰而志纪念，是否有当，理合呈请大会公决。

拟编纂国医妇儿内疡各科证治全书案

窃以吾国医书汗牛充栋，历年既久，流派纷歧，学者不唯望洋兴叹，而且无所适从，国医之不振学说之庞杂，职是之故。兹为整理群书，统一学说，融会古今，适于应用起见，拟延聘专家编纂《国医证治全书》，以《素问》《灵枢》《伤寒论》《金匮要略》《千金要方》五书为主，《神农本草》《八十一难》《甲乙经》《脉经》《巢氏病源》《千金翼方》《外台秘要》《圣济总录》《六科准绳》《医宗金鉴》《图书集成·医部》为必要之参考书，分为妇儿内疡各科，用科学方法谱成统系，提纲挈领，分门别类，择其精要删其繁芜，每一病名之下详其证候附以治疗诸法，并参考古今中外各科医书互相印证，补其阙略正其讹谬，其书通例以无杜撰、附会、遗漏、重复四者为主要条件，俾学者临证而有正确之认识，及相当之治法利济人群，当非浅鲜可否之处，尚希大会公决。

附拟证治全书编纂条例

一、吾华医学发明最早圣作贤述，代有增益，历年久远，卷帙浩繁，流派既多，纯驳不一，学者不唯望洋兴叹而且罔所适从。兹为整理群籍、统一学术、便利后学、适于应用起见，爰将历代医书分科编纂，撷精去芜，荟萃成编，俾学者得到正确之途径而免他歧之惑误。

二、本书旨在整理先哲遗典，发扬固有国粹，贯串群籍，反博为约，其编纂通例所列病名以无杜撰、附会、遗漏、重复四项为原则。

三、本书以《素问》《灵枢》《难经》《甲乙经》《伤寒论》《金匮要略》六书为正宗经典，当尽量阐发《脉经》《太素》《巢氏病源》《千金要方》《千金翼方》《外台秘要》《圣济总录》《六科准绳》《医宗金鉴》《图书集成·医部全录》十书为必要之参考书。此外，历代各家医书其中精要皆当采录以资考证。

四、本书取材，广博，辞不厌详，志存利济，无门户之见，然要以宗旨纯正，理论翔实，治疗有效，不涉玄虚怪诞者方可选录。

五、本书分内科、疡科、女科、儿科、伤科五类，每科分若干门，每门分若干病，每病一编为纲，胪列同类各病为目，首叙通论，依次详述各病证候治法，纲举目张条分缕晰，为最有系统之医书。

六、本编所引各书依著者时代之先后为序，皆标明引用书名以便检校，其有数书文同者以最先之书为原本，余不再录，如后出之书于前人有所阐发辨难、纠正谬误足资考证者，当择要附录原文下。其有一病两编或数编俱应列入者，则详载其证候治法于前编，而后各编只列病名，注明详见前某编以免重复而省剞劂。

七、本编各病所列治疗诸法，首导引、次针灸、次方药，不拘多寡，凡有效要方皆当详列以备择用。

各科病名总目

内科

外感门：时气病，(阳证)中风、温病、中暍，(阴证)伤寒、中湿

疫疠病：(急性)白喉、瘟疫、疫痧、霍乱；(慢性)瘟疹、天花、疫疟、疫痢

杂病门：诸风、诸痹、诸痛、诸厥、痰饮、咳嗽、虚劳、肿胀、疟、瘅、积聚、狂癫、呕吐、泄泻、痢、大小便、消渴、血、汗、疝、虫病

疡科

局部病门：头面、颈项、胸乳、腰、腹、背脊、二阴、肩臂、手掌、臀股、膝胫、足蹠

发无定处门：痈、疽、疡、疔、癞、疳、霉毒、浸淫、疥癣、瘢疹、疮、流注、瘰疬、瘿瘤、疣赘、附骨疽

女科

经带门、妊娠门、产生门、产后门、杂病门

儿科

初生门、婴孩门、痘疹门

伤科

跌扑门、金刃门、枪炮弹伤门、汤火门、虫物伤门、中毒门、五绝门

中央国医馆第二届第二次理事会提案

二十六年五月二十二日

拟定中医教学方案以备采择案

案：吾国近数十年以来关于国医药学术教育，各省市虽有国医学校、学院、学社及传习所等之设，但皆由私人所筹办，不唯为数寥寥，且多因陋就简，欲收宏效实未易能。夫欲造成中医优良之人才，必须设立科目健全设备完善之学校，现时政府以提倡本国医药学术，为保存国粹，挽回利权，救济社会，亟图富强之要政。爰遵先总理之遗教，俯允群众之请求，乃于二十五年十二月十九日公布中医条例。其第一条第三款云：在中医学校毕业得有证书者。又《中医审查规则》第三条云：《中医条例》第一条第三款所称中医学校指经教育部立案或各地方教育主管机关立案者，是政府允许中医学校列入教育系统已有明文规定，硕谋伟画，遐迩咸钦，兹特谨就管蠡所及拟定中医教学方案以利学术而宏造就案，条陈如下，以备采择。

(甲)中医学校等级资格年限

(一)中医大学预备科，是为初级班，授以医学普通常识，以为专修科之基础，每省市应各设立一校，每校学生暂以一百六十名为准，分为四班，其科目有八：一曰解剖学、二曰生理学、三曰卫生学、

四曰医史学、五曰病理学、六曰诊断学、七曰药物学、八曰处方学。诸科按照学年程序次第教授，三年毕业。入学资格以中学以上之学校毕业生及有同等学力者为合格。毕业后待遇：考试成绩最优者发给证书，注明升学免费字样，升入专修科，由公家津贴学费，其余考试及格者发给毕业证书，皆准升入专修科，但学费均归自备。

（二）中医大学专修科，是为高级班，首都、北平、西京、上海、武昌、成都、广州各设立一校，每校学生以三百二十名为准，分为八科：一曰内科、二曰疡科、三曰女科、四曰儿科、五曰眼耳鼻齿咽喉科、六曰伤科、七曰针灸科、八曰制药科，诸科各分专门教授，三年毕业。入学资格以中医大学预备科毕业生及经考试而有中医大学预备科相等学业者为合格。毕业后待遇：考试成绩最优者发给证书，授以中医某科博士学位，其余成绩及格者发给证书，授以中医某科学士学位，均准其开业应诊。

（乙）中医大学科目教材标准

（子）预备科

（一）解剖学

案：解剖学所以研究人身体质、骨骼、筋肉、经络、神经、脏腑、器官之组织系统，为基础医学最要科目。《灵枢》《素问》《难经》诸书于人身体质结构脏腑内景虽有记载，但历年久远，文字传写辗转失真，且古时摄影术未兴，绘图欠精，三代而降又以解剖尸体为道德法律所不许，昔贤无从实验，致多承讹袭谬。近世西洋科学崇尚实验，于本科学理多所发明，其精详为古人所不及，惟所译诸书名命每多杜撰，能适合中医应用者殊未尝觏。是当采取博医会所译《格氏系统解剖学》，以《灵枢》《素问》《难经》《类经图翼》《医宗金鉴》《释骨》诸书改正其骨骼、筋肉、经络、组织、器官名称，中西合纂,古今相参,俾成适于中医应用教本,其余解剖学各种模型图画标本均为本科所应备。

(二)生理学

案:生理学所以研究身体、脏腑、器官、组织、系统机能之科学,为学医者普通应有之常识。现时坊间此类书籍虽伙,尚无中西汇通适于中医应用善本,当撷《内经》《难经》以下诸医书关于生理学说精要理论,参以博医会所译《哈氏生理学》,融会中西学理编成本科课本。

(三)卫生学

案:卫生学古人所谓养生家言,乃防患于未然,保安于未危之学科也。《素问》及《千金方》各书言之綦详,但多注重个人而略于公共。现时公共卫生为国家要政之一,中医所当列为专科,可取近代所译西洋《公共卫生学》而参以吾国防疫避瘟诸法,务求适于社会实际之应用。

(四)医史学

案:吾国医学肇端于神农,昌明于黄帝,迄今有四千余年悠久之历史,圣哲相承、著述浩繁、载籍既多、流派各别,弗究学术渊源所自,必贻数典忘祖之讥。是医史学不惟表彰先哲发明之绩,且可兴起学者爱国之心,当取《图书集成·医术名流列传》及陈邦贤所编《中国医学史》、谢利恒所撰《中国医学源流论》三书,以学说派别列为系统,依朝代先后纪其世次,俾明授受之渊源,兼悉学术之变迁。

(五)病理学

案:病理学所以研究人身生理反常体质变态之学科,隋·巢元方《诸病源候论》为吾国古时病理科专书,今当再考《素问》《灵枢》

《难经》《伤寒论》《金匮要略》《千金要方》《翼方》《外台秘要》《圣济总录》《六科准绳》诸书，撷其精要理论，并参现代所译西哲《病理学》《细菌学》，以三因及表里寒热实虚为纲，分类编纂，以成中医适用之教材。

（六）诊断学

案：吾国诊断学向分望、闻、问、切四法，王叔和《脉经》后以清，蒋廷锡所著《外诊察病法》《历代脉诀菁华》二书于本科各法搜辑略备。此外，《医宗金鉴》中四诊心法亦颇简要，当就诸书删繁撷精，分类编纂，以成适用之课本。

（七）药物学

案：吾国药物学现时尚无适用教本，当取《本草纲目》及《纲目拾遗》《植物名实图考》《本草经疏证》《新本草纲目药物图考》与近时《植物学》《动物学》《矿物学》诸书，择其应用药品，按照科目次序分类标名，详其产地、形态、气味、修治、功用、剂量、宜忌，编为教授课本，并设备各种标本药圃以供学者实地考验，使其得到研究之兴趣与夫正确之认识。

（八）处方学

案：处方学为研究药物应用学科，有汤、液、丸、散之分剂。其气味配合之法，君臣佐使之义，大小单复之制，详于《素问·至真要大论》及《本草纲目序例》，后人又分为宣通、补泄、轻重、滑涩、燥湿、寒热十二剂，及经方、时方之派别。当以《伤寒论》《金匮要略》《类方》《准绳》《兰台轨范》《医方集解》《观聚方要补》诸书，选其要方分类编辑详列主治，每方后附以显明解释以为应用标准，使其了解制方之意义。

以上八科一至四为预科初二年级前三学期应修之科目；五至

八为预科后二三年级三学期应修之科目，至于课程之分配是在编辑者之酌定。

(丑)专修科

(一)内科

案：内科学吾国向分为伤寒、杂病二类。所谓伤寒者包括外感、传染诸病而言，杂病者包括脏腑、器官、组织诸病而言。以张仲景《伤寒论》《金匮要略》二书为本科要典，但原书久佚，应取宋·林亿校本为主，并参考《脉经》《千金翼方》《外台秘要》及成无己、赵以德以下诸家注本，删其重复，正其舛讹，补其脱阙，合二书为一帙，作为读本，以正学者趋向。又掇辑《灵》《素》《难经》《千金》《外台》《圣济》《准绳》《金鉴》及《瘟疫论》《时病论》诸书提纲挈领编为讲义，每述一病须详其原因、证候、诊断、治疗及传变善后，条分缕晰，以为本科教材。

(二)疡科

案：吾国疡医周初已设专科，隶于天官医师，掌肿疡、溃疡、金疡、折疡之祝药、劀杀之齐，是后贤哲继承，代有进步，升炼灵丹、化腐提脓以代刀割惨酷之手术，配制汤剂清邪托里以防脓毒内陷之危险，故疡愈而体质复常。视今西洋医术，治疡专恃刀割惨酷手术，以致质残体亏或毒陷命毙者，似不可同日而语。是科当以《外科精要》《徐批外科正宗》《外科准绳》《金鉴》《外科心法》《外科证治全生集》《疡医大全》《霉疮秘录》诸书，撷其精要、录其效方，提纲挈领，分门别类编为课程，并备近时西人所制各种疮疡模型以资证验。

(三)女科

案：女科应包括产科在内，本科专书以《妇人良方》《女科准绳》

《济阴纲目》《金鉴·产科心法》《女科辑要》《胎产心法》诸书较为详备，当分为经带、妊娠、接生、产后、杂病五门分类编辑，并参考博医会所译《妇科全书》《伊氏产科》等书以资对照。盖吾国向时拘于礼教，绝无男性医士接生之事，故对于妇女生殖器病每多隔膜，是须参考西书以重实际纠正其错误。而妇人生殖器及胎儿各种模型尤为教授所必需。

（四）儿科

案：儿科当以痘疹科及按摩术为最要，盖痘疹为小儿之应有证，按摩为特殊之疗儿术，其专书有《小儿药证直诀》《幼科准绳》《幼科铁镜》《幼幼集成》《儿科诊断学》《痘疹金镜录》《痘疹辨证》《小儿按摩术》等应一并采择，并参考近世小儿科学分类编辑，按年教授，其实习点种牛痘术并应附于课程。

（五）眼耳鼻齿咽喉科

案：吾国五官病科、眼科有《审视瑶函》《银海精微》《眼科龙木论》《金鉴·眼科心法》，喉科有《重楼玉钥》《喉科种福》《白喉抉微》等专书，其耳鼻齿牙诸病治法散见于《千金》《外台》《圣济》《准绳》《疡医大全》诸书，今当择其精要编为教本，并参考博医会所译《梅氏眼科学》《薄氏耳鼻咽喉科齿科全书》兼设备各种器官模型、病状标本以供实际之探讨。

（六）伤科

案：伤科一门为军事上所必需，近时此职皆用西洋医术，似伤科技术为其所擅长，而考察实际殊不尽然。惜中医于本科多未研习，其专书仅有《金鉴·正骨心法》《伤科大成》《伤科补要》诸书，于近世枪炮弹伤颇少治疗良法，而民间往往有秘传奇验之效方，虽筋断骨折亦能安全接续，较之西洋医术专恃麻醉消毒药品及割截惨酷手术,致多数壮士断臂刖足成残废身躯者,似不可以道里计。是亟当设立中医伤科专修科,除编辑教材以为课程外,当以重金延揽伤科奇术之士聘为教授,俾将其秘方公开,由校呈请政府予以相当奖励,规定专利之保障,使其教成多数之伤科医士以备军事上之需要,不惟伤者免肉刑之惨恸,且可节西药之漏卮。

(七)针灸科

案:针灸学术吾国发明最早,危证痼疾往往非此莫奏肤功,古之名医未有不通斯术者,且无刀圭之费可救卒急之厄际。兹社会经济破产之时,实有从速提倡发扬之必要。《内经》《难经》《甲乙经》皆为本科要典,其余《千金》《外台》《铜人》《明堂》《圣济》《资生》《针灸聚英》《节要》《类经图翼》《针灸大成》诸书均当参考,唯古时无摄影术,绘图又未精致,经络穴俞每多模糊失真,是当详考近世解剖学订正其经络之原委、俞穴之部位,按照学年编为课程,并备人体骨骼、经络、神经系统模型标本以为实地之练习。

(八)制药科

案:制药科为医学之重要科目,吾国古时药物皆由医家采制,近代此项工作多委之市贾及山野目不识丁之夫,以致积非成是、以伪乱真、炮制违法、配合失宜,处方之寡效、国医之不振,职斯之故,而此项人才之培植实属刻不容缓。凡需要之药品、特效之方剂、饮片丸散膏丹之制造、化验升炼提精之方法皆当列入课程,并备实物标本以资考验。

以上八科分为八班,人习一科,三年毕业,前二年专修课程,后一年注重实习,先从首都办起,渐次推及各省市。

上草案谨摅鄙臆,其有不合不尽之处,尚希公核修正,俾臻完善,无任切祷。

提议成立募捐重修南阳医圣祠董事会并推举常务董事以专责成而利进行案

窃(竹斋)等于二十四年三月十七日第二届代表大会提议募捐重修南阳医圣祠享殿,以崇先圣而扬国光案,并附董事会章程,曾经大会议决交理事会核办。是月二十五日开第二届第一次常务理事会议第二次代表大会交下关于尊崇医圣提案第二案交理事会核办,案议决交审查。四月十三日第二次常务理事会议议决,关于尊崇医圣案第二件交馆拟就募捐缘起通令全国医药两界尽量捐募,俟有成数再由馆派员办理。四月二十二日在中央国医馆开第一次筹备会修正章程,公推董事九十九人,嗣以时局关系迄今尚未推举常务董事,以致负责无人难克进行,而各省市医药界同仁对此义举热心赞助者瞩望颇殷。前次所推董事,业经二载,病故数人,拟请由大会选补并推举常务董事九人以专责成而利进行,是否有当,敬请公决。

行政院卫生署中医委员会第一次会议提案

二十六年三月十日

(一)拟请聘全国医药界学识通达、经验宏富者为本会顾问,集思广益以资垂询而利进行。

(二)各省市中医学校已经成立者应由本会考察其成绩请求。署长转函教育部准其立案量予奖励,其未成立者由本署函当地政府,筹措经费促其成立,以资改善而宏造就。

(三)本会拟请署长致函各省市政府从速设立中医疗病院,延聘当地经验宏富之中医担任诊疗,发扬固有之医术造福民众,提倡国产之药物杜塞漏卮。以上提议是否有当,尚希公决。

卫生署中医委员会第二次会议提案

二十六年六月十二日

拟请征集全国医界名宿编纂中医教学规程
俾臻妥善以利进行案

窃以编纂中医教学规程为当今最要之问题,关系中医教育前途至重且钜,欲谋学术之统一,纳学者于正轨,非延揽全国医界学问渊博、经验宏富、宗旨纯正之硕彦担任编纂难期妥善。拟请由本会将前所定科目重行修订,会同中央国医馆通函各省市国医分馆、公会、学校、院社及医界名宿,请其依照各科目应用教材纲要实施方案,按学年程序详为胪列,(或就所长选科亦可)限期送会以备采择,是否有当,尚希公决。

附中医学校科目

甲、基础科

一、解剖;二、生理;三、卫生;四、病理;五、诊断;六、药物;七、方剂;八、医史。

乙、专修科

一、内科;二、疡科;三、女科;四、儿科;五、眼科;六、伤科;七、针灸科;八、制药科。

行政部卫生署中医委员会第三次会议提案

二十七年五月二十七日在重庆

请设立中医伤科医院以宏救护而增抗战力量案

查近年吾国军中治疗伤科咸用西洋医药施行割截手术，致多数青年、壮士变成断臂缺腿残废之人，殊堪悯惜。此固斯人之不幸，亦由西术之未臻妥善，事实俱在，无可讳言。且所需药物皆购自欧美，不唯金钱外溢漏卮甚钜，苟来源万一中断，影响抗战前途曷堪设想。吾国医药学术发明迄今经四千余年之悠久，其中不乏伤科神妙之方术，或得诸家传或由于师授，只用国产药物不须刀锯割截，虽骨折筋断皆能接续，枪伤弹创咸获痊安。因向时当局侧重西法摒弃中医，由是吾国伤科奇技异术之士安素乐道，隐逸不彰，若能加意访求从优待遇，自不难悉数罗致，裨益受伤军民，当非浅鲜。际此国难方殷、外寇猖獗、全面抗战积极开展之时，正中医为国效命之日，而我军民之因伤待治者又有增无减，西医西药已深感供不应求。拟请署长发悲悯之素怀，唯由本会会同中央国医馆妥派专员，于战区后方设立中医伤科医院，延揽技术精良、经验宏富之中医伤科数人担任治疗，有愿将其特效秘方供献国家公开研究者，可由本会叙明事实呈请署长转呈内政部明令奖励之。并招取青年中医若干人充当看护实地练习，俟成绩卓著再设中医伤科训练班。毕业后分发各省设立伤科医院及参加军队医疗救护等工作。以上所陈是否有当，伏祈公决。

拟请本会呈请内政部咨河南省政府拨还南阳医圣祠祀田案

窃以吾国医药学术虽发明于神农、黄帝，然《本草》只载药性，《内经》注重针灸，至汉张仲景著《伤寒杂病论》乃详各病证候、方剂、治法、理论，纯正体用俱备，集群圣之大成，为方书之鼻祖，历代医家莫不奉为圭臬尊为正宗，仁被万世功在人寰，尚论者推为医中亚圣，久为中外学者所公认。其祠墓在南阳东郭，清初由周景福等先后捐施园田四十亩、姚家庄地四顷八十亩附郭地五十亩，专供本祠祭祀，暨修葺看守之资，均有碑可稽。奈近年咸为该县教育局没收，以致庙祝给养、修葺经费皆无所出，民国二十三年一月曾由中央国医馆函请河南省政府，查明属实，但迟滞至今尚未拨还，数年以来我国医界同仁莫不扼腕引为憾事。查汲县比干庙祀田亦为该县教育局没收，前岁已蒙政府悉数归还，医圣祀田亦可援例以彰政府崇德褒功之典。际兹外寇方炽国势陵夷之时，亟宜发扬国医药学术，救济抗战同胞之痛苦，表彰古圣先贤，激发民族爱国之观念。拟请本会呈请内政部咨河南省政府，将南阳县教育局侵占医圣祠田地，按照发还汲县比干庙祀田例悉数归还，推该地医药界暨正绅数人组织保管委员会妥为保管，以妥神灵而慰医界同仁之觖望。是否有当，伏祈公决。

审察意见书

审察统一病名草案意见书

二十三年一月

谨将审察统一病名草案，管见所及应行讨论各端，暨整理意见，条陈于下。

一、查病名草案，内科各病佥以西医译名标题而附列国医原名于下，与本馆整理国医药学术标准大纲，第一甲、乙、丙、丁、戊各条意旨显然不合。按西医来华译书者始于清道光鸦片战争以后，迄今仅六七十年耳，而所译诸书往往一病之名更改辄至四五次。近时华人所著西医书病名多依日人所译，命名纷歧莫能统一，安知数年后不更易以新名，是西医所译病名尚在未定时期，今取以冠诸有数千年历史之国医原名上，喧宾夺主似觉未安，此应讨论者一。

二、查草案内科各门只列病名未叙证候，且每一病名之下混列国医原名多至五六，如流行性感冒下列国医原名仲景太阳伤寒、又少阳病、又阳明病、又太阴病、又咳嗽上气、又呕吐下利，诸病证候不同、表里各殊，牵合为一似有未妥，此应讨论者二。

三、查草案内外妇儿各科，国医原名下所引医书仅《灵枢》、仲景、《巢源》《准绳》《金鉴》《心法》、竹林、青主等八种并羼有俗称，而无审定之医书以为宗主。按《素问》《千金》《外台》诸书为研究国医之要典，亦即病名之渊海，皆未见引用，是以国医病名遗漏颇多。如《素问》之暑病、瘅热、偏风、心风、脾风、肺风、肾风、胃风、漏风、酒风、内风、泄风、劳风、首风、痱风、寒厥、热厥、阳厥、煎厥、风厥、薄厥、暴厥、尸厥、肾厥、骨厥、踝厥、消瘅、消中、食亦、筋痿、肉痿、皮痿、脉痿、骨痿、行痹、痛痹、著痹、骨痹、脉痹、筋痹、肌痹、皮痹、风痹、肝痹、心痹、脾痹、肺痹、肾痹、肠痹、胞痹、周痹、食痹、偏枯、柔痓、风痓、狂疾、癫疾、石瘕、肠覃、息积、鼓胀、胆瘅、脾瘅、肠风、阴痿、阴缩、癃闭、瘨瘼等病名百余皆付阙如，即此一书多已如此，其他遗漏不遑枚举，此应讨论者三。

依上所述，病名草案似有整理之必要，窃意统一国医病名应以《灵枢》《素问》《伤寒论》《金匮要略》四书为宗，分科别类录其病名，编为纲目，谱为统系，参考《难经》《甲乙经》《脉经》《巢氏病源》《千金方》《外台秘要》《圣济总录》《六科准绳》《医宗金鉴》及宋、金、元、明、清诸家，并近世所译东西洋各科医书，校其异同、补其阙略、正其谬误、删其重复，各科以公共病名为纲，下列诸证专名为目，目下详注各候及所引原书，俾古今中外医书病名同条共贯归于统一，则国医之发扬光大或即以此为权兴也。

审察病理学意见书

查本书病名证论完全剿袭西医学说，虽条分缕晰煞费心思，然于吾国固有医理毫无阐发，用作中医教材窒碍实多。夫病理学为医学之基础科目，而《灵枢》《素问》《难经》于各科病理言之綦详，《伤寒论》《金匮要略》更属体用具备，《巢氏病源》论为中医病理专书，若编纂中医病理学，不以此数书为宗主，将何以正学者之趋向而使国人所遵从，且西医病理学自有成书，何劳中医为之代庖？苟中医学校基础科学纯取西医学说，则将来教授各中医专修科势必扞格不入，是岐黄、仲景之道不亡于摧残中医之西医，乃丧于教授中医之中医也。窃以为中医各科教材编纂之通例当以中医学为主，应用科学方法整理古圣先贤之遗籍，择精去芜、提要钩玄，俾四千年来蕴蓄之宝藏蔚成一贯统系之学科，若一意迎合潮流，骛新而不考古，则必至数典忘祖自毁立场。前整委所编统一病名为全国中医所抨击，不可不引为前车之鉴也。

卷下

书　序

伤寒杂病论集注序

昔贤称张仲景为医中之圣，其所著《伤寒杂病论》十六卷，文辞简奥、义蕴宏深，尚论者推为方书之祖。自晋迄今，注者无虑百十家。《纲目》间有发明而微言未析，章句笺释虽详而贯一有待，其余非拘泥经脉柄凿之论，即傅会运气悠谬之说，甚或割裂章句，颠倒节目，纷纭肴乱，罔可适从。致医家菽粟布帛之文，成神秘不可究诘之书。予年弱冠，即尝读玩而窃疑之，逮后观西哲生理学系统之说，恍然仲景以三阳三阴钤百病之义，爰于丁未之岁撰著提纲六篇，于是以之读论则触类咸通，临诊则见病知源。体验积思者阅九稔，征古质今而信弥坚。惧斯文之失坠，述医林之巨观，删叔和之序例，订仲景之原编，刊诸注之谬异，集群哲之雅言。上考《灵》《素》《难经》《本草》，穷究其本原，下据《脉经》《千金》《外台》校正其乖讹，撷百种方书之精华，集一贯古今之真诠，尝字栉而句比，庶纲举而目张。稿经四易，时历八年，于癸亥季冬克告成书，共计十有八卷，都凡七十万言，汇众流而为海，合百虑而一致，唯期经旨之昌明，庶几于世有小补。

校订《伤寒杂病论》绪言

医圣张仲景《伤寒论》《金匮要略》二书久经中外医家所公认，为医学之要典，凡业医者皆当熟读以为圭臬，而坊间尚乏善本以资诵研。考《伤寒论》仲景序集，其书原名《伤寒杂病论》合十六卷，仲景殁后，天下变乱，几经兵燹，原书散佚，晋太医令王叔和搜摭遗文、篇次方论为三十六卷。而梁《七录》载张仲景《辨伤寒》十卷，《隋书·经籍志》：《张仲景方》十五卷、《辨伤寒》十卷、《评病要方》一卷、《疗妇人方》三卷。《唐书·艺文志》：《王叔和张仲景药方》十五卷、《伤寒杂病论》十卷。《千金方·伤寒门》云：江南诸师秘仲景要方不传。孙氏晚年始获《伤寒论》，收载于《千金翼方》。天宝中王焘撰《外台秘要》所引《伤寒论》注出卷数至第十八，《金匮》亦在其中，是仲景书自晋至唐卷数篇次分合不一，而其书迄今无一存者殊可惜焉。逮宋治平中林亿等奉敕校定雕印《伤寒论》十卷、《金匮方论》三卷，其后成无己、赵以德诸家所注皆以是为蓝本相传，迄今又有《金匮玉函经》八卷，乃《伤寒论》之别本。而《宋史·艺文志》、《张仲景脉经》一卷、《五脏荣卫论》一卷、《疗黄经》一卷、《口齿论》一卷，今皆尽佚。此外仲景之书见于《脉经》《千金要方》《千金翼方》《外台秘要》者吉光片羽足资考证，皆堪宝贵。余于民国三年尝取《伤寒论》《金匮要略》合为一帙，撷近世西哲生理学说阐发南阳以六经钤百病之本旨，仿陈修园浅注之例撰成《伤寒杂病论新释》十六卷，嗣后又纂辑百余注家之菁华撰成《伤寒杂病论集注》十六卷。业经后先贡世二十一年壬申春湖南主席何公芸樵手书，刘崑湘得江西张隐君之《古本伤寒杂病论》十六卷，付印其书，订正通行本讹误处虽有可取,而温暑湿热燥病诸篇辞气卑弱,方药踳驳且缺杂病方论,而羼诸可与不可等于卷末,殊多可疑。最近余获桂林罗哲初先生珍藏其师左修之所授仲景四十六世孙张公绍祖相传之第十二稿《伤寒杂病论》十六卷,与湖南刘本相校除多《金匮》各杂病方论外,检出古本讹谬之处不遑枚举,惟罗本终于辨妇人病脉证并治而无杂疗方,以下三篇似亦未尽,因不揣谫陋乃取宋本《伤寒论》、正脉本《金匮要略》二书为主,以论集论脉冠首,自太阳篇起至瘥后劳复止,删其辨脉伤寒例、痉湿暍、诸可与不可各篇,而次《金匮方论》二十五篇于其后,并参考《玉函》《脉经》《千金》《外台》,成无己、赵以德以下数十家之注本及湖南古本,详细考核严加订正,删其重复补其脱佚,以供初学之诵习,略述其考订之意如上。

云时在中华民国二十四年五月

仲景十二稿《伤寒杂病论》序

民国二十二年癸酉冬,余三次修订《伤寒杂病论集注》脱稿。乃诣南阳谒医圣祠墓,获冯应鳌于明崇祯元年访仲景墓未见所镌之灵应碑。清顺治十年,冯氏训叶,再至南阳募疏庀工,表墓建祠,求前碑不得,以为已毁。今距崇祯癸酉仲景墓发见之岁适五周甲子,碑乃复出,殆有数存焉。余旋之南京,备员中央国医馆编审。甲戌冬至鄞,观仲景佚书于天一阁未得,因周君岐隐得识桂林罗君哲初,示余以其师左修之所授仲景十二稿《伤寒杂病论》十六卷。明年春,罗君来京与余同事,乃亟手抄一通。谨案:仲景《伤寒杂病论》十六卷,原书遭兵燹散佚不全,赖晋太医令王叔和搜撮遗文,篇次为三十六卷,永嘉乱后,中原板荡,亦复失传。其要方为江南诸师所秘，以孙思邈之殷勤述古，撰《千金方》时只载仲景杂病方，晚年方获《伤寒论》收入《翼方》。天宝中，王焘撰《外台秘要》，引仲景《伤寒论》，注出卷数至第十八，与梁《七录》隋唐志所列仲景书目卷数各殊。今世通行仲景《伤寒论》十卷、《金匮要略方论》三卷、《金匮玉函经》八卷，乃宋治平中林亿等奉敕校刻。而金，成无己《伤寒论注》坚字文皆作鞕，前人断为隋时定本。元·赵以德《金匮玉函经衍义》实《金匮要略》变名。明、清两朝注《伤寒》《金匮》者数十家，大抵皆以林校及成、赵二书为蓝本。兹取十二稿本与今世通行之宋刊《伤寒》《金匮》各书及近年湖南刘崑湘得于江西张隐君之古本，涪陵刘镕经得于垫江某洞石柜之古本相校，如太阳篇下"伤寒脉浮滑"节，宋本及涪古本同作"此以表有热，里有寒，白虎汤主之"，脉方乖违，义实难通。湘古本作"表有热，里无寒"似较优胜。然犹未若十二稿作"里有热，表无寒"之确切不易也。其余订正诸本脱讹者不遑枚举，而列黄疸、宿食、下利、吐逆、呕哕、寒疝、消渴等证于阳明、少阴、厥阴诸篇，深契以六经钤百病之微旨。若平脉法、杂病证治各篇，条理精密，有非后世所能及。或疑医圣撰论何至易稿十三次，殊不思医学著述动关民命，仲景救济之心求精固无已时。昔朱子著《四书》，稿经七易，病革时尚命门人改订《大学》诚意章数句。凡诸学理愈研愈微，岂一成即不可再易乎？又疑张绍祖自称为仲景四十六世孙之时代与人类之发育大率，百年可衍五代未能吻合。据罗君述，其师左修之民国十一年壬戌七十八岁始归道山。随父岭南受书张绍祖，时年弱冠，当清同治三年，上距汉献帝建安十年，一千六百六十年。考《通鉴》宋仁宗至和二年三月丙子，诏封孔子后四十七世孙孔宗愿，袭封文宣公为衍圣公，上距周敬王四十一年孔子卒，一千五百三十四年。比例张氏尚少孔氏一世，多一百二十六年，人类生率世次，安可以常数限哉。洎国难作，南京陷，罗君返桂，途遭匪劫，十二稿副本幸存余家。军事参议院副院长张公伯英，前任总指挥驻节南阳时曾发愿重修医圣祠，设立国医学校，未几移防弗果。今见此十二稿本，叹为奇缘，欣然捐资付梓，藏板南阳医圣祠。由是久湮人间之秘籍得以流通，医圣济世之真传赖其不坠，千余年承讹袭谬之刊本有所订正，裨益医林实非浅鲜。爰序其颠末考辨如上。

中华民国二十八年孟春敬识于西安中医救济医院

经方药性辨序

夫人受天地之中，以生贵莫大焉，以秉气而得其纯且全也，逮风寒暑湿伤其形，喜怒哀乐摇其精，于是外邪侵入而气失其平疾病作焉。圣人察金石、草木、虫鱼、鸟兽之气味性情，而得夫杂偏之所以然，即取其偏胜资之以治疗。盖寒者温之、热者清之、结者散之、留者行之、壅者攻之、虚者充之、燥者润之、湿者除之、汗之下之、吐之渗，皆所以损过补衰、扶偏救弊、调和脏腑、通利荣卫使气复其平而已。顾自来言药性者托始神农，而世传《本草经》三卷，药分上中下三品，合三百六十五种以应周天度数，其所载诸药气味主治多上古流传，精义非圣神莫能作也，不唯为医疗制方之宝典，且为理化工艺之要籍。如所云硫黄能化金银铜铁、奇物朴消能化七十二种石，是为近世硫酸、硝酸之嚆矢，繇斯可见我国上古理化工艺发明之一斑。唯其间轻身不老之说乃秦汉时方士之傅会致多张皇失实，徒为理障，是在读者甄别耳。而《前汉书·艺文志》未经载录，又杂列后汉地名,故陶隐居疑为仲景、元化辈所记,尝考《伤寒杂病论》张仲景自序撰用之书有《胎胪药录》,惜其书不传于世,而亦不及《本草经》,其论药性主治虽多有合处,然未足为仲景必遵,今世所传之《本草经》以定方也矧经方药品《本草经》只载四之三(一百二十二种),唐后医家遗理存异,据五行生克之玄谈,言药性主治之功用,而医道乃晦,则所谓取其偏胜,资之以治疗者,或反益其偏,至于不可救,虚虚实实,有不死于病而死于药者矣,岂不悲哉!爰于庚戌季夏辑录仲景经方,附于各药之后,兼撷前哲卓质之论,并附愚案以阐发其蕴,以证征方义,比方明药性,盖一百六十八种药之性能明,则二百六十二方之制义显,以之治疗,庶几人之纯且全者得以复,而物之杂且偏者尽其用,以备研究经方者之考证,期不负仲景救世之苦心云尔。

针灸经穴图考序

人身脏腑、经络、阴阳、气血失和,神机反常,而疾病作。盖阳郁则热,阴侵则寒;邪盛则实,精夺则虚;血不流而滞则痹,痹则为疼痛;气不通而逆则厥,厥则为不仁。其通经调气之法、补虚泻实之道,莫妙于与受邪之经俞施以针灸之治疗。夫经络发源于脏腑,流布于肢体,其间正支结散,起伏隐显,巅趾相通,左右交缪,阴阳表里,循环始终,井荥俞合之度,留呼深浅之宜,补泻迎随之法,调气通经之诀,非有圣神孰明理致。昔在黄帝咨于岐伯而作《内经》,针灸之道赖以彰明,历世久远,简编脱阙,自唐时王启玄作注,已散佚不全,幸有秦越人之《难经》、皇甫谧之《甲乙》。而奇经俞穴尚可究详,逮后甄权著《铜人》,孙思邈作《千金》,祖述表章,益臻明备,斯数圣哲。或由解剖以实验，或由反照而神视，故能见垣一方，洞彻幽微。宋元以后习斯术者不探根源，渐失本真，然亦有创见独获，阐发精理，可补古籍之阙讹者散于群书，惜未有汇众说而折衷圣经纂为一帙，为初学之圭臬者。予窃不自揆，爰取《内经》《甲乙》《难经》为主，参考《千金》《外台》及宋元明清时贤针灸诸书，撷其精华，删其繁芜，正其乖讹，补其阙略，成书八卷，都凡正经十四，气穴三百六十有五，奇穴拾遗若干附焉，每穴之后列其主治证案，冠以针灸要法，精确穴图，且仿《铜人明堂》图，本《千金》之论，作全身图三幅以翼，斯书因名曰《针灸经穴图考》，而识其梗概如上云。

甲子仲秋

灸法辑要序

尝读《周易》，见夫首之以纯阳纯阴之乾坤，中之以坎离，而终之以水火既济、火水未济，既而证诸天地万畴及人身生化之理，窃知阳丽于阴，阴统于阳，水升火降，天地氤氲，万物化醇，阴阳离决，精气乃绝，不禁憬然悟瞿，然起掩卷而叹曰：阴阳水火之妙用，神矣哉，大矣哉！《内经》之论曰：阳生阴长，阳杀阴藏，是生杀之权咸操之阳，其阴顺而成之耳。盖人之所恃以生者阳气而，所以御外邪者亦莫不藉夫阳气，故曰阳者卫外而为固也，阳气衰则阴盛寒生，而外邪干疾病作矣，先哲知其然也，故立扶阳消阴之法，内服以姜附之剂而外施以灸焫之术，盖灸焫能直接以助复元真之阳气，且无刀圭之费而有应急之便，故特立为专科。《内经》谓灸焫者从北方来，原为藏寒生满病而设。仲景于三阳证皆禁灸，而列灸法于少阴厥阴者，所以戒其亢阳致悔，且见艾火之气纯阳能直达于血脉以助其运行，激发其神经以启其壅室之意，是灸焫之专为助复元真阳气，以治夫少阴厥阴寒盛之病者也。诚能于此会其意，则灸焫之证治功效思过半矣。其法下部可灸至千壮，而上部多不过百壮者，斯又合乎水火既济，火水未济之义焉。

《内经》类编序

尝考吾国医书自《前汉书·艺文志》著录，而后见于历朝史志及诸藏书家目录者，除遗佚外，计现世所存约二千数百种，其典雅宏博义理精深，能阐三才之奥、会天人之通、探造化之原、抉性命之微，而渊源最古、宗旨纯正者，厥唯《内经》，自秦越人而下，历朝医者莫不奉为圭臬，而毕生钻研。考《汉志》载有《黄帝内经》十八卷，晋，皇甫谧《甲乙经》序称《针经》九卷、《素问》九卷者是也。其《素问》之名始见于汉，张仲景《伤寒杂病论》之自序，《隋志》始著录，然所载只八卷，全元起注已阙其第七一卷，唐，王启玄次注得先师所藏之卷以补"天元纪大论"等七篇，或疑即仲景所谓之《阴阳大论》，至宋，刘温舒又补"刺法论"二篇，治平中林亿校正据皇甫谧之《甲乙经》，隋·杨上善之《太素》，全元起、王启玄之注，以四家章节字句各异，乃裒集众本浸寻其义，正其讹舛，十得其三四，余不能具定其可知，次其旧目，正其缪误者六千余字。自是以来医家咸遵为定本，而近人证以解剖间有未合者，是必文字讹舛之故。夫以岁历四千余年，文经籀篆隶楷数变，其讹乖不待言矣。唯王、刘二氏所补遗篇，盖皆阴阳术数家言，与原文辞旨迥不相侔，反为大道之蓁秽，医学之异端，有若七经纬书，虽间存古哲之遗言，而实无关于治疗。且甲子纪年始于新莽，干支纪日肇乎商汤，三代以前安有以干支相配纪岁以推运气之说,证之《本经》纪日以十斡,与《虞书》辛壬癸甲合,其伪托显然矣。而《灵枢》之名始见于王启玄,《素问》序以针术微妙,故注者绝少,或据《素问》"黔首"二字以为秦时方士之伪托,摘《灵枢》十二经水谓黄帝时无此名,然安知黔首岁腊非秦语所本哉,矧秦时方士盛谈神仙,而《素问》于养生之道悉本理论,毫无怪诞悠谬之谈,且十二经水之名皆见禹贡,安得谓黄帝时无诸水名哉？唯《春秋传》载秦医和对晋平公所论六淫之说殊与《内经》不合,盖别有师承耳。而《周礼·天官·医师》一篇,其文义实提挈《内经》之纲领,是《内经》者乃西周王朝医师之教典,诚三坟之遗文也。《经》云房昴为纬,虚张为经,较今天度室轸为纬,尾参为经,相差已六十余度。民国纪元上距黄帝四千六百零八年,以每岁恒星东行五十一秒推之,若合符节。而刘向指为诸韩公子所著未见《周官》故也,程子谓出于战国之末,殊失考矣。惜古简错乱原编久佚,且为术数家之言,所羼杂王启玄而后篆者纷芜繁糅,无纪致读者每兴望洋之叹。因不揣固陋乃取《素问》《灵枢》,删去王、刘所增各篇及重出之文,而补以《甲乙经》所载遗佚诸节,合三书为一帙,分类编纂,厘为五纲：曰天运气化、曰人体生理、曰病证原候、曰望闻问切、曰针法方制,每篇各分目若干,庶读者得其要领,别其真伪,而收事半功倍之效,以为初学渡津之筏。叙其考证之意如上云。

白云阁原本《难经》序

吾国先秦医典相传迄今而完全无阙者,《神农本草经》而外惟秦越人《难经》而已。然考《史记·扁鹊列传》不言其著书,而《前汉书·艺文志》有《扁鹊内经》九卷、《外经》十二卷,未列《难经》之目。张仲景《伤寒杂病论》集云：撰用《素问》《九卷》《八十一难》。皇甫谧《帝王世纪》云：黄帝命雷公、岐伯论经脉，旁通问难八十一为《难经》。《隋书·经籍志》有《黄帝八十一难》二卷。王勃《黄帝八十一难经》序云：《黄帝八十一难》是医经之秘录也，昔者岐伯以授黄帝，黄帝历九师以授伊尹，伊尹以授汤，汤历六师以授太公，太公以授文王，文王历九师以授医和，医和历六师以授秦越人，越人始定立章句，历九师以授华佗，佗历六师以授黄公，黄公以授曹夫子。夫子讳元字真道，自云京兆人也云云。《唐书·经籍志》有《黄帝八十一难经》一卷（秦越人著），《新唐书·艺文志》作秦越人《黄帝八十一难经》二卷，据此则《黄帝八十一难》与秦越人《难经》同为一书也无疑。盖《难经》乃撷《灵》《素》之精要，阐轩岐之奥秘，经文有引端未发而疑者设为问答之辞，以畅明厥旨、探赜索隐、辨析精微，词简而义博，理深而旨远，洵医家之宝典也。自吴·吕·广注后，唐有杨玄操，宋有丁德用、虞庶、周与权、王宗正，金有纪天锡、张元素，元有袁坤厚、谢缙孙、陈瑞孙、滑伯仁诸家注解，今世仅存滑氏《难经本义》，余书尽佚，惜哉！明王九思辑吕广、杨玄操、丁德用、虞庶、杨康侯五家为《难经集注》，张世贤又广采十二家注，演绎图表撰《难经图注》，至清乾隆时徐灵胎以诸家注解多违《经》旨乃取《灵》《素》本文以《经》解《经》，撰《难经经释》，刊落陈言直探本源，为注《难经》者独开生面。同时松江丁锦游武昌客参政朱公所得《古本难经》，其章节次序、分类编纂、纲举目张、脉通络贯，较滑氏以下诸本不同者三十余条，乃采吕广至明十七家之注撰为《古本难经阐注》上下二卷，于是《难经》乃有古文一派之学，近人南通司树屏《难经编正》（鄞县陈颐寿注）校正皆以是为蓝本。丁丑岁孟夏余在南京罗哲初先生处获睹其珍藏白云阁原本《难经》一册，云得诸先师桂林左修之先生传授，余持归校阅其书，章次虽不异丁氏古本，而文辞简洁晓畅，订正古本讹衍错脱者不遑枚举，原文晦涩支蔓，有经前人注释千百言尚不克了解者，兹乃不烦费辞而义理昭然，较诸丁氏古本实为优胜，余爱不忍释，因手抄一册，并请罗君公之于世。旋余应承淡庵先生之邀，至无锡中国针灸专门学校演讲，该校同学百余人，多有不远数千里负笈而来，其好学之心诚堪嘉许，愧余谫陋无以为赠，因将本书分期登刊于该校出版之《针灸杂志》，以供同仁先睹为快，因考其渊源如上云。

中国医学集成序

吾国医学肇兴于神农，昌明于黄帝，至汉·张仲景而集《经》方之大成，唐·孙思邈乃衍各科之统绪，宋元明清以来贤哲相承著述日繁，《班志》而下，历朝史乘著录遗佚者无论已而。清《四库》所收及后出古籍近贤撰著存于当代者盖三千余种焉，斯皆先民精神结晶之所寄托，以福庇人寰者，然卷帙浩繁，好学之士虽欲遍观而尽识，不帷力所不逮，抑且购求无从。昔人所以有丛书之刊，以便学者之探讨而免简编之散佚，意至善也。元明迄今集医学丛书者无虑数十家，大要不外二类：曰专集，如刘河间《三六书》、李东垣《十书》之类是也；曰丛书，如王肯堂《古今医统》、薛立斋《医学丛书》之类是也。非取材狭隘限于一家之言，即繁而寡要无裨实用所需，求能综合古今各科完备，取精用宏者殊未多觏四明。

曹炳章先生医界中博雅君子也，伤国学之不振，惧斯文之失传，乃汇集上古迄今医学之要籍萃为一帙，分类十有三，都凡三百六十五种，共计二千八十二卷，颜曰《中国医学集成》，其中多世所罕觏之秘籍及东瀛汉医之名著，刊行公世以嘉惠学者，诚寿世之宝藏、医林之钜观也。承邮书目索序于余既钦。先生存心之公，志愿之宏，搜罗之富，选择之精，且忻其书刊成之有日不获以不文辞而勉为之序。

曹氏医藏类目序

昔秦燔经籍而独存医药、卜筮、种树之书，其目详载于《班志》，而医家今世惟存《黄帝内经》一书，然亦脱阙不全，余尽亡佚，惜哉！盖古时印刷术未兴，传播不广，珍藏天府者数毁于兵燹，流传民间者皆攘为家秘，三代秦汉无论已，即如季汉医圣张仲景所撰《伤寒杂病论》，隋唐之际乃为江南诸师所秘，故孙思邈著《千金方》时尚未得见，宋元明所刻单行本医书亦多亡佚，今幸存于《道藏》及《永乐大典》者甚伙，前贤汇刊丛书保存典籍之功讵可没哉？若夫目录之学为研究学术之门径，自宋王尧臣《崇文总目》后代有纂，述其于各书著作之本末、流传之真伪、文理之纯驳，皆详为评论，不特有其书者稍加研穷即可以洞究旨趣，虽无其书者未兹题品亦可粗窥端倪、裨益读者，意至善也。余友四明曹炳章先生以多年搜集所获古今中外医书，择其精要三百六十五种编为《中国医学大成》二千一百零六卷，余曾为序，业经出版，嗣又掇辑三百六十五种为续编。二千零八十二卷为医学丛书空前之讵著，其于发扬国粹、表彰先哲、启迪后学，志愿之宏已令人钦佩不置。今又尽将其所藏医书六千余种仿《释藏》《道藏》例编为医学类目，分二十三总类，目录十有一卷，提要钩玄考核精详，俾览者不啻游于琳琅秘苑，洋洋乎大观哉，诚医家之宝库，后学之南针。凡研究医药学术者，允宜人手一编也。猥承索序于余，不获以不文辞，因谨志如上，其编述大义曹君自序已详者兹例言不再赘云。

中国医学约编序

夫吾国医学肇自神农，昌于轩辕，迄今有四千余载悠久之历史，其典籍亡佚者无论已而，当世所存据四明曹炳章《医藏类目》所载盖六千余种焉，其间纯驳不一、流派各别，学者不惟望洋兴叹而且罔所适从，是整理群籍、择精去芜、融会古今、统一学术，为现代国医最要问题。前年春余曾在中央国医馆第二届全国医药界代表大会提议，请其延聘专家编纂国医妇儿内外各科证治全书，嗣因经费无着未克举行。余亦因事碌碌无暇著述，而此心耿耿未尝释然，盖以兹事体大，非竭一二十年之精力难告成功也。余友隆昌周禹锡先生于国医学术造诣颇深、经验宏富，与余虽未谋面而神交已久，近以所著《中国医学约编》十种纲要邮示，观其内容丰富，学说新颖，中西合参，颇切应用，可作初学之津梁。喜其于余心有契焉，因述其陈说，聊以为序云。

论 说

中华医药学术发明于三皇说

吾国文化之开源起于庖牺氏之画卦，为世界创造文字之鼻祖，自是而后渐衍绎而成六书，人类智能之表见始有播远传后之工具，世界之文明由是而进步，而卦象之阴阳二仪乃立，哲理医学之基础，其时又定婚姻之制，建夫妇之伦，以革上古男女野合知有母而不知有父之陋俗。盖男女淫乱必患霉毒，血族婚配子女疾夭，同姓结婚其生不繁，而人类之所以别于禽兽，中国之所以异于夷狄，文明之所以殊于野蛮，而吾华民族之得能繁衍至今，人口之众甲于世界各国者，胥由于此。即以现时代之科学证之，是此一端关于礼教者尚小，而关于生理者颇大。由斯言之，谓生理卫生及改良人种之学说发明于庖牺氏者亦无不可，但其时尚为游牧时代，人民逐水草而居迁徙无常，迨至神农树艺五谷，教民稼穑，始进化于农业生活，家族方克安居宁处。帝又尝味草木，辨其寒热温凉、有毒无毒之性质，发明药物以疗民疾，而后人类之健康方有安全之保障，今世所传之《本草经》虽非神农氏之原本，而其精义要为三代时之圣哲。祖述神农者所纂集，除其间轻身不老等词为秦汉时方士所附会，其余文词言简意赅、字字珠玑，为研究药物学者之宝典。如云硫黄能化金银铜铁奇物，消石能化七十二种石，是为近世硫酸、消酸之嚆矢，使二物不制为强水，何能有如此之烈性？考近世西洋科学发达，百工技艺，竞奇炫异、光怪陆离、层出不穷，裨益人生实非浅鲜，是皆由研究物理化学之结晶，溯其根源莫不以硫消二酸为之基本，而不知吾华五千年前之神农氏早经发明，惜后人失传，使无西洋所制之硫酸、消酸以证明，不几疑《本经》所云能化金石之言为古人之诞语乎？甚望吾国医界同志上承神农之遗典，用近世科学方法深加研究，探其精微、发扬光大，以吾国所产之药物疗吾国民族之疾病，以塞洋药之漏卮，为救国卫民之急务。古史云黄帝咨于岐伯而作《内经》，其书阐明天时与人生息息相关之理者至为详悉，穷究脏腑之功用、气血之流注，发明针灸之术、制方之法，而今世所有之解剖、生理、卫生、诊断、病理、治疗诸科学，此书无所不包，其精深博大诚堪宝贵，汉儒谓三皇之文为三坟，余意《八卦》《本草》《内经》即三坟之遗文，为世界文明之根源，世有知者当不以余言为河汉。

西医谓伤寒为肠窒扶斯之讨论

案：吾国医书"伤寒"有广狭二义。广义者外感六淫发热证之通称，《素问》云：夫热病者皆伤寒之类也。《难经》云：伤寒有五，有中风、有伤寒、有湿温、有热病、有温病，张仲景集论而命名伤寒者，此也。狭义者，外感寒淫而致太阳病之专名。《伤寒论》云：太阳之为病，脉浮，头项强痛而恶寒，或已发热或未发热，必恶寒、体痛、呕逆，脉阴阳俱紧者名曰伤寒。此太阳伤寒病之脉证也。西医谓肠窒扶斯病，以显微镜考察其原因，为末端钝圆杆状之植物性细菌，由饮食不洁之物侵入，小肠内之丛腺发生，毒液酿成，发热、溃烂，以致下利黄绿如豆羹之状，初发病二三日亦头痛发热恶寒，久则皮肤发圆形之红疹云云。是肠窒扶斯病之原因与伤寒内外迥然不同，肠窒扶斯病之表证虽亦有头痛、发热、恶寒之候，然此乃由内发外之候，如《金匮》所云肠痈之表证与伤寒病之自表传里者亦殊也，伤寒病失治及发汗不彻、发汗太过、吐下火攻等误治则成坏病，其转属传变随患者之虚实偏盛而变证百出，见于《伤寒论》六经各篇者不遑缕述，皆与肠窒扶斯病之传变证候不相符合。惟太阳阳明合病、少阳阳明合病、自下利三条，与少阴病下利便脓血、厥阴病热利下重各证类似小肠炎溃烂以致下利之肠窒扶斯病。盖太阳主表、阳明主里、少阳主半表半里，太阳病须合阳明、少阳方能致下利之里证也，是则肠窒扶斯病谓为伤寒病类证之一则可，谓即为伤寒病则不可。此缘清季西人译书者未谙中国医书命名意义，见伤寒首揭太阳病，注家有以手太阳小肠解经者，遂谓伤寒乃小肠发炎之病名，其后日人译为肠窒扶斯病，岂知仲景《伤寒论》所谓之太阳系人身躯壳表部之名词，与《内经》以手太阳经配小肠、足太阳经配膀胱义旨各殊耶。若以太阳属小肠即指伤寒为小肠炎，然则足太阳属膀胱将遗而不论乎？夫以饮食内伤之病而命以寒淫外感之名，名实乖谬莫此为甚，此在外人固无足怪，而吾国医界号称科学化之时彦亦竟承讹袭谬迄今不察，岂非媚信外人之失乎？就此一端推论其余病名之类，此者可胜道哉。

疟病原因中西不同之讨论

按：《素问》云：夏伤于暑，秋为痎疟。又云：先伤于寒而后伤于风，名曰寒疟；先伤于风而后伤于寒，名曰温疟。又曰：疟病得之冬伤于风。是疟病有风寒暑三因也，以病邪所伏之脏腑、经络及虚实寒热之偏胜而有肺疟、心疟、肝疟、脾疟、肾疟、胃疟、足阳明疟、足少阳疟、足太阳疟、风疟、寒疟、温疟、瘅疟之殊名。《金匮》有疟母、牡疟之名，《巢源》又有足太阴疟、足少阴疟、足厥阴疟、山瘴疟、痰实疟各候，《圣济总录》有痰疟、鬼疟。西医谓疟病之原因，皆由一种蚊吮之媒介而传染其病原菌于人身，此盖《巢氏病源》所称山瘴疟之类证。《素问》又云：以秋病者寒甚，以冬病者寒不甚，以春病者恶风，以夏病者多汗。是四时皆有致疟病之可能，不必仅限于有蚊之时也。盖蚊吮之疟病乃疟病之一因，若谓凡疟病皆由蚊吮传染而得，则无蚊之时而得疟病者将何词以解乎？今西医以蚊传染之疟病包括中国医书之各种疟病，笼统不分，遗漏殊多，岂可从其一偏之学说而抹蔑国有疟病种种之命名乎？

纪 游

谒南阳医圣张仲景祠墓记

予自弱冠时读《伤寒论》《金匮要略》即欲详知张仲景先生之历史,乃检《后汉书》《三国志》而无仲景传,后考各家医书及子集稗史,间有载其佚事,东鳞西爪、详略互见,于是搜辑诸书撰张仲景传列于拙著《伤寒杂病论集注》卷首。而仲景祠墓则自汉迄明志乘失载、文献无征,有清康熙中徐忠可著《金匮要略论注》卷首载《张仲景灵应记》一篇,盖节录冯应鳌《医圣张仲景灵应记》、桑芸《张仲景祠墓记》而成者。《记》云:兰阳诸生冯应鳌,崇祯戊辰初夏,病寒热几殆,夜梦神人金冠黄衣,以手抚其体,百节通畅。问之,曰:我汉长沙太守南阳张仲景也,今活子,我有憾事,盍为我释之。南阳城东四里有祠,祠后七十七步有墓,岁久湮没,将穿井于其上,封之,唯子觉者病良愈。是秋,应鳌即千里走南阳城东,访先生祠墓于仁济桥西,谒三皇庙旁列古名医,内有衣冠须眉宛如梦中见者,拭尘视壁间果仲景也,因步庙后求先生墓,已为明经祝丞蔬圃,语之故,骇愕不听,询之父老,云庙后有古冢碑记,为指挥郭云督修唐府烧灰焚毁,应鳌遂记石庙中。而去后四年,园丁掘井圃中丈余得石碣,果先生墓,与应鳌所记不爽尺寸,下有石洞幽窈闻风雷声,惧而封之。应鳌以寇盗充斥不能行。又十年余应鳌训叶,叶隶南阳,入都谒先生墓,墓虽封犹在汹流畦壤间也。问其主,易祝而包,而杨,杨又复归包,包孝廉慨然捐其地,郡丞汉阳张三异闻其事而奇之,为募疏请之监司僚属输金助工,立专祠重门殿,庑冠以高亭,题曰:

汉长沙太守医圣张仲景祠墓。乡耆陈诚又云：祠后高阜相传为先生故宅，迄今以张名巷，巷之西有张真人祠。名额存焉，祀张仙或传之久而误也。祠墓成于顺治丙申年，距戊辰已三十稔，云仲景祠墓见于载籍者始此。十年前予即发愿谒仲景祠墓，考索遗迹，以事未果，今岁仲秋承杨茂三、王岐山、赵子余诸先生馈贶，迨至本月一日始由西安启程，四日晚抵南阳，翌晨沐浴，讫诣东郭北隅，见道旁有庙，前列数碑，东有仲景神道碑，知即为三皇庙创建于明嘉靖丙午年内，祀伏羲、神农、黄帝暨岐伯以下十代名医。乡人谓民国十七年石友三军驻宛，将庙中神像尽毁，近年于内设立学校，仁济桥在庙前东郭岩外，亦嘉靖时所建也。由庙后行六十余步即医圣祠，而顺治丙申冯应鳌所立之灵应碑，在祠外东郭岩内壁间，桑芸所立之祠墓记碑露立祠右，文与冯碑详略互见。墓在祠门内，前有碑高八尺余，系顺治十三年郡丞张三异所立。予礼敬讫，见墓前又一小碑，高二尺余，文曰"汉长沙太守医圣张仲景墓"，字体遒逸类晋人书，盖即明崇祯五年园丁穿井凿地所获者，见此碑而仲景之墓乃有确据，距今岁适甲子五周矣，祠中诸碑古而可宝者当以此为最云。墓高八尺，后旧有藤数本外砌砖上覆亭，民国十二年邑人杨文濂所建也。墓东距郭垣仅五步，前后三十余步，南北与郭垣相直，盖特为仲景祠墓将郭垣外伸数步乃成弧形。查南阳环城郭岩筑于同治五年，为玄妙观羽士张宗璿规划建筑，以御捻寇者。使仲景不显灵异于明末，不唯难免穿掘之患，且必为郭垣所覆矣，体魄焉能卒获安全哉？墓后数步为祠正殿三楹，中祀仲景塑像，金冠黄袍、丰颜隆准、黑须三绺、平膝正坐、手持如意一柄，像前金字牌位文曰"医圣先师汉长沙太守张公神位"，左旁祀注《伤寒论》诸公牌位六，右旁祀孙真人像,东序祀周公景福,西序祀神医何仙,又有佛像数尊参乎其间,不伦不类混祀一堂,盖清道光后乡人随意妄增也。予历览庙宇见其门敞庑,颓庭秽垣,纪一道童守门,云其师李智祥年近古稀,因祠产为学校所夺,唯恃游募度日。予考索碑文,祠产原有园田四十亩系顺治十三年包孝廉捐施,姚家庄地四顷八十亩系康熙二十七年周景福捐施,附郭地五十亩系康熙五十九年姜大成、吴国士捐施,专供本祠祀祭暨修葺看守之资。详询该地人士得知姚家庄地四顷八十亩,于民国初年拨归师范学校;附郭园地九十亩,民国十七年石军驻宛变卖庙产,被劣绅先及元倚势乘危以贱价买去,至十九年该绅以不法事为张伯英总指挥枪毙,去岁其兄先登云以积恶不悛为刘雪亚督办处决,兄弟同恶相济咸遭显戮,家产六七十顷悉数充公,而此项祠产遂亦归师范学校矣。愧予德薄力绵无能为役,则恢复祠产,庄严庙貌是所望于邦人君子。云谒神毕,甫出门,见一小碑侧置祠外,读其文,乃崇祯元年九月冯应鳌所立之纪事碑,原在三皇庙中,冯氏去后旋为不便者仆没,及顺治十年,冯氏再至求之不得疑为人毁矣。有僧洪秋者,昔卓锡此地,录文而笥藏之,冯从之得其文,复刊于石而详记其颠末于后,今秋校长某见碑于阶下,不忍为人践踏而移于此。按:此碑已没三百余年,为考究仲景祠墓者最要之史料,不唯今世所当珍,即在当时,冯氏亦极重视,惜其不克再觏也。予亟昇祠内树之殿左阶上,翌日再往谒神,见香案前置问事签筒,偶抽其一得第九十一上书七言一首,首句云:君今顶礼叩前缘,因感其灵为之撰。制楹联文曰:道缵农黄,德侔孔孟。悬诸殿前,藉表景仰。愚诚拟将祠田被夺情形面陈该县王县长幼侨,请其设法归还,适王县长赴许昌迎张总指挥未归,余亟于赴京沪，特留书一函，托绅士王锡三转达。计住南阳七日拓碑六种，摄影三帧，谨记其概如上。

中华民国二十二年十月十一日

致南阳县县长王幼侨函

幼侨县长阁下敬启：

者谦，长安人也，现年四十八岁，赋性愚拙不自度量，欲以发扬中国医学为己任。自弱冠以来寝馈于张仲景《伤寒论》《金匮要略》者二十余年，涉猎医书数百种，订俗本之讹谬，辑诸注之精华，参合近世生理学说著成《伤寒杂病论集注》十八卷、《伤寒杂病论新释》十六卷、《经方药性辨》四卷、《针灸经穴图考》八卷，都凡数百万言，拟将印行，质正当世，特来南阳专诚拜谒张仲景祠墓，考索遗迹、拓碑摄影、瞻仰庙宇，门敞庑颓，屋破垣圮，荒秽景况，触目伤心。询诸庙祝得知，祠产原有园田四十亩、附郭田五十亩、姚家庄田地四顷八十亩，系清初善士包孝廉、周景福、姜大成等先后捐施，专供香火修葺暨住持衣食之资，均有碑文可稽。姚家庄地民国初年为本县师范学校占夺，附近园田八十亩民国十七年石友三军驻宛变卖庙产，其势岌岌，劣绅先及元时为商会会长及第一区区长，倚势乘危，以贱价从玄妙观买去二十年，该绅以不法事为张总指挥枪毙，去春其兄先登云复以积恶不悛，经众告发为刘督办处决，兄弟同恶相济，咸遭显戮，家产七十顷悉数充公，而此项祠产遂亦拨归本县师范学校，以致香火修葺之费无著，住持道人李智祥年近古稀，唯恃游募度日，闻之不禁恻然。伏思张仲景为我国医中亚圣，道缵农黄，德侔孔孟，所集《伤寒》《金匮》尚论者推为方书之祖，自汉迄今千有七百余年，历代医家奉为圭臬，济世活人，功在生民，仁术教泽，远被东瀛，久为日人所尊崇，诚我华族莫大之光荣。若听其祠产任人侵夺，庙貌长此颓圮，不唯无以表示国人追功报德之忱，抑恐致贻外邦数典忘祖之诮。是以不忍缄默，用敢芜词冒渎，恳乞阁下秉公执言，召集耆绅，晓以大义，或行文上峰，陈明事实，务使该校将所夺医圣祠田地照数归还，或由官绅及医药两界组织一管保委员会负责保管，则神人同感，功德无量矣。南阳自古多贤哲，当今岂乏善士，苟有甘冒不韪出而阻挠意图把持以蔑神欺懦辱国败法为能，者谦不敏当在京沪将此事实报端宣传，诉诸舆论以彰公理，敬求邦人君子共同援助，惟力是视尚冀阁下鉴兹悃诚，俯允所请，依法处理，襄此义举是所切祷。专肃布达。敬候善祺。

宁波访求仲景遗书记

余于去冬诣南阳恭谒医圣张仲景祠墓，心有所感遂发愿搜罗仲师遗著，欲辑成全书贡献医林。今春偶于南京书肆购得浙江流通图书馆国医图书专号一册，载有《张仲景疗妇人方》二卷，《五脏荣卫论》一卷，均注存天一阁抄本字样。考此二书其目见于梁《七录》及《宋史·艺文志》，而《明志》及清《四库全书总目》皆未著录，知其遗佚已久，余心焉识之，遂怀往鄞阅抄之念，数月以来耿耿于中，本月一日始克起程由京过沪，谬承海上同仁谢利恒、蒋文芳、盛心如、张赞臣、过鹤帆诸先生先后宴邀，隆情厚意感激靡已，并拟在上海设立建修南阳医圣祠享殿募捐委员会，其好善乐义之热心诚堪钦佩。同时得遇陆士谔、吴克潜、许半龙、朱鹤皋、陈漱庵、严苍山、章鹤年、黄宝忠、秦伯未及长沙易南坡诸先生会晤畅谈，藉抒积愫，四夕乘轮翌晨抵宁波即往天一阁，适值修葺尚未竣工。询诸守者得悉该阁系明嘉靖时侍郎范钦字东明者所创建，旧日庋藏宋元明木板书籍数万卷，近年以来范氏式微，将书卖去十之七八，现时所存无几。本县士绅以该阁为全国所知名，关系文献綦重，不忍任其散失，乃组织文献保管委员会与范氏子孙之贤者共同负责保管，笥藏重锁非会同两方不能启视。余闻之怅然，乃往访鄞邑医界硕望周岐隐先生，因周君著有《伤寒汲古》《精神病广义》，久已脍炙人口，为医林所重。余既读其书，想见其为人，觌面若旧识，导余参观怡怡书屋。乃介弟采泉君之私塾学生，廿余经史外授以科学常识课本，皆周君编印，其昆仲友恭行谊殊堪，矜式留余午餐。同席者王宇高君，民十八曾为全国医药团体请愿宁波代表；吴涵秋君，四明武术名家；桂林罗哲初先生，通经术能文章，精究医理兼擅针灸，身逢世乱以医自隐，寓鄞十余年，现为本县广济施医局主任，与余谈颇欢洽，云其家藏有古本《伤寒杂病论》抄本，较浏阳刘崐湘所得者多三分之一，邀余明日午餐可临伊庐一观，并介绍本地名宿数人与余会面，情意殷殷，余既感且喜。饭后周君邀余游公园，至图书馆乃检查《天一阁藏书》目录，并无《五脏荣卫论》《疗妇人方》之目，不知浙江流通图书目录何所据而云然，殊令人失望，然到此于无意中邂逅罗先生得见古本《伤寒杂病论》，其书之隐显殆有数存焉，抑仲师之灵冥冥中有以感召耶？翌日午后同周君至罗第晤陈君诒先生，以所著《古本难经阐注校正》赠余一部。罗先生云伊所藏古本《伤寒杂病论》全书十六卷，共计四册，此间只有首一册，余存桂林。余披阅一过，其卷端序一篇，清光绪二十年甲午春三月桂林左盛德撰叙。是书传授渊源颇详，云清道光时左公随父宦游岭南，同僚有张公学正字绍祖者仲景四十六世孙也，言仲景之书当日稿本原有十三，王叔和所传者为第七次稿，伊家藏有第十二稿，历代珍藏未尝轻以示人。左公之父亟令左公师事之，乃克抄写一部，由是诵研，遂精于医。后旋桂林罗先生从之学，因得手抄其书，四十年来亦从未出以示人，虽与周先生交谊最挚。亦未曾寓目，今乃感余之诚远来不易，特公开一览。按浏阳刘崑湘，民国初年以母丧求葬地，于江西谷中遇异人张隐君得古本《伤寒杂病论》十六卷，后以授其宗人刘仲迈，壬申春湘省主席何公芸樵为之手写付印始公于世。去秋周岐隐先生取古本与通行本比类，互参录其佚文、佚方，订误各条编成《伤寒汲古》三卷。今观罗先生之古本，首册较刘仲迈之古本"伤寒例"后多"杂病例"一篇，即《金匮脏腑经络先后》篇全文，及"夫病者手足寒，上气脚缩"一条，《五脏风寒积聚》篇"师曰，热在上焦者"以下三条，《伤燥脉证并治》后有伤风寒病二章，其余文字亦有小异。罗先生言后三册六经篇后无可与，不与各条而有《金匮》诸篇，则此本是较刘本为胜，盖举杂病而名书，则《金匮》诸篇实不可阙也。又左公序中云：仲师后裔自晋以后迁徙不一，张绍祖之高祖复初公自岭南复迁居光州云。余因此书关系国医学术甚为重要，恐患其亟公于世，并嘱周君促成其事，俾仲师佚文不致湮没，则余此行为不虚矣。

中华民国二十三年甲戌十二月八日记于普陀佛顶山

演 讲

西京药业公会演讲词

二十四年一月

兄弟今天承诸同仁相邀，欣得参与胜会，藉杼积愫，曷胜感幸，所称欢迎殊不敢当，但兄弟素来拙于言词，然既与诸同仁会晤一堂，只得就鄙见所及勉副台命。吾国医药学术创始于神农，昌明于黄帝三代，及汉渐臻完备，至张仲景而集其大成，及孙思邈而演其遗绪，宋元明清贤哲相承，列名史传指不胜屈，医书之多汗牛充栋，是皆五千来年圣贤精神之结晶，为吾华民族所托命，迄今人口之众甲于世界各族者，皆古圣先贤所遗传医药学术治疗成绩之表现。由此可见吾国医药学术之兴废与民族之存亡、国计之盈绌实有重大密切之关系。

溯至清道光鸦片战后，海禁大开，欧风东渐，西洋医学传入中华，其生理解剖学说颇堪，以纠正唐宋以后医书脏腑形状之错误。盖解剖尸体向为吾围道德法律所不许，昔人无从实验，故多墨守古书相传之说，而三代及汉文字屡经变迁，矧绘图之工欠精，印刷之术未兴，抄写辗转失真，以致承讹袭误势所不免。今得西哲学说参互考证，而古代医经精微奥妙之义理乃克彰明，有裨于吾国医学，实非浅鲜。

惜近年以来国人之习洋医者，既未穷究本国医经之精理，又昧仁民爱国之大义,不知取彼之长补吾之短,利用西洋科学阐扬中医哲理,俾吾国圣贤所遗传之医药学术大放光明,于世界乃竟丧心病狂,数典忘祖,袭科学面具,拾外人唾余,稗贩西学代销洋药,甘作帝国主义者之傀儡,致使外人经济侵略之势力扩充于吾国内地而不可制。据前年海关调查,入口洋药价值超出国币千万元以上之钜,长此以往洋医愈增漏卮愈大,即此一端已足以使吾国经济破产,濒于危亡而有余。

奈当道为洋医所蛊惑,眢于科学万能之臆说,不惜举全国人民之生命委诸洋刽子手,而彼辈恃行政当道为奥,援有帝国主义者作后盾,岁耗国家之钜帑,手柄卫生之大权,于是猖狂恣肆,无所不至,诋毁圣经,摧残国医,假卫生之名行垄断之实。数年前乃有取缔中医、废除国药之毒计,丧权辱国莫此为甚,所幸东南各省医界仁人君子不忍坐视国粹沦亡,民族司命之权拱手而授诸洋刽,任其宰割无所控诉。乃联合同志,精诚团结,函电交驰、口诛笔伐、奔走呼吁、上书请愿。幸赖中央党政贤明出而授助本先总理三民主义之遗教,仗义执言、据理力争,而洋医凶焰为之稍杀,垄断诡谋卒未得逞。

中医条例去年业经立法院通过,其公布之期不过时间问题耳,然吾国医药界经此一痛击而各处同仁团结益固,从此群策群力,共图改善,其前途将日臻于光明。现在日本学校已列汉医讲座,欧美诸邦允许华医开业,吾国医学不久将有普及全球之趋势。

近来政府积极进行开发西北,西京市面逐渐繁荣,铁路已达省城,交通日趋便利。顾开辟利源之道,农业、矿业外当以药业为最要,且其事易举行,较之农矿二业无播种之劳、购机之费。查南北二山素号产药区域，其出品之繁、产量之宏，夙有陆海之称，惟民国以来土匪充斥，药商裹足弃货于地，实深可惜。若能提倡本省药业，不唯可以挽回利权以塞漏卮，且与多数失业同胞辟一谋生出路，甚望同仁注意及之。

现在吾省国医公会热心同志惨淡经营，业已筹备就绪，不日当可成立。去岁中央国医馆曾定有各省设立医药改进会简章，希望吾省医药两界将来联合一致、互相协助、共图改进，则吾省国医前途之发达定有一番新气象可预卜焉。

以上所谈如有不是之处，尚希同仁原谅。

无锡中国针灸专门学校演讲词

二十六年五月

今天兄弟荷承校长相邀，得观光贵校与诸先生暨众同学会晤一堂，藉抒积愫，不胜欣幸之至。窃以为古圣先贤所遗留之学术有二种，为吾人应有之常识：一曰儒学、二曰医学。儒学可以制止人心之罪恶，医学所以治疗人身之疾病，二者学术之兴废，与民族之道德、人群之健康有密切之关系。吾国医学发明最早，史称神农尝味草木而著《本草》，黄帝咨于岐伯乃作《内经》，《本草》所载皆药物，《内经》详论者针灸，乃开医学治疗术之两大法门，迄今有四千余年之历史。查夫人身之疾病不外阴阳失和、气血不调而成寒热虚实，针、灸二者相辅而行，能治一切急病、危病、痼病及药物所不能治之病，是以历代名医未有不通此术者。如周之扁鹊，汉之仓公、张仲景、华佗，晋之王叔和、皇甫谧，隋之杨上善、甄权，唐之孙思邈，宋之庞安时、王惟德、陈承、窦材，金元之李东垣、朱丹溪、耶律楚材、滑伯仁、明之汪机、陈会、高武、张介宾、李梴、徐庭瑞、杨继洲等，皆于斯学有所撰述，可供吾人之探讨。至有清一代医学大家著作虽多，而针灸学书除《医宗金鉴》灸刺心法外，仅有《针灸易学》二卷，可谓针灸学衰微时代，尚论者遂有针灸学失传之慨，际兹民生日趋贫穷，农村经济破产一班，贫苦人们患病延医且乏资遑论，购药即富人有力延医。而所购药物往往以伪乱真、炮制失宜，致处方寡效者颇居多数。针灸治病无刀圭之费，既经济又简便，为习医者应有之学识，在今日有亟宜提倡之必要，顾医家通此术者均秘不传人。而承校长能将此种家传绝学创立专校公开授人，俾学者得此研究学习之机会，以私人力量历八年之惨淡经营乃有现在成绩，其存心之公、志愿之宏殊令人钦佩。同学诸君多有不远数千里负笈来此亦甚可嘉，他日学成服务社会，能以利济为志，将此学术发扬光大，庶不负承校长一番苦心，望诸同学勉乎哉！

附录

医仙妙应孙真人传

长安黄维翰竹斋纂述

《旧唐书》孙思邈京兆华原人也,(今陕西省耀县。《一统志》:隋开皇六年改县曰华原,属京兆郡。)七岁就学,日诵千言,弱冠喜谈庄老及百家之说,兼好释典,洛州总管独孤信见而叹曰:此圣童也,但恨其器大难为用也。(《北史·独孤信传》。贺拔胜出镇荆州,乃表信为大都督,及胜弟岳为侯莫陈悦所害,胜乃令信入关,抚岳余众属,周文帝已统岳兵,与信乡里少相友善,相见甚欢,因令信入洛请事,至雍州大使元毗,又遣信还荆州,寻征入朝,魏孝武雅相委任云云,不言其为洛州总管。考《通鉴》载雍州刺史贺拔岳遇害事,在梁武帝中大通六年二月,令信入关抚岳余众当在是年,时真人年已弱冠,则其生当在梁天监十四年也。)周宣帝时,(周宣帝太监元年,上距梁天监十四年,计五十五岁。)思邈以王室多故,乃隐居太白山。(在郿县南。乔三石《耀州志》:太白、终南、峨嵋、五台皆真人修隐处,而在太白者最久,故史志称隐于太白山。今州城中有太白观,盖志真人隐太白山遗迹也,或曰州东山亦名太白云。《太白纪游略》药王洞在三清池南。案:今太白山巅之阳,玉皇池东南十里有药王池,地极幽僻,松林茂密,产药颇多,风景优美,形势佳胜,为一山之冠,相传真人常栖隐于此,其地属佛坪县。)隋文帝辅政,(陈宣帝太建十二年,时真人六十六岁。)征为国子博士,称疾不起,常谓所亲曰:过五十年当有圣人出,吾方助之以济人。及太宗即位,(贞观元年,上距太建十二年,计四十八年。)召诣京师,嗟其容色甚少,(时真人一百一十三岁。)谓曰:故知有道者诚可尊重,羡门广成岂虚言哉。将授以爵位,固辞不受。(《新唐书》:太宗初召诣京师,年已老而听视聪了,帝叹曰有道者,欲官之不受。)显庆四年,(一百四十五岁)高宗召见,拜谏议大夫,又固辞不受。上元元年,(高宗二十五年,时真人一百六十岁矣。)辞疾请归,特赐良马及鄱阳公主邑司以居焉。(《新唐书》思邈于阴阳、推步、医药无不善。)当时知名之士,宋令文、孟诜、卢照邻等执师资之礼以事焉。思邈尝从幸九成宫,(《关中胜迹图志》。唐九成宫在麟游县西五里,本隋仁寿宫,贞观五年更名,每岁避暑,春往冬还。)照邻留在其宅,(《谭实录》。唐邓王元裕,高祖第十八子也,好学善谈名理,与典签卢照邻为布衣之交,常称曰寡人之相如也。照邻范阳人,为新都尉,因染恶疾,居于阳翟之具茨山,著释疾文及五悲稚,有骚人之风,竟自沉于颖水而死。照邻寓居于京城鄱阳公主之废府,咸庆三年诏征太白山隐士孙思邈亦居此府,思邈寻授承务郎,直尚药局。)时庭前有病梨树,照邻为赋。其序曰:癸酉之岁,(高宗咸亨四年,明年改元上元。)余卧疾长安广德坊之官舍,(《长安志》朱雀街西第三街,即皇城西之第一街,街西从北次南计十三坊,第六光德坊。今西安城内西北隅,药王洞盖即其遗址。)父老云是鄱阳公主邑司,昔公主未嫁而卒,故其邑废。(案:唐公主无号鄱阳者,而东晋孝武帝次女鄱阳公主适王偃,与本传未嫁而卒之言不合,且东晋都建康,其时长安非所隶属,而唐太宗第十九女晋阳公主早卒,疑鄱阳乃晋阳之误也。)时有孙思邈处士居之,邈道合古今,学殚数术,高谈正一则古之蒙庄子,深入不二则今之维摩诘,其推步甲乙,度量乾坤,则洛下闳安期先生之俦也。照邻有恶疾,医所不能愈,乃问思邈:名医愈疾,其道何如?思邈曰:吾闻善言天者必质之于人,善言人者亦本之于天,天有四时五行,寒暑迭代,其转运也,和而为雨,怒而为风,凝而为霜雪,张而为虹霓,此天地之常数也。人有四肢五脏，一觉一寐，呼吸吐纳，精气往来，流而为荣卫，彰而为气色，发而为音声，此人之常数也，阳用其形，阴用其精，天人之所同也。及其失也，蒸则生热，否则生寒，结而为瘤赘，陷而为痈疽，奔而为喘乏，竭而为焦枯，诊发乎面，变动乎形，推此以及天地亦如之。故五纬盈缩，星辰错行，日月薄蚀，孛彗飞流，天地之危诊也；寒暑不时，天地之蒸否也；石立土踊，天地之瘤赘也；山崩土陷，天地之痈疽也；奔风暴雨，天地之喘乏也；川渎竭涸，天地之燋枯也；（此段文本《搜神记》）良医导之以药石，救之以针剂，圣人和之以至德，辅之以人事，故形体有可愈之疾，天地有可消之灾。（医道通乎治道，良医功侔良相，岂不然哉？）又曰：胆欲大而心欲小，智欲圆而行欲方。（朱子取此二语于《近思录》，曰：可以为法矣。）《诗》曰：如临深渊，如履薄冰，谓小心也。赳赳武夫，公侯干城，谓大胆也。不为利回，不为义疚，行之方也。见几而作，不俟终日，智之圆也。（《谭实录》照邻问：养性之道，其要何也？思邈曰：天道有盈缺，人事多屯危，苟不自慎，而能济于厄者，未之有也。故养性之士先知自慎，自慎者，恒以忧畏为本。经曰：人不畏威，天畏至矣。忧畏者，死生之门，存亡之由，祸福之本，吉凶之源，故士无忧畏则仁义不立，农无忧畏则稼穑不滋，工无忧畏则规矩不设，商无忧畏则货殖不盈，子无忧畏则孝敬不笃，父无忧畏则慈爱不著，臣无忧畏则勋庸不建，君无忧畏则社稷不安。故养性者，失其忧畏则心乱而不理，形躁而不宁，神散而气越，志荡而意昏，应生者死，应存者亡，应成者败，应吉者凶。夫忧畏者，其犹水火不可暂忘也。人无忧畏，子弟为勍敌，妻妾为寇仇，是故太上畏道，其次畏天，其次畏物，其次畏人，其次畏身。忧于身者不拘于人，畏于己者不制于彼，慎于小者不惧于大，戒于近者不惧于远。能知此者，水行蛟龙不能害，陆行虎兕不能伤，五兵不能及，疫疠不能染，谗贼不能谤，毒螫不加害，知此则人事毕矣。《新唐书》照邻曰：人事奈何？曰：心谓之君，君尚恭，故欲小。《诗》曰：如临深渊，如履薄冰，小之谓也。胆为之将，以果决为务，故欲大。《诗》曰：赳赳武夫，公侯干城，大之谓也。仁者静地之象，故欲方。《传》曰：不为利回，不为义疚，方之谓也。智者动天之象，故欲圆。《易》曰：见几而作，不俟终日，圆之谓也。复问：养唯之要。答曰：天有盈虚，人有屯危，不自慎不能济也，故养性必先知自慎也。慎以畏为本，故士无畏则简仁义，农无畏则堕稼穑，工无畏则慢规矩，商无畏则货不殖，子无畏则忘孝，父无畏则废慈，臣无畏则勋不立，君无畏则乱不治。是以太上畏道，其次畏天，其次畏物，其次畏人，其次畏身，忧于身者不拘于人，畏于己者不制于彼，慎于小者不惧于大，戒于近者不侮于远，知此则人事毕矣。）思邈自云：开皇辛酉岁生，至今年九十三矣。询之乡里，咸云数百岁人，话周齐间事，历历如眼见，以此参之，不啻百岁人矣，(《十七史商榷》：上文明云周宣帝时隐太白山，隋文帝辅政征为博士，此何以云开皇辛酉岁生？开皇辛酉，隋文帝在位之二十一年，是年改元仁寿，至照邻作序之年癸酉，是唐高宗在位之二十四年，咸亨四年，当云年七十三，思邈盖不欲以长生不死，惊骇世人，故自隐其年，而脆词云开皇辛酉。故云以此参之不啻百岁人矣，非自相矛盾也，但七十三而云九十三者，此传刻之误耳。）然犹视听不衰，神采甚茂，可谓古之聪明博达不死者也。初魏征等受诏，修齐、梁、陈、周、隋五代史，恐有遗漏，屡访之，思邈口以传授，有如目观。东台侍郎孙处约将其五子侹、儆、俊、佑、佺以谒思邈，思邈曰：俊当先贵，佑当晚达，佺最名重，祸在执兵，后皆如其言。太子詹事卢齐卿童幼时，请问人伦之事，思邈曰：汝后五十年位登方伯，吾孙当为属吏，可自保也。后齐卿为徐州刺史，思邈孙溥果为徐州萧县丞。思邈初谓齐卿之时，溥犹未生，而预知其事，凡诸异迹，多此类也。(《神仙通鉴》裴行俭尝与照邻往见思邈，与语竟日莫测其厓止,曰:犹龙之叹。兹复见矣。)永淳元年卒,(高宗在位之三十三年,上距梁天监十四年,一百六十八岁。《耀州志》永淳二年卒,年百余岁。)遗令薄葬,不藏冥器,祭祀无牲牢,经月余,颜貌不改,举尸就木,犹若空衣,时人异之。自注《老子》《庄子》,撰《千金方》三十卷行于代,又撰《福禄论》三卷、《摄生真录》及《枕中素书》《会三教论》各一卷。(《耀州志》:孙思邈《老子注》《庄子注》《千金方》三十卷、《千金翼方》三十卷、《千金髓方》二十卷、《千金月令》三卷、《千金养生论》一卷、《养性延命集》二卷、《养性杂录》一卷、《养生铭退居志》一卷、《禁经》二卷、《神枕方》一卷、《五脏旁通道养图》一卷、《医家要妙》五卷。《唐书》与《道藏》及《通志略》中载思邈书尚二十余种,皆道家者言,疑道流依托也,不尽载。)子行,天授中(永淳后十年武后称制)为凤阁侍郎。

(《华严经》卷五十九后附信受大经,文云:贞观年中孙思邈服流珠丹、云母粉,年一百五十岁颜如处子。至长安说,齐魏间事,有如目睹,书写此经七百五十部。其时太宗欲读佛经,问邈何经为大,邈曰:《华严经》佛所尊大。帝曰:近玄奘三藏译《大般若》六百卷何不为大,而六十卷《华严经》独得大乎?邈答云:《华严》法界具一切门,于一门中可演出大千经卷,《般若经》乃是华严中一门耳。太宗方悟,乃受持《华严》。张无尽居士《护法论》中亦载孙思邈写《华严经》事。案:《高僧传》玄奘以贞观十九年二月六日奉敕于弘福寺翻译佛经,思邈至长安当在二十年后,上溯一百五十年乃齐武帝永明十年也,下距梁武帝天监十四年,计二十四年。)

(《高僧传》三集节要:释道宣,姓钱氏,丹徒人也,隋大业中从智首律师受具,武德中依首习律,乃坐山林行定慧,晦迹于终南仿掌之谷,隋末徙净业寺。有处士孙思邈尝隐终南山,与宣相接,结林下之交,每一往来,议论终夕。时天旱,有西域僧于昆明池结坛祈雨，诏有司备香灯供具，凡七日池水日涨数尺。有老人夜诣宣求救，颇形仓卒之状。曰：弟子即昆明池龙也，时之无雨，乃天意也，非由弟子，今胡僧取利于弟子而欺天子，言祈雨命在旦夕，乞和尚法力加护。宣曰：吾无能救尔，尔可急求孙先生。老人至思邈石室，冤诉再三，云：宣律师示我，故敢相投也。邈曰：我知昆明池龙宫有仙方三十首，能示余，余乃救尔。老人曰：此方上界不许辄传，今事急矣，固何所吝，少选，捧方而至。邈曰：尔速还，无惧胡僧也。自是池水大涨，数日溢岸，胡僧术将尽矣，无能为也。律师化于乾封二年十月三日，春秋七十二。案：宣律师化后十五年真人方卒，净业寺在澧谷内五里，其东逾岭即清华山，地极清幽，风景绝佳，真人隐所与宣律师接近当在斯处，遗址湮没今已无考。）

（《独异志》唐天后朝处士孙思邈，居于嵩山修道，时大旱，有敕选洛阳德行僧徒数千百人于天官寺讲《人王经》以祈雨泽。有二人在众中须眉皓白，讲僧昙林遣人谓二老人曰：罢后可过小院。既至，问其所来，二老人曰：某伊洛二水龙也，闻至言当得改化。林曰：讲经祈雨二圣知之乎？答曰：安得不知，然雨者须天符乃能致之，居常何敢自施也？林曰：为之奈何？二老曰：有修道人以章疏闻天，因而滂沱，某可力为之。林乃入启则天，发使嵩阳召思邈内殿飞章，其夕天雨大降，思邈亦不自明，退诣讲寺语林曰：吾修心五十年不为天知何也，固请问二老。二老答曰：非利济生人岂得升仙，于是思邈归蜀青城山，撰《千金方》三十卷，既成而白日冲天。）

（《太平广记》：引《仙传拾遗》及《宣室志》云：开元中复有人见隐于终南山，与宣律师相接，每来往参请宗旨，时大旱，西域僧请于昆明池结坛祈雨，诏有司备香灯，凡七日缩水数尺，忽有老人夜诣宣律师求救，曰：弟子昆明池龙也，无雨时久，匪由弟子，胡僧利弟子脑将为药，欺天子言祈雨，命在旦夕，乞和尚法力救护。宣公辞曰：贫道持律而已，可求孙先生。老人因至思邈石室求救。孙谓曰：我知昆明龙宫有仙方三十首，若能示予，予将救汝。老人曰：此方上帝不许妄传，今急矣固无所悋。有顷捧方而至，思邈曰：尔但还，无虑胡僧也。自是池水忽涨数日溢岸，胡僧羞恚而死。又尝有神仙降，谓思邈曰：尔所著《千金方》济人之功亦已广矣，而以物命为药害物亦多，必为尸解之仙，不得白日轻举矣。昔真人桓闿谓陶贞白事亦如之，固吾子所知也。其后思邈取草木之药以代虻虫水蛭之命，作《千金方翼》三十篇，每篇有龙宫仙方一首，行之于世。及玄宗避羯胡之乱西幸蜀，既至蜀梦一叟须鬓尽白，衣黄襦再拜于前，已而奏曰：臣孙思邈也，庐于峨眉山有年矣，今闻鸾驾幸成都，臣故候谒。玄宗曰：我熟识先生名久矣，今先生不远而至亦将有所求乎？思邈对曰：臣隐居云泉好饵金石药，闻此地出雄黄，愿以八十两为赐，脱遂臣请，幸降使赍至峨眉山。玄宗诺之，悸然而悟，即诏寺臣陈忠盛，挈雄黄八十两住峨眉宣赐思邈。忠盛既奉诏入峨眉，至屏风岭见一叟貌甚俊古，衣黄襦，立于岭下，谓忠盛曰：汝非天子使乎，我即孙思邈也。忠盛曰：上命以雄黄赐先生。其叟偻而受，既而曰：吾蒙天子赐雄黄，今有表谢。属山居无翰墨，天使命笔札传写以进也。忠盛即诏吏执牍染翰，叟指一石曰：表本在石上，君可录焉。忠盛目其石，果有朱字百余，实表本也，遂誊写其字，写毕视其叟与石俱亡见矣。于是具以其事闻于玄宗，玄宗因问忠盛叟之貌，与梦者果同，由是益奇之。自是或隐或见，咸通末山下民家有儿十余岁，不食荤血，父母以其好善，使于白水僧院为童子。曰有游客称孙处士周游院中讫，袖中出汤末以授童子，曰：为我如茶法煎来。处士呷少许，以以余汤与之，觉汤极美，愿赐一碗。处士曰：此汤为汝来耳。即以末方寸匕更令煎吃，因与同侣话之，出门处士已去矣，童子亦乘空而飞，众方惊异，顾视煎汤铫子已成金矣，其后亦时有人见思邈者。乔三石曰：考《续仙传》载《千金方》，又以救龙子请入龙宫得之与此异。按真人《千金方》自叙，惟言辑古方书，不道龙宫事。《伊仲游峨眉山记》山上有温凉泉，大士茂贞与孙思邈奕处，牛心寺之左为丹砂洞，即思邈隐处。案：救昆明池龙及求玄宗赐雄黄二事，见唐段成式《酉阳杂俎》。玄宗幸蜀肃宗即位，灵武改元至德时，真人二百四十二岁，至懿宗咸通十四年，三百五十九岁矣。诸仙迹，宋元丰四年，王璘载于耀州华原县五台山孙真人祠记碑。据高僧传宣律师化于乾封二年，《仙传拾遗》谓开元中隐于终南山与宣律师相接，盖出于道流之澜言也。）

（《类说》：眉州人夫妇，中年惟一男，又羸瘠，乃置《千金方》一部，日夜焚香望峨眉山祷焉。一夕梦老翁告曰：汝男生受父母气少，汝每旦父母各呵气，令儿开口吸之，三旦汝男当愈。已而果强壮，无疾。）

（《湘山野录》：宋成都府有僧诵《法华经》有功，虽王均、李顺两乱于蜀亦不遇害。一日忽见山仆，曰：先生来晨请师诵经，在药市奉迎。至则已在，引入溪岭，数里烟翠，见一跨溪山阁，乃其居也。仆曰：先生请师诵经，老病起迟，若至宝塔品乞见报。师报之，先生果出，野服藜杖，两眉垂肩，默揖焚香，侧听而入，斋则藤盘竹箸，秾饭杞菊，不调盐酪，美若甘露。饭讫下衬一镪。仆曰：先生寄语，远来不及攀送。仆即送行，僧于中途问曰：先生何姓？曰：姓孙。何名？仆即于僧掌书"思邈"二字，僧嗟骇，仆忽不见，凡寻三日竟迷路踪。归视衬金乃金钱一百，由兹一膳，身轻无疾，至宋天禧中一百五十岁，长游都市，后隐不见。）

（乃五心《五台山记》：太元洞深不可测，或曰真人曾疗龙，龙愈后穿此，达同官可四五十里。）

（《耀州志》：宋崇宁间岁大旱，知州王允中数祷诸神祠，竟不雨,乃率僚吏父老祷真人祠下,即犬雨周境内。乃奏请赐静应庙额,加号妙应真人,秋九月赍敕告祠下。时又旱,因再祷焉,未及归大雨复降,见允中《静应庙记》。按:崇宁系徽宗年号。元郡人骆志全目暴失明,又反胃病笃,乃于真人祠下置水钵中,祷之,遂取水煮粥食,即不反胃,病渐平。一日忽自言曰:少有见,见日大两月,目复明,人无不惊叹异之,见谷口邵邦用记。五台山在城东三里漆水之浒,山尽树柏,数十里外即望见焉,太元洞在显化台,唐孙真人隐居所也,其始名空居,有知州李某记后,乃名太元洞,往时游者持火可深入,今崩碍不能行。侍郎张公琏作《太玄洞记》有曰:世传洞为龙穿,今手其痕非天成者,安知非秦汉时取石窟乎。余视之,信然。四方人每春月上洞,施财物甚多,后州官籍其财,明年人即以财物尽买香楮焚之。已又禁人不得卖香楮,人即又从百里外负香楮来,竟不施财物。洗药池二池,皆就石山上开凿者,在太元洞西,相传真人洗药于此,每雨池辄满,柚子柏叶浸其中,水绿沉甘冽,人言可已疾,又可明目,今游山者人人掬饮之。池西面石上,近刻"石盆仙迹"四字。拜真台在玄元殿右前,盖唐时封拜真人之台。转纹柏玄元殿前古柏五株,皆合抱材,其木理转纹如缠丝然,信奇绝瑰异树也。梅坞黄梅红萼与古柏,皆传为真人手植者。聚虎坪在太元洞下石坊西,俗传真人有一驴出载药囊者,偶为虎噬之,真人乃符驱群虎来,令曰:噬吾驴者留余散去。已而一虎果伏地不去,真人遂置药囊虎背载之行。故今像祀真人者,皆有虎踞其下,人因志其地曰聚虎坪云。龙穿洞,俗传有龙生痈患苦久之,化为老人求先生治,先生问,知其龙也,乃曰须现形方可,龙于是穿洞出,先生为针之遂愈,洞即今太元洞也。二事州人自昔传说者,窃意龙虎坎离,道家炼气之说而传者误也。孙家原即真人籍里,在太元洞、东北八里,今无人。真人故宅即孙家原,土人就其宅作真人祠,数年前人掘地得铁钵药瓢诸物，有窑洞以红土泥涂者今亦毁矣。考《长安志》磬玉山下又有真人故宅，后为寺。石望柱在静明观西南，漆水东岸大道旁，其上刻诸奇方，或曰真人自刻，或曰后人刻之，人过者率抄其方去，病者又率就石柱下寻方，无不立效，州人号为石太医。后有人尽抄其方去，因凿其字后遂失传，后其人卒被雷祸云。唐太宗真人颂曰：凿开径路，名魁大医，羽翼三圣，调和四时，降龙伏虎，拯衰救危，巍巍堂堂，百代之师。金完颜宗璧石刻碑，后碑坏元道士李济道又补刻焉。按：《新旧唐书·思邈传》皆不载太宗作颂事，且颂语不类唐太宗言，疑道士讹作者。)

四言古诗一首：取金之精，合石之液，列为夫妇，结为魂魄，一体混沌，两精感激，河车覆载，鼎候无忒，洪炉烈火，烘焰翕赫，烟未及点，焰不假碧，如畜扶桑，若藏霹雳，姹女气索，婴儿声寂，通出两仪，丽于四极，壁立几多，马驰一驿，宛其死矣，适然从革，恶黜善迁，情回性易，紫色内达，赤芒外射，熠若火生，乍凝血滴，号曰中还，退藏于密，雾散五内，川流百脉，骨变金植，颜驻玉泽，阳德乃敷，阴功乃积，南宫度名，北斗落籍。此诗调高词古，类魏伯阳参同契语，盖大道之宗也。顾其诗不盛传，余故特录之，令览者以此知孙公意指云，见明·杨升庵《丹铅录》。《千金方·马理序》：孙子有故居在鉴山畔，有祠在麓，今皆为奉祀所矣，俱道士主之。先是有痿痹人或杖扶而来，或人负而至，祈佑于神眠于洞中，辄梦神治疗，醒即舍杖而归，释负而去，以故鉴山香火于关中为盛，虽华岳吴镇弗逮焉。)

(高保衡曰：昔神农遍尝百药以辩五苦六辛之味，逮伊尹而汤液之剂备，黄帝欲创九针以治三阴三阳之疾，得岐伯而砭艾之法精，虽大圣人有意于拯民之瘼，必待贤明博通之臣，或为之先，或为之后，然后圣人之所为，得行于永久也。医家之务，经是二圣二贤而能事毕矣，后之留意于方术者，苟知药而不知灸，未足以尽治疗之体，知灸而不知针，未足以极表里之变，如能兼是圣贤之蕴者，其名医之良乎。有唐真人孙思邈者，乃其人也，以上智之材，抱康时之志，当太宗治平之际，思所以佐乃后庇民之事，以谓上医之道，真圣人之政而王官之一守也。而乃祖述农黄之旨，发明岐挚之学，经掇扁鹊之难，方采仓公之禁，仲景黄素，元化绿帙，葛仙翁之必效，胡居士之经验，张苗之药对，叔和之脉法，皇甫谧之三部，陶隐居之百一。自余郭玉、范汪、僧坦、阮炳上极文字之初，下讫有隋之世，或经或方无不采摭，集诸家之所秘要，去众说之所未至成书一部，总三十卷，目录一通，脏腑之论、针灸之法、脉证之辩、食治之宜，始妇人而次婴孺，先脚气而后中风、伤寒、痈疽、消渴、水肿七窍之疴、五石之毒、备急之方、养性之术，总篇二百三十二门，合方论五千三百首，莫不十全可验，四种兼包，厚德过于千金，遗法传于百代，使二圣二贤之美不坠于地，而世之人得以阶进而至远，上识于三皇之奥者，固孙真人善述之功也。又曰《千金方》三十卷辩论精博，囊括众家，高出于前辈，犹虑或有所遗，又撰《千金翼方》三十卷以辅之，一家之书，可谓大备矣。）

（叶梦得曰：古之名医扁鹊和缓之术，世不得知，自张仲景、华佗、胡至、深师、徐彦伯有名一世者，其方术皆医之六经，其传直至于今，皆后之好事者纂集之力也。孙真人为《千金方》两部，说者谓凡修道养生者，必以阴功协济而后可得成仙。思邈为《千金》前方时已百余岁，固以妙尽古今方书之要，独伤寒未之尽，似未尽通仲景之言，故不敢深论，后三十年作《千金翼》，论伤寒者居半，盖始得之，其用志精审不苟如此，今通天下言医者皆以二书为司命也。刘桂山曰：案《千金·伤寒门》云，江南诸师秘仲景伤寒要方不传，然则方其著《千金》前方未曾研其全书也，后及撰《翼方》所采摭亦非今所传《伤寒论》，其文字大抵与《玉函经》同，知唐以前《伤寒论》原自非一通也。）

（李濂曰：《新唐书》思邈在《隐逸传》，盖其人不以方伎目之也，中间纪卢照邻问养性之要，此皆《旧唐书》所遗者，故附录于传后，实养生修身之要，却病之方也。）

（吕元膺曰：孙思邈医如康成注书，详制度训诂，其自得之妙，未易以示人，味其膏腴，可以无饥矣。）

（张蒙训《修太元洞碑》：余读《新唐书·列传》叙孙先生行事，盖古之隐君子云。今世修黄白方脉之术者，乃肖其像且香火之，何哉？岂以先生为技艺流邪？观其所答卢生之论，即措之天下国家可也，敛而不施，知隋之将亡也。然俗士所假叹，世吟极鄙陋，不足道而人或有称之者，余窃非焉。方隋氏失鹿，命集于唐，苟负豪杰之才者孰不云涌飑起，冀依日月之末光哉，先生首受征聘，不为不遇矣，而终不以廊庙易丘壑何邪？昔梅福入市，薛方诡语，见几保身之智，乃千古高之矣，而独疑先生之于唐也，或以为艾龙砭虎、蝉脱羽化，皆非事实不可据。人又言先生之神，与造物翱游八极之表，故能福善祸淫如响应声，此则尼父所不谈，故难与浅见寡闻者道也。）

（乔世宁曰：孙公盖深隐独行之士，与元晏所述高士者类也，故其论摄养事多似老子，乃《旧唐书》遂列之方技，而《道经》载续仙传中，其后道家者流盖多附会诸怪异事诬矣。张子盖深知孙公者，余取其文与世之谈孙公者订议焉。）

（太白山人李雪木曰：儒者得志为宰相，不得志为隐相，孙思邈即其人也。思邈隐太白山以医术济世，其所师友皆一时名士，其论疾病则以天地日月雷霆云霞草木山川为喻，盖言王道也。由是知医之为术，小寿一国大寿天下。故程子曰：我亦有丹君知否，用时还作寿斯民。）

（张路玉曰：夫长沙为医门之圣。其立法诚为百世之师，继长沙而起者唯孙真人《千金方》，可与仲圣诸书颉颃上下也。伏读三十卷，法良意美，圣谟洋洋，其辩治之条分缕晰，制方之反激逆从，非神而明之，其孰能与于斯乎？）

（案：吾国医学发明最早，而古代之医书见于《前汉书·艺文志》者医经七家二百一十六卷，今考其目实一百七十五卷，经方十一家二百七十四卷，实二百九十五卷，今世所存者仅《黄帝内经》而已，然亦有脱阙，余书尽佚，惜哉。唯季汉张仲景撰《伤寒杂病论》十六卷，集经方之大成，尚论者推为医中亚圣，而古时经方之不泯，独赖此书之存，但原本经晋永嘉之乱，中原板荡散佚无存，太医令王叔和搜集仲景遗论编为三十六卷，南北朝后亦复失传。隋唐之际，孙思邈氏蹶起关中，衍农黄之坠绪，承南阳之宗风，勤加搜讨、网罗古今，撰成《千金要方》及《翼方》各三十卷，自医经、经方以及采药之候、针灸之术，旁至养性之道、辟谷之方，靡不详纪。伤寒、杂病而外妇婴疮疡始有专科，博大精微，道全德备，蔚然为一代宗师，盖仲景后一人也。《酉阳杂俎》云：真人获龙宫仙方散之《千金方》中，盖以诸葛武侯尝隐南阳有卧龙之称。真人晚年获仲景书，深诣其奥，故神奇其辞尔。今真人祠宇遍海内，民间率尊曰药王，其为国人所信仰者至矣。民元初，余从先师王敬如先生襄办军需，至鄜过耀，展谒仙祠，适为驻军焚毁，闻不久邑人重修，即复旧观，今庙貌庄严为陕名胜，每岁仲春朔大会，进香者摩肩接踵络绎不绝，而回顾真人所宗医圣张仲景南阳故里之墓祠，屋颓垣圮，其祭田且为该县学校所占夺，于此可见关中人士笃于仁义之风，有足多焉。余既读真人之书，想见其为人。于乙亥秋再诣耀县，拜谒先生祠宇，遍历胜迹，徘徊其间，并撰楹联，文曰：道通天地术通神，儒中隐逸医中真。悬诸太元洞殿楹，藉志景仰云。）

医学源流歌

长安黄维翰竹斋传

医之始本伏羲,画卦发明阴阳理。制嫁娶别男女,中华文明由此基。神农氏辨药性,参赞天地造化工。教稼穑讲养生,蒸民粒食易膻腥。黄帝咨师岐伯,《内经》作而医道备。明五气合天人,发明针灸功最巍。伊尹作《汤液经》,南阳活人法所宗。周医师属天官,食疾疡兽四科专。春秋时缓与和,论疾及政理无讹。长桑术授扁鹊,《八十一难》所由作。汉文时淳于意,仓公列传见《史记》。韩伯休躬采药,遁世逃名行超卓。华元化术神奇,《青囊》焚毁殊可惜。张仲景是医圣,《伤寒杂病》辨六经。垂方法立津梁,仁被万世医宗仰。晋太医王叔和,私淑南阳《脉经》作。皇甫谧著《甲乙》,《内经》佚存幸赖兹。葛稚川《肘后方》,救急简便所当详。刘宋时雷公敩,《炮炙论》中发明多。南齐朝有褚澄,《遗书》十篇获墓中。陶弘景续《本经》,三百六十五种重。北齐有徐之才,十剂制方出心裁。杨上善《太素》注,隋时残编近始觏。巢元方论《病源》,质实说理无虚玄。甄权精针灸术,撰有《明堂人形图》。孙思邈著《千金》,集医大成博精深。勤搜求道通神,儒称隐逸医仙真。《唐本草》奉敕修,藏器《拾遗》索僻幽。王氏焘汇古今,《外台秘要》重医林。启玄子《素问》补,专讲运气涉术数。杜光庭《玉函经》,论脉精微创歌咏。赵宋初印术行,校刊医书林亿功。和剂局著医方,《太平惠民》仁政扬。《铸铜人针灸图》,王维德氏奉敕修。嘉祐时纂《图经》,药物形状详辨明。唐慎微《大观》继,《证类本草》贯经史。徽宗作《圣济经》,又纂《总录》卷帙弘。庞安常《总病论》,朱肱《类证书》活人。

许叔微《本事方》《伤寒发微》殊平常。郭白云作《补亡》，四子咸升仲景堂。成无己《明理论》，伤寒创注号精纯。其时有高阳生，《脉诀》伪托叔和名。陈无择《三因方》，病源纲领简而当。钱仲阳精颅囟，《小儿直诀》传至今。陈自明《妇良方》，《外科精要》有专长。金元时张元素，《珍珠囊》书便俗流。刘河间《原病式》，降火益水二方奇。张子和主攻破，《儒门事亲》当斟酌。李东垣重脾胃，《兰室秘藏》补中贵。朱丹溪专补阴，气血痰郁心法陈。四大家各有偏，取其所长勿拘牵。王海藏决其潘，《医垒元戎》是所编。罗天益亦李徒，《卫生宝鉴》承其流。王安道《溯洄集》，伤寒条法三九七。赵以德《金匮衍》，长沙遗经注始全。葛可久善疗血，《十药神书》留真诀。滑伯仁著《本义》，《十四经穴发挥》备。明作家周宪王，《救荒本草》拯饥氓。周定王《普济方》，采撷繁富世无双。缪希雍《本经疏》，本草作注昔未有。李时珍脉学精，《本草纲目》集大成。马元台《注素问》，《灵枢发微》阐幽蕴。汪省之著述多，《针灸问对》最精确。高氏武擅针术，《聚英》《节要》专门书。张景岳撰《全书》《类经图翼》讲针灸。杨继洲网罗宏，《针灸大成》孰与畴。方中行作《条辨》，有功长沙惜编乱。陶节庵九种书，伤寒学说始梦如。吴又可《瘟疫论》，邪舍膜原立说新。戴原礼师丹溪，《证治要诀》无所异。薛立斋承家学，医案博收丛书作。赵养葵著《医贯》，命门养火葆真元。王肯堂最淹博，《六科准绳》诚钜作。武之望善纂述，《济阳》《济阴纲目》著。陈飞霞治婴科，《幼幼集成》详而确。正伤寒辨惊风，历来谬误由斯通。李士材撰三书，守常立说无发明。清圣祖纂图书，《集成》钜典前所无。高宗朝编《金鉴》，表章南阳识超凡。科目备条理精，歌诀最便人习诵。清一代仲景学，喻嘉言氏是先觉。康熙时最为盛，注者竞起如云涌。可考者十四家，纯驳虽殊各有发。柯韵伯研伤寒，《来苏》《论翼》用功专。尤在泾全书通，

《贯珠》《心典》发挥精。徐忠可《注金匮》，医圣祠墓始书册。张路玉《缵论》著，《医通》各家贵温补。张隐庵、张令韶，二家注本遵宋校。诸家本尽改编，各乘臆说不相沿。乾隆时有八家，徐灵胎书最为佳。黄坤载书八种，《四圣心源》是所宗。叶天士自成家，处方之妙奇而法。赵敏学究药物，《本草拾遗》亦赅博。嘉庆季陈修园，长沙全书皆精研。伤寒注本二张，金匮注取尤须长。邹润庵撰《疏证》，经方药性辨晰明。黄宝臣纂《集解》，《经方歌括》颇精绝。陆九芝医圣传，《世补斋书》多可观。道光后异说兴，斯道衰微迄清终。王清任验尸身，《医林改错》脏腑形。咸丰朝吴鞠通，《温病条辨》应时行。王孟英继兹作，《温热经纬》引证博。英医士合信氏，西医五种此时译。同治中传兰雅，译书六种传中华。光绪时唐容川，《中西汇通》由兹编。民国医派别杂，新旧中西各鸣家。曹颖甫宗南阳，《经方实验》引证详。包识生著《医宗》，伤寒条分节解清。王和安作《新注》，解剖生理释证候。刘崑湘得古本，《义疏》亦颇费精神。罗哲初善本出，刘本相形乃见绌。周岐隐名医林，罗本发见原由君。谢利恒博而纯，《医学辞典》便捡寻。辨学派通古今，撰有《医学源流论》。陈存仁广搜罗，《药学辞典》最详博。曹炳章纂《集成》，藏医书至六千种。裘吉生蓄亦富，《三三医书》提要述。张山雷学超卓，所著各书多精确。张寿甫会新旧，乃作《衷中参西录》。周禹锡撰《约编》，各门略备亦可观。恽铁樵研究新，陆渊雷氏《今释》因。继起者南宗景，《内科全书》有师承。叶橘泉识亦优，新理论证古今瘳。承淡安针灸学，专门教授造就多。丁福保译日籍，多属芜稗少裨益。刘泗桥周子叙，《皇汉医学》先后译。《和汉考》新纲目，晋陵下士译斯书。博医会译西籍，欧美要书略齐备。中华地大而博，历史悠久贤哲多。医籍富不胜数，整理乃为今要务。会中西通古今，此项工作畴担任。